U0880034

内容提要

本書是《中醫藥學高級叢書》這一力作之《醫古文》分冊。醫古文是含有醫藥學內容的古代文言文。為了讀懂這方面的文言文，還要學習一些與之密切相關的古代語言知識。因而與醫藥學古文相關的古代語言知識便是醫古文的主要內容。醫古文是中醫藥學基礎的基礎。

本書分上、下、附三編。上編是閱讀文選，收錄古文一百二十四篇，分為醫家傳記、醫著序跋、醫學文獻、文人醫論、醫家醫論及醫案醫話。下編為閱讀指導，包括工具書、漢字、音韻、詞義、句讀、今譯六章。附編收錄醫古文研究生論文的選題與寫作、詞語匯釋。

學習中醫藥學識得門徑，並能登堂入室，本書當為首選、必備之參考書。

中醫藥學高級叢書

醫古文

第 2 版

主　編　段逸山
副主編　錢超塵　邵冠勇

圖書在版編目(CIP)數据

醫古文/段逸山主編．—2版．—北京：人民衛生出版社，2011.8

（中醫藥學高級叢書）

ISBN 978-7-117-13881-9

Ⅰ.①醫… Ⅱ.①段… Ⅲ.①醫古文 Ⅳ.①R2

中國版本圖書館CIP數据核字(2010)第254128號

上海市重點學科建設項目（編號：S30301）

上海中醫藥大學名師傳承研究室項目

醫 古 文

（第2版）

主 編：段逸山

出版發行：人民衛生出版社（中繼綫 010-59780011）

地 址：北京市朝陽區潘家園南裏19號

郵 編：100021

E - mail：pmph @ pmph.com

購書熱綫：010-59787592 010-59787584 010-65264830

印 刷：三河市宏達印刷有限公司

經 銷：新華書店

開 本：787×1092 1/16 **印張**：56

字 數：1397千字

版 次：2001年2月第1版 2025年12月第2版第13次印刷

標準書號：ISBN 978-7-117-13881-9

定 價：118.00元

打擊盜版舉報電話：010-59787491 E-mail：WQ @ pmph.com

品質問題聯繫電話：010-59787234 E-mail：zhiliang @ pmph.com

中醫藥學高級叢書

醫古文(第2版)
編寫委員會

主　編

段逸山

副主編

錢超塵　邵冠勇

編　委（按姓氏筆畫排列）

沈澍農　邵冠勇　段逸山

陳竹友　黄作陣　許敬生

張如青　惠　群　錢超塵

中醫藥學高級叢書

醫古文(第 1 版)
編寫委員會

主　編
段逸山

副主編
錢超塵　邵冠勇

編　委（按姓氏筆畫排列）
沈澍農　邵冠勇　段逸山
陳竹友　黄作陣　許敬生
張如青　惠　群　錢超塵

出版者的話

《中医药学高级丛书》(第1版)是我社在20世纪末组织编写的一套大型中医药学高级参考书,内含中医、中药、针灸3个专业的主要学科,共计20种。旨在对20世纪我国中医药学在医疗、教学、科研方面的经验与成果进行一次阶段性总结,对20世纪我国中医药学学术发展的脉络做一次系统的回顾和全面的梳理,为21世纪中医药学的发展提供借鉴和思路。丛书出版后,在中医药界反响很大,并得到专家、学者的普遍认可和好评,对中医药教育与中医药学术的发展起到了积极的推动作用,其中《方剂学》分册获得"第十一届全国优秀科技图书三等奖",《中医内科学》获第16批全国优秀畅销书奖(科技类)及全国中医药优秀学术著作一等奖。

时光荏苒,丛书出版至今已十年有余。十余年来,在党和政府的高度重视下,中医药学又有了长足的进步。在"读经典,做临床"的学术氛围中,理论探讨和临床研究均取得了丰硕的成果,许多新观点、新方法受到了学界的重视,名老中医学术传承与经验总结工作得到了加强,部分疑难病及传染性、流行性疾病的中医诊断与治疗取得了突破性进展。在这种情形下,原丛书的内容已不能满足当今读者的需求;而且随着时间的推移,第1版中存在的一些问题也逐渐显露。基于上述考虑,在充分与学界专家沟通的基础上,2008年,经我社研究决定,启动《中医药学高级丛书》的修订工作。

本次修订工作在保持第1版优势和特色的基础上,增补了近十几年中医药学在医疗、教学、科研等方面的新进展、新成果。如基础学科方面,补充了"国家重点基础理论研究发展计划(973计划)"的新突破、新成果,进一步充实和丰富了中医基础理论,反映了当前我国中医基础学科研究的新思路、新方法;临床学科方面,在全面总结现代中医临床各科理论与研究成果的基础上,更注重理论与临床实践的结合,并根据近十年来疾病谱的变化,新增了传染性非典型肺炎、甲型H1N1流感、艾滋病等疾病的中医理论与临床研究成果,从而使丛书第2版的内容能更加适合现代中医药人员的需求。

本次修订的编写人员,在上一版专家学者的基础上,增加了近年来中医各学科涌现出来的中青年优秀人才。可以说此次修订是全国最具权威的中医药学家群体智慧的结晶,反映了21世纪第1个10年中医药学的最高学术水平。

本次出版共21种,对上一版的20个分册全部进行了修订,新增了《中医急诊学》分册。工作历时二载,各位专家教授以高度的事业心、责任感,本着求实创新的理念投入编写或修订工作;各分册主编、副主编所在单位也给予了大力支持,在此深表谢意。希望本版《中医药学高级丛书》,能继续得到中医药界专家和读者的认可,成为中医药学界最具权威性、代表性的重要参考书。

由于本套丛书涉及面广,组织工作难度大,难免存在疏漏,敬请广大读者指正。

人民卫生出版社

2010年12月

2版前言

中醫藥學高級叢書《醫古文》，人民衛生出版社於 2001 年 3 月出版，曾陸續重印多次。近接人民衛生出版社通知，稱此書頗受讀者歡迎與肯定，擬予再版。

在近十年間，醫古文作爲中醫醫史文獻學科的一個重要組成部分，又取得進一步的發展：普通高等教育“十五”、“十一五”國家級規劃教材《醫古文》（俗稱七版、八版）先後於 2002 年與 2007 年面世；醫古文學者焚膏繼晷，嘔心瀝血，諸多著作接踵呈獻給廣大讀者；《醫古文知識》雜誌於 2006 年起更名爲《中醫藥文化》雜誌，該刊以“傳承中醫藥文化精粹，提升中醫藥工作者文化素養，普及中醫藥文化知識”爲宗旨，爲醫古文提供了更爲寬廣的用武之地；在 20 世紀八十年代初招收醫古文碩士研究生的基礎上，至今又培養出數十名博士研究生，並有多名博士後出站。

鑒於上述發展變化，本次修訂，除了剔除原書的一些瑕疵外，主要用力於四個方面：

其一，增補“十一五”國家級規劃教材《醫古文》所載文選部分內容。該教材爲使學生擴大視野，全面地瞭解古代醫書的概貌，收錄了醫書凡例、方論、醫書提要等古代醫學著作中常見的內容體裁。爲配合現版教材的學習，特增補醫書凡例、方論、醫書提要各三則，並全文加以今譯。明代王世貞《本草綱目》原序，對《本草綱目》評價公允，且用語典雅有法，是膾炙人口的名篇，被現版教材收入，本書也特予增補，同時全文今譯。本書第七十五《醫俗亭記》與第九十七《諸醫論》原無譯文，因該兩篇爲“十一五”國家級規劃教材所收，特增補全文今譯。本項工作由段逸山教授承擔。爲不打亂原書順序，上述增補的四篇置於文選部分之末，本書附編《詞語匯釋》未收入其中的詞語，以免牽一髮而動全身。

其二，增補附編一《醫古文研究生論文的選題與寫作》的附録。如上所述，十年來，醫古文研究生的隊伍不斷龐大，爲反映這一變化情況，仍由原作者沈澍農教授搜集相關資料，撰寫一文，作爲《醫古文研究生論文的選題與寫作》的附録。

其三，校正繁簡字轉換上的失誤。原書在繁簡字轉換上存在欠慎之處。如系、係、繫，簡化字統一爲“系”，繁體則屬於意義有别的三個字：“系統”當用“系”，“關係”當用“係”，“聯繫”當用“繫”。他如，飢、饑皆簡化作“饥”，繁體却有不同的意義，“飢餓”须用“飢”，“饑荒”須用“饑”；制、製簡化成一個“制”字，而繁體的意義也不盡相同，“控制”、“制服”宜用“制”，“製造”、“炮製”宜用“製”。本次修訂，按照《簡化字總表》逐一加以訂正。

其四，避免用二義注釋一詞的現象。文章注釋與辭書釋義有别，出現在文章中的詞語，由於受到上下文的制約，一個詞語的義項衹能唯一，而不可出現並列的兩個義項。原書文選部分每有以二義訓釋一詞的弊端，本次修訂，斟酌選取最爲恰當的一個義項。

本項工作，除上文所述外，張如青教授修訂下編第一章工具書，錢超塵教授修訂下編第三章音韻，邵冠勇教授修訂上編文選部分，段逸山教授修訂全書。

編撰者

2010年11月

1版撰寫説明

本書題名爲中醫藥學高級叢書《醫古文》。顧名思義，醫古文是含有醫學（包括藥學）内容的文言文。爲了看懂這方面的文言文，還要學習一些與之密切相關的古代語言知識。因而醫藥學古文與相關的古代語言知識便是醫古文的主要内容。這樣説，有人便可能提出，既然含有醫學内容的古文稱爲醫古文，那麽含有農學、法學等内容的古文就相應地可以叫做農古文、法古文了。這種類推之法似是而實非。因爲古代的農學著作、法學著作等不能與醫藥學著作等量齊觀。這至少可以從兩個方面加以分析。數量之多是中醫藥古籍的一大特色。《中國醫籍通考》（嚴世芸主編，1990年上海中醫學院出版社出版）所收中醫古籍就達九千餘種，且尚屬“比較全面”（該書裘沛然序語）。據此，則中醫古籍的品種當不少於上萬之數。這還不包括歷代文人所撰有關醫藥學的文章。而古代農學或法學著作的數量便遠遜於此。文辭之美是中醫藥古籍的另一重要特色。中醫藥著作與農學、法學等著作雖然同屬於科技文體，而科技文體又以平白爲要，但是主要由於下述兩方面原因，致使中醫藥著作又不完全等同於一般的科技文體，在平白之中寓含着熠熠生輝的光彩。一是醫術儒道相合。我國古代早有“不爲良相，乃爲良醫”之説。良相以仁治天下，良醫以術救天下，既不在其位，不能以仁治天下，便借助於素有“仁術”美稱的醫道救天下。因而我國古代由儒而醫的現象普遍存在，兹舉數例以示一斑：《三國志》、《後漢書》并載我國著名中醫學家華佗“兼通數經”，《新唐書》謂撰著《千金要方》等著作的孫思邈“通百家説，善言老子、莊周”，楊堅任北周丞相時，曾“以國子博士召”。《宋史》記載有《傷寒總病論》傳世的龐安時“兒時能讀書，過目輒記”，“凡經傳百家之涉其道者，靡不通貫”。《清史稿》説《傷寒來蘇集》的作者柯琴“博學多聞，能詩，善古文辭，弃舉子業，矢志醫學”。至於清代著名醫家薛雪善詩論，撰寫《一瓢詩話》，徐大椿擅道情，創作《洄溪道情》，更是文壇醫苑的佳話。試想，有如此衆多的精儒之醫、明醫之儒以及醫儒兩棲之士競相扶持補綴，錦上添花，古代醫藥學著作豈能平淡如水，而無文辭之美可言嗎？爲此，文章的迭宕多姿，詞語的豐富善變，乃至成語典故的運用，僻語古義的采擷，在古代醫藥學著作中便屢見不鮮。二是傳統醫學特點。洋洋大觀的中醫理論的形成，不唯是醫療實踐與生活體驗的概括，還同古代的自然科學（如天文、曆法、氣象）與哲學思想（如陰陽、五行、精氣神）的滲透和制約密切相關。即以中醫理論的特點之一整體觀念而言，就包含着人與自然界以及人體的表裏上下的内容。尤其是前者，便明顯地受到古代哲學中天人相參思想的影響。面對着近乎玄虚的哲學思想的“侵入”，可以意會而不可言傳的實踐經驗的運用等，難怪前人曾發出“此事難知”的浩嘆。爲使抽象的哲理轉爲具體，爲使僅可意會的經驗變爲可以言傳，爲使難知的醫道成爲易曉，古人殫精竭慮，采取了種種措施，其中一個切實有效的方法，便是在文章中大量使用形象化的修辭手法。就拿脈象和病證來説，脈象往往“展轉相類”，故一向有“心中易了，指下難明”之論，而診脈又是望聞問切四診中至爲重要的一診，所以中醫極其强調指下功夫；病證千變萬化，猶如人各一面，而確定病證又是施行治療的必要前提，所以中醫非常重視辨證論治。對此，使用比喻、借代、摹狀、相形等修辭手法形象化地描繪、比照，可使“展轉相類”的脈象類而有别，千變萬化的病證變而有定。基於上述兩個原因，醫古文的命名可謂是恰如其分。

本書呈奉在讀者几案之時，醫古文作爲一門獨立的學科，伴隨着新中國首批中醫學院的誕生，業已度過了不惑之歲。四十餘年來，醫古文的教學研究取得了長足的進步：中央衛生部與國家中醫藥管理局先後組織撰寫了六次教材；各兄弟院校的同仁積累了豐富的教學經驗與學術素養，出版了一大批有關讀物；全國醫古文研究會宣告成立，并成功地舉辦了有近三萬人參加的全國醫古文函授班，又與上海中醫藥大學聯合主辦《醫古文知識》雜志，至今已跨過十多年的征程。所有這些都反映醫古文學科的重要作用已成爲人們的共識。

我國是具有數千年歷史的文明古國，保存着極其豐富的文化遺産，傳統醫學便是其中的一個重要組成部分。這一部分寶貴的文化遺産，主要集中在用書面形式保存下來的文獻資料中。而要開發利用，就必須克服語言文字上的障礙，學習醫古文的目的正是爲了增强閱讀古代醫藥學著作的能力，以便批判地繼承這一文化遺産，來提高中醫藥學術水平，發展中醫藥事業。當代著名中醫藥學家任應秋教授生前曾在全國首届醫古文師資進修班題詞中指出：“醫古文是中醫學基礎的基礎。”“祇有學好醫古文，才能學好中醫學。”這確實是深得個中甘苦的三昧之言。

那麽，怎樣才能學好醫古文呢？其中根本的一條，就是把感性認識與理性認識有機地結合起來。首先，應廣泛閱讀古代作品，包括古代醫藥學文章，熟讀强記，從中積累文言詞語，掌握中醫藥專用詞語，熟悉古人用詞組句行文的特點，其中尤應以常用文言實詞的學習爲主。在不斷地接觸古代的語言材料，感性認識逐步豐富的過程中，閱讀古書的能力自然漸漸地增强，從而達到豁然開朗的境界。正如辛弃疾《青玉案·元夕》詞所云：“衆裏尋他千百度，驀然回首，那人却在燈火闌珊處。”在此基礎上，再學習一些語言方面的有關知識，從理性認識上得到提高，使所獲得的知識系統化。其次，勤練多查也是學習的重要環節。勤練就是將學得的知識運用於閱讀中醫藥古籍的實踐中，多查就是在遇到閱讀困難時經常查覓工具書。勤練多查是培養獨立解决閱讀問題的重要方法。

十餘年前，爲配合高等中醫院校第五版教材，人民衛生出版社曾組織撰寫了一套教學參考叢書，醫古文亦列其中。如今普通高等教育中醫藥類規劃教材業（上海科學技術出版社，1995）已面世，人民衛生出版社又組織撰寫一套中醫藥學高級叢書，并蒙再次竭誠相邀。我們便抱定從讀者實際需要出發的宗旨：給中醫院校的學生提供一本較爲全面的輔助讀物，以使他們加深對規劃教材的理解；給醫古文老師提供一部較爲適用的教學參考書籍，以使他們避免經常查檢翻閲資料的勞苦；給廣大醫古文愛好者提供一册較爲詳盡的自學課本，以使他們具備相關翔實的知識。概而言之，爲教學服務，供社會需要，編撰本書的目的，盡在於此。

本書與規劃教材相較：閲讀文選部分除網羅規劃教材的全部四十篇文章外，另外從歷年來出版的醫古文各種讀本中精選八十篇，以便擴大讀者的閲讀面；閲讀指導部分，以音韵替换注釋，蓋以音韵既具有相當的難度，又對閲讀能有較大的幫助，其餘五章因對閲讀具有切實的作用，便不加調整。此外，還考慮到實際需要，增補以下内容：鑒於全國招收醫古文研究生已有近二十年的歷史，培養出數十名碩士，醫古文的博士研究生業已開招，而有關醫古文研究生論文的選題與寫作方面的探討至今尚未進行，因而撰寫這方面的長文，或許對在讀的醫古文研究生與有志於報考醫古文研究生的同志以及醫古文研究生的導師有所裨益；詞匯量的積累對於增强閲讀能力具有至關重要的作用，因而本書收録規劃教材各篇常用詞語約兩千條,按筆畫、起筆順序排列,略加釋義,并注明出處,可供讀者作爲規劃教材的小辭典查閱。總之,除努力吸取規劃教材的長處外,力圖在内容的深度與廣度上超出教材,既可作爲教材的重要輔助讀物,又能獨立成書。本書如果有其面世的價值,或許就在乎此。

本書在撰寫過程中,廣泛地參考了今人的著作,在此不便一一列舉,謹向有關撰著者表示謝意。本書的撰寫得到了人民衛生出版社的支持,呼素華、張永泰、成德水三位編審先後組織撰寫工作,使本書得以較爲順利地完成,一并表示感謝。

本書各篇章的編撰者署名於各篇章之後。上編閱讀文選部分由邵冠勇教授修改,其餘部分先後由錢超塵、段逸山教授修改,段逸山教授閱定全書。

由於編撰者學力所囿,兼之出於數人之手,雖經統一體例、潤色文字之勞,但無論是内容或體例上,還必然存在諸多失當之處,誠摯期望廣大讀者批評指正。

編撰者

一九九九年九月

凡 例

一、本書全部使用繁體字。

二、本書分上、下、附三編。上編是閲讀文選，下編爲閲讀指導，附編屬其他相關内容。

三、閲讀文選部分主要收録在中國醫學發展史上産生過一定影響的文章與作出過較大貢獻的醫藥學家的作品，共 124 篇。按照體裁編排爲醫家傳記、醫著序跋、醫學文獻、文人醫論、醫家醫論以及醫案醫話六個部分。每一部分的文章均按時代先後排列。

四、選文凡屬第六版教材與"十一五"國家級規劃教材者，在篇名後加★作爲標識。

五、每篇選文設説明、正文、注釋、譯文（爲第六版教材與"十一五"國家級規劃教材所收 46 篇全文）、課文簡析、參考資料六個項目。

六、説明項内容主要有三：一爲文章出處與所據版本，二爲作者介紹，三爲文章所在作品介紹。若收有同一作者或卷帙兩篇以上文章，則介紹於前，後介紹略。

七、正文項一般照録全文，少數由於原文過長而采取節録方式。凡有删節均在相關注文中説明。

八、注釋項一般包括注音、釋義以及串講、語法修辭分析、引文與成語典故的出處等。注音采取拼音加直音的方法，如無同聲韵調的字，則直音從略。釋義力求準確通俗，如有必要而精當的書證或前人的注疏，則引於釋義之後。

九、譯文項以直譯爲主，譯文力求準確、通俗、優美。譯文分段與正文一致。譯文的標點仿照正文。

十、課文簡析項内容主要爲文章的中心思想與段落大意。段落大意的叙述以結構段爲準。從文章的實際内容出發，有的還對文章的寫作特點加以分析。

十一、參考資料項主要收録有關作者、作品與本文的資料。資料務求精當可靠，切合實用。資料以古代的爲主，有的適當引用近人或今人的成果。

十二、下編爲閲讀指導，包括工具書、漢字、音韵、詞義、今譯、句讀六章。

十三、各章引例力求出自本書閲讀文選部分或古代醫藥學著作。

十四、附編所收内容有醫古文研究生論文的選題與寫作、詞語匯釋。

十五、醫古文研究生論文的選題與寫作，主要論述選題的類别、範圍與要求，資料搜集的方法以及撰寫論文的要領。

十六、詞語匯釋匯集包括規劃教材 40 篇在内的 120 篇閲讀文選中的詞語。詞目以筆畫排列，同一筆畫則以起筆的筆形爲序，以便翻檢。義項依照規劃教材的課序先後排列。引用簡短的書證，并標明課序，以供查對。

目　錄

上　編

下　編

附編一　醫古文研究生論文的選題與寫作

附編二　詞語匯釋

上　编

一　扁　鵲　傳★

説明

本文節選自《史記·扁鵲倉公列傳》，據1959年中華書局校點本排印。作者司馬遷（公元前145～前86年?），字子長，司馬談之子，西漢夏陽（今陝西韓城）人，我國傑出的歷史學家和文學家。少而勤奮好學，壯而遍游全國，爲其編撰《史記》奠定了堅實的基礎。元封三年繼承父職任太史令，開始撰寫《史記》。後因爲李陵生降匈奴一事作辯解而獲罪於漢武帝，下獄受腐刑。出獄後任中書令，忍辱發憤著述，完成《史記》。《史記》原直稱《太史公書》，著録於《漢書藝文志》春秋類。自《隋書·經籍志》標立史部，始稱《史記》，以居史部之首。記事起自黄帝，止於漢武，首尾共約三千年。全書130篇，分十二本紀、十表、八書、三十世家、七十列傳，是我國第一部紀傳體通史。《史記》取材豐富，語言簡煉，刻劃人物生動形象，不僅在史學上具有重要價值，在文學史上也佔有重要地位。後人爲本書注釋的主要有南朝宋裴駰的《史記集解》、唐司馬貞的《史記索隱》、唐張守節的《史記正義》，通稱《史記》三家注，至北宋時，開始把三家注散列於各篇正文之下，中華書局校點本《史記》將三家注移至每段正文之後，以利於閱讀。

扁鵲者[1]，勃海郡鄭人也[2]，姓秦氏[3]，名越人。少時爲人舍長[4]。舍客長桑君過[5]，扁鵲獨奇之[6]，常謹遇之[7]。長桑君亦知扁鵲非常人也。出入十餘年，乃呼扁鵲私坐[8]，閒與語曰[9]："我有禁方[10]，年老，欲傳與公，公毋泄。"扁鵲曰："敬諾[11]。"乃出其懷中藥予扁鵲："飲是以上池之水三十日[12]，當知物矣[13]。"乃悉取其禁方書盡與扁鵲。忽然不見，殆非人也[14]。扁鵲以其言飲藥三十日，視見垣一方人[15]。以此視病，盡見五藏癥結[16]，特以診脈爲名耳[17]，爲醫或在齊，或在趙。在趙者名扁鵲。

當晋昭公時[18]，諸大夫彊而公族弱[19]，趙簡子爲大夫[20]，專國事。簡子疾，五日不知人。大夫皆懼，於是召扁鵲。扁鵲入，視病，出，董安于問扁鵲[21]，扁鵲曰："血脈治也[22]，而何怪[23]！昔秦穆公嘗如此，七日而寤[24]。今主君之病與之同[25]，不出三日必閒[26]。"居二日半[27]，簡子寤[28]。

其後扁鵲過虢[29]，虢太子死，扁鵲至虢宫門下，問中庶子喜方者曰[30]："太子何病，國中治穰過於衆事[31]？"中庶子曰："太子病血氣不時，交錯而不得泄，暴發於外，則爲中害[32]。精神不能止邪氣[33]，邪氣畜積而不得泄，是以陽緩而陰急[34]，故暴蹷而死[35]。"扁鵲曰："其死何如時？"曰："雞鳴至今[36]。"曰："收乎[37]？"曰："未也，其死未能半日也[38]。""言臣齊勃海秦越人也，家在於鄭，未嘗得望精光[39]，侍謁於前也[40]。聞太子不幸而死，臣能生之。"中庶子曰："先生得無誕之乎[41]？何以言太子可生也！臣聞上古之時，醫有俞跗[42]，治病不以湯液醴灑、鑱石撟引、案扤毒熨[43]，一撥見病之應[44]，因五藏之輸[45]，乃割皮解肌，訣脈結筋[46]，搦髓腦[47]，揲荒爪幕[48]，湔浣腸胃[49]，漱滌五藏，練精易形[50]。先生之方能若是，則太子可生也；不能若是，而欲生之，曾不可以告咳嬰之兒[51]！"終日[52]，扁鵲仰天嘆曰："夫子之爲方也[53]，若以管窺天[54]，以郄視文[55]。越人之爲方也，不待切脈、望色、聽聲、寫形[56]，言病之所在。聞病之陽，論得其陰；聞病之陰，論得其陽[57]，病應見於大表[58]，不出千里[59]，決者至衆[60]，不可曲止也[61]。子以吾言爲不誠，試入診太子，當聞其耳鳴而鼻張，循其兩股[62]，以至於陰[63]，當尚温也。"中庶子聞扁鵲言，目眩然而不瞚[64]，舌撟然而不下[65]，乃以扁鵲言入報虢君。

虢君聞之大驚，出見扁鵲於中闕[66]，曰："竊聞高義之日久矣[67]，然未嘗得拜謁於前也。先生過小國，幸而舉之[68]，偏國寡臣幸甚[69]，有先生則活，無先生則棄捐填溝壑[70]，長終而不得反[71]。"言未卒，因嘘唏服臆[72]，魂精泄横[73]，流涕長潸[74]，忽忽承𥇒[75]，悲不能自止，容貌變更。扁鵲曰："若太子病，所謂尸蹷者也[76]。太子未死也[77]。"扁鵲乃使弟子子陽厲鍼砥石[78]，以取外三陽五會[79]。有閒[80]，太子蘇。乃使子豹爲五分之熨[81]，以八減之齊和煮之[82]，以更熨兩脅下[83]。太子起坐[84]。更適陰陽[85]，但服湯二旬而復故[86]。故天下盡以扁鵲爲能生死人。扁鵲曰："越人非能生死人也，此自當生者[87]，越人能使之起耳[88]。"

扁鵲過齊，齊桓侯客之[89]。入朝見，曰："君有疾在腠理，不治將深。"桓侯曰："寡人無疾。"扁鵲出，桓侯謂左右曰[90]："醫之好利也，欲以不疾者爲功。"後五日，扁鵲復見，曰："君有疾在血脈，不治恐深。"桓侯曰："寡人無疾。"扁鵲出，桓侯不悦。後五日，扁鵲復見，曰："君有疾在腸胃閒，不治將深。"桓侯不應[91]。扁鵲出，桓侯不悦。後五日，扁鵲復見，望見桓侯而退走[92]。桓侯使人問其故。扁鵲曰："疾之居腠理也，湯熨之所及也；在血脈，鍼石之所及也；其在腸胃，酒醪之所及也[93]；其在骨髓，雖司命無奈之何[94]！今在骨髓，臣是以無請也[95]。"後五日，桓侯體病[96]，使人召扁鵲，扁鵲已逃去[97]。桓侯遂死。

使聖人預知微[98]，能使良醫得蚤從事[99]，則疾可已[100]，身可活也。人之所病[101]，病疾多；而醫之所病，病道少。故病有六不治：驕恣不論於理[102]，一不治也；輕身重財[103]，二不治也；衣食不能適[104]，三不治也；陰陽并，藏氣不定[105]，四不治也；形羸不能服藥，五不治也；信巫不信醫，六不治也。有此一者，則重難治也[106]。

扁鵲名聞天下。過邯鄲[107]，聞貴婦人[108]，即爲帶下醫[109]；過雒陽[110]，聞周人愛老人，即爲耳目痹醫；來入咸陽[111]，聞秦人愛小兒，即爲小兒醫；隨俗爲變[112]。秦太醫令李醯自知伎不如扁鵲也，使人刺殺之。至今天下言脈者，由扁鵲也[113]。

注釋

① 扁鵲：此指東周時名醫秦越人。本傳所列三個病案，第一個病案屬春秋時期，第二個病案屬西周時期，第三個病案屬戰國時期，相距幾百年之遠，恐記載有誤。今據一、三病案，統稱秦越人爲東周時人。

② "勃海"句：據下文"臣齊勃海秦越人也，家在於鄭"，郡，衍文。關於此句，歷代有分歧。晉代徐廣曰："'鄭'當爲'鄚'。鄚，縣名，今屬河間。"司馬貞《索隱》亦持此説。而清代張文虎認爲"郡"字似後人所增，"鄭"字非誤。漢代楊雄《法言》云："扁鵲，盧人也。"張守節《正義》云："又家於盧國，因命之曰盧醫也。"盧地在今山東長清境内。

③ 姓秦氏：上古姓、氏本有分别，姓起於女系，氏起於男系。秦漢以後，通稱姓，或兼稱姓氏。清顧炎武《日知録・氏族》："姓氏之稱，自太史公始混而爲一。"

④ 舍長：旅館的主管人。舍，接待賓客的客館。

⑤ 長桑：複姓。過：到達。

⑥ 奇之：認爲他不平凡。奇，不平凡，意動詞。

⑦ 謹：恭敬。遇：接待。

⑧ 私坐：避開衆人而坐。

⑨ 閒(jiàn 見)：秘密地，悄悄地。

⑩ 禁方：未公開的方書。

⑪ 敬諾：恭謹應答之詞。猶言"遵命"。諾，表示同意應答的聲音。

⑫ 上池之水：《索隱》："案：舊説云上池水謂水未至地，蓋承取露及竹木上水，取之以和藥。"《史記正義佚文輯校》："謂以器物高承天露之水飲藥也。"《本草綱目・半天河》："上池水，弘景曰：此竹籬頭水及空樹穴中水也。"

⑬ 知物：謂當見怪異。《索隱》："當見鬼物也。"此謂具有洞察事物的異能。

⑭ 殆：大概。

⑮ "視見"句：《索隱》："言能隔牆見彼邊之人，則眼通神也。"垣，牆。

⑯ 癥(zhēng 争)結:腹中有結塊的病。此泛指疾病所在。

⑰ 特:衹是。

⑱ 晉昭公:春秋時晉國國君,姓姬名夷,在位六年(公元前 531～前 526 年)。一説當定公。《索隱》:"案左氏,簡子專國在定、頃二公之時,非當昭公之世。且趙系家叙此事亦在定公之初。"

⑲ 彊:强劲本字。《説文》:"彊,弓有力也。"後借强。公族:諸侯國國君的宗族。

⑳ 趙簡子:即趙鞅,又名孟。本姓嬴,因封於趙地,故以趙爲姓。簡子爲其謚號。

㉑ 董安于:又作:"董安閼"。趙簡子的家臣。

㉒ 治:正常。

㉓ 而何怪:你們驚異什么?而,你們。何怪,怪何。

㉔ 寤:醒。以下删節 97 字,爲:"寤之日,告公孫支與子輿曰:'我之帝所甚樂。吾所以久者,適有所學也。帝告我:晉國且大亂,五世不安。其後將霸,未老而死。霸者之子且令而國男女無别。'公孫支書而藏之,秦策於是出。夫獻公之亂,文公之霸,而襄公敗秦師於殽而歸縱淫.此子之所聞。"

㉕ 主君:此指對趙簡子的尊稱。古代的國君、卿、大夫皆可稱主君,但用以稱卿、大夫時,一般表尊稱。

㉖ 閒:病愈。《左傳・文公十六年》:"請俟君閒。"杜預注:"閒,疾瘳也。"以下删節 5 字.爲:"閒必有言也。"

㉗ 居:間隔……時間。

㉘ 以下删節 147 字,爲:"語諸大夫曰:'我之帝所甚樂,與百神游於鈞天,廣樂九奏萬舞.不類三代之樂,其聲動心。有一熊欲援我,帝命我射之,中熊,熊死。有羆來,我又射之,中羆,羆死。帝甚喜,賜我二笥,皆有副。吾見兒在帝側,帝屬我一翟犬,曰:'及而子之壯也以賜之。'帝告我:'晉國且世衰,七世而亡。嬴姓將大敗周人於范魁之西,而亦不能有也。'董安于受言,書而藏之。以扁鵲言告簡子,簡子賜扁鵲田四萬畝。"

㉙ 虢(guó 國):古國名。又有西虢、東虢、南虢、北虢之分。此似指東虢,虢叔之封地,在今河南省成皋縣虢亭。

㉚ 中庶子喜方者:喜愛醫學的中庶子。中庶子,官名,負責諸侯卿大夫的庶子的教育管理。漢代以後爲太子屬官。

㉛ 治穰(ráng):舉行祈禱。穰,通"禳",祛邪除惡的祭祀名。《漢書・孔光傳》:"俗之祈禳小數。"顔師古注:"祈,求福也。禳,除禍也。"

㉜ 則:原來已經。連詞,連接的後部分是已經發生的動作行爲。中害:體内病害。

㉝ 精神:此指正氣。

㉞ 陽緩而陰急:謂陽脈和緩,陰脈盛急。《難經・二十九難》:"陰蹻爲病,陽緩而陰急;陽蹻爲病,陰緩而陽急。"丁德用注:"諸陽脈盛,散入陽蹻,則陽蹻病,諸陰脈盛,散入陰蹻,則陰脈病,故陰蹻陽蹻乃爲病耳。其陰陽緩急者,即是虚實之義。陰蹻爲病,則陽緩而陰急,即病陰厥,足勁直而五絡不通。"

㉟ 蹷:通"厥"。昏厥。《素問・大奇論》:"脈至如喘,名曰暴厥。暴厥者,不知與人言。"《正義》引《釋名》云:"蹷,氣從下蹷起上行,外及心脅也。"

㊱ 雞鳴:古代時段名,即丑時,相當於今凌晨 1～3 時。《素問・標本病傳論》王冰注:"雞鳴,謂早鷄鳴,丑正之分也。"《説文》中"雞"爲正體,"鷄"爲籀文,現異體字整理表定"鷄"爲正體,"雞"爲異體。

㊲ 收:《集解》:"收,謂棺斂。"

㊳ 未能:不到。能,及。《論語・子張》:"吾友張也,爲難能也,然而未仁。"何晏《集解》引包咸曰:"言子張容儀之難及。"

㊴ 精光:指風儀神采。

㊵ 侍謁:侍奉拜見。

㊶ 得無……乎:固定結構,意謂"莫不是……吧"。誕:欺騙。《吕氏春秋・應言》:"秦王立帝,宜陽令許綰誕魏王。"高誘注:"誕,詐也。"之:據上文"言臣齊勃海秦越人也",及下文"乃以扁鵲言入報虢君",皆言中庶子向虢君稟報,若欺騙,當欺騙虢君,故指代虢君。

㊷ 俞跗：傳説爲黄帝時名醫。又作俞拊、俞柎、俞附等。《鶡冠子·世賢》、《淮南子·人間訓》、《漢書·藝文志》、《説苑·辨物》、《抱朴子·彈禰》等書均有載。

㊸ 醴灑（shī 師）：藥酒。醴，甜酒。《詩·周頌·豐年》："爲酒爲醴。"高亨注："醴，甜酒。"灑，通"釃"。濾過的酒。《後漢書·馬援傳》："援乃擊牛釃酒，勞饗軍士。"唐李賢注："釃，猶濾也。"鑱石：《索隱》："謂石針也。"撟（jiǎo 角）引：導引。《索隱》："夭撟引身，如熊顧鳥伸也。"案扤：按摩。案，通"按"。扤，宋代婁機《班馬字類》、清代《康熙字典》、《中華大字典》引并同，皆作"抏"，音義同"玩"。《索隱》："亦謂按摩而玩弄身體使調也。"毒熨（wèi 慰）：用藥物加熱熨貼病處的外治療法。毒，攻邪的藥物。《素問·藏氣法時論》王冰注："然辟邪安正，惟毒乃能，以其能然，故通謂之毒藥也。"

㊹ 撥：謂解衣診察。應：疾病在體表的反應。

㊺ 因：依循。輸：同"腧"，腧穴。輸、腧，皆有運行之義。

㊻ 訣：通"决"。疏導。

㊼ 搦（nuò 諾）：按摩。

㊽ 揲（shé 舌）荒：觸動膏肓。揲，持取，引申爲觸動。荒，通"肓"。膏肓。爪幕：疏理膈膜。爪，同"抓"。《索隱》："謂以爪决之。"幕，通"膜"。

㊾ 湔（jiān 尖）浣：洗滌。下文"漱滌"義同。

㊿ 練精易形：修練精氣，矯正形體。

51 咳（hái 孩）：《説文》："咳，小兒笑也。從口，亥聲。孩，古文咳，从子。"後來咳、孩作爲異體字，小兒笑義用"孩"。《老子》："我獨泊兮其未兆，如嬰兒之未孩。"

52 終日：王念孫《讀書雜志》云："終日，良久也。言中庶子與扁鵲語，良久，扁鵲乃仰天而嘆也。"

53 爲：通"謂"。稱説。下文"爲"，施行。

54 以管窺天：喻見識小。《莊子·秋水》："是直用管窺天，用錐指地，不亦小乎！"

55 以郄（xì 細）視文：從縫隙中看圖紋。亦喻見識狹窄。郄，"隙"的異體字。文，同"紋"。

56 待：須。《史記·天官書》："至天道命，不傳；傳其人，不待告。"《正義》："待，須也。"寫形：病人訴説病狀。指問診。寫，描繪，謂病人訴説。

57 "聞病"四句：《正義》引《鍼法》云："從陽引陰，從陰引陽也。"陽，陽分，指外表症狀；陰，陰分，指内在病機。

58 見：同"現"。顯現。大表：整個體表。

59 不出千里：此句主語當指病人。意謂病人不在千里之外而就在醫生面前。

60 決者：確診的根據。

61 曲：詳盡。止：語氣詞。《索隱》："止，語助也。"

62 循：撫摸。《禮記·内則》："必循其首。"孫希旦《集解》："循，猶撫也。"

63 陰：指陰部。

64 瞚："瞬"的異體字。眨眼。

65 撟然：翹起的樣子。《索隱》："撟，舉也。"

66 中闕：宫殿的中門。闕，古代宫殿前兩側有高臺，中間有道路，臺上起樓觀。《三輔黄圖·雜録》："闕，觀也。周置兩觀以表宫門，其上可居，登之可以遠觀，故謂之觀。"

67 竊：私下。謙詞。高義：符合德義的高尚行爲。《戰國策·齊策二》："夫救趙，高義也。"此指高尚醫德。

68 舉之：救治太子。《禮記·中庸》："繼絶世，舉廢國，治亂持危。"舉，復興。此引申爲救治。

69 寡臣：《索隱》："謂虢君自謙，云已是偏遠之國，寡小之臣也。"

70 棄捐填溝壑：人死的婉詞。《釋名·釋喪制》："不得埋曰棄，謂棄之於野也。不得其尸曰捐，捐於他境也。"清王先謙《釋名疏證補》："《説文》：'捐，棄也。'是與棄誼亦無别。"

71 終：人死。《文選·楊惲〈報孫會宗書〉》："送其終也。"李善注："終謂終没也。"

72 嘘唏：同"欷歔"。悲傷抽泣聲。《文選·枚乘〈七發〉》："紛屯澹淡，嘘唏煩醒。"李善注："王逸《楚辭注》曰：‘歔欷，啼貌。’……噓與歔古字通。”唐柳宗元《柳先生集·寄許京兆孟容書》：“懍懍然欷歔惴惕。”注：“欷歔，哀泣之聲。”服(bì 必)臆：心氣鬱結。服，通“腷”。鬱結。《後漢書·馮衍傳》：“心愊憶而紛紜。”唐李賢注：“愊憶，猶鬱結也。”愊憶、愊臆、腷臆，義同。

⑦③ 魂精：精神。泄横：散亂恍惚。

⑦④ 涕：淚水。長潸(shān 山)：《索隱》：“長潸，謂長垂淚也。”

⑦⑤ 忽忽：淚珠滾滾貌。承睞：《索隱》：“睞即睫也。承睞，言淚恒垂於睫也。”

⑦⑥ 尸蹷：古病名。《素問·繆刺論》王冰注：“言其卒冒悶而如死尸，身脈猶如常人而動也。然陰氣盛於上，則下氣熏上而邪氣逆，邪氣逆則陽氣亂，陽氣亂則五絡閉結而不通，故其狀若尸也。以是從厥而生，故或曰尸厥。”以下删節 82 字，爲：“夫以陽入陰中，動胃繵緣，中經絡，别下於三焦、膀胱，是以陽脈下遂，陰脈上爭，會氣閉而不通，陰上而陽内行，下内鼓而不起，上外絶而不爲使，上有絶陽之絡，下有破陰之紐，破陰絶陽，色廢脈亂，故形静如死狀。”

⑦⑦ 以下删節 41 字，爲：“夫以陽入陰支蘭藏者生，以陰入陽支蘭藏者死。凡此數事，皆五藏蹷中之時暴作也。良工取之，拙者疑殆。”

⑦⑧ 厲鍼砥石：磨利針石。厲、砥，皆磨利之義。《索隱》：“厲，謂磨也。”《韓非子·内儲説下》：“援礪砥刀。”

⑦⑨ 外：體表。此指頭頂。三陽五會：即百會穴。

⑧⑩ 有閒：一會兒。

⑧① 五分之熨：《索隱》：“言五分之熨者，謂熨之令温暖之氣入五分也。”

⑧② 八減之齊：古方劑名。《索隱》：“八減之齊者，謂藥之齊和所減有八。並越人當時有此方也。”

⑧③ 更(gēng 耕)：交替。

⑧④ 起坐：起身坐了。

⑧⑤ 適：調適。《素問·離合真邪論》：“其氣以至，適而自護。”王冰注：“適，調適也。”

⑧⑥ 但：只是；僅僅。復故：恢復原狀。

⑧⑦ 自：本來。漢王充《論衡·問孔》：“人之死生自有長短。”

⑧⑧ 起：復生。與前句“生死人”、“自當生者”的“生”同義呼應。

⑧⑨ 齊桓侯：《集解》：“傅玄曰：‘是時齊無桓侯。’駰謂是齊侯田和之子桓公午也。”但戰國時齊桓公田午，公元前 374～前 357 年在位，上距趙簡子一百餘年，距虢太子時間更長，疑記載有誤。《韓非子·喻老》作“蔡桓公”。

⑨⑩ 左右：指身邊的近臣。《左傳·宣公二十年》：“[楚子]左右曰：‘不可許也，得國無赦。’”

⑨① 應：回答。

⑨② 退走：退避跑開。

⑨③ 酒醪(láo 勞)：藥酒。《説文》：“醪，汁滓酒也。”

⑨④ 司命：古代傳説中掌管生命的神。《莊子·至樂》：“吾使司命復生子形，爲子骨肉肌膚。”

⑨⑤ 請：請求(給他治療)。古文中，助動詞“請”的後面經常省略主要動詞。

⑨⑥ 病：病情加重。《説文》：“病，疾加也。”《讀書雜志》認爲“病當作痛”。《韓非子·喻老》、漢劉向《新序·雜事第二》皆作“痛”。

⑨⑦ 逃去：逃離。

⑨⑧ “使聖人”句：此句的主語是上承齊桓侯病案而指“齊桓侯”而言。“聖人”在此句中活用作狀語，像聖人那樣。

⑨⑨ 蚤：通“早”。從事：行事。漢班彪《北征賦》：“達人從事，有儀則兮。”此謂進行醫事治療。

⑩⑩ 已：止。謂痊愈。

⑩① 病：擔憂。下文三個“病”，義同。《禮記·樂記》：“病不得其衆也。”鄭玄注：“病，猶憂也。”

⑩② 驕恣(zì 自)：驕慢放縱。《靈樞·師傳》：“且夫王公大人血食之君，驕恣從欲輕人，而無能禁之，禁之則逆其志，順之則加其病。”

⑩③ 輕身重財：把身體看得輕，把錢財看得重。

⑩④ 適：謂根據病情需要而調配得當。

⑩⑤ "陰陽"二句：《素問·調經論》："血氣未并，五藏安定。……陰與陽并，血氣以并，病形以成。"張介賓《類經》卷十四《疾病類》十八注："并，偏聚也。"

⑩⑥ 重（zhòng 衆）：副詞。表示程度深，相當於"甚"、"極"。《吕氏春秋·悔過》："今行數千里，又絶諸侯之地以襲國，臣不知其可也，君其重圖之。"高誘注："重，深。"

⑩⑦ 邯鄲：趙國都城，在今河北省邯鄲西南。

⑩⑧ 貴：尊重。

⑩⑨ 帶下醫：婦科醫生。婦女所患諸病（經帶胎産），多屬帶脈以下，故名。《金匱要略·婦人雜病脈證并治》："婦人之病，……此皆帶下，非鬼神。"尤在涇纂注："帶下者，帶脈之下，古人列經脈爲病，凡三十六種，皆謂之帶下病，非今人所謂赤白帶下也。"

⑪⓪ 雒陽：即洛陽。東周王都所在地，故下文言"周人"。雒，"洛"的異體字。

⑪① 咸陽：秦國都城，在今陝西省咸陽一帶。

⑪② 隨俗爲變：隨着各地的疾病不同來改變行醫科别。

⑪③ 由：遵循。《韓詩外傳》卷四："由其道則行，不由其道則廢。"

譯文

扁鵲是祖籍齊國而遷居鄭國的人，姓秦，名叫越人。年輕時做别人客館的主管人。客館的客人長桑君到來，扁鵲唯獨認爲他不平凡，常常恭敬地接待他。長桑君也了解扁鵲不是一般人。長桑君出出入入客館十多年後，才招呼扁鵲避開衆人而坐在一起，秘密地跟他説："我有未公開的秘方書，我年紀老了，想傳授給您，您不要泄漏出去。"扁鵲恭敬地答應説："遵命。"長桑君於是拿出他懷裏的藥物交給扁鵲，説道："用没有沾到地面的露水飲服這種藥物三十天，就能洞察到各種事物了。"於是全部取出他的秘方書，都給了扁鵲。突然之間長桑君不見了，他大概不是凡人吧。扁鵲按照他的話服藥三十天後，就能看到隔牆另一邊的人。憑藉這種視力診察疾病，完全洞察到五臟疾病的聚結部位，他只是把診脈當作名義罷了。他行醫有時在齊國，有時在趙國。在趙國時人們尊稱他叫扁鵲。

在晉昭公的時候，衆大夫的勢力强大，然而國君宗族的勢力弱小，趙簡子做大夫，獨攬國家政事。趙簡子患了病，五天不省人事。其他大夫們都惶恐不安，在這種情况下召唤來扁鵲。扁鵲入内室，診察疾病，出來。董安于向扁鵲詢問病情，扁鵲説："血脈正常，你們驚異什麽！從前秦穆公也曾經像這樣過，七天才醒過來。如今你們主君的病跟他的病相同，不超過三天一定能病愈。"過了兩天半，趙簡子蘇醒了。

那以後扁鵲來到虢國。虢國的太子剛死去，扁鵲來到虢國宫廷門前，問喜愛醫術的中庶子説："太子患什麽病，國都中舉行祈禱祛邪祭祀超過了其他一切事情？"中庶子回答説："太子患了血氣不按時運行的病，正邪交爭而邪氣不能泄除，邪氣突然發作在體表，原來已經是體内的病害。體内正氣不能遏制邪氣，邪氣聚積而不能泄除，因此陽氣衰微而陰邪盛實，所以突然昏厥而死。"扁鵲問："他死多長時間了？"回答："從鷄鳴時辰到現在。"又問："裝殮了嗎？"回答："没有，他死去還不到半天呢。"扁鵲説："你去向國君禀報，説我是齊國的秦越人，後遷居在鄭國，不曾仰望過國君的尊容神采，也不曾在他面前侍奉拜見。聽説太子不幸地死去，我能使他復活。"中庶子説："先生您該不是欺騙虢君吧？憑什麽説太子能復活呢？我聽説上古時期，醫生中有個叫俞跗的名醫，治病時不用湯藥、藥酒、石針、導引、按摩、熨法等療法，只要一診察就能察到病位，依循五臟的腧穴，於是割開皮膚，剖開肌肉，疏通經脈，束扎筋腱，按治髓腦，觸動膏肓，疏理膈膜，清洗腸胃，疏通五臟，修煉精氣，矯正形體。您的醫術能像這樣，那麽太子才能復活；如果不能像這樣，却想使太子復活，簡直不能把您的話告訴給剛會笑的嬰兒！”過了好一會兒，扁鵲仰天嘆氣地説道：“您所謂的醫術，就像從竹管裏看天空，從縫隙中看圖紋。我所施行的醫術，不須切脈、望色、聞聲、病人訴説病狀，就能説出疾病所在的部位。觀察病人的外部症狀，就能推斷病人的内部病機；診察到病人的内部病機，也能推知病人的外部症狀。疾病症狀應當顯現在整個體表，而病人又不在千里之外，確診的依據很多，不可能診斷錯誤的。如果您認爲我的話不真實，試請您入内室診察一下太子，一定聽到他的耳中有聲響，並且看到鼻翼在搧動，順着他的兩條大腿撫摸，直到陰部，應當還是温熱的。”中庶子聽了扁鵲的話，兩眼昏呆而不能眨動，舌頭翹起而不知放下，於是才把扁鵲的話入宫禀報給虢君。

虢君聽了這番話非常驚訝，就出來在宫殿中門迎接扁鵲，虢君説：“我私下聽到您高尚醫德的時間很久了，然而不曾去您面前拜訪。先生您來到我們小國，我有幸請您來救治太子，真是偏僻小國國君我幸運極了，有先生您，那麽太子才能復活，如果没有先生您，那麽太子就要被抛棄填埋在山溝里，永别人世而不能復生。”虢君的話還没説完，就已經悲哀抽泣，氣鬱胸中，精神散亂恍惚，眼淚長流不止，淚珠滚滚地挂滿睫毛，悲傷得不能自我控制，容貌都改變了。扁鵲説：“像太子的這種病，就是所説的‘尸厥’證。太子並没有死。”扁鵲就讓徒弟子陽磨利針具，用來針刺頭頂的百會穴，過了一會兒，太子蘇醒了。又讓徒弟子豹施行藥力滲透體内五分的熨法，用八減方劑的藥物混合煎煮，交替熨貼兩側脅下部位，太子能起身坐了。再進一步調適陰陽，僅僅服藥二十天就恢復了原狀。所以天下人都認爲扁鵲能使死人復生。扁鵲却説：“我並不能使死人復生，這種本來應當復生的病人，我能使他康復罷了。”

扁鵲來到齊國，齊桓侯把他當作客人。扁鵲到朝廷拜見齊桓侯，説：“您有疾病在腠理部位，如果不治療將要深入。”桓侯説：“我没有病。”扁鵲退出，桓侯對身邊的近臣説：“醫生貪圖私利，想要拿没病的人假裝治療來顯示功勞。”五天後，扁鵲又去拜見桓侯，説：“您有疾病在血脈之中，如果不治療恐怕還將深入。”桓侯説：“我没有病。”扁鵲退出，桓侯不高興。五天後，扁鵲又一次拜見桓侯，説：“您有疾病在腸胃之間，如果不治療將會更深入。”桓侯不應聲。扁鵲退出，桓侯更不高興。五天後，扁鵲要再一次拜見桓侯，可是遠遠看到桓侯就退避跑開了。桓侯派人去詢問其中的緣故。扁鵲説：“疾病處在腠理部位時，是湯藥和熨法的效力所能達到的；疾病在血脈之中時，是針刺砭石的效力所能達到的；疾病在腸胃之間時，是藥酒的效力所能達到的；疾病深入到骨髓，即使是主管生命的神靈也不能把疾病怎麽樣了！如今疾病已經深入到骨髓，我因此不再請求爲他治療了。”五天之後，桓侯身體突現重病，派人召唤扁鵲，扁鵲已經逃離齊國。齊桓侯到底死去了。

假使齊桓侯能像聖人那樣預先覺察疾病的隱微徵兆，能讓良醫得以及早地進行治療，那麽疾病就能治愈，生命就可以存活。人們所擔憂的事情，是擔憂疾病多；而醫生所擔憂的事情，是擔憂治療方法少。所以疾病有六種情況不易治愈：驕慢放縱不講醫理，是一不治；把身體看得輕却把錢財看得重，是二不治；衣着飲食不能按病情需要而調配得當，是三不治；血氣錯亂，臟腑功能不穩定，是四不治；身體瘦弱不能承受藥力，是五不治；迷信巫術却不相信醫學，是六不治。有這六不治中一種情况的，那就更加難以治愈了。

扁鵲的名聲在天下傳遍。扁鵲來到邯鄲，聽説當地人尊重婦女，便做婦科醫生；來到洛陽，聽説周都洛陽人敬重老年人，便做治療耳、目、痹疾的醫生；來到咸陽，聽説秦都人們珍愛兒童，便做小兒科醫生：總之，隨着各地疾病不同來改變行醫科别。秦國太醫令李醯自己知道自己的醫技不如扁鵲，就派人刺殺了他。直至今日天下研討脈學的人，都是遵從扁鵲的脈法。

課文簡析

本傳記述了東周時期名醫秦越人的生平事迹和醫學成就。作者首先根據民間傳説，採用神話筆法，介紹了扁鵲學醫受業經過；然後通過三個典型病案，生動地描繪了扁鵲的高明醫技。三個病案各有特點，爲趙簡子診病一事，説明扁鵲診斷精確，富有經驗；爲虢太子診治一事，説明扁鵲視死别生的高超本領；爲齊桓侯望診一事，不僅説明他望而知之的神術，也反映了他防微杜漸的治未病的醫學思想。最後提出“六不治”，尤其是反對“信巫不信醫”這種巫術的思想，在當時歷史條件下，確屬難能可貴。傳記結尾記述了他游走各地，深入民間，隨俗爲變，深受人民愛戴。對他被刺身亡的不幸遭遇，令人同情和憤慨，但扁鵲的高明醫術却留給後世，他的名醫形象千古永存。

本傳是正史記載的最早醫家傳記。原爲扁鵲、倉公兩位醫家合傳，最後有司馬遷的總評的贊文，後世醫傳多仿此例。本傳不是拘泥於翔實的史實記述，而是通過三個典型病案的生動描寫，塑造了扁鵲這一名醫的不朽形象。

參考資料

1. 遷生龍門，耕牧河山之陽。年十歲則誦古文。二十而南游江、淮，上會稽，探禹穴，闚九疑，浮於沅、湘；北涉汶、泗，講業齊、魯之都，觀孔子之遺風，鄉射鄒、嶧；戹困鄱、薛、彭城，過梁、楚以歸……太史公（此指司馬談）……且卒。而子遷適使反，見父於河洛之閒。太史公執遷手而泣曰：“余先周室之太史也……余死，汝必爲太史；爲太史，無忘吾所欲論著矣……”遷俯首流涕曰：“小子不敏，請悉論先人所次舊聞，弗敢闕。”卒三歲，而遷爲太史令，紬史記石室金匱之書……於是論次其文。七年，而太史公（案：此太史公，指司馬遷）遭李陵之禍，幽於縲紲。乃喟然而嘆曰：“是余之罪也夫！是余之罪也夫！身毁不用矣。”退而深惟曰：“夫詩書隱約者，欲遂其志之思也。昔西伯拘羑里，演周易；孔子戹陳蔡，作春秋；屈原放逐，著離騷；左丘失明，厥有國語；孫子臏脚，而論兵法；不韋遷蜀，世傳吕覽；韓非囚秦，説難孤憤；詩三百篇，大抵賢聖發憤之所爲作也。此人皆意有所鬱結，不得通其道也，故述往事，思來者。”於是卒述陶唐以來，至於麟止，自黄帝始……著十二本紀……作十表……作八書……作三十世家……作七十列傳。凡百三十篇，五十二萬六千五百字，爲太史公書。……藏之名山，副在京師，俟後世聖人君子。

《史記・太史公自序》

2. 太史良才，寔纂先德。周游歷覽，東西南北。事覈詞簡，是稱實録。報任投書，申李下獄。惜哉殘缺，非才妄續。

《史記・太史公自序》唐・司馬貞索隱述贊

3. 史記者，漢太史公司馬遷作……裴駰服其善序事理，辯而不華，質而不俚，其文直，其事核，不虚美，不隱惡，故謂之實録。自劉向、揚雄皆稱良史之才。況墳典湮滅，簡册闕遺，比之春秋，言辭古質，方之兩漢，文省理幽。

《史記》唐・張守節正義序

（惠　群）

二　倉　公　傳

説明

本文節選自 1959 年中華書局校點本《史記・扁鵲倉公列傳》。關於作者和作品，見《扁鵲傳》的“説明”。

太倉公者，齊太倉長①，臨菑人也②，姓淳于氏，名意。少而喜醫方術。高后八年③，更受師同郡元里公乘陽慶④。慶年七十餘，無子，使意盡去其故方，更悉以禁方予之，傳黄帝、扁鵲之脈書，五色診病⑤，知人死生，決嫌疑⑥，定可治，及藥論，甚精。受之三年，爲人治病，決死生多驗。然左右行游諸侯[7]，不以家爲家，或不爲人治病，病家多怨之者。

文帝四年中[8]，人上書言意，以刑罪當傳西之長安[9]。意有五女，隨而泣。意怒，罵曰："生子不生男，緩急無可使者[10]！"於是少女緹縈傷父之言[11]，乃隨父西[12]，上書曰："妾父爲吏[13]，齊中稱其廉平[14]，今坐法當刑[15]。妾切痛死者不可復生，而刑者不可復續，雖欲改過自新，其道莫由，終不可得。妾願入身爲官婢，以贖父刑罪，使得改行自新也。"書聞[16]，上悲其意。此歲中亦除肉刑法。

意家居，詔召問所爲治病死生驗者幾何人也[17]，主名爲誰[18]。

詔問故太倉長臣意："方伎所長，及所能治病者[19]？有其書無有？皆安受學[20]？受學幾何歲？嘗有所驗，何縣里人也？何病？醫藥已，其病之狀皆何如？具悉而對。"臣意對曰：

自意少時，喜醫藥，醫藥方試之多不驗者。至高后八年，得見師臨菑元里公乘陽慶。慶年七十餘，意得見事之[21]。謂意曰："盡去而方書，非是也[22]。慶有古先道遺傳黄帝、扁鵲之脈書[23]，五色診病，知人生死，決嫌疑，定可治，及藥論書，甚精。我家給富[24]，心愛公，欲盡以我禁方書悉教公。"臣意即曰："幸甚！非意之所敢望也。"臣意即避席再拜謁[25]，受其脈書上下經、五色診、奇咳術、揆度陰陽外變、藥論、石神、接陰陽禁書[26]，受讀解驗之，可一年所[27]。明歲即驗之，有驗，然尚未精也。要事之三年所[28]，即嘗已爲人治[29]，診病決死生，有驗，精良。今慶已死十年所，臣意年盡三年[30]，年三十九歲也[31]。

齊中御府長信病[32]，臣意入診其脈，告曰："熱病氣也[33]。然暑汗，脈少衰，不死。"曰："此病得之當浴流水而寒甚，已則熱[34]。"信曰："唯，然！往冬時，爲王使於楚[35]，至莒縣陽周水[36]，而莒橋梁頗壞，信則擥車轅未欲渡也[37]，馬驚，即墮，信身入水中，幾死，吏即來救信，出之水中，衣盡濡[38]，有閒而身寒，已熱如火，至今不可以見寒[39]。"臣意即爲之液湯火齊逐熱[40]，一飲汗盡，再飲熱去，三飲病已。即使服藥，出入二十日，身無病者。所以知信之病者，切其脈時，并陰[41]。脈法曰："熱病陰陽交者死[42]。"切之不交，并陰。并陰者，脈順清而愈[43]，其熱雖未盡，猶活也。腎氣有時閒濁[44]，在太陰脈口而希[45]，是水氣也。腎固主水，故以此知之。失治一時，即轉爲寒熱[46]。

故濟北王阿母自言足熱而懣[47]，臣意告曰："熱蹶也[48]。"則刺其足心各三所[49]，案之無出血，病旋已[50]。病得之飲酒大醉。

濟北王召臣意診脈諸女子侍者，至女子豎，豎無病。臣意告永巷長曰[51]："豎傷脾，不可勞，法當春嘔血死。"臣意言王曰："才人女子豎何能[52]？"王曰："是好爲方[53]，多伎能，爲所是案法新[54]，往年市之民所[55]，四百七十萬，曹偶四人[56]。"王曰："得毋有病乎？"臣意對曰："豎病重，在死法中。"王召視之，其顔色不變，以爲不然，不賣諸侯所[57]。至春，豎奉劍從王之廁[58]，王去，豎後[59]，王令人召之，即仆於廁，嘔血死。病得之流汗。流汗者，法病内重，毛髮而色澤[60]，脈不衰，此亦内關之病也[61]。

齊中大夫病齲齒[62]，臣意灸其左大陽明脈[63]，即爲苦參湯，日嗽三升，出入五六日，病已。得之風，及卧開口，食而不嗽[64]。

菑川王美人懷子而不乳[65]，來召臣意。臣意往，飲以莨䓬藥一撮[66]，以酒飲之，旋乳。臣意復診其脈，而脈躁。躁者有餘病，即飲以消石一齊[67]，出血，血如豆，比五六枚[68]。

齊丞相舍人奴從朝入宫[69]，臣意見之食閨門外[70]，望其色有病氣。臣意即告宦者平[71]。平好爲脈，學臣意所，臣意即示之舍人奴病，告之曰："此傷脾氣也，當至春鬲塞不通[72]，不能食飲，法至夏泄血死。"宦者平即往告相曰："君之舍人奴有病，病重，死期有日。"相君曰："卿何以知之？"曰："君朝時入宫，君之舍人奴盡食閨門外，平與倉公立，即示平曰，病如是者死。"

相即召舍人而謂之曰："公奴有病不？"舍人曰："奴無病，身無痛者。"至春果病，至四月，泄血死。所以知奴病者，脾氣周乘五藏[73]，傷部而交[74]，故傷脾之色也，望之殺然黄[75]，察之如死青之兹[76]。衆醫不知，以爲大蟲[77]，不知傷脾。所以至春死，病者胃氣黄，黄者土氣也，土不勝木，故至春死。所以至夏死者，脈法曰"病重而脈順清者曰内關"，内關之病，人不知其所痛，心急然無苦[78]。若加以一病，死中春；一愈順[79]，及一時。其所以四月死者，診其人時愈順。愈順者，人尚肥也。奴之病得之流汗數出，炙於火而以出見大風也[80]。

齊王黄姬兄黄長卿家有酒召客，召臣意。諸客坐，未上食。臣意望見王后弟宋建，告曰："君有病，往四五日[81]，君要脅痛[82]，不可俛仰[83]，又不得小溲。不亟治[84]，病即入濡腎[85]。及其未舍五藏，急治之。病方今客腎濡[86]，此所謂腎痹也[87]。"宋建曰："然。建故有要脊痛[88]。往四五日，天雨，黄氏諸倩見建家京下方石[89]，即弄之，建亦欲效之，效之不能起，即復置之。暮，要脊痛，不得溺，至今不愈。"建病得之好持重。所以知建病者，臣意見其色，太陽色乾[90]，腎部上及界要以下者枯四分所[91]，故以往四五日知其發也。臣意即爲柔湯使服之[92]，十八日所而病愈[93]。

齊王侍醫遂病[94]，自練五石服之[95]。臣意往過之[96]，遂謂意曰："不肖有病[97]，幸診遂也[98]。"臣意即診之，告曰："公病中熱。論曰'中熱不溲者，不可服五石'。石之爲藥精悍，公服之不得數溲，亟勿服。色將發臃[99]。"遂曰："扁鵲曰'陰石以治陰病，陽石以治陽病[100]'。夫藥石者有陰陽水火之齊，故中熱，即爲陰石柔齊治之；中寒，即爲陽石剛齊治之。"臣意曰："公所論遠矣。扁鵲雖言若是，然必審診，起度量，立規矩，稱權衡[101]，合色脈表裏有餘不足順逆之法，參其人動静與息相應[102]，乃可以論。論曰'陽疾處内，陰形應外者，不加悍藥及鑱石'。夫悍藥入中，則邪氣辟矣[103]，而宛氣愈深[104]。診法曰'二陰應外，一陽接内者，不可以剛藥[105]'。剛藥入則動陽[106]，陰病益衰，陽病益著，邪氣流行，爲重困於俞[107]，忿發爲疽[108]"。意告之後百餘日，果爲疽發乳上，入缺盆[109]，死。此謂論之大體也，必有經紀。拙工有一不習，文理陰陽失矣[110]。

臣意曰：他所診期決死生及所治已病衆多[111]，久頗忘之，不能盡識[112]，不敢以對[113]。

問臣意曰："所期病決死生，或不應期，何故？"對曰："此皆飲食喜怒不節，或不當飲藥，或不當鍼灸，以故不中期死也[114]"。

問臣意："診病決死生，能全無失乎？"臣意對曰："意治病人，必先切其脈，乃治之。敗逆者不可治，其順者乃治之。心不精脈，所期死生視可治，時時失之，臣意不能全也。"

太史公曰：女無美惡，居宫見妒[115]；士無賢不肖，入朝見疑。故扁鵲以其伎見殃，倉公乃匿迹自隱而當刑。緹縈通尺牘[116]，父得以後寧[117]。故老子曰："美好者，不祥之器[118]。"豈謂扁鵲等邪？若倉公者，可謂近之矣。

注釋

① 太倉長：此指漢初封國國都糧倉的主管官。亦稱太倉令，簡稱倉公。

② 臨菑：漢初，封庶長子肥爲封國齊王，以臨淄爲都。後爲郡治。今山東臨淄。

③ 高后八年：公元前180年。高后，漢高祖劉邦之妻吕雉。其子惠帝劉盈死後，她臨朝稱制專政八年（前187～前180年）。

④ 更受師：倉公先從公孫光學醫，後受學陽慶，故云。郡：齊雖爲封國，但在行政區劃上，相當於郡，故又稱郡。元里：齊地名。公乘：漢時爵位名，爲第八爵。《正義》："顔師古云：'言其得乘公之車也。'"

⑤ 五色診病：指五色診病法。《素問·痿論》："肺熱者色白而毛敗，心熱者色赤而絡脈溢，肝熱者色蒼而爪枯，脾熱者色黄而肉蠕動，腎熱者色黑而齒枯。"

⑥ 決嫌疑：決斷疑難病證。《素問·移精變氣論》："余欲臨病人，觀死生，決嫌疑。"

⑦ "左右"句：此句脱"移名數"三字。據下文"移名數左右，不修家生，出游之國中"，當作"然移名數左右，行游諸侯"。《正義》："以名籍屬左右之人。"《漢書·高帝紀》顔師古注："名數，謂户籍也。"諸侯：指漢初

各封國王侯。

⑧ 文帝四年：公元前 176 年。文帝，漢文帝劉恒，在位十六年，公元前 179～前 163 年。按《史記·孝文本紀》載蒼公事在十三年五月。《漢書·刑法志》也在文帝即位十三年。當據改。

⑨ "以刑罪"句：因觸犯刑法犯罪應遞解向西去往漢都長安。傳，遞解。《史記·陳涉世家》："宋留以軍降秦，秦傳留至咸陽，車裂留以徇。"之，《爾雅》："之，往也。"

⑩ 緩急：偏義複詞，義偏在"急"。急事。

⑪ 少女：幼女。緹縈（tí yíng 提營）：緹縈上書爲父贖罪一事，亦見《史記·孝文本紀》、《漢書·刑法志》。傷：悲慟。

⑫ 西：西行。

⑬ 妾：古代婦女的謙稱。

⑭ 廉平：廉潔公平。《史記·孝文本紀》："妾父爲吏，齊中皆稱其廉平。"

⑮ 坐法：犯法獲罪。《史記·田叔列傳》："後數歲，叔坐法失官。"當刑：當處肉刑。

⑯ 聞：謂被漢文帝聞知。

⑰ 詔：皇帝下詔令。

⑱ 主名：病人姓名。

⑲ 治病者：治療疾病的醫術。

⑳ 皆安受學：都跟從何人學習。

㉑ 事之：拜他爲師求學。《史記·老子韓非列傳》："〔非〕與李斯俱事荀卿。"

㉒ "盡去"二句：完全拋棄你學過的方書，它們是不正確的。

㉓ 古先道：古代先輩學醫者。

㉔ 給（jǐ 擠）富：豐足富裕。給，豐足。

㉕ 避席：古人席地而坐，離席立身，以示敬意。再：兩次。

㉖ 上下經：《上經》、《下經》，均古代醫書，早佚。《內經·素問》的《氣交變大論》中引有《上經》文；《逆調論》、《痿論》中引有《下經》文；《疏五過論》提及《上經》、《下經》之名。《病能論》："《上經》者，言氣之通天也；《下經》者，言病之變化也。"奇咳術：奇秘非常之術，疑指聽診類醫術。奇咳，他書有"奇胲"、"奇賅"，《說文》人部："侅，奇侅，非常也。"皆奇異之義。揆度（kuí duó 葵奪）陰陽外變：《素問·病能論》："《揆度》者，切度之也。……所謂揆者，方切求之也，言切求其脈理也；度者，得其病處，以四時度之也。"據此，即"揆陰陽度外變"，疑指辨別病人的陰陽脈象和考察病人內部病機與四時氣候變化之間關係之類的診法。石神：疑指針刺砭石之類醫著。接陰陽禁書：疑指房中術之類禁方書。以上諸名，皆爲醫書醫篇名，今佚。

㉗ 可：大約。所：表約數。左右。

㉘ 要（yào 藥）：總共。

㉙ 嘗：嘗試。已：通"以"。用。後省略"之"，指代所受醫書方術。

㉚ 年盡三年：受讀年數已滿三年。

㉛ 以下刪診籍三則，計 561 字。

㉜ 中御府長：官名。信：人名。

㉝ 氣：特指疾病屬性。《素問·至真要大論》："同氣異形，迷診亂經。"

㉞ 已則熱：隨即就發熱。

㉟ 使於楚：出使到封國楚國。楚，漢初封國。

㊱ 莒（jǔ 舉）縣：縣名。在今山東省。

㊲ 擥（lǎn 覽）："攬"的異體字。拽住。

㊳ 濡（rú 如）：浸濕。

㊴ 見：觸冒。

㊵ 液湯火齊：煎煮的湯藥。液湯，非指調養用的五穀汁液製成的湯液，此用以逐熱，當指湯藥。

㊶ 并陰：信病得之水濕陰寒之邪，其脈又現陰脈，故言"并陰"。

㊷ 陰陽交：謂陰陽脈象與病邪屬性逆亂。

㊸ 脈順清：脈象與病證相順從而不逆亂。

㊹ 濁：濁陰。《素問・陰陽應象大論》："寒氣生濁，熱氣生清。"張介賓《類經》卷二《陰陽類》一注："寒氣凝滯，故生濁陰。"此指脈象陰。

㊺ 太陰脈口：即氣口。《素問・五藏別論》："氣口，亦太陰也。"王冰注："氣口在手魚際之後同身寸之一寸，氣口之所候，脈動者是手太陰脈氣所行，故言氣口亦太陰也。"希：通"稀"。稀疏。

㊻ 寒熱：寒熱交作的病證。《素問・三部九候論》："是故寒熱病者，以平旦死。"以下删診籍六則，計964字。

㊼ 濟北王：齊悼惠王的兒子劉志，於文帝十六年受封。阿母：《正義》："服虔云：'乳母也。'"

㊽ 熱蹶：即熱厥。指邪熱過盛，陰分不足所致的厥證，症見手足心熱及煩悶等。《素問・厥論》張介賓《類經》卷十五《疾病類》三十四注："厥之將發，手足皆熱者，是爲熱厥。"

㊾ 所：處。此指穴位。

㊿ 旋：《正義》："謂旋轉之閒。"喻時間短暫。立刻；不久。

51 永巷：宮中長巷，指後宮。《爾雅・釋宮》邢昺疏引三國魏王肅曰："今後宮稱永巷，是宮内道名也。"

52 才人：宮中女官名。漢代始置，嗣後歷代多沿置。

53 是好（hào 浩）爲方：這个女子愛好研究醫卜星相等方術。

54 "爲所"句：《索隱》："謂於舊方伎能生新意也。"

55 市：買。

56 曹偶：《索隱》："曹偶，猶等輩也。"

57 諸：兼詞"之於"。

58 廁："厠"的異體字。

59 後：落在後面。

60 毛髮而色澤：毛髮有光澤。而，用於句中的助詞，舒緩語氣。馬王堆漢墓帛書《戰國縱横家書・蘇秦謂燕王章》："孝如增（曾）參，乃不離親，不足而益國。"

61 内關：原作"關内"，據校點本改。王念孫《讀書雜志》亦謂當作"内關"。

62 中大夫：漢代官名。職務不固定，供顧問議事。

63 左大陽明脈："大"當作"手"。《素問・繆刺論》："齒齲，刺手陽明，不已，刺其脈入齒中，立已。"王冰注："手陽明脈貫頰入下齒中，足陽明脈循鼻外入上齒中也。"

64 嗽："漱"的異體字。

65 菑川王：齊悼惠王之子劉賢，漢文帝十六年受封。菑川，西漢封國名，在今山東境内。美人：漢代嬪妃的稱號。不乳：難産。乳，産。《史記正義佚文輯校》云："人及鳥生子曰乳。乳，産。"《漢書・郊祀志上》："神君者，長陵女子，以乳死。"

66 莨礍（làng dàng 浪蕩）：藥名，即莨菪。《本草綱目》催生藥中無莨菪。在莨菪集解中李時珍引蘇頌論此病案，只辨藥性寒熱，未言催生。

67 消石：朴硝。有破瘀通滯的作用。消，同"硝"。

68 比：接近。一説"豆比"連文，豆粒。徐復《通假字質疑》："這裏豆比是一個詞，不能分開讀。豆比，與豆皀音近，《説文》皀下曰：'或説，皀，一粒也。皮及切。'《顔氏家訓・勉學篇》有豆逼即小豆一段故事……《史記》的豆比，與顔書的豆逼音近，也是説的小豆。"

69 舍人：漢初王公貴人私門之官。《漢書・王莽傳上》："其令公奉、舍人，賞賜皆倍故。"顔師古注："舍人，私府吏員也。"

70 閨門：宮院中的小門。

71 宦者：宦官。

72 鬲塞不通：《太素》卷二十三《雜刺》："飲食不下，鬲塞不通，邪在胃管。"楊注："邪在胃管，則令膈中氣塞不通，飲食不下之候。"《靈樞・四時氣》"鬲"作"膈"，與楊注同。

⑬ 周乘：以次相乘。

⑭ 傷部而交：所傷五臟色部交相顯現病色。

⑮ 殺(shā 紗)然黄：秋氣肅殺使草木枯萎的黄色。殺，草木枯萎。《吕氏春秋・應同》："及禹之時，天先見草木秋冬不殺。"與下句"死青之兹"相應合。

⑯ 死青之兹：《素問・五藏生成》："色見青如草兹者死。"張志聰《素問集注》："兹，蓐席也。草兹者，死草之色，青而帶白也。"

⑰ 大蟲：《索隱》："即蚖虫也。"按：蚖(yuán 元)，當作"蚘(huí)"。蛔蟲，又稱長蟲。

⑱ 心急然無苦：心情急躁却不感覺疾病痛苦。

⑲ 一愈順：若現病愈脈順等情况。一，表假設，與上句"若"同義對舉。

⑳ 以下删診籍一則，63 字。

㉑ 往：以往。

㉒ 要：同"腰"。《説文》："要，身中也。象人要自臼之形。"

㉓ 俛："俯"的異體字。

㉔ 亟：急。《史記・陳涉世家》："趣趙兵亟入關。"《索隱》："亟，急也。"亟、急，同源詞。

㉕ 濡腎：染及腎臟。濡，浸染。一説，腎藏精主液，故曰濡腎。濡，潤濕。

㉖ 客腎濡：病邪正留止在腎臟，小便不利。

㉗ 腎痹：《靈樞・經脈》云："腎足少陰之脈……貫脊，屬腎，絡膀胱。"故腎經受病，腰脊痛，小便不利。

㉘ 故：通"固"。確實。

㉙ 倩：《集解》："徐廣曰：'倩者，女壻也。'"壻，今作"婿"。京：糧倉。

㉚ 太陽色乾：太陽穴部位顔色乾枯。實指兩頰部位，爲腎所現部位。

㉛ "腎部"句：指腎部直到(與大腸部位)交界處和腰腎以下反應的色診部位乾枯四分左右。

㉜ 柔湯：温補湯劑。與"剛劑"相對。

㉝ 以下删診籍四則，計 602 字。

㉞ 侍醫：醫官名。爲帝王侯王及皇室成員治病的宫廷醫生。遂：人名。

㉟ 練：通"煉"。煉製。《列子・湯問》："故昔者女媧氏練五色石以補其闕。"楊伯峻集釋引秦恩德曰："練，古鍊字。"鍊，"煉"的異體字。五石：五種石類藥物。

㊱ 過：拜訪。

㊲ 不肖：此爲自謙之稱。《戰國策・齊策二》："故儀願乞不肖身而之梁。"

㊳ 幸：表希望之辭。希望。

㊴ 色：外表。此指體表，與下文"疽發乳上"相應合。

⑩⓪ "陰石"二句：據下文"論曰'陽疾處内，陰形應外者，不加悍藥及鑱石。'"此"陰病"當指陽疾而外現陰象之病，"陽病"指陰疾而外現陽象之病。

⑩① "起度量"三句：謂古代醫家建立的測量疾病深淺程度、辨别四時脈象的各種法則。

⑩② 參：參合。息：脈息。

⑩③ 辟：聚積。《索隱》："猶聚也。"

⑩④ 宛(yù 玉)：通"鬱"。鬱結。

⑩⑤ "二陰"三句：二陰，指少陰。二陰應外，謂腎水寒氣被内熱外逼而現虚寒之象。一陽，指少陽。一陽接内，謂少陽相火爲病而積熱於中焦。此三句與上文"陽疾處内"三句意同。

⑩⑥ 動陽：使鬱熱熾盛流行。

⑩⑦ 重(chóng 蟲)困：指上兩句"陰病益衰，陽病益著。"陰寒之表象更宣，陽熱之本證更甚。俞：指腎俞穴。

⑩⑧ 忿發：此謂暴發。

⑩⑨ 缺盆：缺盆骨，即鎖骨。《索隱》："缺盆，人乳房上骨名也。"

⑪⓪ 以下删診籍三則，計 293 字。

⑪① 期：預期；測定期限。

⑫ 識(zhì 志):記住。

⑬ 以下删節 165 字。爲:“問臣意:‘所診治病,病名多同而診異,或死或不死,何也?’對曰:‘病名多相類,不可知,故古聖人爲之脈法,以起度量,立規矩,縣權衡,案繩墨,調陰陽,别人之脈各名之,與天地相應,參合於人,故乃别百病以異之,有數者能異之,無數者同之。然脈法不可勝驗,診疾人以度異之,乃可别同名,命病主在所居。今臣意所診者,皆有診籍。所以别之者,臣意所受師方適成,師死,以故表籍所診,期決死生,觀所失所得合脈法,以故至今知之。’”

⑭ 以下删節 925 字。

⑮ 見:被。用在動詞前表被動。

⑯ 通尺牘:意謂上書給漢文帝。通,上報。尺牘,長一尺的木簡,古代用以書寫,故名尺牘。《説文》:“牘,書版也”。此指書信。

⑰ 後寧:後半生安寧。

⑱ “美好”句:語見《老子・三十一章》。今本各異,王弼本作“夫佳兵者,不祥之器。”司馬遷引《老子》此語,既對扁鵲、倉公的不幸遭遇深表惋惜,同時寄寓自已對封建統治者的憤慨之情。

課文簡析

本傳記述了西漢初年名醫淳于意的生平及二十五則診籍。倉公診籍,在中國醫學史上佔有重要地位,開後代醫案之先河。就全部診籍考察,在科别方面,有内科、兒科、齒科、産科、婦科;在病種方面,有癰疽、積瘕、消癉、迥風、熱厥、傷脾、傷肺、齲齒、難産、積蟲、腎痹等;在證候方面,有順證、逆證、真熱假寒證等;在診法方面,有的突出望診,有的突出脈診,有的四診合參;在治法方面,有湯藥、針灸、藥酒、理療等;在療效方面,既有成功,又不隱諱失誤。以上可見,淳于意確是一位擅長各科,醫術精湛,既富於臨床經驗,又有理論修養,且具有實事求是科學態度的醫生。而他診籍書寫的内容完備和形式規範,更爲後代醫家所遵循。

參考資料

1.《史記・太倉公傳》載其診疾二十有四,得之内者有七,而死不治者有四:其二因於飲酒且内,其一因於盛怒接内,其一因於得之内而後爲勞力事。養生者識此,當知所戒也。

清・陸以湉《冷廬醫話・保生》

2. 按我國醫學從戰國以迄東漢是禁方流傳時期。禁方就是秘密的醫方。少數醫方,操在巫或方士手中,如公孫光、公乘陽慶之流。所以《靈樞・禁服篇》:“此先師之所禁坐私傳之也,割臂歃血之盟也。”不但方爲禁方,即診斷疾病,知生死,決嫌疑,定可治的醫學書籍,亦列入於禁書之列。扁鵲傳長桑君禁方,而將醫療技術流傳於陝西、山西、河北一帶。古時所謂秦多良醫者此也。淳于意傳公孫光、陽慶禁方,而將其醫療技術流傳於山東一帶。所以司馬遷將兩位名醫,共列一傳,這是我國最早的醫人傳記。淳于意不僅幼時喜好方術,並且刻苦鑽研,有後世所謂儒醫的風度。在他的傳記中有自述的病案 25 例,當時稱爲“診籍”,即後世所謂“醫案”、“病歷”,可見我國醫學在漢代已重視病歷的記載了。在他的 25 例病案中,其中有 6 例是婦人,2 例是小兒。診斷疾病注重切脈與望色。所記諸病,以消化系病爲最多,如氣鬲(小兒消化不良)、痹(肝腫大)、涌疝(二便閉結)、風痹客脬(二便難)、迥風(急性腹瀉)等。共有 23 種疾患。對於病原方面,以酒色二端爲最多。治療方面,偏重藥物,湯劑有火齊湯、下氣湯、消石湯、柔湯;散劑有莨菪、芫華;含漱劑有苦參湯。其它還有火齊粥、藥酒、丸藥、刺法、灸法、冷敷等。最寶貴的是 25 例病案中,有 10 例是死亡病例。這種實事求是的精神,是值得後世學習的。

中醫研究院中國醫史文獻研究所陳邦賢《二十六史醫學史料匯編》

(惠　群)

三　郭　玉　傳

説明

本文選自《後漢書・方術列傳》,據 1965 年中華書局校點本排印。作者范曄(公元 398～

445年)，字蔚宗，南朝宋順陽(今河南淅川)人。少好學多才，博涉經史，善文章，通音律。歷任秘書丞、新蔡太守、尚書吏部郎。後因觸犯權貴，宋文帝元嘉初年，貶爲宣城太守。又因彭城王義康謀反案牽連，被處死。平生以史才自負，被貶宣城太守時，採集漢靈帝時成書的《東觀漢記》及各家私撰東漢史，上規《史記》、《漢書》，開始編撰《後漢書》，至被殺時完成紀、傳九十篇，并附以"論"、"贊"。梁劉昭從西晉司馬彪著《續漢書》中移補入志三十卷，並爲做注，北宋時合刊行世。今本有紀十卷，傳八十卷，志三十卷。《後漢書》記敘了東漢自光武帝劉秀至獻帝劉協二百年間的歷史。在《史記》、《漢書》之外，范曄獨創了一些新的列傳，如黨錮、文苑、獨行、方術、逸民、烈女等。《後漢書》的傳記，在人物形象的刻劃上也很成功，寫志士，激動人心，寫黨惡，冷嘲熱諷。唐劉知幾《史通・補注》："竊惟范曄之删《後漢》也，簡而且周，疏而不漏，蓋云備矣。"最早爲《後漢書》做注的是梁人劉昭，是在移補志三十卷時所作。繼則是唐高宗之子章懷太子李賢，他與張大安、劉納言等共同注釋。清代有王先謙《後漢書集解》和黄山《校補》等書。中華書局校點本附唐代李賢等注。

郭玉者，廣漢雒人也①。初，有老父不知何出②，常漁釣於涪水③，因號涪翁。乞食人間，見有疾者，時下針石④，輒應時而效⑤。乃著《針經》、《診脈法》傳於世⑥。弟子程高尋求積年，翁乃授之。高亦隱跡不仕⑦。玉少師事高⑧，學方診六微之技⑨，陰陽隱側之術⑩。和帝時⑪，爲太醫丞⑫，多有效應⑬。帝奇之，仍試令嬖臣美手腕者與女子雜處帷中⑭，使玉各診一手，問所疾苦。玉曰："左陽右陰，脈有男女，狀若異人⑮。巨疑其故。"帝歎息稱善⑯。

玉仁愛不矜⑰，雖貧賤廝養⑱，必盡其心力。而醫療貴人，時或不愈。帝乃令貴人羸服變處⑲，一針即差⑳。召玉詰問其狀，對曰："醫之爲言意也㉑。腠理至微，隨氣用巧㉒，針石之閒㉓，毫芒即乖㉔。神存於心手之際㉕，可得解而不可得言也。夫貴者處尊高以臨臣㉖，臣懷怖懾以承之。其爲療也，有四難焉：自用意而不任臣㉗，一難也；將身不謹，二難也；骨節不彊，不能使藥，三難也；好逸惡勞，四難也。針有分寸㉘，時有破漏㉙，重以恐懼之心，加以裁慎之志㉚，臣意且猶不盡㉛，何有於病哉㉜？此其所爲不愈也㉝。"帝善其對。年老卒官㉞。

注釋

① 廣漢：東漢時郡名。在今四川西北部、甘肅東南部一帶地區。雒：廣漢郡治之所，在今四川省廣漢縣。

② 何出：出生何地。出，出生。《荀子・禮論》："無先祖，惡出？"

③ 漁：捕魚。涪(fú扶)水：涪江，南入嘉陵江。《説文》："涪，水出廣漢剛邑道徼外。南入漢。"

④ 時：經常。

⑤ 輒(zhé哲)：每每。應時：隨即。

⑥ 針經診脈法：此二書均佚。

⑦ 隱跡：隱居。跡，"迹"的異體字。仕：爲官。

⑧ 師：按照師禮。

⑨ "學方診"句：學習醫方、診法和辨別三陰三陽脈象的醫技。六微，清代沈欽韓《兩漢書疏證》云："六微，三陰三陽之脈候也。《素問》有《六微旨大論》，言天道六六之節，盛衰與人相應。"六微，或作"六徵"，則指根據六種徵候以診斷疾病的方法。

⑩ "陰陽"句：探測陰陽變化的技術。清代王先謙《後漢書集解》云："隱側，謂隱以探之，側以求之，窮陰陽之變化，即診候也。"又，側隱，或作"不測"，《易・繫辭上》："陰陽不測之謂神。"指考究陰陽變化的技術。

⑪ 和帝：東漢和帝劉肇(zhào趙)，公元89年即位，在位十六年。

⑫ 太醫丞：太醫令屬官。《後漢書・百官志三》："太醫令一人……藥丞、方丞各一人。"

⑬ 效應：效驗。

⑭ 仍：乃，於是。嬖臣美手腕者：手腕嫩美的近侍。嬖臣，受帝王寵幸的近臣。漢桓寬《鹽鐵論・論儒》："孔子適衛，因嬖臣彌子瑕以見衛夫人。"

⑮ "左陽"三句：左側手是陽性脈，右側手是陰性脈，脈象有男有女，情況像是不同性别的人。

⑯ 歎息：贊嘆。歎，"嘆"的異體字。

⑰ 不矜：不傲。矜，傲慢。《禮記・表記》："不矜而莊。"鄭玄注："矜，謂自尊大也。"

⑱ 廝養：猶廝役。《史記・張耳陳餘列傳》："有廝養卒謝其舍中。"裴駰《集解》引韋昭注："析薪爲廝，炊烹爲養。"

⑲ 羸服：穿上貧賤人的破舊衣服。羸，破舊。變處：改變原來的居處。

⑳ 差(chài)：同"瘥"。病愈。

㉑ "醫之爲言"句：醫就是用盡心意診察的意思。之爲言，聲訓術語，用於被釋詞與釋詞音義相通。謂"醫"字取義於"意"。

㉒ 隨氣用巧：謂隨着病人經氣運行規律而施用巧妙的針術。《素問・繆刺論》："用針者，隨氣盛衰，以爲痏數。"

㉓ 針石之間：用針之時。

㉔ 毫芒即乖：一絲一毫的差錯即會導致誤治。乖，謬誤。

㉕ 神：指醫生"隨氣用巧"的神妙。

㉖ 臨臣：下視我。

㉗ 自用意：自以爲是。

㉘ 分寸：李賢注："深淺之度。"

㉙ 時有破漏：用針之時日有禁忌，不能衝破。李賢注："破漏，日有衝破者也。"《素問・八正神明論》："凡刺之法，必候日月星辰，四時八正之氣，氣定乃刺之。"

㉚ 裁慎：猶審慎。

㉛ 且猶：尚且。

㉜ "何有"句：還有什麽心思用在診病上呢？

㉝ 所爲：猶"所以"。表示原因。《公羊傳・隱公三年》："先君之所爲不與臣國而納國乎君者……"王引之《經傳釋詞》卷二："〔所爲〕言'所以'也。"

㉞ 卒官：死於官位上。

課文簡析

本傳記述了東漢著名針灸醫師郭玉的簡要事迹。首先介紹其師承關係，並通過他能憑藉脈診區别男女性别一事，説明他脈診的高明。其次贊譽他仁愛不矜，盡心盡力爲下層百姓診治，每每一針即瘥。相反地爲達官貴人診治，時或不愈，是因爲達官貴人處尊高之位，醫生心懷怖懾，不能專心於診治，從而提出了爲權貴診治的"四難"。從"四難"中也反映出封建統治階級的驕横恣意和好逸惡勞的腐朽生活。郭玉傳的"四難"和扁鵲傳的"六不治"，前後互應，在中國醫學史上都是重要的資料。

參考資料

1. 曄字蔚宗……少好學，善爲文章，能隸書，曉音律。爲秘書丞，父憂去職。服闋，爲征南大將軍檀道濟司馬，領新蔡太守。後爲尚書吏部郎。元嘉九年，彭城太妃薨，將葬，祖夕，僚故並集東府，曄與司徒左西屬王深及弟司徒祭酒廣夜中酣飲，開北牖聽挽歌爲樂。彭城王義康大怒，左遷宣城太守。不得志，乃删衆家後漢書爲一家之作，至於屈伸榮辱之際，未嘗不致意焉。

《南史・范曄傳》

2. 吾少嬾學問，晚成人，年三十許政始有向耳。自爾以來，轉爲心化，推老將至者，亦當未已也。往往有微解，言乃不能自盡。爲性不尋注書，心氣惡，小苦思便憒悶，口機又不調利，以此無談功。至於所通解處，皆自得之於胸懷耳。文章轉進，但才少思難，所以每於操筆，其所成篇，殆無全稱者。常恥作文士。文患其事盡於形，情急於藻，義牽其旨，韻移其意。雖時有能者，大較多不免此累，政可類工巧圖繢，竟無得也。常謂情志所託，故當以意爲主，以文傳意。以意爲主，則其旨必見；以文傳意，則其詞不流。然後抽其芬芳，振其金石耳。此中情性旨趣，千條百品，屈曲有成理。自謂頗識其數，嘗爲人言，多不能賞，意或異故也……既造後漢，轉得統緒……欲徧作諸志，前漢所有者悉令備。雖事不必多，且使見文得盡；又欲因事就卷内發論，以正一代得失，意復未果……紀傳例爲舉其大略耳，諸細意甚多……

《後漢書》後附范曄《獄中與諸甥姪書》

3. 范曄後漢，良誠跨衆氏，序或未周，志遂全闕。國史鴻曠，須寄勤閑，天才富博，猶俟改具……曾臺雲構，所缺過乎榱桷，爲山霞高，不終踰乎一匱，鬱絶斯作，吁可痛哉！徒懷纘緝，理慙鉤遠，迺借舊志，注以補之。狹見寡陋，匪同博遠，及其所值，微得論列。分爲三十卷，以合范史。

梁・劉昭《後漢書注補志序》

4. 漢郭玉曰："貴者處尊高以臨臣，醫懷怖懾以承之。其爲療也，有四難焉……。玉爲一代良工而猶若此，矧在中醫，使臨以威嚴，必畏慎失措而診治有誤矣。"《薛立齋醫案》云一穩婆，止有一女，分娩時巡街御史適行牌取視其室，分娩女因驚嚇未産而死。後見御史以威顔分付迨視産母，胎雖順而頭偏在一邊，以致難産，因畏其威，不敢施手，由是母子俱不能救。即此推之，凡求醫治疾，斷不可恃勢分之尊也。

清・陸以湉《冷廬醫話・求醫》

（惠 群）

四 華 佗 傳★

説明

本文選自《三國志・魏書》，據1959年中華書局校點本排印。作者陳壽（公元233～297年），字承祚，巴西安漢（今四川南充）人。魏晉間史學家。原在蜀漢師事史學家譙周，任觀閣令史，因不附宦官黄皓，屢遭貶黜。魏滅蜀後，爲司空張華所重，薦爲佐著作郎、出補平陽侯相，轉著作郎、治書侍御史等職。太康間，集合三國時官私著作，編撰《三國志》。《三國志》記載了魏文帝黄初元年（公元220年）至晉武帝太康元年（公元280年），這六十年間魏、蜀、吴三國鼎立時期的歷史。它與《史記》、《漢書》、《後漢書》一起，被稱爲四史。《三國志》共六十五卷，其中魏書三十卷，蜀書十五卷，吴書二十卷。將三國分成三書，在斷代史中别創一格。陳壽編撰《三國志》時，是以王沈《魏書》、韋昭《吴書》、魚豢《魏略》爲基本材料，唯蜀國無史，全靠陳壽多方採集，因材料不足，未寫志表。陳壽死後一百三十餘年，南朝宋裴松之爲《三國志》作注。裴注重史實的增補與考訂，而不重訓詁，其目的是補充陳書的史料不足，兼採衆書一百五十餘種，注文内容超出原書數倍。清代研究《三國志》者有二十餘家，以梁章鉅《三國志旁證》和盧弼《三國志集解》爲最著。中華書局校點本附裴松之注。

華佗，字元化，沛國譙人也①，一名旉②。游學徐土③，兼通數經④。沛相陳珪舉孝廉⑤，太尉黄琬辟⑥，皆不就。曉養性之術⑦，時人以爲年且百歲，而貌有壯容。又精方藥，其療疾，合湯不過數種，心解分劑⑧，不復稱量，煮熟便飲，語其節度⑨，舍去，輒愈。若當灸，不過一兩處，每處不過七八壯⑩，病亦應除⑪。若當針，亦不過一兩處，下針言"當引某許⑫，若至，語人"，病者言"已到"，應便拔針，病亦行差⑬。若病結積在内，針藥所不能及，當須刳割者⑭，便飲其麻沸散，須臾便如醉死，無所知，因破取。病若在腸中，便斷腸湔洗，縫腹膏摩⑮，四五日差，不痛，人亦不自寤⑯，一月之間，即平復矣。

故甘陵相夫人有娠六月⑰，腹痛不安，佗視脈，曰："胎已死矣。"使人手摸知所在，在左則男，在右則女。人云"在左"，於是爲湯下之，果下男形，即愈。

縣吏尹世苦四支煩⑱，口中乾，不欲聞人聲，小便不利。佗曰："試作熱食，得汗則愈；不汗，後三日死。”即作熱食，而不汗出。佗曰：“藏氣已絶於内[19]，當啼泣而絶。”果如佗言。

府吏兒尋、李延共止[20]，俱頭痛身熱，所苦正同。佗曰：“尋當下之，延當發汗。”或難其異[21]。佗曰：“尋外實，延内實[22]，故治之宜殊。”即各與藥，明旦並起。

鹽瀆嚴昕與數人共候佗[23]，適至[24]，佗謂昕曰：“君身中佳否？”昕曰：“自如常[25]。”佗曰：“君有急病見於面，莫多飲酒。”坐畢歸，行數里，昕卒頭眩墮車[26]，人扶將還，載歸家，中宿死[27]。

故督郵頓子獻得病已差[28]，詣佗視脈，曰：“尚虚，未得復，勿爲勞事[29]，御内即死。臨死，當吐舌數寸。”其妻聞其病除，從百餘里來省之，止宿交接，中間三日發病，一如佗言。

督郵徐毅得病，佗往省之。毅謂佗曰：“昨使醫曹吏劉租針胃管訖[30]，便苦欬嗽，欲臥不安。”佗曰：“刺不得胃管，誤中肝也，食當日減，五日不救。”遂如佗言。

東陽陳叔山小男二歲得疾[31]，下利常先啼，日以羸困。問佗，佗曰：“其母懷軀[32]，陽氣内養，乳中虚冷，兒得母寒，故令不時愈。”佗與四物女宛丸，十日即除。

彭城夫人夜之廁[33]，蠆螫其手，呻吟無賴[34]。佗令温湯近熱，漬手其中，卒可得寐[35]，但旁人數爲易湯，湯令煖之[36]，其旦即愈[37]。

軍吏梅平得病，除名還家[38]，家居廣陵[39]，未至二百里，止親人舍。有頃，佗偶至主人許，主人令佗視平，佗謂平曰：“君早見我，可不至此。今疾已結[40]，促去可得與家相見，五日卒。”應時歸，如佗所刻[41]。

佗行道，見一人病咽塞，嗜食而不得下，家人車載欲往就醫。佗聞其呻吟，駐車，往視，語之曰：“向來道邊有賣餅家[42]，蒜齏大酢[43]，從取三升飲之，病自當去。”即如佗言，立吐虵一枚[44]，縣車邊[45]，欲造佗[46]。佗尚未還，小兒戲門前，逆見[47]，自相謂曰：“似逢我公，車邊病是也[48]。”疾者前入坐，見佗北壁縣此虵輩約以十數。

又有一郡守病，佗以爲其人盛怒則差，乃多受其貨而不加治[49]，無何棄去，留書罵之。郡守果大怒，令人追捉殺佗。郡守子知之，屬使勿逐[50]。守瞋恚既甚[51]，吐黑血數升而愈。

又有一士大夫不快[52]，佗云：“君病深，當破腹取。然君壽亦不過十年，病不能殺君，忍病十歲，壽俱當盡，不足故自刳裂[53]。”士大夫不耐痛癢，必欲除之。佗遂下手，所患尋差[54]，十年竟死[55]。

廣陵太守陳登得病，胸中煩懣，面赤不食。佗脈之曰：“府君胃中有蟲數升，欲成内疽[56]，食腥物所爲也。”即作湯二升，先服一升，斯須盡服之。食頃[57]，吐出三升許蟲，赤頭皆動，半身是生魚膾也[58]，所苦便愈。佗曰：“此病後三期當發[59]，遇良醫乃可濟救。”依期果發動，時佗不在，如言而死。

太祖聞而召佗[60]，佗常在左右。太祖苦頭風，每發，心亂目眩。佗針鬲[61]，隨手而差。

李將軍妻病甚，呼佗視脈。曰：“傷娠而胎不去。”將軍言：“聞實傷娠，胎已去矣。”佗曰：“案脈[62]，胎未去也。”將軍以爲不然。佗舍去，婦稍小差[63]。百餘日復動，更呼佗。佗曰：“此脈故事有胎[64]，前當生兩兒，一兒先出，血出甚多，後兒不及生。母不自覺，旁人亦不寤，不復迎[65]，遂不得生。胎死，血脈不復歸，必燥著母脊[66]，故使多脊痛[67]，今當與湯，並針一處，此死胎必出。”湯針既加，婦痛急如欲生者。佗曰：“此死胎久枯，不能自出，宜使人探之。”果得一死男，手足完具，色黑，長可尺所[68]。

佗之絶技，凡此類也。

然本作士人，以醫見業[69]，意常自悔。後太祖親理[70]，得病篤重，使佗專視。佗曰：“此近難濟[71]，恆事攻治，可延歲月。”佗久遠家思歸，因曰：“當得家書[72]，方欲暫還耳[73]。”到家，辭以妻病，數乞期不反[74]。太祖累書呼，又敕郡縣發遣[75]。佗恃能厭食事[76]，猶不上道。太祖大怒，使人往檢：若妻信病[77]，賜小豆四十斛[78]，寬假限日；若其虚詐，便收送之[79]。於是傳付許獄[80]，考驗首服[81]。荀彧請曰[82]："佗術實工，人命所縣，宜含宥之[83]。"太祖曰："不憂，天下當無此鼠輩耶[84]？"遂考竟佗[85]。佗臨死，出一卷書與獄吏，曰："此可以活人。"吏畏法不受，佗亦不彊，索火燒之。佗死後，太祖頭風未除。太祖曰："佗能愈此。小人養吾病，欲以自重，然吾不殺此子，亦終當不爲我斷此根原耳。"及後愛子倉舒病困，太祖歎曰："吾悔殺華佗，令此兒彊死也[86]。"

初，軍吏李成苦欬嗽，晝夜不寤[87]，時吐膿血，以問佗。佗言："君病腸臃[88]，欬之所吐，非從肺來也。與君散兩錢[89]，當吐二升餘膿血訖，快[90]，自養，一月可小起，好自將愛[91]，一年便健。十八歲當一小發，服此散，亦行復差[92]。若不得此藥，故當死[93]。"復與兩錢散，成得藥去。五六歲，親中人有病如成者，謂成曰："卿今彊健，我欲死，何忍無急去藥[94]，以待不祥？先持貸我，我差，爲卿從華佗更索。"成與之。已故到譙[95]，適值佗見收，怱怱不忍從求[96]。後十八歲，成病竟發，無藥可服，以至於死。

廣陵吳普、彭城樊阿皆從佗學。普依準佗治，多所全濟。佗語普曰："人體欲得勞動[97]，但不當使極爾[98]。動摇則穀氣得消，血脈流通，病不得生，譬猶户樞不朽是也。是以古之仙者爲導引之事，熊頸鴟顧[99]，引輓腰體[100]，動諸關節，以求難老。吾有一術，名五禽之戲[101]：一曰虎，二曰鹿，三曰熊，四曰猨[102]，五曰鳥。亦以除疾，並利蹄足，以當導引。體中不快，起作一禽之戲，沾濡汗出，因上著粉[103]，身體輕便，腹中欲食。"普施行之，年九十餘，耳目聰明，齒牙完堅。阿善針術。凡醫咸言背及胸藏之間不可妄針，針之不過四分，而阿針背入一二寸，巨闕胸藏針下五六寸[104]，而病輒皆瘳。阿從佗求可服食益於人者，佗授以漆葉青黏散[105]。漆葉屑一升，青黏屑十四兩，以是爲率[106]。言久服去三蟲[107]，利五藏，輕體，使人頭不白。阿從其言，壽百餘歲。漆葉處所而有[108]，青黏生於豐、沛、彭城及朝歌云[109]。

注釋

① 沛國：漢代分封的一個王國，在今安徽、江蘇、河南三省交界地區，以宿縣爲中心。譙（qáo 橋）：沛國屬縣。今安徽亳（bó 博）縣。

② 旉："敷"的異體字。

③ 游學：到遠方拜師學習。徐土：今徐州一帶。

④ 經：指《易》、《書》、《詩》、《禮》、《春秋》等儒家經典著作。

⑤ 沛相：沛國的相。漢景帝平定吴、楚等"七國之亂"後，改封國的丞相爲相，由中央直接委派，掌握實權。孝廉：漢代選舉人材的科目。孝指孝子，廉指廉潔之士，後合稱孝廉。

⑥ 太尉：官名。漢代掌握軍權的最高長官。辟（bì 必）：徵召。《管子・輕重乙》："辟之以號令，引之以徐疾。"馬非百新詮引安井衡曰："辟，召也。"

⑦ 養性之術：養生之道。性，通"生"。《吕氏春秋・本生》："物也者，所以養性也。"高誘注："物者，貨賄，所以養人也。"

⑧ 分劑：指合成湯劑的藥物分量和藥物配伍比例。

⑨ 節度：一般指法則。《論衡・明雩》："日月之行，有常節度。"此指服藥方法和注意事項。

⑩ 壯：量詞。艾灸一灼爲一壯。沈括《夢溪筆談・技藝》："醫用艾一灼謂之一壯者，以壯人爲法。其言若干壯，壯人當依此數，老幼羸弱量力減之。"段玉裁《説文解字》注："醫書以艾灸體謂之壯，壯者，灼之語轉也。"

⑪ 應：立即。下文"應便拔針"的"應"，同此。《三國志・吴書・朱桓傳》："桓督諸將周旋赴討，應皆平定。"

⑫ 引某許：謂針感循經絡延引至某部位。許，處所，此指部位。

⑬ 行差(chài):將愈。行,將要。《商君書·算地》:"民勝其地務開……開則行倍。"高亨注:"行,將也。"差,同"瘥",病愈。《方言》卷三:"差,愈也。"

⑭ 刳(kū 枯):剖開。《後漢書·華佗傳》唐李賢注引《佗别傳》曰:"又有人病腹中半切痛,十餘日中,須眉墮落。佗曰:'是脾半腐,可刳腹養療也。'佗便飲藥令臥,破腹視,脾半腐壞。刮去惡肉,以膏傅創,飲之藥,百日平復也。"

⑮ 膏摩:用藥膏外敷。《後漢書·華佗傳》作"傅以神膏"。傅,通"敷"。

⑯ 寤:醒。此謂疼痛感覺。

⑰ 甘陵:縣名。故址在今山東臨清東。

⑱ 苦:患……病。支:同"肢"。四肢。煩:熱。

⑲ 藏氣:五臟之氣;五臟功能。《素問·玉機真藏論》:"五藏者皆禀氣於胃,胃者五藏之本也……故邪氣勝者,精氣衰也,故病甚者,胃氣不能與之俱至於手太陰,故真藏之氣獨見,獨見者病勝藏也,故曰死。"

⑳ 兒:"倪"的異體字。共止:一起居住。止,居住。《詩·商頌·玄鳥》:"邦畿千里,維民所止。"鄭玄箋:"止,猶居也。"

㉑ 難(nàn):質問。

㉒ "尋外實"二句:當作"尋内實,延外實"。北宋龐安時《傷寒總病論》卷六《解華佗内外實》云:"某疑陳壽誤用内、外字,非華佗本意也。"《太平御覽》和元刻本《類證普濟本事方》卷九《傷寒時疫》引此均作"尋内實,延外實。"

㉓ 鹽瀆(dú 獨):縣名。故址在今江蘇鹽城西北。候:拜訪。

㉔ 適:剛剛。《漢書·賈誼傳》:"適啓其口,匕首已陷其匈矣。"

㉕ 自如常:猶自如、自若。像原來一樣。

㉖ 卒(cù 促):通"猝"。突然。

㉗ 中宿:半夜。

㉘ 督郵:官名。漢置,爲郡守佐吏,掌督察糾舉所領縣違法之事。

㉙ 勞事:房勞之事。下文"御内"、"交接",義同此,皆男女性生活的婉言。

㉚ 曹吏:官名。郡縣屬官。訖:完畢。

㉛ 東陽:縣名。治所在今安徽天長西北。

㉜ 懷軀:懷孕。

㉝ 彭城:縣名。故址在今江蘇銅山境内。之:去。

㉞ 無賴:無可奈何。

㉟ 卒:很快。

㊱ 煖:"暖"的異體字。

㊲ 其:大概。

㊳ 除名:除去名籍,取消原有身份。

㊴ 廣陵:郡名。即今江蘇揚州。

㊵ 結:牢固。

㊶ 所刻:所預計的時間。刻,通"剋",限定。《晉書·陶侃傳》:"已勒國臣修遷改之事,刻以來秋。"

㊷ 向來:剛才。餅:湯麵。《傷寒論·332 條》有"索餅",《金匱要略》百合病中有"煮餅",皆指麵條。

㊸ 蒜齏(jī 鷄):用蒜葉淹漬的黄齏菜水。《本草綱目·齏水》:"此乃作黄齏菜水也。酸鹹無毒,吐諸痰飲宿食。"又《本草綱目·蒜葉》:"宗奭曰:華佗用蒜齏,即此蒜也。"大酢(cù 促):甚酸。酢,"醋"的本字。

㊹ 虵:"蛇"的異體字。像蛇狀的寄生蟲。

㊺ 縣:《説文》:"縣,繫也。"懸挂。古"懸"字。

㊻ 造:拜訪。《廣雅·釋言》:"造,詣也。"造、詣,後面接地名爲到達,接人名爲拜訪。

㊼ 逆:迎面。《説文》:"逆,迎也。"

㊽ 車邊病:指車邊懸挂的寄生蟲。

㊾ 貨：錢財。古爲金錢珠玉布帛的總稱。

㊿ 屬（zhǔ 主）：同"囑"。囑咐。

51 瞋恚（chēn huì 抻會）：憤怒。瞋，"嗔"的異體字。

52 不快：不適。

53 不足：不值得。《史記・高祖本紀》："章邯已破項梁軍，則以爲楚地兵不足憂。"故：特意。《吕氏春秋・制樂》："今故興事動衆以增國城，是重吾罪也。"陳奇猷校釋引松皋圓曰："故者，特爲之也。"自：用。《詩・大雅・緜》："民之初生，自土沮漆。"毛傳："自，用；土，居也。"

54 尋：隨即。劉淇《助字辨略》卷二："尋，旋也；隨也。凡相因而及曰尋，猶今之隨即如何也。"

55 竟：終於。

56 内疽（jū 居）：病名。腹内癰毒。

57 食頃：吃一頓飯左右的時間。

58 膾（kuài 快）：《説文》："膾，細切肉也。"

59 期（jī 鷄）：周年。

60 太祖：指曹操。曹丕稱帝後，追尊曹操爲武皇帝，其孫子曹叡（ruì 鋭）又定曹操的廟號爲太祖。

61 鬲：同"膈"。《素問・五藏生成論》："心煩頭痛，病在鬲中。"

62 案：考察；根據。《荀子・不苟》："國亂而治之者，非案亂而治之之謂也。"楊倞注："案，據也。"

63 稍：逐漸。《史記・項羽本紀》："項王乃疑范增與漢有私，稍奪其權。"

64 故事：慣例。此謂按照慣例。

65 迎：謂接産，助産。

66 著（zhuó 灼）：附着。母脊：指母體後腰部。

67 多：常常。

68 可：大約。尺所：一尺左右。所，表示約數。

69 見：立。《孟子・盡心上》："修身見於世。"趙岐注："見，立也。"

70 親理：親自處理國事。

71 近：近期。與下句"亘"，反義對舉。

72 當：方才。

73 暫：短期。與下文"數乞期"相對。

74 數（shuò 朔）乞期：多次請求（延長）假期。

75 敕（chì 赤）：皇帝命令。發遣：押送遣返。

76 厭食事：厭於爲事。即不願意做食禄之事。孫星衍《尚書今古文注疏・堯典下》"食哉"："《魏志・華佗傳》云：'佗恃能厭食事。'言厭爲事也。"

77 信：確實。

78 斛（hú 胡）：宋以前以十斗爲一斛。

79 收：《説文》："收，捕也。"送：押送。

80 傳：遞解。許獄：許昌的監獄。漢獻帝建安元年（公元 196 年），曹操將東漢都城由洛陽遷至許昌。

81 考驗：審訊驗實。漢王充《論衡・骨相》："通有盗鑄錢之罪，景帝考驗，通亡。"首服：猶"首伏"。坦白服罪。《東觀漢記・和熹鄧後傳》："宫人盗者，即時首服，不加鞭箠，不敢隱情。"

82 荀彧（yù 玉）：曹操的謀士。字文若，曾任尚書令。後因反對曹操稱魏公，爲操所忌，服毒自殺。

83 含宥（yòu 又）：寬恕。

84 當：相當於"尚"、"還"。《列子・天瑞》："貧者士之常也，死者人之終也，處常得終，當何憂哉？"楊伯峻集釋："當讀爲尚。《史記・魏公子列傳》：'使秦破大梁，而夷先王之宗廟，公子當何面目立天下乎？'當亦應讀爲尚。"鼠輩：蔑稱。意謂低微下賤之人。

85 考竟：在獄中處死。《釋名・釋喪制》："獄死曰考竟。考得其情，竟其命於獄也。"

86 彊死：謂死於非命。

⑧⑦ 寤：當作"寐"。入睡。范曄《後漢書・華佗傳》作"寐"，是。

⑧⑧ 癰："癰"的異體字。毒瘡。

⑧⑨ 錢：指錢匕。古代量取藥末的器具。用漢代的五銖錢量取藥末至不散落爲一錢匕，約今2克餘。

⑨⓪ 快：心情舒暢。

⑨① 將愛：將養保重。

⑨② 行：將。

⑨③ 故：猶"則"。《墨子・天志中》："當若子之不事父，弟之不事兄，臣之不事君也，故天下之君子與謂之不祥者。"

⑨④ 去（jǔ 舉）：同"弆"。收藏。裴松之案："古語以藏爲去。"《周禮・春官・大司樂》："凡日月食、四鎮五岳崩、大傀異烖、諸侯薨，令去樂。"孫詒讓正義："去、弆古今字。"

⑨⑤ 已：猶，已而，然後。

⑨⑥ 怱怱：倉促。

⑨⑦ 勞動：運動。

⑨⑧ 極：疲憊。漢王褒《聖主得賢臣頌》："庸人之御駑馬……胸喘膚汗，人極馬倦。"

⑨⑨ 熊頸鴟（chī 吃）顧：像熊那樣直立攀援，像鴟鳥那樣回轉脖子。頸，《後漢書・華佗傳》作"經"，是。李賢注："熊經，若熊之攀枝自懸也。鴟顧，身不動而迴顧也。《莊子》曰：'吐故納新，熊經鳥申，此導引之士，養形之人也。'"

⑩⓪ 引輓：伸展。輓，"挽"的異體字。牽引。此謂伸展。

⑩① 五禽之戲：華佗模仿五種動物的動作而創造的保健體操。禽，鳥獸總稱。李賢注引《佗别傳》："吴普從佗學，微得其方。魏明帝呼之，使爲禽戲，普以年老，手足不能相及，粗以其法語諸醫。普今年將九十，耳不聾，目不冥，牙齒完堅，飲食無損。"

⑩② 猨："猿"的異體字。

⑩③ 因：接着。上：在體表。

⑩④ 巨闕：穴位名。在臍上六寸。下：推進。

⑩⑤ 黏："粘"的異體字。

⑩⑥ 率（lǜ 律）：比例。

⑩⑦ 三蟲：指蛔蟲、赤蟲、蟯蟲等多種寄生蟲。

⑩⑧ 處所：處處。

⑩⑨ 豐：今江蘇豐縣。沛：今江蘇沛縣東。朝（zhāo 招）歌：今河南淇（qí 旗）縣。云：文末語氣詞。

譯文

華佗，表字元化，是沛國譙縣人，又名旉。到徐州一帶拜師學習，兼通幾種經書。沛國的相陳珪推舉他爲孝廉，太尉黄琬也徵召他任官職，他都不就任。華佗通曉養生之道，當時人們都認爲他年齡將近百歲，但却有壯年人的容貌。他又精通方藥，治療疾病，組合湯方不超過幾種藥物，心裏就掌握了藥物的配伍比例分量，抓藥時不須用秤稱量，煎好藥就給病人飲服，並告訴病人服藥的方法和注意事項，華佗離去後，疾病總能治愈。假若應當用灸法，不超過一兩個穴位，每個穴位不過灸七八個艾炷，疾病就立即解除。假若應當用針刺，也不超過一兩個穴位，進針時對病人説"針感應當牽引到某部位，如果針感到了，就告訴我"，當病人説"針感已到"，立即就拔針，疾病也就隨將治愈。假若疾病聚結在體内，是針刺和藥物的效力不能達到的病位，應須手術剖割切除的，就讓病人飲服麻沸散，一會兒病人就像酒醉一般，没有什麽知覺，於是就剖割切除病塊。如果疾病在腸道中，就切斷掉染病的腸管，並清洗其餘部位，然後縫合腹部並用藥膏外敷，四五天刀口就愈合，不疼痛，病人也没有自我感覺，一個月左右，刀口就平整復原了。

原先的甘陵相夫人妊娠六個月，腹痛不安，華佗診察脈象後，説："胎兒已經死了。"讓别人用手摸尋胎兒所在位置，在左側就是男胎，在右側就是女胎。摸尋的人說："在左側。"於是煎煮湯藥打胎，果然打下一個男胎，隨即病愈了。

縣吏尹世患了四肢煩熱，口中乾，不願意聽到人聲，小便不利的病。華佗說："試驗做些熱食，如果食後能出汗就能治愈；如若不能出汗，三天後當死去。"立即做了熱食，吃後却不能出汗。華佗說："體内五臟功能已經衰竭，將是哭泣着死去。"果然像華佗預言的那樣。

府吏倪尋和李延在一起居住，都頭痛身熱，所患的癥狀恰好相同。華佗說："倪尋的病應當用下法，李延的病應當用汗法。"有人質問他們兩人的治法爲何不同。華佗說："倪尋是裏實證，李延是表實證，所以治療他們的方法應當不同。"就分别給他們藥物，第二天早晨兩人都病愈了。

鹽瀆縣的嚴昕與幾個人一起去拜訪華佗，他們剛剛到，華佗就對嚴昕說："您身體裏感到好嗎？"嚴昕說："像平常一樣。"華佗說："您有急病顯現在面部上，不能多飲酒。"坐談完後回家，車行幾里路，嚴昕突然頭昏目眩從車上摔下來，人們把他攙扶到車上，拉回家，半夜就死去了。

舊時的督郵頓子獻患病已經病愈，拜請華佗再診察一下脈象，華佗說："還很虚弱，没完全康復，不要行房事，如果行房事就要死去。臨死時，將要吐出幾寸長舌。"他的妻子聽説他的病已經好了，從一百多里外來看望他，到夜間歇息時夫妻行房事，相隔三天後，頓子獻發病，完全像華佗預言的那樣。

督郵徐毅患病，華佗去診察他的病。徐毅對華佗說："昨天讓醫官劉租針刺胃腸以後，就患了咳嗽，想要躺下都不能安卧。"華佗說："他没有刺到胃腸，却誤刺到肝臟，飲食要一天天地衰減，五天後就要死去。"終於像華佗預言的那樣。

東陽縣陳叔山的兩歲小兒子患病，瀉痢前常常先哭叫，一天天地瘦弱。請問華佗，華佗說："孩子的母親又懷孕了，陽氣向内濡養胎兒，母乳虚冷，孩子受到母乳寒氣，所以使孩子瀉痢不能按時病愈。"華佗給孩子母親四物女宛丸服用，孩子的瀉痢十天就解除了。

彭城夫人在夜間去厠所，蝎子螫了她的手，疼痛呻吟無可奈何。華佗讓人準備較熱的温水，把病人手浸泡在温熱水中，病人很快能入睡了，只是須别人多次地更换温熱水，温熱水使病人的手總是温熱着，大概到天亮時就能好了。

軍吏梅平患病，免職回家，家住在廣陵，没走到二百里，寄宿在親屬家。過了一會兒，華佗偶然到主人處，主人請華佗診察梅平的病，華佗對梅平說："您若是早見到我，病情可以不進展到這種程度。如今疾病已經牢固，趕快離去還能跟家人相見，五天後就要死去。"立時回家，如同華佗所預計的死期。

華佗步行在路上，看見一人患了咽部阻塞病，想吃食物却不能嚥下，家人用車拉着想去就醫。華佗聽到病人的呻吟聲，讓病人家停下車，華佗去診察，告訴家人說："剛才的路旁有個賣湯麵的舖子，用蒜葉淹漬的黄齏菜水很酸，向店家求取三升飲服，疾病自然會除去。"病人就按照華佗的説法去做，立刻吐出一條蛇狀的寄生蟲，於是把寄生蟲懸挂在車邊，要去拜訪華佗。華佗還没回家，他的小兒在門前玩要，迎面看見來客，便自言自語地說："好像他們遇到了我爸爸，客人車邊懸挂的寄生蟲就是這件事的明證。"病人進屋入坐，看見華佗家的北牆上懸挂這類寄生蟲大約幾十條。

又有一位郡守患病，華佗認爲他這個人的病用大怒法才能治愈。於是多多地接受他的錢財却不加以治療，不久又丢下病人而離去，還留封書信大駡了太守。太守果然大怒，派人追捕殺掉華佗。郡守的兒子知道這種情况，囑咐差人不要追逐。郡守憤怒已極，吐了幾升黑血水就病愈了。

又有一位士大夫感到不適，華佗説："您的病根很深，應當剖腹切除。然而您的壽命也不超過十年，這期間疾病也不會奪去您的生命，再忍耐病苦十年，壽命和死期都到期限，不值得特意用剖腹療法。"士大夫不能忍耐病痛，一定要切除病根。於是華佗施行手術，所患的病隨即治愈，但十年後終於死去。

廣陵太守陳登患病，胸中煩悶，面色赤紅不欲進食。華佗爲他診脈後説："太守您胃裏有幾升寄生蟲，將要形成腹内癰毒，這是吃了生腥食物造成的。"就煎煮了二升湯藥，先服用一升，過了一會兒全部服用了。相隔了一頓飯的時間，吐出三升左右寄生蟲，紅腦袋都在蠕動，半截身還是生魚的魚肉絲，所患的病便治愈了。華佗説："這種病三周年後當會復發，遇到高明醫生才能救治。"按照期限果然復發，當時華佗不在家，如同華佗預言的那樣死去。

曹操聽到華佗的聲名並把他招來，讓華佗常在身邊。曹操患有頭風病，每當發作，心中煩亂，兩眼昏眩。華佗針刺膈中部位，隨着針刺就病愈。

李將軍妻子病得很嚴重，請華佗診脈，華佗説："是傷了胎氣，但胎兒没有流産。"將軍説："聽説確實是傷了胎氣，但胎兒已經流産了。"華佗説："根據脈象，胎兒没有流産。"將軍認爲不正確。華佗離去，李妻逐漸稍有好轉。一百多天後又復發，再召唤華佗。華佗説："這種脈象按照慣例就是有胎的。前次應當流産兩個胎兒，一個胎兒先流産，胎水流出過多，後個胎兒來不及流産；母親本人不知道，旁人也不清楚，不再去接産，於是後個胎兒没有産出。胎兒死後，母親的血脈不再正常濡養胎兒，死胎必然乾枯附着在母體後腰部，所以母親常常腰痛。如今應當給她湯藥，并且針刺一個穴位，這個死胎必然産出。"湯藥和針刺用上以後，李妻腹痛劇烈得像要臨産似的。華佗説："這個死胎長時間乾枯，不能自行産出，應當使人探取死胎。"果然取出一個死的男胎，手足完備，顔色已黑，身長大約一尺。

華佗的絶妙醫技，大凡都像這類情况。

然而華佗本來是讀書人，如今以醫立業，思想中常常自我懊悔。後來曹操專擅處理國事，所患頭風病更爲加重，讓華佗專門侍候診治。華佗説："這種病短期很難治愈，只有長期進行治療，才能延長壽命。"華佗長期離家而想回家，於是對曹操説："方才收到家信，正想短期請假回家一趟。"到家後，用妻子有病作藉口，多次請求延長假期而不返回。曹操多次用信呼唤他，又下令郡縣押送遣返。華佗憑藉醫技厭惡做拿食禄侍候人之事，還是不肯上路返回。曹操大怒，派人去調查驗證：如果他的妻子確實有病，賜給他四十斛小豆，放寬假期而限定返回日期；假若華佗欺騙，就逮捕押送回來。在這種情况下，把華佗遞解交付到許昌監獄，審訊驗實，坦白服罪。荀彧請求説："華佗的醫術確實高明，是人命所繫之人，應當寬恕他。"曹操説："不用擔憂，天下還没有這類小人物嗎？"終於在獄中處死了華佗。華佗臨死前，拿出一卷書給獄吏，説："這卷書能使病人活命。"獄吏畏懼曹操的刑法不敢接受，華佗也不勉强他，取火燒了此書。華佗死後，曹操的頭風病未除。曹操説："華佗能治愈這種病。他這個小人物不根治我的病，想要以此抬高自己，即使我不殺死他，他也終究不會爲我除掉這個病根的。"等到後來曹操的愛子倉舒病危之時，他才嘆息地説："我後悔殺掉華佗，讓這孩兒活活地死去。"

當初，軍吏李成患咳嗽病，日夜不能入睡，時常吐膿血，就這個病請問華佗。華佗説："您患的是腸癰，咳嗽所吐的膿血，不是從肺部來的。給您兩錢匕散劑藥，服藥後將吐二升多膿血，膿血吐完，要心情舒暢，自我將養，一個月後能稍微好轉些，好好地自我將養保重，一年就能康復。十八年後要有一次小發作，再服用此散劑，將能再治愈。假若得不到此藥，就將死去了。”又給他兩錢匕散劑藥，李成得到藥後離去。過了五六年，親戚中有人患了像李成一樣的病，他對李成説：“您如今身體强健，我將要病死，您怎麼忍心没有發病還收藏藥物，以便等待不好徵兆嗎？先拿來借給我，我病愈後，替您向華佗再去求藥。”李成給了他。隨即特意前往譙縣，恰巧遇到華佗被逮捕，急促之間不忍心向華佗求藥。十八年後，李成的病果然復發，無藥可服用，以至於病死。

廣陵的吴普和彭城的樊阿都跟從華佗學醫。吴普依照華佗的療法，保全救治的病人很多。華佗告訴吴普説：“人的身體應當要運動，只是不要使身體疲憊罷了。身體運動，那麼水穀精氣才能消化，血脈才能暢通，疾病也就不能産生。比方像門軸不朽爛就是這個道理。因此古代長壽的仙人從事導引之類的運動，像熊一樣直立攀援，像鴟鳥一樣回轉頭部，伸展腰部，活動各個關節，以求不易衰老。我有一套方法，名叫五禽戲：第一叫虎戲，第二叫鹿戲，第三叫熊戲，第四叫猿戲，第五叫鳥戲。也用它除去疾病，并使腿脚輕便，以此當作導引術。如果身體不舒適，就做某一禽戲，濕潤潤地出了汗，接着在體表撲上護身粉，身體就輕便，腹内也想進食了。”吴普施行了五禽戲，活到九十多歲，耳聰目明。齒完牙堅。樊阿擅長針刺技術。大凡醫生們都説背部和胸部不能隨意針刺，針刺這些部位也不能超過四分，但是樊阿針刺背部斜入一二寸，巨闕和胸部斜入五六寸，而疾病總是都能治愈。樊阿向華佗求教能服食有益於身體的藥方，華佗把漆葉青黏散的藥方傳授給他。漆葉碎末一升，青黏碎末十四兩，以此爲比例。華佗説久服能驅除多種寄生蟲，使五臟功能正常，使身體輕便，使人的頭髮不早白。樊阿聽從華佗的話，壽長一百多歲。漆葉處處都有，青黏産在豐、沛、彭城以及朝歌等地。

課文簡析

本傳記述了華佗的生平事迹和醫學成就。首先概述了華佗簡歷及養生、方藥、針灸，尤其是外科手術方面的高超醫技，他發明的麻沸散爲世界之首創。其次選載了十五個典型病案，從内外婦兒不同科别，突出他望診、脈診、辨證施治、預後準確的高明醫技。再次記述了他被曹操殺害的經過，並通過李成病案，暗中揭露了封建統治者的專横凶殘和殺害華佗給百姓治病帶來的危害。最後附以他的兩位弟子吴普、樊阿的醫事活動，説明華佗在醫學教育及體育醫學、保健醫學方面的成就。華佗創造的五禽戲，自漢迄今，歷代傳習，深受我國和世界各國人民的喜愛，造福於人類健康。行文樸實簡潔，選材組合恰當，記事生動，寓意深遠。

參考資料

1. 陳壽，字承祚，巴西安漢人也。少好學，師事同郡譙周，仕蜀爲觀閣令史。宦人黄皓專弄威權，大臣皆曲意附之，壽獨不爲之屈，由是屢被譴黜。遭父喪，有疾，使婢丸藥，客往見之，鄉黨以爲貶議。及蜀平，坐是沈滯者累年。司空張華愛其才，以壽雖不遠嫌，原情不至貶廢，舉爲孝廉，除佐著作郎……撰魏吴蜀《三國志》，凡六十五篇。時人稱其善叙事，有良史之才。夏侯湛時著魏書，見壽所作，便壞己書而罷。張華深善之，謂壽曰：“當以晉書相付耳。”其爲時所重如此……由是授御史治書……初，譙周嘗謂壽曰：“卿必以才學成名，當被損折，亦非不幸也。宜深慎之。”……元康七年，病卒，時年六十五。梁州大中正、尚書郎范頵等上表曰：“昔漢武帝詔曰：‘司馬相如病甚，可遣悉取其書。’使者得其遺書，言封禪事，天子異焉。臣等案：故治書侍御史陳壽作《三國》，辭多勸誡，明乎得失，有益風化，雖文艶不若相如，而質直過之，願垂採録。”於是詔下河南尹、洛陽令，就家寫其書。壽又撰《古國志》五十篇、《益都耆舊傳》十篇，餘文章傳於世。

《晉書·陳壽傳》

2. 臣前被詔，使采三國異同以注陳壽《國志》。壽書銓叙可觀，事多審正。誠遊覽之苑囿，近世之嘉史。然失在於略，時有所脱漏。臣奉旨尋詳，務在周悉。上搜舊聞，傍摭遺逸。按三國雖歷年不遠，而事關漢、晉。首尾所涉，出入百載。注記紛錯，每多舛互。其壽所不載，事宜存録者，則罔不畢取以補闕。或同説一事而辭有乖雜，或出事本異，疑不能判，并皆抄内以備異聞。若乃紕繆顯然，言不附理，則隨違矯正以懲其妄。其時事當否及壽之小失，頗以愚意有所論辯。自就撰集，已垂期月。寫校始訖，謹封上呈。

南朝宋·裴松之《上三國志注表》

3. 唐代以前，本以《史記》、《漢書》、《東觀記》爲三史，後來《東觀記》失傳，就稱《史記》、《漢書》、《後漢書》爲三史，後人推重陳壽的史學和文筆，於是又加上《三國志》，稱爲四史。

《三國志》中華書局校點本出版説明

4. 其他奇方異治，施世者多，亦不能盡記其本末。若知直祭酒劉季琰病發於畏惡，治之而瘥。云："後九年季琰病應發，發當有感，仍本於畏惡，病動必死。"終如其言。……華佗性惡矜技，終以戮死。

《甲乙經》皇甫謐序

5. 華佗洞曉醫方，年百餘歲，貌有壯容。關羽鎮襄陽，與曹仁相拒，中流矢，矢鏃入骨，佗爲之刮骨去毒，後爲曹操所殺。

《醫部全録》卷五百五《醫術名流列傳·華佗》載引《襄陽府志》

6. 某疑陳壽誤用内、外字，非佗本意也。病者頭痛，身熱惡寒，爲陰邪外實，法當發汗；病者頭疼身熱，但蒸蒸發熱，不惡寒，爲陽邪内實也，法當下之。所謂外實者，外爲陽爲表也；陽氣爲寒所折，争於表間，陽衰而陰勝，故發熱復有惡寒之證，可以汗而發之，以復陽氣也。所謂内實者，内爲陰爲裏也；極陰變陽，寒甚生熱，陽氣反勝而入裏，故胃府内實，蒸蒸作熱，不惡寒，可以泄利以復陽氣。言實者，非正實，乃邪實也。《素問》曰："邪氣盛則實。"所以知佗傳内、外二字差謬矣。

龐安時《傷寒總病論》卷六《解華佗内外實説》

（惠　群）

五　皇甫謐傳★

説明

本文節選自《晉書·皇甫謐傳》，據 1974 年中華書局校點本排印。《晉書》爲唐代房玄齡等二十一人編撰。房玄齡（公元 578～648 年），字喬，齊州臨淄（今山東淄博）人。唐初名相。李淵即位後，他任秦王府記室，成爲李世民親信。統一戰争中，又助李世民謀劃軍事，後助世民奪取帝位。太宗即位後，長期爲宰相之首，制定律令，選拔人才，是貞觀之治的功臣。他並參與監修國史和主持重修《晉書》。《晉書》一百三十卷，記載了兩晉封建王朝的興衰史。唐代以前寫成的晉史有二十餘種，製作雖多，未能盡善，故唐太宗李世民下詔重修《晉書》。《晉書》的編撰只以臧榮緒《晉書》爲藍本，並兼採筆記小説的記載，而對於其他各家晉史及有關資料，未充分利用，甄别去取。又由於出於衆人之手，敘事錯漏，前後矛盾者很多。但由於唐代以前的各家晉書已經失傳，它還是我們研究兩晉歷史的主要著作。關於晉書的考訂校勘之書有十餘種，中華書局校點本吸入了前人的研究成果，每卷後附有校勘記。

皇甫謐，字士安，幼名静，安定朝那人[①]，漢太尉嵩之曾孫也[②]。出後叔父[③]，徙居新安[④]。年二十，不好學，游蕩無度[⑤]，或以爲癡。嘗得瓜果，輒進所後叔母任氏[⑥]。任氏曰："《孝經》云：'三牲之養[⑦]，猶爲不孝。'汝今年餘二十，目不存教，心不入道，無以慰我。"因歎曰："昔孟母三徙以成仁[⑧]，曾父烹豕以存教[⑨]，豈我居不卜鄰[⑩]，教有所闕[⑪]？何爾魯鈍之甚也！修身篤學[⑫]，自汝得之，於我何有？"因對之流涕。謐乃感激[⑬]，就鄉人席坦受書，勤力不怠。居貧，躬自稼穡[⑭]，帶經而農，遂博綜典籍百家之言[⑮]。沈静寡欲，始有高尚之志[⑯]，以著述爲務，自號玄晏先生。著《禮樂》、《聖真》之論[⑰]。後得風痹疾，猶手不輟卷。

或勸謐修名廣交[⑱]。謐以爲非聖人孰能兼存出處[⑲]，居田里之中亦可以樂堯舜之道，何必崇接世利[⑳]，事官鞅掌[㉑]，然後爲名乎？作《玄守論》以答之，曰："或謂謐曰：'富貴，人之所欲；貧賤，人之所惡，何故委形待於窮而不變乎[㉒]？且道之所貴者，理世也；人之所美者，及時也。先生年邁齒變，饑寒不贍[23]，轉死溝壑，其誰知乎？'謐曰：'人之所至惜者，命也；道之所必全者，形也；性形所不可犯者，疾病也。若擾全道以損性命[24]，安得去貧賤存所欲哉？吾聞食人之禄者懷人之憂，形强猶不堪，況吾之弱疾乎！且貧者，士之常，賤者，道之實[25]，處常得實，没齒不憂[26]，孰與富貴擾神秏精者乎[27]？又生爲人所不知，死爲人所不惜，至矣！喑聾之徒[28]，天下之有道者也。夫一人死而天下號者，以爲損也；一人生而四海笑者，以爲益也。然則，號笑非益死損生也。是以至道不損，至德不益。何哉？體足也[29]。如迴天下之念[30]，以追損生之禍，運四海之心，以廣非益之病，豈道德之至乎！夫唯無損，則至堅矣；夫唯無益，則至厚矣。堅，故終不損；厚，故終不薄。苟能體堅厚之實[31]，居不薄之真[32]，立乎損益之外，游乎形骸之表[33]，則我道全矣，'"遂不仕。耽翫典籍[34]，忘寢與食，時人謂之"書淫"。或有箴其過篤[35]，將損秏精神。謐曰："朝聞道，夕死可矣[36]，況命之修短分定懸天乎[37]！"

叔父有子既冠[38]，謐年四十喪所生後母，遂還本宗。

城陽太守梁柳[39]，謐從姑子也[40]，當之官[41]，人勸謐餞之[42]。謐曰："柳爲布衣時過吾[43]，吾送迎不出門，食不過鹽菜，貧者不以酒肉爲禮。今作郡而送之[44]，是貴城陽太守而賤梁柳，豈中古人之道[45]，是非吾心所安也[46]。"

其後武帝頻下詔敦逼不已[47]。謐上疏自稱草莽臣[48]，曰："臣以尫弊[49]，迷於道趣[50]，因疾抽簪[51]，散髮林皐[52]，人綱不閑[53]，鳥獸爲羣。陛下披榛採蘭[54]，并收蒿艾[55]。是以臯陶振褐[56]，不仁者遠。臣惟頑蒙[57]，備食晉粟，猶識唐人擊壤之樂[58]，宜赴京城，稱壽闕外[59]。而小人無良，致災速禍[60]，久嬰篤疾，軀半不仁，右脚偏小，十有九載。又服寒食藥，違錯節度，辛苦荼毒[61]，於今七年。隆冬裸袒食冰，當暑煩悶，加以欬逆，或若温瘧，或類傷寒，浮氣流腫[62]，四肢酸重。於今困劣，救命呼噏[63]，父兄見出[64]，妻息長訣[65]。仰迫天威[66]，扶輿就道，所苦加焉，不任進路[67]，委身待罪，伏枕歎息。臣聞韶衛不並奏，雅鄭不兼御[68]，故郤子入周，禍延王叔[69]，虞丘稱賢，樊姬掩口[70]。君子小人，禮不同器[71]。況臣穅麱[72]，糅之彫胡[73]！庸夫錦衣，不稱其服也。竊聞同命之士[74]，咸以畢到，唯臣疾疢，抱釁牀蓐[75]，雖貪明時[76]，懼斃命路隅。設臣不疾，已遭堯舜之世，執志箕山[77]，猶當容之。臣聞上有明聖之主，下有輸實之臣[78]；上有在寬之政，下有委情之人[79]。唯陛下留神垂恕[80]，更旌瓌俊[81]，索隱於傅巖[82]，收釣於渭濱[83]，無令泥滓久濁清流[84]。"謐辭切言至，遂見聽許[85]。

太康三年卒[86]，時年六十八[87]。謐所著詩賦誄頌論難甚多，又撰《帝王世紀》、《年曆》、《高士》、《逸士》、《列女》等傳、《玄晏春秋》，並重於世。門人摯虞、張軌、牛綜、席純，皆爲晉名臣。

注釋

① 安定：郡名。漢置，在今甘肅靈臺。朝（zhū 朱）那：縣名。今靈臺朝那。

② 漢太尉嵩：即皇甫嵩。東漢靈帝時爲北地太守，以破黄巾功，領冀州牧，拜太尉。

③ 出後：猶出繼。過繼給别人做兒子。

④ 徙（xǐ 喜）居：遷居。徙，遷移。新安：郡名。漢丹陽郡地，三國吴分置新都郡，晉太康元年（公元 280 年）改名新安郡。在今浙江淳安西。

⑤ 游蕩：閑游放蕩。《詩·陳風·宛丘序》："《宛丘》，刺幽公也，淫荒昏亂，游蕩無度焉。"無度：没有節制。

⑥ 進：奉獻。

⑦ 三牲：牛、羊、豕。俗謂大三牲。《孝經·紀孝行》："雖日用三牲之養，猶不爲孝也。"邢昺疏："三牲，牛、羊、豕也。"

⑧ 孟母三徙：相傳孟軻幼年時，鄰里環境不好，孟母爲教育孟軻，三次遷居，使孟軻得到比較好的學習環境。事見漢劉向《烈女傳·鄒孟軻母》、漢趙岐《孟子題辭》。後喻母教之德。亦省稱"三徙"、"三遷"。

⑨ 曾父烹豕：曾參妻攜子到市場，其子啼哭，母親説回家後爲子殺猪。回家後，曾參將殺猪，其妻説與兒戲言，曾參認爲不能失信於子，終殺猪以取信。事見《韓非子・外儲説左上》。

⑩ 卜鄰：選擇鄰居。卜，選擇。《左傳・昭公三年》："且諺曰：'非宅是卜，唯鄰是卜。'二三子先卜鄰矣。"杜預注："卜良鄰。"

⑪ 闕（quē 缺）：失誤。

⑫ 修身：陶冶身心，涵養德性。儒家以修身爲教育八條目之一。篤學：專心學習。

⑬ 感激：感奮激發。《後漢書・列女傳・許升妻》："升感激自厲，乃尋師遠學，遂以成名。"

⑭ 躬自：親自。《詩・衛風・氓》："静言思之，躬自悼矣。"

⑮ 博綜：猶博通。漢蔡邕《陳留太守胡公碑》："博綜古文，周覽篇籍。"

⑯ 高尚之志：高潔自守，不願卑屈求仕的志向。《易・蠱》："不事王侯，高尚其事。"高亨注："下'事'字，僞《孟子外書文説》篇引作'志'，必有所據，當從之……意謂：夷齊不爲周臣，高尚其志。"

⑰ 禮樂、聖真：皇甫謐早年著作，已佚。清吴士鑒《補晉書經籍志》有載。

⑱ 修名：端正名分。《國語・周語上》："有不貢則修名。"韋昭注："名，謂尊卑職貢之名號也。"此謂出仕任職。

⑲ 出處（chǔ 楚）：出世爲官和處家爲民。本傳下文删節《釋勸論》中有"進者享天禄，處者安丘陵"句。

⑳ 崇接：崇尚交接。

㉑ 鞅掌：煩勞。《詩・小雅・北山》："或棲遲偃仰，或王事鞅掌。"毛傳："鞅掌，失容也。"鄭玄箋："鞅猶何也，掌謂捧之也。負何捧持以趨走，言促遽也。"孔穎達疏："傳以鞅掌爲煩勞之狀，故云失容。言事煩鞅掌然，不暇爲容儀也，今俗語以職煩爲鞅掌，其言出於此傳也。故鄭以鞅掌爲事煩之實，故言鞅猶荷也。"

㉒ 委形：置身。

㉓ 贍（shàn 善）：富足。

㉔ 擾全道：擾亂保全身體之道。

㉕ 實：本質。

㉖ 没齒：終身。《論語・憲問》："飯疏食，没齒無怨言。"

㉗ 孰與：與……相比，哪一種更好？秏："耗"的異體字。

㉘ 喑聾之徒：啞口不言和耳聾不聞之人。喻對事物不聞不問，閉目塞聽。喑，又作"瘖"。《後漢書・儒林上・尹敏》："永平五年，詔書捕男子周慮。慮素有名稱，而善於敏，敏坐繫免官。及出，歎曰：'瘖聾之徒，真世之有道者也，何謂察察而遇斯患乎？'"

㉙ 體足：指道德已達到完備無缺。

㉚ 迴：與下文"運"同義對舉，運轉。

㉛ 體：體察。

㉜ 居：安處。《吕氏春秋・上農》："皆有遠志，無有居心。"高誘注："居，安也。"

㉝ 表：外。

㉞ 耽（dān 丹）翫：亦作"耽玩"。專心研習。《三國志・吴志・士燮傳》："耽玩《春秋》，爲之注解。"

㉟ 箴（zhēn 針）：規勸。過篤：過於深愛（讀書著述）。

㊱ "朝聞"二句：早晨得知真理，就是夜間死去也滿足了。語出《論語・里仁》。

㊲ 分（fèn 奮）定：壽分確定。

㊳ 既冠：已經成人。古代男子二十歲舉行冠禮，標志已成人。

㊴ 城陽：郡名。故址在今山東莒縣。

㊵ 從姑：父親的堂姊妹。

㊶ 之：往。

㊷ 餞之：爲他餞行。餞，以酒食送行。

㊸ 過：拜訪。《詩・召南・江有汜》："子之歸，不我過。"

㊹ 作：擔任某種職務。《書・舜典》："僉曰：'伯禹作司空。'"

㊺ 中(zhòng 衆):符合。

㊻ 以下删節 1660 字。

㊼ 武帝:晉武帝司馬炎,在位二十六年。

㊽ 草莽臣:民間百姓。《孟子·萬章下》:"孟子曰:'在國曰市井之臣,在野曰草莽之臣,皆謂庶人。'"

㊾ 尪(wāng 汪)弊:指風痹。尪,"尫"的異體字,羸弱。弊,疑"痹"字同音而誤。

㊿ 道趣:養生之道的情趣。

51 抽簪:簪,連結冠於髪的簪子,仕宦所用。故稱棄官引退爲抽簪。此謂屢薦不仕。《文選》李善注引鐘會《遺榮賦》:"散髪抽簪,永縱一壑。"

52 林阜:山林。此指隱居之地。

53 閑:通"嫻"。熟悉。

54 披榛採蘭:撥開榛棘以便尋採芳蘭。喻選拔人才。

55 蒿艾:野草。與上句"蘭"相對,蘭香艾臭。自喻不才。

56 臯陶(gāo yáo 高摇)振褐:臯陶被選拔爲官,抖掉布衣上的塵土。臯陶,傳説虞舜時從民間選拔而任司法官。《論語·顔淵》:"舜有天下,選於衆,舉皋陶,不仁者遠矣。"臯,"皋"的異體字。

57 惟:雖然。《史記·淮陰侯列傳》:"[韓信]曰:'大王自料勇悍仁彊孰與項王?'漢王默然良久,曰:'不如也。'信再拜賀曰:'惟信亦爲大王不如也。'"頑蒙:頑劣愚蒙。

58 "猶識"句:還記得唐堯時老人擊壤時所唱的歌曲。擊壤,本是古代的一種游戲。把一塊鞋子狀的木片放在地上,距三四十步遠處用另一塊木片去投擊,擊中爲勝。據皇甫謐《帝王世紀》記載。帝堯之世,天下太平,百姓無事,有五十老人擊壤於道,並唱《擊壤歌》"日出而作,日入而息,鑿井而飲,耕田而食,帝何力於我哉?"後成爲歌頌太平盛世的典故。

59 稱壽闕外:臣子在宫廷門樓下呼頌萬歲。意謂出仕爲官。

60 速禍:招致病禍。速,招致。《詩·召南·行露》:"誰謂女無家,何以速我獄?"朱熹集傳:"速,召致也。"又有"速災"、"速傷"、"速患"等詞語。

61 辛苦荼毒:痛苦於寒食散的火邪毒害。辛苦,指身體痛苦。

62 浮氣:指身體上游動的水氣。

63 呼噏:即"呼吸"。喻時間短促。此喻急迫。噏,"吸"的異體字。

64 見出:猶見棄。此謂嫌棄我。

65 妻息:妻子兒女。息,兒子。《戰國策·趙策四》:"老臣賤息舒祺,最少,不肖。"

66 仰迫天威:上迫於皇帝的威嚴。

67 不任進路:不能勝任進身之路。不任,不能勝任。韓愈《復志賦》:"既識路又疾驅兮,孰知余力之不任。"

68 "臣聞"二句:韶樂,相傳舜所作樂曲名,喻高雅之樂。衛樂,喻低俗之樂。衛獻公好淫樂,曾鞭笞强迫歌者爲其演唱淫樂。事見《史記·衛康叔世家》。雅鄭,雅樂和鄭聲,意同"韶衛"。

69 "郤子"二句:魯成公十六年(公元前 575 年)晉師在鄢陵大敗楚軍。晉厲公委派郤至入周報功。郤至歸功於己,并重賂周大夫王叔簡公。王叔即唆使在朝公卿上言晉侯擢升郤至爲上卿。郤至返晉,即於次年被晉厲公處死,王叔因此而受到牽連。事見《國語·周語中》。

70 "虞丘"二句:楚相虞丘子被楚莊王稱爲賢者,楚莊王夫人樊姬掩口而笑,説虞丘子"知賢不進是不忠,不知其賢是不智也",故掩口而笑。後虞丘子辭位,而進賢者孫叔敖爲令尹,楚莊王賴以稱霸。事見漢劉向《列女傳·楚莊樊姬》。

71 "君子"二句:君子和小人,按照禮制是不能同才使用的。

72 穅麱(gǒng 拱):穀糠麥麩。喻平民百姓。穅,"糠"的異體字。

73 粈(róu 柔):混雜;摻合。彫胡:菰(gū 孤)米。古代六米之一。

74 同命之士:同時拜官之人。

75 抱釁:猶負罪。釁,罪過。《三國志·魏書·陳思王植傳》:"臣自抱釁歸藩,刻肌刻骨,追思罪戾,晝分而食,夜分而寢。"

⑯ 明時:政治清明的時代。古時多用以稱頌本朝。

⑰ 箕(jī 鶏)山:古代傳説許由避世,隱於箕山。後以箕山爲隱居的典故。事見《吕氏春秋·求人》。

⑱ 輸實:竭盡忠誠。

⑲ 委情:傾注全心。

⑳ 唯:希望。留神:注意。此謂節制怒情。垂恕:施予寬恕。

㉑ 更旌瓌(guī 歸)俊:再選拔懷才俊傑之士。旌,識别。瓌,"瑰"的異體字。

㉒ "索隱"句:到傅巖去求賢。傅巖,古地名。傳説傅説版築於傅巖之野,殷高宗求賢舉傅説爲相。巖,"岩"的異體字。事見《書·説命上》及《漢書·孔安國傳》。

㉓ "收釣"句:到渭水之濱訪求隱士。傳説隱士姜子牙垂釣於渭濱,周文王訪賢得之,後佐武王滅殷。事見《韓非子·喻老》及《史記·齊太公世家》。

㉔ "無令"句:不要讓泥滓長期地把清水弄混濁。泥滓,喻自己。清流,喻賢才。

㉕ 遂見聽許:於是被晉武帝聽任而批準他的請求。以下删節 1185 字。

㉖ 太康:晉武帝司馬炎年號(公元 280～289 年)。

㉗ 以下删節 10 字,爲:"子童靈、方回等遵其遺命。"

譯文

皇甫謐,表字士安,幼名叫静,晉代安定郡朝那縣人,是漢太尉皇甫嵩的曾孫。過繼給叔父做兒子,遷居到新安郡。年紀已經二十歲,仍不愛學習,閑游放蕩没有節制,有人認爲他癡呆。有一次得來瓜果,就奉獻給過繼的叔母任氏。任氏説:"《孝經》中説:'即使用三牲來奉養,仍然是不孝。'你今年二十多歲了,眼中無教育,心中無道德,没有什麽東西可以使我安慰的。"於是嘆息地説:"從前孟子的母親三次遷居以便使孟子得到好的學習環境,曾子的父親特意殺猪取信以便教育兒子守信,難道我居住没有選擇好鄰居、教育有什麽失誤嗎?爲什麽你魯莽愚鈍得如此嚴重呢?修養德性專心好學,自然是你自己有收獲,對我來説有什麽呢?"於是面對着他而流淚。皇甫謐於是感奮激發,拜鄉人席坦學習經書,勤奮努力從不倦怠。生活清貧,親身耕種,常常帶着經書做農活,於是廣博通讀經典古籍及百家的著作。他性情沉静,少私寡欲,開始立下了廉潔自守不卑屈求仕的志向,把著書立説當作己任,自己取號爲玄晏先生。曾撰著《禮樂》、《聖真》等文。後來患了風痹證,仍然手不釋卷。

有人勸皇甫謐要正定名分廣交名士。皇甫謐却認爲除非聖人還有誰能同時做到既可出世爲官,又能處家爲民呢?居住在田里之中也可以享樂堯舜之道,爲何一定要崇尚追求世俗名利,從事官務煩勞不堪,然後正定名分呢?皇甫謐寫了《玄守論》來回答他們,文章説:"有人對我説:'富貴是人們所嚮往的,貧賤是人們所厭惡的,爲什麽要委屈自身而安於貧困却不改變一下呢?况且道所崇尚的是治理國家;人所贊美的是及時作爲。等到您年邁齒脱,仍然饑寒不富,輾轉死於溝壑之時,將有誰了解您呢?'我説:'人最珍惜的是生命,道要保全的是形體,生命和形體不能冒犯的是疾病。假若擾亂保全身體之道來損傷生命,怎麽能擺脱貧賤而實現所追求的名分呢?我聽説過,拿人家俸禄的人就要懷着人家的憂慮,身體强健的人尚且承受不住,更何况我體弱多病呢?况且清貧是讀書人的常事,低賤能體現道的本質,我處在清貧的地位却得到了道的本質,終生無憂,這與富貴而耗傷精神相比,哪一種更好呢?另外,活着不被人知曉,死去不被人惋惜,這是最高的境界了!口啞不能言和耳聾不能聞的人,是天下的有道之人。當一個人死去而天下人號哭的,認爲其死是天下的損失;一個人出生而四海人歡笑的,認爲其生是天下的增益。然而,號哭和歡笑並不能使死者受益使生者如何。因此,最高的道是不會受損的,最高的德也是不會增益的。爲什麽呢?因爲道德已達到完備無缺了。如果導引了天下人正定名分的念頭，從而招致了損害生命的災禍，鼓動了四海人追逐名利的思想，從而增加了没有益處的疾病，難道還是道德的最高境界嗎？正因爲最高道德不會損傷，因此是最堅實的；正因爲最高道德不會增益，因此是最深厚的。正因爲堅實，所以始終不會損傷；正因爲深厚，所以始終不會減薄。如果能體驗到堅實深厚的本質，安處於不會減薄的真諦，立身於損傷和增益之外，遨游於形體之外，那麽我的道就完備了！'”於是不出仕爲官。他專心研習經典古籍，廢寢忘食，當時的人們稱他爲“書淫”。又有人規勸他，過於深愛讀書著述，將會耗傷精神。皇甫謐説：“早晨聽到真理，就是夜間死去也滿足了，更何況壽命的長短定數是由老天決定的呢！”

叔父有兒子已經成人，皇甫謐四十歲時生他的後母又去世，於是回到本家承繼後嗣。

城陽太守梁柳，是皇甫謐堂姑的兒子，要前往赴任就職，人們勸皇甫謐爲他餞行。皇甫謐説：“梁柳做百姓時來拜訪我，我迎送他不出門，飯食不外是鹹菜，清貧人不把酒肉當做禮節。如今他擔任了郡守就爲他餞行，這是認爲城陽太守尊貴而認爲梁柳卑賤，難道符合古人的禮儀之道嗎？這不是我心安之事。”

那以後晉武帝司馬炎頻繁地下詔書敦促逼迫不止。皇甫謐給皇帝上奏疏文，稱自己是草莽百姓，説：“臣下我因爲患風痹，沉迷於養生之道的情趣，由於疾病而屢薦不仕，散髮於山林之中，對人倫綱紀不熟悉，與飛鳥走獸相依伴。陛下您選拔人才，一並收取了我這樣的不才之人。從前虞舜選用了百姓出身的皋陶到朝廷做刑獄之官，不仁之人就因此而遠遠離開了。臣下我雖然頑劣愚蒙，但盡食着晉朝的皇糧，還能記得唐堯盛世老人們擊壤游戲時所唱的升平樂曲，應當奔赴京城，在宫門之外呼頌萬歲。但是小人我無善德，招致災禍，長期被重病纏身，半身不遂，右脚偏小，已經十九年了。另外，我服用寒食散，違反了服藥方法和注意事項，痛苦於寒食散的熱邪毒害，到現在又七年了。逢冬時節還要裸露身軀，大吃冰塊，到了暑天更加煩悶，又增添了咳嗽氣逆，有時像是温瘧，有時像是傷寒，游行的濕氣流注腫脹，四肢痠痛沉重。如今更加虚弱，救命急迫，父兄嫌棄我，妻子兒女長久訣别。我敬仰地迫於皇帝的威嚴，勉强扶持着上路，所患的病又加重，不能勝任進身之路，屈身等待治罪，伏在枕上嘆息。我聽説過高雅的韶樂和低俗的衛樂不能同時演奏，雅樂和鄭聲也不能一起合奏。所以晉臣郤至到周朝行賄貪功，殺身之禍殃及到周臣王叔；楚相虞丘子不忠不智却被楚莊王稱爲賢者，楚莊王夫人樊姬就掩口嘲笑。君子和小人，按照禮制是不能同才使用的，何况我是糠麩一樣的粗鄙之人，怎麽能摻雜到精米一樣的高明人士之中呢！平庸之輩穿上官服錦衣，與服裝太不相稱。我私下聽説同時拜官之人，都已到任，只有我患病，負罪在病床之上，雖然我貪戀政治清明的時代，但是我擔心自己病死在赴任的路邊。假如我不患病，已經幸遇堯舜一樣的清明朝代，決心隱居，還是應當寬容我。我聽説過上有聖明的君主，下就有竭盡忠誠的臣子；上有寬容的政策，下就有傾注全心的人士。希望陛下注意節怒而施予寬恕，再選拔多才俊傑之士，就像殷高宗到傅巖尋求到隱居的版築工人傅説，周文王在渭水之濱訪求到垂釣的隱士姜子牙，不要讓像我一樣的泥滓長期地把清水攪弄混濁。”皇甫謐的言辭懇切，於是被晉武帝聽任而批準他的請求。

太康三年去世，享年六十八歲。皇甫謐撰寫的詩賦誄頌論難等文體著作很多，又編撰了《帝王世紀》、《年曆》、《高士》、《逸士》、《烈女》等傳記和《玄晏春秋》，在世上一並被重視。他的學生摯虞、張軌、牛綜、席純等，都是晉朝名臣。

課文簡析

本傳記述了魏晉期間的醫學家和文史學家皇甫謐的生平事迹。首先簡述了皇甫謐的身世，二十歲後奮發力學，常常携經而農，博通經籍，立下終身不仕而以著述爲務的高尚志向。不幸於中年患風痹，但仍手不釋卷。然後用大量篇幅及他所撰《玄守論》、《釋勸》、《篤終》（後二論本文未選），記述了他高潔自守和屢薦不仕的情志。其中對於"至道""至德"的論述，富於哲理；不爲梁柳餞行，又表現其耿直不阿的高貴品質；上疏武帝，情真意切，然而用典頗多，增加了文章的難度。最後介紹了他的著作及弟子情況。皇甫謐生活於三國魏的時間雖長，但是他的學術活動及屢薦不仕，主要在西晉初年晉武帝時期。他的醫事活動，文中只見"臣以尪弊，迷於道趣"等只言片語，而編撰《甲乙經》，更未提及，以其於文史著稱之故。

參考資料

1.《晉書》一百三十卷，包括帝紀十卷，志二十卷，列傳七十卷，載記三十卷，唐房玄齡等撰。它的叙事從司馬懿開始，到劉裕取代東晉爲止，記載了西晉和東晉封建王朝的興亡史，并用"載記"形式，兼叙了割據政權十六國的事蹟。《晉書》的修撰，從貞觀二十年（公元六四六年）開始，二十二年（公元六四八年）成書，歷時不到三年。參加編寫的前後二十一人，其中房玄齡、褚遂良、許敬宗三人爲監修，……唐代以前寫成的晉史有二十多種，……對於其他各家的晉史和有關史料，雖然也曾參考過，却没有充分利用和認真加以選擇考核。因此成書之後，即受到當代人的指責，認爲它"好採詭謬碎事，以廣異聞；又所評論，競爲綺艷，不求篤實"。……雖然這部書是有缺點的，但由於唐代以前的諸家晉書已經失傳，它還是我們今天研究兩晉歷史的一部主要參考書，包含了不少可供我們利用的資料。

《晉書》中華書局校點本出版説明

2. 夫人之所貪者，生也；所惡者，死也。雖貪，不得越期；雖惡，不可逃遁。人之死也，精歇形散，魂無不之，故氣屬於天；寄命終盡，窮體反真，故尸藏於地。……夫葬者，藏也；藏也者，欲人之不得見也。而大爲棺椁，備贈存物，無異於埋金路隅而書表於上也。雖甚愚之人，必將笑之。豐財厚葬以啓姦心，或剖破棺椁，或牽曳形骸，或剥臂捋金環，或捫腸求珠玉。……《易》稱"古之葬者，衣之以薪，葬之中野，不封不樹。"是以死得歸真，亡不損生。故吾欲朝死夕葬，夕死朝葬，不設棺椁，不加纏斂，不修沐浴，不造新服，殯唅之物，一皆絶之。……無問師工，無信卜筮，無拘俗言，無張神坐，無十五日朝夕上食。……若不從此，是戮尸地下，死而重傷。魂而有靈，則冤悲没世，長爲恨鬼。王孫之子，可以爲誡。死誓難違，幸無改焉！

《晉書・皇甫謐傳・篤終》

（惠　群）

六　葛洪傳

説明

本文節選自1974年中華書局校點本《晉書・葛洪傳》。關於作者和作品，見《皇甫謐傳》的"説明"。

葛洪，字稚川，丹楊句容人也[①]。祖系[②]，吴大鴻臚[③]。父悌，吴平後入晉，爲邵陵太守[④]。洪少好學，家貧，躬自伐薪以貿紙筆[⑤]，夜輒寫書誦習，遂以儒學知名。性寡欲，無所愛翫[⑥]，不知棊局幾道[⑦]，樗蒲齒名[⑧]。爲人木訥[⑨]，不好榮利，閉門却掃[⑩]，未嘗交游。於餘杭山見何幼道、郭文舉[⑪]，目擊而已，各無所言。時或尋書問義[⑫]，不遠數千里崎嶇冒涉[⑬]，期於必得[⑭]，遂究覽典籍，尤好神仙導養之法。從祖玄[⑮]，吴時學道得仙，號曰葛仙公，以其煉丹秘術授弟子鄭隱。洪就隱學，悉得其法焉。後師事南海太守上黨鮑玄[⑯]。玄亦内學[⑰]，逆占將來[⑱]，見洪深重之，以女妻洪[⑲]。洪傳玄業，兼綜練醫術[⑳]，凡所著撰，皆精覈是非[㉑]，而才章富贍[㉒]。

咸和初[㉓]，司徒導召補州主簿[㉔]，轉司徒掾[㉕]，遷諮議參軍[㉖]，干寶深相親友[㉗]，薦洪才堪國史[㉘]，選爲散騎常侍[㉙]，領大著作[㉚]，洪固辭不就。以年老，欲鍊丹以祈遐壽[㉛]，聞交阯出丹[㉜]，求爲句屚令[㉝]。帝以洪資高[㉞]，不許。洪曰："非欲爲榮，以有丹耳[㉟]。"帝從之。洪遂將子姪俱行。至廣州，刺史鄧嶽留[35]，不聽去，洪乃止羅浮山鍊丹[37]。嶽表補東官太守[38]，又辭不就。岳乃以洪兄子望爲記室參軍[39]。在山積年，優游閑養[40]，著述不輟[41]。

自號抱朴子，因以名書[42]。其餘所著碑誄詩賦百卷[43]，移檄章表三十卷[44]，神仙、良吏、隱逸、集異等傳各十卷[45]，又抄五經、史、漢、百家之言、方技雜事三百一十卷[46]，金匱藥方一百卷[47]，肘後要急方四卷[48]。

洪博聞深洽[49]，江左絶倫[50]。著述篇章富於班馬[51]，又精辯玄賾[52]，析理入微。後忽與岳疏云[53]："當遠行尋師，剋期便發[54]。"岳得疏，狼狽往别[55]。而洪坐至日中，兀然若睡而卒[56]，岳至，遂不及見[57]。時年八十一。視其顔色如生，體亦柔軟，舉尸入棺，甚輕，如空衣，世以爲尸解得仙云[58]。

史臣曰[59]：稚川束髮從師，老而忘倦。紬奇册府[60]，總百代之遺編；紀化仙都[61]，窮九丹之秘術。謝浮榮而捐雜藝[62]，賤尺寳而貴分陰[63]，游德棲真[64]，超然事外。全生之道，其最優乎！

贊曰[65]：稚川優洽[66]，貧而樂道。載範斯文[67]，永傳洪藻[68]。

注釋

① 丹楊句（jù 具）容：晉時丹楊郡屬縣句容，在今江蘇句容縣。丹楊，今作"丹陽"。

② 系：祖父名。

③ 吴大鴻臚：三國時吴國的大鴻臚。大鴻臚，官名。《後漢書・百官二》："大鴻臚，卿一人，中二千石。……丞一人，比千石。"掌接待賓客及主持廟禮、朝禮禮儀。

④ 邵陵：晉郡名。原作"召（shào 哨）陵"，晉改爲邵陵。舊城在河南郾城縣東。

⑤ 躬自：親自。貿：换取。

⑥ 翫："玩"的異體字。玩賞。晉成公綏《鸚鵡賦》序："鸚鵡，小禽也。以其能言解意，故爲人所愛翫也。"

⑦ 棊局幾道：棋盤共有多少道。三國魏邯鄲淳《藝經》："棊局縱横各十七道，合二百八十九道，白黑棊子各一百五十枚。"唐以前棋局之制如此，今則縱横十九道，合爲三百六十一道。棊，"棋"的異體字。

⑧ 摴（chū 初）蒱：又作"摴蒱"、"樗蒱"。博戲名。以擲骰決勝負，按骰色而定。晉代尤爲盛行。後泛稱賭博。齒：博戲用的骰子。

⑨ 木訥：指人質樸而不善辭令。《論語・子路》："子曰：剛毅、木訥，近仁。"何晏《集解》引王肅曰："木，質樸；訥，遲鈍。"《説文》："訥，言難也。"

⑩ 閉門却掃：關閉大門，不清掃庭院路徑。意謂謝絶應酬，不與世人往來。亦省作"閉掃"。

⑪ 餘杭山：山名。距浙江餘杭縣五十里。何幼道、郭文舉：人名。不詳。

⑫ 時或：有時。

⑬ 冒涉：謂不顧艱險而跋涉。

⑭ 期：期望。

⑮ 從祖：從祖父，祖父的兄弟。玄：從祖父名。

⑯ 南海：郡名。郡治番禺，即今廣州市。上黨：郡名。即今山西長治市。鮑玄：即鮑太玄。名靚。

⑰ 内學：謂道教所習神仙導養之學。

⑱ 逆占：猶逆卜。預先測知。逆，預先，事先。《北史・隋紀下・煬帝》："〔煬帝〕東西行幸，靡有定居，每以供費不給，逆收數年之賦。"

⑲ 妻（qì 氣）：嫁給。《史記・趙世家》："翟伐廧咎如，得二女，翟以其少女妻重耳，長女妻趙衰而生盾。"

⑳ 綜練：廣博究習。宋陸游《賀黄樞密啓》："綜練典章，識沿革始終之際。"

㉑ 覈："核"的異體字。核實。

㉒ 才章富贍（shàn 扇）：才華充足，即富有才華。才章：文才，才華。《後漢書・仲長統傳》："友人東海繆襲常稱統才章足繼西京董、賈、劉、楊。"以下删節 130 字，爲："太安中，石冰作亂，吴興太守顧祕爲義軍都督，與周玘等起兵討之，祕檄洪爲將兵都尉，攻冰别率，破之，遷伏波將軍。冰平，洪不論功賞，徑至洛陽，欲

搜求異書以廣其學。洪見天下已亂，欲避地南土，乃參廣州刺史嵇含軍事。及含遇害，遂停南土多年，征鎮檄命一無所就。後還鄉里，禮辟皆不赴。元帝爲丞相，辟爲掾。以平賊功，賜爵關内侯。”

㉓ 咸和：晉成帝司馬衍年號，公元326年爲咸和元年，共九年。

㉔ 司徒：官名。三公之一，位等丞相。導：即王導，字茂弘。主簿：職掌文書的佐官，魏晉時爲大臣幕府中重要僚屬。

㉕ 掾(yuàn 怨)：古代屬官的通稱。

㉖ 遷：調動官職。諮議參軍：官名。職掌重要機密的謀劃。

㉗ 干寶：字令升，東晉史學家、文學家。元帝時以佐著作郎領修國史，著《晉紀》，今已佚。又撰有志怪小説集《搜神記》。親友：親近友善。

㉘ 才堪國史：才能能勝任國史史官。

㉙ 散(sǎn 傘)騎(jì 記)常侍：官名。在皇帝身邊規諫過失，以備顧問的官員。晉時往往預聞要政。

㉚ 大著作：史官名，專掌修史。

㉛ 祈：求。遐壽：長壽。遐，久遠。

㉜ 交阯：即交趾。本指五嶺以南一帶地區。漢時始置郡。

㉝ 句(gōu 溝)屚：即句漏。交阯郡屬縣。其縣有句漏山，在今廣西北流縣境。葛洪爲句漏令事，故道書附會，謂此有道家所傳三十六小洞天的二十二洞天。

㉞ 資：指地位、聲望等。

㉟ 以：因爲。

㊱ 刺史：晉時爲一州的長官。鄧岳：字伯山。

㊲ 止：居住。羅浮山：在廣東省東江北岸。長達100餘公里。道教稱爲第七洞天。

㊳ 東官：晉郡名。治所在今廣東省寶安。

㊴ 望：葛洪侄名。記室參軍：官名。掌表章書記。

㊵ 優游：從容不迫。晉袁宏《後漢紀·靈帝紀下》：“僕願先生優游俯仰，貴處可否之間。”

㊶ 輟(chuò 齪)：停止。以下删節433字，爲葛洪《自序》，見本文“參考資料”。

㊷ 名書：給書命名。

㊸ 碑誄(lěi 磊)：碑文祭辭。誄，古代用以表彰死者德行并致哀悼的文辭，用於上對下。後爲哀悼文體。

㊹ 移檄(xí 習)章表：均爲古代文體名。移，公文的一種，行於不相統屬的官署間。檄，古代官府用以征召、曉喻或聲討的文書。章，臣下的奏本。表，章奏的一種。

㊺ 隱逸：隱居之士。

㊻ 五經：指《詩》、《書》、《禮》、《易》、《春秋》五部儒家經書。史：指《史記》。漢：指《漢書》。

㊼ 金匱藥方：即《玉函方》，已佚。

㊽ 肘後要急方：即《肘後備急方》。

㊾ 深洽：精深廣博。洽，廣博。《孟子·公孫丑上》：“以文王之德，百年而後崩，猶未洽於天下。”

㊿ 江左：江東。古人以東爲左，以西爲右，故云。即長江下游的南岸地區。此指東晉。絶倫：没有跟他可倫比之人。倫，輩，類。引申爲類比之人。《後漢書·班固傳上》：“弘農功曹史殷肅，達學洽聞，才能絶倫。”

51 富：多。《論語·顏淵》：“富哉言乎！”何晏集解引孔安國曰：“富，盛也。”班馬：班固和司馬遷。

52 玄賾(zé 則)：幽微深奥。賾，深奥。《易·繫辭上》：“聖人有以見天下之賾。”孔穎達疏：“賾，謂幽深難見。”

53 疏：奏章。

54 剋期：限定日期；如期。剋，“克”的異體字。《南史·宋紀上》：“帝剋期至都，而每淹留不進。”

55 狼狽：倉皇；急速。《宋書·后妃傳·文帝袁皇后》：“初，后生劭，自詳視之，馳白太祖：‘此兒形貌異常，必破國亡家，不可舉。’便欲殺之。太祖狼狽至后殿户外，手撥幔禁之，乃止。”

㊻ 兀(wù 務)然:静静的樣子。兀,静止。晉陸機《文賦》:"兀若枯木,豁若涸流。"

㊼ 遂:竟然。

㊽ 尸解:道家認爲修道者死後,形骸留下,而魂魄散去成仙,稱爲尸解。云:語氣詞。

㊾ 以下删節 209 字,爲史臣總評郭璞語。

㊿ 紬(chōu 抽)奇(jī 鶏)册府:在帝王藏書之外,編集剩餘的部分。紬,編集。《史記·太史公自序》:"遷爲太史令,紬史記石室金匱之書。"司馬貞《索隱》:"如淳云:'抽徹舊書故事而次述之。"奇,剩餘的部分。册府,帝王藏書處。

(61) 紀化:最終投身。紀,終極。《左傳·文公十八年》:"聚斂積實,不知紀極。"

(62) 捐:捐身研求。與上"謝"反義對舉。雜藝:各種技藝。

(63) 尺竇:猶"尺璧"。直徑一尺的璧玉,言其大而可貴。《淮南子·原道》:"故聖人不貴尺之璧,而重寸之陰,時難得而易失也。"分陰:謂極短的時間。《晉書·陶侃傳》:"大禹聖者,乃惜寸陰,至於衆人,當惜分陰。"陰,日影。

(64) 游德:優游於道家修練。棲真:道家謂存養真性,返其本元。

(65) 贊曰:以下删節 24 字,爲總評郭璞語。

(66) 優洽:謂卓異而廣博。南朝梁王筠《昭明太子哀册文》:"總覽時才,網羅英茂。學窮優洽,辭歸繁富。"

(67) 載範:記載寫成。斯文:這篇傳文。

(68) 永傳洪藻:使葛洪的品德文采永傳不朽。藻,品德文采。南朝宋鮑照《吴興黄浦亭庾中郎别》詩:"温念終不渝,藻志遠存追。"

課文簡析

本傳記述了東晉醫家葛洪的生平事迹。主要記述了三個方面:一是少而好學,質樸寡欲。由於家貧,躬自伐薪以換紙筆;尋書問義,不遠千里崎嶇跋涉;性情寡欲,棋局擲骰一無所知;質樸少言,謝絶應酬未嘗交游。二是不好榮利,習醫煉丹。以其才學廣博,多次被薦爲官,葛洪皆固辭不就,唯愛好醫學,修道煉丹。三是潛心著述,精辯析理。除《抱朴子》外,還有醫書《玉函方》、《肘後備急方》,以及詩賦章表傳記等數百卷。故作者稱贊葛洪是"博聞深洽,江左絶倫"。

参考資料

1. 其《自序》曰:"洪體乏進趣之才,偶好無爲之業。假令奮翅則能陵厲玄霄,騁足則能追風躡景,猶欲戢勁翮於鷦鷯之羣,藏逸迹於跛驢之伍,豈況大塊禀我以尋常之短羽,造化假我以至駑之蹇足?自卜者審,不能者止,又豈敢力蒼蠅而慕沖天之舉,策跛鼈而追飛兔之軌;飾嫫母之篤陋,求媒陽之美談;推沙礫之賤質,索千金於和肆哉!夫僬僥之步而企及夸父之蹤,近才所以躓礙也;要離之羸而强赴扛鼎之勢,秦人所以斷筋也。是以望絶於榮華之途,而志安乎窮圮之域;藜藿有八珍之甘,蓬蓽有藻梲之樂也。故權貴之家,雖咫尺弗從也;知道之士,雖艱遠必造也。考覽奇書,既不少矣,率多隱語,難可卒解,自非至精不能尋究,自非篤勤不能悉見也。道士弘博洽聞者寡,而意斷妄説者衆。至於時有好事者,欲有所修爲,倉卒不知所從,而意之所疑又無足諮。今爲此書,粗舉長生之理。其至妙者不得宣之於翰墨,蓋粗言較略以示一隅,冀悱憤之徒省之可以思過半矣。豈謂闇塞必能窮微暢遠乎,聊論其所先覺者耳。世儒徒知服膺周孔,莫信神仙之書,不但大而笑之,又將謗毁真正。故予所著子言黄白之事,名曰《内篇》,其餘駁難通釋,名曰《外篇》,大凡内外一百一十六篇。雖不足藏諸名山,且欲緘之金匱,以示識者。

《晉書·葛洪傳·自序》

2. 葛洪是晉代一位著名醫學家,并且是一位製藥化學的先驅者。他所著的《肘後卒救方》,記載了多種流行性傳染病,并採取便廉驗,俾窮鄉僻壤可以隨時採用。他迷信神仙道家之説,是應當有所批判的。

中醫研究院中國醫史文獻研究所陳邦賢《二十六史醫學史料滙編》

(惠 群)

七 陶弘景傳

説明

本文選自《梁書·處士傳》，據1973年中華書局校點本排印。作者唐代姚思廉（公元557～637年），字簡之，萬年（今陝西西安）人。其父姚察，原爲南朝陳吏部尚書，入隋後歷任太子内舍人、秘書丞、北絳公，編撰梁、陳二史，未成而逝。思廉少受漢史於其父，能盡傳父業。初仕隋，入唐後升遷爲著作郎、弘文館學士。繼其父志，奉詔繼續編梁、陳二史。他採集以前各家梁史、陳書資料，删益傅縡、顧野王所修舊史，撰成《梁書》五十六卷、《陳書》三十卷。書成後，加官散騎常侍。現《梁書》五十六卷，分本紀、列傳兩部分，書後附有《曾鞏梁書目録序》。《梁書》記載了自梁武帝蕭衍建國至梁敬帝蕭方智，首尾五十六年歷史。由於其他各家梁史著作均佚，故《梁書》是考察梁史的比較原始的史料。《梁書》收載資料比較豐富，文筆也比較流暢。對《梁書》進行校勘的主要有張元濟、張森楷兩種校勘記及錢大昕《廿二史考異》等書。中華書局校點本每卷正文後，附有校勘記。

陶弘景，字通明，丹陽秣陵人也[1]。初，母夢青龍自懷而出[2]，并見兩天人手執香爐來至其所[3]，已而有娠[4]，遂産弘景。幼有異操[5]，年十歲，得葛洪《神仙傳》[6]，晝夜研尋[7]，便有養生之志。謂人曰："仰青雲，覩白日[8]，不覺爲遠矣。"及長，身長七尺四寸，神儀明秀[9]，朗目疏眉[10]，細形長耳。讀書萬餘卷，善琴棋，工草隸。未弱冠[11]，齊高帝作相[12]，引爲諸王侍讀[13]，除奉朝請[14]。雖在朱門[15]，閉影不交外物[16]，唯以披閲爲務[17]。朝儀故事[18]，多取决焉[19]。永明十年[20]，上表辭禄[21]，詔許之，賜以束帛[22]。及發，公卿祖之於征虜亭[23]，供帳甚盛[24]，車馬填咽[25]，咸云宋、齊已來[26]，未有斯事。朝野榮之[27]。

於是止於句容之句曲山[28]。恒曰[29]："此山下是第八洞宫，名金壇華陽之天[30]，周回一百五十里。昔漢有咸陽三茅君得道[31]，來掌此山，故謂之茅山。"乃中山立館，自號華陽隱居。始從東陽孫游岳受符圖經法[32]，徧歷名山，尋訪仙藥。每經澗谷，必坐卧其間，吟詠盤桓[33]，不能已已[34]。時沈約爲東陽郡守[35]，高其志節[36]，累書要之[37]，不至。

弘景爲人，圓通謙謹[38]，出處冥會[39]，心如明鏡，遇物便了[40]，言無煩舛[41]，有亦輒覺[42]。建武中[43]，齊宜都王鏗爲明帝所害[44]，其夜，弘景夢鏗告别，因訪其幽冥中事[45]，多説秘異[46]，因著《夢記》焉。

永元初[47]，更築三層樓，弘景處其上，弟子居其中，賓客至其下，與物遂絶[48]，唯一家僮得侍其旁。特愛松風，每聞其響，欣然爲樂。有時獨游泉石，望見者以爲仙人。

性好著述，尚奇異，顧惜光景[49]，老而彌篤[50]。尤明陰陽五行、風角星算、山川地理、方圖産物、醫術本草[51]。著《帝代年歷》，又嘗造渾天象[52]，云"修道所須，非止史官是用"。

義師平建康[53]，聞議禪代[54]，弘景援引圖讖[55]，數處皆成"梁"字[56]，令弟子進之。高祖既早與之游[57]，及即位後，恩禮逾篤[58]，書問不絶，冠蓋相望[59]。

天監四年[60]，移居積金東澗。善辟穀導引之法[61]，年逾八十而有壯容。深慕張良之爲人[62]，云"古賢莫比"。曾夢佛授其菩提記[63]，名爲勝力菩薩[64]。乃詣鄮縣阿育王塔自誓[65]，受五大戒[66]。後太宗臨南徐州[67]，欽其風素[68]，召至後堂，與談論數日而去，太宗甚敬異之。大通初[69]，令獻二刀於高祖，其一名善勝，一名威勝，并爲佳寶。

大同二年卒[70]，時年八十五[71]。顔色不變，屈申如恒[72]，詔贈中散大夫[73]，謚曰貞白先生[74]，仍遣舍人監護喪事[75]。弘景遺令薄葬，弟子遵而行之。

注釋

① 丹陽秣陵:丹陽郡秣陵縣,在今江蘇江寧縣。

② 青龍:即蒼龍。古代神話中以蒼龍、白虎、玄武、朱雀爲四靈,掌東西南北四方之神,皆祥瑞之物。三國魏曹植《神龜賦》:"蒼龍虯於東嶽,白虎嘯於西崗,玄武集於寒門,朱雀棲於南鄉。"

③ 天人:仙人。晉葛洪《神仙傳·張道陵》:"忽有天人下,千乘萬騎,金車羽蓋。"

④ 已而:旋即。《史記·孝武本紀》:"少君曰:'此器齊桓公十年陳於柏寢。'已而案其刻,果齊桓公器。"

⑤ 異操:不尋常的操守。操,品德志行。《漢書·張湯傳》:"湯客田甲雖賈人,有賢操。"顔師古注:"操謂所執持之志行也。"

⑥ 神仙傳:晉葛洪撰,十卷。所録共八十四人。

⑦ 研尋:研究探索。南朝宋劉義慶《世説新語·文學》:"王歎曰:'卿天才卓出,若復小加研尋,一無所愧。'"尋,考索,探求。

⑧ "仰青雲"二句:謂研求養生之效。覩,"睹"的異體字。

⑨ 神儀明秀:神情精明,儀容秀美。

⑩ 朗目疏眉:眼睛明亮,眉宇開闊。

⑪ 弱冠:古代男子二十歲舉行冠禮,以示成人。《禮記·曲禮上》:"二十曰弱,冠。"孔穎達疏:"二十成人,初加冠,體猶未壯,故曰弱也。"

⑫ 齊高帝:即蕭道成。本爲南朝宋禁軍將領,後官至相國,封齊公。公元479年廢宋順帝而自立,國號齊,年號建元,在位四年。據《南史·齊本紀上第四》載,蕭道成進相國,在宋順帝昇明三年(公元479年)三月。

⑬ 侍讀:官名。南北朝時爲諸王屬官,陪侍諸王讀書論學或爲皇子等授書講學。

⑭ 除:授官。《漢書·景帝紀》顔師古注引如淳曰:"凡言除者,除舊官就新官也。"奉朝(cháo 巢)請:古代諸侯春季朝見天子叫朝,秋季朝見爲請。因稱定期參加朝會爲奉朝請。南北朝時設以安置閑散官員,無實權之虚位。

⑮ 朱門:紅漆大門。指代貴族富豪之宅第。

⑯ 閉影:隱藏形迹。外物:指外界之人。

⑰ 披閲:展卷讀書。

⑱ 朝儀:朝廷的禮儀。故事:舊時的典章制度。《漢書·劉向傳》:"宣帝循武帝故事,招名儒俊才置左右。"

⑲ 焉:兼詞"於之"。之,指代陶弘景。

⑳ 永明:南朝齊武帝蕭賾的年號。永明十年,即公元492年。

㉑ 辭禄:辭去爵禄。《漢書·張安世傳》:"安世以父子封侯,在位太盛,乃辭禄。"

㉒ 束帛:捆爲一束的五匹帛。古代用爲聘問或饋贈的禮物。《周禮·春官·大宗伯》賈公彦疏:"束者十端,每端丈八尺,皆兩端合卷,總爲五匹,故云束帛也。"

㉓ 祖之:爲他餞行。祖,出行時祭祀路神。《史記·五宗世家》:"榮行,祖於江陵北門。"司馬貞索隱:"祖者,行神,行而祭之,故曰祖。"引申爲餞行。

㉔ 供帳:陳設供宴會用的帷帳、用具、飲食等物。亦謂舉行宴會。又作"供張"。《漢書·張延壽傳》:"上爲放供張,賜甲第,充以乘輿服飾。"

㉕ 填咽(yè 業):又作"填噎"。堵塞。晉葛洪《抱朴子·疾謬》:"車馬填噎於閭巷。"

㉖ 已:通"以"。

㉗ 榮之:認爲他很光榮。

㉘ 止:隱居。句(jù 巨)容:縣名。今江蘇句容縣。句(gōu 鉤)曲山:山名。相傳漢茅盈與其弟固、衷在此山修道,故又稱茅山。道家稱爲金壇華陽之洞天。在江蘇西南部,地跨句容、金壇等縣境。

㉙ 恒:常常。

㉚ 天:道家謂神仙所居之名山洞府。

㉛ 三茅君:漢茅盈與弟固、衷,世稱"三茅君"。

㉜ 東陽:郡名。三國吴寶鼎元年置,治所在長山縣,即今浙江金華。符圖經法:道家符録和圖讖的經文和道法。明胡應麟《少室山房筆叢·經籍會通二》:"《仙道録》:一經戒,二服餌,三房中,四符圖。"

㉝ 盤桓:徘徊。《文選·班固〈幽通賦〉》:"承靈訓其虚徐兮,竚盤桓而且俟。"李善注:"盤桓,不進也。"

㉞ 已已:休止。叠用以加重語氣。晉王羲之《雜帖》:"尋念相催,不能已已。"

㉟ 沈約:字休文,吴興武康(今浙江德清西)人。宋齊間任尚書度支郎、國子祭酒等,後官至中書令、尚書令。他首創"四聲"之説,開創"永明體",推動詩歌走向格律化。是南朝著名的文學家、史學家。

㊱ 高:推崇。《晏子春秋·問上八》:"高勇而賤仁"。

㊲ 要(yāo 腰):邀請。《史記·項羽本紀》:"張良出,要項伯,項伯即入見沛公。"

㊳ 圓通:通達事理而不拘泥。

㊴ 出處冥會:無論出仕或隱居都暗自符合禮儀。冥會,暗合。

㊵ 遇物:遇事。了:明了。

㊶ 煩舛(chuǎn 喘):繁冗錯亂。

㊷ 有亦輒覺:謂即使有煩舛之時,也能立即覺察。

㊸ 建武:南朝齊明帝蕭鸞年號,公元 494～497 年。

㊹ "齊宜都王"句:齊高帝第十六子蕭鏗,字宣嚴,封宜都王。公元 494 年被蕭鸞所害,年十八歲。

㊺ 幽冥:迷信所謂陰間。

㊻ 秘異:幽秘異聞。

㊼ 永元:南朝齊東昏侯蕭寶卷年號,公元 499～500 年。

㊽ 物:衆人。北魏酈道元《水經注·洛水》:"既神遊自得,不與物交。"

㊾ 顧惜:愛惜。光景:風光;景象。唐韓愈《酬裴十六功曹巡府西驛途中見寄》:"是時山水秋,光景何鮮新。"

㊿ 彌:更加。篤:篤好,十分愛好。

(51) 風角:古代占卜之法。以五音占四方之風而定吉凶。《後漢書·郎顗傳》:"父宗,字仲綏,學《京氏易》,善風角、星筭、六日七分。"李賢注:"風角,謂候四方四隅之風,以占吉凶也。"星算:又作"星筭"。星占術。方圖産物:四方物産。

(52) 渾天象:即渾天儀,又稱"渾象"、"渾儀"。我國古代的一種天文儀器,類似現代的天球儀。宋沈括《夢溪筆談·象數一》:"渾象,象天之器,以水激之,以水銀轉之,置於密室,與天行相符,張衡、陸續所爲。"

(53) "義師"句:義師,指梁武帝蕭衍的軍隊。蕭衍,本蕭齊同族,曾仕齊任雍州刺史,鎮守襄陽。東昏侯蕭寶卷專威無道,殺蕭衍兄蕭懿。蕭衍於公元 501 年舉兵攻陷建康(今南京市),殺蕭寶卷,立蕭寶融爲齊和帝,次年廢和帝自立,國號梁,爲梁武帝,建元天監(公元 502 年)。

(54) 聞議禪(shàn 善)代:聽説商議禪代之事。禪代,謂帝位的禪讓和替代。漢班彪《王命論》:"雖其遭遇異時,禪代不同,至於應天順人,其揆一焉。"此乃是對蕭衍奪取帝位的美言。

(55) 圖讖(chèn 襯):讖,方士、巫師編造的隱語或預言,宣揚這些隱語或預言出自"天意",必將應驗。讖附有圖,故名圖讖。這類書名"圖讖"、"讖書"。始於秦,盛於東漢。《後漢書·光武帝紀上》:"宛人李通等以圖讖説光武。"李賢注:"圖,河圖也;讖,符命之徵驗也。"

(56) 梁字:《南史·陶弘景傳》此句上有"齊末爲歌曰'水丑木'爲'梁'字",與此相應,美化梁代齊是天意。

(57) 高祖:此指梁武帝蕭衍。

(58) 恩禮:舊指尊上對下的禮遇。《後漢書·魯恭傳》:"數召讌見,問以得失,賞賜恩禮寵異焉。"逾:通"愈"。更加。

(59) 冠蓋相望:常常派特使或仕宦前往探望他。冠蓋,本指官員的冠服和車乘,亦指代特使和貴官。《南史·陶弘景傳》載"國家每有吉凶征討大事,無不前以諮詢。月中常有數信,時人謂爲山中宰相。二宫及公王貴要參候相繼,贈遺未嘗脱時。"

(60) 天監四年:即公元 505 年。

㊶ 辟穀：謂不食五穀。道家的一種修煉術。辟穀時仍吃藥物，并須兼做導引等。《史記·留侯世家》："乃學辟穀，道引輕身。"辟，屏除。

㊷ 張良：字子房，曾佐劉邦滅項羽定天下，漢朝建立後，封爲留侯。晚年好黄老，學神仙辟穀之術。《史記·留侯世家》："留侯乃稱曰：'……今以三寸舌爲帝者師，封萬户，位列侯，此布衣之極，於良足矣。願弃人間事，欲從赤松子游耳。'乃學辟穀，道引輕身。"

㊸ 菩提記：佛教經書名。菩提，梵語，意譯爲"覺"。《識述記》："梵語菩提，此翻爲覺，覺法性故。古云菩提道者，非也。"即如睡始醒，豁然徹悟。

㊹ 菩薩：梵語菩提薩埵之省，原爲釋迦牟尼修行而未成佛時的稱號，後泛指對大乘思想實行者的稱呼。

㊺ 鄮（mào 帽）縣：縣名。漢始置。在今浙江鄞縣東。阿育王塔：阿育王，古印度國王名，後歸信佛教，對佛教的發展貢獻很大。有《阿育王傳》、《阿育王經》。據載阿育王大修實塔，共建八萬四千塔。又據《廣弘明集》十五載，我國浙江鄮縣塔以下凡二十一塔（又説十七塔），謂皆阿育王所造。阿育王未及我國，乃附會之説。

㊻ 五大戒：即"五戒"，亦作"五誡"。佛教指在家信徒終身應遵守的五條戒律，即不殺生、不偷盗、不邪淫、不妄語、不飲酒。

㊼ 太宗：指南朝梁簡文帝蕭綱。梁武帝第三子，死後廟號曰太宗。臨南徐州：臨事南徐州。即指普通元年至四年（公元 520～523 年）之間，蕭綱任南徐州刺史。臨，監臨，治理。南徐州，東晉、南朝時以京口爲南徐州，後稱南徐，即今江蘇丹徒縣。

㊽ 欽：欽佩，敬佩。風素：風采素養。《苕溪漁隱叢話前集·王文穆》引宋蔡絛《西清詩話》："上遂召之〔王文穆〕，一見，欽其風素，其後信任頗專，致位上相。"

㊾ 大通：梁武帝蕭衍年號，公元 527～528 年。以下獻二寶刀之事，乃追記。

㊿ 大同二年：公元 536 年。大同，梁武帝蕭衍年號，公元 535～545 年。

(71) 八十五：據《南史·陶弘景傳》載："宋孝建三年"生，至大同二年卒，即公元 456～536 年，八十一歲。《藝文類聚》蕭綱《華陽陶先生墓誌銘》及《文苑英華》蕭綸《隱居貞白先生陶君碑》皆云"春秋八十有一"。五，當作"一"。

(72) 申：同"伸"。伸展。《晏子春秋·雜上二四》："士者詘乎不知己，而申乎知己。"吴則虞集釋："曹植《贈徐幹詩》注引'申'作'伸'。"

(73) 贈：古代賜死者以爵位或榮譽稱號。宋趙昇《朝野類要·入仕》："生曰封，死曰贈。"

(74) 謚（shì 士）：古人死後依其生前行迹而爲他所立的稱號。周初始制，秦廢，漢復，歷代因之。

(75) 舍人：官名。南朝時設中書通事舍人，掌傳宣詔命。

課文簡析

本傳記述了南朝齊梁間醫藥學家陶弘景的生平事迹。首先叙述了他的身世及早年經歷。作者以神話筆法寫其身世，無非宣染其不凡，並爲其後隱居修道奠以伏筆。對其品貌、學識及辭禄餞行，都作了生動形象的刻畫描寫。然後用六個自然段，記述他的隱居生活。一方面寫他修道信佛，樂於山水，性好著述，博通陰陽、占卜、山川、方物、醫藥；另一方面又寫其受重於梁高祖、太宗，恣詢參候，時人謂之山中宰相。最後簡記其終事。詔贈謚號，遺令薄葬。閱讀本文，可參閲《南史·陶弘景傳》。

參考資料

1.《梁書》，六本紀，五十列傳，合五十六篇。唐貞觀三年，詔右散騎常侍姚思廉撰。思廉者，梁史官察之子。推其父意，又頗采諸儒謝吴等所記，以成此書。

《梁書》宋·曾鞏目録序

2. 初，弘景母夢青龍無尾，自己升天，弘景果不妻無子。從兄以子松喬嗣。所著《學苑》百卷，《孝經論語集注》、《帝代年曆》、《本草集注》、《効驗方》、《肘後百一方》、《古今州郡記》、《圖象集要》及《玉匱記》、《七曜新舊術疏》、《占候》、《合丹法式》，共祕密不傳，及撰而未訖又十部，唯弟子得之。

《南史·陶弘景傳》

3. 先生名弘景，字通明，本冀州平陽人也。其先自帝堯陶唐氏之後胤，堯治冀州平陽，故因居止……漢末南渡，始居丹陽……先生含元精之和氣，蓄陵飈之雅姿，兼宣七善，總脩九德，行仁蹈義，嶽峙淵渟，牆仞無以覩，清濁不能測，道風與星漢同高，勝氣與煙霞共遠。六歲便解書，能屬文。七歲讀《孝經》、《毛詩》、《論語》數萬言……有鄉人得葛洪《神仙傳》，見淮南八公諸仙事，乃嘆曰："讀此書，便使人有凌雲之氣。"於是寢興諷誦，晨夜不輟。年二十七爲宜都王侍讀……除奉朝請……先生本不希榮，常欲辭退，乃與親友書曰："疇昔之意，不願處人閒，年登四十，志畢山藪。今三十六矣，時不我借，知幾其神乎！無爲自苦。"明年遂拜表解職。抽簪東都之外，解組北山之陽，同稷丘之棲真，慕留侯之却粒。便具舟檝，永言東邁，朝廷錫問，時賢餞別……既而到於句容，登於茅嶺，以此地神仙之宫府，靈異之棲託，往不能返，遂卜居焉……故自稱隱居。亦猶稚川之抱朴，士安之玄晏，倚巖棲隱，依林遁跡，交柯結宇，剗徑爲門，懸崖對溜，悲吟灌水，深壑絶峭，組織烟霞，枕石漱流，水禽無撓，採藥耦耕，野獸不亂，逍遥閒曠，放浪陵山……天監以來，常以勑旨，供給藥餌，不乏歲時……養志山阿，多歷年所，攝生既善……於是羽人徘徊，仙客上下，鸞鳳游集，芝英豐潤。大造佛像，爰及寫經，起塔招僧，備諸供給，自誓道場，受菩薩法……以大同三年，歲次景（計其時當作"丙"，疑唐人避諱）辰三月壬寅朔日癸丑，告别年化，春秋八十有一。天子嗟惜，儲皇軫悼，有詔稱譽，追贈中散大夫，謚曰貞白先生……先生器宇凝深，思識精瞻，含章貞吉，不脩廉隅，年將中壽，匪踰於矩。眉目疏朗，儀貌鮮潔，實亡勸沮，多行德惠。愋惜光景，愛好墳籍，篤志勵節，白首彌至。若乃淮南鴻寳之訣，隴西地動之儀，太一遁甲之書，九章歷象之術，幼女銀鉤之敏，允南風角之妙，太倉素問之方，中散琴操之法，咸悉搜求，莫不精詣。

《文苑英華》卷八百七十三，蕭綸《隱居貞白先生陶君碑》

（惠　群）

八　孫思邈傳

説明

本文選自1975年中華書局校點本《舊唐書・方伎傳》。《舊唐書》是五代後晉時官修史書，作者劉昫（桑維翰、張昭遠、賈緯等）。

孫思邈，京兆華原人也①。七歲就學，日誦千餘言。弱冠，善談莊、老及百家之説，兼好釋典②。洛州總管獨孤信見而嘆曰③："此聖童也④。但恨其器大適小，難爲用也⑤。"周宣帝時⑥，思邈以王室多故⑦，乃隱居太白山⑧。隋文帝輔政⑨，徵爲國子博士⑩，稱疾不起⑪。嘗謂所親曰："過五十年，當有聖人出，吾方助之以濟人。"及太宗即位⑫，召詣京師⑬，嗟其容色甚少⑭，謂曰："故知有道者，誠可尊重⑮，羡門、廣成⑯，豈虚言哉！"將授以爵位，固辭不受。顯慶四年⑰，高宗召見⑱，拜諫議大夫⑲，又固辭不受。

上元元年⑳，辭疾請歸，特賜良馬，及鄱陽公主邑司以居焉㉑。當時知名之士宋令文、孟詵、盧照鄰等㉒，執師資之禮以事焉㉓。思邈嘗從幸九成宫㉔，照鄰留在其宅。時庭前有病梨樹，照鄰爲之賦㉕，其序曰："癸酉之歲㉖，余臥疾長安光德坊之官舍㉗。父老云：'是鄱陽公主邑司。昔公主未嫁而卒，故其邑廢。'時有孫思邈處士居之㉘。邈道合古今㉙，學殫數術㉚。高談正一㉛，則古之蒙莊子㉜；深入不二㉝，則今之維摩詰耳㉞。其推步甲乙㉟，度量乾坤㊱，則洛下閎、安期先生之儔也㊲。"照鄰有惡疾，醫所不能愈，乃問思邈："名醫愈疾，其道何如？"思邈曰："吾聞善言天者，必質之於人；善言人者，亦本之於天㊳。天有四時五行，寒暑迭代，其轉運也㊴，和而爲雨，怒而爲風，凝而爲霜雪，張而爲虹蜺㊵，此天地之常數也㊶。人有四支五藏，一覺一寐，呼吸吐納㊷，精氣往來㊸，流而爲榮衛㊹，彰而爲氣色㊺，發而爲音聲，此人之常數也。陽用其形，陰用其精㊻，天人之所同也。及其失也㊼，蒸則生熱㊽，否則生寒㊾，結而爲瘤贅㊿，陷而爲癰疽[51]，奔而爲喘乏[52]，竭而爲燋枯[53]，診發乎面[54]，變動乎形[55]。推此以及天地亦如之。故五緯盈縮[56]，星辰錯行[57]，日月薄蝕[58]，孛彗飛流[59]，此天地之危診也。寒暑不時，天地之蒸否也；石立土踊[60]，天地之瘤贅也；山崩土陷，天地之癰疽也；奔風暴雨，天地之喘乏也；川瀆竭涸[61]，天地之燋枯也。良醫導之以藥石，救之以針劑；聖人和之以至德，輔之以人事[62]。故形體有可愈之疾，天地有可消之災。"又曰："膽欲大而心欲小[63]，智欲圓而行欲方[64]。《詩》曰：'如臨深淵，如履薄冰'[65]，謂小心也；'赳赳武夫，公侯干城'[66]，謂大膽也；'不爲利回，不爲義疚'[67]，行之方也；'見機而作，不俟終日'[68]，智之圓也。"

思邈自云開皇辛酉歲生[69]，至今年九十三矣[70]。詢之鄉里，咸云數百歲人，話周、齊間事[71]，歷歷如眼見[72]，以此參之，不啻百歲人矣[73]。然猶視聽不衰，神采甚茂[74]，可謂古之聰明博達不死者也。

初，魏徵等受詔修齊、梁、陳、周、隋五代史[75]，恐有遺漏，屢訪之，思邈口以傳授，有如目覩。東臺侍郎孫處約將其五子侹、儆、俊、佑、佺以謁思邈[76]，思邈曰："俊當先貴；佑當晚達；佺最名重，禍在執兵[77]。"後皆如其言。太子詹事盧齊卿童幼時[78]，請問人倫之事，思邈曰："汝後五十年位登方伯[79]，吾孫當爲屬吏，可自保也[80]。"後齊卿爲徐州刺史，思邈孫溥果爲徐州蕭縣丞[81]。思邈初謂齊卿之時，溥猶未生，而預知其事。凡諸異迹，多此類也。

永淳元年卒[82]。遺令薄葬，不藏冥器[83]，祭祀無牲牢[84]。經月餘，顔貌不改，舉屍就木[85]，猶若空衣，時人異之。自注《老子》、《莊子》，撰《千金方》三十卷，行於代，又撰《福禄論》三卷，《攝生真録》及《枕中素書》、《會三教論》各一卷[86]。

子行，天授中爲鳳閣侍郎[87]。

注釋

① 京兆華原：京兆，隋爲郡，唐改爲府，即今陝西西安。西安爲唐首都，故稱爲京兆。《三輔決録》注："京，大也；天子曰兆民。"華原，京兆所轄縣，即今陝西耀縣。孫思邈的故居，即在此縣的孫家塬。

② 釋典：佛教的經典。《資治通鑒・陳長城公禎明二年》胡三省注："釋典，佛經也。"釋，本爲釋迦牟尼的簡稱，後亦泛指佛教或僧人。

③ 洛州：即今洛陽。總管：地方高級軍政長官，原稱都督。三國始置，北周改爲總管，唐初於各州置總管，重鎮要州置大總管。獨孤信：復姓獨孤，名信。本名如願，原爲北魏將領，後仕北周，在任隴右十一州大都督時，周文帝"以其信著遐邇，故賜名爲信。"周孝閔帝進封其爲衛國公，不久被晉公護逼令自盡於家，時年五十五歲。《周書》卷十六及《北史》卷六十一，皆有傳。獨孤信自盡時當是北周孝閔帝元年（公元 557 年），其時孫思邈尚未出生，兩人相見事，疑記載有誤。

④ 聖童：猶言神童。《後漢書・張堪傳》："〔張堪〕年十六，受業長安，志美行厲，諸儒號曰'聖童'。"

⑤ "但恨"二句：謂只是遺憾其才器過於宏大，放置在低的位置上很難發揮作用。恨，遺憾。《史記・魏其武安侯列傳》："侯自我得之，自我捐之，無所恨。"器，才器，才能。《禮記・王制》："瘖、聾、跛辟、斷者、侏儒、百工，各以其器食之。"鄭玄注："器，能也。"適，放置。

⑥ 周宣帝：北周宣帝宇文贇（yūn），在位一年（公元 579 年）。

⑦ 多故：多事。故，事。李商隱《行次西郊作》："中原遂多故。"

⑧ 太白山：秦嶺山脈中的太乙山，在陝西省郿縣南。一説爲終南山，因終年積雪，故名。一般認爲孫思邈生卒年爲公元 581？～682 年，故其隱居太白山一事，不足信。按《中華醫史雜志》1981 年第四期載馬伯英《孫思邈生年考及年譜簡編》一文，孫思邈生年當爲公元 541 年。若是，那麽上文獨孤信相見事及此事，皆存。

⑨ 隋文帝：隋朝開國之君楊堅，未稱帝前，曾輔佐北周，於北周宣帝時任上柱國大司馬；北周静帝宇文闡時，自爲大丞相。輔政之事，當於此時。

⑩ 徵：徵聘。國子博士：爲當時最高學府國子學中的教授之官。

⑪ 不起：不出任官職。《後漢書・庾乘傳》："〔乘〕後徵辟並不起，號曰'徵君'。"

⑫ 太宗:唐太宗李世民,公元627年即位,在位二十三年。

⑬ 詣:至。京師:京都長安。

⑭ 嗟(jiē 階):贊嘆。《楚辭・九章》:"嗟爾幼志,有以異兮。"少(shào 哨):年輕。

⑮ 故:本來。《荀子・性惡》:"凡禮義者,是生於聖人之僞,非故生於人之性也。"楊倞注:"故,猶本也。"

⑯ 羡門:傳説中古仙人。《史記・秦始皇本紀》:"始皇之碣石,使燕人盧生求羡門、高誓。"集解:"韋昭曰:'〔羡門、高誓〕古仙人。"廣成:即廣成子。傳説中古仙人。晉葛洪《神仙傳・廣成子》:"廣成子者,古之仙人也。居崆峒之山石室之中。黄帝聞而造焉。"

⑰ 顯慶四年:公元659年。顯慶,唐高宗李治年號,公元656～660年。

⑱ 高宗:唐高宗李治,唐太宗之子,公元650年即位,在位三十四年。

⑲ 拜:拜官;授官。諫議大夫:官名。掌規諫之職。

⑳ 上元元年:公元674年。上元,唐高宗年號。

㉑ "鄱陽"六字:指已故鄱陽公主的府第。邑司,公主的府第。

㉒ 宋令文:唐高宗時任東臺詳正學士。富文辭,工書,有力絶人,世稱三絶。孟詵(shēn 身):唐初醫藥學家。進士出身,武后時爲臺州司馬,後拜同州刺史。著有《食療本草》等。盧照鄰:唐初文學家。與王勃、楊炯、駱賓王合稱"初唐四傑"。終生多病,後憤投潁水而死。有《盧照鄰集》。

㉓ 執:施行。《史記・孟子荀卿列傳》:"適梁,惠王郊迎,執賓主之禮。"師資之禮:猶師禮。師資,《老子》:"善人者,不善人之師也;不善人者,善人之資也。"後因以"師資"指教師。事焉:拜他爲師。

㉔ "思邈"句:此指咸亨四年夏四月,唐高宗幸臨九成宫避暑,孫思邈被徵召到九成宫。高宗八月患"痁疾",孫思邈隨御診治半年。幸,古代皇帝到某地爲"幸"。《史記・秦始皇本紀》:"始皇帝幸梁山宫。"九成宫,唐代宫名,在陝西省麟游縣西,爲帝王避暑之地。

㉕ "照鄰"句:盧照鄰寫有《病梨賦》一文,藉病梨樹以嘆自身患病不愈。文載於《盧照鄰集》。

㉖ 癸酉之歲:唐高宗咸亨四年(公元673年)。上文言"上元元年"孫思邈居鄱陽公主邑司,在癸酉後一年(即公元674年)。疑記時有誤。

㉗ 光德坊:長安城分五十四坊,光德坊位於朱雀街西第三街,爲其中十三坊之一。參見清代徐松《唐兩京城坊考》。

㉘ 處士:古代稱有才德而隱居不仕之人。

㉙ 道合古今:學識廣博能貫通古今。合,融合貫通。

㉚ 殫(dān 丹):盡。數術:即術數。指關於天文、曆法、占卜、醫藥等學問。《漢書・藝文志序》:"太史令尹咸校數術。"《素問・上古天真論》:"上古之人,其知道者,法於陰陽,和於術數。"王冰注:"術數者,保生之大倫,故修養者必謹先之。"

㉛ 正一:道家學説中的純真理論。道家認爲"一"爲世界萬物之本,永恒不變。南朝齊顧歡《夷夏論》:"佛號正真,道稱正一,一歸無死,真會無生,在名則反,在實則合。"此指道家學説。

㉜ 蒙莊子:莊子,戰國時宋國蒙(今河南商丘縣東北)人,故稱。

㉝ 深入:深通。不二:即佛家語"不二法門",謂平等而無差異之至道。此指佛學理論。

㉞ 維摩詰:人名,梵語的音譯,意譯爲"净名"。《維摩詰經》中説他是一位大乘居士,與釋迦牟尼同時,嘗以稱病爲由,向釋迦派來問訊之人宣講教義。他是佛典中現身説法、辯才無碍的代表人物。

㉟ 推步:推算天象曆法。古人謂日月運轉於天,猶如人之行步,可推算而知。《後漢書・馮緄傳》李賢注:"推步,謂究日月五星之度,昏旦節氣之差。"甲乙:十天干之名。此指代歲月。

㊱ 乾坤:天地。

㊲ 洛下閎(hóng 宏):漢代巴人,字長公,明通天文,隱於洛下,漢武帝徵待詔太史,改顓頊曆爲太初曆。安期先生:即安期生,亦稱安期。仙人名。秦、漢間齊人,一説琅琊人。曾從河上丈人學黄帝、老子之説,賣藥東海邊。秦始皇東游時,曾與語三日夜。後代方士、道家謂其爲海上之神仙。事見《史記・樂毅列傳》、劉向《列仙傳》等。儔(chóu 籌):同類之人。

㊳ "善言天者"四句:意謂善談天地之變者,必須參證於人道;善言人身之病者,亦須根據於天道。此乃

古代天人合一論。《素問・舉痛論》:"余聞善言天者,必有驗於人;善言古者,必有合於今;善言人者,必有厭於己。"

㊴ 轉運:循環運行。《詩・大雅・雲漢》漢鄭玄箋:"精光轉運於天,時旱渴雨。"

㊵ 張:伸展。

㊶ 常數:一定的規律。《戰國策・秦策三》:"日中則移,月滿則虧。物盛則衰,天之常數也。"

㊷ 吐納:吐故納新。

㊸ 精氣:指飲食水穀之精微。往來:循環運行。

㊹ 流:運行。榮衛:即營氣和衛氣。榮,通"營"。《靈樞・營衛生會》:"人受氣於穀,穀入於胃,以傳與肺,五藏六府,皆以受氣,其清者爲營,濁者爲衛,營在脈中,衛在脈外。"

㊺ 彰:謂精氣彰顯於外。氣色:神采和面色。

㊻ "陽用"二句:陽氣化生爲萬物的形體,陰氣化生爲萬物的功能。

㊼ 失:失常。

㊽ 蒸:陽氣上升。謂陽盛。

㊾ 否(pǐ 匹):〔陽氣〕閉塞不通。謂陰盛。

㊿ 結:氣血鬱結。

51 陷:氣血下陷。

52 奔:氣行急奔。

53 竭:氣血虚竭。

54 診:疾病的徵兆。發:顯現。

55 變:疾病的變化。動:顯露。

56 五緯:金、木、水、火、土五星。清夏炘《學禮管釋・釋十有二歲》:"五緯之名,木曰歲星,火曰熒惑,土曰填星,金曰太白,水曰辰星。"盈縮:進退。《後漢書・蘇竟傳》:"〔太白、辰星〕或盈縮成鉤,或偃蹇不禁。"李賢注:"盈縮,猶進退。"此謂運行遲速失常。

57 錯行:錯亂失常。《穀梁傳・隱公九年》:"八日之間,再有大變,陰陽錯行。"此謂運行軌道失常。

58 日月薄蝕:指日蝕和月蝕。《吕氏春秋・明理》:"其月有薄蝕。"高誘注:"薄,迫也。日月激會相掩,名爲薄蝕。"

59 孛(bèi 背)彗:彗星。孛,彗星的别稱。《春秋・文公十四年》:"秋,七月,有星孛入於北斗。"杜預注:"孛,彗也。"《公羊傳・文公十四年》:"孛者何?彗星也。"《爾雅・釋天》郭璞注:"言其形孛孛似掃彗。"飛流:飛掃流逝。

60 土踊:土隆起。謂異常踊起的土丘。

61 川瀆(dú 讀):江河和水溝。瀆,小水溝。

62 "聖人"二句:聖人以至德順應自然規律,用人力輔救自然災害。輔,輔助。此謂補救。

63 "膽欲大"句:《新唐書・孫思邈傳》作"膽爲之將,以果決爲務,故欲大。""心爲之君,君尚恭,故欲小。"謂做事要求大膽果斷,思考問題要求小心謹慎。

64 "智欲圓"句:《新唐書・孫思邈傳》作"智者動,天之象,故欲圓。""仁者静,地之象,故欲方。"古人以爲天圓地方,天動地静,故智者恒動,如天之圓通,仁者寧静,如地之方正。謂智慮要求圓通靈活,行爲要求方正不苟。

65 "如臨深淵"二句:喻小心。臨,面臨。履,足踏。語見《詩・小雅・小旻》。

66 "赳赳武夫"二句:意爲勇敢的武將,是公侯的捍衛者。赳赳,威武雄健貌。干城,捍衛。干謂盾牌,城指城郭。喻將領。語見《詩・周南・兔罝(jū 居)》。

67 "不爲利回"二句:意爲仁者不會因圖謀私利而違禮,也不會因不見義勇爲而内疚。回,扭曲行爲。喻行方。語見《左傳・昭公三十一年》。

68 "見機而作"二句:意爲智者洞察到事態的細微動向就立即行動,而不等待終日。機,細微徵兆。俟。等待。喻智圓。語見《易・繫辭下》。以上的心小、膽大、行方、智圓,本爲處世爲人的格言,孫思邈則引申爲醫德修養的準則,對後代醫家影響頗大。明代醫家李中梓曾以此爲題,專文論述,收入《醫宗必讀》卷一。見本書下編。張介賓又將"小大方圓全其才"作爲"真醫"的標準之一,見《病家兩要説》。

⑥⑨ 開皇:隋文帝年號(公元581～600年)。辛酉:疑爲"辛丑"之誤。辛丑即開皇元年。按"自云"以下十一句,係引自盧照鄰《病梨樹賦序》。下句"至今",當指作《病梨賦》的時間,即唐高宗咸亨四年(公元673年)。從咸亨四年癸酉到開皇元年辛丑,恰合下句"九十三"歲。關於這一問題,在《四庫提要》和王鳴盛《十七史商榷》中,辨之甚詳。

⑦⓪ 九十三:作賦之年,癸酉之歲,思邈八十三歲。《全唐文》卷一百六十六。《病梨樹賦序》作"九十二"。《四庫全書》本《盧昇之集》作"九十三"。

⑦① 周齊:指南北朝時期。

⑦② 歷歷:清晰貌。《古詩十九首・明月皎夜光》:"衆星何歷歷。"

⑦③ 不啻(chì 翅):不止。《後漢書・馮衍傳上》:"四垂之人,肝腦塗地,死亡之數,不啻太半。"

⑦④ 茂:盛壯。

⑦⑤ 魏徵:字玄成,唐曲城人,唐初政治家。貞觀三年(公元629年)詔修梁、陳、北齊、周、隋五史,以魏徵主修隋書,至貞觀十年五史俱成,合稱《五代紀傳》。新、舊《唐書》均有傳。

⑦⑥ 東臺侍郎:官名。唐高宗龍朔二年(公元662年)改黄門侍郎爲此名。將:挈領。

⑦⑦ 禍在執兵:孫佺在唐睿宗延和元年(公元712年)任左羽林大將軍,征契丹時戰死。見《新唐書》卷一百六,《孫處約傳・附傳佺》。

⑦⑧ 太子詹事:官名。唐代設詹事府,置太子詹事以掌東宫事務。盧齊卿:幽州范陽人。武后長安初年任雍州録事參軍;玄宗開元初爲幽州刺史,後任太子詹事。新、舊《唐書》均有傳。

⑦⑨ 方伯:殷周時代一方諸侯之長。後泛稱地方長官。漢、唐時用以稱刺史。

⑧⓪ 可自保:應當好好地保重自己。此係孫思邈對盧齊卿勉勵之語。可,應當。漢蔡邕《陳政事七要》:"先帝舊典,未嘗有此,可皆斷絶,此覈真偽。"

⑧① 蕭縣:唐時爲徐州所轄縣。原屬江蘇省,1955年劃歸安徽省。丞:佐官名。秦始置。漢以後,中央和地方的官吏副職有大理丞、府丞、縣丞等。

⑧② 永淳元年:公元682年。永淳,唐高宗年號。

⑧③ 冥器:古代殉葬的器物。原用陶、木、石制成,宋後改爲紙制。又作"明器"。宋趙彦衛《云麓漫鈔》:"古之明器,神明之也。今之以紙爲之,謂之冥器。"

⑧④ 牲牢:猶牲畜。指祭祀時所用供品牛、羊、豕三牲。《詩・小雅・瓠葉序》:"上棄禮而不能行,雖有牲牢饔餼。"鄭玄箋:"牛羊豕爲牲,繫養者曰牢。"

⑧⑤ 就木:入棺。

⑧⑥ "自注"以下:所載諸書,除《千金方》行於世,其餘皆佚,唯書名録於《新唐書・藝文志》。《老子》、《莊子》,載録道家類;《福禄論》載録五行類;《攝生真録》、《枕中素書》、《會三教論》載録道家類。

⑧⑦ 天授:武后則天的年號,公元690～691年。鳳閣侍郎:官名。武后光宅元年(公元684年),改中書省爲鳳閣,故鳳閣侍郎即中書侍郎,掌詔草。

課文簡析

本傳記述了唐代名醫孫思邈的生平及醫學理論。首先記述了他神奇的童年,兼通莊老、佛典及百家學説,經歷隋唐兩代,屢薦不仕。然後用較長篇幅介紹了他的醫學理論。不僅闡發了"天人合一"的理論,天人之常數如何,天人之失常如何,而且提出心小膽大行方智圓的醫德修養準則,尤其是後者對後世醫家影響甚大。最後簡述了他對撰修五代史的貢獻及著述情況。孫思邈在中國醫學史上佔有重要地位,文中記述他百餘年的經歷,也頗具神奇色彩。

參考資料

1. 照鄰曰:"人事奈何?"曰:"心爲之君,君尚恭,故欲小。《詩》曰:'如臨深淵,如履薄冰',小之謂也。

膽爲之將，以果決爲務，故欲大。《詩》曰：'赳赳武夫，公侯干城'，大之謂也。仁者静，地之象，故欲方。《傳》曰：'不爲利回，不爲義疚'，方之謂也。智者動，天之象，故欲圓。《易》曰：'見機而作，不俟終日'圓之謂也。"復問養生之要，答曰："天有盈虚，人有屯危，不自慎，不能濟也。故養性必先知自慎也。慎以畏爲本，故士無畏則簡仁義，農無畏則墮稼穡，工無畏則慢規矩，商無畏則貨不殖，子無畏則忘孝，父無畏則廢慈，臣無畏則勳不立，君無畏則亂不治。是以太上畏道，其次畏天，其次畏物，其次畏人，其次畏身。憂於身者不拘於人，畏於己者不制於彼，慎於小者不懼於大，戒於近者不悔於遠。知此則人事畢矣。"

《新唐書・孫思邈傳》

2. 癸酉之歲，余卧病於長安光德坊之官舍，父老云："是鄱陽公主之邑司。昔公主未嫁而卒，故其邑廢。"時有處士孫君思邈居之。君道洽今古，學有數術。高談正一，則古之蒙莊子；深入不二，則今之維摩詰。及其推步甲子，度量乾坤，飛煉石之奇，洗胃腸之妙，則甘公、洛下閎、安期先生、扁鵲之儔也。自云開皇辛丑歲生，今年九十二矣。詢之鄉里，咸云數百歲人矣。共語周、齊間事，歷歷如眼見，以此參之，不啻百歲人也。然猶視聽不衰。神形甚茂，可謂聰明博達不死者矣。余年垂强仕，則有幽憂之疾，椿菌之性，何其遼哉！於時天子避暑甘泉，邈亦徵詣行在。余獨卧病兹邑，闃寂無人，伏枕十旬，閉門三月。庭無衆木，惟有病梨一樹，圍纔數握，高僅盈丈，花實顦顇，似不任乎歲寒，枝葉零丁，纔有意乎朝暮。嗟乎！同託根於膏壤，俱禀氣於太和，而修短不均，榮枯殊質。豈賦命之理，得之自然？將資生之化，有所偏及？樹猶如此，人何以堪！有感於懷，賦之云爾。

《全唐文・盧照鄰〈病梨樹賦序〉》

（惠　群）

九　宋　清　傳

説明

本文選自《柳宗元集》，據1979年中華書局校點本排印。作者柳宗元（公元773～819年），字子厚，唐河東（今山西永濟）人，唐代傑出的文學家和哲學家。少精敏善文。唐德宗貞元年間第進士，舉博學宏辭科，授校書郎，後升監察御史。唐順宗永貞元年（公元805年）任禮部員外郎。當時宦官專權，藩鎮割據，政治腐敗。順宗即位後，任王叔文爲翰林學士，執事，聯合王伾、柳宗元、劉禹錫等，於永貞元年春，倡言政治改革，施行一系列措施。因宦官藩鎮的攻擊，同年八月改革失敗，順宗被迫讓位與憲宗，王叔文、柳宗元等被貶。柳宗元先貶永州司馬，又遷柳州刺史，卒於任。世稱柳柳州，或稱柳河東。在貶謫期中，寫作大量詩文，表達他進步的政治、哲學見解，對百姓疾苦的同情，對社會黑暗的揭露。他與韓愈同爲古文運動的倡導者，並稱"韓柳"，後被列爲"唐宋八大家"之一。哲學上有《天説》、《天論》、《封建論》等重要論著，爲我國古代卓越的唯物主義思想家。臨終前寫信託劉禹錫整理其全部文稿，後由劉禹錫編成《河東先生集》。1979年中華書局校點排印的《柳宗元集》，是目前通行的較好版本。

宋清，長安西部藥市人也，居善藥①。有自山澤來者②，必歸宋清氏③，清優主之④。長安醫工得清藥輔其方⑤，輒易讎⑥，咸譽清。疾病疕瘍者⑦，亦皆樂就清求藥⑧，冀速已，清皆樂然響應⑨。雖不持錢者，皆與善藥，積券如山⑩，未嘗詣取直⑪。或不識，遥與券，清不爲辭。歲終，度不能報⑫，輒焚券，終不復言。市人以其異⑬，皆笑之，曰："清，蚩妄人也⑭。"或曰："清其有道者歟！⑮"，清聞之，曰："清逐利以活妻子耳⑯，非有道也；然謂我蚩妄者亦謬。"

清居藥四十年，所焚券者百數十人，或至大官，或連數州⑰，受俸博。其餽遺清者⑱，相屬於户⑲。雖不能立報，而以賒死者千百⑳，不害清之爲富也。清之取利遠，遠故大，豈若小市人哉？一不得直，則怫然怒㉑，再則罵而仇耳㉒。彼之爲利，不亦翦翦乎㉓！吾見蚩之有在也[24]，清誠以是得大利，又不爲妄，執其道不廢，卒以富。求者益衆，其應益廣。或斥棄沉廢，親與交視之落然者[25]，清不以怠[26]，遇其人[27]，必與善藥如故。一旦復柄用[28]，益厚報清。其遠取利，皆類此。

吾觀今之交乎人者，炎而附，寒而棄[29]，鮮有能類清之爲者，世之言徒曰市道交[30]。嗚呼！清，市人也[31]，今之交有能望報如清之遠者乎[32]？幸而庶幾[33]，則天下之窮困廢辱得不死亡者衆矣[34]，"市道交"豈可少耶？或曰："清，非市道人也。"柳先生曰："清居市不爲市之道：然而居朝廷、居官府、居庠塾鄉黨以士大夫自名者[35]，反争爲之不已，悲夫！然則清非獨異於市人也。"

注釋

① 居：積儲。《漢書·張湯傳》："居物致富。"顏師古注引服虔曰："居，謂儲也。"善藥：良藥。《新唐書·孟詵傳》："養性者，善言不可離口，善藥不可離手。"

② 山澤：泛指山野。北魏酈道元《水經注·洧水》："嵇叔夜常采藥於山澤。"

③ 歸：趨向。《孟子·梁惠王上》："誠如是也，民歸之，由水之就下，沛然誰能禦之？"

④ 優主之：用優厚的價格收購來自山澤的藥材。優，優厚。宋司馬光《涑水記聞》卷二："禹偁爲翰林學士，上優待之。"此謂用優厚價格。主，掌管。此謂收購。

⑤ 輔：輔助。《廣雅·釋詁二》："輔，助也。"又《戰國策·秦策五》："士倉又輔之。"漢高誘注："輔，猶助也。"

⑥ 讎（chóu 愁）：出售。《墨子·經下》："賈宜則讐。"（賈，同"價"。讐、讎，異體字。）

⑦ 疕（bǐ 比）瘍：泛指瘡瘍。《周禮·天官·醫師》："凡邦之有疾病者、疕瘍者造焉，則使醫分而治之。"鄭玄注："疕，頭瘍，亦謂秃也。身傷曰瘍。"孫詒讓《周禮·正義》："疕爲頭瘡專名，他瘍不得稱疕，而疕得通稱瘍。"

⑧ 就：到。《國語·齊語》："處商就市井，處農就田野。"

⑨ 響應：如響應聲。喻有求必應。響，回聲。《易·繫辭上》："其受命也如響。"孔穎達疏："如響之應聲也。"

⑩ 券（quàn 勸）：契據。即後世的欠款單據。古代常用竹木刻成，分爲兩半，各執其一，合以徵信。後世以紙爲之。《戰國策·齊策四》："使吏召諸民當償者，悉來合券。"鮑彪注："凡券，取者、與者各收一。"

⑪ 詣：前往。直：錢值，即欠款。在價值的意義上，唐代以前只作"直"。杜甫《惜昔》詩："豈聞一絹直萬錢？"直到近代，才寫作"值"。

⑫ 度（duó 奪）：推測。報：反還欠款。

⑬ 以：認爲。《左傳、昭公二十五年》："告臧孫，臧孫以難；告郈孫，郈孫以可，勸。"

⑭ 蚩妄：癡愚狂妄。蚩，癡愚。《後漢書·劉盆子傳》："宗室無蚩者。"李賢注引《釋名》："蚩，癡也。"

⑮ 其：大概。道：道義。

⑯ 妻子：妻和子女。《孟子·梁惠王上》："必使仰足以事父母，俯足以畜妻子。"又《後漢書·吴祐傳》："祐問長有妻子乎？對曰：'有妻未有子也。'"

⑰ 連數州：相連幾州的長官。

⑱ 餽遺（wèi 胃）：贈送。餽，通"饋"。贈送。遺，贈送。《史記·吕不韋列傳》："安國君及夫人因厚餽遺子楚。"

⑲ 相屬（zhǔ 主）：相繼。《史記·孟子荀卿列傳》："荀卿嫉濁世之政，亡國亂君相屬。"

⑳ 以：通"有"。《戰國策·楚策四》："今楚國雖小，絶長續短，猶以數千里，豈特百里哉？"又，東漢趙曄《吴越春秋·王僚使公子光傳》："苟前君無廢，社稷以奉，君也。""社稷以奉，"《史記·吴太伯世家》作"社稷有奉"。賒死者：賒欠款而又死亡的人。

㉑ 怫（fèi 廢）然：憤怒貌。《莊子·天地》："謂己諛人，則怫然作色。"

㉒ 再：再不得直。"再"後承前省略"不得直"。仇：怨恨。《書·五子之歌》："萬姓仇予，予將疇依？"漢

孔安國傳:"仇,怨也。"

㉓ 翦翦(jiǎn jiǎn 剪剪):心胸狹隘貌。《莊子·在宥》:"而佞人之心翦翦者,又奚足以語至道?"成玄英疏:"翦翦,狹劣之貌也。"

㉔ "吾見"句:我考慮這樣的"蚩"有存在的必要。本句的"蚩"與下句的"妄",是作者針對上文"清,蚩妄人"而發的議論和批駁。見,考慮。《漢書·師丹傳》:"孝成皇帝深見天命,燭知至德,以壯年剋己,立陛下爲嗣。"

㉕ "或斥棄"二句:有些人被朝廷黜免罷官,連平時的親近友好都對待他們很冷落的。斥棄,黜免罷官。猶"斥退"、"斥罷"。沉廢,免官後埋没在下層而不被起用。《舊唐書·蕭復傳》:"乃罷復官,沉廢數年,復處之自若。"親與,親近友好。宋朱熹《小學·嘉言》:"故於朋友之間,主其敬者,日相親與,得效最速。"此指親近友好之人。交,俱,皆。《書·禹貢》:"四海會同,六府孔修,庶土交正,厎慎財賦。"孔安國傳:"交,俱也。"落然,冷落貌。

㉖ 清不以怠:宋清却不因此而怠慢不恭。

㉗ 遇:對待。《管子·任法》:"奇術技藝之人,莫敢高言孟行,以過其情,以遇其主矣。"尹知章注:"遇,待也。"

㉘ 柄用:任用掌權。《漢書·谷永傳》:"永知鳳方見柄用。"

㉙ "炎而附"二句:當權顯赫時就依附,失權冷落時就疏遠。謂封建社會一些勢利小人視人當權與否而態度迥異。炎而附,即附炎,喻依附權勢。五代王仁裕《開元天寶遺事·向火乞兒》:"因禄山之亂,附炎者皆罪累族滅,不可勝數。"寒,喻失權後貧困位卑。

㉚ 市道交:以商人唯利是圖的觀點和手段結交朋友,喻勢利之交。《史記·廉頗傳》:"夫天下以市道交:君有勢,我則從君;君無勢,則去。此固其理也。"

㉛ 市人:商人。唐李肇《唐國史補》:"憲宗召市人估其價值,或云:'至寶無價。'"

㉜ "今之交"句:現在世人的交往有能像宋清那樣指望報答眼光長遠的嗎?

㉝ 幸而庶幾:假若有近似於宋清那樣的人。幸,假若。《漢書·高帝紀下》:"諸侯王幸以爲便於天下之民,則可矣。"庶幾,近似。《易·繫辭下》:"顔氏之子,其殆庶幾乎?"高亨注:"庶幾,近也,古成語,猶今語所謂'差不多',贊揚之辭。"

㉞ 廢辱:免官受辱之人。

㉟ 居:身處。庠(xiáng 祥)塾:學校。古代鄉學稱庠,家學稱塾,後因以"庠塾"泛指地方學校。《禮記·學記》:"古之教者,家有塾,黨有庠。"鄉黨:古代地方行政組織。鄉,各朝代鄉的建制家數多少不一。黨,一般以五百家爲黨。後以"鄉黨"泛指地方行政組織。此指地方官署。士大夫:泛指官吏。自名:自稱。

課文簡析

本文在表面上是以傳的文體記述藥商宋清的經營之道,而實質上則是一篇揭露唐代當時炎凉世態和官場腐敗的議論文。首段記述宋清專門經營善藥,採藥人、醫生、病人都願意到宋清藥肆。病人中即使是不持錢或不相識者,也一律給與善藥,並且不曾追還欠款,甚至燒毁欠據,永不追究。對於宋清的經營之道,有人譏笑他"蚩妄",有人疑其"有道",而宋清却心懷坦白地説自己是"逐利以活妻子"的普通藥商,既非有道者,更非蚩妄者。次段以夾叙夾議之筆,記述宋清在四十餘年經營中,那些被焚毁欠據的病人,或爲官後重謝,或賒死者千百,都未影響宋清取利致富,反而由於他取利長遠,獲大利,卒以富。末段以對比的筆法,譏諷了當時社會上一些人"炎而附,寒而棄"的勢利之交,尤其是那些身居要職官位以士大夫自名之人,反而奉行勢利之交而無休止,從而贊譽了宋清既是市人,又異於市人的高貴品德。表明了作者的愛憎態度和對社會炎凉的深深痛惡。

參考資料

1. 柳宗元,字子厚,河東人……宗元少聰警絶衆,尤精西漢詩騷。下筆構思,與古爲侔。精裁密緻,璨若珠貝。當時流輩咸推之。登進士第,應舉宏辭,授校書郎、藍田尉。貞元十九年,爲監察御史。順宗即位，王叔文、韋執誼用事，尤奇待宗元。與監察吕温密引禁中，與之圖事。轉尚書禮部員外郎。叔文欲大用之，會居位不久，叔文敗，與同輩七人俱貶。宗元爲邵州刺史，在道，再貶永州司馬。既罹竄逐，涉履蠻瘴，崎嶇堙厄，蘊騷人之鬱悼，寫情叙事，動必以文。爲騷文十數篇，覽之者爲之悽惻。元和十年，例移爲柳州刺史。時朗州司馬劉禹錫得播州刺史，制書下，宗元謂所親曰："禹錫有母年高，今爲郡蠻方，西南絶域，往復萬里，如何與母偕行？如母子異方，便爲永訣。吾於禹錫爲執友，胡忍見其若是？"即草章奏，請以柳州授禹錫，自往播州。會裴度亦奏其事，禹錫終易連州。柳州土俗，以男女質錢，過期則没入錢主，宗元革其鄉法。其已没者，仍出私錢贖之，歸其父母。江嶺間爲進士者，不遠數千里皆隨宗元師法。凡經其門，必爲名士。著述之盛，名動於時，時號柳州云。有文集四十卷。元和十四年十月五日卒，時年四十七。

《舊唐書·柳宗元傳》

2. 子厚諱宗元……子厚少精敏，無不通達，逮其父時，雖少年已自成人，能取進士第，嶄然見頭角，衆謂柳氏有子矣。其後以博學宏辭授集賢殿正字。儁傑廉悍，議論證據今古，出入經史百子，踔厲風發，率常屈其座人。名聲大振，一時皆慕與之交。諸公要人，争欲令出我門下，交口薦譽之……居閒益自刻苦，務記覽爲詞章，汎濫停蓄，爲深博無涯涘，一自肆於山水間……而子厚得柳州，既至嘆曰："是豈不足爲政耶？"因其土俗，爲設教禁，州人順賴。其俗以男女質錢，約不時贖，子本相侔，則没爲奴婢。子厚與設方計，悉令贖歸。其尤貧力不能者，令書其傭，足相當，則使歸其質。觀察使下其法於他州，比一歲，免而歸者且千人……子厚前時少年，勇於爲人，不自貴重顧藉，謂功業可立就，故坐廢退，既退，又無相知有氣力得位者推挽，故卒死於窮裔。材不爲世用，道不行於時也。

《全唐文·韓愈〈柳子厚墓誌銘〉》

3. 宗元以罪大擯廢，居小州，與囚徒爲朋。行則若帶纆索，處則若關桎梏。彳亍而無所趨，拳拘而不能肆。槁焉若枿，隤焉若璞。其形固若是，則其中者可得矣。

《全唐文·柳宗元〈答周君巢餌藥久壽書〉》

4. 宋清是長安市上的藥商，他善於收購藥材，認真配制藥方，盡力幫助病家，不斤斤計較小利，不論求藥者貧富，甚至不付一錢的窮人，也一律供與好藥，終於獲得成就。在中國封建社會裏，商人是四民之末，一直受到輕視。本文却公然肯定一個"市人"，而且肯定他的"市道"，並以此來襯托，譴責當時統治集團中一些趨炎附勢，見利忘義，眼光短淺的市儈主義者，反映了作者對市民的認識與態度。

顧易生《柳宗元》

（惠　群）

十　錢仲陽傳★

説明

本文選自《小兒藥證直訣》，據清光緒十七年（公元 1891 年）内閣中書周學海互校本排印。作者劉跂，生年不詳，卒於宋徽宗政和末年。字斯立，號學易老人。祖籍河北東光，後徙居東平府（今山東東平縣）。宋神宗元豐年中第進士，官朝奉郎。宋哲宗紹聖年間，其父劉摯被讒言所中，接連貶官於鼎州、新州，劉跂隨父於謫所。徽宗即位後，詔返劉摯家屬，經劉跂請求，使其父歸葬。劉跂又上書爲其父昭雪，終貶讒人及甫。劉跂由於父遭黨事，故爲官拓落，家居避禍，以壽終。跂能爲文章，著有《學易集》。《小兒藥證直訣》爲錢乙弟子閻孝忠收集整理錢乙的論述和治驗而成的一部兒科專著。《小兒藥證直訣》三卷，上卷論證，中卷病案，下卷方劑。書中對小兒的生理病理特點，小兒病的診斷辨證，兒科方劑及醫案等，都作了簡明扼要的記述，它不但奠定了中醫兒科學的基礎，而且對中醫學的發展産生過深遠的影響。《小兒藥證直訣》有幾種版本，其中清代周學海的互校本是比較好的通行本。

錢乙，字仲陽，上世錢塘人①，與吴越王有屬②。俶納土③，曾祖贇隨以北④，因家於鄆⑤。父顥⑥，善針醫，然嗜酒喜遊。一旦匿姓名，東遊海上，不復返。乙時三歲，母前亡，父同産嫁醫吕氏[7]，哀其孤，收養爲子。稍長讀書，從吕君問醫。吕將歿[8]，乃告以家世。乙號泣，請往跡父[9]，凡五六返，乃得所在。又積數歲，乃迎以歸。是時乙年三十餘。鄉人驚歎[10]，感慨爲泣下，多賦詩詠其事[11]。後七年，父以壽終[12]，喪葬如禮。其事吕君，猶事父。吕君歿，無嗣，爲之收葬行服[13]，嫁其孤女，歲時祭享[14]，皆與親等。

乙始以《顱顖方》著山東[15]。元豐中[16]，長公主女有疾，召使視之，有功，奏授翰林醫學[17]，賜緋[18]。明年，皇子儀國公病瘈瘲[19]，國醫未能治。長公主朝[20]，因言錢乙起草野，有異能，立召入，進黄土湯而愈[21]。神宗皇帝召見褒諭[22]，且問黄土所以愈疾狀[23]。乙對曰："以土勝水，木得其平，則風自止[24]。且諸醫所治垂愈[25]，小臣適當其愈[26]。"天子悦其對，擢太醫丞[27]，賜紫衣金魚[28]。自是戚里貴室[29]，逮士庶之家，願致之[30]，無虚日。其論醫，諸老宿莫能持難[31]。俄以病免。哲宗皇帝復召宿直禁中[32]。久之，復辭疾賜告[33]，遂不復起。

乙本有羸疾，性簡易[34]，嗜酒，疾屢攻，自以意治之，輒愈。最後得疾，憊甚，乃歎曰："此所謂周痹也，周痹入藏者死，吾其已夫[35]！"已而曰："吾能移之，使病在末。"因自製藥，日夜飲之，人莫見其方。居亡何[36]，左手足攣不能用，乃喜曰："可矣！"又使所親登東山[37]，視菟絲所生[38]，秉火燭其下，火滅處斸之[39]，果得茯苓，其大如斗，因以法噉之[40]，閲月而盡[41]。繇此雖偏廢[42]，而氣骨堅悍，如無疾者。退居里舍[43]，杜門不冠屨[44]，坐臥一榻上，時時閲史書雜説，客至，酌酒劇談[45]。意欲之適[46]，則使二僕夫輿之[47]，出没閭巷，人或邀致之[48]，不肯往也。病者日造門[49]，或扶攜襁負[50]，纍纍滿前[51]。近自鄰井，遠或百數十里，皆授之藥，致謝而去。

初，長公主女病泄利[52]，將殆。乙方醉，曰："當發疹而愈。"駙馬都尉以爲不然[53]，怒責之，不對而退。明日，疹果出，尉喜，以詩謝之。

廣親宗室子病[54]，診之曰："此可無藥而愈。"顧其幼，曰："此兒旦夕暴病驚人，後三日過午無恙。"其家恚曰："幼何疾？醫貪利動人乃如此[55]！"明日果發癇甚急[56]，復召乙治之，三日愈。問何以無疾而知，曰："火急直視[57]，心與肝俱受邪；過午者，心與肝所用時當更也[58]。"

宗室王子病嘔泄，醫以藥温之，加喘。乙曰："病本中熱，脾且傷，奈何以剛劑燥之[59]？將不得前後溲。"與石膏湯[60]。王與醫皆不信，謝罷。乙曰："毋庸，復召我[61]！"後二日，果來召，適有故不時往[62]，王疑且怒，使人十數輩趣之至[63]，曰："固石膏湯證也。"竟如言而效。

有士人病欬，面青而光，其氣哽哽[64]。乙曰："肝乘肺，此逆候。若秋得之可治，今春不可治。"其家祈哀，彊之與藥。明日，曰："吾藥再瀉肝而不少卻[65]，三補肺而益虚，又加脣白，法當三日死[66]。然安穀者過期，不安穀者不及期，今尚能粥，居五日而絶。"

有妊婦得疾，醫言胎且墮。乙曰："娠者五藏傳養，率六旬乃更[67]，誠能候其月[68]，偏補之[69]，何必墮？"已而子母皆得全。

又乳婦因大怒而病，病雖愈，目張不得瞑。人不能曉，以問乙。乙曰："煮郁李酒飲之，使醉則愈。所以然者，目系内連肝膽，恐則氣結，膽衡不下[70]，惟郁李去結，隨酒入膽，結去膽下，目則能瞑矣。"如言而效。

一日過所善翁[71]，聞兒啼[72]，愕曰："何等兒聲？"翁曰："吾家孿生二男子。"乙曰："謹視之，過百日乃可保[73]。"翁不懌[74]。居月餘，皆斃。

乙爲方博達[75]，不名一師[76]，所治種種皆通，非但小兒醫也。於書無不闚[77]，他人靳靳守古[78]，獨度越縱舍[79]，卒與法合。尤邃本艸[80]，多識物理[81]，辨正闕誤。人或得異藥，或持異事問之，必爲言出生本末，物色名貌[82]，退而考之，皆中。末年攣痹浸劇[83]，其嗜酒喜寒食，皆不肯禁。自診知不可爲，召親戚訣别，易衣待盡，享年八十二，終於家。所著書有《傷寒論指微》五卷、《嬰孺論》百篇。一子早世[84]，二孫今見爲醫[85]。

劉跂曰：乙非獨其醫可稱也，其篤行似儒[88]，其奇節似俠[87]，術盛行而身隱約[88]，又類夫有道者。數謂余言："曩學六元五運[89]，夜宿東平王冢巔觀氣象[90]，至逾月不寐。今老且死，事誠有不在書者，肯以三十日暇從我，當相授。"余笑謝弗能，是後遂不復言。嗚呼！斯人也，如欲復得之，難哉！没後[91]，余聞其所治驗尤衆，東州人人能言之，剟其章章者著之篇[92]，異時史家序方術之士[93]，其將有考焉。

注釋

① 上世：祖輩。《史記·太史公自序》："余先周室之太史也。自上世嘗顯功名於虞夏，典天官事。後世中衰，絶於予乎？"錢塘：古縣名。即今浙江省杭州市。

② 吴越王：指錢鏐（liú 劉）。吴越，五代十國之一。後梁時，錢鏐被封爲吴越王。有屬（shǔ 蜀）：有宗屬關係。

③ 俶（chù 怵）：錢俶，錢鏐之孫，是吴越第五個國王。納土：宋平江南時，錢俶於宋太宗太平興國三年（公元 978 年）降於北宋，獻出所據十三州歸宋。

④ 贇（yūn 氲）：錢贇。北：北上。《墨子·貴義》："子墨子北之齊，遇日者，日者曰：'……先生之色黑，不可以北。'墨子不聽，遂北。"

⑤ 家：定居。《史記·樂毅列傳》："樂羊死，葬於靈壽，其後子孫因家焉。"鄆：鄆州，宋時爲東平府，即今山東東平。

⑥ 顥（hào 浩）：錢乙父名。《宋史》卷四百六十二《錢乙傳》作"穎"。

⑦ 父同産：與父親同父母所生。指錢乙的姑母。同産，指同母所生的兄弟或姊妹。《漢書·循吏·黄霸傳》："坐同産有罪劾免。"顔師古注："同産，謂兄弟也。"又《廣川惠王劉越傳》："距怨王，乃上書告齊與同産姦。"顔師古注："謂其姊妹也。""父同産"，《宋史·錢乙傳》作"姑"。

⑧ 吕將殁：姑母將死時。吕，當指姑母，非指吕君。《聚珍本》作"姑將殁"。

⑨ 跡："迹"的異體字。追踪。《新唐書·蕭銑傳》："即募兵數千，揚言跡盗。"

⑩ 驚歎：驚訝贊嘆。宋曾鞏《名教》："使者亦言蜀人有仕於中州，其父家居不能自存者，天子驚嘆。"

⑪ 詠：贊頌。唐張籍《和裴司空〈酬滿城楊少尹〉》："聖朝偏重大司空，人詠元和第一功。"

⑫ 以：句中助詞，無義。宋司馬光《功名論》："夫地有草木，天不雨露之，則不能以生；月有光華，日不照望之，則不能以明。"

⑬ 收葬：裝殮埋葬。行服：謂穿孝服守喪。《三國志·魏志·龐淯傳》："淯乃收斂揖喪，送還本部，行服三年乃還。"

⑭ 祭享：陳列祭品祀神供祖。《逸周書·周月》："至於敬授民時，巡狩祭享，猶自夏焉。"享，供祭品奉祀先人。《書·盤庚上》："兹予大享於先王。"孔穎達疏："《周禮·大宗伯》祭祀之名：天神曰祀，地祇曰祭，人鬼曰享。"

⑮ 顱顖方：《四庫全書提要》："《顱顖經》二卷，不著撰人名氏。"此指代小兒科。顖，"顋"的異體字。

⑯ 元豐：宋神宗趙頊（xù 旭）年號，公元 1078～1085 年。

⑰ 翰林醫學：醫官名。屬翰林醫官院，等級爲從九品。

⑱ 賜緋（fēi 非）：賜給赤色絲帛官服。神宗時，官至六品才能賜緋，因錢乙未至六品，特賜緋服。

⑲ 瘈瘲（chì zòng 赤縱）：病證名。即抽搐、抽風。亦作"瘛瘲"、"瘲瘛"。金成無己《明理論》："瘛者筋脈急也；瘲者筋脈緩也。急者則引而縮；緩者則縱而伸。或縮或伸，動而不止者，名曰瘛瘲，俗謂之搐者是也。"

⑳ 朝：朝見。《左傳·成公十二年》："百官承事，朝而不夕。"孔穎達疏："旦見君謂之朝。"

㉑ 黄土湯：方劑名。方出《金匱要略》。

㉒ 褒諭：誇獎。宋陸游《老學庵筆記》卷三："杜起莘自蜀入朝，不以家行。高廟聞其清脩獨處，甚愛之。一日因得對，褒諭曰：'聞卿出局，即蒲團紙張，如一行脚僧，真難及也。'"

㉓ 狀：情狀。《鶡冠子·夜行》："此皆有驗，有所以然者，隨而不見其後，迎而不見其首，成功遂事，莫知

其狀。”

㉔“以土勝水”三句：瘛瘲病多屬於風，須平肝木。黄土湯補脾陽，脾屬土，土旺則制水，水受制，則肝木自平而風止。

㉕垂：接近。宋蘇軾《祭常山神文》：“今夏麥垂登，而秋穀將槁。”

㉖適當：恰逢。宋李綱《與中書馮侍郎書》：“適當賊發之時，道路驚恐。”

㉗擢（zhuó 濁）：提升。《漢書・趙充國傳》：“擢爲後將軍。”

㉘紫衣：宋制，官至四品始服紫衣。金魚：即金魚袋。魚，一種魚形信物，稱魚袋、魚符，金飾者爲金魚。佩帶之以示品級身分。

㉙戚里：本指帝王外戚所居的地方。此借指外戚。宋孟元老《東京夢華録・立秋》：“中貴戚里，取索供賣。”貴室：此指下宫下室。

㉚願：希望。《史記・秦始皇本紀》：“願大王毋愛財物。”致：招致。

㉛老宿（sù 素）：年老而資深的人。《北史・齊平秦王歸彦傳》：“元海、乾和，豈是朝廷老宿？”此指年老資深的名醫。持難（nàn）：提出質疑。難，問難。

㉜哲宗皇帝：宋哲宗趙煦（xù 緒），在位十五年，公元1086～1100年。宿直禁中：侍奉禁宫之中。宿直，輪流值宿，引申爲侍奉。唐封演《封氏聞見記・抗直》：“舍人岑參初掌綸誥，屢稱疾不宿直承旨。”

㉝賜告：本謂皇帝批準告假還鄉治病。此謂批準辭官還鄉。告，告假。《史記・汲鄭列傳》：“黯多病，病且滿三月，上常賜告者數，終不愈。”

㉞簡易：豁達平易。《宋書・武帝紀下》：“性尤簡易，常著連齒木屐，好出神虎門逍遥。”

㉟其：大概。已：死。夫：句末語氣詞。

㊱居亡（wú 無）何：過了不久。亡，通“無”。《漢書・翟方進傳》：“居亡何……。”顔師古注：“無何，猶言無幾，謂少時。”

㊲東山：指東平城東之山。

㊳菟絲：草名。俗稱菟絲子。子可入藥。《詩・小雅・頍弁》：“蔦與女蘿，施於松柏。”毛傳：“女蘿，菟絲松蘿也。”此指菟絲蔓纏絡於松柏之上者，古傳説千年松柏之脂，滲入地下，結爲茯苓。《淮南子・説山訓》：“千年之松，下有茯苓。”高誘注：“茯苓，千歲松脂也。”故下文云尋茯苓之事。

㊴斸（zhú 燭）：掘取。北魏賈思勰《齊民要術・種竹》：“正月二月中，斸取西南引根并莖，芟去葉，於園内東北角種之。”

㊵噉：“啖”的異體字。吃。此謂服用。

㊶閲月：經過一個月。閲，經歷。《新唐書・李景儉傳》：“閲月，拜諫議大夫。”

㊷繇：通“由”。從。《漢書・元帝紀》：“繇是疏太子而愛淮陽王。”

㊸退居：退職家居。《史記・儒林列傳》：“申公恥之，歸魯，退居家教，終身不出門。”里舍：家鄉住宅。

㊹杜門：閉門。《史記・陳丞相世家》：“陵怒，謝疾免，杜門竟不朝請。”不冠屨（jù 巨）：不戴帽，不穿鞋。冠、屨，用作動詞。屨，《説文》：“屨，履也。”

㊺劇談：暢談。《漢書・揚雄傳上》：“口吃不能劇談，默而好深湛之思。”

㊻意欲之適：心里想要到（某處）去。之適：前往。《後漢書・禰衡傳》：“無所之適。”

㊼輿（yú 魚）之：抬着他。輿，肩輿，轎子，用作動詞。南朝宋劉義慶《世説新語・簡傲》：“王（王子猷）肩輿徑造竹下。”又《漢書・嚴助傳》：“輿轎而隃領，拕舟而入水。”

㊽或：假設連詞。如果。《宋史・太祖紀一》：“詔諸道獄訶，令大理刑部檢詳，或淹留差失，致中書門下改正者，重其罪。”邀致：招請。

㊾造門：上門。《後漢書・廉范傳》：“即牽馬造門，謝而歸之。”造，到。

㊿扶携（xié 鞋）：扶攜而來的老弱病人。襁負：用襁褓背負而來的小兒。

51 纍纍：衆多貌。《漢書・佞幸・石顯傳》：“印何纍纍。”顔師古注：“纍纍，重積也。”

52 長公主：皇帝姊妹的稱號。《宋史・秦國大長公主傳》：“秦國大長公主，太祖同母妹也。……太祖即位，建隆元年封燕國長公主。”

㊺ 駙馬都尉：官名。魏晉以後，凡與公主相配婚的人，皆拜駙馬都尉，因此就成爲主婿的專稱。

㊻ 廣親：皇室宅名。《小兒藥證直訣》卷中《記嘗所治病二十三證》有"廣親宅七太尉"。宗室：皇族。《宋書·武帝紀中》："平西將軍荆州刺史司馬休之，宗室之重。"

㊼ 動人：打動人心。此謂恐嚇人。

㊽ 癇（xián 賢）：癲癇。俗稱羊角風。《素問·大奇論》："心脈滿大，癇瘛筋攣。"吴崑注："火盛則風生，故令癇而仆，瘛而引筋攣而蹉。"此指小兒痙攣之病。

㊾ 火急：指面部所現赤色甚重，心屬火，此係心受邪。《宋史·錢乙傳》作"火色"。直視：眼睛直視，肝主目，此係肝受邪。

㊿ 所用時：所當令的時辰。用，當令。《漢書·丙吉傳》："方春少陽用量，未可大熱。"

(59) 剛劑：剛燥之藥劑。

(60) 石膏湯：方劑名。方出《外臺秘要》。

(61) "毋庸"二句：如果不用（石膏湯），還得來召喚我。庸，用。《詩·王風·兔爰》："我生之初，尚無庸。"毛亨傳："庸，用也。"《説文》："庸，用也。"庸、用，同源詞。

(62) 適：恰巧。有故：有事。故，事。《漢書·吴王劉濞傳》："以侵辱之爲故。"顔師古注："孟康曰：'故，事也。'"

(63) 趣之至：强迫他來到。趣，逼使。《管子·四稱》："不彌人争，唯趣人詔。"王念孫《讀書雜志·管子六》："趣，讀爲促。"

(64) 哽哽：呼吸哽塞不暢的樣子。

(65) 再：與下句"三"互文，指多次。郤："却"的異體字。減輕。《素問·舉痛論》："恐則精却。"張介賓注："却者，退也。"

(66) 法：依照常規。名詞活用作狀語，表憑藉。《素問·評熱病論》："勞風，法在肺下。"

(67) "娠者"二句：此謂胎兒在母腹中，由母親的五臟相遞滋養，大致六十天更换一臟。孫思邈《千金要方》卷一引徐之才《逐月養胎方》云：妊娠一月，由足厥陰肝養；三月，由手少陰心養；五月，由足太陰脾養；七月，由手太陰肺養；九月，由足少陰腎養。

(68) 誠：如果。《史記·蘇秦列傳》："大王誠能聽臣計，即歸燕之十城。"

(69) 偏補之：按五臟傳養次序和胎兒月數，偏補母體某一臟。

(70) 膽衡不下：膽氣偏盛，横逆不下。衡，通"横"。

(71) 過：拜訪。所善翁：要好的老友。善，交好。《吕氏春秋·貴公》："夷武善鮑叔牙。"

(72) 嗁："啼"的異體字。

(73) 俕："保"的異體字。

(74) 懌（yì 義）：高興。《史記·蕭相國世家》："高帝不懌。"《説文·新附》："懌，説也。"

(75) 博達：廣博通達。唐元結等《賀蘭進明詩序》："員外好古博達，經籍滿腹。"

(76) 不名一師：不拘泥某一師門。不名，不拘泥。如"不拘一格"，亦云"不名一格"。

(77) 無不闚（kuī 盔）：没有什麽不閲讀的。闚，"窺"的異體字。

(78) 靳靳：拘泥固執貌。宋嚴羽《答出繼叔臨安吴景仙書》："而吾叔靳靳疑之，况他人乎？"

(79) 度越縱舍：古代軍事用語。安全越過險要地區叫度越；爲全殲敵軍而故意放過敵人稱縱舍。比喻臨床治病，靈活辨證施治。明吕復《諸醫論》："錢仲陽醫如李靖用兵，度越縱舍，卒與法合。"

(80) 邃（suì 歲）：精通。《漢書·任敖傳》："蒼尤好書，無所不觀，無所不通，而尤邃律曆。"

(81) 多識（zhì 志）：博學廣記。《論語·陽貨》："多識於鳥獸草木之名。"

(82) 物色：形貌特點。《後漢書·逸民·嚴光傳》："帝思其賢，乃令以物色訪之。"李賢注："以其形貌求之。"名貌：名稱和形狀。

(83) 浸（jìn 近）劇：逐漸加重。浸，逐漸。《易·遯》："浸而長也。"孔穎達疏："浸者，漸進之名。"

(84) 早世：過早地去世。《後漢書·桓帝紀》："曩者遭家不幸，先帝早世。"李賢注："謂順帝崩也。"

(85) 今見（xiàn 現）：如今。見，同"現"。現在。《史記·張丞相列傳》："高帝時大臣又皆多死，餘見無可者。”

㊽ 篤行：淳厚誠實的品行。篤，厚。《南史・文學・岑之敬傳》：“母忌日營齋，必躬自灑掃，涕泣終日，士君子以篤行稱之。”

㊾ 奇節：不同常人的氣節。高旭《俠士行》：“深沉好讀書，少小勵奇節。”

㊿ 隱約：隱藏不爲官顯名。

㊸ 曩（náng）：從前。《韓非子・外儲説左下》：“寡人曩不知子，今知矣。”六元五運：五運六氣學説。

⑩ 東平王：漢宣帝第四子劉宇與光武帝第八子劉蒼先後封爲東平王。《兗州府志》載東平州有東平思王陵（劉宇墓），又有東平憲王陵（劉蒼冢）。冢巔：高大墳墓巔頂。

⑪ 没：同“殁”。死。《易・繫辭下》：“包犧氏没，神農氏作。”

⑫ 剟（duō 多）其章章者：摘取那些明顯的事迹。剟，通“掇”。摘取；選取。《新唐書・盧景亮傳》：“剟治道之要，著書上下篇，號《三足記》。”章章，明顯昭著貌。《史記・貨殖列傳》：“此其章章尤異者也。”

⑬ 序：爲……作傳。

譯文

錢乙，表字仲陽，前代是錢塘人，與吴越王錢鏐有宗屬關係。吴越第五代王錢俶納土歸宋後，錢乙曾祖父錢贇跟隨吴越王而北上，於是遷居到山東鄆州。父親錢顥，是擅長針灸技術的醫生，然而嗜好飲酒，喜愛游訪。有一天他隱匿姓名，從海上向東游訪，不再返回。錢乙三歲時，母親過早地去世，錢乙的姑母嫁給姓吕的醫生，姑父憐憫他孤幼，收養他爲養子。漸漸長大讀書，跟從養父吕先生學習醫學。姑母臨死前，才把他的家世告訴他。錢乙痛哭，請求去尋踪父親，共五六次往返，才找到父親所在地。又過了幾年，才接回父親還鄉。這時錢乙已經三十多歲了。鄉里人都很驚訝贊嘆，感慨地爲此事落淚，很多人賦詩來贊頌這件事。七年之後，父親壽終去世，按照禮法辦理喪事下葬。錢乙侍奉吕先生，就像侍奉親父一樣。吕先生去世，没有兒子，錢乙爲他裝殮下葬服喪，爲他的孤女舉辦婚嫁，每年按時供奉祭奠，都跟祭奠親父相同。

錢乙起初是以小兒科在山東著名的。元豐年中，皇帝姊妹長公主的女兒患病，召唤讓他診治疾病，愈病有功，長公主奏請，拜授翰林醫學官職，特賜給他赤色絲帛官服。第二年，神宗的兒子儀國公患手足瘈瘲之疾，御醫不能治愈。長公主朝見神宗皇帝時，於是談起錢乙出身民間，有不尋常醫技；皇帝立即召他入宫，用黄土湯方而治愈。神宗皇帝親自召見褒奬，并且詢問黄土湯方所以能治愈疾病的情由。錢乙回答説：“因爲土能制水，水受制則肝木得以平，那麽引起瘈瘲的風邪就自然平息了。况且以前各位御醫治療的已接近病愈，我治療時恰逢疾病痊愈。”皇帝對他的回答感到很滿意，提升他爲太醫丞，賜給他紫衣官服和金魚袋。從此皇親外戚，直到士人百姓之家，都希望招請他去診病，没有閑暇之日。他論述醫理，各位年老資深的名醫都不能自持己見問難他。不久因病辭官。哲宗皇帝時又召他侍奉於禁宫之内。過了一段時間，又稱説有病辭官，皇帝批準告歸，於是不再任官。

錢乙原本有舊疾，再加上性情豪爽嗜酒，疾病屢屢發作，自己根據自己的意見治療，總是能治愈。最後一次發病時，疲憊無力得很，於是嘆氣地説：“這就是所謂的周痹證，周痹入臟的就要死亡，我大概是活到頭了吧！”不久又説：“我能把病轉移，使病局限在四肢。”於是親自配製藥物，日夜飲服，人們没見過他的藥方。過了不久，左側手足拘攣痿廢，於是欣喜地説：“可以了！”又讓他的親人登上東山，尋視菟絲生長之地，手持火炬在菟絲下巡照，在火滅的地點掘取，果然得到茯苓，茯苓像斗一般大，於是按照方法服用，經過一個月服完。從此，雖然左手足偏廢，但氣壯骨堅，猶如没病的人一樣。辭官後隱居在老家房中，關閉房門，不戴帽不穿鞋，坐卧在床上，常常讀些史書雜文，好友來訪，就飲酒暢談。心裏想要到某處去，就讓兩個僕人用肩輿抬着他，出入在閭巷之間，如果有人邀請他去，却不肯前往。病人每天登上門來，有的是扶攜而來的老弱病人，有的是用襁褓包着而揹來的嬰兒，病人多得擠滿前堂。近的來自鄰鄉，遠的有一百幾十里，都給與他們藥物，病人致謝後而離去。

當初，長公主的女兒患泄痢病，將有危險。錢乙正值酒醉，診病後説："應當出疹後才能病愈。"主婿、駙馬都尉認爲不對，憤怒地責備錢乙，錢乙没答話而退出。第二天，果然出了疹子，駙馬都尉很驚喜，贈詩感謝他。

廣親宅的皇族之子病了，錢乙診病後説："這種病可以不用藥治療就能病愈。"錢乙又看看孩子很年幼，囑咐説："這個孩子早晨或晚上要突然發病，很嚇人，三天之後過了午時就没病了。"孩子家人憤怒地説："孩子有什麽大病？醫生貪圖錢財而恐嚇人，才這樣説罷了！"第二天果然抽風很緊急，再召來錢乙治療，三天後病愈。問他根據什麽在没發病之前就能預知，他回答説："面部赤紅是心火急，兩眼直視是肝風動，是心經和肝經都受邪的原因；過了午時病愈，是因爲心和肝所當令的時辰應當更移了。"

皇族親王的兒子患了嘔吐泄痢病，御醫用温熱藥治療，孩子又增加了氣喘。錢乙説："此病本是胃中有邪熱，并且連及脾經受傷，怎麽能用剛烈温燥藥治療呢？將要大小便不通。"錢乙要給與石膏湯。親王和御醫都不相信，謝絶。錢乙説："如果不用石膏湯，還得來召唤我！"兩天後，果然又來召唤，恰巧錢乙有事，不能及時前往，親王生疑并且大怒，派十幾個人强迫他來到，錢乙説："這本來就是石膏湯證。"果然像錢乙説的那樣而取得效驗。

有個讀書人患了咳嗽病，面現青色并且白亮，呼吸哽塞不暢。錢乙説："肝反侮肺，這是逆證。假若在秋天得這個病還能治愈，如今是春天，不能治了。"病人家屬祈請哀求，勉强錢乙給與藥物。幾天後，錢乙説："我用藥物多次瀉肝而病情不能稍微減輕，又多次補肺而肺氣更虚，還增加了唇白，依照常規應當三日死亡。然而，如果能收納水穀的可以超過期限，不能收納水穀的就要縮短期限，如今病人尚能進粥，過五天後就要絶命了。"

有個孕婦患病，醫生説胎兒將要流産。錢乙説："胎兒是由母親五臟相遞滋養，大致六十天更换一臟，如果能等到應補的月份，偏補母親的某一臟，何必要流産？"後來母子都得保全。

又有個乳婦由於大怒而患病，疾病雖然治愈，但是兩眼張着不能閉。人們不明白，以這個病請問錢乙。錢乙説："煎煮郁李仁酒給她飲服，使病人達到酒醉的程度就能治愈。這樣治療的原因，是因爲目係向内連通肝膽，大怒則肝氣鬱結，膽氣横逆不下，只有郁李仁能除去氣結，藥力隨酒入膽，氣結除去，膽氣下暢，眼睛就能閉上了。"如同錢乙説的那樣取得效驗。

有一天錢乙去探望要好的老友，聽到小兒啼哭聲，驚愕地問："怎麽是這般哭叫聲？"老友説："是我家孿生的兩個男孩兒。"錢乙説："要小心地照看他們，過了百日才能保住。"老友很不高興。過了一個多月，都死去了。

錢乙從事的醫學廣博通達，不拘泥某一師門，所治療的各種疾病都很精通，他不只是一位小兒科醫生。對於醫書没有什麽不閲讀，别的醫生固執地遵守古法，他却唯獨能靈活地辨證施治，最終跟古法相合。尤其精通藥物，通曉各種事物道理，能辨别糾正書中的缺漏錯誤。人們或是得到奇異的藥物，或是遇到奇異的事物來請教他，一定能爲他們説出産地生長的本末情況，形貌特點和名稱形態，回去考證，全都符合。晚年攣痹逐漸加劇，而他嗜酒喜用冷食的習慣，都不肯戒除。自我診斷知道不能治愈了，就召來家人親屬訣别，更换上壽衣等待生命結束，享年八十二歲，壽終在自家。他所撰著的書籍有《傷寒論指微》五卷、《嬰孺論》百篇。一個兒子過早地去世，兩個孫子如今從事醫業。

劉跂評論説：錢乙不只是他的醫術值得稱贊，他淳厚誠實的品行近似儒者，他不同常人的氣節近似俠客，醫術盛行於世却隱居不爲官顯名，又類似那種有道之人。他屢次對我説："從前我學習五運六氣，夜宿在東平王高大墳墓巔頂觀察氣象，達到一個多月不睡覺。我如今年老將死，有很多事理的確不在書本上，如果你肯於用三十天時間跟從我，一定傳授給你。"我笑着謝絶不能跟從，此後終於不再説。唉！這樣的人，如果想要再遇到，太難了！錢乙去世後，我聽説他的治驗非常多，鄆州一帶人人都能説出一些，就選取了那些明顯昭著的治驗寫入傳記中，有朝一日歷史學家爲方術之士作傳時，當會將有參考價值吧。

課文簡析

本傳記述了北宋時期我國著名兒科名醫錢乙的生平事迹和醫學成就。本傳分三段。第一段（包括前三個自然段），首先簡述錢乙的身世，突出記述和頌揚他的至孝美德；其次概述他在兒科方面的成就，有治驗，有理論，先後被神宗、哲宗皇帝召見褒諭授官；最後記述他因病辭職回家後，一方面與自身疾病頑强鬥争，另一方面又爲廣大患者除疾袪病。第二段，以七個病案，集中描寫了他的高明醫技，既以兒科見長，又兼通内科、婦産科，辨證準確，用藥恰當，預後明言。第三段（包括最後兩個自然段），首寫他"爲方博達，不名一師"，化古創新，及著述情況。繼則總評其醫學、篤行、奇節、隱逸行道等各方面的品行，對於這樣一位醫家的謝世，當地群衆深切懷念，作者也寄寓了深深的惋惜之情。

參考資料

1.《學易集》八卷，宋劉跂撰，跂字斯立，東光人，家於東平，尚書右僕射摯之子也，《宋史》附見摯傳，稱其"能爲文章，遭黨事，爲官拓落，家居避禍，以壽終。"而不詳著其仕履。惟晁説之《景迂生集》有所作《跂墓誌》，稱跂登元豐二年進士，初選亳州教授，元祐初除曹州州學教授，以雄州防禦推官知江州彭澤縣，其後改管城蘄水，所至有政聲。後主管成都府永寧觀，政和末以朝奉郎卒。所叙生平梗概頗爲詳悉説之。又稱跂晚作學易堂，鄉人稱爲學易先生，其集名蓋取諸此也。紹聖初，摯以黨籍貶新州，卒於貶所。建中靖國初，跂伏闕籲寬，得復官昭雪，世稱其孝……所作古文類，簡勁有法度，詩則多作黄庭堅體……以文章而論，亦北宋末年卓然一作者矣。

《學易集》清·朱鈐等校勘本序

2. 臣等謹按《小兒藥證直訣》三卷，宋大梁閻季忠所編錢乙方論也。乙，字仲陽，東平人，官至太醫院丞。事跡具《宋史·方技傳》。乙在政和間，以巫方氏《顱顖經》治小兒，甚著於時。故季忠集其舊法，以爲此書。上卷論證，中卷爲醫案，下卷爲方。陳振孫《書泵解題》，馬端臨《文獻通考》并著録。明以來舊本久佚，惟雜見諸家醫書中。今從《永樂大典》内掇拾排纂，得論證四十七條，醫案二十三條，方一百一十有四，各以類編，仍爲三卷。又得閻季忠《序》一篇，劉跂所作《錢仲陽傳》一篇，並冠簡端，條理秩然，幾還其舊，疑當時全部收入，故無大佚脱也。小兒經方，千古罕見，自乙别爲專門，而其書亦爲幼科之鼻祖。後人得其緒論，往往有回生之功……閻季忠，《永樂大典》作閻孝忠，然《書泵解題》及《通考》皆作季忠，疑《永樂大典》爲傳寫之訛，今改從諸家作"季"……乾隆四十五年十一月恭校上。總纂官内閣學士臣紀昀、光録寺卿臣陸錫熊、纂修官翰林院編修臣王嘉會。

《四庫全書總目提要》

3. 學海初讀武英殿聚珍本《小兒藥證直訣》一書，仰見聖天子撫育至德，被及萌芽，豈第宣聖少懷之義，而當日諸臣搜採之勤，亦可謂能上體皇仁，而不遺餘力矣。急將付梓，以廣其傳，庶幾薄海呱呱脱於夭枉，亦儒生窮居草野，宣布德意，上酬高厚之一端也。旋復於書肆得所爲仿宋刻者，其次第頗異，而後附有閻季忠《小兒方》，董汲《斑疹方》各一卷。夫當諸臣搜採之日，天下藏書之家，莫不争獻秘笈，卒未得是書真本，而今乃復見於世，豈非古人精氣有不可磨滅者歟？是書原刻閻名作"孝忠"，"真訣"作"直訣"，今未敢易也。"聚珍本"往往有閻氏方論誤入錢書者，今依宋本，則各得其所矣。其藥味分量間有不同，今各注於本方之末。至《薛氏醫案》本已爲薛氏所亂，不足引證云。光緒十七年辛卯長夏内閣中書周學海謹記。

《小兒藥證直訣》清·周學海本序

4. 余平生刻意方藥。察脈按證雖有定法,而探源應變,自謂妙出意表。蓋脈難以消息求,證不可言語取者,襁褓之嬰,孩提之童,尤甚焉!故專一爲業,垂肆拾年。因緣遭遇,供奉禁掖,累有薄效,誤被恩寵。然小兒之疾,陰陽癇爲最大,而醫所覃思,經有備論。至於斑疹之候,蔑然危惡,與驚搐、傷寒、貳癇大同而用藥甚異,投劑小差,悖謬難理,而醫者恬不爲慮。比得告歸里中,廣川及之出方一帙示予,予開卷而驚嘆曰:"是予平昔之所究心者,而子乃不言傳而得之。"予深嘉及之少年藝術之精,而又愜素所願以授人者,於是輒書卷尾焉。時元祐癸酉拾月丙申日,翰林醫官太醫丞賜紫金魚袋錢乙題。

《小兒藥證直訣》宋・錢乙後序

5. 惟乙深造機之閫奥,而擷其精華,建爲五藏之方,各隨所宜,謂肝有相火則有瀉而無補,腎爲真水則有補而無瀉,皆啟《内經》之祕,尤知者之所取法也。世槩以嬰孺醫目之,何其知乙之淺哉!其遺書散亡,出於閻孝忠所集者,多孝忠之意,初非乙之本真也。

明虞摶《醫學正傳・或問》

(惠 群)

十一 龐安時傳

説明

本文選自《宋史》,據 1977 年中華書局校點本排印。《宋史》修於元末,由丞相脱脱和阿魯圖先後主持修撰,由鐵木兒塔識、賀惟一、張起巖、歐陽玄等七人任總裁官。全書有本紀四十七卷,志一百六十二卷,表三十二卷,列傳二百五十五卷,共四百九十六卷,是二十四史中最龐大的一部官修史書。早在元初,元世祖忽必烈就曾詔修宋史,由於元王朝内部對於修撰宋史的體例争論不休,長期未能成書。直到元朝末年,元順帝欲藉前代"治亂興亡之由","垂鑑後世",維護風雨飄摇的元朝統治,才於至正三年(公元 1343 年),詔修遼、金、宋三史。《宋史》在"紀、傳、表、志本已完備"的基礎上,只用兩年半時間,於至正五年(公元 1345 年)成書。《宋史》以卷帙浩繁著稱。就傳而言,就有二千多人的列傳。《宋史》保留了有關宋代政治、經濟、軍事、文化等各方面的原始資料。由於宋代程朱理學的興起,又由於修撰《宋史》的主要人物都是理學的忠實信徒,故《宋史》始終遵循的基本思想是程朱理學,以此作爲判斷是非的標準。由於修撰者只重理學,而忽視史實考訂、史料剪裁和文字修飾,故《宋史》又有繁蕪雜亂之稱。《宋史》版本很多,中華書局校點本是較好的通行本,每卷末附校勘記。

龐安時,字安常,蘄州蘄水人[①]。兒時能讀書,過目輒記。父,世醫也,授以《脈訣》[②]。安時曰:"是不足爲也[③]。"獨取黄帝、扁鵲之脈書治之[④],未久,已能通其説,時出新意,辨詰不可屈[⑤],父大驚,時年猶未冠[⑥]。已而病聵[⑦],乃益讀《靈樞》、《太素》、《甲乙》諸秘書[⑧],凡經傳百家之涉其道者[⑨],靡不通貫[⑩]。嘗曰:"世所謂醫書,予皆見之,惟扁鵲之言深矣。蓋所謂《難經》者[⑪],扁鵲寓術於其書[⑫],而言之不詳,意者使後人自求之歟[⑬]!予之術蓋出於此。以之視淺深,決死生,若合符節[⑭]。且察脈之要,莫急於人迎、寸口[⑮]。是二脈陰陽相應[⑯],如兩引繩,陰陽均,則繩之大小等[⑰]。故定陰陽於喉、手[⑱],配覆溢於尺、寸[⑲],寓九候於浮沉[⑳],分四温於傷寒[㉑]。此皆扁鵲略開其端,而予參以《内經》諸書,考究而得其説。審而用之[㉒],順而治之[㉓],病不得逃矣。"又欲以術告後世,故著《難經辨》數萬言[㉔]。觀草木之性與五藏之宜[㉕],秩其職任[㉖],官其寒熱[㉗],班其奇偶[㉘],以療百疾,著《主對集》一卷[㉙]。古今異宜[㉚],方術脱遺[㉛],備陰陽之變[㉜],補仲景論[㉝]。藥有後出,古所未知,今不能辨,嘗試有功[㉞],不可遺也,作《本草補遺》[㉟]。

爲人治病,率十愈八九[㊱]。踵門求診者[㊲],爲辟邸舍居之[㊳],親視飦粥藥物[㊴],必愈而後遣[㊵];其不可爲者[㊶],必實告之,不復爲治。活人無數。病家持金帛來謝[㊷],不盡取也。

嘗詣舒之桐城[㊸],有民家婦孕將産,七日而子不下,百術無所效。安時之弟子李百全適在傍舍[44]，邀安時往視之。纔見，即連呼不死，令其家人以湯温其腰腹，自爲上下拊摩[45]，孕者覺腸胃微痛，呻吟間生一男子。其家驚喜，而不知所以然。安時曰："兒已出胞，而一手誤執母腸不復能脱，故非符藥所能爲[46]。吾隔腹捫兒手所在[47]，鍼其虎口[48]，既痛即縮手，所以遽生[49]，無他術也。"取兒視之，右手虎口鍼痕存焉。其妙如此。

有問以華佗之事者，曰[50]："術若是[51]，非人所能爲也。其史之妄乎[52]！"年五十八而疾作，門人請自視脈，笑曰："吾察之審矣[53]。且出入息亦脈也[54]，今胃氣已絶[55]，死矣。"遂屏却藥餌[56]。後數日，與客坐語而卒。

注釋

① 蘄州：宋代爲蘄州蘄春郡，故城在今湖北蘄春縣西北。蘄水：爲蘄州蘄春郡屬縣，在今湖北浠水縣。

② 脈訣：古醫書以"脈訣"命名者甚多，《中國醫籍考》載有《皇甫氏脈訣》、《韓氏脈訣》、《李氏柴先生脈訣》、《崔氏脈訣》、《劉氏脈訣》、《楊氏脈訣》、《滑氏脈訣》、《黄氏脈訣》等，未明此文中《脈訣》何指。

③ 是不足爲：這部書不值得學習研究。不足，不值得。參見《華佗傳》中"不足"注。

④ "黄帝"七字：《宋志》載有《黄帝脈經》一卷及《扁鵲脈經》一卷。按此處所説"黄帝、扁鵲之脈書"，據下文所言書目推斷，當指《内經》和《難經》中有關脈學理論而言。

⑤ 辨詰：辯難詰問。辨，通"辯"。《資治通鑒·唐高祖武德五年》："元璹見頡利，責以負約，與相辨詰，頡利頗慚。"不可屈：不能使他理屈。屈，使動用法，後省賓語"之"。

⑥ 未冠：不滿二十歲。參見《陶弘景傳》中"弱冠"注。

⑦ 病聵（kuì 潰）：患了耳聾病。《東坡雜記》："蘄州龐安常，善醫而聵，與人語，書在紙，始能答。"

⑧ 太素：即《黄帝内經太素》，唐初楊上善撰注。甲乙：即《黄帝三部針灸甲乙經》，魏晉間皇甫謐編撰。

⑨ 經：指儒家經典著作。傳：指闡述經義的著作。百家：指諸子百家著作。

⑩ 靡不通貫：没有什麽不通曉。通貫，通曉。宋陸游《楊夫人墓志銘》："二子未從外塾，而於幼學之事，各已通貫精習。"

⑪ 難經：相傳爲秦越人（扁鵲）編撰。《舊唐書·經籍志》："《黄帝八十一難》一卷，秦越人撰。"

⑫ 寓：寄托。唐韓愈《送高閑上人序》："觀於物，見山水崖谷，鳥獸魚蟲……一寓於書。"

⑬ 意者：表示測度。或許是。《墨子·公孟》："今吾事先生久矣，而福不至，意者先生之言有不善乎？"又明李贄《復鄧石陽書》："意者或藉聞見以爲聰明，或藉耳目以爲心腹歟！"

⑭ 若合符節：就像符節相合一樣。符節，又稱符契，古代符信之一種，以金玉竹木等製成，上刻文字，分爲兩半，使用時以兩半相合爲驗。參見《宋清傳》中"券"注。

⑮ 急：重要。與上句"要"同義。銀雀山漢墓竹簡《孫臏兵法·威王問》："料敵計險，必察近遠……將之道也。必攻不守，兵之急者也。"

⑯ "是二脈"句：在十二經脈中，人迎屬足陽明胃經，故其脈屬陽而主外；寸口屬手太陰肺經，故其脈屬陰而主内。因此，這兩脈爲陰陽相應。

⑰ "如兩引繩"三句：這是對人迎、寸口二脈陰陽相應的比喻。《素問·至真要大論》："帝曰：夫子言察陰陽所在而調之，論言人迎與寸口，若引繩小大齊等，命曰平。"引繩，對拉的繩子。等，等同。

⑱ 帿：指人迎。人迎位於結喉兩側的頸動脈。手：指寸口。寸口位於掌後橈動脈搏動處。包括寸、關、尺三部。

⑲ "配覆溢"六字：謂在寸口的尺、寸部位，配上覆、溢這兩種反常的脈象。《難經·三難》論脈"有覆，有溢"。覆，指脈搏深入尺部，有自上而下覆蓋之意；溢，指脈搏上衝魚際，有自下而上滿溢之意。二脈皆屬真臟之脈，人不病而死。

⑳ "寓九候"六字：謂使九候寄寓於浮沉之法。《難經·十八難》："脈有三部九候……三部者，寸關尺也；九候者，浮中沉也。寸、關、尺三部，各有浮、中、沉三候，故三三爲九候。切脈時通過手指舉按輕重的方法，以辨别寸、關、尺三部的浮、中、沉脈象。此説始於《難經》，與《内經》中所論三部九候之義有所不同。

㉑ "分四温"六字：謂在傷寒中，分四種温病。《難經·五十八難》："傷寒有五，有中風，有傷寒，有濕温，

有熱病，有温病，其所苦各有不同。”按龐氏在《傷寒總病論》中，把温病分爲春温、熱温、濕温、風温四種，即本《難經》而來。

㉒ 審：慎重。《韓非子・存韓》：“故曰：‘兵者，凶器也。’不可不審用也。”

㉓ 順：通“慎”。慎重。與上句“審”同義對舉。《莊子・人間世》：“順始無窮，若殆以不信厚言，必死於暴人之前矣！”于省吾《雙劍誃諸子新證・莊子一》：“順，應讀作慎……《左襄二十五年傳》‘慎始而敬終’，是‘慎始’乃古人成語。”又《勸學》：“故君子不傲不隱不聾，謹順其身。”王先謙集解引盧文弨曰：“‘順’，宋本作‘慎’。”

㉔ 難經辨：《宋史・藝文志》載“龐氏安時《難經解義》一卷”，滑壽《難經本義》云：“蕲水龐安常，有《難經解》數萬言，惜乎無傳。”二者疑係《難經辨》一書，已佚。

㉕ 宜：適宜。此謂藥性與五臟的相應關係，即某藥適宜治某臟的病。《素問・五藏生成》：“故心欲苦，肺欲辛，肝欲酸，脾欲甘，腎欲咸，此五味之所合也。”

㉖ 秩其職任：確定藥物的品位和功效。秩，動詞，授職。此謂確定。職任，本指官員的職位和職責。此指藥物的品位和功效。

㉗ 官其寒熱：認定藥物的寒熱性質。官，動詞，授官。此謂認定。義同上句“秩”。

㉘ 班其奇（jī 鷄）偶：分清奇方和偶方的用法。班，位次。《左傳・文公六年》：“班在九人。”奇偶，謂朝中官員編制。此指藥物配伍的單數或偶數。《素問・至真要大論》：“大要曰：君一臣二，奇之制也；君二臣四，偶之制也……近者奇之，遠者偶之。”王冰注：“奇，謂古之單方；偶，謂古之複方也。”

㉙ 主對集：方集名，已佚。

㉚ 異宜：所宜不同。此謂治療疾病的方法應當根據古今疾病的不同而因時制宜。

㉛ 方術：此指醫藥學著作。脱遺：脱漏遺缺。

㉜ 備陰陽之變：使六經辨證更加完備。陰陽之變，指太陽、陽明、少陽、太陰、少陰、厥陰六經辨證。

㉝ 補仲景論：指龐氏所著《傷寒總病論》六卷。對《傷寒論》處方用藥，多有補充和發揮。《文獻通考》：“張仲景《傷寒論》……安常又竊憂其有病證而無方者，續著爲論數卷。用心爲述，追儷古人。淮南謂安常能爲傷寒説話，豈不信哉！”

㉞ 有功：有效。功，功效。《素問・五藏别論》：“病不許治者，病必不治，治之無功矣。”

㉟ 本草補遺：《中國醫籍考》：“龐氏安時《本草補遺》，佚。”

㊱ 率（shuài 帥）：大概。《新唐書・食貨志二》：“至長慶，户三百三十五萬，而兵九十九萬，率三户以奉一兵。”

㊲ 踵門：登門。《孟子・滕文公上》：“有爲神農之言者許行，自楚之滕，踵門而告文公。”

㊳ 辟邸舍：謂騰出房舍作爲病房。辟，開辟。此謂騰出。邸舍，房舍。據下文，猶今之病房。

㊴ 飦（zhān 氈）粥：稠粥。同“饘”。《説文》：“饘，糜也……周謂之饘，宋謂之糊。”

㊵ 遣：送回。《漢書・張騫傳》：“大宛以爲然，遣騫。”

㊶ 爲：與下句“不復爲治”的“治”，義同。治療。《左傳・成公十年》：“疾不可爲也。”

㊷ 金帛：泛指錢物。《列子・説符》：“元君大驚，立賜金帛。”

㊸ 詣：到。舒之桐城：舒州屬縣桐城，今安徽省桐城縣。舒，舒州，宋代改爲安慶府。

㊹ 適：恰巧。《左傳・昭公十七年》：“我高祖少皞摯之立也，鳳鳥適至。”傍舍：鄰舍。

㊺ 拊摩：撫摩。拊，撫摩。《説文》：“拊，揗也。”又“揗，摩也。”

㊻ 符藥：符術和藥物。符術，古代道士巫師使用法術、符籙等方法役鬼神，辟病邪。

㊼ 捫：按住，執持。《詩・大雅・抑》：“莫捫朕舌，言不可逝矣。”毛傳：“捫，持也。”

㊽ 虎口：爲“合谷穴”的别稱。該穴有治療滯産的功效。此病案是記述龐氏使用針刺催産，至於胎兒“一手誤執母腸”，及下文“取兒視之，右手虎口針痕存焉”，皆荒誕無稽之談，無非要渲染龐氏針刺技術的高明而已。

㊾ 遽（jù 巨）：迅速。《文選・張衡〈西京賦〉》：“百禽㥄遽，騤瞿奔觸。”薛綜注：“遽，促也。”

㊿ 曰：此爲龐氏答曰。

51 術：指華佗運用麻沸散施行外科手術之事。

㊷ 其:或許。史:史書。指《三國志·華佗傳》和《後漢書·華佗傳》。妄:虚罔不實。唐韓愈《誰氏子》詩:"神仙雖然有傳説,知者盡知其妄矣。"

㊸ 審:明悉。《新唐書·儒學傳下·元行沖》:"當局稱迷,傍觀必審。"

㊹ 出入息:即呼吸。

㊺ 胃氣:指脾胃功能在脈象上的反映,即滯和緩雍容而有力的脈象。《素問·玉機真藏論》:"脈弱以滑,是有胃氣。"又《素問·平人氣象論》:"人無胃氣曰逆,逆者死。"張志聰注:"胃氣者,中土柔和之氣也。"張介賓注:"無太過,無不及,自有一種雍容和緩之狀者,便是胃氣之脈。"

㊻ 屏却:屏除。

課文簡析

本傳記述了北宋醫學家龐安時的醫學見解、著作、高明醫技及高尚醫德。首段(第一自然段),記述龐安時的學醫經歷、學術見解及著作成就。他雖然出身於世醫之家,但其術却來源於《靈樞》、《太素》、《甲乙經》、《難經》等中醫經典著作,"以之視淺深,決死生,若合符節"。他對於脈學、傷寒等前人理論,不僅是單純繼承,而是在前人"略開其端"的基礎上進一步考究、發揮、實踐。其《傷寒總病論》,即對仲景論多有補充。次段(第二、三自然段),記述了龐安時的高尚醫德和高明醫技。騰出自家房舍供病人居住治療,親視食藥,必愈而遣,拒收資謝等醫德醫風,確屬難能可貴。龐氏之醫案本很多,惜史家只列催産一事,且有荒誕之辭。末段,記述龐氏之死,自視審明。

參考資料

1.《宋史》修於元末,由丞相脱脱和阿魯圖先後主持修撰,鐵木兒塔識、賀惟一、張起巖、歐陽玄等七人任總裁官。全書本紀四十七卷,志一百六十二卷,表三十二卷,列傳二百五十五卷,共四百九十六卷,是二十四史中最龐大的一部官修史書……在二十四史中,《宋史》以卷帙浩繁著稱。兩千多人的列傳,比《舊唐書·列傳》多一倍,志的分量在二十四史中也是獨一無二的……這種現象决不是偶然的。宋代是中國封建社會逐步向後期過渡的重要歷史時期……在這種階級矛盾、民族矛盾和地主階級内部矛盾尖鋭交織的情况下,封建專制主義中央集權制度有了重大發展。這主要表現爲宋代封建政權、軍權、財權的高度集中和意識形態領域内唯心主義道學(又叫理學)的興起……在《宋史》修撰中起主要作用的那些人物,都是道學的忠實信徒……《宋史》的修撰原則是,遵循"先儒性命之説","先理致而後文辭,崇道德而黜功利。書法以之而矜式,彝倫賴是以匡扶"。在這個原則下,歐陽玄爲《宋史》定下的體例和他所撰寫的論、贊、序以及《進宋史表》,都集中地貫徹了道學的思想……由於《宋史》修撰者只重道學,文字不加修飾,史料剪裁、史實考訂、全書體例等方面也存在許多缺點,使它在二十四史中又有繁蕪雜亂之稱。

《宋史》中華書局校點本出版説明

2. 蘄州龐君安常善醫而聵,與人語,須書紙始能曉。東坡笑曰:"吾與君皆異人也,吾以手爲口,君以眼爲耳,非異人乎?"

《東坡志林》卷一

3. 龐安時,蘄州蘄水人也,隱於醫,四方之請者,日滿其門。安時亦饒有田産,不汲汲於利,故其聲益高。余嘗見其還自金陵,過池陽,先君命余往謁之,隨行四五大官舟,行李之盛,侔部使者。一舟所載聲樂也,一舟輜重也,一舟厨傳也,一舟諸色技藝人,無不有也。然其人自適,不肯入京,醫之妙,亦近世所無也。

《醫部全録》卷五百七《醫術名流列傳·龐安時》引《澹山雜識》

(惠 群)

十二 東垣老人傳★

説明

本文選自李濂《醫史》,據中醫研究院圖書館珍藏余雲岫手抄本排印。作者硯堅,即硯彌堅，一名賢，字伯固，應城（今湖北應城）人。元初以名士招致北方，定居真定，以授徒爲業。不久被薦，擢真定教授，循循爲教，終始不倦。至元初置國子監，召拜國子司業。歲餘，以疾辭歸。硯堅學問淳正，文章質樸。爲人清苦莊重，被當時士人所推崇。著有《鄖城集》。

東垣老人李君，諱杲[1]，字明之。其先世居真定[2]，富於金財。大定初[3]，校籍真定河間[4]，户冠兩路[5]。君之幼也，異於羣兒；及長，忠信篤敬[6]，慎交游[7]，與人相接，無戲言[8]。衢間衆人以爲懽洽處[9]，足跡未嘗到，蓋天性然也。朋儕多疾之[10]，密議一席，使妓戲狎[11]，或引其衣，即怒罵，解衣焚之。由鄉豪接待國使[12]，府尹聞其妙齡有守也[13]，諷妓强之酒[14]，不得辭，稍飲，遂大吐而出。其自愛如此。受《論語》、《孟子》於王内翰從之[15]，受《春秋》於馮内翰叔獻。宅有隙地，建書院，延待儒士[16]。或不給者[17]，盡周之[18]。泰和中[19]，歲饑[20]，民多流亡，君極力賑捄[21]，全活者甚衆[22]。

母王氏寢疾[23]，命里中數醫拯之，温凉寒熱，其説異同，百藥備嘗，以水濟水[24]，竟莫如爲何證而斃。君痛悼不知醫而失其親，有願曰[25]："若遇良醫，當力學以志吾過[26]。"聞易水潔古老人張君元素[27]，醫名天下[28]，捐金帛詣之[29]。學數年，盡得其法。進納得官[30]，監濟源税[31]。彼中民感時行疫癘，俗呼爲大頭天行[32]。醫工遍閱方書，無與對證者；出己見，妄下之，不效；復下之，比比至死[33]。醫不以爲過，病家不以爲非。君獨惻然於心[34]，廢寢食，循流討源，察標求本，製一方，與服之，乃效[35]。特壽之於木[36]，刻揭於耳目聚集之地[37]，用之者無不效，時以爲仙人所傳，而鏨之於石碣[38]。

君初不以醫爲名，人亦不知君之深於醫也[39]。君避兵汴梁[40]，遂以醫游公卿間[41]，其明效大驗，具載别書。壬辰北渡[42]，寓東平[43]；至甲辰還鄉里[44]。一日，謂友人周都運德父曰："吾老，欲道傳後世[45]，艱其人奈何[46]？"德父曰："廉臺羅天益謙父[47]，性行敦樸，嘗恨所業未精[48]，有志於學，君欲傳道，斯人其可也。"他日，偕往拜之。君一見曰："汝來學覓錢醫人乎？學傳道醫人乎？"謙父曰："亦傳道耳。"遂就學，日用飲食，仰給於君[49]。學三年，嘉其久而不倦也，予之白金二十兩[50]，曰："吾知汝活計甚難[51]，恐汝動心，半途而止，可以此給妻子[52]。"謙父力辭不受。君曰："吾大者不惜，何吝乎細？汝勿復辭。"君所期者可知矣。臨終，平日所著書檢勘卷帙[53]，以類相從，列於几前，囑謙父曰："此書付汝，非爲李明之、羅謙父，蓋爲天下後世，慎勿湮没，推而行之。"行年七十有二[54]，實辛亥二月二十五日也[55]。君殁，迨今十有七年，謙父言猶在耳，念之益新。噫嘻！君之學，知所托矣[56]。

注釋

① 諱：古代對帝王將相或尊長不敢直稱其名，謂之避諱或名諱，因以"諱"指"名"。"諱杲"，即"杲"爲李東垣正名，不敢直稱，故在名前加一"諱"字。清顧炎武《廟諱御名議》："臣聞諱名之禮，始自周人。"

② 其先：他的祖輩。世：世代。真定：元置真定路，治在真定縣，即今河北省正定縣。本戰國時中山國東垣邑，漢初置東垣縣，高帝時更名爲真定，歷代沿用。李杲以"東垣"爲號，即本先世所居古地名。

③ 大定：金世宗完顔雍的年號，公元 1161～1189 年。

④ 校（jiào 叫）籍：核定户籍。河間：宋、金時屬真定府所轄縣，元時改爲河間路。今河北河間縣。

⑤ 户冠兩路：李家（財富）在真定、河間兩路居首位。冠，居首位，用作動詞。路，宋元時的地方行政區域名，相當於現在的行政地區。

⑥ 忠信篤敬：忠誠、信實、篤厚、敬肅。《論語・衛靈公》："言忠信，行篤敬。"

⑦ 交游：又作"交遊"。交際。漢王符《潛夫論・務本》："列士者，以孝悌爲本，以交遊爲末。"

⑧ 戲言：開玩笑的話。《吕氏春秋・重言》："周公對曰：'臣聞之，天子無戲言。'"

⑨ 衢（qú 渠）間：此指街巷間。衢，四通八達的道路。《説文》："四達謂之衢。"懽洽處：歡樂愜意的場所。懽洽，歡樂愜意。懽，"歡"的異體字。宋俞文豹《吹劍四録》："真宗東封還，大酺，見都城士女懽洽。"

⑩ 朋儕(chái 柴):朋輩。《初刻拍案驚奇》卷四:“因爲潘將軍失却玉念珠,無處訪尋,却是他與朋儕作戲,取來挂在慈恩寺塔院相輪上面。”疾:通“嫉”。妒忌。《晉書·潘岳傳》:“岳才名冠世,爲衆所疾。”

⑪ 戲狎(xiá 俠):調戲。《西游補》第六回:“這個猢猻果然可惡,竟到藤榻邊來,把妾戲狎。”

⑫ 國使:國家使者。此指南宋派往金朝的使者。

⑬ 府尹:官名。南宋府尹掌京府政令。守:操守品行。《易·繫辭下》:“失其守者,其辭屈。”高亨注:“失其操守之人,附聲附和,不敢堅持己見,故其辭屈服。”

⑭ 諷:用婉語暗示。《韓非子·八經》:“故使之諷,諷定而怒。”陳奇猷集釋:“不以正言謂之諷。”强之酒:强勸李杲飲酒。酒,飲酒,用作動詞。

⑮ 内翰:唐、宋、元代翰林的别稱。唐徐夤《輦下贈屯田何員外》詩:“内翰好才兼好古,秋來應數到君家。”原注:“員外與楊老丞翰林同學,恩義最。”

⑯ 延待:接待。宋孫光憲《北夢瑣言》卷十:“有仁壽縣主簿歐陽衎,愍其衰老,常延待之。”

⑰ 不給(jǐ 己):生活不豐足。《孟子·告子下》:“春省耕而補不足,秋省斂而助不給。”

⑱ 周:通“賙”。周濟。《禮記·月令》:“〔季春之月〕天子布德行惠,命有司發倉廩,賜貧窮,振乏絶,開府庫,出幣帛,周天下。”鄭玄注:“周,謂給不足也。”

⑲ 泰和:金章宗完顔璟的年號,公元 1201～1208 年。

⑳ 歲饑:農業收成不好。歲,農業收成。宋葉適《夫人陳氏墓志銘》:“歲惡,田且盡。”饑,《説文》:“穀不孰爲饑。”《中國歷史大事年表》載泰和四年(公元 1204 年)“是年,金地旱,河北、山東尤甚。”

㉑ 捄:“救”的異體字。

㉒ 全活:保全救活。宋蘇軾《聖散子後序》:“去年春,杭之民病,得此藥,全活者不可勝數。”

㉓ 寢疾:卧病不起。《左傳·昭公七年》:“寡君寢疾,於今三月矣。”

㉔ 以水濟水:在水中再加水。比喻於事無所補益。《左傳·昭公二十年》:“若以水濟水,誰能食之?”

㉕ 有願:立下志願。願,志願。陶潛《歸去來兮辭》:“富貴非吾願,帝鄉不可期。”

㉖ 志:通“識(誌)”。記住。《國語·魯語下》:“仲尼聞之曰:‘弟子志之,季氏之婦不淫矣。’”韋昭注:“志,識也。”又《周禮·春官·保章氏》:“掌天星,以志星辰日月之變動。”鄭玄注:“志,古文識。識,記也。”在“記”的意義上,志、識爲同源詞。

㉗ “聞易水”句:易水,指易州,治所在今河北省易縣。境内有易水,故張元素亦稱張易水。潔古老人,張元素,字潔古。金朝時著名醫家,著有《醫學啟源》等書。《金史》有傳。

㉘ 名:謂聞名。《新唐書·韓思復傳》:“復爲襄州刺史,治行名天下。”

㉙ “捐金帛”句:謂李杲不惜拿出很多費用拜張元素爲師求學。《元史·李杲傳》:“時易水張元素以醫名燕趙間,杲捐千金從之學。”

㉚ 進納得官:宋元富民可以向國家交納錢糧而買到官職。《續資治通鑒·宋英宗治平元年》:“按貢舉條制,進納及工商雜類有奇才異行者,亦聽取解。”

㉛ 監濟源税:監察濟源地方税收的官員。濟源,今屬河南。

㉜ 大頭天行:病名。又稱大頭瘟、大頭風、大頭傷寒。是感受風温時毒,邪入三陰經,以頭面紅腫、咽喉腫痛爲主證的流行病。天行,流行病。宋陳言《三因方》:“一方之内,長幼患狀率皆相類者,謂之天行是也。”

㉝ 比比:連續不斷。《漢書·哀帝紀》:“郡國比比地動。”顔師古注:“比比,猶言頻頻也。”

㉞ 惻然:哀憐悲傷貌。《漢書·成帝紀》:“關東流冗者衆,青、幽、冀尤劇,朕甚痛焉。未聞在位惻然者,孰當助朕憂之。”

㉟ 乃:竟然。晉陶潛《桃花源記》:“問今是何世,乃不知有漢,無論魏晉。”

㊱ 壽之於木:把它永久地保存在木版上。壽,久,此謂使之永久保存,使動用法。元王鶚《〈滹南遺老集〉引言》:“槀城令董君彦明,益以所藏釐爲四十五卷……倡議募工將鏤諸板以壽其傳。”

㊲ 刻揭:刻印並張貼。揭,張貼公布。宋陸游《老學庵筆記》:“吏人遂書榜揭於市。”

㊳ 鏨(zàn 贊):鑿刻。石碣(jié 傑):圓頂的石碑。

㊴ 深：精通。宋沈作喆《寓簡》卷一："唐人顧象深於《易》。"

㊵ 汴梁：今河南開封。金宣宗完顏珣爲避蒙古軍隊，自燕京遷都於此。

㊶ 游：結交。唐韓愈《柳子厚墓志銘》："號爲剛直，所與游皆當世名人。"

㊷ 壬辰北渡：金哀宗開興元年(公元 1232 年)，蒙軍南下，大舉攻金，圍困汴梁，李杲從汴梁逃出，北渡黄河。

㊸ 東平：今屬山東。宋爲東平府，元改爲東平路。

㊹ 甲辰：南宋理宗淳祐四年(公元 1244 年)。其時金已亡，北方爲蒙古族統治，元朝尚未建立。

㊺ 道傳：一本作"遺傳"。

㊻ 艱其人：很難尋得適合的人。艱，難得。《書・益稷》："暨稷播，奏庶艱食鮮食。"孔傳："艱，難也。衆難得食處。"

㊼ 廉臺：地名。今河北藁城。曹郎中通甫贈羅天益詩云："連天應召天策府，廉臺草木皆欣榮。"羅天益：元代醫家，拜師李杲，學習十餘年。《衛生寶鑑》硯堅序："太醫羅先生學於東垣李君。"《内經類編》劉駰序："予聞李死今三十年，羅祠而事之如平生，薄俗中而能若是？"可見師生間深情厚誼。謙父：羅天益，字謙甫。父、甫，皆對有才德男子的美稱。《詩・大雅・大明》："維師尚父，時維鷹揚。"馬瑞辰通釋："父與甫同。甫爲男子美稱。"

㊽ 嘗：通"常"。常常。唐卿雲《送人游塞》詩："雪每先秋降，花嘗近夏生。"恨：遺憾。《説文》："恨，怨也。"按，此説不確切，當云："恨，憾也，悔也。"《漢書・李廣傳》："將軍自念，豈嘗有恨者乎？"顔師古注："恨，悔也。"在遺憾意義上，恨、憾爲同源詞。

㊾ 仰給：仰賴。《史記・平凖傳》："七十餘萬口，衣食皆仰給縣官。"

㊿ 白金：白銀。《説文》："銀，白金也。"

51 活計：生計。此指家裏生活費用。唐牟融《游報本寺》詩："不留活計存囊底，赢得詩名滿世間。"

52 妻子：妻和兒女。《後漢書・吴祐傳》："祐問長有妻子乎？對曰：'有妻未有子也。'"

53 檢勘卷帙(zhì 志)：清檢校勘後，整理成一函函的書。卷帙，書籍。南朝梁陶弘景《〈肘後百一方〉序》："方術之書，卷帙徒煩，拯濟殊寡。"

54 行年：猶言享年，經歷過來的年歲，指當時年齡。《國語・晉語四》："郤縠可，行年五十矣。"注："行，歷也。"

55 實：當爲"時"，同音而誤。天一閣抄本作"時"。辛亥：指公元 1251 年。

56 知：得到。《列子・湯問》："臣恐彼國之不可知之也。"張湛注："此國自不可得往耳。"又《吕氏春秋・審應》："其在於上，而民弗知，其不如在民也。"高誘注："知，猶得也。"

譯文

李東垣老先生，名諱杲，表字明之。他的祖輩世代居住在真定路，富有錢財。大定初年，核定真定、河間兩路的户籍，李家財富在兩路中居首位。李先生年幼時，就不同於一般兒童；等到長大，言語忠誠信實，行爲篤厚敬肅，在交際方面很謹慎，與人接觸，没有開玩笑的話。社會上衆人認爲歡樂愜意的場所，他的足迹不曾到過，大概天生禀性就是這樣吧。朋輩中很多人妒忌他，在一起秘密地計謀，讓妓女們調戲他，有的妓女牽拉他的衣服，李先生立時大怒責駡，脱掉衣服焚燒了。當時由鄉里的豪紳接待南宋派往金朝的國使，南宋國使府尹聽説他年紀輕輕却有高尚的操守品行，就用隱語暗示妓女强勸他飲酒，推辭不了，就稍微飲了一點，竟然大吐而退出。他自我珍愛到如此程度。他跟從王從之翰林學習《論語》、《孟子》，跟從馮叔獻翰林學習《春秋》。他家宅院内有塊空地，建造了書院，用來接待儒士。有些人生活困難，全都周濟他們。泰和年中，農業年成不好，很多災民逃荒到此地，李先生竭盡全力賑救，保全救活的人很多很多。

李先生母親王氏卧病不起，讓鄉里很多醫生救治，是寒證還是熱證，他們的説法各不相同，各種藥物都服用遍了，也無濟於事，最終不清楚是什么病證而死去的。李先生傷心地痛恨自己不懂醫學而失去親人，立志説："假若遇到高明醫生，一定努力學醫以便牢記我不懂醫的過失。"聽説易州的張元素潔古老先生，醫術聞名於天下，就進獻很多錢物拜他求學。學習多年，全部掌握了老師的醫術。他又向國家交納錢財買到一個官爵，監察濟源地方的税收。那里的百姓感染當時流行的疫病，就是俗稱的大頭瘟。醫生們查遍了所有方書，没有跟大頭瘟對證的方藥；醫生們根據自己的見解，胡亂地給病人瀉下，没效驗；再瀉下，病人頻頻死亡。醫生們不認爲是自己治法錯誤，病人也不認爲是醫生治錯了。李先生獨自在心里悲傷哀憐，廢寢忘食，探討這種病的發病原因和變化，觀察病狀以研求病本，創製了一個藥方，給病人服用，居然有效驗。特意把它永久地保存在書籍上，并且雕版印刷後公布在人群聚集的地方，用藥的病人没有不收效的，當時人們認爲是神仙傳授的藥方，就把它鑿刻在石碑之上。

李先生當初并不把從醫當作名分，人們也不知道他精通醫學。他躲避蒙古軍隊入侵而到了汴梁，於是才憑藉醫術游走於公卿之間，這些明顯的效驗病案，全都記載在另外的書籍上。壬辰年間，他又渡黄河北上，暫居東平；直到甲辰年才返回鄉里。有一天，他對友人周德父都運説："我年老了，想把醫術傳給後人，很難尋得適合的人，怎么辦？"德父説："廉臺羅天益謙父，性情品行敦厚樸實，常常遺憾自己所學的醫道未精通，有志學習，您想傳授醫道，這個人大概可以吧。"另有一天，周德父和羅天益一起來拜見他。李先生一見面就問："你是來學賺錢的醫生呢？還是學傳授醫道的醫生呢？"羅天益回答："只是傳授醫道罷了。"於是跟從他學習，日常的用品飲食，全依賴李先生供給。學習了三年，嘉獎他長期學習不倦的精神，給他二十兩白銀，説："我知道你的家裏生活費用很艱難，恐怕你思想動摇，半途而廢，可用這些銀兩供給妻子兒女生活。"羅天益百般推辭不接受。李先生説："我不吝惜醫道這麽大的事情，怎麽能吝惜金錢這些小事呢？你不要再推辭了。"李先生所期望的事情可以清楚了。臨終前，他把一生寫的著作清檢校勘分卷裝函，按類編輯，排列在書案上，囑咐羅天益説："這些書籍交給你，并不是爲了我和你，而是爲了天下後代人，千萬不要湮没，要把它們推廣施用。"享年七十二歲，去世時間是辛亥年二月二十五日。李先生去世，至今已有十七年了，但羅天益説老師的教誨還像在耳邊一樣，回憶起來更加有新意。好啊！李先生的學説，得到所寄托的人了。

課文簡析

這是一篇頗具特點的醫家傳文，記述了元代名醫李杲的一生爲人特點。首段介紹其家世，年輕時就潔身自愛，勤於學習，交結儒士，竭盡全力幫助窮苦之人，并賑救流亡的災民。次段寫他學醫的動機，是永記不懂醫而喪失親人的教訓。拜師張元素學醫數年。學成後雖暫未從醫，却暗中研究時行疫癘，廢寢食，探源委，終於研制出有效方藥，公佈於人，表現了他對百姓病難的深切關懷。末段介紹他對傳授醫業的重視和選人標準，傳道和著書都是爲了天下後代人，毫無個人私利，表現了李杲這位名醫的廣闊胸懷和崇高的醫德。李杲是宋元四大醫家之一，是補土派的代表，其著作《脾胃論》、《内外傷辨惑論》、《蘭室秘藏》等，對後代醫家影響很大。本傳作者硯堅，由於李杲的"明效大驗，具載别書"，故對其醫案、醫學觀點和著作，略而未談，可參閲《元史·李杲傳》的病案及《脾胃論》等著的序言。

參考資料

1. 東垣老人李君明之，可謂用藥不拘於方者也。凡求治者，以脈證别之，以語言察之，以《内經》斷之，對證設方，其(應)如響……羅謙父受學其門，君嘗以(療)病所製方録之甚悉，月增(日)益，浸以成編。凡有聞於君者，又綴而爲論，將板行以世，以廣君之道……君所著《醫學發明》、《脾胃論》、《内外傷辨惑論》、《藥象論》等書，皆平日究心，將以惠天下後世者，必須合數書而觀之。

《東垣試效方·硯堅序》

2. 余閲《元史·李杲傳》,頗病其不詳,而復採真定路儒學教授印城硯堅所爲《東垣老人傳》以益之。然猶病其不盡載著述。甚矣！叙事之難也。蓋東垣所著,有《醫學發明》、《脾胃論》、《内外傷辨惑論》、《蘭室秘藏》、《此事難知》、《藥象論》,總若干卷,而《試效方》乃其門人羅天益所輯者也。魯齋許先生曰:"東垣之醫,醫之王道也。有志於學醫者,必盡讀東垣之書,而後可以言醫。"

李濂《醫史·硯堅〈東垣老人傳〉》末李濂評語

3. 往,予在京師,聞鎮人李杲明之有國醫之目,而未之識也。壬辰之兵,明之與予同出汴梁,於聊城,於東平,與之遊者六年於今,然後得其所以爲國醫者爲詳。蓋明之世以貲雄鄉里,諸父讀書嘉賓客,所居竹里,名士日造其門。明之幼歲好醫藥,時易州人張元素以醫名燕趙間,明之捐千金從之學,不數年,盡傳其業。家既富厚,無事於技,操有餘以自重,人不敢以醫名之。士大夫或病其資高謇,少所降屈,非急危之疾,有不得已焉者,則亦未始謁之也。大概其學於傷寒癰疽眼目病爲尤長。傷寒則著《會要》三十餘萬言……宣德侯經略之家病崩漏,醫莫能效。明之切脈,且以紙疏其證,多至四十餘種,爲藥療之。明日而二十四證減,前後五六日良愈。侯厚謝而去。明之設施,皆此類也。

金元好問《遺山集》卷三十七載《〈傷寒會要〉引》

4.《用藥法象》,時珍曰:書凡一卷,元真定明醫李杲所著。杲字明之,號東垣,通《春秋》、《書》、《易》,忠信有守,富而好施。援例爲濟源監税官。受業於潔古老人,盡得其學,益加闡發,人稱神醫。祖潔古《珍珠囊》,增以用藥凡例,諸經嚮導,綱要活法,著爲此書。

《本草綱目·歷代諸家本草·用藥法象》

5. 而東垣李明之,則得張氏之學者,而其論著治驗,略見《遺山集》中。鎮人羅謙甫嘗從之學,一日遇予,言先師嘗教予曰:"夫古雖有方,而方則有所自出也。鈞脚氣也,而有南北之異,南方多下濕,而其病則經之所謂水清濕,而濕從下受者也,孫氏知其然,故其方施之南人則多愈。若夫北地高寒,而人亦病是,則經所謂飲發於中,跗腫於下,與穀入多而氣少,濕居下者也。我知其然,故我方之施於北,猶孫氏之施於南也。子爲我分經病證而類之,則庶知方之所自出矣……"予聞李死今三十年,羅祠而事之如平生,薄俗中而能若是?是可序。

《醫部全録·羅天益〈内經類編〉劉駰序》

(惠 群)

十三 丹溪翁傳★

説明

本文節選自《九靈山房集》卷十,據四部叢刊初編縮本排印。作者戴良(公元 1317～1383 年),字叔能,號九靈山人,浦江(今屬浙江)人,元代學者。他通經史百家,醫卜釋老之説。初習科舉業,不久棄去,專學古文和詩詞。元末至正年間,以薦擢儒學提舉。後至吴中依張士誠,知士誠不足與謀,挈家浮海至膠州,又僑居昌樂。元亡後,南還,變姓名隱四明山。明太祖朱元璋物色得之,召至京師,欲授之官,以老疾固辭,忤旨。戴良世居金華九靈山下,自號九靈山人。其詩風骨高秀,睠懷宗國,多磊落抑塞之音。著有《九靈山房集》、《春秋經傳考》、《和陶詩》等。《九靈山房集》三十卷,分"山居稿"、"吴游稿"、"鄞游稿"、"越游稿"四部分,詩文兼收。在醫學方面,除《丹溪翁傳》外,還有《抱一翁(項彦章)傳》、《滄州翁(吕復)傳》和《脾胃論後序》等,記載了當時浙江的名醫事迹,以及有關醫學方面的論著。戴良與朱丹溪爲鄰縣人,同屬婺州(今浙江金華地區),故對丹溪生平知之甚悉。

丹溪翁者①,婺之義烏人也②,姓朱氏,諱震亨③,字彦修,學者尊之曰丹溪翁。翁自幼好學,日記千言④。稍長,從鄉先生治經⑤,爲舉子業⑥。後聞許文懿公得朱子四傳之學⑦,講道八華山⑧,復往拜焉。益聞道德性命之説⑨,宏深粹密⑩,遂爲專門⑪。一日,文懿謂曰:"吾卧病久,非精於醫者,不能以起之⑫。子聰明異常人,其肯游藝於醫乎⑬?"翁以母病脾,於醫亦粗習，及聞文懿之言，即慨然曰："士苟精一藝，以推及物之仁[14]，雖不仕於時[15]，猶仕也。"乃悉焚棄向所習舉子業[16]，一於醫致力焉[17]。

時方盛行陳師文、裴宗元所定大觀二百九十七方[18]，翁窮晝夜是習。既而悟曰："操古方以治今病，其勢不能以盡合。苟將起度量，立規矩，稱權衡[19]，必也《素》、《難》諸經乎！然吾鄉諸醫鮮克知之者[20]。"遂治裝出游[21]，求他師而叩之[22]。乃渡浙河，走吴中，出宛陵，抵南徐，達建業[23]，皆無所遇。及還武林[24]，忽有以其郡羅氏告者。羅名知悌，字子敬，世稱太無先生，宋理宗朝寺人[25]，學精於醫，得金劉完素之再傳[26]，而旁通張從正、李杲二家之説[27]。然性褊甚[28]，恃能厭事，難得意。翁往謁焉，凡數往返，不與接。已而求見愈篤，羅乃進之[29]，曰："子非朱彦修乎？"時翁已有醫名，羅故知之。翁既得見，遂北面再拜以謁[30]，受其所教。羅遇翁亦甚懽，即授以劉、張、李諸書，爲之敷揚三家之旨[31]，而一斷於經[32]，且曰："盡去而舊學，非是也[33]。"翁聞其言，涣焉無少凝滯於胸臆[34]。居無何，盡得其學以歸。

鄉之諸醫泥陳、裴之學者[35]，聞翁言，即大驚而笑且排[36]，獨文懿喜曰："吾疾其遂瘳矣乎！"文懿得末疾[37]，醫不能療者餘十年，翁以其法治之，良驗[38]。於是諸醫之笑且排者，始皆心服口譽。數年之間，聲聞頓著[39]。翁不自滿足，益以三家之説推廣之。謂劉、張之學，其論臟腑氣化有六，而於濕熱相火三氣致病爲最多[40]，遂以推陳致新瀉火之法療之[41]，此固高出前代矣。然有陰虚火動[42]，或陰陽兩虚濕熱自盛者，又當消息而用之[43]。謂李之論飲食勞倦，内傷脾胃，則胃脘之陽不能以升舉[44]，并及心肺之氣，陷入中焦，而用補中益氣之劑治之[45]，此亦前人之所無也。然天不足於西北，地不滿於東南[46]。天，陽也；地，陰也。西北之人，陽氣易於降；東南之人，陰火易於升[47]。苟不知此，而徒守其法，則氣之降者固可愈，而於其升者亦從而用之，吾恐反增其病矣。乃以三家之論，去其短而用其長，又復參之以太極之理[48]，《易》、《禮記》、《通書》、《正蒙》諸書之義[49]，貫穿《内經》之言，以尋其指歸[50]。而謂《内經》之言火，蓋與太極動而生陽，五性感動之説有合[51]；其言陰道虚，則又與《禮記》之養陰意同[52]。因作相火及陽有餘而陰不足二論，以發揮之[53]。

於是，翁之醫益聞。四方以病來迎者，遂輻湊於道[54]，翁咸往赴之。其所治病凡幾，病之狀何如，施何良方，飲何藥而愈，自前至今，驗者何人，何縣里，主名，得諸見聞，班班可紀[55]。

浦江鄭義士病滯下[56]，一夕忽昏仆，目上視，溲注而汗泄。翁診之，脈大無倫[57]，即告曰："此陰虚而陽暴絶也，蓋得之病後酒且内[58]，然吾能愈之。"即命治人參膏，而且促灸其氣海[59]。頃之手動，又頃而唇動[60]。及參膏成，三飲之甦矣。其後服參膏盡數斤，病已。

天臺周進士病惡寒[61]，雖暑亦必以綿蒙其首，服附子數百[62]，增劇。翁診之，脈滑而數，即告曰："此熱甚而反寒也。"乃以辛凉之劑，吐痰一升許，而蒙首之綿減半；仍用防風通聖飲之[63]，愈。周固喜甚，翁曰："病愈後須淡食以養胃，内觀以養神[64]，則水可生，火可降；否則，附毒必發，殆不可救。"彼不能然，後告疽發背死[65]。

一男子病小便不通，醫治以利藥，益甚。翁診之，右寸頗弦滑，曰："此積痰病也，積痰在肺。肺爲上焦，而膀胱爲下焦，上焦閉則下焦塞，辟如滴水之器[66]，必上竅通而後下竅之水出焉。"乃以法大吐之，吐已，病如失[67]。

一婦人産後有物不上如衣裾[68]，醫不能喻[69]。翁曰："此子宫也，氣血虚故隨子而下。"即與黄芪當歸之劑，而加升麻舉之，仍用皮工之法[70]，以五倍子作湯洗濯，皺其皮。少選[71]，子宫上。翁慰之曰："三年後可再生兒，無憂也。"如之。

一貧婦寡居病癩[72]，翁見之惻然，乃曰："是疾世號難治者，不守禁忌耳。是婦貧而無厚味，寡而無欲，庶幾可療也。"即自具藥療之，病愈。後復投四物湯數百[73]，遂不發動。

翁之爲醫，皆此類也。

蓋其遇病施治，不膠於古方[74]，而所療則中；然於諸家方論，則靡所不通。他人靳靳守古[75]，翁則操縱取捨，而卒與古合。一時學者咸聲隨影附[76]，翁教之亹亹忘疲[77]。

翁春秋既高[78]，乃徇張翼等所請[79]，而著《格致餘論》、《局方發揮》、《傷寒辨疑》、《本草衍義補遺》、《外科精要新論》諸書，學者多誦習而取則焉。

翁簡慤貞良[80]，剛嚴介特[81]，執心以正，立身以誠，而孝友之行[82]，實本乎天質。奉時祀也[83]，訂其禮文而敬泣之[84]。事母夫人也，時其節宣以忠養之[85]。寧歉於己，而必致豐於兄弟；寧薄於己子，而必施厚於兄弟之子。非其友不友[86]，非其道不道。好論古今得失，慨然有天下之憂。世之名公卿多折節下之[87]，翁爲直陳治道，無所顧忌。然但語及榮利事，則拂衣而起[88]。與人交，一以三綱五紀爲去就[89]。嘗曰：天下有道，則行有枝葉；天下無道，則辭有枝葉[90]。夫行，本也；辭，從而生者也。苟見枝葉之辭，去本而末是務，輒怒溢顔面，若將浼焉[91]。翁之卓卓如是[92]，則醫特一事而已。然翁講學行事之大方[93]，已具吾友宋太史濂所爲翁墓誌[94]，兹故不録，而竊録其醫之可傳者爲翁傳，庶使後之君子得以互考焉。

論曰[95]：昔漢嚴君平[96]，博學無不通，賣卜成都。人有邪惡非正之問，則依蓍龜爲陳其利害[97]。與人子言，依於孝；與人弟言，依於順；與人臣言，依於忠。史稱其風聲氣節[98]，足以激貪而厲俗[99]。翁在婺得道學之源委[100]，而混迹於醫[101]。或以醫來見者，未嘗不以葆精毓神開其心[102]。至於一語一默，一出一處[103]，凡有關於倫理者，尤諄諄訓誨，使人奮迅感慨激厲之不暇[104]。左丘明有云："仁人之言，其利溥哉[105]！"信矣[106]。若翁者，殆古所謂直諒多聞之益友[107]，又可以醫師少之哉[108]？

注釋

① 丹溪翁：爲金元四大醫家之一。生於元世祖至元十八年（公元 1281 年），卒於元順帝至正十八年（公元 1358 年），壽七十八歲。丹溪之名，係由其居地而得。宋濂《故丹溪先生朱公石表辭》："先生所居曰丹溪，學者尊之而不敢字，故因地稱之曰丹溪先生云。"

② 婺（wù 務）：婺州，治所在今浙江金華。義烏：婺州所轄縣名。即今義烏市。

③ 諱：名諱。參見《東垣老人傳》的"諱"注。

④ 千言：千餘字。言，字。《後漢書・王充傳》："著《論衡》八十五篇，二十餘萬言。"

⑤ 治經：學習攻讀經書。治，攻讀。《晉書・食貨志》："治經入官，則君子之道焉。"下句"爲"，義同。

⑥ 舉子業：科舉考試的學業。舉子，科舉考試的應試人。《舊唐書・高適傳》："時右相李林甫擅權，薄於文雅，唯以舉子待之。"

⑦ 許文懿：元代理學家許謙，字益之，金華人。幼孤力學，於書無所不讀，從游者千餘人。晚號白雲山人，卒謚文懿。著有《讀書叢説》、《白雲集》等。其事迹見《明史・儒學傳》。朱子四傳之學：朱子，即朱熹，字元晦，一字仲晦，婺源人，宋代理學家。他的學説初傳其婿黄榦，再傳於何基，三傳於王柏，四傳於金履祥。許謙是金履祥的弟子，亦曾受業於王伯，故云"得朱子四傳之學"。

⑧ 講道：講授道學。道學，亦稱理學。參見《龐安時傳》的"參考資料 1"。八華山：在金華境内。

⑨ 益：逐漸。道德性命之説：指朱熹的"性理之説"。道德，指"君臣父子，仁義禮智"等封建道德；性命，即人性天命。朱氏主張"理"，是構成世界萬物的基礎，又認爲"理"就是"性"，存在於人的意識之中，天理人性是永恒不變的，應絶對遵奉。這是宋代程朱理學家所主張的唯心主義的哲學範疇。

⑩ 宏深粹密：博大、深遠、專精、嚴密。

⑪ 專門：獨立的一門學問。唐玄奘《大唐西域記・印度總述》："異學專門，殊途同致。"

⑫ 起之：治愈我的病。起，治愈。《吕氏春秋・察賢》："今有良醫於此，治十人而起九人，所以求之萬也。"又，唐杜甫《大雲寺贊公房》詩："湯休起我病，微笑索題詩。"之：第一人稱代詞，我。

⑬ 游藝：原指從事某種技藝。此謂從事某種技藝的學習。語本《論語・述而》："志於道，據於德，依於

仁,游於藝。”何晏集解:“藝,六藝也,不足據依故曰游。”後泛指優游於技藝之中。

⑭ “以推”句:用來推行由愛己而及於他人的仁愛。以,用來。及物,即“推己及物”,由己身而想到他人,由愛己而到愛人。物,人。今通作“推己及人”。唐李翺《與淮南節度使書》:“翺自十五已後,即有志於仁義,見孔子之論高弟,未嘗不以及物爲首。”

⑮ 仕:做官。《論語·子張》:“仕而優則學,學而優則仕。”

⑯ 向:從前。《穀梁傳·成公二年》:“今之屈,向之驕也。”

⑰ 一:專一。宋周密《齊東野語·齋不茹葷必變食》:“一其心志,潔其氣體。”致力:竭盡全力。宋司馬光《言御臣上殿札子》:“悉心致力,以治其職。”

⑱ “大觀”八字:指《校正太平惠民和劑局方》,宋徽宗大觀年間,由庫部郎中陳師文及裴宗元等,將當時太醫局熟藥所的處方校補而成,共六卷,凡二十一門,二百九十七方,流傳甚廣。其流傳程度,正如朱丹溪《局方發揮》中所云“官府守之以爲法,醫門傳之以爲業,病者恃之以立命,世人習之以成俗。”

⑲ “苟將”三句:如果建起醫學法度,確立醫學規範,符合醫療準則。度量、規矩、權衡,爲近義詞,皆法度、準則之義。《素問·靈蘭秘典論》:“毫釐之數,起於度量。”王冰注:“毫釐雖小,積而不已,命數乘之,則起至於尺度斗量之繩準。”規矩,本指校正圓形和方形的兩種工具,引申指法度。《史記·禮書》:“人道經緯萬端,規矩無所不貫。”《韓非子·解老》:“萬物莫不有規矩。”權衡,本指秤錘和秤杆,引申指法度、標準。《韓非子·守道》:“故能使人盡力於權衡。”《素問·陰陽應象大論》和《素問·脈要精微論》中,又以“權衡規矩”比喻冬秋春夏四時的正常脈象。此三句,出自《史記·倉公傳》。參見《倉公傳》的113注。

⑳ 鮮(xiǎn 顯):少。克:能。《詩·齊風·南山》:“析薪如之何?匪斧不克。”毛傳:“克,能也。”

㉑ 治裝:整理行裝。《戰國策·齊策四》:“〔馮諼〕於是約車治裝,載券契而行。”

㉒ 叩:請教。宋陸游《老學庵筆記》:“予幼小不能叩所出,至今悔之。”

㉓ “乃渡浙河”五句:浙河,指錢塘江。又名之江、淛江。吴中,今江蘇吴縣,春秋時爲吴國都城,故稱吴中。宛陵,今安徽宣城。南徐,今江蘇鎮江。建業,今南京。

㉔ 武林:原爲山名,即今杭州靈隱山,後指稱杭州。

㉕ 宋理宗:南宋皇帝趙昀,公元1224～1264年在位。寺人:古代宫中的近侍小臣。《詩·秦風·車鄰》:“未見君子,寺人之令。”鄭玄注:“寺人,内小臣也。”

㉖ 劉完素:字守真,自號通玄處士,河間人,世稱劉河間,金代著名醫家,著有《素問玄機原病式》等。再傳:羅知悌曾學醫於荆山浮屠,浮屠爲劉完素的門人,故羅氏是劉之再傳弟子。

㉗ 旁:《説文》:“旁,溥也。”廣泛。《書·説命下》:“旁招俊乂,列於庶位。”孔傳:“廣招俊乂,使列衆官。”按,“旁”的本義爲“溥”,廣。後人借爲旁邊的“旁”。古義遂亡。張從正:字子和,號戴人,睢州考城(今河南蘭考)人,金代著名醫家,金元四大醫家之一,攻下派的代表人物。著有《儒門事親》十五卷。

㉘ 褊(biǎn 扁):《説文》:“褊,衣小也。”引申指心胸狹小。《南史·劉懷慎傳》:“榮祖爲人輕財貴義,善撫將士;然性褊,頗失士君子心。”

㉙ 進:使……進入,即接待。

㉚ 北面:面向北行弟子拜師之禮。《漢書·于定國傳》:“定國乃迎師學《春秋》,身執經,北面備弟子禮。”再拜:拜了兩次,表示尊敬,古代的一種禮節。

㉛ 敷揚:傳授闡揚。《後漢書·張綱傳》:“不能敷揚五教。”

㉜ 一斷於經:一概以醫經作爲判斷是非的標準。一,一概。於,以。

㉝ “盡去”二句:語本《史記·倉公傳》。參見《倉公傳》的“盡去”注。

㉞ 涣焉:疑慮消除貌。猶涣然。如“涣然冰釋”。少:一點點。胸臆:胸中。臆,胸。同義詞複用。

㉟ “鄉之諸醫”句:“泥陳、裴之學者”,是“諸醫”的定語,定語後置。下文“諸醫之笑且排者”,句法同此。

㊱ 笑且排:又是譏笑又是排斥。……且……,古文中常用的固定結構,表示“又……又……”。

㊲ 末疾:四肢疾病。據《續名醫類案》卷十六載,許謙之末疾,因積痰而感寒濕而成,以致阻遏經絡,氣血不暢,四肢行動不便,纏綿十餘年,後經朱氏調治而愈。

㊳ 良:確實。唐柳宗元《三戒·臨江之麋》:“〔麋〕以爲犬良我友。”

㊴ 聲聞(wèn 問):聲譽。《韓非子·内儲説上》:"子聞寡人之聲聞,亦何如焉?"頓著:大大顯著。

㊵ "其論"二句:劉完素、張從正的學説論述臟腑感受致病之氣,有風寒暑濕燥火六氣,其中尤以濕、熱和相火致病爲最多。劉完素在《素問玄機原病式·六氣爲病》中謂臟腑經絡因"六氣互相干而病",爲最常見,并認爲"六氣皆從火化"。張氏亦宗劉説。

㊶ 推陳致新:在治法上改革舊法,創制新法。即以寒凉之藥清熱瀉火。

㊷ 陰虚火動:指體内陰津不足,相火妄動的病理現象。

㊸ 消息:消長。反義複合詞。此謂斟酌。《隋書·禮儀志五》:"参用舊典,消息取捨。"

㊹ 胃脘之陽:指胃氣。李杲認爲胃氣是諸陽升發之本,故云。

㊺ 補中益氣之劑:李杲重脾胃,强調升發胃氣,故在治療上以升陽益氣法調治脾胃。他所創製的補中益氣湯,由黄芪、人參、甘草、當歸、橘皮、白术、升麻、柴胡等組成,調補脾胃,升陽益氣。見《脾胃論·飲食勞倦所傷始爲熱中論》。

㊻ "天不足"二句:語出《素問·陰陽應象大論》。這是就我國地勢與陰陽關係而言。古人認爲西北地區氣候寒冷則屬陰,陰盛而陽不足;東南地區氣候温熱屬陽,陽盛而陰不足。人身之陰陽亦與之相應。

㊼ 陰火:心火。《脾胃論》:"元氣不足而心火獨盛。心火者,陰火也。起於下焦,其繫於心。"

㊽ 太極之理:古人以"太極"爲生化萬物之本源,最早見於《易·繫辭上》。北宋哲學家周敦頤據此繪太極圖,並撰《太極圖説》,以爲"太極動而生陽,静而生陰"。朱氏採其説,提出"天主生物,故恒於動;人有此生,亦恒於動。其所以恒於動,皆相火之爲也。"以相火立論,由於相火妄動,故陰精難以盛滿,從而提出"陽有餘陰不足"之論。

㊾ 通書:指周敦頤所撰《周子通書》,其内容主要闡發《太極圖説》中的觀點。正蒙:北宋張載撰,以爲宇宙萬物皆原於氣。朱氏醫學理論多與上述諸書中的哲學理論有關。

㊿ 尋:探求。張機《傷寒論序》:"若能尋余所集,思過半矣。"指歸:意旨所向,即主旨。《晋書·束皙傳》:"校綴次第,尋考指歸。"

51 五性感動:語出《太極圖説》。原謂五行各有屬性,動而化生萬物。朱氏引用爲人的五臟之性,爲物所感,不能不有所動。朱氏《相火論》:"相火易起,五性厥陽之火相煽,則妄動矣。"認爲"相火爲病,出於臟腑。"

52 "其言"二句:"陰道虚"一語見《素問·太陰陽明論》,指人體的精血陰氣最易損耗。朱氏在《格致餘論》中論"陽有餘陰不足"云:"又按《禮記》注曰:'人惟五十,然後養陰。"這也是他主張養陰所根據的理論之一。

53 以下删節 1458 字。

54 輻湊:謂車輻集中於車轂。喻聚集。《管子·任法》:"羣臣修通輻湊以事其主"。亦作"輻輳"。《漢書·叔孫通傳》:"四方輻輳。"顔師古注:"輳,聚也。言如車輻聚於轂也。字或作湊。"

55 班班:明顯貌。《後漢書·趙壹傳》:"不敢班班顯言,竊爲《窮鳥賦》一篇。"李賢注:"班班,明貌。"紀:通"記"。記載。

56 浦江:今屬浙江。義士:恪守大義之人。滯下:痢疾的古稱,見《千金要方·脾病》。《濟生方》:"今之所謂痢疾者,古所謂滯下是也。"

57 無倫:没有次序。此言陰虚之脈虚大而不整。

58 酒且内:謂飲酒後又行房事。内,此謂行房事。

59 氣海:穴位名。屬任脈,位於腹正中綫臍下一寸五分處。

60 "頃之"二句:頃之、頃而,不久。之、而,均爲助詞,無義。

61 天臺:今屬浙江。進士:科舉時代稱殿試考取之人。

62 百:"日"之訛字。《格致餘論·惡寒非寒病惡熱非熱病》:"進士周本道,年逾三十,得惡寒病,服附子數日而病甚,求予治。"

63 仍:乃。於是。防風通聖:即防風通聖散。劉完素所制,能清毒熱,解表通裹。

64 内觀:猶"内視"。注意力向内,排除雜念。宋蘇轍《和子瞻沉香山子賦》:"收眎内觀,燕坐終日。"

⑥⑤ 以下删節466字。

⑥⑥ 辟：通“譬”。譬喻。滴水之器：古代文具名，儲水以供研墨用。又名水滴。

⑥⑦ 以下删節232字，爲：“一婦人病不知，稍蘇，即號叫數四而復昏。翁診之，肝脈弦數而且滑，曰：‘此怒心所爲，蓋得之怒而强酒也。’詰之，則不得於夫，每遇夜，引滿自酢解其懷。翁治以流痰降火之劑，而加香附以散肝分之鬱，立愈。一女子病不食，面北卧者半載，醫告術窮。翁診之，肝脈弦出左口，曰：‘此思男子不得，氣結於脾故耳。’叩之，則許嫁，夫入廣且五年。翁謂其父曰：‘是病惟怒可解。蓋怒之氣擊而屬木，故能衝其土之結，今第觸之使怒耳。’父以爲不然。翁入而掌其面者三，責以不當有外思。女子號泣大怒，怒已進食。翁復潛謂其父曰：‘思氣雖解，然必得喜，則庶不再結。’乃詐以夫有書，旦夕且歸。後三月，夫果歸而病不作。”

⑥⑧ 衣裾（jū居）：衣袍。《説文》：“裾，衣袍也。”此喻衣胞。

⑥⑨ 喻：知曉。《後漢書・荀彧傳》：“海内未喻其狀。”

⑦⓪ 仍：乃。皮工之法：皮工以五倍子浸水鞣製生皮，使其性柔如革。五倍子又有收斂作用，朱氏仿皮工以五倍子煎湯浸潤脱垂之子宫，使其收縮。

⑦① 少選：猶須臾，少頃。《吕氏春秋・音初》：“少選，發而視之，燕遺二卵，北飛，遂不反。”高誘注：“少選，須臾。”

⑦② 癩（lài賴）：麻風病。孫思邈《千金翼方・萬病》：“風熱徹五藏，飲食雜穢，蟲生至多，食人五藏骨髓皮肉筋節，久久敗壞，名曰癩風。”

⑦③ 四物湯：方劑名。由熟地、白芍、當歸、川芎等四藥組成，能補血和氣調經。百：“日”之訛字。

⑦④ 膠：拘泥。宋沈括《夢溪筆談・象數一》：“今人不知所用，而膠於定法，故其術皆不驗。”

⑦⑤ 靳靳：拘泥固執貌。參見《錢仲陽傳》的“靳靳”注。

⑦⑥ 聲隨影附：像回聲一樣相隨，像影子一樣依附。聲、影，均名詞活用作狀語，表比喻。

⑦⑦ 亹（wěi偉）亹：勤勉不倦貌。《漢書・張敞傳》：“勞精於政事，亹亹不舍晝夜。”以下删節225字，爲：“一日，門人趙良仁問太極之旨，翁以陰陽造化之精微，與醫道相出入者論之。且曰：‘吾於諸生中，未嘗論至於此，今以吾子所問，故偶及之，是蓋以道相告，非徒以醫言也。’趙出語人曰：‘翁之醫，其始槖籥於此乎。’羅成之自金陵來見，自以爲精仲景學，翁曰：‘仲景之書，收拾於殘篇斷簡之餘，然其間或文有不備，或意有未盡，或編次之脱落，或義例之乖舛，吾每觀之，不能以無疑，因略摘疑義數條以示。羅尚未晤及，遇治一疾，翁以陰虚發熱，而用益陰補血之劑療之，不三日而愈。羅乃歎曰：‘以某之所見，未免作傷寒治，今翁治此，猶以芎歸之性辛温，而非陰虚者所宜服，又况汗下之悮乎。’”

⑦⑧ 春秋：年齡。《戰國策・楚策四》：“今楚王之春秋高矣。”

⑦⑨ 徇：依從。《左傳・文公十一年》：“國人弗徇。”杜預注：“徇，順也。”

⑧⓪ 簡慤（què確）貞良：《謚法》云“一德不懈曰簡”，“行見中外曰慤”，“清白守節曰貞”，“温良好樂曰良”。

⑧① 介特：孤介特立。謂耿直清高，不隨流俗。《後漢書・馬融傳》：“察淫侈之華譽，顧介特之實功。”李賢注：“介特謂孤介特立也。”

⑧② 孝友：事父母孝順，對兄弟友愛。《詩・小雅・六月》：“侯誰在矣，張仲孝友。”毛傳：“善父母爲孝，善兄弟爲友。”

⑧③ 時祀：每年四季對祖先的常規祭祀。《周禮・地官・牧人》：“凡時祀之牲，必用牷物。”鄭玄注：“時祀，四時之常祀，謂山川以下，至四方百物。”

⑧④ 禮文：本指禮樂儀制。此指祭祀的禮儀和文辭。敬泣：對祖先表示敬悼哀泣之情。

⑧⑤ 時其節宣：使其節宣以時。時，使動用法。謂按時調適母親的飲食起居，有節制有宣散，使氣血通暢。《左傳・昭公元年》：“君子有四時：朝以聽政，晝以訪問，夕以修令，夜以安身。於是乎節宣其氣，勿使有所壅閉湫底，以露其體。”後常以節宣指養生之道。

⑧⑥ 非其友不友：《孟子・公孫丑上》：“伯夷非其君不事，非其友不友。”不友，不結交。

⑧⑦ 折節：屈身。《管子・霸言》：“折節事彊以避罪。”下之：位高者向位低的請教。下，用作動詞。

⑧⑧ 拂衣：表示憤怒。唐谷神子《博異志・崔玄微》：“醋醋怒曰：‘諸人即奉求，余不奉求。’拂衣而起。”

⑧⑨ 三綱五紀：即三綱五常，封建社會的道德標準。君臣、父子、夫婦爲三綱，仁、義、禮、智、信爲五常。

⑨⓪ "天下"四句：天下行正道時，那麽實際行爲就興盛；天下不行正道時，那麽浮誇空談就盛行。語出《禮記・表記》，鄭玄注："行有枝葉，所以益德也；言有枝葉，是衆虚華也。枝葉依幹而生，言行亦由禮出。"

⑨① 若將浼(měi 美)焉：語出《孟子・公孫丑上》，趙岐注："浼，污也。"

⑨② 卓卓：超群不凡貌。南朝宋劉義慶《世説新語・容止》："嵇延祖卓卓如野鶴之在鷄群。"

⑨③ 講學：研習學問。《左傳・昭公七年》："孟僖子病不能相禮，乃講學之。"杜預注："講，習也。"大方：大道，要道，主要事迹。宋曾鞏《代皇子免延安郡王第二表》："方圓講學，知臣子之大方。"

⑨④ 宋太史濂：即明初著名文學家宋濂，因他主修《元史》，故稱太史。墓誌：放在墓裏刻有死者生平事迹的石刻。分上下兩層，上層曰蓋，刻標題；下層曰底，刻志銘。此指宋濂所著《故丹溪先生朱公石表辭》，載於《宋學士全集》卷五十。

⑨⑤ 論：亦稱"贊"、"評"等，總稱爲"論贊"，是史傳最後的總評語。

⑨⑥ 嚴君平：名遵，蜀人，西漢隱士。卜筮於成都，日得百錢，足以自養，即閉肆下簾讀《老子》。揚雄少時曾從其游學。一生不爲官，卒年九十餘。以下語出《漢書・王貢兩龔鮑傳序》。

⑨⑦ 蓍(shī 詩)龜：古人以蓍草與龜甲占卜吉凶，因以指占卜。《史記・龜策列傳》："王者決定諸疑，參以卜筮，斷以蓍龜，不易之道也。"利害：禍害。偏義複詞，義偏在"害"，與上句"邪惡非正"呼應。

⑨⑧ 史：史書。此指《漢書》。風聲：聲望；聲譽。《漢書・王貢兩龔鮑傳序》："自園公……嚴君平皆未嘗仕，然其風聲足以激貪厲俗，近古之逸民也。"氣節：志氣節操。

⑨⑨ 激貪而厲俗：使貪婪之人受到激發，使世俗之人得到勉勵。厲，同"勵"。勸勉。

⑩⓪ 道學：即理學。源委：本末。

⑩① 混迹：謂使行踪混雜於……之中。常有隱身之義。宋陸游《好事近》詞："混迹寄人間，夜夜畫樓銀燭。"

⑩② 葆精毓(yù 玉)神：保養精神。葆，通"保"。毓，養育。開：啓發。

⑩③ "一語"八字：語本《周易・繫辭上》："君子之道，或出或處，或默或語。二人同心，其利斷金；同心之言，其臭如蘭。"或出或處，謂或出世任官，或隱退家居；或默或語，謂或緘默不語，或開口發言。一，相當於"或"。或者。《左傳・昭公元年》："疆埸之邑，一彼一此，何常之有？"

⑩④ 奮迅：精神振奮，行動迅速。唐王維《老將行》："漢兵奮迅如霹靂。"感慨：此形容受到開導而情緒高昂。激厲：同"激勵"。受到激發而振作。不暇：本指没有時間。此形容心情急不可待。《資治通鑒・唐紀・太宗貞觀十八年》："陛下武功文德，臣等將順之不暇，又何過之可言！"

⑩⑤ "仁人"二句：仁德之人的教誨，它的益處真廣大啊！《左傳・昭公三年》："仁人之言，其利溥哉！"溥(pǔ 普)，大。

⑩⑥ 信：確實。

⑩⑦ "直諒"七字：正直、誠信、博學的良師益友。語本《論語・季氏》："益者三友，……友直，友諒，友多聞，益矣。"

⑩⑧ 少：輕視。《史記・蘇秦列傳》："顯王左右素知秦，皆少之。"司馬貞索隱劉氏云："少，謂輕之也。"

譯文

丹溪翁是婺州義烏縣人，姓朱，名諱震亨，表字彦修，學者都尊稱他爲丹溪翁。他自幼愛好學習，每天能記千餘字。稍微長大，跟從本鄉老師學習經書，攻讀科舉考試的學業。後來聽説許文懿先生得到過朱熹第四代傳人的真傳，在八華山講授理學，又前去拜師許文懿。逐漸聆聽到道德性命的學説，該學説廣博深奥，專精嚴密，於是成爲獨立的一門學説。有一天，許文懿對他説："我患病卧床已久，如果不是精通醫道的人，不能治愈我的病。你聰明得不同於一般人，大概願意從事醫學技藝吧？"丹溪翁因爲母親患脾病，對醫學也粗略學習過，等到聽了許文懿的話，便感慨地説："讀書人如果能精通一門技藝，用來推行由愛己而及於衆人的仁愛，即使在當世没有做官，也如同做官一樣了。"於是全部毁棄了以前攻讀的科舉應考的學業，在醫學上竭盡全力。

當時正在盛行北宋陳師文、裴宗元等編定的《太平惠民和劑局方》，丹溪翁整日整夜地研習這部方書。不久他醒悟說："拿着古代醫方來治療當今的疾病，它們的情况不能完全符合。如果要建起醫學法度，確立治療規範，符合醫治準則，就必須依據《素問》、《難經》等經典著作啊！然而我們家鄉的各位醫生很少能通曉醫經的。"於是整理行裝外出游學，尋求别的老師叩問請教。他渡過浙河，奔走吳中，穿越宛陵，抵達南徐，最後來到建業，都没有遇到良師。等到返回武林，忽然有個把他郡中姓羅的醫生來相告的人。羅先生名叫知悌，字子敬，世人稱他太無先生，曾是南宋理宗皇帝時的宫廷内侍，在學術上精通醫學，得到過金代劉完素的第二代真傳，并且廣博通曉張從正、李杲二位醫家的學説。然而他心胸狹隘得很，憑藉醫術厭惡做侍奉人的事情，難得稱心如意。丹溪翁去拜見他，共多次往返，不接見他。隨後丹溪翁求見更加誠懇，羅知悌才接待他，問道："你不是朱彦修嗎？"當時丹溪翁已經有了醫學聲名，羅知悌所以知道他。丹溪翁見到老師以後，就面向北行拜師之禮，向老師拜了兩拜。接受老師教授的知識。羅知悌接待丹溪翁也很高興，就把劉完素、張從正、李杲三位醫家的學説著作傳授給他，爲他敷陳闡發三位醫家的學説要旨，而一概以醫學經典理論作爲判斷是非的標準，并且說："全部抛棄你過去所學的内容，因爲那些内容不是正確的。"丹溪翁聽了老師的講述，問題都解決消散，在心裏没有一點聚積的疑問了。過了不久，全部掌握了老師的學説而返回家鄉。

鄉里的拘泥陳、裴學説的各位醫生，聽了丹溪翁的言論，大爲驚訝地又是譏笑又是排斥，唯獨許文懿歡喜地説："我的病大概將要治愈了吧！"許文懿患四肢不遂的病，醫生不能治療的時間已十年有餘了。丹溪翁按照他自己的療法給他治療，的確有效驗。在這種情况下，原先又譏笑又排斥的那些醫生們，才都心裏佩服口上贊譽。幾年之間，丹溪翁的聲譽大震。丹溪翁不自我滿足，進一步把劉、張、李三位醫家的學説推廣發展。他認爲劉完素、張從正的學説，論述臟腑感受致病之氣，有風寒暑濕燥火六種，而濕、熱、相火三氣導致疾病是最多的，於是用推陳出新寒凉瀉火法治療，這確實是超過了前代醫家。然而還有陰虚火動，或者陰陽兩虚而體内濕熱自行過盛的病證，又應當斟酌陰陽變化情况而靈活運用這種療法。又認爲李杲論述的飲食勞倦、内傷脾胃的疾病，是脾胃陽氣不能升發，連及心肺之氣，都下陷中焦，而用補中益氣的方劑治療，這也是前代醫家没有論述過的。然而(正如《内經》所説的)天不足於西北地區，地不滿於東南地區。天就是指陽氣，地就是指陰氣。所以西北地區的人們，陽氣容易下降；東南地區的人們，陰火容易上升。如果不了解這點，而只是墨守李杲的補中益氣法，那麽脾胃陽氣不足的病人固然能够治愈，但對於那些陰火亢盛的病人也沿用此法，我擔心反而加重病人的病情。於是他把三位醫家的學説，去其短處而取其長處，又根據太極之理及《周易》、《禮記》、《通書》、《正蒙》等書中的有關内容加以檢驗，更把《内經》理論貫穿始終，以探究其學説主旨。他認爲《内經》中論述的火，原來跟太極動而生陽，五性感動皆屬火的説法有相吻合之處；他又認爲《内經》中論述的人體精血陰氣最容易虚損，又跟《禮記》中要求養陰的寓意正好相同。丹溪翁於是提出了相火易動和陽有餘陰不足兩條理論，來闡發他的觀點。

從此，丹溪翁的醫術更加聞名。四面八方因病來迎請的人，於是聚集在路上，丹溪翁都前往奔赴病人家裏。他所治的病共有多少，疾病癥狀如何，施用何種良方，飲服何種藥而治愈，從開始到現在，收到效驗的是哪些病人，住在何縣何里及病人姓名，從人們的所見所聞中得知這些情况，清清楚楚的可以記載。

浦江鄭義士患痢疾，一天傍晚忽然昏倒，兩眼向上翻，小便失禁并大汗不止。丹溪翁爲他診脈，脈象虚大不規則，就告訴家人説："這是由於陰虚以致陽氣暴失，是因爲病後飲酒并又行房事造成，但我能治愈他的病。"就立即讓人熬製人參膏，同時迅速灸病人的氣海穴。過了一會兒病人手能動了，又過了一會兒嘴唇也動了。等到人參膏熬好，給病人飲服了三次就蘇醒過來了。那以後病人又飲服幾斤人參膏，病就痊愈了。

天臺周進士患惡寒證，即使在暑天也須用絲綿蒙蓋着頭部，服用附子多日，病情加重。丹溪翁爲他診脈，脈象滑而數，就告訴病人説："這是熱極而反現的假寒病象。"於是用辛凉的方劑，病人服後吐出一升左右的痰水，蒙頭的絲綿就減去了一半；接着又用防風通聖散給他服用，病愈。周進士實在高興得很。丹溪翁説："病愈後必須用清淡飲食來養育胃氣，排除雜念來保養精神，那麽腎水就得以滋生，心火才能下降；否則，附子的熱毒必將發作，恐怕就不能救治了。"周進士他不能這樣做，後來聽説癰疽發於背而死去。

一個男子患小便不通的病，醫生用利尿藥治療，病情更加嚴重。丹溪翁爲他診脈，右手寸部脈相當弦滑，就説："這是積痰病，積痰在肺部。肺屬上焦，而膀胱屬下焦，上焦肺氣閉塞那麽下焦膀胱就鬱阻不通，比方像滴水的器具，必須是上面的孔竅通暢，然後下面的孔竅才能流出水。"於是按照療法使病人大吐，吐完，疾病如同丢失一般治愈。

一個婦女産後有物不回縮，形狀像胞衣，醫生不解是何物。丹溪翁説："這是子宫，由於産婦氣血虧虚，所以隨着胎兒下垂脱出。"就立即給病人黄芪、當歸之類藥物，并加入升麻提舉它，接着又用製皮工人製革的方法，用五倍子煎湯浸潤，使子宫收縮。過了一會兒，子宫上縮了。丹溪翁安慰産婦説："三年後還能繼續生育子女，不用憂慮。"後來果然如此。

一個貧窮的婦女守寡獨居而又患了麻風病，丹溪翁見後心中憐憫，便説："這種病，世人稱爲難治的原因，是因爲病人不遵守禁忌罷了。這個婦女貧困而没有膏粱厚味的飲食，守寡而没有性欲房事，或許能够治愈。"就親自備藥爲她治療，疾病治愈。隨後又服用四物湯多日，終於不再復發。

丹溪翁行醫治病，都像這類情况。

由於他遇到疾病施行治療，不拘泥於古方，因而所治的病就都能治愈；然而他對於各位醫家方論，却是無所不通的。其他醫生拘泥固執地恪守古法，丹溪翁却能靈活掌握取捨，而最終都與古法相合。當時跟他學習的人都像聲響相隨形影相附一樣不離身邊，丹溪翁教授他們總是孜孜不倦。

丹溪翁年紀已高，於是依從張翼等人的請求，撰寫了《格致餘論》、《局方發揮》、《傷寒辨疑》、《本草衍義補遺》、《外科精要新論》等書，學習的人紛紛誦讀研習并從中學到治療法則。

丹溪翁堅守美德，表裏如一，清白守節，温良和樂，剛毅嚴肅，獨特不凡，他以正道來修養思想，以誠信來樹立身行。他孝順父母和友愛兄弟的品行，實在是來源於先天禀賦。他奉行四季祭祖之時，親自考訂祭祀的禮儀和文辭，并對先人深表敬悼哀泣之情。侍奉母親，按時調適母親的飲食起居而盡心奉養。寧可對自己虧待，而一定給兄弟豐足；寧可對自己的子女薄待，而一定給兄弟子女豐厚。不是那種可作朋友的人不去結交，不是那正當的道理不去談論。他喜歡評論古今的成敗得失，慷慨激昂地大有以天下之憂爲憂的高尚情懷。當世的著名公卿大多屈身向他求教，丹溪翁向他們直率地陳述治世之道，没有什麽顧慮忌諱。然而只要談到榮華名利之事，就憤怒地一甩衣袖而離開。跟人交往，完全以三綱五常作爲絶交或親近的依據。他曾説過：天下行正道時，那麽實際行爲就興盛；天下不行正道時，那麽浮誇空談就盛行。實際行爲是根本，浮誇空談是末節。他如果聽到浮誇空談，捨棄根本而追求末節，就怒氣充滿顔面，就像將要受到玷污似的。丹溪翁的超群不凡的品格就像這樣，而醫學成就只是他的一方面事迹罷了。不過丹溪翁研究學問和爲人處世的主要事迹，已經記載在我的友人宋濂太史所寫的丹溪翁先生墓志上，所以本傳中不再載録，而只是記述了他的可以傳述的醫學方面事迹爲他立傳，希望後世的學者能够把傳記跟墓志相互考證罷了。

總評説：從前漢代的嚴君平，學識淵博，無所不通，在成都以占卜爲業。如果有人做了邪惡不正之事來問卜，他就依據蓍草龜甲的卜辭向他們講明做惡的禍害。跟做人子女的説卜，就依據於孝道；跟做人兄弟的説卜，就依據於恭順之禮；跟做臣子的説卜，就依據於忠心。史書上稱贊他的名望聲譽和志氣節操，足以抑制貪婪之風，勸勉良好的世俗。丹溪翁在婺州學到了理學的本末原委，却隱身在醫學界。有因醫學問題來求見的人，他總是用保養精神來啟發他們的思想。至於言談上或語或默，處世上或進或退，凡是有關倫理道德的，尤其要諄諄教誨，使人立即精神振奮、行動迅速、情緒昂揚、激發振作，受到勉勵。左丘明曾説："仁德之人的教誨，它的益處真大啊！"確實啊。像丹溪翁這樣的人，大概就是古代所説的正直、誠信、博學的良師益友，又怎能因他是醫生而輕視他呢？

課文簡析

本傳較全面地記述了元代名醫朱震亨的生平事迹、醫學成就及高尚品德。本文分三段，首段（包括第一、二自然段），記述他原本學儒，學儒時不但治經，更受理學影響，後來棄儒學醫，亦是爲了"推及物之仁"，學儒學醫其宗旨是相同的。學醫時又不滿於時行的《局方》，而要研習《内經》等經典著作，外出游學，拜羅知悌爲師。次段（包括第三至十二自然段，記述他在繼承劉張李三家理論的基礎上，提出了相火易動和陽有餘陰不足的醫學觀點，並用大量病案驗證他的觀點正確性，展示他的精湛醫技和高尚醫德；不拘泥古方，善於操縱取捨；撰述大量醫著，供後人研讀取法。末段（包括最後兩個自然段），記述他的孝友之行和注亶實際的品德作風，他不僅是位著名的醫師，更是值得人們尊敬的直諒多聞的良師益友。全文結構嚴謹，層次分明，行文樸實，是較好的一篇醫家傳記。

參考資料

1. 戴良，字叔能，浦江人。通經、史、百家暨醫、卜、釋、老之説。學古文於黄溍、柳貫、吴萊。貫卒，經紀其家。太祖初定金華，命與胡翰等十二人會食省中，日二人更番講經、史，陳治道。明年，用良爲學正，與宋濂、葉儀輩訓諸生。太祖既旋師，良忽棄官逸去。辛丑，元順帝用薦者言，授良江北行省儒學提舉。良見時事不可爲，避地吴中，依張士誠。久之，見士誠將敗，挈家泛海，抵登、萊，欲間行歸擴廓軍，道梗，寓昌樂數年。洪武六年始南還，變姓名，隱四明山。太祖物色得之。十五年召至京師，試以文，命居會同館，日給大官膳，欲官之，以老疾固辭，忤旨。明年四月暴卒，蓋自裁也。元亡後，惟良與王逢不忘故主，每形於歌詩，故卒不獲其死云。良世居金華九靈山下，自號九靈山人。

《明史·戴良傳》

2. 故其文叙事有法，議論有原，不爲刻深之辭，而亦無淺露之態；不爲纖穠之體，而亦無矯亢之氣。蓋其典實嚴整，則得之於柳先生者也；縝密明潔，則得之於黄文獻公者也。而又加之以春容豐潤，故意無不達，味無不足。

《九靈山房集》揭汯序

3. 丹溪先生既卒，宗屬失其所倚藉，井邑失其所憑依，嗜學之士失其所承事，莫不彷徨遥慕，至於灑泣。濂聞之，中心尤摧咽不自勝，蓋自加布於首，輒相親於幾杖間，訂義質疑，而求古人精神心術之所寓，先生不以濂爲不肖，以忘年交遇之，必極言而無所隱，故知先生之深者，無踰於濂也。方欲聚厥事行，爲書以傳來世，而先生之女玉汝，從子嗣汜，忽踵濂門，以先生從弟無忌所爲狀，請爲表以勒諸墓上，濂何敢辭……時鄉先生文懿許公，講道東陽八華山中，公上承考亭朱子四傳之學，授受分明，契證真切，擔簦而從之者，亡慮數百人。先生歎曰："丈夫所學，不務聞道，而唯俠是尚，不亦惑乎！"乃摳衣往事焉。先生之年，蓋已三十六矣……包銀之令下，州縣承之，急如星火，一里之間，不下數十姓，民莫敢與辨，先生所居里，僅上富氓二人，郡守召先生，自臨之曰："此非常法，君不愛頭乎？"先生笑曰："守爲官，頭固當惜，民不愛也。此害將毒子孫，必欲多及，民願倍輸吾產當之。"守雖怒，竟不能屈……若苛斂之至，先生即以身前，辭氣懇款，上官多聽，爲之裁損……方嶽重臣及廉訪使者，聞先生名，無不願見，既見無不欲交章薦之，先生皆力辭……初，先生壯齡時，以母夫人病脾，頗習醫，後益研磨之，且曰："吾既窮而在下，澤不能及遠，其可遠者，非醫將安務乎？"時方盛行陳師文、裴宗元所定大觀二百九十七方，先生獨疑之，曰："用藥如持衡，隨物重輕，而爲前人古方，新證安能相值乎？"於是尋師而訂其説……羅遽修容見之，一見如故交，爲言學醫之要，必本於《素問》、《難經》，而濕熱相火爲病最多，人罕有知其祕者。兼之長沙之書，詳於外感，東垣之書，詳於內傷，必兩盡之，治疾方無所憾，區區陳裴之學泥之且殺人。先生聞之，夙疑爲之釋然。學成而歸，鄉之諸醫，始皆大驚，中而笑且排，卒乃大服，相推尊願爲弟子。四方以疾迎候者，無虛日，先生無不即往，雖雨雪載途，亦不爲止。僕夫告痛，先生諭之曰："病者度刻如歲，而欲自逸耶？"窶人求藥無不與，不求其償；其困阨無告者，不待其招，注藥往起之，雖百里之遠弗憚也……先生孤高如鶴，挺然不羣，雙目有小大輪，炯光如日，毅然之色，不可陵犯，而清明坦夷，不事表襮，精神充滿，接物和粹，人皆樂親炙之……居室垣墉，敦尚儉樸；服御唯大布寬衣，僅取蔽體；藜羹糗飯，安之如八珍……而於世上所悦者，淡然無所嗜，惟欲聞人之善，如恐失之，隨聞隨録，用爲世勸。遇有不順軌則者，必誨其改；事有難處者，又導之以其方。晚年識見尤卓，嘗自括蒼還，道過永康……先生生於至元辛巳十一月二十八日，卒於至正戊戌六月二十四日。瀕卒，無他言，獨呼嗣汜謂曰："醫學亦難矣，汝謹識之！"言訖，端坐而逝。享年七十有八。

宋濂《故丹溪先生朱公石表辭》

（惠　群）

十四　滑 壽 傳

説明

本文選自《明史・方伎傳》，據1974年中華書局校點本排印。《明史》先後由張玉書、王鴻緒、張廷玉等任總裁，最後由張廷玉等定稿。先後參加具體編輯的人員有三十多人。在《明史》以前，有《明實録》，它是一部內容頗詳的原始史料；又有史學家萬斯同撰述的《明史稿》，王鴻緒就萬斯同已成的《明史稿》加以修訂，張廷玉等又在王鴻緒稿本的基礎上改編成爲《明史》，故成就《明史》的最早的功臣當屬萬斯同。清朝於順治二年（公元1645年）設立明史館，康熙十八年（公元1679年）開始修撰，直至雍正十三年（公元1735年）才定稿，乾隆四年（公元1739年）刊行。《明史》三百三十二卷，記載了明朝自建國到滅亡將近三百年的歷史。《明史》體例同以前史書一樣，分本紀、志、表、列傳。其中志的部分較前代史書爲詳，包含了不少科學技術方面的資料，并反映了一些明代新的成就；傳的部分新闢了閹黨傳和土司傳。《明史》雖在《明史稿》基礎上修編而成，但《明史》畢竟是經過幾十年整理出來的史書，編排整齊，便於檢閲。中華書局校點本每卷後有校勘記，全書後附《張廷玉上明史表》和《在事諸臣職名》。

滑壽，字伯仁，先世襄城人①，徙儀真②，後又徙餘姚③，幼警敏好學④，能詩。京口王居中⑤，名醫也。壽從之學，授《素問》、《難經》。既卒業⑥，請於師曰："《素問》詳矣，多錯簡⑦。愚將分藏象、經度等爲十類⑧，類抄而讀之⑨。《難經》又本《素問》、《靈樞》，其間榮衛藏府與夫經絡腧穴，辨之博矣，而缺誤亦多。愚將本其義旨，註而讀之可乎⑩？"居中躍然稱善⑪。自是壽學日進。壽又參會張仲景、劉守真、李明之三家而會通之⑫，所治疾無不中。

既學鍼法於東平高洞陽⑬，嘗言："人身六脈雖皆有係屬⑭，惟督任二經，則苞乎腹背，有專穴⑮。諸經滿而溢者，此則受之⑯，宜與十二經並論。"乃取《內經・骨空》諸論及《靈樞》篇所述經脈⑰，著《十四經發揮》三卷⑱，通考隧穴六百四十有七。他如《讀傷寒論抄》、《診家樞要》、《痔瘻篇》⑲，又採諸書《本草》爲《醫韻》⑳，皆有功於世。

晚自號攖寧生。江、浙間無不知攖寧生者。年七十餘，容色如童孺，行步蹻捷㉑，飲酒無算㉒。天台朱右摭其治疾神效者數十事㉓，爲作傳㉔，故其著述益有稱於世。

注釋

① 先世：祖輩。襄城：今河南省襄城縣。春秋時周襄王因避狄難曾居此，故名。

② 儀真：今江蘇儀徵縣。宋、元、明時曰儀真，清改爲儀徵。

③ 餘姚：今浙江餘姚市。

④ 警敏：機警敏捷。《新唐書・方伎・王遠知》："遠知少警敏，多通書傳，事陶弘景。"

⑤ 京口：地名，在今江蘇丹徒縣。

⑥ 卒業：完成學業。

⑦ 錯簡：書簡前後次序錯亂。後指古書中文字次序錯亂。唐王冰《黄帝内經素問注》序："錯簡碎文，前後重叠者，詳其指趣，削去繁雜，以存其要。"

⑧ 愚：自稱之謙詞。諸葛亮《前出師表》："愚以爲宫中之事，事無大小，悉以咨之，然後施行，必能裨補闕漏，有所廣益。"經度：經絡。十類：李濂《醫史・攖寧生傳》、《儀真縣志》皆作藏象、經度、脈候、病能、攝生、論治、色脈、針刺、陰陽、標本、運氣、彙萃十二類。

⑨ 類抄而讀之：抄讀《素問》，分類輯成《讀素問抄》。

⑩ 註而讀之：注讀《難經》，輯成《難經本義》。其凡例曰："前此註家，皆不考所出，今并一一考之；其無可考者，於七難中發其例。"

⑪ 躍然：欣然。明王廷相《答何柏齋造化論》："使蒭蕘之心會於悬心，即躍然領受，况大賢乎？"

⑫ 参會：参酌綜合。明胡應麟《少室山房筆叢、藝林學山四》："一旦参會羣籍，不覺洞然。"會通：融會貫通。

⑬ 既：不久。《荀子・强國》："既，楚發其賞。"梁啟雄釋："既，旋，不久之後。"東平：今山東東平縣。参見《錢仲陽傳》的"鄆"注及"東平王"注。

⑭ "人身六脈"句：奇經八脈中的陰維、陽維、陰蹻、陽蹻、冲、帶六脈，雖然其各有一定的循行路綫，但各經的腧穴皆附屬於十二經之内。

⑮ "惟督任"三句：督脈，起於會陰部，沿脊柱直上到頸項風府穴，脈氣入於腦，上巔，沿額下行至鼻部，有自長强至齦交等二十八穴。任脈，起於胞中，出於會陰，沿腹部正中上行，過腹胸至咽喉，再上頤、面到兩目下，有自會陰至承漿等二十四穴。故督任二脈包括背腹正中部位并有專穴。苞，通"包"。

⑯ "諸經"二句：《難經・二十八難》："其奇經八脈者，比於聖人圖設溝渠，溝渠滿溢，流於深湖，故聖人不能拘通也。"説明十二經脈氣血滿溢而流蓄於奇經，猶如溝渠水溢流入湖海一樣。

⑰ "乃取"句：《素問・骨空論》主要論述任脈、冲脈、督脈的循行路綫及一些穴位。《素問》中論述經脈的主要有《診要經終論》、《三部九候論》、《離合真邪論》、《痹論》、《厥論》、《皮部論》、《氣穴論》、《氣府論》等篇，《靈樞》中《經脈》、《本輸》等很多篇皆論經脈。

⑱ 十四經發揮：對全身十四經脈循行作了詳細注釋和發揮，并補記各經所屬穴位。共三卷，刊於1341年。

⑲ 讀傷寒論抄：《中國醫籍考》載《滑氏壽傷寒例鈔》三卷，其上卷，首鈔傷寒例，次鈔六經。中卷，鈔三陰經例，及陰陽差後勞食復例。下卷，鈔脈例。末後，鈔死證三十餘條。診家樞要：一卷。題詞曰："百家者流，莫大於醫，醫莫先於脈……由此而推之，則泝流窮源，因此識彼，諸家之全，亦無遁珠之憾矣。"痔瘻篇：已佚。

⑳ 醫韻：已佚。除以上著作外，據《醫藏目録》、《古今醫統》等所載，還有《攖寧生要方》、《醫學引彀》、《滑氏方脈》、《攖寧生補瀉心要》、《滑氏壽本草發揮》等。

㉑ 蹻捷：矯健敏捷。三國魏曹植《七啟》："蹻捷若飛，蹈虚遠蹠。"

㉒ 無算：没有固定數量。《孔子家語・觀鄉射》："降，脱屨升座，修爵無算。飲酒之節，旰不廢朝，暮不

靡夕。”古代有“無算爵”，指古代某些典禮中，不限定飲酒爵數的飲酒禮，至醉而止。

㉓ 朱右：臨海人，字伯賢，自號鄒陽子。明初徵赴史局，累官晉府右長史，著有《白雲稿》、《春秋類編》等。摭（zhí 直）：摘取。漢楊雄《法言·問明》：“摭我華而不食我實。”

㉔ 爲作傳：朱右爲滑氏所作傳《攖寧生傳》，見李濂《醫史》卷八。傳中載病案三十一條，可補《明史·滑壽傳》之不足；又有醫事、醫德方面的記述，對於全面了解滑壽的生平事迹，頗有裨益。

課文簡析

本傳簡述了元末明初醫家滑壽的身世、學醫經歷、醫學創見及大量醫著。滑氏先從王居中學習《素問》、《難經》，繼從高洞陽學習針法。滑氏勤於著述，從王學後，撰寫了《讀素問抄》和《難經本義》；從高學後，提出督任二脈宜與十二經并論的創見，并撰著了《十四經發揮》；另有《讀傷寒論抄》、《診家樞要》等多部醫藥學著作。傳中對於滑氏的醫事活動，只以“壽又參會張仲景、劉守真、李明之三家而會通之，所治疾無不中”及“江、淮間無不知攖寧生者”幾語概括，而無事迹，頗感其過簡。文末指出“天台朱右摭其治疾神效者數十事，爲作傳”，讓讀者自讀之以補其闕。

參考資料

1. 攖寧生，出滑伯後，名壽，字伯仁。世爲許襄城大家。元初，祖父官江南，自許徙儀真，而壽生焉。性警敏，習儒書於韓説先生，日記千餘言，操筆爲文，辭有思考，尤長於樂府……其治法往往奇中，人間能言之故記者頗多，其徒日采表著者成編以傳其在。儀真御史中丞八臣亦家焉，其内人病，艱於小溲，中滿喘渴。門僧竇頗知醫，投以瞿麥梔苓諸滑利藥，而閟益甚。召壽候其脈，三部皆弦而濇。壽曰：“《經》云：‘膀胱者，州都之官，津液藏焉，氣化則能出矣。’所謂水出高源者也，膻中之氣不化，則水液不行。病因於氣，徒行水無益也。法當治上焦。”乃製朱雀湯，倍以枳桔，煎用長流水。一飲而溲，再以氣平，數服病已……張佛兒暑月患中滿泄瀉，小便赤，四肢疲困，不欲舉目，汗微熱，口渴，且素羸瘠。衆醫以虛勞，將峻補之。邀壽至診視，六脈虛微，曰：“此東垣所謂夏月中暑飲食勞倦，法宜服清暑益氣湯。”投三劑而病如失……丘彦材平居，苦胸膈痞滿，憒憒若怔忡狀，頭目昏痛，欲吐不吐，忽忽善忘，時一臂偏痹，召攖寧生視之，當關以上脈溜而滑，按之沉而有力。攖寧生曰：“積飲滯痰横於胸膈，蓋得之厚味醇酒肥膩煎炙，蓄熱而生濕，濕聚而痰涎宿皆上甚也。王冰云：‘上甚不已，吐而奪之。’法當吐。”候春日開明，如法治之。以物撩咽中，須臾大吐異色頑痰如膠飴者三四升。一二日更吐之三四次，則胸中洞爽平復矣……其侄夏仲儒因拘留赴海，積恐怖，心常惕惕，如畏人捕之狀。攖寧生視之，脈豁然虛大而浮，體熱多汗，曰：“凡病得之從高墜下，仆擊搏，留滯惡血，皆從中風論，終歸厥陰，此海藏之説也。蓋厥陰多血，其化風木然也。有形當從血論，無形當從風論。今仲儒之疾是走無形也，從風家治之，兼爲化痰散結，佐以鐵粉朱砂丸。”良愈……胡茂林子婦，魏仲彬妹也，新産二曰，惡露不行，臍腹痛，頭痛，身寒熱。當隆冬時，衆醫皆以爲感寒，温以姜附，益大熱，手足搐搦，語譫目擿。仲彬固邀生往診，脈弦而洪數，面赤目閉，語喃喃不可辨，舌黑如炤，燥無津潤，胸腹按之不勝乎。蓋燥劑搏激，血内熱而風生，血蓄而爲霜也。生曰：“此産後熱入血室，因而生風。”即先爲清熱降火，治風凉血，兩服頗爽；繼以琥珀牛黄等稍解人事後，以張從正和散行血破瘀，三四服惡露大下如初。時産已十日矣，於是諸證悉平……史右曰：予幼喜業醫，遇醫士輒近之，覩其治往往誤藥死，若以試其術，然予懼陰殺人，而莫之罪，必不逭於天刑，遂棄不復習。襄城攖寧生壽能活人，反掌間而奇驗，若此，時人爲之語曰：“世以人試術，生以術活人，其相距奚啻千萬！予聞盧扁曰：‘聞病之陽，論得其陰；聞病之陰，論得其陽。’倉意曰：‘吾以脈法治之而愈。’生其有得於二子者歟！”朱天台爲攖寧作傳可謂詳盡矣，故史官東陽朱公廉謂：後之爲醫者觀之，譬諸覩作室之巧，而可推究其規矩斧斤之法；見破的之上，而可原其彀率審固之意。按其書而擬其迹，庶幾有合矣。其知言哉！

李濂《醫史·朱右〈攖寧生傳〉》

2. 所至，人争延致，以得攖寧生一决生死爲無憾。生無問貧富，皆往治不責報，遂知名吴楚間。在淮南曰滑壽，在吴曰伯仁氏，在鄞越曰攖寧生。

《醫部全録》卷五百七《醫術名流列傳·滑壽》引《儀真縣志》

3. 然則許乃祖貫，鄞乃寄居，實則儀真人也。壽卒於明洪武中，故《明史》列之方技傳。然戴良《九靈山房集》有懷書攖寧詩曰："海日蒼凉兩鬢絲，異鄉飄泊已多時，欲爲散木留官道，故託長桑説上池，蜀客著書人豈識，韓公賣藥世徧知，道塗同是傷心者，只合相從賦黍離。"則壽亦抱節之遺老，託於醫以自晦者也。

《四庫全書總目提要・難經本義》

（惠　群）

十五　戴思恭傳

説明

本文選自《明史・方伎傳》，據 1974 年中華書局校點本排印。關於作者和作品，見《滑壽傳》的"説明"。

戴思恭，字原禮，浦江人①，以字行②。受學於義烏朱震亨③。震亨師金華許謙，得朱子之傳，又學醫於宋内侍錢塘羅知悌。知悌得之荆山浮屠④，浮屠則河間劉守真門人也。震亨醫學大行，時稱爲丹溪先生。愛思恭才敏⑤，盡以醫術授之。

洪武中⑥，徵爲御醫，所療治立效，太祖愛重之。燕王患瘕⑦。太祖遣思恭往治。見他醫所用藥良是⑧，念何以不效⑨，乃問王何嗜。曰："嗜生芹。"思恭曰："得之矣。"投一劑，夜暴下，皆細蝗也⑩。晉王疾⑪，思恭療之愈。已⑫，復發，即卒。太祖怒，逮治王府諸醫⑬，思恭從容進曰："臣前奉命視王疾，啟王曰：'今即愈⑭，但毒在膏肓，恐復作不可療也。'今果然矣。"諸醫由是免死。思恭時已老，風雨輒免朝⑮。太祖不豫⑯，少間⑰，出御右順門，治諸醫侍疾無狀者⑱，獨慰思恭曰："汝仁義人也，毋恐。"已而太祖崩⑲，太孫嗣位⑳，罪諸醫，獨擢思恭太醫院使㉑。

永樂初㉒，以年老乞歸。三年夏，復徵入。免其拜，特召乃進見。其年冬，復乞骸骨㉓，遣官護送，賚金幣㉔，踰月而卒，年八十有二，遣行人致祭㉕。所著有《證治要訣》、《證治類元》、《類證用藥》諸書㉖，皆檃括丹溪之旨㉗。又訂正丹溪《金匱鈎玄》三卷㉘，附以己意。人謂無愧其師云。

注釋

① 浦江：今浙江省浦江縣。

② 以字行：謂隱其名而以字"原禮"行於世。

③ 朱震亨：與下文許謙、羅知悌諸人，均參見《丹溪翁傳》及注釋。

④ 荆山：山名。我國山東、河南、安徽、湖北皆有荆山，未知定指。浮屠：梵語音譯，本作"佛陀"。此指僧人。

⑤ 才敏：才思敏捷。《三國志・蜀書・諸葛亮傳》："蜀人追思亮，咸愛其才敏。"

⑥ 洪武：明太祖朱元璋年號，公元 1368～1398 年。

⑦ 燕王：太祖第四子朱棣。洪武三年（公元 1370 年）封。瘕（jiǎ 甲）：腹内結塊，聚散無常，痛無定處。《素問・大奇論》："三陽結，爲瘕。"王冰注："血凝爲瘕。"據下文，指蟲積包塊。

⑧ 良：很。是：正確。

⑨ 念：思考。《史記・廉頗藺相如列傳》："顧吾念之，彊秦之所以不敢加兵於趙者，徒以吾兩人在也。"何以：爲什麽。

⑩ 細蝗：蝗，當是蟥。螞蟥。按《明外史本傳》"燕王患瘕"句後，有"韓奭治不效"。韓奭、韓彝爲從兄弟，洪武間皆爲燕府良醫正。據《蘇州府志》載："上患腹痛，彝奏曰：'聖體所患，須用雷丸、大黄、木香等劑，服之，下蟲六十二條。蓋彝知上嗜水芹，善生蟲，積久成此病。"此病案醫者，記載不一，但燕王蟲積病，確有其事。《本草綱目・水蘄》："餘田者皆有蟲子在葉間，視之不見，食之令人爲患。"

⑪ 晉王疾：太祖第三子朱棡，洪武三年封。按《明外史本傳》作"晉王末疾。"

⑫ 已:隨後。《史記・項羽本紀》:"韓王成無軍功,項王不使之國,與俱至彭城,廢以爲侯,已又殺之。"

⑬ 逮治:逮捕懲治。《史記・淮南衡山列傳》:"有司請逮治衡山王,天子不許。"

⑭ 今:指示代詞。此。清王引之《經傳釋詞》:"今,指事之詞也。……《晉語》:'今君之所聞也。'猶言是君之所聞也。宣十五年《公羊傳》:'是何子之情也!'《韓詩外傳》'是'作'今'。皆指事之詞。"

⑮ 朝:上朝朝見君王。宋宋敏求《春明退朝録》卷中:"唐在京文武官職事九品以上,朔望日朝。"

⑯ 不豫:帝王有病的諱稱。《逸周書・五權》:"維王不豫,於五日召周公旦。"朱右曾校釋:"天子有疾稱不豫。"

⑰ 少間:稍微好轉。間,病情好轉。《論語・子罕》:"子疾病,子路使門人爲臣。病間,……"何晏集解引孔安國曰:"少差曰間。"

⑱ 無狀:謂無善狀。指没有功績。《史記・夏本紀》:"〔舜〕行視鯀之治水無狀,乃殛鯀於羽山以死。"亦曰"無況"。按《明外史本傳》言"悉付獄。"

⑲ 崩:《禮記・曲禮下》:"天子死曰崩。"

⑳ 太孫:名允炆,懿文太子朱標第二子。洪武二十五年(公元 1392 年)立爲皇太孫。太祖死,以皇太孫繼位,是爲惠帝,改元建文(公元 1399 年)。嗣:繼承。

㉑ 擢:提升。院使:統轄太醫院事務的長官。正五品。

㉒ 永樂:明成祖朱棣年號,公元 1403～1424 年。

㉓ 乞骸骨:古代官吏自請退職,意謂使骸骨得歸葬故鄉。《晏子春秋・外篇上二十》:"臣愚不能復治東阿,願乞骸骨,避賢者之路。"

㉔ 賚(lài 賴):賞賜。《文選・張衡〈東京賦〉》:"發京倉,散禁財,賚皇寮,逮輿臺。"薛綜注:"賚,賜也。"金幣:古代泛指金銀貨幣。

㉕ 行人:官名。明代設行人司,復有行人之官,掌傳旨、册封、撫諭等事。致祭:表示祭奠。

㉖ 證治要訣:十二卷,存。錢曾曰:"是書惟以活人爲念,有功於醫道,豈淺鮮哉!"證治類元:當作《證治類方》,十二卷,存。類證用藥:一卷,佚。另有《推求師意》二卷,存。

㉗ 檃(yǐn 隱)括:概括,就原有的文章、著作加以剪裁、改寫。《宋史・文苑傳・賀鑄》:"尤長於度曲,掇拾人所棄遺,少加檃括,皆爲新奇。"

㉘ 金匱鉤玄:朱震亨撰,戴原禮校補。

課文簡析

本傳概述了明初著名醫師戴原禮的醫學生涯。首記其受學名師朱丹溪,丹溪愛其才敏,盡以醫術授之。次記其御醫治績,深受太祖朱元璋愛重,稱其爲"仁義人也",擢爲太醫院院使。最後記其年老辭歸後,復被徵入,受恩遇。其著述皆繼承發揮丹溪醫學理論,人稱"無愧其師"。

參考資料

1. 醫之爲道至矣,故周官有疾醫視萬民四時之病,春之痟首,夏之痒疥,秋之瘧寒,冬之欬嗽上氣,皆分而治之,驗其狀而制其禄,甚爲不輕也。後世官寖失職,故於其術,每擇之不精,有人於此,能合於古者之道,豈不猶空谷足音之可喜者乎?如吾同縣戴原禮氏是已。原禮生儒家,習聞詩禮之訓,惓惓有志於澤物,乃徒步至烏陽,從朱先生彦修學醫,先生見其穎悟倍常,傾心授之,原禮自是識日廣,學日篤,出而治疾,往往多奇驗,予請得而詳道之。原禮從叔仲章,六月患大熱,面赤口譫語,身發紅斑,他醫投以大承氣湯,而熱愈極。原禮脈之曰:"左右手皆浮虚無力,非真熱也。張子和云:當解表而攻里。此證似之,法當汗。遂用附子、干姜、人參、白朮爲劑,烹液冷飲之,大汗而愈……松江朱仲文長夏畏寒,身常挾重纊,食飲必熱如火,方下咽,微温則嘔,他醫授以胡椒煮伏雌之法,日啖鷄者三,病愈亟。原禮曰:"脈數而大,且不弱。劉守真云:火極似水,此之謂矣。椒發陰經之火,鷄能助痰,只以益其病爾。"以大承氣湯下之,晝夜行二十餘,頓減纊之半。復以黄連導痰湯益竹瀝飲之,竟瘳……予備聞賢士大夫恒言之,今不能悉數也。嗚呼!有人於此,可不謂之合於古道者?

宋濂《文憲集》卷八《送戴元禮還浦陽序》

2. 公歷事兩朝，藥餌所施，奇效不可殫數。金繒褚弊，上尊珍饌餠蓄之賜，殆無虛得。公平生誠慎寅畏，未嘗少有過差。是以遭逢眷知，始終一致。蓋公之學出於丹溪，丹溪之學，源深而本固，非近世醫家可比。曩得其書讀之，爰自易水張氏、河間劉氏、東垣李氏。曠百載泝而上焉，極於《素問》、《靈樞》，推天人交和之理，辨陰陽偏勝之氣。其識卓以明，其說詳以密，以故起死回生，動者神助。一洗拘方泥法之陋，誠儒者格物致知之學也。公以所得於丹溪者，觸而伸之，類而長之，精研覃思，明體適用，宜其遇病施治若矢，發機，必中正鵠。彼不善爲射，徒伸手操弓，莫知彼措焉。公今已矣，後之人能知丹溪之學者，皆公有以倡啟之也。

李濂《醫史·附録王汝玉〈太醫院使戴公墓志銘〉》

（惠　群）

十六　明處士江民瑩墓志銘★

説明

本文選自江瓘《名醫類案·附録》，據1957年人民衛生出版社影縮清乾隆三十五年（公元1770年）知不足齋叢書刊本排印。作者汪道昆（公元1525～1593年），字伯玉，號太函南溟，歙（今安徽歙縣）人。明代嘉靖間進士。令義烏，教民講武，人人能投石超距，世稱義烏兵。後備兵閩海，與戚繼光募義烏兵破倭寇，擢司馬郎，累官兵部侍郎。乞養歸，與李攀龍、王世貞等切劘爲古文辭，世貞稱道昆爲文簡而有法，由是名大起。世貞亦嘗貳兵部，天下稱兩司馬。著有《副墨》及《太函集》一百二十卷。《名醫類案》是明代江瓘及其子應元、應宿所編著。全書十二卷，分二百零五門。本書搜集明代以前歷代名醫驗案、家藏秘方和編者個人醫案，同時兼採經史子集有關資料，收輯内容廣泛，病類也很豐富，有内、外、婦、兒、五官、傳染病。病案記載完整，對個别重要病案還附有編者按語，提示要點。本書對於學習和吸收古代醫家的治病經驗，很有參考價值，尤對臨床醫生更爲實用，故對後世影響很大。原書成於明嘉靖三十一年（公元1552年），後經清代名醫魏之琇（玉横）重訂刊行。

當世以布衣稱作者[①]，無慮數十家[②]，乃若質行雅馴[③]，則余竊多江民瑩[④]。頃，民瑩將捐館舍[⑤]，遺季公民璞書曰[⑥]："平生知我者，唯季若汪中丞[⑦]，願季爲狀[⑧]，中丞爲銘[⑨]，幸須臾無死，猶及見之，死且不朽。"往，余爲民瑩立傳，會未得其什二三，乃今要我以平生之言[⑩]，奈何負民瑩地下？遂受季公狀，摭其軼事志之[⑪]。

志曰：江處士瓘[⑫]，歙人，世家篁南[⑬]，字民瑩，贈尚書郎終慕公第三子也[⑭]。幼負奇氣，顧猶跳梁[⑮]。年十四，母鄭安人以暴疾終[⑯]，既含不瞑[⑰]。民瑩拊棺號哭曰："母其以二三子未樹邪？所不夙夜以求無忝者[⑱]，有如此木[⑲]！"遂瞑。自是折節爲學[⑳]，務以身先季公[㉑]。乃從故太守吳先生受詩。吳先生間得李獻吉賦詩若干篇示民瑩[㉒]，民瑩心獨喜，終日誦之，嘗竊傚爲詩，有近似者。初試縣官，不利。父命之商，民瑩則商，孳孳務脩業[㉓]。會督學使者蕭子雝行縣[㉔]，並舉民瑩、民璞補縣諸生[㉕]。又明年應鄉試，復不利。民瑩慚，自憤不務稼而罪歲凶[㉖]，何爲乎？遂下帷讀書[㉗]，歷寒暑，窮日夜，不遺餘力。民璞請少息，毋已太勞。民瑩愀然曰[㉘]："季子遊困而歸，由發憤起[㉙]；縱自愛，而忘而母不瞑邪[㉚]？"頃之病作，一夕嘔血數升，延醫十餘曹[㉛]，不效。因涉獵醫家指要[㉜]，自藥而瘳。此治本業如初，又復病，釋業復瘳，遞病遞瘳，葢十年往矣[㉝]。乃歎曰："顯親揚名[㉞]，即男子所有事，彼亦儻然而來者耳[㉟]，顧輕身以希必獲[㊱]，謂父母遺體何[㊲]？"遂謝學官[㊳]，罷舉子業，日鍵關[㊴]，坐便坐[㊵]，几上置《離騷》、《素問》諸書，臥起自如[㊶]，不問梱外事[㊷]，即家務左右棼起[㊸]，終不入於心，由是就業益多[㊹]，神益王矣[㊺]。

甲辰[㊻]，季公舉進士[㊼]，民瑩沾沾喜曰："幸哉！有此無傷母氏心，瞑可也！瞑可也！"民瑩屬辭爾雅[48]，藉藉稱名家[49]。當是時，邑人王仲房、海陽人陳達甫[50]，亦皆負論著而薄諸生[51]，相繼引去[52]。鄉大夫遊汝潛、汪正叔、方定之[53]，則尤推轂民瑩[54]，郡中人士翕然附之[55]。既而自託遠遊，將傾四海之士[56]，則之越之吳之楚，足跡徧于東南。會民璞徙官留都[57]，則之留都，習朝市之隱[58]；及拜信州太守[59]，則道信州[60]，出閩越[61]，謁武夷君[62]；其後兵備饒州[63]，則又道饒州，登匡廬[64]，汎彭蠡而下[65]。所至未嘗通謁，而縉紳學士争願從遊[66]。歸語人曰："入其境，其士可知也。頃余人會稽，探禹穴[67]，其士多奇；余歷吳門[68]，汎五湖而東[69]，其士放達；楚有七澤[70]，泱泱乎大觀[71]，其士閎廓而多材[72]；秣陵爲高皇帝故都[73]，衣冠文物盛矣[74]，四方豪傑，分曹而仕[75]，伏軾而遊[76]，葢士之淵藪也[77]；大江以西，以匡廬勝，其士好脩[78]；閩越以武夷勝，其士倬詭[79]。遊方之内，此其大較也[80]。吾將爲方外遊矣[81]。"既又赴會稽，視仲子應宿病。應宿愈，民瑩乃負病西歸。中道應宿刲股進之[82]，幸少間，亟乘舟就舍。病益深，季子應乾、季子婦程氏刲股遞進之。卒不起[83]，葢乙丑八月二十六日也[84]，距生宏治癸亥[85]，享年六十三。

居常于于近人[86]，一切無所失；及其操直言，引當否[87]，不取苟容[88]。歲饑，浙有司下遏糶令[89]，輒引春秋大義上書部使者[90]，請罷之，語在集中，不具載。某子甲[91]，以貲爵萬户[92]，會有疾，侮諸醫[93]，民瑩過萬户家，讓萬户[94]："公能以富貴驕人矣，亦能以生死下士乎[95]？公之疾得士則生，不得則死，富貴無爲也[96]！"季公既貴，始立祖廟，屬民瑩定約法，脩祠事[97]，以爲常。即民瑩以處士之義終[98]，功用未試，其於國事，則尤惓惓[99]，嘗著論言備邊事，犂然可採[100]。藉第令得志[101]，其畫策何可勝窮[102]！乃今食不過上農[103]，年不逮中壽[104]，家人之産，葢廑有存[105]，惜也！配臨溪吳氏[106]，舉子三[107]，長曰應元，仲、季即刲股者。玆當大事，將卜所宜[108]，爲之銘以待。銘曰：相彼良玉[109]，胡然而終藏[110]？爾有文德[111]，惡用乎珪璋[112]？相彼梁木[113]，胡然而先撥？爾有令名[114]，惡用乎黄髪[115]？漸江東漸[116]，厥有新阡[117]；君子歸止[118]，是曰九原[119]。

注釋

① 稱：稱贊。與下文"多"呼應。

② 無慮：大約。《漢書・馮奉世傳》："今反虜無慮三萬人。"顔師古注："無慮，舉凡之言也。無小思慮而大計也。"

③ 乃若：至於。《孟子・離婁下》："乃若所憂則有之。"質行：品行質樸。《史記・萬石張叔列傳》："萬石君家以孝謹聞乎郡國，雖齊魯諸儒質行，皆自以爲不及也。"雅訓：文章典雅純正。明方孝孺《題胡仲申先生撰〈韓復陽墓銘〉後》："然其操履高介，文章雅訓，當世之士多自謂不能及也。"

④ 多：稱贊。《史記・管晏列傳》："天下不多管仲之賢而多鮑叔能知人也。"

⑤ 捐館舍（shè 射）：抛棄館舍。死亡的婉辭。唐白居易《故滁州刺史榮陽鄭公墓志銘》："公自捐館舍，殆逾三紀，家國多故，未克反葬。"

⑥ 遺（wèi 胃）：給予。《書・大誥》："寧王遺我大寶龜。"季公民璞：江瓘最小的弟弟江民璞。季，排行在最後。《説文》："季，少偁也。"

⑦ 若：連詞。和。汪中丞：指汪道昆。中丞，官名。

⑧ 願：希望。狀：文體名稱。記述死者生平事跡的文章。漢代以後多稱爲"行狀"。吳納《文章辨體序説》："按形狀者，門生故舊狀死者行業上於史官，或求銘志於作者之辭也。"

⑨ 銘：文體名稱。此指墓志銘。志和銘是兩種文體，志多用散文，叙述死者姓氏、生平等；銘用韻文，用於對死者的贊揚、悼念。明徐師曾《文體明辨序説・墓志銘》："至論其題，則有曰墓志銘，有誌有銘是也。"參見《丹溪翁傳》的"墓志"注。

⑩ 要（yāo 腰）：邀請。《詩・鄘風・桑中》："期我乎桑中，要我乎上宫。"

⑪ 摭（zhí 直）：拾取。軼事：散失的事跡。軼，通"佚"，失。《管子・輕重丁》："是故輕軼於賈穀制畜者，則物軼於四時之輔。"郭沫若等集校："'軼'與'佚'通，失也。"志：通"識（誌）"。記載。參見《東垣老人傳》的

“志”注。

⑫ 處士：本指有才德而隱居不仕的人，後亦泛指未做過官的士人。

⑬ 家：居住。篁(huáng 皇)南：今安徽歙縣。

⑭ 贈尚書郎終慕公：江瓘父死後追封尚書郎終慕公。贈：古代賜予死者的爵位或榮譽稱號。宋趙昇《朝野類要·入仕》：“生曰封，死曰贈。”

⑮ 跳梁：亦作“跳踉”、“跳浪”，猶跳躍。《莊子·逍遥游》：“子獨不見狸狌乎……東西跳梁，不辟高下。”成玄英疏：“跳梁，猶走擲也。”此謂頑皮。

⑯ 鄭安人：江瓘母姓鄭。安人，封建時代給婦女贈封的稱號。明代六品官之妻封安人。

⑰ 含(hàn)：同“琀”。古代放在死者口中的珠、玉、米、貝等物。《春秋·文公五年》：“王使榮叔歸含且賵。”杜預注：“珠玉曰含。含，口實。”陸德明釋文：“含，本亦作琀。户暗反。《説文》作琀，云：送終口中玉賵。”後爲死亡的婉辭。瞑：合眼。《説文》：“瞑，翕目也。”

⑱ 所：假設連詞。如果。古代常用於盟誓文中。《左傳·僖公二十四年》：“所不與舅氏同心者，有如白水！”無忝(tiǎn 舔)：不愧於。《書·君牙》：“無忝祖考。”孔安國傳：“無辱纍祖考之道。”

⑲ 有如此木：就讓這棺木神靈明察吧！有如，亦古人誓詞中常用語。上注引《左傳》，楊伯峻注：“‘有如’亦誓詞中常用語，文十二年《傳》‘有如河’……‘有如白水’卽‘有如河’，意謂河神鑒之。”

⑳ 折節：强自克制，改變平素志行。宋蘇軾《方山子傳》：“稍壯，折節讀書，欲以此馳騁當世。”

㉑ 先：表率。《史記·淮南衡山列傳》：“大將軍號令明，當敵勇敢，常爲士卒先。”

㉒ 間(jiàn 建)：私下。《韓非子·外儲説右上》：“惠王愛公孫衍，與之閑有所言。”李獻吉：李夢陽(公元1473～1530年)，字天賜，又字獻吉，明代文學家。

㉓ 孳孳：孳，通“孜”。勤勉不解。《禮記·表記》：“俛焉日有孳孳，斃而後已。”陳澔集説：“孳孳，勤勉之貌。”脩業：謂經營商業。《史記·貨殖列傳》：“後年衰老而聽子孫，子孫脩業而息之，遂至巨萬。”

㉔ 會：恰逢。宋蘇轍《龍川别志》卷上：“會大風雨，止於逆旅。”督學使者：官名。督察學政之職。明代派往各省督導教育行政及主持考試的專職官員，通常稱學政。行縣：巡行到縣裏。

㉕ 舉：推薦。補縣諸生：增補爲縣學的諸生。明代科舉，經縣、州、府各級考試，合格者均稱諸生，方可參加省級的鄉試會考。

㉖ 罪：責備。《孟子·梁惠王上》：“王無罪歲，斯天下之民至焉。”

㉗ 下帷：閉門苦讀。南朝梁任昉《贈王僧孺》詩：“下帷無倦，升高有屬。”此謂閉門。

㉘ 愀(qiǎo 巧)然：憂傷貌。《荀子·富國》：“愀然憂戚。”

㉙ “季子遊困”二句：典出《史記·蘇秦列傳》：“〔蘇秦〕出游數歲，大困而歸。兄弟嫂妹妻妾竊皆笑之，曰：‘周人之俗，治産業，力工商，逐什二以爲務。今子釋本而事口舌，困，不亦宜乎！’蘇秦聞之而慙，自傷，乃閉室不出，出其書徧觀之。”唐司馬貞索隱：“蘇秦，字季子……譙周云：‘秦兄弟五人，秦最少。’”

㉚ 而：前“而”爲轉折連詞。後“而”爲人稱代詞，代“你我二人”。

㉛ 曹：表人稱複數。同“輩”。

㉜ 指要：同“旨要”。此指重要著作。

㉝ 葢：“蓋”的異體字。往：流逝。

㉞ 顯親揚名：《孝經·開宗明義》：“立身行道，揚名於後世，以顯父母，孝之終也。”後以“顯親揚名”指使雙親顯耀，名聲傳揚。

㉟ 儻(tǎng 躺)然而來：即“儻來”，謂意外得來，乃順乎自然，非人主觀努力所能得來的。《莊子·繕性》：“軒冕在身，非性命也。物之儻來，寄者也。”成玄英疏：“儻者，意外忽來者耳。”又《新唐書·紀王慎傳》：“况榮寵貴盛，儻來物也。”

㊱ 顧：只是。《新唐書·忠義傳中·張巡》：“吾欲氣吞逆賊，顧力屈耳。”

㊲ 謂……何：同“如……何”。謂，如，奈。清王引之《經傳釋詞》卷二：“家大人曰：‘謂，猶如也，奈也。’”父母遺體：父母給予自己的身體。

㊳ 學官：學校。漢桓寬《鹽鐵論·散不足》：“皇帝建學官。”

㊴ 鍵闢：猶閉門。鍵、闢，皆門閂，同義複用，用作動詞。清黄景仁《惱花篇時寓法源寺》："花開十日不曾看，鍵闢不與花氣通。"

㊵ 便坐：謂坐於别室。《史記・萬石張叔列傳》："爲便坐。"唐司馬貞索隱："蓋謂爲之不處正室，别坐他處，故曰便坐。"

㊶ 自如：不受拘束。宋蘇轍《同子瞻泛汴泗得漁酒》詩之一："渌水雨新漲，扁舟意自如。"

㊷ 梱（kǔn 捆）外事：門外之事。梱，門坎。《禮記・曲禮上》："外言不入於梱，内言不出於梱。"鄭玄注："梱，門限也。"《説文》："梱，門橛也。"

㊸ 棼起：猶紛起。棼，衆多雜亂。

㊹ 益：逐漸。下句"益"同此。

㊺ 王：通"旺"。旺盛。《莊子・養生主》："神雖王，不善也。"

㊻ 甲辰：據江瓘生年癸亥推之，當於公元 1544 年。

㊼ 舉：謂科舉考中。《新唐書・張嘉貞傳》："以五經舉，補平鄉尉。"

㊽ 屬（zhǔ 主）辭：指詩文。連綴文辭以成詩文。爾雅：雅正；文雅。《史記・儒林列傳》："文章爾雅，訓辭深厚。"

㊾ 藉藉：同"籍籍"。聲名顯著盛大貌。明宋濂《幻住禪庵記》："幻住之名，藉藉於四方。"

㊿ 海陽：明代爲潮州府屬縣，1914 年改名潮安縣。

51 負：依恃。《左傳・襄公十八年》："齊環怙恃其險，負其衆庶。"杜預注："負，依也。"薄：看輕；鄙薄。《資治通鑒・後晉高祖天福三年》："厚文士而薄武人。"

52 引去：離去。清惲敬《南華九老會詩譜序》："一旦宦達矣，名溢於朝，禄豐於室，又相率引去以爲高。"

53 遊汝濳：遊，當作"游"。游震得，字汝濳，婺源人，嘉靖進士，官至副都御史，曾爲《名醫類案》作序。汪正叔：汪一中，字正叔，歙人，嘉靖進士，歷任江西副史等職。方定之：方宏静，字定之，歙人，嘉靖進士，官至南京户部右侍郎。

54 推轂（gǔ 古）：推薦。謂推薦人才如助人推車轂，使之前進。《史記・魏其武安侯列傳》："魏其、武安俱好儒術，推轂趙綰爲御史大夫。"

55 翕（xī 西）然：一致貌。《漢書・鄭當時傳》："山東諸公以此翕然稱鄭莊。"

56 傾：傾慕。

57 徙（xǐ 喜）官：遷徙官職。徙，遷徙。參見《皇甫謐傳》的"徙居"注。留都：古代帝王遷都後，在舊都常置官留守，稱留都。明太祖建都南京，成祖遷都北京，以南京爲留都。

58 習：了解。朝市之隱：争名奪利之地的隱士。朝市，本指朝廷和市肆，於朝争名，於市争利，後泛指名利場所。因南京原爲都城，故稱朝市。

59 信州：地名。唐乾元元年置信州，後歷代沿置。治所在今江西上饒市。

60 道：取道。宋文天祥《〈指南録〉後序》："道海安、如皋，凡三百里。"

61 閩越：指福建北部和浙江南部一帶。《文選・司馬相如〈喻巴蜀檄〉》："移師東指，閩越相誅。"劉良注："閩越，南夷國名也。"

62 武夷君：古代傳説中武夷山的仙人。《史記・封禪書》："古者天子常以春解祠，祠黄帝用一梟破鏡……武夷君用乾魚。"司馬貞索隱引顧氏曰："《地理志》云建安有武夷山，溪有仙人葬處，即《漢書》所謂武夷君。"

63 饒州：府名。明初曰鄱陽府，尋改饒州府，府治鄱陽縣。

64 匡廬：廬山的别名。相傳殷周之際有匡俗兄弟七人結廬於此，故稱。

65 彭蠡（lí 梨）：湖名。在江西省。《史記・夏紀》唐張守節正義引《括地志》："彭蠡湖在今江州潯陽縣東南五十二里。"隋時因湖接鄱陽山，故又名鄱陽湖。

66 縉紳：官宦的代稱。縉，本作"搢"，插。紳，束腰的大帶。古代官宦插笏於紳帶間。《漢書・郊祀志上》："縉紳者弗道。"顔師古注："李奇曰：'縉，插也，插笏於紳。'……字本作搢，插笏於大帶與革帶之間。"

67 "入會（kuài 快）稽"二句：語出《史記・太史公自序》。會稽，山名，在浙江省紹興東南。相傳夏禹大會諸侯於此計功，故名。一名防山，又名茅山。禹穴，相傳夏禹的葬地在會稽山上。《史記・太史公自序》裴駰集解引張晏曰："禹巡狩至會稽而崩，因葬焉。上有孔穴，民間云禹入此穴。"

⑱ 吴門：古吴縣爲春秋吴都，因稱吴門。即今蘇州。

⑲ 五湖：古代吴越地區的湖泊。其説不一，或指太湖，或指太湖及附近湖泊。

⑳ 七澤：相傳古時楚有七處沼澤，後以"七澤"泛稱楚地諸湖泊。其中以雲夢澤最著名。

㉑ 泱泱：水深廣貌。《詩・小雅・瞻彼洛矣》："瞻彼洛矣，維水泱泱。"毛亨傳："泱泱，深廣貌。"大觀：盛大壯觀的景象。

㉒ 閎（hóng 紅）廓：博大。《史記・司馬穰苴列傳論》："余讀《司馬兵法》，閎廓深遠。"

㉓ 秣陵：今南京。明洪武元年，太祖朱元璋建都於此，後成祖遷都北京，故稱南京爲故都。

㉔ 衣冠：指衣冠客，即官宦、士族。如成語"衣冠南渡"、"衣冠掃地"。文物：此指禮樂制度。古代以文物明貴賤，制等級，故云。《舊唐書・褚無量傳》："請旁詢碩儒，俯摭舊典，……天下知文物之盛，豈不幸甚。"

㉕ 曹：分科辦事的官署。

㉖ 伏軾：本謂俯身靠在車前的横木上，後多用以指乘車。

㉗ 淵藪（sǒu 叟）：淵爲魚聚之處；藪爲獸聚之處。後泛指人和事物集聚的地方。

㉘ 好（hào 浩）脩：喜愛修飾儀容。借指重視道德修養。《楚辭・離騷》："民生各有所樂兮，余獨好脩以爲常。"

㉙ 倬（zhuō 桌）詭：奇特。明高進孝《雲間據目抄序》："叔子義甚高，放達而多奇，好修而倬詭，與其文合。"

㉚ 其：乃。大較：大略。《史記・貨殖列傳》："夫山西饒材……山東多魚……江丹出枬……此其大較也。"

㉛ 將：欲。方外：遠離世俗禮法之地。《文子・精誠》："若夫聖人之游也，……馳於方外……不拘於世，不繫於俗。"

㉜ 刲（kuī 虧）股：割股療親。喻至孝之舉。此謂精心侍奉而盡孝道。

㉝ 不起：疾病不能治愈。後爲"死"的婉言。

㉞ 乙丑：公元 1565 年。爲嘉靖四十四年。

㉟ 宏治癸亥：公元 1503 年。爲弘治十六年。宏，明代萬曆本作"弘"，清代避清高宗愛新覺羅弘曆（乾隆）諱，清版本改爲"宏"。

㊱ 居常：平時。于于：悠然自得貌。《莊子・應帝王》："泰氏其卧徐徐，其覺于于。"成玄英疏："于于，自得之貌。"

㊲ 引：争論。《漢書・梅福傳》："故京兆尹王章，資質忠直，敢面引廷争。"

㊳ 苟容：屈從附和以取容於世。《荀子・臣道》："偷和苟容以持禄養交而已耳，謂之國賊。"

㊴ 有司：專管某事的官吏。古代設官分職，各有專司，故稱。

㊵ 春秋大義：春秋時代的正義之道。部使：御使。封建王朝的御使一般由中央各部郎官充任，故名。

㊶ 某子甲：某人。某，指代姓氏。甲，指代人稱。多用於避諱、設言或失名等。

㊷ 以貲爵萬户：用錢買個萬户的官爵。參見《東垣老人傳》的"進納得官"注。貲，"資"的異體字。爵，買官爵，用作動詞。萬户，官爵名。

㊸ 侮（wǔ 五）：輕慢。《論語・季氏》："侮聖人之言。"邢昺疏："侮謂輕慢。"

㊹ 讓：責備。《説文》："讓，相責讓。"

㊺ 下士：輕視醫師。下，與上文"侮"同義。

㊻ 無爲：没有作用。《史記・范雎蔡澤列傳》："以臣之言爲不可，久留臣無爲也。"

㊼ 脩祠事：設立祭祖的各項事宜。

㊽ 義：名分。《商君書・君臣》："是以聖人列貴賤，制爵秩，立名號，以别君臣上下之義也。"

㊾ 惓（quán 全）惓：懇切貌。此謂關心貌。《魏書・律曆志上》："使律法長絶，遺恨没世，是以悽悽惓

惓,不敢忘怠。”

⑩⓪ 犂然:明辨貌。明張居正《賀朱鎮山重膺殊恩序》:“凡古今隆替,名物隱賾,一叩之,罔不犂然辨,洞然析。”

⑩① 藉第令:假使。多音虚詞。《史記・陳涉世家》:“公等遇雨,皆以失期,失期當斬。藉弟令毋斬,而戍死者固十六七。”第,又作“弟”、“第”。

⑩② 畫策:謀畫策略。《商君書》有《畫策》篇。

⑩③ 乃今:而今。上農:耕種收穫較多的農夫。

⑩④ 中壽:中等的年壽。古時説法不一:(1)九十以上。《左傳・昭公三年》“三老”唐孔穎達疏:“上壽百年以上,中壽九十以上,下壽八十以上。”(2)八十歲。《莊子・盜跖》、《論衡・正説》載。(3)七十歲。《淮南子・原道訓》載。(4)六十歲。《吕氏春秋・安死》載。此指七十歲爲宜。

⑩⑤ 厪:“僅”的異體字。

⑩⑥ 配:婚配。臨溪:地名。在安徽績溪縣南,道通歙縣。

⑩⑦ 舉子:生育子女。《後漢書・侯霸傳》:“民至乃戒乳婦勿得舉子。”

⑩⑧ 卜:選擇。參見《皇甫謐傳》的“卜鄰”注。

⑩⑨ 相(xiàng 項):看。《説文》:“相,省視也。”

⑪⓪ 胡然:爲何。《詩・鄘風・君子偕老》:“胡然而天也?胡然而地也?”鄭玄箋:“胡,何也。”

⑪① 爾:你。代詞。文德:指禮教美德。與“武功”相對。《後漢書・光武帝紀上》:“言武功則莫之敢抗,論文德則無所與辭。”

⑪② 惡(wū 屋):何。珪璋:玉製的禮器,用於朝聘。喻爲官。

⑪③ 梁木:棟梁之木。喻能負重任的人才。宋沈遘《吴正肅公挽歌辭》之一:“蒼生方願治,梁木何先摧?”

⑪④ 令名:美名;美好的聲譽。南朝宋鮑照《行京口至竹里》詩:“君子樹令名,細人効命力。”

⑪⑤ 黄髮:老人髮白,白久而黄,以喻年高。《詩・魯頌・閟宫》:“黄髮台背,壽胥與試。”鄭玄箋:“黄髮、台背,皆壽徵也。”

⑪⑥ 漸江:浙江。《説文》:“漸,漸水。”朱駿聲通訓:“漸源有二:北源出今安徽徽州府諸山;南源出今浙江嚴州府諸山。”東漸(jiān 尖):向東流淌。《書・禹貢》:“東漸於海。”孔安國傳:“漸,入也。”

⑪⑦ 新阡:新墓。阡,墳墓。唐杜甫《秋日夔府咏懷一百韵》:“共誰論昔事,幾處有新阡。”

⑪⑧ 歸止:歸宿。《三國志平話》卷上:“何處歸止?”

⑪⑨ 九原:九泉。《舊唐書・李嗣業傳》:“忠誠未遂,空恨於九原。”

譯文

當代以百姓身分稱道的著述家,大約有幾十位,至於説到品行質樸,文章典雅純正,那麽我個人則要稱贊江民瑩。不久前,民瑩將要去世時,給他最小的弟弟江民璞的書信中説:“平生了解我的人,只有你和汪中丞,希望你撰寫我死後的行狀,汪中丞撰寫墓志銘,如果我僥幸近期不死,還來得及看到它們,死後也將不朽了。”先前,我爲民瑩寫傳記,竟没有掌握他事迹的十分之二三,而今又邀請我撰寫評述他一生事跡的墓志銘,我怎麽能辜負長眠地下的民瑩呢?於是我接過民璞撰寫的行狀,又拾取民瑩散失的事跡作了記述。

墓志説:處士江瓘,歙縣人,世代居住篁南,表字民瑩,是死後贈封尚書郎終慕公的第三個兒子。他年幼時就負有不尋常的才氣,不過很頑皮。十四歲時,母親鄭安人因暴病而死,死後不合眼。民瑩手拊棺木痛哭説:“母親大概是因爲我們兄弟幾人没有建樹功名吧?如果我們今後不晝夜進取以求得不愧於母親的話,就讓這棺木神靈明察吧!”於是母親瞑目。從此民瑩强自奮力治學,致力於以身示範先行給民璞。於是跟隨從前的太守吴先生學習詩賦。吴先生私下得到李夢陽若干篇詩賦給民瑩看,民瑩心裏非常喜愛,整日誦讀這些詩賦,并且常常私自仿效作詩,有近似李夢陽詩賦的。初次參加縣級科舉考試,没有考取。父親命他經商，民瑩就經商，孜孜不倦地致力於經商。恰逢督學使者肅子雝到縣裏巡察，同時舉薦民瑩、民璞增補爲縣級諸生。第二年應考鄉試，又没有考取。民瑩十分慚愧，自己恨自己就如同不用力種莊稼却歸罪於年成不好，有什麼用呢？於是閉門苦讀，歷盡嚴寒酷暑，夜以繼日，不遺餘力攻讀。民璞請他稍稍休息一下，不要太過於勞累。民瑩憂傷地説："蘇秦外出游説多年，因困回家被羞辱，由於激憤而刻苦讀書；縱然我們要愛惜身體，但是能忘了你我母親死不瞑目的情形嗎？"不久疾病發作，有一天夜間吐了幾升血，請過十多位醫生，没有療效。民瑩於是廣泛閲覽醫家的重要著作，自己用藥而病愈。從此又像當初一樣研修學業，又發病，放下學業又病愈，相繼病發相繼病愈，大概十年已過去了。於是民瑩嘆息説："做官使雙親顯耀，名聲傳揚，本是男子應做的事，但那也是不意追求而順乎自然獲得的，只是不顧身體而希冀一定獲得，那麼把父母給予自己的身體怎樣對待呢？"於是辭别了學校，停止了科考學業。每天關着房門，坐在别室之中，書案上放着《離騷》、《素問》各種書籍，起居自由，不過問門外之事，就是家事在身邊紛紛發生，也始終不放在心裏，從此，從事學業逐漸多，精神還逐漸旺盛了。

甲辰年，民璞考中了進士，民瑩歡喜地説："真榮幸啊！有了這個就不會使母親傷心了，母親能瞑目了！能瞑目了！"民瑩的詩文雅正，聲名顯赫地可稱爲名家了。正當這時，同鄉人王仲房、海陽人陳達甫，也都憑藉論著而輕視科舉，相繼退出仕宦之途。鄉大夫游汝潛、汪正叔、方定之却特别推薦民瑩，郡中的各界人士也一致地附和贊同他們的意見。不久，民瑩要自我寄托於遠方游訪，將去拜訪四方的名士，就去往越地吴地楚地，足迹遍布東南一帶。恰逢民璞遷徙官職到留都南京，他就去往南京，學做争名奪利之地的隱士。等到民璞拜官信州太守，他又取道往信州，途經閩越之地時，去拜謁武夷山仙人的葬處。那以後民璞到饒州組建義兵，他又取道往饒州，登廬山，并從鄱陽湖泛舟而下。所到之處不曾通報，但宦官和學士都争相希望跟他交游。回鄉後他告訴人們説："到了某個地方，就可以了解那裏人士的特點。不久前，我到會稽，登會稽山探訪夏禹的墓穴，那裏的人士多有奇才；我游歷吴都蘇州，在五湖上泛舟東游，那裏的人士性情豪放豁達；楚地有七個大沼澤，深廣浩蕩的景象真是盛大壯觀，那裏的人士知識淵博而多才；秣陵是明太祖時的舊都城，那裏的官宦士族和文人墨客太多了，各地的豪傑，分科而仕的官宦，乘車而游，真是人才薈萃之地；長江以西，以廬山爲勝地，那裏的人士身容修美；閩越以武夷山爲勝地，那裏的人士奇特不凡。我游訪所到之處，這些只是大略情况罷了。我打算到遠離世俗之地去游訪了。"隨後又奔赴會稽，探視次子應宿的疾病。應宿病愈，民瑩却抱病向西返鄉。途中應宿盡心地侍奉他，幸而稍有好轉，急忙乘船回家。病情逐漸加重，小兒子應乾和小兒妻程氏盡心地輪换侍奉他。最終還是没有治愈而去世了，大概是乙丑年八月二十六日，距離出生的弘治癸亥年，享年六十三歲。

民瑩平時悠然自得，平易近人，各方面都没有失禮之處；但是等到他陳述直言，争論時事當否時，却不取屈從附和而容身於世的態度。有一年安徽鬧饑荒，浙江專職官署下令禁止本地外賣糧食給安徽，他就援引春秋時代的義法上書給朝廷御史，請求廢止此項命令，這些言論都記載在書集中，不詳細記述了。某人，用錢買個萬户的官爵，恰巧生了病，輕慢各位醫生。民瑩到萬户家，責備萬户説："您能憑藉富貴在衆人前驕横，也能拿生死之事去輕慢醫生嗎？您的病只有讓醫生治療才能治愈，如果不讓醫生治療就要死去，富貴没有作用！"民璞顯貴以後，開始修建祖廟，囑托民瑩制定祭禮約法，設立祭祖的各項事宜，以此作爲家法常規。雖然民瑩以處士的名分壽終，才華能力未曾試用，但他對於國家大事，却是非常關心，曾寫文章論述守備邊疆之事，分析得十分清楚可以採納。假使他實現了志向，他的謀劃策略怎麼能用盡呢！而今他的衣食生活不超過上等收獲的農民，年壽不到中等年壽，家人的財産，大概僅有一點點，真令人惋惜啊！配偶是臨溪的吴氏，生育兒子三個，長子應元，次子和三子就是精心侍奉他疾病的。這件事正是大事，將要選擇適宜的内容形式，爲他撰寫銘文以待選用。

銘文説：看那良玉，爲什麽始終收藏？你有文德，何須用佩帶珪璋？看那梁木，爲什麽早早先拔？你有美名，何須要長壽黄髮？浙江東流，岸邊又有新墓添；君子歸宿，這就是民瑩九泉。

課文簡析

本文記述了明代《名醫類案》的編者江瓘的生平事迹。本文分墓志和墓銘兩個部分。墓志首記其家世，屢試不利，下帷苦讀，積勞成疾，從而棄儒習醫；次記其屬文爾雅，深受推崇；廣游遍訪，以壯胸懷；末記其直言不苟的品格和惓惓國事的忠情。作者對這樣一位有才之士而未得志，衣食不瞻，年壽不高，深表惋惜之情。墓銘以韵文形式，贊譽了江瓘的文德美名，同時對其逝世致以深切悼念。作者是江瓘的同鄉好友，文中飽含着深情厚誼，實爲志銘佳作。不過，江瓘積二十餘年潛心編著《名醫類案》，雖其去世時未梓刊行，然文中只字未及此事，終有闕遺不足之感。

參考資料

先君子清脩力學，不偶於時，抱疴攻醫，數起人危疾，未嘗以醫名。家藏禁方及諸子列傳，無慮百數十種，披閱適窾，手録以備遺忘，積二十年所，遂成是書。分門析類，爲卷十二，爲條二百有奇。草創未就，遽而見背。應宿不肖，髫齔多病，趨庭問難，頗契其旨。弱冠奉方伯叔父之滇南，尋遊吴越齊楚燕趙間，博採往哲奇驗之跡，載還山中。懼先集未梓，久而散逸，因取遺稿，編次補遺。亦越歲十九，凡五易鈔，更與伯兄參互考訂，勒成全書。傳之通都下邑，俾肄業之士如遇陰陽顯晦未易辨之證，水火徵兆疑似難明者，試觀前人已驗之成法，準古酌今，一證一方，一案一論，脗合相孚，其應如響。嗟乎！醫貴權衡，譬之用兵，孫武論兵，無出虚實；兵識虚實，則無不勝矣。或者不師古人，亦自爲法，唯司馬穰苴能之，善之善者也。抑或孳孳學古，雖中律度，如趙括徒能讀父書，不知合變，卒歸於敗耳。是則存其人焉爾矣，醫何以異此？先君子以縫掖稱作者，托於醫以隱孤。不敏弗剋繼志，姑述手澤之遺，間附見聞以廣其傳。雖於時未必有濟，然承先君子及物之仁，則亦不敢私也。謹志。時萬曆辛卯閏三月朔旦之吉，男應宿百拜撰述。

《名醫類案》江應宿跋

（惠　群）

十七　張景岳傳

説明

本文選自《南雷文定前集》卷十，據1985年中華書局《叢書集成初編》所輯粤雅堂叢書刊本排印。作者黄宗羲（公元1610～1695年），字太冲，號南雷，人稱梨洲先生，餘姚（今屬浙江）人。明末清初著名的思想家、史學家、文學家。明末東林黨人黄尊素長子，其父被魏忠賢閹黨殺害，他於十九歲時入京伸冤復仇，以鐵錐斃傷仇人。後參加"復社"，開展反宦官鬥争。清兵南下，他在浙東集義兵抗清，南明魯王政權授其左副都御史。南明亡後，埋名隱居，講學著述。康熙中，清廷曾詔徵博學鴻詞科，并聘其預修《明史》，均堅辭不就。初從名儒劉宗周學習，天文、曆法、樂律、經史百家及釋道之書，無所不讀，學識廣博，尤以史學成就爲最。在思想上，對宋儒理學有所宗，亦有所破；在政治上，反對封建專制制度，具有一定的民主主義主張；在經濟上，主張改革土地、賦税制度，强調"工商皆本"；學術上，他是浙東學派的創始人，萬斯同、萬斯大皆受其業。所著《宋元學案》、《明儒學案》爲我國最早的學術史之一，另有《明夷待訪録》、《南雷文案》等。《南雷文定》爲晚年自定的文集，取名於餘姚市南有大小雷峰，山下爲其故居南雷里。凡二十二卷，分前集、後集、三集。

二十年來[1]，醫家之書盛行於世者[2]，張景岳《類經》[3]，趙養葵《醫貫》[4]。然《醫貫》一知半解耳。《類經》明岐黄之學，有王冰之所未盡者[5]，即學士大夫亦必纍月而後能通之[6]。昔在戊寅[7]，曾於張平子座上識景岳[8]，蓋交臂而失之[9]。己酉寓證人書院[10]，有蔣一玖者，年八十矣，欲爲其舅作傳，則景岳也。

景岳名介賓，别號通一子，越之山陰人也[11]。其父爲定西侯客[12]。介賓年四十[13]，即從游於京師[14]。天下承平[15]，奇才異士集於侯門[16]。介賓幼而濬齊[17]，遂徧交其長者[18]。是時金夢石工醫術[19]，介賓從之學，盡得其傳。以爲凡人陰陽，但以血氣臟腑寒熱爲言，此特後天之有形者，非先天之無形者也[20]。病者多以後天戕及先天[21]，治病者但知有形邪氣，不顧無形元氣。自劉河間以暑火立論，專用寒涼[22]，其害已甚；賴東垣論脾胃之火，必務温養，救正實多[23]；丹溪出，立陰虚火動之論，寒涼之弊，又復盛行[24]。故其註本草，獨詳參附之用[25]。又慨世之醫者[26]，茫無定見，勉爲雜應之術[27]，假兼備以倖中[28]，借和平以藏拙[29]。虚而補之，又恐補之爲害，復制之以消[30]；實而消之，又恐消之爲害，復制之以補。若此者，以藥治藥尚未遑[31]，又安望其及於病耶？幸而偶愈，亦不知其補之之力，攻之之力耶？及其不愈，亦不知其補之爲害，消之爲害耶？是以爲人治病，沉思病原，單方重劑，莫不應手霍然[32]。一時謁病者[33]，輻輳其門[34]。沿邊大帥[35]，皆遣金幣致之。

其所著《類經》，綜覈百家[36]，剖析微義[37]，凡數十萬言，歷四十年而後成[38]。西安葉秉敬謂之海内奇書[39]。班孟堅贊孝宣之治[40]："政事、文學、法理之士[41]，咸精其能；至於技巧、工匠、器械[42]，自元、成間鮮能及之[43]。"介賓此書，若非遭遇神宗之盛[44]，亦莫能有也。作《古方八陣》[45]，釋古人立方之意；作《新方八陣》[46]，析古方之某藥，爲某經之用，不相凌奪[47]。其書晚出，今方行世。

介賓博學，於醫之外，象數、星緯、堪輿、律吕[48]，皆能究其底藴[49]。在遼陽道中[50]，聞御馬者歌聲聒耳[51]，介賓曰："此惡聲也[52]，不出五年，遼其亡矣[53]！"已而言驗。所親問以近事[54]，介賓曰："我夜觀乾象[55]，宫車殆將晏駕[56]，天下從此亦亂矣！"未幾，神宗崩[57]。介賓遂返越，其年五十八。又二十年始卒。卒之日，自題其像[58]，召三子而誨之。其門人曰："先生乃死耶[59]？吾先生故有不死者[60]。"介賓莞爾而逝[61]。

自太史公傳倉公[62]，件繫其事[63]，後之儒者，每倣是體以作名醫之傳[64]，戴九靈、宋景濂其著也[65]。而名醫亦復自列其事，存爲醫案，以待後人遇有病之相同者，則倣而治之，亦盛心也[66]。世風不古[67]，以醫負販[68]。其術無異於里閭俗師也[69]，而不肯以里閭俗師自居[70]雖復殺人如草[71]，亦點綴醫案以欺人[72]。介賓醫案，散在《景岳全書》[73]，余不叙於篇[74]，惡夫蹈襲者之衆也[75]。

趙養葵，名獻可，寧波人[76]。與介賓同時，未嘗相見，而議論往往有合者[77]。

注釋

① 二十年來：原文標題下有"辛亥"二字，爲作者標記該文寫作時間，即康熙十年（公元1671年），上推二十年當順治九年（公元1652年）。指此二十年以來。

② "醫家"句：盛行於世的醫家之書。"盛行於世"爲後置定語。

③ 類經：見本書《〈類經〉序》一文。

④ 趙養葵：趙獻可，字養葵，自號醫巫閭子，浙江鄞縣人，明代醫家。醫貫：凡六卷。全書以命門學説貫穿始終，故名。該書推崇薛己學説，更突出發揮了命門之説，主張命門是人身之主，治病當以養命門之火爲主，並多用六味丸、八味丸補陰補陽之方。主張過於偏激，清代醫家徐大椿曾著《醫貫砭》，以針砭之。

⑤ "王冰"句：指王冰在《黄帝内經素問注》中没有透徹闡明的問題。王冰，見本書《〈黄帝内經素問注〉

序》一文。

⑥ 學士大夫:指學者和醫師。學士,此當指專攻醫學的學者。大夫,此當指醫官或醫師。宋代醫官别設官階,有大夫、郎、醫效、祇侯等,後稱醫生爲大夫,本此。

⑦ 戊寅:明思宗崇禎十一年(公元1638年)。

⑧ 張平子:人名,生平不詳。座上:客廳之上。

⑨ 交臂而失之:語出《莊子·田子方》:"吾終身與汝交一臂而失之,可不哀與?"王先謙集解:"雖吾汝終身相與,不啻把一臂而失之,言其暫也。"後以"交臂失之"謂當面錯過機會。交臂,兩人之臂相接觸。

⑩ 己酉:清康熙八年(公元1669年)。即撰寫此傳的前二年。張介賓卒於明崇禎十三年,即庚辰(公元1640年),卒三十年後,其外甥蔣一玖欲請黄宗羲爲其舅父立傳,又二年後,即辛亥而傳成。寓:寄居。證人書院:書院名,爲黄宗羲之師劉宗周所建,並講學於此。明亡,宗周殉節。至康熙六年,黄氏與姜希轍(號定菴)恢復講會,亦在此書院講學。址在今浙江紹興。

⑪ 越:指浙江省。浙江古爲越國之地,故名。山陰:今紹興市。按:張氏祖籍係四川,張氏外孫林日蔚《景岳全書》跋:"先外祖張景岳公,名介賓,字會卿。先世居四川綿竹縣,明初以軍功世授紹興衛指揮,卜室郡城會稽之東。"

⑫ "其父"句:定西侯,爵位名。據《明史·功臣世表》載,蔣貴(字大富,江都人)於明英宗正統七年(公元1442年)封定西侯,子孫世襲其職。嘉靖三十五年至萬曆三年,蔣佑襲職,萬曆三年後,蔣建元襲職。介賓之父張壽峰,約在萬曆初年爲定西侯門客。

⑬ 四十:當作"十四"之倒誤。按《會稽縣志》:"年十三,隨父至京"。且下文有"幼而濬齊",若"年四十",不當言"幼"。

⑭ 從游於京師:跟從父親到京師游學。按張父此次進北京,係定西侯委派進京辦事,並持總督王崇古信函,介紹介賓投師金英學醫。

⑮ 承平:太平。明王瓊《雙溪筆記》:"畿内、山東地方,因承平日久,物産繁盛。"

⑯ 侯門:指定西侯門下。

⑰ 濬齊:亦作"徇齊"。《史記·五帝本紀》:"黄帝者……幼而徇齊。"《集解》:"駰案:徇,疾;齊,速也。言聖德幼而疾速也"《索隱》:"徇、齊,皆德也……,謂聖德齊肅也。又案《孔子家語》及《大戴禮》并作叡齊,一本作慧齊。叡、慧,皆智也。《史記》舊本亦有作濬齊。蓋古字假借徇爲濬。濬,深也,義亦并通。"《素問·上古天真論》:"昔在黄帝……幼而徇齊。"王冰注:"徇,疾也。"

⑱ 長者:指上文的"奇才異士"。

⑲ 金夢石:即金英。京師名醫。

⑳ 無形者:指先天的元氣。

㉑ 後天:指後天飲食調養。戕(qiàng 槍):傷害。《説文》:"戕,槍也。他國臣來弑君曰戕。"《小爾雅·廣言》:"戕,殘也。"

㉒ "劉河間"二句:參見《丹溪翁傳》的"劉完素"注。劉完素根據當時疾病流行,醫家用辛燥法治療無效等情況,提出"六氣皆從火化",主張辛凉解表和瀉熱養陰的療法,故後世稱其爲寒凉派的倡導者。

㉓ "賴東垣"三句:李杲提出"胃氣爲本"的理論,認爲"内傷脾胃,百病由生",治療中强調調理脾胃,自製補中益氣湯等新方劑,後世稱其爲補土派代表醫家。參見李氏《脾胃論》、《内外傷辨惑論》。按張氏服膺和取法於薛立齋及李杲之説,故推崇李氏。救正:謂對寒凉之弊的救偏正誤。

㉔ "丹溪"四句:張氏極力反對丹溪"陽常有餘,陰常不足"和陰虛火動之説,提出"陽非有餘,陰亦不足"的論點,强調陽氣在人生命活動中的主導作用和温補陽氣的重要作用。參見《景岳全書·傳忠録·陽不足再辨》、《類經附翼·求正録·大寶論》等文。

㉕ "註本草"二句:《景岳全書》中有《本草正》上下二卷,述藥三百種,以人參、附子、熟地、大黄爲藥中四維,以人參、地黄喻爲良相,以大黄、附子喻爲良將。

㉖ 慨:慨嘆。自此句至"消之爲害耶",本於《景岳全書》卷一《傳忠録·論治篇》。

㉗ 雜應:雜投應付。即下文所云"假兼備以倖中,借和平以藏拙"。

㉘“假兼備”句：憑藉各類藥物都兼用而僥幸治愈疾病。假，憑藉。按《論治篇》云：“以治風治火治痰治食之劑，兼而用之，甚稱周備。”張氏用藥主張專精，云：“故凡施治之要，必須精一不雜，斯爲至善。”

㉙“借和平”句：憑藉藥性平穩來掩蓋拙劣醫技。按《論治篇》云：“以不寒不熱兼補兼瀉之劑，確然投之，極稱穩當。”

㉚消：治病八法之一。包括消散和消導兩種意義。

㉛未遑（huáng 皇）：没有時間顧及。南朝梁劉勰《文心雕龍・時序》：“高祖尚武，戲儒簡學，雖禮律草創，詩書未遑。”

㉜應手：隨手。多形容技藝高超。此謂隨着治療而迅速取效。霍然：病愈迅速貌。漢枚乘《七發》：“涊然汗出，霍然病已。”

㉝謁病者：請求治病的人。

㉞輻輳：聚集。參見《丹溪翁傳》的“輻凑”注。

㉟沿邊大帥：指鎮守邊防的將帥。

㊱綜覈（hé 核）：謂聚總而考核之。覈，“核”的異體字。《舊唐書・代宗紀》：“綜覈萬事之要。”張介賓在《類經》序中談及他對王冰注和近代諸家闡釋皆進行了考核。

㊲微義：（内經）的深奥意義。

㊳四十年：張介賓《類經》序：“凡歷歲者三旬，易稿者數四，方就其業。”

㊴葉秉敬：字敬君，號寅陽，西安（今浙江衢州）人，萬曆年間進士。葉氏與張介賓友善，曾爲《類經》作序。

㊵“班孟堅”句：班孟堅，名固，著《漢書》。參見本書《〈漢書・藝文志〉序及方技略》。孝宣，漢宣帝劉詢，在位二十五年，公元前 73～前 49 年。治，政績。按文中所引班固贊宣帝語，見於《漢書・宣帝紀》的贊語。

㊶政事：政務。文學：儒學。法理：法律。

㊷技巧：指武藝。《漢書・藝文志》：“技巧者，習手足，便器械，積機關，以立攻守之勝者也。”器械：《漢書・宣帝紀》顔師古注：“械者，器之總名也。一曰有盛爲械，無盛爲器。”泛指器具和兵器。

㊸自：即使。《漢書・高祖紀下》：“高祖不修文學，而性明達，好謀能聽，自監門戍卒，見之如舊。”元：漢元帝，宣帝之子劉奭，在位十六年，公元前 48～前 33 年。成：漢成帝，漢元帝之子劉驁，在位二十六年，公元前 32～前 7 年。鲜（xiǎn 險）：少。

㊹遭遇：遇到。同義複合詞。遭，《説文》：“遭，遇也。”神宗：明神宗朱翊鈞，在位四十七年，公元 1573～1619 年。盛：盛世。張氏《類經》的編著時間，大部分在神宗年代。

㊺古方八陣：自此句至“今方行世”四十字，康熙庚申上海涵芬樓借無錫孫氏原刊本影印《南雷集》卷九《張景岳傳》作“又以應病如應敵，作《古方八陣》爲八略以破之，惜其書晚出，尚藏於家。”《古方八陣》爲張氏選編的古方，分爲八類：補陣、和陣、攻陣、散陣、寒陣、熱陣、固陣、因陣。見《景岳全書・圖集》。

㊻新方八陣：張氏自創新方，分類同《古方八陣》。

㊼凌奪：超越混淆。

㊽象數：以龜筮問吉凶的占卜術。龜以象示吉凶，筮以數告吉凶，故象數即龜筮占卜。星緯：以星象占定人事吉凶禍福的方術。堪輿：以相地看風水之術。清錢泳《履園叢話・雜記下・形家言》：“堪輿家每視地，輒曰某形某像，以定吉凶。”律吕：音樂。

㊾底藴（yùn 運）：事物的底細。《宋史・范祖禹傳論》：“辨釋事宜，平易明白，洞見底藴。”

㊿遼陽：今遼寧省遼陽市。按張氏曾三經遼陽，此係公元 1611 年出游行醫時路經遼陽。

51 聒（guō 郭）耳：聲音嘈雜擾耳。《韓非子・顯學》：“今巫祝之祝人曰：‘使若千秋萬歲。’千秋萬歲之聲聒耳，而一日之壽無徵於人。”

52 惡聲：不祥之聲。

53 遼其亡矣：遼地大概要亡失了。指女真貴族努爾哈赤於公元 1616 年脱離明朝，在赫圖阿拉（今遼寧新賓）建立後金（清的前身）政權。

㊿ 所親：親近的人。《史記・魏世家》："李克曰：'君不察故也，居視其所親，富視其所與，達視其所舉……'"近事：現在的國事。

55 乾(qián 錢)象：天象。乾，天。

56 "宫車"句：謂皇帝將要去世。"宫車晏駕"、"宫車晚出"、"宫車遠馭"等，皆喻指皇帝死亡。

57 崩：《禮記・曲禮下》："天子死曰崩。"按明神宗於公元 1619 年因信服丹藥而死去。

58 自題其像：謂張氏在自己畫像上題《菊頌》一詩。

59 乃：難道。《公孫龍子・迹府》："而王一以爲臣，一不以爲臣，則向之所謂士者，乃非士乎？"

60 故：仍然。《抱朴子・對俗》："《史記・龜筴傳》云：江淮間居人爲兒時，以龜枝牀，至後老死，家人移牀，而龜故生。"今本《史記・龜策列傳》作"龜尚生。"不死者：指張氏的大量醫著，將永留人間。

61 莞(wǎn 碗)爾：微笑貌。《論語・陽貨》："夫子莞爾而笑曰：'此足以當之矣。'"

62 傳倉公：爲倉公立傳。

63 件繫其事：一一列舉他的醫事。件，分别，一一。《説文》："件，分也。從人，從牛。牛，大物，故可分。"繫，列舉。

64 倣："仿"的異體字。是體：這種體例。

65 戴九靈：即戴良。詳見《丹溪翁傳》的"説明"。宋景濂：即宋濂，詳見本書《贈賈思誠序》的"説明"。著：顯著。戴良曾爲朱丹溪、吕復等醫家立傳，宋濂曾爲李杲等醫家立傳，其顯著特點就是以傳中大量病案説明其醫事活動，取法於《史記・倉公傳》。

66 盛心：深厚美好的用意。

67 世風不古：社會風氣不像從前那樣淳樸。不古，不淳樸。

68 以醫負販：把醫術當作買賣。負販，擔貨販賣。《舊五代史・晉書・潘環傳》："環少以負販爲業。"

69 里閭：里巷；鄉里。俗師：平庸的醫生。

70 自居：自待。宋歐陽修《石守道墓志銘》："及在太學，益以師道自居。"

71 殺人如草：形容殺人多，極輕視人命。明沈明臣《凱歌》："狹巷短兵相接處，殺人如草不聞聲。"

72 點綴：拼凑裝飾。

73 景岳全書：張氏晚年著作，共十二部分，凡二十四集六十四卷，洋洋百餘萬言。成書不久，介賓即謝世，世亂資乏，未能即時刊行。直至清康熙三十九年(公元 1700 年)，始由其外孫林日蔚携至廣州，經廣東布政使同郡魯超(謙庵)主持刊行於世。

74 不叙於篇：不在本文中列舉叙述。

75 惡(wù 務)：厭惡。夫：那些。蹈襲：循常襲故，没有創見。黄宗羲不願意像當世俗醫那樣一味地仿效前人點綴醫案以欺人。

76 寧波：明初曰明州府，後改爲寧波府，治所在今浙江省鄞縣。

77 "而議論"句：參見前注④。趙氏推崇薛己"命門之火"理論，治重温補命門之火，這些立論皆與張氏温補理論有相合之處。

課文簡析

本傳着重記述明代著明醫家張景岳的醫學學術思想特色和成就，高度評價其代表作《類經》的學術貢獻，并刻畫出張氏博學多才、關心國事的形象。首段，作者採用别開生面的筆法，以《類經》盛行於世爲發端，道出他爲景岳作傳的緣由。次段，簡述景岳身世和游學京師後，着意闡述其强調先天元氣，主張温補，重用參附的學術思想，從而對劉河間、朱丹溪等醫家的暑火立論，專用寒凉提出质疑，指其弊害；更對世之俗醫茫無定見，以藥治藥的作法予以鞭笞，突現他務求病本，用藥專精，霍然取效的特點及成就。三段，盛贊《類經》是"綜覈百家，剖析微義"的"海内奇書"，并以古方新方八陣，説明其既有繼承，又有發展。末段，作者交待本傳不書醫案，是因爲"世風不古，以醫負販"，他憎惡那些蹈襲者爲殺人如草的里閭俗醫點綴醫案以欺人的惡劣作法和風氣。

參考資料

1. 黄宗羲，字太沖，餘姚人，明御史黄尊素長子。尊素爲楊、左同志，以劾魏閹死詔獄，事具《明史》。思宗即位，宗羲入都訟冤……歸，益肆力於學。憤科舉之學錮人，思所以變之。既，盡發家藏書讀之，不足，則抄之同里世學樓鈕氏、澹生堂祁氏，南中則千頃堂黄氏、絳雲樓錢氏，且建續鈔堂於南雷，以承東發之緒。山陰劉宗周倡道蕺山，以忠端遺命從之游……弟宗炎、宗會，并負異才，自教之，有"東浙三黄"之目……會孫嘉績、熊汝林奉魯王監國，畫江而守。宗羲糾里中子弟數百人從之，號世忠營。授職方郎，尋改御史……宗羲之從亡也，母氏尚居故里。清廷以勝國遺臣不順命者，録其家口以聞。宗羲聞之，亟陳情監國，得請，遂變姓名間行歸家……自是東西遷徙無寧居……其後海上傾覆，宗羲無復望，乃奉母返里門，畢力著述，而四方請業之士漸至矣。戊午，詔徵博學鴻儒，掌院學士葉方藹寓以詩，敦促就道，再辭以免。未幾，方藹奉詔同掌院學士徐元文監修《明史》，將徵之備顧問，督撫以禮來聘，又辭之……宗羲雖不赴徵車，而史局大議必咨之……卒年八十六。宗羲之學，出於蕺山，聞誠意慎獨之説，縝密平實。嘗謂明人講學，襲語録之糟粕，不以六經爲根柢，束書而從事於游談。故問學者必先窮經，經術所以經世。不爲迂儒，必兼讀史。讀史不多，無以證理之變化；多而不求於心，則爲俗學。故上下古今，穿穴羣言，自天官、地志、九流百家之教，無不精研。所著《易學象數論》六卷，《授書隨筆》一卷，《律吕新義》二卷，《孟子師説》二卷。文集則有《南雷文案》、《詩案》。今共存《南雷文定》十一卷，《文約》四卷。又著《明儒學案》六十二卷，敘述明代講學諸儒流派分合得失頗詳，《明文海》四百八十二卷，閲明人文集二千餘家，自言與十朝國史相首尾。又《深衣考》一卷，《今水經》一卷，《四明山志》九卷，《歷代甲子考》一卷，《二程學案》二卷，輯《明史案》二百四十四卷，又《明夷待訪録》一卷，皆經世大政。

《清史稿》卷四百八十《黄宗羲傳》

2. 先外祖張景岳公，名介賓，字會卿。先世居四川綿竹縣，明初以軍功世授紹興衛指揮，卜室郡城會稽之東。生穎異，讀書不屑章句，韜鈐軒岐之學，尤所淹貫。壯歲遊燕冀間，從戎幕府，出榆關，履碣石，經鳳城，渡鴨緑，居數年無所就，親益老，家益貧，翻然而歸。功名壯志，消磨殆盡，盡棄所學而肆力於軒岐。探隱研神，醫日進，名日彰，時人比之仲景、東垣云。苦志編輯《内經》，窮年縷析，彙成《類經》若干卷問世，世舉爲金匱玉函者久矣。《全書》者，博采前人之精義，考驗心得之玄微，以自成一家之書。

《景岳全書》外孫林日蔚跋

3. 張介賓，號景岳，素性端静，易事難悦，年十三，隨父至京，學醫於金英，盡得其傳。暇即研窮書史，醫法東垣、立齋，喜用熟地黄。人呼爲張熟地，越人柔脆而幼即戕削，熟地專補腎，輒效。病未極，人多不敢邀，危甚乃始求救，已無及矣。然亦有死中得活者。著有《類經》一書，爲葉寅陽嘆賞。卒年七十八。醫術中傑士也。

《醫部全録》卷五百十七《醫術名流列傳·張介賓》載引《會稽縣志》

（惠　群）

十八　傅　山　傳

説明

本文選自《清史稿》卷五百一，據1977年中華書局校點本排印。《清史稿》是民國初年設立的"清史館"編寫的記述清王朝歷史的未定稿。它按照歷代封建王朝正史的體例，也分爲紀、志、表、傳四部分，共五百三十六卷。清史館由趙爾巽任館長，主持編寫，先後參加編寫的有柯劭忞等一百多人。1914年開始工作，至1927年大致完稿，歷時14年。《清史稿》依據的大部分資料如《清實録》、清代的《國史列傳》、《清會典》和一些檔案等，今天也可以見到，但編者把大量的資料匯集起來，初步作了整理，這就使讀者能够得到比較詳細系統的有關清代的史實的素材。而且有些志和清末人物的傳，並非取材於常見的史料，當另有所本，故該書仍有它的參考價值。由於本書成於衆人之手，編寫時彼此很少照應，完稿之後又未經復核改定，因此體例不一，繁簡失當，並存在年月、事實、人名、地名的差誤、遺漏、顛倒及文理不通等現象。《清史稿》刊印於 1928 年,有“關外一次本”、“關外二次本”、“關内本”三種版本,中華書局以“關外二次本”爲工作本,凡三本不同之處,皆有附注,録出異文,以資參考。

傅山,字青主,陽曲人①。六歲,啖黄精②,不穀食③,强之④,乃飯。讀書過目成誦。明季天下將亂⑤,諸號爲搢紳先生者⑥,多迂腐不足道,憤之,乃堅苦持氣節⑦,不少媕婀⑧。提學袁繼咸爲巡按張孫振所誣⑨。孫振,閹黨也⑩。山約同學曹良直等詣通政使⑪,三上書訟之⑫,巡撫吴甡亦直袁⑬,遂得雪⑭。山以此名聞天下。甲申後⑮,山改黄冠裝⑯,衣朱衣⑰,居土穴,以養母。繼咸自九江執歸燕邸⑱,以難中詩遺山⑲,且曰:“不敢媿友生也⑳!”山省書㉑,慟哭㉒,曰:“嗚呼!吾亦安敢負公哉㉓!”

順治十一年,以河南獄牽連被逮,抗詞不屈,絶粒九日,幾死。門人中有以奇計救之,得免㉔。然山深自咤恨㉕,謂不若速死爲安,而其仰視天、俯視地者,未嘗一日止。比天下大定㉖,始出與人接㉗。

康熙十七年㉘,詔舉鴻博㉙,給事中李宗孔薦㉚,固辭。有司强迫㉛,至令役夫舁其牀以行㉜。至京師二十里,誓死不入。大學士馮溥首過之㉝,公卿畢至,山卧牀不具迎送禮㉞。魏象樞以老病上聞㉟,詔免試,加内閣中書以寵之㊱。馮溥强其入謝,使人舁以入,望見大清門,淚涔涔下㊲,仆於地㊳。魏象樞進曰:“止,止,是即謝矣!”翼日歸㊴,溥以下皆出城送之。山歎曰:“今而後其脱然無纍哉㊵!”既而曰:“使後世或妄以許衡、劉因輩賢我,且死不瞑目矣㊶!”聞者咋舌㊷。至家,大吏咸造廬請謁㊸。山冬夏著一布衣㊹,自稱曰“民”。或曰:“君非舍人乎㊺?”不應也。卒,以朱衣、黄冠斂㊻。

山工書畫,謂:“書寧拙毋巧,寧醜毋媚,寧支離毋輕滑㊼,寧真率毋安排㊽。”人謂此言非止言書也。詩文初學韓昌黎㊾,崛强自喜㊿,後信筆抒寫[51],俳調俗語[52],皆入筆端,不願以此名家矣[53]。著有《霜紅龕集》十二卷[54]。子眉,先卒[55],詩亦附焉。

眉,字壽髦。每日出樵,置書擔上,休則把讀[56]。山常賣藥四方,與眉共挽一車[57],暮抵逆旅[58],篝燈課經[59],力學,繼父志。與客談中州文獻[60],滔滔不盡。山喜苦酒[61],自稱老蘗禪[62],眉乃小蘗禪。

注釋

① 陽曲:縣名。屬山西省。西漢時屬太原郡,故城在定襄縣境,東漢末移治太原北部。

② 啖(dàn 淡):吃。黄精:中草藥名。明李時珍《本草綱目・草一・黄精》:“黄精爲服食要藥,故《别録》列於草部之首,仙家以爲芝草之類,以其得坤土之精粹,故謂之黄精。”

③ 不穀食:屏除穀食,即所謂不吃煙火食。道家以爲不熟食可以養生。參見《陶弘景傳》的“辟穀”注。

④ 强(qiǎng 搶):强迫。

⑤ 明季:明代末年。季,由排行最末,引申指某一時期或某一朝代的末了。《國語・晉語一》:“雖當三季之王,不亦可乎?”韋昭注:“季,末也。三季王,桀、紂、幽王也。”

⑥ 搢(jìn 進)紳:官宦的代稱。參見《明處士江民瑩墓志銘》的“縉紳”注。

⑦ 堅苦:堅毅。《舊唐書・李渤傳》:“渤恥其家污,堅苦不仕,勵志於文學,不從科舉。”

⑧ 少:稍。媕(ān 安)婀(ē):毫無主見地阿曲迎合他人之貌。婀,“婀”的異體字。又作“媕阿”、“媕娿”。明歸有光:《王府君墓志銘》:“平生不媕阿隨人是非。”

⑨ 提學:官名。掌管州縣學政。明置提學道。袁繼咸:字季通,宜春(今屬江西省)人。明代天啟五年(公元 1625 年)進士。巡按:官名。明代有巡按御史,爲監察御史赴各地巡視者。其職權頗重,負責考核吏治,審理大案,知府以下均奉其命。簡稱“巡按”。

⑩ 閹(yān 淹)黨:明代依附於宦官而結成黨羽的官僚。

⑪ 詣:上訪。通政使:明代置收受、檢查内外奏章和申訴文書的中央機構通政司,其長官爲通政使。

⑫ 訟之：爲他（袁繼咸）辯冤。訟，辯冤。

⑬ 巡撫：官名。明洪熙元年始置巡撫專職，職權甚重。吴甡（shēn 身）：字鹿友，興化（今屬江蘇）人，明代萬曆四十一年（公元 1613 年）進士，崇禎七年（公元 1634 年）擢右僉都御史，巡撫山西。直袁：認爲袁繼咸正直有理。直，意動用法。

⑭ 雪：昭雪。後孫振謫戍，繼咸復官。

⑮ 甲申：公元 1644 年，是年明朝滅亡，清世祖福臨定都北京，順治元年開始。

⑯ 黄冠裝：道士所戴黄冠裝束，借指道士。

⑰ 衣朱衣：穿紅色道服。明朝爲朱氏王朝，傅山著朱衣以示不忘朱明王朝。明亡後，傅山自稱朱衣道人。

⑱ "繼咸"句：崇禎十五年（公元 1642 年），繼咸以兵部右侍郎兼右僉都御史，駐軍九江。明亡後，繼咸舉義旗抗清。後左夢庚及繼咸舊部郝效忠降於清，執繼咸北上，囚於府邸，繼咸不屈被殺。燕，指北京。邸，泛指官員住所。指被囚處。

⑲ 遺（wèi 衛）：贈予。

⑳ 媿："愧"的異體字。愧辱。友生：師長對門生自稱的謙詞。袁繼咸曾是傅山的老師，故有此稱。清袁枚《隨園隨筆・師稱友生》："今師與弟子帖稱友生，不知所始……《孔叢生》孔子云：'自吾得由也，而惡言不入於耳；自吾得師也，而前有光後有輝，吾得四友焉。'云云。是師稱友生之濫觴乎！"

㉑ 省（xǐng 醒）：看。《説文》："省，視也。"書：繼咸給傅山《難中詩》所附的書信。

㉒ 慟（tòng 痛）：極度悲哀。痛、慟，皆有悲哀義，但"慟"的悲哀程度更深。

㉓ 亦：副詞。又。負：違背。《史記・高祖本紀》："項羽負約"。

㉔ "順治"七句：順治十一年（公元 1654 年），宋谦在河南鄭州進行反清活動而被捕，在嚴刑下供出傅山、張锜等人，因此傅、張等人被捕，囚於太原府獄中。傅山屢經釁刑審訊，均抗詞不屈，曾絶食九日未死。最後，同難諸子或死於獄中，或被殺戮，傅山經人營救而獲釋。

㉕ 咤（zhà 詐）恨：慨嘆痛恨。咤，慨嘆。唐李朝威《柳毅傳》："詞畢，又哀咤良久。"

㉖ 比：等到。《史記・殷本紀》："比九世亂，於是諸侯莫朝。"

㉗ 接：交往。《禮記・表記》："君子之接如水，小人之接如醴。"孔穎達疏："君子相接不用虚言，如兩水相交，尋合而已。"

㉘ 康熙十七年：公元 1678 年。康熙，清聖祖玄燁的年號。在位六十一年，公元 1662～1722 年。

㉙ 鴻博：科舉考試博學鴻詞科的省稱。先由内外大臣薦舉，然後殿試，録取者授以翰林官。

㉚ 給事中：官名。明制分設吏、户、禮、兵、刑、工六科給事中，掌侍從規諫，稽察六部之弊誤。

㉛ 有司：專管某事的官吏。參見《明處士江民瑩墓志銘》的"有司"注。

㉜ 至：副詞。竟然。《韓非子・外儲説左上》："先生之巧，至能使木鳶飛。"舁（yú 魚）：抬着。《説文》："舁，共舉也。"傅山借口年老有病，卧床不起，辭不應徵，府縣官吏命人用床抬着入京。

㉝ 大學士：官名。明初專以殿閣大學士爲宰輔之官，其職是替皇帝批答奏章，承理政務。馮溥：字孔博，益都（今屬山東）人，順治進士，纍官文華殿大學士，兼吏部尚書。首：爲首。過：拜訪；探望。

㉞ 不具：不具備。此謂不行。

㉟ 魏象樞：字環極，蔚州（今河北蔚縣）人。順治進士，官至刑部尚書。以老病上聞：以傅山年老多病上奏皇帝知曉。

㊱ 加：加封。内閣中書：明清時於内閣中設中書一官職，掌撰擬、記載、翻譯、繕寫之事。官階爲從七品。按康熙十八年三月下了一道聖旨，特授傅山爲内閣中書，傅仍辭病不肯謝恩。

㊲ 涔（cén 岑）涔：形容淚流不止貌。唐李商隱《自桂林奉使江陵途中感懷寄獻尚書》詩："江生魂黯黯，泉客淚涔涔。"

㊳ 仆於地：謂强按傅山磕頭謝恩，他就仆倒於地。

㊴ 翼日：猶翌日。明日。翼，通"翌"。本作"昱"，後作"翌"。《説文》："昱，明日也。"段玉裁注："凡經傳子史，翌日字皆昱日之叚借，翌與昱同立聲，故相叚借。"

㊵“今而後”句：意謂從今以後，我可以超脱没有牽纍了。脱然，超脱無纍貌。

㊶“使後世”句：意謂假如後世有人亂以許衡、劉因之輩來推崇我（此爲反話，意即將我駡作許、劉無忠義之輩），我將死不瞑目了。許衡，本爲南宋學者，受元世祖忽必烈召，爲元統治者策劃“六國規模”，官至集賢大學士兼國子祭酒。劉因，本爲南宋學者，元世祖詔徵爲承德郎、右贊善大夫。賢，推崇，用作動詞。

㊷咋（zé則）舌：因害怕或驚異而不敢説話。咋，咬住。

㊸大吏：此泛指州縣大官。造：到。廬：此指傅山所居房舍。請謁：請求謁告。

㊹著：穿著。布衣：麻布之衣，以示平民百姓。古代官宦衣錦綉，平民著麻枲布衣。

㊺舍人：官名。本爲宫内近侍之官。歷代置各種舍人官職，如秦漢有太子舍人，魏晉有中書通事舍人，隋唐有起居舍人，明清有内閣中書科中書舍人等。上文有“加内閣中書”，故此指中書舍人。

㊻斂：通“殮”。給死者穿衣入棺。《儀禮・士喪禮》：“主人奉尸斂於棺。”賈公彦疏：“以尸入棺名斂，亦名殯也。”

㊼支離：散亂不成體。輕滑：輕薄油滑。

㊽真率：純真直樸。安排：用心巧飾。與純真自然相對。宋陸游《兀坐久散步野舍》：“先師有遺訓，萬事忌安排。”

㊾韓昌黎：即韓愈。見本書《雜説》的“説明”。

㊿崛强（jiàng匠）：韓愈倡導古文運動，反對六朝靡麗之風，故其文詩有剛直之氣，爲後人法。唐李翺《韓吏部行狀》：“自貞元末以至於兹，後進之士，其有志於古文者，莫不視公以爲法。”

51 信筆：謂隨手書寫，不甚經意。

52 俳調：指内容戲笑嘲謔的言辭。

53 名家：謂有專長而自成一家。唐韓愈《祭張給事文》：“惟君之先，以儒學名家。”

54 霜紅龕（kān刊）集：現有清末刻本四十卷傳世。

55 先卒：傅眉比其父早死四個月，享年五十七歲。

56 把讀：手持閲讀。

57 挽：牽引。在引車義上，原作“輓”。《説文》：“輓，引之也。”《一切經音義》十四引作“引車也”。輓、挽，爲同源詞。

58 逆旅：迎接旅客的客舍。逆，迎。《左傳・僖公二年》：“今虢爲不道，保于逆旅。”杜預注：“逆旅，客舍也。”

59 篝（gōu溝）燈：謂置燈於籠中。《宋史・陳彭年傳》：“彭年幼好學，母惟一子，愛之，禁其夜讀書，彭年篝燈密室，不令母知。”課：研讀。唐白居易《與元九書》：“二十已來，晝課賦，夜課書。”

60 中州：原指中土，中原。此泛指全中國。文獻：指歷史上的各種典章和掌故。元楊維楨《送僧歸日本》詩：“我欲東夷訪文獻，歸來中土校全經。”

61 苦酒：一種味酸的酒。《釋名・釋飲食》：“苦酒，淳毒甚者，酢且苦也。”因傅山喜苦酒，故自稱老蘗禪，又號曰酒道人。

62 蘗（niè聶）：酒麯。禪（chán纏）：禪師。

課文簡析

本傳記述了明末清初的遺逸之士傅山的生平事迹。首段記述他於明末堅持氣節，從不婞婀，與閹黨鬥争，爲師昭雪而名聞天下，及明亡後改裝隱居："衣朱衣"而不忘朱明的忠義。次段（包括第二、三自然段）暗記他抗清被捕，堅詞不屈，甚至絶食的鬥争精神；固辭拒徵，即使官府强迫舁床入京，也不赴試，授以官職亦不謝恩，表現了他忠於朱明的義節。末段（包括第四、五自然段）記述他善書畫詩文，而其對書畫之論正是他政治思想品格的自我寫照。末尾只有“山常賣藥四方”寥寥幾筆叙其醫藥活動，實感意猶未盡。至於他的醫學著作，當時存手稿而未刊，故醫傳及書目均闕失，請見下面參考資料。

參考資料

1. 傅先生名山，字青主，一字公佗，陽曲人。祖霖，官山東、遼海參議。父之謨，明經授徒，號離垢先生。

山生而穎異，讀書十行并下，過目輒能成誦。年十四，督學文太清拔入庠。繼文者，袁臨候先生繼咸也，一見深器之，準食餼。檄取讀書三立書院時，時以道學相期許，山益發憤下帷。袁每云："山，文誠佳，恨未脱山林氣耳。"崇禎丙子，繼咸爲直指張孫振誣詆下獄。山徒步走千里外，伏闕訟冤。孫振怒，大索山，山敝衣襤褸，轉徙自匿，百折不回，繼咸冤得白。當是時，山義聲聞天下。後繼咸官南方，數召山，山終不往。國朝定鼎，自九江執繼咸北上，山乃潛入都，密候繼咸起居。繼咸見殺，山收其遺藁而歸。山性至孝，父之謨病篤，朝夕稽顙於神，願以身代。旬日父愈，人謂孝通神明，不異。一黔婁云。執親喪，哀毁特甚，苫塊未飲，不茹疏果。友愛諸季，先人遺産，弟蕩費强半，終身無怨色。弟殁，撫遺孤過於己子。失偶時年二十七，子眉甫五齡，旁無妾媵，誓不復娶。於里黨姻戚，竭力賙其緩急。爲人分别有讓，恭儉下人。與人言，依於忠孝，謀事要於誠實。蓋其敦厚彝倫，根本自然，非有强也。自李自成犯京師，明莊烈皇帝殉國，山遂絶意進取，棄青衿爲黄冠，號石道人。襆衣草履，時遨游於平定、祁汾間，所至有墨痕筆跡。工詩賦，善古文詞，臨池得二王神理，該博古今典籍，百家諸子，靡不淹貫。大叩大鳴，小叩小鳴，復自托繪事寫意，曲盡其妙。精岐黄術，邃於脈理，而時通以儒義，不拘拘於叔和、丹溪之言。踵門求醫者户常滿，貴賤一視之。家故饒，至是漸益窶，安貧樂道泊如也。屋舍田園，多爲細人竊據，概置不問。康熙戊午，詔舉博學宏詞……又六年卒，遠近會葬者，數千百人。山所著有《性史》、《十三經字區》、《周易偶釋》、《周禮音辨條》、《春秋人名韵》、《地名韵》、《兩漢人名韵》等書……贊曰：於惟先生，得聖之清；訟冤奔訃，蒙難不驚。辭榮郤聘，先民是程，功在名教，百世景行。提督學政嵇曾筠撰。

《傅青主男科·明生員傅先生山傳》

2.《傅青主男科》是不是"僞書"

《男科》於同治二年十二月出版後，陸懋修於同治三年在其《女科》的跋中，卻加以詆毁誹謗，訊爲《男科》的刊印乃是王道平和書商坊友相勾結，爲了圖利謀財而刊行的"為書"……從實際出發，客觀歷史才是客觀事物的見證者。《傅青主男科》的抄本，是客觀存在的歷史遺物，并不是王道平的"僞作"，而是有人根據傅青主的《大小諸證方論》改編後所流傳下來的抄本，顧炎武於康熙十二年寫有《〈大小諸證方論〉序》："……予友傅青主先生，學問淵博，精實純萃，而又隱於醫。手著《女科》一卷、《小兒科》一卷、《男婦雜證》一卷，繙閲其書，分門别類，無證不備，無方不全，候一病必發明受病之因，用一藥必指示用藥之故，曲折詳盡，誠衛生之善道，救死之良方也……康熙癸丑仲秋東吴顧炎武拜序"。《大小諸證方論》是傅青主最初的醫學著作，由《女科》、《小兒科》、《男婦雜證》三部分組成，雖是"分門别類，無證不備"，但卻以方爲主，體例紊亂，所以才能名爲《方論》。嗣後，詳加釐訂，重新編改，將《女科方論》改寫爲傳世本《傅青主女科》，從而在《大小諸證方論》抄本中，就只剩下《小兒科方論》和《雜證方論》了……說明《傅青主男科》并不是"僞書"，而是後人根據其《雜證方論》和《小兒科方論》改編而成書的。

何高民《傅青主男科重編考釋》

（惠　群）

十九　《漢書·藝文志》序及方技略★

説明

本文選自《漢書·藝文志》，據中華書局校點本排印。作者班固（公元32～92年）字孟堅，扶風（今陝西咸陽）人，東漢著名的史學家。他博學能文，繼承父親班彪的遺願，在家私修《漢書》，被告發入獄，經其弟班超上書明帝陳情，獲釋後任蘭臺令史，明帝命其繼續編纂《漢書》，歷時二十餘年完成初稿。漢和帝時，班固隨大將軍竇憲出征匈奴，班固作幕僚。後竇憲謀反，固受牽連，又爲仇家所讒，再次被捕入獄，直至死於獄中。死後，由其妹班昭和同郡馬續完成《天文志》和八表。《漢書》爲我國第一部紀傳體斷代史，記載西漢自高祖劉邦元年（公元前206年）至王莽地皇四年（公元23年）二百餘年的歷史。分十二帝紀、八表、十志、七十列傳，全書共一百篇。是研究西漢歷史的重要資料。書中所載史料，漢武帝以前的，大都本於《史記》；武帝以後的，則以其父班彪之《後傳》爲基礎，進一步充實材料，加工整理而寫成。全書行文整潔，記事周密。其文學價值雖遜於《史記》，但在文學史上仍有相當高的地位。

昔仲尼没而微言絶[①]，七十子喪而大義乖[②]。故《春秋》分爲五[③]，《詩》分爲四[④]，《易》有數家之傳[⑤]。戰國從衡[⑥]，真僞分争，諸子之言紛然殽亂[⑦]。至秦患之，乃燔滅文章[⑧]，以愚黔首[⑨]。漢興，改秦之敗[⑩]，大收篇籍，廣開獻書之路。迄孝武世[⑪]，書缺簡脱[⑫]，禮壞樂崩，聖上喟然而稱曰[⑬]："朕甚閔焉[⑭]！"於是建藏書之策[⑮]，置寫書之官，下及諸子傳説[⑯]，皆充秘府。至成帝時[⑰]，以書頗散亡，使謁者陳農求遺書於天下[⑱]。詔光禄大夫劉向校經傳、諸子、詩賦[⑲]，步兵校尉任宏校兵書[⑳]，太史令尹咸校數術[㉑]，侍醫李柱國校方技[㉒]。每一書已，向輒條其篇目[㉓]，撮其指意[㉔]，録而奏之[㉕]。會向卒，哀帝復使向子侍中奉車都尉歆卒父業[㉖]。歆於是總羣書而奏其《七略》，故有《輯略》，有《六藝略》[㉗]，有《諸子略》，有《詩賦略》，有《兵書略》，有《術數略》，有《方技略》。今删其要，以備篇籍[㉘]。

方　技　略

《黄帝内經》十八卷　《外經》三十七卷

《扁鵲内經》九卷　《外經》十二卷

《白氏内經》三十八卷　《外經》三十六卷

《旁篇》二十五卷

右醫經七家，二百一十六卷[㉙]。

醫經者，原人血脈、經落、骨髓、陰陽、表裏[㉚]，以起百病之本[㉛]，死生之分，而用度箴石湯火所施[㉜]，調百藥齊和之所宜[㉝]。至齊之得，猶慈石取鐵[㉞]，以物相使。拙者失理，以瘉爲劇[㉟]，以生爲死。

《五藏六府痺十二病方》三十卷[㊱]

《五藏六府疝十六病方》四十卷[㊲]

《五藏六府癉十二病方》四十卷[㊳]

《風寒熱十六病方》二十六卷

《泰始黄帝扁鵲俞拊方》二十三卷

《五藏傷中十一病方》三十一卷[㊴]

《客疾五藏狂顛病方》十七卷

《金瘡瘲瘛方》三十卷[㊵]

《婦人嬰兒方》十九卷

《湯液經法》三十二卷

《神農黄帝食禁》七卷[㊶]

右經方十一家，二百七十四卷[㊷]。

經方者，本草石之寒温，量疾病之淺深[㊸]，假藥味之滋[㊹]，因氣感之宜[㊺]，辯五苦六辛[㊻]，致水火之齊[㊼]，以通閉解結，反之於平[㊽]。及失其宜者，以熱益熱，以寒增寒，精氣内傷，不見於外[㊾]，是所獨失也[㊿]。故諺曰："有病不治，常得中醫[51]。"

《容成陰道》二十六卷[52]

《務成子陰道》三十六卷

《堯舜陰道》二十三卷

《湯盤庚陰道》二十卷

《天老雜子陰道》二十五卷[53]

《天一陰道》二十四卷[54]

《黄帝三王養陽方》二十卷

《三家内房有子方》十七卷

右房中八家，百八十六卷[55]

房中者，情性之極，至道之際[56]，是以聖王制外樂以禁内情[57]，而爲之節文[58]。傳曰[59]："先王之作樂，所以節百事也。"樂而有節，則和平壽考[60]。及迷者弗顧[61]，以生疾而殞性命。

《宓戲雜子道》二十篇[62]

《上聖雜子道》二十六卷

《道要雜子》十八卷

《黄帝雜子步引》十二卷[63]

《黄帝岐伯按摩》十卷

《黄帝雜子芝菌》十八卷[64]

《黄帝雜子十九家方》二十一卷

《泰壹雜子十五家方》二十二卷[65]

《神農雜子技道》二十三卷

《泰壹雜子黄冶》三十一卷[66]

右神僊十家，二百五卷[67]。

神僊者，所以保性命之真，而游求於其外者也[68]。聊以盪意平心[69]，同死生之域[70]，而無怵惕於胷中[71]。然而或者專以爲務[72]，則誕欺怪迂之文彌以益多[73]，非聖王之所以教也[74]。孔子曰："索隱行怪，後世有述焉，吾不爲之矣[75]。"

凡方技三十六家，八百六十八卷[76]。

方技者，皆生生之具[77]，王官之一守也[78]。太古有岐伯、俞拊，中世有扁鵲、秦和，蓋論病以及國，原診以知政[79]。漢興有倉公。今其技術晻昧[80]，故論其書，以序方技爲四種[81]。

注釋

① 仲尼：孔子，名丘，字仲尼。没：同"殁"。死亡。微言：精深微妙的言論。

② 七十子：指孔子門下才德出衆的七十餘位弟子。顔師古注："七十子，謂弟子達者七十二人。舉其成數，故言七十。"據《史記・孔子世家》云：孔門弟子三千，身通六藝有姓名可考的七十二人（一説七十七人），七十係舉其成數而言。大義：謂六經要義。乖：違背。此處意爲分歧不一。按，劉歆《移書讓太常博士》中曾稱："及夫子没而微言絶，七十子卒而大義乖。"

③ "春秋"句：傳注春秋的有五家，即左丘明、公羊高、穀梁赤及鄒氏、夾氏。今存前三家，即《左傳》、《公羊傳》、《穀梁傳》。

④ 詩分爲四：顔師古注引韋昭曰："謂毛氏、齊、魯、韓。"毛指毛亨，齊指齊人轅固生，魯爲魯人申培，韓是燕人韓嬰。自東漢鄭玄《毛詩箋》問世，齊、魯、韓三家所傳遂廢，獨存《毛詩》，唐・孔穎達又爲之作疏，共四十卷。

⑤ "易有"句：據《漢志・六藝略》：《易經》有施（讎）、孟（喜）、梁丘（賀）等數家之傳，今俱佚。

⑥ 從（zòng 縱）衡：同"縱横"。指戰國時各國之間合縱連横錯綜複雜的政治形勢。戰國時期，秦據關西，六國在關東，蘇秦説六國聯合抗秦叫"合縱"；張儀説六國解合縱之約以事秦叫"連横"。

⑦ 諸子：指先秦的各種學術流派。《漢志・諸子略》列有儒、道、陰陽、法、名、墨、從横、雜、農、小説等家。殽亂：混亂。殽，"淆"的異體字。顔師古注："殽，雜也。"

⑧ 燔（fán 凡）滅文章：燒毁書籍。顔師古注："燔，燒也。"據《史記・秦始皇本紀》載，李斯進言曰："……臣請史官非秦記皆燒之。非博士官所職，天下敢有藏《詩》、《書》、百家語者，悉詣守尉雜燒之……所不去

者，醫藥卜筮種樹之書……”始皇曰：“可。”

⑨ 愚：使……愚昧。形容詞的使動用法。黔首：秦代對平民的稱謂。黔，黑色。首，頭。百姓多以黑布裹頭，故稱之爲黔首。

⑩ 改秦之敗：改革秦朝的弊政。敗，弊。指秦始皇焚書等弊政。漢初，蕭何收秦之圖籍；惠帝四年廢除挾書之令；漢文帝時詔太常使人從伏生受《尚書》，并設置五經博士，等等。

⑪ 孝武：漢武帝劉徹。公元前141～前87年在位。世：代。

⑫ 簡脱：竹簡散脱。古書多寫於竹木簡上，以絲繩編次而成，繩斷則簡脱落。

⑬ 喟(kuì 潰)然：嘆息的樣子。

⑭ 朕：本爲自稱代詞，自秦始皇起爲皇帝所專用。《史記・秦始皇本紀》：“天子自稱曰‘朕’。”集解曰：“蔡邕曰：朕，我也。古者上下共稱之，貴賤不嫌，……至秦，然後天子獨以爲稱，漢因而不改。”閔：憂慮。《漢書・武帝紀》：元朔五年(前124年)夏六月詔曰：“蓋聞導民以禮，風之以樂，今禮壞樂崩，朕甚閔焉。”焉：之，此。指代上文所言之事。

⑮ 策：古代帝王發佈的教令文書。

⑯ 傳(zhuàn 撰)説：書傳論述。

⑰ 成帝：漢成帝劉驁，公元前32～前7年在位。成帝河平三年(公元前26年)八月，令陳農求遺書於天下。

⑱ 謁者：官名。掌接待賓客事宜。

⑲ 光禄大夫：官名。掌顧問應對，隨皇帝所令辦事。劉向(約公元前77～前6年)：沛人，字子政，西漢經學家、文學家及最早的目録學家，奉命校閱羣書，著成《别録》(已佚)，並著有《洪範五行傳》、《新序》、《説苑》等及辭賦多篇。校：校勘。也稱“校讐”。《文選・魏都賦》李善注轉引《别録》云：“校讐：一人讀書，校其上下，得謬誤爲校。一人持本，一人讀書，若怨家相對爲讐。”

⑳ 步兵校尉：漢代武官官名，管轄宮城衛隊。

㉑ 數術：又稱“術數”。唐・顔師古注爲“占卜之書”。此指天文、歷法、占卜等書籍。

㉒ 侍醫：《隋書・經籍誌》引作“太醫監”。後統稱之爲“太醫”、“御醫”。方技：顔師古注爲“醫藥之書”。

㉓ 條：分條列舉。用作動詞。

㉔ 撮：摘録。顔師古曰：“撮，總取也。”指意：要旨。即一書之大意。指，同“旨”，旨意。

㉕ 録而奏之：謂每書校畢，寫一敘録並向皇帝呈奏。奏，呈上。向君主進言或上書曰“奏”。據余嘉錫《目録學發微・目録釋名》：“當時古書多篇卷單行，各本多寡不一。向乃合中外之書，除其重復，定著爲若干篇，遂著其篇目以防散佚，……篇目之後又作敘一篇，發明其意，隨書奏上……諸書所載向、歆之奏，亦或謂之敘録。”劉向之敘録，今存戰國策、管子、晏子、列子、荀子、鄧析子、説苑等七篇。匯集各書之敘録爲一書，即名《别録》。相當於後世的目録解題。

㉖ 哀帝：漢哀帝劉欣，公元前6～前2年在位。侍中奉車都尉：漢代官名，掌御乘輿馬，皇帝出巡時則隨從奉侍。歆：劉向之子劉歆(？～23年)，字子駿。《隋書・經籍志》：“哀帝使歆嗣父之業，乃徙温室(宮殿名)中書於天禄閣上，歆遂總括羣書，撮其指要，著爲《七略》。”卒：完成；完畢。顔師古注：“卒，終也。”

㉗ 輯略：顔師古注：“輯，與集同，謂諸書之總要。”略，概要。下同。據後人研究，《漢志》每略的敘文，即取《輯略》而成。六藝略：指收集有關六經和史學著作方面的書名目録。六藝，指易、詩、書、禮、樂、春秋等六經。

㉘ “今删”二句：删，選取，節取。顔師古注：“删去浮冗，取其指要也。”備篇籍：使書籍完備。備，使動用法。

㉙ 二百一十六卷：據所記爲一百七十五卷，少四十一卷，與上列卷數不合。顔師古説：“其每略所條家及篇數，有與總凡不同者，轉寫脱誤，年代久遠，無以詳知。”

㉚ 原：推究。落：通“絡”。

㉛ 起：闡發。《釋名・釋言語》：“起，啟也。”

㉜ 度(duó 奪)：揣度。箴：同“針”。石：謂砭石。顔注：“箴，所以刺病也，石謂砭石，即石箴也。古者攻

病則有砭，今其術絶矣。”所施：所施用的治病方法。王念孫認爲“所施”前亦當有“之”字，方與下句“調百藥齊和之所宜”一致。詳見《讀書雜志》卷五。

㉝ 齊（jì 計）和：指藥物的劑量。

㉞ 至齊之得：最好的藥劑的功效。齊，同“劑”。得，指取得的效果、作用。慈：通“磁”。

㉟ 拙者：指技術拙劣的醫生。失理：違背醫理。瘉：同“愈”。顔師古注：“瘉讀與愈同。愈，差也。”爲：治。

㊱ 痺：“痹”的異體字。病名。顔師古注：“痺，風濕之病。”

㊲ 疝：病名。顔師古注：“疝，心腹氣病。”《素問・長刺節論》：“病在少腹，腹痛不得大小便，病名曰疝。”

㊳ 癉（dān 單）：熱病。《素問・奇病論》：“此五氣之溢也，名曰脾癉。”王冰注：“癉，謂熱病也。”

㊴ 五藏傷中（zhòng 衆）：指五臟被刺傷。《素問・診要經終論》：“凡刺胸腹者，必避五藏，中心者環死，中脾者五日死，中腎者七日死，中肺者五日死，中鬲者皆爲傷中，其病雖愈，不過一歲必死。”

㊵ 瘲瘛（zōng chì 縱斥）：指小兒手足抽搐一類的病。顔師古注：“小兒病也。”王念孫在《讀書雜誌》卷五中說：“顔注瘛音在前，瘲音在後，則瘲瘛當爲瘛瘲。《說文》：瘛，小兒瘛瘲也，諸書皆言瘛瘲，無言瘲瘛者。”

㊶ 食禁：清・葉德輝説：“康賴《醫心方》二十九引《本草食禁》云：正月一切肉不食者吉，二月寅食不吉，五月五日不食麞鹿一切肉，即此書也。疑古本附《本草》後，故云《本草食禁》。”一説，食禁當爲“食藥”。《周禮・醫師》賈公彦疏引此云：《神農黄帝食藥》七卷。

㊷ 經方：古代對記載醫方之書的統稱。姚明輝《漢誌注解》：“經方者，乃上古相傳之醫方，後世莫能出其範圍，故冠以經名也。”二百七十四卷：據所記爲二百九十五卷，多二十一卷。

㊸ 量（liáng 良）：測度。

㊹ 假：借。謂憑藉。滋：汁液。指藥物作用。

㊺ 因：依據。氣感：指人對四季氣候的感應。

㊻ 辯：通“辨”。五苦六辛：指五臟六腑所適用的各種性味的藥物。張從正《儒門事親》卷二云：“夫五者，五臟也，臟者，裏也；六者，六腑也，腑者，表也。病在裏者屬陰分，宜以苦寒之藥涌之泄之；病在表者屬陽分，宜以辛温之劑發之汗之。此五苦六辛之意也。”

㊼ 水火之齊：指寒凉温熱的藥劑。又，姚明輝認爲：“製劑有水火之不同。凡藥，火製四：煅、煨、炙、炒也；水製三：浸、泡、洗也；水火共製二：蒸、煮也。此製劑各有所宜也。”

㊽ 反：同“返”。此謂恢復，使動用法。平：正常。

㊾ 見：同“現”。呈現。

㊿ 所獨失：嚴重錯誤的治法。獨，特别，意爲嚴重。失，失誤。

51 “有病”二句：意爲有病與其被庸醫誤治，不如不治，有時也能自愈，常如得到中平穩當的醫治。中醫，中等水平的醫生。既不能治愈病，亦不致治壞病，居良工與謬工之中，故曰中醫。錢大昭《漢書辨疑》謂：“今吴人猶云不服藥爲中醫。”

52 容成陰道：房中術書名。容成，容成公。王應麟《漢志考證》：“《後漢書・方術傳》：‘冷壽光，行容成公禦婦人法。’”陰道，古代房中術。

53 天老：相傳爲黄帝三公之一。

54 天一：成湯。據沈欽韓《漢書疏證》：“天一，即天乙，湯之名，雜錯出之。”

55 百八十六卷：今計爲一百九十一卷，多五篇。以上所列八家之書均亡佚。

56 至道之際：謂房中術是陰陽交接最奥妙之道的會合。際：會合。

57 外樂：室外的音樂。内情：房中的情欲。

58 節文：謂製定禮儀，使行之有度。《左傳・昭公元年》：“君子有四時，朝以聽政，晝以訪問，夕以脩令，夜以安身。於是乎節宣其氣，勿使有所壅閉湫底以露其體。”

59 傳：指《左傳》。《左傳・昭公元年》：“公曰：‘女不可近乎？’對曰：‘節之。先王之樂，所以節百事也。’”

⑥⓪ 和平壽考：氣血平和，壽命長久。考，老。謂年紀大。

⑥① 迷者：沉迷於聲色的人。弗顧：不關心（房中術）。

⑥② 宓戲：即伏羲。雜子道：神仙家修真養性以求長生的方法。

⑥③ 步引：神仙家養生術，導引之類。

⑥④ 芝菌：神仙家養生服餌之法。顔師古注："服餌芝菌之法也。"芝，即靈芝。古人以爲瑞草，服之成仙。菌，芝類。王應麟《漢志考證》："黄氏曰：《神農經》，五芝久食身輕，延年不老，先秦之世，未有稱述芝草者，漢以武、宣世始以爲瑞。《黄帝内傳》，王母授《神芝圖》十二卷。《水經注》黄帝登具茨山，受《神芝圖》於黄蓋童子。"

⑥⑤ 泰壹：即泰一。天神名。

⑥⑥ 黄冶：冶煉丹砂之法。周壽昌《漢書注校補》："《郊祀志》云：黄冶變化。注：晉灼曰：黄者，鑄黄金也。道家言冶丹砂令變化，可鑄作黄金也。大約如《隋志·合丹節度金丹藥方》、《唐志·燒煉秘訣》之類。本書《劉向傳》，向得淮南《鴻寳苑秘書》、鄒衍《重道延命方》，上言黄金可成，卒不驗，論死。久得釋。皆此類之書也。"

⑥⑦ 神僊：指神仙家養生術。僊，"仙"的異體字。王應麟《漢志考證》："司馬公曰：老莊之書，大指欲同死生，輕去就。而爲神仙者，服餌修煉，以求輕舉。煉草石爲金銀，其爲術正相戾。是以劉歆《七略》叙述道家爲諸子，神仙爲方技。其後復有符水禁咒之術。至寇謙之遂合而爲一。至今循之，其訛甚矣。"二百五卷：今計二百零一卷，少四卷。以上所列十家之書，均亡佚。

⑥⑧ "游求"句：向身外大自然廣游求索養生之道。

⑥⑨ 聊：姑且。盪意平心：净化意念，平定心境。盪，"蕩"的異體字。洗滌。顔師古注："盪，滌。一曰：盪，放也。"

⑦⓪ "同死生"句：把死與生的區域視爲相同。同，意動用法。

⑦① 怵惕：（對死與生的）恐懼。胷："胸"的異體字。

⑦② 或者：有的人。務：事務。

⑦③ 誕欺怪迂：荒誕欺詐，怪異迂曲（不切實際）。顔師古注："誕，大言也。迂，遠也。"彌：更加。益：增加。

⑦④ 教：教化。

⑦⑤ "索隱行怪"三句：語出《禮記·中庸》。索隱行怪，求隱暗之事，行怪異之道。述，遵循。顔師古注："《禮記》載孔子之言，索隱，求索隱暗之事，而行怪迂之道，妄令後人有所祖述，非我本志。"

⑦⑥ "凡方技"二句：按以上所列，醫經七家二百一十六卷，經方十一家二百七十四卷，房中八家百八十六卷，神仙十家二百五卷，合得三十六家八百八十一卷，多十三卷。而按所列各書的卷數，逐一相加，今計爲三十六家，八百六十四卷，少四卷。

⑦⑦ 生生之具：使生命生長不息的工具。前一"生"字是使動用法。

⑦⑧ 王官：天子之官，王朝之職官。守：職守。如《周禮·天官》之醫師，秦漢之太醫令、侍醫等，皆可視爲王官之一。

⑦⑨ "論病"二句：謂高明的醫生診察分析國君的病情，可以推論到國情政事。《國語·晉語四》："上醫醫國，其次疾人，固醫官也。"韋昭注："止其淫惑，是爲醫國。"《左傳·昭公元年》："晉侯求醫於秦，秦伯使醫和視之，曰：'疾不可爲也，是謂近女室，疾如蠱。非鬼非食，惑以喪志。良臣將死，天命不佑。'……'今君至於淫以生疾，將不能圖恤社稷，禍孰大焉？'"王符《潛夫論·思賢》："上醫醫國，其次醫疾。夫人治國，固治身之象。疾者，身之病；亂者，國之病也。"

⑧⓪ 晻昧：湮没。晻，"暗"的異體字。

⑧① 序：依次排列。四種：指《方技略》中所列醫經、經方、房中、神仙四種。

譯文

從前孔子去世，精微奥妙的言論就斷絶了；孔門的七十位賢人一死，諸經要義的解説就錯亂了。因此，《春秋》分成五家傳，《詩經》分爲四家注，《易經》也有數家解釋。戰國時期，合縱連横，真偽分辨争鳴，諸子各家學説紛繁雜亂。到了秦朝，以此爲憂患，就焚毁書籍，以此來使百姓愚昧無知。漢朝建立後，改革秦朝的弊政，大量收集各種典籍，廣泛開闢獻書的途徑。到了漢武帝時代，書簡殘缺散脱，禮樂制度衰敗崩潰，聖上感嘆地説："我對此很憂慮！"自此，建立藏書的策府，設置抄寫書籍的官員，下到諸子百家的著述和書傳談説，都收進皇家書庫。到了漢成帝時代，因爲圖書嚴重散失，便指派謁者陳農向全國徵求遺散的書籍。命令光禄大夫劉向校訂經書和傳注、諸子論著及詩詞歌賦等，步兵校尉任宏校訂兵書，太史令尹咸校訂天文、歷法、占卜書籍，侍醫李柱國校訂醫藥類書籍。每一部書校訂完畢，劉向便分條列出該書的篇名目録，摘取其中的内容大意，寫成敘録而把它呈報給皇帝。適逢劉向去世，漢哀帝又派劉向的兒子，侍中奉車都尉劉歆完成父親的事業。劉歆於是匯集羣書，編成《七略》而呈報給皇帝。因此有《輯略》、《六藝略》、《諸子略》、《詩賦略》、《兵書略》、《術數略》、《方技略》。現在節取它的主要内容，以使目録書籍完備。

方 技 略

《黄帝内經》十八卷　《外經》三十七卷

《扁鵲内經》九卷　《外經》十二卷

《白氏内經》三十八卷　《外經》三十六卷

《旁篇》二十五卷

以上醫經共七家，總計二百一十六卷。

醫經是探究人體血脈、經絡、骨髓、陰陽、表裏等生理特徵，用來闡明各種疾病的根源，區别死生的界限，并據此揣度鍼刺、砭石、湯藥、艾灸等施治的方法，調配各種藥物的劑量。最恰當的藥劑的功效，就好像磁石吸鐵一樣，靠藥物本身的性能相互發揮作用。技術拙劣的醫生違背醫理，把輕病治成重病，把能救活的病人治死。

《五臟六腑痺十二病方》三十卷

《五臟六腑疝十六病方》四十卷

《五臟六腑癉十二病方》四十卷

《風寒熱十六病方》二十六卷

《泰始黄帝扁鵲俞拊方》二十三卷

《五臟傷中十一病方》三十一卷

《客疾五臟狂顛病方》十七卷

《金瘡瘲瘛方》三十卷

《婦人嬰兒方》十九卷

《湯液經法》三十二卷

《神農黄帝食禁》七卷

以上經方共十一家，總計二百七十四卷。

經方是根據藥物的寒温特性，衡量疾病的輕重程度，憑借藥物的功用，依照氣候感應的適宜用藥情况，辨别五臟六腑之病所適用的苦寒辛温之藥，製成寒凉温熱的藥劑，用來疏通鬱閉，解除藴結，使身體恢復正常。至於治療失當的醫生，用熱藥加重熱證，用寒藥加重寒證，使精氣内傷，不顯現在外表，這是嚴重錯誤的治法。所以諺語説："有病不去治療，常如得到中平穩當的醫治。"

《容成陰道》二十六卷

《務成子陰道》三十六卷

《堯舜陰道》二十三卷

《湯盘庚陰道》二十卷

《天老雜子陰道》二十五卷

《天一陰道》二十四卷

《黄帝三王養陽方》二十卷

《三家内房有子方》十七卷

以上房中術著作八家,總計一百八十六卷。

房中術是人的情性達到極點,男女交接最奥妙之道的會合。因此聖王製定室外的禮樂來節制房中放縱的情欲,並爲此製定禮節儀制。《左傳》説:"先王製作音樂,是用來節制百事的。"如音樂而有節制,那麽人就能氣血平和,壽命長久。至於沉迷於聲色的人,不重視房中術,因而生病并且喪失性命。

《宓戲雜子道》二十篇

《上聖雜子道》二十六卷

《道要雜子》十八卷

《黄帝雜子步引》十二卷

《黄帝岐伯按摩》十卷

《黄帝雜子芝菌》十八卷

《黄帝雜子十九家方》二十一卷

《泰壹雜子十五家方》二十二卷

《神農雜子技道》二十三卷

《泰壹雜子黄冶》三十一卷

以上神仙家著作十家,總計二百零五卷。

神仙家養生術是用來保全性命的真要,而向身外大自然廣游求索養生之道的方術。姑且以此浄化意念,平定心境,把死與生的區域視爲相同,而在胸中没有對死與生的恐惧。然而有些人專門以此爲業,那麽荒誕欺詐,怪異迂曲而不切實際的文章就更加增多了,這不是聖王用來教化的本意。孔子説:"求索隱暗之事,實行怪異之道,而使後世有人遵循,我不做這種事。"

方技共三十六家,總計八百六十八卷。

方技是使生命生長不息的工具,天子之官中的一種職守。上古有名醫岐伯、俞拊,中古有名醫扁鵲、醫和,他們論述病情而推及國情,探求診病的道理便能推知理政的方法。漢代興起而有名醫淳于意。如今他們的醫術已湮没不明,因此整理他們的醫書,并把方技著作依次排列爲四種。

課文簡析

《漢書·藝文志》後人簡稱"漢志",是當時國家藏書的總目,這是我國第一部史志圖書目録,也是現存最早的一部文獻目録專著。它是班固以劉向劉歆父子的《别録》和《七略》爲依據编寫而成的。分六藝、諸子、詩賦、兵書、數術、方技等六略。共收書三十八種(類),五百九十六家,一萬三千二百餘卷。每種之後有小序,每略之後有總序,分别簡述先秦學術思想之源流與演變。在《藝文志》前列的序文中,概述秦漢以來圖書典籍的播遷經過,記載劉向父子奉詔校書的概况。《方技略》分醫經、經方、神仙、房中四種,凡三十六家,八百六十八卷。每種先列出書目,然後在小序中概括闡明其含義及用途,并指出那些"拙者"、"失其宜者"、"迷者”及“誕欺怪迂”者的錯誤做法所導致的危害，反復向醫生提示不能“失理”、“失宜”、“索隱行怪”。最後在《方技略》總序中則對方技的學術淵源、作用等，作了簡要的總結，指出它們的作用是“生生之具”，歷來受到重視，被列爲“王官之一守”。文中所列書籍，現已大都佚失，但從中可窺見當時醫學著述已相當豐富。其中神仙、房中兩種，應正確對待。

本文在寫作上有一個顯著特點，就是運用正反對比的修辭手法貫穿始終。如序言中，將秦朝“燔滅文章”的弊政同漢朝“大收篇籍”的德政相比，表現了漢朝盛世的英明。在“醫經”一節中，把“至齊之得”的神奇功效同“拙者失理”所導致的嚴重後果對比，説明精通醫經的重要性。在“經方”一節中，把依據經方而“通閉解結，反之於平”者同違背經方而導致“精氣内傷，不見於外”者對比，告誡醫生使用經方，千萬不可“失其宜”。在“房中”一節中，以“樂而有節，則和平壽考”同“迷者弗顧，以生疾而殞性命”相比，强調了房中術的重要性。在“神仙”一節中，以“保性命之真，而游求於其外”者“蕩意平心”同專以神仙爲務者，“則以誕欺怪迂之文彌以益多”的現象對比，告誡人們不可爲“索隱行怪”之事。最後在總序中，又以名醫在世，“論病以及國，原診以知政”同名醫過世，“技術暗昧”相比，反復强調方技的重要和整理醫書的意義，表現了作者的良好願望。

參考資料

1. 固字孟堅，年九歲，能屬文，誦詩賦。及長，遂博貫載籍，九流百家之言，無不窮究。所學無常師，不爲章句，舉大義而已。性寬和容衆，不以才能高人，諸儒以此慕之。父彪卒，歸鄉里。固以彪所續前史未詳，乃潛精研思，欲就其業。既而有人上書顯宗，告固私改作國史者。有詔下郡，收固繫京兆獄。盡取其家書……固弟超恐固爲郡所覆考，不能自明，乃馳詣闕上書。得召見，具言固所著述意，而郡亦上其書。顯宗甚奇之，召詣校書部，除蘭臺令使……固又撰功臣、平林、新市、公孫述事，作列傳、載記二十八篇奏之。帝乃復使終成前所著書。固以爲漢紹堯運，以建帝業。至於六世，史臣乃追述功德，私作本紀，編於百王之末，厠於秦、項之列。太初以後，闕而不録。故探撰前記，綴集所聞，以爲《漢書》。起元高祖，終孝平王莽之誅，十有二世，二百三十年。綜其行事，傍貫五經，上下洽通，爲春秋考紀、表、志、傳凡百篇。固自永平中始受詔，潛精積思二十餘年，至建初中乃成。當世甚重其書，莫不諷誦焉。

《後漢書·班固傳》

2. 劉向卒後，哀帝使其子歆嗣父之業，乃徙温室中書於天禄閣上，歆遂總括羣書，撮其指要，著爲《七略》……諸子略以思想係統分，六藝略以古書對象分，詩賦略以體裁分，兵書略以作用分，數術略以職業分，方技略則兼以體裁作用分。所用標準，很不一致，無非便於編録而已。

陳國慶《漢書藝文志注釋彙編》序言

3. 方技之書，大要有四：經、脈、方、藥而已。經闡其道，脈運其術，方致其功，藥辨其性。四者備，而方技之事備矣。今李柱國所校四種，則有醫經、經方二種而已。脈書、藥書，竟缺其目。其房中、神仙，則事兼道術，非復方技之正宗矣。宜乎叙方技者，至今猶昧昧於四部相承之義焉。按司馬遷《扁鵲倉公傳》，公乘陽慶傳黄帝扁鵲之《脈書》，是西京未嘗無脈書也。又按班固《郊祀志》，“成帝初有本草待詔”，《樓護傳》“少誦醫經、本草、方術”，是西京未嘗無藥書也。李柱國專官典校，而書有缺遺，類例不盡，著録家法，豈易言哉？

章學誠《校讐通義·漢志方技》

4. 不通《漢·藝文志》，不可以讀天下書。《藝文志》者，學問之眉目，著述之門户也。

王鳴盛《十七史商榷》卷二引清人金榜語

（許敬生）

二十　《神農本草經》序録

説明

本文輯自敦煌殘卷本《本草經集注》。《神農本草經》托名神農撰。一般認爲成書於東漢，是我國現存的第一部藥物學專著。該書共收藥物三百六十五種，分上中下三品，分別記載了各藥的異名、性味、産地、主治等，至今仍具有相當的實用價值。原書已於北宋初年散佚，但是其基本内容保存在歷代本草書中，如唐·蘇敬等的《新修本草》、宋·唐慎微的《經史證類備急本草》和明·李時珍的《本草綱目》都是以《神農本草經》爲基礎發展起來的。明清兩代不少人做了輯佚工作，《神農本草經》現有多種輯佚本，可供研究參考。

上藥一百廿種爲君①，主養命以應天②，無毒，多服久服不傷人。欲輕身益氣，不老延年者，本上經③。中藥一百廿種爲臣，主養性以應人④，無毒，有毒⑤，斟酌其宜⑥。欲遏病補虚羸者⑦，本中經。下藥一百廿五種爲佐使，主治病以應地⑧，多毒，不可久服。欲除寒熱邪氣，破積聚愈病者，本下經。

藥有君臣佐使，以相宣攝⑨。合和者宜一君、二臣、五佐⑩，又可一君、三臣、九佐也。

藥有陰陽配合⑪，子母兄弟⑫，根葉花實，草石骨肉。有單行者⑬，有相須者⑭，有相使者⑮，有相畏者⑯，有相惡者⑰，有相反者⑱，有相殺者⑲，凡七情，合和當視之⑳。相須相使者良，勿用相惡相反者，若有毒宜制，可用相畏相殺，不爾㉑，勿合。

藥有酸鹹甘苦辛五味，又寒熱温凉四氣，及有毒無毒。陰乾暴乾㉒，採治時月㉓，生熟，土地所出，真僞陳新，并各有法㉔。

藥有宜丸者，宜散者，宜水煮者，宜酒漬者，宜膏煎者。亦有一物兼宜者㉕，亦有不可入湯酒者，并隨藥性，不得違越㉖。

凡欲治病，先察其源㉗，先候病機㉘。五藏未虚，六府未竭，血脈未亂，精神未散，食藥必活。若病已成，可得半愈；病勢已過㉙，命將難全。

若毒藥治病，先起黍粟㉚，病去即止。不去倍之，不去什之㉛，取去爲度。

治寒以熱藥，治熱以寒藥，飲食不消以吐下藥，鬼疰蠱毒以毒藥㉜，癰腫瘡瘤以瘡藥㉝，風濕以風藥，各隨其所宜。

病在胸膈以上者，先食後服藥；病在心腹以下者，先服藥後食；病在四肢血脈者，宜空腹而在旦；病在骨髓者，宜飽滿而在夜㉞。

夫大病之主㉟，有中風傷寒，寒熱温瘧，中惡霍亂，大腹水腫㊱，腸澼下利㊲，大小便不通，賁豚上氣㊳，咳逆嘔吐，黄疸消渴，留飲癖食㊴，堅積癥瘕㊵，驚邪癲癇鬼疰，喉痹齒痛㊶，耳聾目盲，金瘡踒折㊷，癰腫惡瘡，痔瘻癭瘤，男子五勞七傷㊸，虚乏羸瘦，女子帶下崩中㊹，血閉陰蝕㊺，蟲蛇蠱毒所傷。此皆大略宗兆㊻，其中變動枝葉㊼，各依端緒以取之㊽。

注釋

① 上藥：上品藥。下文的中藥、下藥，分別指中品藥、下品藥。君：君藥。下文的臣指臣藥，佐使指佐使藥。

② 主：適宜。養命：養生。應天：與天相應。因天主仁育，故云。

③ 本上經：意爲以上品藥爲本。《神農本經》上中下三經分述上中下三品藥。

④ 應人：與人相應。中品藥主養性，而人懷性情，故云。

⑤ 無毒有毒：有的無毒，有的有毒。

⑥ 斟酌其宜：意爲仔細考慮，選用其中適當的藥物。

⑦ 遏：抑止。虚羸（léi 雷）：虚弱。羸，瘦弱。

⑧ 應地：與地相應。下品藥主治病，而地體收殺，故云。

⑨ 相宣攝：相宣相攝。宣，宣發。意爲增强功效。攝，收斂。意爲減弱副作用。

⑩ 合和：配伍。五佐：《證類本草》作“三佐五使”。

⑪ 陰陽：指性味與升降浮沉等陰陽屬性。如寒性、凉性藥，鹹味、苦味、酸味藥，降而沉藥，屬陰；熱性、

温性藥，辛味、甘味、淡味藥，升而浮藥，屬陽。

⑫ 子母兄弟：據《本草綱目・神農本經名例》引韓保升説："子母兄弟，若榆皮爲母，厚朴爲子之類是也。"

⑬ 單行：藥物配伍的七情之一。指單用一種藥物發揮作用，如甘草湯、獨参湯之類。以下六種皆爲七情之一。

⑭ 相須：指兩種性能相類的藥物同用，以互相增强作月。如知母配黄柏之類。

⑮ 相使：指兩種以上藥物同用，以其中一藥爲主，餘藥爲輔，來提高療效。如款冬花以杏仁爲使。

⑯ 相畏：指一種藥物能抑制另一種藥物的有害成分。如生薑能抑制半夏的毒性，便稱爲半夏畏生薑。

⑰ 相惡：指一種藥物能減弱另一種藥物的性能。如黄芩能減弱生薑的温性，就叫做生薑惡黄芩。

⑱ 相反：指兩種藥物同用可産生毒性或副作用。如烏頭反半夏。

⑲ 相殺：指一種藥物能消除另一種藥物的中毒反應。如綠豆能殺巴豆之毒。

⑳ "合和當視"句：意謂配伍時要正確對待以上這"七情"。視，看待，對待。《千金要方》作"合和之時，用意視之"。

㉑ 不爾：不如此。

㉒ 暴(pù)："曝"的古字。曬。

㉓ 採治：採集炮製。治，炮製。

㉔ 法：法度。

㉕ 一物兼宜：謂一種藥物適宜兩種以上的劑型。

㉖ 違越：違反。

㉗ 源：指病因。

㉘ 候：診察。

㉙ 過：太甚。

㉚ 先起黍粟：開始時的用量如黍粒粟粒那麽大小，即初服時劑量要小。

㉛ 什之：增加十倍。

㉜ 鬼疰(zhù 祝)：古人認爲因鬼神作祟所致的慢性傳染病。疰：慢性傳染病，亦作"注"。蠱毒：病名。此指由寄生蟲感染後引起的傳染病。

㉝ 瘡瘤：瘡瘍贅瘤。

㉞ 飽滿：謂腹滿。

㉟ 主：指主要病證。

㊱ 大腹：臍以上的腹部。

㊲ 腸澼："痢疾"的古稱。

㊳ 賁豚(bēn tún 奔屯)：亦稱"奔豚"、"奔豚氣"。屬"五積"中的腎積，症見由小腹上衝胸脘、咽喉。發作時下腹之氣上衝，如小猪奔闖，故名。

㊴ 癖食：指由飲食不節所引起的痞塊。

㊵ 癥瘕(zhēngjiǎ 争甲)：腹中積塊。

㊶ 喉痹：喉部氣血瘀滞而痹阻的病變。

㊷ 踒(wō 窩)折：筋骨折傷。

㊸ 五勞：五藏的勞損。即肺勞、肝勞、心勞、脾勞、腎勞等五種虚勞證候。七傷：腎氣虧損的七種證候。《諸病源候論・虚勞病諸候》："七傷者，一曰陰寒，二曰陰萎，三曰裹急，四曰精連連，五曰精少，陰下濕，六曰精清，七曰小便苦數，臨事不卒。"

㊹ 崩中：崩漏。

㊺ 血閉：閉經。陰蝕：陰瘡的重症。

㊻ 大略宗兆：指基本證候。

㊼ 變動枝葉：指次要證候。

㊽ 端緒：開端。指病本。

課文簡析

本文概要論述了藥物的分類、配伍、氣味、採治、劑型，以至用藥原則、服藥方法等諸多問題。首段説明藥分上、中、下三品，并分别指出其延年益氣、防病補虚及除邪破積的作用；次段闡述藥物的配伍、七情、性味、採集、炮製、真僞、劑型等，指出應認真辨别，謹慎處置；末段論述治病貴速，劑量宜當、用藥須準、服藥按法及隨證變化諸問題。

參考資料

1. 炎帝神農氏，長於姜水，始教天下耕種五穀而食之，以省殺生；嘗味草木，宜藥療疾，救夭傷之命。百姓日用而不知，著《本草》四卷。《漢書・平帝紀》曰：元始五年，徵天下通知逸經古記、天文、歷算、鐘律、小學、史編、方術、本草，及以五經《論語》、《孝經》、《爾雅》教授者，在所爲駕一封軺傳。又《樓護傳》曰：護少隨父爲醫長安，出入貴戚家。護誦醫經、本草、方術數十萬言，長者咸愛重之。

晉・皇甫謐《帝王世紀》

2. 舊説皆稱《神農本經》，余以爲信然。昔神農氏之王天下也，畫八卦以通鬼神之情，造耕種以省殺生之弊，宣藥療疾以拯夭傷之命。此三道者，歷衆聖而滋彰……但軒轅以前，文字未傳，如六爻指垂畫象，稼穡即事成跡。至於藥性所主，當以識識相因，不爾何由得聞？至於桐雷，乃著在於編簡。此書應與《素問》同類，但後人多更修飾之爾。秦皇所焚，醫方、卜術不預，故猶得全録。而遭漢獻遷徙，晉懷奔迸，文籍焚靡，千不遺一。今之所存，有此四卷，是其本經。所出郡縣，乃後漢時制，疑仲景、元化等所記。

梁・陶弘景《本草經集注序》

3. 舊説《本草經》神農所作，而不經見，《漢書・藝文誌》亦無録焉。《平帝紀》云：元始五年，舉天下通知方術本草者，在所爲駕一封軺傳，遣詣京師。《樓護傳》稱：護少誦醫經、本草、方術數十萬言。本草之名，蓋見於此，而英公李世勣等注引班固敍黄帝内，外經云：本草石之寒温，原疾病之淺深，此乃論經方之語，而無本草之名，惟梁《七録》載《神農本草》三卷，推以爲始，斯爲失矣。或疑其間所載生出郡縣，有後漢地名者，以爲似張仲景、華佗輩所爲，是又不然也。《淮南子》曰：神農嘗百草之滋味，一日而七十毒，由是醫方興矣。蓋上世未著文字，師學相傳，謂之本草。兩漢以來，名醫益衆，張機、華佗輩始因古學附以新説，通爲編述，本草繇是見於經録。

宋・掌禹錫等《嘉祐補注本草序》

（許敬生）

二十一　《傷寒論》序★

説明

本文選自《傷寒論》，據明代趙開美本排印。作者張機，字仲景，南郡涅陽（今河南南陽）人，東漢末著名的醫學家。相傳曾任長沙太守，世稱“張長沙”。《後漢書》無傳，傳世事跡不多，但《脈經》、《甲乙經序》、《抱樸子》、《晉書・皇甫謐傳》及《太平御覽》七二二卷引《何顒别傳》等著作中，都有張氏事跡的記載。東漢末年，戰亂頻仍，疫病流行。張仲景“傷横夭之莫救”，於是“勤求古訓，博採衆方”，結合自己的臨床實踐，撰寫了著名的《傷寒雜病論》。研究外感熱病，提出了六經分證和辨證施治的一系列原則，使理法方藥有機結合，奠定了祖國醫學沿着辨證論治原則發展的基礎。迄今仍指導着臨床實踐。故後世稱“方書之祖”，尊張氏爲“醫聖”。該書問世後，由於戰亂而散佚，曾經王叔和等整理編次，後成爲《傷寒論》和《金匱要略》兩書。

余每覽越人入虢之診，望齊侯之色①，未嘗不慨然嘆其才秀也②。怪當今居世之士，曾不留神醫藥，精究方術③，上以療君親之疾，下以救貧賤之厄，中以保身長全，以養其生；但競逐榮勢，企踵權豪④，孜孜汲汲⑤，惟名利是務；崇飾其末，忽棄其本⑥，華其外而悴其内。皮之不存，毛將安附焉[7]？卒然遭邪風之氣，嬰非常之疾[8]，患及禍至，而方震栗[9]；降志屈節[10]，欽望巫祝[11]，告窮歸天[12]，束手受敗[13]。賫百年之壽命[14]，持至貴之重器[15]，委付凡醫，恣其所措。咄嗟嗚呼[16]，厥身已斃，神明消滅，變爲異物[17]，幽潛重泉[18]，徒爲啼泣。痛夫！舉世昏迷，莫能覺悟，不惜其命，若是輕生，彼何榮勢之云哉？而進不能愛人知人[19]，退不能愛身知己[20]，遇災值禍，身居厄地，蒙蒙昧昧[21]，惷若游魂[22]。哀乎！趨世之士，馳競浮華，不固根本，忘軀徇物[23]，危若冰谷[24]，至於是也！

余宗族素多，向餘二百[25]。建安紀年以來[26]，猶未十稔[27]，其死亡者，三分有二，傷寒十居其七。感往昔之淪喪[28]，傷横夭之莫救[29]，乃勤求古訓[30]，博採衆方，撰用《素問》、《九卷》、《八十一難》、《陰陽大論》、《胎臚藥録》[31]，并平脈辨證[32]，爲《傷寒雜病論》[33]，合十六卷。雖未能盡愈諸病，庶可以見病知源[34]。若能尋余所集[35]，思過半矣[36]。

夫天布五行，以運萬類；人禀五常[37]，以有五藏。經絡府俞[38]，陰陽會通[39]；玄冥幽微，變化難極。自非才高識妙[40]，豈能探其理致哉[41]！上古有神農、黄帝、岐伯、伯高、雷公、少俞、少師、仲文[42]，中世有長桑、扁鵲，漢有公乘陽慶及倉公。下此以往[43]，未之聞也。觀今之醫，不念思求經旨，以演其所知[44]；各承家技，終始順舊[45]。省病問疾，務在口給[46]；相對斯須，便處湯藥。按寸不及尺[47]，握手不及足[48]；人迎趺陽[49]，三部不參[50]；動數發息，不滿五十[51]。短期未知決診[52]，九候曾無髣髴[53]；明堂闕庭[54]，盡不見察。所謂窺管而已[55]。夫欲視死别生[56]，實爲難矣！

孔子云：生而知之者上，學則亞之[57]。多聞博識，知之次也[58]。余宿尚方術[59]，請事斯語[60]。

注釋

① “余每覽”二句：入虢之診與望齊侯之色二事，詳見本書《扁鵲傳》。

② 嘆：贊嘆。《文選・盧子諒覽古詩》：“智勇蓋當代，弛張使我嘆。”注引《説文》：“嘆，吟也。”謂情有所悦，吟嘆而歌咏。才秀：才能出衆。

③ 曾（zēng 增）：竟然。方術：本指醫卜星相之術，此指醫術。《漢書・平帝紀》：“舉天下通知方術本草者。”又《文心雕龍・書記》：“方者，隅也。醫藥攻病，各有所立，專精一隅，故藥術稱方。”

④ 企踵：舉踵，踮起脚後跟仰望。意爲仰慕。《漢書・蕭望之傳》：“天下之士，延頸企踵，争願自效。”

⑤ 孜孜汲汲：急急忙忙迫不及待的樣子。《廣雅・釋訓》：“孜孜伋伋（同汲汲），劇也。”《漢書・揚雄傳》：“不汲汲於富貴，不戚戚於貧賤。”顔師古注：“汲汲，欲速之義。”

⑥ 崇飾：崇尚修飾。末：枝節。此指名利榮勢。忽棄：輕棄。本：根本。此指身體。

⑦ “皮之不存”二句：語出《左傳・僖公十四年》：“皮之不存，毛將安傅？”此處意在説明身體垮了，追求名利又有何用？

⑧ 嬰：遭受。

⑨ 震栗：驚懼戰栗。

⑩ 降志屈節：降低素志屈身相從。節，節操。《論語・微子》：“不降其志，不辱其身。”《孔子家語・子路初見》：“宰予進於孔子曰：夫子之於司寇也，日少而屈節數矣，不可以已乎？”

⑪ 欽：恭敬。巫祝：古代從事所謂通鬼神的職業者。巫，能以舞降神，以替人祈禱爲職業者。《説文解字》：“巫，祝也。女能事無形，以舞降神者也。”祝，主持祭祀祝告的人。《説文解字》：“祝，祭主贊詞者。”《國語・楚語下》：“在男曰覡，在女曰巫。”《楚辭・招魂》：王逸注：“男巫曰祝。”《周禮・春官》設“男巫”、“女巫”，各司其責。《韓非子・顯學》：“今巫祝之祝人曰：使若千秋萬歲！千秋萬歲之聲聒耳，而一日之壽無徵於人，此人所以簡巫祝也。”

⑫ 告窮：意爲巫祝用盡辦法無濟於事。歸天：歸於天命，即歸屬命運。

⑬ 束手：意爲無能爲力，没有辦法。束，捆。受敗：承受災禍。《禮記・孔子閒居》：“四方有敗。”鄭玄

注："敗，謂禍災也。"此謂等死。

⑭ 賫(jī 肌)：持物贈人。"賫"和下句"持"同義對舉。

⑮ 重器：珍貴之寶器。《禮記·少儀》："不訾重器。"鄭注："重，猶寶也。"孔疏："重器，寶珍之物。"此喻人之身體。

⑯ 咄嗟(duō jiē 多皆)嗚呼：感嘆詞連用以加强語氣。

⑰ 異物：指死亡之人。《史記·賈誼傳》："忽然爲人兮，何足控摶？化爲異物兮，又何足患？"《索隱》："謂死而形化爲鬼，是爲異物也。"

⑱ 重(chóng 虫)泉：也叫"九泉"、"黄泉"，指死後埋葬的地下深處。

⑲ 進：進身，此謂出仕做官。愛人知人：愛護了解他人。照應上文"療君親之疾"與"救貧賤之厄"。

⑳ 退：退居，此指在野爲民。愛身知己：照應上文"保身長全，以養其生。"

㉑ 蒙蒙昧昧：愚昧不明的樣子。《廣雅·釋詞》："蒙蒙，昧昧，暗也。"

㉒ 惷："蠢"的異體字。愚昧無知。游魂：游蕩的鬼魂。喻苟延殘喘的無用之人。《易·繫辭上》："精氣爲物，游魂爲變。"韓康伯注："游魂，言其游散也。"按，"游魂"至漢魏時已成爲熟語。如，皇甫謐《甲乙經序》："夫受先人之體，有八尺之軀，而不知醫事，此所謂游魂耳！"

㉓ 徇物：追求權勢名利等身外之物。徇，營求。《莊子·讓王》："今世俗之君子，危身棄生以徇物。"

㉔ 冰谷：謂履薄冰，臨深谷。喻身臨險境。《詩·小雅·小宛》："惴惴小心，如臨於谷；戰戰兢兢，如履薄冰。"又《詩·小雅·小旻》："戰戰兢兢，如臨深淵，如履薄冰。"

㉕ 向：亦作"嚮"、"鄉"。謂先前。《莊子·山木》："向也不怒，而今也怒。"

㉖ 建安：東漢獻帝劉協的年號。公元196～219年。紀年：即紀元。自漢武帝建元元年(即公元前140年)開始，我國歷代封建王朝均以帝王年號紀年，每更换一個年號，即重新紀年。

㉗ 稔(rěn 忍)：本義爲莊稼成熟。古代穀物一年收成一次，所以就以"稔"爲年。《左傳·襄公二十七年》："所謂不及五稔者。"杜預注："稔，年也。"

㉘ 感：爲……感傷。爲動用法。下句"傷"用法亦同此。淪喪：淪落喪亡。《書·微子》："今殷其淪喪，若涉大水，其無津涯。"

㉙ 横夭：横謂横死，非命而死；夭謂夭折，短命。與"夭横"同。

㉚ 古訓：前代聖王之遺教，亦作"故訓"。此指古代留下的醫學著作。《詩·大雅·烝民》："古訓是式。"鄭玄箋："古訓者，先王之遺典也。"一説古訓即"訓詁"。

㉛ 九卷：指《靈樞》，又稱《鍼經》。余嘉錫《四庫提要辨證》卷十二云："劉向校書之時，則以此九卷與《素問》九卷同編爲《黄帝内經》十八卷，并無《鍼經》之名。其後《素問》九卷别自單行，於是張仲景、王叔和之徒著書，稱引《内經·素問》以外之文，無以名之，直名之曰《九卷》……至皇甫謐作《甲乙經序》，始謂之《鍼經》。"《陰陽大論》：古醫書名。王叔和整理編次之《傷寒論·傷寒例》中有此書引文。胎臚藥録：胎謂胎産，臚謂顱顖。疑指有關婦産與小兒疾病方面之古醫書名。如《太平御覽》卷七二二引《張仲景方序》謂仲景弟子衛汎著有《婦人胎藏經》與《小兒顱顖方》。

㉜ 平脈：辨脈。平，通"辨"。《尚書·堯典》："平章百姓。"《後漢書·劉愷傳》引作"辨章百姓。"李賢注引鄭玄説："辨，别也。"又《堯典》："辨秩東作。"今本作"平秩東作"。《詩·小雅·採菽》："平平左右。"孔穎達疏："平、辨義通，而古今之異耳。"

㉝ 傷寒雜病論：又作《傷寒卒病論》。卒爲"雜"字之訛。張氏原書漢末遭戰亂散佚，今所傳《傷寒論》十卷出於王叔和編次。《隋書·經籍誌》稱："梁有張仲景《辨傷寒》十卷，亡。張仲景《評病要方》一卷，亡。張仲景《療婦人方》二卷"。《新唐書》及《舊唐書》始載"王叔和《張仲景藥方》十五卷、《傷寒卒病論》十卷。"《四庫提要辨證》卷十二云："蓋叔和既撰仲景平生著述以爲《藥方》十五卷，又取傷寒雜病别行以爲十卷。其後别行者爲後人所脊亂，林億等校之，即今之《傷寒論》，其本已失叔和之真。其後，宋王洙得之於館閣，除其上卷之論傷寒者，而傳其中卷之論雜病，下卷之方藥，併療婦人者，即今之《金匱要略》。蓋王洙所得，實叔和所編張仲景之殘本。"

㉞ 庶：或許。

㉟ 尋:運用。《左傳・僖公五年》:"三年尋師焉,焉用懼?"杜預注:"尋,用也。"又《説苑・敬慎》:"青青不伐,將尋斧柯。"一説,尋,探究。

㊱ 思過半:謂收益多。《易・繫辭下》:"知者觀其彖(tuàn)辭,則思過半矣。"孔疏:"能思慮有益,以過半矣。"

㊲ 五常:五行。《素問》有《五常政大論》,論述五運之氣正常則生育萬物。

㊳ 府俞:氣府腧穴。俞,通"腧",亦作"輸"。經氣聚會之處爲府,《素問》有《氣府論》;脈氣所灌注之處爲腧。

㊴ 陰陽會通:言人身表裏上下之氣交會相通。《太素・邪中》:"陰之與陽也,異名同類,上下相會。"楊上善注:"陰陽異名,同爲氣類。三陽爲表居上,三陰爲裏居下,表裏氣通,故曰相會。"

㊵ 自非:如果不是。《左傳・成公十六年》:"自非聖人,外寧必有内憂。"

㊶ 理致:道理要旨。

㊷ "上古"句:雷公、少師、少俞、仲文及岐伯、伯高六人均爲黄帝之臣,且精於醫理。

㊸ 下此以往:從此往後。

㊹ 演:推衍。《漢書・五行志》:"文王演周易。"

㊺ 終始:始終。一説,指診察方法,古人以診視十二經脈之所終始,爲診病要務。《靈樞・終始》:"凡刺之道,畢於終始。明知終始,五藏爲紀,陰陽定矣。"

㊻ 務:追求。口給:言辭敏捷,猶能説會道。《論語・公冶長》:"御人以口給,屢憎於人。"

㊼ "按寸"句:衹按寸口脈,不及尺膚。前臂内側自腕關節以上至肘關節處之皮膚,古代診疾時要察其形色變化,以爲論病根源。《靈樞》有《論疾診尺》篇,又《邪氣藏府病形》篇亦有脈與尺膚相應之論述。一説,尺謂尺脈。

㊽ 足:指足部趺陽脈。爲足背前脛動脈。

㊾ 人迎:位於結喉兩側,有頸動脈。人迎、趺陽均爲古代診脈之部位。

㊿ 三部:謂上部人迎,中部寸口,下部趺陽。古代診脈要參合三部。一説謂寸、關、尺三部。

51 "動數"二句:指診脈時,候脈之搏動次數不滿五十次謂失診。《靈樞・根結》:"五十動而不一代者,五藏皆受氣。"《靈樞・決氣》:"脈不滿五十動而一止者,一藏無氣。"又,《脈經》卷四:"脈來五十投而不止者,五藏皆受氣,即無病。"

52 短期:猶死期。《靈樞・根結》:"四十動一代者,一藏無氣。三十動一代者,二藏無氣。二十動一代者,三藏無氣。十動一代者,四藏無氣。不滿十動一代者,五藏無氣。予之短期,要在終始。所謂五十動而不一代者,以爲常也。以知五藏之期,予之短期者,乍數乍疏也。"《太素・人迎脈口診》:"關格者,與之短期。"楊上善注:"死之將近,故與短期。"

53 九候:《素問・三部九候論》以頭部兩額、兩頰及耳前、中部寸口・神門及合谷、下部内踝後、大趾内側及大趾與次趾之間等九處爲九候。而《難經・十八難》則以寸關尺三部脈象分浮、中、沉取之合稱九候。髣髴:亦作彷彿、仿佛、肪胇。謂模糊印象。曾:竟然。

54 明堂闕庭:《靈樞・五色》:"明堂,鼻也。闕者,眉間也。庭者,顔(額)也。"見:被。

55 窺管:"以管窺天"的縮寫。此喻診察片面。

56 視:察。此謂分辨。"視"、"别"同義對舉。

57 "生而知之"二句:語出《論語・季氏》:"生而知之者,上也;學而知之者,次也。"亞,次。

58 "多聞"二句:語出《論語・述而》:"多聞,擇其善者而從之,多見而識之,知之次也。"知,同"智"。

59 宿:一向。

60 斯語:指"學"和"多聞博識"。

譯文

我每當閲讀秦越人到虢國爲虢太子診病及望齊桓侯面色的記載,未曾不感慨地贊嘆他才能出衆。驚怪當今社會上的讀書人,竟然不重視醫藥,精心研究醫術,對上用它來治療君王和父母的疾患,對下用它來拯救貧苦百姓的苦難,對自己用它來保全身體長久健康,用來保養他們的生命。衹是争相追求榮華權勢，仰慕權貴豪門，迫不及待地一味追求名利地位。重視名利那末節，輕棄身體那根本，使自己的外表華美，却使自己的身體衰敝。皮不存在了，毛將附在哪裏呢？突然遭受迅猛的邪氣，身染嚴重的疾病，禍患到來，方纔震驚戰栗。有的降低身份，屈身相從，恭敬地盼望巫祝來消災降福，等到巫祝辦法用盡，只好歸於天命，束手待斃。有的拿可活百年的壽命，把最寶貴的身體，交付給平庸的醫生，任憑他們擺布。唉！他們的身體已經死亡，精神已經消滅，變成鬼魂，深深埋在地下，白白地爲他們哭泣。痛心呀！整個社會上追求名利的讀書人昏沉不醒，没有誰能覺醒省悟，不愛惜自己的生命，像這樣地輕生，那還談得上什麽榮華權勢呢？他們進身時不能愛護别人，了解别人；退居時不能愛護自身，了解自身，遇到災禍，身處困境，愚昧無知，蠢得如同游蕩的鬼魂。可悲呀！在社會上奔波的讀書人，争相追逐表面的榮華，不保重身體這一根本，忘却自己的軀體而追求身外之物，危險得如履薄冰臨深谷，竟然達到這樣的地步！

我同宗族的人一向很多，原先有二百多口。自從建安元年以來，還不到十年，宗族中死亡的人，有三分之二，死於傷寒病的人佔十分之七。爲先前家族的没落喪亡而感歎，爲意外早死的人得不到救治而悲傷。於是就勤奮地探求古代醫家的著作，廣泛收集各種方藥，選用《素問》、《九卷》、《八十一難》、《胎臚藥録》等書，結合自己診脈辨證的體會，寫成《傷寒雜病論》，共十六卷。雖然不能全部治愈各種疾病，或可據此看到病證就知道病源。如果能探究我撰寫的這部著作，對於治病的要領就基本領悟了。

自然界分布金、木、水、火、土五行，就化生萬物；人體禀受五行的常氣，便具有五臟的功能。經絡氣府腧穴，陰陽交會貫通；人體的生理、病理玄妙隱微，幽深奥秘，變化難以窮盡。如果不是才學高超、見識微妙的人，怎麽能探究其中的道理要旨呢？上古有神農、黄帝、岐伯、伯高、雷公、少俞、少師、仲文，中古有長桑君、扁鵲，漢代有公乘陽慶和倉公，從此以後，没有聽説有這樣的名醫了。觀看當今的醫生，不考慮探究經文的含義，用來擴大自己的知識範圍，而是各自秉乘家傳的技藝，始終沿襲舊法。診察訊問病情，致力於口才敏捷；面對病人片刻，便處方用藥。衹按寸部脈，不按尺部脈，衹按手部脈，不按足部脈；人迎、趺陽及寸口，三部脈象不加參驗；測定病人的脈搏跳動的次數，不滿五十動。病危將至死期尚且不能確診，九處診脈部位竟然没有一點模糊的印象；鼻子、眉間和前額等處，完全未被診察。這就是所説的以管窺天罷了。想要辨别可治之證，實在難啊！

孔子説：生來就明白事理的人是上等，通過學習懂得事理的人是第二等，多聞廣記是“智”的次一等。我一向崇尚醫術，願奉行“學而知之”、“多聞博識”這些教導。

課文簡析

本文首先指出醫藥的重大作用，嚴肅批評當時士大夫輕視醫藥，務求名利而捨本逐末的錯誤傾向；接着説明自己撰寫《傷寒雜病論》的原因、經過和願望；最後諄諄規勸醫生要重視醫德修養，技術應精益求精，切忌固步自封，草率從事。表達了作者强烈的愛憎感情和“多聞博識”致力於醫學的決心。寓意深遠，發人深思。其中“勤求古訓，博採衆方”等語，已爲歷代醫家治學之格言。

参考資料

1. 仲景見侍中王仲宣，時年二十餘，謂曰：“君有病，四十當眉落，眉落半年而死。”令服五石湯可免。仲宣嫌其言忤，受湯勿服。居三日，見仲宣，謂曰：“服湯否？”曰：“已服。”仲景曰：“色候固非服湯之診，君何輕命也！”仲宣猶不言。後二十年果眉落，後一百八十七日而死，終如其言。

晉・皇甫謐《甲乙經序》

2. 同郡張仲景，總角造(何)顒。謂曰："君用思精而韵不高，後將爲良醫。"卒如其言。顒先識獨覺，言無虚發。王仲宣年十七，嘗遇仲景。仲景曰："君有病，宜服五石湯，不治且成，後年三十當眉落。"仲宣以其貰遠，不治也。後至三十，病果成，竟眉落。其精如此。仲景方術，今傳於世。

《太平御覽》卷七二二引《何顒别傳》

3. 衛汎好醫術，少師仲景，有才識，撰《四逆三部厥經》及《婦人胎藏經》、《小兒顱顖方》三卷，皆行於世。

同上引《張仲景方序》

4. 張仲景《漢書》無傳。見《名醫録》(唐代甘伯宗著)，云：南陽人，名機，仲景乃其字也。舉孝廉，官至長沙太守。始受術於同郡張伯祖。時人言，識用精微過其師。所著論，其言精而奥，其法簡而詳，非淺聞寡見者所能及。

北宋・林億等《傷寒論序》

5. 仲景氏序論，實是感慨憤激之所發。但其"天布五行"以下，皆是繁衍叢脞之言，全係叔和撰次之語，非仲景氏之舊也。何者？"思過半"句既爲一篇結尾，而别復起一段議論，是徵一也。"天布五行"以下，文理不屬，體裁迥别，是徵二也。前稱越人，後稱扁鵲，亦非一人之口氣，是徵三也。後段譏時醫不求經旨，"務在口給"，是全段所重；假令仲景耄也，亦豈如是其鄭重乎？是徵四也。仲景論中未嘗説五行經絡，後段乃説之，是徵五也。仲景論中，未嘗以三部九候、明堂闕庭診之，後段乃説之，是徵六也。此論由"感往昔之淪喪"而起之，則文止於所起，爲得之實，獲麟之義，可以徵矣。

山田正珍《傷寒論自序解》

(許敬生)

二十二　《備急千金要方》自序

説明

本文選自《備急千金要方》，據1955年人民衛生出版社影印宋刻本排印。作者孫思邈(約公元581～682年)，京兆華原(今陝西耀縣)人，隋唐間著名醫家和學者。他精通諸子百家，尤善言老莊，兼好佛典。隋文帝授國子博士，不拜；唐太宗授諫議大夫，固辭；終身不仕，行醫民間，世稱孫真人、藥王。他系統地總結了唐以前我國醫學的成就，結合自己豐富的臨證經驗，撰著《備急千金要方》和《千金翼方》各三十卷。《備急千金要方》，也稱《千金要方》，成書於唐高宗永徽三年(公元652年)，書列證治二百三十三門，合方論五千三百首，敘述了内、外、婦、兒各科疾病的預防、診斷和主治方藥、食物營養、鍼灸等内容。是我國最早的一部臨床實用百科全書，具有很高的科學價值。

夫清濁剖判[1]，上下攸分[2]。三才肇基[3]，五行俶落[4]。萬物淳樸，無得而稱[5]。燧人氏出[6]，觀斗極以定方名[7]，始有火化[8]。伏羲氏作[9]，因之而畫八卦[10]，立庖廚。滋味既興[11]，痾瘵萌起[12]。大聖神農氏愍黎元之多疾[13]，遂嘗百藥，以救療之，猶未盡善。黄帝受命，創製九鍼[14]，與方士岐伯、雷公之倫[15]，備論經脈，旁通問難[16]，詳究義理，以爲經論。故後世可得依而暢焉[17]。春秋之際，良醫和緩；六國之時，則有扁鵲；漢有倉公、仲景，魏有華佗。并皆探賾索隱[18]，窮幽洞微[19]，用藥不過二三[20]，灸炷不逾七八[21]，而疾無不愈者。晉宋以來[22]，雖復名醫間出[23]，然治十不能愈五六，良由今人嗜欲泰甚[24]，立心不常，淫放縱逸，有闕攝養所致耳[25]。余緬尋聖人設教[26]，欲使家家自學，人人自曉。君親有疾，不能療之者，非忠孝也。末俗小人[27]，多行詭詐，依傍聖教，而爲欺紿[28]。遂令朝野士庶[29]，咸耻醫術之名[30]，多教子弟誦短文、構小策[31]，以求出身之道[32]。醫治之術，闕而弗論。吁！可怪也。嗟乎！深乖聖賢之本意[33]。

吾幼遭風冷，屢造醫門[34]，湯藥之資，罄盡家産[35]。所以青衿之歲[36]，高尚兹典[37]，白首之年，未嘗釋卷。至於切脈診候，採藥合和[38]，服餌節度[39]，將息避慎[40]，一事長於己者，不遠千里，伏膺取決[41]。至於弱冠[42]，頗覺有悟。是以親鄰中外[43]，有疾厄者，多所濟益；在身之患，斷絶醫門[44]。故知方藥本草，不可不學。吾見諸方，部帙浩博[45]，忽遇倉卒[46]，求檢至難，比得方訖[47]，疾已不救矣。嗚呼！痛夭枉之幽厄[48]，惜墮學之昏愚[49]，乃博採羣經，删裁繁重[50]，務在簡易，以爲《備急千金要方》一部[51]，凡三十卷。雖不究盡病源，但使留意於斯者，思過半矣[52]。以爲人命至重，有貴千金[53]，一方濟之，德逾於此[54]，故以爲名也[55]。未可傳於士族[56]，庶以貽厥私門[57]。

注釋

① 清濁剖判：天地開闢。《列子・天瑞》："清輕者上爲天，濁重者下爲地。"張湛注："天地何邪？直虛實清濁之自分判者耳。"剖判，分離，分開。同義詞復用。

② 上下：指天地。攸：所。

③ 三才：指天地人。肇基：開始創立。

④ 俶（chù 處）落：開始。《爾雅・釋詁》："初、哉、首、基、肇、祖、元、胎、俶、落、權輿，始也。"

⑤ 無得而稱：意爲没有什麽可以頌揚的。稱，稱述；頌揚。

⑥ 燧（suì 歲）人氏：傳説中的遠古帝王。發明鑽木取火，教民熟食。《韓非子・五蠹》："民食果蓏，蚌蛤腥臊惡臭，而傷腹胃，民多疾病。有聖人作，鑽燧取火以化腥臊，而民悦之，使王天下，號之曰燧人氏"。

⑦ 斗極：指北斗星和北極星。方：方位。《淮南子・齊俗》："夫乘舟而惑者，不知東西，見斗極則寤矣。"蘇軾《赤壁賦》："月出於東山之上，徘徊於斗牛之間。"是以觀斗極可以决定東西南北方位。

⑧ 始有火化：開始有用火煮熟食物的方法。

⑨ 伏羲氏：傳説中的遠古帝王，即太昊，又名庖犧、包犧、伏戲，宓羲（宓，即古"伏"字），亦稱犧皇、皇羲。相傳他始畫八卦，教民捕魚畜牧，以充庖厨。作：興起，出現。

⑩ 八卦：《周易》中的八種基本圖形。名稱爲乾、坤、震、巽、坎、離、艮、兑，依次象徵天、地、雷、風、水、火、山、澤。

⑪ 滋味：美味。

⑫ 痾瘵（zhài 債）：疾病。同義詞複用。痾，"疴"的異體字。

⑬ 神農氏：傳説中的遠古帝王。始教民製耒、耜以興農業，嘗百草爲醫藥以治疾病。愍（mǐn 敏）：哀憐。黎元：百姓。

⑭ 九鍼：古代所用的九種鍼刺用具。據《靈樞・九鍼十二原》：九鍼爲鑱鍼、員鍼、鍉鍼、鋒鍼、鈹鍼、員利鍼、毫鍼、長鍼、大鍼。

⑮ 方士：方術之士，此指醫生。倫：輩。

⑯ 旁：廣泛。問難：詰問駁辯。

⑰ 依：依據。暢：發揚。

⑱ 探賾索隱：探索微妙深奥的醫理。賾（zé 責），深奥。

⑲ 窮幽洞微：徹底瞭解其中的奥妙。"窮"、"洞"均用作動詞。

⑳ 二三：二三味。

㉑ 灸炷：用艾條灸。逾七八：超過七八炷。

㉒ 宋：指南朝劉宋王朝。

㉓ 間出：斷斷續續地出現。間，間或。

㉔ 良：實在。泰甚：過甚。同義複用。

㉕ 闕：通"缺"。缺失。攝養：保養。

㉖ 緬：遥遠貌。設教：設施教化。

㉗ 末俗小人：傷風敗俗，品行惡劣之人。末俗，亂世敗壞的風俗。

㉘ 欺紿（dài 代）：欺騙。同義複用。

㉙ 朝野士庶：即朝士野庶。朝廷中的官員和民間的百姓。

㉚ "咸耻醫"句：都認爲當醫生可耻。耻，意動用法。

㉛ 誦短文：背誦淺陋的文章。構小策：寫作短小的篇章。構，寫作。

㉜ 出身：指做官的資歷。

㉝ 乖：違背。

㉞ 造：往。

㉟ 罄（qìng 慶）盡：窮盡。同義複用。

㊱ 青衿之歲：求學的年紀。青衿，青領，學生之服。後來把青衿作爲學生或求學的代稱。亦作"青襟"。

㊲ 高尚：崇尚。兹典：指《内經》等醫書。

㊳ 合和：調配。

㊴ 服餌節度：服食藥物的方法。

㊵ 將息：養息。將，養。避慎：避邪防病。

㊶ 伏膺：同"服膺"。牢記心中，指虚心求教。決：決斷。

㊷ 弱冠：指男子二十歲。

㊸ 親鄰中外：指親屬、鄰居、本鄉、外鄉。

㊹ "在身"二句：意謂自身的疾病，不必去求醫（自己即可治）。

㊺ 部帙（zhì 至）：書籍。帙，包書套，指代書。

㊻ 倉卒：同"倉猝"。指突然發生的疾病。

㊼ 比：等到。訖：終了。

㊽ 夭枉：短命早死。幽厄：深重的災難。

㊾ 墮學：懶於學習，指不學無術之人。墮，通"惰"。懈怠。昏愚：昏庸愚昧。

㊿ 繁重：雜亂重複之處。

(51) 爲：編撰。

(52) 思過半：收益多。語出《易・繫辭下》。詳見本書《傷寒論・序》注。

(53) 有貴千金：即"有貴於千金"，比千金還貴重。

(54) 逾：超過。

(55) 以爲名：即"以之爲名"，把它作爲書名。

(56) 士族：世家大族。

(57) 庶：希望。貽：贈送。私門：指平民。

課文簡析

本文簡述了醫學的發展概況，表明了作者對醫學矢志不倦的精神，并概述了撰著《千金要方》的原因、方法和目的。首段論述遠古至隋唐時期醫學的産生、發展和衰微的過程。次段表明作者刻苦習醫的原因和精神，以及撰著《千金要方》的良好意願。

參考資料

1. 孫思邈，京兆華原人。通百家説，善言老子、莊周。周洛州總管獨孤信見其少，異之，曰："聖童也，顧器大難爲用爾！"及長，居太白山。隋文帝輔政，以國子博士召，不拜。密語人曰："後五十年有聖人出，吾且助之。"太宗初，詔詣京師，年已老，而聽視聰瞭。帝嘆曰："有道者！"欲官之，不受。顯慶中，復召見，拜諫議大夫，固辭。上元元年，稱疾還山，高宗賜良馬，假鄱陽公主邑司以居之。思邈於陰陽、推步、醫藥無不善，孟詵、盧照鄰等師事之。

《新唐書・孫思邈傳》

2. 有唐真人孫思邈者……祖述農黄之旨，發明岐、摯之學，經摭扁鵲之難，方採倉公之禁，仲景黄素，元化綠帙，葛仙翁之必效，胡居士之經驗，張苗之藥對，叔和之脈法，皇甫謐之三部，陶隱居之百一；自餘郭玉、范汪、僧垣、阮炳；上極文字之初，下訖有隋之世，或經或方，無不採摭。集諸家之秘要，去衆説之所未至，成書一部。總三十卷，目録一通。

林億等《千金要方·序》

3. 孫真人爲《千金方》兩部，説者謂凡修道養性者，必以陰功協濟，而後可得成僊。思邈爲《千金》前方時已百餘歲，因以妙盡古今方書之要，獨傷寒未之盡，似未盡通仲景之言，故不敢深論。後三十年，作《千金翼》，論傷寒者居半，蓋始得之，其用志精审不苟如此。今通天下言醫者，皆以二書爲司命也。思邈之爲僊，固無可疑，然唐人猶記中間有用虻蟲、水蛭之類，諸生物命，不得升舉，天之惡殺物者如是，則欲活人者，豈不知之！

宋·葉夢得《避暑録話》

4.《千金方》則不然，其所論病，未嘗不依《内經》，而不無雜以後世臆度之説；其所用方，亦採擇古方，不無兼取後世偏雜之法；其所用藥，未必全本於神農，兼取雜方、單方及通治之品。故有一病而立數方，亦有一方而治數病。其藥品有多至數十味者，其中對證者固多，不對證者亦不少，故治病亦有效有不效，大抵所重專在於藥，而古聖製方之法不傳矣。此醫道之一大變也。然其用意之奇，用藥之功，亦自成一家，有不可磨滅之處。

清·徐大椿《醫學源流論》

5. 嘗竊考之，晉唐以降，醫籍浩繁，其存而傳於今者亦復何限，求其可以扶翊長沙、繩尺百世者，蓋莫若孫思邈《千金方》者焉。

日·多紀元堅等《千金要方序》

(許敬生)

二十三　《釋疾文》序

説明

本文選自《幽憂子集》卷五，據《四部叢刊》本排印，校以《四庫全書》本。作者盧照鄰(公元635?～689年?)，字昇之，號幽憂子，幽州范陽(今河北涿縣)人，唐代著名文學家，與王勃、楊炯、駱賓王齊名，人稱"初唐四杰"。其七古《長安古意》凡68句，476言，雄諢厚實，感情充沛，如此巨製力作，爲初唐所無。盧其詩爲七言古詩之形成奠定基礎。盧氏曾任新都縣尉，後因病棄官，先後隱居於太白山和具茨山下。因所患風疾加重，致使手足攣廢，不堪其苦，遂自投潁水而亡。他半生爲窮病所困，以幽憂子自號，反映了心情之壓抑哀傷。《幽憂子集》係明代張燮輯録盧氏詩、賦、文而成，共七卷，并附録小傳及遺事等。1980年中華書局出版由徐明霞點校的《盧照鄰集、楊炯集》合刊本。

余羸卧不起，行已十年。宛轉匡床①，婆娑小室②。未攀偃蹇桂③，一臂連蜷④；不學邯鄲步，兩足匍匐⑤。寸步千里，咫尺山河⑥。每至冬謝春歸，暑闌秋至⑦，雲壑改色，烟郊變容⑧，輒輿出户庭⑨，悠然一望⑩。覆幬雖廣，嗟不容乎此生⑪；亭育雖繁，恩已絶乎斯代⑫。賦命如此⑬，幾何可憑⑭？今爲《釋疾文》三篇⑮，以貽諸好事⑯。蓋作《易》者其有憂患乎⑰？删《書》者其有悽遑乎⑱？《國語》之作，非瞽叟之事乎⑲？《騷文》之興⑳，非懷沙之痛乎㉑？吾非斯人之徒歟㉒？安可默而無述？

注釋

① 宛轉匡床：意爲在安穩的床上翻來覆去。宛轉，展轉。匡床，安穩的床。

② 婆娑(suō 索)：徘徊。

③ 偃蹇(yǎn jiǎn 演建)：高聳。

④ 連蜷：屈曲貌。亦作"連卷"。

⑤ "不學"二句：《莊子·秋水》："且子獨不聞乎夫壽陵餘子之學行於邯鄲與？未得國能，又失其故行矣，直匍匐而歸耳。"(壽陵：戰國時燕國邑名。餘子：少年。)意思説：邯鄲人善行走，故燕國少年遠來學步，

未得其能，反而失去原有的步法。晋·郭象注："以此效彼，兩失之。"盧氏借此典故，説我没有去學邯鄲人行走，却伏地而行。邯鄲，戰國時趙國都城。匍匐(púfú)，伏地而行。

⑥"寸步"二句：謂寸步如同千里之遥，咫尺如同山河之隔。意爲極短的距離如同非常遥遠般地難以達到，極言行步之艱難。咫(zhǐ 止)尺，喻距離極近。八寸爲"咫"。

⑦ 謝：衰落。闌：殘盡。

⑧"雲壑"二句：意爲雲烟彌漫於山谷郊外，使天地改變容色。言春秋季節氣候宜人。

⑨ 輿：車。此謂坐車。

⑩ 悠然：憂思貌。

⑪"覆幬"二句：意爲天下雖然廣大，此生却不爲天地所容。覆幬，謂天所覆蓋。幬，帳。

⑫"亭育"二句：意爲子女雖多，但此世已斷絶恩情。亭育，撫養，此指撫養的子女。

⑬ 賦命：禀受的命運。

⑭ 憑：依靠。

⑮ 釋疾文：作者所撰《釋疾文》三篇名爲"粤若"、"悲夫"和"命曰"，皆取首二字爲題。

⑯ 貽：贈送。好(hào 號)事：喜歡多事。此指愛好文章的人。

⑰"作易"八字：語出《周易·繫辭下》。晋代韓康伯注："無憂患，則不爲而足也。"唐代孔穎達疏："'作《易》者其有憂患乎'者，若無憂患，何思何慮？不須營作。今既作《易》，故知有憂患也。身既患憂，須垂法以示於後，以防憂患之事，故繫之以文辭，明其失得與吉凶也。"又，孔穎達《周易正義》卷首《論卦辭爻辭誰作》："故史遷云：'文王囚而演《易》。'即是'作《易》者其有憂患乎'。"傳説周文王被紂囚於羑里而作《易》。

⑱ 删書者：指孔子。相傳《尚書》經孔子删定。孔穎達《尚書正義·序》："先君宣父生於周末，有至德而無至位，修聖道以顯聖人，芟煩亂而翦浮辭，舉宏綱而撮機要，上斷唐虞，下終秦魯，時經五代，書總百篇。"宣父是封建時代對孔子的尊稱。唐代貞觀十一年詔尊孔子爲宣父，見《新唐書·禮樂志五》等。棲遑(xī huáng 西惶)：奔波不定。孔子一生奔波，故云。

⑲"國語"二句：《國語》相傳爲盲人左丘明所作，故云。

⑳ 騷文：指《離騷》。

㉑ 懷沙：指屈原。因屈原懷抱沙石自沉。

㉒"吾非"七字：我不是這些先輩的同類人嗎？意爲我是這些先輩的同類人。因爲作者與周文王、孔子、左丘明、屈原等人同樣胸懷悲痛壓抑之情。

課文簡析

《釋疾文》共三篇，即《粤若》、《悲夫》、《命曰》。本文爲其序，係盧氏晚年所作，描述他備受疾病折磨的凄凉境遇和痛苦心情，説明他撰寫《釋疾文》的原因，是宣發悲傷絶望的感情。

參考資料

1. 盧照鄰，字昇之，幽州范陽人也。年十餘歲，就曹憲王義方授《蒼雅》及經史，博學善屬文。初授鄧王府典籤，王甚愛重之，曾謂羣官曰："此即寡人相如也！"後拜新都尉。因染風疾去官，處太白山中，以服餌爲事。後疾轉篤，徙居陽翟之具茨山，著《釋疾文》、《五悲》等誦，頗有騷人之風，甚爲文士所重。照鄰既沉痼攣廢，不堪其苦，嘗與親屬執别，自投潁水而死，時年四十。文集二十卷。兄光乘亦知名，長壽中爲隴州刺史。

《舊唐書》卷一百九十上《盧照鄰傳》

2.《盧昇之集》七卷，唐盧照鄰撰……其病廢以後，與洛陽名流朝士乞藥值書，至每人求乞錢二千，其貧亦可想見，蓋文士之極坎坷者。故平生所作，大抵歡寡愁殷，有騷人之遺響，亦遭遇使之然也。

清代紀昀等《四庫全書總目提要·集部二·别集類一》

（段逸山）

二十四　《新修本草》序★

説明

本文選自《新修本草》，據1981年安徽科學技術出版社輯復本排印。作者孔志約，唐初人，曾任禮部郎中兼弘文館學士，參加《新修本草》的編輯工作，并撰有《本草音義》二十卷（已佚）。《新修本草》（宋人著作中稱爲《唐本草》，後又有人稱爲《英公唐本草》），係由蘇敬首先建議，經唐高宗批准，由太尉長孫無忌受命領銜（後又改命英國公李勣領銜），組織蘇敬等二十餘人編寫，歷時二年，於高宗顯慶四年（69年）正月完成，頒行全國。全書共五十四卷，包括藥圖、圖經、本草三部分，它以陶弘景的《本草經集注》爲基礎，糾正某些錯誤，又增益120種藥物，共收載藥物844種。它是我國第一部藥典，也是世界上最早的國家藥典，比1542年編成的紐倫堡藥典要早八百多年。此書到北宋時漸散佚，但基本内容保存於宋代的《經史證類備急本草》中。

蓋聞天地之大德曰生①，運陰陽以播物；含靈之所保曰命，資亭育以盡年②。蟄穴棲巢③，感物之情蓋寡；範金揉木④，逐欲之道方滋。而五味或爽⑤，時昧甘辛之節；六氣斯沴⑥，易愆寒燠之宜⑦。中外交侵⑧，形神分戰⑨。飲食伺釁⑩，成腸胃之眚⑪；風溼候隙，遘手足之災⑫。幾纏膚腠⑬，莫知救止⑭；漸固膏肓，期於夭折⑮。暨炎暉紀物⑯，識藥石之功；雲瑞名官⑰，窮診候之術。草木咸得其性，鬼神無所遁情⑱。刳麝剸犀⑲，驅泄邪惡；飛丹煉石，引納清和⑳。大庇蒼生，普濟黔首㉑。功侔造化，恩邁財成㉒。日用不知，於今是賴㉓。岐、和、彭、緩，騰絶軌於前㉔；李、華、張、吴，振英聲於後㉕。昔秦政煨燔㉖，兹經不預㉗；永嘉喪亂，斯道尚存㉘。

梁陶宏景雅好攝生㉙，研精藥術。以爲《本草經》者，神農之所作，不刊之書也㉚。惜其年代浸遠，簡編殘蠹，與桐、雷衆記㉛，頗或踳駁㉜。興言撰緝㉝，勒成一家㉞，亦以雕琢經方，潤色醫業㉟。然而時鍾鼎峙㊱，聞見闕於殊方㊲；事非僉議㊳，詮釋拘於獨學。至如重建平之防己㊴，棄槐里之半夏㊵。秋採榆人㊶，冬收雲實㊷。謬粱米之黄、白㊸，混荆子之牡、蔓㊹。異繁縷於雞腸㊺，合由跋於鳶尾㊻。防葵、狼毒，妄曰同根㊼；鉤吻、黄精，引爲連類㊽。鉛、錫莫辨㊾，橙、柚不分㊿。凡此比例[51]，蓋亦多矣。自時厥後[52]，以迄於今。雖方技分鑣，名醫繼軌[53]，更相祖述[54]，罕能釐正。乃復採杜衡於及己[55]，求忍冬於絡石[56]；捨陟釐而取莂藤，退飛廉而用馬薊[57]。承疑行妄，曾無有覺[58]，疾瘵多殆，良深慨嘆。

既而朝議郎行右監門府長史騎都尉臣蘇敬[59]，摭陶氏之乖違[60]，辨俗用之紕紊[61]，遂表請修定，深副聖懷。乃詔太尉揚州都督監修國史上柱國趙國公臣無忌、太中大夫行尚藥奉御臣許孝崇等二十二人[62]，與蘇敬詳撰。竊以動植形生[63]，因方舛性；春秋節變，感氣殊功[64]。離其本土，則質同而效異[65]；乖於採摘，乃物是而時非[66]。名實既爽，寒温多謬。用之凡庶[67]，其欺已甚；施之君父，逆莫大焉[68]。於是上禀神規[69]，下詢衆議；普頒天下，營求藥物。羽、毛、鱗、介，無遠不臻[70]；根、莖、花、實，有名咸萃[71]。遂乃詳探秘要，博綜方術。《本經》雖闕，有驗必書；《别録》雖存，無稽必正。考其同異，擇其去取。鉛翰昭章[72]，定羣言之得失；丹青綺焕[73]，備庶物之形容[74]。撰本草并圖經、目録等，凡成五十四卷[75]。庶以網羅今古[76]，開滌耳目，盡醫方之妙極，拯生靈之性命。傳萬祀而無昧[77]，懸百王而不朽[78]。

注釋

①"天地"七字：語出《易・繫辭下》："天地之大德曰生，聖人之大寶曰位。"大德，最高的恩惠。生，指化生萬物。

② 亭育：又作"亭毒"。猶言化育。《老子》五十一章："長之育之，亭之毒之。"王弼注："亭，謂品其形；毒，謂成其質。言化育之也。"高亨《老子正詁》以爲"亭"通"成"，"毒"通"育"，即"成育"之義。又《梁書·武帝紀》："思隨乾復，有兹亭育。"

③ 蟄穴：指穴居。《易·繫辭下》："上古穴居而野處，後世聖人易之以宫室。"棲巢：指巢居。《莊子·盜跖》："古者禽獸多而人民少，於是民皆巢居以避之。"

④ 範金：謂熔化金屬注入模型以鑄造器皿。範，鑄造金屬器皿的模子。用作動詞。《禮記·禮運》："範金合土。"陳澔説："範金，爲形範以鑄金器也。"揉木：使木材彎曲以製造輪子和耒耜等工具。《易·繫辭下》："包犧氏没，神農氏作，斲木爲耜，揉木爲耒；耒耨之利，以教天下。"

⑤ 五味或爽：指飲食失節。《老子》十二章："五味令人口爽。"王弼注："爽，差失也。失口之用，故謂之爽。"《廣雅·釋詁》："爽，傷也。"《淮南子·精神訓》："五味亂口，使口爽傷。"

⑥ 六氣斯沴（lì 利）：即"六沴"，謂六氣不和。《漢書·孔光傳》："六沴之作。"斯，句中語氣詞，無義。沴，相尅相亂。

⑦ 愆（qiān 牽）：差錯。用作動詞。燠（yù 玉）：温熱。《禮記·内則》："問衣燠寒。"《釋文》："燠，暖也。"宜：適度。

⑧ 中外交侵：身體内外病邪一起侵犯。如嵇康《養生論》："夫以蕞爾之軀，攻之者非一塗；易竭之身，而外内受敵。"交，并，一起。

⑨ 形神：形體和精神。分戰：分頭應戰。戰，抵禦。

⑩ 伺釁（xìn 信）：乘機。釁，間隙；縫隙。此指體虚之隙。《國語·楚語》："苟國有釁。"韋昭注："釁，隙也。"

⑪ 眚（shěng 省）：病患。《文選·東京賦》："勤恤民隱而除其眚。"李善引薛綜注："眚，病也。"

⑫ 遘：通"構"。造成。《文選·王仲宣七哀詩》："豺虎方遘患。"李善注："遘，與構同。古字通也。"

⑬ 幾：微。謂初期疾病，即疾病的開始。纏：謂受疾病困縛。膚腠：肌膚。

⑭ 救止：救療。止，愈。《吕氏春秋·愛士》："病則止。"高誘注："止，愈也。"

⑮ "漸固"二句：意謂疾病逐漸深入膏肓，必然夭折死亡。固，執著，謂深入。期，必定。

⑯ 暨：到。炎暉紀物：指神農記録藥物，此指作《神農本草經》。炎，炎帝，即神農氏。相傳神農氏以火德王，以火名官，故稱炎帝。暉，光輝。紀，通"記"。記事。

⑰ 雲瑞名官：相傳黄帝出，有祥雲相應，遂以雲命百官。此指黄帝與岐伯等衆醫官研討醫事。《左傳·昭公十七年》："昔者黄帝氏以雲紀，故爲雲師而雲名。"杜預注："黄帝受命有雲瑞，故以雲紀事，百官師長，皆以雲爲名號。"

⑱ "鬼神"句：此謂能窮盡診病之術，疾病雖如鬼神之幽冥多變，亦可洞悉，無處隱遁。《易·繫辭上》："精氣爲物，遊魂爲變，是故知鬼神之情狀。"

⑲ 刳麝剸（tuán 團）犀：割取麝香，截斷犀角。泛指收集、炮製動物藥。據《神農本草經》記載，犀角與麝香，均有"除邪"及"辟惡氣"的功用。今臨床已禁用麝香與犀角。剸，斷截。

⑳ "飛丹"二句：意謂水飛丹砂，火煉金石，導引收納清和之氣。飛丹煉石，泛指炮製藥物。《南史·陶宏景傳》："弘景……以爲神丹可成，而苦無藥物，帝給黄金、朱砂、曾青、雄黄等，後合飛丹，色如霜雪，服之體輕。"煉石，煉製藥石。

㉑ "大庇"二句：意謂廣泛地庇護人民，普遍地拯救百姓。兩句意同。"庇"、"濟"均作"庇護"、"拯救"講。"蒼生"、"黔首"均指百姓。

㉒ "功侔"二句：意謂功德等同於天地，恩惠超過帝王。侔，相等。造化，指創造化育萬物的天地自然界。《淮南子·精神訓》："偉哉！造化者其以我爲此拘拘耶？"財成，亦作"裁成"。指籌謀成就萬物的帝王。《易·泰卦》："天地交泰，後以財成天地之道。"孔穎達疏以"翦財成就"、"財節成就"釋"財成"。財，通"裁"。

㉓ 於：到。是賴：即賴是，依賴此。"是"作"賴"的賓語而前置。

㉔ 彭：巫彭。《吕氏春秋·勿躬》："巫彭作醫。"《山海經·海内西經》郭璞注："巫彭，神醫也。"相傳巫彭創製丸藥。騰：奔騰，飛騰。喻岐伯、醫和、巫彭、醫緩等人的英才。絶軌：猶絶跡，優異卓絶的功績。

㉕ 李華張吴：李，疑指東漢蜀醫李助，通經方本草，與郭玉齊名。或指李當之，華佗弟子，《隋書・經籍志》載《李當之本草經》一卷。華，指華佗。張，指張仲景。吴，指華佗弟子吴普。振英聲：振興了傑出的聲望。英聲，英名。何晏《景福殿賦》："故當時享其功利，後世賴其英聲。"

㉖ 秦政：秦始皇嬴政。煨燔：焚燒。指秦始皇焚書一事。

㉗ 不預：不涉及。指秦始皇焚書，醫藥之書不在其列。《史記・秦始皇本紀》："所不去者，醫藥、卜筮、種樹之書。"

㉘ "永嘉"二句：謂經歷永嘉之亂，書籍大量焚毁，而醫道授學猶存。永嘉，西晉懷帝司馬熾的年號。永嘉五年(311)，匈奴貴族劉聰、石勒等攻破晉都洛陽，俘懷帝，大焚宫殿圖籍，史稱"永嘉之亂。"隋代牛弘稱此爲"書之四厄"。

㉙ 雅好：素好，爲魏晉時熟語。《三國志・司馬朗傳》："雖在軍旅，常粗衣惡食，儉以率下，雅好人倫典籍。"

㉚ 不刊之書：無須改動、不可磨滅之著作。刊，削除、改動。(古文苑)卷十揚雄《答劉歆書》："是懸諸日月，不刊之書也。"

㉛ 桐雷衆記：指桐君、雷公等人的著述。相傳桐、雷兩人均爲黄帝時醫官，著《桐君藥録》、《雷公藥對》等。實爲後人所假托。

㉜ 或：有。踳(chǔn 蠢)駁：錯誤雜亂。《文心雕龍・諸子》："其純粹者入矩，踳駁者出規。"踳，舛謬。駁：混亂。

㉝ 興言：立言。撰緝：編寫。此指陶弘景著《本草經集注》一事。

㉞ 勒：刻。一家：有獨到見解，自成體系的學術著作。

㉟ "亦以雕琢"二句：意謂可以用來深入研究經方，給醫學增添光彩。雕琢，亦作"彫琢"。謂研究琢磨。潤色：原指修飾文辭，增加文採。此指增光。左思《吴都賦》："其奏樂也，則木石潤色。"

㊱ 時：當時。鍾：當。《文選・劉琨〈勸進表〉》："方今鍾百王之季。"李善注："鍾，當也。"鼎峙：指南北朝時天下不統一，南朝的梁和北朝的東、西魏，有如鼎足三分峙立。

㊲ 聞見：謂對於藥物知識的見聞。闕：通"缺"，欠缺。殊方：指異域、他鄉。當時陶弘景偏處江南，不諳北方的藥物。班固《西都賦》："踰崑崙，越巨海，殊方異類，至於三萬里。"

㊳ 僉議：衆議。獨學：個人的學識見解。

㊴ 重：推崇。建平：郡名，南朝齊置。防己：藥名。有漢防己、木防己之分。陶氏未見産於漢中郡的防己。據《新修本草》(輯復本，下同)："陶云，(防己)今出宜都、建平，大而青白色虚軟者好。案：本出漢中者，作車輻解，黄實而香。青白而虚軟者，名木防己，都不見用。陶謂之佳者，蓋未見漢中者耳。"

㊵ 棄：遺棄。槐里：縣名，漢置，在今陜西省興平縣東南，出産半夏。《新修本草》(輯復本)："陶云，槐里屬扶風，今(半夏)第一出青州，吴中亦有。案：江南者大乃徑寸，南人特重之。頃來互相用，功狀殊異。"

㊶ 秋採榆人：秋天採摘榆仁。人，通"仁"，果仁。《新修本草》(輯復本)："陶云，三月採(榆)皮，取白暴乾；八月採實。案：榆三月實熟，尋即落莢。"又《説文》段注："果人之字，自宋元以前，本草方書，詩歌記載，無不作人字。自明成化重刊本草，乃盡改爲仁字，於理不通，學者所當知也。"

㊷ 冬收雲實：雲實，豆科植物，晚秋採摘。陶氏誤爲冬收。《新修本草》："陶云，生河間川谷，十月採，暴乾。"

㊸ "謬粱米"句：弄錯了白粱與黄粱。按陶氏把襄陽出産的竹根(黄粱的一種)，誤稱爲白粱。《新修本草》："陶云，(白粱)今處處有，襄陽竹根者最佳。案，陶云竹根，竹根乃黄粱，非白粱也。"

㊹ 牡蔓：指牡荆實與蔓荆實。二者功效不同，而陶氏誤認爲牡荆子即小的蔓荆子。《新修本草》："陶云，既是牡荆，不應有子。牡荆子即是小荆子。案：陶誤以小荆爲蔓荆，遂將蔓荆子爲牡荆子也。牡荆莖勁，作樹不爲蔓生，故稱之爲牡，非無實之謂也。"

㊺ 異：區分。繁縷：又名鷄腸草(即鵝不食草)。民間通謂鷄腸，而文士總稱繁縷。陶氏誤分爲兩種藥物。《新修本草》："陶云，繁縷(一作"蔞")主積年惡瘡不愈。又云：鷄腸草主毒腫，止小便利。案：此草即是鷄腸也……流俗通謂鷄腸，雅士總名繁蔞。"

㊻“合由跋”句：意謂把天南星科的由跋，混合於鳶尾科的鳶尾。《新修本草》：“陶云，由跋狀如烏翣(即射干)而布地，花紫色，根似附子。苦酒磨，塗腫。案：尋陶所注，乃是鳶尾根，即鳶頭也。今陶云由跋，正説鳶尾根莖也。”

㊼“防葵”二句：傘形科的防葵和瑞香科的狼毒，錯認爲同根。《新修本草》：“陶云，(防葵)今用建平間者。云本與狼毒同根……但置水中不沉耳。案，(防葵)根葉似花子根，香味似防風，故名防葵。採依時間，亦能沉水。”

㊽“鉤吻”二句：把百合科的黄精和馬錢科的鉤吻，引爲同類植物。連類，同類。《新修本草》：“陶云，黄精葉與鉤吻相似，鉤吻葉似黄精而莖紫……初生極似黄精。案，黄精直生，兩葉或四五葉相對；鉤吻蔓生，葉如柿葉。”

㊾鉛錫莫辨：《新修本草》：“陶云，粉錫，即今化鉛所作胡粉也。案：實用錫造，陶又言化鉛作之，亦爲誤矣。”《新修本草》所出案語非，陶説是。

㊿橙柚不分：《新修本草》：“陶云，柚子皮乃可食，而不復入藥用。案：今俗人或謂橙爲柚，非也。”據《本草衍義》卷十八：橙皮“或取皮合湯待賓，未見入藥。”陶氏所説“柚子皮”，殆謂橙皮，而橘柚皮可入藥用。

51 比例：猶比類，近似的事例。魏晉時熟語。《顔氏家訓·風操》：“如此比例，觸類慎之，不可陷於輕脱。”

52 自時厥後：從此以後。時，同“是”，此。厥，之。

53“雖方技”二句：意謂雖然醫藥分道揚鑣各有進展，名醫接踵輩出。分鑣，猶分道揚鑣。此指醫學與本草學的研究分頭進行。繼軌，猶繼踵。繼承前人之業績。《晉書·元帝紀》：“三葉重光，四聖繼軌。”

54“更相”二句：意謂衹是大都相繼效法前人的論述，很少能有訂正的。祖述：師法前人加以陳述。釐正：訂正。

55“採杜蘅”句：把及己(又名四葉細辛)當作杜蘅採集。杜蘅爲馬兜鈴科植物，别名馬蹄；及己爲金粟科植物。《新修本草》云：“(杜蘅)今俗以及己代之，謬矣。及己獨莖，莖端四葉，葉間白花，殊無香氣，有毒，服之令人吐。惟療瘡疥，不可亂杜蘅也。”又云：(及己)入口使人吐，而今以當杜蘅，非也。

56“求忍冬”句：把絡石(又稱白花藤)當作忍冬(也稱金銀花)採集。忍冬，即金銀花藤。絡石，指夾竹桃科藤本植物絡石藤。二者科屬、性能各别，而當時混用。故《新修本草》指出忍冬“今人或以絡石當之，非也。”

57“捨陟釐”二句：意謂捨棄陟釐却取用莂藤，屏退飛廉而使用馬薊。陟釐，蕨類植物，生水中，又名石髮，雲可止痢。莂藤，不詳。馬薊，今又名大薊。飛廉，一名漏蘆，主治骨節熱，脛重酸痛。《新修本草》云：“今俗以馬薊似苦芙爲漏蘆，并非是也。”

58 承疑行妄：承襲前人的疑惑，奉行妄謬的理論。曾：竟然。

59 既而：不久。朝議郎：唐代官名，正六品上。行：唐代官制，凡官員之身份級别高於其職務官之品級時，在官名前加“行”字。右監門府長史：唐代官名，從七品上。協助管理宫殿門衛等事務。《文獻通考》卷五八《職官·左右監門衛》：隋初有左右監門府將軍，掌宫殿門禁及守衛事。唐代左右監門府置大將軍、中郎將、長史等官。騎都尉：唐代第八等的軍功勛號。

60 摭(zhí直)：拾取。乖違：失誤。

61 紕紊：錯誤紊亂。

62 太尉：唐代優禮大臣的最高官銜。監修國史：領銜編修國史，實際上不參加具體編撰，挂名而已。上柱國：唐代第一等軍功勛號。趙國公：唐代開國大臣長孫無忌的封爵。他後因反對高宗立武則天爲皇后，被放逐黔州(今四川黔江一帶)，旋又賜死。太中大夫：唐代從四品下的文官。尚藥奉御：《舊唐書·職官志》：尚藥奉御爲尚藥局主管，掌“合和御藥及診候方脈之事。”許孝崇：唐代醫學家，著有《篋中方》三卷。

63 形生：形態稟性。生，通“性”。《莊子·大宗師》：“大塊載我以形，勞我以生。”《列子·力命》：張湛注：“智動者不以權力亂其素分，矜名者不以矯抑虧其形生。”

64“春秋”二句：春秋節變，四季時令的變化。感氣，感受氣候的不同。殊功，産生不同的功效。陶弘景《本草經集注·序録》：“其根物多以二月八月採者，謂春初津潤始萌，未衝枝葉，勢力淳濃故也。至秋則枝葉就枯，又歸流於下。”“春寧宜早，秋寧宜晚。其華實莖葉，乃各隨其成熟耳。”

⑥5 “離其”二句：《本草經集注·序録》：“自江東以來，小小雜藥，多出近道，氣力性理，不及本邦。假令荆、益不通，則全用歷陽當歸、錢唐三建，豈得相似？所以療病不及往人，亦當緣此故也。”

⑥6 “乖於”二句：意謂違反採摘季節，其藥物雖是而時令已錯。

⑥7 凡庶：老百姓。

⑥8 逆：罪惡。焉：於之。兼詞。

⑥9 禀神規：秉承《神農本草經》的規範。

⑦0 羽毛鱗介：分别指鳥類、獸類、魚類、介壳類。無遠不臻：無論産地多遠都要採集到。臻，至。

⑦1 咸萃：都聚集。萃，聚集。

⑦2 鉛翰昭章：文字清楚明白。鉛翰，猶筆墨，此指所書之文字。古人以鉛粉書字。翰，指毛筆。章，同“彰”。明白。

⑦3 丹青：本指丹砂、青雘（huò 獲）兩種礦物顔料。又泛指顔料、繪畫藝術。此指所繪之彩色藥物圖譜。《晉書·顧愷之傳》：“尤善丹青，圖寫特妙。”綺焕：美好鮮明。

⑦4 “備庶物”句：完備地描繪各種藥物的形體外貌。庶物，萬物。此指衆多的藥物。

⑦5 五十四卷：《新修本草》由本草（文字部分）二十卷及目録一卷、藥圖二十五卷及目録一卷、圖經（藥圖之文字説明部分）七卷組成，共五十四卷。《蜀本草》引李勣進《本草表》作五十三卷，因其中未列藥圖目録。

⑦6 庶：希望。

⑦7 萬祀：猶萬年。《爾雅·釋天》：“夏曰歲，商曰祀，周曰年，唐虞曰載。”

⑦8 懸：傳佈。百王：百代。

譯文

聽説自然界的最大恩澤是化生萬物，運化陰陽來繁殖萬物；人類所保養的是生命，憑借養育來享盡天年。在穴居巢處的時代，人們對物質生活的需求大概很少；到了能用模型鑄造金屬器物，使木材彎曲製成耕具的時代，追求私欲的想法才産生。然而五味失調，時常不明飲食的常規；六氣不和，容易失去寒熱的適度。内邪和外邪交相侵犯，軀體和精神分别應戰。飲食失當伺機傷身，造成腸胃的疾患；風濕乘虚侵入，造成四肢的病害。疾病開始纏縛在肌膚，無人知道救療；漸始深入膏肓，必然夭折死亡。到神農氏記録藥物著《神農本草》，懂得了藥物的功用；黄帝任命岐伯等衆醫官，深入探求診病的技術。於是對藥物都掌握了其性能，像鬼神那樣變化多端的病魔就没有什麼辦法隱去實情。剖取麝香，截斷犀角，驅除邪惡之疾；水飛丹砂，火煉金石，收納清和之氣。廣泛庇護百姓，普遍救助人民。功德等同創造化育萬物的天地，恩惠超越籌謀成全萬物的帝王。人們天天用它卻不知它的功用，到現在仍然依賴它。岐伯、醫和、巫彭、醫緩，在前代創造了優異卓絶的功績；李助、華佗、張機、吴普，在後世振興傑出的聲譽。從前秦始皇嬴政焚燒書籍，這些醫書不在其列；經歷了西晉的永嘉之亂，這醫藥學仍然存在。

梁代陶宏景一向愛好養生，精心研究藥物醫術。認爲《本草經》這部書，是神農氏撰寫的著作，是不可改動的經典。可惜它的年代漸遠，書簡殘缺蛀蝕，跟桐君、雷公等人著述一樣，多有錯訛雜亂之處。於是立説著述，刻寫成爲自成體系的學術著作，可用以深入研究經方，給醫藥事業增添光彩。然而當時正值鼎足峙立的南北朝時期，他對異域藥物的了解尚有欠缺；從事編撰又未經過衆議，注釋説明局限於個人的學識。以致如偏重建平的防己，遺棄槐里的半夏。説秋季採摘榆仁，冬季收獲雲實。錯分粱米黄、白的品種，混淆荆子牡、蔓的區别。從鷄腸草中分出繁縷，在鳶尾中合并由跋。防葵、狼毒，妄説是同根；鉤吻、黄精，誤認爲同類。鉛錫不辨，橙柚不分。凡此種種近似的例子，已够多了。從此之後，延續至今，雖然醫學與本草學的研究分别進行，著名的醫生繼承前人的業績，相繼效法闡述前人的觀點，但很少能訂正書中的錯誤。於是又到及已中去採杜衡，向絡石藤去求忍冬；舍棄陟釐而取用葝藤，屏去飛廉而使用馬薊。承襲疑惑的説法胡亂用藥，竟然没有人察覺，疾病大多致危，實在深可慨嘆。

不久朝儀郎行右監門府長史騎都尉臣蘇敬，檢取陶宏景《本草經集注》中的錯誤，辨别人們習慣應用中的錯雜混亂，於是給皇帝上表請求修訂本草，深深符合皇帝的心意。皇上於是命令太尉揚州都督監修國史上柱國趙國公臣長孫無忌、太中大夫行尚藥奉御臣許孝崇等二十二人，和蘇敬一起仔細編撰。我等認爲動物、植物的形態特性，因産地不同而質地改變；春秋四季的節令變更，感受不同的氣候而功效有别。離開它原來生長的地方，那麼藥物的實體相同但作用有異；違背採摘季節，那麼藥物品種雖然正確，但由於採摘時令不對，藥性已經差誤。藥物的名稱和實質既不符合，藥性就多有錯亂。給百姓用這些藥，它的錯誤已經很大；給君父用這些藥，罪孽没有比這更重的了。於是對上遵循神農的規範，對下徵詢衆人的意見，在全國普遍頒發告示，謀求藥物。無論鳥、獸、魚、蟲等動物類藥物，任何偏遠的地方無不採到；根、莖、花、實等植物類藥物，衹要有名稱全部加以收集。於是詳細探求秘奥要旨，廣泛綜合各種方術。《神農本草經》中雖然缺而未載，但衹要有效就一定記録；《名醫别録》中雖然載入，但衹要無據必加糾正。考察它們的異同，決定對其中的取舍。文詞清楚明白，評定各家理論的得失；圖譜美麗鮮明，詳盡畫出各種藥物的形貌。編撰本草以及圖譜、目録等，總共完成五十四卷。希望用它來概括古今的藥物學成就，澄清人們的耳目，窮盡醫方的精妙，拯救百姓的生命，流傳萬年而不會失色，傳佈百世而不能磨滅。

課文簡析

本文概述《新修本草》的編撰緣起、編寫原則和特點。首段簡述藥物學的起源、發展及其重要作用。次段評價陶弘景《本草經集注》的成就、不足及其影響，指出後世"承疑行妄"、用藥紊亂的現象必須糾正。末段説明本書的編寫原則及其過程。此文雖屬駢體，但不雕琢堆砌。敍事要而不繁，遣詞用典亦較樸實。

參考資料

1. 時右監門長史蘇敬上言，陶宏景所撰本草，事多舛謬。詔中書令許敬宗與（吕）才及李淳風、禮部郎中孔志約，并諸名醫，增損舊本，仍令司空李勣總監定之。并圖合成五十四卷，大行於世。

《舊唐書・吕才傳》

2. 初，（于）志寧與司空李勣修定本草并圖合五十四篇。帝曰："本草尚矣，今復修之，何所異耶？"對曰："昔陶宏景以神農經合雜家别録注銘之。江南偏方，不周曉藥石，往往紕繆。四百餘物，今考證之，又增後世所用百餘物，此以爲異。"帝曰："本草、别録，何爲而二？"對曰："班固唯記黄帝内、外經，不載本草。至齊《七録》乃稱之。世所謂神農氏嘗藥以拯含氣，而黄帝以前文字不傳，以識相付；至桐、雷乃載篇册。然所載郡縣多在漢時，疑張仲景、華佗竄其語。别録者，魏、晉以來，吴普、李當之所記；其言華葉形色，佐使相須，附經爲説，故弘景合而録之。"帝曰："善！"其書遂大行。

《新唐書・于志寧傳》

3. 書有亡者，有雖亡而不亡者，有不可不求者，有不可求者……《名醫别録》雖亡，陶隱居已收入本草；李氏《本草》（即指《新修本草》）雖亡，唐慎微已收入《證類》。

鄭樵《通志・校讎略》

4. 《唐新修本草》原是蘇敬等所撰，爲何各卷目録署名爲李勣所修？此因在帝王統治時代，官小位卑者不能直接進呈，遇事必由大臣轉奏……因而書中署李勣之名。其實《唐新修本草》在開始時是由長孫無忌領銜編修的，後因權移新臣，長孫無忌被貶，所以書中無長孫之名。

尚志鈞《關於唐新修本草的幾個問題》

5. 是書初係蘇敬所修,後更表請詳定,乃詔李勣、長孫無忌等二十二人與敬編輯。世謂之《唐本草》,李時珍錯認掌禹錫之言,妄生曲説也。蘇敬,宋人避諱作蘇恭,後世仍習不改者何?李勣,唐初佐命之臣,而《古今醫統》稱勣以醫鳴唐,抑亦妄矣。

丹波元胤《醫籍考》按

(許敬生)

二十五　《外臺秘要》序★

説明

本文選自1955年人民衛生出版社影印明崇禎十三年(公元1604年)新安程衍道重刊本《外臺秘要》。作者王燾,郿(今陝西郿縣)人,唐代醫學家。出身仕宦,本爲儒者,愛好醫學,數從高醫游,遂窮其術。曾供職臺閣二十餘年,深入研究并輯録了弘文館(國家圖書館)所藏之圖籍方書,於天寶十一年(公元752年)寫成《外臺秘要》四十卷。全書把各類疾病分爲一千一百零四門,載方六千九百餘首。先引《諸病源候論》等書,闡述其病因病機,再列歷代方書的適宜方劑,説明其治法。内容宏富,次序分明。這是繼《千金方》之後,彙集歷代經驗方的巨著,保存了唐代以前很多古書的資料。具有重要的學術價值。

昔者農皇之治天下也①,嘗百藥,立九候②,以正陰陽之變沴③,以救性命之昬札④,俾厥土宇⑤,用能康寧⑥,廣矣哉!洎周之王⑦,亦有冢卿⑧,格於醫道⑨,掌其政令,聚毒藥以供其事焉⑩。歲終稽考而制其食⑪,十全爲上⑫,失四下之⑬。我國家率由兹典⑭,動取厥中⑮,置醫學,頒良方,亦所以極元氣之和也⑯。夫聖人之德,又何以加於此乎⑰?故三代常道⑱,百王不易⑲,又所從來者遠矣。自雷、岐、倉、緩之作⑳,彭、扁、華、張之起㉑,迨兹厥後㉒,仁賢間出㉓。歲且數千㉔,方逾萬卷㉕,專車之不受㉖,廣厦之不容㉗。然而載祀綿遠㉘,簡編虧替㉙,所詳者雖廣,所略者或深㉚。討簡則功倍力煩㉛,取捨則論甘忌苦㉜。永言筆削㉝,未暇尸之㉞。

余幼多疾病,長好醫術。遭逢有道㉟,遂躡亨衢㊱。七登南宫㊲,兩拜東掖㊳,便繁臺閣二十餘載㊴,久知弘文館圖籍方書等㊵。繇是覩奥升堂㊶,皆探其秘要㊷。以婚姻之故,貶守房陵㊸,量移大寧郡㊹,提携江上㊺,冒犯蒸暑㊻,自南徂北㊼,既僻且陋㊽,染瘴嬰痾㊾,十有六七。死生契闊㊿,不可問天[51]。賴有經方,僅得存者[52]。神功妙用,固難稱述[53]。遂發憤刊削[54],庶幾一隅[55]。凡古方纂得五六十家,新撰者向數千百卷[56],皆研其總領[57],覈其指歸[58]。近代釋僧深、崔尚書、孫處士、張文仲、孟同州、許仁則、吴昇等十數家[59],皆有編録,并行於代[60]。美則美矣,而未盡善[61]。何者?各擅風流[62],遞相矛盾。或篇目重雜,或商較繁蕪[63]。今并味精英[64],鈐其要妙[65],俾夜作晝[66],經之營之[67]。捐衆賢之砂礫[68],掇群才之翠羽[69],皆出入再三[70],伏念旬歲[71]。上自炎昊[72],迄於聖唐,括囊遺闕[73],稽考隱秘[74],不愧盡心焉。

客有見余此方曰:"嘻[75],博哉!學乃至於此耶[76]!"余答之曰:"吾所好者,壽也[77],豈進於學哉[78]!至於遁天倍情[79],懸解先覺[80],吾常聞之矣[81]。投藥治疾,庶幾有瘳乎[82]!"又謂余曰:"稟生受形[83],咸有定分[84],藥石其如命何[85]?"吾甚非之[86]。請論其目[87]。"夫喜怒不節,飢飽失常,嗜慾攻中,寒温傷外,如此之患,豈由天乎?夫爲人臣、爲人子,自家刑國[88],由近兼遠[89],何談之容易哉[90]?則聖人不合啓金縢[91],賢者曷爲條玉版[92]?斯言之玷[93],竊爲吾子羞之[94]。"客曰:"唯唯[95]。"

嗚呼!齊梁之間[96],不明醫術者,不得爲孝子。曾閔之行,宜其用心[97]。若不能精究病源,深探方論,雖百醫守疾,衆藥聚門,適足多疑[98],而不能一愈之也。主上尊賢重道[99],養壽祈年[100]，故張王李等數先生繼入[101]，皆欽風請益[102]，貴而遵之[103]。故鴻寶金匱、青囊緑帙[104]，往往而有[105]，則知日月所照者遠[106]，聖人所感者深[107]。至於嗇神養和、休老補病者[108]，可得聞見也。余敢採而録之，則古所未有，今並繕緝[109]，而能事畢矣[110]。若乃分天地至數[111]，別陰陽至候[112]，氣有餘，則和其經渠以安之[113]，志不足，則補其復溜以養之[114]，溶溶液液，調上調下[115]，吾聞其語矣，未遇其人也[116]。不誣方將[117]，請俟來哲[118]。其方凡四十卷，名曰《外臺秘要方》。非敢傳之都邑[119]，且欲施於後賢[120]。如或詢謀[121]，亦所不隱。

是歲天寶十一載[122]，歲在執徐月之哉生明者也[123]。

注釋

① 農皇：指神農氏。

② 九候：指三部九候。説見《素問・三部九候論》。參見《傷寒論序》："九候曾無髣髴"句注。

③ 正：考證。變沴（lì 利）：變亂。沴，氣亂。

④ 昬札：夭折早死。昬，"昏"的異體字。出生後未起名而死。札，遭疫病而早死。《左傳・昭公十九年》："寡君之二三臣，札、瘥、夭、昬。"孔穎達疏："子生三月，父名之；未名之曰昬，謂未三月而死也。"又，《左傳・昭公四年》："癘疾不降，民不夭札。"杜預注："短折爲夭，大死爲札。"

⑤ 俾厥土宇：使其領土上的人民。土宇，領土。

⑥ 用：因此。

⑦ 洎（jì 記）：等到。王（wàng 旺）：成就王業。用作動詞。

⑧ 冢卿：即"冢宰"。周代官職，爲六卿之首。《尚書・周官》："冢宰掌邦治，統百官，均四海。"

⑨ 格：探究。

⑩ 毒藥：泛指藥物。"掌其政令"至"失四下之"數句，語見《周禮・天官冢宰》："醫師掌醫之政令，聚毒藥以共醫事。凡邦之有疾病者、疕瘍者造焉，則使醫分而治之。歲終則稽其醫事，以制其食：十全爲上，十失一次之，十失二次之，十失三次之，十失四爲下。"

⑪ 稽：考核。食：俸禄。

⑫ 十全：十個病人就診都能治愈。全，通"痊"。病愈。

⑬ 失：失誤。指誤治。

⑭ 率由：遵循。典：法則。

⑮ 動取厥中：常常從中取法。動，常常。厥中：其中。

⑯ "極元氣"句：使人的元氣和諧達到最佳境界。極，使動用法。

⑰ 加：超過。

⑱ 三代：夏、商、周。道：法則。

⑲ 易：改變。

⑳ 雷岐倉緩：雷公、岐伯、倉公、醫緩。作：興起。與下文"起"同義對舉。

㉑ 彭、扁、華、張：巫彭、扁鵲、華佗、張仲景。巫彭，古代傳説中的神醫名。《吕氏春秋・勿躬》："巫彭作醫，巫咸作筮。"

㉒ 迨兹厥後：從此以後。

㉓ 間出：交替出現。

㉔ 且：將近。

㉕ 逾：超過。

㉖ "專車"句：滿滿一車裝不下。受，容納。與下文"容"同義對舉。

㉗ 廣厦：大屋。

㉘ 載祀：年代。《爾雅・釋天》："夏曰歲，商曰祀，周曰年，唐虞曰載。"綿遠：久遠。

㉙ 虧替：殘缺不全。替，廢棄。

㉚ "所略"句：論述簡略的内容有的却很深奥。或，有的。

㉛ 討簡：探求簡册。功倍力煩：謂花費的功夫成倍勞力煩重。

㉜ 論甘忌苦：顧忌其中的艱苦。義偏在"忌苦"。

㉝ 永言：總是說。筆削：古代書寫竹簡、木簡時，遇有訛誤，則以刀削去，然後用筆改正之。後世因以稱修改文字爲筆削。此謂整理修訂古醫籍。

㉞ 尸之：主持此事。尸，主持。《詩・召南・采蘋》："誰其尸之？有齊季女。"

㉟ 遭逢有道：逢遇政治清明的盛世。有道，指政治清明。

㊱ 躡（niè 聶）：登。亨衢：四通八達的大道。喻官運亨通。

㊲ 七登南宫：七次在尚書省供職。南宫，即尚書省。南宫本爲南方列宿，漢代用以比擬尚書省。後沿用之。

㊳ 拜：授官。東掖：門下省的别稱。掖，兩旁。唐時門下、中書兩省在宫中左右掖（即東西兩旁），故稱門下省爲東掖。

㊴ 便繁：多次。聯綿詞。此指多次供職。用作動詞。亦寫作"便蕃"。《左傳・襄公十一年》："便蕃左右，亦是帥從。"杜預注："便蕃，數也。言遠人相帥來服從，便蕃然在左右。"臺閣：通常指尚書省，此當指尚書、門下兩省。

㊵ 知：主持；執掌。弘文館：唐代門下省所屬職官，又稱昭文館、修文館。設置學士，掌管校正圖書、教授生徒，參議朝廷制度禮儀的沿革等。

㊶ 繇：通"由"。覩奥升堂：即升堂睹奥。入門先升堂，升堂而後入室，室的西南角爲奥。此喻深入查考醫書的奥理。覩，"睹"的異體字。

㊷ 秘要：奥旨精義。

㊸ 貶守房陵：被貶任房陵太守。守，太守，也稱刺史。此用作動詞。房陵，唐時爲郡，今屬湖北。

㊹ 量移：唐宋時被貶遠方的官吏，遇赦酌情移近安置，稱爲量移。大寧郡：唐郡名，今屬山西。

㊺ 提携：牽扶。

㊻ 蒸暑：盛暑。

㊼ 徂（cú）：往。

㊽ 既僻且陋：既偏遠又落後。既……且……，凝固格式。可譯作"既……又……"。

㊾ 染瘴嬰痾：感染瘴氣而患病。嬰：遭受。痾，"疴"的異體字。

㊿ 契闊：聚散離合。"契闊"與"生死"相對成文，猶云合離聚散。《詩・邶風・擊鼓》："死生契闊，與子成説。"

(51) 問：責問。

(52) 存：生存。

(53) 稱述：稱道述説。

(54) 刊削：修訂整理。刊，削除。

(55) 一隅：即"舉一反三"。喻由此而識彼。語出《論語・述而》："舉一隅不以三隅反，則不復也。"隅，角落。

(56) 向：接近。《三國志・華佗傳》："軍興已來，已向百載。"

(57) 總領：主旨。

(58) 覈："核"的異體字。指歸：意旨。

(59) 釋僧深：即深師。南朝僧名，善醫。崔尚書：指崔知悌。唐高宗時官至户部尚書，著有《纂要方》、《骨蒸病灸方》等，均佚。孫處士：指孫思邈。因其多次不受隋唐王朝的任命，故稱孫處士。張文仲：武後時御醫，著有《隨身備急方》等。孟同州：即唐醫家孟詵，曾任同州刺史，著有《食療本草》、《必效方》等，均佚。許仁則：唐醫家，著有《子母秘録》，已佚。吴昇：唐醫家，著有《新修鍾乳論》等，已佚。

(60) 代：世。因避李世民諱，改"世"爲"代"。

(61) "美則美"二句：意謂好是好，可是却不够完善。

(62) 擅：專長。風流，風格流派。

⑥③ 商較：研究比較。繁蕪：繁雜。

⑥④ 並味：彙總研究。味，品味，研究。

⑥⑤ 鈐（qiān 鉗）：關鍵。此爲握持，掌握之義。用作動詞。

⑥⑥ 俾夜作晝：讓黑夜作白天用。即夜以繼日。俾，使。

⑥⑦ 經之營之：語出《詩·大雅·靈臺》："經始靈臺，經之營之。"本謂建築、營造。此謂對各家文獻進行分析整理。

⑥⑧ 捐：除去。砂礫（lì 立）：細碎的石子。喻無用之物。

⑥⑨ 掇：選取。翠羽：翠鳥的羽毛。喻精華。

⑦⓪ 出入再三：謂對以上醫方資料，反復篩選。

⑦① 伏念旬歲：思考很長時間。伏，表謙敬的副詞。旬歲，滿一年。《漢書·翟方進傳》："方進旬歲間，免兩司隸。"顔師古注："旬，遍也，滿也。旬歲，猶言滿歲也。"

⑦② 炎昊（hào 浩）：炎帝和太昊。即神農氏和伏羲氏。

⑦③ 括囊：即囊括，包羅。遺闕：遺漏缺失的内容。闕，通"缺"。

⑦④ 稽：查考。稽考，同義複用。

⑦⑤ 噫：嘆詞。表示贊嘆。

⑦⑥ 乃：竟。

⑦⑦ 壽：指健康長壽。

⑦⑧ "豈進"句：或許比學問更進一步吧。豈，表揣度語氣的副詞。

⑦⑨ 遁天倍情：違反天理背棄真情。遁，違反。倍，違反。語出《莊子·養生主》："是遁天倍情，忘其所受，古者謂之遁天之刑。"

⑧⓪ 懸解：解除束縛。語出《莊子·養生主》："適來，夫子時也；適去，夫子順也。安時而處順，哀樂不能入也。古者謂是帝之懸解。"又《莊子·大宗師》："且夫得者，時也；失者，順也。安時而處順，哀樂不能入也。此古之所謂懸解也。"

⑧① 常：通"嘗"。曾經。

⑧② 瘳（chōu 抽）：病愈。

⑧③ 稟生受形：稟受生命而成形體。

⑧④ 定分：固定的氣數。此指氣數、命運。《中國醫籍考》及《中國醫籍通考》均作"定方"。

⑧⑤ 其如命何：將會對命運怎么樣呢？其，表反詰的語氣副詞。

⑧⑥ 吾甚非之：我認爲這種説法很不對。非，意動用法。之，指代"稟生受形"三句。

⑧⑦ 目：細節。

⑧⑧ 自家刑國：從治家到治國。刑，治理。

⑧⑨ 兼：兼顧；兼及。以上二句，意謂從治家到治國，由近及遠，由内及外，都循之以禮。《詩·大雅·思齊》："刑於寡妻，至於兄弟，以御於家邦。"毛傳："刑，法也。"孔疏："以禮法接待其妻，明化自近始，是正己身以及天下之身，正己妻以及天下之妻，正己之兄弟以及天下之兄弟。天下皆然，則無所不治。"

⑨⓪ "何談"句：哪能容許輕易談論呢？之，賓語前置的標志。

⑨① 則：如果。表假設的連詞。合：應該。啓：打開。金縢（téng 騰）：金屬裝束的匣子。事見《尚書·金縢》。記載武王患重病，周公作册書向先王祈禱，願以身代死。史官把册書放於金縢匱中。武王死後，成王繼位，周公攝政。因管叔、蔡叔流言，周公避居東都。後來成王開匱知其祝文，乃明周公之忠勳，翻然悔悟，執書而泣，遂出郊親迎周公。縢，封緘。

⑨② 曷爲：即爲何。條玉版：謂將周公祝文分條刻於玉版之上，使其流傳。玉版，刊刻重要文字的白石板。

⑨③ 斯言之玷（diàn 店）：語本《詩·大雅·抑》："白圭之玷，尚可磨也；斯言之玷，不可爲也。"此處"斯言"，指上文"稟生受形，咸有定分"之類的看法。玷，本指玉的斑點。此指缺點、過失。

⑨④ 吾子：您。親愛之稱。羞之：以此爲羞。羞，意動用法。

⑮ 唯唯：應答之辭。意謂“是是”。

⑯ 齊梁：指南朝齊、梁時期。

⑰ “曾閔”二句：意思是即使像曾參、閔損那樣有孝行的人，也須用心於醫術。曾閔，曾參和閔損。都是孔子弟子，均以孝行著稱。

⑱ 適（chì 赤）足多疑：只能增加更多的疑惑。適，通“啻”，僅僅。

⑲ 主上，指唐玄宗李隆基。

⑳ 養壽祈年：恰養壽命求得長生。

㉑ 張王李：不詳。因玄宗尚老莊，可能是當時的方士。入：入朝。

㉒ 欽風請益：以欽敬之情向衆先生請教。請益，泛指向別人請教。

㉓ 貴：重視。用作動詞。

㉔ “鴻寶”八字：泛指保存完好的養生、卜筮、醫藥等各類書籍。鴻寶，亦作“洪寶”。道家書籍，此指養生書。金匱，以金屬製成的藏書櫃，用以藏珍貴圖書。青囊，本爲卜筮人盛書之囊，此指卜筮和醫術之書。《晉書・郭璞傳》：“有郭公者，客居河東，精於卜筮。璞從之受業。公以青囊中書九卷與之，由是遂洞五行、天文、卜筮之術。”緑帙（zhì 至），緑色的書套，用以藏珍貴圖書。

㉕ 往往：常常。

㉖ “則知”句：意思是如同日月普照天下。以比興下句。

㉗ “聖人”句：謂皇上的“尊賢重道”，對人們的感化作用是深遠的。

㉘ 嗇神養和：愛惜精神，保養身心。《後漢書・周磐傳》：“昔方回、支父嗇神養和，不以榮利滑其生術。”和，調適。《淮南子・俶真訓》：“不足以滑其和。”高琇注：“和，適也。”嵇康《養生論》：“又守之以一，養之以和。”休老補病：使老人休養安適，使病人得到救治。休、補，均爲使動用法。

㉙ 繕緝：抄寫整理。繕，抄寫。

㉚ 能事：指自己能做到的事。《易・繫辭上》：“引而伸之，觸類而長之，天下之能事畢矣。”

㉛ 若乃：至於。天地至數：天地大數，指自然界普遍規律。

㉜ 陰陽至候：指病證的陰陽、表裏、寒熱、虛實屬性。

㉝ 和：調和。經渠：手太陰肺經穴位名。

㉞ 志不足：因腎藏志，志不足指腎氣不足。復溜：足少陰腎經穴位名。

㉟ “溶溶”二句：根據病人體内陰陽虛實變化不定的情況，隨時采用適當的針法，上下進行調理。溶溶，本指水流動不定的樣子，此指病邪入身變化不定。《素問・離合真邪論》：“此邪新客，溶溶未有定處也。推之則前，引之則止。”“液液”義同“溶溶”。

㊱ 其人：指上述用針刺方法治愈病人的高明醫生。王燾對針刺療法持懷疑態度，他在《外臺秘要》中，只取灸法而擯棄了針刺。

㊲ 誣：欺騙。方將：表示行爲正在進行。此指正要學醫的人。

㊳ 俟：等待。來哲：指後世的高明醫家。《文選》晉・潘安仁《西征賦》：“如其禮樂，以俟來哲。”

㊴ 都邑：京城。

㊵ 後賢：後世賢才，此指後學者。

㊶ 或：有人。詢謀：詢問請教。

㊷ “天寶”句：此年天寶十一年（公元 752 年）。天寶：唐玄宗年號。

㊸ 歲在執徐：據《爾雅・釋天》：“（太歲）在辰曰執徐。”執徐爲十二支中辰的別稱。公元 752 年爲壬辰年，故云。“月”前恐有脱文。《宋以前醫籍考》引作“除日”，蓋當系“除月”之誤。除月，又作“涂月”，爲十二月。《爾雅・釋天》：“十二月爲涂。”哉生明：指初三日。夏曆每月初三，月亮開始有光。哉，通“才”，開始。

譯文

從前神農氏治理天下時，品嘗百藥，確立三部九候的診脈方法，用來考定陰陽的變亂，用來救治生命的夭折，使其領土上的人民因此能健康安寧，功德廣大呀！等到周王室成就王業，設有冢宰，研究醫學理論，掌管醫學政令，征集藥物來供給醫治。年終考核醫療情況而制定醫生的俸禄，十個病人都能治愈的是上等，有四個誤治的是下等。我們國家遵循這一準則，常常從中取法，設置醫學，頒布良方，用來使人的元氣和諧達到最佳境界。聖人的功德，又有什麽能超過於此呢？所以夏商周三代的常規，歷代帝王不改變，來源的時間又久遠了。自從雷公、岐伯、倉公、醫緩出現，巫彭、扁鵲、華佗、張仲景興起，從此以後，名醫相繼出現，時間將近幾千年，方書超過一萬卷，專車裝載不下，大屋容納不了。雖然這樣，但是年代久遠，書籍殘缺不全，論述詳細的内容雖然很多，論述簡略的内容有的卻很深奥。探求簡册就工夫成倍勞力煩重，取捨簡册就忌憚辛苦。總是説要修訂，可是没有時間主持此事。

我自幼多病，長大愛好醫術，逢遇政治清明的盛世，於是邁入官運亨通的仕途。七次在尚書省供職，兩次授官門下省，多次供職臺閣達二十多年，長期主持弘文館的圖籍方書等。由此登堂入室，都能查考醫學秘籍。因婚姻的緣故，被貶任房陵太守，又遇赦移近遷往大寧郡。在江上牽扶拖累，觸冒蒸人的暑氣，從南到北，既偏僻又邊遠，感染瘴氣，蒙受疾病，有十分之六七。死生離合，不可責問上天，依賴備有經方，方纔得以生存。醫方的神妙功用，實在難以稱道述説，於是我發憤修訂整理，希望能起到舉一反三的作用。共整理古方五六十家，新編寫的將近數千卷，全部研究上述方書的主旨，考核其中的意向。近代釋僧深、崔尚書、孫處士、張文仲、孟同州、許仁則、吴昇等十多位醫家，都有著述，並行於當世。好是好，卻不够完善。爲什麽呢？他們各自在論著中展示自己的氣派，彼此互相矛盾。有的篇目重復混亂，有的研究比較繁雜。如今匯總探究其中的精華，對各種資料全都反復篩選，思考很長時間，上自神農氏和伏羲氏，下到我聖唐王朝，包羅各種遺漏缺失的内容，查考其中的隱微和奥秘，不愧是盡了心力。

有人看到我的這些醫方，説："嘻，廣博呀！學問竟然達到這種程度啊！"我回答他説："我所愛好的是健康長壽，或許比學問更進一步吧！至於違反天理背棄真情，超越生死的憂慮，使外物束縛之苦得到自然解脱的先覺者，我曾經聽説過。用藥治病，或許可以痊愈吧！"又對我説："人禀受生命而成形體，全有一定的氣數，藥物對於命運將能怎麽樣呢？"我認爲這種説法很不正確。我願意論述其細節："喜怒不節，飲食失常，嗜好欲望攻其内，寒涼温熱傷其表，這樣的病患，難道是由於天造成的嗎？身爲人臣，爲人子，從治家到治國，由近及遠，哪能容許輕易談論呢？如果周成王不應該打開金屬緘封的匣子，那麽周公爲什麽在玉版上分條刻寫祝文？所謂定分之類看法的過失，我私下爲您感到羞愧。"客説："是是。"

唉！齊梁時期，不明醫術的人，不能成爲孝子。即使像曾參、閔損那樣有孝行的人，他們用心於醫術也是必然的。如果不能精心地研究病源，深入地探討方論，即使有百醫守着病人，衆藥堆聚家門，只能增加更多的疑惑，卻不能一一治好病人。皇上尊崇賢才，重視醫道，怡養壽命，求得長生，所以張、王、李數位先生相繼入朝，皇上都能以欽敬的心情向衆先生請教，尊重而遵從他們。所以保存完好的養生、卜筮、醫藥等各類書籍，往往都有。可知如同日月普照天下，皇上尊賢重道對人的感化作用是深遠的。至於愛惜精神，保養身心，使老人休養安適，使病人得到救治等内容，是可以聽到見到的。我冒昧地加以摘録，古本本來没有的内容，如今一並加以抄補，自己能做到的事就做完了。至於説分辨自然界的普遍規律，區别疾病的陰陽、表里、寒熱、虚實屬性，如肺邪氣有餘，就調理手太陰肺經的經渠穴來安定它，腎精氣不足，就調補足少陰腎經的復溜穴來補養它，根據病人體内陰陽虚實變化不定的情况，采用適當的針法進行調理等，我聽説過那樣的説法，卻没有見過那樣高明的醫生。不能欺騙正要學醫的人，將等待後世高明的醫家。本方書共四十卷，命名爲《外臺秘要方》。不敢在京城傳佈它，將打算給後學者施用。如有人來詢問商議，也不會有隱晦之處。

此年天寶十一年，歲在壬辰年三月初三日。

課文簡析

本文首先贊揚了古代醫家創立和發展醫學事業的功績；接着簡介了自己“久知弘文館圖籍方書”的經歷，説明編撰《外臺秘要》的原因和經過；隨之用主客問難的形式，駁斥了輕視醫藥而信奉天命的觀點；最後强調了“精究病源，深探方論”的作用，並説明編寫本書的取舍原則和目的。

參考資料

1.《四庫總目提要》曰：《外臺秘要》四十卷，唐王燾撰。燾，郿人，王珪孫也。《唐書》附見《珪傳》，稱其性至孝，爲徐州司馬。母有疾，彌年不廢帶，視絮湯劑（按：“視絮”二字未詳，然《玉海》所引亦同。是《宋本》已然，姑仍其舊）。數從高醫游，遂窮其術，因以所學作《外臺秘要》，討繹精明，世寶焉。歷給事中、鄴郡太守。《藝文志》載《外臺秘要》四十卷，又《外臺要略》十卷。今《要略》久佚，惟《秘要》尚傳。此本爲宋治平四年孫兆等所校，明程衍道所重刻，前有天寶十一載燾自序，又有皇祐二年内降札子及兆校上序。其卷首題林億等名。考《書録解題》引《宋會要》云云，則卷首題林億名，乃統以一局之長，故有等字也。燾居館閣二十餘年，多見宏文館圖籍方書，其作是編，則成於守鄴時，其結銜稱持節鄴郡諸軍事兼守刺史，故曰《外臺》。《書録解題》作《外臺秘要方》，自序亦同。《唐書》及孫兆序中皆無“方”字，蓋相沿省其文耳。書分一千一百四門，皆先論而後方，其論多以《巢氏病源》爲主，每條下必詳注原書在某卷。世傳引書注卷第，有李涪《刊誤》及程大昌《演繁露》，而不知例創於燾，可以見其詳確。其方多古以來專門秘授之遺。陳振孫在南宋末已稱引《小品》、深師、崔氏、許仁則、張文仲之類，今無傳者，猶間見於此書。今去振孫四、五百年，古書益多散佚，惟賴燾此編以存，彌可寶貴矣。其中間及禁術，蓋《千金翼方》已有此例。唐小説載賈耽以千年梳治虱瘕爲異聞，其方乃出於此書第十二卷中。宋小説載以念珠取誤吞漁鉤爲奇伎，其方乃在今八卷中，又唐制臘日賜口脂、面藥，今不知爲何物，其方亦具在三十一卷中，皆足以資博物。三十七卷、三十八卷皆《乳石論》，《世説》載何晏稱服五石散令人神情開朗；《玉臺新咏》有姬人怨服散詩。蓋江左以來，用爲服食之術，今無所用。又二十八卷載貓鬼野道方，與《巢氏病源》同，亦南北朝時鬼病，唐以後絶不復聞，然存之亦足資考訂也。衍道刻此書，頗有校正，惟不甚解唐以前語與後世多異，如痢門稱“療痢稍較”，衍道注曰：“較字疑誤”。考唐人方言，以“稍可”爲“校”，故薛能《黄蜀葵》詩有“記得玉人春病校”句，馮斑校《才調集》辨之甚明，衍道知其有誤，而不知“較”爲“校”誤，猶爲未審，然大致多所訂定，故今亦并存焉。

《四庫全書總目提要》

2. 夫外臺者，刺史之任也；秘要者，秘密、樞要之謂也。唐王燾臺閣二十餘年，久知弘文館，得古今方，上自神農，下及唐世，無不採摭，集成經方四十卷，皆諸方秘密樞要也。以出守於外，故號曰《外臺秘要方》，凡一千一百單四門，以《巢氏病源》、諸家論辨，各冠其篇首。一家之學，不爲不詳。王氏爲儒者，醫道雖未及孫思邈，然而采取諸家之方頗得其要者，亦崔氏、孟詵之倫也。且古之如張文仲、《集驗》、《小品方》，最爲名家，今多亡逸，雖載諸方中，亦不能别白，王氏編次，各題名號，使後之學者，皆知所出，此其所長也。又謂針能殺生人，不能起死人。其法云亡且久，故取灸而不取針，亦醫家之弊也。

《外臺秘要》孫兆序

3. 唐王燾所集《外臺》一書，則纂集自漢以來諸方匯萃成書，而歷代之方於焉大備。但其人本非專家之學，故無所審擇以爲指歸，乃醫方之類書也。然唐以前之方賴此書以存，其功亦不可泯，但讀之者苟胸中無成竹，則衆説紛紜，群方淆雜，反茫然失其所據。

徐大椿《醫學源流論》

4. “外臺”有三義。《逸周書・王會解》曰：受贄者八人，東面者四人，陳幣當外臺。又《魏志・王肅傳》注曰：薛夏，太和中以公事移蘭臺。蘭臺自以臺也，而秘書署耳。推使當有坐者，夏報之曰：蘭臺爲外臺，秘書爲内閣，臺閣一也，何不相移之有？又《唐書・高元裕傳》所載三司監院官帶御史者。趙升《朝野類要》曰：安撫轉運，提刑提舉，實分御史之權，亦似漢綉衣之義，而代天子巡狩也，故曰《外臺》。

日・丹波元胤《醫籍考》

5. 王祎曰：王燾有《外臺秘要》，所言方證、符證、灼灸甚詳，然謂"針能殺生人，而不能起死人"，則一偏之論也。

王祎《青岩叢録》

（許敬生）

二十六　《黄帝内經素問注》序★

説明

本文選自《黄帝内經素問》，舊題《重廣補注黄帝内經素問序》，據人民衛生出版社1963年校點本排印。作者王冰（一本作"砅"），自號啟玄子，唐代中期醫學家，生平不詳。據宋代林億等新校正引《唐人物志》云"冰仕唐爲太僕令，年八十餘以壽終。"後人因稱爲"王太僕"。《素問》一書，傳至唐代，紕繆甚多，内容混亂，影響授學和使用。王冰用十二年時間，收集《素問》多種傳本，加以校訂，重新編排注釋，至肅宗寶應元年（公元762年），完成《黄帝内經素問釋文》一書。經他整理和注釋的《素問》，成爲後世的通行本。千餘年來，授學不衰，成爲學習研究祖國醫學的重要依據。盡管人們對他所增補的第七卷，頗多非議，懷疑它并非原著，但這些内容仍有研究價值，而王氏對保存整理古典醫籍，闡發其義理所作出的歷史貢獻，是不可泯滅的。

夫釋縛脱艱，全真導氣①，拯黎元於仁壽②，濟羸劣以獲安者③，非三聖道④，則不能致之矣。孔安國序《尚書》曰⑤："伏羲、神農、黄帝之書，謂之三墳⑥言大道也。"班固《漢書·藝文志》曰："《黄帝内經》十八卷。"《素問》即其經之九卷也，兼《靈樞》九卷，迺其數焉。雖復年移代革⑦，而授學猶存；懼非其人⑧，而時有所隱。故第七一卷，師氏藏之⑨；今之奉行，惟八卷爾⑩。然而其文簡，其意博，其理奥，其趣深⑪。天地之象分，陰陽之候列⑫，變化之由表⑬，死生之兆彰。不謀而遐邇自同，勿約而幽明斯契⑭。稽其言有徵，驗之事不忒⑮。誠可謂至道之宗⑯，奉生之始矣⑰。

假若天機迅發⑱，妙識玄通⑲，蕆謀雖屬乎生知⑳，標格亦資於詁訓㉑，未嘗有行不由逕，出不由户者也㉒。然刻意研精㉓，探微索隱，或識契真要㉔，則目牛無全㉕。故動則有成㉖，猶鬼神幽贊，而命世奇傑㉗，時時間出焉㉘。則周有秦公，漢有淳于公，魏有張公、華公，皆得斯妙道者也。咸日新其用㉙，大濟蒸人㉚，華葉遞榮㉛，聲實相副。蓋教之著矣，亦天之假也㉜。

冰弱齡慕道㉝，夙好養生，幸遇真經㉞，式爲龜鏡㉟。而世本紕繆，篇目重疊，前後不倫㊱，文義懸隔，施行不易，披會亦難㊲。歲月既淹㊳，襲以成弊。或一篇重出，而别立二名㊴；或兩論并吞，而都爲一目㊵；或問答未已，别樹篇題㊶；或脱簡不書，而云世闕㊷。重《經合》而冠《針服》㊸，并《方宜》而爲《咳篇》㊹；隔《虚實》而爲《逆從》㊺，合《經絡》而爲《論要》㊻；節《皮部》爲《經絡》㊼，退《至教》以先《針》㊽。諸如此流，不可勝數。且將升岱嶽㊾，非徑奚爲？欲詣扶桑㊿，無舟莫適。乃精勤博訪，而并有其人[51]。歷十二年，方臻理要[52]，詢謀得失[53]，深遂夙心。時於先生郭子齋堂[54]，受得先師張公秘本，文字昭晰，義理環周[55]，一以參詳，羣疑冰釋[56]。恐散於末學，絶彼師資[57]，因而撰注，用傳不朽。兼舊藏之卷[58]，合八十一篇，二十四卷，勒成一部[59]。冀乎究尾明首，尋注會經[60]，開發童蒙[61]，宣揚至理而已。

其中簡脱文斷，義不相接者，搜求經論所有，遷移以補其處[62]；篇目墜缺，指事不明者，量其意趣，加字以昭其義[63]。篇論吞并[64]，義不相涉，闕漏名目者，區分事類，别目以冠篇首[65]；君臣請問，禮儀乖失者[66]，考校尊卑，增益以光其意；錯簡碎文[67]，前後重疊者，詳其指趣，削去繁雜，以存其要；辭理秘密，難粗論述者，别撰《玄珠》[68]，以陳其道。凡所加字，皆朱書其文[69]，使今古必分，字不雜糅。庶厥昭彰聖旨，敷暢玄言[71]，有如列宿高懸[71]，奎張不亂[72]，深泉净瀅[73]，鱗介咸分[74]。君臣無夭枉之期[75]，夷夏有延齡之望[76]。俾工徒勿誤[77]，學者惟明[78]，至道流行，徽音累屬[79]，千載之後，方知大聖之慈惠無窮。時大唐寶應元年歲次壬寅序[80]。

注釋

① 釋縛脱艱：解除疾病的纏繞和痛苦。釋、脱都是解脱之義。縛，指疾病的纏縛。艱，艱困。此指疾病之困厄。全真導氣：保全真精，通導元氣。

② 黎元：猶黎民。百姓。《書・堯典》蔡傳："黎，黑也，民首皆黑，故曰黎民。"元，即元元，謂百姓。《漢書・光武紀》顔注："元元，謂黎庶也。"仁壽。語本《論語・雍也》："知者動，仁者静；知者樂，仁者壽。"舊以仁者安静故多壽。

③ 羸劣：猶羸瘠。身體瘦弱多病。

④ 三聖道：指伏羲、神農、黄帝的學説。

⑤ 孔安國：字子國，西漢經學家，孔子第十二世孫。序《尚書》：爲《尚書》作序。序，名詞的爲動用法。《尚書》，儒家經典之一，是一部記載西周前政治、歷史、典章制度的文獻彙編。《漢書・藝文志》言孔安國（家）獻古文尚書，未言作傳。其書東漢時已亡佚。至晉，梅賾獻孔安國傳古文尚書五九篇。經宋以來學者考證，認定是僞書，非真出於孔氏，故世稱"僞孔傳"。以下引文見今本《尚書序》。

⑥ 三墳：《左傳・昭公十二年》："是能讀三墳、五典、八索、九丘。"杜注："皆古書名。"墳，大也。三皇言大道，故稱三墳。

⑦ 年移代革：年代推移，朝代變革。革，更改。

⑧ 其人：指適當之人。司馬遷《報任安書》："藏之名山，傳之其人。"《素問・金匱真言論》："非其人勿教，非其人勿授。"《靈樞・官能》："得其人乃傳，非其人勿言。"葛洪《抱朴子・勤求》："傳非其人，戒在天罰。"

⑨ 師氏：古代主管教育的官員。

⑩ 八卷：《隋書・經籍志》載："《黄帝素問》九卷（梁八卷）。"又："《黄帝素問》八卷。（全元越〈起〉注）。"案：皇甫謐於《甲乙經》序中已稱其書"有所亡失"。

⑪ 趣深：含意深遠。

⑫ 候：徵候。此指陰陽變化的徵兆。

⑬ 由：原因。

⑭ "不謀"二句：意謂這些道理，未曾商量却遠近自然相同，不用約定但無形的事物和有形的事物就符合。遐邇：遠近。幽明：指無形的事物和有形的事物。契：符合。

⑮ 不忒（tè 特）：無差失。《易・豫》："天地以順動，故日月不過，而四時不忒。"

⑯ 宗：本源。《淮南子・主術訓》："無爲者道之宗。"高注："宗，本也。"

⑰ 奉生：養生。始：基礎。

⑱ 天機：天賦之資質。《莊子・大宗師》："其嗜欲深者，其天機淺。"迅發：聰敏。

⑲ 妙識玄通：即識妙通玄，通曉深奥玄妙的道理。

⑳ 蒇（chǎn 闡）謀：完備而周密的見解。蒇，完備。生知：生而知之。

㉑ 標格：猶規範。此指對經文正確理解的標準。《抱朴子・重言》："吾特收遠民於萬代，求知己於將來，豈能盡見知於今日，標格於一時乎？"言樹立一時之風範。《素問・陰陽應象大論》："陰静陽躁。"王冰注："言應物類運用之標格也。"與此義同。

㉒ 行不由逕：語見《論語・雍也》："有澹臺滅明者，行不由徑，非公事，未嘗至於偃（子游）之室也。""行不由徑"本指走路不抄小道捷徑。王冰引此乃謂出行不沿循道路，與原義有别。逕，通"徑"。由户：經過門户。

㉓ 刻意研精：專心致志鑽研精深的道理。刻意，用盡心思。謂思想集中而不分散。

㉔ 識契真要：認識符合經文的精髓要旨。

㉕ 目牛無全：指技藝達到極精熟的境界。語出《莊子·養生主》："始臣之解牛之時，所見無非牛者；三年之後，未嘗見全牛也。"

㉖ 動：常常。

㉗ 命世奇傑：聞名於世的傑出人物（醫家）。命世，猶名世。聞名於世。《漢書·劉向傳》："傳曰：聖人不出，其間必有命世者焉。"又《孟子·公孫丑下》："五百年必有王者興，其間必有名世者。"趙岐注："名世，次聖之才。"

㉘ 間出：不斷地出現。

㉙ 日新：日日更新。日，名詞作狀語，日日。新，形容詞的使動用法。《大學》："湯之《盤銘》曰：苟日新，日日新，又日新。"

㉚ 蒸人：民衆。蒸，通"烝"，衆。《後漢書·杜篤傳》："濟蒸人於塗炭。"

㉛ 華葉遞榮：鮮花緑葉遞相繁茂。喻事業興旺不衰。華，同"花"。

㉜ 假：借助。

㉝ 弱齡：年輕的時候。弱，二十歲。慕道：仰慕醫道。

㉞ 真經：真正的經典，指《内經》。

㉟ 式：用。龜鏡：亦作"龜鑑"。喻借鑑。古人卜龜甲以占吉凶；照鏡子以見美醜，故以龜鏡喻借鑑。《北史·長孫紹遠傳》："照爛典章，揚摧而言，足爲龜鏡。"

㊱ 倫：條理。

㊲ 披會：閲讀領會。

㊳ 既淹：已久。淹，久。

㊴ "或一篇"二句：有同一内容的篇章重複出現，却另立兩個篇名。如《離合真邪論》，新校正云："全元起本在第一卷，名《經合》，第二卷重出，名《真邪論》。"

㊵ "或兩論"二句：有兩論合并在一起，而總括爲一個篇名。如據新校正，全元起本將《血氣形志篇》并入《宣明五氣篇》中，王冰始分出兩篇。都，總，合。

㊶ "或問答"二句：有一篇中問答未畢，就將下文另設篇題。如《陰陽類論》，新校正云："全元起本從'雷公曰：請聞短期'以下别爲一篇，名《四時病類》。"

㊷ "或脱簡"二句：有因脱簡而未能寫明，説歷代都殘缺不全。如《刺腰痛篇》自"腰痛上寒"至"刺足少陰"一百餘字，新校正云："按全元起本及《甲乙經》并《太素》并無，乃王氏所添也。"

㊸ "重經合"句：在重出的《經合篇》前加上《針服》的題目。《素問》無《針服》篇名，疑指篇首有"用針之服"句的《八正神明論》。冠，在前面加上，用作動詞。

㊹ "并方宜"句：指全元起本將《異法方宜論》與《咳論》都并列於第九卷中，統名爲《咳篇》，王氏始分之。

㊺ "隔虚實"句：指全元起本將《四時刺逆從論》割裂成二段。據新校正，"厥陰有餘"至"筋急目痛"（即論述三陰三陽虚實有餘不足一段），全元起本在第六卷，"春氣在經脈"至篇末，全元起本在第一卷。

㊻ "合經絡"句：疑指將《診要經終論》合并於《玉版論要》。《素問》中《玉版論要》與《診要經終論》相連。此"經絡"似爲"經終"之訛。

㊼ "節皮部"句：據新校正：全元起本把《經絡論》附在《皮部論》之末，王氏分之。節，分開，分解。

㊽ "退至教"句：指全元起本把記載有"夫上古聖人之教下也"等語的《上古天真論》退置於第九卷，而將論針法的《調經論》、《四時刺逆從論》前置於第一卷。

㊾ 岱嶽：泰山的别稱。《淮南子·地形訓》："中央之美者，有岱嶽。"高誘注："岱嶽，泰山也。"又稱"岱宗"。《漢書·眭弘傳》："泰山者，岱宗之嶽，王者易姓告成之處。"

㊿ 詣：往。下句"適"同此。扶桑：神木名，傳説日出之處。《離騷》："飲餘馬於咸池兮，總余轡乎扶桑。"《淮南子·天文訓》："日出於湯谷，浴於咸池。拂於扶桑，是謂晨明……扶桑、湯谷，皆日出之所。"又，扶桑爲古國名。《梁書》"扶桑國"條説："扶桑國者，齊永元元年（即公元 499 年），其國有沙門慧深來荆州，説云：'扶桑在大漢國東二萬餘里，地在中國之東，其地多扶桑木，故以爲名。'"扶桑究竟在何處？説法不一：一説是日本，一説在美洲的墨西哥。

㉛ 并：兼。

㉜ 臻：達到。理要：條理要領。

㉝ 詢謀：咨詢。得失：偏義複詞，義偏在"得"。收獲。

㉞ 齋堂：書房。

㉟ 環周：全面周備。

㊱ 冰釋：像冰消融一樣解開了。冰，名詞作狀語，表比擬。

㊲ 師資：授學的依據。《穀梁傳・僖公三十二年》範寧注："此蓋修《春秋》之本旨，師資辯說日用之常義。"

㊳ 舊藏之卷：指自《天元紀大論》至《至真要大論》等七篇。新校正云："《素問》第七卷亡失已久。全元起注本亦無此卷。而冰自謂得舊藏之卷，今竊疑之。"

㊴ 勒：彙總。

㊵ 會經：領會經文。

㊶ 童蒙：昧於事理的幼童。此指初學醫的人。

㊷ "遷移"句：如《繆刺論》"嗌中腫不能内唾……右刺左"等二十九字，據王注：此"本簡錯在邪客手足少陰太陰足陽明之絡前，今遷於此。"

㊸ "加字"句：如《陰陽應象大論》："陽之氣，以天地之疾風名之。"王注："舊經無'名之'二字，尋前類例，故加之。"昭，明晰，使動用法。下文"光其意"之"光"同此。

㊹ 篇論吞并：指篇與論混亂不清。《素問》各篇標題，有的稱"篇"，一般屬於問答體；有的稱"論"，大都爲非問答體的論文。

㊺ 别目：另立篇名。冠：用作動詞。列在前面。

㊻ 乖失：錯亂。

㊼ 錯簡：書簡的次序錯亂。後爲校勘術語，指一段或一節文字的次序顛倒混亂。碎文：零亂的文字。指文字筆劃不全或有遺漏。

㊽ 玄珠：指《玄珠密語》。已佚。據新校正云："詳王氏《玄珠》，世無傳者。今有《玄珠》十卷，《昭明隱旨》三卷，蓋後人附托之文也。雖非王氏之書，亦於《素問》第十九卷至二十、二十四卷頗有發明。"

㊾ 朱書其文：用紅色書寫其文。朱，名詞作狀語，表工具。

㊿ 聖旨：指古代聖賢的本意。玄言：指《素問》中深奥的理論。

㊿¹ 列宿（xiù 秀）：衆星。宿，星宿。此指二十八宿。

⑦² 奎張：二十八宿中奎宿和張宿。奎，俗作"魁"，由十六顆小星組成。張，又稱鶉尾，由六顆小星組成。

⑦³ 淨澄：清净明澈。

⑦⁴ 鱗介：魚類和甲殼類動物。

⑦⁵ 夭枉：即"夭横"。夭折。

⑦⁶ 夷夏：泛指其他民族和中原地區的人。夷，古代多指東方的少數民族。夏，古代漢族的自稱。

⑦⁷ 俾：使。工徒：指醫生。古代以醫生爲治病工。

⑦⁸ 惟：句中語氣詞，表示肯定。

⑦⁹ 徽音：德音。指《素問》中的完善理論。徽，美。累屬（zhǔ 囑）：連續承接。

⑧⁰ 寳應元年：公元 762 年。寳應，唐代宗李豫年號。次：值。

譯文

解除疾病的束縛和痛苦，保全真精，通導元氣，拯救百姓達到長壽的境域，幫助體弱多病的人獲得安康的，不是三聖的學説，就不能達到這個目的。孔安國爲《尚書》作序説："伏羲、神農、黄帝的著作，稱作三墳，是講述重要道理的。"班固《漢書・藝文志》説："《黄帝内經》十八卷。"《素問》就是《内經》中的九卷，加上《靈樞》九卷，便是《内經》的卷數。雖然已經年歲推移，朝代變革，但是對《内經》的傳授和學習依然存在。擔心學習者不是適合的人，因而時常有秘藏不授的内容。所以第七這一卷，主管教育的官員隱藏了它，現在遵行的本子只有八卷了。雖然這樣，但是《素問》的文字簡約，内容廣博，道理奥妙，含意深遠。天地的現象分清，陰陽的證候列舉，變化的原由表述，死生的預兆顯示。這些道理，未曾商量却遠近相同，不用約定但無形的事物和有形的事物符合。查核它的言論有證據，檢驗它的事實不差錯，確實可以稱得上最高學説的根本，養生之道的基礎。

假如天資敏捷聰穎，便能通曉玄妙的道理，完備的見解雖然屬於生而知之的人，但是對經文的正確理解也要借助前人的訓解，未曾有行走不遵循道路，出入不經過門户的人。專心致志，精深研究，探索微妙深奥的含義，如果認識符合《素問》的精義要旨，那么就會達到目無全牛那樣技藝純熟的境界。所以往往會取得成效，好像鬼神在暗中相助一樣，因而聞名於世的杰出醫家陸陸續續地出現。如周代有秦越人，漢代有淳于意，魏時有張仲景、華佗，都是掌握《素問》奥妙道理的人。他們都能使醫學的效用不斷更新，普遍地救助民衆，好像鮮花緑葉遞相繁榮，聲名和實際相符。這大概是醫學教育的顯著成果，也是上天的資助吧。

我年輕時就仰慕醫道，一向喜好養生，有幸接觸《素問》這部真經，就用作借鑒。然而傳世的版本有錯誤，篇目重複，前後没有條理，文義相差甚遠，施行運用不易，閲讀領會也困難。歲月已久，沿襲而成弊端。有的一篇重複出現，而另外立兩個篇名；有的兩篇合並一起，而總括爲一個篇名；有的問答没有完結，而另外設立篇名；有的書簡脱失未加寫明，而説是歷代殘缺。在重出的《經合》篇前加上《針服》的篇名，把《異法方宜論》並入《咳論》篇；割裂《通評虚實論》而並入《四時刺逆從論》，把《診要經終論》並入《玉版論要》；分解《皮部論》而加入《經絡論》，把有至教内容的《上古天真論》退放在後面，而把論述針法的諸篇列在前面。諸如此類，不可盡數。將登泰山，没有路徑怎麽到達？要去扶桑，没有舟船不能前往。於是我精心努力廣泛尋訪，就發現諸多佔有《素問》資料的醫家。經過十二年，方纔掌握條理要領，探討收獲之處，深感實現了宿願。當時在郭先生的書房里，獲得先師張公秘藏的版本，文字清楚，内容完備，逐一參驗諸本，衆多疑難問題像冰融化一樣地消除。恐怕被後學者散失，斷絶他們授學的依據，於是就撰寫注文，以便使它流傳不朽。加上我原來收藏的卷帙共計八十一篇二十四卷，匯集成一部書。希望人們探明前後文義，研究注釋領會經文，啓發初學的人，宣揚高深的醫理。

其中書簡脱落，文字斷缺，意義不相連貫的地方，就搜求經文中有關的内容，遷移來補充其處；篇名缺漏，所指事理不明確的地方，就斟酌它的内容要旨，增加文字來使其義明晰；篇論合并不分，意義互不相關，缺漏篇名的地方，就區分内容的類屬，另加篇名放在該篇之前；君臣問答，禮儀錯失的地方，就考校地位的尊卑，增添文字來使其文義顯明；書簡錯雜和文字零亂及前後互相重複的地方，就詳審經文的要旨，删掉繁雜的部分，來保存其中的要點；文辭義理奥秘，難以粗略論述的地方，就另撰《玄珠》一書，來陳述其中的道理。凡是添加的文字，都用紅色書寫，使今本和原本務必區分，文字不相混雜。這樣或許能使聖人的旨意顯明，使深奥的理論得到全面陳述闡發，有如衆星宿高懸天際，奎宿和張宿次序不亂，又如深泉清凈明澈，魚類和甲殼類動物全能分辨。國君臣下和各族人民没有意外死亡的可能，而有延長壽命的期望。使醫生不出差錯，學習醫道的人明白，高明的醫理流行傳布，百姓健康的福音接連不斷，千年之後，方纔知道古代大聖的仁慈恩惠没有窮盡。

時在大唐寶應元年歲值壬寅序

課文簡析

本文首段高度評價了《内經》的學術價值及其影響，認爲它是“至道之宗，奉生之始”。次段說明歷來名醫莫不得益於《内經》，從而使醫學日新月異，不斷發展。次段表明整理《素問》的原因，是由於年代久遠，訛誤甚多，難學難用。末段扼要介紹整理校正的具體做法，并希望能廣泛傳播，發揮其治病救人的作用。序文條理清楚，措辭簡要，反映了作者嚴謹的治學態度和良好的願望。今天仍有重要的參考價值。

參考資料

1. 王冰，寶應中爲太僕令，號啓玄子。篤好醫方，得先師所藏《太素》及全元起書，大爲編次，註《素問》八十一篇，二十四卷；又著《玄珠》十卷，《昭明隱旨》三卷。玄珠先生不知何郡人，洞明《素問》，極究微奥。時太僕令王冰識其爲異人，乃師事之，遂以妙旨授冰，冰由是大註《素問》，今行世。

明・徐春甫《古今醫統大全》

2. 所注排決隱奥，多所發明。其稱大熱而甚，寒之不寒，是無水也；大寒而甚，熱之不熱，是無火也。無火者不必去水，宜益火之源以消陰翳；無水者不必去火，宜壯水之主以鎮陽光。遂開明代薛己諸人探本命門之一法。其亦深於醫理者矣。冰名見《新唐書・宰相世係表》，稱爲京兆府參軍。林億等《人物志》謂冰爲太僕令，未知孰是。然醫家皆稱王太僕，習讀億書也。（按，據近人余嘉錫考證，唐代文獻中，同王冰之名者共有六人，提要所稱京兆府參軍王冰，在寶應元年之後六十九年始卒，恐非其人。太僕令之王冰，史籍未著，尚屬存疑。說見《四庫提要辨證》卷十二。）

《四庫全書總目提要・子部・醫家類一》

3. 西漢倉公傳其舊學，東漢仲景撰其遺論，晉皇甫謐刺而爲《甲乙》，及隋楊上善纂而爲《太素》。時則有全元起者，始爲之訓解，闕第七一通。迄唐寶應中，太僕王冰篤好之，得先師所藏之卷，大爲次注，猶是三皇遺文，爛然可觀。

林億等《重廣補注黄帝内經素問・序》

4. 自唐以來，雖賴有啓玄子之注，其發明玄秘盡多，而遺漏亦復不少。蓋有遇難而默者，有於義未始合者，有互見深藏而不便檢閲者。凡其闡揚未盡，《靈樞》未注，皆不能無遺憾焉。

明・張介賓《類經・序》

5. 注《素問》之王冰，唐寶應中人也，官太僕令，世稱"王太僕"。有據《杜集》謂其名當作"砅"者，然唐、宋志皆作"冰"也。《靈樞》即《黄帝九靈》，冰更名之曰《靈樞》。在醫學中，與滑攖寧之注《難經》、成無己之注《傷寒論》，厥功相埒。

清・蔣超伯《南漘楛語》卷六

（許敬生）

二十七　《銅人腧穴針灸圖經》序★

說明

本文選自《銅人腧穴針灸圖經》，據清・宣統元年貴池劉氏玉海堂影刻金大定本排印。作者夏竦，是宋仁宗時翰林學士。《銅人腧穴針灸圖經》是我國宋代著名的針灸學家王惟一（又作王惟德）所撰。仁宗天聖四年（公元1026年），翰林醫官王惟一奉詔，考氣穴經絡之會，辨針砭之法，總會諸說，訂正訛誤，編撰了《銅人腧穴針灸圖經》三卷，頒布天下。書中繪有"正背左右人形，並主治之術"，列明了針灸經脈及孔穴的部位，論述了主治病證及針灸方法。與此同時，王氏又主持創鑄了兩座針灸銅人模型。"分藏府十二經，旁注腧穴所會，刻題其名"，以供針灸教學和考試醫師之用。王氏之針灸銅人及《圖經》，是一大創舉，對後世針灸學的發展，產生了深遠的影響。

臣聞聖人之有天下也①，論病以及國，原診以知政②。王澤不流③，則姦生於下④，故辨淑慝以制治⑤；真氣不榮⑥，則疢動於體⑦，故謹醫砭以救民⑧。昔我聖祖之問岐伯也⑨，以爲善言天者，必有驗於人⑩。天之數十有二，人經絡以應之⑪；周天之度三百六十有五⑫，人氣穴以應之[13]。上下有紀[14]，左右有象[15]，督任有會[16]，腧合有數[17]。窮妙於血脈[18]，參變乎陰陽[19]，始命盡書其言[20]，藏於金蘭之室[21]。洎雷公請問其道[22]，迺坐明堂以授之[23]，後世之言明堂者以此[24]。由是閞灸鍼刺之術備焉[25]，神聖工巧之藝生焉[26]。若越人起死[27]，華佗愈躄[28]，王纂驅邪[29]，秋夫療鬼[30]，非有神哉，皆此法也。

去聖寖遠[31]，其學難精。雖列在經訣[32]，繪之圖素[33]，而粉墨易糅[34]，豕亥多譌[35]。丸艾而壞肝[36]，投鍼而失胃[37]。平民受弊而莫贖[38]，庸醫承誤而不恧[39]。非夫聖人[40]，孰救兹患？洪惟我后[41]，勤哀兆庶[42]，迪帝軒之遺烈[43]，祇文母之慈訓[44]，命百工以脩政令[45]，敕大醫以謹方技[46]。深惟鍼艾之法[47]，舊列王官之守[48]。人命所繫，日用尤急，思革其謬[49]，永濟於民。殿中省尚藥奉御王惟一素授禁方[50]，尤工厲石[51]。竭心奉詔，精意參神[52]。定偃側於人形[53]，正分寸於腧募[54]。增古今之救驗，刊日相之破漏[55]。總會諸説，勒成三篇[56]。

上又以古經訓詁至精[57]，學者封執多失[58]，傳心豈如會目[59]，著辭不若案形[60]，復令創鑄銅人爲式[61]。内分腑臟，旁注谿谷[62]。井滎所會[63]，孔穴所安，竅而達中[64]，刻題於側[65]。使觀者爛然而有第[66]，疑者涣然而冰釋[67]。在昔未臻[68]，惟帝時憲[69]，乃命侍臣爲之序引[70]，名曰《新鑄銅人腧穴鍼灸圖經》。肇頒四方[71]，景式萬代[72]。將使多瘠咸詔[73]，巨刺靡差[74]。案説蠲痾[75]，若對談於涪水[76]；披圖洞視[77]，如舊飲於上池[78]。保我黎烝[79]，介乎壽考[80]。昔夏后敍六極以辨疾[81]，帝炎問百藥以惠人[82]。固當讓德今辰[83]，歸功聖域者矣[84]。

時天聖四年歲次析木秋八月丙申謹上[85]。

注釋

① 聖人：指聖明的帝王。

② “論病”二句：《漢書・藝文志》：“其善者，則原脈以知政，推疾以及國。”意謂高明的醫生診察分析國君的病情，可以推論到國情政事。原，探究。動詞。《國語・晉語》：“上醫醫國，其次疾人，固醫官也。”韋昭注：“止其淫惑，是爲醫國。”《左傳・昭公元年》：“晉侯求醫於秦，秦伯使醫和視之，曰：‘疾不可爲也，是謂近女室，疾如蠱。非鬼非食，惑以喪志。良臣將死，天命不佑。’”漢・王符《潛夫論・思賢》：“上醫醫國，其次醫疾。夫人治國，固治身之象。疾者，身之病；亂者，國之病也。”

③ 王澤不流：賢君的道德教化得不到傳播。澤，恩澤。此指道德教化。流：傳播。

④ 姦：“奸”的異體字。邪惡。

⑤ 淑：善良。慝（tè 特）：邪惡。

⑥ 榮：充盛。

⑦ 疢（chèn 襯）：疾病。

⑧ 謹：慎守。用作動詞。醫砭：泛指醫術。

⑨ 聖祖：指黄帝。

⑩ “善言”二句：語見《素問・舉痛論》：“善言天者，必有驗於人；善言古者，必有合於今。”又《素問・氣交變大論》爲：“善言天者，必應於人；善言古者，必驗於今。”

⑪ “天之數”二句：指人的十二經脈，與天的十二個月相應。語本《靈樞・陰陽繫日月》：“足之十二經脈，以應十二月。”有，通“又”。

⑫ “周天”句：謂地球繞太陽一周有三百六十五度。《後漢書・顯宗孝明帝紀》：“正儀度。”李賢注：“度，謂日月星辰之行度也。”

⑬ “人氣穴”句：指人以三百六十五個穴位與天相應。氣穴，即穴位。《靈樞・邪客》：“歲有三百六十五日，人有三百六十五節。”

⑭ 上下：指天地。紀：法度。

⑮ 左右：指四方。象：迹象。

⑯ 督任：督脈、任脈。會：交會。

⑰ 腧合：腧穴、合穴。數：定數。

⑱ 窮妙：窮究微妙的道理。窮，形容詞用作動詞。

⑲ 參變：參合變化。參，參合。

⑳ 其言：指黄帝等有關針灸的言論。

㉑ 金蘭之室：古代帝王收藏珍貴文書的地方。《素問・氣穴論》："帝乃辟左右而起，再拜曰：'今日發蒙解惑，藏之金匱，不敢復出。'乃藏之金蘭之室。署曰'氣穴所在'。"《周易・繫辭上》："二人同心，其利斷金；同心之言，其臭如蘭。"金蘭，喻如金之堅，如蘭之香。

㉒ 洎（jì 記）：及。

㉓ 迺："乃"的異體字。明堂：古代天子宣明政教的地方。凡朝會及祭祀、慶賞、選士、養老、教學等大典，均在此舉行。古樂府《木蘭詩》："歸來見天子，天子坐明堂。"

㉔ 以：依據。相傳雷公問人之經絡血脈，黄帝坐明堂以授之。故後世醫家稱標明人體經絡穴位之圖爲明堂圖。

㉕ 閞灸：即關灸、針灸。《史記・扁鵲倉公列傳》："形蔽者，不當關灸、鑱石及飲毒藥也。"閞，同"關"。

㉖ 神聖工巧：謂望、聞、問、切。《難經・六十一難》："望而知之謂之神，聞而知之謂之聖，問而知之謂之工，切脈而知之謂之巧。"又《素問・至真要大論》："工巧神聖"：王冰注："針曰工巧，藥曰神聖。"

㉗ 越人起死：指秦越人用針術使虢太子復生事。見本書《扁鵲傳》。

㉘ 華佗愈躄：指華佗用灸法治愈跛足事。事見《三國志・華佗傳》裴松之注引《華佗别傳》。躄，跛足。

㉙ 王纂驅邪：《太平御覽》卷七二二引劉敬叔《異苑》云："縣人張方女暮宿廣陵廟門下，夜有物假作其婿，來魅惑成病。纂爲治之，始下一針，有獺從女被内走出，病遂愈。"王纂，北宋醫家，以善針術著稱。

㉚ 秋夫療鬼：《南史・張融傳》："夜有鬼呻吟聲，甚悽愴。秋夫問：'何須？'答言：'姓某，家在東陽，患腰痛死，雖爲鬼，痛猶難忍，請療之。'秋夫云：'何厝（cuò 措）法？'鬼請爲芻，案孔穴針之。秋夫如言，爲灸四處，又針肩井三處，設祭埋之。明日，見一人謝恩，忽然不見。當世伏其通靈。"秋夫，南朝宋代醫家徐秋夫，精醫術。

㉛ 寖：逐漸。

㉜ 經訣：指醫學經典的方法。

㉝ 圖素：圖卷。此指針灸經絡圖像。

㉞ 粉墨易糅：圖像容易混雜不清。粉墨，本指繪畫所用的顔色，此借指繪有經絡穴位的針灸圖像。粉墨易糅，又作"粉墨雜糅"。語出《後漢書・黄瓊傳》："陛下不加清澂，審別真僞，復與忠臣並時顯封，使朱紫共色，粉墨雜糅，所謂抵金玉於沙礫，碎珪璧於泥涂，四方聞之，莫不憤嘆。"

㉟ 豕亥多譌：指在文字上存在很多錯誤。典出《吕氏春秋・察傳》："子夏之晉，過衛，有讀史記者曰：'晉師三豕涉河。'子夏曰：'非也，是己亥也。夫己與三相近，豕與亥相似。'至於晉而問之，則曰晉師己亥涉河也。"後把字形相近的錯誤稱爲"亥豕"。譌，"訛"的異體字。

㊱ "丸艾"句：謂錯用艾灸則傷肝。丸艾，制成艾炷而灸之。丸，用作動詞。

㊲ "投鍼"句：謂誤行針刺則損其胃氣。

㊳ 賾：彌補。

㊴ 承：因襲。

㊵ 夫：那。遠指代詞。

㊶ 洪惟我后：衹有我們皇上。洪，語首助詞。后，君主。

㊷ 勤哀：深切同情。兆庶：衆百姓。兆，極言其多。

㊸ 迪：繼承。帝軒：黄帝。遺烈：遺留下來的功業。烈，業績。

㊹ "祗（zhī 織）文母"句：敬奉文母太姒的慈愛教誨。祗，敬奉。文母，文德之母。指文王妃太姒。語見《詩・周頌・雍》："既右烈考，亦右文母。"又《烈女傳・母儀傳》："太姒仁而明道……號曰文母。"後亦用作對帝后的美稱。

㊺ 百工：指衆官員。脩："修"的異體字。

㊻ 敕(chì 赤):命令。謹:謹守。

㊼ 惟:思考。

㊽ 王官之守:天子之官中的一種職守。語見《漢書·藝文志·方技略》:"方技者,皆生生之具,王官之一守也。"

㊾ 革:糾正。

㊿ 殿中省:官署名,掌管皇帝的飲食、服裳、車馬等事。下設尚食、尚藥、尚衣、尚乘、尚輦六局,由監一人統領之,少監二人爲副。尚藥奉御:醫官名。

51 工:擅長。厲石:本指磨石,此指針灸技術。

52 參神:參驗針灸的神妙道理。參,參驗。

53 "定偃側"句:標定人體前後和兩側的經絡循行路綫。偃,仰卧。此指人體前後腹背。

54 "正分寸"句:確定各個腧穴的位置和分寸。腧募(mó 膜):人體穴道。亦作"募腧"、"募俞"。在背脊部的叫腧,在胸腹部的叫募。募,通"膜"。

55 刊:訂正。日相:古代針灸取穴的學説。依據日、時的干支來推算某天某時應取某個穴位,如子午流注、靈龜飛騰之類。破漏:指針灸取穴學説的缺漏。一説,指針刺禁忌的時機。

56 勒:刻。此是寫成的意思。

57 上:皇上。指宋仁宗。

58 封執:固執。

59 "傳心"句:傳於心哪如會於目。意思是對於針灸取穴的深奥内容,靠口傳心授,不如利用模型,作直觀的了解。

60 著辭:寫成文辭。案形:查考圖形。

61 式:模型。

62 谿(xī 吸)谷:泛指針灸穴位。《素問·氣穴論》:"肉之大會爲谷,肉之小會爲溪。"

63 井滎:井穴、滎穴。均屬五腧穴。此處與下句"孔穴"對舉,泛指針灸穴位。

64 竅:鑿成孔竅。用作動詞。

65 刻題於側:謂在孔穴的旁邊,刻寫出穴位的名稱。

66 爛然:鮮明的樣子。第:次序。

67 "涣然"句:謂疑慮像冰融化一樣一下子消除。語出《老子》:"涣兮若冰之將釋。"又晉·杜預《左傳序》:"涣然冰釋,怡然理順。"涣然,離散的樣子。

68 臻:達到。

69 惟帝時憲:衹有當今皇帝應時確立了針灸的教令。時憲,語出《尚書·説命》:"惟天聰明,惟聖時憲。"傳:"憲,法也,言聖王法天以立教。"後稱當時的教令爲時憲。憲,用作動詞。立法。

70 侍臣:指作者自己。序引:作序。用作動詞。引,義同序。

71 肇:開始。

72 景式:做最好的模式。用作動詞。景,大。

73 多瘠:指多病的人。咸詔:全受教誨。詔,教誨。

74 巨刺:本指針刺方法之一。《素問·調經論》王冰注:"巨刺者,刺經脈,左痛刺右,右痛刺左。"此泛指針灸治療。靡差:不出現錯誤。

75 案説:按照《銅人腧穴針灸圖經》的論説。蠲痾:消除疾病。痾,"疴"的異體字。

76 "若對談"句:如同在涪水邊向涪翁求教針術。《後漢書·方術列傳》:"初,有老父不知何出,常漁釣於涪水,因號涪翁。乞食人間,見有疾者,時下針石,輒應時而效。"

77 披圖:翻閲書中的圖形。披,披閲。洞視:仔細診察。

78 "如舊飲"句:就像扁鵲飲了上池之水,而能盡見體内疾病。事見《扁鵲傳》。舊,久。

79 黎烝:黎民百姓。烝,衆多。

80 介:佐助。《詩經·七月》:"以介眉壽。"鄭箋:"介,助也。"壽考:長壽。考,老。

㉛ 夏后：指夏禹。《史記・夏本紀》："禹於是遂即天子位，南面朝六下，國號曰夏後，姓姒氏。"一説指虞舜。《文選》班固《典引》："陶唐舍胤而禪有虞，有虞亦名夏后。"六極：六種凶惡的事。《尚書・洪範》："六極：一曰凶短折，二曰疾，三曰憂，四曰貧，五曰惡，六曰弱。"

㉜ 帝炎：即炎帝神農氏。惠人：給人類施以恩惠。

㉝ "固當"句：必將給福於當今時代。讓，給予。德，福。

㉞ 聖域：聖人的境界。此指聖人的大業。以上兩句，意在頌揚宋仁宗的功德。

㉟ 天聖四年：公元1026年。天聖，宋仁宗趙禎的年號。歲次析木：按歲星紀年法，正值歲星運行到析木。析木，十二星次之一。《爾雅・釋天》："析木，謂之津，箕斗之間，漢津也。"太歲紀年法太歲在析木爲寅年。天聖四年爲丙寅年，故云歲在析木。丙申：丙申日。

譯文

我聽説古代聖人統治天下的時候，論述病情就能推及國情，探求診病的道理便可推知理政的方法。如果聖王的道德教化不能傳播，奸邪就要在世間産生，所以要辨别善惡來制訂治策；如果人體的真氣不够充盛，病邪就要在體内發作，所以要注重醫術來救治百姓。從前我們的聖祖黄帝向岐伯詢問醫道，認爲善於談論天道的，必定從人身得到驗證。天一年的月數有十二，人體十二經脈與之相應；天一年的日數有三百六十五，人體三百六十五個穴位與之相合。天地有綱紀，四方有物象，督脈、任脈有交會，腧穴、合穴有定數。窮究血脈微妙的道理，參合比較陰陽的變化，纔命人全部記載黄帝等有關針灸的言論，收藏在金蘭之室。等到雷公請問醫道的時候，黄帝於是坐在明堂把這些理論傳授給他，後世所説的明堂依據此説。從此，艾灸針刺的技術齊備了，望聞問切的診法産生了。就像秦越人使虢太子起死回生，華佗治愈跛足病人，王纂驅除邪魔，徐秋夫治療鬼病，並非有什麽神靈，全都是針術的作用。

距離古聖的時代逐漸遥遠，對於他們的針灸學術難以精通。雖然在醫學經典方法中列入針灸學術，在圖卷内繪成經絡圖像，但是圖像容易混雜不清，文字多有錯訛。錯用艾灸就傷肝，誤行針刺便損胃。百姓受到傷害而不能彌補，庸醫承襲錯誤而不假思索。如果不是那些聖人，誰能救治這些病患？衹有我們皇上，深切同情百姓，繼承軒轅黄帝留下的功業，遵奉文德之母太姒仁慈的訓誨，命百官來修訂國家政令，令名醫來謹守醫術。深念針灸之法，從前列入天子之官的一種職守，是人命相關的事情，平日應用更爲重要，想糾正其中的錯誤，對於民衆永遠有益。殿中省尚藥奉御王惟一一向教授經典醫方，尤其擅長針灸技術，盡心奉行皇帝的命令，精心參驗針灸的神妙道理。在人體前後和兩側標定經絡循行路綫，在各個腧穴確定位置和分寸。增補古今的治療效驗，訂正古代針灸取穴學説的缺漏。匯總各家學説，編集成三篇。

皇上又認爲古經的注釋非常精深，學習者固執己見多有失誤，口傳心授不如利用模型作直觀了解，寫成文辭不如讓人查考針灸圖形，於是又下令設計鑄造針灸銅人作爲模式。體内分置五臟六腑，外部標明經絡穴位，井穴、滎穴交會之處，各種孔穴固定之位，鑿成孔竅而通達體内，在孔穴旁刻寫穴位名。使觀看模型的人感到圖像鮮明而有次序，使有疑慮的人疑團消散而像冰塊融化一樣。從前一直未能達到這個程度，衹有當今皇上應時確立針灸的教令，於是命令我爲之作序，將書命名爲《新鑄銅人腧穴針灸圖經》。開始頒布四方，作爲萬代學習的最好模式，將使多病的人都得到教誨，使針灸治療不發生錯誤。按照《圖經》的論述除治疾病，如同在涪水邊向涪翁求教針術；觀看書中的圖形洞察疾病，好像扁鵲久飲上池之水。保護我黎民百姓，佐助他們達到長壽。從前夏禹論述六種凶惡之事來辨别疾病，炎帝詢訪百藥來爲人類施加恩惠，此舉必定賜福於當今時代，歸功於聖人的大業之中。

時在天聖四年歲次析木八月丙申日恭敬呈上。

課文簡析

本文首段概述了針灸經絡學説的源流及其救世濟民的社會功用;次段説明了王氏編著此書并主持鑄造針灸銅人的原因和經過;末段贊揚此舉必將對醫療事業的發展産生積極的影響。

參考資料

1. 王應麟《玉海》曰:"天聖五年十月壬辰,醫官院上所鑄腧穴銅人式二,詔一置醫官院,一置大相國寺仁濟殿。先是,上以針砭之法傳述不同,命尚藥奉御王惟一考《明堂》氣穴經絡之會,鑄銅人式。又纂集舊聞,訂正訛謬,爲《銅人腧穴針灸圖經》三卷,至是上之,摹印頒行。翰林學士夏竦序。"所言與晁氏略同,惟"王惟德"作"惟一",人名小異耳。此本卷數不符,而大致與二家所言合。疑或天聖之舊本,而後人析爲七卷歟? 周密《齊東野語》曰:嘗聞舅氏章叔恭云:昔倅襄州日,嘗獲試針銅人全像,以精銅爲之,藏府無一不具,其外腧穴則錯金書穴名於旁,凡背面兩器相合,則渾然全身,蓋舊都用此以試醫者。其法外涂黄蠟,中實以水,俾醫工以分析寸,案穴試針,中穴則針入而水出,稍差則針不可入矣。亦奇巧之器也。後趙南仲歸之内府,叔恭寫二圖,刻梓以傳焉。今宋銅人及章氏圖皆不傳,惟此書存其梗概爾。

《四庫全書總目提要·子部·醫家類》一

2. 三皇廟,在順天府治南明照坊。元元貞初建,内有三皇並歷代名醫像,東有神機堂,内置銅人針灸圖二十有四。凡五藏旁注,爲溪所會,各爲小竅,以導其源委。又刻針灸經於石。其碑之題篆,則宋仁宗御書。元至元間,自汴移置此。洪武初,銅人取入内府,圖經猶存。

《明一統志》

3. 先子曰:(晁公武)《讀書後志》"惟一"作"惟德",《針灸聚英》、《古今醫統》亦同,可疑。咸淳,南宋度宗時號,而此書舊凡三卷,其爲五卷者,金大定中所刻補注本也。熊(均)氏云:宋咸淳間王惟一編。書五卷。誤甚。針科醫官山崎子政先生善曰:明·滑壽著《十四經發揮》,一據《金蘭循經》云。然其所引《循經》文,與此書毫無差異,乃知《循經》合取諸《銅人》而滑壽未嘗見《銅人圖經》也。蓋元明之際,隱晦罕傳,英宗之重修,抑由此乎?

丹波元胤《醫籍考》按

(許敬生)

二十八　《良方》自序

説明

本文選自《蘇沈良方》,據《四庫醫學叢書》本排印。作者沈括(公元 1031～1095 年),字存中,晚年自號夢溪老人,錢塘(今浙江杭州)人,北宋傑出的政治家和科學家。他"博學善文,於天文、方地、律曆、音樂、醫藥、卜算,無所不通,皆有論著。"英國著名學者李約瑟在《中國科學技術史》中稱沈括爲"中國整部科學史中最卓越的人物"。他曾在西北邊陲任職,抵禦外侮,後積極參加王安石的變法革新,失敗後屢遭貶謫。晚年定居京口(今江蘇鎮江)夢溪園從事著述。《夢溪筆談》是筆記體裁的學術專著。該書總結了我國宋以前自然科學方面的成就,内容極爲豐富,在國際上被譽爲"中國科學史上的坐標"。他對醫學頗有研究,撰有《良方》十五卷,後人將蘇軾的有關醫藥雜著及所搜集的一部分驗方,併入其中,合編而成《蘇沈良方》十卷。該書除介紹治療各科疾病的單方及驗案外,兼論本草、灸法及養生等,於臨床有參考價值。

予嘗論治病有五難:辨疾、治疾、飲藥、處方、别藥,此五也。

今之視疾者,惟候氣口六脈而已①。古之人視疾,必察其聲音、顏色、舉動、膚理、情性、嗜好②,問其所爲,考其所行③,已得其大半,而又徧診人迎、氣口、十二動脈④。疾發於五藏,則五色爲之應，五聲爲之變，五味爲之偏[⑤]，十二脈爲之動。求之如此其詳，然而猶懼失之，此辨疾之難，一也。

今之治疾者，以一二藥，書其服餌之節[⑥]，授之而已。古之治疾者，先知陰陽運曆之變故[⑦]，山林川澤之竅發[⑧]。而又視其人老少、肥瘠、貴賤、居養、性術、好惡、憂喜、勞逸[⑨]，順其所宜，違其所不宜。或藥，或火，或刺，或砭，或湯，或液，矯易其故常[⑩]，捭摩其性理[⑪]，擣而索之[⑫]，投幾順變[⑬]，間不容髮[⑭]。而又調其衣服，理其飲食，異其居處，因其情變[⑮]，或治以天[⑯]，或治以人[⑰]。五運六氣，冬寒夏暑，暘雨電雹[⑱]，鬼靈厭蠱[⑲]，甘苦寒温之節，後先勝復之用[⑳]，此天理也。盛衰强弱，五藏異禀，循其所同，察其所偏；不以此形彼[㉑]，亦不以一人例衆人[㉒]，此人事也。言不能傳之於書，亦不能喻之於口，其精過於承蜩[㉓]，其察甚於刻棘[㉔]。目不捨色，耳不失聲，手不釋脈，猶懼其差也。授藥遂去，而希其十全[㉕]，不其難哉？此治疾之難，二也。

古之飲藥者，煮煉有節，飲啜有宜。藥有可以久煮，有不可以久煮者；有宜熾火，有宜温火者。此煮煉之節也。宜温宜寒，或緩或速；或乘飲食喜怒，而飲食喜怒爲用者[㉖]；有違飲食喜怒，而飲食喜怒爲敵者[㉗]。此飲啜之宜也。而水泉有美惡，操藥之人有勤惰[㉘]。如此而責藥之不效者，非藥之罪也。此服藥之難，三也。

藥之單用爲易知，藥之複用爲難知。世之處方者，以一藥爲不足，又以衆藥益之。殊不知藥之有相使者[㉙]，相反者[㉚]，有相合而性易者。方書雖有使佐畏惡之性[㉛]，而古人所未言，人情所不測者，庸可盡哉！如酒之於人，有飲之踰石而不亂者，有濡吻則顛眩者[㉜]，漆之於人，有終日摶漉而無害者[㉝]，有觸之則瘡爛者[㉞]。焉知藥之於人，無似此之異者？此禀賦之異也。南人食猪魚以生[㉟]；北人食猪魚以病，此風氣之異也[㊱]。水銀得硫黄而赤如丹，得礬石而白如雪。人之欲酸者，無過於醋矣；以醋爲未足，又益之以橙，二酸相濟，宜其甚酸而反甘。巴豆善利也[㊲]，以巴豆之利爲未足，而又益之以大黄，則其利反折[㊳]。蟹與柿，嘗食之而無害也[㊴]，二物相遇，不旋踵而嘔[㊵]。此色爲易見，味爲易知，而嘔、利爲大變，故人人知之。至於相合而之他藏，致他疾者，庸可易知耶？如乳石之忌參、术[㊶]，觸者多死；至於五石散則皆用參、术[㊷]，此古人處方之妙，而人或未喻也。此處方之難，四也。

醫誠藝也[㊸]，方誠善也，用之中節也[㊹]，而藥或非良，其奈何哉！橘過江而爲枳[㊺]，麥得濕而爲蛾[㊻]，雞踰嶺而黑[㊼]，鸜鵒踰嶺而白[㊽]，月虧而蚌蛤消[㊾]，露下而蚊喙坼[㊿]，此形器之易知者也。性豈獨不然乎？予觀越人藝茶畦稻[51]，一溝一隴之異，遠不能數步[52]，則色味頓殊；況藥之所生，秦、越、燕、楚之相遠[53]，而又有山澤、膏瘠、燥濕之異禀，豈能物物盡其所宜？又《素問》説[54]：陽明在天，則花實戕氣；少陽在泉，則金石失理。如此之論，採掇者固未嘗晰也。抑又取之有早晚[55]，藏之有晛焙[56]；風雨燥濕，動有槁暴[57]。今之處藥，或有惡火者，必日之而後咀[58]，然安知採藏之家不常烘煜哉[59]，又不能必[60]。此辨藥之難，五也。

此五者，大概而已。其微至於言不能宣，其詳至於書不能載，豈庸庸之人而可以易言醫哉？

予治方最久[61]。有方之良者[62]，輒爲疏之[63]。世之爲方者，稱其治效，常喜過實。《千金》、《肘後》之類，猶多溢言[64]，使人不敢復信。予所謂良方者，必目睹其驗，始著於篇，聞不預也[65]。然人之疾，如向所謂五難者[66]，方豈能必良哉？一睹其驗，即謂之良，殆不異乎刻舟以求遺劍者！予所以詳著其狀於方尾[67]，疾有相似者，庶幾偶值云爾。篇無次序，隨得隨註，隨以與人。拯道貴速，故不暇待完也。

注釋

① 候：診察。氣口：即寸口。因全身藏府經絡氣血的情況，可以從寸口脈體現出來，故稱氣口。《素

問·經脈别論》："氣口成寸，以决死生。"該處距魚際一寸，故又名寸口。《難經·一難》："寸口者，脈之大會，手太陰之脈動也。"六脈：謂兩手氣口的寸、關、尺三部脈象。

② 膚理：猶腠理。理，謂肌膚之紋理，亦指肌膚。《素問·舉痛論》："寒則腠理閉。"王冰注："腠，謂津液滲泄之所。理，謂文理逢會之中。"又《荀子·解蔽》："足以察鬚眉而見理矣。"楊倞注："理，肌膚之文理。"

③ "問其"二句：兩句互文，即詢問考察病人的所作所爲。

④ 偏："遍"的異體字。十二動脈：指循行全身的十二經脈有脈動應手之部位。

⑤ "五色"三句：參見《素問·金匱真言論》。其中詳論五臟發病，其聲、色、味亦各有不同的反應。偏，不正。此謂偏好。

⑥ 節：節度。此指須遵守的事項。

⑦ 運曆：謂曆法與節氣等。古人以金木水火土五行分别主一年之時令，每運七十二天，合一年之數。《素問·天元紀大論》："論言五運相襲而皆治之。"王冰注："運謂五行，應天之五運，各周三百六十五日而爲紀者也。"

⑧ "山林"句：謂山林川澤等處地氣的生發變化。竅，孔竅。發，指地氣生發。《禮記·禮運》："地秉陰，竅於山川。"鄭玄注"竅，孔也。言地持陰氣，出内於山川……"古人認爲山林川澤爲地之孔竅，地氣自此升發與天氣相交，則陰陽相調，孳育萬物，否則即痞塞致病。

⑨ 性術：性格表現。《禮記·樂記》："聲音動静，性術之變，盡於此矣。"

⑩ 矯易：糾正改變。同義複用。《淮南子·本經訓》："矯枉以爲直。"高注："矯，正也。"故常：舊有的制度規則。此指習慣。《莊子·天運》："變化齊一，不主故常。"

⑪ 捭摩：分析研究。捭，分開。《禮記·禮運》："燔黍捭豚。"疏："捭析豚肉，加於燒石之上而熟之。"性理：指情緒和理智。

⑫ 擣而索之：綜合探求病情。擣，綜合。一本作"摶"。

⑬ 投幾：即"投機"。順應時機。《新唐書·張公瑾傳》："投機之會，間不容穟(同'穟')。"

⑭ 間不容髮：喻時間緊迫，刻不容緩，間隙中容不下一絲頭髮。枚乘《上書諫吴王》："繫絶於天，不可復結；墜入深淵，難以復出。其出不出，間不容髮。"

⑮ 因其情變：順應病人的情况變化。

⑯ 以天：根據外界的客觀情况。

⑰ 以人：依據病人的主觀情况。

⑱ 暘(yáng陽)：晴天。《説文》："暘，日出也。"

⑲ 鬼靈厭蠱：均爲古人對病因的迷信解釋。厭，通"魘"。《説文》："魘，夢驚也。"蠱，毒蟲。《一切經音義》引《聲類》："蠱，謂毒物病害人也。"

⑳ 後先勝復：根據運氣學説，一年之中六氣有盛有衰，有勝有復。後，謂後時而至。先，謂先時而至。《素問·六微旨大論》："至而不至，來氣不及也；未至而至，來氣有餘也。"王冰注："假令甲子歲氣有餘，於癸亥歲未當至之期，先時而至也。乙丑歲氣不足，於甲子歲當至之期，後時而至也。"上半年有某氣偏勝，則下半年便有與其相反之氣出現，加以報復。若上半年寒氣偏勝，則下半年必有偏盛之火氣以報復之。張介賓《類經·運氣類》云："六氣盛衰不常，有所勝則有所復也。"古人用以説明自然氣候的相勝相制現象，進而探討疾病流行、病機、預後及治療的關係。

㉑ 形：對照。《淮南子·齊俗訓》："短脩之相形也。"

㉒ 例：類推。

㉓ "其精"句：治病技術之精妙超過捕蟬之技藝。承蜩(tiáo條)，謂捕蟬。喻全神貫注，技藝高超。《莊子·達生》："仲尼適楚，出於林中，見痀瘻者承蜩，猶掇之也。仲尼曰：子巧乎！有道邪？曰：我有道也……吾執臂也，若槁木之枝。雖天地之大，萬物之多，而唯蜩翼之知……孔子顧謂其弟子曰：用志不分，乃凝於神。其痀瘻丈人之謂乎！"

㉔ "其察"句：治病之細密審察甚於在荆刺之尖端雕刻獼猴。刻棘，在細刺端雕刻獼猴。喻觀察深刻，精細入神。《韓非子·外儲説左上》："燕王好微巧。衛人曰：能以棘刺之端爲母猴。燕王説之，養之以五乘

之車。吾試觀客爲棘刺之母猴……鄭有臺下之治者，謂燕王曰：臣爲削者也。諸微物必以削削之，而所削必大於前。今棘刺之端不容削鋒，難以治棘刺之端。王試觀客之削，能與不能可知也。王曰：善。謂衛人曰：客爲棘削之？曰：以削。王曰：吾欲觀見之。客曰：臣請之舍取之。因逃。”

㉕ 十全：謂病人全部治愈。全，通“痊”。

㉖ “或乘”二句：意謂如果有的病人的飲食習慣和情志狀況對治療有利，就因勢利導，順從他的飲食習慣和情志狀況。兩句爲倒置的因果複句。上句表結果，下句表原因。下兩句相同。乘，順着。而，如果。爲用，有用，此謂有利。

㉗ “有違”二句：意謂如果有的病人的飲食習慣和情志狀況對治療不利，就不能順從遷就，便違背他的飲食習慣和喜怒情緒。有，有的。與上一“或”字避複。爲敵，謂有害。

㉘ “而水泉”二句：李時珍《本草綱目·卷六·蘆火竹火》“發明”謂：“凡服湯藥，雖品物專精，修治如法，而煎藥者鹵莽造次，水火不良，火候失度，則藥亦無功。觀夫茶味之美惡，飯味之甘餲，皆繫於水火烹飪之得失，即可推矣。是以煎藥須用小心老成人以深罐密封，新水活火，先武後文，如法服之。”美惡，偏義複詞，義偏在“惡”。操藥，指炮製加工藥物。勤惰，偏義複詞，義偏在“惰”。

㉙ 殊：完全。相使：數藥同用，以一藥爲主，其餘爲輔，如此配伍謂之相使。《本草綱目·序例》：“相使者，我之佐使也。”

㉚ 相反：兩藥同用而產生毒性或副作用。《本草綱目·序例》：“相反者，兩不相合也。”

㉛ 使佐畏惡：指方藥配伍的作用。能引導諸藥直抵病患所在，或能協調諸藥使之發揮功效者，謂之使。能輔佐主藥充分發揮作用，或能抑制減輕主藥之毒性者，謂之佐。畏，指“相畏”。數種藥物配合運用，互相制約以免除副作用者，謂之畏。《本草綱目·序例》：“相畏者，受彼之製也。”惡，即“相惡”。以一藥減弱另一藥之作用者，謂之惡。《本草綱目·序例》：“相惡者，奪我之能也。”佐使是指藥物之間的互相增助作用，畏惡是指藥物之間的互相抑制作用。

㉜ 濡吻：沾濕嘴唇。顛眩：頭昏眼花。顛，頭部。亦作“巔”。《素問·五常政大論》：“其動掉眩巔疾。”王冰注：“巔，謂上巔，則頭首也。”

㉝ 摶(tuán 團)：攪拌。漉：過濾。

㉞ 瘡爛：生瘡潰爛。瘡，用作動詞。

㉟ 豬魚：指河豚。又稱豚魚。嵇康《養生論》：“豚魚不養。”《本草綱目·河豚》：“河豚，水族之奇味，世傳其殺人。”一説指海豚魚。《本草綱目·海豚魚·釋名》：“生江中者名江豚、江豬、水豬。”時珍曰：“其狀大如數百斤豬，形色青黑如鮎魚。”

㊱ 風氣：風土習氣。

㊲ 利：謂泄瀉。

㊳ 折：減弱。

㊴ 甞：通“常”。

㊵ 不旋踵：不到旋轉脚跟的時間，喻時間很短暫。

㊶ 乳石：鍾乳石。《夢溪筆談》卷十八《醫不能恃書以爲用》：“如服鍾乳，當終身忌朮，朮能動鍾乳也。”又《本草綱目》卷九《石鍾乳》引《相感志》云：“服乳石，忌人參和朮，犯者多死。”

㊷ “五石散”句：五石散即寒食散，其中有紫石英、白石英、赤石脂、鍾乳石及硫黄五種石藥，故名五石散。服後全身發熱，宜進冷食，故又名寒食散。《夢溪筆談·醫不能恃書以爲用》：“五石諸散用鍾乳爲主，復用朮，理極相反，不知何謂。予以問老醫，皆莫能言其義。”

㊸ 藝：謂技藝精。《論語·雍也》：“求也藝。”

㊹ 中節：符合法度。

㊺ “橘過江”句：《周禮·考工記》：“橘逾淮而北爲枳……此地氣然也。”《晏子春秋·雜下》：“橘生淮南則爲橘，生於淮北則爲枳；葉徒相似，其實味不同。所以然者何？水土異也。”枳，又稱“枸橘”、“臭橘”，味酸肉少，不堪食用。

㊻ “麥得濕”句：《論衡·商蟲》：“穀蟲曰蠱，蠱若蛾矣。”蛾，指麥蛾，其幼蟲蛀蝕稻麥等穀物。古人誤以

爲麥受濕變爲蛾。

㊼ 嶺：指五嶺，即今江西、湖南、廣東、廣西交界處之大庾嶺、騎田嶺、都龐嶺、萌渚嶺和越城嶺。下句“嶺”字同此。

㊽ “鸜鵒（qú yù 渠玉）”句：鸜鵒亦作“鴝鵒”、“鸛鵒”。即八哥鳥。《周禮·考工記》：“鸜鵒不逾濟，貉逾汶則死，此地氣然也。”《列子·湯問》及《淮南子·原道訓》均有類似記載。其説不詳。

㊾ “月虧”句：《吕覽·精通》：“月望則蚌蛤實，羣陰盈。月晦則蚌蛤虚，羣陰虧。”《淮南子·天文訓》：“月虚而魚腦流（減也），月死而蠃蛖（同“螺蚌”）膲（肉不滿也）。”

㊿ 露：白露。喙（huì 會）：鳥獸的嘴。坼（chè 徹）：裂開。

51 越人：猶言百越之人。泛指我國南方人。古稱南方及東南方各族爲“百越”、“百粤”。藝：種植。《禮記·坊記》：“藝麻如之何？”孔疏：“藝，種也。”又《孟子·滕文公上》：“後稷教民稼穡，樹藝五穀。”趙歧注：“樹，種；藝，植也。”樹藝，同義複用。畦稻：一畦一畦地栽種稻子。“藝”、“畦”均爲名詞用作動詞。

52 不能：不到。《戰國策·燕策》：“於是不能期年，千里馬之至考三。”

53 秦越燕楚：春秋戰國時四個國名。秦在西方，越在東方，燕在北方，楚在南方，用以指代東西南北四方。相遠：謂彼此距離懸遠。

54 “《素問》説”四句：意謂陽明屬金，花實爲草木，金能剋木，故陽明當令，草木花實的生氣就受損傷而枯萎。少陽屬相火，火能剋金，故少陽當令，金石一類的礦物就會受損傷而影響性理。《素問·五常政大論》：“陽明司天，燥氣下臨……木伐草萎。”“少陰（謂少陽厥陰之氣）司天，熱氣下臨……金爍石流。”作者引此説明藥物性能與氣候有密切的關係。戕（qiāng 槍）：損害。理：性理。

55 抑：表轉折，猶然而。

56 晾（làng 浪）：曬乾。焙：烘烤。

57 動：常常。槁暴（pù 舖）：乾枯。

58 日：曬。動詞。咀：㕮咀。指切碎藥物。

59 常：通“嘗”。烘煜（yù 玉）：用火烘烤。

60 必：斷定。

61 治：研究。

62 “有方”句：意爲有好的藥方。“方”作“良”的定語而後置。

63 疏：分條記録。《漢書·蘇武傳》：“數疏光過失。”顔師古注：“疏，謂條録之。”

64 溢言：溢美之言。

65 預：參預。

66 向：前面。時間副詞。

67 “予所以”句：謂我詳細寫明其適應證狀於方後的原因。今本《蘇沈良方》所載諸方，均説明其適應證，有一部分方後尚附有具體案例。

課文簡析

這篇序文實際上是一篇反映作者診療思想的論文。第一段（包括第一至七自然段）首先提出辨疾、治疾、飲藥、處方、别藥五難，然後逐條加以分析，説明醫學極其精深細微。第二段（即最後自然段）提出收集良方的標準是“目睹其驗”，説明《良方》一書的體例及其用意。反映了作者的科學態度和治病救人的熱忱。

參考資料

1. 沈括，字存中，吴興人也。博覽古今，於書無所不通。舉進士……遷集賢校理，察訪兩浙農田水利……未幾，以右正言知制誥，察訪河北西路，出使遼國。使還，以淮浙災傷，爲體量安撫使，權三司使，遷翰林學士……知青州，復知延州。王師大舉伐西夏，種諤率師入銀夏州，而不能有。明年，括請城永樂，命徐禧、李舜舉計議邊事，李稷主糧餉。遂城永樂，距銀州五十里，米脂五十里。城成，賜名銀州砦。既而賊二十萬重圍永樂城，攻益急，城陷……神宗以括始議，責爲均州團練副使，隨州安置，徙秀州，復光禄卿，分司南京，以卒。括嘗上熙寧奉元曆，編修天下郡國圖，著述頗多，有《春秋機括》、《筆談》行世。

《東都事略》

2.《蘇沈良方》八卷，宋沈括所集方書，而後人又以蘇軾之説附之者也。考《宋史·藝文誌》，有括《靈苑方》二十卷，《良方》十卷，而别出《蘇沈良方》十五卷……由其書初尚并行，故晁（公武）氏兩載，其後附蘇説者盛行，原本遂微……今《永樂大典》載有《蘇沈良方·原序》一篇，亦括一人所作，且自言"予所作良方"云云，無一字及軾。是後人增附之後，并其標題追改也……史稱括於醫藥卜算，無所不通，皆有所論著。今所傳括《夢溪筆談》，末爲《藥議》一卷，於形狀性味真僞同異，辨别尤精。

《四庫全書總目提要·子部·醫家類一》

3. 沈公内翰，字存中，博古通今，古君子也。留心醫書，非所好也，實有補於後世爾。公凡所至之處，莫不詢究，或醫師，或里巷，或小人，以至士大夫之家，山林隱者，莫不求訪。及一藥一術，皆至誠懇切而得之，終不以權勢財貨逼而得之，可見其愛物好生之理也。

宋·林靈素《蘇沈内翰良方序》

4. 醫家有五運六氣之術，大則候天地之變，寒暑風雨，水旱螟蝗，率皆有法；小則人之衆疾，亦隨氣運盛衰。今人不知所用，而膠於定法，故其術皆不驗……大凡物理有常有變。運氣所主者，常也；異夫所主者，皆變也。常則如本氣，變則無所不至，而各有所佔，故其候有從、逆、淫、鬱、勝、復、太過、不足之變……隨其所變，疾厲應之。

《夢溪筆談》卷七

5. 舊説有藥用一君二臣三佐五使之説。其意以謂藥雖衆，主病者專在一物，其他則節給爲用，大略相統制，如此爲宜，不必盡然也。所謂君者，主此一方，固無定物也。藥性論乃以衆藥之和厚者定爲君，其次爲臣爲佐，有毒者多爲使，此謬論也。設若欲攻堅積，則巴豆輩豈得不爲君也？

《蘇沈良方·論君臣》

（許敬生）

二十九　《諸病源候論》序

説明

本文選自《諸病源候論》，據1955年人民衛生出版社影印本排印。作者宋綬（公元991～1040年），字公垂，趙州平棘（今河北趙縣）人。宋仁宗時爲翰林院學士。幼聰穎，得外祖楊徽之藏書，其母自訓教，通經史百家。曾官尚書、吏部侍郎、工部侍郎兼侍讀學士等。藏書萬餘卷，皆親自校讎。《諸病源候論》，又名《諸病源候總論》、《巢氏病源》，共五十卷。隋巢元方等撰於公元610年，是我國現存的第一部論述病因和證候學的專書。全書共分67門，載列證候論1720條，叙述了各種疾病的病因、病理、症候等。諸證之末多附導引法，但未記載治療方藥。該書内容十分豐富，對某些傳染病、寄生蟲病、婦科、兒科病證及外科手術等，有不少精辟的論述，對後世甚至對日本、朝鮮等國都有很大的影響。《外臺秘要》、《太平聖惠方》等醫著的病因、病理分析，也大多以此書爲依據。宋代天聖五年，朝廷令國子監模印頒行，宋綬這篇序言，就是爲這次刊印奉詔寫的。

臣聞人之生也，陶六氣之和[①]，而過則爲沴[②]；醫之作也，求百病之本，而善則能全。若乃分三部九候之殊[③]，别五聲五色之變[④]，揆盈虚於表裏[⑤]，審躁静於性韻[⑥]，達其消息[⑦]，謹其攻療，兹所以輔含靈之命[⑧]，裨有邦之治也[⑨]。

國家丕冒萬宇[⑩]，交脩庶職[⑪]。執技服於官守[⑫]，寬疾存乎政典[⑬]。皇上秉靈圖而迪成憲[⑭]，奉母儀而隆至化[⑮]。明燭幽隱[⑯]，惠綏動植[⑰]。憫斯民之疢苦[⑱]，竚嘉醫之拯濟[⑲]。且念幅員之遼邈[⑳]，閭巷之窮阨[㉑]。肄業之士[㉒]，罕盡精良[㉓]；傳方之家，頗承疑舛[㉔]。四種之書或闕，七年之習未周[㉕]。以彼粗工，肆其億度[㉖]，夭害生理[㉗]，可不哀哉！是形憯怛[㉘]，或懷重慎[29]。以爲昔之上手[30]，效應參神[31]，前五日而逆知[32]，經三折而取信[33]，得非究源之微妙、用意之詳密乎！[34]

蓋診候之教，肇自軒祖[35]；中古已降[36]，論著彌繁[37]。思索其精，博利於衆。迺下明詔[38]，疇咨舊聞[39]，上稽聖經[40]，旁摭奇道[41]。發延閣之祕蘊[42]，敕中尚而讎對[43]。《諸病源候論》者，隋大業中太醫巢元方等奉詔所作也[44]。會粹羣説[45]，沈研精理[46]，形脈之證，罔不該集[47]。明居處、愛欲、風濕之所感，示針鑱、蹻引、湯熨之所宜。誠術藝之楷模，而診察之津涉[48]。監署課試[49]，固常用此。乃命與《難經》、《素問》，圖鏤方版[50]，傳布海内。洪惟祖宗之訓[51]，務惟存育之惠[52]，補農經之闕漏[53]，班禁方於遐邇[54]。逮今搜採，益窮元本[55]。方論之要殫矣[56]，師藥之功備矣。將使後學優而柔之[57]，視色毫而靡慤[58]，應心手而胥驗[59]。大哉！味百草而救枉者，古皇之盛德[60]；憂一夫之失所者，二帝之用心[61]！弭玆札瘥[62]，躋之仁壽[63]。上聖愛人之旨，不其篤歟[64]？

翰林醫官副使趙拱等參校既終[65]，繕録以獻[66]，爰俾近著，爲之題辭[67]。顧惟空疎[68]，莫探祕賾[69]。徒以述善誘之深意[70]，用勸方來[71]；揚勤恤之至仁[72]，式昭大庇云爾[73]。謹序。

注釋

① 陶：養。《廣雅・釋詁一》："陶，養也。"《宋書・禮志一》："化之所陶者廣，而德之所被者大。"後省略一"以"字。

② 沴（lì 力）：害。《漢書・五行志》："氣相傷謂之沴。"服虔注："沴，害也。"

③ 若乃：至於。三部九候：古代診脈部位。把人體分爲頭、上肢、下肢三部，每部又分爲上、中、下三處動脈，合稱三部九候。《素問・三部九候論》："上部天，兩額之動脈也；上部地，兩頰之動脈也；上部人，耳前之動脈也。中部天，手太陰也（在掌後寸口中，是謂經渠）；中部地，手陽明也（在手大指次指岐骨間，合谷之分）；中部人，手少陽也（在掌後鋭骨之端，神門之分）。下部天，足厥陰也（在毛際外，羊矢下一寸半陷中）；下部地，足少陰也（在足内踝後跟骨上陷中）；下部人，足太陰也（在魚腹上越筋間，直五里下，箕門之分）。"後因診脈"獨取寸口"，把寸口的寸、關、尺稱三部，每部各以輕、中、重的指力相應分爲浮、中、沉三候，共得九候。

④ 五聲：宫、商、角、徵（zhǐ 止）、羽。五色：青、赤、黄、白、黑。

⑤ 揆（kuí 葵）：揣度。《詩・鄘風・定之方中》："揆之以日，作於楚室。"毛傳："揆，度也。"《漢書・董仲舒傳》："孔子作《春秋》，上揆之天道，下質諸人情。"

⑥ 性韻：性情氣質，氣韻風度。《南齊書・劉祥傳》："祥少好文學，性韻剛疎，輕言肆行，不避高下。"性，性情。《國語・周語上》："先王之於民也，懋正其德，而厚其性。"韋昭注："性，情性也。"韻，氣度。《正韻》："韻，風度也。"

⑦ 消息：變化。漢・孔融《肉刑議》："上失其道，民散久矣，而欲繩之以古刑，投之以殘棄，非所以與時消息也。"晉・張天錫《遺郭瑀書》："心與至境冥符，志與四時消息。"此指正邪盛衰之變化。

⑧ 含靈：指人。

⑨ 裨（bì 必）：輔助。有邦：指國家。宋・蘇軾《興龍節集英殿宴教坊詞・教坊致語》："臣聞帝武造周，已兆興王之跡；日符胙漢，實開受命之祥。非天私我有邦，惟聖乃作神三。"有，語助詞。《經傳釋詞》："有，語助也。一字不成詞，則加有字以配之。故邦曰有邦，家曰有家。"邦，國家。《説文》："邦，國也。"

⑩ 丕（pī 披）冒萬宇：指恩澤廣被萬方。丕冒，猶言廣被。《書・君奭》："丕冒海隅出日，罔不率俾。"曾運乾正讀："大冒覆天下。"宋・朱彧《萍洲可談》卷三："崇寧興學，丕冒海隅，四郡士人亦向進。"萬宇，猶萬方。《宋史・樂志》："澤被萬宇，靡不率從。"

⑪ 交脩庶職：廣設百官。交，俱。脩，通"修"。設立。《説文》"脩"字條段注："經傳多假'脩'爲'修治'字。"庶，衆。《爾雅》："庶，衆也。"職，官職。

⑫ "執技"句：擅長醫技者，安排擔任一定之官位職守。執技，指執技者，即具有技藝之人。服，執也，擔

任之意。《論語・爲政》:"有事,弟子服其勞。"官守,謂居官守職。

⑬"寬疾"句:寬待疾病傷殘,體現在各種政令典章之中。寬疾,指寬厚對待有疾之人,不使任重役。《周禮・地官・大司徒》:"以保息六,養萬民:一曰慈幼,二曰養老,三曰振窮,四曰恤貧,五曰寬疾,六曰安富。"政典,典章法制。

⑭"秉靈圖"句:居天子之位,而寬施先王之法。秉,執。《爾雅》:"秉,執也。"靈圖,本指《河圖》。漢代讖緯家以爲王者受命之瑞。晉・成公綏《大河賦》:"靈圖授籙於羲皇。"後借指君權。《文選・王融〈三月三日曲水詩序〉》:"秉靈圖而非泰,涉孟門其何險。"吕向注:"靈圖,天子位也。"迪,實行。《書・皋陶謨》:"允迪厥德,謨明弼諧。"孔傳:"迪,蹈。"孔穎達疏:"爲人君者當信實蹈行。"漢・揚雄《法言・先知》:"爲國不迪其法,而望其效,譬諸筭乎!"李軌注:"迪,蹈。夫算者,不運籌策不能定其數;治國者,不蹈法度不能致其治。"成憲,國家舊定之法律。《書・説命下》:"監於先王成憲,其永無愆。"

⑮"奉母儀"句:承先王之規範,而敦厚教化。奉,承。《説文》:"奉,承也。"母儀,爲人母之規範。多用於皇後。唐・趙璘《因話録・宫》卷一:"(貞懿皇後)母儀萬國,化洽六宫。"此指先王之規範。隆至化,謂使教化達至極盛。隆,盛。《廣韻》:"隆,盛也。"至化,極美之教化。

⑯燭:清楚地看到。名詞用作動詞。

⑰惠綏(suí 隨):惠施仁愛,使之安樂。綏,安也。《廣雅》:"綏,安也。"《唐大詔令集・張元晏封雅王禎瓊王祥製》:"固安萬邦,惠綏羣品。"動植,動物和植物。南朝・宋・謝莊《宋孝武帝哀策文》:"禎被動植,信洎翔泳。"

⑱疢(chèn 趁)苦:疾苦。疢,疾病。《禮記・樂記》:"民有德而五穀昌,疾疢不作而無妖祥。"《隋書・令狐熙傳》:"其母有疢,熙復遺以藥物。"

⑲竚(zhù 住):同"佇"。等待。《廣韵》:"佇,或作竚。"《説文新附》:"佇,久立也。"清・龔自珍《紫雲回三叠》:"宫扇已遮簾已下,癡心還竚殿東頭。"嘉醫:高明的醫生。

⑳幅員:指疆域。廣狹稱幅,周圍稱員。唐・柳宗元《貞符》:"濮沿於北,祝栗於南,幅員西東,祇一乃心。"《舊唐書・張茂宗傳》:"幅員千里,自長安至隴右,置士馬坊,爲會計都領。"遼邈:"遼闊廣大。邈,遠。《漢書・武帝紀》:邈而無祀。"注:"邈,遠絶之意。"

㉑閭巷:借指民間。宋・曾鞏《奏乞與潘興嗣子推恩狀》:"使斯人不卒窮於閭巷,足以明示天下。"清・昭槤《嘯亭續録・貴臣之訓》:"其生長富貴,不知閭巷之艱難若此。"窮阨:貧苦。《孟子・萬章上》:"遺佚而不怨,阨窮而不憫。"《漢書・蘇武傳》:"丁令盜武牛羊,武復窮厄。"阨,同"厄"。

㉒肄(yì 義)業之士:此指業醫者。習業;修業。《廣韵》:"肄,習也。"《文選・馬融〈長笛賦〉》:"工人巧士,肄業脩聲。"

㉓罕(hǎn 喊):極少。

㉔頗承疑舛(chuǎn 喘):繼承了前人很多疑惑或錯誤的東西。舛,差錯。《漢書・賈誼傳》:"且帝之身自衣皁綈,而富民牆屋被文繡;天子之後以緣其領,庶人孽妾緣其履,此臣所謂舛也。"

㉕四種之書:指經、脈、方、藥之書。章學誠《校讐通義・漢誌方技》:"方技之書,大要有四:經、脈、方、藥而已。經闡其道,脈運其術,方致其功,藥辨其性。四者備,而方技之事畢矣。"在宋代醫學教育中,凡方脈以《素問》《難經》《脈經》爲大經,以《巢氏病源》《龍樹論》《千斤翼方》爲小經。都是必修科目。闕:通"缺",缺少。七年之習:謂潜心研醫七年,方可達到高水平。《論語・子路》:"子曰:善人教民七年,亦可以即戎矣。"

㉖肆其億度(duó 奪):恣意猜度。肆,恣也。《玉篇》:"肆,放也,恣也。"億,度也。《廣韵》:"億,度也。"《論語・憲問》:"不逆詐,不億不信。"邢昺疏:"不可億度人之不信也。"

㉗生理:此指生命。宋・曾鞏《代太平州知州謝到任表》:"方喜便於庭闈,遽已罹於家禍,苟全生理,復齒班榮。"

㉘是形憯怛(cǎn dá 慘達):因此(皇上)流露出憂傷悲痛之情。是,因此。連詞。《逸周書・常訓》:"夫禮非尅不承,非樂不竟,民是乏生。"《史記・吕太後本紀論》:"刑罰罕用,罪人是希。"形,流露。《公羊傳・桓公二年》:"孔父可謂義形於色矣。"憯怛,憂傷悲痛。《禮記・表記》:"中心憯怛,愛人之仁也。"《漢書・武

帝紀》:"蓋君者心也,民猶支體,支體傷則心憯怛。"

㉙ 或懷重慎:心裹常常十分慎重。或,常常。唐・王昌齡《淇上酬薛據兼寄郭微》:"酒肆或淹留,漁潭屢棲泊。"重慎,猶慎重。《漢紀・成帝紀三》:"或問温室中樹皆何等木,光默然不應,更答以他語。其重慎如此。"

㉚ 上手:高手。北齊・顏之推《顏氏家訓・雜藝》:"占者,卜以決疑……且十中六七,以爲上手。"

㉛ 效應参神:謂療效之快,猶如参通神靈。

㉜ 前五日而逆知:謂五日之前即可預知病情。典出《史記・扁鵲倉公列傳》。逆知,預知。《後漢書・烏桓傳》:"烏桓逆知,悉相率逃走,追斬百級而還。"

㉝ 三折:意爲多次折斷手臂,則知治折臂之法。比喻醫生閱歷多,經驗足,則技藝精深。語出《左傳・定公十三年》:"三折肱,知爲良醫。"

㉞ 得非:猶得無。莫非是。《魏書・郭祚傳》:"祚曰:'高山仰止。'高祖曰:'得非景行之謂?'"又常與"乎"連用,意爲"莫不是……吧?"清・洪昇《長生殿・雨夢》:"呀,何處歌聲,凄凄入耳,得非梨園舊人乎?"

㉟ 肇(zhào 照):開始。軒祖:指軒轅黄帝。

㊱ 已降:猶以來。清・紀昀《〈考工記圖〉序》:"戴君深明古人小學,故其考證制度字義,爲漢已降儒者所不能及。"

㊲ 彌繁:更多。彌,更加。

㊳ 迺:同"乃"。

㊴ 疇咨:訪求。《漢書・武帝紀贊》:"孝武初立……遂疇咨海内,舉其俊茂,與之立功。"注:"疇,誰也。咨,謀也。言謀於衆人誰可爲事者也。"

㊵ 稽:考核。聖經:指《黄帝内經》。

㊶ 旁:廣泛。《書・説命下》:"旁招俊乂,列於庶位。"孔傳:"廣招俊乂,使列衆官。"摭(zhí 直):搜集。《新唐書・蕭遘傳》:"於是保衡已爲相,摭遘罪,繇起居舍人斥播州司馬。"奇道:本謂出奇製勝之道。《史記・吴王濞列傳》:"兵屯聚而西,無佗奇道,難以就功。臣願得五萬人,别循江淮而上,收淮南、長沙,入武關,與大王一會,此亦一奇也。"此指奇妙之醫術。

㊷ 延閣:漢宫廷藏書之所。《漢書・藝文志》:"於是建藏書之策。"注引劉歆《七略》:"外則有太常、太史、博士之職,内則有延閣、廣内、祕室之府。"《唐六典》:"《漢書》,府有延閣,内庫書也。"後泛指帝王藏書之所。祕(mì 密)蘊:秘藏之書。祕,同"秘"。

㊸ 勑:同"敕"。皇帝的詔令。中尚:中散大夫和尚書。讎(chóu 仇)對:亦作"讐對"。校對。宋・葉夢得《石林燕語》卷八:"唐以前,凡書籍皆寫本,未有模印之法,人以藏書爲貴。人不多有,而藏者精於讐對,故往往皆有善本。"

㊹ 大業:隋煬帝年號,公元 605～617 年。巢元方:隋代醫學家,籍貫不詳。大業中任太醫博士。公元 610 年主持編成《諸病源候論》一書,是我國第一部論述疾病病因和證候的專書。

㊺ 會粹:會聚。粹,通"萃"。集聚。《荀子・正名》:"凡人之取也,所欲未嘗粹而來也;其去也,所惡未嘗往也。"楊倞注:"粹,全也。"

㊻ 沈(chén 沉)研:亦作"沉研"。深入研究。晉・郭璞《〈爾雅〉序》:"璞不揆檮昧,少而習焉。沈研鑽極二九載矣。"

㊼ 罔:無。該:包括。三國・魏・曹植《與楊德祖書》:"吾王於是設天網以該之,頓八紘以掩之,今悉集兹國矣。"

㊽ 津涉:渡口。比喻爲學的門徑。晉・郭璞《〈爾雅〉序》:"夫《爾雅》者……誠九流之津涉,六藝之鈐鍵。"

㊾ 課試:考試。《後漢書・順帝紀》:"年四十以上課試如孝廉科者,得參廉選,歲舉一人。"《太醫局諸科程文格原序》:"自唐貞觀立醫學,開元置博士,如國子教生徒,而醫之教始盛。皇朝崇寧中課試有式,而取士之制備矣。"《諸病源候論》也是必考科目。

㊿ 圖鏤方版:雕刻成書版。方版,古代用以書寫的木板。

㉛ 洪惟:語助詞。用於句首。《書·多方》:"洪惟圖天之命,弗永寅念於祀。"

㉜ 存育:撫慰存恤。《隋書·北狄傳·突厥》:"朕以啓明誠心奉國,故親至其所。明年當往涿郡。爾還日,語高麗王知,宜早來朝,勿自疑懼。存育之禮,當同於啓民。如或不朝,必將啓民巡行彼土。"惠:一本作"思"。

㉝ 農經:指《神農本草經》。闕:通"缺"。

㉞ 班:頒布。《廣雅》:"班,布也。"《禮記·月令》:"〔仲夏之月〕游牝别羣,則縶騰駒,班馬政。"《晉書·刑法誌》:"四年正月,大赦天下,乃班新律。"禁方:指珍秘的藥方或其他配方。清·王士禎《香祖筆記》卷十一:"王安石常患偏頭痛,神宗賜以禁方。"

㉟ 元本:本源。

㊱ 殫(dān 單):盡。

㊲ 優而柔之:即"優柔"。謂從容探索、品味。《北史·鄭道昭傳》:"伏惟陛下,欽明文思,玄鑒洞遠,垂心經素,優柔墳籍。"宋·陳亮《祭石天民知軍文》:"書册未嘗不親,而書味厭飫而優柔;事體未嘗不具,而事情反覆而諮諏。"

㊳ 色毫:面色、毛髮。靡愆(qiān 千):不會失誤。

㊴ 胥(xū 須)驗:都應驗。胥,都。《爾雅》:"胥,皆也。"

㊵ 古皇:古代帝王。此指神農氏,即炎帝。盛德:偉大的功德。

㊶ 二帝:此指伏羲和神農。

㊷ 弭(mǐ 米)兹札瘥(cuó 痤):消除這些死亡和疾病。弭,止息。《玉篇》:"弭,滅也。"《左傳·襄公二十五年》:"兵其少弭矣。"注:"弭,止也。"札瘥,死亡與疾病。《左傳·昭公十九年》:"寡君之二三臣,札瘥夭昏。"注:"大死曰札,小疫曰瘥。"

㊸ 躋(jī 濟)之仁壽:使他們達到長壽。躋,登臨。用如使動。仁壽,長壽。

㊹ 不其篤歟:豈不是太深厚了嗎?其,豈。篤,深厚。《漢書·賈山路温舒等傳贊》:"路温舒辭順而意篤,遂爲世家,宜哉!"

㊺ 翰林醫官:官署名。唐初置。宋代以翰林院勾當總領天文、書藝、圖書、醫官四局。趙拱,人名。生平不詳。參校(jiào 較):指參照他書進行校勘。

㊻ 繕録:抄寫。《新唐書·儒學傳下·褚無量》:"初,内府舊書,自高宗時藏宫中,甲乙叢倒,無量建請繕録補第,以廣秘籍。"

㊼ 題辭:文體名。標明全書要旨,并對作品表示贊許,進行評價或叙述讀後感想。性質與序、跋相似,大都用韵文體裁,通常放在卷首。明·胡應麟《少室山房筆叢·經籍會通二》:"向、歆每校一書,則撮其旨意,録而奏之。近世所傳《列禦寇》、《戰國策》皆向題辭,餘可槩見。"

㊽ 顧惟:祇是。

㊾ 祕賾(zé 則):同"秘賾"。隱微深奥的理論。賾,深奥。《集韵》:"賾,幽深難見也。"《易·繫辭上》:"聖人有以見天下之賾。"

㊿ 善誘:謂善於誘導。《論語·子罕》:"夫子循循然善誘人。"南朝·梁任昉《王文憲集序》:"雖單門後進,必加善誘。"

(71) 用勸方來:以勉勵那些將來學醫的人。用,以。勸,勉勵。方來,指將來的人。《後漢書·皇后紀序》:"向使因設外戚之禁,編著《甲令》,改正後妃之制,貽厥方來,豈不休哉!"

(72) "揚勤恤"句:意爲顯揚憐民愛民的仁愛之心。揚,顯揚。《易·夬》:"揚於王庭。"孔穎達疏:"顯然發揚決斷之事於王者之庭,示公正而無私隱也。"《淮南子·覽冥訓》:"不彰其功,不揚其聲。"高誘注:"彰、揚皆明也。"勤恤,憂憐也。《吕氏春秋·不廣》:"勤天子之難。"注:"勤,憂。"《説文》:"卹,憂也。"《後漢書·張衡傳》:"勤恤人隱,而除其眚。"

(73) "式昭大"句:意爲用以顯示庇護百姓的良苦用心。式,用。昭,彰明。《左傳·昭公十二年》:"式昭德音。"注:"式,用也。昭,明也。"庇,蔭。《説文》:"庇,蔭也。"《左傳·昭公元年》:"子盍亦遠績禹功,而大庇民乎?"疏:"立大功以庇民也。"云爾,句末語氣詞,無義。

課文簡析

本文指出了醫學的重要、宋代朝廷對醫學的重視、對《諸病源候論》一書的評價與刊印此書的意義。首段指出醫學是護衛民命，治理國家不可或缺的．次段指出宋代朝廷對醫學的重視；三段論述《諸病源候論》的成就，刊印頒行的意義；最後説明該書的整理與作序的緣起。

參考資料

1.《巢氏病源候論》五十卷，右隋巢元方等撰。元方大業中被命，與諸醫共論衆病所起之源。皇朝昭陵時，詔校本刻牘頒行，宋綬爲序。

晁公武《郡齋讀書志》

2.《巢氏病源論》五十卷，隋太醫博士巢元方等撰。大業六年也。惟論病證，不載方藥。今按《千金方》諸論，多本此書，業醫者，可以參校。

陳振孫《直齋書録解題》

3. 天聖四年十月十二日乙酉，命集賢校理晁宗慤王舉正，校定《黄帝内經素問》、《難經》、《巢氏元方病源候論》。五年四月乙未，令國子監摹印頒行。詔學士宋綬，撰病源序。

王應麟《玉海》

4.《病源論》五十卷，乃隋大業中太醫博士巢元方等奉勑撰集。原諸病候，而附以養生導引諸法，裒成一家之書，醇玼相混，蓋可見矣。宋之監署，乃用爲課試。元復循襲，列醫門之七經。然附會雜揉，非復當時之舊，具眼者當自見之。吴景賢亦作《病源》一書，近代不傳。

吕復《醫門羣經辨論・古方論》

5.《巢氏病源》一書，論證論理，可謂意到而辭暢者矣。予嘗惜其當時元方不附方藥，使再具之，體用俱全，是書真不可及也。

《七修類藁》

6. 巢元方著《病源候論》，王冰撰《天元玉册》，要皆有所祖述。然元方言風寒二氣，而不著濕熱之説；冰推五運六氣之變，而患在滯而不通，此其失也。

《青巖叢説》

7. 右《諸病源候論》五十卷。隋太醫博士巢元方奉勑與諸醫共論疢疾所起之源及九候之要。大業六年書成，進於朝。論凡一千七百二十篇，言之詳矣。隋唐《經籍志》不著於録，而《宋志》有之。蓋太平興國中命王懷隱、王祐、陳昭遇等進《聖惠方》，每部取元方之論冠其首。神宗以之課試醫士，是編始大顯於時。《書録解題》謂《千金方》諸論多本此書。考宋制，醫以《巢氏論》與《千金翼》同目爲小經，而《千金方》不與。然則今所傳孫真人書，殆未足深信矣。(《曝書亭集》)

朱彝尊《跋》

8.《巢氏諸病源候論》五十卷，隋大業中太醫博士巢元方等奉詔撰。考《隋書・經籍志》，有《諸病源候論》五卷，目一卷，吴景賢撰。《舊唐書・經籍志》，有《諸病源候論》五十卷，吴景撰，皆不言巢氏書。《宋史・藝文志》，有巢元方《巢氏諸病源候論》五十卷，又無吴氏書。惟《新唐書・蓺文誌》，二書并載，書名、卷數并同，不應如是之相複。疑當時本屬官書，元方與景，一爲監修，一爲編撰。故或題景名，或題元方名，實止一書。《新唐書》。偶然重出。觀晁公武《讀書志》，稱隋巢元方等撰，足證舊本所列，不止一名。然則《隋志》"吴景"作"吴景賢"，"賢"或"監"字之誤。其作"五卷"，亦當脱一"十"字。如止五卷，不應目録有一卷矣。此本爲明汪濟川、方鑛所校，前有宋綬奉勑撰序。考《玉海》載：天聖四年十月十二日乙酉，命集賢校理晁宗慤王舉正，校定《黄帝内經・素問》、《難經》、《巢氏病源候論》。五年四月乙未，令國子監模印頒行，詔學士宋綬撰病源序，是其事也。書凡六十七門，一千七百二十論。陳振孫《書録解題》稱王燾《外臺祕要》諸論，多本此書，今勘之信然。又第六卷，解散諸候，爲服寒食散者而作，惟六朝人有此證。第二十六卷，猫鬼病候，見於《北史》及《太平廣記》者，亦惟周齊時有之，皆非唐以後語，其爲舊本無疑。其書但論病證，不載方藥，蓋猶《素問》《難經》之例。惟諸證之末，多附導引法，亦不言法出誰氏。考《隋志》，有《導引圖》三卷。注曰："立一，坐一，卧一。"或即以其説編入歟？《讀書志》稱宋朝舊制，用此書課試醫士，而太平興國中，集

《聖惠方》，每門之首，亦必冠以此書，蓋其時去古未遠。漢以來經方脈論，存者尚多。又裒集衆長，共相討論，故其言深密精邃，非後人之所能及。《内經》以下，自張機、王叔和、葛洪、數家書外，此爲最古。究其旨要，亦可云證治之津梁矣。王偉《青巖叢説》，嘗議其唯知風寒二氣，而不著濕熱之説，以爲疎漏。然病機萬變，前人所未及言，經後人闡明者甚多，不可以一節病是書也。

《四庫全書提要》

（黄作陣）

三十 《傷寒總病論》序

説明

本文選自《傷寒總病論》，據《四庫全書》文淵閣本排印。作者黄庭堅（公元1045～1105年），字魯直，號山谷道人、涪翁，分寧（今江西修水）人，北宋著名詩人。他師從蘇軾，爲蘇門四學士之一。而與蘇軾齊名，世稱"蘇黄"，開創了江西詩派。他不僅工詩善詞，又擅行、草，是著名書法家。著有《山谷集》等。《傷寒總病論》係北宋醫家龐安時所撰，全書共六卷，附音訓、修治藥法各一卷。每證之下，有證有方，評脈辨證，隨證治療。是一部研究《傷寒論》較早而有相當影響的著作，發展了張仲景的學説。龐安時，字安常，與蘇軾、黄庭堅交游，蘇軾曾允諾作序，因游歸不久即卒，未及撰寫前序。黄庭堅所作原爲後序，遂移爲前序。

龐安常自少時喜醫方，爲人治病，處其死生多驗①，名傾淮南諸毉②。然爲氣任俠③，鬬雞走狗④，蹴蹹擊毬⑤，少年豪縱事，無所不爲⑥，博弈音技⑦，一工所難，而兼能之⑧。家富，多後房，不出户而所欲得。人之以毉聘之也，皆多陳其所好⑨，以順適其意。其來也，病家如市⑩，其疾已也，君脱然不受謝而去⑪。

中年乃屏絶戲弄⑫，閉門讀書，自神農、黄帝經方、扁鵲《八十一難經》、皇甫謐《甲乙》⑬，無不貫穿。其簡策紛錯⑭，黄素朽蠹⑮，先師或失其意；學術淺薄，私智穿鑿⑯，曲士或竄其文⑰。安常悉能辨論發揮⑱。每用以治病，幾乎十全矣。然人疾詣門，不問貧富，爲便房曲齋⑲，調護寒暑所宜，珍膳美蔬，時節其飢飽之度⑳。愛老而慈幼㉑，不以人之疾嘗試其方，如疾痛在己也。蓋其輕財如糞土，耐事如慈母而有常㉒，似秦漢間任俠而不害人㉓，似戰國四公子而不爭利㉔，所以能動而得意，起人之疾㉕，不可爲數。他日過之㉖，未嘗有德色也㉗。

其所總輯《傷寒論》㉘，皆其日用書也。欲掇其大要㉙，論其精妙，使士大夫稍知之。然未嘗遊其庭者㉚，雖得吾説而不解㉛，若有意於斯者，讀其書自足以攬其精微㉜，故不著。著其行事㉝，以爲後序云㉞。前序海上人諾爲之㉟，故虚其右以待㊱。

元符三年三月㊲，豫章黄庭堅序㊳。

注釋

① 處其死生：判定病證是不治之證還是可治之證。處，判定。

② 傾：超越。毉："醫"的異體字。

③ 爲氣：意氣用事。任俠：負氣仗義。

④ 鬬雞走狗：泛指游手好閑不務正業者的嬉戲。走狗：驅狗出獵。

⑤ 蹴蹹(cùjū促鞠)擊毬：指古代的踢球游戲。蹴，踢。蹹，古代的一種皮球。毬，"球"的異體字。

⑥ "少年"二句：意謂少年們豪放不羈的事，没有不做的。

⑦ 博弈：古代兩種棋術。博，共十二棋，其中分六黑六白，雙方對陣相搏。弈，圍棋。音技：音樂和工匠之藝。

⑧ "一工"二句：意謂即便是一種難學的技藝也全能學會。

⑨ 陳其所好：陳列出他所愛好的東西。指上文的"博弈"之類。

⑩ 如市：像集市上的人那樣多。

⑪ 君：對龐安時的尊稱。脱然：輕快地。

⑫ 屏絶：屏除。

⑬ 經方：指《神農本草經》、《黄帝内經》等書。甲乙：即《甲乙經》。

⑭ 簡策：書籍。紛錯：紛繁錯雜。

⑮ 黄素：書籍。黄，指黄卷，古人用黄紙寫書，有誤可用雌黄塗改。素，生帛，此指帛書。朽蠹：朽爛蟲蛀。

⑯ 私智穿鑿：以個人智慧穿鑿附會。私智，個人的智慧。含自以爲是之意。穿鑿，於理不通，强求其通。即牽强附會。

⑰ 曲士：寡聞陋見之人。竄：改易。

⑱ 辨論：辯駁論述。

⑲ "爲便房"句：供給休息的場所。

⑳ 時：時時。名詞作狀語。節：調節。度：限度。

㉑ 慈：慈愛。

㉒ 耐事：對事耐心。有常：經常。

㉓ 任俠：即"任俠之人"的省略。據《史記・游俠列傳》記載，秦漢之間有很多著名的任俠之士。

㉔ 四公子：指齊國孟嘗君田文、楚國春申君黄歇、趙國平原君趙勝、魏國信陵君魏無忌。語出賈誼《過秦論》。

㉕ 起：治愈。

㉖ 過：拜訪。之：指代龐安時。

㉗ 德色：自以爲有恩於人的表情。

㉘ 傷寒論：即《傷寒總病論》。

㉙ 掇(duō 多)：摘取。大要：要旨。

㉚ 遊其庭者：指投其門下的人。

㉛ "雖得"句：雖然得到我的解説卻仍然不會理解。

㉜ 攬：掌握。

㉝ 行事：品行。

㉞ 以：介詞。後省代詞"之"。云：語末語氣助詞。

㉟ "前序"句：前面的序言蘇東坡已經答應寫了。這篇序言作於宋哲宗三年(公元 1080 年)三月，當時蘇軾謫居儋州(今廣東省海南島儋縣)，至五月才移廉州(今廣西合浦縣)，因而稱爲"海上人"，即在海上航行的人。在蘇軾給龐安時的一封信中曾説："惠示《傷寒論》(即《傷寒總病論》)，真得古聖賢救人之意，豈獨爲傳世不朽之資，蓋已義貫幽明矣。謹當爲作題首一篇寄去，方苦多事，故未能便付去人，然亦不久作也。""諸爲之"即指此言。諾，答應。

㊱ 虚其右：空下前序的地方。右，書的前面，古書皆竪排，從右至左，故云。其實此年八月蘇軾北歸，到第二年七月即死於常州，前序竟未及撰寫。黄氏所作的這篇後序，遂移爲前序。

㊲ 元符三年：公元 1100 年。元符，宋哲宗趙煦年號，公元 1098～1100 年。

㊳ 豫章：郡名。轄境相當於今江西省。

課文簡析

本文主要介紹龐安時豪爽的性格、精湛的醫技和高尚的醫德。首段(即第一、二自然段)敍述龐安時具有精湛的醫技和高尚的醫德。末段説明序言没有介紹本書的内容，作者説："有意於斯者，讀其書自足以攬其精微，故不著。"作者只敍述龐安時的爲人。

參考資料

1. 久不爲問，思企日深，過辱存記，遠枉書教，具聞起居佳勝，感慰兼集。惠示《傷寒論》，真得古聖賢救人之意，豈獨爲傳世不朽之資，蓋已義貫幽明矣。謹當爲作題首一篇寄去，方苦多事，故未能便付去人，然亦不久作也。老倦甚矣，秋初決當求去，未知何日會見，臨書惘惘，惟萬萬以時自愛，不宣。軾再拜，安常處士閣下。

蘇軾《答龐安時書》

2.《傷寒總病論》六卷，附《音訓》一卷、《修治藥法》一卷。宋龐安時撰。安時字安常，蘄水人。安時本士人，習與蘇軾、黄庭堅游。第六卷末，附《與蘇軾書》一篇，論是編之義甚悉。卷首載軾答安時一帖，猶從手跡鈎摹，形模略具。又以黄庭堅後序一篇冠之於前，序末稱前序海上人諾爲之，故虚其右以待。署元符三年三月作，時軾方謫儋州，至五月始移廉州，七月始渡至廉，故是年三月，猶稱海上人也。然軾以是年八月北歸，至次年七月，即卒於常州，前序竟未及作，故即移後序爲弁也。序中鏟去庭堅名，帖中亦鏟去軾名。考卷末附載《音訓》一卷、《修治藥法》一卷，題政和癸巳門人董炳編字，知正當禁絶蘇、黄文字之日，諱而闕之，此本猶從宋本鈔出，故仍其舊耳。宋《藝文誌》但載安時《難經解》，前後兩見，而不載此書。《文獻通考》載《龐氏家藏秘寶方》五卷，引陳振孫之言云云，似乎别爲一書，而列庭堅之序與此本同，疑當時已無刻本，故傳寫互異歟。

《四庫全書總目提要·子部·醫家類》

（許敬生）

三十一　《聖濟總録》序

説明

本文選自《聖濟總録》，據1962年人民衛生出版社鉛印本排印。作者趙佶（1082～1135年），即宋徽宗，北宋第八代皇帝。1100～1125年在位。他重用蔡京、高俅等奸臣，横徵暴斂，驕奢淫逸，是北宋最荒淫腐朽的皇帝。他迷信道教，極力擡高道教的地位，設道官階二十六等，和政府官吏同樣領取俸禄。靖康二年（1127年）與其子欽宗同爲金朝所虜，押解北上。後死於金五國城（今黑龍江依蘭）。徽宗在藝術上有多方面的成就，工書善畫，書法稱“瘦金體”。除編修《聖濟總録》外，還撰有《聖濟經》十卷，并曾下詔校正《證類本草》，表現了他對醫學的關注。《聖濟總録》，又名《政和聖濟總録》，共二百卷。宋徽宗時由朝廷組織人員編撰。成書於政和年間（公元1111～1117年）。後經金·大定年間、元·大德年間（名爲《大德重校聖濟總録》）兩次重刊。内容係採輯歷代醫籍并徵集民間驗方和醫家獻方整理匯編而成。内容有運氣、叙例、治法及臨床各科病證證治，包括内、外、婦、兒、五官、鍼灸等多科疾病，以及雜治、養生等。有論有方，録方近二萬首，保存了大量勞動人民與疾病作鬥争的豐富理論和經驗。但書中也雜有宿命論、符禁、神仙服餌等糟粕，須批判對待。建國後出版排印本時，已將其中明顯錯誤予以删節。

生者，天地之大德[1]；疾者，有生之大患；方術者，治疾之大法。昔者神農氏、黄帝氏[2]，獨觀太初[3]，旁燭妙有[4]，味百藥以辨物[5]，審百疾以全生。其製名[6]，其取類[7]，其正君臣，其立佐使[8]，具見於《太素》、《玉册》之書[9]。雷公、岐伯之問[10]，蓋皆開神明之藴[11]，窮陰陽之變，原性命之理，而與天地同其覆載[12]。中古以還[13]，鏤之玉版[14]，藏之金匱[15]，功利及草木，惠澤被牛馬[16]，所以遺天下後世甚厚[17]。歷年既久，流弊滋甚[18]，糟粕具在，而精意不傳。《内經》有病名而莫之究[19]，有治法而莫之習，極其妙至於通仙而莫之悟。

人之生也，其位參於天地[20]，其靈貴於萬物，形不盈仞[21]，而心侔造化[22]。崑崙尺宅[23]，修之可以長生；寸田神牖[24]，閑之可以反照[25]；天關神廬[26]，息之可以召和去土[27]。符書金格[28]，煉丹却粒[29]，御氣凌虚[30]，不假於物[31]，而裕然自足[32]。嗟夫！達士可以神解[33]，昧者且不能養其形[34]，而况於了其心乎[35]？内之五藏六府，外之九竅四關[36]，著之於色[37]，發之於聲，寓之三部九候，一失其平，則疾疢隨至[38]。神聖治於未兆[39]，工巧捄其已然[40]。非天下之至精，孰能探天下之至賾[41]；非天下之至粗[42]，孰能祐天下之至神[43]？

朕憫大道之鬱滯[44]，流俗之積習，斯民之沈痼[45]，庸醫之妄作。學非精博，識非悟解。五行之數[46]，六氣之化，莫索其隱[47]，莫擬其遠[48]。曰寒曰熱，寒熱之相搏，差之毫釐，失以千里。而有餘者益之，不足者損之，率意用法[49]，草石雜進[50]，夭枉者半，不勝嘆哉[51]！萬機之餘[52]，著書四十二章，發明《内經》之妙[53]，曰《聖濟經》。其意精微，其旨邁遠[54]，其所言在理，所以探天下之至賾。亦詔天下以方術來上[55]，并御府所藏頒之[56]，爲《補遺》一卷，《治法》一卷，卷凡二百，方幾二萬[57]，以病分門，門各有論，而敘統附焉[58]。首之以風疾之變動，終之以神仙之服餌，詳至於俞穴經絡、祝由符禁[59]，無不悉備，名之曰《政和聖濟總録》。其所載在事[60]，所以祐天下之至神。

蓋聖人之馭世[61]，本在於上，末在於下[62]。無見於上，則治之道不立[63]；無見於下，則治之具不行[64]。《經》之所言者道也，醫得之而窮神[65]；《總録》之所載者具也，醫用之而已疾。漢張仲景作《傷寒論》，而雜之以方；唐孫思邈作《千金方》，而繼之以《翼》。以謂不如是[66]，則世莫能用其術。然之二人者[67]，游於方術之内者也[68]。彼超然獨見於方術之外，下顧岐伯之流[69]，而與之議，始可謂知道[70]。朕作《總録》，於以急世用而捄民疾[71]，亦斯道之筌蹄云耳[72]。天下後世，宜致思於忘筌蹄而自得者[73]。俯仰之間，嚬笑之度[74]，御五行之數[75]，運六氣之化[76]，以相天地[77]，以育萬物，至於反營魂而起當生者[78]，豈細事哉[79]，蓋有來者焉[80]！

注釋

① "生者"句：意爲化育萬物，是天地最顯著的特性。語出《周易·繫辭下》："天地之大德曰生。"德，功能。《周易·乾》："夫大人者，與天地合其德，與日月合其明。"姚配中注："化育萬物謂之德，照臨四方謂之明。"《大戴禮記·四代》："陽曰德，陰曰刑。"王聘珍解詁引董仲舒《對策》："陽爲德，陰爲刑。天使陽常居大夏，而以生育長養爲事；陰常居大冬，而積於空虚不用之處。"

② 神農氏：炎帝。傳説始教民爲耒、耜以興農業，嘗百草爲醫藥以治疾病。黄帝氏：姓公孫，居軒轅之丘，故號軒轅氏。又居姬水，因改姓姬。國於有熊，亦稱有熊氏。有土德之瑞，故號黄帝。傳説蠶桑、醫藥等，皆始於黄帝時。

③ 太初：亦作"大初"。指天地未分之前的混沌元氣。《列子·天瑞》："太初者，氣之始也。"三國·魏·曹植《魏德論》："在昔太初，玄黄混并，渾沌鴻濛，兆朕未形。"

④ 旁：廣泛地。燭：洞察。名詞作動詞。妙有：道家指超乎"有"和"無"以上的原始存在。《文選·孫綽〈游天臺山賦〉》："太虚遼廓而無閡，運自然之妙有。"李善注："妙有謂一也。言大道運彼自然之妙一，而生萬物也……《老子》曰：'道生一。'王弼曰：'一，數之始而物之極也。'謂之爲妙有者，欲言有，不見其形，則非有，故謂之妙；欲言其無，物由之以生，則非無，故謂之有也。斯乃無中之有，謂之妙有也。"

⑤ 味：品嘗。用作動詞。

⑥ 製名：創製名目。

⑦ 取類：謂分類。

⑧ 君臣、佐使：此指中醫方劑的組成原則。君藥是針對病因或主證的藥物，臣藥是協助君藥發揮作用的藥物，佐藥是協助君藥治療兼證、或消除君藥臣藥副作用的一類藥物，使藥是通過經絡引導君藥直達病所，或起調和作用的藥物。

⑨ 太素：全名《黄帝内經太素》，是《内經》的早期傳本。唐初經楊上善重加編注，計三十卷，今已殘缺。《玉册》又名《天元玉册》。《素問·天元紀大論》林億注云："詳今世有《天元玉册》。"此書今佚。

⑩ 雷公岐伯：黄帝之臣。

⑪ 神明：天地間化生之理。《周易·繫辭下》："陰陽合德，而剛柔有體，以體天地之變，以通神明之德。"孔穎達疏："萬物變化，或生或成，是神明之德。"《内經知要·陰陽》："陰陽者，天地之道也，萬物之綱紀，變

化之父母，生殺之本始，神明之府也。”注曰：“變化不測之謂神，品物流形之謂明。”蘊：指蘊藏之含義。

⑫ 覆載：人生天地間，受到天之覆蓋和地之乘載。神農、黄帝發明醫學救護民命，其恩德如同天地之覆載。後以此比喻帝王的恩德。

⑬ 以還：以來。

⑭ 鏤之玉版：指刊印。玉版，古代用以刻字的玉片。亦泛指珍貴的典籍。《韓非子・喻老》：“周有玉版，紂令膠鬲索之，文王不予；費仲來求，因予之。”《史記・太史公自序》：“周道廢，秦撥去古文，焚滅《詩》、《書》，故明堂石室金匱玉版圖籍散亂。”裴駰集解引如淳曰：“刻玉版以爲文字。”

⑮ 金匱：以金屬製成的藏書之櫃。《漢書・高祖紀下》：“又與功臣剖符作誓，丹書鐵契，金匱石室，藏之宗廟。”

⑯ 祓：及。

⑰ 遺：遺留。

⑱ 流弊：亦作“流敝”。指相沿而成的弊病。《三國志・魏志・杜恕傳》：“今之學者，師商韓而上法術，競以儒家爲迂闊，不周世用，此最風俗之流弊，創業者之所致慎也。”滋甚：更厲害。

⑲ 莫之究：即“莫究之”。否定句中代詞作賓語前置。下文“莫之習”、“莫之悟”同此。

⑳ 参：参與。謂人與天地相参，爲天、地、人三才。晉・皇甫謐《高士傳・贄恂》：“恂行侔顔閔，學擬仲舒，文参長卿，才同賈誼。”

㉑ 盈：滿。仞：長度單位。古代以七尺或八尺爲一仞。

㉒ 侔（móu 謀）：等同。造化：指創造萬物的大自然。

㉓ 崑崙：道家術語。爲頭之别稱。《黄庭内景經・若得》：“若得三宫存玄丹，太一流珠安崑崙。”注曰：“洞神經云：頭爲三臺君，又爲崑崙。指上丹田也。”尺宅：爲面的别稱。《黄庭内景經・脾部》：“外應尺宅氣色芳。”注曰：“尺宅，面也。”《黄庭内景經・天中》：“天中之岳精謹修，雲宅既清玉帝游。”注曰：“面爲雲宅，一名尺宅，以眉目口鼻之所居，故爲宅也。”

㉔ 寸田神牖：此指下丹田。《黄庭内景經・上睹》：“方寸之中念深藏，不方不圓閉牖窗。”注曰：“方寸之中下關元在臍下三寸，方圓一寸，男子藏精之所。言謹閉藏之。”

㉕ 閑之：使之安静。閑，通“閒”。《淮南子・本經》：“質真而素樸，閑静而不躁。”《文選・孫綽〈遊天臺山賦〉》：“於是遊覽既周，體静心閑。”李善注引王逸《楚辭》注曰：“閑，静也。”反照：指目光返回映照。漢王充《論衡・訂鬼》：“卧、病及狂，三者皆精衰倦，目光反照，故皆獨見人物之象焉。”此指再生。一説，指返觀内察。李時珍《奇經八脈考》：“内景隧道，唯返觀者而照察之。”

㉖ 天關：爲口之别稱。《黄庭内景經・脾長》：“閉塞三關握固停。”注曰：“經云：口爲天關精神機，手爲人關把盛衰，足爲地關生命扉。”

㉗ 息：謂息滅煩惱，安定精神、思維、意識。《大乘義章》：“息何等事？息煩惱故，息生死故，又息一切諸行事故。”召和去土：謂召致平和，除去心中雜念。

㉘ 符書：符籙。《後漢書・劉焉傳》：“初，〔張魯〕祖父陵，順帝時，客於蜀，學道鶴鳴山中，造作符書，以惑百姓。”北齊・顔之推《顔氏家訓・治家》：“吾家巫覡禱請，絶於言議，符書章醮亦無祈焉。”金格：疑指符籙之類。格，法式；規範。

㉙ 煉丹：道教法術。源於古代方術，原指置朱砂於爐中煉制。後有内丹、外丹之分。以氣功修煉人體精、氣、神謂之内丹，以爐火燒煉藥石謂之外丹。此指内丹。却粒：猶辟穀。謂不食五穀以求長生。晉・陸機《漢高祖功臣頌》：“託迹黄老，辭世却粒。”

㉚ 御氣凌虚：謂駕御雲氣，遨遊於太空之中。御氣，駕御雲氣。元・柳貫《松雪老人臨王晉卿烟江疊嶂圖》：“我疑此叟猶未化，瞬息御氣行九州。”凌虚，升於空中。三國・魏・曹植《七啓》：“華閣緣雲，飛陛凌虚，俯眺流星，仰觀八隅。”

㉛ 假：依憑。

㉜ 裕然：寬裕自在的樣子。

㉝ 達士：明達事理之人。神解：謂不賴言傳而能意會。《晉書・劉伶傳》：“〔伶〕與阮籍、嵇康相遇，欣然

神解，携手入竹林。”

㉞ 昧者：不明事理之人。

㉟ 而況：何況。了：明白。

㊱ 四關：指四肢肘、膝關節。《靈樞・九針十二原》：“十二原出於四關。”

㊲ 著：表現。

㊳ 疢疢（chèn 趁）：疾病。

㊴ 神聖：謂高明之醫。《難經・六十一難》：“望而知之謂之神，聞而知之謂之聖。”未兆：謂事物尚未出現之前。

㊵ 工巧：謂普通之醫。《難經・六十一難》：“問而知之謂之工，切而知之謂之巧。”捄：同“救”。已然：謂在事物已經出現以後。

㊶ 至賾（zé 則）：最深奥的道理。

㊷ 至粗：指道德仁心極深厚之人。

㊸ 祐：助。至神：指至靈之人類。

㊹ 憫：憂憐。大道：指高深的醫學道理。鬱滯：閉塞不通。此指不能廣泛傳播。

㊺ 斯民：指老百姓。《孟子・萬章上》：“予將以斯道覺斯民也。”《管子・侈靡》：“天之所覆，地之所載，斯民之良也。”沈痼：積久難治之病。沈，同“沉”。

㊻ 數：規律。唐・劉禹錫《天論中》：“夫物之合併，必有數存乎其間焉。”

㊼ 索：探索。隱：隱微深奥的道理。

㊽ 擬：揣度。《易・繫辭上》：“擬之而後言，議之而後動。”孔穎達疏：“聖人欲言之時，心擬度之而後言也。”漢・揚雄《法言・孝至》：“君子動則擬諸事，事則擬諸禮。”司馬光注：“擬，度也。”遠：謂深遠的意旨。

㊾ 率（shuài 帥）意：隨意。晉・陸機《文賦》：“是以或竭情而多悔，或率意而寡尤。”唐・劉知幾《史通・忤時》：“乃知此處伯度，是李非杜也。注書不可率意如此。”

㊿ 雜：一起。《國語・越語下》：“逆節萌生，天地未形，而先爲之征，其事是以不成，雜受其刑。”韋昭注：“雜，猶俱也。”《漢書・雋不疑傳》：“公車以聞，詔使公卿將軍中二千石雜識視。”顔師古注：“雜，共也。”

51 勝：盡。

52 萬機：同“萬幾”。原指細微之事。語出《書・臯陶謨》：“無教逸欲有邦，兢兢業業，一日二日萬幾。”孔傳：“幾，微也，言當戒懼萬事之微。”後用以指帝王日常處理的紛繁的政務。晉・葛洪《抱樸子・論仙》：“〔帝王〕思勞於萬幾，神馳於宇宙。”

53 發明：闡發説明。

54 邁遠：高超深遠。

55 來上：謂向上級主管部門進獻。

56 御府：主藏禁中圖書秘記的官署。唐・韓愈《送鄭十校理序》：“祕書，御府也，天子猶以爲外且遠，不得朝夕視，始更聚書集賢殿，别置校讎官曰學士，曰校理。”明・胡應麟《少室山房筆叢・經籍會通一》：“唐惟貞觀、開元最勝，兩都各聚書數部，至七萬卷。至宣和殿太清樓龍圖閣御府所儲，尤盛於前代。”

57 幾：接近。

58 敍統附焉：謂敍列統論附於各門之首。統，指各門前面之統論，如“傷寒門”前有“傷寒統論”。

59 祝由符禁：古代以祝禱符咒治病的方術。“祝由”，亦作“祝襠”。《説文・示部》：“襠，祝襠也。”段玉裁注：“惠氏士奇曰：《素問》黄帝曰：古之治病，可祝由而已。‘祝由’，即祝襠也。”《素問・移精變氣論》：“毒藥不能治其内，鍼石不能治其外，故可移精祝由而已。”王冰注：“移精變氣，無假毒藥，祝説病由，不勞鍼石而已。”

60 在事：本謂參與其事。此指在於書中之内容。

61 駴（hài 害）世：震驚當世。唐・劉禹錫《因論・原力》：“異哉，果以力駭世而聞於上也。”駴，同“駭”。《玉篇・馬部》：“駴，雷擊鼓也。”《篇海類編・鳥獸類・馬部》：“駴，與駭同。”《周禮・夏官・大司馬》：“及所弊，鼓皆駴，車徒皆譟。”鄭玄注：“疾雷擊鼓曰駴。”陸德明《釋文》：“駴，本亦作駭。”孫詒讓正義引段玉裁云：

“謂擊鼓聲如疾雷，響而促。”

㊷ 本、末：指主要的和次要的。

㊸ 治之道：此指醫學理論。

㊹ 治之具：此指治療措施。

㊺ 窮神：謂可以窮盡醫學之要旨。

㊻ 以謂：以爲。謂，通“爲”。

㊼ 之：此。

㊽ 游：游玩。此指悠閒自得地從事於某種技術。《禮記·學記》：“故君子之學也，藏焉，修焉，息焉，游焉。”鄭玄注：“游謂閒暇無事之游，然則游者，不迫遽之意。”《論語·述而》：“依於仁，游於藝。”楊伯峻注：“依靠在仁，而游憩於禮、樂、射、御、書、數六藝之中。”方術：醫術。

㊾ “彼超然”二句：謂祇有黄帝那樣具有高超的見解，又虚心同岐伯等討論醫學的人才可以稱得上知曉大道。下顧，下視。此謂虚心求教。

㊿ 知道：懂得醫學道理。

⑦① 於：語助詞，無實義。《廣韵·平魚》：“於，語辭也。”《書·堯典》：“百姓昭明，協和萬邦，黎民於變時雍。”

⑦② 筌（quán 全）蹄：亦作“筌蹏”。喻達到某種目的的手段或工具。語出《莊子·外物》：“荃者所以在魚，得魚而忘荃；蹄者所以在兔，得兔而忘蹄。”荃，一本作“筌”，捕魚竹器。蹄，捕兔之網。陸德明《釋文》：“蹄，兔罝也。又云：兔弶也。係其脚，故曰蹄也。”

⑦③ 致思：用心。

⑦④ 嚬：同“顰”。皺眉。

⑦⑤ 御：應用。《荀子·禮論》：“文飾麤惡，聲樂哭泣，恬愉憂戚，是反也，然而禮兼而用之，時舉而代御。”楊倞注：“御，進用也。”數，規律。

⑦⑥ 運：運用。《文子·下德》：“所謂得天下者，非謂其履勢位，稱尊號，言其運天下心，得天下力也。”

⑦⑦ 相：輔助。唐·韓愈《賀皇帝即位表》：“臣聞王者必爲天所相，爲人所歸，上符天心，下合人志。”

⑦⑧ 反營魂：謂使失落之魂魄重返身體。營魂，猶魂魄。《後漢書·寇榮傳》：“不勝狐死首丘之情，營魂識路之懷。”晉·陸機《文賦》：“攬營魂以探賾，頓精爽於自求。”反，同“返”。使動用法。起當生：使當活之人復生。起，使……痊愈。使動用法。

⑦⑨ 細事：小事。

⑧⓪ 蓋：或許。副詞。來者，將來的人。

課文簡析

本文論述了醫藥在國計民生中的重大作用，説明編撰本書的緣由，勉勵來者爲急世用、救民疾而大力振興醫藥。本文第一段主要敍述了中醫學的發展歷史及其偉大功績，批判了近世不習醫學的錯誤；第二段主要闡明了養生的方法及生命之理的深奥；第三段主要説明了編纂此書的緣由、目的、編寫體例以及如此編寫的用意；最後一段提出了作者對後學者的勉勵。

參考資料

1. 趙佶（1082～1135 年），即北宋皇帝宋徽宗。著名書畫家。神宗第十一子。公元 1100～1125 年在位。哲宗時封端王。即位後任用蔡京、梁師成、李彦、朱勔、王黼、童貫等佞臣主持國政，陷害忠良。他窮奢極欲，興建華陽宫等宫殿，搜括江南奇花怪石，稱“花石綱”，於京師築園，名“壽山艮岳”，激發了宋江、方臘等農民起義。宣和七年（公元 1125 年）底，金兵來攻，懼於戰禍，遂傳位與趙桓（宋欽宗），自稱爲道君太上皇帝。靖康二年（公元 1127 年）金兵攻陷汴京（今河南開封），他和欽宗同被金兵所俘，北宋滅亡。後死於五國城（今黑龍江依蘭）。在位時，廣收古物古畫，擴充翰林圖畫院，使文臣編輯《宣和書譜》、《宣和畫譜》、《宣和博古圖》等書。他對藝術頗有造詣，書法別具風格，正書稱“瘦金書”，繪畫長於花鳥，以工細逼真著稱。存世畫迹有《芙蓉錦鷄圖》、《雪江歸棹圖》，書法有《千字文卷》。

吴海林、李延沛《中國歷史人物辭典》

2. 臣聞天地以溥生爲大德，所以曲成萬物而不遺。聖人贊天地之化育，故斂時五福，以敷錫於庶民。夫民之爲物也，智者寡，愚者衆，起居失常，飲食無節，外爲寒、暑、燥、濕、風以賊其形，内爲喜、怒、思、憂、恐以亂其氣，形氣迺傷，疾所由作。聖人有憂之，謂祝由不可以盡已也，遂製藥石針艾，以攻八風六氣之邪；爲湯液醪醴，以佐四時五行之正，防其未然，捄其已病，然後物各遂其生，民不夭其命矣。亦謂非立憲言，不可以福萬世也。於是上法天道，下因地宜，究陰陽之本，明生死之由，考於古而驗之今，取諸己而施之人，定爲成書，著之玉版，藏之金匱，宣之於布政之堂，祕之於靈蘭之室，以俟來哲，以施無窮，其爲仁民愛物之心，斯可謂極矣。然其言至簡，其論至要，其理至深，後世學者雖有上智，非研精覃慮，則亦未見窺其奥也。故曠代之中，能以斯術鳴世者，時固有之。若夫神聖工巧，獨得先世不傳之秘，如和、緩、越人，亦不過十餘人而已。况去聖已遠，支分派别，析而爲衆科，業而爲專門，所以人各拘其偏，而莫肯究其全，則益不逮千古矣。積習成常，流弊滋甚，懼大道將遂於湮微，故《聖濟總録》由是而作焉。上下凡二百餘卷，始終幾二百萬言，逐病分門，門各有方；據經立論，論皆有統。蓋將使讀之者觀論以求病，因方以命藥，則世無不識之病，病無妄投之藥。唯法有逆從，治有先後，在乎智者擇其所當，從其所宜而已。究而言之，實醫經之會要，學者之指南，生民之司命也。惜其始成於政和，重刊於大定，既綿歷百年之久，不能無三豕之訛。今主上神極御天，修飾制度，治具畢張，以謂是書所載，雖先聖之緒餘，其所以康濟斯民，亦致治之一助也。迺詔江浙行省，刊於有司，布之天下，其或繆戾，隨加釐正。復降德音，俾下臣爲之序引。臣誠愚陋，竊不自量，仰惟聖德如天，甄陶萬類，爰自即位以來，至今七年，恩浹飛沈，仁及草木，然猶夙夜孜孜，廣求民瘼，或一物不得其所，則必爲之惻然。臣謂此書復出，則上可以輔相天地之宜，下可以永底烝民之生，物無疵癘，咸躋於仁壽之域矣。大德四年二月一日，集賢學士嘉議大夫典瑞少監臣焦養直謹序。

焦養直《序》

（黄作陣）

三十二　《幼幼新書》序

説明

本文選自《幼幼新書》，據明代萬曆十四年丙戌（公元1586年）古吴陳氏刻本排印。作者李庚，南宋初年人，曾任潭州湘潭（今屬湖南）縣尉，爲《幼幼新書》的作者劉昉的門人。劉昉（公元？～1150年），字方明，潮陽（今屬廣東）人。宣和六年（公元1124年）進士，曾任龍圖閣學士、潭州知府、荆湘安撫使等職。他喜方書，重幼科，在王曆、王湜的幫助下，編撰成《幼幼新書》。該書刊行於紹興二十年（公元1150年），共四十卷，分547門，取材廣博，内容豐富，保留了衆多散佚的兒科文獻，是宋以前兒科學集大成的著作。

醫家方論，其傳尚矣①。自有書契以來②，雖三墳之言③世不得見，而神農《本草》、黄帝《内經》，乃與庖犧氏之八卦綿歷今古④，爛然如日星昭垂，信乎藥石不可闕於人，而醫書尤不可廢於天下。或者乃謂"醫特意耳⑤，不庸著書⑥"。唐史臣以此劇口稱道於許嗣宗⑦。殊不知張仲景、孫思邈輩，率千百年而得一人⑧，使其方劑之書不傳，則醫之道或幾於熄矣。是或一偏之論也⑨。

注釋

① 尚：久遠。《小爾雅·廣詁一》："尚，久也。"《吕氏春秋·古樂》："故樂之由來者尚矣，非獨爲一世之所造也。"東漢高誘注："尚，久也。"

② 書契：猶言文字。僞孔安國《尚書·序》："古者伏羲氏之王天下也，始畫八卦，造書契，以代結繩之政，由是文籍生焉。"唐代陸德明《經典釋文》："書者，文字。契者，刻木而書其側。"

③ 三墳：相傳是古書名。《左傳·昭公十二年》："是能讀三墳、五典、八索、九丘。"晉代杜預注："皆古書

名。"《尚書・序》："伏羲、神農、黄帝之書，謂之三墳。"

④ 庖犧氏：即伏羲氏。相傳他曾制作八卦。綿歷：謂時間沿續悠久。

⑤ 醫特意耳：意爲醫學衹是用心思慮罷了。語本《後漢書・方術列傳》："醫之爲言意也。"

⑥ 庸：用。

⑦ "唐史臣"句：《舊唐書・許胤宗傳》詳述許氏不著方書的原因。許嗣宗，即許胤宗。宋代人爲避宋太祖趙匡胤名諱而改稱。

⑧ 率：大約。《古今韵會舉要・質韵》："率，大略也。"

⑨ 一偏：片面。《荀子・天論》："萬物爲道一偏，一物爲萬物一偏，愚者爲一物一偏，而自以爲知道，無知也。"

湖南帥潮陽劉公鎮拊之暇[①]，尤喜方書。每患小兒疾苦，不惟世無良醫，且無全書[②]。孩抱中物不幸而殞於庸人之手者[③]，其可勝計！因取古聖賢方論，與夫近世聞人家傳[④]，下至醫工、技工之禁方，閭巷小夫試之秘訣[⑤]，無不曲意尋訪[⑥]，兼收并録，命幹辦公事王曆羲道主其事[⑦]，鄉貢進士王湜子是編其書[⑧]。雖其間取方或失之詳，立論或失之俗，要之，皆因仍舊文[⑨]，不敢輒加竄定[⑩]。越一年而書始成，惜乎公未及見，而疾不起。公臨終顧謂庚曰[⑪]："《幼幼新書》未有序引，曏來欲自爲之[⑫]，今不皇及矣[⑬]，子其爲我成之[⑭]。"庚曰："謹聞命！"

注釋

① 鎮：鎮守。拊：保護。

② 全書：指完備的兒科書。

③ 孩抱中物：指懷抱的幼兒。南朝宋劉義慶《世説新語・傷逝》："王戎喪兒萬子。山簡往省之，王悲不自勝。簡曰：'孩抱中物，何至於此？'"亦稱"孩抱"。

④ 聞（wèn問）人：有名望的人。《荀子・宥坐》："夫少正卯，魯之聞人也。"唐代楊倞注："聞人，謂有名爲人所聞知者也。"

⑤ 閭巷：猶里巷。泛指民間。小夫：平民百姓中的男性。《莊子・列御寇》："小夫之知，不離苞且竿牘。"宋代曾鞏《撫州顔魯公祠堂記》："至今雖小夫婦人皆知公之爲烈也。"

⑥ 曲意：竭盡心意。宋代趙彦衛《雲麓漫鈔》卷十："蓋舜有頑嚚之父母，傲慢之弟，而能盡孝，曲意承順，内則得其歡心，外則使無犯於鄉曲，盛德日著。"

⑦ 幹辦公事：官名。宋制，凡大都督府、制置、宣諭諸使，皆設幹辦公事，以備差遣，無定員。王曆羲道：人名。姓王，名曆，字羲道。

⑧ 鄉貢：宋代取士之法，出自方州者稱鄉貢。王湜（shí時）子是：人名。姓王，名湜，字子是。

⑨ 因仍：因襲。

⑩ 輒：擅自。《玉篇・車部》："輒，專輒也。"清代段玉裁《説文解字注・車部》："輒，凡專輒用此字者，此引申之義。凡人有所倚恃而妄爲之，如人在輿之倚於輢也。"竄定：改動訂正。

⑪ 顧：顧視。

⑫ 曏來：以前。曏，往日。

⑬ 不皇：同"不遑"。來不及。《左傳・昭公七年》："孤與其二三臣悼心失圖社稷之不皇，況能懷思君德？"

⑭ 其：當。表祈使的語氣副詞。

嗚呼！學士大夫公天下以爲心者[①]，幾何人哉[②]！平日處念積慮，無非急己而緩人[③]，先親而後疎，物我異觀[④]，私爲町畦[⑤]，其來蓋非一日。昔吾夫子助祭於蜡，出游魯觀之上，喟然發嘆。以爲大道之行，天下爲公，故人不獨親其親，不獨子其子；大道既隱，天下爲家，各親其親，各子其子。夫子之嘆，蓋嘆魯也[⑥]。然而天下後世，豈止一魯而已哉！滔滔者皆是也[⑦]！東漢人物如第五倫者[⑧]，悃愊無華[⑨]，質直好義，似若可然也[⑩]，意其設心必有大過人者。至於或人問之以"有私乎"，倫則曰："吾兄之子嘗病，一夜十往，退而安寢；吾子有疾，雖不省視，終夕不寐。自以謂不能無私[⑪]。"夫以兄之子尚若爾，況他人之子乎！以第五倫尚若爾，況下倫一等者乎！宜乎夫子之嘆之也[12]。今公之爲是書，使天下之爲父兄者，舉無子弟之戚[13]，少有所養，老有所終。家藏此書，交相授受，慶源無窮[14]，其爲利顧不博哉[15]！以此知公之存心，非特無愧於今之人，抑亦無愧於古之人矣！

紹興二十年九月幾望[16]，門人左迪功郎潭州湘潭縣尉主管學事巡捉私茶鹽礬李庚謹序[17]。

注釋

① "公天下"六字：意爲把以天下爲公作爲存心。

② 幾(jǐ 己)何：多少。此言其少。

③ "急己"五字：先己而後人。急己，以己爲急。緩人，以人爲緩。

④ 物我異觀：意爲對他人和對自己不同看待。異觀，不同看待。《後漢書・馬融傳》："登高不懼者，胥靡之人也；坐不垂堂者，千金之子也。原其大略，歸於所安而已矣。物我異觀，亦更相笑也。"

⑤ 町畦(tīng qí 廳其)：界域。語出《莊子・人間世》。唐代獨孤及《雨晴後陪王員外泛後湖得溪字》詩："沿溯任舟楫，歡言無町畦。"金・元好問《趙閑閑真贊》："不立崖岸之謂和，不置町畦之謂誠。"

⑥ "昔吾夫子"十三句：《禮記・禮運》："昔者仲尼與於蜡賓。事畢，出游於觀之上，喟然而嘆。仲尼之嘆，蓋嘆魯也。言偃在側，曰：'君子何嘆？'孔子曰：'大道之行也，與三代之英，丘未之逮也，而有志焉。大道之行也，天下爲公，選賢與能，講信修睦，故人不獨親其親，不獨子其子……今大道既隱，各親其親，各子其子……'"助祭於蜡(zhà 乍)，意爲在蜡祭時陪祭。蜡，古代年終祭名。觀(guàn 貫)，宫門前的雙闕。親其親，敬重他們的雙親。子其子，撫愛他們的子女。

⑦ 滔滔：盛多。《論語・微子》："滔滔者天下皆是也，而誰以易之？"

⑧ 第五倫：複姓第五，名倫，字伯魚。東漢建武時舉孝廉，歷官會稽太守，奉公盡節。

⑨ 悃愊(kǔn bì 捆壁)：至誠。《漢書・劉向傳》："河東太守(凮)堪……發憤悃愊，有憂國之心。"譁："嘩"的異體字。虚誇。

⑩ 似若：好像。同義詞複用。然：如此。即上文"不獨親其親，不獨子其子"。

⑪ "至於"九句：《後漢書・第五倫傳》："或問倫曰：'公有私乎？'對曰：'……吾兄子常病，一夜十往，退而安寢；吾子有疾，雖不省視，而竟夕不眠。若是者，豈可謂無私乎？'"

⑫ "宜乎"句：意爲孔子爲這件事感嘆是必然的啊。"宜"爲全句的謂語。

⑬ 舉：都。戚：憂慮。

⑭ 慶：幸福。

⑮ 顧：難道。

⑯ 紹興二十年：公元 1150 年。紹興，南宋高宗趙構的年號(公元 1131～1162 年)。幾望：陰曆每月將近月半。幾，將近。

⑰ 迪功郎：古代官名。始於宋。《宋史・職官志八》："迪功郎……爲從九品。"亦省作"迪功"。

課文簡析

序文叙述劉昉"曲意尋訪"醫方、編集《幼幼新書》的過程，并說明這是他仁愛之心的反映。首段强調醫書的重要作用。次段概述《幼幼新書》的撰寫原因及其經過。末段說明編纂該書乃是作者"公天下以爲心"精神的反映。

參考資料

1. 庚午秋仲，潭帥劉方明以疾不起。僕攝帥事，問諸府人："公治潭久，凡所興立，不爲苟且計，得無有肇端既闕偶未就者？"於是以《幼幼新書》來告。索而觀之，則古今醫家之書，若方與論，爲嬰孺設者無不畢取，包并總統，類聚而條分之，如適通寰，百貨俱在，如開藏室，群玉燦然，隨所宜用，必厭其求。噫！昔好事人得一名方，櫝藏謹守，雖父子誓以不傳。方明於此，顧能窮探博取，萃爲成書，鋟板流通，與世共寶，則其用心亦仁矣哉！因命趣工，以成其美。又集舊傳宜子諸方列繫於左，爲第一通云。十一月六日，右朝散大夫荆湖南路轉運判官權潭州軍州事樓璹謹跋。

《幼幼新書》南宋樓璹跋

2. 樓璹,《書録解題》誤作徐璹。劉昉,字方明,廣東潮陽人,紹興中知潭州,兼荆湖南安撫使。《四庫·醫家類》未收。此明萬曆重刊,凡分四十門:曰求端撰本,曰方書叙例,曰病源形色,曰形初保育,曰初生有病,曰禀受諸病,曰蒸忤魃啼,曰驚潮狂因,曰驚風急慢,曰驚癇噤病,曰痢論候法,曰胎風中風,曰傷寒變動,曰咳嗽諸病,曰寒熱瘧瘴,曰斑疹麻豆,曰諸熱痰涎,曰熱蒸汗膽,曰寒痛逆羸,曰癥癖積聚,曰五疳辨治,曰無辜疳劇,曰諸疳異證,曰諸疳餘證,曰吐噦霍亂,曰泄瀉羸腫,曰滯痢赤白,曰諸血淋痔,曰三蟲,曰頹疝,曰水飲鬼疰,曰眼目耳鼻,曰口唇喉齒,曰一切丹毒,曰癰疽瘰瘻,曰瘡瘰疥癬,曰頭瘡凍痱,曰鯁刺蟲毒,曰論藥叙方。每門又各分子目。《原序》云四十卷,《解題》作五十卷者,誤也。

清代陸心源《皕宋樓藏書志》

(段逸山)

三十三　《洗冤集録》序

説明

本文選自《洗冤集録》,據清嘉慶丁卯年(1807年)孫星衍依元本校刊、顧廣圻復校本前附摹宋慈《洗冤集録·序》手迹排印,并據刻本作了校勘。作者宋慈(公元1186～1249年),字惠父,建陽(今福建省建陽縣)人,南宋著名的法醫學家。他長期從事司法工作,具有豐富的法醫知識,在總結前人和當時的法醫學經驗的基礎上,采擷前人著作如《内恕録》、《折獄龜鑒》等書中的有關記載,結合自己的研究成果,於公元1247年編著《洗冤集録》一書。《洗冤集録》共五卷,是世界上現存最早的比較系統的法醫學專著(歐洲到十六世紀才有法醫學)。該書規定了檢驗官員應有的態度和工作原則,記載了尸體檢驗的各種方法,以及人體解剖、現場檢查、急救法等有關法醫學的内容。其中有許多論述具有較高的科學價值。後世研考附注者頗衆。清康熙三十三年(1694年)國家律例館組織修訂該書,參證古書達數十種之多。《洗冤集録》曾先後被譯成朝、日、俄、英、德、法等多種文字,在國際上流傳,影響較廣。

獄事莫重於大辟①,大辟莫重於初情②,初情莫重於檢驗。蓋死生出入之權輿③,幽枉屈伸之機括④,於是乎決⑤。法中所以通差、令佐、理掾者⑥,謹之至也⑦。近年來⑧,州縣悉以委之初官⑨,付之右選⑩,更歷未深⑪,驟然嘗試,重以仵作之欺僞⑫,吏胥之奸巧⑬,虚幻變化,茫不可詰⑭。縱有敏者⑮,一心兩目,亦無所用其智,而况遥望而弗親⑯,掩鼻而不屑者哉⑰!

慈四叨臬寄⑱,他無寸長⑲,獨於獄案,審之又審⑳,不敢萌一毫慢易心㉑。若灼然知其爲欺㉒,則亟與駁下㉓;或疑信未決,必反復深思,惟恐率然而行㉔,死者虚被澇漉㉕。每念獄情之失㉖,多起於發端之差;定驗之誤,皆原於歷試之淺㉗。遂博采近世所傳諸書,自《内恕録》以下㉘,凡數家,會而粹之㉙,釐而正之㉚,增以己見,總爲一編㉛,名曰《洗冤集録》,刊於湖南憲治㉜。示我同寅㉝,使得參驗互考。如醫師討論古法,脈絡、表里,先已洞徹,一旦按此以施針砭,發無不中,則其洗冤澤物㉞,當與起死回生同一功用矣。淳祐丁未嘉平節前十日㉟,朝散大夫新除直秘閣湖南提刑充大使行府參議官宋慈惠父序㊱。(賢士大夫或有得於見聞及親所歷涉出於此集之外者,切望片紙録賜,以廣未備。慈拜禀。)洗冤集録序終。

注釋

① 大辟:即殺頭。我國古代五刑之一,隋以前死刑的通稱。

② 初情:初發的案情。

③ 蓋:推原之詞,含有"因爲"的意思。權輿:起始。《詩·秦風·權輿》:"於嗟乎,不承權輿。"毛傳:"權輿,始也。"

④ 幽枉:潛在的冤枉之情。屈伸:屈曲與伸直,蒙冤與伸冤。按一本作"直枉屈伸",意爲公正或是冤屈。直,公正;枉,冤屈。屈伸,"出入"、"進退"的意思。機括:關鍵。

⑤ 是:指檢驗。決:決斷。

⑥ 通差:指辦案的差役。令佐:指州縣官員。理掾(yuàn 院):指當時的法官。

⑦ 謹之至:意爲非常謹慎。

⑧ 近年:寫本無"近"字,據校本補。

⑨ 初官:指資歷短、經驗少的官吏。

⑩ 右選:指武官。

⑪ 更歷:閱歷。

⑫ 重(zhòng):加上。仵(wǔ 武)作:檢驗死傷的吏役。

⑬ 吏胥:官府中辦理文書的小吏。

⑭ 詰:查究。

⑮ 縱:即使。敏者:聰敏的人。

⑯ 弗親:指不親自檢驗。一本作"忽視"。

⑰ 不屑:表示輕視。

⑱ 四叨(tāo 濤)臬(niè 涅)寄:四次擔任司法的職務。叨,辱承,謙詞。臬,刑法。這裏指司法工作。寄,委任。

⑲ 寸長:小小的長處。

⑳ 審:慎重。

㉑ 萌:發生。慢易:疏忽。一本下多"之"字。

㉒ 灼然:明確地。

㉓ 亟(jí 急):急切。與:給予。駁下:駁回。

㉔ 率然:草率地。

㉕ 虛被澇(lào 酪)漉(lù 録):白受折騰。澇漉,水淹與濾乾。

㉖ 失:錯失。

㉗ 歷試之淺:指經歷過的實際檢驗很少、不深入。歷試,一本作"應試"。淺,浮泛。

㉘ 内恕録:宋代法醫學著作,無名氏撰,已佚。

㉙ 粹:通"萃",匯集。

㉚ 釐:整理。

㉛ 總:總合。

㉜ 刊:雕刻。《晉書·孫綽傳》:"必須綽爲碑文,然後刊石焉。"引伸指印刷。憲治:舊稱朝廷委駐地方的高級官吏爲"憲",當時宋慈在湖南提點刑獄(提點刑獄司的長官,掌稽考一路的司法案件)任中,故稱"憲治"。

㉝ 示:給人看。同寅:同僚,舊稱在同一處做官的人。

㉞ 澤物:恩澤萬物。此指救人。

㉟ 淳祐丁未:公元 1247 年。淳祐,宋理宗(公元 1241～1251 年)年號。嘉平節:陰歷十二月初八。嘉平,臘月的别稱。《史記·秦始皇本紀》:"三十一年十二月,更名臘曰嘉平。"

㊱ 朝散大夫:唐宋文階官之制,從五品下。除:授職。直秘閣:宋代館職,後爲其他官員的兼銜。提刑:提點刑獄官的簡稱,主管司法、刑獄等。充:充行。參議官:宋代高級行政區設安撫司,由安撫使主管,下設參議官等職。

課文簡析

本文論述尸體檢驗在整個審案工作中的重要性,認爲"獄情之失",多由於"定驗之誤",因而主張對獄事采取"審之又審"的嚴肅認真態度,并表明編著該書的目的在於"洗冤澤物"。

參考資料

1. 孟秋之月……命理瞻傷、察創、視折、審斷、決獄訟。(漢·蔡邕釋:皮曰傷,肉曰創,骨曰折,骨肉皆

絶曰斷。言民斗辨而不死者，當以傷、創、折、斷、深淺、大小正其罪之輕重。——《玉燭寳典》卷七，《七月孟秋第七》）

《禮記·月令》

2. 又有死後被人用繩索繫紮手脚及項下等處，其人已死，氣血不行，雖被繫縛，其痕不紫赤，有白痕可驗。死後繫縛者，無血蔭，繫縛痕雖深入皮，即無青紫赤色，但只是白痕。有用火篦烙成痕，但紅色或焦赤，帶濕不乾。

《洗冤集録》二十《被打勒死假作自縊》

3. 諸溺井之人，檢驗之時，亦先問元申人，如何知得井内有人？初見有人時，其人死未？既知未死，因何不與救應？其尸未浮，如何知得井内有人？若是屋下之井，即問身死人自從早晚不見？卻如何知在井内？凡井内有人，其井面自然先有水沫，以此爲驗。

投井死人，如不曾與人交争，驗尸時面目頭額有利刃痕，又依舊帶血，似生前痕，此須看井内有破瓷器之屬，以致傷着。人初入井時氣尚未絶，其痕依舊帶血，若驗作生前刃傷，豈不利害！

《洗冤集録》二十一《溺死》

（沈澍農）

三十四　《外科精要》自序

説明

本文選自《外科精要》。據臺灣新文豐出版公司影印國立故宫博物院藏日本津輕氏藏版排印。作者陳自明（公元1190～1270年），字良甫（亦作良父），江西臨川人，曾任建康府明道書院醫學教授，爲南宋著名醫學家。陳氏三世業醫，均爲大方脈（内科），陳自明則尤擅外科和婦科。所著《婦人大全良方》和《外科精要》均對後世産生較大影響。前者對婦産科各種病證分述病因證治，并記載附方和治驗，是婦産科學第一次全面系統的總結。後者重點論述癰疽發背的病因、病機、診斷、鑒别、灸治、用藥、預後等。是作者晚年的重要著作。本書出版後，朱丹溪爲其作《發揮》、熊宗立爲其作《補注》、薛立齋爲其作《校注》，足見其影響深遠。

凡癰疽之疾[①]，比他病最酷[②]，聖人推爲雜病之先[③]。自古雖有瘍醫一科及《鬼遺》等論[④]，後人不能深究，於是此方淪没[⑤]，轉乖迷塗[⑥]。今鄉井多是下甲人[⑦]，專攻此科，然沾此疾[⑧]，又多富貴者。《内經》云：大凡癰瘡，多生於膏粱之人[⑨]。僕家世大方脈[⑩]，每見沾此疾者十存一二[⑪]，蓋醫者少有精妙能究方論者。間讀其書[⑫]，又不能探賾索隱[⑬]，及至臨病之際，倉卒之間[⑭]，無非對病閲方[⑮]，遍試諸藥。況能療癰疽、持補割[⑯]、理折傷[⑰]、攻牙、療痔，多是庸俗不通文理之人[⑱]，一見文繁，即便厭棄。病家又持方論以詰難之[⑲]，遂使醫者鼯鼠技窮[⑳]，中心惶惑[㉑]，當下不下[㉒]，悠悠弗決[㉓]，遷延日久，遂令輕者重，重者死。又多見生疽之人，隱諱者衆[㉔]，不喜人言是癰疽發疾，但喜云，只是小小癤毒而已。及至孔洪[㉕]，遂致不救。又有病家猜鄙[㉖]，吝其所費浩瀚[㉗]，不肯請明了之醫，而甘心委命於庸俗之手[㉘]。或有醫者，用心不臧[㉙]，貪人財利，不肯便投的當伐病之劑[㉚]，惟恐效速而無所得，是禍不極，則功不大矣[㉛]。又有確執一二藥方，而全無變通者。又有當先用而後下者，當後用而先下者。（多見一得疾之初[㉜]，便令多服排膿内補十宣散，而返增其疾[㉝]。此藥是破後排膿内補之藥，而洪内翰未解用藥之意[㉞]，而妄爲序跋[㉟]，以誤天下後世者衆矣。陳無擇云：當在第四節用之是也[㊱]。）又有得一二方子，以爲秘傳，惟恐人知之，窮貴之人[㊲]，不見藥味，而不肯信服者多矣。又有自知衆人嘗用已效之方[㊳]，而改易其名，而爲秘方；或妄增藥味以惑衆聽，而返無效者亦多矣。此等之徒，皆含靈之巨賊[㊴]，何足相向[㊵]！又有道聽塗説之人[㊶]，遠來問病，自逞了了[42]，詐作明能，談説異端，或云是虚，或云是實，出示一方，力言奇效，奏於某處[43]。此等之人，皆是貢諛[44]。其實皆未曾經歷一病，初無寸長。病家無主，易於摇惑[45]，欲於速效，又喜不費資財，更不待醫者商議可服不可服，即便投之[46]，倐然至禍[47]，各自走散。古人云：貧無達士將金贈，病有閑人説藥方。此世之通患，歷代不能革。

凡癰疽之疾，真如草寇[48]，不守法律[49]，出意凶暴[50]，待之稍寬[51]，殺人縱火，無可疑者。凡療斯疾，不可以禮法待之[52]，仍要便服一二緊要經效之藥[53]，把定臟腑，外施針灸，以泄毒氣。其勢稍定，却乃詳觀方論[54]，或命醫者詳察定名，是癰是疽，是虚是實，是冷是熱，或重或輕，對證用藥，毋失先後次序。病者不必憂惶，醫者確執已見，不要妄立名色，愴惶惑亂，收效必矣。如近代名醫李嗣之、伍起予、曾孚先輩[55]，編集上古得效方論要訣[56]，愚因暇日[57]，采摭群言[58]，自立要領，或先或後，不失次序。其中重復繁文者削之，取其言簡意盡，綱領節目，整然不紊[59]。庶幾覽者如指諸掌[60]，雖不能盡聖人之萬一，使臨病之際，便有所主，毋致渴而穿井，鬥而鑄兵者乎[61]！

時景定癸亥孟秋賓唐習醫陳自明良甫序[62]。

注釋

① 癰疽：泛指體表急性化膿性疾患。析言之，浮淺者爲癰，深厚者爲疽。

② 酷：嚴重。

③ 雜病之先：猶言排在雜病的首位。

④ 瘍醫一科：《周禮·天官·冢宰》分醫爲四科：食醫、疾醫、瘍醫、獸醫。瘍醫相當於後世外科、骨傷科。《鬼遺》：指晉·劉涓子著、南齊·龔慶宣編次的《劉涓子鬼遺方》，該書爲我國現存最早的外科專著。

⑤ 淪没：消失。此指失傳。

⑥ 轉乖迷塗：轉而走向迷途。乖，不正。句中用作動詞。塗：通"途"。

⑦ 下甲：指地位低下。

⑧ 沾：感染。

⑨ "《内經》云"句：本句意引自《素問·生氣通天論》。原文是："高粱之變，足生大丁。"生，人民衛生出版社據薛己校注本復校排印本（以下簡稱"排印本"）作"失"，應爲"生"字形誤。高粱，通"膏粱"。丁，爲"疔"的古字。

⑩ 世：世代相傳。大方脈：指内科。

⑪ 十存一二：意謂能存活者十分之一二。言此疾死亡率很高，達十分之八九。

⑫ 間：偶然。排印本作"聞"，誤。

⑬ 探賾索隱：探索深奥的道理，搜求隱秘的事物。語出《周易·繫辭上》："探賾索隱，鈎深致遠。"

⑭ 倉卒：匆促。卒，通"猝"。

⑮ 閲方：檢閲方書。

⑯ 補割：指用粗針或手術刀作挑割放血等小手術治法。

⑰ 理折傷：治療骨折、外傷。理：治療。唐代避唐高宗李治的名諱始稱治爲"理"，後世亦有襲用。

⑱ 庸俗：粗俗。

⑲ 詰難：責問。

⑳ 鼯鼠技窮：意謂技藝多而不精，於事無益。語本《荀子·勸學》："塍蛇無足而飛，梧鼠五技而窮。"傳説鼯鼠習五技：能飛不能上屋，能緣不能窮木，能游不能渡谷，能穴不能掩身，能走不能先人。此用比喻義。

㉑ 惶惑：疑懼貌。

㉒ 下：指用藥。

㉓ 悠悠：憂思貌。《詩·邶風·終風》："悠悠我思。"决：决斷。

㉔ 隱諱：指隱瞞病情。

㉕ 孔洪：很大。孔，甚。《詩・鄭風・羔裘》："孔武有力。"洪，大。

㉖ 猜鄙：猜疑庸俗。

㉗ 浩瀚：本指水勢盛大，引申指繁多。

㉘ 委命：交付性命。

㉙ 臧：善。《詩・大雅・抑》："未知臧否。"

㉚ 的(dí)當(dàng)：恰當。

㉛ "禍不極"句：謂病不至嚴重時則顯不出醫者功勞之大。極，最高點，引申指病情嚴重。

㉜ "多見"九句：原文爲小字夾注，今以括號標示。排印本排爲正文，非是。蓋原文列舉醫、病雙方種種不當之處，都是概説。本句則是專爲"全無變通"一種情況所作的補證。

㉝ 返：通"反"。反而。後"反"字同此。排印本作"及"，係"反"之誤。

㉞ 洪内翰：即洪遵，字景嚴，江西鄱陽人，官至翰林學士。著有《泉志》、《翰苑群書》，并集有《洪氏集驗方》五卷。

㉟ 妄爲序跋：指輕率地撰寫序和跋。其序跋之文見《洪氏集驗方》卷二"化毒排膿内補散"條。

㊱ "陳無擇"句：語出陳無擇《三因極一病證方論・癰疽叙論》。陳氏認爲治療癰疽需按病程采用不同的治法，提出了四節八事。即："(癰疽)初覺，則宜熱、拔毒；已潰，則排膿、止痛；膿盡，則消肌、内塞；惡肉盡，則長肌、傅痂……内補散當用在第四節。"

㊲ 窮貴之人：貧窮、富貴之人，泛指人們。

㊳ 嘗：曾經。

㊴ 含靈：佛教名詞，指人類。

㊵ 何足相向：哪裏值得共處。相向：本指相對，此指相處。

㊶ 道聽塗説：没有根據的傳聞。語出《論語・陽貨》："道聽而塗説，德之棄也。"塗，通"途"。

㊷ 了了：清楚明白的樣子。

㊸ 奏：取效。

㊹ 貢諛：諂媚。

㊺ 摇惑：動摇疑惑。

㊻ 便：排印本作"欲"。下句謂已"至禍"，則本句應爲已服，而非"欲服"。

㊼ 倏(shū 書)然：忽然。

㊽ 草寇：民間盗賊。草，草野。

㊾ 法律：排印本作"律法"，并通。

㊿ 出意：猶言内心。

51 待之稍寬：假如對病情稍加放松。本句爲假設句。

52 禮法：禮儀法規。在此喻指常規的治療方法。

53 經效：經用有效。

54 却：再。

55 李嗣之：名迅，字嗣立，宋・泉州人。著《集驗背疽方》。伍起予：著《外科新書》。曾孚先：著《保生護命集》。按原書眉批云："宋史：伍起予《外科新書》六卷。《書録解題》：李氏《集驗背疽方》一卷。泉江李迅嗣立撰，凡五十二條，其議論詳盡曲當。《宋史》又有曾孚先《保生護命集》一卷。"

56 得效：取得療效。

57 因：趁着。瞿佑《剪燈新話・寄梅記》："端朝因間謂其妻曰……"

58 采摭(zhí 直)：采取。

59 整然不紊：整齊而不錯亂。紊，亂。《書・盤庚上》："若網在綱，有條而不紊。"紊，原作"繁"，眉批："按'繁'韓本作'紊'。"排印本亦作"紊"，據改。

60 庶幾：也許可以。表示希望。《史記・秦始皇本紀》："寡人以爲善，庶幾息兵革。"

61 渴而穿井，鬥而鑄兵：語出《素問・四氣調神論》。比喻臨時抱佛脚。

㊷ 時：排印本作"歲"。景定癸亥：1263年。景定爲南宋理宗趙昀的年號。

課文簡析

本文分爲兩段。第一段即第一自然節。揭示病者和醫者在癰疽治療方面的種種弊端，病者方面主要有：拘泥理論詰難醫生、諱疾忌醫、猜疑吝嗇；醫者方面主要有：缺乏理論修養、貪人財利、用方全無變通、改方惑衆等。由此分析了癰疽難治的社會原因。第二段即第二自然節。作者提出了癰疽的治療要點，指出了醫生和患者應有的態度，并介紹了《外科精要》一書的著作緣由、目的和著述方法。

參考資料

1. 外科，蓋指瘡瘍門言也。上古無外科專名，實昉於季世，後人遂分内外爲二科。

玆《外科》乃宋陳良甫先生所著。雖以瘍科名其書，而其治法固多合内外之道。如作渴、泄瀉、灸法等論，誠有以發《内經》之微旨。殆不無宜於昔而不宜於今者，非先生之術有未精要也。良由今人所禀，遠不逮昔，雖使先生至今存，亦不得不因時而損益之矣。余於時自忌淺鄙，漫仿元本之所既備而未悉者，斷以愚意而折衷之，仍其舊名，厘爲四卷。其補録一卷，則出余管見。同志勿咎其僭，而進其所未至也焉。嘉靖丁未春月吉日奉政大夫太醫院使致仕吴郡薛己謹序。

《外科精要》薛己校注本序

2. 大抵癰疽發於背者，至危殆之疾也。多至不救者。夫豈皆命也哉！然有法可活——非膏塗末傅之能愈。初覺，便從頭上作艾炷，宣泄蘊毒，使毒氣亟奪，而無内蝕之患。惟頭及頸則否，此更生法也。灼艾之外，則又有奇方存，起予平昔屢用屢效。實不敢私，以廣其傳。開禧丁卯十月旦日江南西路提刑鄒應龍爲之序跋，刊於章貢。

《外科精要》津輕氏藏本前附《伍起予序跋》（按疑當作"伍起予《外科新書》序跋"）

3. 疽破後，多服洪氏排膿内補散。若無嘔逆之證，用酒調下；有嘔逆之證，只用木香湯調此一藥。若癰疽破後，當終始服餌不可輟。

陳無擇門"當在第四節用"，言之甚當。

《外科精要》津輕氏藏本《治癰疽月藥大綱第十八》（按本條薛本無）。

（沈澍農）

三十五　《世醫得效方》序

説明

本文選自《世醫得效方》，據1964年上海科學技術出版社校點本排印。作者危亦林（公元1277～1347年），字達齋，江西南豐（今江西南豐縣）人，元代著名醫學家。危氏家世業醫，自高祖至危氏共計五代，他系統整理、總結前人及家傳五代的醫學經驗，以元代醫學十三科目爲序，"依按古方，參之家傳"，歷十年艱辛，於公元1337年撰成《世醫得效方》，凡十九卷。書中載録古方及家傳效方達三千餘首，按科别、病名類列。此書不僅是内容宏富的方劑巨著，而且是指導中醫各科的臨證指南。該書第十八卷"正骨兼金鏃科"對骨折、脱臼等骨傷科疾病的治法，在當時處於世界醫學的前列。

工欲善其事，必先利其器[①]，器利而後工乃精[②]。醫者舍方書，何以爲療病之本？自《難經》、《湯液》、《靈樞》、《傷寒論》等篇出[③]，而後之醫師著述者殆數百家。蓋發縱指示[④]，俾對病而知證，因證而得藥，其用心亦仁矣哉！僕幼而好學，弱冠而業醫，重念先世授受之難[⑤]：由鼻祖自撫而遷於南豐[⑥]，高祖雲仙游學東京[⑦]，過董奉廿五世醫方[⑧]，授以大方脈[⑨]，還家而醫道日行，伯祖子美復傳婦人、正骨、金鏃等科[⑩]，大父碧崖得小方科於周氏[⑪]，伯熙載進學眼科及療瘵疾[⑫]，至僕再參究瘡腫、咽喉、口齒等科[⑬]，及儲積古方并近代名醫諸方。由高祖至僕，凡五世矣，隨試隨效。然而，方書浩若滄海，卒有所索[14]，目不能周[15]，乃於天曆初元[16]，以十三科名目[17]，依按古方，參之家傳，昕夕弗怠[18]，刻苦凡十稔，編次甫成[19]，爲十有九卷，名曰《世醫得效》。首論脈病證治，次由大方脈、雜醫科以發端[20]，至於瘡腫科而終編，分門析類，一開卷間，綱舉而目張，由博以見約，固非敢求異於昔人，直不過欲便於觀覽云耳[21]。欽惟國朝念群黎之疾苦[22]，惠民有局[23]，設教有學，於醫尤切。然自愧山林鄙陋，見聞不博，妄意纂集，舛謬惟多[24]，尤欲當道縉紳醫師進而教之[25]，訂其訛，補其偏[26]，俾繡諸梓[27]，則庶幾廣聖皇好生之仁於無窮[28]，豈不韙歟[29]！

仍至元三年歲丁丑七月既望[30]，嘉禾後學達齋危亦林拜手謹書[31]。

注釋

① “工欲”二句：語出《論語·衛靈公》。利，使……鋒利。

② 工：工藝。

③ 湯液：《湯液經法》，共三十二卷，上古方書，見《漢書·藝文志》，久佚。篇，書籍。

④ 發縱指示：謂放狗逐獸。語出《史記·蕭相國世家》：“夫獵，追殺獸兔者，狗也；而發縱指示獸處者，人也。”發縱，謂解紲而放狗。指示，謂以手指示獸處。此喻撰著醫書的醫生。

⑤ 授受：謂受學。學習醫道。

⑥ 鼻祖：始祖。此指曾祖之祖。撫：指江西撫州。

⑦ 高祖：祖父的祖父。東京：指河南開封。

⑧ 董奉：三國時名醫，隱居廬山，爲人治病不取報酬，惟使病人栽杏五株，數年之間，蔚然成林。醫方：按《世醫得效方·附録》作“孫京”，可從。

⑨ 大方脈：即大方脈科，相當於今之内科。

⑩ 伯祖：祖父之兄。然按五世之説，當爲曾祖。據《世醫得效方·附録》載，危氏伯祖子美從臨江劉三點和新城陳某學婦科，又從杭州田馬騎學正骨金鏃科。金鏃：刀、劍、箭頭。

⑪ 大父：祖父。小方科：即小方脈科，相當於今之兒科。

⑫ “伯熙載”句：據《世醫得效方·附録》載，危亦林伯父熙載從福建汀州路程光明學習眼科，又從南城周後游學習治療肺癆病。進學：學習。瘵(zhài 債)疾：又稱肺癆、癆病。相當於今之肺結核病。

⑬ “至僕”句：據《世醫得效方·附録》載，危亦林曾從撫州斤竹江東山學習瘡腫科，從臨川范叔清學習咽喉口齒科。

⑭ 卒：通“猝”。突然。

⑮ 周：周全。此謂瀏覽無遺。

⑯ 天曆初元：公元 1328 年。天曆：元文宗孛兒隻斤圖帖睦爾的年號。初元：元年。

⑰ 十三科：我國古代醫學分科的名稱。元、明的太醫院都將醫學分爲十三科。元代的十三科爲：大方脈科、雜醫科、小方脈科、風科、産科、眼科、口齒科、咽喉科、正骨科、金瘡腫科、鍼灸科、祝由科、禁科。

⑱ 昕(xīn 欣)夕：早晚。昕，黎明。

⑲ 甫：方才。

⑳ 雜醫科：十三科之一，治療雜病。發端：開始。

㉑ 直：衹。

㉒ 欽：恭敬。惟：思。群黎：百姓。

㉓ 惠民：愛民。局：藥局。據《元史·百官》載：元代先後設置御藥局、行御藥局、大都惠民局、上都惠民司等藥局。

㉔ 惟：又。説見裴學海《古書虚字集釋》卷三。

㉕ 當道：當權。此作定語。縉紳：又作“搢紳”。插笏於紳。古時爲官者插笏垂紳，故縉紳爲古代官宦的裝束，又可指代官員。縉，通“搢”，插。紳，束腰的大帶。之：第一人稱代詞。

㉖ 偏：片面。

㉗ 繡：本謂刺繡，此指刻印。

㉘ 廣：弘揚。聖皇：指當代皇帝。好生之仁：愛惜生民的仁德。語出《書·大禹謨》："好生之德，洽於民心。"

㉙ 韙（wěi 偉）：是。

㉚ 仍至元：即後至元。元代前後有兩位皇帝用過至元年號，一爲元世祖忽必烈，一爲元順帝妥懽帖睦爾，史稱前者爲前至元，後者爲後至元。仍，因襲。三年：公元 1337 年。

㉛ 嘉禾：江西南豐的别稱。拜手：古時跪拜禮的一種。跪後兩手相拱至地，俯首至手。以表恭敬。

課文簡析

本文概述了《世醫得效方》編撰動機、原因及該書的編寫體例、方法。文章開首引經據典，以"器利而後工精"的道理，説明方書對臨証診療疾病的重要性。繼而述其危氏家世業醫，共傳五代，臨床各科傳授有緒。因感方書浩繁，檢索不易，乃以醫學十三科名目爲序，依按古方，參之家傳，以十年之功，撰成《世醫得效方》凡十九卷。又述其體例内容，最後表明編書目的，及請當權醫官審訂，使之早日出版的願望。

參考資料

1. 語云：醫不三世，不服其藥。醫何以貴世業也？謂其更嘗多，而險危劇易皆得之耳聞目見，較之臆決嘗試者，得失何啻倍蓰。且藥進醫手，而方傳古人。古方之行於世者何算？一證而百方，其將焉所適從哉？夫病者懸命醫師，方必對脈，藥必療病。譬之抽關啟鑰，應手而決，斯善之善者矣。若中無定見，姑徐徐焉取古方歷試之，以庶幾一遇焉。雖非有心殺人，而人之死於其手者多矣。醫所以貴專門，方所以貴經驗也。南豐危亦林先世遇古名醫董奉遠孫京受醫術，其後世業之，且遍參諸科，至亦林五世，而學益備、技益工，所全活者益衆。乃取平日所用古方驗而無失者，并與其祖父以來得之師授者類萃成書。倣《聖濟總録》以十三科編次，名曰《世醫得效方》，將鋟梓以廣其傳。余觀世之人，得一方輒靳靳焉莫肯示人，往往以《肘後》、《千金》爲解。今危氏以五世所得之秘，一旦盡以公諸人，其過人遠矣。昔許叔微未達時，人勸以樹陰德。許念貧而樹德，惟醫爲可，乃攻醫以活人，其後訖致顯宦。造物之報施如此。然余以爲以身種者有限，以書種者無窮。今危氏能公其術於人，使家有其書，即人無夭死，其所種者不已多乎？陰德之報在其身，在其子孫，餘知其必有過於許氏者矣。後至元四年八月承事郎同知永新州事王充耘與耕書。

《世醫得效方》元·王充耘序

2. 南豐危亦林《世醫得效方》編次有法，科目無遺，江西提舉司校正之，牒上於院；下諸路提舉司重校之，復白於院。院之長貳僚屬皆曰善，付其屬，俾繡梓焉。噫！是方之效，豈以此一言而遂傳歟？至元五年太醫院識。（醫官署名凡二十三位，略。）

《世醫得效方·附録一》

3. 達齋危先生《世醫得效方》，蓋以其先世秘傳□至於今。凡治療所經驗者，倣《聖濟總録》十三科之目，類而編之，計十二帙。進之本道官醫提舉司，司上之太醫院，得加稱賞，付所屬俾刊而傳焉。先生家世江西之南豐，授本州醫學教授，故用心亦勤矣。歲在壬午，先生過予書林，因得北面師之，且以全帙見授。嗟乎！千方易得，一效難求。觀乎此方，則知先生家得其傳，世守其學，用無不驗，疾無不愈，以得效名方，迨猶影響之於形聲也。活人陰德，其有涯哉？予又安敢私有，故命工繡梓，以廣其傳，庶乎先生惠濟之心，得以見於當世，嘉與民生，同躋壽域，不亦宜乎？至正三年歲在癸未仲夏建寧路官醫提領陳志頓首謹書。

《世醫得效方·附録三》

4.《世醫得效方》二十卷（兩淮鹽政采進本），元·危亦林撰。亦林，字達齋，南豐人，官本州醫學教授。是編積其高祖以下五世所集醫方，合而成書。一曰大方脈科，分子目九十有一；二曰小方脈科，分子目七十有一；三曰風科，分子目十；四曰産科兼婦人雜病科，分子目三十有三；五曰眼科，分子目十二；六曰口齒兼咽喉科，分子目六；七曰正骨兼金鏃科，分子目二十九，八曰瘡腫科，分子目二十四，共十九卷，附以孫真人《養生法》節文一卷。其總目鍼灸一科有録無書，校檢其文皆散附各科之中，蓋標題疏舛，實非闕佚。自序稱"刱始於天歷元年，迄功於後至元三年"，其用力亦云勤篤。前有至元五年太醫院題識，備列院使十一人，同知院事二人，僉院事二人，同僉院事二人，判官二人，經歷二人，都事二人，掾史一人銜名，蓋江西官醫提舉司以是書牒醫院，下諸路提舉司重校，覆白於醫院而後刊行，亦頗矜慎。序中稱其“高祖遇仙人董奉二十五世孫，傳其秘方”，雖技術家依托之言，不足深詰，而所載古方至多，皆可以資考據，未可以罕所發明廢之也。

《四庫全書總目提要・子部・醫家類》

（張如青）

三十六　《針灸聚英》引

説明

本文選自《針灸聚英》，據上海科學技術出版社 1961 年版排印。作者高武（十六世紀初），字梅孤，鄞縣（今浙江寧波）人，明代針灸學家。通天文、樂律、兵法。明嘉靖年間考中武舉。晚年專門研究醫學，尤精於針灸。爲探索針灸學之淵源要旨，據《内經》、《難經》摘編成《針灸節要》一書；又爲訂正穴位，曾自製針灸銅人模型三具（男、婦、童子各一），足見其用心之精審。《針灸聚英》，又名《針灸聚英發揮》，共四卷，刊於 1529 年。本書係據明以前十餘種針灸文獻編輯而成。卷一論臟腑、經絡、腧穴；卷二集録各家針灸取穴方法；卷三論針法、灸法及禁灸；卷四爲各種針灸歌賦。凡諸書與《内經》、《難經》異同者，取其同而論其異，以取法《素》、《難》之旨義，因名其書爲“聚英”。“引”是一種文體，唐以後始産生，大略如序而稍爲簡短。宋・蘇洵父名序，故洵文諱“序”爲“引”。後人亦有沿用者。

扁鵲有言：“疾在腠理，熨焫之所及①；在血脈，針石之所及；其在腸胃，酒醪之所及。”是針灸藥三者得兼，而後可與言醫。可與言醫者，斯《周官》之十全者也②。曩武謬以活人之術止於藥③，故棄針與灸而莫之講④。每遇傷寒熱入血室⑤、閃挫諸疾⑥，非藥餌所能愈，而必俟夫刺者⑦，則束手無策，自愧技窮。因悟治病猶對壘⑧，攻守奇正⑨，量敵而應者⑩，將之良；針灸藥因病而施者，醫之良也。

思得師指，而艱其人⑪，求之遠近，以針鳴者⑫，各出編集，《標幽》、《玉龍》、《肘後》、《流注》、《神應》等書⑬，其於撚針補瀉⑭，尚戾越人“從衛取氣，從榮置氣”之説⑮。復取《素》、《難》而研精之，旁究諸家⑯，又知《素》、《難》爲醫之鼻祖⑰，猶《易》爲揲蓍求卦之原⑱。諸家醫流，如以錢擲甲子起卦，勾陳、玄武、螣蛇、龍虎斷吉凶⑲，似《易》而亂《易》也⑳。後世針灸，亦若是爾。嗚呼！不溯其原㉑，則昧夫古人立法之善，故嘗集《節要》一書矣；不窮其流，則不知後世變法之弊，此《聚英》之所以纂也。

安故狃近者㉒，猶曰《易》窮則變，變則通，通則久㉓。是以《詩》變而《騷》㉔，君子取之。郡縣者，封建之變㉕；租庸者，井田之變㉖。後人因之㉗，固足以經國治世㉘，奚怪於針灸之變法哉？奚是古非今爲哉？㉙豈知封建井田變，而卒莫如周之延祚八百㉚；針灸變，而卒莫如古之能收功十全。如使弊法而可因㉛，則彼放蕩踰閑者㉜，可以爲禮，以之安上治民；妖淫愁怨者㉝，可以爲樂，以之移風易俗哉？夫《易》謂窮斯變通久㉞，《素》、《難》者，垂之萬世而無弊㉟，不可謂窮，不容於變，而自通且久也。周子謂：不復古禮㊱，不變今樂，而欲至治者遠㊲。然則不學古醫，不變今俗，而欲收十全之功者，未之有也。兹續編諸家，而折衷以《素》、《難》之旨㊳。夫然後前人之法，今時之弊，司命者知所去取矣㊴。時嘉靖己丑夏六月六日，四明梅孤子高武識㊵。

注釋

①“疾在腠理”二句：意爲疾病處在皮膚肌肉之間，是藥物熨貼、艾火燒灼的效力所能達到的部位。熨

焫(ruò 若),《韓非子·喻老》及《史記·扁鵲倉公列傳》皆作“湯熨”,疑作者引用有誤。焫,燒灼。

②《周官》:又稱《周官經》。西漢末列爲經而屬於禮,故稱《周禮》。分天官、地官、春官、夏官、秋官、冬官六篇。西漢時,河間獻王得《周官》,缺《冬官》一篇,遂以《考工記》補之。但《周官》與周時制度多不合,今文家以爲王莽時劉歆所僞作。今本四十二卷,漢·鄭玄注,唐·賈公彦疏。孫詒讓撰《正義》八十六卷,博採衆説,資料繁富,對文字音義,亦多有訂正,可資參考。十全:指十個病人就診都能治愈。語出《周禮·天官·醫師》:“(醫師)歲終則稽其醫事,以制其食:十全爲上,十失一次之,十失二次之,十失三次之,十失四爲下。”

③“曩武謬以”句:意爲從前我錯誤地認爲治療病人的醫術只依靠藥就可以了。曩(nǎng 囊上聲):過去。《韓非子·外儲説左下》:“寡人曩不知子,今知矣。”止,只是。《莊子·天運》:“止可以一宿,而不可久處。”

④ 莫之講:不去研究它。否定句中代詞賓語“之”前置。講,此指研究。

⑤ 熱入血室:病名。指婦女在經期或産後感受外邪,邪熱乘虚侵入血室與血相搏所出現的病證。見《傷寒論》第143、145、216等條。血室,指子宫或肝臟。

⑥ 閃挫:閃傷與挫傷的合稱。閃傷是外力或肢體過度扭曲引起的肌肉肌腱的損傷;挫傷是由於外物衝撞擠壓導致皮膚、肌肉等軟組織受傷。

⑦ 俟(sì 四):等待。《詩經·邶風·静女》:“静女其姝,俟我於城隅。”夫(fú):那。

⑧ 對壘:兩軍交戰,各築壘防禦,故稱雙方相持爲對壘。《晉書·宣帝紀》:“與之對壘百餘日,會(諸葛)亮病卒,諸將燒營遁走。”

⑨ 奇正:古時用兵,以對陣交鋒爲正,設計邀截襲敵爲奇。《孫子·勢篇》:“三軍之衆,可使必受敵而無敗者,奇正是也。”又:“戰勢不過奇正,奇正之變,不可勝窮也。”

⑩ 量敵而應:估量敵情,隨機應變。

⑪“思得師指”二句:意爲想得到名師指點但很難找到這樣的人。艱,難尋。其人,指名師。

⑫ 以針鳴者:以針術聞名的人。鳴,聞名;著稱。《廣雅·釋詁三》:“鳴,名也。”《易·謙》:“鳴謙,貞吉。”王弼注:“鳴者,聲名聞之謂也。”《元史·儒學傳·楊載》:“亦以文鳴江東,紆餘豐潤,學者多傳之。”

⑬ 標幽:即《標幽賦》,是針灸歌賦中的名篇。作者竇漢卿,金代針灸學家。“標幽”,意爲揭示幽深的針灸原理。賦文論述了針刺與經絡、臟腑、氣血的關系、取穴的方法、禁忌和注意事項等重要問題,對《内經》以來的有關針刺理論有所總結和發展。玉龍:即《玉龍賦》。首見於高武所著的《針灸聚英》一書。此賦總輯《玉龍歌》的要旨,文字精練,將歌詞變爲賦體,便於記誦和臨床運用。肘後:即《肘後歌》,見於高武《針灸聚英》。本歌選針灸穴位30穴,分治常見病證40餘種。“肘後”之名,取隨身携帶方便實用之意。流注:即《流注指微賦》。首見於金元時何若愚《子午流注針經》。《永樂大典》、《普濟方》皆有收録。本賦概括論述了針灸基本原理和診療原則,着重介紹按時取穴如陽日陽時取陽穴、陰日陰時取陰穴等方法,是研究子午流注針法最早的一篇歷史文獻。神應:即《神應經》,針灸著作。明陳會撰。取用119穴,編成歌訣,附以折量法、補瀉直訣、取穴圖説、諸病配穴及針灸禁忌等。

⑭ 撚(niǎn 碾):同“捻”。用手指搓轉。

⑮ 戾(lì 利):違背。韓愈《論語筆解》:“如子之説,文雖相反,義不相戾。”越人:秦越人。見《史記·扁鵲倉公傳》。從衛取氣:刺法術語。指針刺補法操作時,應在淺部候氣,并往下按納。後世刺法以先淺後深爲補,理本於此。《難經·七十六難》:“當補之時,從衛取氣。”從榮置氣:刺法術語。指針刺瀉法操作時,應在深部候氣,并向淺部引提。後世刺法以先深後淺爲瀉,理本於此。《難經·七十六難》:“當瀉之時,從榮置氣。”

⑯ 旁:廣泛。《書·説命下》:“旁招俊乂,列於庶位。”孔傳:“廣招俊乂,使列衆官。”《藝文類聚》卷六五引晉·潘尼《後園頌》:“和氣四充,惠澤旁潤。”

⑰ 鼻祖:本指有世系可考的最初的祖先。《漢書·揚雄傳上》:“有周氏之蟬嫣兮,或鼻祖於汾隅。”顔師古注:“雄自言繫出周氏而食采於揚,故云始祖於汾隅也。”此指開創者。

⑱ 揲蓍(shé shī 舌詩):用手抽點蓍草的數目占卜。揲,按定數更迭點查物品。《易·繫辭上》:“揲之以四,以象四時。”孔穎達疏:“分揲其蓍,皆以四四爲數,以象四時。”朱熹本義:“揲,間而數之也。”蓍,草名。

多年生草本植物，一本多莖，可入藥。我國古代常用它的莖占卜。《易・繫辭上》："是故蓍之德，圓而神；卦之德，方以知。"

⑲"以錢擲"二句：指拋錢成卦，再按當日天干地支所屬鈎陳、龍虎等定吉凶的方法。甲子，天干首位爲甲，地支首位爲子。古代以天干和地支遞相配置，如甲子、乙丑等，統稱甲子。從甲子起至癸亥止，共六十，故又稱六十甲子。古人用以紀日或紀年。勾陳，星官名，屬紫微垣，共六星，在小熊、仙王兩座内。玄武，是北方七宿斗、牛、女、虚、危、室、壁的總稱。螣蛇，星名。據《晉書》載：螣蛇二十三星在營室（星名）北。營室星於陰曆十月黄昏時出現於南方正中。龍虎，指東方蒼龍七宿和西方白虎七宿。古人用以斷吉凶。清・王洪緒《卜筮正宗六獸・歌》："甲乙起青龍，丙丁起朱雀，戊日起勾陳，己日起螣蛇，庚辛起白虎，壬癸起玄武。"又《日月建傳符》："日建加青龍，財禄喜重重，朱雀喜施用，勾陳事未通，螣蛇多怪異，白虎破財凶，玄武陰私擾，應在日時中，月建如臨此，斷法亦相同。"皆迷信不可信。

⑳"似易"句：好像用的是《易經》的原理，但實際上并不符合《易經》的占筮規則。《易》即《周易》，相傳伏羲畫八卦，文王演《周易》，孔子作《十翼》。雖是占筮之書，但含有豐富的辯證法思想，尤其强調陰陽協調、剛柔相濟、物極必反、萬物變通的道理，故被儒家尊爲群經之首。它所包涵的辯證思想與後世拋錢成卦、用天干地支配置星宿妄斷吉凶的簡單比附的做法是不可同日而語的。故作者説"似《易》而亂《易》也。"

㉑溯（sù 素）：追溯。宋・葉隆禮《契丹國志・本末》："後之英主忠臣，志欲溯今洄古，可以鑒矣。"明・楊慎《詞品・王筠楚妃吟》："予論填辭，必泝六朝，亦昔人窮探黄河源之意也。"

㉒安故狃（niǔ 扭）近：安於老一套章程，習慣於近時做法。狃，習慣。《詩・鄭風・大叔於田》："將叔無狃，戒其傷女。"毛傳："狃，習也。"朱熹集傳："國人戒之曰：請叔無習此事，恐其或傷汝也。"

㉓"窮則變"三句：見《周易・繫辭下》："易窮則變，變則通，通則久。是以自天祐之，吉無不利。"意爲事物到了盡頭，就要變化，變化就通達，通達就長久。

㉔詩變而騷：指《詩經》，遞變爲《離騷》。《詩》，指《詩經》。中國最早的詩歌總集。分爲風、雅、頌三大類。《騷》，指《離騷》。爲戰國時屈原、宋玉等所作。

㉕"郡縣"二句：郡縣制是分封諸侯的封建制演變而來的。夏、商、周三代實行封疆土建諸侯的制度，天子將爵位與土地封於人，建立許多大大小小的諸侯國，分土而治，謂之封建制。秦始皇統一中國，分國内爲三十六郡，爲郡縣制之始。《史記・秦始皇本紀》："今陛下興兵，誅殘賊，平定天下，海内爲郡縣。"《新五代史・職方考》："嗚呼！自三代以上莫不分土而治也。後世鑒古矯失，始郡縣天下。"

㉖"租庸"二句：租庸制是古代井田制演變而成的。租庸，指租庸調（diào 掉）。是唐代對受田課丁徵派的三種賦役的總稱。凡丁男授田一頃，歲輸粟二斛、稻三斛，謂之租；歲輸絹二匹，綾、絁二丈，布加五之一，綿三兩，麻三斤，非蠶鄉則輸銀十四兩，謂之調；役人力，歲二十日，閏加二日，不役者日納絹三尺，謂之庸，有事而加役二十五日者免調，三十日租調皆免。此法導源於北魏到隋代的租、調、力役制度，安史之亂後，爲兩税法所代替。井田：相傳古代的一種土地制度。以方九百畝爲一里，劃爲九區，形如井字，故名。其中央百畝爲公田，外八區爲私田，八家各百畝。公田由八家共種。公事畢，然後治私事。從春秋時起，井田制日趨崩潰，逐漸被封建生産關係所取代。

㉗因：沿襲。《論語・爲政》："殷因於夏禮，所損益可知也。"宋・蘇軾《永興軍秋試舉人策問》："昔漢受天下於秦，因秦之制，而不害爲漢。"

㉘經國：治理國家。《國語・周語下》："將民之與處而離之，將災是備禦而召之，則何以經國？"三國・魏・曹丕《典論・論文》："蓋文章經國之大業，不朽之盛事。"

㉙是古非今：以古爲是，以今爲非。是、非，形容詞意動用法。爲，句末語氣詞。用在句末，常與"奚"、"何"等相配合，表疑問或反詰。《左傳・襄公十七年》："親逐而君，爾父爲厲。是之不憂，而何以因爲？"宋・梅堯臣《〈鬼火〉後》："既云血化，安有鬼爲？"

㉚延祚（zuò 坐）八百：皇位延續了八百年。祚，指皇位。《史記・秦楚之際月表》："平定海内，卒踐帝祚，成於漢家。"

㉛弊法：指不合時宜的法度。宋・王安石《上仁宗皇帝言事書》："在位者得其才矣，然後稍視時勢之可否，而因之情之患苦，變更天下之弊法，以趨先王之意，甚易也。"宋・陸九淵《荆國王文公祠堂記》："掃俗學

之凡陋，振弊法之因循。”

㉜ 放蕩：放縱。《漢書・東方朔傳》：“指意放蕩，頗復詼諧。”宋・蘇軾《謝王内翰啟》：“欲求倜儻超拔之才，則懼其放蕩而至於無度。”踰閑：亦作“逾閑”。越出法度。《論語・子張》：“子夏曰：‘大德不踰閑，小德出入可也。’”何晏集解引孔安國曰：“閑，猶法也。”漢董仲舒《春秋繁露・玉英》：“大德無踰閑者，謂正經。”

㉝ 妖淫：淫靡。多指樂聲。三國・魏・阮籍《樂論》：“《雅》、《頌》之詩不講，而妖淫之曲是尋。”宋・周敦頤《周子通書・樂上》：“謂古樂不足聽也，代變新聲，妖淫愁怨，導欲增悲，不能自止。”愁怨：指過分哀愁怨恨的音樂。亦相對《詩經》而言。《論語・八佾》：“子曰：《關雎》樂而不淫，哀而不傷。”何晏注曰：“孔曰樂不至淫，哀不至傷，言其和也。”

㉞ 窮斯變通久：意爲窮則變，變則通，通則久。斯，猶則。清・王引之《經傳釋詞》卷八：“斯，猶則也；猶乃也。”《詩・小雅・斯干》：“下莞上簟，乃安斯寢。”

㉟ 垂：流傳。《荀子・王霸》：“名垂乎後世。”弊：弊病；害處。《新序・善謀》：“兩虎相與鬬，而駑犬受其弊也。”《宋史・樊知古傳》：“不細籌之，則民果受其弊矣。”

㊱ 周子：指周敦頤（公元 1017～1073 年），宋道州人，字茂叔。居廬山，築室名濂溪書堂。濂溪，爲其生地。著《太極圖説》及《通書》四十篇。採用道家學説，以太極爲理，陰陽五行爲氣，對宋、明理學影響甚大。程顥、程頤都是他的弟子。謚元公。參見《宋史・道學傳》。

㊲ 至治：最完美的政治。《書・君陳》：“我聞曰，至治馨香，感於神明。”《莊子・胠篋》：“樂其俗，安其居，鄰國相望，鷄狗之音相聞，民至老死而不相往來，若此之時，則至治已。”

㊳ 折衷：亦作“折中”。謂調和二者，取其中正，無所偏頗。《管子・小匡》：“決獄折中，不殺不辜，不誣無罪，臣不如賓胥無。”《史記・孔子世家》：“自天子王侯，中國言六藝者，折中於夫子。”

㊴ 司命者：此指醫生。去取：指取捨。

㊵ 嘉靖己丑：嘉靖爲明世宗朱厚熜年號。己丑爲公元 1529 年。四明：浙江寧波府的舊稱，以境内有四明山得名。識：記。

課文簡析

本文提出了針灸藥三者得兼，并能因病施治方爲良醫的觀點，闡明了欲知針灸之源必須首先精研《素問》、《難經》之旨的道理，最後指出要想“收十全之功”就要“學古醫”、“變今俗”。課文首段論述了針灸藥應該并重的道理；次段論述了欲明針灸之道，首先得溯醫學之源；最後論述了遵古法、變今俗的必要性。

參考資料

1.《針灸聚英》四卷，明・高武撰。武始末未詳。是書以《經絡穴法類聚》爲一卷，《各病取穴治法》爲一卷，《諸論針灸法》爲一卷，《各歌賦》爲一卷。凡諸書與《素問》、《難經》㫦同者，取其同而論其㫦，故以“聚英”名書。其所蒐採，惟《銅人》、《明堂》、《子午》及竇氏《流注》等書，餘皆不録。

《四庫全書提要》

2. 高武，號梅孤。好讀書，天文、律吕、兵法、騎射，無不嫻習。嘉靖時中武舉。北上歷覽塞垣，以策干當路。不用，遂棄歸。所言乾象皆驗。晚乃專精於醫，治人立起。嘗慨近時針灸多誤，手鑄銅人三，男、女、童各一，以試其穴，推之人身，所驗不爽毫髮。

乾隆五十三年《鄞縣志》

3. 高武所著《射學指南》、《律吕辨》、《痘疹正宗》、《針灸聚英》、《發揮》、《直指》各三十卷，行於世。

康熙二十三年《浙江通志》

（黄作陣）

三十七 《醫方考》自序

説明

本文選自《醫方考》，據明代萬曆十四年丙戌（公元 1586 年）亮明齋刊本排印。作者吴崑

（公元1551～約1620年），字山甫，號鶴皋山人，又號参黄子，歙縣（今屬安徽）人，明代醫學家。自幼習儒，亦慕醫術，後舉子業不第，便致力於岐黄。曾遍游江、浙、燕、趙等地，并在宣城一帶行醫，頗有盛名。著作除《醫方考》外，尚有《脈語》、《針方六集》、《吴注黄帝内經素問》等。《醫方考》共六卷，刊於公元1584年。該書釋歷代常用方劑七百餘首，分爲七十二門，每門中收同類方若干，説明其命名、組成、方義、功用、適應證等，在明代方劑學作品中比較著名。

上[①]醫治未病，方無尚也[②]，垂經論焉。經論，醫之奥也。中醫治已病，於是乎始有方。方，醫之粗也，非其得已，視斯民之疾苦，故因病以立方耳[③]。季世人知醫尚矣[④]，習方其簡也，窮經其煩也，乃率以方授受[⑤]，而求經論者無之。舍斯道之奥，寳斯道之粗[⑥]，安望其術之神良也？

注釋

① 上：指上古。下文"中"指中古。

② 尚：崇尚。《集韵·漾韵》："尚，貴也。"《字匯·小部》："尚，崇也，又尊也。"

③ 因：依據。

④ 季世：末代。西漢桓寬《鹽鐵論·授時》："三代之盛無亂萌，教也；夏商之季世無順民，俗也。"尚：久遠。

⑤ 率：皆。元代熊忠《古今韵會舉要·質韵》："率，皆也。"

⑥ 寳：尊奉。

余年十五志醫學，逮今十有八稔[①]，懼辱醫名，蚤夜遑遑[②]，惟經論是蒐[③]，不敢自是[④]。游海内者數年[⑤]，就有道者而贄謁之[⑥]。見賤工什九[⑦]，良工什一，不惟上古之經論昧焉，雖中古之方猶弗達也。弗明方之旨與方之證，及諸藥升降浮沉、寒熱温平良毒之性[⑧]，與夫宣通補瀉、輕重滑澀燥濕、反正類從之理[⑨]，而徒執方以療病，惡能保其不殃人乎？迺爲之愍惻[⑩]，取古昔良醫之方七百餘首，揆之於經[⑪]，酌以心見，訂之於證，發其微義，編爲六卷，題之端曰"醫方考"。蓋以考其方藥，考其見證，考其名義[⑫]，考其事迹，考其變通，考其得失，考其所以然之故，匪徒苟然誌方而已[⑬]。君子曰："夫夫也[⑭]。"弱齡譾陋[⑮]，輕議古人，則崑有罪焉爾。世有覺者，觸目而疵之[⑯]，從而可否之，吾幸吾之得師也；游藝者[⑰]，玩索而惜之，存而左右之[⑱]，吾幸吾之明與也[⑲]。如山野之陬[⑳]，湖海之遠，求良醫而不速得，開卷檢方，能究愚論，而斟酌自藥焉，則吾濟人之一念也。或者尚論千古[㉑]，末張孫而本軒岐[㉒]，劣羣方而優經論，則孟軻氏所謂"游於聖人之門者，難爲言"矣[㉓]，安用夫斯籍之贅也？

皇明萬曆十二年歲次甲申孟冬月[㉔]，古歙吴崑序。

注釋

① 逮：到。

② 遑遑：驚恐不安貌。《楚辭·宋玉〈九辯〉》："衆鳥皆有所登棲兮，鳳獨遑遑而無所集。"亦作"惶惶"。

③ 惟經論是蒐：衹是搜求經論。蒐，"搜"的異體字。

④ 自是：自以爲正確。

⑤ 海内：古人以爲我國四面環海，故稱國境以内爲海内。猶言天下。《戰國策·秦策一》："今欲并天下，凌萬乘，詘敵國，制海内，子元元，臣諸侯，非兵不可。"

⑥ 有道者：此指醫技精湛的人。贄：初見尊長時所送的禮品。此作狀語。

⑦ 什九：十分之九。

⑧ 良：無毒。

⑨ 反正類從：此指藥物配伍的不同作用。見本書《〈神農本草經〉序録》"單行"等條注。

⑩ 愍（mǐn 憫）惻：哀憐悲痛。

⑪ 揆（kuí 葵）：揣測。

⑫ 名義：事物取名的含義。《玉海》卷三《天文書下》："《中興書目》：《大象賦》一卷……備述衆星名義。"

⑬ 匪：通“非”。苟：苟且。誌：“志”的異體字。記載。

⑭ 夫夫(fú fū)也：猶言此丈夫也。語出《禮記·檀弓上》，東漢鄭玄注：“夫夫，猶言此丈夫也。”

⑮ 弱齡：男子二十歲。此指年歲小。譾(jiǎn 剪)：淺薄。俗寫作“謭”。

⑯ 觸目：目光所及。疵：批評。

⑰ 游藝：《論語·述而》：“志於道，據於德，依於仁，游於藝。”謂置身於六藝的活動。後泛指從事某種技藝。此謂從事醫學活動。

⑱ 左右：相助。《周易·泰卦》：“輔相天地之宜，以左右民。”唐代陸德明《經典釋文》：“左音佐，右音佑。”唐代孔穎達疏：“左右，助也。”

⑲ 明：了解。與：指同道。

⑳ 陬(zōu 鄒)：角落。

㉑ 尚論：追論。尚，通“上”。《孟子·萬章下》：“以友天下之善士爲未足，又尚論古之人。”

㉒ “末張孫”句：意爲以張仲景、孫思邈爲末，以軒轅氏，岐伯爲本。下句意同。因張、孫著方論，《内經》爲經論。“末”與“本”以及下句的“劣”與“優”均爲意動義。

㉓ “游於”二句：意爲在聖人門下進出的人，難以同他講别的好話了。《孟子·盡心上》：“孔子登東山而小魯，登太山而小天下，故觀於海者難爲水，游於聖人之門者難爲言。”東漢趙岐注：“所覽大者意大，觀小者志小也。”北宋孫注：“游聖人之門者難爲言，以其道之所同出，又同歸於比者也。”

㉔ 皇明：明朝。古人多喜在所處朝代前冠以“皇”、“聖”等字。萬曆十二年：公元 1584 年。孟冬月：陰曆十月。孟，每季首月。

課文簡析

作者感慨當代醫師重方輕論，不明藥性與方義，爲此而撰著《醫方考》，着重予以考釋。前段簡述方與論的區别及舍論竇方的弊端。後段説明撰著《醫方考》的原因及其内容和目的。

參考資料

山人，余族父也，世爲歙澄塘人。幼英異，不伍凡兒。稍長，業進士，爲文章藻思横發，顧數奇弗偶。大父元昌翁，父文韶翁，俱修德而隱者。家多方書，山人遂屏鉛槧，事岐黄術。曾曰：“《素問》、《靈樞》，醫之典墳也；《難經》、《甲乙》，醫之《庸》、《孟》也；張、王、劉、李，醫之濂、洛、關、閩也。”日夕取諸家言遍讀之，不數稔術精而售。初游宛陵，後泝長江，歷姑孰，抵和陽，所至聲名籍籍，活人無論數計。每診疾，僉曰易平，山人曰此在死例，僉曰難痊，山人曰此可生也，卒不逾山人所云。故人咸謂山人殆非人，必從長桑公得者。山人治病，不膠陳迹。人以禁方授之，拒弗受，曰：“以古方治今病，雖出入而通其權，不然，是以結繩治季世也，去治遠矣。”所著《脈語》、《十三科證治》、《參黄論》、《砭焫考》、《醫方考》、《藥纂》諸書，將次第行於世。山人諱崑，字山甫，鶴皋其别號也。人以山人洞參黄帝之奥，又號山人爲參黄子。余家由澄塘析居傳桂里，故視山人爲族父云。

亡名氏《鶴皋山人傳》

（段逸山）

三十八　《名醫類案》跋

説明

本文選自《名醫類案》，據人民衛生出版社 1957 年影印《知不足齋叢書》本排印。作者江應宿，字南仲，歙縣（今屬安徽）人，明代醫家，約生活於十六世紀，早年隨其父江瓘習醫。江瓘草創《名醫類案》未就而逝，應宿續以十九年之功，於 1549 年補撰而成，并附入自己的醫案。《名醫類案》共十二卷，分爲二百零五門，采録自西漢至明代諸名醫治案，按病證分類編纂，是我國現存第一部内容比較系統完備的醫案匯集，流傳甚廣，很有參考價值。

先君子清修力學[①]，不偶於時[②]，抱疴攻醫，數起人危疾，未嘗以醫名[③]。家藏禁方及諸子列傳，無慮百數十種[④]，批閱適窾[⑤]，手録以備遺忘，積二十年所[⑥]，遂成是書，分門析類，爲卷二十，爲條二百有奇[⑦]。草創未就，遽爾見背[⑧]。應宿不肖[⑨]，髫齓多病[⑩]，趨庭問難[⑪]，頗契其旨[⑫]。弱冠奉方伯叔父之滇南[⑬]，尋游吴、越、齊、楚、燕、趙間[⑭]，博采往哲奇驗之跡[⑮]，載還山中。懼先集未梓[⑯]，久而散逸，因取遺稿編次補遺，亦越歲十九，凡五易鈔，更與伯兄参互考訂[⑰]，勒成全書。傳之通都下邑[⑱]，俾肄業之士[⑲]，如遇陰陽顯晦未易辯之證、水火徵兆疑似之難明者[⑳]，試觀前人已驗之成法，準古酌今[㉑]，一證一方一案一論，脗合相孚[㉒]，其應如響[㉓]。

注釋

① 先君子：指死去的父親。清修：高潔美好。

② 不偶：不遇。謂没有遇到被任用的機會。

③ 名：聞名。

④ 無慮：大概。

⑤ 適窾（kuǎn 款）：適合的法則。窾，條款，此指診治的法則。

⑥ 所：左右。

⑦ 奇（jì 計）：整數以外的零數。

⑧ 遽爾：突然地。爾，詞尾。見背："死"的委婉語。

⑨ 不肖：不才。自謙之辭。

⑩ 髫齓（tiáo chèn 條稱）：童年。髫，古時小孩下垂的頭髮。陶潛（淵明）《桃花源記》："黄髮垂髫，并怡然自樂。"齓，小兒换齒，即脱去乳齒，换生恒齒。《韓詩外傳》卷一："男八月生齒，八歲而齠齒，十六而精化小通；女七月生齒，七歲而齓齒，十四而精化小通。"又合稱"齠齓"。

⑪ 趨庭：《論語·季氏》："陳亢問於伯魚曰：'子亦有異聞乎？'對曰：'未也。嘗獨立，鯉趨而過庭。曰：學詩乎？對曰：未也。不學詩，無以言。鯉退而學詩。他日又獨立，鯉趨而過庭。曰：學禮乎？對曰：未也。不學禮，無以立。鯉退而學禮。'聞斯二者，陳亢退而喜曰：'問一得三：聞詩，聞禮，又聞君子之遠其子也。'"後因以"趨庭"爲承受父教。

⑫ 契：符合。

⑬ 方伯：本指一方諸侯之長。《禮記·王制》："千里之外設方伯。"《史記·周紀》："平王之時，周室衰微，諸侯强并弱，齊、楚、秦、晉始大，政由方伯。"後泛指地方長官。之：前往。滇南：雲南的别稱。

⑭ 尋：不久。

⑮ 往哲：此指前代醫家。跡："迹"的異體字。業迹。

⑯ 懼：憂慮。先集：此指亡父的遺稿。先，指亡父。梓：付印。

⑰ 伯兄：長兄。此指江應元。

⑱ 通都：四通八達的都市。下邑：國都以外的所屬城邑。

⑲ 肄（yì 意）業：修習學業。此指修習醫業。

⑳ 辯：通"辨"。水火：指寒熱。

㉑ 準：依準。

㉒ 脗："吻"的異體字。孚：符合。

㉓ 應如響：喻效驗極其迅捷。響，回聲。

嗟乎！醫貴權衡，譬之用兵。孫武論兵[①]，無出虚實。兵貴虚實，則無不勝矣。或者不師古人，亦自爲法，唯司馬穰苴能之[②]，善之善者也[③]。抑或孳孳學古[④]，雖中律度[⑤]，如趙括徒能讀父書，不知合變，卒歸於敗耳[⑥]。是則存其人焉爾矣[⑦]。醫何以異此？先君子以縫掖稱作者[⑧]，托於醫以隱。孤不敏[⑨]，弗克繼志[⑩]，姑述手澤之遺[⑪]，間附見聞，以廣其傳。雖於世未必有濟，然承先君子及物之仁[⑫]，則亦不敢私也[⑬]。謹志[⑭]。

時萬曆辛卯閏三月朔旦之吉[⑮]，男應宿百拜撰述。

注释

① 孫武：春秋時齊國人。著名軍事家，著有《孫子兵法》。

② 司馬穰（ráng 攘）苴（jū 居）：春秋時齊國著名將領。著有《司馬法》。能：勝任。

③ 善之善：意爲能中之能。

④ 抑或：或者。孳孳：同"孜孜"。勤勉不懈。

⑤ 中（zhòng 仲）：符合。律度：法則。

⑥ "趙括"三句：戰國時趙國著名將領趙奢之子趙括少時隨父學習兵法，擅長談兵。後來督代廉頗爲趙將，唯據兵書，不知通變，在長平一戰中被秦將白起擊敗，趙國士兵被坑埋的達四十萬之多。事見《史記·廉頗藺相如列傳》。成語"紙上談兵"本此。合，交戰。

⑦ 存：在於。

⑧ 縫掖：寬袖單衣。爲古代儒生之服。亦作"逢掖"。掖，同"腋"。《禮記·儒行》："（孔）丘少居魯，衣逢掖之衣；長居宋，冠章甫之冠。"鄭玄注："逢，猶大也。大掖之衣，大袂禪衣也。"後來用以指代儒生。《後漢書·王符傳》："時人爲之語曰：'徒見二千石，不如一縫掖。'言書生道義之交爲貴也。"

⑨ 孤：幼而喪父。此用以自稱。

⑩ 克：能够。

⑪ 手澤：猶言手汗。《禮記·玉藻》："父没而不能讀父之書，手澤存焉爾。"後來通稱先人或前輩的遺墨、遺物爲手澤。此指先父的遺作。

⑫ 及物之仁：推及他人的仁愛之心。《論語·衛靈公》："己所不欲，勿施於人。"南宋·朱熹集注："推己及物。"

⑬ 私：歸於一己。

⑭ 志：通"識"。記載。

⑮ 萬曆辛卯：萬曆十九年，即公元 1591 年。朔旦之吉：農曆每月初一。朔旦，朔日。吉，初一。

課文簡析

本文着重説明《名醫類案》成書的過程，强調既宜準古，尤須酌今，方能獲取療效。前段概述江瓘編纂該書及作者補輯的經過。後段以兵法爲喻，闡述"醫貴權衡"，雖重師法而不墨守師法的道理，并表達出版該書的目的是繼承先人"及物之仁"。

參考資料

1. 篁南江叟，故爲諸生有聲，會多病，去而爲醫。其子南仲世其業，并以醫名邑中。余雅重叟質行長者，又博物好古。能著書吟咏，以有别集不論。論其所輯《名醫類案》云：往，余家居，嫂氏病瘧，瘧且久，更數醫不治，叟治之，投匕而愈。及余游京師，季父病痢，痢且不食，更數醫不治，南仲治之，亦投匕而愈。余以此異叟父子，高其技，屬以余生且三十年所矣。

《名醫類案》許國序

2.《名醫類案》十二卷（通行本），明江瓘編，其子應宿增補。瓘字民瑩，歙縣諸生，因病棄而學醫，應宿遂世其業。其書成於嘉靖己酉。所采治驗，自《史記》、《三國志》所載秦越人、淳于意、華佗諸人，下迄元明諸名醫，捃摭殆遍。分二百五門，各詳其病情方藥，瓘所隨事評論者，亦夾注於下。如傷寒門中許叔微治秘結而汗出一案，衆醫謂陽明自汗，津液已漏，法當用蜜兑，而叔微用大柴胡湯取效，瓘則謂終以蜜兑爲穩。又如轉胞門中朱震亨治胎壓膀胱一案，稱令産媪托起其胎，瓘則謂無此治法，其言不確。凡斯之類，亦多所駁正發明，頗爲精審。第尸厥門中附載針驗，引及《酉陽雜俎》所載高句驪人言髮中虚事，與治病毫無所涉。雖産門中引焦氏《類林》載于法開令孕婦食肥羊十餘臠，針之即下事，既不明食羊何義，又不明所針何穴，亦徒廣異聞，無裨醫療，皆未免鶩博嗜奇。然可爲法式者，固十之八九，亦醫家之法律矣。瓘初成是編，未及刊刻。瓘没之後，應宿又以瓘之醫案分類附之，而應宿醫案亦附焉。歲久版刓，近時歙縣鮑廷博又爲重刊，其中間附考證，稱琇案者，乃魏之琇所加。之琇，字玉横，錢塘人也。

清代紀昀等《四庫全書總目提要·子部十四·醫家類二》

（段逸山）

三十九　《證治準繩》序

説明

本文選自《證治準繩》，據《四庫全書》本排印。作者王肯堂（公元 1549～1613 年），字宇泰，號損庵，自號念西居士，金壇（今屬江蘇）人，明代著名醫學家。早年習讀文史、律學，兼精醫學。萬曆十七年（公元 1589 年）進士，曾任翰林院檢討、福建參政等職。所著《讀律箋釋》、《洗冤録箋釋》，是研究明律和法醫學的專著。晚年退居故鄉，窮研醫學，搜集歷代醫學文獻，於公元 1602 年編著成《證治準繩》。《證治準繩》凡四十四卷，包括《雜病證治準繩》八卷、《雜病證治類方》八卷、《傷寒證治準繩》八卷、《瘍醫證治準繩》六卷、《女科證治準繩》五卷、《幼科證治準繩》九卷，故又稱《六科證治準繩》。該書采摭豐富，條理分明，以證論治，流傳較廣。此外，王氏還撰著《鬱岡齋筆麈》、《醫鏡》、《肯堂醫論》、《醫辨》，并匯輯《古今醫統正脈全書》。

余髮始燥則聞長老道説范文正公未達時禱於神①，以不得爲良相，願爲良醫②，因歎古君子存心濟物如此其切也③。當是時，顓蒙無所知④，顧讀岐黄家言⑤，輒心開意解，若有夙契者⑥。嘉靖丙寅⑦，母病阽危⑧，常潤名醫⑨，延致殆徧，言人人殊⑩，罕得要領，心甚陋之⑪。於是鋭意學醫，既起亡妹於垂死，漸爲人知，延診求方，户屦恒滿⑫。先君以爲妨廢舉業⑬，常嚴戒之，遂不復窮究。無何舉於鄉⑭，又十年成進士，選讀中祕書⑮，備員史館⑯，凡四年。請急歸，旋被口語⑰，終已不振。因伏自念受聖主作養厚恩，見謂儲相材⑱，雖萬萬不敢望文正公，然其志不敢不立，而其具不敢不勉⑲，以庶幾無負父之教，而今已矣。

注釋

① 髮始燥：指童年。長（zhǎng 漲）老：年老的人。范文正公：北宋政治家范仲淹（公元 989～1052 年），字希文，卒謚文正。有《范文正公集》。達：顯貴。

② “不得”九字：南宋吴曾《能改齋漫録》卷十三：“范文正公微時，嘗詣靈祠求禱，曰：‘他時得位相乎？’不許。復禱之曰：‘不然，願爲良醫。’亦不許。既而嘆曰：‘夫不能利澤生民，非大丈夫平生之志。’他日，有人謂公曰：‘大丈夫之志於相，理則當然。良醫之技，君何願焉？無乃失於卑耶？’公曰：‘嗟乎，豈爲是哉！古人有云：常善救人，故無棄人；常善救物，故無棄物。且大丈夫之志於學也，固欲遇神聖之君，得行其道。思天下匹夫匹婦有不被其澤者，若己推而内之溝中。能及小大生民者，固惟相爲然；既不可得矣，夫能行救人利物之心者，莫如良醫。果能爲良醫也，上以療君親之疾，下以救貧民之厄，中以保身長年。在下而能及小大生民者，舍夫良醫，則未之有也。’”

③ 濟物：濟人。其：表陪從的連詞。相當於“地”。切：懇切。

④ 顓（zhuān 專）蒙：愚昧。《漢書·揚雄傳》：“天降生民，倥侗顓蒙。”

⑤ 顧：但。

⑥ 夙：舊。契：投合。

⑦ 嘉靖丙寅：公元 1566 年。嘉靖，明世宗朱厚熜的年號，公元 1522～1566 年。

⑧ 阽（diàn 店）危：面臨危險。《漢書·食貨志上》：“安有爲天下阽危者若是而上不驚者！”唐代顔師古注：“阽危，欲墜之意也。”

⑨ 潤名醫：沾惠於名醫。即向名醫求治。

⑩ 言人人殊：各人的説法不同。《史記·曹相國世家》：“參盡召長老諸生，問所以安集百姓，如齊故俗。諸儒以百數，言人人殊，參未知所定。”

⑪ 陋：鄙視。

⑫ 户屦（xǐ 徙）：指上門的人。屦，鞋子，指代人。

⑬ 先君：已死的父親。因作者寫此序時其父已故。舉業：科舉考試的學業。

⑭ 舉於鄉：鄉試中舉。

⑮ 中祕書：宫禁内的書。祕，"秘"的異體字。

⑯ 備員：任事的自謙詞。《史記·平原君列傳》："願君即以(毛)遂備員而行矣。"史館：官署名。掌監修國史，明代屬翰林院。

⑰ 旋：不久。被：遭受。口語：毁謗。《漢書·楊惲傳》："遭遇變故，横被口語。"

⑱ 見謂儲相材：意爲被認爲是副相的人才。儲，副。

⑲ 具：才具。

定省之餘[1]，頗多暇日，乃復取岐黄家言而肆力焉。二親篤老善病[2]，即醫非素習，固將學之，而况乎輕車熟路也[3]。於是聞見日益廣，而藝日益精，鄉曲有抱沉痾、醫技告窮者[4]，叩閽求方[5]，亡弗立應[6]，未嘗敢萌厭心，所全活者稍稍衆矣[7]。而又念所濟僅止一方[8]，孰若著爲書[9]，傳之天下萬世耶？偶嘉善高生隱從余遊[10]，因遂采取古今方論，參以鄙見，而命高生次第録之，遂先成雜病論與方各八巨袠[11]。高生請名[12]，余命之曰《證治準繩》。高生曰："何謂也？"余曰："醫有五科七事。曰脈，曰因，曰病，曰證，曰治，爲五科，'因'復分爲三[13]，曰内，曰外，曰亦内亦外，并四科爲七事[14]。如陰陽俱緊而浮，脈也；傷寒，因也；太陽，病也；頭痛發熱、身痛惡寒無汗，證也；麻黄湯，治也。派析支分，毫不容濫，而時師皆失之[15]，不死者幸而免耳。自陳無擇始發明之[16]，而其爲《三因極一方》，復語焉不詳。李仲南爲《永類鈐方》[17]，支分派析詳矣，而入理不精，比附未確[18]。此書之所以作也。"曰："五科皆備焉，而獨名'證治'，何也？"曰："以言證治獨詳故也，是書出，而不知醫、不能脈者，因證檢書，而得治法故也。"雖然，大匠之所取平與直者，準繩也。其能用準繩者，心目明也。倘守死句[19]，而求活人，以準繩爲心目[20]，則是書之刻，且誤天下萬世，而余之罪大矣。家貧無貲，假貸爲之[21]，不能就其半[22]，會侍御周鶴陽公以按鹺行縣至金壇[23]，聞而助成之，遂行於世。

時萬曆三十年歲次壬寅夏五月朔旦[24]，念西居士王肯堂宇泰識。

注釋

① 定省(xǐng 醒)："昏定晨省"的略語。謂黄昏爲父母安頓床衽，早晨省問安否。爲古代子女侍奉父母的禮節。《禮記·曲禮上》："凡爲人子之禮，冬温而夏凊，昏定而晨省。"亦作"晨昏定省"。

② 篤老：衰老已甚。善：多。

③ 輕車熟路：猶言駕輕就熟。比喻對事很熟悉，做起來很容易。唐代韓愈《昌黎集》卷二十一《送石處士序》："與之語道理，辨古今事當否，論人高下，事後當成敗，若河決下流而東注，若駟馬駕輕車，就熟路，而王良、造父爲之先後也。"

④ 鄉曲：鄉里。

⑤ 叩閽(hūn 昏)：敲門。閽，原指宫門，此指作者的家門。

⑥ 亡：通"無"。

⑦ 全：同"痊"。稍稍：漸漸。

⑧ 一方：指一個地區。

⑨ 孰若：哪裏比得上。

⑩ 偶：恰巧。嘉善：縣名。今屬浙江。

⑪ 袠(zhì 至)："帙"的異體字。包書的套子。因用以稱書。

⑫ 名：命名。此謂命名書名。

⑬ 因：即上文"曰因"之"因"，指病因。

⑭ 四科：即上文"脈"、"病"、"證"、"治"。七事：即"脈"、"病"、"證"、"治"四科加上"内"、"外"、"亦内亦外"三因。

⑮ 時師：當代的儒者。西漢劉歆《移太常博士》："今其書見在，時師傳讀而已。"此指當代的醫師。

⑯ 陳無擇：即陳言，字無擇，南宋著名醫家，著有《三因極一病證方論》十八卷。

⑰ 李仲南：元代醫家，所著《永類鈐方》凡二十二卷。

⑱ 比附：按同類事例比照處理。《尚書・吕刑》"其刑上備，有并兩刑"唐代孔穎達疏："須探測刑書之意，比附以斷其罪。"

⑲ 死句：禪宗開示學者語，内藏機鋒，非深參不能了悟者爲活句，反之稱死句。《五燈會元》卷十五《圓明禪師》："但參活句，莫參死句。"此指句面之意。

⑳ "以準繩"句：意爲用準則替代内心的體驗。

㉑ 假貸：借貸。

㉒ 就其半：意爲達到刻書所需費用的一半。

㉓ 會：適逢。侍御：指監察御史。據《唐六典》，監察御史職掌"分察百僚，巡按郡縣，糾視刑獄，肅整朝儀"。按：巡行。鹺（cuó 痤）：鹽。此指鹽政。金壇：縣名。今屬江蘇。

㉔ 萬曆三十年：即公元 1602 年。萬曆，明神宗朱翊鈞的年號，公元 1573～1619 年。朔旦：即朔日。初一。

課文簡析

本序表明作者以范仲淹"不爲良相，願爲良醫"作爲志向，概述由仕途而入醫界的經過，説明撰著《證治準繩》的原因及其命名的含義。前段叙述作者十八歲時"鋭意學醫"，後迫於父命而涉入仕途。後段詳述寫作之因、命名之義，并指出對《證治準繩》必須靈活運用，而不能墨守其句面之意。

参考資料

1. （王樵）子肯堂，字宇泰，舉萬曆十七年進士，選庶吉士，授檢討。倭寇朝鮮疏陳十議，願假御史銜，練兵海上。疏留中，因引疾歸。旋遇京察，以浮躁論調。家居久之，吏部侍郎楊時喬薦補南京行人司副，終福建參政。肯堂生平無他嗜，獨好讀書，尤精於醫，所著《證治準繩》該博精粹，世競傳之。

《明史》卷二百二十一《王樵傳》附

2. 《證治準繩》一百二十卷，明王肯堂撰。肯堂有《尚書要旨》，已著録。是編據肯堂自序，稱先撰《證治準繩》八册，專論雜證，分十三門，附以《類方》八册，皆成於丁酉戊戌間，其書採摭繁富，而參驗脈證，辨別異同，條理分明，具有端委，故博而不雜，詳而有要，於寒温攻補無所偏主。視繆希雍之餘派虚實不問，但談石膏之功，張介賓之末流診候未施，先定人參之見者，亦爲能得其平。其諸傷門内，附載傳尸勞諸蟲之形，雖似涉乎語怪，然觀北齊徐之才以死人枕療鬼疰，則專門授受，當有所傳，未可概疑以荒誕也。其《傷寒準繩》八册、《瘍醫準繩》六册，則成於甲辰，《幼科準繩》九册、《女科準繩》五册，則成於丁未，皆以補前書所未備，故仍以《證治準繩》爲總名。惟其方皆附各證之下，與雜證體例稍殊耳。史稱肯堂好讀書，尤精於醫，所著《證治準繩》該博精詳，世競傳之。其所著《鬱岡齋筆麈》，論方藥者十之三四。蓋於兹一藝，用力至深，宜其爲醫家圭臬矣。

清代紀昀等《四庫全書總目提要・子部十四・醫家類二》

（段逸山）

四十 《外科正宗》自序

説明

本文選自《外科正宗》，據 1956 年人民衛生出版社據明崇禎四年本影印本排印。作者陳實功（1555～1636 年），字毓仁，號若虚，江蘇南通人。明代著名外科學家，明朝外科學的代表人物之一。年輕時始學外科，積四十年臨證經驗，撰成《外科正宗》一書。該書共 4 卷，157 篇。刊於 1617 年。卷一爲外科總論，包括癰疽原委、治法、五善、七惡、調理及癰疽圖形等十五篇；卷二至卷四論流注、乳癰、腸癰、臟毒、痔瘡、魚口便毒、楊梅瘡等十四篇；卷四爲陰瘡、傷寒發頤等 119 篇。本書不僅記述了多種外科疾患，還記述了鼻痔肉摘除法、氣管縫合術、下頜骨脱臼整復、咽喉和食道異物摘除等外科手術。作者主張外科和内科相結合，對於膿腫等病的治療尤其富有經驗。該書流傳甚廣，對我國古代外科學的發展有較大影響。

歷下李滄溟先生曾謂[①]："醫之别内外也，治外較難於治内。"何者？内之症或不及其外，外之症則必根於其内也。此而不得其方[②]，膚俞之疾[③]，亦膏肓之莫救矣。迺今古治外者[④]，豈少良法神術哉？或緣禁忌而祕於傳[⑤]，或又蹈襲久而傳之訛[⑥]。即無所訛，而其法術未該其全[⑦]，百千萬症，局於數方[⑧]，以之療常症，且不免束手[⑨]。設以異症當之[⑩]，則病者其何冀焉[⑪]？余少日[⑫]，即研精此業，内主以活人心，而外悉諸刀圭之法[⑬]，歷四十餘年，心習方，目習症，或常或異，輒應手而愈。雖徼及岐黄之靈[⑭]，肉骨而生死[⑮]，不無小補於人間，自叩之靈臺[⑯]，則其思慮垂竭矣[⑰]。既念余不過方技中一人耳，此業終吾之身，施亦有限。人之好善，誰不如我？可不一廣其傳[⑱]，而僅韜之肘後乎[⑲]？於是賈其餘力[⑳]，合外科諸症，分門逐類[㉑]，統以論，系以歌，殽以法[㉒]，則微至疥癬，亦所不遺。而論之下，從以註，見陰陽虚實之元委也[㉓]；方之下，括以四語[㉔]，見君臣佐使之調停也[㉕]；圖形之後，又綴以瘡名十律[㉖]，見病不可猜、藥石之不可亂投也。他若針灸，若炮煉，若五戒十要、造孽報病之説[㉗]，不啻詳哉，其言之也[㉘]！余心其益熯矣[㉙]。集既成，付之梓[㉚]，名曰《外科正宗》。既而攬鏡自照，鬚鬢已白。歷下所云"治外較難於治内"，庶幾識余之苦心哉！里中顧比部諸君[㉛]，似亦嘉余之有裨於世，各褒以言，而弁其端[㉜]。余則惶悚遜謝曰[㉝]：韓伯休名根未剗耶[㉞]？第諸君且褒余[㉟]，余敢不益廣諸君意？謹唯命[㊱]，而以是公之養生家。

時萬曆丁巳之秋七月既望[㊲]，東海陳實功謹識。

注釋

① 歷下：古城名。春秋戰國齊邑，因城在歷山之下，故名。故址在今山東濟南市。李滄溟：李攀龍（公元1514～1570年），號滄溟，山東歷城人，明代文學家。官至河南按察使。與王士貞同爲"後七子"首領。著有《滄溟集》。

② 而：如果。假設連詞。《左傳・襄公三十年》："子産而死，誰其嗣之？"《吕氏春秋・舉難篇》："君不若使人問之，而固賢者也，用之未晚也。"

③ 膚俞之疾：指輕淺的疾病。俞，通"腧"。腧穴。

④ 迺：同"乃"。但。《詩・鄭風・山有扶蘇》："不見子都，乃見狂且……不見子充，乃見狡童。"《史記・吴王濞列傳》："當改過自新，乃益驕溢。"

⑤ 緣：因爲。唐・杜甫《杜工部詩史補遺・客至》："花徑不曾緣客掃，蓬門今始爲君開。"白居易《寄王祕書》詩："怪來秋思苦，緣詠祕書詩。"

⑥ 蹈襲：因襲沿用。宋・沈遼《雲巢編二・新作小屏》詩："蹈襲已陳語，何爲浪遑遑？"陳師道《贈田從先》："落筆如流寧蹈襲，行前應敵卻紛紜。"

⑦ 該：包括。卷子本《玉篇・言部》："該，《廣雅》：包也。"《漢書・律曆志上》："該臧萬物。"三國・魏・曹植《與楊德祖書》："吾王於是設天網以該之，頓八紘以掩之。"

⑧ 局：局限。潘尼《乘輿箴》："意局而辭野。"

⑨ 且：尚且。束手：喻無能爲力。

⑩ 異症：不尋常的病症。當之：讓他承擔治療之事。當，承擔。

⑪ 其：表示時間，相當於"將"。清・王引之《經傳釋詞》卷五："其，猶將也。"《書・微子》："今殷其淪喪。"孔傳："言殷將没亡。"《管子・小匡》："教訓不善，政事其不治。"郭沫若集校："謂'政事將不治'也。"

⑫ 少日：年輕時。

⑬ 刀圭之法：此指手術和敷藥之法。刀圭，古代量取藥物的用具。明・董穀《碧里雜存上・刀圭》："前在京師買得古錯刀三枚，京師人謂之長錢……其錢形正似今之剃刀，其上一圈正似圭璧之形，中一孔即貫索之處。蓋服食家舉刀取藥，僅滿其上之圭，故謂之刀圭，言其少耳。刀即錢之别名。"章炳麟《新方言六・釋器》認爲"刀"即"庣"字，刀圭，古音讀如"條耕"，後人寫作"調羹"。

⑭ 徼（yāo 腰）：謀求。《玉篇・彳部》："徼，要也，求也。"《正字通・彳部》："徼，與邀同。"《左傳・文公

十二年》:"寡君願徼福於周公、魯公以事君。"杜預注:"徼,要也。"

⑮ 肉骨而生死:使白骨長肉,使死者復生。肉、生,皆使動用法。

⑯ 叩:問。《洪武正韻·有韻》又《宥韻》:"叩,問也。亦作訶。"《論語·子罕》:"我叩其兩端而竭焉。"靈臺:指心。《莊子·庚桑楚》:"不可内於靈臺。"《釋文》:"郭(象)云:心也。案謂心有靈智能任持也。"

⑰ 垂:接近。杜甫《垂老别》:"四郊未寧静,垂老不得安。"

⑱ 一廣其傳:大大使其流傳廣泛。一,語助。加强語氣。清·王引之《經傳釋詞》卷三:"一,語助也。"《戰國策·燕策一》:"此一何慶弔相隨之速也?"《新序·雜事二》:"一不意人君如此也!"

⑲ 韜(tāo 滔):隱藏。《後漢書·姜肱傳》:"以被韜面。"肘後:謂隨身携帶的。多指醫書或藥方。唐·白居易《六年春贈分司東都諸公》詩:"始悟肘後方,不如杯中物。"明·唐順之《題贈施心菊醫士》詩:"肘後傳方多已試,鼎中留藥不嫌貧。"

⑳ 賈(gǔ 古)其餘力:意爲付出自己賸餘的精力。賈,賣。《左傳·成公二年》:"齊高固入晉師,桀石以投人,禽之,而乘其車,繫桑本焉,以徇齊壘。曰:'欲勇者,賈余餘勇。'"言猶有餘勇以待售。此指付出。

㉑ 分門逐類:猶言分門别類。

㉒ "統以論"三句:意謂用"論"來統系,用"歌"來聯綴,用"法"來摻雜。"論"、"歌"、"法"都是《外科正宗》各門類的名目。殽,同"淆",摻雜。

㉓ 元委:同"原委"。始末詳情。

㉔ "方之下"二句:意謂《外科正宗》在每方之下皆有七絶一首,用以概括該方劑的組成。

㉕ 調停:本指居間和解。宋·蘇轍《穎濱遺老傳》下:"自元祐初革新庶政,至是五年矣,一時人心已定,惟元豐舊黨,分布中外,多起邪説以摇撼在位,吕微仲(大防)與中書郎劉莘老(摯)二人尤畏之,皆持兩端爲自全計,遂建言欲引用其黨,以平舊怨,謂之調停。"此指安排。

㉖ 綴:附。嚴復《與外交報主人論教育書》:"大報譯而著之,且綴案語於其末。"瘡名十律:全名爲"癰疽諸症瘡名十律"。由十首七律組成,故名。該"十律"載於《外科正宗》卷一《癰疽門·癰疽圖形》之後。

㉗ "他若針灸"三句:針灸、炮煉、五戒十要、造孽報病等,皆爲本書所涉及内容。

㉘ "不啻(chì 翅)二句:意謂其中談到的内容,無疑是詳盡的。此爲主謂倒裝句。謂語"不啻詳"前置於主語"其言之"之前。不啻,無異於。明·歸有光《花史館記》:"百年之内,視二千餘年不啻一瞬。"

㉙ 熯(hàn 漢):同"暵"。枯竭。《説文·日部》:"暵,乾也。"《詩·王風·中谷有蓷》:"中谷有蓷,暵其乾矣。"毛傳:"暵,菸貌。"

㉚ 付之梓(zǐ 子):謂交付刊印。梓,古代常以刻版,故代指刊印。

㉛ 比部:官名。魏晉南北朝尚書有比部曹,南朝宋時掌法制,北齊時掌詔書律令句檢等事。隋唐爲比部侍郎,至德初復舊,掌内外諸司公廨,及公私債負徒役公程臟物帳及句用度物。金元廢。明、清以比部爲刑部司官的通稱。

㉜ 弁(biàn 便):猶冠。《詩·齊風·甫田》:"婉兮孌兮,總角丱兮。未幾見兮,突而弁兮。"此謂置放。端,開端。此指本書卷首。

㉝ 惶悚(sǒng 聳):惶恐不安。南朝·宋·鮑照《謝假啟》之二:"執啟涕結,伏追惶悚。"遜(xùn 迅):謙遜。

㉞ "韓伯休"句:意謂(你們這樣誇獎我),是不是我還有求名之欲呢?韓伯休,名康,一名恬休,字伯休。東漢京兆霸陵人。常采藥名山,賣於長安市,口不二價,三十餘年。長安市婦孺皆知。後遁入霸陵山中隱居。桓帝備厚禮徵聘,中途遁走,以壽終。見《後漢書》。剗(chǎn 産):剷除。

㉟ 第:衹是。

㊱ 謹:表恭敬的副詞。無義。唯命:即"唯命是聽"。意謂絶對服從。《左傳·宣公十二年》:"鄭伯肉袒牽羊以迎,曰:'孤不天,不能事君,使君懷怒,以及敝邑,孤之罪也,敢不唯命是聽。'"又作"唯命是從"。《左傳·昭公十二年》:"今周與四國,服事君王,將唯命是從,豈其愛鼎?"

㊲ 萬曆丁巳:萬曆四十五年,即公元 1617 年。

課文簡析

本文首先感慨"治外較難治内",而究其原因,在於古之"良法神術",或"祕於傳",或"傳之訛”，或“未該其全”，而作者欲“肉骨而生死”，將其平生之經驗“一廣其傳”，就有撰寫此書之必要；接下來作者概述自己“分門逐類、統以論，繫以歌，殺以法”的編排體例及其用意。

參考資料

1. 陳實功(1555～1636年)，字毓仁，號若虛。明代江蘇通州人。幼年多病，故究心《素問》、《難經》諸醫書，於外科尤得祕要。行醫四十餘年，治病不求報，大江南北賴以全活者不可勝計。有老婦年七旬，背生巨瘡，奄奄待斃，家人皆以爲不可治。實功診視，曰：“根脚兩無混雜，臟腑各無敗色，可治。”以葱艾湯淋瘡口，復以利剪去其頑肉，通其膿管，出污血三碗，敷以藥。繼服回元大成湯，不出百日而痊。一婦腮生毒疔，延實功診視。實功曰：“疔毒走黄，當不治。”婦聞之泣下如雨，曰：“吾全家將絶！”實功問：“何以至此？”婦曰：“丈夫不肖，兒女幼，無以托，終將流落！”實功不忍棄之，乃備火酒，刺瘡出膿三、四碗，外敷膏，内服藥，三月竟瘳。晚年得黄白之術而不爲。年八十二歲卒，聞者無不悲泣。著有《外科正宗》十二卷，大行於世。[見：《通州直録州誌》、《外科正宗自序》、《醫藏書目》、《中醫大辭典》]。

李雲《中醫人名辭典》

2. 陳實功，字毓仁，號若虛。幼善病，因究心《素問》、《難經》、《青囊》諸書，悟輒曰：“天殆以是起瘡痍也，烏可私諸己？”小試之小效，大試之大效，造化生心，大江南北賴以全活者無算。精刀圭四十餘年不責報，人咸以全德歸之。晚得異人祕授，精黄白術而不爲。年八十二終。

康熙十三年《通州誌》

3. 陳實功，少遇異人授以醫，醫多奇中。州大夭重其行，延登賓筵者再。總兵王公揚德尤重之。出其家傳《外科正宗》界公，公弗敢私，即參訂而付之梓，遂大行於世。年七十六卒。通人無少長，靡不殞涕云。

《弘光州乘資・人物》

4. 吾里若虛陳君，少遇異人，授以刀圭之術，既後乃遂肆力於醫，醫輒精。即奇瘍怪證，一諸輒晰。投以半匕，無不立痂而愈。雖有厚毒攻中，陷胸洞脇，萬無生理者，亦必計日以瘥。心手之間，若有神與存焉矣。又慷慨重然諾，仁愛不矜。不張言災禍以傷人之心，不虚高氣岸以難人之請，不多言誇嚴以鈎人之賄，不厚求拜謝以殖己之私。然久之而家顧益饒，乃以間行，斥千金構祠，以祠醫王及先代之良於醫者，已復分火爨饑，斸槥瘞骼，好行其德於鄉，歷數十年不倦。已復念龍宫之祕久混於凡方，而《青囊》之書竟不傳於人世，則又哀刻其生平已效之醫案，題曰《外科正宗》。

范鳳翼《外科正宗序》

5. 昔人云：兵可千日不用，不可一日不備。余謂凡物宜然，醫藥尤甚。兵家五花八陣，離奇變幻而不出其宗，故大將登壇，指揮如意，虜在目中，不戰而屈人之兵者，是爲王師，非掩其不意而攻其不備者也。韓信、李廣，多寡之用不一，審勢度機，必有得於制人之先，斷非以人國僥幸者也。善喻者以中國爲腹心，四夷爲疥癬，腹心固疥癬不能爲剪，顧尺寸之膚未宜不愛，豈得委之勿理？故攘外安内，智者原不分之爲兩。荒服來賓，國勢斯奠，百竅關通，腹心益寧，此惟有備故能無患耳。王君秉鉞海上，三歷寒燠，六經潮汛，刁斗震肅，風鶴不驚，隱然有掃狼烟，清瀚海之勢。羽扇登壇，指顧優暇。間且編輯百藥於内科之後，别爲外科，而統歸之《正宗》。余讀而壯之，恍如提師百萬，撻伐不庭，未出國門而先握勝籌，以此標揭海内，行見户握銅符；家懸露布，勁敵外患，永消弭於此帖括中。王君其珍之，請用是道，以醫我國。時崇禎四年仲冬日，濟南王象晉題於海虞公署。

《外科正宗》王象晉序

(黄作陣)

四十一　《類經》序★

説明

本文選自《類經》，據1959年上海科學技術出版社影印本排印。作者張介賓(公元1563～1640年)，字會(惠)卿，號景岳，别號通一子，會稽(今浙江紹興)人，明代著名醫學家。少時耽嗜兵法，兼曉天文、律吕、卜筮，并師從名醫金英(字夢石)，盡得其傳。壯歲投軍，足迹遠至鴨緑江畔。後以功名未就，返鄉致力於醫，聲名日增。張氏宗法《内經》"陰平陽秘，精神乃治"等醫學思想，認爲"人體虚多實少"，倡"陽非有餘，真陰不足"論，於命門、陰陽學説頗有闡發。治療主張補益真陰元陽，慎用寒凉攻伐，臨證喜用熟地及温補方藥，故人稱"張熟地"。作爲温補學派代表人物之一，他的著述和學説對後世具有重大影響。代表作有《類經》和《景岳全書》，另撰有《類經圖翼》、《類經附翼》及《質疑録》等。《類經》一書，張氏歷時 30 年方才整理編著而成。書凡 30 卷，成於天啓四年(公元 1624 年)。并有《類經圖翼》十一卷，《類經附翼》4 卷。張氏將《素問》、《靈樞》原文"從類分門"，重新編次爲 12 類，每類之下再按具體内容分爲若干小節，計 390 條。提綱挈領，便於學習，所加注釋，融會各家，頗有闡發。清代周中孚在《鄭堂讀書記》中稱贊"其書辨疑發隱，補缺正訛……靡不殫精極微，絲毫無漏"。

《内經》者，三墳之一[①]。蓋自軒轅帝同岐伯、鬼臾區等六臣互相討論[②]，發明至理，以遺教後世。其文義高古淵微，上極天文，下窮地紀[③]，中悉人事[④]。大而陰陽變化[⑤]，小而草木昆蟲、音律象數之肇端[⑥]、藏府經絡之曲折，靡不縷指而臚列焉[⑦]。大哉至哉！垂不朽之仁慈，開生民之壽域[⑧]。其爲德也，與天地同，與日月并，豈直規規治疾方術已哉[⑨]？

按晉皇甫士安《甲乙經》序曰[⑩]："《黄帝内經》十八卷。今《針經》九卷，《素問》九卷，即《内經》也。"而或者謂《素問》、《針經》、《明堂》三書，非黄帝書，似出於戰國[⑪]。夫戰國之文能是乎？宋臣高保衡等叙業已辟之[⑫]。此其臆度無稽[⑬]，固不足深辨。而又有目醫爲小道[⑭]，并是書且弁髦置之者[⑮]，是豈巨慧明眼人歟？觀坡仙《楞伽經》跋云[⑯]："經之有《難經》，句句皆理，字字皆法。"亦豈知《難經》出自《内經》[⑰]，而僅得其什一。《難經》而然[⑱]，《内經》可知矣。夫《内經》之生全民命，豈殺於《十三經》之啓植民心[⑲]？故玄晏先生曰[⑳]："人受先人之體，有八尺之軀[㉑]，而不知醫事，此所謂游魂耳！雖有忠孝之心，慈惠之性，君父危困，赤子塗地[㉒]，無以濟之。此聖賢所以精思極論盡其理也。"繇此言之[㉓]，儒其可不盡心是書乎？奈何今之業醫者，亦置《靈》、《素》於罔聞，昧性命之玄要，盛盛虚虚，而遺人夭殃，致邪失正，而絶人長命[㉔]。所謂業擅專門者，如是哉！此其故，正以經文奥衍[㉕]，研閲誠難。其於至道未明[㉖]，而欲冀夫通神運微，仰大聖上智於千古之邈[㉗]，斷乎不能矣。

自唐以來，雖賴有啓玄子之註，其發明玄秘盡多，而遺漏亦復不少。蓋有遇難而默者，有於義未始合者，有互見深藏而不便檢閲者[㉘]。凡其闡揚未盡，《靈樞》未註，皆不能無遺憾焉。及乎近代諸家，尤不過順文敷演[㉙]，而難者仍未能明，精處仍不能發，其何裨之與有[㉚]？

余初究心是書[㉛]，嘗爲摘要，將以自資[㉜]。繼而繹之久[㉝]，久則言言金石[㉞]，字字珠璣[㉟]，竟不知孰可摘而孰可遺。因奮然鼓念，冀有以發隱就明，轉難爲易，盡啓其秘而公之於人。務俾後學了然，見便得趣，由堂入室[㊱]，具悉本源，斯不致誤己誤人，咸臻至善[㊲]。於是乎詳求其法，則唯有盡易舊制，顛倒一番，從類分門，然後附意闡發，庶晰其韞[㊳]。然懼擅動聖經，猶未敢也。

粤稽往古[㊴]，則周有扁鵲之《摘難》[㊵]，晉有玄晏先生之類分[㊶]，唐有王太僕之補削，元有滑攖寧之撮鈔[㊷]，鑒此四君子而後意決[㊸]。且此非《十三經》之比，蓋彼無須類[㊹]，而此欲醒瞶指迷[㊺]，則不容不類，以求便也。由是徧索兩經，先求難易，反復更秋[㊻]，稍得其緒，然後合兩爲一，命曰《類經》。"類"之者，以《靈樞》啓《素問》之微，《素問》發《靈樞》之秘，相爲表裏，通其義也。

兩經既合，乃分爲十二類：夫人之大事，莫若死生，能葆其真[㊼]，合乎天矣，故首曰攝生類。生成之道，兩儀主之[㊽]，陰陽既立，三才位矣[㊾]，故二曰陰陽類。人之有生，藏氣爲本，五内洞然[㊿]，三垣治矣[51]，故三曰藏象類。欲知其内，須察其外，脈色通神[52]，吉凶判矣，故四曰脈色類。藏府治内[53]，經絡治外，能明終始[54]，四大安矣[55]，故五曰經絡類。萬事萬殊，必有本末，知所先後[56]，握其要矣，故六曰標本類。人之所賴，藥食爲天[57]，氣味得宜，五宫强矣[58]，故七曰氣味類。駒隙百年[59]，誰保無恙？治之弗失，危者安矣，故八曰論治類。疾之中人，變態莫測，明能燭幽，二豎遁矣[60]，故九曰疾病類。藥餌不及，古有針砭，九法搜玄[61]，道超凡矣，故十曰鍼刺類。至若天道茫茫，運行古今，苞無窮[62]，協惟一[63]，推之以理，指諸掌矣[64]，故十一曰運氣類。又若經文連屬[65]，難以强分，或附見於别門，欲求之而不得，分條索隱，血脈貫矣，故十二曰會通類。匯分三十二卷。此外復附著《圖翼》十五卷[66]。蓋以義有深邃，而言不能該者[67]，不拾以圖[68]，其精莫聚；圖象雖顯，而意有未達者，不翼以説[69]，其奥難窺。自是而條理分，綱目舉，晦者明，隱者見，巨細通融，歧貳畢徹[70]，一展卷而重門洞開，秋毫在目[71]。不惟廣裨乎來學，即凡志切尊生者[72]，欲求兹妙，無不信手可拈矣[73]。

是役也[74]，余誠以前代諸賢註有未備，間多舛錯，掩質埋光，俾至道不盡明於世者，迨四千餘祀矣。因敢忘陋效矉[75]，勉圖蚊負[76]，固非敢弄斧班門[77]，然不屑沿街持缽[78]。故凡遇駁正之處[79]，每多不諱[80]，誠知非雅。第以人心積習既久，訛以傳訛[81]，即決長波猶虞難滌[82]，使辨之不力，將終無救正日矣[83]。此余之所以載思而不敢避也[84]。

吁！余何人斯[85]，敢妄正先賢之訓？言之未竟，知必有闞余之謬而隨議其後者[86]。其是其非，此不在余，而在乎後之明哲矣。雖然，他山之石，可以攻玉[87]；斷流之水，可以鑒形[88]；即壁影螢光[89]，能資志士；竹頭木屑，曾利兵家[90]。是編者倘亦有千慮之一得[91]，將見擇於聖人矣[92]，何幸如之！獨以應策多門[93]，操觚隻手[94]，一言一字，偷隙毫端[95]。凡歷歲者三旬，易稿者數四[96]，方就其業。所謂河海一流，泰山一壤[97]，蓋亦欲共掖其高深耳[98]。後世有子雲其憫余勞而錫之斤正焉[99]，豈非幸中又幸？而相成之德[100]，謂孰非後進之吾師云[101]。

時大明天啓四年[102]，歲次甲子黄鐘之吉[103]，景岳子自序於通一齋。

注釋

① 三墳：傳説中我國最古的書籍。《左傳・昭公十二年》："是能讀三墳、五典、八索、九丘。"杜預注："皆古書名。"三墳一説爲三皇之書，也有認爲系指天、地、人三禮，或天、地、人三氣的，均見孔穎達《左傳正義》引。

② 六臣：指黄帝時代十三位名醫中的岐伯、鬼臾區、雷公、少俞、伯高、少師。《類經・攝生類》："《内經》一書，乃黄帝與岐伯、鬼臾區、伯高、少師、少俞、雷公等六臣平素講求而成。"討論：謂探討研究并加以評論。《論語・憲問》："爲命，裨諶草創之，世叔討論之。"何晏集解引馬融曰："討，治也。裨諶既造謀，世叔復治而論之，詳而審之也。"

③ 地紀：亦稱"地維"。古代神話以爲地之四角有繩維繫以定位。此指土地山川地理形勢。《莊子・説劍》："上決浮雲，下絶地紀。"

④ 悉：詳盡。人事：指人世間事。

⑤ 而：通"如"。像似。《詩・小雅・都人士》："彼都人士，垂帶而厲；彼君子女，卷髮如蠆。"鄭玄箋："而，亦如也。"西漢・劉向《新序・雜事三》："諺曰：'有白頭而新，傾蓋而故。'"《漢書・鄒陽傳》作"白頭如新，傾蓋如故。"

⑥ 音律：指音樂的律吕、宫調等。《漢書・武帝紀贊》："協音律，作詩樂。"《類經附翼・律原》："律以黄鐘、太簇、姑洗、蕤賓、夷則、無射，是爲六律；林鐘、南吕、應鐘、大吕、夾鐘、仲吕，是爲六吕。是爲十二律。"象數：占卜用的術語。象，謂灼龜殼所成裂紋的所顯示之象；數，謂用蓍草分揲所得之數。《左傳・僖公十五年》："龜，象也；筮，數也。物生而後有象，象而後有滋，滋而後有數。"杜預注："言龜以象示，筮以數告，象數相因而生，然後有占，占所以知吉凶。"象數并稱，即指卜筮。肇端：起始。肇，開始。同義詞複用。曲折：原委。指詳細情況。《史記・李將軍列傳》："(衛)青欲上書報天子軍曲折。"《正義》："言委曲而行回折。"

⑦ 縷指：詳細指示。縷，詳細。臚列：羅列。一一陳列。漢・揚雄《太玄・捝》："秉圭戴璧，臚湊群辟。"司馬光集注："臚，陳序也。"臚、列，同義詞複用。

⑧ 生民：人民。《書・畢命》："道洽政治，澤潤生民。"壽域：指人人得盡天年的境界，即長壽的境域。唐・杜甫《上韋左相》詩："八荒開壽域，一氣轉洪鈞。"

⑨ 直：衹是。《漢書・司馬遷傳》："夫陰陽、儒、墨、名、法、道德，此務爲治者也，直所從言之異路，有省不省耳。"顔師古注："直猶但也。"規規：亦作"瞡瞡"。淺陋拘泥貌。《莊子・秋水》："子乃規規然而求之以察，索之以辨，是直用管窺天，用錐指地，不亦小乎！"成玄英疏："規規，經營之貌也。"方術：指醫、卜、星、相之術。《文心雕龍・書記》："方者隅也，醫藥攻病，各有所立，專精一隅，故藥術稱方。術者路也，筭曆極數，見路乃明，九章積征，故以爲術。"此專指醫術方技。

⑩ 按：查考。皇甫士安：即皇甫謐。見本書《皇甫謐傳》。

⑪ "而或者謂"三句：此係轉録《甲乙經》高保衡、林億等序文中引用的話。原文在"三"字下有"部之"二字。"似出於戰國"之説，宋代程頤謂："《素問》之書，必出於戰國之末，觀其氣象知之。"參見《伊川先生語録》。

⑫ "宋臣"句：宋代高保衡、孫奇、林億等奉詔校正《素問》，在所著《重廣補注黄帝内經素問序》中，認爲《内經》是"三皇遺文"。高保衡，宋醫家，熙寧（公元 1068～1085 年）年間爲朝奉郎國子博士、太子右贊善大夫，深明方藥病機，曾在校正醫書局任職，參加校正《黄帝内經素問》、《傷寒論》、《金匱要略方論》等醫著。林億，宋醫家，官朝散大夫、光禄卿直秘閣，精醫術，曾與掌禹錫、蘇頌等校定《嘉祐補注神農本草》二十卷，又與高保衡、孫奇等共同完成《素問》、《傷寒論》等唐以前醫書校訂刊印工作，其校《素問》，采數家之長，端本尋支，溯流討源，改錯六千餘字，增注兩千餘條。業已：已經。同義副詞連用。辟（bì 必）：駁斥。

⑬ 此其：相當於"這"、"這種"、"這些"。代詞連用，"此"與"其"在指代的内容上一致。度（duó 奪）：主觀猜測。

⑭ 目：視。用作動詞。小道：古代儒家對農圃醫卜等技術的貶稱。《論語・子張》："雖小道，必有可觀者焉。"朱熹注："小道，如農圃醫卜之屬。"

⑮ 并：猶同連。弁（biàn 變）髦：喻無用之物。《小爾雅・廣服》："弁髦，太古布冠，冠而敝之者也。"《左傳・昭公元年》："文武成康之建母弟，以蕃屏周，亦其廢隊（墜）是爲，豈如弁髦，而因以敝之。"弁，緇布冠。髦，幼童垂於前額眉際之頭髮。弁髦於成年行冠禮後皆棄去。

⑯ 坡仙：蘇軾，號東坡居士，人亦謂坡仙。楞伽經：佛經名。全稱《楞伽阿跋多羅寳經》。

⑰ "難經"六字：元代滑壽在《難經本義》自序中謂：此書"蓋本《黄帝素問》、《靈樞》之旨，設爲問答，以釋疑義。"張氏亦主此説。

⑱ 而：猶尚。尚且。《淮南子・人間》："夫一而不忍，又何况於人乎？"

⑲ 殺（shài 曬）：差。十三經：十三部儒家經典。漢代開始，把《詩》、《書》、《易》、《禮》、《春秋》稱爲"五經"。唐代把《周禮》、《禮記》、《儀禮》、《公羊傳》、《穀梁傳》、《左傳》與《詩》、《書》、《易》并稱爲"九經"。唐文宗刻石經，將《孝經》、《論語》、《爾雅》列入經部。宋代又將《孟子》列入，合稱《十三經》。

⑳ 玄晏先生：皇甫謐之自號。以下引文見《甲乙經》序。原文在"游魂耳"之後有"若不精通於醫道"一句，在"此"字後有"固"字。

㉑ 八尺：泛指身體之長。按古制一尺折今市尺七寸不到，八市尺合今市尺五尺五寸左右。

㉒ 赤子：百姓。本指初生的嬰兒。《書・康誥》："若保赤子，惟民其康。"孔穎達疏："子生赤色，故言赤子。"古代又指百姓。《漢書・龔遂傳》："故使陛下赤子，盗弄陛下之兵於潢池中耳。"塗地：猶塗炭。泥淖與炭火。比喻災難困苦。《後漢書・申屠剛傳》："如未蒙祐助，令小人受塗地之禍。"

㉓ 繇：通"由"。從；自。《爾雅・釋水》："繇膝以下爲揭，繇膝以上爲涉。"

㉔ "盛盛"四句：語本《素問・五常政大論》："無盛盛，無虚虚，而遺人夭殃；無致邪，無失正，絶人長命。"王冰注："不察虚實，但思攻擊，而盛者轉盛。萬端之病，從兹而甚。真氣日消，病勢日侵，殃咎之來，苦夭之興，難可逃也。""攻虚謂實，是則致邪；不識藏之虚，斯爲失正。正氣既失，則爲死之由矣。"盛盛虚虚，使實證更實，使虚證益虚。夭殃，災禍。

㉕ 衍：繁多。

㉖ 其：如果。

㉗ 仰:仰慕。《管子·九守》:"高山仰之,不可極也。"邈:遠。

㉘ 互見深藏:謂同類問題分散於多篇論述。

㉙ 敷演:陳述而加以申説。《三國志·魏志·高堂隆傳》:"於是敷演舊章,奏而改寫。"亦作"敷衍"。

㉚ "其何裨"句:那有什么幫助呢。"何裨"爲"有"的前置賓語。與,同"歟",表疑問語氣。

㉛ 究心:猶盡心。用心推求。

㉜ 將:打算。資:幫助。

㉝ 繹(yì 義):研究。

㉞ 金石:本治鐘磬之類的樂器。金石之音清越優美,因用以比喻文詞的優美。《晉書·孫綽傳》:"嘗作《天臺山賦》,辭致甚工,以示友人范榮期,云:'卿試擲地,當作金石聲也。'"文中喻《内經》内容之亘要。

㉟ 珠璣:亦喻文詞優美。唐·杜牧《樊川集·自見志詩》:"一盃寬幕席,五字弄珠璣。"文中亦喻《内經》内容之重要。

㊱ 由堂入室:由正堂深入内室。比喻學問技藝有高深的造詣。語云《論語·先進》:"由也升堂矣,未入於室也。"故又作"升堂入室"。《三國志·魏書·管寧傳》:"娛心黄老,游志六藝,升堂入室,究其閫奥。"文中比喻學問逐步深入。

㊲ 臻:達到。

㊳ 晰其韞(yùn 運):使其蘊藏的含義明晰。晰,使動義。韞,蘊藏,此指蘊藏的含義。

㊴ 粤:句首語氣詞。無義。

㊵ 摘難:《難經》舊題戰國秦越人(扁鵲)撰,此書以問答體裁解釋《内經》中有關疑義,凡八十一章,故稱"摘難"。

㊶ 類分:按類分輯。指皇甫謐據《素問》、《針經》、《明堂》三書,分類編纂成《針灸甲乙經》。

㊷ 滑攖寧:即元末明初醫學家滑壽(公元 1304～1386 年),字伯仁,號攖寧生。長於審脈辨藥,又精於針灸。著有《十四經發揮》、《讀素問鈔》、《難經本義》等。其《讀素問鈔》一書之分類法對張介賓注《内經》有啓發。《慈雲樓書志》云:"後來張景岳介賓《類經》亦仿伯仁爲之矣。"撮鈔:摘抄。鈔亦作"抄"。

㊸ 鑒:審察。

㊹ 類:分類。用如動詞。

㊺ 醒聵(guì 貴):使不明者醒悟。醒,使動義。聵,眼疾,此喻不明《内經》之醫理者。指迷:爲迷惘之人指明途徑。宋·歐陽修《再和(梅)聖俞見答》:"嗟哉我豈敢知子,論詩賴子初指迷。"

㊻ 更(gēng 耕)秋:經年。秋,指代"年"。

㊼ 葆:通"保"。保全。真:真元。

㊽ 兩儀:此指陰陽。《易·繫辭上》:"是故易有太極,是生兩儀。"孔穎達疏:"不言天地而言兩儀者,指其物體,下與四象(金、木、水、火)相對,故曰兩儀,謂兩體容儀也。"

㊾ 三才:指天、地、人。《易·説卦》:"是以立天之道,曰陰與陽;立地之道,曰柔與剛;立人之道,曰仁與義。兼三才而兩之,故《易》六畫而成卦。"位:位置確定。用如動詞。

㊿ 五内:猶五中,即五臟。蔡琰《悲憤詩》:"見此崩五内,恍惚生狂痴。"洞然:通暢貌。

51 三垣:古代天文學名詞。《小學紺珠·天道》:"三垣:上垣太微十星,中垣紫微十五星,下垣天市二十二星。"此指人體上中下三焦。治:正常。

52 脈色:脈診及面部望色診。《素問·五藏生成》:"夫脈之大小滑澀浮沉,可以指别……五色微診,可以目察。能合脈色,可以萬全。"

53 治:主宰。

54 終始:此指十二經脈的起止。《靈樞·本輸》:"凡刺之道,必通十二經脈之終始。"

55 四大:佛教名詞。佛教以地、水、火、風"四大"爲構成萬物及人體的基本元素。此指人身。《金光明最勝王經》:"地水火風共成身。"陶弘景《華陽隱居補闕肘後百一方》序:"人用四大成身,一大輒有一百一病。"

56 知所先後:謂治病當知標本逆從,治有先後。詳見《素問·標本病傳論》。《至真要大論》亦有"知標與本，用之不殆；明知順逆，正行無問”等語。

㊲ 天：指所依存或依靠。《漢書・酈食其傳》：“王者以民爲天，而民以食爲天。”

㊳ “氣味”二句：張氏在《類經・氣味類・附草根樹皮説》中説：“穀食之氣味，得草木之正；藥餌之氣味，得草木之偏。得其正者，每有所虧；鍾其偏者，常有所勝。以所勝治所虧，則致其中和而萬物育矣。”五宫，指五臟。《素問・生氣通天論》：“陰之所生，本在五味，陰之五宫，傷在五味。”王冰注：“所謂陰者，五神藏也。宫者，五神之舍也。言五藏所生，本資於五味，五味宣化，各湊於本宫。”

㊴ 駒隙百年：謂人生百年如同白駒過隙。喻人生短暫。《莊子・知北游》：“人生天地之間，若白駒之過郤，忽然而已。”成玄英疏：“白駒，駿馬也，亦言日也。”陸德明釋文：“郤，本亦作隙。隙，孔也。”《史記・魏豹彭越列傳》：“人生一世間，如白駒過隙耳。”

㊵ 二豎：指病魔。典出《左傳・成公十年》。豎，“竪”的異體字。舊稱童子。

㊶ 九法：謂九針之法。

㊷ 苞：通“包”。包容。《莊子・天運》：“充滿天地，苞裹六極。”

㊸ 協：和諧。惟：句中語氣詞。無義。一：指天地自然。《靈樞・九針》：“一者，天也。”

㊹ 指諸掌：謂指示掌中之物。喻事理易明。《禮記・仲尼燕居》：“治國其如指諸掌而已乎！”鄭玄注：“治國指諸掌，言易知也。”

㊺ 連屬（zhǔ 主）：前後連續。

㊻ “圖翼”五字：指《類經圖翼》十一卷與《類經附翼》四卷，共十五卷。

㊼ 該：包括。

㊽ 拾：謂一一撿取。《匡謬正俗》卷三：“拾者，猶言一一拾取。”

㊾ 翼：輔助。用作動詞。

㊿ 歧貳：分歧。畢：全部。

(71) 秋毫：本指獸類秋天换毛後新生的細毛。《孟子・梁惠王上》：“明足察秋毫之末。”朱熹注：“毛至秋而末鋭，小而難見也。”常用來比喻極細微的事物。此喻《内經》的精微含義。

(72) 切：指學行上切磋相正。

(73) 信手：隨手。拈：兩指合取。

(74) 役：事。《左傳・昭公十三年》：“瀆貨無厭，亦將及矣，爲此役也。”杜預注：“役，事也。”

(75) 效矉：仿效西施皺眉。矉，同“顰”，皺眉。比喻不善模仿，弄巧成拙。《莊子・天運》：“西施病心而矉其里，其里之丑人，見而美之。歸亦捧心而矉之，其里之富人見之，堅閉門不出，貧人見之，挈妻子而去亡走。”今有成語“東施效顰”。

(76) 蚊負：蚊子背山。喻能力小而責任重。《莊子・秋水》：“且夫智不知是非之境，而猶欲觀於莊子之言，是猶使蚊負山，商蚷（蟲名）馳河也，必不勝任矣。”又見《應帝王》。

(77) 弄斧班門：在魯班門前揮舞斧頭。比喻在行家面前賣弄本領。語本唐・柳宗元《王氏伯仲唱和詩序》：“操斧於班、郢之門，斯强顔耳。”亦作“班門弄斧”。

(78) 沿街持缽：以手托鉢沿街求食。比喻挨家乞討。此謂一味依賴他人。缽，“鉢”的異體字，僧尼的食器。

(79) 駁正：糾正他人的不正確意見。

(80) 諱：避忌。《公羊傳・閔公元年》：“《春秋》爲尊者諱，爲親者諱，爲賢者諱。”

(81) 訛以傳訛：把本來錯誤的東西傳開去，越傳越錯誤。宋・王柏《魯齋集・默成定武蘭亭記》：“訛以傳訛，僅同兒戲，每竊哂之。”亦作“以訛傳訛”。

(82) 虞：憂慮。

(83) 救正：挽回改正。

(84) 載：通“再”。

(85) 斯：句末語氣詞。

(86) 闞（kàn 看）：看到。其：此指代我。

⑰ “他山”二句：《詩·小雅·鶴鳴》：“他山之石，可以攻玉。”意爲借助别的山上的石頭，可用來琢磨玉器。比喻别國的賢才可作爲本國的輔佐。後常用以比喻借助外力幫助自己改正缺點錯誤。

⑱ “斷流”二句：謂静止不動之水可以照見形貌。語出《莊子·德充符》：“人莫鑒於流水，而鑑於止水。”

⑲ 壁影：謂鑿壁偷光，指苦讀。《西京雜記》卷二：西漢“匡衡，字稚圭，勤學而無燭，鄰舍有燭而不逮，衡乃穿壁引其光，以書映光而讀之。”螢光：亦指勤學苦讀。《晉書·車胤傳》謂車胤“博學多通，家貧，不常得油，夏月則練囊盛數十螢火以照書，以夜繼日焉。”

⑳ “竹頭”二句：意爲如竹頭木屑般棄置之物，也曾有利於軍事家。《世説新語·政事》：陶侃“作荆州(刺史)時，敕船官悉録鋸木屑，不限多少。咸不解此意。後正會值積雪，始晴，聽事前除雪後猶濕，於是悉用木屑覆之，都無所妨。官用竹皆令録厚頭，積之如山，後桓宣武(桓温)伐蜀，裝船悉以作釘。”《晉書·陶侃傳》亦有類似記載。後因以“竹頭木屑”比喻可以利用的廢物。

㉑ 千慮之一得：謂愚者之意見亦有可取處，常用作謙詞。語本《晏子春秋·雜下》：“嬰聞之，聖人千慮，必有一失；愚人千慮，必有一得。”

㉒ “將見擇”句：意爲將被聖人采納。見……於……，表示被動的格式。“見”是表示被動的助動詞，略等於“被”；“於”是介詞，引出行爲的主動者。

㉓ 應策：應對策問。此謂解答《内經》中的疑難問題。

㉔ 操觚(gū 孤)：謂執簡寫作。觚，木簡。陸機《文賦》：“或操觚以率爾，或含毫而邈然。”

㉕ 毫：指代筆。

㉖ 數四：謂多次。《東觀漢記·張純傳》：“自郊廟婚冠喪紀禮儀，多所正定，一日或數四引見。

㉗ “河海”二句：喻不嫌棄細小方能成就高深，《荀子·勸學》：“不積小流，無以成江海。”又李斯《諫逐客書》：“太山不讓土壤，故能成其大；河海不擇細流，故能就其深。”

㉘ 掖：助成。其：指代《内經》。

㉙ 子雲：西漢學者揚雄，字子雲。以文章名世。曾仿《易經》作《太玄》。錫：通“賜”。賜予。斤正：指正。語本《莊子·徐無鬼》郢人善以斧斤斲削故事。後遂用爲請人修改文章之謙詞。陳衎《與鄧彭甫書》：“小賦不知堪入巨目否？萬祈斧正，方可就梓。”

⑩ 相成：助成我。

⑩ 後進：指後來之學者。《管子·宙合》：“是故聖人著之簡筴，傳以告後進。”

⑩ 天啓四年：指公元 1624 年。天啓，明熹宗朱由校的年號。

⑩ 黄鐘：十二律之一，配以仲冬，即夏曆十一月。吉：夏曆每月初一。

譯文

《内經》是上古伏羲、神農、黄帝三代時的古書之一。原自軒轅黄帝同岐伯、鬼臾區等六位臣子相互研究評論，闡發説明最高的醫學理論，來傳授給後世。它的文辭高深古奥廣博精微，上而徹底探究天文，下而深入研求地理，中而詳盡了解人事。大如陰陽變化的規律，小如草木昆蟲的生態、音律象數的起源、臟腑經絡的原委，没有不詳細指出并一一陳列的。真是博大高深啊！流傳不朽的仁德，開拓人民的長壽境域。它造就的功德，與天地相同，跟日月并存，難道僅僅是淺陋的治病方技嗎？

查考晉代皇甫士安《甲乙經》序説：“《黄帝内經》十八卷。現今《針經》九卷，《素問》九卷，就是《内經》。”可是有人認爲《素問》、《針經》和《明堂》三部書，不是黄帝的著作，似乎産生在戰國時代。戰國時代的著作能這樣嗎？宋朝的臣子高保衡等人的序文已經駁斥了這種看法。這種主觀猜測毫無根據，本來不值得深入辯駁。可是又有人把醫學看成小道，連同《内經》這部書也當作弁髦等無用之物一樣地棄置，這難道是大智慧有眼力的人嗎？我讀到蘇東坡《楞伽經》跋中説：“醫經中有《難經》，每句每字都含深理，都可效法。”又哪裏知道《難經》出於《内經》，而且只采集了其中十分之一的内容。《難經》尚且如此，《内經》就可想而知了。

《内經》保全人民生命的作用，難道比《十三經》啓發培育民心的作用差嗎？所以玄晏先生説："人們稟受父母的軀體，具有八尺的身材，却不懂得醫事，這就是所謂游魂罷了！即使有忠君孝親的心意，國君與父母身患重病，有仁慈愛人的本性，人民陷於苦難的境地，也没有救助他們的辦法。這本是聖賢精心思考、深入論述、詳盡説明醫理的原因啊。"由此説來，讀書人難道可以不用心學習這部著作嗎？無奈現在從事醫道的人，也把《靈樞》、《素問》置於不聞不問的地步，不明白生命的玄妙要旨，使實證更實，使虚證更虚，而給人留下災禍，招致邪氣，喪失正氣，而斷絶人的壽命。所謂在學業上擅長專門的醫生，竟像這樣的啊！其中的緣故，正是因爲經文深奥廣博，研究閲讀實在困難。如果對於高深的醫理未能明白，却想要通達神明，運用入微，仰慕在千古之遠的大聖上智，是絶對不可能的。

自從唐代以來，《素問》雖然有賴於啓玄子王冰的注釋，其中闡發説明玄妙奥秘的内容盡管很多，但遺漏也還不少。大致有遇到疑難就不注的，有對於原文的意義未曾符合的，有前後互見分散在各篇而不便查閲的。凡是王冰闡發不够詳盡，對《靈樞》未加注釋，都不能没有遺憾。到了近代各家，更不過是依照原文鋪叙引申，因而疑難之處仍然不能説明，精微之處仍然不能闡發，那有什么益處呢？

我當初用心推求這部書，曾經作過摘要，打算用來資助自己。後來研究得長久了，時間一久，就感到《内經》言言似金石，字字像珠璣，竟然不知道哪些可以摘取，哪些可以遺棄。因而振奮地産生編寫的心願，希望有闡發隱微趨向明白的地方，化難爲易，完全揭示它的奥秘内容，使它在人們面前公開。務必使後學明白，感到方便，掌握要領，由堂入室地逐步深入，完全了解醫學的本源，方才不至於誤己害人，而都達到盡善的境界。於是詳細探求它的方法，就衹有徹底改變原有的體例，顛倒調整一番，按照内容來分别門類，然後依據含義加以闡發，希望使其中藴藏的意思明晰。但是擔心擅自改動聖人的經典，仍然不敢着手。

考察前代，周代就有扁鵲摘出八十一問的《難經》，晉代就有玄晏先生依類分門的《甲乙經》，唐代就有王太僕增補删削的《素問注》，元代就有滑攖寧摘編的《讀素問鈔》，看到這四位先賢的做法然後志意堅定。再説《内經》不是《十三經》這一類，因爲《十三經》不須分類，而《内經》要使不明醫理的人醒悟，給迷惘的人指明途徑，就不容許不分類，用以求得方便。從此我便全面地探求《靈樞》、《素問》兩部經典，先研究它們的難處，反復經過多年，逐漸掌握其中的頭緒。然後合二爲一，命名爲《類經》。"類"的意思，是用《靈樞》揭示《素問》的隱微，用《素問》闡發《靈樞》的奥秘，互相作爲表裏，貫通它們的意義。

兩部經典已經合編，於是分爲十二類：人的大事，没有什麽比得上死生，能够保重自己的真元，就符合自然規律了，所以第一爲攝生類。化育生長的規律，陰陽兩儀主宰它，陰陽既已確立，天地人三才就確定位置了，所以第二爲陰陽類。人有生命，臟氣是根本，五臟通暢，三焦就安定了，所以第三爲藏象類。要知道人體的内部情况，必須審查其外表征象，脈象氣色通神達微，吉凶就能分辨了，所以第四爲脈色類。臟腑主内，經絡主外，能够明白經絡的起止，身體就安康了，所以第五爲經絡類。萬事各有差别，必有標本始末，懂得先治後治的道理，就掌握其中的要領了，所以第七爲氣味類。人生百年如同白駒過隙，誰能保證没有病痛？治療疾病不出差錯，就可轉危爲安了，所以第八爲論治類。疾病侵犯人體，變化的形態不能測定，明白醫理便能洞察隱微，病魔就驅走了，所以第九爲疾病類。藥物有時不能達到病處，古代有針刺的方法，九種針法能掃除深藏的疾病，醫道就超凡出衆了，所以第十爲針刺類。至於如天道無邊無際，在古今一直運行，包容無窮無盡，協調天地自然，用運氣的規律推求它，就清晰可見了，所以第十一爲運氣類。又如經文連續，難以勉强分開，有的附見在其他門類，要尋求它却不易得到，便分列條目探索隱微，就像血脈一樣地貫通了，所以第十二爲會通類。匯總分成三十二卷。此外又附著《類經圖翼》十五卷。由於《内經》的含義有深奥而言語不能概括的，不用圖像補充它，它的精華便不能集中；圖像雖然明顯，可是意義有不能表達的，不用解説來輔助它，它的奥妙便難以看出。從此就條理分明，綱目確立，晦澀的内容清楚，隱微的道理顯露，大小問題完全明暢，分歧之處全部解決，一翻開書便像一重重門户徹底打開，非常細微的含義都歷歷在目。不僅對後學有廣泛的補益，即使所有立志切磋養生的人，要探求其中的妙處，也無不隨手可取了。

這編著《類經》的事，我實在是因爲前代諸位賢達的注釋有不够完備之處，間或有差錯之弊，掩没了《内經》的本質和精華，使最高明的理論在社會上不能完全顯明的時間長達四千多年了。於是冒昧地不顧自己知識淺陋，如同東施效顰般地模仿前賢的做法，努力設法似蚊虻背山那樣挑起不能勝任的重擔，實在不敢在内行面前炫耀自己的本領，可是也不值得沿街持鉢乞討一樣地一味依賴前賢。所以凡是遇到辨明是非糾正錯誤之處，常常多是不加避忌，實在知道這種做法不高雅。衹因爲人心積習已久，以訛傳訛，即使引來長河還擔心難以洗除，假使辨正不力，將會永無挽回的日子了。這是我反復思考而不敢回避的原因啊。

啊！我算得上什麽人呢，竟敢亂改前賢的訓解？話音未完，就知道一定會有發現我的錯誤而隨即在我背後議論的。是正確還是錯誤，這個判斷不在於我，而在於後來明智的人了。雖然這樣，但是其他山上的石塊，可以用來雕琢寶玉；阻斷的河水，可以用來照見形貌；即使牆洞裏透過來的燭影，練囊中映現出的螢光，都能有助於苦讀的有志之士；竹頭木屑之類棄置之物，也曾有利於軍事家。我這部作品如果也像愚者之千慮那樣有一點可取之處，將被聖人采納，還有什麽幸運能像這樣！衹是由於要解答的問題有很多門類，而執筆的衹有我個人，一字一句，都在筆下偷空寫出。一共經過歲月三十年，修改文稿多次，方才完成編著工作。所謂河海中的一滴水，泰山上的一塊土，也無非想共同助成《内經》的高度深度罷了。後代有像揚子雲那樣的知音大概會憐憫我的辛勞而賜予指正，難道不是幸而又幸嗎？而助成我的功德，能説誰不是我後來居上的老師啊。

時在大明天啓四年，歲值甲子十一月初一，景岳子自序於通一齋。

課文簡析

本文概述把《黄帝内經》分類編纂爲《類經》的原因、過程及其編寫的體例。第一段（包括第一、二自然段）盛贊《内經》的巨大價值，指出業醫者必須盡心是書，方能"通神運微"，掌握要旨。第二段（包括第三、四、五自然段）説明編著《類經》的原因、目的及思想上的反復過程。在指出王冰而下注家不足的同時，提出類編《内經》的重要性與必要性。第三段（即第六自然段）介紹分類的情況與指導思想以及附著《類經圖翼》的用意。第四段（包括第七、八自然段）再次申述自己多年慘淡經營此書，非敢"弄斧班門"，衹是爲醫學事業加磚添瓦而已，并懇切期望後人指正書中錯誤，殷殷之心，躍然紙上。全文氣勢流暢，論理透徹，詞匯豐富，用典恰當，是醫著序文中的一篇佳作。

參考資料

1.（《類經》）雖不免割裂古書，而條理井然，易於尋覽；其注亦頗有發明。考元·劉因《静修集》有《内經類編序》……則以《内經》分類，實自李杲創其例，而羅天益成之。今天益之本不傳，介賓此編，雖不以病分類，與杲例稍異，然大旨要不甚相遠，即以補其佚亡，亦無不可矣。

《四庫全書總目提要·子部·醫家類二》

2.（景岳）幼禀明慧，自六經以及諸子百家無不考鏡。而從其尊人壽峰公之教，得觀《内經》，遂確然深信，以爲天地人之理盡備於此，此即所爲伏羲之易也。於是出而治世之病，一以《内經》爲主，小試則小效，大試則大效，無所不試則無所不效……猶恐《内經》資其自用，而不能與天下共用，遂乃著而爲《類經》……更益以《圖翼》十一卷，《附翼》四卷。觀其運氣諸圖注，則天道可悉諸掌；觀其經絡諸布置，則藏象可洞其垣；觀其治法之玄機，則見之諸條詳按。凡其辨疑發隱，補缺正訛，别精氣，析神明，分真假，知先後，察氣數初中之妙，審陰陽闔闢之機，原始要終，因常知變，靡不殫精極微，秋毫無漏……景岳謂余：將注《内經》，爲世人式。余喜之甚，慫恿成之。及余官汴梁，又迎景岳治余母太安人，延壽者八載，時《類經》尚未竣也。余自江右參藩歸家十餘年，而景岳亦自長安歸家，特從會稽過穀水，見余於峥嶸山下，曰《類經》成矣。余得而讀之，一讀一踴躍，再讀再踴躍，即請付之梓，而景岳猶慮識者寡也。余曰：太陽未出，爝火生明；太陽一出，孤燈失照。向日之《内經》不明，而諸家横出，燈之光也；今《類經》一出，太陽中天，而燈失色矣。人情不甚相遠，既能見燈，豈不見日？景岳又何慮焉？於是意決，將付之梓，而請余爲序。夫景岳之妙旨，載在《類經》，不待余序；余所序者，謂其注《内經》而并著《醫易》。世之能注《易》者，不出於程、朱；能注《内經》者，不出於秦越人、王太僕。景岳一人，却并程、朱、秦、王之四人合爲一人，而直接羲黄之脈於千古之上，恐非程、朱、秦、王所能駕也。今程氏《易傳》、朱氏《本義》業遍天下，家傳户誦，而張氏之《類經》，非特醫家所當傳習，儒者尤當服膺。自今以後，家傳户誦，景岳之造福於天下者不小，而造福於千萬世者胡可量哉！

《類經》葉秉敬序

（孫文鐘、段逸山）

四十二　《侣山堂類辯》自序

説明

本文選自《侣山堂類辯》，據清康熙九年（公元 1670 年）刊本排印。作者張志聰（公元 1610～1674 年?），字隱庵，錢塘（今浙江杭州）人，清代著名醫學家。他幼年喪父，後棄儒習醫，師從名醫張卿子，一生業醫四十餘年。在杭州胥山構築侣山堂，招集同道、弟子三十餘人論醫講學。其學本於《内經》，對《傷寒論》致力尤深。他對成無已風傷衛、寒傷營、風寒兩傷榮衛諸説持有異議，維護《傷寒論》原有編次，反對方有執、喻嘉言錯簡之説。著作除《侣山堂類辯》外，還有《傷寒論宗印》八卷、《金匱要略注》四卷、《素問集注》九卷、《靈樞集注》九卷。另有《本草崇原》與《傷寒論集注》，并爲其門人高士栻續成。此外，還曾撰寫《鍼灸秘傳》，已佚。《侣山堂類辯》共兩卷，爲張氏與其學友及弟子探討醫理、講論方藥、鑽研學術的一部醫論著作，重點在研究中醫學術之同異，辨别前人理論之是非。

余家胥山之陰、峨嵋之麓①，有石虆焉紛出②。余因其屹然立者③，植之爲峰；塊然枵者④，依之爲岡；峭然削、洞然谷者⑤，綴之爲曲屈⑥，爲深窈⑦。就其上築數椽⑧，而南則構軒臨其山⑨。客有訪余者，望其蓊蔚陰秀⑩，咸低徊留之⑪，擬泠泉風況焉⑫。

余日坐卧軒中，幾三十年，凡所著述，悉於此中得之。去冬《素問》成⑬，漸次問世⑭。偶慨嘆曰："既闡聖緒⑮，仍任習訛⑯，譬比倒瀾⑰，等同鷗泛⑱。"爰是錯綜盡蘊⑲，參伍考詳⑳，隨類而辯起焉㉑。雖然，惡乎辯哉㉒？夫天下有理所同者，同，無容辯㉓；天下有理所異者，異，亦無容辯。即天下有理之同，而勿爲理之所異㉔，理之異，而或爲理之所同者㉕，同中異，異中同，又無容辯。惟是理之同矣，而同者竟若異，理之異矣，而異者竟若同，同之不可爲異，異之不可爲同，又何容無辯？辯之而使後世知其同，即知其所以異矣㉖，知其異，即知其所以同矣，知其同不爲異、異不爲同，即知其所以同、所以異矣，無事辯矣㉗。若曰予好㉘，豈敢云然？

康熙歲次庚戌正陽月㉙，西泠隱庵張志聰書於嵓池之花闌㉚。

注釋

① 家：居住。動詞。胥山之陰：胥山之北。胥山，山名。在杭州西湖東南。原名吴山，因建有伍子胥

廟，故稱。陰，水的南面或山的北面。《説文·自部》："陰，水之南、山之北也。"峨嵋：山名。疑指福建西北部泰寧縣北的峨眉山。嵋，"眉"的增旁字。

② 纍：同"累"。堆積。《莊子·駢拇》："駢於辯者，纍瓦結繩。"

③ 因：順着。屹然：高聳貌。

④ 塊然：孤獨貌。《莊子·應帝王》："塊然獨以其形立。"枵（xiāo 囂）：大木。此指大石。《説文·木部》"枵"，段玉裁注："木大貌。"

⑤ "峭（qiào 俏）然削"七字：意爲陡直如刀削、中空如谷的石塊。峭，陡岩。宋·王安石《觀王氏雪圖》："獨臨青峭倚長松。"

⑥ 綴：連接。曲屈：指彎曲的道路。

⑦ 深窈：指幽深的洞穴。同義詞複用。

⑧ 椽（chuán 船）：架屋瓦的木條。指代房屋。《説文·木部》："椽，榱也。"又，"榱，椽也。"段玉裁注："謂屋椽。秦名之曰榱，周曰椽，齊魯曰桷也。"

⑨ 軒：有窗檻的長廊。

⑩ 蓊蔚（wěng wèi 滃尉）：草木茂盛貌。陰：通"蔭"。覆蔭。

⑪ 低徊：同"低回"。徘徊。《漢書·司馬相如傳》"低徊陰山"顔師古注："低徊，猶徘徊也。"《史記·司馬相如列傳》作"低回"。

⑫ 擬：類似。冷泉：泉名。在杭州靈隱寺前飛來峰下。風況：景象。

⑬ 素問：指作者所著《素問集注》。該書著成於康熙八年（公元 1669 年）。

⑭ 漸次問世：謂逐卷刻板印行。

⑮ 聖緒：聖人的功績。聖，指《素問》的作者。緒，功績。《詩·魯頌·閟宫》："纘禹之緒。"毛傳："緒，業也。"

⑯ 仍任習訛：意爲仍然聽任沿襲訛誤。謂沿襲前人之誤釋。

⑰ 倒瀾：大波浪傾倒。喻邪説猖獗。語本唐·韓愈《進學解》"挽狂瀾於既倒"。

⑱ 鷗泛：鷗鳥浮游。唐·杜甫《正月三日歸溪上有作簡院内諸公》詩："蟻浮仍臘味，鷗泛已春聲。"比喻不着邊際。

⑲ 爰（yuán 元）是：於是。錯綜晝蘊：意爲交錯綜合的問題完全收集。

⑳ 參伍：反復。《易·繫辭上》："參伍以變，錯綜其數。"唐·孔穎達疏："參，三也；伍，五也。或三或五，以相參合，以相改變。"

㉑ 類：類别。

㉒ 惡（wū 烏）乎辯：辯解什麽。

㉓ 容：可。

㉔ "即天下"二句：意爲即使天下有事理相同的，却含有事理不同的。勿，助詞，無義。《爾雅·釋訓》："勿念，勿忘也。"晉·郭璞注："勿念，念也。"清·王引之《經傳釋詞》卷十："勿，語助也。"

㉕ "理之異"二句：意爲事理不同的，却含有事理相同的。或，助詞，無義。《詩·小雅·天保》："如松柏之茂，無不爾或承。"《經傳釋詞》卷三："言無不爾承也。或，語助耳。"

㉖ 所以：表示原因。以下三個"所以"同。

㉗ 無事：没有必要。

㉘ 好：喜歡。此謂喜歡辯解。

㉙ "康熙"六字：康熙九年，即公元 1670 年。正陽月：夏曆四月。漢·董仲舒《雨雹對》："陽德用事，則和氣皆陽，建巳之月是也，故謂之正陽之月。"按，建巳之月爲夏曆四月。

㉚ 西泠：橋名。爲杭州西湖孤山下的名勝。嵒：同"岩"。

課文簡析

本文概述《侣山堂類辯》一書命名之由來以及撰著的原因和重點内容所在。首段細膩描繪侣山堂所處的優美環境，次段説明寫作《侣山堂類辯》的原因、目的，着重表明其所辯内容爲似同若異、似異若同的部分。

參考資料

1. 張志聰，字隱庵，浙江錢塘人。明末杭州盧之頤、繇父子著書，講明醫學。志聰繼之，構侣山堂，招同志講論。其中參考經論，辨其是非，自順治中至康熙之初四十年間，談軒岐之學者咸歸之。注《素問》、《靈樞》二經，集諸家之説，隨文衍義，勝明馬元臺本。又注《傷寒論》、《金匱要略》。於《傷寒論》致力尤深，歷二十年，再易稿始成。用王叔和原本，略改其編次，首列六經病，次列《霍亂》、《易復》并《痓濕暍》、《汗吐下》，後列《辨脈》、《平脈》，而刪叔和序例，以其與本論矛盾，故去之，以息辨駁。辨成無已舊注，謂風傷衛，寒傷營，脈緩爲中風，脈緊爲傷寒，無汗宜麻黄湯，中風惡風有汗宜桂枝湯諸説未盡當，而風寒兩感，營衛俱傷，宜大青龍湯爲尤謬。其注分章以明大旨，節解句釋，兼晰陰陽血氣之生始出入、經脈藏府之貫通循行，使讀論者取之有本，用之無窮，不徒求之糟粕，庶免終身由之而不知其道也。又注本草，詮釋《本經》，闡明藥性本五運六氣之理，後人不經臆説概置勿録。其自著曰《侣山堂類辯》、《鍼灸秘傳》。志聰之學以《素》、《靈》、《金匱》爲歸，生平著書必守經法。遺書并行於世，惟《鍼灸秘傳》佚。

《清史稿》卷五百零二

2. 聞之耆老，自順治至康熙之初四十年間，外郡人稱武林爲醫藪。蓋其時盧君晉公以禪理參證醫理，治奇疾輒效，名動一時。張君隱庵繼之而起，名與相埒。構侣山堂，招同學友生及諸門弟子講論其中，參考經論之同異而辨其是非。於是談軒岐之學者，咸向往於兩君之門，稱極盛焉。兩君所著書皆堪傳世。張氏所輯者俱已授梓行世，甫及百年，流傳日少。其《鍼灸秘傳》及《侣山堂類辯》二種已難得購。余尋之有年，始得《類辯》一種。觀其準古衡今，析疑糾謬，足爲後學規矩準繩，亟爲重梓，以廣其傳。後之學者苟以此爲指南，庶能得正道而由之，寧有歧路之迷、邪徑之誤哉？

《侣山堂類辯》清・王琦跋

（段逸山）

四十三　《傷寒論注》自序

説明

本文選自《傷寒來蘇集》，據上海科學技術出版社 1978 年重印本排印。作者柯琴（公元 1662～1735 年），字韻伯，號似峰，慈溪丈亭（今屬浙江餘姚）人。後遷居於吴之虞山（今屬江蘇常熟）。柯氏是一位儒醫，工詩善文，尤精於岐黄之學。他對《内經》和《傷寒論》均有深入的研究，曾著有《内經合璧》一書，惜已亡佚。柯氏對仲景書的鑽研，則更是不遺餘力，貢獻尤大。所著《傷寒論注》四卷、《傷寒論翼》二卷、《傷寒附翼》二卷，合稱《傷寒來蘇集》，堪稱膾炙人口，爲後學所樂誦。書中引《内經》理論，悟仲景之旨，辟諸家之謬，議脈論證，闡幽發微，甚是精辟。且行文明快暢達，琅琅上口，堪稱歷代研究、注疏《傷寒論》的上乘之作。此外，用詞典雅，文多瑰麗，也是赢得衆多讀者的一個重要原因。

嘗謂胸中有萬卷書，筆底無半點塵者，始可著書；胸中無半點塵，目中無半點塵者，纔許作古書注疏[①]。夫著書固難，而注疏更難。著書者往矣，其間幾經兵燹[②]，幾番播遷[③]，幾次增刪，幾許抄刻；亥豕者有之[④]，雜僞者有之，脱落者有之，錯簡者有之[⑤]。如注疏者着眼[⑥]，則古人之隱旨明，塵句新[⑦]；注疏者失眼，非依樣葫蘆，則另尋枝葉[⑧]，魚目溷珠[⑨]，碔砆勝玉矣[⑩]。

《傷寒論》一書，經叔和編次，已非仲景之書。仲景之文遺失者多，叔和之文附會者亦多矣。讀是書者，必凝神定志，慧眼静觀[⑪]，逐條細勘[⑫]，逐句研審，何者爲仲景言，何者爲叔和筆，其間若脱落，若倒句，與訛字、衍文[⑬]，須一一指破，頓令作者眞面目見於語言文字間[⑭]。且其筆法之縱横詳略不同[⑮]，或互文以見意[⑯]，或比類以相形[⑰]，可因此而悟彼，見微而知著者，須一一指醒，更令作者精神見於語言文字之外，始可羽翼仲景[18]，注疏《傷寒》。何前此注疏諸家，不將仲景書始終理會，先後合參？但隨文敷衍[19]，故彼此矛盾，黑白不辨，令碔砆與美璞並登[20]，魚目與夜光同珍[21]。前此之疑辨未明，繼此之迷途更遠，學者將何賴焉？[22]如三百九十七法之言，既不見於仲景之序文，又不見於叔和之序例，林氏倡於前[23]，成氏、程氏和於後[24]，其不足取信，王安道已辯之矣。而繼起者，猶瑣瑣於數目[25]，即絲毫不差，亦何補於古人，何功於後學哉？

然此猶未爲斯道備纍也[26]。獨怪大青龍湯，仲景爲傷寒中風無汗而兼煩躁者設[27]，即加味麻黄湯耳。而謂其傷寒見風，又謂之傷風見寒[28]。因以麻黄湯主寒傷營，治營病而衛不病；桂枝湯主風傷衛，治衛病而營不病；大青龍主風寒兩傷營衛，治營衛俱病[29]。三方割據瓜分。太陽之主寒多風少、風多寒少，種種蛇足[30]，羽翼青龍，曲成三綱鼎立之説[31]，巧言簧簧[32]，洋洋盈耳[33]，此鄭聲所爲亂雅樂也[34]。

夫仲景之道，至平至易，仲景之門，人人可入。而使之茅塞如此[35]，令學者如夜行歧路，莫之指歸[36]，不深可憫耶？且以十存二三之文，而謂之全篇，手足厥冷之厥，混同兩陰交盡之厥[37]，其間差謬，何可殫舉[38]？楊墨之道不息[39]，孔子之道不著，醫道之不明不行，此其故歟？孟子没而仲尼之道不傳[40]，千載無真儒矣；仲景没而岐黄之道莫傳，千載無眞醫矣。此愚所以執卷長吁[41]，不能已於注疏也[42]。丙午秋[43]，校正《内經》始成[44]，尚未出而問世，以《傷寒》爲世所甚重，故將仲景書校正而注疏之。分篇彙論，挈其大綱[45]，詳其細目；證因類聚，方隨附之；倒句訛字，悉爲改正；異端邪説，一切辨明。岐伯、仲景之隱旨，發揮本論各條之下，集成一帙[46]，名《論注》。不揣卑鄙[47]，敢就正高明[48]。倘得片言首肯，亦稍慰夫愚者之千慮云爾[49]。慈水柯琴韻伯氏題[50]，時己酉初夏也[51]。

注釋

① 許：許可。《左傳・僖公五年》："弗聽，許晉使。"

② 兵燹（xiǎn 險）：指因戰亂而造成的焚燒破壞等災害。燹，野火。又特指戰火。高啓《次韻楊孟載早春見寄》詩："久聞離亂今始見，煙火高低變烽燹。"

③ 播遷：輾轉遷移。庾信《哀江南賦》："彼凌江而建國，始播遷於吾祖。"

④ 亥豕：喻指書籍經傳寫或刊印後出現的文字錯誤。《吕氏春秋・察傳》："子夏之晉過衛，有讀史記（記載歷史的書）者曰：'晉師三豕涉河。'子夏曰：'非也，是己亥也。夫己與三相近，豕與亥相似。'至於晉而問之，則曰晉師己亥涉河也。"

⑤ 錯簡：古代書籍以竹簡按次串聯編成，在流傳中會出現竹簡前後次序錯亂的情况。後用爲古書中文字顛倒錯亂之稱。

⑥ 着眼：指用心明辨。

⑦ 塵句：舊句。塵，久。漢張衡《思玄賦》："美襞積以酷烈兮，允塵邈而難虧。"

⑧ "非依樣"二句：意爲不是照抄原文，不作解釋，就是脱離原文，隨意發揮。"非……，則……"，"不是……，就是……"，固定結構，表示選擇。依樣葫蘆，即"依樣畫葫蘆"，比喻原封不動的照搬。另尋枝葉，比喻脱離原本而隨意發揮。

⑨ 溷：同"混"。

⑩ 碔砆（wǔ fū 五夫）：像玉的美石。《山海經》："會稽山下多砆石。"司馬相如《子虚賦》："瑌石碔砆。"李善注："碔砆石次玉，赤地白採，葱蘢不分。"亦作武夫、珷玞。

⑪ 慧眼：又稱慧目，佛教謂佛眼能看到過去和未來，故稱。今泛指敏鋭的眼力。

⑫ 勘：校訂。

⑬ 衍文：指抄刊古書過程中誤增的文字。

⑭ 頓：立刻。見：同"現"。

⑮ 筆法之縱橫：此形容文章章法起伏變化。

⑯ 互文：此處指上下文互相照應、前後補充的寫作手法。

⑰ 比類：即類比。相形：相互襯托。

⑱ 羽翼：輔助。名詞活用作動詞。

⑲ 敷衍：此處指不考慮前後文之間的聯繫而隨文順釋。

⑳ 美璞：美玉。璞，指未經雕琢的玉。《玉篇》："璞，玉未治者。"

㉑ 夜光：指夜明珠。任昉《述異記》卷上："南海有明珠，即鯨魚目瞳……可以鑒，謂之夜光。"

㉒ 何賴：即賴何。疑問代詞"何"作賓語前置。賴，依靠。《尚書·大禹謨》："萬世永賴。"

㉓ 林氏：指林億。宋代醫學理論家。所著《素問補注》，校正王冰釋文，成績卓著。倡：帶頭提倡。晁錯《言守邊備塞疏》："陳勝行戍至大澤，爲天下先倡。"

㉔ 成氏：指成無己。金代醫學家。著有《注解傷寒論》、《傷寒明理論》等書。程氏：指程應旄，字郊倩。清代醫學家。著有《傷寒論後條辨》。和：附和。

㉕ 瑣瑣：瑣碎的樣子。《詩經·小雅·節南山》："瑣瑣姻亞，"毛傳："瑣瑣，小貌。"孔穎達疏："舍人曰：瑣瑣，計謀褊淺之貌。"此指在枝節問題上斤斤計較。

㉖ 備纍：多方受到損害。備，全。纍，牽纍。

㉗ "獨怪"二句：《傷寒論》第三十八條作："太陽中風，脈浮緊，發熱惡寒，身疼痛，不汗出而煩燥者，大青龍湯主之。"

㉘ "而謂"二句：這是許叔微的話。柯琴《傷寒附翼》卷上《太陽方總論》引許氏的話說："桂枝治中風，麻黄治傷寒，大青龍治中風見寒脈、傷寒見風脈，三者如鼎立。"

㉙ "因以"六句：這是方中行的話。語見所著《傷寒論條辨》。

㉚ 蛇足：即畫蛇添足。比喻多餘的事物。

㉛ 曲成：多方設法使成。《易·繫辭上》："曲成萬物而不遺。"此謂勉强凑合而成。三綱鼎立：指許叔微、方中行等所創立的三綱鼎立説。參看注㉘、㉙。

㉜ 簧簧：猶言簧鼓。笙竽等皆有簧，吹之則鼓動出聲。喻以巧言惑人。《詩·小雅·巧言》："巧言如簧，顔之厚矣。"

㉝ 洋洋：形容衆多的樣子。《詩經·衛風·碩人》："河水洋洋。"

㉞ 鄭聲：原指春秋時鄭國地方的民間音樂。舊時常用作淫靡之音的代稱。雅樂：古代宫廷音樂。後被儒家奉爲正聲，常與"鄭聲"對舉。

㉟ 茅塞：比喻人的思路閉塞或愚昧不懂事。《孟子·盡心下》："山徑之蹊間，介然用之而成路，爲間不用，則茅塞之矣。"

㊱ 指歸：歸向。

㊲ 交：一起。《小爾雅·廣言》："交，俱也。"《靈樞經·陰陽繫日月》："此兩陰交盡，故曰厥陰。"

㊳ 殫(dān 丹)舉：盡舉。殫，竭盡。《漢書·杜欽傳》："殫天下之財，以奉淫侈。"

㊴ 楊墨：指楊朱墨翟。楊朱主爲我，不拔一毛以利天下；墨翟主兼愛，倡導摩頂放踵以利天下，二者都是戰國時期和儒家對立的重要學派。《孟子·滕文公下》："楊朱墨翟之言盈天下，天下之言，不歸楊，則歸墨。……楊墨之道不息，孔子之道不著，是邪説誣民，充塞仁義也。"

㊵ 没：同"歿"，死亡。

㊶ 長吁(xū 虚)：長嘆。

㊷ 已：止。謂罷手。

㊸ 丙午：公元 1726 年，清世宗雍正四年。

㊹ "校正《内經》"句：指柯氏所撰《内經合璧》一書而言，已亡佚。

㊺ 挈(qiè 切)：提起。《荀子·勸學》："若挈裘領。"

㊻ 帙(zhì 志)：包書的布套子。此借指書本。

㊼ 揣(chuǎi)：估量。卑鄙：低微而鄙俗。諸葛亮《出師表》："先帝不以臣卑鄙，猥自枉屈，三顧臣於草

廬之中。”

㊽ 敢：冒昧地。謙詞。高明：高超明智之人。敬詞。

㊾ 云爾：句末語氣詞。無義。

㊿ 慈水：即今慈溪縣，在浙江省。

51 己酉：公元1729年。初夏：農曆四月。

課文簡析

本文是作者爲《傷寒來蘇集》中《傷寒論注》所寫的一篇序言。文中批評了自王叔和以來的《傷寒論》注家的種種錯誤，闡明了作者撰寫本書的緣由及經過。尤其是作者提出的衹有“胸中無半點塵”，即心中毫無雜念的人，才可著書；衹有“目中無半點塵”，即不帶任何偏見的人，才可作古書注疏的觀點，是非常有見地的。文中第一段提出了注疏的必要性與注疏者應持的科學態度。第二段指出了王叔和及其後注疏家的種種錯誤。第三段駁斥了“三綱鼎立之説”的謬誤。第四段説明了撰寫《傷寒論注》的緣由及經過。

參考資料

1. 柯琴，字韻伯，浙江慈谿人。博學多聞，能詩古文辭，棄舉子業，矢志醫學，家貧游吴，棲息於虞山，不以醫自鳴，當世亦鮮知者。著《内經合璧》，多所校正，書佚不傳。注《傷寒論》，名曰《來蘇集》，以方有執、喻昌等各以己意更定，有背仲景之旨，乃據論中有太陽證、桂枝證、柴胡證諸辭，以證名篇，彙集六經諸論，各以類從……又著《傷寒論翼》，自序略曰：“仲景著《傷寒雜病論》合十六卷，法大備。其常中之變，變中之常，靡不曲盡，使全書俱在，盡可見論知源。自叔和編次，傷寒雜病，分爲兩書，然本論中雜病留而未去者尚多，雖有傷寒論之專名，終不失雜病合論之根蒂也。名不副實，並相混淆，而旁門歧路莫知所從，豈非叔和之謬而禍之歟？夫仲景之言六經，爲百病立法，不專爲傷寒一科。傷寒雜病，治無二理，咸歸六經之節制。治傷寒者但拘傷寒，不究其中有雜病之理；治雜病者復以傷寒論無關於雜病而置之不問，將參贊化育之書，悉歸狐疑之域，愚甚爲斯道憂之。”論者謂琴二書大有功於仲景。

《清史稿》卷五百零二

2. 光緒二十五年《慈溪縣志》曰：柯琴，字韵伯。生於萬曆末年。好學博聞，能文工詩，同輩皆以大器期之。鼎革後，焚棄舉業，一志醫學。博覽精思，會悟通徹。游京師，無所遇。歸過吴門，值葉桂行醫有盛名，因慨然曰：斯道之行亦由運會乎？於是閉門著書，得《内經合璧》、《仲景傷寒論注》四卷、《傷寒附翼》一卷、《傷寒論翼》兩卷，都七卷，名《來蘇集》。乾隆中，馬中驊校刊行世。

引自《中國醫籍通考》第一卷

3. 余幼失怙，奉先慈命棄舉業，習醫術，謂可養生，亦可濟生，遂鋭志於醫。上自《靈》、《素》，下及百家之書，探討有年，愧未深造。獨念傷寒一症，生死安危，關係甚速。仲景先師作《傷寒論》以垂後世，歷年既久，未免殘缺。再經後人顛倒紛紜，茫無頭緒，學者無由以入，置之高閣。至宋成無己始有注釋，明方中行條辨於前，喻嘉言尚論於後，各揮己見，自鳴一得，然未知盡合仲景之意否也。繼獲柯韵伯先生《傷寒論注》、《論翼》二書，立言明徹，獨出新裁，不落前人窠臼，仲景隱而未發之旨抉以表著，俾仲景之精微奥妙，躍然心目之間，實有裨益於斯道。不敢自私，因取二書，訂其舛訛，較其字畫，付之剞劂，以公同好，表章前賢，嘉惠後學，不無少助云耳。時乾隆乙亥年荷月，崐山七十老人馬中驊題。

《傷寒論注》馬中驊《跋》

4. 唐大烈曰：柯韻伯立言雖暢，不免穿鑿。

引自《中國醫籍通考》第一卷

5. 昔人嘗論注書爲難，蓋文章家有輯診鉤深抉隱，穿鑿而傳會之，於作者本意固茫乎未得。然自經史以及稗官雜説、金石志乘之文供我捃摭蒐採，以求合於古人立言之旨，雖夏後之璜，不無徑寸之考，尚不害其爲天球和璧也。若醫以療疾，經絡臟腑、形神精氣、變化陰陽，幽微莫測，非於三部九候深討窮搜，云我之靈心，啟我之妙悟，而率爾命筆，不獨置前人本旨於雲霧中，其自誤以誤世，不爲黄帝岐伯之罪人者幾希。慈溪柯韻伯先生，夙稱仲景功臣，著《傷寒論注》、《論翼》二書，明而快，辨而精，譬之文章家《左》之預，《選》

之善,《莊》之向,《騷》之逸乎？馬子驤北校其亥豕,訂其謬訛,鏤諸板以行世,使海内之論傷寒者不墮王叔和之蒙翳,並不惑方中行、喻嘉言之歧説,其用心可謂勤矣。夫驤北奉慈命,注力於《靈》、《素》,學成應世,已爲當今盧、扁,迺年逾古稀,精神矍鑠,以蒼顔浩髪之叟,能逍遥於風雅翰墨之間,匪獨其業之足傳也,其更有得於醫之外者,從可知矣。嗚呼！傷寒一症,所繫匪輕,一劑誤投,神明消滅,良可悲已！李東垣、陶節菴輩非不辨晰詳明,或掠影而剽光,或辭煩而理晦,旁門曲徑,靡所適從。仲景之言難存,仲景之旨幾蔑。孰若韵伯論述之精而驤北校讎之覈乎？予故喜而爲數言以弁諸首,至余之於醫,未涉藩籬也,未識驤北以予言爲河漢否？嶺南衛廷璞筠園氏拜書。

《傷寒來蘇集》衛廷璞序

(黄作陣)

四十四　《内經知要》序★

説明

本文選自《内經知要》,據光緒十二年(1886年)江陰寶文堂版排印。作者薛雪(1681～1770年),字生白,號一瓢,晚年自號牧牛老朽,吴縣(今屬江蘇)人。少工詩,亦工繪畫,并習拳術,博學兼通。尤精於醫術,爲清代著名醫學家,與同里葉桂齊名。晚年曾以山林野逸征入京師,未幾放歸,終老鄉里。著有《濕熱條辨》一卷,對濕熱病的辨證論治有獨特見解,對温病學的發展作出了較大的貢獻。又著《醫經原旨》六卷,爲《内經》之摘要本,宗張介賓《類經》之分類并加注而成。其他著作有《温疫論》、《掃葉莊醫案》、《日講雜記》、《周易粹義》等書。《清史稿》有傳,府志、縣志并載其行事。

古云:爲人子者,不可以不知醫。此言似乎專指孝友中之一端而言之者也[①]。何也？夫人之禀體毋論[②],其他六淫戕其外[③],七情賊其中[④],苟不知節[⑤],鮮不病且殆也[⑥]。爲人子者,可以父母、伯叔、兄弟、妻子及諸眷屬付之庸醫之手乎[⑦]？故不可不自知之。然知之爲知之則可,若强不知以爲知,不如無知。從來僨事[⑧],皆屬一知半解之流。而不知奴隸之夫[⑨]、乳臭之子,一朝而苟得權勢[⑩],徼倖而世擁多貲[⑪],便肆其驕慢之氣[⑫],役醫如吏,藐醫如工,家有病人,遂促其調治,並以生死之權責成之[⑬],初不聞扁鵲有云"臣能使之起,不能使之復生"乎[⑭]？在醫者亦不思往古分醫爲十四科[⑮],使其各治一科爲專科,志在濟人。今則率皆相習成風,趨炎奔兢[⑯],其志不過噉名謀食而已[⑰],豈不卑哉？要知此道之源,出自軒皇君臣[⑱],以羲皇一畫之旨[⑲],終日詳論世人疾病之所以然[⑳],垂教天下後世以治法之所當然[㉑]。而藥物則又出乎炎帝[㉒],躬行閲歷[㉓],察四時山川水土之宜,考五金八石之性[㉔],嘗水陸草木之味,以定其有毒無毒、寒熱温平、攻補緩急之用。相傳各有遺書,軒皇者曰《素問》、曰《靈樞》,炎帝者曰《本草》。《素問》自王冰註後,嗣出者不下數十餘家;《本草》自陶氏《别録》外[㉕],歷代以來,何止汗牛充棟[㉖]？無奈時師心喜寘身於時路[㉗],茫茫然朝值衙門[㉘],退候縉紳[㉙],酬應鄉黨。惟恐一人不悦,則謗端百出,飛禍無窮,所以無日不卑躬屈節,寢食俱廢,豈有餘力孳孳於誦讀者哉[㉚]？以故卷帙繁多如李時珍、張介賓之所集,罔弗望涯而退[㉛],奚能念及此言似乎專指孝友中之一端而發者[㉜],捫心惝怳[㉝],務必旁通一貫,由親親而兼及於仁民耶[㉞]？

余久遭老懶[㉟],自丙子歲後[㊱],竟作退院老僧[㊲],絶口不談此道矣[㊳]。一日偶然憶及雲間李念我先生所輯諸書[㊴],惟《内經知要》比余向日所輯《醫經原旨》尤覺近人[㊵],以其僅得上下兩卷,至簡至要,方便時師之不及用功於鷄聲燈影者[㊶],亦可以稍有準則於胸中也。叩之書賈[㊷],僉云其板已没久矣[㊸],遂嗾余爲之重刊[㊹]。惜乎書可補讀,理可漸明,其如籠中藥物悉非古之道地所産[㊺],及時採取者矣！醫豈易知而易爲者哉？然亦不可不知者也。

乾隆甲申夏日[㊻],牧牛老朽薛雪書,時年八十又四。

注释

① 孝友：原出《詩・小雅・六月》："張仲孝友。"毛傳："善父母爲孝，善兄弟爲友。"

② 禀體：禀受身體。

③ 六淫：中醫對於外邪的基本概括，即風寒暑濕燥火六邪。六者本爲自然界正常現象，但運行太過則爲邪。太過則爲淫，故名。

④ 七情：喜怒憂思悲恐驚七種情志活動。七情太過亦爲致病因素。賊：傷害。

⑤ 苟：如果。節：調節。

⑥ 鮮：少。殆：危重。

⑦ 以：將。

⑧ 僨（fèn 奮）事：敗事。

⑨ 不知：猶言無知。作"奴隸之夫"的定語。

⑩ 一朝：一旦。

⑪ 貲："資"的異體字。

⑫ 肆：放縱。《左傳・昭公十二年》："昔穆王欲肆其心。"

⑬ 權：權力。

⑭ "臣能"二句：意引自《史記・扁鵲傳》。原文爲："越人非能生死人也，此自當生者，越人能使之起耳。"

⑮ 十四科：古代以醫學分科以元、明兩代爲最多，各十三科。未聞有十四科之説。但兩代分科名目有異，各科主治範圍亦多有差别，特别明顯的是明代將傷寒獨立爲一科，作者可能將此二者混合而稱爲"十四科"。

⑯ 趨炎：奔走於權門。

⑰ 噉名：貪名。噉，"啖"的異體字。

⑱ 軒皇：軒轅黄帝。《黄帝内經》即托名黄帝與羣臣討論醫學而成書。

⑲ "羲皇"六字：羲皇，伏羲氏。《帝王世紀》：伏羲"畫八卦，所以六氣、六府、五藏、五行、陰陽、四時、水火升降得以有象；百病之理得以有類。乃嘗味百藥而製九鍼，以拯夭枉焉。"八卦始於乾卦之首畫，故有"一畫之旨"之説。南宋陸游《讀易詩》云："無端鑿破乾坤秘，禍始羲皇一畫時。"

⑳ "疾病"六字：疾病發生的原因。

㉑ 當：對應。

㉒ 炎帝：神農氏。

㉓ 躬行閱歷：親自實踐。閱歷，經歷。

㉔ 八石：道家煉丹常用的八種石質原料：丹砂、雄黄、雌黄、空青、硫黄、雲母、戎鹽、硝石。《抱朴子・論仙》："長齋久潔，躬親爐火，夙興夜寐，以飛八石哉。"

㉕ 陶氏别録：即《名醫别録》，爲陶弘景輯。該書匯集了《神農本草經》以後的諸家本草著作編纂而成。首先對《本經》藥物作了補充闡發，復新增藥物三百六十五種。原書久佚，但主要内容保留在《證類本草》和《本草綱目》中。

㉖ 汗牛充棟：形容書籍之多。柳宗元《陸文通先生墓表》："其爲書，處則充棟宇，出則汗牛馬。"後凝縮成成語"汗牛充棟"。

㉗ "無奈"句：無奈當世學醫的人都喜歡追隨當時風尚流習。時前，指當世的醫者。寘，"置"的異體字。時路，時尚流習。

㉘ 值衙門：指恭立於官衙門前求謁。

㉙ 候縉紳：指恭候官宦。縉紳：亦作"搢紳"。原指舊時官宦的裝束，轉作官宦的代稱。《漢書・郊祀志上》："其語不經見，縉紳者弗道。"李奇注："縉，插也。插笏於紳。紳，大帶也。"顏師古注："李云'縉，插'是也。字本作'搢'。插笏於大帶與革帶之間耳，非插於大帶也。"

㉚ 孳孳：同"孜孜"。勤勉不懈的樣子。《孟子・盡心上》："鷄鳴而起，孳孳爲善者，舜之徒也；鷄鳴而

起，孳孳爲利者，跖之徒也。”

㉛“罔弗”句：意爲望書卷之繁多而畏難退縮，不肯就讀。罔，無。涯，邊。

㉜奚：何。

㉝惝怳（chǎng huāng 敞謊）：亦作“惝恍”。模糊不清。

㉞“由親親”九字：意爲從愛護父母而推及到愛護人民。語本《孟子·盡心上》：“孩提之童，無不知愛其親者；及其長也，無不知敬其兄也。親親，仁也。敬長，義也。無他，達之天下也。”前一“親”字用作動詞。

㉟遭：遭逢。

㊱丙子歲：爲公元 1756 年。

㊲退院老僧：薛氏晚年曾以山林隱逸被征入京，可見其老年隱退之實。退，離開。

㊳此道：這裏指醫道。

㊴雲間：松江（今屬上海市）的古稱。

㊵醫經原旨：薛雪選編並加注的《内經》選讀本。共六卷，刊於 1745 年。

㊶鷄聲燈影：指代早晚。

㊷書賈（gǔ 古）：書商。

㊸僉（qiān 千）：皆。板：印書用的雕板。

㊹嗾（sǒu 叟）：慫恿。

㊺籠：藥籠。舊時醫生出診時隨帶的小藥箱。

㊻乾隆甲申：指乾隆二十九年，即公元 1764 年。

譯文

古人説：作爲人子，不能不懂得醫學。這句話好像是針對孝敬父母、友愛兄弟中的一個方面説的。爲什麽呢？人們先天的禀賦就不用説了，其他方面則有六淫侵犯體表，七情傷害體内，如果不知道調節，很少有不生病而危及生命的。爲人子女，難道能把自己的父母、伯叔父、兄弟、妻子和其他親屬交付給庸醫之手嗎？所以自己不能不懂醫道。不過，如果真懂還可以，如果不懂却强裝懂，那還不如不懂。自古以來敗事的都是屬於一知半解的人。而那些無知的出身卑賤的奴僕、乳臭未乾的傢伙，一旦暫時得勢，僥幸而繼承得大量財富，就放縱起驕横跋扈的氣派，支使醫生像差役，藐視醫生像庸人。家中有了病人，就催促醫生調治，並憑借手中生殺大權强令醫生治病，根本没聽過扁鵲所説的“我能使虢太子病愈，不能使他復活”吧？作爲醫生的也不考慮從古代就將醫學分成十四科，使醫生分别治療一科作爲專科，志在救助别人。如今的醫生大都習以爲常，趨奉權勢，追求名利，他們的志向不外是沽名釣譽，挣錢糊口罷了，難道還不低賤嗎？要知道醫學的淵源是出自黄帝君臣，他們把伏羲的八卦陰陽作爲宗旨，整天詳細探討人們疾病發生的原因，把疾病對應的治療方法傳授給後代的人。而藥物又出自神農，他親自實踐觀察四季、山川、水土的適宜情況，研究五金八石的特性，品嘗水陸各種草木的性味，用來確定藥有毒無毒，藥性的寒熱温平、攻補緩急的功用。相傳黄帝、神農分别有書留傳後世，黄帝的書是《素問》、《靈樞》，神農的書是《本草》。《素問》自從王冰注以後，歷代作注的書不少於幾十家。《本草》自從陶宏景作《别録》以後，歷代所著的書多得汗牛馬充棟宇。無奈當今的醫生都喜歡趕時髦，迷迷糊糊地，早晨去官府門前求營，歸家則拜訪公卿大夫，酬接鄉里小吏，唯恐一個人不高興，就會百般責難，禍患無窮，所以没有一天不卑躬屈膝，寢食不安，哪還有精力勤奮讀書呢！所以醫書雖然衆多——例如李時珍、張介賓所著的書，可時醫們没有不遥望書海而退縮的，哪裏還能考慮到“爲人子者不可不知醫”這些話是專指孝敬父母、友愛兄弟的一個方面闡述的，捫心自問，惴惴不安，進而力求廣泛通曉醫理，融會貫通，從孝敬父母而擴展到愛護人民呢？

我年紀大了，疏懶已久，從丙子年後，終於退居山林成了隱士，閉口不再談論醫學了。一天偶然想起雲間李念莪先生所著的醫書，衹有《内經知要》比我以前編的《醫經原旨》更覺得切合實際淺近易懂，因爲它衹有上下兩卷，最爲簡明扼要，爲那些不能起早貪黑地勤奮讀書的人提供了方便，也能使醫生内心多少形成些治療準則。但是我向書商求問此書，都説此書絶版已久了，於是慫恿我重新刻印。痛惜啊！書可以補讀，醫學理論可以逐漸明白，但藥箱中的藥物都已不是古時及時採摘的道地藥材了，又能怎麼樣呢？醫學哪裏是能輕易地懂得和輕易地施行的嗎？但也不可以不懂得呀。

乾隆甲申夏日，牧牛老朽薛雪作序，時年八十四歲。

課文簡析

本序勸人知醫。文分兩段。首段先言孝敬父母、友愛兄弟者當知醫；次論學醫者宜戒置身“時路”，當由“親親”而擴及“仁民”。後段論述《内經知要》一書“至簡至要”，可有助於時師粗略地學習醫經。

參考資料

1.（薛）雪，字生白，自號一瓢。少學詩於同郡葉燮。乾隆初，舉鴻博，未遇。工畫蘭，善拳勇，博學多通，於醫時有獨見。斷人生死不爽，療治多異迹。生平與（葉）桂不相能，自名所居曰“掃葉莊”，然每見桂處方而善，未嘗不擊節也。著《醫經原旨》，於《靈》、《素》奥旨，俱有發揮。世傳《濕温篇》，爲學者所宗，或曰非雪作。其醫案與桂及繆遵義合刻。

《清史稿・薛雪傳》

2.《内經知要》二卷，明李中梓撰。中梓字士材，號念莪，華亭人。在明清之間以醫名，門下甚衆。著作多行於世。其論醫主於恪守規範，以淺近導引後進，使識途徑，以求深造。是書輯《内經》精言分八類：曰道生、曰陰陽、曰色診、曰脈診、曰臟象、曰經絡、曰治則、曰病能。案採輯《内經》自爲一書者，倡始於楊上善之《太素》，僅存殘缺之本。元・羅天益《内經類編》即本其意，而其書已佚。滑壽有《讀素問鈔》，分十二類。汪機有《續鈔》，丁瓚又有《補正》，皆因滑氏書而爲之。張介賓《類經》亦分十二類，與滑氏所分畧有出入，而所採加詳，多所發揮。是書於門類減併，約而又約，注亦取簡易顯明，蓋備學者簡練揣摩之用。明清以來，類此之作不勝枚舉。乾隆中，吴縣薛雪撰《醫經原旨》一書，卷帙倍於是書，而稱是書“至簡至要”，“尤覺近人”，爲之撰序重刊，即此本也。至今吴中後進，以是書及薛書爲圭臬，習醫者每先成誦，其所霑溉者匪尠矣。

《續修四庫全書提要》

（沈澍農）

四十五　《串雅》序★

説明

本文選自《串雅》，據光緒十四年（公元1888年）榆園刊本排印。作者趙學敏（公元1719～1805年），字恕軒，號依吉，錢塘（今浙江杭州）人，清代醫藥學家。乾隆時（1736～1795年）著成《利濟十二種》，收集其所著十二種醫著，其中最有名者爲《本草綱目拾遺》十卷和《串雅》内外編各四卷。前者收集了七百一十六種《本草綱目》未收的藥物（其中部分取自傳教士石振鐸譯著的《本草補》），對李氏著作也有補正處。後者係其收集民間醫術的匯集。該書内編以整理民間走方醫經驗爲主，根據走方醫習用術語分爲截、頂、串及單方四類；每類之下，又分總治、内治、外治、雜治等項。外編記述各種治法，包括部分獸醫和植物病蟲害的治法。所載方藥大都有賤（價廉）、驗（療效可靠）、便（採製方便）等特點。是我國民間治法的一次全面的專題總結。但由於時代局限，書中仍不免摻入一些迷信和不切實際的内容。

《周禮》分醫爲四①，有食醫、疾醫、瘍醫、獸醫，後乃有十三科②，而未聞有走方之名也③。

《物原》記岐黄以來有鍼灸[4]，厥後巫彭製藥丸[5]，伊尹創煎藥[6]，而未聞有禁、截諸法也[7]。晉王叔和纂《脈經》[8]，叙陰陽、内外，辨部候、經絡、臟腑之病爲最詳，金張子和以吐、汗、下三法[9]，風、寒、暑、温、火、燥六門，爲醫之關鍵，終未聞有頂、串諸名也[10]。有之，自草澤醫始[11]，世所謂走方是也。人每賤薄之[12]，謂其游食江湖[13]，貨藥吮舐[14]，跡類丐；挾技劫病[15]，貪利恣睢[16]，心又類盗。剽竊醫緒[17]，倡爲詭異[18]。敗草毒劑，悉曰仙遺[19]；刳滌魘迷[20]，詫爲神授[21]。輕淺之證，或可貪天[22]；沉痼之疾，烏能起廢[23]？雖然誠有是焉[24]，亦不可概論也。爲問今之乘華軒、繁徒衛者[25]，胥能識證、知脈、辨藥[26]，通其元妙者乎[27]？儼然峨高冠、竊虚譽矣[28]。今之游權門、食厚奉者[29]，胥能決死生、達内外、定方劑，十全無失者乎？儼然踞高座、侈功德矣[30]。是知笑之爲笑[31]，而不知非笑之爲笑也[32]。

予幼嗜岐黄家言，讀書自《靈》、《素》、《難經》而下，旁及《道藏》、《石室》[33]；考穴自《銅人内景圖》而下[34]，更及《太素》、《奇經》[35]。《傷寒》則仲景之外，遍及《金鞞》、《木索》[36]；本草則《綱目》而外，遠及《海録》、《丹房》[37]。有得，輒鈔撮忘倦[38]，不自知結習至此[39]，老而靡倦。然聞走方醫中有頂串諸術，操技最神，而奏效甚捷。其徒侣多動色相戒[40]，秘不輕授。詰其所習[41]，大率知其所以[42]，而不知其所以然[43]，鮮有通貫者[44]。以故欲宏覽而無由[45]，嘗引以爲憾[46]。

有宗子柏雲者[47]，挾是術徧游南北[48]，遠近震其名[49]，今且老矣[50]。戊寅航海歸[51]，過予譚藝[52]。質其道[53]，頗有奥理，不悖於古[54]，而利於今，與尋常摇鈴求售者迥異[55]。顧其方[56]，旁涉元禁[57]，瑣及游戲[58]，不免誇新鬭異，爲國醫所不道[59]。因録其所授，重加芟訂，存其可濟於世者，部居别白[60]，都成一編[61]，名之曰《串雅》[62]，使後之習是術者，不致爲庸俗所詆毁，殆亦柏雲所心許焉[63]。昔歐陽子暴利幾絶，乞藥於牛醫[64]；李防御治嗽得官，傳方於下走[65]。誰謂小道不有可觀者歟？亦視其人善用斯術否也。

乾隆己卯十月既望[66]，錢塘趙學敏恕軒撰。

注釋

① "周禮"句：見《周禮・天官・冢宰》。書載周時分醫爲四種，食醫掌管調和國王飲食，疾醫主治人體内科疾患，瘍醫主治外科疾患，獸醫掌療獸病。

② 十三科：元、明兩代太醫院分醫爲十三科。《明史・職官志》載："太醫院掌醫療之法。凡醫術十三科……曰大方脈，曰小方脈，曰婦人，曰瘡瘍，曰針灸，曰眼，曰口齒，曰接骨，曰傷寒，曰咽喉，曰金鏃，曰按摩，曰祝由。"《輟耕録》所載略有小異。並見教材附篇（一）"醫學教育"。

③ 走方：《串雅内編・緒論》："負笈行醫，周游四方，俗呼爲走方。"

④ 物原：書名。明代山陰（今浙江紹興）人羅頎編著，羅因宋代高承著《事物紀原》一書，未能黜妄崇真，故另著本書，以探求事物之起源。但羅書不注出典，亦有不少粗疏之處。

⑤ 厥：其。巫彭：傳説中的上古神醫。《山海經・大荒西經》："有靈山，巫咸、巫即、巫肦、巫彭……十巫，從此升降，百藥爰在。"同書《海内西經》："開明東有巫彭、巫抵、巫陽、巫履……皆操不死之藥以距之。"又《醫説》卷一："巫彭初作醫。"然皆未言及其"製丸藥"。

⑥ 伊尹：爲商湯之臣，一曰名摯。《説文》段注謂伊尹爲官名。相傳伊尹長於庖間，由庖厨之法悟出煎藥之理。

⑦ 禁截：禁，禁法，指使用禁方、禁藥（有"拘禁"鬼神、病邪作用的方藥）及帶有迷信色彩的祝由、水法等驅病之法；截，指用單方重劑截絶疾病的方法。《串雅》中有截藥總治、截藥内治、截藥外治和雜治諸門，使用得當，亦可取得較好療效。

⑧ 王叔和：名熙，著有《脈經》。

⑨ 張子和：見本書《汗下吐三法該盡治病詮》。

⑩ 頂串：《串雅・緒論》："藥上行者曰頂，下行者曰串；故頂藥多吐，串藥多瀉。頂串而外，則曰截……

此即古汗吐下三法也。"《串雅》中列頂藥十八條，大多治急病；串藥二十條，大都用以消積滯、逭血瘀、去水濕、驅除寄生蟲。

⑪ 草澤醫：即走方醫。謂其行於草莽水澤間，故名。

⑫ 賤薄：鄙視。用爲動詞。

⑬ 游食：謂不事生産，游走逐食。《荀子·成相》："臣下職，莫游食。"楊注："游食，謂不勤於事，素飡游手也。"

⑭ 貨：賣。吮舐（shǔn shì）："吮癰舐痔"之省。《莊子·列御寇》："秦王有病召醫，破癰潰痤者，得車一乘；舐痔者，得車五乘。所治愈下，得車愈多。"舐，舔。又《漢書·鄧通傳》："文帝嘗病癰，鄧通常爲上嗽吮之。"（按"嗽"同"嗍"，吮吸。）後世以"吮癰舐痔"比喻諂媚貪利之徒的卑劣行徑。

⑮ 劫病：强奪疾病。因其速效如劫，故名。朱丹溪《格致餘論·痎瘧論》："況來求治者，率皆輕試速效劫病之藥，胃氣重傷，吾知其難免於禍矣。"

⑯ 恣睢（suī 雖）：放任自得貌。《史記·伯夷傳》："暴戾恣睢。"《索隱》："謂恣行爲睢惡之貌也。"

⑰ 醫緒：指殘缺不全的醫學知識。緒，殘餘。《莊子·讓王》："其緒餘以爲國家。"《釋文》引司馬彪："緒者，殘也，謂殘餘也。"

⑱ 詭異：怪異。《文子·符言》："老子曰：聖人無屈奇之服，詭異之行。"

⑲ 遺（wèi 謂）：贈送。

⑳ 刳（kū 枯）滌：剖割洗滌。《三國志·華佗傳》："當須刳割者，便飲其麻沸散。"魘（yǎn 掩）迷：用畫符噴水之類迷信的手段治病。

㉑ 詑：誑騙。《史記·司馬相如列傳》："子虛過詑烏有先生。"

㉒ 貪天："貪天之功"之省語。喻不因己力而歸功於自己。《左傳·僖公二十四年》："竊人之財，猶謂之盜，況貪天之功以爲己力乎？"

㉓ 烏能起廢：怎麽能讓病人痊愈？烏，怎麽。疑問副詞。起，使動用法。

㉔ 誠：的確。

㉕ 爲問：設問。爲，假設連詞。《韓非子·内儲説》："王甚喜人之掩口也。爲見王，必掩口。"華軒：華美的車子。繁徒衛：擁有衆多的侍從。繁，用作動詞。

㉖ 胥：皆。

㉗ 元妙：玄妙。"玄"字因避康熙皇帝玄燁諱而改爲"元"。

㉘ 儼然：莊重貌。可譯作"一本正經地"。峨高冠：頭上高頂着大冠。峨，用作動詞。高冠：大冠。封建時代貴族士大夫戴的帽子。唐·張讀《宣室志·陸顒》："惟吾子峨焉其冠，襜焉其裾，莊然其容，肅然其儀，眞唐朝儒生也。"

㉙ 權門：權貴之門。奉：同"俸"。俸禄。《漢書·王莽傳》："其令公奉舍人賞賜皆倍故。"顔注："奉，所食之奉也。"

㉚ 踞高座：占據上座。侈：誇大。

㉛ 笑之爲笑：意謂遭受别人譏笑的人是可笑的。

㉜ 非笑之爲笑：意謂非難譏笑别人的人也是可笑的。非笑，非難譏笑。《漢書·京房傳》："齊桓公、秦二世，亦嘗聞此君而非笑之。"韓愈《答李翊書》："其觀於人，不知其非笑之爲非笑也。"

㉝ 旁：廣。道藏：道教經書的總集。現存明代輯印本之《道藏》有五千四百八十六卷。其中有醫籍多種。石室：疑爲《石室秘録》。明末傅青主遺著，清代陳士鐸整理。書中論述一百二十八種治法，有獨特見解。

㉞ 考穴：研究經絡腧穴。銅人内景圖：指北宋王惟一所著之《銅人腧穴鍼灸圖經》。

㉟ 奇經：疑指李時珍所著《奇經八脈考》。

㊱ 金鞞（bǐ 比）、木索：疑爲明代盧之頤所著《傷寒金鎞疏鈔》和《摩索金匱》。

㊲ 海録：疑爲宋代葉廷珪所編《海録碎事》。也可能指唐代李珣所著之《海藥本草》。丹房：疑爲唐代獨孤滔所著《丹房鏡源》。

㊳ "輒鈔撮"句：趙學敏《利濟十二種總序》中説："憶自髫齡，性好博覽，凡星歷醫卜方技諸學，間亦涉歷之。意有所得，即欣欣忘倦，鈔撮成帙，納之篋。久而所積溢簏外，束庋閣上，纍纍獲千卷。"撮，摘要。

㊴ 結習：亦作“積習”。指積久難除的習慣。

㊵ 動色相戒：指改變表情來相互告誡。動色，改變面容。《後漢書・班彪傳》：“君臣動色，左右相趨。”

㊶ 詰：詢問。

㊷ 所以：指操作、運用的方法。

㊸ 所以然：指這樣做的道理、原因。

㊹ 鮮(xiǎn)：少。通貫：全面深入地掌握。

㊺ 宏覽：擴大眼界，廣泛了解。無由：無從，指没有機緣。

㊻ 嘗：通“常”。

㊼ 宗子：嫡長子。此指趙姓同宗兄弟中最長者。

㊽ 徧：“遍”的異體字。

㊾ 震其名：被其名所震。以主動句形式表示的被動句。

㊿ 今且：猶今夫。如今。

51 戊寅：乾隆二十三年，爲公元 1758 年。

52 過予譚藝：探訪我談論醫術。趙氏《利劑十二種總序》：“宗子柏雲挾華扁術行游名都，戊寅航海從中山歸，相闊已八載矣。投刺來謁。予時讀禮家居，館之三月，間與談，有辟其謬處。柏雲故虚懷士，頗以予言爲然，慷慨出其游歷方術頂串諸法。”過，造訪探望。《史記・魏公子列傳》：“臣有客在市屠中，願枉車騎過之。”譚，通“談”。藝，技能，此指醫術。

53 質：詢問。

54 悖：違背。

55 迥：大。

56 顧：察看。

57 元禁：即“玄禁”。指巫醫的玄虚禁咒之法。

58 瑣：瑣碎。

59 國醫：指國内名醫。《宋史・高若訥傳》：“因母病，遂兼通醫書，雖國醫皆屈服。”

60 部居：按部類編次。許慎《説文解字・叙》：“分别部居，不相雜厠。”别白：分别表明。白，表明。《漢書・董仲書傳》：“辭不别白，指不分明，此臣淺陋之罪也。”

61 都：匯合。一編：即一部書。編，古時用來穿聯竹簡的皮條或繩子。後用以代稱一部書或書的分部。

62 串雅：走方醫頂串諸法中之雅正者。雅，正。《利濟十二種總序》：“串而曰雅，知非江湖俗技之末也。”《串雅》一書由此得名。

63 殆：大概。

64 “歐陽子”十二字：歐陽子，指歐陽修。事見南宋張杲《醫説》卷六《車前止暴下》。曰：“歐陽文忠公常得暴下，國醫不能愈。夫人云：‘市人有此藥，三文一帖，甚效。’公曰：‘吾輩臟腑與市人不同，不可服。’夫人使以國醫藥雜進之，一服而愈。召賣藥者厚遺之。求其方，乃肯傳。但用車前子一味爲末，米飲下二錢匕。云：此藥利水道而不動氣，水道利則清濁分，穀臟自止矣。”牛醫，本指治牛病的獸醫，此指走方醫。

65 “李防御”二句：事見《醫説》卷四《治痰嗽》。曰：“綬帶李防御，京師人。初爲入内醫官，直嬪御閣妃苦痰嗽，終夕不寐，面浮如盤。時方有甚寵。徽宗幸其閣，見之，以爲慮，馳遣呼李，李先數用藥，詔令往内東門供狀，若三日不效，當誅。李憂撓技窮，與妻對泣。忽聞外間叫云：‘咳嗽藥一文一貼，吃了今夜得睡。’李使人市藥十貼，其色淺碧。用淡齏水滴麻油數點調服。李疑草藥性獷，或使臟腑滑泄，并三爲一，自試之，既而無他。於是取三貼合爲一，携入禁庭授妃，請分兩服以餌。是夕嗽止，比曉面腫亦消。内侍走白，天顔絶喜，錫金帛，厥直萬緡。李雖幸其安，而念必宣索方書，何辭以對？殆亦死爾。命僕俟前賣藥人過，邀入坐，飲以巨鍾。語之曰：‘我見鄰裏服汝藥多效，意欲得方。倘以傳我，此諸物爲銀百兩，皆以相贈不吝。’曰：‘一文藥，安得其值如此？防御要得方，當便奉告：衹蚌粉一物，新瓦炒令通紅，拌青黛少許爾。’扣其所從來。曰：‘壯而從軍，老而停汰。頃見主師有此，故剽得之。以其易辦，姑借以度餘生，無他長也。’李給之終身。”防御，官名。下走，原爲自稱的謙詞，此指走方醫。

㊻ 乾隆己卯：公元1759年。既望：望日以後。殷周以月半後至下弦前約一周期限爲既望。見王國維《觀堂集林·生霸死霸考》。

譯文

《周禮》把醫分爲四科，有食醫、疾醫、瘍醫和獸醫，後來才有十三科，可是没有聽説有"走方"這一名稱。《物原》記載從岐伯黄帝以來有了鍼灸，其後巫彭創製丸藥，伊尹創製湯藥，也未曾聽説有禁、截等療法。晋代王叔和編著《脈經》，論述陰陽、内外，辨别三部九候的脈理和經絡、臟腑的疾病最爲詳盡，金朝張子和把吐汗下三種治法和風寒暑濕火燥六種外來致病因素，作爲醫學的關鍵，最終也未聽説有頂、串等稱謂。有這些名稱，是從草澤醫開始的，社會上所謂走方醫就是這類人。人們往往鄙視他們，説他們在江湖上乞食謀生，販賣藥物，吮癰舐痔，行動類似乞丐；倚恃小技，强奪病家錢財，貪求利欲，肆意妄爲，心術又類似盗賊。竊取一點醫學的皮毛知識，聲稱是奇異的技術。把敗草毒藥，都説成是仙人贈送；把挖瘡清創懸符驅邪等手段，誑騙成是神人傳授。輕微的病證，或許能僥幸不治自愈；重證痼疾，怎能指望使病廢者恢復健康？不過，即使確有這種現象，但也不可以一概而論。如果問一問現今乘坐華麗的車軒，緊跟着一大羣隨從的人，他們都能識别證候、了解脈理、辨明藥性，通曉醫學的奥妙之理嗎？衹不過一本正經地高聳着大帽子、竊取虚名啊。如今奔走於權貴門下，享受優厚俸禄的人，他們都能决斷死生、通達内外、製定方劑，十全而没有失誤嗎？也不過是一本正經地占踞上座、誇耀自己的功勞德行啊。這是衹知道遭受譏笑的走方醫是可笑的，却不知道那些非難譏笑别人的人才是眞正可笑的。

我幼年酷愛醫學著作，讀書從《靈樞》、《素問》、《難經》以下，廣泛涉及《道藏》、《石室》；研究經絡腧穴，在《銅人内景圖》以外，又涉及《太素》、《奇經》；學習《傷寒》，除了張仲景原著之外，還遍讀《金鞞》和《木索》；學習本草，在《本草綱目》之外，遠至《海録》和《丹房》。有了收獲，就抄摘筆録，而不知倦怠，自己也不知道自己竟積久成習到這種程度，到了老年也不厭倦。然而聽説走方醫之中，有頂、串等種種方法，掌握技術最爲神妙，而且收效很快。他們的徒衆大多彼此改容相互告誡，秘藏而不輕易外傳。詰問他們所習用的技術，大抵衹知其使用的方法，而不知使用這些方法的道理，很少有融會貫通的。因此我想要擴大眼界却没有機會，常常引以爲憾事。

有同族的長兄趙柏雲其人，身懷此術遍游各地，不論遠近都響徹其名，而今他將老了。戊寅年乘船從海上回來，到我這裏交談醫藝。詢問他的醫道，很有奥妙的道理，既不違背古代的醫理，又對當今的臨床實踐有利，跟一般摇着串鈴招引生意的走方醫大不相同。不過觀察他的治法，還有不少牽涉玄虚禁咒之處，猥瑣得近似游樂嬉戲，免不了誇新争奇，而被國内名醫不齒。於是記録下他所傳授的内容，重新加以删除訂正，保存其中能對社會有幫助的内容，按照部類編排，區别清楚，匯總成爲一部書，命名它爲《串雅》，使後來習用這種方法的人，不至於被見識庸俗之人所誹謗，大概也是柏雲内心贊許的事吧。以前歐陽修患暴泄幾乎喪命，從草澤醫那裏求得止泄之藥；李防治愈宋徽宗寵妃的咳嗽而得官受賜，也是從走方醫那裏獲得秘方。誰能説像走方醫這樣的"小道"就没有值得一看的内容呢？也要看那人善於還是不善於運用這種醫術啊。

乾隆己卯年十月月半後日，錢塘趙學敏恕軒撰。

課文簡析

本序旨在爲走方醫正名。肯定其長處，指出其弱點。序文可分三段。第一段，指出走方醫術來自民間，却備受歧視排斥。作者以辛辣的筆墨，揭露和批判了蔑視並一概否定走方醫的所謂“國醫”，未必都有真才實學，却竊取虚譽，欺世盗名。第二段說明作者廣泛閱讀醫學著作（因而對“正統醫學”有足够的了解），但走方醫中不乏“操技最神，奏效甚捷”的實貴經驗，却無從了解，遺憾已久。第三段叙述著《串雅》的經過，是得到族人趙柏雲所傳，一起探討，去粗取精，編次而成。全文觀點鮮明，持論公允，頗具實事求是的科學精神。

參考資料

1. 負笈行醫，周游四方，俗呼爲走方。其術肇於扁鵲，華佗繼之，故其所傳諸法與國醫少異。治外以鍼刺蒸灸勝，治内以頂串禁截勝。取其速驗，不計萬全也。

走醫有三字訣：一曰賤，藥物不取貴也。二曰驗，以下咽即能去病也。三曰便，山林僻邑倉卒即有。能守此三字之要者，便是此中之杰出者矣。

醫者意也。用藥不如用意，治有未效，必以意求。苟意入玄微，自理有洞解，然後用藥無不驗。今則每恃祖方爲長技，用而偶驗，則留根不除，俟再發而再獲也；用而不驗，則率用猛毒之藥以攻之，所謂下殺手也。在實證或間有轉機，而虚損之人不且立斃者乎？不知全在平日用心之講求也。若終歲羣居科諢，入市招摇，貪饕沉凶，不知潛心理道者，勿讀吾書。

《串雅・内編・緒論》

2. 走方鈴醫自爲一科。習是技者，師傳口授，斅法相承。大率剽竊前賢緒論以自爲盈縮。或夸神授，或託僧傳。方則多本古人，又不能盡通古人之意。故自古無專書，人亦以賣藝者流薄之。其徒衆輒挾此訾食江湖。秘其主使方劑，互爲標揭。而鄉僻城市隨遇療治，亦往往奇驗，比之世爲名醫吝驕自大之輩似又勝之。嘗讀《倉公傳》及六朝褚生列傳，與近代蘇、沈所紀，見證處方亦都暗合，不見鈴串流傳遠有端緒……同里趙恕軒先生纂《串雅》一書，蓋嘗遇鈴醫之賢者，不私所得，悉以授之。先生删其眩異繁縟，參以秘笈所藏，歸之雅正，勒爲成書，其用心亦孔厚矣……

許邁《重校刊串雅内編小引》

（沈澍農）

四十六　《温病條辨》叙★

説明

本文選自《温病條辨》，據清代同治九年（公元 1870 年）六安求我齋重刻本排印。作者汪廷珍（公元 1757～1827 年），字瑟庵，山陽（今江蘇淮安）人，乾隆五十四年進士，官至禮部尚書，卒謚文端，著有《實事求是齋詩文集》。《温病條辨》寫成於公元 1798 年，出版於 1813 年，在“卷首”之後，分爲六卷，是一部温病學專著。書中採集前人有關温病的論述，結合自己的臨證經驗，按照三焦立論，區分上、中、下三焦疾病的辨證和治法，同時兼顧葉桂的衛氣營血學説。方藥除採自《臨證指南醫案》等書外，多爲自創，叙述亦較分明，因此常被後世醫家臨證時應用。《温病條辨》的作者吴瑭（公元 1758～1836 年），字鞠通，江蘇淮陰人。

昔淳于公有言[①]：人之所病，病病多；醫之所病，病方少。夫病多而方少，未有甚於温病者矣。何也？六氣之中[②]，君相兩火無論已[③]，風濕與燥無不兼温，惟寒水與温相反，然傷寒者必病熱[④]。天下之病孰有多於温病者乎？方書始於仲景。仲景之書專論傷寒，此六氣中之一氣耳。其中有兼言風者，亦有兼言温者，然所謂風者，寒中之風，所謂温者，寒中之温，以其書本論傷寒也。其餘五氣，概未之及，是以後世無傳焉。雖然，作者謂聖，述者謂明[⑤]，學者誠能究其文，通其義，化而裁之，推而行之[⑥]，以治六氣可也，以治内傷可也。亡如世鮮知十之才士[⑦]，以闕如爲耻[⑧]，不能舉一反三[⑨]，惟務按圖索驥[⑩]。

蓋自叔和而下，大約皆以傷寒之法療六氣之痾[⑪]，禦風以絺[⑫]，指鹿爲馬[⑬]，迨試而輒困，亦知其術之疏也。因而沿習故方，略變藥味，冲和、解肌諸湯紛然著録[⑭]。至陶氏之書出，遂居然以杜撰之傷寒，治天下之六氣[15]。不獨仲景之書所未言者不能發明，並仲景已定之書盡遭竄易。世俗樂其淺近，相與宗之，而生民之禍亟矣[16]。又有吴又可者[17]，著《瘟疫論》，其方本治一時之時疫[18]，而世誤以治常候之温熱[19]。最後若方中行、喻嘉言諸子，雖列温病於傷寒之外，而治法則終未離乎傷寒之中[20]。惟金源劉河間守真氏者[21]，獨知熱病，超出諸家，所著六書[22]，分三焦論治，而不墨守六經[23]，庶幾幽室一鐙[24]。中流一柱[25]。惜其人樸而少文[26]，其論簡而未暢，其方時亦雜而不精。承其後者又不能闡明其意，裨補其疏。而下士聞道若張景岳之徒[27]，方且怪而訾之[28]。於是其學不明，其説不行。而世之俗醫遇温熱之病，無不首先發表[29]，雜以消導，繼則峻投攻下，或妄用温補，輕者以重[30]，重者以死。倖免則自謂己功，致死則不言己過，即病者亦但知膏肓難挽[31]，而不悟藥石殺人。父以授子，師以傳弟，舉世同風，牢不可破。肺腑無語[32]，冤鬼夜嗥，二千餘年，略同一轍[33]，可勝慨哉[34]！

我朝治洽學明[35]，名賢輩出，咸知泝原《靈》、《素》，問道長沙[36]。自吴人葉天士氏《温病論》、《温病續論》出[37]，然後當名辨物[38]。好學之士，咸知向方[39]；而貪常習故之流，猶且各是師説[40]，惡聞至論。其粗工則又略知疏節，未達精旨，施之於用，罕得十全[41]。吾友鞠通吴子，懷救世之心，秉超悟之哲[42]，嗜學不厭[43]，研理務精，抗志以希古人[44]，虚心而師百氏。病斯世之貿貿也[45]，述先賢之格言，攄生平之心得[46]，窮源竟委[47]，作爲是書。然猶未敢自信，且懼世之未信之也，藏諸笥者久之[48]。予謂學者之心固無自信時也，然以天下至多之病，而竟無應病之方，幸而得之，亟宜出而公之[49]。譬如拯溺救焚，豈待整冠束髮？况乎心理無異，大道不孤，是書一出，子雲其人必當旦暮遇之[50]，且將有闡明其意，裨補其疏，使夭札之民咸登仁壽者。此天下後世之幸，亦吴子之幸也。若夫《折楊》、《皇荂》[51]，听然而笑[52]，《陽春》、《白雪》[53]，和僅數人，自古如斯。知我罪我[54]，一任當世，豈不善乎？吴子以爲然，遂相與評騭而授之梓[55]。

嘉慶十有七年壯月既望[56]，同里愚弟汪廷珍謹序。

注釋

① 淳(chún 唇)于公：即淳于意。見本書《倉公傳》。以下"人之所病"四句，係《史記・扁鵲倉公列傳》作者司馬遷在叙述扁鵲事迹時所寫的文字，並非淳于意所言。見本書《扁鵲傳》。

② 六氣：寒、暑、燥、濕、火、風六氣與三陽三陰相配，則爲太陽寒水、少陽相火(暑)、陽明燥金、太陰濕土、少陰君火、厥陰風木。

③ 已：用於句尾，表確定語氣。《史記・太史公自序》："皆失其本已。"唐代司馬貞索隱："已者，語終之辭也。"

④ "傷寒"六字：《素問・陰陽應象大論》："重陰必陽，重陽必陰。故曰：冬傷於寒，春必病温。"傷寒，被寒邪傷害。

⑤ "作者"二句：創作的人叫聖人(此指張仲景)，闡述的人叫作賢明的人(此指吴瑭之前注釋張仲景著作的人)。《禮記・樂記》："故知禮樂之情者能作，識禮樂之文者能述。作者謂之聖，述者謂之明。"唐代孔穎達疏："聖者通達物理，明者辨説是非。述謂訓説義理。"

⑥ "化而裁之"二句：意爲加以變通。即掌握規律而靈活運用。《周易・繫辭上》有"化而裁之謂之變，推而行之謂之通"語，故云。

⑦ 亡如：無奈。亡，通"無"。知十："聞一以知十"的略語。意爲觸類旁通。《論語・公冶長》："回(顏回)也聞一以知十，賜(子罕)也聞一以知二。"

⑧ 闕如：謂缺而不言。《論語・子路》："君子於其所不知，蓋闕如也。"説君子對於自己所不懂得的事物，應缺而不言，不妄加評説，是知"闕如"乃君子的一種美德。如，詞尾。

⑨ 舉一反三：謂善於類推，由此知彼。《論語・述而》："舉一隅不以三隅反，則不復也。"

⑩ 按圖索驥(jì 寄)：按照圖樣尋求良馬。比喻拘泥不知變通。《漢書・梅福傳》："今不循伯者之道，乃

欲以三代選舉之法取當時之士，猶察伯樂之圖，求騏驥於世，而不可得，亦已明矣。”明代楊慎《藝林伐山》卷七：“伯樂《相馬經》有‘隆顙蛈目，蹄如纍曲’之語。其子執《馬經》以求馬，出見大蟾蜍，謂其父曰：‘得一馬，略與相同，但蹄不如纍曲爾。’伯樂知其子之愚，但轉怒爲笑曰：‘此馬好跳，不堪御也。’所謂‘按圖索駿’也。”

⑪“蓋自”二句：《温病條辨・上焦篇》：“（王叔和）以《傷寒論》爲治外感之妙法，遂將一切外感悉收入《傷寒例》中，而悉以治傷寒之法治之。後人亦不能打破此關，因仍苟簡，千餘年來貽患無窮，皆叔和之作俑。”王叔和，名熙，著有《脈經》。

⑫禦風以絺（chī 痴）：用細葛布擋風。比喻方法不當。絺，細葛布。

⑬指鹿爲馬：喻有意顛倒黑白，混淆是非。此喻混淆傷寒與温病。《史記・秦始皇本紀》：“趙高欲爲亂，恐羣臣不聽，乃先設驗，持鹿獻於二世，曰：‘馬也。’二世笑曰：‘丞相誤耶？謂鹿爲馬。’問左右，左右或默，或言馬以阿順趙高，或言鹿者。高因陰中諸言鹿者以法。”

⑭冲和：方劑名。指加減冲和湯。爲明代陶華在金朝張元素九味羌活湯的基礎上加減而成。解肌：方劑名。即柴葛解肌湯，又名乾葛解肌湯。陶華《傷寒六書・殺車捶法》方。

⑮“至陶氏”三句：《温病條辨・中焦篇》：“宋元以來，以《傷寒》一書應四時無窮之變，殊不合拍，遂至人著一書，而悉以傷寒名書。陶氏則以一人而屢著傷寒書，且多立妄誕不經名色，使後世學者如行昏霧之中。”《温病條辨》清代朱彬序：“至明陶節庵《六書》，大改仲景之法。後世學者苦張之艱深，樂陶之簡易，莫不奉爲蓍蔡，而於六淫之邪混而爲一。”明代醫家陶華，字尚文，號節庵，餘杭（今屬浙江）人，所著《傷寒六書》（又名《陶氏傷寒全書》），包括《瑣言》、《家秘的本》、《殺車捶法》、《一提金》、《脈證截江網》和《明理續論》，共六卷，每種一卷。

⑯生民：人民。亟（qì 氣）：頻繁。

⑰吴又可：即吴有性。見本書《雜氣論》。

⑱時疫：流行性疫病。

⑲常候：一定的季節。

⑳“最後”三句：《温病條辨・上焦篇》：“無怪（王叔和）見駁於方有執、喻嘉言諸公也。然諸公雖駁叔和，亦未曾另立方法。喻氏雖立治法，仍不能脱却傷寒圈子，弊與叔和無二，以致後人無所遵依。”方中行，明末醫家。名有執，字中行。著有《傷寒論條辨》、《本草鈔》等。喻嘉言，即喻昌。見本書《秋燥論》。

㉑金源：“金朝”的别稱。《金史・地理志》：“國言金，曰按出虎，以案出虎水（今哈爾濱東南之阿什河）源於此，故名金源。建國之號蓋取諸此。”劉河間：即劉完素。見本書《病機論》。

㉒六書：指《河間六書》。包括劉完素所撰《黄帝素問宣明論方》、《素問玄機原病式》、《素問病機氣宜保命集》、《傷寒直格論方》、《傷寒標本心法類萃》以及馬宗素所撰《傷寒醫鑒》。

㉓墨守：死守。戰國時墨翟善守城術，因稱善守爲墨守。《後漢書・鄭玄傳》：“時任城何休好《公羊》學，遂著《公羊墨守》。”唐代李賢注：“言《公羊》義理深遠，不可駁難，如墨翟之守城也。”後多借以喻固執己見，不思變通。六經：指《傷寒論》中所分太陽、陽明、少陽、太陰、少陰、厥陰六經。

㉔庶幾：近似。幽室：暗室。鐙：古代照明用具。亦稱錠釘、燭豆等。

㉕中流一柱：即中流砥柱。底柱，亦稱砥柱，係山名，因其形狀似柱而得名。《尚書・禹貢》：“底柱析城，至於王屋。”西漢孔安國注：“底柱，山名，在河水中。”河南三門峽東有一石島，屹立於黄河的中流。比喻能擔當大事、支撑危局的人。南宋朱熹《與陳侍郎書》：“而二公在朝，天下望之，屹立若中流底柱，有所恃而不恐。”

㉖樸：敦厚。文：辭采。

㉗下士聞道：本謂下愚之人聽了高明的理論。《老子》第四十一章：“上士聞道，勤而行之；中士聞道，若存若亡；下士聞道，大笑之——不笑不足以爲道。”此指平庸之人。

㉘方且：正在。

㉙發表：發汗解表。

㉚以：因爲。介詞。其後省略賓語“之”。“之”指代上文“無不首先發表……或妄用温補”。下一“以”字用法同。

㉛ 即：即使。

㉜ 肺腑無語：《山經》引《相家書》："山川而能語，葬師食無所；肺腑而能語，醫師色如土。"

㉝ 一轍：比喻趨向一致。《昭明文選·晉代盧子諒〈贈劉琨〉詩》："惟同大觀，萬殊一轍。"轍，車輪輾過的痕迹。

㉞ 勝：窮盡。

㉟ 洽：和協。

㊱ 問道：問路。此謂求教。唐代韓愈《昌黎集》卷十六《答陳生書》："足下求速化之術，不於其人，乃以訪愈，是所謂借聽於聾，求道於盲。"清代顧炎武《亭林文集》卷三《與友人論學書》："比往來南北，頗承友朋推一日之長，問道於盲。"長沙：指張仲景。相傳張氏曾任長沙太守，故稱。此指張氏的著作。

㊲ 吴：吴縣。周太王之子太伯、仲雍曾建吴國，方域包括今江蘇、上海大部和安徽、浙江的一部分，並定都於吴。葉天士：清代著名醫家。名桂，字香岩。著作《温病論》相傳係其門人顧景文記録整理而成。此書曾以多種書名出現，内容皆大同小異，故有《温病論》、《温病續論》之名。

㊳ 當名辨物：謂按照事物的名稱求取事物的内容。名，此指温病之名。物，此指温病之實。《周易·繫辭下》："夫易彰往而察來，而微顯闡幽，開而當名，辨物正言，斷辭則備矣。"

㊴ 向方：遵循正道。《文子·九守》："遣退之於邪，開導之於善，而民向方矣。"亦作"鄉方"。《禮記·樂記》："樂行而民鄉方，可以觀德矣。"東漢鄭玄注："方，猶道也。"唐代孔穎達疏："民歸向於仁義之道也。"

㊵ 猶且：仍舊。是：認爲……正確。意動義。

㊶ 十全：所治皆愈。此謂滿意的療效。《周禮·天官冢宰·醫師》："歲終，則稽其醫事，以製其食：十全爲上，十失一次之，十失二次之，十失三次之，十失四爲下。"

㊷ 秉：通"稟"。承受。哲：明智。《尚書·皋陶》："知人則哲。"

㊸ 厭：滿足。《論語·述而》："子曰：默而識之，學而不厭，誨人不倦，何有於我哉？"

㊹ 抗志：高尚其志向。《六韜·文韜·上賢》："士有抗志高節，以爲氣勢，外交諸侯不重其主者，傷王之威。"希：仰慕。

㊺ 貿貿（móu móu 謀謀）：昏庸糊塗。引申爲不明方向。《宋史·程顥傳》："無真儒，則貿貿焉莫知所之，人欲肆而天理滅矣。"

㊻ 攄（shū 書）：抒發。

㊼ 窮源竟委：《禮記·學記》："三王之祭川也，皆先河而後海，或源也，或委也，此之謂務本。"唐代孔穎達疏："言三王祭百川之時，皆先祭河而後祭海也。或先祭其源，或後祭其委。河爲海本，源爲委本。"後因用以喻徹底推求事物的始末。"窮"與"竟"皆謂徹底推求。委，水聚結之處。

㊽ "藏諸笥（sì 肆）"句：《温病條辨》寫成於公元1798年，直到1813年方才出版，故云。笥，竹箱子。此指書箱。

㊾ 亟（jí 急）：急切。

㊿ 子雲：西漢著名學者揚雄，字子雲。曾作《解嘲》、《解難》爲己作《太玄經》辯解。此指如揚子雲般高雅内行之人。

51 若夫：發語詞。折楊皇荂：古代通俗樂曲名。《莊子·天地》："大聲不入於里耳，《折楊》《皇荂》，則嗑然而笑。"唐代陸德明《經典釋文》：（荂）本又作華。李頤曰：'《折楊》《皇華》，皆古歌曲。'"北宋蘇軾《次韵王郎見慶生日並寄茶》："《折楊》新曲萬人趨，獨和先生《於蒍於》。"

52 听（yǐn 銀）然而笑：張口笑。語出《史記·司馬相如傳》。《龍龕手鏡》卷二："听，宜引反，口大貌。"

53 陽春白雪：古代高雅樂曲名。《昭明文選·宋玉〈對楚王問〉》："客有歌於郢中者，其始曰《下里》《巴人》，國中屬而和者數千人。其爲《陽阿》《薤露》，國中屬而和者數百人。其爲《陽春》《白雪》，國中屬而和者不過數十人。引商刻羽，雜以流徵，國中屬而和者不過數人而已。是其由彌高，其和彌寡。"唐代薛用弱《集異記·王之涣》："之涣自以得名已久，因謂諸人曰：'此輩皆潦倒樂官，所唱皆《巴人》《下里》之詞耳，豈《陽春》《白雪》之曲俗物敢近哉？'"

54 知我罪我：《孟子·滕文公下》："知我者，其惟《春秋》乎！罪我者，其惟《春秋》乎！"

㊺ 評騭(zhì 至)：評定。《尚書・洪範》："惟天陰騭下民。"西漢孔安國傳："騭，定也。天不言而默定下民。"梓：印書的木版。此謂刊印。

㊻ "嘉慶"六字：公元 1812 年。有，用在整數和零數之間，相當於"又"。壯月：陰曆八月的别稱。《爾雅・釋天》："八月爲壯。"

譯文

過去淳于公說："人們擔憂的問題，是擔憂疾病多；醫生們擔憂的問題是擔憂治病的方法少。"疾病多但是治病的方法少，没有超過温病的了。什麽原因呢？六氣當中，君火、相火不用説了，風、濕和燥没有不同時具有温，祇是寒同温相反，然而被寒邪傷害的人必定患熱證。天下的病哪有比温病更多的病呢？記載和論述方劑的書從張仲景開始。張仲景的書專門論述傷寒，這祇是六氣當中的一氣啊。其中有同時説到風的，也有同時説到温的，可是講的風，是寒中的風，講的温，是寒中的温，因爲他的書本來論述傷寒啊。其餘五氣，一概没有涉及，因此後代不傳了。雖然這樣，但是創作的人叫做聖人，闡述的人叫做賢人，學習的人如果徹底推求他們的文章，通曉他們的文義，變化它們，奉行它們，用它們治療六氣造成的疾病是可以的，用它們治療内傷也是行的。無奈社會上缺少善於觸類旁通的有才識的醫生，一般人認爲缺漏可耻，不能舉一反三，只求按圖索驥般地就傷寒而論傷寒。

從王叔和以下，大約都用治傷寒的方法療六氣造成的疾病，這好比用細葛布擋風，指鹿爲馬，到治療時立即失敗，也知道他們的醫術粗疏了。因爲這個原因，他們就仍舊襲用原來的方劑，稍微改變藥味，冲和、解肌等方劑就紛紛地編録。到陶華的《傷寒六書》出現，於是竟然用臆造的治傷寒的方法療六氣造成的所有疾病，不僅僅對張仲景没有講到的内容未能闡發説明，就連張仲景已寫定的書也都遭到竄改。社會上的普通人喜歡《傷寒六書》内容淺近，共同尊崇它，人民的禍害就頻繁了。又有一個名叫吴又可的，編著《瘟疫論》，其中的方劑本來是治療一個時期發生的時疫病的，但是社會上的人錯誤地用它治療每年一定季節出現的温熱病。最後像方中行、喻嘉言諸醫家，雖然把温病排列在傷寒之外，但是治療方法則最終没有離開傷寒之中。祇有金朝劉完素先生特别通曉熱病，超出各家，編著的《河間六書》分上、中、下三焦論述治療，而不墨守六經，近似暗室一燈，中流一柱。可惜他爲人敦厚而缺乏辭采，他的論述簡略而不通達，他的方劑有時也駁雜而不純粹。繼承他的人又不能闡明其中的含義，彌補其中的疏漏。像張景岳這一流學習醫道的下等醫生，正在責怪他而且詆毁他。於是他的學術不能顯明，他的主張不能推行。社會上的平庸醫生遇到温熱病，就没有不首先發汗解表，用消積導滯法摻雜，接着就猛用攻下法或者亂用温補法，輕病因爲這個緣故而加重，重病因爲這個緣故而死亡。如果僥幸不死就吹嘘是自己的功勞，造成死亡便閉口不説是自己的過失，即使病人也祇知道重病難以挽救，却不了解藥物殺人。父親把這一套方法傳給兒子，老師把這一套方法授與學生，整個社會同一風氣，牢不可破。肺腑不能説話，冤鬼深夜號哭，兩千多年，大略相同，令人感慨不已！

我朝政治和協，學術昌明，著名的醫家一批批地出現，都知道從《靈樞》、《素問》探求醫學的本源，向張仲景的著作求教。自從蘇州人葉天士先生《温病論》、《温病續論》出現，然後依照温病的名稱求取温病的内容。喜愛學習的醫生都知道遵循正道，但是貪求常規的醫生仍然各自認爲老師的學説正確，厭惡聽取高明的理論。那些技術不高明的醫生又祇稍微了解一些粗淺的内容，不能明白精辟的含義，在醫療實踐中運用它，很少能取得滿意的療效。我的朋友吴鞠通先生懷有救世的抱負，稟承超人的智慧，酷愛學習，從不滿足，研究醫理力求精深，立下高尚志向，仰慕古代名醫，虚懷若谷，效法各家。他擔憂這個社會對温病蒙昧不清，於是傳述前代醫家的可爲法式的語言，抒發平生的心得，窮盡温病的源流，寫成這部書。但是仍舊不敢自信，同時顧慮社會上的人不相信這部書，因此在書箱裏收藏的時間很久。我認爲學者的心地本來没有自信的時候，可是因爲天下有非常多的温病，却竟然没有對付温病的方法，幸運地獲得了這個方法，就應當趕快拿出來使它公開，譬如拯救被水淹、被火燒的人，難道還等待整理帽子束結頭髮嗎？况且人們的心理没有不同，高明的醫學理論不會與世隔絶，這部書一旦出現，揚子雲那樣内行的人必定很快遇到，并且將有闡明其中的主旨，彌補其中的疏漏，使遭受瘟疫的人都登上長壽境域的可能。這是天下後代的幸運，也是吴先生的願望啊。《折楊》《皇荂》這類通俗的歌曲，人們都能領會，張嘴而笑，《陽春》《白雪》這類高雅的歌曲，能跟着唱和的却衹有幾個人，從古如此。了解我或者責備我，完全聽憑當代的社會輿論，難道不好嗎？吴先生認爲我的話正確，於是共同討論評定後交付刊印。

嘉慶十七年八月月半後，同鄉愚弟汪廷珍恭敬地作序。

課文簡析

文章分析温病"病多而方少"的原因，概述歷代因不明温病治法而造成的惡果，説明《温病條辨》的撰寫原因、作用及其刊行的過程。首段的中心論點是"病多而方少"，以六氣都同温密切相關，説明"病多"，以張仲景《傷寒雜病論》"專論傷寒"，後世醫家又不能觸類旁通，説明"方少"。次段概述歷代"以傷寒之法療六氣之疴"所造成"輕者以重，重者以死"的嚴重後果，並對陶華、吴有性、方有執、喻嘉言、劉完素等醫家在温病治法上的得失予以評價。末段叙述吴瑭在葉桂學説的基礎上，"嗜學不厭，研理務精"，所撰《温病條辨》是一部既"述先賢之格言"，又"攄生平之心得"的醫學理論與臨證實踐相結合的著作，並鼓勵作者迅速刊行於世，以拯救備受温病煎熬的人民。

參考資料

1. 癸丑歲，都下温役大行，諸友强起瑭治之，大抵已成壞病，幸成活數十人，其死於世俗之手者，不可勝數。嗚呼！生民何辜，不死於病而死於醫，是有醫不若無醫也，學醫不精不若不學醫也。因有志採輯歷代名賢著述，去其駁雜，取其精微，間附己意以及考驗，合成一書，名曰《温病條辨》，然未敢輕易落筆。又歷六年，至於戊午，吾鄉汪瑟庵先生促瑭曰："來歲己未，濕土正化，二氣中温厲大行，子盍速成此書，或者有益於生民乎！"瑭愧不敏，未敢自信，恐以救人之心獲欺人之罪，轉相仿效，至於無窮，罪何自贖哉？然是書不出，其得失終未可見，因不揣固陋，黽勉成章，就正海内名賢，指其疵謬，歷爲駁正，將萬世賴之無窮期也。

吴瑭《温病條辨·序》

2. 晚近庸質，不知仲景，寧識傷寒？不識傷寒，寧識温病？遂至以治寒者治温。自唐宋迄今，千古一轍，何勝浩嘆！然則，其法當何如？曰天地陰陽，日月水火，罔非對待之理，人自習焉不察；《内經》平列六氣，人自不解耳。水火爲法，法在救陽；温熱爲法，法在救陰。明明兩大法門，豈可張冠李戴耶！假令長沙復起，必不以傷寒法治温也……友人吴子鞠通，通儒也，以穎悟之才，而好古敏求，其學醫之志，略同於僕，近師承於葉氏，而遠踪乎仲景。其臨證也，雖遇危疾，不避嫌怨；其處方也，一遵《内經》，效法仲祖；其用藥也，隨其證而輕重之，而功若桴鼓。其殆智而勇、勇而仁者哉！嘉慶甲子，出所著治温法示余。余向之急欲訂正者，今乃發復析疑，力矯前非，如撥雲見日，寧不快哉！

《温病條辨》徵保序

3. 是書分爲五卷：首卷歷引經文爲綱，分注爲目，原温病之始；二卷爲上焦篇，凡一切温病之屬上焦者繫之；三卷爲中焦篇，凡温病之屬中焦者繫之；四卷爲下焦篇，凡温病之屬下焦者繫之；五卷雜説、救逆、病後調治。俾閲者心目了然，胸有成局，不致臨證混淆，有治上犯中、治中犯下之弊。末附一卷，專論産後調治與産後驚風，小兒急慢驚風、痘證，緣世醫每於此證，惑於邪説，隨手殺人，毫無依據故也。

《温病條辨·凡例》

（段逸山）

四十七　《傷科匯纂》自跋

説明

本文選自《傷科匯纂》，據清代嘉靖二十三年戊寅（公元1818年）博施堂抄本排印。作者胡廷光，字晴川，號耀山，蕭山（今屬浙江）人，清代傷科醫家。胡氏秉承家傳，廣泛閲讀醫學著作，從中搜羅有關傷科内容，在家藏《陳氏接骨書》的基礎上，參照祖傳心法，時經七載，稿凡三易，於公元1815年編成《傷科匯纂》。該書凡十二卷，分四十四門，内容包括經義、骨論、手法、證治，附增單方千餘，又續撰傷科本草專卷，並附有解剖圖、正骨手法圖等，是一部清代以前的傷科文獻資料匯集。

天下之物理無窮，人生之見聞有限，往往智盡即以爲理止，猶以指測海，指竭而云水盡者也。夫醫何獨不然？

方余之留意於傷科而輯是編也，竊恐語之不詳，法之不備，缺然無以應人之求，於是乎汲汲焉博採諸家之言，猶以爲未足，復求專門之學，踵叩其秘傳①，既持方而辨藥石之醇疵②，復指圖而審肯綮之中否③。歲月既久，卷帙遂多，既具衆理之説，必有一得可觀。大抵引證辨論，非特患其不備④，尤且患其不醇。不備則如注書壁中⑤，而旨義欠明；不醇則如談兵紙上，而觀者不信，所謂可觀者安在哉？是故立法必歸之於正，而道之左者删之而無疑⑥。《戴記》云⑦："可言也，不可行，君子弗言也。"况不可宣之於口者，又豈可筆之於書乎？竊曾持此以談醫，則見有取胳胔以爲藥餌⑧，雖有效驗，不仁而不可載也；截獸體以續人體，雖有方書，不經而不用載也⑨；效師巫而假鬼神⑩，雖有感應，不信而不必載也；崇符水之術⑪，惑世誣民，雖有奇異，不道而不敢載也⑫；執村媪之見，郢書燕説⑬，雖亦幸中，不精而不足載也；至於刳腸剖臆、刮骨洗腦等法⑭，非神農家事，惟漢華陀有其術，不傳而無可載也。孔子曰："多聞闕疑，慎言其餘，則寡尤⑮。"區區之心⑯，竊慕此耳。雖然，余之抉擇自以爲綦慎矣⑰，庸詎知有識者視之不以爲繁蕪而置之也⑱；余之搜羅自以爲殆遍矣，庸詎知有識者視之不以爲疏略而鄙之也；余之條分縷析自以爲句斟而字酌矣，庸詎知有識者視之不以爲支離附會而棄之也。要之，以余之謭陋⑲，其難其慎，所可自信者如斯而已。若夫過出於不自知，而術精於所熟習，是以陶貞白，仙人也，而志沙苑則未詳⑳，狄僕射，名臣也，而治贅疣則甚捷㉑，可知處世莫難於著述，成名當自有專家。

今余之輯是編也，原以自考醫學之得失，非敢就正於大雅君子也㉒。倘四方淹博之士不以疏愚忽之㉓，惠然憫其所不足㉔，而教其所不知，則醫理庶不患其莫究，而聞見將日益廣，是又余之厚幸也夫！是爲跋。晴川主人識㉕。

注釋

① 踵：頻頻。

② 醇疵：優劣。

③ 肯綮（qìng 慶）：比喻事理的關鍵或要害。此喻疾病的要害。

④ 患：耽憂。

⑤ 注書壁中：此謂所注之書藏於壁中。東漢許慎《説文解字·叙》："魯恭王壞孔子宅，而得《禮記》、《尚書》、《春秋》、《論語》、《孝經》。"

⑥ 左：偏邪。

⑦ 戴記：指《禮記》。西漢戴聖所編，又名《小戴記》。以下引文見該書《緇衣》。

⑧ 胳胔（zì 字）：枯骨腐肉。《禮記·月令》："掩骼埋胔。"鄭玄注："骨枯曰骼，肉腐曰胔。"此指人的骨肉。《本草綱目》載有人骨、人肉等條。李時珍曰："古人以掩暴骨爲仁德，每獲陰報；而方伎之流，心乎利

欲,乃收人骨爲藥餌,仁術固如此乎?”又曰:“父母雖疾篤,豈肯欲子孫殘傷其支體,而自食其骨肉乎?此愚民之見也。”胳,通“骼”。

⑨ 不經:缺乏根據,不近情理。

⑩ 師巫:有巫術的人。假:借助。

⑪ 符水:迷信者用以治病的所謂神水。即將符録燒成灰溶於水中。

⑫ 不道:不合正道。

⑬ 郢書燕説:比喻穿鑿附會。《韓非子·外儲説左上》:“郢人有遺燕相國書者,夜書,火不明,因謂持燭者曰:‘舉燭。’而誤書‘舉燭’。舉燭,非書意也。燕相受書而説之,曰:‘舉燭者,尚明也;尚明也者,舉賢而任之。’燕相白王,王大説。”郢人書信中的“舉燭”二字本是筆誤,燕相却自我陶醉地“分析”出一番“尚明”的道理,故云。

⑭ 臆:胸部。《廣韵·職韵》:“臆,胸臆。”

⑮ “孔子”四句:語出《論語·爲政》。何晏集解引包咸注:“尤,過也。疑則闕之,其餘不疑,猶慎言之,則少過。”

⑯ 區區:自稱的謙詞。

⑰ 綦(qí 其):甚。《荀子·王霸》:“夫人之情,目欲綦色,耳欲綦聲,口欲綦味,鼻欲綦臭,心欲綦佚。此五綦者,人情之所必不免也。”高誘注:“綦,極也,或爲甚。”

⑱ 庸詎:哪里。清代劉淇《助字辨略》卷一:“《莊子·齊物論》:‘庸詎知吾所謂知之非不知邪!庸詎知吾所謂不知之非知邪!’陸德明《音義》云:‘李氏云:庸,用也。詎,何也。服虔云:詎,猶未也。’愚案:庸,寧辭;詎,豈辭;庸詎,重言也,非李氏用何之意。服氏訓詎爲未,亦通;未,是不定之辭也。”

⑲ 譾(jiǎn 剪)陋:謂才學淺薄,見識不廣。《荀子·修身》:“少見曰陋。”

⑳ “陶貞白”三句:意爲陶弘景是仙人,記載沙苑蒺藜這味藥就不詳盡。據李時珍《本草綱目》卷十六《蒺藜》載,蒺藜有兩種:一爲杜蒺藜,結芒刺,又稱刺蒺藜;一爲白蒺藜,出於同州沙苑(在今陝西大荔縣南洛、渭之間),又稱沙苑蒺藜。陶氏唯言刺蒺藜,而未涉及沙苑蒺藜。貞白,陶弘景的謚號。陶氏又號勝力菩薩,此故稱仙人。

㉑ “狄僕射(yì 議)”三句:意爲狄仁杰是名臣,治療贅疣的效驗就非常迅捷。狄仁杰係唐代初期政治家,曾任僕射,其職相當於丞相。相傳狄仁杰曾遇一小兒,鼻端長有如拳大之贅疣,根細,劇痛難忍,狄從腦後下針寸許,針氣通達病處,立即拔針,贅疣應手而落。事見唐代薛用弱《集異記·狄梁公》。

㉒ 大雅君子:指才德高尚的人。

㉓ 淹博:淵博。淹,深入。

㉔ 惠然:恩賜貌。其:我。第一人稱代詞。下一句“其”字同。

㉕ 識:通“志”。記。

課文簡析

本文主要概述匯輯《傷科匯纂》的原則是“不醇”者不載。所謂“不醇”,即“不仁”、“不經”、“不信”、“不道”、“不精”、“不傳”。從中可見作者治學之慎重嚴謹。文中多用成語典故,如“談兵紙上”、“郢書燕説”、“條分縷析”、“句斟字酌”等,並屢用排比句式,使文章增色。

參考資料

1. 因先君子遺有《陳氏接骨書》一卷,乃專科家秘,而書中論簡未詳,是以獺祭羣籍,欽遵御制《金鑒·正骨要旨》四卷爲經,以諸子百家爲緯,溥搜傷科諸要,更參以家傳之法,匯輯成編。計續輯諸傷四十四門,附增單方一千有奇,類分六集,卷爲十二,校訂七載,稿經三易。

胡廷光《傷科匯纂》自序

2. 狄梁公,性閑醫藥,尤妙針術。顯慶中應制入關,路由華州闤闠之北,稠人廣衆,聚觀如堵。狄梁公引轡遥望,有巨牌大字云:“能療此兒,酬絹千匹。”即就觀之。有富室兒,年可十四五,卧牌下,鼻端生贅,大如拳石,根蒂綴鼻才如食筋。或觸之,酸痛刻骨。於是兩眼爲贅所繩,目睛翻白,痛楚危亟,頃刻將絶。惻然久之，乃曰："吾能爲也。"其父母洎親屬叩顙祈請，即輦千絹置於坐側。公因令扶起，即於腦後下針。針寸許，乃詢病者曰："針氣已達病處乎？"病者頷之。公遽抽針而疣贅應手而落，雙目登如初，曾無病痛。其父母親眷且泣且拜，則以縑物奉焉。公笑曰："吾哀爾命之危逼，吾蓋急病行志耳，吾非鬻伎者也。"不顧而去。

唐·薛用弱《集異記·狄梁公》

（段逸山）

四十八　募刻《跌損妙方》啓

説明

本文選自《跌損妙方》，據1958年上海科學技術出版社鉛印本排印。作者孫應科，字彦之，江蘇高郵人。《跌損妙方》，一卷，明·異遠真人撰。作者生平不詳。原書係抄本，經清孫應科重加校訂，刊於1836年。本書分爲全身、頭面、身中、脊背、腿足、金瘡及通行七門，分别記載不同部位損傷的治法及某些手術整復治法，是一部尊重實踐的傷科專書。

天下共有之書，可不作也；天下絶無之書，不作可乎？世間無益之書，可弗傳也；世間有益之書，弗傳可乎？

自軒岐問答一堂[①]，洞見癥結[②]。長桑以降[③]，著述日繁。《青囊》、《肘後》諸方[④]，雖素不知醫者，皆可按圖而索[⑤]。惟跌打損傷一門，書闕有間[⑥]，豈前賢未之及與[⑦]？抑視爲奇貨可居而去其籍與[⑧]？嘗有覆車墜馬[⑨]，慘被天刑[⑩]，斷肘絶脛，横罹人禍[⑪]，一時呼號望救，專門名家之流，應手取效[⑫]，然但求善賈[⑬]，莫畀良方[⑭]。其或技本不精，徒知射利[⑮]，一爲所誤，終身廢疾[⑯]，是可傷已！[⑰]

癸巳夏[⑱]，余舘氾水[⑲]，之東鄉[⑳]，乘劣蹇[㉑]，折其左肱[㉒]，醫者失治，百日後甫離床笫[㉓]。秋九月，勉至高郵，宿曉雲山房，晤江右黄君[㉔]，木賈也[㉕]。僑寓於邑之南二十五里神廟。少遇異人，授秘書一卷，療折傷甚驗。惜余延久，許以半瘳[㉖]，疏方製藥[㉗]，不受謝。余乞其書閲之，同一鼻也，梁與尖異[㉘]；均是手也[㉙]，左與右殊；兩眉尖也，穴分上下；一腰眼也[㉚]，治别棍拳；脅損矣，新舊須知；目傷矣，陰陽必辨。腿斷，與膝眼、膝蓋之外，最重弔筋[㉛]；頭破，與出漿、出汗之餘，轉宜紅水[㉜]；爲氣囊、爲血囊[㉝]，歸於小腹；爲脚跟、爲脚背，繫在涌泉[㉞]。舌根照以燈火[㉟]，耳背忌食鷄魚[㊱]。肩膊立鳳膊之名[㊲]，調敷甚妙；咽喉錫將臺之號[㊳]，末藥通靈。其時則初起、遠年宜識也，其處則全身、半部當審也，其歲則四十以上、四十以下必問也。縷析條分[㊴]，得未曾有。而且性皆平和，無迅厲之品；法多加減，寓活潑之機。洵濟世之金丹[㊵]，渡人之寶筏也[㊶]。餘録稿歸，依方調治，寖以奏功[㊷]。

甲午冬[㊸]，赴江陰[㊹]。乙未，入秋闈[㊺]。邗溝道上[㊻]，於役不休[㊼]；風燭餘年，黄君之賜，抑是書之力也[㊽]？書昉於明嘉靖二年[㊾]，署名異遠真人，亡所考[㊿]。《禮》云："知而不傳，是不仁也。"[51]余僭爲釐訂付梓[52]，以廣其傳[53]，而工費無出。於是乞諸同人[54]，量力佽助[55]，積少成多。與其急而求之，委命庸醫，何如鏤板流行，於人共濟[56]，無量功德，莫此爲甚，豈氾氾災梨禍棗[57]可同日語哉！[58]至移掇之法[59]，若輩擅長[60]，兹編不具載云。

道光丙申立秋日高郵孫應科謹啓[61]。

注釋

① 軒岐問答：指以問答體編著成的《黄帝内經》一書。

② 洞見：透徹地看到。癥（zhēng 徵）結：腹中結塊。

③ 以降：猶以後。《後漢書·逸民傳序》："是以堯稱則天，不屈潁陽之高；武盡美矣，終全孤竹之絜：自兹以降，風流彌繁。"

④ 青囊:《青囊方》,已佚。肘後:《肘後備急方》。八卷。晉·葛洪撰。約成書於三世紀。本書是作者將其所撰《玉函方》(共一百卷),摘録其中可供急救醫療、實用有效的單驗方及簡要灸法匯編而成。主要記述了各種急性病症或某些慢性病急性發作的治療方藥、針灸、外治等法,並略記個别病的病因、症狀等。

⑤ 按圖而索:此係化用"按圖索驥"而來。語本《漢書·梅福傳》:"今不循伯者之道,乃欲以三代選舉之法,取當時之士,猶察伯樂之圖,求騏驥於市,而不可得,亦已明矣。"原指拘泥成法辦事。此謂按書尋查,比喻簡便。

⑥ 闕:通"缺"。缺失。有間(jiàn見):亦作"有閒"。有一定時間。《史記·五帝本紀論》:"書缺有閒矣,其軼乃時時見於他説。"司馬貞索隱:"言古典殘缺有年載,故曰'有閒'。"

⑦ 未之及:未及之。否定句中代詞賓語前置。與:同"歟"。語氣詞。

⑧ 抑:還是。選擇連詞。奇貨可居:本指商人把稀有的東西囤積起來,等待高價再賣出去。亦比喻依仗某種獨特的技藝,成就等以博取名利地位。《史記·吕不韋列傳》:"子楚,秦諸庶孽孫,質於諸侯,車乘進用不饒,居處困,不得意。吕不韋賈邯鄲,見而憐之,曰:'此奇貨可居。'"去(jǔ舉):"弆"的古字。收藏。《周禮·春官·大司樂》:"凡日月食、四鎮五岳崩、大傀異烖、諸侯薨,令去樂。"孫詒讓正義:"去、弆古今字。"《三國志·華佗傳》:"卿今彊健,我欲死,何忍無急去藥,以待不祥?"裴松之注:"古語以藏爲去。"

⑨ 嘗:通"常"。經常。

⑩ 被:遭受。《漢書·趙充國傳》:"身被二十餘創。"天刑:天降的刑罰。唐·韓愈《答劉秀才論史書》:"夫爲史者,不有人禍,則有天刑。"宋·范成大《采菱户》詩:"采菱辛苦似天刑,刺手朱殷鬼質青。"此謂災禍。

⑪ 横罹:意外遭受。横,意外。三國·魏·曹操《與孫權書》:"赤壁之役,值有疾病,孤燒船自退,横使周瑜虚獲此名。"罹,遭受。《書·湯誥》:"爾萬方百姓,罹其凶害。"孔傳:"罹,被也。"《漢書·文帝紀》:"今崩,又使重服久臨,以罹寒暑之數。"顔師古注:"罹,遭也。"

⑫ 應(yìng硬)手:隨手。多形容技藝高超嫻熟或做事得法順當。《漢書·儒林傳·轅固》:"固刺彘正中其心,彘應手而倒。"唐·杜甫《奉贈李八丈判官曛》詩:"討論實解頤,操割紛應手。"

⑬ 善賈:同"善價"。高價。《論語·子罕》:"有美玉於斯,韞匵而藏諸?求善賈而沽諸?"宋·周煇《清波雜誌》卷十一:"自爾凡遇鳞介鲜活者,常取以善價。"賈,通"價"。

⑭ 畀(bì必):給予。

⑮ 射利:謀取財利。晉·左思《吴都賦》:"富中之甿,貨殖之選,乘時射利,財豐巨萬。"《新唐書·食貨誌四》:"江淮豪賈射利,或時倍之。"

⑯ 廢疾:謂有殘疾而不能作事。《禮記·禮運》:"矜、寡、孤、獨、廢疾者皆有所養。"康有爲《大同書》緒言:"或老夫無衣,扶杖於樹底,夕卧於竈眉;或廢疾,持鉢行乞,呼號而無歸。"

⑰ 已:通"矣"。語氣詞。

⑱ 癸巳:公元1833年。

⑲ 館:寓居。名詞活用作動詞。氾(fán凡)水:今山東曹縣北部。

⑳ 之:到……去。

㉑ 劣蹇(jiǎn簡):劣馬。蹇,劣馬或驢。《漢書·叙傳上》:"是故駑蹇之乘,不騁千里之塗;燕雀之疇,不奮六翮之用。"

㉒ 其:代詞。我。

㉓ 甫:才。床笫(zǐ子):床和墊在床上的竹席。泛指床舖。

㉔ 晤:會見。唐·韓愈《翫月喜張十八員外以王六秘書至》詩:"君來晤我時,風露渺無涯。"江右:江西。

㉕ 木賈(gǔ古):木材商人。

㉖ 許:應允。瘳(chōu抽):痊愈。

㉗ 疏:分條寫。

㉘ 梁與尖異:鼻梁與鼻尖治法不同。書中對大中穴(鼻中)傷、咽空穴(鼻下)傷、山根穴(鼻梁之上)傷和駕梁穴(鼻梁)傷分别指出用藥和服法。

㉙ 均：同樣。《左傳·僖公五年》："均服振振，取虢之旂。"

㉚ 腰眼：腰後胯骨上面脊椎兩側的部位。

㉛ 與：在。《公羊傳·莊公三十年》："桓公之與戎狄，驅之爾。"王引之《經義述聞·通說上》："言桓公之於夷狄，驅之爾也。"下"與"字同此。弔筋：筋腱攣縮。弔，同"吊"。

㉜ 轉，反而。紅水：指紅參湯。

㉝ 氣囊：指小腹左邊。血囊：指小腹右邊。

㉞ 涌泉：指足少陰腎經的涌泉穴。該經脈起於足小趾下，斜行於足心（涌泉穴），至内踝後，下入足跟，然後上行入脊内（長强穴）。其分支走胸，止於俞府穴。

㉟ "舌根"句：舌根跌出，在人的後頸窩部用燈芯火灸兩次；如若不愈，再灸一次，另灸兩耳背部。

㊱ "耳背"句：耳背有傷，忌食雄鷄、魚、蝦和蛋。

㊲ 鳳膊：指左右兩肩膀。今一般指肩胛内緣。

㊳ 錫：通"賜"。給予。將臺：將帥的指揮臺或閱兵臺。本書對咽喉傷立將臺穴傷、將臺第二方和將臺第三方。

㊴ 縷析條分：即"條分縷析"。比喻有條有理，深入分析。縷、條，名詞活用作狀語。

㊵ 洵（xún 旬）：確實。《詩·鄭風·有女同車》："彼美孟姜，洵美且都。"鄭玄箋："洵，信也。"

㊶ 筏：筏子，用竹或木編成的渡水工具。

㊷ 寖（jìn 近）：逐漸。漢·桓寬《鹽鐵論·世務》："夫漢之有匈奴，譬若木之有蠹，如人有疾，不治則寖以深。"《漢書·禮樂誌》："恩愛寖薄。"奏功：取得功效。

㊸ 甲午：此指公元 1894 年。

㊹ 江陰：今江蘇省江陰縣。

㊺ 秋闈（wéi 圍）：即秋試，科舉時代地方（唐宋爲州府，明清爲省）爲選拔舉人所進行的考試。一般於陰曆八月舉行，故稱。闈，門。科舉考試考場關防嚴密，稱鎖闈，省稱闈。會試爲春闈，鄉試爲秋闈。

㊻ 邗（hán 寒）溝：即邗江，在今江蘇境内。春秋時吴王夫差爲争霸中原，引江水入淮以通糧道而開鑿的古運河。

㊼ 於役：謂因兵役、勞役或公務奔走在外。《詩·王風·君子於役》："君子於役，不知其期。"鄭玄箋："君子於往行役，我不知其反期。"

㊽ 抑：又。宋·辛棄疾《美芹十論·審勢》："臣抑聞古之善覘人國者，如良醫之切脈，知其受病之處而逆其必隕之期，初不以肥瘠而易其智。"

㊾ 昉：起始。

㊿ 亡：通"無"。

51 "《禮》云"句：語見《禮記·祭統》："子孫之守宗廟社稷者，其先祖無美而稱之，是誣也；有善而弗知，不明也；知而弗傳，不仁也。"

52 僭（jiàn 賤）：超越本分。此指自不量力。釐訂：整理訂正。梓：梓木。古人常用以刻版，因代指刊印。

53 廣其傳：使其傳廣。廣，使動用法。

54 諸：之於。兼詞。

55 佽（cì 次）助：幫助。清·昭槤《嘯亭雜録·癸酉之變》："家素貧，嘗得林清佽助，遂入賊黨。"

56 於：跟。漢·袁康《越絶書·外傳記范伯》："且夫上驕則犯，臣驕則争。是君上於主有却，下與大臣交争也。"

57 氾氾：普通的。災梨禍棗：使梨木棗木受到災禍，此喻濫印圖書。梨、棗，古人常用以刻版印書。

58 同日語：同"同日而論"。意爲相提並論。《漢書·息夫躬傳》："臣與禄異議，未可同日語也。"

59 移掇（duō 多）：傷損治療手法。

60 若：此。

61 道光丙申：公元 1836 年。啓：文體的一種，泛指奏疏、公文、書函。《太平御覽》卷 595 引漢·服虔《通俗文》："官信曰啓。"南朝·梁·劉勰《文心雕龍·奏啓》："至魏國箋記，始云啓聞。奏事之末，或云謹啟……必斂飭人飭規，促其音節，辨要輕清，文而不侈，亦啓之大略也。”宋・沈作喆《寓簡》卷八：“秦熺狀元及第，汪彥章以啓賀會之。”此指書函。

課文簡析

本文主要記述了得到《跌損妙方》一書的經過，介紹該書的内容和價值，説明刊刻本書的必要性，最後發出請求同道資助的呼籲。首段慨嘆跌損給人們造成的巨大災難，説明刊刻本書必要性、迫切性；次段主要記述作者得到該書的經過，同時介紹該書豐富的内容，巨大的實用價值；末段是作者的籲請，由於經費的不足，希望得到同道的慷慨資助，以期順利刊刻此書，也表明作者濟世救民的心願和“於人共濟”的高尚品德。

參考資料

1. 孫應科，字研芝。清代江蘇高郵州人。廩貢生。邃於經學，工文詞。自建一室，藏其先世書版，榜曰“書窩”。旁涉醫學，著有《半吾堂醫方》，未見梓行。〔見：《楊州府誌》〕

李雲《中醫人名辭典》

2. 十年一壽，古無明文，近世多行之，亡於禮者之禮也。今年九月癸卯，余六十生辰，兒輩謀稱觴，戚友醵錢爲壽。余曰：稱觴一身計也，醵錢一家計也，於一國天下何有焉？或曰：“爾貧士也，老且病，侈言一國天下，何也？”余曰：達而在上，建不朽之業；窮而在下，刊未有之書。其事異，其功同也。跌打損傷，古無專書，偶傳一二秘方，傖父據之以漁利。癸巳夏，余受其害烈也。匍匐南行，得《妙方》一卷，便欲付梓，蹉跎未就。今年春，蒙霜露之疾，瘥後檢舊稿略爲編訂。穴名未諳，以滑氏歌《明堂圖》考之；藥名未稔，以李氏《本草綱目》正之。蔚然成一家言，眞補天手也。有罹斯劫者，按方施治，傖父不得居奇，亦無所售其毒也。抑余有重感焉：余不折臂，必不獲見此書；他人見此書，必不肯付梓。安知非天之欲廣其傳，而假手於余也。此非余一家之書，乃一國天下之書也。余不能遍乞諸一國天下，第乞諸二三知己而已。二三知己，相與有成，是二三知己之力，而非余之力也。壽人壽世，將及於一國天下，視兒輩稱觴一室，藉此醵錢者，其輕重大小何如也？戚友聞之，忻然笑曰：“善哉！爾之自爲壽也。”道光丙申秋九月小康居士孫應科書於安宜之八寶亭。

孫應科《跌損妙方説》

3. 彥之先生癸巳夏折左肱，南行求治，得《跌損妙方》一編，由是小愈。今秋重加校訂，欲付梓而難其資，就商於余。余讀之，用藥平穩，立法精詳，洵醫林中廑見之作，可補《靈》、《素》以來所未備。程子云：“一介之士，苟存心於利物，於人必有所濟。”先生之謂歟？爰助其刊資，并綴數言於後。道光丙申九月，同學愚弟胡泉謹跋。

《跌損妙方》胡泉跋

（黄作陣）

四十九　《神灸經綸》引言

説明

本文選自《神灸經綸》，據 1982 年中醫古籍出版社影印本影印。作者吴亦鼎（十八世紀），字硯丞，安徽歙縣人，清代醫學家，生平事迹不詳。除《神灸經綸》外，尚撰有《麻疹備要方論》一書。《神灸經綸》共四卷，由他主持、其孫執筆編輯而成。是一部專門論述灸法的著作。刊於 1851 年。卷一論灸療的方法、禁忌、灸後調養、經絡循行及釋周身部位名稱；卷二爲十二經、奇經八脈的經穴位置與灸法；卷三、卷四論諸病病候及灸法；最後附醫願一文。作者認爲“鍼之手法未可以言傳，灸之穴法尚可以度識”。書中對於灸法理論雖有一定的發揮，但其法必尊古和人神禁忌的思想，則應批判對待。

嘗聞古之醫者，識天時，知氣運①，通四診之精微，熟諸經之奇正②，洞見垣一方人③，神乎伎矣④！故自《靈》、《素》傳書，《難經》發難⑤，其文淵深古奥，義理無不包括，誠爲金匱之秘册⑥，壽民之寶籙⑦。後人得其一二意旨，遂以名家⑧。但其書有論而無方，特示人以大經大法[9]，令後學心領而神悟。惟鍼灸之治，語焉必詳[10]。以鍼灸有定穴[11]，不得不辨明經絡，指示榮俞[12]，使後之業此者[13]，得按經而取穴也。以是知古聖人贊化調元[14]，躋生民於壽域[15]，何其用心之細而立法之密歟！[16]

夫鍼灸由來久矣，《靈樞》爲鍼灸之宗本[17]。自後明醫輩出，殆且百家[18]。如扁鵲、倉公[19]、張機、元化[20]，以及東垣、河間[21]、丹溪諸賢，此皆名之最著者[22]，無不各有著述，發明先聖之經義[23]。秦漢而下，代有傳人。至明有越人張會卿[24]，集諸家之要旨，著爲《類經》，而鍼灸之學益顯，然猶有未盡者。惟我國朝[25]，纂《宗鑒》一書[26]，爲醫林之總匯[27]，如衆水之歸宗[28]。其言鍼灸，審穴分寸，的無差謬[29]。誠哉，卓越千古！惜近世醫流，學焉者寡[30]，治鍼者百無一二[31]，治灸者十無二三。惟湯液之治，比比皆然[32]。是豈湯液易而鍼灸難歟？非也。

凡人受天地之氣以生，莫不具有經絡、臟腑。其中病也[33]，或在經在絡，入臟入腑，則必待明經絡、臟腑者，方可以去病[34]，豈爲湯液者可捨經絡、臟腑而别爲治乎？吾知必無是理也。然則[35]，何爲治此者多，而習彼者寡？蓋以湯液之治易於藏拙[36]，其用柔而取效可緩[37]，即彼讀湯頭、記本草者，遂可以醫名[38]。若夫鍼灸之治[39]，苟不明經絡俞穴[40]，無從下手。且其用剛而得失易見[41]，人之不樂爲此而樂爲彼者，由此故也。不知鍼灸湯液，其爲用不同，而爲醫則一也[42]。獨是用鍼之要[43]，先重手法，手法不調[44]，不可以言鍼。灸法亦與鍼並重，而其要在審穴，審得其穴，立可起死回生[45]。所以古人合而言之，分而用之，務期於中病而已矣[46]。

是編置鍼言灸[47]，非以鍼難而灸易，以鍼之手法未可以言傳，灸之穴法尚可以度識也[48]。苟能精意講求[49]，由灸而知鍼，由鍼而知道，紹先聖之淵源[50]，補湯液所不及，其功效豈淺鮮哉[51]？爰命孫雲路草訂成編[52]，以爲家藏備要云爾[53]。

時咸豐元年歲次辛亥仲秋月古歙吴亦鼎硯丞氏自志。[54]

注釋

① 氣運：一般稱運氣。指五運六氣。五運指木、火、土、金、水五行的運氣；六氣指風、熱、濕、火、燥、寒六種氣象的流轉。其演繹方法是據甲、乙、丙、丁、戊、己、庚、辛、壬、癸十天干以定運，子、丑、寅、卯、辰、巳、午、未、申、酉、戌、亥十二支以定氣。有關運氣的實質及其規律，尚待研究。

② 奇正：奇指奇經八脈，正指十二正經。

③ "洞見"句：意爲透徹地看到牆另一邊的人。比喻診病的技術高明。語出《史記・扁鵲倉公列傳》。洞見，透徹地看到。垣，矮牆。

④ 神乎伎矣：即技神乎矣。主謂倒裝句。意爲技術太神奇了。伎，同"技"。

⑤ 發難(nàn)：提出問難。《難經》由諸多問答題構成，故云。

⑥ 金匱：亦作"金櫃"。銅製的櫃。古時用以收藏文獻或文物。《素問・氣穴論》："請藏之金匱，不敢復出。"漢・賈誼《新書・胎教》："胎教之道，書之玉版，藏之金櫃，置之宗廟，以爲後世戒。"晉・王隱《晉書・瑞異記》："甘卓家金匱鳴，聲似槌鏡，清而悲。"秘册：秘藏之書。

⑦ 壽民：使民長壽。壽，使動用法。寶籙(lù 録)：寶貴的書。籙，本指道教的秘文。《隋書・經籍志四》："其受道之法，初受《五千文籙》，次受《三洞籙》，次受《洞玄籙》，次受《上清籙》。籙皆素書，紀諸天曹官屬佐吏之名有多少。"

⑧ 遂以名家：遂以此成爲某一方面的專家。名家，謂有專長而自成一家。《漢書・藝文志》："漢興有齊魯之説。傳《齊論》者……惟王陽名家。"唐・韓愈《祭張給事文》："惟君之先，以儒學名家。"

⑨ 特：衹是。大經大法：基本原則和方法。

⑩ 語焉必詳：説得一定要詳細。係化用"語焉不詳"而來。語本唐・韓愈《原道》："荀與揚也，擇焉而不精，語焉而不詳。"焉，語助詞。

⑪ 定穴：固定的穴位。

⑫ 榮俞：當作："滎輸"，五輸穴中的滎穴和輸穴。在針灸治法中，有"滎輸治外經"的規則，即十二經脈有病，可以用本經的滎穴或輸穴治療。五輸穴中的滎穴和腧穴脈氣較淺，多用於外部經脈的病變。如偏頭痛取手少陽三焦經的滎穴液門，輸穴中渚；頸項强痛取手太陽小腸經的滎穴前谷，輸穴後谿等。出《靈樞・邪氣藏府病形》。此泛指穴位。

⑬ 業此：以此爲業。業，意動用法。

⑭ 贊化：贊助化育。語本《禮記・中庸》："能盡物之性，則可以贊天地之化育；可以贊天地之化育，則可以與天地參矣。"調元：謂調理元氣。

⑮ "躋生民"句：意爲使人民都達到健康長壽的境地。躋，使……登上。使動用法。生民，人民。

⑯ 何其：多么。用於感嘆句。《左傳・僖公十五年》："二三子何其慼也！"唐・杜甫《義鶻行》："功成失所往，用捨何其賢！"

⑰ 宗本：本源。

⑱ 殆且：大概將近。

⑲ 倉公：西漢名醫淳于意，曾做齊太倉長，故世稱倉公。見《史記・扁鵲倉公列傳》。

⑳ 元化：指華佗。元化爲其字。《三國志》、《後漢書》皆有傳。

㉑ 河間：金代名醫劉完素，河間人，世稱劉河間。金元四大家之一，寒凉派的代表人物。

㉒ 名之最著者：最著明的醫家。

㉓ 發明：闡發説明。

㉔ 越人張會卿：明代醫家張介賓，字景岳，又字會卿，山陰(今浙江紹興)人。山陰在古代屬越國，故稱他越人。

㉕ 國朝：指本朝。唐・韓愈《薦士》："國朝盛文章，子昂始高蹈。"明・張煌言《與張承恩書》："若足下原國朝之宿將，更當先著祖鞭。"此指清朝。

㉖ 纂(zuǎn)：編輯。《宗鑒》：指清・吴謙等奉敕編纂的中醫叢書《醫宗金鑒》。

㉗ 醫林：本指醫學界。此指醫學著作。

㉘ 歸宗：謂匯集於大海。

㉙ 的(dí狄)無差謬：確實没有差錯。的，確實。

㉚ 焉：之。代詞，指針灸。

㉛ 治：研究。

㉜ 比比皆然：到處都如此。比比，到處。唐・元稹《元藇杭州刺史等制》："盤牙不解，稂莠不除，比比有之，患由此起。"清・薛福成《上曾侯相書》："皓首不遇者，比比是也。"

㉝ 中(zhòng重)病：遭受疾病。

㉞ 方：才。

㉟ 然則：既然如此，那麼。

㊱ 蓋：連詞。承接上文，表示原因或理由。《論語・季氏》："丘也聞有國有家者，不患寡而患不均，不患貧而患不安。蓋均無貧，和無寡，安無傾。"《史記・外戚世家》："孔子罕稱命，蓋難言之也。"藏拙：掩蓋缺點和短處。

㊲ 用柔：功效平和。

㊳ 以醫名：憑借醫術而聞名。

㊴ 若夫：至於。

㊵ 俞：同"腧"。

㊶ 用剛：功效迅猛。見：同"現"。

㊷ "其爲用"二句：意爲針灸治法和湯液治法雖在功用方面不同，但在醫理方面是一致的。爲，猶於。《韓非子・姦劫弑臣》："適當世明主之意，則有直任布衣之士，立爲卿相之處。"唐・陳鴻《長恨歌傳》："由此一念，又不得居此。復墮下界，且結良緣。或爲天，或爲人，決再相見，好合如舊。"

㊸ 獨是：祇是。

㊹ 不調：不和諧。

㊺ 立：立刻。

㊻ “務期”句：意爲一定要治好疾病才算完了。務期，一定要。明·唐順之《牌》：“務期盡力向前，毋失機會。”中(zhòng 重)病，擊中疾病，即治好疾病。

㊼ 是編：這本書。置：擱置。

㊽ 度(duó 奪)識：揣度辨別。

㊾ 講求：修習研究。《左傳·宣公十六年》：“武子歸而講求典禮，以脩晉國之法。”南朝·宋·何承天《重答顔光禄》：“凡講求至理，曾不折以聖言，多採譎怪，以相扶翼，得無似以水濟水邪？”

㊿ 紹：繼承。《漢書·敘傳下》：“漢紹堯運，以建帝業。”唐·韓愈《燕河南府秀才》：“吾皇紹祖烈，天下再太平。”淵源：醫學本源。

(51) 淺鮮(xiǎn 顯)：指小。

(52) 爰(yuán 元)：於是。孫雲路：吴亦鼎之孫名雲路。草訂成編：粗略地編成此書。草，粗略地。此爲謙詞。

(53) 備要：將某些重要資料或書籍匯編在一起，以便使用。云爾：如此而已。

(54) 咸豐元年：公元1851年。歲次辛亥：指按干支紀年是辛亥年。歲，歲星，即木星。《説文·止部》：“歲，木星也。越歷二十八宿，宣徧陰陽，十二月一次。”古人認識到木星約十二年運行一周天，其軌道與黄道相近，因將周天分爲十二分，稱十二次。木星每年行經一次，即以所在星次來紀年，故稱歲星。但後來發現歲星並不是每年完整地運行一個星次，用它們紀年並不能反映實際天象，因此後來就改用甲子紀年了。次，當；在。仲秋月：指夏曆八月。古歙：今安徽歙縣。志：記。

課文簡析

“引言”同“引”是一種文體，大略似序而稍爲簡短。本文分析醫經中獨重於針灸之治，語焉必詳，贊頌古人“立法之密”與“用心之細”，概述針灸學的淵源及其在各個時代的發展情况，指出後世習湯液衆習針術者寡是爲了藏拙，説明了編著《神灸經綸》的目的和該書“置鍼言灸”的原因。首段分析醫經於針灸語焉必詳的道理；次段概述針灸學的淵源及其發展歷史；三段分析後世重湯液輕針灸的原因，指出湯液針灸應該同樣重視；末段説明作者編書之意及“置針言灸”的原因。

參考資料

1. 吴亦鼎，字硯丞。清代安徽歙縣人。精醫理。鑒於世醫多以湯液爲本，於灸法不甚重視，故參考王燾、西方子等人針灸之作，取其所長，補其不足，編《神灸經綸》四卷，刊於咸豐辛亥(1851年)。還撰有《麻疹備要方論》一卷，刊於咸豐癸丑(1853年)。二書均存。〔見：《中國醫學大成·總目提要》、《中國叢書綜録》、《神灸經綸引言》。〕

李雲《中醫人名辭典》

2. 書之有叙，叙其書之本末與作書者之意旨，因以俾觀者開卷而得其要領也。近世好名之人，多有傳書，往往假重名流，贊揚數言，叙於篇首以爲榮，意謂非其人則叙不貴，其書亦不爲世重。余曰不然。使其書果切於民生日用，將不脛而走者矣，何用叙爲？兹硯丞集《神灸》一册，皆述古之詞，布帛粟菽之言也，無庸待人爲之叙。然則予又曷爲其叙？正以其書之平淡無奇，不爲金玉錦綉而爲布帛粟菽，通其意，足以衛生；用其法，足以濟世。其中辨證論治，按穴指俞，有條不紊，實爲尋常日用之不可缺者。考《漢書》載方技三十六家，皆生生之具，此又别爲一家言，名之曰《神灸經綸》，代謀授諸剞劂。硯丞恐貽譏大雅，謙讓未遑。余曰：無傷也，是乃仁術也。昔陸宣公退居閑暇，每好鈔録方書，日以爲課。子集是編，亦猶行古之志歟？世有同□，當不謂余阿私所好。是爲叙。時咸豐三年歲在癸丑暮春之初，湘帆老人吴建綱書於他石山房。

《神灸經綸》吴建綱序

（黄作陣）

五十　《血證論》自叙

説明

本文選自《血證論》，據1958年上海衛生出版社鉛印本排印。作者唐宗海（1862～1918年），字容川，四川彭縣人，晚清著名醫學家。早年學文，後學醫，爲早期試圖匯通中西醫學的代表人物之一。著述有《中西匯通醫經精義》、《金匱要略淺注補正》、《傷寒論注補正》、《本草問答》、《血證論》等書，合稱《中西匯通醫書五種》（1884年刊行）。唐氏提出"中西匯通"一辭，並從保存發揚我國傳統醫藥的願望出發，力圖證明中醫並非不科學，認爲中西醫各有所長，亦各有所短，主張"損益乎古今"，"參酌乎中外"，並吸收了一些西方解剖生理學知識。他所主張的匯通中西醫，主要是用西醫來印證中醫，認爲凡西醫學中可以印證和説明中醫古典醫理之處，纔是可取的，反映其思想的局限性。唐氏在臨牀上有豐富經驗，尤其在運用活血化瘀等法上，有獨到之處，對後世有相當影響。《血證論》共八卷，刊於1884年。卷一爲血證總論；卷二至卷六對血上乾、血外滲、血下泄、血中瘀證及失血兼見諸證的一百七十餘種血證的辨證治療作了較詳細的探討；卷七至卷八爲方論，共收方二百餘首。本書論證用藥頗有獨到之處。

先君子體羸善病[①]，故海早歲即習方書[②]，有恙輒調治之。癸酉六月[③]，驟得吐血[④]，繼復轉爲下血，查照各書，施治罔效[⑤]。延請名宿[⑥]，仍無確見，大約用調停之藥，以俟病衰而已[⑦]。因此徧覽方書[⑧]，每於血證嘗三致意[⑨]。時里中人甚詡鄉先輩楊西山先生所著《失血大法》得血證不傳之秘[⑩]，門下鈔存[⑪]，私爲鴻寶[⑫]。吾以先君病，故多方購求，僅得一覽。而其書議論方藥，究亦未能精詳[⑬]，以之治病，卒鮮成效[⑭]。乃廢然自返[⑮]，寢饋於《内經》、仲景之書[⑯]，觸類旁通，豁然心有所得，而悟其言外之旨，用治血證，十愈七八。今先君既逝，而荆妻馮氏又得血疾[⑰]，親製方劑，竟獲安全。慨然曰：大丈夫不能立功名於天下，苟有一材一藝，稍足補救於當時，而又吝不忍傳，陋哉！爰將失血之證精微奥義[⑱]，一一發明。或伸古人所欲言，或補前賢所未備，務求理足方效，不爲影響之談[⑲]。書成自顧[⑳]，而轉憾悟道不早[㉑]，不能延吾父之壽也，然猶幸此書之或可以救天下後世也。

光緒十年甲申重九後一日[㉒]，容川唐宗海自序。

注釋

① 先君子：指已死的父親。善：多。明・楊慎《丹鉛雜録・善字訓多》："古書'善'字訓多：《毛詩》'女子善懷'，《前漢志》'岸善崩'，《後漢記》'蠶善收'，《晉春秋》'陸雲善笑'，皆訓多也。"《左傳・襄公二十八年》："慶氏之馬善驚，士皆釋甲束馬。"孔穎達疏："善驚，謂數驚。古人有此語，今人謂數驚爲好（hào）驚。好，亦善之意也。"

② 海：作者唐宗海自稱。

③ 癸酉：公元1873年。

④ 驟（zhòu宙）：突然。唐・杜甫《雨》："驟看浮峡過，密作渡江來。"宋・劉弇《金明春》："縱子墨文章，相如才調，驟覺雷聲平地。"

⑤ 罔：無。《史記・秦始皇本紀》："初併天下，罔不賓服。"

⑥ 名宿（sù速）：素來有名望的人。《後漢書・朱浮傳》："（浮）辟召州中名宿涿郡王岑之屬，以爲從事。"

⑦ 俟（sì四）：等待。《玉篇・人部》："俟，候也。"《字彙・人部》："俟，待也。"《詩・邶風・静女》："静女其姝，俟我於城隅。"鄭玄箋："俟，待也。"《論語・鄉黨》："君命召，不俟駕行矣。"邢昺疏："俟，猶待也。"

⑧ 徧："遍"的異體字。《説文・彳部》："徧，帀也。"朱駿聲《説文通訓定聲》："徧，字亦作遍。"《玉篇・彳

部》:“徧,周幣也。”《廣韵·線韵》:“徧,周也。”《書·舜典》:“望於山川,徧於羣神。”

⑨ 三致意:亦作“三致志”。再三表達其意。《史記·屈原賈生列傳》:“其存君興國而欲反復之,一篇之中三致志焉。”宋·曾季貍《艇齋詩話》:“平甫於此蓋三致意焉。”此謂每每留心。

⑩ 詡(xǔ 許):誇耀。《説文》:“詡,大言也。從言,羽聲。”《漢書·揚雄傳上》:“尚泰奢,麗誇詡。”顔師古注:“詡,大也。”清·黄遵憲《閉關》:“牆頭山自好,何必詡神仙。”楊西山:清末醫家。著有《失血大全》一書。

⑪ 鈔:“抄”的異體字。清·段玉裁《説文解字注·金部》:“鈔,今謂竊取人文字曰鈔,俗作抄。”

⑫ 鴻寶:大寶。《文苑英華》八九七唐·權德輿《故尚書工部員外郎贈禮部尚書王公(端)神道碑》:“陸(據)嘗言:王之莊,柳(芳)之辯,殷(宣)之介,皆希代鴻寶。”也作“洪寶”。

⑬ 究:畢竟。《字彙·穴部》:“究,畢竟也。”清·龔自珍《己亥雜詩三百十五首》之一百二十五:“九州生氣恃風雷,萬馬齊瘖究可哀。”

⑭ 卒:終究。《後漢書·酷吏傳·周紆》:“夫涓流雖寡,浸成江河;爝火雖微,卒能燎野。”鮮(xiǎn 顯):少。《爾雅·釋詁》:“鮮,寡也。”郭璞注:“謂少。”《易·繫辭上》:“百姓日用而不知,故君子之道鮮矣。”《詩·大雅·蕩》:“靡不有初,鮮克有終。”鄭玄箋:“鮮,寡。”

⑮ 廢然自返:原作“廢然而反”。意爲怒氣消失,恢復常態。《莊子·德充符》:“我佛然而怒,而適先生之所,則廢然而反。”此處謂對《失血大法》感到失望而復求之經典。

⑯ 寢饋:本指吃住。清·龔自珍《跋宋拓蘭亭定武本》:“合以子敬《洛神》,兩本並皮並臨,終身弗離,王侯可讓也,寢饋可廢也。”後用來指時刻在其中。清·鄒弢《三借廬筆談·海上新樂府》:“樂府之體,宜以藏鋒露穎之筆,摹人深出顯之思,其音節長短,句調轉换,純是天然。非寢饋十年,不能語此。”

⑰ 荆妻:對人謙稱己妻。宋·劉克莊《後村集·蓋竹廟詩》:“寄書報與荆妻説,十襲荷衣莫要焚。”古代貧家婦女以荆枝當髻釵,用粗布製衣裙,故謙稱己妻爲“荆妻”。

⑱ 爰(yuán 元):於是。張衡《思玄賦》:“爰整駕而亟行。”

⑲ 影響:比喻没有根據。明·計六奇《明季北略·鄭鄤本末》:“以事屬影響,言出謗忌。”

⑳ 顧:回頭看。

㉑ 轉:反而。《詩·小雅·谷風》:“將恐將懼,維予與女;將安將樂,女轉棄予。”清·吴藻《虞美人》:“池塘春早總模糊,轉覺今宵有夢不如無。”憾:怨恨。《玉篇·心部》:“憾,恨也。”《左傳·宣公二年》:“君子謂:‘羊斟非人也,以其私憾,敗國殄民。’”《世説新語·德行》:“既還,知母憾之不已,因跪前請死。”

㉒ 光緒十年甲申:公元 1884 年。重九:農曆九月初九。

課文簡析

本文説明作者撰寫本書的緣由,介紹其編寫本書的態度是“務求理足方效,不爲影響之談”,表達了他以此書“救天下後世”的心願。

參考資料

1. 唐宗海(1862~1918 年),字容川。清末四川彭縣人。自幼習儒,光緒十五年(1889 年)中三甲第三十五名進士。宗海少年時因父病研究醫藥,博覽《内經》、《傷寒》及後世諸名醫之書,久之通悟醫理,擅治内科雜證,於血證治療尤有心悟。唐氏倡言“損益乎古今”,“參酌乎中外,以求盡美盡善之醫學”,主張“不存疆域異同之見,但求折衷,歸於一是”,爲我國早期持中西醫學匯通思想之醫家。著有《血證論》、《中西匯通醫經精義》、《本草問答》、《傷寒論淺注補正》、《金匱要略淺注補正》(上五書總名《中西匯通醫書五種》)、《醫學一見能》等書,均刊刻於世。〔見:《血證論序》、《中國醫學史》、《中西匯通醫經精義》、《中醫圖書聯合目録》、《明清進士題名碑録索引》〕

李雲《中醫人名辭典》

2. 血證自古絶少名論,故是書條分縷析,務求精詳,間有煩文冗字,意取明顯,故不删削。

時賢論及血證,率多影響,是書獨從《内》、《難》、仲景探源而出,發揮盡致,實補唐以下醫書之所不逮,故除引經之外餘無採録,亦間有一二暗合者,皆繫偶同,並非掠美,識者鑒之。

是書分别門類，眉目極清，即不知醫者臨時查閲，無不了然，最便世用之書。

是書議論多由心得，然其發明處要皆實事實理，有憑有驗，或從古聖引伸，或從西法參得，信而有徵之說也，並非杜撰可比。

是書單爲血證説法，與雜證不同，幸勿執彼例此，亦幸勿以此議彼。

《血證論·凡例》

3. 夫守方隅之見者，不能馳域外之觀，而好高務廣者流，又往往捨近求遠，趨新奇而廢正道，如陳相師遠行，梁武尊佛氏，不已顛乎？然果能擇善而從，則又如趙武靈王易胡服習騎射，遂霸天下，蓋窮變通久不拘於墟也。方今四海爲家，五洲同軌，自鴻荒以至於是，天地開辟，於斯爲盛。舉凡三才之所有，百族之所宜，上可損益乎古今，下可參酌乎中外，要使善無不備，美無不臻，駕三皇而軼五帝，豈獨一才一藝彰明較著於天下已耶！夫醫其小焉者也，然即以醫論，又豈可以歧視哉？同是人也，同是心也，西醫亦有所長，中醫豈無所短？蓋西醫初出，未盡周詳；中醫沿訛，率多差謬。因集《靈》、《素》諸經，兼中西之義解之，不存疆域異同之見，但求折衷，歸於一是。冀五大洲萬國之民咸無夭札，乃足盡仁民愛物之量。夫醫其小焉者也？所望賢士大夫採風觀政，棄短取長，得推行盡利之方，建長治久安之策，用以備聖明之採納，則誠盡美盡善矣。醫其小焉者也？時光緒十八年壬辰九月，彭縣唐宗海識於上海袖海山房。

唐宗海《中西匯通醫經精義自序》

（黄作陣）

五十一　《醫門補要》自序

説明

本文選自《醫門補要》，據1957年上海衛生出版社鉛印本排印。作者趙濂，字竹泉，江蘇丹徒人。清代醫學家。業醫數十年，名重當時。同邑李涪松設藥局於揚州，濂應邀而往，活人甚衆。著作除《醫門補要》外，另撰有《傷科大成》一書，其證治内容亦頗精審。《醫門補要》共三卷，撰成於1883年。上、中二卷醫法補要，論述内、外科等多種病證的證候、治法和方藥。下卷見症實録，記載治案一百九十六條，反映了作者各科的臨床經驗。全書内容簡要，切合實用，並在治法上有所創新。同時，作者對外科雜證的手術治療、外治和民間驗方也很重視。此外，書後尚附有《先哲察生死秘法》等三篇。

立言有裨於世①，足爲千古可重而不廢者②，必性命之學③，經濟之文④，所以歷久而彌章也⑤。然無益之説，雖長篇纍牘⑥，焉得人人而重之？至若可重者⑦，欲其見諸實事，大則體國經野⑧，澤被下民而靡窮⑨，小則拯急恤災⑩，徵諸日用而最切⑪，蓋莫近乎醫⑫。醫能去病，人不能無病，病不能不醫，以醫有起死回生之力也。醫豈易言乎哉！苟醫者胸無洞見⑬，拘定舊規，不知變通，經治必然功少⑭。是以醫貴乎精⑮，學貴乎博，識貴乎卓⑯，心貴乎虚⑰，業貴乎專，言貴乎顯，法貴乎活，方貴乎純，治貴乎巧，效貴乎捷⑱。知乎此，則醫之能事畢矣⑲。抑知古今内症之書⑳，已拯浩瀚㉑，果能潛心考究，加以臨症經歷，自可日進乎神明㉒，非比外科必須傳授。另多手法奇方，或有專長之症，試之必奏其神㉓。又往往秘其術而藏其方，不肯一白諸人㉔，殆欲矜其獨得㉕，以爲射利與傳家之具也㉖。

余不憚數十年心瘁㉗，搜求前賢之義蘊㉘，並所列各症之情形，更將師傳以後化出諸法，匯輯成帙㉙，以災棗李㉚。愧無深文綺語㉛，以供稱許，要使閲者燎然心目㉜，一得之愚㉝，未必於醫林無小補云爾㉞。

注釋

① 立言：著書立説。《左傳·襄公二十四年》："其次有立言，雖久不廢，此之謂不朽。"《舊唐書·韓愈傳》："愈所爲文，務反近體，抒意立言，自成一家新語。後學之士，取爲師法。"裨（bì 臂）：補。諸葛亮《出師

表》:"必能裨補闕漏。"

② 足:能够。《左傳·僖公二十三年》:"吾觀晉公子之從者,皆足以相國。"唐·杜甫《螢火》:"未足臨書卷,時能點客衣。"

③ 性命之學:有關性命的學説。性命,語本《易·乾·彖傳》:"乾道變化,各正性命。"唐·孔穎達疏:"性者,天生之質,若剛柔遲速之别;命者,人所禀受,若貴賤夭壽之屬是也。"《禮記·中庸》説:"天命謂之性。"鄭玄注:"謂天所命生人者也,是謂性命。"《孟子·盡心上》所説的"盡心"、"知性"、"知天"、"立命",也都認爲人性(道德)和生命長短是命定的。東漢·王充將性命區别爲人性和人的命運。他説:"性與命異,或性善而命凶,或性惡而命吉。操行善惡者,性也;禍福吉凶者,命也。"(《論衡》)。明清之際的王夫之對"性命"又有新的解釋:"天用其化以與人,則固謂之命矣"、"性者,生理也"、"命日受則性日生"(《尚書新義》)。按他的解釋,人是"氣化"而成,這叫"命"(生命);性是人的禀性,由生命不斷生成。性命是我國古代有關人性和命運的哲學命題,歷代見解都不盡相同。

④ 經濟:經國濟民。《晉書·殷浩傳》簡文(司馬昱)答書:"足下沈識淹長,思綜通練,起而明之,足以經濟。"唐·李白《贈别舍人弟臺卿之江南》:"令弟經濟士,謫居我何傷。"

⑤ 彌章:更加明顯。彌,更加。《老子》:"其出彌遠,其知彌少。"《論語·子罕》:"仰之彌高,鑽之彌堅。"章,顯著。《易·姤》:"天地相遇,品物咸章也。"《淮南子·説山》:"鍾之與磬也,近之則鍾音充,遠之則磬音章。"高誘注:"磬,石也,音清明,遠聞而章著也。"

⑥ 長篇纍牘:也作"連篇纍牘"、"纍牘連篇"。形容文詞冗長。《隋書·李諤傳》:"連篇纍牘,不出月露之形;積案盈箱,唯是風雲之狀。"《宋史·選舉志》:"寸晷之下,唯務貪多;纍牘連篇,何由精妙?"

⑦ 至若:至於。《史記·貨殖列傳》:"夫神農以前吾不知已。至若《詩》、《書》所述,虞夏以來,耳目欲極聲色之好,口欲窮芻豢之味,身安逸樂,而心誇矜,勢能之榮使俗漸民久矣。"《史記·游俠列傳》:"然關中、長安樊仲子……雖爲俠,而逡逡有退讓君子之風。至若北道姚氏……南陽趙調之徒,此盗跖居民間者耳,曷足道哉?"

⑧ 體國經野:謂治理國家。《周禮·天官》:"惟王建國,辨方正位,體國經野,設官分職,以爲民極。"鄭玄注:"體,猶分也。經,謂爲之里數。鄭司農云:營國方九里,國中九經九緯,左祖右社,面朝後市。野則九夫爲井,四井爲邑之屬是也。"賈公彦疏:"體,猶分也。國,謂城中也。言體猶分者,謂若人之手足分爲四體,得爲分也。經謂爲之里數者,此據野中而有井方一里之等,故經爲里數解之。"

⑨ 被:施加。《廣雅·釋詁》:"被,加也。"《詩·大雅·既醉》:"天被爾禄。"鄭玄箋:"天覆被女以禄位,使禄臨天下。"靡:不。

⑩ 恤:救濟。《玉篇·心部》:"恤,救也。"唐·玄應《一切經音義》卷九:"恤,振恤也,謂以財物與人也。"《周禮·地官·大司徒》:"三曰振窮,四曰恤貧。"鄭玄注:"恤貧,貧無財業禀貸之。"

⑪ 徵:驗證。《廣雅·釋詁四》:"徵,明也。"《左傳·昭公三十年》:"公在乾侯。不先書鄆與乾侯,非公,且徵過也。"杜預注:"徵,明也。"《後漢書·郭太傳論》:"人情險於山川,以其動静可識,而沈阻難徵。"李賢注:"徵,明也。"諸:"之於"合音。切:貼近。《荀子·勸學》:"詩書故而不切。"

⑫ 乎:於。

⑬ 洞見:透徹的見解。

⑭ 經治:治療。經,治理。《左傳·隱公十一年》:"禮,經國家,定社稷,序民人,利後嗣者也。"

⑮ 乎:於。以下十個"乎"字義同此。

⑯ 卓:高明。《説文·匕部》:"卓,高也。"《論語·子罕》:"如有所立,卓爾。"皇侃疏:"卓爾,高遠貌。"

⑰ 虚:空。《廣雅·釋詁三》:"虚,空也。"《荀子·宥坐》:"中而正,滿而覆,虚而欹。"《濟民要術·種穀》:"入泉伐木,登山求魚,手必虚。"《老子》第三章:"虚其心,實其腹。"此謂謙虚。

⑱ 捷:速。曹植《七啓八首·六》:"蹻捷若飛。"

⑲ 能事:特别擅長之事。唐·杜甫《戲題王宰畫山水圖歌》:"能事不受相促迫,王宰始肯留眞跡。"

⑳ 抑:句首語氣助詞。《左傳·莊公六年》:"若不從三臣,抑社稷實不血食,而君焉取餘?"《左傳·襄公二十三年》:"有臧武仲之知,而不容於魯國,抑有由也,作不順而施不恕也。"

㉑ 浩瀚：盛多。此指衆多的病人。

㉒ 神明：指無所不知，如神之明的境界。《韓非子・内儲上》："周主下令索曲杖，吏求之數日不能得，周主私使人求之，不移日而得之……吏乃皆悚懼其所，以君爲神明。"《淮南子・兵略》："見人所不見謂之明，知人之所不知謂之神，神明者先勝者也。"

㉓ 奏其神：取得成效。奏，取得。宋・徐夢莘《三朝北盟會編》卷210："(戰守)宜乎鎧仗犀利，士氣振發，戰則勝，守則固。乃膚功未奏，寸土未復，何耶?"《明史・河渠志二》："(崇禎)帝趣鳩工，未奏績而明亡。"

㉔ 白：陳述。柳宗元《童區寄傳》："虚吏白州，州白大府。"諸："之於"合音。

㉕ 殆：大概。矜：誇耀。《史記・文帝本紀》："今又矜其功，受上賞，處尊位。"

㉖ 射：追求。《管子・國蓄》："凡輕重之大利，以重射輕，以賤泄平。"唐・李白《與賈少公書》："豈徒販賣雲壑，要射虚名。"

㉗ 憚(dàn 旦)：畏難。《説文・心部》："憚，忌難也。"段玉裁注："凡畏難曰憚，以難相恐嚇亦曰憚。"《廣雅・釋詁三》："憚，難也。"《詩・小雅・緜蠻》："豈敢憚行，畏不能趨。"鄭玄箋："憚，難也。"元・武漢臣《生金閣》第三折："我也不辭年紀老，豈憚路途遥。"心瘁：精神勞累。

㉘ 義藴：深奥的含義。

㉙ 帙(zhì 至)：本指包書的布套。此指書。

㉚ 災棗李：使棗李受災。雕版刻印的謙稱。棗李：當作"棗梨"或"梨棗"。舊時多用梨木、棗木刻版印書，故以"梨棗"爲書版的代稱。清・顧炎武《亭林文集三・答曾庭聞書》："《音學五書》四十卷，今方付之剞劂，其梨棗之工，悉出於先人之所遺。故國之遺澤，未嘗取諸人也。"

㉛ 深文：原指援用法律條文，苛細周納，以入人罪。《史記・汲黯傳》："而刀筆吏專深文巧詆陷人於罪，使不得反其眞，以勝爲功。"此指含義深刻的文字。綺(qǐ 啟)語：本指藻飾不實之詞。《法苑珠林》卷105《五戒・戒相》："又《成實論》云：雖是實語，以非時故，即名綺語。或是時以隨順衰惱無利益故，故雖利益以言無本，義理不次，惱心説故，皆名綺語。"此指華美的文詞。

㉜ 燎然：明顯貌。

㉝ 一得之愚："愚者千慮，必有一得"的略稱。意謂所見甚小。謙詞。

㉞ 醫林：指醫學界。

課文簡析

本文首先提出"立言"應該"有裨於世"，衹有"性命之學"、"經濟之文"才可"歷久而彌章"，而醫學正是可以"起死回生"、"徵諸日用而最切"的學問，説明醫學的重要性；正因爲醫學如此重要，所以作者接着又對醫生提出了全面的要求，他認爲醫生應該"學博"、"識卓"、"心虚"、"業專"、"言顯"、"法活"、"方純"、"治巧"、"效捷"，如比則"醫之能事畢矣"。同時，他堅決反對某些醫家"秘其術而藏其方"、"以爲射利與傳家之具"的惡劣品質。作者這種經世濟民，反對空疏之學的思想，今天依然有其現實意義。

參考資料

1. 趙濂，字竹泉。清末江蘇丹徒縣人。以醫爲業。精其術，名亘於時。同邑李培松設藥局於揚州，濂應邀而往，活人無算。著有《醫門補要》三卷、《内外驗方》二卷、《傷科大成》一卷、《青囊立效方》二卷，均存。門人王壽璋，亦有名。〔見：《丹徒縣志摭餘》、《中醫圖書聯合目録》〕

李雲《中醫人名辭典》

2. 業醫者多矣，而醫者尤多。大都繁徵博引，專執一偏，尊信太深，誤人非淺；又或臚列方症，論緒弗詳，用以治人，率皆不驗。比比者更未易屈指數，蓋書多而無補生人之用，即謂之無書焉可也。憶余自侍皇太後疾，辭都門，由海上歸故里，過京口，攬金焦之秀，獲晤竹泉趙君，談醫竟日，於《靈》、《素》、越人、長沙、《千金》、《外臺》暨元明諸老作靡不淹貫，信於斯道三折肱者，夙深欽佩。今君以所著《醫門補要》示余，受而讀之，如誦白香山詩，老嫗都能解説，而又擷經之腴，搜方之秘，其言甚簡，而其治甚驗，洵醫林之寶筏，壽世之奇珍也。爰屬付剞劂之，而僭弁數語於簡端云。光緒二十三年秋八月上浣，孟河文植馬培之拜手書序。

《醫門補要》馬培之序

（黄作陣）

五十二　本　　生★

説明

本文選自《吕氏春秋》，據上海書店出版社《諸子集成》影印本，並參校《四部叢刊》本。《吕氏春秋》是吕不韋召其門客各抒所聞集體編撰而成，又名《吕覽》。吕不韋（公元前？～前235年），戰國秦陽翟（今河南禹縣）人，是個大商賈。在趙國經商時結識抵押在趙的秦王子楚，用重金帮子楚歸秦，並立爲太子，又將自己的舞姬送子楚爲妻。後來子楚即位爲莊襄公，用吕不韋爲丞相，封文信侯。舞姬生的兒子名政。莊襄公死後，政即位，就是秦始皇，當時政方十三歲，大權在吕不韋手中，尊爲相國，稱爲仲父。後秦始皇親政，重用李斯，吕不韋失勢飲鴆而死。《吕氏春秋》内分八覽，六論，十二紀，共二十六卷，一百六十篇，二十餘萬言。集儒、墨、法等各家觀點爲一體。《漢書・藝文志》謂其"兼儒墨，合名法"，列爲"雜家"。畢沅《吕氏春秋新校正序》也謂之"彙儒墨之指，合名法之源"。其中篇幅大多不長，結構嚴謹，文字清新，運用故事説理，頗爲生動，不少精辟説理，供後人借鑑。東漢高誘注，近人許維遹《吕氏春秋集釋》本較通行。

始生之者①，天也；養成之者②，人也。能養天之所生而勿攖之③，謂之天子④。天子之動也⑤，以全天爲故者也⑥，此官之所自立也⑦。立官者，以全生也⑧。

今世之惑主⑨，多官而反以害生，則失所爲立之矣⑩。譬之若修兵者⑪，以備寇也；今修兵而反以自攻，則亦失所爲修之矣。夫水之性清⑫，土者抇之⑬，故不得清；人之性壽⑭，物者抇之，故不得壽。物也者，所以養性也，非所以性養也⑮。

今世之人惑者，多以性養物，則不知輕重也⑯。不知輕重，則重者爲輕，輕者爲重矣。若此，則每動無不敗⑰。以此爲君，悖⑱；以此爲臣，亂；以此爲子，狂⑲。三者，國有一焉，無幸必亡⑳。

今有聲於此，耳聽之必慊㉑，已聽之則使人聾㉒，必弗聽；有色於此，目視之必慊，已視之則使人盲，必弗視；有味於此，口食之必慊，已食之則使人瘖㉓，必弗食。是故聖人之於聲色滋味也，利於性則取之，害於性則舍之，此全性之道也。

世之貴富者，其於聲色滋味也多惑者，日夜求，幸而得之，則遁焉㉔；遁焉，性惡得不傷？萬人操弓，共射其一招㉕，招無不中㉖；萬物章章㉗，以害一生，生無不傷，以便一生㉘，生無不長。

故聖人之製萬物也，以全其天也㉙。天全，則神和矣，目明矣，耳聰矣，鼻臭矣，口敏矣，三百六十節皆通利矣㉚。若此人者，不言而信，不謀而當，不慮而得，精通乎天地，神覆乎宇宙㉛，其於物無不受也㉜，無不裹也㉝，若天地然。上爲天子而不驕，下爲匹夫而不惛㉞，此之謂全德之人。

貴富而不知道，適足以爲患，不如貧賤。貧賤之致物也難㉟，雖欲過之奚由㊱？出則以車，入則以輦㊲，務以自佚㊳，命之曰招蹷之機㊴；肥肉厚酒，務以自彊㊵，命之曰爛腸之食；靡曼皓齒㊶，鄭衛之音㊷，務以自樂，命之曰伐性之斧。三患者，貴富之所致也，故古之人有不肎貴富者矣㊸，由重生故也。非夸以名也㊹，爲其實也，則此論之不可不察也。

注釋

① 始:最初。高誘注:“始,初也。”

② 養成:撫養成長。

③ 攖(yīng 英):違反。高誘注:“攖,猶戾也。”

④ 天子:古以爲君權神授,謂君主秉承天意治理人民,故稱之。

⑤ 動:動作。此指所作所爲。

⑥ 全:順從。天:性。故:事。高誘注:“全,猶順也。天,性也。故,事也。”一説,“本篇所謂天,系包括性與生命二者言之。”(陳奇猷語)可參。

⑦ 官:官職。自:從。

⑧ 生:通“性”。高誘注:“生,性也。”

⑨ 主:古時對諸侯、天子之稱。

⑩ “多官”二句:高誘注:“多立官,致任不肖人,亂象干度,故以害生也,失其所爲立官之法也。”官,立官,即設立官職。

⑪ 修兵:建立軍隊。

⑫ 夫:原誤作“未”,據《四部叢録》本改。

⑬ 扫(gú 骨):翻拔使渾濁,引申爲攪亂。高誘注:“扫,濁也。”下句注:“扫,亂也,亂之使夭折也。”

⑭ 壽:長壽。

⑮ 性養:即性養物。省略賓語“物”字。

⑯ 輕:喻物質。重:喻身體。高誘注:“輕喻物,重喻身。”

⑰ 動:作爲。

⑱ 悖:謬誤。此謂昏庸。

⑲ 狂:縱情任性或放蕩驕恣的態度。

⑳ 無幸必亡:無有幸免,一定敗亡。高誘注:“假令有幸且猶危。危,病者也。”

㉑ 慊(qiè 怯):愜意。高誘注:“慊,快也。”

㉒ 已:過分。

㉓ 瘖:啞。《老子·第十一章》:“五色令人目盲,五音令人耳聾,五味令人口爽。”

㉔ 遁:高誘注:“遁,流逸不能自禁也。”

㉕ 招:箭靶。高誘注:“招,埻的也。”埻與準義同。

㉖ 招無不中:高誘注:“衆人所見,會弓射之,故曰無不中也。”于鬯注:“此謂萬人中必有招者,故曰無不中,非謂萬人皆中招也。高解似未明。”

㉗ 章章:明美。高誘注:“章章,明美貌。”

㉘ 便:利。

㉙ 天:指身體。高誘注:“天,身也。”

㉚ 三百六十節:泛指全身所有關節。

㉛ 宇宙:空間和時間。意即古今中外。《淮南子·齊俗》:“往古來今謂之宙,四方上下謂之宇。”

㉜ 受:承受。高誘注:“受,猶承也。”

㉝ 裹:囊括。高誘注:“裹,猶囊也。”

㉞ 惛:通“悶”。憂悶。

㉟ 致物:此謂追求財物。

㊱ 奚由:即由奚,從哪裹。介詞賓語前置。

㊲ 輦(niǎn 捻):用人推挽的車。

㊳ 佚:通“逸”。驕逸。

㊴ 蹶:痿蹶。機:關鍵。

㊵ 自彊:《四部叢刊》影明刊本作“相彊”。彊,“强”的異體字。

㊶ 靡曼皓齒：喻美色。靡曼，細理弱肌。皓齒，雪白的牙齒。

㊷ 鄭衛之音：春秋戰國時鄭國、衛國的民間音樂。此作淫靡之樂的代稱。

㊸ 肎：“肯”的異體字。

㊹ “非夸”二句：高誘注：“非以爲輕富貴求虛名也，以爲其可以全生保性之實也。”

譯文

萬物生育的開端是由於天，撫養他們長成的是由於人。能够撫養天所生育的萬物而不違反它，稱他天子。天子的所作所爲，是爲了順從人的本性而行事的，這是官職建立的原因。建立官職的目的是順從人的本性。

當今世上迷惑的天子，設立很多官職但反而傷害人的本性，那麽就失掉設立官職的意義了。譬如建立軍隊，目的是防禦敵寇的侵犯；現在建立軍隊却反而用來攻打自己，那麽就失去建立軍隊的意義了。水的本性是澄澈的，而泥土攪亂它，所以它就不再澄澈；人的本性是長壽的，而物欲擾亂它，所以就不能够長壽。物質是用來養育身體的，而不是用身體去養育物質。

現在世上迷惑的人，大多用身體養育物質，那是不知道物質是輕的，身體是重的。不知輕重，就把重的當作輕，把輕的當作重了。像這樣，就每一作爲没有不失敗的。按着這樣當國君，一定會昏庸無能；憑着這樣當臣子，一定是亂臣賊子；依着這樣爲人子，一定會放蕩驕恣。這三種人，如果國家有一種，没有幸運而一定滅亡。

假如有音樂在此，耳朵聽它一定很愜意，但聽之太過會使人耳聾，就一定不要聽；有美女在此，眼睛看她一定很愜意，但看之太過會使人失明，就一定不要看；有美味在此，嘴巴食它一定很愜意，但吃之太過會使人聲啞，就一定不要吃。所以聖人對音樂、女色、滋味，對自己身體有利的就取用它，對自己身體有害的就放棄它，這是保全身體健康的方法。

世上的達官巨富，他們對音樂、女色、滋味也多迷惑，日日夜夜追求，如果僥幸得到它，就流逸無窮；流逸無窮，身體怎能不被傷害呢？比如萬人都操着弓箭，共同射那一個箭靶，其中必定有人射中箭靶；萬物明美，用來侵害身體，其中必定有物傷害身體，用來有利於身體，其中必定有物能使生命延長。

因此聖人創造萬物的目的，是用來保全人的身體。如果身體健全，人的精神就舒暢，眼睛就明亮，耳朵就聰靈，鼻子就嗅捷，嘴巴就味敏，全身所有關節就都通利了。像這樣的人，不講話但有信用，不謀劃但都恰當，不考慮但都有得，精神通於天地，覆蓋於宇宙，他對萬物没有不能承受，没有不可囊括的，如同天地一樣。在上做天子便不會驕傲，在下當百姓便不會憂悶，這叫做道德完備的人。

達官巨富却不知道養生之理，只能够造成疾患，還不如平民百姓。平民百姓要獲得物質很難，即使想要享受太過，從什么地方可得到呢？達官巨富出門就乘車，進門就坐輦，一味追求驕逸，説它是招來痿蹶的關鍵；對肥肉美酒，一向暴飲暴食，稱它是使胃腸腐爛的物品；對貌美女子、淫靡之音，一貫沉溺享樂，講它是砍伐生命的斧頭。這三種疾患，是由達官巨富招來的，所以古代有人不願意升官和致富，是由於重視養生的緣故。他們並非以輕富貴來誇耀虛名，而是爲它可以全生保性，那麽這一看法不可不辨察啊。

課文簡析

本文選自《吕氏春秋·孟春紀》，它從物與“性”的關係，闡述“全生”、“保性”的養生觀。文章先以立官治國爲例，示人順應自然賜予的天性和生命是養生的根本；再論述養生者切不可“不知輕重”，如果輕重倒置，以輕爲重，以重爲輕，“則每動無不敗”；最後告誡人們要正確對聲色滋味，過則爲害，進而指出聲色滋味乃養生之“三患”，而“貴富”則是産生“三患”的根源。從此告諭“貴富者”，切勿驕奢淫逸，否則將有殺身滅國之禍。文字簡潔清新，比喻生動易曉，意旨含蓄宏富，促人思之慎之。

參考資料

1. 吕不韋者，陽翟大賈人也……太子政爲王，尊吕不韋爲相國，號稱仲父……當是時，魏有信陵君，趙有平原君，齊有孟嘗君，皆下士喜賓客以相傾。吕不韋以秦之强，羞不如，亦招致士，厚遇之，至食客三千人。是時諸侯多辯士，如荀卿之徒著書布天下。吕不韋乃使其客人人著所聞，集論以爲八覽、六論、十二紀，二十餘萬言。以爲備天地萬物古今之事，號曰《吕氏春秋》。布咸陽市門，懸千金其上，延諸侯游士賓客有能增損一字者，予千金。

《史記・吕不韋列傳》

2. 不韋乃集儒書使著其所聞，爲十二紀、八覽、六論，訓解各十餘萬言，備天地萬物古今之事，名爲《吕氏春秋》。暴之咸陽市門，懸千金其上，有能增損一字者，與千金。時人無能增損者。誘以爲時人非不能也，蓋憚相國，畏其勢也。然此書所尚，以道德爲標的，以無爲爲綱紀，以忠義爲品式，以公方爲檢格，與孟軻、孫卿、淮南、揚雄相表裏也。是以著在録略。

《吕氏春秋》漢・高誘序

3. 宋・黄震曰：《吕氏春秋》者，秦相吕不韋耻以貴顯而不及荀卿子之徒著書布天下，使其賓客共著八覽、六論、十二紀，竊名春秋。高誘爲之訓解。淳熙五年冬，尚書韓彦直爲之序。謂士之傳於天下後世者，非徒以其書。夫子之聖，則書宜傳；孟子之亞聖，則書宜傳。過是而以書傳者，老聃以虚無傳，莊周以假寓傳，屈原以騷傳，荀卿以刑名傳，司馬遷以史傳，揚雄以法言傳，班孟堅以續史遷傳。然槩之孔孟，宜無傳，而皆得竝傳者，其人足與也。《吕氏春秋》言天地萬物之故，其書最爲近古，今獨無傳焉，豈不以吕不韋而因廢其書邪？愈久無傳，恐天下無有識此書者，於是序而傳之……今其書不得與諸子争衡者，徒以不韋病也，然不知不韋固無與焉者也。

《黄氏日抄》引自《吕氏春秋附考》

4. 元・陳澔曰：吕不韋相秦十餘年，此時已有必得天下之勢，故大集羣儒，損益先王之禮，而作此書。名曰春秋，將欲爲一代興王之典禮也，故其間亦多有未見與禮經合者。其後徙死，始皇並天下，李斯作相，盡廢先王之制，而《吕氏春秋》亦無用矣。然其書也，亦當時儒生學士有志者所爲，猶能彷彿古制，故記禮者有取焉。

《禮記集説》引《吕氏春秋附考》

5. 《漢書・藝文誌》載《吕氏春秋》二十六篇。今本凡十二紀、八覽、六論。紀所統子目六十一，覽所統子目六十三，論所統子目三十六，實一百六十篇。《漢誌》差舉其綱也……不韋固小人，而是書較諸子之言獨爲醇正。大抵以儒爲主而參以道家、墨家，故多引六籍之文與孔子曾子之言。其他如論音則引《樂記》，論鑄劍則引《考工記》。雖不著篇名，而其文可案。所引莊、列之文，皆不取其放誕恣肆者；墨翟之言，不取其非儒明鬼者；而縱横之術，刑名之説，一無及焉。其持論頗爲不拘。論者鄙其爲人，因不甚重其書，非公論也。自漢以來，注者惟高誘一家，訓詁簡質。

《四庫全書總目提要》

6. 《吕氏春秋》是先秦哲學史史料中較寶貴的書籍。它本身看不出更多的思想價值，只不過是秦統一的思想的一種反映，但是在哲學史史料中它卻佔有重要地位。因爲在這部書中保存了已佚失的先秦各家的部分史料……

《吕氏春秋》的各種史料大致分布如下：

教育思想史料，主要在《勸學》、《尊師》、《誣徒》、《善學》諸篇之中；

儒家思想史料（即反映製樂的史料），主要在《大樂》、《侈樂》、《適音》、《古樂》、《音律》、《音初》、《製樂》諸篇之中；

陰陽家思想的史料，主要在十二月的《月令》之中；

道家思想的史料，主要在《貴生》、《重已》、《情欲》、《盡數》、《審分》諸篇之中；

兵家思想史料，主要在《振亂》、《禁塞》、《懷寵》、《論威》、《簡選》、《決勝》、《愛士》諸篇之中；

農家思想史料，主要在《上農》、《任地》、《辨士》諸篇之中；

墨家思想的史料，主要在《當染》、《首時》、《尊師》、《高義》、《上德》、《去宥》諸篇之中。

劉建國《中國哲學史史料學概要》第五章，第七節，吉林人民出版社，1983年

(陳竹友)

五十三　形　神

説明

本文選自桓譚《新論》，據中華書局1965年版《全上古三代秦漢三國六朝文》排印。作者桓譚(約公元前23年～公元56年)，字君山，沛國相(今安徽省濉溪縣西北)人。東漢初年唯物主義哲學家，我國哲學史上著名的無神論者。桓譚在《新論》一書中，對當時盛行的宗教迷信和神仙方術進行了尖鋭的批判。指出信鬼神、好卜筮、講祭祀，絲毫挽救不了王朝的滅亡。他對天文學、音律均有研究，王莽新朝時做過掌樂大夫。東漢光武帝時任儀郎給事中，曾上疏改革政治，并堅決要求禁止讖緯迷信，觸怒光武帝，幾被斬首。《後漢書・桓譚傳》載："譚著書言當世行事二十九篇，號曰《新論》。"但原書早已佚失，南朝梁人僧佑撰的《弘明集》和宋朝李昉撰的《太平御覽》中均有所録，清朝嚴可均在此基礎上有比較完備的輯校本，收集在《全後漢文》中。

余嘗過故陳令同郡杜房[①]，見其讀老子書[②]，言："老子用恬淡養生[③]，致壽數百歲[④]；今行其道，寧能延年却老乎[⑤]？"余應之曰："雖同形名[⑥]，而質性才幹乃各異度[⑦]，有强弱堅脆之姿焉[⑧]，愛養適用之[⑨]，直差愈耳[⑩]。譬猶衣履器物[⑪]，愛之則完全乃久[⑫]。"

余見其旁有麻燭[⑬]，而灺垂一尺所[⑭]，則因以喻事[⑮]。言：精神居形體，猶火之然燭矣[⑯]。如善扶持，隨火而側之[⑰]，可毋滅而竟燭[⑱]。燭無，火亦不能獨行於虚空，又不能後然其灺[⑲]。灺猶人之耆老[⑳]，齒墮髮白[㉑]，肌肉枯腊[㉒]，而精神弗爲之能潤澤[㉓]。内外周徧[㉔]，則氣索而死[㉕]，如火燭之俱盡矣。人之遭邪傷病而不遇供養良醫者或强死[㉖]，死則肌肉筋骨常若火之傾刺風而不獲救護[㉗]，亦道滅[㉘]，則膚餘幹長焉[㉙]。

余嘗夜坐飲内中[㉚]，然麻燭[㉛]，燭半壓欲滅，即自曰敕視[㉜]，見其皮有剥銠[㉝]，乃扶持轉側[㉞]，火遂度而復[㉟]。則維人身或有虧剥[㊱]，劇能養慎善持[㊲]，亦可以得度。

又人莫能識其始生時[㊳]，則老亦死不當自知[㊴]。夫古昔平和之世，人物蒙美盛而生[㊵]，皆堅强老壽[㊶]，咸百年左右乃死，死時忽如卧出者[㊷]，猶果物穀實久老則自墮落矣[㊸]。後世遭衰薄惡氣[㊹]，娶嫁又不時[㊺]，勤苦過度，是以身生子皆俱傷[㊻]，而筋骨血氣不充强，故多兇短折[㊼]，中年夭卒。其遇病或疾痛惻怛然後中絶[㊽]，故咨嗟憎惡[㊾]，以死爲大故[㊿]。

昔齊景公美其國，嘉其樂[51]，云："使古而無死，何若[52]？"晏子曰[53]："上帝以人之殁爲善[54]，仁者息焉，不仁者如焉[55]。"今不思勉廣日學自通[56]，以趨立身揚名[57]，如但貪利長生[58]，多求延壽益年，則惑之不解者也[59]。

或難曰[60]："以燭火喻形神，恐似而非焉[61]。今人之肌膚時剥傷而自愈者[62]，血氣通行也。彼蒸燭缺傷[63]，雖有火居之，不能復全。是以神氣而生長，如火燭不能自補完[64]，蓋其所以爲異也[65]，而何欲同之[66]？"

應曰："火則從一端起，而人神氣則於體當從内稍出合於外[67]，若由外腠達於内[68]，固未必由端往也。譬猶炭火之燃赤，如水過渡之[69]，亦小滅，然復生焉。此與人血氣生長肌肉等[70]，顧其終極[71]，或爲炙[72]，或爲灺耳。曷爲不可以喻哉[73]！"

余後與劉伯師夜爇脂火坐語[74]，燈中脂索而炷燋秃[75]，將滅息[76]，則以示曉伯師，言人衰老亦如彼秃燈矣[77]。又爲言前爇麻燭事。

伯師曰："燈燭盡，當益其脂[78]，易其燭；人老衰，亦如彼自蹷續[79]。"

余應曰："人既稟形體而立[80]，猶彼持燈一燭，及其盡極[81]，安能自盡易[82]？盡易之乃在人，人之蹷儻亦在天[83]，天或能爲他[84]。其肌骨血氣充强，則形神枝而久生[85]；惡則絶傷[86]，猶火之隨脂燭多少長短爲遲速矣[87]。欲燈燭自盡易以不能，但促斂旁脂以染漬其頭[88]，轉側蒸幹使火得安居[89]，則皆復明焉。及本盡者[90]，亦無以爇。今人之養性，或能使墮齒復生，白髮更黑[91]，肌顔光澤，如彼促脂轉燭者，至壽極亦獨死耳[92]。明知其難求[93]，故不以自勞[94]；愚者欺或[95]，而冀獲盡脂易燭之力，故汲汲不息[96]。又草木五穀[97]，以陰陽氣生於土[98]，及其長大成實，實復入土而復生，猶人與禽獸昆蟲，皆以雄雌交接相生[99]。生之有長，長之有老，老之有死，若四時之代謝矣[100]。而欲變易其性[101]，求爲異道[102]，惑之不解者也。"

注釋

① 過：探望。故陳令：以前的陳縣縣令。陳，今河南省淮陽縣。

② 老子書：即《老子》，又稱《道德經》。由春秋時思想家老聃(dān 單)所著。

③ 恬淡：清净無爲。這是老子養生思想的核心。養性：養生。

④ 致壽：使壽命達到。致，使動用法。

⑤ 寧：同"乃"，竟。却老：使衰老退却，即長壽不老。却，使動用法。

⑥ 形名：形體名稱，此指人。

⑦ 質性：素質稟性。異度：不同的氣度。

⑧ 姿：通"資"，資質。

⑨ 愛養：愛護保養。

⑩ 直：僅僅。差愈：略微好一點。差，稍微。

⑪ 衣履：衣服鞋子。

⑫ 完全：謂保持完整。

⑬ 麻燭：古人束薪蒸點燃作燭。用麻秆者稱爲麻燭。《管子·弟子職》曰："昏將舉火，止燭隅坐。錯總之法，横於坐所。櫛之遠近，乃承厥火。居句如矩，蒸間容蒸，然者處下。奉碗以爲緒，右手執燭，左手正櫛，有墮待燭。"注："總，設燭之束也。櫛，謂燭盡，察其將盡之遠近，乃更以燭承取火也。蒸，細薪者。蒸之間必令容蒸，然燭者必處下以焚之。緒，然燭燼也。碗，所以貯緒也。燒燭者有墮，即令其次代之也。"此爲燃燭之法。

⑭ 灺(xiè 謝)：燭燼。一尺所：一尺左右。所，表示約數。

⑮ 則：就。因：借助。後省略代詞"之"。喻事：説明事理。

⑯ 然：同"燃"，點燃。

⑰ 側：轉動。動詞。

⑱ 竟燭：使整根蠟燭燒完。竟，盡。

⑲ 後：疑是"復"之誤。然：同"燃"。

⑳ 耆(qí 齊)老：衰老，同義詞複用。

㉑ 墮：落。

㉒ 枯腊(xī 西)：枯乾。腊，乾肉。

㉓ "弗爲"六字：不能使肌體重新潤澤。之，指代肌肉。

㉔ 内外周徧：謂全身普遍衰老乾枯。徧，"遍"的異體字。

㉕ 索：窮盡。

㉖ 不遇：得不到。供養：保養。强死：在强壯之年死去，指非年老壽終而死。

㉗ 傾刺風：被强烈的風吹倒。傾，傾覆。刺風，疾風。前省介詞"於"。

㉘ 道滅：在半途中熄滅。

㉙ 膚餘：謂肌膚没有完全乾枯。幹長：指麻燭還剩下很長一段。

㉚ 内中：内室之中。前省介詞"於"。

㉛ 然：同"燃"。

㉜ 自曰敕視：自己仔細查看。曰，疑是衍文。敕，仔細地。

㉝ 剥鉈(xì 細)：剥落。

㉞ 轉側：轉動。同義詞複用。

㉟ 度而復：謂燭火從剥落處延燒過去而恢復正常。度，越過。

㊱ 維：想。或：有的。虧剥：虧損。

㊲ 劇：急速。養慎善持：即慎養善持。此爲交錯語序的修辭手法，意謂慎重保養，善加調理。

㊳ "識其"五字：知道自己剛生下來時是什麽情景。

㊴ 老亦死：即老死。亦，語中助詞，無義。當：會。

㊵ 人物：本指人和萬物，此偏指人。蒙美盛：遇到美好的環境。

㊶ 堅强老壽：體質强壯，享高壽。

㊷ 卧出：熟睡不醒。出，謂脱離了世間。

㊸ 久老：謂成熟透了。自墮落：自然落地。墮，落。

㊹ 衰薄惡氣：指惡劣的環境。

㊺ 不時：謂年齡不適宜。

㊻ 身生子：本身和所生的子女。

㊼ 兇短折：早死。《尚書·洪範》："一曰兇短折。"唐·孔穎達疏："鄭玄以爲兇短折皆是夭枉之名。未齔曰兇，未冠曰短，未婚曰折。"未齔(chèn 趁)，幼兒尚未换齒。

㊽ 或：常常。惻怛(dá 達)：傷痛。中絶：似謂中氣斷絶而死。《弘明集》卷五"中絶"作"終絶"。

㊾ 咨嗟(zī jiē 資結)：哀嘆聲。

㊿ 大故：大的變故，即大的不幸。

51 齊景公：春秋末齊國國君，名杵臼，公元前547～前490年在位。事見《左傳·昭公二十年》。美其國：認爲他的國家美滿。嘉其樂：對他的享樂生活感到滿足。"美"、"嘉"均爲意動用法。

52 使：假使。何若：怎么樣。這裏有多麽好的意思。

53 晏子：名嬰，字平仲，齊國夷維(今山東省高密縣)人，春秋時著名的政治家。

54 上帝：天帝。"以人"六字：認爲人死是好事。歿，死。

55 息焉：從此安息。焉，兼詞，於此。如焉：也走往這條路。如，往。或作"伏"。《列子·天瑞》："晏子曰：善哉，古之有死也！仁者息焉，不仁者伏焉。"焉，兼詞。

56 勉廣：努力擴充(自己的知識)。日學：天天堅持學習。自通：自求通達(事理)。

57 趨：奔向。

58 如但：却祇是。如，而。

59 惑：迷惑。不解者：不可救藥的人。解，解救。

60 或難(nàn)：有人反駁。難，反駁。

61 似而非：似是而非。

62 時剥傷：有時剥落損傷。

63 蒸燭：即麻燭。蒸，即麻秆。《説文》："蒸，析麻中榦也。"段玉裁注："其皮爲麻，其中莖謂之蒸……古凡燭用蒸。"

64 如：而。

65 "蓋其"句：意謂這是它們(燭火和形神)有差異的緣故。

66 而：你。同之：把它們等同起來。同，意動用法。

67 而：可是。稍：漸漸。

68 若：或者。選擇連詞。外膜：外部的肌肉。

⑲ 水過渡之：水在炭火上流過。

⑳ 等：相同。

㉑ 顧：衹是。

㉒ 爲炙：變成爛肉。

㉓ 曷爲：爲什麽。

㉔ 劉伯師：其生平不詳。爇（rán 然）：古然字，燃燒。以下"爇"字均同。脂火：油燈。

㉕ 脂索：油盡。炷（zhù 助）：燈芯。燋秃：燒焦變秃。燋，通"焦"。

㉖ 息：同"熄"。

㉗ 秃燈：《太平御覽》卷870作"秃炷"。

㉘ 益：增添。

㉙ 自蹷（jué 决）續：自己使衰老的生命延續下去。蹷，竭盡，枯竭。喻指衰老的生命。下文"蹷"字同。續，延續。一本續作纘（zuǎn 纂），義同。

㉚ 稟：稟受。立：立身。

㉛ 盡極：謂燈裏的油用盡。同義詞複用。

㉜ 自盡易：在油燈用盡後。

㉝ 儻：通"倘"，倘若。

㉞ 爲他：采取别的辦法（使人繼續生存）。這裏指人自己是無能爲力的，只靠上天的能力了。

㉟ 枝：同"支"，支撑。

㊱ 惡：疾病。指肌骨血氣枯竭壞死。絶傷：絶命。

㊲ 爲遲速：（火）燃燒時間的長短。爲，動詞。

㊳ 促斂旁脂：迅速收集燈盞旁邊粘結的油。斂，收攏。染漬其頭：把燈芯浸蘸一下。頭，指燈芯。

㊴ 轉側蒸幹：轉動麻秆。蒸幹，即麻秆。

㊵ 本盡：根本用盡。謂燭體燒盡。

㊶ 更黑：變黑。

㊷ 壽極：人的壽數已盡。獨：衹。

㊸ 其難求：謂長生不死難以求得。

㊹ 不以自勞：不因此枉自費心。以，因。後省代詞"之"。

㊺ 欺或：迷惑自欺。或，同"惑"。

㊻ 汲汲：急切追求的樣子。

㊼ 五穀：麥、黍、稷、稻、菽。

㊽ 陰陽氣：指四時陰陽之氣，即四季氣候的變化。

㊾ 交接：交配。

㊿ "生之有長"四句：《列子·天瑞》："人自生至終，大化有四：嬰孩也，少壯也，老耄也，死亡也。其在嬰孩，氣專志一，和之至也，物不傷焉，德莫加焉。其在少壯，則血氣飄溢，欲慮充起，物所攻焉，德故衰焉。其在老耄，則欲慮柔焉，體將休焉，物莫先焉。雖未及嬰孩之全，方之少壯，間矣。其在死亡也，則之於息焉，反其極矣。"

(101) 變易其性：改變生命的生、長、老、死的本性。

(102) 求爲：尋求。同義詞複用。異道，怪異荒唐的辦法。指所謂長生不老的方術。

課文簡析

本文駁斥長生不死的迷信謬論。作者認爲，人的生命是由形體和精神相結合而成的，"精神居形體，猶火之燃燭"，扶持得當，能使火不滅，直到把燭燒盡，就像人壽終而死；反之就使中道火滅，好比人中途夭折。如果燭體燃燒完畢，燈火則無法復燃；人的形體衰老死亡，精神也隨之消滅。人老如秃燈，人死如燈滅。"生之有長，長之有老，老之有死，若四時之代謝"，人的主觀願望無法改變。他提出的"以燭火喻形神"的命題，一直成爲後來的唯物主義者和無神論者用來反對靈魂不死和有鬼論的思想武器。

參考資料

1.《隋志·儒家·桓子新論十七卷》,後漢六安丞桓譚撰。《舊新唐志》同。《本傳》:"譚,字君山,沛國相人。成帝時爲郎,哀平間,位不過郎,莽時爲掌樂大夫。更始立,召拜太中大夫。世祖即位,徵待詔。極言讖之非經,出爲六安郡丞,道病卒。譚著書言當世行事,號曰《新論》。世祖善焉。《琴道》一篇未成,肅宗使班固續成之。"章懷注曰:"《新論》一曰《本造》,二《王霸》,三《求輔》,四《言體》,五《見徵》,六《譴非》,七《啟寤》,八《祛蔽》,九《正經》,十《識通》,十一《離事》,十二《道賦》,十三《辨惑》,十四《述策》,十五《閔友》,十六《琴道》。《本造》、《閔友》、《琴道》各一篇,餘並有上下。"注又引《東觀記》曰:"光武讀之,敕言卷大,令皆别爲上下,凡二十九篇。《琴道》未畢,但有《發首》一章。"案:二十九篇而十七卷者,上下篇仍合卷爲十六卷,疑復有録一卷,故十七卷。其書宋時不著録,《群書治要》所載十五事,當是《求輔》、《言體》、《見徵》、《譴非》四篇。《意林》所載三十六事,當是十三篇,惟少《本造》、《述策》、《閔友》三篇。各書所載又三百許事,合并複重,聯屬斷散,凡百七十二事。依《治要》、《意林》次第,以類相從,定爲三卷。諸引但《琴道》有篇名,餘無篇名。今望文分繫,仍加各篇舊名,取便檢閲。君山博學多通,同時劉子駿《七略》徵引其《琴道》篇,揚子雲難窮,立毁所作。蓋天圖其後,班孟堅《漢書》據用甚多,王仲任《論衡》、《超奇篇》、《佚文篇》、《定賢篇》、《案書篇》、《對作篇》,皆極推崇至,謂子長、子雲論説之徒,君山爲甲。則其書漢時早有定論,惜久佚失,所得見者僅此。然其尊王賤霸,非圖讖,無仙道,綜覈古今,偭偝失得,以及儀象、典章、人文、樂律,精華略具,雖謂此書未嘗佚失可也。

清·嚴可均《全後漢文》卷十三

2. 桓譚云:"余與劉子駿言養性無益,其兄子伯玉曰:'天生殺人藥,必有生人藥也。'余曰:'鉤吻不與人相宜,故食則死,非爲殺人生也。譬若巴豆毒魚,礜石賊鼠,桂害獺,杏核殺猪,天非(一本作'非天')故爲作也。'"

《太平御覽》卷九百九十

3. 人抱天地之體,懷純粹之精,有生之最靈者也。是以貌動於木,言信於金,視明於火,聽聰於水,思睿於土,五行之用,動静還與神通。貌恭則肅,肅時雨若;言從則乂,乂時暘若;視時則哲,哲時燠若;聽聰則謀,謀時寒若;心嚴則聖,聖時風若。金木水火皆載暘土,雨暘燠寒皆發於風,貌言視聽皆生於心。

桓譚《新論·正經第九》

(許敬生)

五十四　《論衡》三則

説明

這三則分别節選自《論衡》的《氣壽篇》、《道虚篇》、《福虚篇》,據中華書局 1979 年《論衡注釋》本排印。作者王充(公元 27～97 年),字仲任,會稽上虞(今浙江上虞)人,東漢前期傑出的唯物主義思想家。他出身寒門,刻苦好學,博聞强記,通百家之説。曾任郡縣小吏,後辭官從事著述。他用三十年的精力寫成《論衡》一書,全書共八十五篇,今佚《招致》一篇。作者對當時盛行的讖緯神學和各種鬼神迷信,進行了大膽的批判,在中國思想史上有着深遠的影響。清人熊伯龍説:"博覽古書,取釋疑解惑之説,以《論衡》爲最。"(見熊伯龍《無何集·自述》)王充對醫學,特别是保健醫學,也頗有研究。晚年曾作《養性》十六篇,但已散失。

(一) 氣　壽

人之稟氣[①],或充實而堅强,或虚劣而軟弱。充實堅强,其年壽;虚劣軟弱,失棄其身[②]。天地生物[③],物有不遂[④];父母生子,子有不就[⑤]。物有爲實[⑥],枯死而墮;人有爲兒[⑦],夭命而傷[⑧]。使實不枯[⑨],亦至滿歲;使兒不傷,亦至百年。然爲實、兒而死枯者,稟氣薄,則雖形體完[10]，其虚劣氣少，不能充也[11]。兒生號啼之聲鴻朗高暢者壽[12]，嘶喝濕下者夭[13]。何則？禀壽夭之命，以氣多少爲主性也[14]。婦人疏字者子活[15]，數乳者子死[16]。何則？疏而氣渥[17]，子堅强；數而氣薄，子軟弱也。懷子而前已産子死[18]，則謂所懷不活，名之曰懷[19]。其意以爲，已産之子死，故感傷之，子失其性矣[20]。所産子死，所懷子凶者[21]，字乳亟數[22]，氣薄不能成也。雖成人[23]，形體則易感傷[24]，獨先疾病[25]，疾獨不治[26]。

注釋

① 禀氣：指人禀受於母體的先天精氣。

② 失棄：喪失。

③ 生物：化生萬物。

④ 遂：長成。

⑤ 就：成，謂長大成人。這裏，"遂"與"就"爲同義對舉。

⑥ 爲實：結成果實。

⑦ 爲兒：生出嬰兒。爲，生。

⑧ 夭命而傷：謂短命而死。

⑨ 使：假使。下同。

⑩ 雖：即使。完：完整。

⑪ 充：充滿。謂精氣充滿整個果實或嬰兒身體。

⑫ 鴻朗：洪亮。鴻，通"洪"；朗，響亮。高暢：通暢。

⑬ 嘶喝(yè 夜)：謂聲音沙啞不暢。喝，聲音幽咽。濕下：聲音低下細弱。

⑭ 主性：决定性命的長短。性，性命。

⑮ 疏字：謂生孩子稀少。疏，稀少。字，生育。

⑯ 數(shuò 朔)乳：謂生孩子多。數，頻繁。乳，生子。

⑰ 渥(wò 握)：厚。

⑱ "懷子"句：謂懷孕時如果以前已生過死胎。而：如果。

⑲ 懷：謂傷懷。

⑳ 子失其性：謂所懷的胎兒就失去了他的正常性命。

㉑ 凶：不吉。此指夭亡。

㉒ 字乳亟(qì 氣)數：生育頻繁。亟，屢次。與"數"同義。

㉓ 雖成人：即使長大成人。雖，即使。

㉔ 易感傷：謂形體易感染疾病而受損傷。

㉕ 獨先疾病：謂唯獨他比别人先患病。

㉖ 不治：不易治。"不治"以下删 632 字。

課文簡析

本文論述人的壽命長短與禀氣厚薄的關係。並以婦女生孩子爲例，説明胎兒在母體禀受的精氣厚就體强壽長；反之則體弱壽短。提出"婦人疏字者子活，數乳者子死"的著名論斷。這種科學的解釋，在今天仍有着積極的意義。

(二) 道　虚

道家或以服食藥物[1]，輕身益氣，延年度世[2]。此又虚也。

夫服食藥物，輕身益氣，頗有其驗[3]。若夫延年度世[4]，世無其效。百藥愈病，病愈而氣復[5]，氣復而身輕矣。凡人禀性，身本自輕，氣本自長，中於風濕，百病傷之，故身重氣劣也[6]。服食良藥，良氣復故，非本氣少身重，得藥而乃氣長身更輕也[7]，禀受之時[8]，本自有之矣。故夫服食藥物除百病[9]，令身輕氣長，復其本性，安能延年至於度世[10]？

有血脈之類，無有不生[11]，生無不死。以其生[12]，故知其死也。天地不生，故不死；陰陽不生，故不死[13]。死者，生之效[14]；生者，死之驗也。夫有始者必有終，有終者必有始。唯無終始者，乃長生不死。人之生，其猶水也[15]。水凝而後冰，氣積而爲人。冰極一冬而釋[16]，人竟百歲而死[17]。人可令不死，冰可令不釋乎？諸學仙術爲不死之方[18]，其必不成，猶不能使冰終不釋也[19]。

注釋

① 道家：此指方士，即鼓吹修煉成仙和服食不死之藥等方術的人。

② 度世：即出世。舊謂脱離現世。

③ 頗：很。驗：驗證。

④ 若夫：至於。用於句首，表示另提一事。

⑤ 氣復：元氣恢復。

⑥ 氣劣：氣虚。

⑦ 而乃：而後才。氣長：氣壯，即元氣充足。更：變。動詞。

⑧ 禀受之時：指人承受於母體之時。

⑨ 故夫：猶所以。用於句首，表示承接上文并作出判斷。

⑩ 安：怎麽。至於：達到。

⑪ 不生：没有生命。

⑫ 以：因爲。

⑬ "天地"四句：謂天地陰陽没有生命，所以也没有死亡。

⑭ 生之效：生的驗證。"效"與下文"驗"同義對舉。

⑮ 水：一本作"冰"。

⑯ 極一冬：過完一個冬天。釋：消溶。

⑰ 竟百歲：活滿百歲壽限。竟，盡。動詞。與上文"極"同義對舉。百歲，指正常的壽限。《論衡・氣壽篇》説："百歲之命，是其正也。"

⑱ 爲：尋求。

⑲ 猶：好像。終：終歸。

課文簡析

本文批判道家宣揚的服食藥物能度世不死的虚妄之言。强調指出，服藥能使"病愈而氣復"，絶不能長生不死。

(三) 福　　虚

楚惠王食寒菹而得蛭[1]，因遂吞之[2]，腹有疾而不能食。令尹問[3]："王安得此疾也？"王曰："我食寒菹而得蛭，念譴之而不行其罪乎[4]？是廢法而威不立也，非所以使國人聞之也[5]；譴而行誅乎？則庖厨監食者法皆當死[6]，心又不忍也。吾恐左右見之也，因遂吞之。"令尹避席再拜而賀曰[7]："臣聞天道無親[8]，唯德是輔[9]。王有仁德[10]，天之所奉也[11]，病不爲傷。"是夕也，惠王之後而蛭出[12]，及久患心腹之積皆愈[13]。故天之親德也[14]，可謂不察乎！

曰：此虚言也[15]……或時惠王吞蛭[16]，蛭偶自出[17]。食生物者無有不死[18]，腹中熱也。初吞蛭時[19]，未死；而腹中熱，蛭動作，故腹中痛。須臾蛭死，腹中痛亦止。蛭之性食血，惠王心腹之積，殆積血也。故食血之蟲死，而積血之病愈。猶狸之性食鼠[20]，人有鼠病[21]，吞狸自愈，物類相勝[22]，方藥相使也[23]。食蛭蟲而病愈，安得怪乎？食生物無不死，死無不出。之後蛭出，安得祐乎？令尹見惠王有不忍之德，知蛭入腹中必當死出，因再拜賀病不爲傷。著已知來之德[24]，以喜惠王之心[25]，是與子韋之言星徙、太卜之言地動[26]，無以異也。

注釋

① 楚惠王：楚昭王之子，名章，公元前488～前432年在位。此段文字見《新序》卷四。菹（zū租）：同

"菹",酸菜。《説文》:"菹,酢菜也。"王筠云:"酢菜,猶今之酸菜。"或稱腌菜,可儲藏。蛭:水蛭。螞蝗之類。

② 因遂:於是就。

③ 令尹:楚國最高的官職,相當於其他國的"相"。《論語·公冶長》邢昺疏:"楚臣,令尹爲長……令,善也;尹,長也。言用善人正此官也。楚官多以尹爲名,皆取其正直也。"

④ 念:考慮。行:治。謂懲治。

⑤ 所以:猶可以。《經傳釋詞》卷九:"所,猶可也。"

⑥ 監食者:管理君王膳食的官員。法:按照法律。

⑦ 避席:起身離席。古人席地而坐,遇有敬重之事,避席離座,表示敬意。再拜:拜兩拜。古代表示敬重的禮節。拜,指拜手,即跪而拱手,頭俯至手,與心平。《荀子·大略》云:"平衡曰拜。"拜手兩次,謂之再拜,以示敬重。《論語·鄉黨》:"問人於他邦,再拜而送之。"

⑧ 無親:不論親疏。無,不論。

⑨ 唯德是輔:即"唯輔德",祇輔佑有德行的人。

⑩ 仁德:仁者之德。

⑪ 奉:保佑。《淮南子·脩務訓》:"今無五聖之天奉。"高誘注:"奉,助也。"

⑫ 後:指大便。此指厠所。《太素·府病合俞》:"時窘之後。"楊上善注:"時膜急之大便之處也。"

⑬ 積:積聚。病名。此指下文的血積之病。《難經·五十五難》:"積者,陰氣也。其始發有常處,其痛不離其部,上下有所終始,左右有所窮處。"

⑭ 親德:謂愛護有德行的人。

⑮ "此虛言也"句:以下删 380 字,爲:"案惠王之吞蛭,不肖之主也。有不肖之行,天不祐也。何則?惠王不忍譴蛭,恐庖厨監食法皆誅也。一國之君,專擅賞罰,而赦,人君所爲也。惠王通菹中何故有蛭,庖厨監食皆當伏法,然能終不以飲食行誅於人,赦而不罪,惠莫大焉。庖厨罪覺而不誅,自新而改後。惠王赦細而活微,身安不病。今則不然,强食害己之物,使監食之臣不聞其過,失御下之威,無御非之心,不肖一也。使庖厨監食失甘苦之和,若塵土落於菹中,大如蟣虱,非意所能覽,非目所能見,原心定罪,不明其過,可謂惠矣。今蛭廣有分數,長有寸度,在寒菹中,眇目之人猶將見之,臣不畏敬,擇濯不謹,罪過至重。惠王不譴,不肖二也。菹中不當有蛭,不食投地;如恐左右之見,懷屏隱匿之處,足以使蛭不見,何必食之?如不可食之物誤在菹中,可復隱匿而强食之?不肖三也。有不肖之行,而天祐之,是天報祐不肖人也。不忍譴蛭,世謂之賢。賢者操行,多若吞蛭之類,吞蛭天除其病,是則賢者常無病也。賢者德薄,未足以言,聖人純道,操行少非,爲推不忍之行,以容人之過,必衆多矣。然而武王不豫,孔子疾病,天之祐人,何不實也!"

⑯ 或時:當時。

⑰ 偶:遇到。《釋名·釋親屬》:"偶,遇也。"出:排出。

⑱ 生物:指活物。

⑲ 蛭時:疑誤倒。當作"時蛭"。

⑳ 狸:野猫。

㉑ 鼠病:指鼠瘡、鼠瘻之疾。古人認爲吃野猫肉可治鼠病。《淮南子·説山訓》:"狸頭愈鼠。"高誘注:"鼠齧人瘡,狸愈之。"

㉒ 物類相勝:不同類物相克。相勝:互相制服。

㉓ 相使:謂藥物相互配合發揮作用。相,指代性副詞,間接指代"物類相勝"。

㉔ "著己"句:謂顯示自己有預知未來的本領。著,顯示。來,未來。德,才能。

㉕ "喜惠王"五字:使惠王之心喜。喜,使動用法。

㉖ "子韋"六字:《論衡·變虛篇》:"宋景公之時,熒惑守心。公懼,召子韋而問之曰:'熒惑在心,何也?'子韋曰:'熒惑,天罰也;心,宋分野也。禍當君。雖然,可移於宰相。'公曰:'宰相,所使治國家也,而移死焉,不祥。'子韋曰:'可移於民。'公曰:'民死,寡人將誰爲也?寧獨死耳。'子韋曰:'可移於歲。'公曰:'民饑,必死。爲人君而欲殺其民以自活也,其誰以我爲君者乎?……'子韋退走,北面再拜曰:'……君有君人之言三,天必三賞君。今夕星必徙三舍,君延命二十一年。'……此虛言也。何則?皇天遷怒,使熒惑本景

公身有惡而守心，則雖聽子韋言，猶無益也。使其不爲景公，則雖不聽子韋之言，亦無損也。”按，子韋，宋太史，掌觀察星象等事。《吕氏春秋·制樂》及《淮南子·道應》亦有類似記載。“太卜”六字：《論衡·變虚》：“齊景公問太卜曰：‘子之道何能？’對曰：‘能動地。’晏子往見公，公曰：‘寡人問太卜曰：子道何能？對曰：能動地。地固可動乎？’晏子嘿然不對。出見太卜曰：‘昔吾見鉤星在房、心之間，地其動乎？’太卜曰：‘然。’晏子出，太卜走見公曰：‘臣非能動地，地固將自動。’”《淮南子·道應訓》亦有記載。

課文簡析

本文講述這樣一則故事，楚惠王吞食水蛭而病，當晚水蛭從大便排出而病癒，而且“久患心腹之積皆愈”。令尹胡説這是由於“王有仁德”，得上天保祐，故“病不爲傷”。王充則從水蛭的生理特性對此作出了科學的解釋，有力地駁斥了“禍福之應皆天”的謬論。

參考資料

1. 王充，字仲任，會稽上虞人也，其先自魏郡元城徙焉。充少孤，鄉里稱孝。後到京師，受業太學，師事扶風班彪。好博覽而不守章句。家貧無書，常遊洛陽市肆，閲所賣書，一見輒能誦憶，遂博通衆流百家之言。後歸鄉里，屏居教授。仕郡爲功曹，以數諫争不合去。充好論説，始若詭異，終有理實。以爲俗儒守文，多失其真，乃閉門潛思，絶慶吊之禮，户牖牆壁各置刀筆。著《論衡》八十五篇，二十餘萬言，釋物類同異，正時俗嫌疑。刺史董勤辟爲從事，轉治中，自免還家。友人同郡謝夷吾上書薦充才學，肅宗特詔公車徵，病不行。年漸七十，志力衰耗，乃造《養性書》十六篇，裁節嗜欲，頤神自守。永元中，病卒於家。

《後漢書·王充傳》

2. 建武三年，充生……才高而不尚苟作，口辯而不好談對，非其人，終日不言。其論説始若詭於衆，極聽其終，衆乃是之……充既疾俗情，作《譏俗》之書；又閔人君之政，徒欲治人，不得其宜，不曉其務，愁精苦思，不睹所趨，故作《政務》之書。又傷僞書俗文多不實誠，故爲《論衡》之書……年漸七十，時可懸輿。仕路隔絶，志窮無如。事有否然，身有利害。髮白齒落，日月逾邁，儔倫彌索，鮮所恃賴。貧無供養，志不娱快。歷數冉冉，庚辛域際，雖懼終徂，愚猶沛沛，乃作《養性》之書凡十六篇……上自黄、唐，下臻漢而來，折衷以聖道，析理於通材，如衡之平，如鑒之開，幼老生死古今，罔不詳該。

《論衡·自紀篇》

3. 案惠王之吞蛭，不肖之主也，有不肖之行，天不祐也。何則……强食害己之物，使監食之臣不聞其過，失御下之威，無御非之心，不肖一也。使庖厨監食失甘苦之和，若塵土落於菹中，大如蟣虱，非意所能覽，非目所能見，原心定罪，不明其過，可謂惠矣。今蛭廣有分數，長有尺度，在寒菹中，眇目之人猶將見之。臣不畏敬，擇濯不謹，罪過至重。惠王不譴，不肖二也。菹中不當有蛭，不食投地；如恐左右之見，懷屏隱匿之處，足以使蛭不見，何必食之？如不可食之物誤在菹中，可復隱匿，而强食之，不肖三也。有不肖之行，而天祐之，是天報不肖人也。

《論衡·福虚篇》

4. （王）充所作别有譏俗書、政務書，晚年又作養性書，今皆不傳。惟此書存。儒者頗病其蕪雜，終不能廢也。高似《孫子略》曰：袁崧《後漢書》載，充作《論衡》，中土未有傳者，蔡邕人吴，始見之，以爲談助。談助之言，可以了此書矣。其論可云允愜，此所以攻之者衆，而好之者終不絶歟。

《四庫全書總目提要·子部·雜家類四》

5. 博覽古書，取釋疑解惑之説，以《論衡》爲最。

清·熊伯龍《無何集·自述》

（許敬生）

五十五　思　賢

説明

本文選自《潛夫論·思賢》，以《四部叢刊》本爲底本，并參校清·汪繼培箋注本排印。作者王符（約公元 85～163 年），字節信，安定臨涇（今甘肅鎮原）人，東漢後期進步思想家。其生平事迹不得詳考，所處時代，正值東漢社會矛盾日趨尖鋭，朝政腐敗，豪門横徵暴斂，連年自然災害，社會動蕩不安，民不聊生。而王符"獨耿介不同於俗，以此遂不得升進。志意蕴憤，乃隱居著書三十餘篇，以譏當時失得，不欲章顯其名，故號曰《潛夫論》。"《潛夫論》共十卷三十六篇（包括《叙録》一篇），多爲議論時政的政論文，指陳利弊得失，揭露官吏醜行，少數涉及哲學問題，反對讖緯迷信。《潛夫論》舊刻以《湖海樓叢書》的清·汪繼培箋注本爲善，今人彭鐸據此整理成《潛夫論箋》，可供參考。

國之所以存者，治也；其所以亡者，亂也。人君莫不好治而惡亂，樂成而畏亡[①]。然常觀上記[②]，近古已來，亡代有三，滅國不數[③]，夫何哉？察其敗，皆由君常好其所亂，而惡其所治，憎其所以存，而愛其所以亡。是雖相去百世，縣年一紀[④]，限隔九州[⑤]，殊俗千里[⑥]，然其亡徵敗迹[⑦]，若重規襲矩[⑧]，稽節合符[⑨]。故曰：雖有堯舜之美，必考於《周頌》[⑩]；雖有桀紂之惡，必譏於《版》《蕩》[⑪]。"殷鑒不遠，在夏后之世"[⑫]。

"夫與死人同病者，不可生也；與亡國同行者，不可存也。"[⑬]豈虚言哉！何以知人之且病也[⑭]？以其不嗜食也。何以知國之將亂也，以其不嗜賢也。是故病家之廚，非無嘉饌也[⑮]，乃其人弗之能食，故遂於死也[⑯]。亂國之官，非無賢人也，其君弗之能任，故遂於亡也。夫生飦秔粱[⑰]，旨酒甘醪，所以養生也，而病人惡之，以爲不若菽麥糠糟欲清者[⑱]，此其將死之候也[⑲]。尊賢任能，信忠納諫，所以爲安也，而闇君惡之[⑳]，以爲不若姦佞闒茸讒諛之言者[㉑]，此其將亡之徵也。《老子》曰："夫唯病病，是以不病[㉒]。"《易》稱"其亡其亡，繫於苞桑[㉓]"。是故養壽之士，先病服藥，養世之君，先亂任賢，是以身常安而國永保也[㉔]。

上醫醫國，其次醫疾[㉕]。夫人治國，固治身之象[㉖]。疾者，身之病；亂者，國之病也。身之病，待醫而愈；國之亂，待賢而治。治身有黄帝之術，治世有孔子之經[㉗]。然病不愈而亂不治者，非針石之法誤，而《五經》之言誣也，乃因之者非其人[㉘]。苟非其人，則規不圓而矩不方，繩不直而準不平[㉙]，鑽燧不得火[㉚]，鼓石不下金[㉛]，金馬不可以追速，土舟不可以涉水也[㉜]。凡此八者[㉝]，天之張道[㉞]，有形見物。苟非其人，猶尚無功[㉟]，則又況乎懷道術以撫民氓[㊱]，乘六龍以御天心者哉[㊲]？

夫治世不得真賢，譬猶治疾不得良醫也。治疾當得真人參，反得支羅服[㊳]；當得麥門冬，反得烝横麥[㊴]。己而不識真[㊵]，合而服之，病以侵劇[㊶]，不自知爲人所欺也，乃反謂方不誠而藥皆無益於病，因棄後藥而弗敢飲，而便求巫覡者[㊷]，雖死可也。人君求賢，下應以鄙；與直[㊸]，下應以枉[㊹]。己不别真，受猥官之[㊺]，國以侵亂，不自知爲下所欺也。乃反謂《經》不信而賢皆無益於救亂，因廢真賢不復求進，更任俗吏，雖滅亡可也。三代以下[㊻]，皆以支羅服、烝横麥合藥，病日痁而遂死也[㊼]。

《書》曰："人之有能，使修其行，國乃其昌[㊽]。"是故先王爲官擇人，必得其材[㊾]，功加於人，德稱其位[㊿]，人謀鬼謀，百姓與能[51]，務順以動天地如此[52]。三代開國建侯[53]，所以傳嗣百世[54]，歷載千數者也。

自春秋之後，戰國之制，將相權臣，必以親家[55]。皇后兄弟，主婿外孫[56]，年雖童妙[57]，未脱桎梏[58]，由藉此官職[59]，功不加民，澤不被下而取侯[60]，多受茅土[61]，又不得治民效能以報百姓，虚食重禄[62]，素餐尸位[63]，而但事淫侈，坐作驕奢[64]，破敗而不及傳世者也。子産有言[65]："未能操刀而使之割，其傷實多。"是故世主之於貴戚也，愛其嬖媚之美，不量其材而受之官，不使立功自託於民[66]，而苟務高其爵位，崇其賞賜，令結怨於下民，縣罪於惡[67]，積過既成，豈有不顛隕者哉？此所謂"子之愛人，傷之而已"哉[68]！

先主之制，官民必論其材[69]。論定而後爵之，位定然後禄之[70]。人君也此君不察[71]，而苟以親戚色官之人典官者[72]，譬猶以愛子易御僕，以明珠易瓦礫，雖有可愛好之情，然而其覆大車而殺病人也必矣[73]。《書》稱"天工人其代之"[74]，《傳》曰："夫成天地之功者，未嘗不蕃昌也[75]。"由此觀之，世主欲無功之人而彊富之，則是與天鬭也。使無德況之人與皇天鬭[76]，而欲久立，自古以來，未之嘗有也。

注釋

① 樂(lè)成：樂於成功，共享成果。《史記·商君列傳》："民不可與慮始，而可與樂成。"

② 上記：《吕氏春秋·務本》："嘗試觀《上古記》。"高誘注："《上古記》，上世之書也。"

③ 不數：無數，與上文"有三"對舉。

④ 縣：同"懸"。隔。一紀：説法不一。依照《三統曆》，19年爲一章，四章(76年)爲一蔀，20蔀爲一紀。故一紀爲1520年。

⑤ 九州：傳説中我國中原上古行政區劃。州名未有定説。《尚書·禹貢》謂冀、兖、青、徐、揚、荆、豫、梁、雍，《爾雅·釋地》無青、梁，有幽、營，《周禮·夏官》無徐、梁，有幽、并。

⑥ 殊俗千里：謂相距千里有不同的風俗。《晏子春秋·問上》："古者百里而異習，千里而殊俗。"

⑦ 亡徵：亡國的徵兆。《韓非子》有《亡徵篇》。下"敗迹"義同此。

⑧ 重(chóng崇)規襲矩：因襲重複完全相同。亦作"重規疊矩"。襲，重。

⑨ 稽節合符：完全一致。稽，合。節、符，皆爲古代使者所持之憑證。

⑩ "雖有堯舜"二句：《荀子·非相》："欲知上世，則審周道。"考，觀。周頌，爲《詩經》中《頌》的一部分，共31篇，多是周初的作品，屬西周統治者用於宗廟祭祀的樂歌。以頌揚周王室功德和祈求神祇賜福爲主要内容，部分詩篇記載了古代社會經濟史料。

⑪ 譏：同"幾"。察。版、蕩：《詩經·大雅》中的兩篇篇名，内容爲譏刺周厲王無道，敗壞國家。版，亦作"板"。

⑫ "殷鑒"二句：《蕩》的結句。意爲殷之教訓不遠，近在夏后之世。殷，朝代名，或稱"商殷"、"殷商"，商代遷都殷(今河南安陽市西北)之後的别稱。鑒，明鏡，教訓。夏后，夏后氏，我國歷史上第一個朝代，被商湯滅亡。

⑬ "與亡國"二句：引語見《韓非子·孤憤》。同行：舉動相同。行，舉動。

⑭ 且：將。與下文"將"對舉。以下四句參見《文子·微明》："人之將疾也，必先不甘魚肉之味；國之將亡也，必先惡忠臣之語。"

⑮ 饌：食物。

⑯ 遂於死：謂就因此而亡。於，猶以，因爲。其後省略代詞賓語"之"。《韓非子·解老》："慈，於戰則勝，以守則固。""於"、"以"同義對舉。下一"於"字同此。

⑰ 生飰秔粱：泛指精美的食物。飰，"飯"的俗字(見《玉篇》)。秔，"粳"的異體字。

⑱ 菽麥糠糟：泛指普通的粗劣的食物。糟，酒渣。欲清：疑作"飲清"，意爲凉水。清(jìng靖)，凉。

⑲ 候：徵兆。與下文"徵"對舉。

⑳ 闇君：昏君。闇，"暗"的異體字。

㉑ 姦佞(nìng泞)：奸詐善辯的人。姦，"奸"的異體字。闒茸(tà rǒng榻冗)：指品格卑下之人。闒，卑下。茸，本指小草，此喻微賤。章炳麟：《新方言·釋言》"闒爲小户，茸爲小草，故并舉以狀微賤也。"《漢書·司馬遷傳》："爲掃除之隸，在闒茸之中。"讒諛(chán yú婵於)：指好在背後説别人壞話而又當面奉承的人。

㉒ "夫唯"二句：意爲衹有把這種病當作病來慎重對待，所以才不會患這種病。語出《老子》第七十一章。

㉓ 易：《周易》。引語見《周易·否·九五》。意爲雖然如同繫於苞桑般地牢固，也時時憂慮其危亡。苞桑，亦作"包桑"，根深蒂固的桑樹。其亡其亡，是叮嚀戒慎之詞。

㉔ "養壽之士"五句：言防患於未然。有"上工治未病"、"聖人治未亂"之義。養壽之士，指善於保養身

體的人。養世之君，指善於治理天下的國君。《素問・四氣調神大論》："聖人不治已病治未病，不治已亂治未亂。"《淮南子・説山訓》："良醫者，常治無病之病，故無病；聖人者，常治無患之患，故無患。"并可參。先病，先於病，即患病之前。下文"先亂"仿此。

㉕"上醫"二句：《國語・晉語》作"上醫醫國，其次疾人"。韋昭注《國語》云："止其淫惑，是爲醫國。"

㉖"夫人治國"二句：《吕氏春秋・審分》："夫治身與治國，一理之術也。"《後漢書・崔駰傳》："爲國之法，有似理身。"可參。

㉗孔子之經：指《易經》、《尚書》、《詩經》、《禮記》、《春秋》五經。古人以爲五經爲孔子修定，故云。《白虎通・五經》："孔子定《五經》，以行其道。"

㉘因：因襲。其人：指真正的治身治國之人。

㉙"規不圓"二句：《吕氏春秋・分職》："爲圓必以規，爲方必以矩，爲平直必以準繩。"準繩，測定物體平直的工具。

㉚鑽燧：原始的取火法。燧，古代的取火工具。《淮南子・本經訓》："鑽燧取火。"

㉛"鼓石"句：意爲冶煉礦石不得金屬。《左傳・昭公二十九年》："遂賦晉國一鼓鐵，以鑄刑鼎。"晉・杜預注："令晉國各出功力，共鼓石爲鐵。"唐・孔穎達疏："冶石爲鐵。用橐扇火，動橐謂之鼓。"鼓：用鼓風器扇火，亦即冶煉。金，泛指金屬。

㉜"金馬"二句：依魏徵《羣書治要》，"金馬"當作"驅馬"，"土舟"當作"進舟"。彭鐸按："驅馬、進舟并行之疾者，不得其人而用之，則不可追速涉水，作金馬、土舟，則非其所指。《治要》是也。"速，謂急行者。

㉝八者：指上文的規、矩、準、繩、鑽燧、鼓石、驅馬、進舟。

㉞張：顯揚。

㉟猶尚：尚且。猶，尚。

㊱民氓(méng 萌)：人民。氓，民。

㊲"乘六龍"句：《周易・乾》："時乘六龍以御天。"此指輔佐帝王之術。六龍，古代天子以六馬駕車，因以代稱天子的車駕。御，奉，輔佐。天心，指天體(參見《周易正義》)。

㊳支羅服：蘿菔根，即蘿葡根。《意林》、《太平御覽》作"羅菔"。羅服，蘿葡，古音同。

㊴烝：通"蒸"。横麥：當爲"穬麥"。《證類本草》卷六引陶弘景説："根似穬麥，故名麥門冬。"可證。穬(kuàng 礦)麥，大麥的一種。芒長，實熟時自然脱粒，粒外有皮。

㊵而：乃。意爲竟然。而、乃古同聲而通用。説見《經傳釋詞》。

㊶侵劇：逐漸加重。侵，漸。《説文》："侵，漸進也。"

㊷巫覡(xí 習)：《國語・楚語》："在男曰覡，在女曰巫。"此泛指以裝神弄鬼替人祈禱爲職業的人。

㊸與直：選拔正直的人。與，通"舉"。選拔。

㊹枉：不正。此指行爲不合正道的人。

㊺受猥官之：意爲授予爵位而使之爲官。受，同"授"。猥，"猥諸侯"的略稱，漢代爵位名。亦作"限"。《後漢書・鄧禹傳》章懷注引《漢官儀》云："其次下土小國侯，以肺腑親、公主子孫奉墳墓于京師，亦隨時朝見，是爲限諸侯者也。"唐・杜佑《通典・職官・歷代王侯封爵》亦載"猥諸侯"的爵位。

㊻三代：指夏、商、周三代。

㊼"皆以"二句：意謂把蘿葡根當作真人參，把蒸穬麥當作麥門冬來配藥治病，結果病情日趨嚴重，終於死亡。比喻三代以下不能任用"真賢"而導致國家滅亡。痁(diàn 店)：同"阽"。疾甚。説見《小爾雅・廣名》。

㊽"人之"三句：《尚書・洪範》作"人之有能有爲，使羞(通'修')其行，而邦其昌"。之，若。假設連詞。説見《經傳釋詞》。

㊾必得其材：《淮南子・泰族訓》："英俊豪傑，各以小大之材處其位，得其宜。"得，適合，與下句"稱"同義。

㊿德稱其位：《荀子・富國》："德必稱位。"

51"人謀"二句：語出《周易・繫辭下》。意爲與人謀議以定得失，卜筮鬼神以考吉凶，則天下之人皆親附能人。與，親附。

㊾ “務順”句:《周易·繫辭上》:“言行,君子所以動天地也。”務,務必。順,和順,依順。

㊿ 開國建侯:《周易·師》:“開國承家。”又,《屯》:“利建侯。”

(54) 嗣:持續。

(55) 親家:漢代爲“親戚”的通稱。

(56) 主婿:女婿。主,“公主”的簡稱。

(57) 童妙(miǎo 眇):謂幼小。妙,通“眇”,微小。

(58) 桎梏(zhì gù 質顧):本指手銬、脚鐐一類的囚具,此指童幼襁褓。《周易·蒙》:“利用刑人,用説桎梏。”孔穎達疏:“在足曰桎,在手曰梏。”桎梏用以防範,而童蒙情識未定,宜加管束,因稱桎梏。《漢書·王莽傳》:“孝武皇帝裂三萬户以封衛青。青子三人,或在襁褓,皆爲通侯。”正謂“未脱桎梏”而“籍此官職”之事。

(59) 由:由於。後省略代詞賓語“之”。“之”指代上文“將相權臣,必以親家”之“制”。籍:登記。此意爲獲取。

(60) 澤:雨露。引申爲恩澤。被:加。

(61) 受茅土:指接受封地。古代天子分封諸侯時,以茅草包裹祭壇所用五色土中的某一色土,授予被封之人,作爲分得土地的象徵。《尚書·禹貢》:“厥貢惟土五色。”孔穎達疏:“王者封五色土以爲社,若封建諸侯,則各割其方色土與之,使歸國立社……用白茅裹土與之。必用白茅者,取其潔清也。”

(62) 虛食:白白地接受。食,接受。

(63) 素餐尸位:亦作“尸位素餐”。意爲居位食禄而不盡職。《漢書·朱雲傳》:“今朝廷大臣,上不能匡主,下無以益民,皆尸位素餐。”《論衡·量知》:“文吏空胸,無仁義之學,居位食禄,終無以效,所謂‘尸位素餐’者也。素者,空也。空虛無德,食人之禄,故曰‘素餐’。無道藝之業,不曉政治,默坐朝廷,不能言事,與尸無異,故曰‘尸位’。”

(64) “而但事”二句:意爲却衹求放蕩不羈,驕横奢侈。坐,衹。“坐作”與上文“但事”對舉。

(65) 子産:即公孫僑、公孫成子。春秋時政治家,曾任鄭國國卿。以下引文見《左傳·襄公三十一年》。意謂一個人還没有掌握用刀的本領,却讓他持刀割宰,他造成的傷害確實很多。

(66) “愛其”三句:嬖(bì)媚:争寵討好。受:同“授”。《漢書·董仲舒傳》:“量材而授官。”託:“托”的異體字。立足。

(67) 縣:同“懸”。繫。《莊子·寓言》:“無所縣其罪。”郭象注:“縣,繫也。”清·俞樾《曲園雜纂》云:“‘縣罪於’下脱‘上天’二字,當與上‘結怨於下民’相對成文。‘惡’下脱‘既’字。‘惡既積’,‘過既成’,亦相對成文。”汪繼培箋云:“按‘懸罪於’以下當有二字與‘下民’對。此文大意與忠貴篇末段相同,彼云‘下自附於民氓,上承順於天心’。此‘惡’字蓋即‘天心’之誤。志氏姓篇‘於諸侯無惡’,《晉語》作‘於諸侯無二心’,亦一證。”顛隕:失敗覆滅。

(68) “子之愛人”八字:語出《左傳·襄公三十一年》。

(69) “官民”三句:官民;使民爲官。使動用法。

(70) “論定”二句:《禮記·王制》:“凡官民,材必先論之。論辨然後使之,任事然後爵之,位定然後禄之。”《後漢書·左周黄傳》:“辯論其才,論定然後官之,任官然後禄之。”可參。論,品評。

(71) “人君”句:此句當有誤。《潛夫論·賢難》:“時君俗主不此察也。”本句意同此。彭鐸《潛夫論箋》認爲此句當作“今之君也不此察”,可從。

(72) 苟:草率。色官:謂以美色而獲官。典官:任官。典,執掌。

(73) “譬猶”四句:“覆大車”承“以愛子易御僕”,“殺病人”承“以明珠易瓦礫”。意爲讓愛子替代車夫,雖有愛子之心,然其顛覆大車是必然之事;用明珠掉换瓦礫,雖有愛珠之情,然其殺害病人亦是必定之事。御僕,御夫,即駕車馬之人。《詩·小雅·正月》鄭玄箋:“僕,將車者也。”瓦礫古用以入藥。《新修本草》卷五:“烏古瓦,寒,無毒。以水煮及漬汁飲,止消渴。取屋上年久者良。”可證。

(74) “天工”六字:語出《尚書·皋陶謨》。意爲天的職司,那些不稱其職的人怎麽能代替呢?

(75) “夫成”二句:意爲成就天地大功的人,他的子孫未嘗不繁衍昌盛。《國語·鄭語》:“夫成天地之大功者，其子孫未嘗不章，虞、夏、商、周是也。"《傳》，據彭鐸説："當指《尚書大傳》，此所引乃《尚書大傳逸文》。"

⑯ 德況：德澤恩惠。況，通"貺"，賜予。《漢書・武帝紀》："遭天地況施。"東漢・應劭注："況，賜也。"皇天：天。古代常與"后土"並用，合稱天地。《左傳・僖公十五年》："君履后土而戴皇天，皇天后土，實聞君之言。"

課文簡析

本文以治病喻治國，指出善於理身之人，"先病服藥"；善於治國之君，"先亂任賢"，因此能"身常安而國永保"。反復强調，要尋求明主賢人以治國，任用良醫真藥以治病。指出"將相權臣，必以親家"，是春秋以降亡國相續的原因所在，勸告統治者尊賢任能，以除亡徵敗迹，而保長治久安。第一段説明歷代亡國皆由君王"常好其所亂，而惡其所治"造成的。第二段（含第二、三自然段）説明"先病服藥"、"先亂任賢"的道理，指出"身之病，待醫而愈；國之亂，待賢而治"。第三段（含第四至第七自然段）説明先王擇人必稱其材而傳嗣百世、三代以下任用"親家"、"俗吏"而遞相敗亡的原因，告誡統治者要"尊賢任能"以保長治久安。

參考資料

1. 王符，字節信，安定臨涇人也。少好學，有志操，與馬融、竇章、張衡、崔瑗等友善。安定俗鄙庶孽，而符無外家，爲鄉人所賤。自和、安之後，世務游宦，當塗者更相薦引，而符獨耿介不同於俗，以此遂不得升進。志意藴憤，乃隱居著書三十餘篇，以譏當時失得，不欲章顯其名，故號曰《潛夫論》。其指訐時短，討讁物情，足以觀見當時風政。

《後漢書・王符傳》

2. 王符節信，安定臨涇。好學有志，爲鄉人所輕。憤世著論，《潛夫》是名。《述赦》之篇，以赦爲賊良民之甚，其旨甚明。皇甫度遼，聞至乃驚，衣不及帶，屣履出迎。豈若雁門，問雁呼卿？不仕終家，吁嗟先生！

韓愈《後漢三賢贊》之一

3. 余自丞歲受讀《昌黎文集》，即識後漢三賢名，迨讀范《史》，始得詳其里居世次及其著述文章，而潛夫先生者，又吾鄰邑臨涇人，其景慕尤甚焉。臨涇在今鎮原縣，縣治之北百數十步，有潛夫山，山上有亭曰思潛亭，山後有墓曰潛夫墓。余以躬養之暇，蓋嘗至其地，登其亭，訪其事，悠然想見其爲人，未嘗不流連志之。夫先生一布衣耳，而又丁漢室之喪，非有豐功偉業，足以耀當時而垂後世也。而度遼一迎，榮流當代，昌黎一贊，名炳儒林，夫豈無所修爲，而令人愛慕一至此歟？

清・李方泰《潛夫論・序》

4. 《易》曰："潛之爲言也，隱而未見，行而未成，是以君子弗用也。"然觀樂行憂危，則知龍德而隱，必其器識百倍於流俗，雖終其身不求聞達，而本立德以立言，自可與立功者并垂於不朽。潛夫王先生，安定臨涇人也。其本傳載於《後漢書》，其論三十餘篇，僅傳其五，而其全編則見《漢魏叢書》。余向讀其論，見其剴切詳明，無所不備，未嘗不掩卷太息，而想見夫潛之所以爲潛也。

清・周泰元《潛夫論・序》

5. 《潛夫論》十卷，漢王符撰……今本凡三十五篇，合《敍録》爲三十六篇，蓋猶舊本。卷首《贊學》一篇，論勵志勤修之旨；卷末《五德志》篇，述帝王之世次；《志氏姓》篇，考譜牒之源流；其中《卜列》、《相列》、《夢列》三篇，亦皆雜論方技，不盡指陳時政。范氏所云，舉其著書大旨爾。

《四庫全書總目提要・子部・儒家類一》

6. 春秋以降，迄於漢世，分封同姓，不量能而授官，故亡國敗家相續，此望治者所以思得賢材共相舉救者也。故以"思賢"名篇。

彭鐸《潛夫論・思賢》按

（許敬生）

五十六　養　生　論★

説明

本文選自《嵇中散集》，據明嘉靖四年（公元 1525 年）黄省曾刻本，參校《昭明文選》排印。

作者嵇康（公元223～263年），字叔夜，譙郡銍（今安徽宿縣西南）人，因曾任中散大夫，世稱“嵇中散”。他崇尚老莊之學，信奉服食養生之道，主張回歸自然，厭惡虛僞的封建禮教，不滿當時的黑暗政治，“非湯武而薄周孔”（《與山巨源絶交書》），結果被視爲“亂時害政”的異端，加上“言論放蕩，非毁典謨，帝王者所不宜容”的罪名而殺害。他是我國著名的思想家和文學家，爲“竹林七賢之一”，與阮籍齊名，能詩能文，以文見長。今傳有《嵇中散集》十卷，以魯迅輯校的《嵇康集》較精詳。

世或有謂神仙可以學得，不死可以力致者；或云上壽百二十[1]，古今所同，過此以往，莫非妖妄者，此皆兩失其情[2]。請試粗論之。

夫神仙雖不目見，然記籍所載，前史所傳，較而論之[3]，其有必矣。似特受異氣，禀之自然，非積學所能致也。至於導養得理[4]，以盡性命，上獲千餘歲，下可數百年，可有之耳。而世皆不精，故莫能得之。

何以言之？夫服藥求汗，或有弗獲；而愧情一集，涣然流離[5]。終朝未餐[6]，則囂然思食[7]；而曾子銜哀，七日不飢[8]。夜分而坐[9]，則低迷思寢[10]；内懷殷憂[11]，則達旦不瞑[12]。勁刷理鬢[13]，醇醴發顔[14]，僅乃得之；壯士之怒，赫然殊觀[15]，植髮衝冠[16]。由此言之，精神之於形骸，猶國之有君也。神躁於中，而形喪於外，猶君昏於上，國亂於下也。

夫爲稼於湯之世[17]，偏有一溉之功者[18]，雖終歸於燋爛[19]，必一溉者後枯。然則，一溉之益固不可誣也[20]。而世常謂一怒不足以侵性，一哀不足以傷身，輕而肆之，是猶不識一溉之益，而望嘉穀於旱苗者也。是以君子知形恃神以立，神須形以存，悟生理之易失[21]，知一過之害生。故修性以保神，安心以全身，愛憎不棲於情[22]，憂喜不留於意，泊然無感[23]，而體氣和平[24]；又呼吸吐納[25]，服食養身，使形神相親，表裏俱濟也。

夫田種者[26]，一畝十斛[27]，謂之良田，此天下之通稱也。不知區種可百餘斛[28]。田、種一也[29]，至於樹養不同[30]，則功效相懸[31]。謂商無十倍之價，農無百斛之望，此守常而不變者也。

且豆令人重[32]，榆令人瞑[33]，合歡蠲忿[34]，萱草忘憂[35]，愚智所共知也。薰辛害目[36]，豚魚不養[37]，常世所識也。蝨處頭而黑[38]，麝食柏而香[39]，頸處險而癭[40]，齒居晉而黄[41]。推此而言，凡所食之氣，蒸性染身[42]，莫不相應。豈惟蒸之使重而無使輕，害之使暗而無使明，薰之使黄而無使堅，芬之使香而無使延哉[43]？

故神農曰“上藥養命，中藥養性”者[44]，誠知性命之理，因輔養以通也。而世人不察，惟五穀是見，聲色是躭[45]，目惑玄黄[46]，耳務淫哇[47]。滋味煎其府藏，醴醪鬻其腸胃[48]，香芳腐其骨髓，喜怒悖其正氣，思慮銷其精神，哀樂殃其平粹[49]。夫以蕞爾之軀[50]，攻之者非一塗[51]；易竭之身，而外内受敵。身非木石，其能久乎？

其自用甚者[52]，飲食不節，以生百病，好色不倦，以致乏絶，風寒所災，百毒所傷，中道夭於衆難[53]。世皆知笑悼[54]，謂之不善持生也[55]。至於措身失理[56]，亡之於微，積微成損，積損成衰，從衰得白，從白得老，從老得終，悶若無端[57]。中智以下，謂之自然。縱少覺悟，咸歎恨於所遇之初，而不知慎衆險於未兆。是由桓侯抱將死之疾，而怒扁鵲之先見[58]，以覺痛之日，爲受病之始也。害成於微，而救之於著，故有無功之治；馳騁常人之域[59]，故有一切之壽[60]。仰觀俯察，莫不皆然。以多自證，以同自慰，謂天地之理，盡此而已矣。縱聞養生之事，則斷以所見，謂之不然；其次狐疑，雖少庶幾，莫知所由[61]；其次自力服藥，半年一年，勞而未驗，志以厭衰，中路復廢[62]。或益之以畎澮[63]，而泄之以尾閭[64]，欲坐望顯報者；或抑情忍欲，割棄榮願，而嗜好常在耳目之前，所希在數十年之後，又恐兩失，内懷猶豫，心戰於内，物誘於外，交賒相傾[65]，如此復敗者。

夫至物微妙，可以理知，難以目識。譬猶豫章生七年[66]，然後可覺耳。今以躁競之心，涉希静之塗[67]，意速而事遲，望近而應遠，故莫能相終。

夫悠悠者既以未效不求[68]，而求者以不專喪業，偏恃者以不兼無功，追術者以小道自溺。凡若此類，故欲之者萬無一能成也。

善養生者則不然也，清虚静泰[69]，少私寡欲。知名位之傷德，故忽而不營，非欲而彊禁也；識厚味之害性，故棄而弗顧，非貪而後抑也。外物以累心不存[70]，神氣以醇白獨著[71]。曠然無憂患[72]，寂然無思慮[73]。又守之以一[74]，養之以和，和理日濟，同乎大順[75]。然後蒸以靈芝，潤以醴泉[76]，晞以朝陽[77]，綏以五絃[78]，無爲自得，體妙心玄[79]，忘歡而後樂足，遺生而後身存[80]。若此以往，庶可與羨門比壽[81]，王喬争年[82]，何爲其無有哉！

注釋

① 上壽：高齡。其説不一：唐・李善注引《養生經》："人生上壽一百二十年，中壽百年，下壽八十年。而竟不然者，皆夭耳。"《左傳・僖公三十二年》"中壽"孔穎達疏同。這是第一種説法。又《昭公三年》"三老"疏："上壽百年以上，中壽九十以上，下壽八十以上。"這是第二種説法。《莊子・盗跖》："人上壽百歲，中壽八十，下壽六十。"這是第三種説法。《論衡・正説》："上壽九十，中壽八十，下壽七十。"這是第四種説法。

② 此：指代上文的兩種説法。兩：皆。情：實情。

③ 較：明顯。吕延濟注："較，明也。"

④ 導養：導氣養性。道家的養生之術。《論衡・道虚》："道家或以導氣養性，度世而不死。"

⑤ "而愧情"二句：《漢書・張陳王周傳》："上益明習國家事，朝而問右丞相(周)勃曰：'天下一歲決獄幾何？'勃謝不知。問：'天下錢穀一歲出入幾何？'勃又謝不知。汗出洽背，愧不能對。"此即"愧情一集，涣然流離"之實例。涣然流離：大汗淋灕。涣，水盛的樣子。流離，猶"淋漓"。沾濕，流滴。

⑥ 終朝：旦至食時。李善注："《毛詩》曰：終朝采緑。終朝，謂癸旦至食時。"也即整個早晨。

⑦ 囂然：飢餓之意。李善注："饑意也。"囂，通"枵"，空虚。《爾雅・釋天》："枵，虚也。"

⑧ "而曾子"二句：《禮記・檀弓上》："曾子謂子思曰：'伋！吾執親之喪也，水漿不入於口者七日。'"曾子，名參，字子輿，孔子的學生，以孝著稱。銜，含，引申爲藏在心中。

⑨ 夜分：半夜。

⑩ 低迷：昏昏沉沉。

⑪ 殷憂：憂傷。

⑫ 達旦：即"通宵達旦"之意。瞑：李善注："古眠字。"

⑬ 勁刷：髪梳。吕向注："謂梳也。"李善注引《通俗文》曰："所以理髪謂之刷也。"

⑭ 醇：味道濃厚之酒。醴：甜酒。

⑮ 赫然：盛怒的樣子。殊觀：此謂面容大變。

⑯ 植髪衝冠：義近"怒髪衝冠"。《淮南子・泰族訓》："荆軻西刺秦王，高漸離、宋意爲擊筑，而歌於易水之上，聞者莫不瞋目裂眦，髪植穿冠。"《史記・廉頗藺相如列傳》："相如因持璧却立倚柱，怒髪上衝冠。"植，竪立。

⑰ 湯：商代開國的國君。傳説商湯時曾大旱七年。

⑱ 偏：獨。

⑲ 燋爛：枯燋。偏義複詞，義在"燋"。

⑳ 誣：此指輕視。劉良注："誣，輕也。"

㉑ 生理：養生之理。

㉒ 棲：停留。李周翰注："棲，居也。"

㉓ 泊然：恬淡無欲貌。張銑注："泊然，無營欲貌。無感，謂哀樂不能在懷也。"

㉔ 體氣和平：即體平氣和。身體健康，氣血調和。

㉕ 吐納：從口中徐徐呼出濁氣，由鼻中緩緩吸入清氣。古代養生方法。《莊子・刻意》："吹呴呼吸，吐

故納新，熊經鳥伸，爲壽而已矣。”

㉖ 田種(zhòng 衆)：散播漫種的耕作方法。

㉗ 斛(hú 胡)：量器名，亦爲容量單位。古代以十斗爲一斛，南宋末年改爲五斗。

㉘ 區種：相傳商湯時，伊尹創“區種”法。把作物種在帶狀低畦或方形淺穴的小區内，精耕細作，集中施肥灌水，適當密植。李善注引西漢・氾勝之《田農書》曰：“上農區田，大區方深各六寸，相去七寸，一畝三千七百區，丁男女治十畝，至秋收，區三升粟，畝得百斛也。”

㉙ 種(zhǒng 腫)：種子。

㉚ 樹養：種植管理的方法。

㉛ 懸：遠。

㉜ 且：句首語氣助詞。豆令人重：《神農本草經》：“黑大豆，久服，令人身重。”《博物志・食忌》：“人啖豆三年，則身重行止難。”北宋・蘇頌《圖經本草》：“多食豆，令人體重。”

㉝ 榆令人瞑：《神農本草經》言榆的皮、葉皆能“療不眠”。李善注引《博物志》：“啖榆則瞑，不欲覺也。”榆，植物名，又名白榆。

㉞ 合歡：一名馬纓花。《神農本草經》言其“安五臟，和心志，令人歡樂無憂”。蠲(juān 捐)：消除。

㉟ 萱草：又名“諼草”。古人以爲可以使人忘憂的一種草。又名鹿葱、忘憂、宜男、金針花等。《詩經・衛風・伯兮》：“焉得諼草？言樹之背。”毛傳：“諼草令人忘憂。”

㊱ 薰辛：指大蒜。薰，同“葷”。李善注引《養生要》曰：“大蒜多食，葷辛害目。”

㊲ 豚魚：即河豚魚。李時珍言其“不中食”，因其卵巢、血液和肝臟有劇毒。

㊳ 蝨處頭而黑：李善注：“《抱朴子》曰：‘今頭蝨著身，皆稍變白，身蝨處頭，皆漸化而黑，則是玄素無定質，移易存乎所漸’。”

㊴ 麝食柏而香：《名醫别録》云，麝“常食柏葉，五月得香。”

㊵ 頸處險而癭：猶處險而頸癭。意爲生活在山區的人，頸部易生癭。因山區多輕水。參見本書《盡數》：“輕水所，多秃與癭人。”險，通“岩”，山崖。

㊶ 齒居晋而黄：猶居晋而齒黄。意即生活在晋地(今山西一帶)的人，牙齒易變黄。因晋地産棗。李時珍《本草綱目・果部》言“啖棗多，令人齒黄生䘌”。清・朱亦楝《羣書札記》引《墨客揮犀》云：“太原人喜食棗，無貴賤老少，常置棗於懷袖間，探取食之，則人之齒皆黄，緣食棗故，乃驗嵇叔夜‘齒居晋而黄’之説。”

㊷ 蒸性染身：熏陶情志，沾染形體。

㊸ 延：黄省曾注：“延”當爲“脠(shān 山)”，生肉醬也。此泛指腥臭味。李善注：“《方言》曰，延，年長也。”吕延濟訓爲“延長”。

㊹ “上藥”八字：意爲上品藥能延長壽命，中品藥可陶冶性情。《神農本草經》分藥爲上中下三品。“上藥一百廿種爲君，主養命以應天，無毒，多服久服不傷人。欲輕身益氣，不老延年者，本上經。中藥一百廿種爲臣，主養性以應人。無毒有毒，斟酌其宜。欲遏病補虚羸者，本中經。下藥一百廿種爲佐使，主治病以應地，多毒，不可久服。欲除寒熱邪氣，破積聚愈疾者，本下經。”(《神農本草經・序録》)

㊺ 聲色：指歌舞和女色。躭：“耽”的異體字。沉溺。

㊻ 玄黄：《周易・坤卦・文言》有“天玄而地黄”句，後因此以“玄黄”代稱天地。此指自然界的事物。

㊼ 務：通“瞀”。眩惑。淫哇：淫邪之聲。

㊽ 鬻：“煮”的異體字。傷害。

㊾ 平粹：寧静純粹的情緒。吕延濟注：“平粹，謂純和之性也。”

㊿ 蕞(zuì 最)：小的樣子。爾：詞尾。

51 塗：通“途”。道路。

52 自用：自以爲是，恃自己的聰明才力行事。

53 中道：中途。此指生命之中途。《莊子・人間世》：“不終其天年而中道夭於斧斤，此材之患也。”

54 笑悼：譏笑哀嘆。李善注：“謂笑其不善養生而又哀其促齡也。”

55 持生：養生。《吕氏春秋・異用》：“仁人之得飴以養疾持老。”高誘注：“持，亦養也。”

㊻ 措身：安身。

㊼ 悶若無端：迷迷糊糊地不明衰亡的原因。悶若，悶悶然，愚昧的樣子。若，詞尾。無端，無因。猶云不知其原因。

㊽ "是由"二句：事見本書《扁鵲傳》。由，通"猶"。好比。

㊾ 馳騁：縱馬疾馳。引申爲奔競、趨附。吕延濟注："馳騁，猶歷觀。"可參。

㊿ 一切之壽：吕延濟注："一時苟且之壽。"即短壽。一切，一般。黄省曾注："一切，權時也。"

○61 "雖少"二句：意爲雖稍有志於養生，却幾乎不懂它的道理和方法。庶，庶慕。幾，微。此指養生的精妙。張銑注爲："言狐疑之心雖少，近不知養生之所由何如。"據此再參 1935 年大達圖書出版社《孫批注釋文選》宜應標斷爲"其次狐疑雖少，庶幾莫知所由。"值得研究。

○62 中路：指服食的過程中。

○63 畎澮（quǎn kuài 犬快）：田間水溝。喻補益少。孔穎達疏《尚書・益稷》云："一畝之間，廣尺深尺曰畎，廣二尋深二仞曰澮。"

○64 尾閭：傳説海水歸向之處。喻消耗多。《莊子・秋水》曰："天下之水莫大於海，萬川歸之不知何時止，而不盈，尾閭泄之不知何時已，而不虚。"司馬彪注："尾閭，水之從海水出者也，一名沃燋，在東海之中。尾者，在百川之下，故稱尾；閭者，聚也，水聚族之處，故稱閭也；在扶桑之東，有一石，方圓四萬里，厚四萬里，海水注者，無不燋盡，故名燋。"

○65 交：近。此指物質嗜好之近。賒：遠。此指養生效驗之遠。傾：排斥。

○66 豫：枕木。章，樟木。《史記・司馬相如列傳》張守節《正義》："二木生至七年，枕，章乃可分別。"一説，豫章即指樟木。

○67 希静：静謐。此指清心寡欲的修養。《老子》："聽之不聞，名曰希。"

○68 悠悠：衆多。

○69 清虚静泰：心地清静，行動安和。

○70 累：勞心。

○71 醇白：純潔。

○72 曠然：開朗的樣子。

○73 寂然：心神安静的樣子。

○74 一：純一。指"道"、"理"。即下句"和理日濟"之"理"。

○75 同乎大順：《老子》第六十五章："玄德，深矣，遠矣，與物反矣，然後乃至大順。"《莊子・天地》："是謂玄德，同乎大順。"大順，指安定境界。謂人與自然和諧統一。

○76 醴泉：甘美的泉水。《論衡・是應》："泉從地下出，其味甘若醴，故曰醴泉。"

○77 晞（xī 希）：曬。李周翰注："晞，乾也。"

○78 綏：車上的繩索，登車時拉手所用。《論語・鄉黨》："升車，必正立執綏。"引申爲安；安撫。五絃：泛指音樂。絃，"弦"的異體字。

○79 玄：深沉恬静。

○80 "忘歡"二句：吕向注："忘其歡則形不勞，故樂足；不勞形則日遺生，故身存也。"遺生，擺脱生命。意謂不要人爲地干擾生命，要聽其自然。

○81 羡門：神話人物。事見《史記・秦始皇本紀》等。

○82 王喬：即王子喬。神話人物。一説名晉，字子晉，相傳爲周靈王太子，喜吹笙作鳳凰鳴，爲浮丘公引入嵩山修煉。三十餘年後升天而去。事見《列仙傳》。

譯文

世上有人認爲神仙可以通過學習得到，不死可以經過努力實現；有人説人最長壽命是一百二十歲，古今都是一樣的，超過此數以上，没有不是荒誕的邪説，這兩種説法都違背它的實際情況。請允許我嘗試粗略地論述它。

神仙雖然没有親眼看到，然而書籍記載的，前代歷史傳聞的，都明白地論述他，那么他的存在是肯定的了。似乎是獨受特異之氣，禀承天然，不是長期學習能達到的。至於導氣養性得法，從而享盡天年，上等的獲得一千多歲，下等的大約數百歲，這是應該有的。但世人都不精通導氣養性之術，所以没有人能够達到這樣高壽。

憑什么這樣説呢？用服藥求得發汗，有時無法得到汗；但慚愧之情一旦交集，便大汗淋灕。整個早晨未進食，就感到饑腸轆轆地想吃；但曾參心懷喪親的悲痛，七天不食也不感飢餓。坐到三更半夜，就會昏昏沉沉地想睡；而胸藏深沉的憂慮，便到天亮也不合眼。梳子梳理鬢髮，厚酒使面顔發紅，僅僅才得到這樣效果；但壯士大怒，其怒容跟常人大不相同，使頭髮竪起衝掉帽子。從這些事例説明，精神對於形體，好像國家有君主一樣。精神在體内躁亂不安，形體就在外部受到損害，好像國君在上昏庸無能，國内人民就在下作亂一樣。

在商湯大旱之年種植莊稼，獨受過一次灌溉好處的禾苗，雖然最終還是枯死，但必定是受過一次灌溉的最後枯萎。既然這樣，那麼一次灌溉的益處實在是不可輕視啊。然而世上的人常説發怒一次不足以傷害性命，悲哀一次不足以危害身體，因而輕率地放縱自己的情志，這好像不知灌溉一次的益處，却期望從枯萎的禾苗結出茁壯的穀子一樣。因此有才德的人知道形體依靠精神而形成，精神借助形體而存在，領悟養生之理的容易忽視，懂得情志過失一次之危害。所以陶冶性情來保養精神，安定神志來健全形體，愛憐憎惡不寄寓於感情，憂愁喜悦不留存於意念，恬静淡泊而無欲念，就能身體健康氣血調和，又加上呼吸吐納的鍛煉，服食丹藥來調養身體，使形體和精神緊密相依，表裏相互協調。

採用田種法，一畝土地有十斛的收獲，就稱它良田。這是社會上通常的説法。不知採用區種法，一畝土地可收成一百多斛。田地、種子是一樣的，由於種植管理的方法不同，那麼收成就相差懸殊。如果説商人不能賺取十倍的盈利，農民没有收獲百斛的希望，這就是墨守成規而不知變化的迂腐看法。

常食大豆會使人身體重滯，過食白榆會使人嗜睡，合歡可以使人消除忿怒，萱草可以讓人忘却憂愁，這是愚蠢的人和聰明的人共同知道的常識。辛辣的大蒜會傷害眼睛，味美的河豚會傷害身體，這是一般人都懂得的道理。身虱生長在人頭部會逐漸變黑，雄麝食柏葉會産生麝香，生活在山區的人頸部容易生癭，居住在晉地的人牙齒容易變黄。由此推廣來説，所有食物化生的氣，都能熏陶情志沾染形體，没有什么不相互應合的。難道多食豆只能使身體重滯而不能輕捷，多食蒜只能使視力昏暗而不能明亮，多食棗只能使牙齒變黄而不能堅固，多食柏葉只能使雄麝産生香氣而不能發出腥味嗎？

所以神農氏説“上品藥延年益壽，中品藥調理情志”的話，確實懂得性命的道理，是借助藥物輔助調理，來使人體適應自然規律。可是世上的人不認識這個道理，衹是看到五穀的作用，雙眼被外界事物迷惑，衹沉溺於音樂女色，兩耳被淫邪之聲充塞，厚味熬煎他們的臟腑，酒漿傷害他們的腸胃，香氣腐蝕他們的骨髓，喜怒擾亂他們的正氣，思慮消耗他們的精神，哀樂危害他們寧静純粹的情緒。以渺小單薄的身軀，而侵害的不衹一個途徑；容易衰竭的身體，却内外遭受摧殘。人的身體不是樹木石頭，怎麼能忍受長久呢？

那些一味自行其是的人，飲食不能節制，就患上各種疾病，貪戀女色不知厭倦，便導致精力衰竭，被風寒侵襲，被百毒傷害，中途死在各種災難之中。世上的人都知道嘲笑哀嘆，説他們不善於養生。至於安身違背規律，在疾病有征兆時疏忽它，積累徵兆造成損害，積累損害導致衰弱，從衰弱引起髮白，從髮白而到衰老，從衰老直至死亡，迷迷糊糊地不明衰亡的原因。中等才智以下的人，認爲這些是自然現象。縱然稍有覺察醒悟，都在發病之初哀嘆悔恨，却不知道在各種危險尚未顯出徵兆時加以謹慎預防。這好比齊桓侯抱着將要死的疾患，却責怪扁鵲的先見之明，把感覺到病痛的時候，當作患病的開端。病害從細微的方面釀成，却在症狀很顯著時才去救治，所以有没有功效的治療；奔競在一般人當中，因此只能有一般的壽命。全面觀察人間，没有什麽不都是這樣的。用多數人的情况來證明自己，用相同的情況來安慰自己，説天地間的道理，全都如此罷了。即使聽説養生的事情，却憑自己的見識去判斷，説它不是這樣；其次，有些人猶豫不决，雖然稍微庶慕養生的精妙，但不知道它的道理；又其次，有些人盡力服食丹藥，一年半載之後，辛苦而無效驗，養生的意志因此厭倦衰退，半途又停止。有的人如涓涓細流一樣地補益身體，如奔騰洪流一樣地消耗正氣，還想坐待明顯的報答；有的人强抑感情隱忍欲望，割棄榮華富貴的念頭，而嗜好的事物常在耳目之前，希求的養生功效却在幾十年之後，又擔心兩者都失去，心中猶豫不决，思想鬥争在内，物欲引誘在外，物色嗜好與養生功效互相排擠，像這樣又導致失敗。

養生的道理精微奥妙，可以用事理推知它，難以用眼睛識别它。例如枕木、樟木生長到七年，然後方可分别。如果用急躁争勝的思想，却想進入清心寡欲的境界，意圖速成但見效緩慢，希望切近却效驗遥遠，所以不能堅持到底。

疑慮不定的人因爲未得效驗就不尋求養生之理，尋求的人因爲不能專心致意而喪失養生功業，偏執一端的因不全面而没有獲得效果，單純追求技藝的人因小道而自行沉溺。凡是像這幾類人，要達到長壽，萬人之中没有一個能够成功。

善於養生的人就不是這樣，他們心地清净，行動安和，極少私情欲望。知道名利地位傷害品德，所以忽略而不謀求，不是思想上貪求而在行動上强行禁止；認識到膏粱厚味傷害人的性命，所以放棄而不顧惜，不是内心貪戀然後克制。外界事物因爲能使心受害就不留存於心，精神氣魄因淳樸恬静便特别充沛。胸懷開朗没有憂愁，心情平静没有雜念。用純一精神堅持養生之道，用和諧原則調養自己，和合平衡的規律一天天地起作用，同在安定境界之中。然後用靈芝熏蒸，用甘泉滋潤，用朝陽曬浴，用音樂安神，清静無爲，恬然自得，身體輕健，心境高遠，忘掉物質的歡樂而後使歡樂常足，擺脱生命的牽掛而後使身體長存。像這樣堅持下去，差不多可與羡門比長壽，和王喬争永年，爲什麽不能延年益壽呢？

課文簡析

全文分爲四段。第一段，以先破後立的手法，在對“神化可以學得”和“上壽百二十”兩種觀點的否定中，提出“導養得理，以盡性命”的論點。引人入勝。第二段，對論點進行論證。先以“服藥求汗”、“曾子銜哀”、“内懷殷憂”、“壯士之怒”爲例，説明精神對形體的作用：“精神之於形骸，猶國之有君”。再以“一溉之益”爲例，論述了形神互相依存的關係：“形恃神以立，神須形以存”。再次，以“田種”、“區種”爲例，示人“樹養不同，則功效相懸”的道理；以人所共知的生活事例，告人飲食、環境對人體的影響。最後强調藥物對養生的意義。至此，作者的論點已闡發十分清楚了；但作者未於此作結，筆鋒一轉，直指“自用甚者”和“措身失理”的種種表現，“故欲之者萬無一能成也”。增强了文章的實用性和戰鬭性。這是第三段。第四段，具體陳述作者養生觀。善於養生者應“清虚静泰，少私寡欲”，“守之以一，養之以和”，還要用靈芝來陶冶情志，醴泉來滋潤臟腑，朝陽來沐浴身體，音樂來安撫心神。“若此以往”，便可步入長壽的殿堂。全文圍繞“導養得理”可獲長壽的觀點，認爲修性保神和服食養生結合的養生方法，若能堅持不懈，是可長壽的。文章波瀾起伏，峻切直陳，首尾相應，感染力强。《嵇中散集》卷四有《答難養生論》，并附向秀的《難養生論》，可供學習參考。

參考資料

1. 家世儒學，少有俊才，曠邁不羣，高亮任性，不修名譽，寬簡有大量；學不師授，博洽多聞；長而好老、莊之業，恬静無欲。性好服食，常採御上藥。善屬文論，彈琴咏詩，自足於懷抱之中。以爲神仙者，禀之自然，非積學所致，至於導養得理，以盡性命，若安期、彭祖之倫，可以善求而得也，著《養生篇》。知自厚者，所以喪其所生，其求益者，必失其性。超然獨達，遂放世事，縱意於塵埃之表。撰録上古以來聖賢隱逸，遁心遺名者，集爲傳贊，自混沌至於管寧，凡百一十有九人，蓋求之於宇宙之内，而發之乎千載之外者矣。故世人莫得而名焉。

《昭明文選・養生論》注引嵇喜《嵇康傳》

2. 嵇康，字叔夜，譙國銍人也。其先姓奚，會稽上虞人，以避怨，徙焉。銍有嵇山，家於其側，因而命氏。兄喜有當世才，歷太僕、宗正。康早孤，有奇才，遠邁不群，身長七尺八寸，美詞氣，有風儀，而土木形骸，不自藻飾，人以爲龍章鳳姿，天質自然。恬静寡欲，含垢匿瑕，寬簡有大量。學不師受，博覽無不該通，長好《老》《莊》。與魏宗室婚，拜中散大夫。常修養性服食之事，彈琴咏詩，自足於懷……康居貧，嘗與向秀共鍛於大樹之下，以自贍給，潁川鍾會，貴公子也，精練有才辯，故往造焉。康不爲之禮，而鍛不輟。良久會去，康謂曰："何所聞而來？何所見而去？"會曰："聞所聞而來，見所見而去。"會以此憾之。及是，言於文帝曰："嵇康，卧龍也，不可起。公無憂天下，顧以康爲慮耳。"因譖"康欲助毋丘儉，賴山濤不聽。昔齊戮華士，魯誅少正卯，誠以害時亂教，故聖賢去之。康、安等言論放蕩，非毁典謨，帝王者所不宜容，宜因釁除之，以淳風俗。"帝既昵聽信會，遂並害之。康將刑東市，太學生三千人請以爲師，弗許。康顧視日影，索琴彈之，曰："昔袁孝尼嘗從吾學《廣陵散》，吾每靳固之，《廣陵散》於今絶矣！"時年四十。海内之士，莫不痛之。帝尋悟而恨焉。初，康嘗游於洛西，暮宿華陽亭，引琴而彈。夜分，忽有客詣之，稱是古人，與康共談音律，辭致清辯，因索琴彈之，而爲《廣陵散》，聲調絶倫，遂以授康，仍誓不傳人，亦不言其姓字。康善談理，又能屬文，其高情遠趣，率然玄遠。撰上古以來高士爲之傳贊，欲友其人於千載也。又作《太師箴》，亦足以明帝王之道焉。復作《聲無哀樂論》，甚有條理。子紹，别有傳。

《晉書・嵇康傳》

3. 東坡居士以桑榆之末景，憂患之餘生，而後學道，雖爲達者所笑，然猶賢乎己也。以嵇叔夜《養生論》頗中余病，故手寫數本，其一贈羅浮鄧錬師。

蘇軾跋叔夜《養生論》後

4. 嵇康著《養生》之論，而以傲物受刑。

《顔氏家訓・養生》

（陳竹友）

五十七　極　　言★

説明

本文選自《抱朴子・内篇》，據中華書局《諸子集成》排印。作者葛洪（約公元 281～341 年），字稚川，自號抱朴子，丹陽句容（今屬江蘇）人，東晉著名的醫藥學家、煉丹術家。葛洪出身於江東没落的貴族家庭，十三歲喪父，十六歲開始博覽經史、老莊諸子之書，二十歲以後曾任諮議、參軍等職，多數時間是用在登山採藥、修仙學道、養性煉丹。晚年住羅浮山煉丹著述，成爲當時金丹道的始祖。著《抱朴子》内篇二十卷，主要講"神仙方藥，鬼怪變化，養生延年，禳邪袪禍之事"；外篇五十卷，言"人間得失，世事臧否"。醫學方面的著作，據史書記載有七種，現僅存《肘後備急方》一書，其中特具貢獻是關於傳染病的記述。

或問曰："古之仙人者，皆由學以得之？將特禀異氣耶①？"

抱朴子答曰："是何言歟？彼莫不負笈隨師②，積其功勤，蒙霜冒險，櫛風沐雨③，而躬親灑掃，契闊勞藝④，始見之以信行，終被試以危困，性篤行貞，心無怨貳⑤，乃得升堂以入於室。

或有怠厭而中止，或有怨恚而造退[6]，或有誘於榮利而還修流俗之事，或有敗於邪説而失其淡泊之志，或朝爲而夕欲其成，或坐修而立望其効[7]。若夫覩財色而心不戰[8]，聞俗言而志不沮者，萬夫之中有一人爲多矣。故爲者如牛毛，獲者如麟角也。

"夫彀勁弩者[9]，効力於發箭[10]；涉大川者，保全於既濟[11]。井不達泉，則猶不掘也；一步未至，則猶不往也。修塗之累[12]，非移晷所臻[13]；凌霄之高，非一簣之積[14]。然升峻者，患於垂上而力不足[15]；爲道者，病於方成而志不遂。千倉萬箱，非一耕所得；干天之木，非旬日所長。不測之淵起於汀瀅[16]，陶朱之資必積百千[17]。若乃人退己進，陰子所以窮至道也[18]；敬卒若始，羡門所以致雲龍也[19]。我志誠堅，彼何人哉？"

抱朴子曰："俗民既不能生生[20]，而務所以煞生[21]。夫有盡之物，不能給無已之耗；江河之流，不能盈無底之器也。凡人利入少而費用多者，猶不供也，況無錙銖之來[22]，而有千百之往乎？人無少長，莫不有疾，但輕重言之耳。而受氣各有多少，多者其盡遲，少者其竭速。其知道者，補而救之，必先復故，然後方求量表之益[23]。若令服食終日，則肉飛骨騰[24]，導引改朔[25]，則羽翮参差[26]，則世間無不信道之民也。患乎升勺之利未堅[27]，而鐘石之費相尋[28]；根柢之據未極，而冰霜之毒交攻。不知過之在己，而反云道之無益，故捐丸散而罷吐納矣。故曰：非長生難也，聞道難也；非聞道難也，行之難也；非行之難也，終之難也。良匠能與人規矩，不能使人必巧也；明師能授人方書，不能使人必爲也。夫修道猶如播穀也，成之猶收積也。厥田雖沃，水澤雖美，而爲之失天時，耕鋤又不至，登稼被壟[29]，不穫不刈[30]，頃畝雖多，猶無獲也。凡夫不徒不知益之爲益也，又不知損之爲損也。夫損易知而速焉，益難知而遲焉，人尚不悟其易，安能識其難哉？夫損之者，如燈火之消脂，莫之見也，而忽盡矣；益之者，如苗禾之播殖，莫之覺也，而忽茂矣。故治身養性，務謹其細。不可以小益爲不平而不修[31]，不可以小損爲無傷而不防。凡聚小所以就大，積一所以至億也。若能愛之於微，成之於著，則幾乎知道矣[32]。"

或問曰："世有服食藥物，行氣導引，不免死者，何也？"

抱朴子答曰："不得金丹[33]，但服草木之藥及修小術者，可以延年遲死耳，不得仙也。或但知服草藥，而不知還年之要術[34]，則終無久生之理也[35]。夫木槿楊柳[36]，斷，殖之更生[37]，倒之亦生，横之亦生。生之易者，莫過斯木也。然埋之既淺，又未得久，乍刻乍剥，或摇或拔，雖壅以膏壤[38]，浸以春澤[39]，猶不脱於枯瘁者，以其根荄不固[40]，不暇吐其萌芽，津液不得遂結其生氣也。人生之爲體，易傷難養，方之二木，不及遠矣[41]。而所以攻毁之者，過於刻剥，劇乎摇拔也。濟之者鮮，壞之者衆，死其宜也。

"夫吐故納新者，因氣以長氣，而氣大衰者，則難長也；服食藥物者，因血以益血，而血垂竭者，則難益也。夫奔馳而喘逆，或欬或滿[42]，用力役體，汲汲短乏者[43]，氣損之候也；面無光色，皮膚枯腊，脣焦脈白[44]，腠理萎瘁者，血減之證也。二證既衰於外，則靈根亦凋於中矣[45]。如此則不得上藥，不能救也。凡爲道而不成，營生而得死者，其人非不有氣血也，然身中之所以爲氣爲血者，根源已喪，但餘其枝流也。譬猶入水之燼[46]，火滅而煙不即息，既斷之木，柯葉猶生[47]。二者非不有煙，非不有葉，而其所以爲煙爲葉者，已先亡矣。世人以覺病之日，始作爲疾，猶以氣絶之日，爲身喪之候也。唯怨風冷與暑濕，不知風冷暑濕不能傷壯實之人也。徒患體虚氣少者，不能堪之[48]，故爲所中耳。

"何以較之？設有數人，年紀老壯既同，服食厚薄又等，俱造沙漠之地，並冒嚴寒之夜，素雪墮於上，玄冰結於下[49]，寒風摧條而宵駭，欬唾凝沍於脣吻[50]，則其中將有獨中冷者，而不必盡病也。非冷氣之有偏，蓋人體有不耐者耳。故俱食一物，或獨以結病者，非此物之有偏毒也；鈞器齊飲[51]，而或醒或醉者，非酒勢之有彼此也；同冒炎暑，而或獨以暍死者[52]，非天熱之有公私也；齊服一藥，而或昏瞑煩悶者，非毒烈之有愛憎也。是以衝風赴林[53]，而枯柯先摧；洪濤淩崖[54]，而拆隙首頹[55]；烈火燎原，而燥卉前焚；龍椀墜地[56]，而脆者獨破。由兹以觀，則人之無道，體已素病，因風寒暑濕者以發之耳。苟能令正氣不衰，形神相衛，莫能傷也。凡爲道者，常患於晚，不患於早也。恃年紀之少壯、體力之方剛者，自役過差[57]，百病兼結，命危朝露，不得大藥，但服草木，可以差於常人，不能延其大限也[58]。故仙經曰[59]：養生以不傷爲本。此要言也。神農曰：百病不愈，安得長生？信哉斯言也！"

或問曰："所謂傷之者，豈非淫慾之間乎？"

抱朴子曰："亦何獨斯哉？然長生之要，在乎還年之道。上士知之，可以延年除病，其次不以自伐者也。若年尚少壯而知還年，服陰丹以補腦[60]，采玉液於長谷者[61]，不服藥物，亦不失三百歲也，但不得仙耳。不得其術者，古人方之於冰盃之盛湯[62]，羽苞之蓄火也[63]。且又才所不逮而困思之，傷也；力所不勝而强舉之，傷也；悲哀憔悴，傷也；喜樂過差，傷也；汲汲所欲，傷也；久談言笑，傷也；寢息失時，傷也；挽弓引弩，傷也；沈醉嘔吐，傷也；飽食即臥，傷也；跳走喘乏，傷也；歡呼哭泣，傷也；陰陽不交[64]，傷也。積傷至盡則早亡，早亡非道也。是以養生之方，唾不及遠，行不疾步，耳不極聽，目不久視，坐不至久，臥不及疲，先寒而衣，先熱而解。不欲極飢而食，食不過飽；不欲極渴而飲，飲不過多。凡食過則結積聚，飲過則成痰癖[65]。不欲甚勞甚逸，不欲起晚，不欲汗流，不欲多睡，不欲奔車走馬，不欲極目遠望，不欲多啖生冷，不欲飲酒當風，不欲數數沐浴[66]，不欲廣志遠願，不欲規造異巧[67]。冬不欲極温，夏不欲窮凉，不露臥星下，不眠中見肩。大寒大熱，大風大霧，皆不欲冒之。五味入口不欲偏多，故酸多傷脾，苦多傷肺，辛多傷肝，鹹多則傷心，甘多則傷腎，此五行自然之理也。凡言傷者，亦不便覺也，謂久則壽損耳。是以善攝生者，臥起有四時之早晚[68]興居有至和之常制，調利筋骨有偃仰之方，杜疾閑邪有吞吐之術[69]，流行榮衛有補瀉之法，節宣勞逸有與奪之要[70]。忍怒以全陰氣，抑喜以養陽氣[71]，然後先將服草木以救虧缺，後服金丹以定無窮，長生之理盡於此矣。若有欲決意任懷，自謂達識知命，不泥異端，極情肆力，不營久生者，聞此言也，雖風之過耳，電之經目，不足諭也。雖身枯於流連之中[72]，氣絶於紈綺之間[73]，而甘心焉，亦安可告之以養生之事哉？不惟不納，乃謂妖訛也，而望彼信之，所謂以明鑑給矇瞽，以絲竹娱聾夫也。"

注釋

① 將：還是。選擇連詞。異：原文作"其"。孫星衍校正本據明案藏本、魯藩本、寶顔堂本"其"皆作"異"，而訂正爲"異"。今從之。

② 笈：竹製的書箱。

③ 櫛（chì 至）風沐雨：以風梳髮，以雨洗頭。比喻不避風雨，奔波勞苦。《三國志・魏・董超傳》注引《獻帝春秋》昭與荀彧書："今曹公（操）遭海内傾覆，宗廟焚滅，躬擐甲胄，周旋征伐，櫛風沐雨，且三十年。"

④ 契闊：勞苦。勞藝：勞作。

⑤ 怨貳：怨恨懷疑。

⑥ 怨恚：怨恨。《漢書・王莽傳》："傅太后聞之。大怒，不肯會，重怨恚莽。"造：急忙。

⑦ 坐修：不作任何修煉。

⑧ 心不戰：心不爲之所動。戰，恐懼。

⑨ 彀（gòu 構）：張滿弓弩。《孟子・告子上》："羿之教人射，必志於彀。"

⑩ 効力：此指使盡全力。

⑪ 濟：渡過。《左傳・文三年》："秦伯伐晉，濟河焚舟。"

⑫ 修塗：長途。修，長。塗，通"途"。

⑬ 移晷(guǐ鬼):猶一會兒。晷,日影。《文選》南朝梁昭明太子《序》:"歷觀文囿,泛覽辭林,未嘗不心遊目想,移晷忘倦。"臻:到達。

⑭ 簣(kuì潰):盛土的竹筐。《書·旅獒》:"爲山九仞,功虧一簣。"

⑮ 垂:將近。《後漢書·何進傳》:"今董卓垂至,諸君何不早各就國?"

⑯ 汀瀅(tīng yìng聽映):小水流。

⑰ 陶朱:春秋時富商范蠡。蠡既佐越王勾踐滅吴,以越王爲人不可共安樂,棄官遠去,至陶,稱朱公。以經商致富,十九年中三致千金。子孫經營繁息,遂至巨富。後因以"陶朱"稱富者。見《史記·貨殖列傳》。

⑱ 若乃:至於。轉折連詞。《淮南子·记論篇》:"若乃人攷其才而時省其用,雖日變,可也。""人退"十一字:據《神仙傳》載:陰子從馬鳴生學道。馬終日高談當世之事,而不傳授度世之法,如此十餘年。同時共事鳴生者十二人皆離去,唯陰子執禮益恭,鳴生以其"真能得道",授以《太清神丹經》。陰子,陰長生,東漢新野人。

⑲ 雲龍:即龍。此謂羨門成仙,駕龍而去。

⑳ 生生:使生命長存。前面"生",使動用法。

㉑ 煞:損傷。

㉒ 錙銖:都是古代重量單位。喻極微小的數量。錙爲一兩的四分之一,銖爲一兩的二十四分之一。

㉓ 表:指體表。

㉔ 肉飛骨騰:喻身體輕捷,能飛騰上天。肉、骨,都指身體。

㉕ 改朔:一個月時間。朔,農曆每月初一。

㉖ 羽翮(hé核):鳥翼。

㉗ 升勺:古容量單位。此言其少。勺,十分之一合。

㉘ 鐘石(shí時):古容量單位。此言其多。鐘,説法不一,杜預説一鐘爲六斛四斗。相尋:相繼連續不斷。

㉙ 登:成熟。被:覆蓋。

㉚ 刈(yì義):割。

㉛ 不平:不治。此指對身體没有什麽益處。

㉜ 幾乎:接近於。"矣"字後删去993字。

㉝ 金丹:古代方士所煉金石之藥。認爲服之可以長生。

㉞ 還年:返老還童。

㉟ "也"字下删去204字。

㊱ 木槿(jǐn僅):木名。落葉灌木,夏秋開紅、白或紫色花,朝開暮斂。楊柳:楊與柳均木名,同科異屬,但古詩文中楊柳常並稱通用。

㊲ 殖:種植。《書·吕刑》:"稷降播種,農殖嘉穀。"

㊳ 壅:用土壤或肥料培在植物根部。《文選》三國魏曹元首《六代論》:"雖壅之以黑墳,暖之以春日,猶不救於枯槁,何暇繁育哉?"膏:肥沃。

㊴ 浸:灌溉。《莊子·天地》:"有械於此,一日浸百畦,用力甚寡。"澤:雨露。《漢書·揚雄傳·河東賦》:"雲飛飛而來迎兮,澤滲灕而下降。"

㊵ 根荄(gāi該):根部。荄,草根。

㊶ 方:比擬。《漢書·衛青霍去病傳贊》:"票騎亦方此意,爲將如此。"

㊷ 滿(mèn悶):通"懣"。煩悶。

㊸ 汲汲:心情急切。此形容呼吸急促的樣子。

㊹ 脈白:表露的經脈顏色淺淡。

㊺ 靈根:本根。此指氣血生化的基礎。凋:衰敗。《論語·子罕》:"歲寒,然後知松柏之後彫也。"《釋文》:"依字當作凋。"

㊻ 燼:物體燃燒後剩下的部分。此指燃燒着的物體。

㊼ 柯：枝。

㊽ 堪：能忍受。《左傳·隱元年》："今京不度，非制也，君將不堪。"

㊾ 玄冰：厚冰。

㊿ 沍（hù 護）："冱"的異體字。凍結。

51 鈞器：用同等的飲器。鈞，通"均"，同等。

52 暍（yē 椰）：中暑。《荀子·富國》："使民夏不宛暍，冬不凍寒。"

53 衝風：猛烈的風。《楚辭》屈原《九歌·少司》："與女遊兮九河，衝風至兮水揚波。"

54 淩：超越。

55 拆隙：裂縫。拆，通"坼"，裂開。

56 龍：當作"籠"。椀："碗"的異體字。

57 過差：過度。

58 大限：壽數。

59 仙經：指道教之經典著作。

60 陰丹：即金丹。《抱朴子·微旨》："善其術者，則能卻走馬以補腦，還陰丹以朱腸，采玉液於金池，引三五於華梁，令人老有美色，終其所稟之天年。"王明注："陰丹，實精之術。"

61 玉液：瓊樹花芯的汁液。

62 於：猶"以"。見《古書虚字集釋》。冰盃：冰做的杯。盃。"杯"的異體字。

63 羽苞：羽毛做的包。苞，通"包"。

64 陰陽不交：此謂禁絶房事。

65 痰癖：指水飲不停，化而爲痰，流移兩脇之間，以致引起脇痛的病證。

66 數數：頻繁。

67 規造異巧：謀劃制造奇特精巧的東西。規，謀劃。

68 "卧起"句：《素問·四氣調神大論》：春三月、夏三月"夜卧早起"，秋三月"早卧早起"，冬三月"早卧晚起"。

69 閑：防禦。

70 節宣：勞逸有節，以宣散其氣。與奪：取捨。

71 "忍怒"二句：《素問·陰陽應象大論》："暴怒傷陰，暴喜傷陽。"

72 流連：樂而忘返。《孟子·梁惠王下》："流連荒忘，爲諸侯憂。"

73 紈綺：精美的絲織品。引申爲富贵安樂的家境。

譯文

有人問："古代的仙人，都是通過學習而成仙人呢？還是獨自稟受異常之氣而成呢？"

抱朴子回答説："這是什么話呢？他們没有一個不背着書箱跟隨老師，長期不懈地勤修苦煉，蒙受冰霜，經受艱險，不避風吹雨沐，并且親自灑掃庭除，勤苦地勞動，始終用誠實的德行被觀察，用危困的生活被測試。達到心性誠篤，行動堅貞，内心無怨無疑，方能取得登堂而入室的效果。有的人因爲懈怠厭倦而中途停止，有的人因爲怨恨憤怒而匆忙退却，有的人被榮華利勢誘惑而再回去做世俗的事，有的人受異端邪説欺騙而喪失其清静淡泊的志向，有的人早晨修煉到黄昏就想成功，有的人不進行修煉却立刻盼望得到它的功效。至於見到錢財女色而心不爲所動，聽到世俗流言而修煉決心不沮喪的，一萬個人中能有一個就算多了。所以修煉的人多如牛毛，獲得成功的却少如麟角。

"拉滿硬弓的人，在發箭瞬間使盡全力；泅渡大河的人，在渡過之後保全生命。掘井不到泉源，就像不掘一樣；差一步没有到達，便如不前往一般。漫長的旅程，不是一會兒能到達的；入雲之高山，并非一筐泥土堆積成的。但是對登高的人，最憂患的是將達頂峰而力量不足；學道的人，最害怕的是將要成功而意志動摇。千倉萬箱的糧食，不是一次耕耘能得到的；

参天大樹,不是十天八天可長成的。高深莫測的大海由無數小溪細流匯合而成,陶朱的巨富資財一定是由百由千積累而成。如果别人退却而自己堅持進取,這是陰長生得道成仙的原因;對學道始終如一,這是羨門成仙駕龍而去的原因。衹要我們自己的意志精誠堅定,管他們是什麽様的人呢?”

抱朴子説:“世俗的人既不能使生命長存,却追求損害生命的途徑。有窮盡的事物,不能供給無休止的消耗;長江黄河的流水,不能裝滿没有底的容器。大凡人們錢財收入少而耗費多的,尚且不能供給耗費,况且没有極少的收入,却有千百的支出呢?人無論長幼,没有人不生病的,只是輕重不同罷了。每人的禀賦各有厚薄,禀賦厚的耗竭得遲緩,禀賦薄的耗竭得快速。那些通曉養生之道的人,補養元氣抗禦衰老,必須首先使身體恢復正常,然後才尋求對身體有益處的養生方法。如果服食藥物一天,就能身體輕捷,飛騰入雲,導引鍛煉一月,就能長滿羽毛,羽化登仙,那麽人世間就没有不信道的民衆了。擔憂的是升勺之利益尚未穩固,而鐘石之損害却連續不斷;根基還未牢固,冰霜之灾害却交替侵襲。不知道過失在於自己,却反而責怪學道没有益處,因此抛棄藥物不再服食,停止吐納不再鍛煉了。所以説:不是長生難以學到,而是領悟長生之道難;不是領悟長生之道難,而是施行它難;不是施行它難,而是堅持到底難。技術精良的工匠能傳授給人技術要領,却不能使人的技術一定爐火純青;醫術高明的老師能傳授給人方技之書,却不能使人一定妙手回春。從事養生修煉如同播種穀子一般,修煉成功如收獲穀子一様。田地雖然肥沃,水源雖然充足,但播種錯過節令,耕耘鋤作又跟不上,成熟的莊稼在田野裏不及時收割,那麽即使田地再多,還是没有收獲。凡夫俗子不衹不知道補養是有益的,也不知道耗損是有害的。耗損易被察覺而且反應快速,補養難被覺察而且反應緩慢,一般人尚且不能領悟那容易的,怎麽能够認識那困難的呢?耗損身體,好像燈火消耗油脂,還没有發現它有什麽異常,油脂却忽然耗盡了;補養身體,好像禾苗播種培植,還没有察覺它有什麽變化,莊稼却忽然茂盛了。所以修身養性,必須從細微處做起,不可以因爲細小補養對身體没有成效就不修煉,不可以因爲輕微耗損對身體不會傷害便不預防。大凡聚集小就可以成大,積蓄一就可以到億。假如能從細微的地方認真修煉,能在顯著時取得成效,就接近於知道學道的奥妙了。”

有人問:“世上有的人服食藥物,進行呼吸吐納和導引的鍛煉,還是不免死亡,這是什麽原因呢?”

抱朴子回答説:“如果得不到金丹,衹是服食草木的藥物和修煉養生小法的人,可以延長壽命而延緩死亡罷了,而不能成仙。有的人衹知道服用草藥,却不知道返老還童的重要方法,就最終不能長生。木槿和楊柳,砍斷後,種植它又生長了,倒種它也生長,横種它也生長。生長容易的事物,没有什麽超過這類樹木的。然而種埋得既已淺薄,又未能長久,有時刻劃,有時剥落,有時摇動,有時揠拔,即使用肥沃的土壤培壅,用春天的雨露灌溉,仍然不能免於枯槁毁壞的原因,是因爲它的根部不堅固,來不及吐出它的幼芽,津液不能形成它的生機。人的身體容易損耗而難以補養,比這兩種樹木不及多了。而侵襲毁壞人體的邪氣,比刻劃剥落嚴重,比摇動揠拔劇烈。接濟它的少,破壞它的多,死亡是必然的。

“吐故納新,是用氣來補氣,而元氣大傷的人,就難以補養;服食藥物,是用血來補血,而血液將竭的人,就難以補養。一奔跑就氣喘吁吁肺氣上逆,或者咳嗽,或者胸悶,幹一點體力勞動,就呼吸短促喘氣不停的,是元氣虧損的症候;面色没有光澤,皮膚枯槁皴裂,嘴唇乾燥,經脈顔色淺淡,腠理疏鬆枯萎的,是血虚的症候。這兩種症候已經在體表顯露,而本根在體内早已傷敗了。像這樣如果得不到上等藥物,就無法挽救。大凡學道却没有成效,尋求長生不老却死亡的，他們不是没有氣血，而是體内生化氣血的本源已經枯竭，僅僅剩下一點殘餘。比如燃燒着的物體投入水中，火滅了而烟不會立即散盡，已砍斷的樹木，枝葉依然存在。這兩種事物并非没有烟，並非没有枝葉，而是那生成烟和枝葉的本源已經先行喪失了。世上的人把感到病痛的時候，才當作是疾病，好像把斷氣的時刻，當作人體死亡的征象一樣。衹埋怨風寒和暑濕，不懂得風寒暑濕不能傷害體格强壯正氣盛實的人。衹有體質虚弱、正氣不足的人，才不能耐受，所以被它們傷害。

"怎樣比較它們呢？假設有幾個人，年齡一樣，服食厚薄又等同，一起去往沙漠之地，共同在夜間冒着嚴寒，白雪在天上飄着，厚冰在地下結着，寒風摧枯拉朽般地怒起，咳出的唾液凝結在嘴唇，那麽其中可能有人獨被寒冷侵害，但不一定所有人都生病。這不是寒冷有所偏向，而是因爲人體有的不耐寒。所以大家都吃一種食物，有的人獨因積滯生病，不是此種食物有偏毒；用同等的飲器一同飲酒，可是有的人清醒，而有的人昏醉，不是酒力有分彼此；一同冒着炎暑行走，而有的人却獨受暴熱死亡，不是天氣炎熱有分公私；一齊同服一種藥物，而有的人頭昏眼花心中煩悶，不是藥物猛烈毒性有分愛憎。因此，猛烈大風吹到樹林，枯槁的樹枝就先被摧毁；狂濤漫過堤崖，裂縫的地方就先倒塌；烈火燃燒原野，乾燥的花草就先燃燒；籠碗墜落地下，脆薄的碗衹就獨被摔破。從此來看，人不遵養生之道，身體原來已有病，由於風寒暑濕之邪使他發病。如果能够使正氣不衰，形體精神互相防衛，就没有什麽邪氣能傷害他。一般學道的人，常常到晚年才擔憂，而不是在早年就擔憂。依仗年輕力壯、氣血方剛的人，自行勞役過度，結果百病同時聚結，生命危如早晨的露水，如果得不到靈丹妙藥，只服草木類藥，可以同不服藥的人有區别，而不能延長他的壽數。所以仙經説：養生以不傷害身體爲根本。此是綱要的話。神農説：各種病不治愈，怎麽能長生不老？這句話是確實的。"

有人問："所説對身體的傷害，難道不就是過度的性欲這方面嗎？"

抱朴子回答説："又哪裏衹是這一方面呢？然而長生的關鍵，在於返老還童的方法。高明的人掌握了這種方法，就可以延長壽命消除疾病，一般的人知道了這種方法，也可以不使它們傷害自己。如果年紀還輕就知道返老還童的方法，服用金丹來補腦，到深山岩谷採玉醴來喝的，就是不服食藥物，也可以活到不少於三百歲，只是不能成仙罷了。不了解返老還童方法的人，古人把他們比作用冰製的杯去盛放開水，用羽毛做的包去蓄存火焰。又有自己才智不足却要苦苦思索，會造成傷害；自己的力量不能勝任却勉强去做，會造成傷害；悲哀憔悴不堪，會造成傷害；喜樂過度，會造成傷害；急切追求個人欲望，會造成傷害；長時間言談説笑，會造成傷害；睡覺作息不按時，會造成傷害；張拉弓弩用力過猛，會造成傷害；大醉嘔吐，會造成傷害；吃飽立即躺卧，會造成傷害；跑跳至氣喘乏力，會造成傷害；歡呼哭泣，會造成傷害；禁絶房事，會造成傷害。累積這些傷害到極點就會導致過早死亡，過早死亡是不合養生之道的。因此養生的方法，唾液不要吐得太遠，行路不走快步，耳朵不竭力聽聲音，眼睛不長久看事物，坐的時間不要太久，躺不能太久以至疲乏，在寒冷到來之前就先加穿衣服，在炎熱到來之前就先脱點衣服。不要到非常飢餓時才吃食物，進食不要太飽；不要到非常渴了才去喝水，飲水不要太多。凡是吃得太多就會形成積聚，喝得太多就會形成痰癖，不要過度勞累或過度安逸，不要起得太晚，不要出汗太多，不要過多睡覺，不要駕車疾馳或縱馬飛奔，不要窮盡目力向遠處眺望，不要多吃生冷的食品，不要飲酒時迎着風，不要頻繁地洗頭洗澡，不要追求遠大的志向，不要謀劃制造奇特精巧的物品。冬天不追求極度温暖，夏天不追求極度清凉，不在星光下露天睡覺，不在睡覺時露出肩膀。大寒大熱，大風大霧，都不要觸犯它。五味入口不要偏多，因爲酸味過多傷脾，苦味過多傷肺，辛味過多傷肝，鹹味過多就傷心，甘味過多就傷腎，這是五行一般的道理。凡是所説的傷害，也不是立即會發覺的，是説時間一久就會損害人的生命。因此善於養生的人，睡覺起床有四季早晚的不同，生活起居有和諧的常規，調節筋骨有俯仰活動的手段，預防病邪有呼吸吐納的方法，使營衛之氣通暢有補虚瀉實的措施，節制勞逸使氣機宣暢有調制的要領。隱忍暴怒來保全陰氣，抑制暴喜來保養陽氣，然後先服用草木之藥來補救虧損的元氣，再服用金丹來獲得無盡的壽命，長生的道理全部在這裏了。如有要一意孤行地放縱自己的心意，自以爲通達事理知曉天命，不受異端思想的拘泥，耗盡精神和體力，不謀求長生的人，聽到這些話，即使如同大風吹耳，閃電耀目，也是不能明白的。雖然身體在世俗的樂事中枯萎，元氣在富貴的環境中乏絶，却心甘情願，又怎麽可以把養生的道理告訴他們呢？他們不僅不會接受，還會説這是惑亂錯誤的，如果希望他們相信這些話，正所謂把明亮的鏡子給盲人，用音樂來娱樂聾子啊。

課文簡析

本文認爲人可以長生不死、自致神仙（多已删節），無疑是荒謬的；認爲經過長期不懈、持之以恒地内修外養可以延長壽命的觀點是正確的，其中叙述的一些養生方法有一定的現實意義。第一段，煞費苦心企圖證明通過長期刻苦學習，鍥而不舍的磨煉便可長生久視的觀點；又提出"治身養性，務謹其細"，"愛之於微，成之於著"的看法。第二段，從津液、氣血、正氣的作用論説服食藥物、行氣導引仍不免傷亡的原因。第三段，傷害人體，不僅是"淫欲"所爲，而是多種多樣的。所以善攝生者之起卧四時、興居至和、調利筋骨、杜疾閑邪、流行營衛、節宣勞逸，皆要得理，而後服草木、金丹，"長生之理盡於比矣。"

參考資料

《抱朴子内外篇》八卷。晋葛洪撰。洪有《肘後備急方》，已著録。是編乃其乞爲句漏令後，退居羅浮山時所作。抱朴子者，洪所自號，因以名書也。自序謂内篇二十卷、外篇五十卷……其書内篇論神仙吐納、符籙尅治之術，純爲道家之言。外篇則論時政得失、人事臧否，詞旨辨博，饒有名理，而究其大旨，亦以黄老爲宗，故令併人之道家，不復區分焉。

《四庫全書總目提要・子部・道家類》

（陳竹友）

五十八　勸醫論

説明

本文選自《全上古三代秦漢三國六朝文》，據中華書局影縮本排印。作者蕭綱（公元 503～551 年），字世纘，南蘭陵（今江蘇常州）人，南朝梁武帝蕭衍第三子。太清三年（公元 550 年）即位，次年被侯景害死，追謚文帝。蕭綱善詩文，其詩辭藻艷麗，多寫宫廷生活，時稱"宫體"。著有《昭明太子傳》、《老子義》等書。

勸醫曰：

天地之中，唯人最靈[①]。人之所重，莫過於命。雖脩短有分[②]，夭壽懸天[③]，然而寒暑反常，嗜欲乖節，故瘧寒痟首[④]，致斃不同；伐性爛腸[⑤]，摧身匪一。拯斯之要，實在良方。故祇域醫王[⑥]，明於釋典[⑦]。如大師乃以醫王爲號[⑧]，以如來能煩惱病[⑨]，祇能治四大乖爲故[⑩]。亦有騷人之詠彭城[⑪]，秦國之稱和緩[⑫]，季梁之遇盧氏[⑬]，虢子之值越人[⑭]。爰至久視飛仙[⑮]，長生妙道，猶變六一於金液[⑯]，改三七於銀丸[⑰]，蓄玉匣之秘[⑱]，研紫書之奥[⑲]。桃膠何是[⑳]，北斗靡遯其形[㉑]；金漿非遠，明珠還耻其價[㉒]。能使業門之下，鼓響獨聞；雍祀之傍，簫聲猶在[㉓]。《周禮》：疾醫掌萬民之疾，凡民之有病者，分而治之。歲終則各書其所治，而入於醫師[㉔]。知其愈與不愈，以爲後法之戒也[25]。

至如研精玄理[26]，考覈儒宗[27]，盡日清談[28]，終夜講習。始學則負墟尚謏[29]，積功則爲師乃著[30]。日就月將[31]，方稱碩學[32]。專經之後[33]，猶須劇談[34]，網羅愈廣，鉤深理見。厭飫不寤[35]，惟日不足[36]。又若爲詩，則多須見意[37]，或古或今，或雅或俗，皆須寓目[38]，詳其去取，然後麗辭方吐，逸韵乃生[39]。豈有秉筆不訊而能善詩，塞兑不談而能善義[40]？揚子雲言："讀賦千首，則能爲賦。"

況醫之爲道，九部之診甚精，百藥之品難究。察色辯聲[41]，其功甚秘[42]；秋辛夏苦，幾微難識[43]。而比之術者[44]，未嘗稽合[45]，曾無討論，多以少壯之時，涉獵方疏[46]，略知甘草爲甜，桂心爲辣，便是宴馭自足[47]，經方泯棄。同庾敳之讀《莊子》[48]，異孔丘之好《周易》[49]。

然而疾者求我，又不能盡意攻治。假使不能爲地自可，即爲已益[50]。所以然者，若無隔貴賤，精加消息[51]，以前驗後，自可解之。日知所亡[52]，坐成妙術[53]，而又告以不能也[54]。治疾者衆，必以孟浪酬塞[55]，誤人者多，愛人者鮮[56]，是則日處百方，月爲千軸[57]，未嘗不輕其藥性，任其死生。淳華之功[58]，於何而得？及其愛深親屬，情切友朋[59]，患起膏肓，疴興府俞，雖欲盡其治功，思無所出。何以故然？本不素習，卒難改變故也。

胡麻鹿藿，止救頭痛之疴[60]；麥麴芎藭，暫止河魚之疾[61]。思不出位[62]，事局轅下[63]，欲求反死者於玄都[64]，揚已名於緑帙[65]，其可得乎！術道困窮，於斯實至。誠當善思此意，更興其美[66]，非直傳名於後，亦是功德甚深。比夫脱一鴿於權衡[67]，活萬魚於池水[68]，不可同日而論焉[69]。

注釋

① 靈：靈性。即天賦的聰明才智。唐・韓愈《昌黎集・芍藥歌》："嬌癡婢子無靈性，競挽春衫來比並。"

② 脩短：指人年壽的長短。脩，"修"的異體字。長。分：宿分。此指前定的年份。

③ 繇：通"由"。

④ 瘧寒痟（xiāo 消）首：瘧寒疾（瘧疾以及畏寒發冷的疾病）和痟首疾（有酸削感的頭痛病）。《周禮・天官・冢宰》："四時皆有癘疾：春時有痟首疾，夏時有癢疥疾，秋時有瘧寒疾，冬時有漱上氣疾。"此句上承"寒暑反常。"

⑤ 伐性爛腸：伐性指溺於音樂女色，爛腸指貪於肥肉厚酒。《吕氏春秋・本生》："肥肉厚酒，務以自彊，命之曰爛腸之食；靡曼皓齒，鄭衛之音，務以自樂，命之曰伐性之斧。"此句上承"嗜欲乖節"。

⑥ 祇：地神。此指佛域，即古印度。醫王：佛學術語。醫中之王。稱讚佛譬以醫王。《無量義經》："醫王大醫王，分别病相，曉瞭藥性，隨病受藥，令衆生服。"

⑦ 釋典：佛教之經典。

⑧ 如：像。大師：佛十尊號之一。見《瑜伽論》八二。後因尊稱僧徒爲大師。《晉書・鳩摩羅什傳》："（姚）興嘗謂羅什曰：'大師聰明超悟，天下莫二。'"此指下句"如來"。

⑨ 如來：佛的别名。梵語多陀阿伽陀。義爲如實道來而成正覺。又爲釋迦牟尼十種法號的第一種。《金剛經》："如來者，無所從來，亦無所去，故名如來。"煩惱病：佛語比喻煩惱如病在身，故稱。《教行信證行卷》："如善見藥王，能破一切煩惱病故。"

⑩ 祇：神。四大乖：佛語的四大病相。若身體苦重，堅結疼痛，枯痹痿瘠，是地大之病相；若舉身膨腫，膚肉浮滿，是水大之病相；若舉身洪熱，骨節酸楚，呼吸缺乏，是火大之病相；若心懸忽悦，懊悶忘失，是風大之病相。故：緣故。

⑪ 騷人：指詩人。自《離騷》以降，作詩者多倣效之，故稱詩人爲騷人。彭城：指彭祖。傳説顓頊帝玄孫陸終氏的第三子，姓籛名鏗，堯封之於彭城，因其道可祖，故謂之彭祖。年八百歲。漢劉向《列仙傳》、晉葛洪《神仙傳》、干寶《搜神記》等均有記述。

⑫ 和緩：秦國名醫醫和和醫緩。見《左傳》成公十年和昭公元年。

⑬ “季梁”句:《列子·力命》記載季梁得病,其子謁請矯氏、俞氏、盧氏三醫的事。

⑭ “虢子”句:指秦越人給虢太子治病的事。詳見本書《扁鵲傳》。

⑮ 久視:原文爲“九市”。據《初學記》、《文苑英華》、《醫部全録》本改爲“久視”。久視,長生。《老子》:“是謂深根固柢,長生久視之道。”飛仙:飛於空中的仙人。

⑯ 六一:據河圖之文,一六居下爲水,二七居上爲火,三八居左爲木,四九居右爲金,五十居中爲土。故六一爲水。金液:亦稱金漿,道家仙藥名。晉·葛洪《抱朴子·金丹》:“朱草……刻之汁流如血,以玉及八石金銀投其中,立變可丸如泥,久則成水。以金投之,名爲金漿。”

⑰ 三七:依河圖之文,當作“二七”,爲火。銀丸:即丹砂。道家仙藥名。

⑱ 玉匣:玉製之匣,用以貯藏珍物。北齊劉晝《劉子》四《因顯》:“荆碤之珠,夜光之璧,薦之侯王,必藏之以玉匣,緘之以金縢。”

⑲ 紫書:道經。漢班固《漢武帝内傳》:“地真素訣,長生紫書。”

⑳ 桃膠何是:即“桃膠是何”。意爲桃膠是何等仙藥。桃膠,仙藥。《抱朴子·仙藥》:“桃膠以桑灰汁漬服之,百病愈。久服之,身輕,體有光明,在晦夜之地如日出也。”

㉑ “北斗”句:意爲(在桃膠所生的光明面前),北斗星也要使它的形體暗淡無光。靡,倒下。此爲淡没。遯,“遁”的異體字。隱没。靡遯,使動用法。形,原文作“刑”。據《初學記》、《醫部全録》改。

㉒ “明珠”句:意謂(在金漿所生的效力面前),寶貴的明珠也要感到它的身價低下。耻,感到……羞愧。意動用法。

㉓ “能使”四句:大意是謂能够修道成仙,長生不老。“業門”一句未詳。“雍祀”二句説的是蕭史事。《列仙傳》:“蕭史者,秦穆公時人也。善吹簫,能致孔雀白鶴於庭。穆公有女,字弄玉,好之,公遂以女妻焉。日教弄玉作鳳鳴。居數年,吹似鳳聲,鳳凰來止其屋。公作鳳臺,夫婦止其上,不下數年。一旦,皆隨鳳凰飛去。故秦人爲作鳳女祀於雍宫中,時有簫聲而已。”

㉔ “疾醫”下五句:意引自《周禮·天官·冢宰》。

㉕ 後法之戒:以後醫療法度的借鑒。《醫部全録》作“後之法戒”。

㉖ 玄理:玄學道理。

㉗ 儒宗:儒家宗師。《史記·叔孫通傳贊》:“(叔孫通)卒爲漢家儒宗。”

㉘ 清談:即玄談。指魏晉間,崇尚老莊,競談玄理,成爲一時風氣。

㉙ 負墟尚謏:虚懷若谷,謙恭求教。

㉚ 爲師乃著:爲師授教,聲名卓著。

㉛ 日就月將:日有所得,月有所進。《詩·周頌·敬之》:“日就月將,學有緝熙於光明。”將,行。

㉜ 碩學:學問精深博洽之士。

㉝ 專經:專攻經書典籍。

㉞ 劇談:流暢的談吐。後來作爲暢談的意思。《文選》晉左太冲《蜀都賦》:“劇談戲論,扼腕抵掌。”

㉟ 厭飫(yù 玉):同“饜飫”。飽。喻爲學之深入有體會。《梁書·昭明太子傳》王筠《哀册文》:“沈吟典禮,優遊方册,饜飫膏腴,含咀肴核。”

㊱ 惟:思考。《楚辭》屈原《九章·抽思》:“數惟蓀之多怒兮,傷餘心之慢慢。”

㊲ 見意:表達思想感情。

㊳ 寓目:過目。《文選》三國魏繁休伯《與魏文帝牋》:“冀事速訖,旋侍光塵,寓目階庭,與聽斯道。”

㊴ 逸韵:超衆脱俗的詩韵。

㊵ 塞兑:閉門。《老子》:“塞其兑,閉其門。”兑,洞穴。義,《醫部全録》作“易”。

㊶ 辯:通“辨”。辨别。

㊷ 秘:“祕”的異體字。神奇。

㊸ 幾微:隱微。幾,隱微。同義詞複用。

㊹ 比:近來。

㊺ 稽合:考察清楚。合,符合。

㊻ 疏：粗淺疏漏。

㊼ 宴馭：本作"宴飫"。吃飽。引申爲自滿自足。

㊽ "同庾敳(aí)"句：事見《晉書·庾敳傳》。庾敳，晉人，字子嵩，嘗讀老莊，只學其皮毛，未得其精髓。

㊾ "異孔子"句：《史記·孔子世家》："(孔子)"讀《易》，韋編三絶。曰：'假我數年，若是我於《易》則彬彬矣。'"

㊿ "假使"二句：意謂假如不能治愈還情有可原，實際上就是謀求自己的利益。

51 消息：斟酌。

52 日知所亡：每天都能學習一些自己缺乏的知識。

53 坐成：自然而然掌握。坐，自然而然。《管子·輕重》："北海之衆，無得聚庸而煮鹽，若此，則鹽必坐長而十倍。"

54 "而又"句：但是又不能做到這一點。

55 孟浪：原文作"溢浪"。《初學記》、《醫部全録》作"孟浪"。故從改。酬塞：敷衍塞責。

56 人：上兩"人"字，原文作"之"。《初學記》、《醫部全録》作"人"。故從改。

57 軸：病。《詩·衛風·考槃》："碩人之軸。"箋："軸，病也。"

58 淳華：淳于意和華佗。原文、《醫部全録》作"浮華"。《初學記》作"淳華"。當是，故從改。

59 友朋：原文、《醫部全録》作"支肌"。《初學記》作"友朋"。當是，故從改。

60 "胡麻"二句：原文作"周靡麻鹿藿，止救頭痛之病。"據《初學記》和《大觀本草》，衍"周"字，"靡麻"作"胡麻"，"病"作"疴"，從改。《醫部全録》"止"作"才"。意謂芝麻，菌鹿豆等是補潤五臟及治療癰瘍的藥物，他們只用來醫治頭痛病。

61 "麥麴"二句：《左傳·宣公十二年》："還無社與司馬卯言，號申叔展。叔展曰：'有麥麴乎？'曰：'無。''有山鞠窮乎？'曰：'無。''河魚腹疾奈何？'"杜預注："麥麴、鞠窮，所以御濕。欲使無社逃泥水中。無社不解，故曰無。軍中不敢正言，故謬語。"後人以河魚爲腹疾之代稱，本此。暫止，原文作"反救"。《醫部全録》作"反止"。據《初學記》改。

62 思不出位：思慮不出於職分之外。《易·艮》："君子以思不出於位。"比喻思想方法呆板，不知變通。

63 事局轅下：比喻做事時思想受束縛。轅下，即轅下駒。駒馬形小，以之駕車，則著於轅下呈局促之狀。人受束縛不能自由，狀也如之，故作此比喻。《史記·魏其武安侯傳》："上怒内史曰：'公平生數言魏其武安長短，今日廷論，局趣效轅下駒。'"

64 反死者：原文作"醫生忘志"。《初學記》作"反正者"。《醫部全録》作"反死者"。當是。反死者，使死者復生。玄都：傳説神仙居住之處。此指長壽的領域。

65 緑帙：史册。

66 其美：指醫術醫德的美好傳統。

67 比夫：與那種……相比。"脱一"句：從秤上放生一隻賣食的鴿子。

68 "活萬"句：把上萬條賣食魚放生到水池中。

69 同日而論：猶言相提並論。

課文簡析

本文是蕭綱有感於他愛妃之病爲庸醫誤治而作。主旨是勸戒醫家要修養醫德，精勤醫術，救死扶傷，名傳功垂。全文分三段。第一段概述自古聖賢，對醫藥都極爲重視；歷來名醫，備受人們稱讚。第二段(2、3 自然段)以"玄理"、"儒宗"、"爲詩"爲喻，申明要學有所成，就必須鍥而不捨、窮源竟尾、探微索隱。醫學尤爲如此，切莫"宴馭自足"，要如"孔丘之好《周易》"，勿爲"庾敳之讀《莊子》"。第三段(4、5 自然段)説明若對醫藥學不求甚解，思想僵化，臨證"孟浪酬塞"、"任其死生"，卻想起死回生，名揚史册，是斷乎不能的。於是大聲疾呼："誠當善思此意，更興其美，非直傳名於後，亦是功德甚深。"字裏行間，洋溢着對醫者的殷切冀盼，對患者的慈悲情懷。文詞婉秀，用典尚切。佛老思想，注意辨析。

參考資料

1. 到了梁朝，由於沈約一派文人提倡聲律，用事對偶以外再加聲律這個常要因素，因此詩和其他文筆形體上都由俳體逐漸向律體變化。自玄言詩以至對偶詩，大都是缺乏性情或者不敢露出真性情的詩，梁陳詩人卻敢於説出真性情，雖然這種真性情多是污穢的，但終究是有了內容。代表這種形體和這種內容相結合的詩叫做宫體詩。梁武帝的太子蕭綱（梁簡文帝）和著名文人徐摛、庾肩吾以及徐摛子徐陵、庾肩吾子庾信創製一種輕麗的文體，因爲是皇太子提倡的，所以文士們都模效着做，宫體詩代顔延一派的詩而盛行於梁陳兩朝。

范文瀾《中國通史簡編》第二編

2.《玉臺新詠》，陳徐陵在梁朝末年撰。梁皇太子蕭綱提倡作艷詩（宫體詩），令徐陵搜集漢魏以來涉及婦女的詩篇，成《玉臺新詠》十卷。《玉臺新詠》流傳很廣，這是因爲專詠婦女，也是編詩集的一種新格局。

范文瀾《中國通史簡編》第二編

（陳竹友）

五十九　雜　　説

説明

本文選自《昌黎先生集》卷十一。據清同治己巳（八）年江蘇書局重刊本排印。作者韓愈（公元768～824年），字退之，河陽（今河南孟縣）人，“唐宋八大家”之首。謚文，又稱韓文公。世居昌黎（今屬河北），宋元豐年間追爲昌黎伯，因此世稱韓昌黎。貞元八年（公元792年）中進士，二十九歲登上仕途，累官至吏部侍郎。任監察御史時，關中旱飢，曾上疏請寬徭免租，被貶陽山；元和十年，又因諫迎佛骨，幾乎送掉生命。韓愈是唐代古文運動的倡導者和實踐家。他堅決反對只重形式、内容空洞的駢體文，主張學古文要“師其意不師其辭”、“唯陳言之務去”，强調創新，是我國文學史上卓越的文學家。著有《昌黎先生集》四十八卷。

善醫者，不視人之瘠肥，察其脈之病否而已矣；善計天下者①，不視天下之安危，察其紀綱之理亂而已矣②。天下者，人也；安危者，肥瘠也；紀綱者，脈也。脈不病，雖瘠不害，脈病而肥者死矣。通於此説者，其知所以爲天下乎③！

夏、殷、周之衰也，諸侯作而戰伐日行矣④，傳數十王而天下不傾者⑤，紀綱存焉耳。秦之王天下也⑥，無分勢於諸侯，聚兵而焚之⑦，傳二世而天下傾者，紀綱亡焉耳。是故四支雖無故⑧，不足恃也，脈而已矣；四海雖無事⑨，不足矜也⑩，紀綱而已矣。憂其所可恃，懼其所可矜。善醫善計者，謂之天扶與之⑪。《易》曰：“視履考祥。⑫”善醫善計者爲之。

注釋

① 計：謀略。《管子・權修》：“一年之計，莫如樹穀；十年之計，莫如樹木；終身之計，莫如樹人。”

② 紀綱：法度。《書・五子之歌》：“今失厥道，亂其紀綱，乃底滅亡。”傳：“亂其法制，自致滅亡。”理亂：治與亂。《管子・霸言》：“堯舜之人非生而理也，桀紂之人非生亂也。故理亂在上也。”

③ 其：表測度語氣。大概；恐怕。所以：用來……的方法。爲：治。

④ 作：興起。《易・乾》：“聖人作而萬物覩。”《釋文》：“馬融作起。”戰伐：戰爭。日行：天天進行。

⑤ 傾：覆滅。

⑥ 王（wàng 旺）：稱王。用如動詞。

⑦ 兵：武器。

⑧ 無故：没有疾患。

⑨ 四海：指天下。

⑩ 矜：誇耀。

⑪ 扶與：扶助。與，助。

⑫ 視履考祥：語出《易經・履卦》。意爲觀察行爲的善惡，就能斷定吉凶禍福。祥，指吉凶的徵兆。

課文簡析

本文以治病喻治國：善於治病的醫生，不以人之肥瘦，而是根據脈象病否來診斷人身的好壞；善於治國的人，不以"天下之安危"，而是考察"紀綱之理亂"來判定國家的興亡。告诫人們看事物要看它最能反映本質的方面，勿爲某些表象所迷惑，强調紀綱之至要。第一段，治國如治病，"通於此説者，其知所以爲天下乎！"第二段，用"夏殷周之衰"與"秦之王天下"相比，告訴人們當"憂其所可恃，懼其所可矜"。筆鋒犀利，形式活潑，短小精悍。

參考資料

韓愈，字退之，鄧州南陽人。愈生三歲而孤，隨伯兄會貶官嶺表。會卒，嫂鄭鞠之，愈自知讀書，日記數千百言。比長，盡能通六經、百家學。擢進士第。會董晉爲宣武節度使，表署觀察推官。晉卒，依武寧節度使張建封，建封辟府推官，操行堅正，鯁言無所忌，調四門博士，遷監察御史。上疏極論宫市，德宗怒，貶陽山令，改江陵法曹參軍。元和初，權知國子博士。既才高數黜，官又下遷，乃作《進學解》以自喻。執政覽之，奇其才，改比部郎中，史官修撰。憲宗迎佛骨，愈聞惡之，乃上表。表入，帝大怒，曰："愈言我奉佛太過，猶可容。至謂東漢奉佛以後，天子咸夭促，言何乖剌耶？愈，人臣，狂妄敢爾，固不可赦。"貶潮州刺史。既至潮，以表哀謝。帝得表，頗感悔，欲復用之。皇甫鎛素忌愈直，即奏言："愈終狂疏，可且内移。"乃改袁州刺史。召拜國子祭酒，轉兵部侍郎。鎮州亂，殺田弘正而立王廷凑。詔愈宣撫。既行，衆皆危之。元稹言："韓愈可惜。"穆宗亦悔。愈歸奏，帝大悦，轉吏部侍郎。長慶四年卒，年五十七，贈禮部尚書，謚曰"文"。愈性明鋭，不詭隨。與人交，終始不少變。成就後進士，往往知名。

《新唐書・韓愈傳》

（陳竹友）

六十　鑒　藥

説明

本文選自《劉賓客文集》卷六，據清・朱澂結一廬賸餘叢書本排印。作者劉禹錫（公元772～842年），字夢得，因晚年任太子賓客，故又稱劉賓客，洛陽（今河南洛陽）人，自稱系自中山，一説爲彭城（今江蘇銅山）人。德宗貞元9年（793）中進士，時年21歲。23歲又登吏部取士科，先後任太子校書，監察御史等職。是唐代進步的政治家，樸素的唯物主義思想家和著名的文學家。他傲岸耿介，不屈求權貴；正直不阿，不與流俗合污；要學古人，憂國不謀身。他因參加王叔文政治革新集團，失敗後被貶爲連州刺史，後又徙夔州、和州，828年爲主賓郎中，晚年遷太子賓客，分司東都。著有《劉賓客文集》四十卷（包括外集十卷），其中文二十二卷，詩十八卷。劉禹錫對醫學也有所研究，編集《傳信方》二卷，元代後漸次散佚，今人從古方書輯録成《傳信方集釋》一書，共收四十五方。

劉子閒居①，有負薪之憂②，食精良弗知其旨③，血氣交沴④，煬然焚如⑤。客有謂予："子病，病積日矣。乃今我里有方士淪跡於醫⑥，厲者造焉而美肥⑦，輒者造焉而善馳⑧，矧常病也。將子詣諸⑨？"

予然之⑩，之醫所。切脈觀色聆聲，參合而後言曰："子之病其興居之節舛、衣食之齊乖所由致也⑪。今夫藏鮮能安穀，府鮮能母氣⑫，徒爲美疢之囊橐耳⑬！我能攻之。"乃出藥一丸，可兼方寸⑭，以授予曰："服是足以瀹昏煩而鉏蘊結⑮，銷蠱慝而歸耗氣⑯。然中有毒，須其疾瘳而止⑰，過當則傷和，是以微其齊也。"予受藥以餌。過信而骽能輕⑱，痹能和；涉旬而苛癢絶焉，抑搔罷焉⑲；踰月而視分纖，聽察微，蹈危如平⑳，嗜糲如精㉑。

或聞而慶予，且鬨言曰㉒："子之獲是藥幾神乎㉓，誠難遭已㉔。顧醫之態㉕，多嗇術以自貴，遺患以要財。盍重求之[26]？所至益深矣[27]。”予昧者也，泥通方而狃既效[28]，猜至誠而惑勤説[29]，卒行其言。逮再餌半旬[30]，厥毒果肆，岑岑周體[31]，如痁作焉[32]。悟而走諸醫。醫大吒曰[33]：“吾固知夫子未達也！”促和蠲毒者投之，濱於殆[34]，而有喜。異日進和藥[35]，乃復初。

劉子慨然曰：善哉醫乎！用毒以攻疹[36]，用和以安神，易則兩躓[37]，明矣。苟循往以御變，昧於節宜[38]，奚獨吾儕小人理身之弊而已[39]！

注釋

① 閒居：避人獨居。《禮記・孔子閒居》：“孔子閒居，子夏待。”

② 負薪之憂：病的婉詞。《禮記・曲禮下》：“君使士射，不能，則辭以疾。言曰某有負薪之憂。”孔穎達疏：“言曰某有負薪之憂者，此稱疾之辭也。某，士名也。負，擔也。薪，樵也。……憂，勞也。言已有擔樵之餘勞，不堪射也。不直云疾，而云負薪者，若直云疾，則似傲慢.故陳疾之所由，明非假也。”又作“采薪之憂”。

③ 旨：美味。

④ 沴（lì 立）：不和。《説文・水部》：“沴，水不利也。”《漢書・五行志中之上》：“氣相傷謂之沴。”

⑤ 煬然焚如：像火燒的樣子。比喻體温很高。煬，《説文》：“炙燥也。”《方言》：“煬，炙也。”郭璞注：“江東呼火熾猛爲煬。”如，詞尾。

⑥ 方士：方術之士。指古代求仙、鍊丹、自言能長生不死的人。淪：隱没。跡，“迹”的異體字。行迹。

⑦ 厲：通“癩”。惡瘡。《莊子・齊物論》：“厲與西施。”唐・陸德明《經典釋文》：“李（軌）音賴。司馬彪云病癩。”造：往。

⑧ 輒：兩足不能相過之疾。《穀梁傳・昭公二十一年》：“輒者何也？曰：兩足不能相遇。齊謂之綦，楚謂之踂，衛謂之輒。”

⑨ 將（qiāng 槍）：請。《詩經・衛風・氓》：“將子無怒，秋以爲期。”鄭玄箋：“將，請也。”諸：之乎。兼詞。

⑩ 然：認爲……正確。意動用法。

⑪ 其：大概。表揣度語氣。興居之節：起居的規律。齊：調理。《荀子・富國》：“必將修禮以齊朝。”楊倞云：“齊，整也。”

⑫ 母氣：化生水穀精氣。母，用如動詞。

⑬ 美疢（chèn 趁）：指疾病。《左傳・襄公二十三年》：“季孫之愛我，疾疢也。孟孫之惡我，藥石也。美疢不如惡石。夫石猶生我，疢之美，其毒滋多。”囊橐（tuó 佗）：袋子。此喻疾病滋長處。《説文》“橐”字段玉裁注：“按許（慎）云：‘橐，囊也。’‘囊，橐也。’渾言之也。《大雅》毛傳曰：‘小曰橐，大曰囊。’高誘注《戰國策》曰：‘無底曰囊，有底曰橐。’皆析言之也。囊者，言實其中如瓜瓤也；橐者，言虚其中以待如木橐也。”

⑭ 可：大約。兼：兩倍。方寸：一寸見方。

⑮ 瀹（yuè 月）：疏導。《孟子・滕文公上》：“禹疏九河，瀹齊漯而注諸海。”趙岐注：“瀹，治也。”鉏：“鋤”的異體字。

⑯ 銷：通“消”。蟲慝（tè 特）：病害。

⑰ 須：等到。

⑱ 信：再宿。即兩晚。《詩經・豳風・九罭》：“公歸無所，於女信處。”毛傳：“再宿曰信。”骽：“腿”的異體字。能：乃。

⑲ “苛癢”八字：《禮記・内則上》：“以適父母舅姑之所。及所，下氣怡聲，向衣燠寒，疾痛苛癢，而敬抑搔之。”鄭玄注：“苛，疥也。抑，按。搔，摩也。”

⑳ 危：高地。

㉑ 糲：粗劣的米。精：純净的米。

㉒ 閧言：慫恿之言。閧，“哄”的異體字。

㉓ 幾：幾乎。

㉔ 已：通“矣”。語氣助詞。

㉕ 顧：衹是。態：習氣。

㉖ 盍：“何不”。兼詞。

㉗ 至：通“致”。招致，引申爲得到。

㉘ 泥通方：拘泥於普通的道理。狃（niǔ 紐）：貪求。《國語·晉語一》：“嗛嗛之食，不足狃也。”韋昭注：“狃，貪也。”

㉙ 勦説：因襲照搬别人的説法。勦，“剿”的異體字。《禮記·曲禮上》：“毋剿説，勿雷同。”鄭玄注：“剿，猶擥也，謂取人之説以爲己説。”

㉚ 逮：等到。

㉛ 岑岑：脹痛。《漢書·外戚傳上》：“我頭岑岑也，藥中得無有毒？”顔師古云：“岑岑，痹悶之意。”

㉜ 痁（shān 山）：瘧疾之一種。其證衹熱不寒。《左傳·照公二十年》：“齊侯疥，遂痁。”杜預注：“痁，瘧疾。”孔穎達疏：“痎是小瘧，痁是大瘧。”《説文》：“痁，有熱瘧。”段玉裁注：“有熱無寒之瘧也。”

㉝ 吒（zhà 詐）：“咤”的異體字。怒聲。

㉞ 濱：臨近。

㉟ 異日：他日。

㊱ 疹：疾病。

㊲ 躓（zhì 至）：絆倒。《禮記·中庸》孔穎達疏引《字林》：“躓，謂行倒蹶也。”引申爲行事不利、失敗。

㊳ 節宣：按时節宣散其氣。此謂調養之道。《左傳·昭公元年》：“君子謀四時，朝以聽政，晝以訪問，夕以修令，夜以安身，於是乎節宣其氣。”孔穎達疏：“以時節宣散其氣也。節，即四時是也。凡人形神有限，不可久用。神久用則竭，形大勞則敝，不可以久勞也。神不用則鈍，形不用則痿，不可以久逸也。固當勞逸更遞，以宣散其氣。”

㊴ 吾儕（chái 柴）：我們這一些人。儕，輩。

課文簡析

通過病情反復的經歷啓示人們：無論處理何事，都應當隨着客觀實際情况的變化而改變其方法，千萬不能膠柱鼓瑟一成不變，藉以抒發了對唐王朝因循守舊、不圖改革的不滿情緒。第一段，劉子自叙病狀，客人力贊方士醫術之高明。第二段，求醫服藥病愈，表明方士醫術的確非凡。承上啟下。第三段，信哄言服藥過量，“厥毒果肆”，以應上文“然中有毒”，又證方士預言不虚。第四段，點明主題，理身治國，要在“節宣”。先叙後議，叙爲議的基礎，議爲叙的目的。構思巧妙而自然，行文言簡而意宏。

參考資料

1. 子劉子閒居，作《因論》，或問其旨曷歸歟？對曰：“因之爲言有所自也。夫造端乎無形，垂訓於至當，其立言之徒；放詞乎無方，措旨於無適，其寓言之徒。蒙之智不逮，於是造形而有感，因感而有辭，匪立匪寓，以因爲目。《因論》之旨也云爾！”

劉禹錫《因論七篇·序》

2. 劉禹錫，字夢得，彭城人。祖雲、父溆，仕歷州縣令佐，世以儒學稱。禹錫貞元九年擢進士第，又登宏辭科。禹錫精於古文，善五言詩，今體文章復多才麗。從事淮南節度使杜佑幕，典記室，尤加禮異。從佑人朝，爲監察御史，與吏部郎中韋執誼相善。貞元末，王叔文於東宫用事，後輩務進，多附麗之，禹錫尤爲叔文知獎，以宰相器待之。順宗即位，久疾不任政事，禁中文誥，皆出於叔文，引禹錫及柳宗元人禁中，與之圖議，言無不從。轉屯田員外郎，判度支鹽鐵案，兼崇陵使判官。頗怙威權，中傷端士。宗元素不悦武元衡，時武元衡爲御史中丞，乃左授右庶子。待御史竇羣奏禹錫挾邪亂政，不宜在朝，羣即日罷官。韓皋憑藉貴門，不附叔文黨，出爲湖南觀察使。既任喜怒凌人，京師人士不敢指名，道路以目，時號二王、劉、柳。叔文敗，坐貶連州刺史，在道，貶郎州司馬。地居西南夷，士風僻陋，舉目殊俗，無可與言者。禹錫在朗州十年，唯以文章吟咏，陶冶情性。蠻俗好巫，每淫祠鼓舞，必歌俚辭。禹錫或從事於其間，乃依騷人之作，爲新辭以教巫祝。故武陵溪洞間夷歌，率多禹錫之辭也。……太和二年，自和州刺史征還，拜主客郎中。禹錫銜前事未已，復作《遊玄都觀詩序》曰："予貞元二十一年爲尚書屯田員外郎，時此觀中未有花木。是歲出牧連州，尋貶朗州司馬。居十年，召還京師，人人皆言有道士手植紅桃滿觀，如爍晨霞，遂有詩以志一時之事。旋又出牧，於今十有四年，得爲主客郎中。重遊玆觀，蕩然無復一樹，唯兔葵燕麥，動搖於春風。因再題二十八字，以俟後遊。"其前篇有"玄都觀裹桃千樹，總是劉郎去後栽"之句，後篇有"種樹道士今何在，前度劉郎又重來"之句，人嘉其才而薄其行。禹錫甚怒武元衡、李逢吉，而裴度稍知之。太和中，度在中書，欲令知制誥，執政又聞《詩序》，滋不悦，累轉禮部郎中，集賢院學士。度罷知政事，禹錫求分司東都。終以恃才褊心，不得久處朝列。六月，授蘇州刺史，就賜金紫。秩滿入朝，授汝州刺史，遷太子賓客，分司東都。禹錫晚年與少傅白居易善，詩筆文章，時無在其右者……會昌二年七月卒，時年七十一，贈户部尚書。

《舊唐書・劉禹錫傳》

3.《劉賓客文集》三十卷，《外集》十卷，唐劉禹錫撰。《唐書》本傳稱爲彭城人，蓋舉郡望，實則中山無極人……其人品與柳宗元同，其古文則恣肆博辨，於昌黎，柳州之外，自爲軌轍。其詩則含蓄不足，而精鋭有餘，氣骨亦在元白上，均可與杜牧相頡頏，而詩尤矯出。陳師道稱蘇軾詩初學禹錫，吕本中亦謂蘇轍晚年令人學禹錫詩，以爲用意深遠，有曲折處。

《四庫全書總目提要・集部・别集類三》

（隕竹友）

六十一　與崔連州論石鍾乳書★

説明

本文選自《河東先生集》卷三十二，據宋代世綵堂刻本排印。作者柳宗元（公元773～819年），字子厚，祖籍河東（今山西永濟縣）人，唐代著名的文學家、思想家。他12歲時，隨父離家遊歷了湖南、湖北和江西一帶，初步接觸社會，擴大了視野。13歲那年，受崔中丞之托作了一篇奏章，在文壇初露頭角。21歲中進士，26歲考取博學宏詞科，授集賢殿正字，從事校讎書籍，刊正文字的工作。柳宗元對當時宦官專權不滿，與劉禹錫一起參加了王叔文革新集團，失敗後，王叔文被殺，柳宗元被貶爲永州（今湖南零陵）司馬，10年後改貶柳州刺史，4年後在柳州病逝，時年47歲。柳宗元是唐代古文運動的倡導者之一，對當時文風的改革有重大貢獻。他詩文名篇甚多，具有很高的思想性與藝術性，歷來爲世人所傳誦。後由劉禹錫將全部文稿編輯成《柳河東集》六十卷。1979年中華書局校點排印的《柳河東集》是目前較好的版本。

宗元白①：前以所致石鍾乳非良②，聞子敬所餌與此類，又聞子敬時憤悶動作③，宜以爲未得其粹美，④而爲麤礦燥悍所中⑤，懼傷子敬醇懿⑥，仍習謬誤⑦，故勤勤以云也⑧。

再獲書辭，辱徵引地理證驗多過數百言⑨，以爲土之所出乃良⑩，無不可者。是將不然⑪。夫言土之出者，固多良而少不可，不謂其咸無不可也。

艸木之生者依於土⑫，然即其類也，而有居山之陰陽⑬，或近水，或附石，其性移焉。又况鍾乳直産於石⑭，石之精麤疎密，尋尺特異⑮，而穴之上下、土之薄厚、石之高下不可知，則其依而産者，固不一性。然由其精密而出者，則油然而清⑯，炯然而輝⑰，其竅滑以夷⑱，其肌廉以微⑲，食之使人榮華温柔⑳，其氣宣流㉑，生胃通腸㉒，壽善康寧，心平意舒，其樂愉愉㉓。由其麤疎而下者㉔，則奔突結澀㉕，乍大乍小，色如枯骨，或類死灰，淹顇不發㉖，叢齒積纇㉗，重濁頑璞。食之使人偃蹇壅鬱㉘，泄火生風，戟喉癢肺㉙，幽關不聰㉚，心煩喜怒，肝舉氣剛㉛，不能和平，故君子慎焉。取其色之美，而不必唯土之信，以求其至精，凡爲此也。幸子敬餌之近㉜，不至於是，故可止禦也。

必若土之出無不可者[33]，則東南之竹箭[34]，雖旁歧揉曲[35]，皆可以貫犀革；北山之木，雖離奇液瞞、空中立枯者[36]，皆可以梁百尺之觀[37]，航千仞之淵[38]，冀之北土[39]，馬之所生，凡其大耳短脰、拘攣踠跌、薄蹄而曳者[40]，皆可以勝百鈞[41]，馳千里；雍之塊璞[42]，皆可以備砥礪[43]；徐之糞壤[44]，皆可以封大社[45]，荆之茅[46]，皆可以縮酒[47]；九江之元龜[48]，皆可以卜；泗濱之石，皆可以擊考[49]。若是而不大謬者少矣。其在人也，則魯之晨飲其羊、關轂而輠輪者[50]，皆可以爲師儒；盧之沽名者[51]，皆可以爲太醫；西子之里[52]，惡而矉者[53]，皆可以當侯王[54]，山西之冒没輕僄、沓貪而忍者[55]，皆可以鑿凶門[56]，制閫外[57]；山東之稚騃樸鄙、力農桑、啖棗栗者[58]，皆可以謀謨於廟堂之上[59]。若是則反倫悖道甚矣[60]。何以異於是物哉！

是故《經》中言丹砂者，以類芙蓉而有光[61]；言當歸者，以類馬尾蠶首[62]；言人參者，以人形[63]；黄芩以腐腸[64]；附子八角[65]；甘遂赤膚[66]。類不可悉數。若果土宜乃善[67]，則云生某所，不當又云某者良也。又，《經》注曰[68]：始興爲上[69]，次乃廣、連[70]，則不必服。正爲始興也[71]。

今再三爲言者，唯欲得其英精[72]，以固子敬之壽，非以知藥石角技能也[73]。若以服餌不必利己，姑勝務人而誇辯博[74]，素不望此於子敬。其不然明矣，故畢其説。宗元再拜。

注釋

① 白：禀告。

② 石鍾乳：即鍾乳石。係含碳酸鈣的水溶液從岩石裂隙滴下，經水分蒸發後澱積而成，自上而下逐漸增長，倒垂於洞頂。《神農本草經》云："主咳逆上氣，明目，益精，安五藏，通百節，利九竅，下乳汁。"

③ 憒悶：煩悶。憒，心亂。動作：發作。

④ 宜：似。《左傳・成公六年》："視流而行速，不安其位，宜不能久。"粹美：指純粹優質的石鍾乳。

⑤ 麤礦：粗糙的礦石（石鐘乳）。麤，"粗"的異體字。燥悍：乾燥猛烈的藥性。

⑥ 醇懿：淳樸的美德。這裏意爲貴體。

⑦ 仍習謬誤：章士釗《柳文指要》注："仍，頻也。句謂頻頻習慣於謬誤。"

⑧ 勤勤：殷勤。梁・沈約《六憶》詩："勤勤敘别離，慊慊道相思。"

⑨ 辱：謙詞。猶言"承蒙"。地理：地域形勢。

⑩ 土：産地。指有名産地，即地道藥材。連州也是石鐘乳的名産地，故崔簡信而不疑，不復辨其優劣。

⑪ 將：殆。大概。

⑫ 艸："草"的異體字。

⑬ 山之陰陽：山的南北。山南爲陽，山北爲陰。《穀梁傳・僖公二十八年》："水北爲陽，山南爲陽。"

⑭ 直：直接。

⑮ 尋尺：八尺。此謂距離很近。《詩經・魯頌・閟宫》："是斷是度，是尋是尺。"鄭玄箋："八尺曰尋。"

⑯ 油然：光潤的樣子。

⑰ 炯然：明亮的樣子。炯，"炯"的異體字。

⑱ 夷：平。

⑲ 肌：表皮。廉：潔净。

⑳ 榮華：謂氣血旺盛。温柔：謂皮膚細嫩。

㉑ 宣流：和暢。

㉒ 生：養。膓；"腸"的異體字。

㉓ 愉愉：和悦的樣子。

㉔ 下：出。

㉕ 奔突結澁：言劣質石鍾乳的形狀毫無規則。結澁，疙瘩粗糙。澁，"澀"的異體字。

㉖ 淹顇；敗壞。顇，"悴"的異體字。發，生長。

㉗ 叢；聚結。齒：指齒形。纇（lèi 類）：絲上的結。引申爲疙瘩。

㉘ 偃蹇(yán jiǎn 延簡):困頓。

㉙ 戟(jǐ 己):刺激。

㉚ 幽闕:聽力。《素問·金匱真言論》:"心開竅於耳。"故此心竅即耳。

㉛ 肝舉:肝火旺盛。

㉜ 近:爲時尚短。

㉝ 必若:如果。同義詞複用。

㉞ 竹箭:小竹。《爾雅·釋地》:"東南之美者,有會稽之竹箭焉。"東晋·郭璞注:"竹箭,篠也。"篠(xiǎo 小)即小竹,可爲箭。

㉟ 揉:通"糅"。雜亂。宋玉《九辯》:"惟其紛糅而將落兮。"漢·王逸注:"糅,一作楺。"

㊱ 離奇:木根盤屈的樣子。《漢書·鄒陽傳》:"蟠木根柢,輪囷離奇。"顔師古注:"委曲盤戾貌。"液瞞:當爲"液樠(mán 蠻)",脂液滿溢。《莊子·人間世》:"(櫟木)以爲棺槨則速腐,以爲器則速毁,以爲門户則液樠。"唐·陸德明《經典釋文》引司馬彪云:"液,津液也;樠,謂脂出樠樠然也。"空中:空於中。謂在内部空虚。

㊲ 梁:製作……棟梁。觀(guàn 貫):樓臺。

㊳ 仞:古代長度單位。清·陶方奇《説文仞字八尺考》:周制一仞爲八尺,漢制爲七尺,東漢末爲五尺六寸。

㊴ "冀之"二句:《左傳·昭公四年》:"冀之北土,馬之所生,無興國焉,恃險與馬,不可以爲固也。"冀之北土相當於今河北、山西北部,古人認爲此即良馬的産地。

㊵ 脰(dòu 豆):頸項。踠趹:脚掌屈曲。踠,屈曲。《文選》漢·班孟堅《東都賦》:"馬踠餘足,士怒未泄。"注:"踠,曲也。"趹,脚掌。《文選》漢·傅武仲《舞賦》:"浮騰累跪,跗蹈摩趹。"注:"或反足跗以象蹈,或以足摩地而揚趹也。"曳(yè 夜):拖。

㊶ 勝(shēng 声):堪任。鈞:古代重量單位。《書·五子之歌》:"關石和鈞,王府則有。"疏:(《漢書》)"《律曆志》云:'三十斤爲鈞,四鈞爲石。'"

㊷ 雍之塊璞:《尚書·禹貢》:"黑水西河惟雍州。……厥貢惟球琳琅玕。"鄭玄注:"球琳,皆玉名。琅玕,石而似玉。"雍,雍州。今陝西、甘肅和青海額濟納之地。古九州之一。

㊸ 砥礪:磨刀石。細者爲砥,粗者爲礪。

㊹ 徐:徐州。今江蘇、山東、安徽的部分地區。古九州之一。糞土:穢土。

㊺ 封:建築。社:祭土神之所,即社宫、社廟。《尚書·禹貢》:"海岱及淮惟徐州……厥貢惟土五色。"孔安國傳:"王者封五色土爲社,建諸侯,則各割其方色土與之,使立社。"

㊻ 荆之茅:《尚書·禹貢》:"荆及衡陽惟荆州。……包匭青茅。"荆,荆州。今湖北、湖南部分地區。古九州之一。

㊼ 縮酒:《左傳·僖公四年》:"爾貢包茅不入,王祭不共,無以縮酒,寡人是徵。"《周禮·天官·甸師》東漢·鄭興注:"束茅立於祭前,沃酒其上,酒滲下去,若神飲之,故謂之縮。"一説爲濾酒去滓。《禮記·郊特牲》:"縮酌用茅,明酌也。"鄭玄注:"以茅縮去滓也。"

㊽ "九江"句:《尚書·禹貢》:"九江納錫大龜。"鄭玄注:"尺二寸曰大龜,出於九江水中,龜不常用,錫命而納之。"九江,一般指潯陽,在今湖北廣濟、黄梅一帶。元龜,大龜,古代用以占卜。

㊾ "泗濱"二句:泗濱,泗水岸邊。泗,河流名,也叫泗水或泗河,在山東省中部。《尚書·禹貢》:"泗濱浮磬。"意爲泗水岸邊有可作磬的石,故下言"擊攷"。擊攷,擊打。攷,"考"的異體字。

㊿ 晨飲其羊:《孔子家語·相魯》:"魯之販羊有沈猶氏者,常朝飲其羊,以詐市人。及孔子爲政,沈猶氏不敢朝飲其羊。"後泛指欺詐牟利。亦省作"飲羊。"關轂(gǔ 谷)而輠(huì 慧)輪:《禮記·雜記下》:"古者貴賤皆杖,叔孫武叔朝,見輪人以其杖關轂而輠者,於是有爵而後杖也。"孔穎達疏:"關,穿也;輠,迴也。謂作輪之人以扶病之杖關穿車轂中而迴轉其輪。"轂,車輪中心的圓木,周圍與車輻的一端相接,中有圓孔。因孔子是魯國人,故下文云"皆可以爲師儒"。

51 盧:春秋時齊地。今山東省長清縣西南。因扁鵲是盧人(揚雄《法言》:"扁鵲,盧人。"),故下文言"皆可以爲太醫”。

㊷ 西子：西施。春秋時越國美女，是吳王夫差最寵愛的妃子。里：鄉里。

㊸ 惡而矉者：《莊子・天運》："西施病心而矉其里，其里之醜人見之而美之，歸亦捧心而矉其里。其里之富人見之，堅閉門而不出，貧人見之，挈妻子而去走。彼知矉美而不知矉之所以美。"惡，醜陋。矉，同"顰"。皺眉。此謂"效顰"。

㊹ 當：匹配。

㊺ 山西：指函谷關以西地區，即關西。冒没輕儳（chán 蟬）：冒没，同"冒昧"，輕儳，輕率。《國語・周語中》："冒没輕儳，貪而不讓。"三國吳・韋昭注："儳，進退上下無列也。"沓貪而忍：貪婪而殘忍。《國語・鄭語》："其民沓貪而忍，不可因也。"韋昭注："沓，黷也。忍，忍行不義。"

㊻ 鑿凶門：古代將領出征時，鑿一扇向北的門，由此出發，以示必死的决心。北齊・顔之推《顔氏家訓・風操》："古者，天子喪服以臨師，將軍鑿凶門而出。"王利器《集解》引東漢・許慎注："凶門，北出門也。將軍之出，以喪禮處之，以其必死也。"

㊼ 閫（kǔn 捆）外：郭門之外。閫，郭門的門檻。古以閫外爲將軍所制。《史記・張釋之馮唐列傳》："臣聞上古王者之遣將也，跪而推轂，曰：'閫以内者，寡人制之；閫以外者，將軍制之。'"南朝宋・裴駰《集解》引韋昭曰："此郭門之閫也。"

㊽ 山東：指函谷關以東地區。即關東。騃："呆"的異體字。

㊾ 謀謨：籌劃。同義詞複用。廟堂：本指宗廟明堂。因古代帝王遇大事，要告於宗廟，故也以廟堂指朝廷。《淮南子・兵略》："故運籌於廟堂之上，而决勝乎千里之外矣。"《漢書・趙充國傳》："秦漢以來，山西出將，山東出相。"《後漢書・虞詡傳》："喭曰：'關西出將，關東出相。'"故上文言"山西"、"山東"云云。

㊿ 反倫悖道：謂違背常理。

61 經：指《神農本草經》和《本草經集注》、《新修本草》等。《新修本草》言丹砂分土砂和石砂兩種。石砂中最好的叫光明砂，其砂"形似芙蓉，破之如雲母，光明照徹。"

62 馬尾蠶首：《新修本草》言當歸"宕州（今甘肅宕昌）最勝，細葉者名蠶頭當歸，大葉者名馬尾當歸"，故云。

63 人形：《名醫别録》：參"如人形者有神"。

64 腐腸：黄芩的别名。《本草經集注》："圓者名子芩，爲勝；破者名宿芩，其腹中皆爛，故名腐腸。"

65 附子八角：《本草經集注》："附子以八月上旬採八角者良。"

66 甘遂赤膚：《本草經集注》：甘遂"赤皮者勝。"

67 土宜：不同性質的土壤適宜於不同種類生物的生長，故稱。

68 經注：以下十二字意引自《新修本草・石鍾乳》："鍾乳第一始興，其次廣、連、澧、朗、郴等州者，雖厚而光潤可愛，餌之並佳。今峽州、青溪、房州三洞出者，亞於始興。自餘非其土地，不可輕服。"

69 始興：古郡名。今廣東連江、滃江流域以北地區。

70 廣：廣州。相當於今廣東、廣西大部分地區。連：連州。今廣東連縣、連山、陽山等地。

71 正：止。意爲衹是。爲：通"謂"。

72 英精：精華。此指優質的石鍾乳。

73 角（jué 厥）：較量。

74 勝務：一本爲"務勝"，當是。務，求。勝，取勝。辯博：周遍。同義詞複用。《儀禮・鄉飲酒》："衆賓辯。"鄭玄注："今文'辯'皆作'徧'。"

譯文

宗元稟告：因爲前不久您贈送的石鍾乳不好，聽説您服用的石鍾乳與此同類，又聽説您時常煩悶不舒，我認爲您大概没有得到那純粹優質的品種，而被粗糙劣質石鐘乳的乾燥猛烈藥性侵襲，擔心傷害您的貴體，頻頻習慣於錯誤，所以懇切地與您談談。

第二次收到您的來信，承蒙援引地域形勢論證效驗多過數百字，認爲産地生長的就是好，没有什麽不適宜的。這種看法大概不對。説産地生長的，固然多數是好的而少數是不適宜的，但不能説它全都没有不適宜的。

生長的草木依附於土，然而即使是那同一類的，却因有的長在山北，有的生於山南，有的靠近水邊，有的附在石上，它們的質性就有不同。更何况石鍾乳直接生長在石上．石質的精粗疏密，相距很近，差别便很大，而且洞穴的上下、土質的薄厚、岩石的優劣未能得知，那麽依附它們生長的石鍾乳肯定不是同一質性。這樣，從那精密的岩石上生長的石鍾乳，就光潤而且清瑩，明亮而且光彩，它的孔竅光滑而且平坦，它的表皮潔净而且細微，服食它使人氣血旺盛，肌膚細嫩，脉絡和暢，養胃通腸，健康長壽，心氣和平，愉快歡樂。從那粗疏的岩石上生長的石鍾乳，就凹凸不平，疙瘩粗糙，忽大忽小，色如枯骨，或像死灰，顔色敗壞而不明亮，齒溝累累，疙瘩重重，像污濁的頑石，服食它使人困頓郁結，耗損陽氣，招致邪氣，刺激喉肺，聽力不聰，心煩多怒，肝火旺盛，意氣剛烈，不能平和，所以有才德之人對此要謹慎。選擇其中色澤鮮美的，不必衹相信産地，以便求取那最精良的石鐘乳，我寫這封信，都是爲了這个目的。幸虧您服食的時間不長，不至於達到如此嚴重的地步，所以還可以防止。

如果説産地生長的没有不適宜的話，那麽東南的竹箭，即使是横生彎曲的，都可以貫穿犀牛皮了；北山的樹木，即使是盤根屈曲、脂液滲溢、内部空虚、即將乾枯的，都可以做百尺樓臺的棟梁、造航行千仞之淵的大船了；冀北是良馬的出産地，所有那些大耳短頸、拘攣曲脚、薄蹄拖沓的劣馬，也都可以馱負百鈞，奔馳千里了；雍州的石塊，都可以充當磨刀石了；徐州的穢土，都可以建築社廟了；荆州的茅草，都可以縮酒了；九江的大龜，都可以占卜了；泗水岸邊的石頭，都可以擊打了。像這樣却不大錯的就很少了。如果把這種觀點推論到人事，那么魯國的早晨給羊飲水以增其重量、用扶病之杖貫穿車轂以回轉其車輪的欺詐之徒，都可以成爲名師了；盧地沽名釣譽之人，都可成爲良醫了；西施的鄉里中，那些模仿西施皺眉頭的丑女，都可以匹配王侯了；關西的魯莽輕率、貪婪殘忍之流，都可以成爲帶兵打仗、鎮守一方的將軍了；關東的幼稚痴呆、淺陋無知、致力於種地采桑、啖食棗栗之輩，都可以在朝廷出謀劃策了。像這樣就嚴重地違背了常理。您的見解與這些事物又怎麽能區别呢！

因爲這個緣故，所以《神農本草經》中講丹砂，認爲形如荷花而有光澤的是精良的；講當歸，認爲像馬尾、蠶頭的是精良的；講人參，認爲像人形的是精良的；講黄芩，認爲中空腐爛的是精良的；講附子，認爲八角的是精良的；講甘遂，認爲紅皮的是精良的。諸如此類，不能全部列舉。如果認爲産地上生長的藥物就是精良的，那麽衹要説生長在某地，不該又説某一品種是精良的，又《神農本草經》注説：生長在始興的石鍾乳屬上品，其次才是廣州、連州的，就不應當服用。衹講始興出産的石鍾乳是上品。

現在我再三對您談這個問題的原因，衹是想讓您能得到優質的石鍾乳，來保證您的身體健康，不是用藥物知識較量本領。如果認爲服食藥物不一定對自己有好處，衹是姑且求得勝過他人而誇耀自己知識廣博，我從來不希望您有此想法。您那種見解不對已經很明白了，所以我的信就此結束。宗元再拜。

課文簡析

崔連州，名簡，字子敬，是柳宗元的姐夫，曾任連州刺史，故名。崔連州對服食石鍾乳有獨自見解，認爲“土之所出乃良，無不可”。因此，文章廣征博引、多方闡明了“不必唯土之信”的觀點。第一段，叙述寫信的緣由。第二段(2～5 自然段)，從三方面批駁對方看法的錯誤：①以對比、襯托的手法，説明即使同一石鍾乳，由于所産之石精粗疏密不同，其性質、功用頓殊；②以假設、推理的手法，用“八物”、“五事”説明對方所持看法是“反倫悖理”的；③以經論

"六藥"爲證，説明非"土宜乃善"。第三段(6 自然段)，再次申明寫信目的是"唯欲得其英精，以固子敬之壽"，與首段"懼傷子敬醇懿"，遥相呼應，讓對方樂於接受。論據精確，論證嚴謹，情理相映，説服力强。

參考資料

1. 柳宗元，字子厚。河東人……少聰警絶衆，尤精西漢詩騷，下筆構思與古爲侔。精裁密緻，璨若珠璣。當時流輩咸推之。登進士第，舉宏辭……貞元十九年爲監察御史。順宗即位、王叔文、韋執誼用事，尤奇待宗元，與監察吕温密引禁中與之圖事。轉尚書禮部外郎，叔文欲大用之，令居位。不久，叔文敗，與同輩七人俱貶。宗元爲邵州刺史，在道，再貶爲永州司馬。既罹竄逐，涉履蠻瘴，崎嶇堙厄，藴騷人之鬱悼，寫情叙事，動必以文。爲騷文十數篇，覽之者爲之悽惻。元和十年，例移爲柳州刺史，時朗州司馬劉禹錫得播州刺史，制書下，宗元謂所親曰："禹錫有母年高，今爲郡蠻方，西南絶域，往復萬里，如何與母偕行？如母子異方，便爲永訣。吾與禹錫爲摯友，胡忍見其若是?"即草章奏，請以柳州授禹錫，自往播州。會裴度亦奏其事，禹錫終易連州。柳州士俗以男女質錢，過期則没入錢主，宗元革其鄉法。其已没者，仍出私錢贖之，歸其父母。江嶺間爲進士者，不遠數千里皆隨宗元師法。凡經其門，必爲名士；著述之盛，名動於世，時號柳柳州云。有文集六十卷。

《舊唐書·柳宗元傳》

2. 子厚少精敏……其後以博學宏辭，授集賢殿正字，藍田尉。儁傑廉悍，議論證據今古，出入經史百子，踔厲風發，率常屈其座人。名聲大振，一時皆慕與之交。諸公要人，争欲令出我門下，交口薦譽之……遇用事者得罪，例出爲刺史。未至，又例貶永州司馬。……又偕出爲刺史，而子厚得柳州。既至，嘆曰："是豈不足爲政邪?"因其士俗，爲設教禁，州人順賴……子厚前少年時，勇於爲人，不自貴重顧藉，謂功業可立就，故坐廢退。既退，又無相知有氣力得位者推挽，故卒死於窮裔，材不爲世用，道不行於時也。

韓愈《柳子厚墓誌銘》

3. 河東柳子厚，斯人望而敬者歟！子厚始以童子有奇名於貞元初，至九年，爲名進士，十有九年，爲材御史，二十有一年，以文章稱首，入尚書，爲禮部員外郎。是歲，以疎雋少檢獲訕，出牧邵州，又謫佐永州。居十年，詔書徵，不用，遂爲柳州刺史，五歲不得召歸。病且革，留書抵其友中山劉禹錫曰："我不幸卒以謫死，以遺草累故人。"禹錫執書以泣，遂編次爲四十五通，行於世。子厚之喪，昌黎韓退之志其墓，且以書來吊曰："哀哉，若人之不淑！吾嘗評其文，雄深雅健似司馬子長，崔、蔡不足多也。"安定皇甫湜於文章少所推讓，亦以退之言爲然。

劉禹錫《河東先生集·序》

4. 簡始以文雅清秀見稱，後餌玉石藥易且亂，故不承於初。自連移永，得罪貶驩州。元和七年正月二十六日卒。

宋·世綵堂刻本《河東先生集》注

(陳竹友)

六十二　表醫者郭常

説明

本文選自《沈下賢文集》卷四，以《四部叢刊》爲底本、參校《文苑英華》排印。作者沈亞之(公元781～823年)，字下賢，吴興(今屬浙江)人，唐代文學家。沈是元和十年(公元815年)進士，曾任德州判官、郢州掾，官至殿中侍御史。沈能詩善文，遊於韓愈之門。著有《沈下賢文集》。

郭常者，饒人①，業醫，居饒中，以直得信②。饒江其南導自閩③，頗通商。外夷波斯安息之貨④，國人有轉估於饒者⑤，病且亟⑥，歷請他醫，莫能治，請常爲診。曰："病可去也。"估曰："誠能生我，我酬錢五十萬。"常因舍之⑦，先以針火雜治⑧，導其血關⑨，然後補以奇藥，誠曰："弟無槖慮[10]。"塊居月餘[11]，估稱愈，欲歸常所許財[12]，常不聽[13]。估曰："先生以爲寡與？"常曰："不也。吾直吾之藥[14]，計吾之功，不能損千錢[15]，而所受非任[16]，反禍耳。"卒不内[17]。人以常爲詐而責常[18]。常曰："夫販賈之人，細度而狹見[19]，終日希售擢買[20]，計量於毫銖之間，所入不能補其望。今暴之息財五十萬[21]，則必追恡[22]，鬱惋寧離其心[23]？且藥加於人，病新去而六府方憊，復有悒然之氣之内而伐[24]，即不可救，奈何？彼方有苦時，知我能治而告我，我幸免之，因利其財，又使其死，是獨不畏不仁而神可欺者[25]？吾何敢欺？"

沈亞之曰："仲尼蓋言'我未見好仁者、惡不仁者'[26]，而從學之徒未聞明好惡也。其言之憤，不足畏耶？今世或有爲邦有士之臣[27]，專心聚斂，殘割飢民之食，以資所欲，忍其死而不愧，受刑辱而無耻，是亦不仁甚矣，終無有惡者[28]。若郭常之賤而行之，又焉得不稱於當時哉[29]？

注釋

① 饒：饒州。相當今江西上饒地區。

② 直：正直。得信：取得信任。

③ 饒江：饒河，即鄱江，又名長港。流經江西東北部。導：疏通；開發。閩：閩江，一名建江，爲福建最長的河流。

④ 外夷：外族，此指外國。波斯：即今伊朗。安息：音譯爲"帕提亞"，古國名，位於亞洲西部伊朗高原。

⑤ 估：商人。通"賈"。《北史・刑巒傳》："商估交入。"《魏書》作"商賈交入"。此爲販賣。用如動詞。

⑥ 亟（jí 急）：危急。

⑦ 舍：留住。

⑧ 針火雜治：針刺灸法交錯施治。

⑨ 血關：猶血脈。

⑩ 弟：通"第"。祇是。槖慮：深慮。槖，同"橐"。

⑪ 塊居：獨居。塊，孤獨貌。《史記・滑稽列傳》："今世上之處士，時雖不用，崛然獨立，塊然獨處。"

⑫ 歸：通"饋"。贈送。

⑬ 聽：順從。此謂接受。

⑭ 直：同"值"。價值。此爲計算代價。

⑮ 損：消耗。

⑯ 任：當。

⑰ 内：同"納"。接受。

⑱ 詐：虚僞。

⑲ 細度：度量細小。狹見：眼光短淺。

⑳ 希售擢（què 確）買：意謂集中買進分散賣出。希，通"稀"。稀疏，此爲"分散"意。擢，同"榷"。專利。漢・揚雄《法言・寡見》："或曰：'（桑）弘羊榷利而國用足，盍榷諸？'"

㉑ 暴：突然奪走。用如動詞。息財：經商所得利潤。

㉒ 追恡：謂事後不捨。追，回溯。恡，"吝"的異體字，顧惜。

㉓ 惋：歎惜。《韓非子・亡徵》："内外悲惋，而數行不法者，可亡也。"

㉔ 悒：（yì 憶）：憂鬱。《楚辭》屈原《天問》："武發殺殷何所悒？載尸集戰何所急？"

㉕ 不畏不仁：不畏懼殘忍。《周易・繫辭下》："子曰：小人不耻不仁，不畏不義。"

㉖ "仲尼"句：《論語・里仁》："子曰：我未見好仁者、惡不仁者。好仁者，無以尚之；惡不仁者，其爲仁矣。"邢昺疏："孔子言我未見性好仁者，亦未見能疾惡不仁者也。'好仁者，無以尚之'者……言性好仁者爲德之最上……'惡不仁者，其爲仁矣'……言能疾惡不仁者，亦得爲仁。"

㉗ 爲邦：治理國家。

㉘ 惡：其後省略了代詞賓語"之"，指"不仁"。下文"賤"同此。

㉙ 稱:贊許。

課文簡析

本文頌揚醫師郭常不慕錢財,體恤病人的仁愛品德;批判當時官吏之横征暴斂、殘忍無耻的行徑。第一段記述郭常治愈商人之病,不取非分厚酬及其原因。第二段是藉此有感而發,矛頭直指當時的腐敗政治。"今世或有爲邦有士之臣,專心聚斂,殘割飢民之食,以資所欲","不仁甚矣!"

參考資料

1. 公諱亞之,字下賢,吴興人,元和十年登進士第,歷辟藩府,當遊韓愈門。李賀許其工爲情語,有窈窕之思。其後杜牧、李商隱俱有擬沈下賢詩,則當時稱聲甚盛。

無名氏《沈下賢文集·序》

2. 《沈下賢集》十二卷,唐沈亞之撰。下賢,亞之字也,本長安人,而原序稱曰吴興人,似從其郡望。然《李賀集》有送亞之詩,亦曰"吴興才人怨春風"。又曰"家在錢塘東復東",則其里貫似真在吴興者也。亞之登元和十年進士第。大和三年柏耆宣慰德州,辟爲判官。耆罷,亞之亦坐貶南康尉。是集凡詩賦一卷,雜文,雜記一卷,雜著二卷,記二卷,書二卷,序一卷,策問併對一卷,碑文,墓志表一卷,行狀,祭文一卷,杜牧、李商隱集均有擬沈下賢詩,則亞之固以詩名世,而此集所載乃止十有八篇。其文則務爲險崛,在孫樵、劉蜕之間。

《四庫全書總目提要·集部·别集類三》

(陳竹友)

六十三 屑金粉犀

説明

本文選自《歸田録》卷二,標題另加。《歸田録》是歐陽修的筆記集,成稿於治平四年(公元1067年),是年歐陽修遭到誣陷,退居田園,故名《歸田録》。内容多記朝廷遺事及士大夫的談吐交往。歐陽修(公元1007～1072年),字永叔,自號醉翁、六一居士,吉州永豐(今江西省永豐县)人,北宋著名文學家、史學家。宋仁宗天聖八年(公元1030年)中進士。由於他正直敢言,曾累遭誣陷和貶謫。後官至翰林學士、樞密副使、参政知事。早年曾支持范仲淹改良政治,晚年因議新法,與王安石政見相左。熙寧四年(1071年)退居潁川,卒謚文忠。歐陽修是北宋古文運動的領袖,被列爲"唐宋八大家"之一。他反對當時的浮華文風,主張"文章所宗,必以理實爲要"。他的文章説理暢達,抒情委婉,明白易曉。詩如其文,風格清新而不流於柔靡。詞則更富於情味。曾與宋祁合修《新唐書》,并獨撰《新五代史》。後人輯有《歐陽文忠公集》一百五十三卷,附録五卷,其中《居士集》爲修晚年自編。

凡物有相感者①,出於自然,非人智慮所及②,皆因其舊俗而習知之③。今唐、鄧間多大柿④,其初生澀,堅實如石。凡百十柿以一榠樝置其中⑤,則紅熟爛如泥而可食。土人謂之烘柿者⑥,非用火,乃用此爾⑦。淮南人藏鹽酒蟹⑧,凡一器數十蟹,以皁莢半挺置其中⑨,則可藏經歲不損⑩。至於薄荷醉猫、死猫引竹之類,皆世俗常知⑪。而翡翠屑金⑫,人氣粉犀⑬,此二物,則世人未知者。

余家有一玉罌⑭,形制甚古而精巧⑮。始得之,坐有兵馬鈐轄鄧保吉者⑯,真宗朝老内臣也⑰,識之曰⑱:"此寶器也,謂之翡翠。"云:"禁中寶物皆藏宜聖庫⑲,庫中有翡翠盞一隻⑳,所以識也。"其後予偶以金環於罌腹,信手磨之㉑,金屑紛紛而落㉒,如硯中磨墨,始知翡翠能屑金也。

諸藥中犀最難擣,必先鎊屑㉓,乃入衆藥中擣之㉔,衆藥篩羅以盡㉕,而犀獨存。余偶見一醫僧元達者[26]，解犀爲小塊子，方一寸半許，以極薄紙裹置於懷中，近肉，以人氣蒸之[27]，候氣薰蒸浹洽[28]，乘熱投臼中急搗，應手如粉[29]，因知人氣之能粉犀也。然今醫工皆莫有知者。

注釋

① 相感：相互感應。

② “非人”句：意謂不是人的智慧能考慮到的事情。

③ 因其舊俗：憑藉那老習慣。習知：熟知。

④ 唐鄧間：今河南省唐河縣、鄧州一帶。屬南陽地區。

⑤ 百十：約數，一百來個。榠樝（míng zhā 冥楂）：木瓜。樝，同“楂”。

⑥ 土人：當地人。

⑦ “非用火”二句：意爲不是用火燒的，而是用這種方法製成的。

⑧ 藏：貯藏。鹽酒蟹：用鹽酒浸泡的蟹。

⑨ 皁莢：櫟（lì 力）樹的果實。皁，“皂”的異體字。挺：量詞。皁莢半挺，即半截皂莢。

⑩ 經歲：經過一年。

⑪ 常知：常識。

⑫ 翡翠屑金：翡翠可以把金子磨下碎末。

⑬ 人氣粉犀：人身上的暖氣可以使犀角成爲粉末。以上“屑”、“粉”均爲使動用法。

⑭ 罌（yīng 英）：一種小口大腹的盛酒器。

⑮ 形制：形體。

⑯ 坐：通“座”。座中，即客中。兵馬鈐轄：武官名。

⑰ 真宗：宋真宗趙恒。內臣：宮廷內的臣僚。

⑱ 識：辨别。

⑲ 禁中：宮中。宜聖庫：宋朝宮廷中貯藏珍寶的倉庫。

⑳ 醆：酒杯。《方言》卷四：“醆，杯也。自關而東，趙魏之間，或曰醆”。

㉑ 信：隨便。

㉒ 金屑：金環的碎末。

㉓ 犀：犀牛角。鎊屑：切削成碎塊。鎊，削。

㉔ 乃：才。

㉕ 以：通“已”。

㉖ 醫僧：懂得醫學的和尚。

㉗ 肉：指人的肉體。人氣：人體的暖氣。

㉘ 候：等待。浹洽：遍及。

㉙ 乘：趁着。應手：隨着手搗。

課文簡析

本文通過“翡翠屑金，人氣粉犀”兩个典型事例，説明“物有相感者，出於自然”的道理。對炮製藥物有一定借鑒意義。

參考資料

1. 歐陽修，字永叔，廬陵人。四歲而孤，母鄭，親誨之學。家貧，至以荻畫地學書。幼敏悟過人。得唐韓愈遺稿於廢書簏中，讀而心慕焉，苦志探賾，至忘寢食，必欲并轡絶馳而追與之并。舉進士，試南宮第一，擢甲科，調西京推官。始從尹洙游，爲古文，議論當世事，迭相師友；與梅堯臣遊，爲詩歌相唱和；遂以文章名冠天下。……熙寧四年以太子少師致仕，五年卒，謚文忠。修始在滁州，號醉翁，晚更號六一居士。天資剛勁，見義勇爲，雖機穽在前，觸發之不顧。放逐流離，至於再三，志氣自若也。蘇軾敘其文曰：“論大道似韓愈，論事似陸贄，記事似司馬遷，詩賦似李白。”識者以爲知言。

《宋史·歐陽修傳》

2. 惟公生有聞於當時,死有傳於後世,苟能如此足矣,而亦又何悲?如公器質之深厚,知識之高遠,而輔學術之精微。故充於文章,見於議論,豪健俊偉,怪巧瑰琦。其積於中者,浩如江海之停蓄。其發於外者,爛如日星之光輝。其清音幽韵,凄如飄風急雨之驟至。其雄詞偉辯,快如輕車駿馬之奔馳。世之學者,無問乎識與不識,而讀其文,則其人可知。

宋・王安石《祭歐陽文忠公文》

3.《歸田録》,宋歐陽修撰。多記朝廷軼事及士大夫談諧之言。自序謂以唐・李肇《國史補》爲法,而小異於肇者,不書人之過惡……王明清《揮麈三録》則曰:"歐陽公《歸田録》初成未出,而序先傳,神宗見之,遽命中使宣取。時公已致仕在潁州,因其間所記有未欲廣布者,因盡删去之。又惡其太少,則雜記戲笑不急之事,以充滿其卷帙。既繕寫進入,而舊本亦不敢存。"

《四庫全書總目子部・小説家類一》

(許敬生)

六十四　太極圖説

説明

本文選自《周濂溪先生全集》,據1937年商務印書館《叢書集成初編》本排印。作者周敦頤(公元1017～1073年),原名敦實,避宋英宗諱,改名敦頤,字茂叔,號濂溪,謚元公,世稱濂溪先生。道州營道(今湖南道縣)人,宋代著名理學家。曾任洪州分寧縣(今江西修水縣)主簿等職,晚年居廬山,築室於蓮花峰下,名曰濂溪書堂。他繼承《易傳》及部分道家學説,以太極爲理,以陰陽五行爲氣,提出一個簡單而又係統的宇宙構成論。他的學説對後世宋、明理學影响甚大,亦被醫學理論所引用、吸收。周氏著有《太極圖説》及《通書》四十篇,後人編爲《周子全書》。宋代著名理學家程顥、程頤皆爲周氏弟子。

無極而太極①。太極動而生陽,動極而静,静而生陰。静極復動。一動一静,互爲其根②;分陰分陽,兩儀立焉③。陽變陰合而生水火木金土,五氣順布④,四時行焉⑤。五行一陰陽也⑥,陰陽一太極也,太極本無極也⑦。

五行之生也,各一其性⑧。無極之真,二五之精⑨,妙合而凝。乾道成男,坤道成女⑩。二氣交感,化生萬物,萬物生生而變化無窮焉⑪。

唯人也得其秀而最靈。形既生矣,神發知矣⑫,五性感動而善惡分⑬,萬事出矣。聖人定之以中正仁義,而主静,立人極焉⑭。

故聖人與天地合其德,日月合其明,四時合其序,神鬼合其吉凶⑮。君子修之,吉⑯;小人悖之,凶。故曰:立天之道,曰陰與陽;立地之道,曰柔與剛;立人之道,曰仁與義⑰。又曰:原始反終,故知死生之説⑱。大哉《易》也!斯其至矣⑲。

注釋

① 無極而太極:意爲宇宙萬物從無到有。無極,派生宇宙萬物的本源。出於《老子》:"知其白,守其黑,爲天下式;爲天下式,常德不忒,復歸於無極。"太極,指原始混沌之氣。出於《易・繫辭上》:"易有太極,是生兩儀,兩儀生四象,四象生八卦。"

② 互爲其根:指動、静,陰、陽此消彼長,互相依存,互爲根本。根,根源。

③ 兩儀:天地。

④ 五氣:指水、火、木、金、土五行之氣。

⑤ 四時:指春、夏、秋、冬四季。行,按順序更替。

⑥"五行"二句:意爲五行之氣歸統於陰陽二氣,陰陽二氣又歸統於太極。一,歸統。

⑦ 太極本無極:太極源生於無極。即有生於無。本:本源。

⑧ 各一其性:謂五行之氣各有其一定的屬性。

⑨ 二五之精：指陰陽五行的精華。

⑩ "乾道"二句：語出《易・繫辭上》。即謂陽性而剛者成男，則爲父之道；陰性而柔者成女，則爲母之道。

⑪ 生生：孳息不絶，生生不已。《易・繫辭上》："生生之謂易。"

⑫ "形既"二句：意爲人的形體生成之後，精神便萌發智慧。

⑬ 五性感動：五常之性，感物而動。五性，其説不一。《大戴禮・文王官人》以喜、怒、欲、懼、憂爲五性；《漢武内傳》以暴、淫、奢、酷、賊爲五性；《白虎通・情性》以仁、義、禮、智、信爲五性。

⑭ 立人極：確立做人的最高標準。

⑮ "與天地"四句：語出《易・乾卦・文言》。意爲人與天地、日月、四季、鬼神都有同一的陰陽動静規律。

⑯ 修：遵循。《商君書・定分》："遇民不修法，則問法官。"

⑰ "立天之道"六句：語出《易・説卦》。意爲陰陽成象，天的規律便確立；剛柔成質，地的規律便確立；仁義成德，人的規律便確立。道：規律。

⑱ "原始"二句：語出《易・繫辭上》。意爲推求萬物的起始與終結，所以懂得生與死的道理。原：推究。説：道理。

⑲ 斯其至矣：意爲這太極圖概括了《易》的最精粹的内容。斯，此。指太極圖。

課文簡析

本文是作者對其所繪"太極圖"的説明。本文兼采《易》説和道家思想，根據《易・繫辭上》："易有太極，是生兩儀，兩儀生四象，四象生八卦。"提出以太極爲中心的宇宙創成説。首段述太極本於無極，通過動静變化，演生陰陽、天地、五行；次段述陰陽、五行交感合凝，化生萬物，萬物生生不息，變化無窮；三段指出人爲萬物之靈秀，聖人將仁義中正確定爲做人的道德標準；四段指出誠實正直的人當效法聖人，遵循宇宙間的規律和做人的準則。並認爲"太極圖"概括了《易》的精粹内容。

參考資料

周敦頤，字茂叔，道州營道人。元名敦實，避英宗諱改焉。以舅龍圖閣學士鄭向任爲分寧縣主簿。有獄久不決，敦頤至，一訊立辨。邑人驚曰："老吏不如也。"部使者薦之，調南安軍司理參軍。有囚法不當死，轉運使王逵欲深治之。逵，酷悍吏也。衆莫敢争，敦頤獨與之辨，不聽，乃委手版歸，將棄官去，曰："如此尚可仕乎！殺人以媚人，吾不爲也。"逵悟，囚得免。移郴之桂陽令，治績尤著。郡守李初平賢之，語之曰："吾欲讀書，何如？"敦頤曰："公老無及矣，請爲公言之。"二年果有得。徙知南昌，南昌人皆曰："是能辨分寧獄者，吾屬得所訴矣。"富家大姓，黠吏惡少，惴惴焉不獨以得罪於令爲憂，而又以污穢善政爲恥。歷合州判官，事不經手，吏不敢決，雖下之，民不肯從。部使者趙抃惑於譖口，臨之甚威，敦頤處之超然。通判虔州，抃守虔，熟視其所爲，乃大悟，執其手曰："吾幾失君矣，今而後乃知周茂叔也。"熙寧初，知郴州。用抃及呂公著薦，爲廣東轉運判官，提點刑獄，以洗冤澤物爲己任。行部不憚勞苦，雖瘴癘險遠，亦緩視徐按。以疾求知南康軍。因家廬山蓮花峰下，前有溪，合於湓江，取營道所居濂溪以名之。抃再鎮蜀，將奏用之，未及而卒，年五十七。黄庭堅稱其"人品甚高，胸懷灑落，如光風霽月。廉於取名而鋭於求志，薄於徼福而厚於得民，菲於奉身而燕及煢嫠，陋於希世而尚友千古"。博學力行，著《太極圖》，明天理之根源，究萬物之終始。又著《通書》四十篇，發明太極之藴。序者謂"其言約而道大，文質而義精，得孔、孟之本源，大有功於學者也"。掾南安時，程珦通判軍事，視其氣貌非常人，與語，知其爲學知道，因與爲友，使二子顥、頤往受業焉。敦頤每令尋孔、顔樂處，所樂何事，二程之學源流乎此矣。故顥之言曰："自再見周茂叔後，吟風弄月以歸，有'吾與點也'之意。"侯師聖學於程頤，未悟，訪敦頤。敦頤曰："吾老矣，説不可不詳。"留對榻夜談，越三日乃還。頤驚異之，曰："非從周茂叔來耶？"其善開發人類此。嘉定十三年，賜謚曰元公，淳祐元年，封汝南伯，從祀孔子廟庭。二子壽、燾，燾官至寶文閣待制。

《宋史》卷四百二十七《道學一》

（張如青）

六十五　醫　諭

説明

本文選自《王令集》卷十三。據1980年上海古籍出版社本排印。作者王令(公元1032～1059年),字鍾美(後改字逢原),廣陵(今江蘇揚州)人。五歲父母双亡,由叔父撫養成人。曾在天長、高郵、江陰等地教書糊口,才德出衆,不願仕進,又不願和熱中仕宦之輩來往,因而不爲當時所重。直到至和二年(1054年),王安石由舒州通判被召入京,路過高郵,始聞其名,并與之結爲莫逆之交。五年後即病逝,終年二十八歲。他一生貧困,過着"吾食無田,吾寢無廬,吾爨無芻,吾餔無菹"(《王令集·言歸賦》)的生活。著有詩文五百多篇,後人把它編成《王令集》。王令的詩文多爲不滿現實、寄托抱負之作,風格雄健瑰奇,富於浪漫主義色彩。

一邑之醫舉十人①,一人實能,而九人名不能②。能者常任醫③,不能者常任人④。任醫者如何?曰:"某病也,是必砭⑤;某病也,是必藥。"曰:"砭楚而藥苦⑥,奈何?"曰:"病必砭楚而已⑦,如爲置苦楚⑧,則死未可諱也⑨。"任人者如何?曰:"某病也,是宜砭;某病也,是宜藥。"曰:"砭甚楚,如可藥,易之⑩。"曰:"是亦藥可也,惡在其必砭⑪?"曰:"藥甚苦,宜奈何?"曰:"是亦有甘者爾⑫,惡在其必苦?"以故而不能者常爲用⑬,能者常不用。

他日,邑長病,疇咨左右而可者⑭。召其九人之一焉⑮,更數月而病無損⑯。又召其一人焉⑰,則又無損。更五六而不能及者⑱。然後嘆曰:"邑無醫!後之者不尚前⑲,不若復召初爲醫者。"噫!是人也,何不思:使其有可療之道⑳,則前固用之矣,不待數月而後徙已也㉑;如爲無益,雖召之,將如病何㉒?一旦困且憊㉓,其子有爲能者言㉔,則罵之曰:"醫召固在我㉕,是故惡出乎彼㉖?"吁!乃人也㉗,何其瘳㉘?其於未死也幸㉙!

注釋

① 邑:城鎮。舉:薦舉。

② 名不能:徒有虛名而没有本領。

③ 任醫:憑藉醫術。

④ 任人:聽憑别人(指病家)。

⑤ "某病"二句:意爲某種病,這種病一定要用砭石治療。下兩句仿此。

⑥ 楚:痛苦。以下幾個"楚"同此。

⑦ 而已:而後病愈。已,病愈。

⑧ 如爲:如果,同義詞複用。置:免除。

⑨ 諱:回避。

⑩ 易之:改换它們。即用藥掉换砭。

⑪ "是亦"二句:意爲這種病也可以用藥治療,哪里在乎一定要用砭石呢。惡(wū烏),哪里。疑問代詞。下句"惡在其必苦"同此。

⑫ 有甘者:有甘甜的藥(能治)。

⑬ 爲用:被任用。爲,被。

⑭ 疇(chóu愁)咨:訪求。可者:即可治病者。

⑮ 九人之一:指九個没本領醫生中的一人。

⑯ 損:減輕。

⑰ 其一人:指九人中的另一人。

⑱ 更:更换。五六:指五六個無能的醫生。及:達到。謂達到"病損"的目的。

⑲ 之:到。動詞。尚:超過。

⑳ 使:假使。其:指代"初爲醫者"。

㉑ 徒已：才治好病。徒，才。

㉒ 將如病何：會把病怎麽樣，即會對於治好病起什麽作用。

㉓ 一旦：一日。

㉔ “其子”句：意爲他的兒子替有本領的醫生説話，即推薦有本領的醫生。

㉕ “醫召”句：意爲召請醫生本來取决於我。

㉖ 惡出乎彼：怎麽出自别人之口。

㉗ 乃人：此人。

㉘ 何其瘳：怎麽能病愈呢。

㉙ “其於”句：意爲如果達到不死就是幸運了。其，如果。

課文簡析

文中指出良醫和庸醫的不同点在於“任醫”和“任人”。“任醫”就是按病情需要施治，“任人”則是迎合病人之所好。然而令人奇怪的是，良醫不申，庸才仕進，“不能者常爲用，能者常不用”。本文所舉的“邑長病”事例即是證明。雖然作者對“醫諭”之事未著一字，但是所喻之意深刻明瞭，發人深省。

參考資料

1. 予友字逢原，諱令，姓王氏，廣陵人也。始予愛其文章，而得其所以言；中予愛其節行，而得其所以行；卒予得其所以言，浩浩乎其將沿而不窮也；得其所以行，超超乎其將追而不至也。於是慨然歎，以爲可以任世之重而有功於天下者，將在於此，予將友之而不得也。嗚呼，今棄予而死矣，悲夫！

宋・王安石《臨川先生文集》卷九十七《王逢原墓誌銘》

2. 王氏，舊望太原，自先生之七世祖居於魏之元城，不知其始何遷也。叔祖父乙居廣陵，先生幼育於乙，故遂爲廣陵人。年十數歲，晝從群兒嬉，夜獨誦書，往往達旦不眠，率以是爲常。未嘗從師爲辭章，即雄偉老成，人見之皆驚。年稍長，倜儻不羈束，周鄉里之急，爲不義者，面加毁折無所避，人皆畏而服之。里人滿執中，謹厚人也。一日先生過之，執中以先生所爲爲非是，先生因自悔，更閉門讀書，久之，所得益以閎深，乃爲《竹賦》以自廣。是時丞相荆國公赴召，道由淮南，先生賦《南山之田》詩往見之。公得先生，大喜，期其材可與共功業於天下，因妻以其夫人之女弟焉。既而徙高郵，太守邵公必延請主學，先生辭不獲已，强應之，尋亦辭去……先生既喜退隱，思江南山水之勝，乃遷居潤，賦《江上》、《山中》之詞。居頃之，熟於潤之山川道里，又著《遊山記》以寓其意。居無何，以江陰幽僻，乃去潤遷江陰。江陰地下溼，得疾，苦足弱，因復遷常。未幾，以足疾終。天下士大夫無論識不識皆痛惜之。荆國公爲誌其墓。荆國公既志其墓，又哀思之，著於詩，多至十數篇。先生德業之敏，如駕四馬馭夷路，駸駸驟馳，雖健步者邈不可及。然聞一善言，見一善行，未嘗不欽慕，自以爲不逮。

宋・劉發（王令門人）《廣陵先生傳》（摘自《王令集・附録》）

3.《廣陵集》三十卷，《拾遺》一卷。宋・王令撰。令，元城人。幼隨其叔祖乙居廣陵，遂爲廣陵人。初字鍾美，後王萃字之曰逢原。少不檢，既而折節力學。王安石以妻吴氏之妹妻之，年二十八卒。遺腹一女，適吳師禮，生子曰説。其集即説所編。凡詩賦十八卷，文十二卷，又《拾遺》一卷。墓誌事狀及交游投贈追思之作皆附焉。令才思奇軼，所爲詩磅礴奥衍，大率以韓愈爲宗，而出於盧仝、李賀、孟郊之間……王安石於人少許可，而最重令。同時勝流如劉敞等，並推服之。固非阿私所好矣。其集久無刊本，傳寫訛脱，幾不可讀。今於有可考校者，悉爲釐正。其必不可通者，則姑仍舊本，庶不失闕疑之意焉。

《四庫全書總目提要・集部・别集類六》

（許敬生）

六十六　服胡麻賦並序

説明

本文選自《東坡全集》卷二，據1927年中華書局排印本。作者蘇軾（公元1037～1101

年),字子瞻,號東坡居士,眉州(今四川眉山)人。北宋傑出的文學家。蘇軾二十一歲(仁宗嘉祐元年)中進士,從此走上仕途。在以後的三十年中,一直卷在激烈的新舊黨争的政治漩渦裹。他在政治上屬於舊黨。王安石變法時,出京通判杭州,轉知密、徐、湖三州,後因寫詩諷刺新法,被捕入獄,謫貶黄州。做個團練副史。1085 年哲宗即位,起用舊黨,他被召入京,任中書舍人、翰林學士兼侍讀等職,不久又出知杭、潁、定各州。1093 年哲宗親政,再度起用新黨,他被一貶再貶,直至瓊州(今海南島),度過了凄凉孤寂而又隨緣自適的生活。1100 年徽宗即位,遇赦北返,次年病逝常州。著有《東坡全集》。蘇軾除詩文外,對方藥也有建樹,撰有《蘇學士方》。後人將之與沈括《良方》合編爲《蘇沈内翰良方》(一稱《蘇沈良方》)。

始余嘗服茯苓,久之,良有益也①。夢道士謂余:"茯苓燥,當雜以胡麻食之②。"夢中問道士:"何者爲胡麻?"道士曰:"脂麻是也。"既而讀《本草》云:③"胡麻一名狗蝨,一名方莖。黑者爲巨勝④,其油正可作食。"則胡麻之爲脂麻,信矣。又云:"性與茯苓相宜。"於是始異斯夢⑤。方將以其説食之⑥,而子由賦茯苓以示余⑦,乃作胡麻賦以答之。世間人聞服脂麻以致神仙⑧,必大笑。求胡麻而不可得,則妄指山苗野草之實以當之。此古所謂道在邇而求諸遠者歟⑨!其詞曰:

我夢羽人⑩,頎而長兮⑪。惠而告我,藥之良兮;喬松千尺⑫,老不僵兮。流膏入土⑬,龜蛇藏兮⑭。得而食之,壽莫量兮。於此有草,衆所嘗兮。狀如狗虱,其莖方兮。夜炊晝曝,久乃臧兮。⑮茯苓爲君,此其相兮。

我興發書⑯,若合符兮。⑰乃龠乃烝⑱,甘且腴兮⑲。補填骨髓,流發膚兮。是身如雲⑳,我何居兮㉑?長生不死,道之餘兮㉒。

神藥如蓬㉓,生爾廬兮㉔。世人不信,空自劬兮㉕。搜抉異物,出怪迂兮㉖。槁死空山㉗,固其所兮。

至陽赫赫㉘,發自坤兮㉙。至陰肅肅㉚,躋於乾兮㉛。寂然反照,珠在淵兮㉜。沃而不滅㉝,又不燔兮。長虹流電,光燭天兮㉞。嗟此區區㉟,何與其間兮㊱!譬之膏油,火之所傳而已耶㊲!

注釋

① 良:的確。

② 雜:摻糅。《國語・鄭語》:"先王以土與金、木、水、火雜,以成百物。"胡麻:即芝麻,也作脂麻。沈括《夢溪筆談》云,漢代張騫通西域,至大宛,始得其種,引進中原,故稱胡麻。《神農本草經》已有記載,沈説恐非。

③ 本草:即《神農本草經》。

④ 巨勝:又作苣勝子。

⑤ 異斯夢:認爲這個夢很奇異。異,意動用法。

⑥ 方將:正要。

⑦ 子由:蘇軾的弟弟蘇轍,字子由。賦:作……賦。用如動詞。

⑧ 致:成爲。

⑨ 邇:近。《詩・周南・汝墳》:"雖則如燬,父母孔邇。"注:"邇,近也。"

⑩ 羽人:道家學仙,因稱道士爲羽人。唐李中《碧雲集・竹》:"閑約羽人同賞處,安排棊局就清涼。"

⑪ 頎(qí 奇):修長貌。《詩・齊風・猗嗟》:"猗嗟昌兮,頎而長兮。"

⑫ 喬:高。

⑬ 流膏:指松樹流水的津液。

⑭ 龜蛇:像龜蛇一樣。

⑮ 臧:善。《詩・邶風・雄雉》:"不忮不求,何用不臧?"

⑯ 發:打開。《莊子·胠篋》:"將爲胠篋探囊發匱之盜而爲守備。"

⑰ 合符:古代以竹木或金石爲符,上面寫文字,剖而爲二,各執其一,以之爲證。《荀子·君道》:"合符節别契券者,所以爲信也。"後稱事之彼此相合曰符合或合符。

⑱ 龠(yuè 越):量器名。《漢書·律曆志》:"量者,龠、合、升、斗、斛也,所以量多少也。本起於黄鐘之龠……合龠爲合,十合爲升,十升爲斗,十斗爲斛。"此用如動詞。烝:通"蒸"。用蒸氣熟物。

⑲ 腴:肥美。

⑳ 雲:浮雲。

㉑ 居:語氣助詞。《莊子·齊物論》:"何居乎? 形固可使如槁木,心固可使如死灰乎?"

㉒ 餘:餘澤。

㉓ 蓬:紛亂。《山海經·海内經》:"玄狐蓬尾。"

㉔ 廬:指田間小屋。《詩·小雅·信南山》:"中田有廬。"

㉕ 劬(qú 渠):勞苦。《詩·小雅·鴻雁》:"之子於征,劬勞於野。"

㉖ 怪迂:怪異脱離實際。《史記·孝武紀》:"天子益怠厭方士之怪迂語矣,然終羈縻弗絶,冀遇其真。"

㉗ 空山:深山。

㉘ 至陽:極盛的陽氣。赫赫:陽盛的樣子。

㉙ 坤:地。

㉚ 至陰:極盛的陰氣。肅肅:猶蕭瑟。陰盛的樣子。

㉛ 躋(jī 基):升。《詩·商頌·長發》:"湯降不遲,聖敬日躋。"疏:"湯之下士尊賢甚疾而不遲也,其聖明恭敬之德日升而不退也。"乾:天。

㉜ "寂然"二句:意謂静静地發出亮光,就像珍珠在深淵一樣。

㉝ 沃:用水澆。

㉞ "長虹"二句:意謂像長虹閃電一樣,光照天空。

㉟ 區區:指小小的胡麻。

㊱ 與:參與。

㊲ "譬之"二句:意謂把它比作膏油,是火自然傳導罷了。膏油,油。同義詞複用。《莊子·人間世》:"膏火自并也。"司馬彪注:"膏起火,還自清。"

課文簡析

本文記述胡麻對養生的功效。全文分序和賦兩部分。①序,記撰賦的緣由。作者一日夢道士告之茯苓性燥,當雜以胡麻服食,其效方佳。"方將以其説食之",他的弟弟蘇轍寄來《服茯苓賦》,於是揮筆寫此賦作復。②賦,縱情描述胡麻的生長環境、特性、君相配伍、加工炮制和獨具功效,並勸人信之。行文明朗流暢,比喻别開生面,情景交融,富有理趣。

參考資料

1. 蘇軾,字子瞻,眉州眉山人。父洵,遊學四方。母程氏,親授以書。聞古今成敗,輒能語其要。比冠,博通經史,屬文日數千言。好賈誼,陸贄書。既而讀《莊子》,嘆曰:"吾昔有見,口未能言,今見是書,得吾心矣。"嘉祐元年試禮部,主司歐陽修語梅聖俞曰:"吾當避此人出一頭地。"聞者始譁不厭,久乃信服……御史李定、舒亶,何正言媒孽所爲詩,以爲訕謗,逮赴臺獄,欲置之死,鍛鍊久之不決。神宗獨憐之,以黄州團練副使安置。軾與田父、野老相從溪山間,築室於東坡,自號"東坡居士"。旋移汝州。哲宗立,復朝奉郎,知登州。累遷翰林學士,知杭州。紹聖初,御史論軾掌内外制日所作詞命,以爲譏斥先朝,貶寧遠軍節度副使,惠州安置。徽宗立,移廉州。更三大赦,還,提舉玉局觀。建中靖國元年,卒於常州,年六十六。軾嘗自謂:"作文如行雲流水,初無定質,但常行於所當行,止於所不可不止,雖嬉笑怒駡之辭,皆可書而誦之。"其體渾涵光芒,雄視百代,有文章以來,蓋亦鮮矣。一時文人如黄庭堅,晁補之、秦觀,張耒,陳師道,舉世未之識,軾待之如朋儕,未嘗以師資自予也。

《宋史·蘇軾傳》

2. 胡麻，味甘平，主傷中虛羸，補五内，益氣力，長肌肉，填髓腦，久服，輕身不老。一名巨勝，葉名青蘘，生川澤。

（《神農本草經》）

（陳竹友）

六十七　服茯苓賦並叙

説明

本文選自《欒城集》卷十七。據四庫全書集部别集類排印。作者蘇轍（公元 1039～1112 年），字子由，號潁濱遺老，眉州眉山（今屬四川）人，北宋著名文學家。與其父蘇洵，兄蘇軾並稱爲“三蘇”，兄弟二人同時中進士，父子三人均被列入“唐宋八大家”之中。官至翰林學士、門下侍郎。著有《詩傳》、《春秋傳》、《古史》、《老子解》、《欒城集》等。《欒城集》系蘇轍自編，分正集、後集、三集和應詔集四部分，共九十六卷。

余少而多病，夏則脾不勝食，[①]秋則肺不勝寒，治肺則病脾[②]，治脾則病肺，平居服藥，殆不復能愈。年三十有二，官於宛丘[③]，或憐而受之以道士服氣法[④]。行之朞年[⑤]，二疾良愈[⑥]。蓋自是始有意養生之説。晚讀抱朴子書[⑦]，言服氣與草木之藥皆不能致長生，古神仙真人皆服金丹[⑧]，以爲草木之性，埋之則腐，煮之則爛，燒之則焦，不能自生，而况能生人乎[⑨]？余既汩没世俗[⑩]，意金丹不可得也[⑪]，則試求之草木之類。寒暑不能移，歲月不能敗者，惟松柏爲然。古書言松脂流入地下爲茯苓，茯苓又千歲則爲琥珀，雖非金石，而其能自完也[⑫]，亦久矣。於是求之名山[⑬]，屑而瀹之[⑭]，去其脈絡而取其精華[⑮]，庶幾可以固形、養氣、延年而卻老者[⑯]，因爲之賦以道之[⑰]。詞曰：春而榮[⑱]，夏而茂，憔悴乎風霜之前，摧折乎冰雪之後，閲寒暑以同化[⑲]，委糞壤而兼朽[⑳]，兹固百草之微細與草木之凡陋。雖復效骨革於刀几[㉑]，盡性命於杵臼[㉒]，解急難於俄頃[㉓]，破奇邪於邂逅[㉔]，然皆受命淺薄[㉕]，與時變遷。朝菌無日，蟪蛄無年[㉖]，苟自救之不暇[㉗]，矧他人之足延[㉘]？乃欲擷根莖之幺末[㉙]，假臭味以登仙[㉚]，是猶託疲牛於千里，駕鳴鳩而升天[㉛]，則亦辛勤於澗谷之底，槁死於峰崖之顛，顧桑榆以竊嘆[㉜]，意神仙之不然者矣[㉝]。若夫南澗之松[㉞]，拔地千尺[㉟]，皮厚犀兕[㊱]，心堅鐵石，鬚髮不改[㊲]，蒼然獨立。流膏液於黄泉[㊳]，乘陰陽而固結，象鳥獸之蹲伏，類龜黿之閉蟄[㊴]，外黝黑以鱗皴[㊵]，中絜白而純密[㊶]，上灌莽之不犯[㊷]，下螻蟻之莫賊[㊸]。經歷千歲，化爲琥珀，受雨露以彌堅，與日月而終畢[㊹]，故能安魂魄而定心志，卻五味與穀粒[㊺]，追赤松於上古[㊻]，以百歲爲一息[㊼]，顔如處子[㊽]，緑髮方目[㊾]，神止氣定，浮遊自得，然後乘天地之正[㊿]，御六氣之辨[51]，以遊夫無窮，夫又何求而何食？

注釋

① 勝：承受。食：食物。

② 病：使……病。使動用法。下同。

③ 宛丘：地名。今河南淮陽縣。

④ 或：有人。受：傳授。服氣：道家修養法，也作“食氣”。《晉書·張忠傳》：“恬静寡欲，清虚服氣，餐芝餌石，修導養之法。”

⑤ 朞年：一年。

⑥ 良愈：的確痊愈。

⑦ 抱朴子：葛洪，自號抱朴子，著有《抱朴子》等書。參見本書《葛洪傳》。

⑧ 金丹：古代方士煉金石爲藥，謂服之可以長生，是謂金丹。參見《抱朴子·内篇·金丹》記載。

⑨ 生：使……生。使動用法。

⑩ 汩(gǔ 古)没:埋没。唐·杜甫《杜工部草堂詩箋·贈陳二補闕》:"世儒多汩没,夫子獨聲名。"

⑪ 意:料想。《孫子·計謀》:"攻其無備,出其不意。"

⑫ 完:保全。《莊子·讓王》:"帝王之功……非所以完身養生也。"

⑬ 名山:大山。《書·武成》:"告于皇天后土,所過名山大川。"

⑭ 屑:研成碎末。用如動詞。瀹:以湯煮物。《漢書·郊祀下》:"東鄰殺牛,不如西鄰之瀹祭。"注:"瀹祭,謂瀹煮新菜以祭。"

⑮ 脈絡:此意爲"雜質"。

⑯ 卻老:防止衰老。卻,"却"的異體字。

⑰ 因:因此。

⑱ 榮:開花。用如動詞。

⑲ 閲:經歷。

⑳ 委:丢棄。《孟子·公孫丑下》:"委而去之。"

㉑ 效:意爲"獻出"。骨革:骨骼與皮革。此指草木之體。與下文"性命"意同。几:矮而小的桌子。

㉒ 杵(chǔ 楚)臼:棒槌和舂米器。

㉓ 俄頃:一會兒。

㉔ 邂逅(xiè hòu 瀉厚):謂不期而遇。《詩·鄭風·野有蔓草》:"邂逅相遇,適我願兮。"

㉕ 受命:禀受的壽命。

㉖ 朝菌:菌類植物,朝生暮死。無日:謂活不到一日。蟪蛄:蟬的一種。因其春生夏死,夏生秋死,故云其"無年",即活不到一年。此兩句與《莊子·逍遥遊》:"朝菌不知晦朔,蟪蛄不知春秋"意同。

㉗ 苟:尚且。

㉘ 足:可以。延:謂延長生命。

㉙ 么(yāo 要)末:微末。

㉚ 假:憑藉。臭(xiù 秀)味:氣味。此指草木的氣味。登仙:成仙。

㉛ 鳴鳩:斑鳩。《詩·小雅·小宛》:"宛彼鳴鳩,翰飛戾天。"傳:"鳴鳩,鶻鵰。"

㉜ "顧桑榆"句:意爲眷戀成功之不能而暗暗嘆息。顧,眷戀。桑榆,比喻成功。《後漢書·馮異傳》有"失之東隅,收之桑榆"句。

㉝ 不然:不成。

㉞ 若夫:至於。南澗之松:終南山山澗裏生長的松樹。

㉟ 拔地:聳出地面。

㊱ 皮厚犀兕(sì 四):意爲皮厚如犀兕。兕,雌性的犀牛。

㊲ 鬚髮:指松樹的枝葉。

㊳ 黄泉:地下深處。

㊴ 黿(yuán 元):大鱉。閉蟄:昆蟲冬眠。

㊵ 鱗皴(cūn 村):像魚鱗樣的裂痕。

㊶ 絜:同"潔"。清潔。

㊷ 灌莽:草木叢生的原野。此指叢生的草木。

㊸ 賊:傷害。

㊹ 終畢:始終。

㊺ 卻:不受納。

㊻ 赤松:即赤松子。傳説中的仙人。

㊼ 一息:一呼一吸。

㊽ 處子:處女。

㊾ 緑髮:烏亮的頭髮。方:大。

㊿ "乘天地"句:意爲順應自然界的規律。正,規律。

㊿“御六氣”句：意爲駕御六氣的變化。六氣，指陰、陽、風、雨、晦、明。辨，通“變”。《莊子・逍遥遊》：“若夫乘天地之正，而御六氣之辯，以遊無窮者，彼且惡乎待哉！”

課文簡析

此爲一篇抒説服食茯苓有益於養生的短文。第一段是序。作者以自己對養生的認識過程，點出撰文的緣起。第二段是賦文。先述一般草木之所以不能養生，是因爲它們“受命淺薄，與時變遷”，壽命短暫。再鋪叙茯苓對養生之獨具功效，乃是由於松樹的生命力特强、年壽特長，“受雨露以彌堅，與日月而終畢”。文章排比鋪陳，辭藻華麗。其中對松樹之描繪尤爲細致生動，富有浪漫主義色彩。

參考資料

1. 臣等謹案：《欒城集》五十卷，《欒城後集》二十四卷，《欒城第三集》十卷，《應詔集》十二卷，宋蘇轍撰。轍有詩傳已著録。考晁公武《讀書志》、陳振孫《書録解題》載欒城諸集卷目，並與今本相同。惟《宋史・藝文志》稱《欒城集》八十四卷，《應詔集》十卷，《策論》十卷，《均陽褋著》一卷。焦竑《國史經籍志》則又於《欒城集》外别出《黄門集》七十卷，均與晁陳二家所記不合。今考《欒城集》及《後集》三集，共得八十四卷。《宋志》蓋統舉言之，《策論》當即《應詔集》，而誤以十二卷爲十卷，又複出其目。惟《均陽褋著》未見，其書或後人掇拾遺文，别爲編次，而今佚之歟？至竑所載《黄門集》，宋以來悉不著録，疑即《欒城集》之别名，竑不知而重載之。《宋志》疣謬，焦《志》尤多舛駁，均不足據，要當以晁陳二氏見聞最近者，爲準也。其正集乃爲尚書左丞時所輯，皆元祐以前之作；後集則自元祐九年至崇寧四年所作；三集則自崇寧五年至政和元年所作；《應詔集》則所進策論及應試諸作。轍之孫籀撰《欒城遺言》於平日論文大旨，叙録甚詳，而頗及其篇目，如紀辨才塔碑，則云見《欒城後集》於《馬知節文集跋》，生日漁家傲詞諸篇之不在集中者，則并爲全録其文，以拾遺補闕。蓋集爲轍所手定，與東坡諸集出自他人裒輯者不同。故自宋以來，原本相傳，未有妄爲附益者，特近時重刻甚稀，此本爲明代舊刊，尚少訛闕。陸游《老學菴筆記》稱轍在績溪贈同官詩有：“歸報仇梅省文字，麥苗含穟欲蠶眠”句，譏筠州刻本輒改作“仇香”之非。今此仍作“仇梅”，則所據猶宋時善本矣。乾隆四十六年四月恭校上。

（《四庫全書總目提要》）

2. 陶隱居云：自然成者，大如三四升器，外皮黑細皺，内堅白，形如鳥獸龜蛇者良。作丸散者皆先煮之兩三沸，乃切暴乾。白色者補，赤色者利。俗用甚多，仙經服食，亦爲至要。云其通神而致靈，和氣而煉魄，明竅而益肌，厚腸而開心，調榮而理胃，上品仙藥也。善能斷穀不饑，爲藥無朽蛀。嘗掘地得昔人所埋一塊，計應三十許年，而色無异。明其貞全不朽矣。

《證類本草・茯苓》

（陳竹友）

六十八　贈醫氏湯伯高序

説明

本文選自《揭文安公全集》卷八，據四部叢刊本排印。作者揭傒斯（公元1274～1344年），字安曼，元代龍興富州（今廣西昭平）人。早有文名，入翰林，官至侍講學士，當時朝廷典册碑文，多出其手，曾任遼、金、元三史撰修總裁官。卒追封豫章郡公，謚文安。著有《揭文安公全集》十四卷。

楚俗信巫不信醫，自三代以來爲然①，今爲甚。凡疾不計久近淺深②，藥一入口不效，即屏去③。至於巫反覆十數不效，不悔，且引咎④，痛自責。殫其財⑤，竭其力，卒不效，且死⑥，乃交責之曰⑦：“是醫之誤而用巫之晚也！”終不一語加咎巫。故功恒歸於巫，敗恒歸於醫。效不效，巫恒受上賞，而醫輒後焉。故醫之稍欲急於利、信於人⑧，又必假邪魅之候以爲容⑨，雖上智鮮不惑⑩。甚而沅湘之間用人以祭⑪，非鬼求利⑫，益被重刑厚罰而不怨悳⑬，而巫之禍盤錯深固不解矣[14]。醫之道既久不勝於巫，雖有良醫，且不得施其用，以成其名，而學者日以怠[15]。故或曠數郡[16]，求一良醫不可致。烏乎！其先王之道不明歟！何巫之禍至此也？人之得終其天年，不其幸歟！

吾里有徐先生若虛者，郡大姓也[17]，年十五舉進士，即謝歸業醫[18]。人有一方之良、一言之善[19]，必重幣不遠數百里而師之[20]，以必得乃止。歷數十年，其學大成，著《易簡歸一》數十卷[21]，辨疑補漏，博約明察，通徹融敏[22]，咸謂古人復生。其治以脈不以懲。無富貴貧賤[23]，不責其報[24]。信而治，無不效，其不治[25]，必先知之。惟一用巫，乃去不顧。自是吾里之巫稍不得專其功矣[26]。余行數千里莫能及間一遇焉[27]，又止攻一門、擅一技而已[28]，無兼善之者。來盱江[29]，得湯伯高，該明静深[30]，不伐不矜[31]，深有類於徐。余方憂巫之禍，醫之道不明，坐視民命之夭閼而莫救、而莫愛[32]。高之學有類於徐[33]，且試之輒效，故并書巫醫之行利害及徐之本末以贈之[34]。嗟夫！使世之醫皆若虛、伯高，信之者皆吾里之人，巫其能久勝矣乎？伯高名垚，自號常静處士。若虛名棪。

注釋

① 三代：夏、商、周。《荀子·王制》："道不過三代，法不貳後王。"

② 計：計慮。

③ 屏：擯弃。《詩·大雅·皇矣》："作之屏之，其菑其翳。"

④ 引咎：承認過失。《吴越春秋·勾踐伐吴外傳》："勾踐乃選吴越將士，西渡河以攻秦，軍士苦之。會秦怖懼，逆自引咎，越乃還軍。"

⑤ 殫：盡。《孫子·作戰》："力屈財殫。"

⑥ 且：將要。

⑦ 交：俱。

⑧ 急：急切。《管子·正世》："故事莫急於當務，治莫貴於得齊。"

⑨ 假：憑藉。邪魅之候：指怪誕的表現。容：儀容。此指假象。

⑩ 上智：智力特出的人。也作"上知"。《孫子·用間》："故惟明君賢將，能以上智爲間者，必成大功。"

⑪ 沅湘：沅江和湘江。兩江在湖南滙合。

⑫ 非：責難。《吕氏春秋·慎行》："動作者莫不非令尹。"注："非，咎也。"

⑬ 怨恚：怨恨。偏義複詞。

⑭ 盤錯：盤曲交錯。舊題晉王嘉《拾遺記三·周靈王》："聚天下異木神工，得崿谷陰生之樹。其樹千尋，文理盤錯。"此比喻事物的繁難複雜。

⑮ 怠：即怠業。荒廢本職事業。

⑯ 曠：間隔。《文選》三國魏劉公幹《贈五官中郎將》詩："自夏涉玄冬，彌曠大餘旬。"

⑰ 大姓：望門大族。

⑱ 謝歸：辭職歸里。

⑲ 方：方劑。

⑳ 師：學習。

㉑ 易簡歸一：已佚。陳邦賢等《中國醫學人名志》："徐若虛，元，著《易簡歸》一卷。"

㉒ 融：融會貫通。

㉓ 無：不論。

㉔ 責：求。《左傳·桓公十三年》："宋多責賂于鄭，鄭不堪命。"報：酬報。

㉕ 其：如果。

㉖ 稍：逐漸。《史記·項羽紀》："項王乃疑范增與漢有私，稍奪之權。"

㉗ 及：繼續。間一：偶而。

㉘ 攻：研究。

㉙ 盱(xū 虚)江：水名。在江西境内，又稱汝水。

㉚ 該：完備。

㉛ 伐：誇耀自己的功勞、才能。《論語·雍也》："孟之反不伐。"矜：自負賢能。《書·大禹謨》："汝惟不矜，天下莫與汝争能；汝惟不伐，天下莫與汝争功。"

㉜ 夭閼(è 餓)：夭亡。

㉝ 高：指湯伯高。

㉞ "巫醫"六字：即"巫之行害，醫之行利"。本末：指事迹。

課文簡析

文章揭示"楚俗信巫不信醫"的愚昧陋習及造成的驚人惡果，表彰徐若虚、湯伯高兩位醫生不凡醫術和可敬品德，認爲祇要醫學不斷發展，巫術便不能久勝。第一段，描寫"信巫不信醫"的狀况及其嚴重後果。第二段，記述徐、高兩位醫生的醫術和醫德，及寫序的本意：書巫之行害，醫之行利。涇渭分明，叙事嚴謹。

參考資料

1. 揭傒斯，字曼碩，龍興富州人。父來成宋鄉貢進士。傒斯幼貧，讀書尤刻苦，晝夜不少懈。父子自爲師友，由是貫通百氏，早有文名。大德間稍出游湘漢，湖南帥趙淇鴉號知人，見之驚曰："他日翰苑名流也！"程鉅夫、盧摯先後爲湖南憲長，咸器重之。鉅夫因妻以從妹。延祐初，鉅夫、摯，列薦於朝，特受翰林國史院編修官。時平章李孟監修國史，讀其所撰功臣列傳，嘆曰："是方可名史筆。若他人直謄吏牘爾。升應奉翰林文字仍兼編修，遷國子助教，復留爲應奉。南歸省母，旋復召還。傒斯凡三入翰林，朝廷之事，臺閣之儀，靡不閑習。集賢學士王約謂："與傒斯談至道，大起人意，受之以政，當無適不可。"天歷初，開奎章閣，首擢爲授經郎，以教勛戚大臣子孫。文宗時幸閣中，有所咨訪，奏對稱旨，恒以字乎之而不名。每中書奏用儒臣，必問曰："其材何如揭曼碩？"間出所上《太平政要策》，以示臺臣曰："此朕授經郎揭曼碩所進也。"其見親重如此。

《元史·揭傒斯傳》

2. 仁宗時有虞集、楊載、范椁、揭傒斯，當時被稱爲四大家。實際上他們的詩大多模仿前人，很難説有什麽獨特的風格。就詩歌内容來説，多數是吟咏山水、互相酬答。偶爾也有一些反映民間疾苦的詩，如："近聞閩中瘴大作，不問村原與城郭。全家十口一朝空，忍飢種稻無人穫。"(揭傒斯《雨述》)反映了一定的現實生活内容，不無可取之處……語言自然，頗有民歌的風味。

北大中文系文學專門化 1955 級集體編著《中國文學史》(三)

(陳竹友)

六十九　贈賈思誠序★

説明

本文選自中華書局《四部備要》影印本《宋文憲公全集》卷四十四。作者宋濂(公元 1310～1381 年)，字景濂，號潛溪，又號白牛生，浦江(今浙江浦江縣)人，元末明初著名的文學家。累官至翰林學士，《元史》主編。洪武十年(公元 1377 年)辭官，閉門著作。洪武十三年，因長孫牽連左丞相胡惟庸謀反案，舉家被流放茂州，次年死於流放途中的夔州(今四川奉節縣)。正德年間追謚文憲。宋濂窮極群書，學識淵博，宗經師古，善於古文，大有唐宋之風，著有《宋學士全集》七十五卷。

同里張君以書來謂濂曰："壬辰之秋[①]，兵發中原，大江之南，所在皆繹騷[②]，時惟伯嘉納公持部使者節來涖浙東[③]，慎簡群材[④]，官而任之，以保障乎一方。余雖不敏，公不以爲無似[⑤]，俾攝録事判官[⑥]。判官職在撫治一城生聚[⑦]，凡其捍禦綏輯之策[⑧]，不憚晝夜而勤行之，以酬公知遇之萬一。然節宣之功不加，日積月深，以勞而致疾。疾之初作，大熱發四體中[⑨]，繼之以昏仆。迨其甦也，雙目運眩[10]，耳中作秋蟬鳴，神思恍惚，若孑孑然離群而獨立[11]，若御驚飆而游行太空[12]，若乘不繫之舟以簸蕩於三峽四溟之間[13]，殊不能自禁。聞丹溪朱先生彥脩醫名徧四方，亟延治之。先生至，既脈曰：'内摇其眞，外勞其形，以虧其陰，以耗其生，宜收視返聽於太虚之庭[14]，不可專藉藥而已之也。'因屬其高第弟子賈君思誠留以護治之[15]。賈君即視余如手足之親，無所不致其意：慮余怒之過也，則治之以悲；悲之過也，則治之以喜；喜之過也，則治之以恐；恐之過也，則治之以思；思之過也，則治之以怒[16]。左之右之，扶之掖之，又從而調柔之。不特此也，其逆厥也[17]，則藥其湧泉以寤之[18]；其怔忡也[19]，則按其心俞而定之[20]。如是者數年，不可一朝夕離去。寧食不鮮羞，衣不裼裘[21]，何可一日以無賈君？寧士不魯鄒[22]，客不公侯[23]，何可一日以無賈君？余疾於是乎告瘳，而賈君有功於余者甚大矣！子幸賜之一言，多賈君之善[24]，而昭余之不敢忘德於賈君，不識可不可乎？"

余發張君之書[25]，重有感焉。世之爲民宰者，恆飽食以嬉，其視吾民之顛連[26]，漠然若秦越肥瘠之不相維繫[27]，非惟不相維繫，又鹽其髓、刳其膏而不知止[28]，孰有如張君勤民成疾者乎？世之醫者，酬接之繁，不暇雍容[29]，未信宿輒謝去[30]，至有視不暇脈，脈不暇方，而不可挽留者，孰有如賈君調護數年之久而不生厭者乎？是皆可書。余方執筆以從文章家之後，此而不書，烏乎書？

雖然，今之官政苛虐，敲撲椎繫[31]，惟日不足，我民病此久矣。我瞻四方，何林林乎[32]！州邑之間，其有賢牧宰能施刀圭之劑以振起之者乎[33]？設有是，余雖不敏，猶能研墨濡毫大書而不一書。是爲序。

注釋

① 壬辰：公元1352年，農民起義軍徐壽輝部先後攻下漢陽、武昌、興國、江陰、安慶等地。

② 繹騷：奔走相告所引起的騷動。繹，通"驛"。《詩・大雅・常武》："徐方繹騷，震驚徐方。"箋："繹當作驛……徐國傳遽之驛見之，知王兵必克，馳走以相恐動。"

③ 伯嘉納：人名。部使者：官名。節：符節。古時使臣執以示信之物。蒞（lì 利）："莅"的異體字。臨；到。

④ 簡：選擇。材：通"才"。

⑤ 無似：猶言不肖。謙詞。《禮・哀公問》："寡人雖無似也，願聞所以行三言之道。"

⑥ 攝：代理。《左傳・僖公二十八年》："師還，壬午濟河，舟之僑先歸，士會攝右。"注："權代舟之僑也。"録事判官：官名。掌管文書的屬官。

⑦ 生聚：此指百姓。

⑧ 捍禦：防衛。綏輯：安撫集聚。

⑨ 四體：四肢。

⑩ 運眩：昏花。

⑪ 孑孑（jiéjié 潔潔）然：孤單的樣子。韓愈《食曲河驛》："而我抱重罪，孑孑萬里程。"

⑫ 驚飆（biāo 標）：暴風。

⑬ 三峽四溟：泛指峽灣海流。溟，海。

⑭ 收視返聽：謂無視無聽。太虚之庭：指清静虚無的境界。

⑮ 屬：同"囑"。托付。賈君思誠：即賈思誠。宋濂《贈醫師賈某序》："賈思誠，濂外弟也，性醇介，有君子之行，嘗同濂師事城南聞先生，學治經。久之，思誠復去受醫説於彥修朱先生之門。諸儒家所著，無所不窺。出而治疾，往往有奇驗。"

⑯ "慮余"十句：謂調理情志以治其病。《素問・陰陽應象大論》："怒傷肝，悲勝怒。喜傷心，恐勝喜。思傷脾，怒勝思。憂傷肺，喜勝憂。恐傷腎，思勝恐。"

⑰ 逆厥：謂突然昏倒，不省人事。

⑱ 湧泉：穴位名。位於足底下。《靈樞・本輸篇》："腎脈出於湧泉。湧泉者，足心也。"

⑲ 怔忡：自覺心跳劇烈的證候。

⑳ 心俞：穴位名。《素問・刺法論》："當先補心俞。"位於第五胸椎棘突下兩旁相去脊各1.5寸。

㉑ 裼(xī 西)裘：謂穿優質華麗的衣服。用作動詞。裼，裘上所加的外衣。

㉒ 魯鄒：謂做孔孟那樣的聖人。用作動詞，因孔子是魯國人，孟子是鄒国人，故云"魯鄒。"

㉓ 客：客卿。

㉔ 多：贊揚。

㉕ 發：開啓。

㉖ 顛連：困頓不堪。

㉗ 秦越肥瘠：春秋時，秦國在西北，越國在東南，相去極遠，故常以秦越肥瘠比喻疏遠。韓愈《争臣論》："今陽子(城)在位不爲不久矣，而未嘗一言及於政，視政之得失，若越人視秦之肥瘠，忽焉不加喜戚於其心。"

㉘ 盬(gǔ 古)：吸飲。

㉙ 雍容：形容態度大方，從容不迫。

㉚ 信宿：過兩夜。信，再宿。

㉛ 繫：一本作"擊"，可參。

㉜ 林林：紛紜衆多的樣子。唐・柳宗元《柳先生集一貞符》："惟人之初，揔揔而生，林林而群。"

㉝ 牧宰：州官稱牧，縣官稱宰。牧宰，泛指州縣長官。《北史・楊紹傳》附楊達："平陳後，帝差品天下牧宰，達爲第一，擢拜工部尚書，加上開府。"

譯文

同鄉張先生寫信來告訴我説："壬辰年秋天，中原發生戰争，長江以南，到處都擾動不安，此時有伯嘉納公持部使者符節來到浙東，謹慎選擇各種人才，委任他們官職，以保障一方安寧。我雖然不才，但公不認爲我不稱職，讓我代理録事判官。判官的職責在於管理全城繁殖人口、聚積物資，凡是有關全城防禦、安撫的策劃，都不怕白天黑夜而勤勞地做好它，用來報謝公賞識重用恩情之萬一。然而由於忽視了養生保健和勞逸結合，日積月累，以致過勞成疾。疾病開始發作的時候，全身發高熱，接着就昏迷跌倒。等到我蘇醒過來時，雙目昏花，耳中像秋蟬一樣鳴響，精神恍惚不定，好像孤單地脱離人群而單獨居處，好像駕禦暴風在太空遨游，好像乘坐没有拴縛的舟船顛簸蕩漾在三峡四溟之中，完全無法自我控制。聽説朱丹溪先生彦修醫名傳遍四方，就趕快地請他來治病。先生來到，切完脈后説：'你的病是由於内部真氣擾動，外部形體勞纍，以致虧乏真陰，耗損生機，應該在清静虛無的境界中無視無聽地休養，不能專靠藥物來治愈它。'就囑咐他的高材學生賈思誠先生留下來護理、醫治我。賈思誠待我如親兄弟，無處不表達他的情意：他考慮我忿怒太過，就用悲哀治療我；悲哀太過，就用喜悦治療我；喜悦太過，就用恐懼治療我；恐懼太過，就用思慮治療我；思慮太過，就用忿怒治療我。多方幫助照顧、關心扶持我，從而調攝安撫我。不僅如此，有時我突然昏倒不省人事，他就針刺我的涌泉穴以使我蘇醒；有時我心跳劇烈，他就按摩我的心俞穴而使我安定。像這樣好幾年，一朝一夕都不能離開他。寧可飲食没有美味佳餚，穿着没有漂亮衣服，怎麽能够一天没有賈先生呢？寧可讀書不能成爲孔孟那樣的人，做官不能達到公侯的地位，怎麽能够一天没有賈先生呢？我的病於是痊愈，而賈先生對我的功德是多麽大啊！請您賜我一篇文字，贊揚賈先生的高尚品德，表明我不敢忘懷賈先生的恩德，不知可以不可以呢？"

我開啓張先生的信，深有感觸。世上做民衆官吏的人，經常飽食了就戲耍，他們對待我們民衆困頓不堪的生活，冷漠得好像秦越遥隔、肥瘦大异一樣地没有關係，不僅没有關係，又吸飲他們的骨髓，剖挖他們的脂肪而不知休止，誰又像張先生一樣爲民勞作而造成疾病的呢？世上行醫的人，交際應酬繁忙，没有時間從容不迫地診病，未過兩夜就謝别離去，竟至有看病却没有時間切脉，切脉却没有時間開處方，而不能够挽留的，誰有像賈先生調治護理數年之久而没有産生厭倦的呢？這些都是可以寫的。我正在拿起筆跟在文學家的后面，如果這不值得寫，還有什麽可以寫的呢？

雖然這樣，但是如今官府政事苛刻殘暴，對老百姓敲詐勒索殘害打擊，衹是一天天地還感到不滿足，我們百姓怨恨這種情景的時間已經很久了。我遠望天下四方，這種現象是多麽衆多啊！州縣之中，哪裏有賢明官吏能施行靈丹妙藥而使我廣大民衆振興起來嗎？如果有這樣的人，我雖然不聰明，但還能研墨沾筆大書而特書。此爲序。

課文簡析

本文贊揚張君"勤民成疾"的美德和賈君待患者"如手足之親"的高尚醫德，從而抨擊官政苛虐和醫風庸俗。第一段，張君來信，言張賈二君之爲人，點明寫序的原因。第二段，見信"有感"，揭示旨趣。構思巧妙，文字暢達，針砭時弊，發人深思。

參考資料

1. 宋濂，字景濂，其先金華之潛溪人，至濂乃遷浦江。幼英敏强記，就學於聞人夢吉，通五經，復往從吴萊學。已，游柳貫、黄溍之門，兩人皆亟遜濂，自謂弗如。元至正中，薦授翰林編修，以親老辭不行，入龍門山著書……洪武二年詔修《元史》，命充總裁官。是年八月《史》成，除翰林院學士。明年二月，儒士歐陽佑等採故元元統以後事迹還朝，仍命濂等續修，六越月再成，賜金帛，是月，以失朝參，降編修。四年遷國子司業，坐考祀孔子禮不以時奏，謫安遠知縣，旋召爲禮部主事。明年遷贊善大夫。是時，帝留意文治，徵召四方儒士張唯等數十人，擇其年少俊異者，皆擢編修，令入禁中文華堂肄業，命濂爲之師。濂傅太子先後十餘年，凡一言動，皆以禮法諷勸，使歸於道，至有關政教及前代興亡事，必拱手曰："當如是，不當如彼。"皇太子每斂容嘉納，言必稱師父云……十三年，長孫慎坐胡惟庸黨，帝欲置濂死。皇后，太子力救，乃安置茂州。濂狀貌豐偉，美鬚髯，視近而明，一黍上能作數字。自少至老，未嘗一日去書卷，於學無所不通，爲文醇深演迤，與古作者並。在朝，郊社宗廟山川百神之典，朝會宴享律曆衣冠之制，四裔貢賦賞勞之儀，旁及元勳巨卿碑記刻石之辭，咸以委濂，屢推爲開國文臣之首。士大夫造門乞文者，後先相踵。外國貢使亦知其名，數問宋先生起居無恙否。高麗，安南，日本至出兼金購文集。四方學者悉稱爲"太史公"，不以姓氏。雖白首侍從，其勳業爵位不逮(劉)基，而一代禮樂制作，濂所裁定者居多。其明年，卒於夔，年七十二……正德中，追謚文憲。

《明史・宋濂傳》

2.《宋學士全集》三十六卷，明宋濂撰。濂有《篇海類編》，已著録。元末文章以吴萊，柳貫.黄溍爲一朝之後勁。濂初從萊學，既又學於貫與溍，其授受具有源流。又早從聞人夢吉講貫五經，其學問亦具有根柢……濂文雍容渾穆，如天閑良驥，魚魚雅雅，自中節度。

《四庫全書總目提要・集部・别集類二十二》

(陳竹友)

七十　贈醫師何子才序

説明

本文選自《鳧藻集》卷三，據明正統九年(公元1444年)刻本排印。作者高啓(公元1336～1374年)，字季迪，長洲(今江蘇蘇州)人。元末隱居吴淞青丘，自號青丘子。洪武元年(1368年)應徵入朝編修《元史》，任翰林院編修。三年，擢户部右侍郎，由於高啟堅決推辭，被朱元璋放歸田里。他與蘇州知府魏觀交往甚篤，曾爲魏作過一篇《上梁文》。洪武七年因魏觀罪牽連被腰斬，年僅三十九歲。高啓是一位有才華的青年詩人，在少年時已負盛名，與楊基、張羽、徐賁被譽爲吴中四傑。著有《高青丘大全集》。

余嘗與修《元史》①，考其故實②，見士之行義於鄉能濟人之急者③，皆俱録焉。或謂死喪疾病之相救助，固鄉黨朋友之事④，非甚難能者，夫何足書？余則以爲自世教衰⑤，人於父子昆弟之恩猶或薄焉⑥，其視他人之危，能援手投足以拯之者⑦，於世果多得乎？不多，則君子宜與之⑧，不可使遂泯也。乃采其尤卓卓者，爲著於篇。

自退伏鄉里⑨，聞有斯人之風者，猶復爲興慕焉。一日，趙子貞氏謁余城南⑩，言曰：近僕自淮南攜累而東歸也⑪，奔走水陸之艱，觸冒霜露之慘，既抵家而俱病焉，蓋老稚數口無免者。呻吟吚嚶⑫，僵卧滿室，湯粥之奉不時⑬，卹問之友不至⑭，相視肹然爲溝壑矣⑮。醫師何子才日來視之，療治周勤，藥裹成績⑯，僕有慚心，而子才無倦色。既彌月⑰，而皆起焉。今以衰暮之年⑱，與老婦幼孫復得相依，以保其生者，皆子才之賜也。顧無以報，願惠一言⑲，識區區之感焉⑳。

余以子貞家素貧，固非常有德於子才㉑，而子才亦非有冀於子貞者，乃活其闔門於瀕死㉒，豈非以濟人之急爲心，而世無不多得者乎㉓？若是，固不可使無聞也。然余文思荒落㉔，不能張子才之賢㉕，姑序以復於子貞氏。子才能存此心而不息，義聲積著㉖，則固有當代之執筆者書矣㉗。

注釋

① 與：參預。

② 故實：足以效法的舊事。亦作“固實”。《國語・周語上》：“賦事行刑，必問於遺訓，而咨於故實。”韋昭注：“故實，故事之是者。”《史記・魯周公世家》作“固實”。

③ “見士”句：“行義於鄉能濟人之急”是“士”的定語後置，以“之……者”爲標志。正常的語序：見行義於鄉能濟人之急（之）士。

④ 鄉黨：猶鄉里。《禮・曲禮上》：“故州閭鄉黨稱其孝也。”注：“《周禮》，二十五家爲閭，四閭爲族，五族爲黨，五黨爲州，五州爲鄉。”朋友：同師同志之人。《周禮・地官・大司徒》：“五曰聯朋友。”鄭玄注：“同師曰朋，同志曰友。”亦泛指相友好之人。

⑤ 世教：當時的正統思想。《漢書・叙傳》：“既繫攣於世教矣，何用大道爲自眩曜？”。世教指孔孟之道；大道指老莊之道。

⑥ 昆弟：亦作“罤弟”。即兄和弟。也包括遠房和近房的弟兄。猶或：尚且。薄：淡薄。焉：“于之”兼詞。

⑦ 援手投足：意謂用力採取行動去救助。援手，救助。《孟子・離婁上》：“天下溺，援之以道；嫂溺，援之以手。”投足，踏步。《吕氏春秋・古樂》：“投足以歌八闋。”

⑧ 與：表彰。《漢書・翟方進傳》：“朝過夕改，君子與之。”顔師古注：“與，許也。”

⑨ 退：古“退”字，《説文》作“復”。伏：藏匿。此指隱居。

⑩ 謁：看望。

⑪ 累：指妻兒。清・翟灝《通俗編》卷十五：“今人自言妻妾子女曰賤累，子女多曰累重。”

⑫ 吚嚶：象聲詞。吚，“咿”的異體字。

⑬ 不時：不按時。

⑭ 卹：“恤”的異體字。體恤。問：饋贈。《左傳・成公十六年》：“楚子使工尹襄問之與弓。”孔穎達疏：“遺人以物謂之爲問。”

⑮ 肹（xì 係）然：恨視貌。《三國志・許褚傳》：“褚瞋目肹之，超不敢動。”爲溝壑（hè 賀）：“死”的婉言。此意謂等死。

⑯ 藥裹成績：用藥取得成效。藥裹，藥袋。唐・王維《王右丞集》卷二《酬黎居士淅川作》：“松龕藏藥裹，石唇安茶臼。”此指用藥。成績，謂取效。

⑰ 彌月：整月。彌，滿。

⑱ 衰暮：衰老。南朝宋鮑照《鮑氏集》四《擬古詩》之四：“幼壯重寸陰，衰暮反經年。”

⑲ 惠：贈。《宋書・庾悦傳》："豈能以殘炙見惠？"

⑳ 區區：用以自稱的謙詞。

㉑ 常：通"嘗"。曾經。德：恩德。

㉒ 闔門：全家。

㉓ 無：疑涉下文"無"字而衍。

㉔ 文思：作文的思路。荒：荒廢；棄置。落：下降。

㉕ 張：弘揚。

㉖ 義聲：美好的名聲。積著：是"積微成著"的略語。言事細微時，人所不察，積多積久，便成顯著。《荀子・大略》："夫盡小者大，積微者箸，德至者色澤洽，行盡而聲聞遠。"箸，同"著"。

㉗ 執筆者：指編修史書的人。

課文簡析

本文表彰何子才醫生行義於鄉，濟人之急，不圖名利的美德；揭露當時民風日下，趨世附炎，薄情寡義的社會現象。第一段作者追述在編修《元史》時，"見士之行義於鄉能濟人之急者，皆俱録焉"，在世教日衰，"則君子宜與之"。説明了寫作動機，並爲下文埋下伏筆。第二段記敘趙子貞舉家"僵卧滿室"，"郵問之友不至"，唯何子才"日來視之，療治周勤"，救活其全家。從世態炎涼中，烘托何子才之可"與之"。是序的主體。第三段抒説"子才之賢"宜弘揚，并鼓勵何子才"存此心而不息"，以取積微成著之功。寓意清新，文辭暢達，行雲流水，理明氣昌。

參考資料

1. 高啓，字季迪，長洲人。博學工詩。張士誠據吴，啟依外家，居吴淞江之青丘，洪武初，被薦，偕同縣謝徽召修《元史》，授翰林院國史編修官，復命教授諸王。三年秋，帝御闕樓，啓、徽俱入對，擢啓户部右侍郎，徽吏部侍部。啓自陳年少不敢當重任，徽亦固辭，乃見許。已，並賜白金放還。啟嘗賦詩，有所諷刺，帝嗛之未發也。及歸，居青丘，授書自給。知府魏觀爲移家郡中，旦夕延見，甚歡。觀以改修府治，獲譴。帝見啓所作《上梁文》，因發怒，腰斬於市，年三十有九。明初，吴下多詩人，啟與楊基，張羽、徐賁稱四傑，以配唐王、楊、盧、駱云。

《明史・文苑列傳》

2. 先生名啓，姑蘇人，自少警敏力學，弱冠即以詩文鳴於鄉郡……其詩有《缶鳴集》，有《婁江吟稿》，有《姑蘇雜咏》，皆已久傳於世。四方之人莫不知其詩名，而獨未見其文也。予來姑蘇，訪求於先生之内姪周立，得其手抄先生之文曰《鳧藻集》，凡五卷，因取而讀之。愛其意精而深，辭達而暢，有温純典則之風，而不流於疏略，有謹嚴峻潔之度，而不涉於險僻，詼洽而非綴緝，明白而非淺近，不粉飾而華采自陳，不追琢而光輝自著。蓋由其理明氣昌，不求其工而自無不工也。讀之不忍釋手……先生没已七十年，是數篇者幸而尚存，豈易得哉！是不可以無傳。乃屬司訓張素略加校正，命長洲縣丞邵昕以公錢刻置郡學，且徵予爲之序。嗟乎！方張士誠據淛右，時士大夫之欲苟且富貴者莫不從仕，以就陪臣之列，先生獨脱然去之，而以詩文自娱樂。此其浩然之氣所養爲何如哉！觀於是集，從可知矣。序而傳之，使世之讀是集者，非惟知先生於詩文有兼至之長，抑使知浩然之氣在天地間，不以貴賤壽夭而有所增損也。

明・周忱《鳧藻集・序》

3.《鳧藻集》五卷，明高啟撰。唐時爲古文者主於矯俗體，故成家者蔚爲巨製，不成家者則流於僻澀……啓詩才富健，工於摹古，爲一代巨擘，而古文則不甚著名。然生於元末，距宋未遠，猶有前輩軌度，非洪宣以後漸流爲膚廓冗沓，號臺閣體者所及。是集不知誰所編，以其詩集例之，殆亦啓自定。末有魏夫人宋氏墓志銘。魏夫人者，蘇州知府魏觀母也。按《明史》本傳，啓坐爲觀作《上梁文》見法，則爲其末年之作。蓋平生古文盡於此集矣。

《四庫全書總目提要・集部・別集類二十二》

（陳竹友）

七十一　《郁離子》三則

説明

這三則短文均選自《郁離子》卷上。據上海古籍出版社 1981 年版　明清筆記叢書本排印。作者劉基(公元 1311～1375 年),字伯温,浙江青田人,元末進士。曾任江西高安縣丞,因爲政嚴峻,屢遭豪强傾陷。遂棄官歸隱青田山中,發憤而著《郁離子》。時值元朝末年,政治敗壞,經濟衰落,人民生活趨於絶境,各地紅巾軍紛紛起義,公元 1360 年他應邀去應天(今南京)投靠朱元璋,參與機要,協助建立了統一的明王朝。因出力甚豐,被朱元璋譽爲"吾子房"。明初任御史中丞兼太史令,封誠意伯。後被讒陷,受朱元璋猜疑,於洪武四年(公元 1371 年)辭官,數年後憂憤而病死。著作除《郁離子》外,有《覆瓿集》、《犁眉公集》、《寫情集》、《春秋明經》等書。後人輯爲《誠意伯文集》。《郁離子》,既是書名,又是作者的自稱。全書分上下二卷,共一百九十五條。基本上每條敍一事,説明一個道理。行文多用寓言形式,取譬事物,發人深思。内容廣泛,構思新巧,文筆犀利。這是劉基傳世著作中重要的一部書。

(一)亂　幾

郁離子曰①:一指之寒弗燠②,則及於其手足③;一手足之寒弗燠,則周於其四體④。氣脈之相貫也⑤,忽於微而至大⑥。故疾病之中人也⑦,始於一腠理之不知,或知而忽之也⑧,遂至於不可救以死,不亦悲夫!天下之大,亡一邑不足以爲損⑨,是人之常言也。一邑之病不救,以及一州⑩,繇一州以及一郡⑪。及其甚也⑫,然後傾天下之力以救之⑬,無及於病,而天下之筋骨疏矣⑭。是故天下一身也⑮,一身之肌肉、腠理,血脈之所至,舉不可遺也⑯。必不得已而去⑰,則爪甲而已矣⑱。窮荒絶徼,聖人以爪甲視之⑲,雖無所不愛,而捐之可也⑳。非若手、足、指之不可遺,而視其受病以及於身也。故治天下者,惟能知其孰爲身㉑,孰爲爪甲,孰爲手、足、指,而不逆施之㉒,則庶幾乎弗悖矣㉓。

注釋

① 郁離子:劉基在元末隱居時所用的一個别號,取郁郁光明的意思。明・徐一夔《郁離子序》云:"離爲火,文明之象,用之其文郁郁然,爲盛世文明之治。"

② 燠(yù 鬱,又讀 ào 奧):暖。

③ 及:(發展)到。手足:指整個手足。

④ 周:遍及。四體:四肢,此指全身。

⑤ 氣脈:氣血。貫:貫通。

⑥ "忽於微"句:意爲對於小病忽視而發展到大病。

⑦ 中(zhòng 衆):侵襲。

⑧ "始於"二句:開始對一處肌表不認識,或者認識到而忽視對它的治療。

⑨ 亡:失去。損:傷害。

⑩ 病:損害。以及:而發展到。以,而。

⑪ 繇:通"由"。

⑫ 及其甚:發展到嚴重的地步。

⑬ 傾:用盡。

⑭ 筋骨:此喻指國家政權結構。疏:鬆散。

⑮ "天下"句:謂國家就像人的整個身體。

⑯ 舉:全。

⑰ 去:去除。

⑱ 爪甲:指手脚指甲。

⑲“窮荒”二句：意爲荒遠偏僻的地區，聖人用對待爪甲的態度看待它。按，這一觀點顯然不正確，我們應當維護祖國的每一寸領土。窮，極。絶，極遠。徼，邊界。

⑳“雖無”二句：意爲即使没有不愛的地方，然而抛棄它是可以的。

㉑ 惟：語氣助詞。

㉒ 逆施：違背常理做事。

㉓ 庶幾：或許。悖：錯誤。

課文簡析

此則短文以治病“忽微而至大”的道理，説明治天下如同治身；人們祇有防微杜漸，才能於治病有益，於治國有利。

（二）喻　治

郁離子曰：治天下者其猶醫乎[①]！醫切脈以知證，審證以爲方。證有陰陽虚實，脈有浮沉細大，而方有汗下補瀉、針灼湯劑之法[②]，參苓薑桂、麻黄芒硝之藥，隨其人之病而施焉。當則生，不當則死矣。是故知證知脈而不善爲方，非醫也，雖有扁鵲之識，徒曉曉而無用[③]；不知證不知脈，道聽途説以爲方，而語人曰我能醫，是賊天下者也[④]。故治亂，證也[⑤]；紀綱，脈也[⑥]；道德政刑，方與法也[⑦]；人才，藥也。夏之政尚忠[⑧]，殷承其敝而救之以質[⑨]；殷之政尚質，周承其敝而救之以文[⑩]；秦用酷刑苛法以箝天下[⑪]，天下苦之；而漢承之以寬大[⑫]，守之以寧壹[⑬]。其方與證對，其用藥也無舛[⑭]，天下之病，有不瘳者鮮矣[⑮]。

注釋

① 其：大概。醫：此指醫生治病。

② 針灼：針和灸。

③ 曉曉（xiāo xiāo 消消）：争辯聲，此指誇誇其談。

④ 賊：傷害。

⑤“治亂”句：意爲社會的太平和混亂就像證候。

⑥ 紀綱：法度。脈：脈絡。

⑦ 方與法：謂治病的處方和原則。

⑧ 尚忠：崇尚忠誠。

⑨ 殷：商朝遷都於殷（今河南安陽市）後改用的稱號。承：承接。敝：衰敗。質：樸實。

⑩ 文：指周代的禮樂制度。

⑪ 箝：同“鉗”。鉗制。

⑫ 寬大：指漢代統治者爲了緩和社會矛盾對人民采取的寬緩政策。

⑬“守之”句：謂奉行寬緩政策而國家安定統一。以，同連詞“而”。寧，安定。壹，統一。

⑭ 舛（chuǎn，喘）：錯亂。

⑮ 瘳：病愈。

課文簡析

本則論述“治天下者其猶醫”的道理。指出，治病需對證下藥，治理國家也必須審時度勢，采取相應措施，這樣才能國泰民安。

（三）去　蠹

郁離子疾病[①]，氣菀痰結[②]，將殺之[③]。或曰：“痰，榮也[④]，是養人者也。人無榮則中乾[⑤]，中乾則死，弗可殺也。”郁離子曰：“吁，吾子過哉[⑥]！吾聞夫養人者津也，醫家者所謂榮也[⑦]。今而化爲痰，是榮賊者也[⑧]，則非養人者也。夫天之生人，參地而爲三[⑨]，爲其能贊化育也[⑩]。一朝而化爲賊[⑪]，其能贊天地之化育乎？是故俞跗、扁鵲之爲醫也，浣胃滌腸[⑫]，絶去病根，而阽死者生[⑬]。舜、禹、成湯、周文王之爲君也，誅四凶[⑭]，戮防風[⑮]，剿昆吾[⑯]，放夏桀[⑰]，戡黎伐崇[18]，而天下之亂載寧[19]。其將容諸乎[20]？容之無益，以戕人也[21]。故蟲，果生也[22]，蟲成而果潰，自我而離焉[23]。非我已，其能養我乎[24]？弗去，是殖賊以待戕也[25]。從子之教，我其不遠潰矣[26]。"

注釋

① 疾病：病重。

② 菀（yùn 運，又讀 yù 遇）：通"鬱"。積滯。

③ 敋（huò 獲）：同"嗀"。嘔吐。

④ 榮：通"營"。營氣。

⑤ 中乾：謂體内缺少水分。

⑥ 吾子過哉：您錯啦。吾子，對人相親愛的稱呼。

⑦ "吾聞"二句：意爲我聽説那養人的東西，就是津液，也就是醫生説的榮氣。夫，那。榮，滋養。《靈樞·邪客》："營氣者，泌其津液，注之於脈，化以爲血，以榮四末。"

⑧ 是榮賊者：這痰是榮氣的殘敗物。賊，傷殘。

⑨ "夫天"二句：意爲天生人，加上地而稱爲三才。參（cān 餐），加入。

⑩ "爲其"句：因爲他們能贊助萬物的化生養育。贊，佐助。《禮記·中庸》："能盡物之性，則可以贊天地之化育。"

⑪ 賊：害人的東西。名詞。

⑫ 浣胃滌腸：謂施行外科手術，洗滌腸胃。

⑬ 阽（diàn 店）：臨近，一般指臨近險境而言。

⑭ 四凶：古代傳説舜所流放的四人或四族首領。《左傳·文公十八年》："流四凶族，渾敦、窮奇、檮杌、饕餮，投諸四裔，以御螭魅。"

⑮ 防風：夏代諸侯，《國語·魯語》："昔禹致群神（指主管山川之君）於會稽之山，防風氏後至，禹殺而戮之。"

⑯ 昆吾：古國名，後爲成湯所滅。

⑰ 放：放逐。夏桀：夏末國君，殘酷暴虐，後被商湯所敗，逃亡而死。

⑱ 戡（kān 刊）：平定。黎：古國名，春秋時屬晉（在今山西省長治市西南），周初爲周文王所平。崇：古國名，在今西安灃水西，到崇侯虎時，爲周文王所滅。文王在此建立豐邑，作爲國都。

⑲ 載：語氣助詞，無義。

⑳ "其將"句：難道能够寬容他們嗎？其，語氣副詞，難道。諸，之，指代"四凶"、"防風"等。

㉑ 以：而。戕：害。

㉒ "故蟲"句：所以蟲是果實生的。

㉓ "自我"句：這是自我分離的結果。

㉔ "非我已"二句：意謂（痰）不是我身體的組成部分了，難道會滋養我嗎？已，語氣助詞。其，難道。

㉕ 殖賊：使害人的東西孳生。殖，使動用法。

㉖ "我其"句：我大概離死不遠了。其，大概。潰，潰爛。此指死亡。

課文簡析

此則旨在説明去疾（痰）與戡亂事異而理同。人有疾，"氣菀痰結"，不除要害人；國有亂，不平將危國。衹有去疾戡亂，才能養生安邦。

參考資料

1. 劉基，字伯温，青田人。基幼穎異，其師鄭復初謂其父爚曰："君祖德厚，此子必大君之門矣。"元至順間，舉進士，除高安丞，有廉直聲。行省辟之，謝去。起爲江浙儒學副提舉，論御史失職，爲臺臣所阻，再投劾歸。基博通經史，於書無不窺，尤精象緯之學。西蜀趙天澤論江左人物，首稱基，以爲諸葛孔明儔也……基虬髯，貌修偉，慷慨有大節，論天下安危，義形於色。帝察其至誠，任以心膂。每召基，輒屏人密語移時。

基亦自謂不世遇，知無不言。遇急難，勇氣奮發，計劃立定，人莫能測。暇則敷陳王道。帝每恭己以聽，常呼爲老先生而不名，曰："吾子房也。"又曰："數以孔子之言導予。"顧帷幄語秘莫能詳，而世所傳爲神奇，多陰陽風角之説，非其至也。所爲文章，氣昌而奇，與宋濂並爲一代之宗。所著有《覆瓿集》、《犁眉公集》傳於世。

《明史·劉基傳》

2. 夫郁郁，文也；明明，離也；郁離者，文明之謂也。非所以自號，其意謂天下後世若用斯言，必可底文明之治耳。嗚呼，此寧虚語哉？從善少嘗受讀，嘆其義趣幽賾，岐緒浩穰，或引而不發，或指近而歸遠，懵乎莫測其所以然，逮閱之之久，觸類而求，然後稍得窺夫涯涘。竊譬諸醫師之籠，一藥必治一病，玉石、草木、禽獸之屬皆可以已疾延年，無長物也。此其爲書所以深得古君子立言之旨，使其得君而措於用，其文明之治益天下後世爲不薄，詎止度越諸子而已耶？

明·吴從善《郁離子序》

3.《郁離子》者，誠意伯劉公在元季時所著之書也。公學足以探三才之奥，識足以達萬物之情，氣足以奪三軍之帥，以是自許，卓然立於天地之間，不知自視與古之豪傑何如也。年二十已登進士第，有志於尊主庇民。當是時，其君不以天下繁念慮，官不擇人，例以常格處之，嘿不能有爲。已而南北繹騷，公慨然有澄清之志，藩閫方務治兵，辟公參贊，而公鋭欲以功業自見，累建大議，皆匡時之長策。而當國者樂因循而悦苟且，抑而不行，公遂棄官去，屏居青田山中，發憤著書，此《郁離子》之所以作也。郁離者何？離爲火，文明之象，用之其文郁郁然，爲盛世文明之治，故曰《郁離子》。

明·徐一夔《郁離子序》

（許敬生）

七十二　贈醫師沈光明序

説明

本文選自《清江貝先生文集》卷八，據《四部叢刊》本排印。作者貝瓊（公元1314～1378年），字廷琚，又名闕一，字廷臣，人稱清江先生，崇德（今屬浙江）人。元代至正二十三年（公元1363年），張士誠在姑蘇自稱吴王，貝瓊被屢徵而不就。明代洪武三年（公元1370年），貝瓊應詔撰修《元史》，官國子監助教。《清江貝先生文集》凡三十卷，包括《海昌集》、《雲間集》、《兩峰集》、《金陵集》、《中都稿》、《歸田稿》等。另有《詩集》十卷、《詩餘》一卷。

處暗室者，具目之形而不能覩一室之中①，則必戚焉不樂②，思火而燭、穴而牖③，然後以爲快；矧瞽而不覩日月之光、八荒之大、泰山之高④，如夜索途而莫知所從⑤，則衣之以文綉⑥，享之以五鼎⑦，勢與王公等⑧，亦必不樂也。苟有能治之者，使昭昭然見日月之明、八荒之大、泰山之高，將不遠千里造之，以求其大快於己。夫有大快於己，雖無文綉之衣、五鼎之享，王公孰加焉⑨？此皆樂之至矣。

注釋

① 覩："睹"的異體字。

② 戚：憂愁。焉：詞尾。

③ 燭：照耀。牖（yǒu 友）：窗户。此謂開窗。

④ 矧：何況。瞽：瞎眼。八荒：八方荒遠的地方。

⑤ 索途：尋找道路。

⑥ 衣之以文綉：意爲拿有光紋的衣服讓他穿上。衣，具有使動義。

⑦ 享之以五鼎：意爲拿豐盛的食品讓他享受。享，具有使動義。五鼎，古祭禮，大夫用五鼎盛羊、豕、膚、魚、腊，見《儀禮·少牢·饋食禮》，後遂以五鼎形容奢侈的貴族生活。

⑧ 王公：謂高官顯爵。等：等同。

⑨ 加：超過。

雲間沈光明者[①]，其先世嘗受術於龍樹師[②]。内障凡三十有六[③]，外障凡三十有六[④]，悉能治而去之，不啻金蓖刮膜[⑤]。而始之無所覩者，毫芒可辨也。光明克世其學[⑥]，邑之大夫士咸稱之[⑦]。余始而疑，終而信，既而竊嘆之曰：天下之瞽於目者，有良醫以治之，瞽於心者，獨無良醫乎？瞽於目者什一[⑧]，而瞽於心者恒什九。明於日月者弗之察[⑨]，大於八荒者弗之顧，高於泰山者弗之見，由是，是非邪正之無别[⑩]，禍其身而蠹其國[⑪]，豈非瞽之深者歟？心之瞽甚於目之瞽，治其心者愈於治其目矣[⑫]。潤之以六藝[⑬]，廣之以道德[⑭]，塞可通也，蒙可啓也。徹乎[⑮]！遠近視之而無不周也；極乎！小大測之而無不合也。則其爲快，奚止於目之能覩邪？余因彼而感於此矣[⑯]。今年秋，賀璋者目病而視眊[⑰]，遂造光明治之。既愈，來求余言以贈之，故爲書其説，且俾吾學者有所警焉。

注釋

① 雲間：松江（今屬上海）的古稱。

② 龍樹：疑爲《龍樹眼論》的作者。《龍樹眼論》又名《龍樹菩薩眼論》，是一部眼科專著，隋唐間人托名印度龍樹菩薩撰。原書已佚，佚文見於《醫方類聚》、《醫心方》等。近代醫家馮水曾從《醫方類聚》中輯出《龍樹菩薩眼論》兩卷，另加選方，於1930年刊爲《簡要良方》。

③ 内障：病症名。眼珠内部疾患的統稱。元代危亦林《世醫得效方》載内障共二十三種。三十有六：三十六。泛指多數。下同。

④ 外障：病症名。發生在胞瞼、兩眦、白睛、黑睛等處的疾患。元代危亦林《世醫得效方》載外障達五十種之多。

⑤ 不啻（chì 翅）：不衹是。

⑥ 世：繼承。

⑦ 稱：贊譽。

⑧ 什一：十分之一。什，同“十”。

⑨ 弗之察：即弗察之。下文“弗之顧”、“弗之見”句式同此。

⑩ 無别：不能區别。

⑪ 蠹（dù 杜）：損害。

⑫ 愈：超過。

⑬ 潤：扶助。六藝：指易、書、詩、禮、樂、春秋六經，是用來教育學生，啓迪民心的六門課程。《漢書・藝文志・六藝略》：“六藝之文，《樂》以和神，仁之表也；《詩》以正言，義之用也；《禮》以明體，明者著見，故無訓也；《書》以廣聽，知之術也；《春秋》以斷事，信之符也。五者蓋五常之道，相須而備，而《易》爲之原。故曰：易不可見，則乾坤或幾乎息矣。言與天地爲終始也。”

⑭ 廣：擴充。道德：泛指事物、事理。

⑮ 徹：貫通。

⑯ 彼：指“目之瞽”。此：指“心之瞽”。

⑰ 眊（mào 冒）：模糊不清。《玉篇・目部》：“眊，不明貌。”

課文簡析

本文對沈光明醫師治療眼疾的技藝加以贊賞，并從眼疾推論到心疾，强調拯救人心愚昧的重要性。前段以衣文綉、享五鼎而目瞽之“不樂”與無文綉之衣、五鼎之享而目明之“樂”對比，極言視力的重要性。後段表彰沈光明醫師治療眼疾的高超醫技，進而由“瞽於目”聯想到“瞽於心”，認爲“心之瞽甚於目之瞽，治其心者愈於治其目”，并表明撰寫本文的原因和目的。

參考資料

貝瓊，字廷琚，崇德人，性坦率，篤志好學。年四十八，始領鄉薦。張士誠屢辟不就。洪武初，聘修《元史》，既成，受賜歸。六年，以儒士舉，除國子助教。瓊嘗慨古樂不作，爲《大韶賦》以見志。宋濂之爲司業也，建議立四學，并祀舜、禹、湯、文爲先聖。太祖既絀其説，瓊復爲釋，奠解駁之。識者多是瓊議，與美和鉉齊名，時稱成均三助。九年，改官中都國子監，教勳臣子弟。瓊學行素優，將校武臣皆知禮亶。十一年，致仕卒。

《明史》卷一百三十七《貝瓊傳》

（段逸山）

七十三　針藥二室銘並序

説明

本文選自《密庵稿》卷十，據《四部叢刊》本排印。作者謝肅，字原功，上虞（今屬浙江）人，生活於元末明初，曾任明朝福建按察僉事，後因事免職。謝氏早年生活清貧，壯歲漫游各地，晚年潛心著書。所撰《密庵稿》共十卷，前五卷爲詩稿，後五卷爲文稿。銘是文體名之一，多述勸頌之意或用以自警。

金華周玄啓讀書好醫方術，學於攖寧滑先生①。先生生中州②，傳而醫也。其用藥絶似劉河間。而鍼法則本竇大師③，凡所砭療，莫不奇中④，名聞朔南⑤。是則玄啓固有所受之矣。玄啓嘗辟二室，曰藥曰鍼。遇人有疾，鍼可已者砭之，藥可愈者療之，亦往往以奇中有聲⑥，顧豈辱於師門邪⑦？雖然，玄啓之於攖寧，親炙者也⑧；攖寧之於竇、劉，私淑艾者也⑨。竇、劉之所聞風而起者，其扁鵲乎⑩！扁鵲身遇長桑君，故能以鍼藥名當世而傳後世。後世第讀其書而欲精其術，難也。然而，術不至於扁鵲，殆不可止玄啓亦求止於扁鵲哉⑪！予既獲交於攖寧，又喜玄啓之術不苟止也⑫，遂作二銘，使自警焉。

注釋

① “攖寧”五字：指元末明初著名醫家滑壽。詳見本書《滑壽傳》。

② 先生：指滑壽。中州：九州之一。滑壽祖籍河南，河南爲古豫州地，而古代豫州地處九州之中，稱爲中州，故云。

③ 竇大師：即金元時著名針灸學家竇默。詳見本書《標幽賦》“説明”。

④ 奇中：出人意外地治愈。

⑤ 朔南：此指河南。

⑥ 聲：名聲。

⑦ 顧豈：難道。

⑧ 親炙：親身承教。《孟子·盡心下》：“奮乎百世之上，百世之下，聞者莫不興起也；非聖人而能若是乎？而況於親炙之者乎？”南宋朱熹《四書集注》：“親近而熏炙之也。”

⑨ 私淑：《孟子·離婁下》：“予未得爲孔子徒也，予私淑諸人也。”東漢趙岐注：“淑，善也。我私善之於賢人耳，蓋恨其不得學於大聖人也。”後遂以私淑爲未得身受其教而宗仰其人。艾：對老人的尊稱。揚雄《方言》卷六：“艾，長老也。東齊、魯、衛之間，凡尊老謂之叟，或謂之艾。”此指竇默、劉完素。

⑩ “竇劉”二句：意爲竇默、劉完素二人也許是聞扁鵲的清風而奮起的吧。上引《孟子·盡心下》“奮乎百世之上”句前載：“孟子曰：‘聖人，百世之師也，伯夷、柳下惠是也。故聞伯夷之風者，頑夫廉，懦夫有立志；聞柳下惠之風者，薄夫敦，鄙夫寬。’”其，表揣度副詞，大概。王引之《經傳釋詞》卷五：“其，猶殆也。”

⑪ “術不至於”二句：意爲醫術不能達到扁鵲的水平，恐怕不能制止玄啓力求達到扁鵲這一步吧。止，達到。《禮記·大學》：“大學之道，在明明德，在親民，在止於至善。”鄭玄注：“止，猶自處也。”朱熹集注：“止者，必至於是而不遷之意。”

⑫ 苟：隨便。

其藥室銘曰：

備物致用①，惟精惟英②，俾斯人壽考而康寧③。厥道其孰明④？非神非聖，曷全乎天地之生⑤？咨爾君子⑥，爕陰陽於庶萌⑦，在篤其行⑧，式昭令名⑨。

其鍼室銘曰：

有微者物，其剽也鋭⑩，以出入萬穴。其惡乎已天下疾⑪？蓋辨逆順，制虚實，然後能中乎陰陽之節。若差毫末，榮衛斯遏。慎爾持操⑫，毋疎厥術⑬。

注釋

① 備物致用：語出《周易·繫辭上》。意爲準備物資（此指藥物），盡其所用。

② 惟：語氣助詞，無義。

③ 壽考：長壽。

④ "厥道"五字：意爲這種道理誰能明白呢。

⑤ 曷：怎麽。天地之生：指自然的壽限。

⑥ 咨：贊嘆聲。

⑦ 爕："燮"的異體字。調理。庶：衆。萌：開端。

⑧ 篤：專一。

⑨ 式：用。《爾雅·釋言》："式，用也。"昭：顯示。令名：美名。

⑩ 剽：末梢。指針尖。

⑪ 惡（wù 務）：怎麽。已：治愈。

⑫ 持操：指執持的針。

⑬ 疎："疏"的異體字。荒廢。

課文簡析

周玄啓醫師自行創辦針與藥兩間診室，爲民治病，并且療效顯著。這是較早個人自辦診室的記載。本文對此加以贊揚和勉勵。前段爲序文，説明周醫師學有所本，即親炙於滑壽，而滑壽之針法與用藥分别私淑於竇默、劉完素，竇、劉又得扁鵲之遺風。進而贊揚周醫師求精不止的專一精神。後段爲針室銘與藥室銘，表彰周醫師藥物精良，針術高超，能愈人之疾，使人長壽，并告誡其須精益求精，使美名愈加彰明。

参考資料

1. 文主於氣，而氣之所充，非本於學不可也。六經而下，以文雄世者，稱孟軻氏、韓愈氏。孟軻氏曰："我善養吾浩然之氣。"韓愈氏曰："氣勝則言之短長、聲之高下皆宜。"然孟軻氏之養氣，則既始之以知言，而韓愈氏之氣盛，亦惟三代、兩漢之書是觀，聖人之志是存耳。文以氣爲主，氣由學以充，見之二氏，可考而知也。後之學者乃或不是之求，方貴華尚彩，粉澤以爲工，遒密以爲能。吁，亦末矣！是故有見於此而思務去之者，豈不謂之有志之士乎？若吾友謝君原功，斯爲有志之士矣。原功自幼强記捷識，敏於學問，比壯，經史百家皆搜抉掏擢，毫分縷解。積之既久，淵泓涌溢，浩乎，其沛然矣！嘗一試浙江，鄉闈不利，輒謝絶場屋，抱其遺經見尚書貢公於吾山。公一見即待以奇士，已而同泛大海，相與朝夕論辨，一意古學，刮摩淬礪，訖爲聞人。後稍典教吳中，從軍淮右，以應聘藩維，而浮沉常調者數載。待疆土内附，例徙南京，既與考禮樂，而達官貴人有强致原功於遠郡者。於是逾江渡河，北走齊魯，登泰山，臨淄水，而文氣益壯。奈何不一二年，復以疏雋不羈，棄去平生抱負，百不一試，而其志之可見者，獨文而已。原功之文肖其爲人。其立論閎以正，其書事簡以悉，其序、記、銘、贊雅健而奇警，其詩歌彬蔚而儂麗，庶幾杰出一時，流輩無敢與并者。原功既東還故里，攜其所著《密庵稿》若干卷授予，曰："吾所與游而久者誰歟？惟是文章，宜有序。敢以請於子。"予不得辭，謹爲論次其學之有得孟、韓者，書於簡首，使世知原功之文非徒粉澤、遒密之是務，而其杰出一時者，蓋由有氣以充之，而又能本之以學也。原功，會稽之上虞人，名肅，字原功，密庵乃别號也，故以題其稿云。金華戴良序。

《密庵稿》元代戴良原序

2.《密庵稿》八卷，明謝肅撰。肅字原功，上虞人。元至正末，張士誠據吳，肅慨然欲見宰相，獻偃兵息民之策。卒無所遇，歸隱於越。洪武中，舉明經，授福建按察僉事。以事被逮下獄死。《明史·藝文志》、焦竑《國史經籍志》、黄虞稷《千頃堂書目》俱載肅《密庵集》十卷，而傳本久稀，藏書家罕著於録，惟《永樂大典》中所收肅詩文頗夥。其時肅歿未久，而姚廣孝等已録其遺集與古人同列，知當日已重其文矣。

紀昀等《四庫全書總目提要·集部·別集類五》

（段逸山）

七十四　鼻　對

説明

本文選自《遜志齋集》卷六，據《四部叢刊》本排印。作者方孝孺（公元1357～1402年），字希直，又字希古，人稱正學先生，寧海（今屬浙江）人。明初有名的理學家，宋濂的學生。曾任漢中教授，翰林侍講，侍講學士，文學博士，任總裁修撰《太宗實録》等書。建文四年（公元1402年）燕王朱棣起兵攻破京師南京，奪取帝位，令孝孺起草即位詔書，不從，慘遭磔刑諸市，滅十族，宗族、親友、學生受株連而死達八百多人。後明神宗萬曆初，方得以昭雪。方孝孺文章縱横豪放，每出一篇，海内争相傳誦，死後遭嚴禁。"藏孝孺文者罪至死"，現傳下來的，是其門人、後學者暗中收集保存的。今有《遜志齋集》二十四卷，爲明正德年間顧璘重編，其中文二十二卷，詩二卷，附録一卷。

方子病鼻塞①，鼻窒不通②。踞爐而坐③，火燎其裳④。裳既及膝，始覺而驚，引而視之⑤，煜煜然紅⑥，蓋裳之火者半也。於是罵鼻曰："夫十二官各有主司，維鼻何司⑦？别臭察微⑧。臭之不察，何以鼻爲⑨？今火帛之臭亦烈矣⑩，而爾頑若不知⑪，遽俾火毒燼裳及衣⑫。壅蔽之禍⑬，豈不大可悲乎？"

久之，鼻忽有聲，聲與口同。曰："我受命爲子之鼻，今二十又二冬。蘭茝椒桂⑭，其氣苾芳⑮，我聞我知，俾子佩藏。槁蕕腐鮑⑯，風腥氣惡，我覺其穢，俾子避匿。子足不妄履而山不遇毒者，皆我之得職也⑰。今子乃昧於治身，宜煖而寒，去裌就單，爲風所加⑱，外鑠内鬱，壅我鼻觀⑲，遂至火燎切膚⑳，而不知其然，皆子之過也，於鼻何罪焉？假使服食以節，起處有常，順陰燮陽㉑，無所敗傷，寧有不聞馨香乎㉒？且古之志士，至於耄老㉓，猶且居不求適，維道是奮，大雪皴肌㉔，而爐不暇近，恐適意之致毒㉕，知炎上之生災㉖，可不慎也？今子當始弱之時㉗，有荼毒之禍㉘。方當茹冰嚼雪，塊枕草坐㉙，愁思怵迫㉚，凍餓摧挫，猶恐不可；而乃放不加思㉛，恣肆頹惰。當祁寒時㉜，遽自溺於火，爲身計者，良已左矣㉝。不此之責，而反誚我爲何哉！夫壅蔽之禍，厥有攸自㉞：秦亥蠱昏㉟，趙高乃弑㊱；彼梁偏任㊲，始有朱巽㊳；隋廣淫酗㊴，而世基以肆㊵。木不虚中，蟲何由萃？此三主者，苟以至公爲嗜好㊶，以衆庶爲耳鼻，上宣下暢，無所凝滯，雖有奸邪，何惡之遂？顧乃偏僻猜忌㊷，執一遺二，以蕕爲薰，椒蘭是棄，由是禍亂交興，宗覆社圮㊸。今子不務自尤㊹，而維鼻是訾。一身之理且不達㊺，況於政治也哉㊻！"

方子仰而嗟，俯而愧，屏火捐爐㊼，凝神養氣，既而鼻疾果愈。

注釋

① 方子：即方孝孺。子，對人的尊稱。此文以第三人稱寫，故稱"方子"。

② 窒：阻塞。

③ 踞：憑倚。《史記·留侯世家》："漢王下馬踞鞍而問曰：'吾欲捐關以東等棄之，誰可與共功者？'"

④ 裳：古稱裙爲裳，男女皆服。《詩經·邶風·緑衣》："緑兮衣兮，緑衣黄裳。"傳曰："上曰衣，下曰裳。"下句"裳"，指被燒之裳。

⑤ 引：撩起。

⑥ 煜煜(yù yù 育育):光耀。《説文》:“煜,熠也。”

⑦ 十二官:又名十二臟。即心、肝、脾、肺、腎、心包絡、膽、胃、大腸、小腸、三焦、膀胱。見《素問・靈蘭秘典論》。維:語氣助詞。

⑧ 臭(xiù 秀):氣味。

⑨ 何以鼻爲:即以鼻爲何。要鼻子幹甚麽?

⑩ 帛(bó 勃):絲織物的總稱。

⑪ 頑若:愚鈍的樣子。若,詞尾。

⑫ 燼:火燒之後的殘餘物。此爲“燒盡”。用如動詞。

⑬ 壅蔽:蒙蔽。意爲閉塞失靈。

⑭ 蘭茝(chǎi,又讀 zhǐ 止)椒桂:四者皆芳香之物。蘭,蘭草,是香草。茝,讀 chǎi 是香草,開小白花,有香氣,根入藥;讀 zhǐ 是白芷。椒,即椒聊。桂,桂花。

⑮ 苾(bì 必)芳:芬芳。苾,濃香。

⑯ 槁蕕腐鮑:泛指惡臭之物。槁,枯木。蕕,臭草。腐,腐肉。鮑,鹽漬魚,氣腥臭。

⑰ 得職:稱職。

⑱ 加:侵襲。

⑲ 鼻觀:嗅覺。

⑳ 切膚:猶切身,迫切於身。

㉑ 爕(xiè 謝):“燮”的異體字。調和。《爾雅・釋詁》:“燮,和也。”

㉒ 馨香:香氣。此泛指各種氣味。

㉓ 耄(mào 帽)老:老年。《禮記・曲禮上》:“八十、九十曰耄。”《鹽鐵論・孝養》:“七十曰耄。”

㉔ 皴(cūn 村):使……皸裂。使動用法。

㉕ 適意:愉快自得。

㉖ 炎上:指火。《尚書・洪範》:“火曰炎上。”

㉗ 弱:弱冠之年,即二十歲。

㉘ 荼(tú 途)毒:殘害。此指喪父。按《遜志齋集・茹荼齋記》:“予生七齡而喪母夫人,又五年而繼母復卒,又七年先公奄捐館舍。蓋二十而丁三艱。”又云:“念昔人之言,以遭喪爲荼毒,可謂甚矣。因辟一室以居,而以茹荼名之,既以志其悲苦,亦自勵也。”

㉙ 塊枕草坐:以土塊作枕頭,以草薦當坐席。其義近“寢苫枕塊”。《禮記・既夕禮》云:“居倚廬,寢苫枕塊。”賈公彦疏:“孝子寢卧之時,寢於苫以塊枕頭。必寢苫者,哀親之在草;枕塊者,哀親之在土云。”古時守父母喪,有卧草薦、枕土塊的禮節。

㉚ 怵(chù 觸)迫:脅迫。怵,恐懼。

㉛ 放:恣縱。

㉜ 祁:大。《小爾雅・廣詁》:“祈,大也。”

㉝ 左:錯失。

㉞ 攸:所。自:始。

㉟ 秦亥:秦二世嬴胡亥,秦始皇少子,公元前 210～公元前 207 年在位,被趙高殺害。

㊱ 趙高:秦宦官。秦二世時先後任郎中令和中丞相。弑(shì 試):古時稱臣殺君、子殺父爲弑。

㊲ 梁:梁武帝蕭衍,南朝的建立者,公元 502～549 年在位。

㊳ 朱異:梁武帝的大臣。因善於阿諛奉承而受寵,居權要三十餘年。侯景謀反,朱秘而不奏,遂至梁都城被破。

㊴ 隋廣:隋煬帝楊廣。公元 604～618 年在位。

㊵ 世基:虞世基。隋煬帝時任内史侍郎。他知煬帝不可諫止,每有險情,不以實告。

㊶ 至公:非常公正。

㊷ 顧乃:反而。偏僻:偏狹。

㊸ 宗覆社圮(pǐ 痞):國家傾敗。宗,宗廟。社,社稷。皆指國家。圮,毁壞。

㊹ 尤:責怪。

㊺ 達:通曉。

㊻ 政治:國事。

㊼ 屏:除去。捐:舍棄。

課文簡析

本文用擬人化的手法,借"鼻"的一席話,以"服食以節,起居有常"的養身之法,從而論述了"上宣下暢,無所凝滯"的治國之道。全文分三段。第一段是事情的起因。方子病鼻寒,踞爐而坐,火燎其裳而責罵"鼻"之不察。第二段是文章的主體。"鼻"奮然爲自己慷慨陳詞。先言自己之"得職",而過在方子"昧於治身";再以"三主"敗亡的史實,雄辯地説明"木不虚中,蟲何由萃"的道理。理身治國,其道同也!第三段是結局。方子聽罷,羞愧難當,"屏火捐爐,凝神養氣",鼻疾果愈。含蓄深厚,生動風趣。

參考資料

1. 方孝孺,字希直,一字希古,寧海人。父克勤,洪武中循吏,自有傳。孝孺幼警敏,雙眸炯炯,讀書日盈寸,鄉人目爲"小韓子"。長從宋濂學,濂門下知名士皆出其下。先輩胡翰,蘇伯衡亦自謂弗如。孝孺顧末視文藝,恒以明王道,致太平爲己任。嘗卧病,絶糧。家人以告,笑曰:"古人三旬九食,貧豈獨我哉?"父克勤坐"空印"事誅,扶喪歸葬,哀動行路。既免喪,復從濂卒業。洪武十五年,以吴沉,揭樞薦,召見。太祖喜其舉止端整,謂皇太子曰:"此莊士,當老其才。"禮遣還。後爲仇家所連,逮至京,太祖見其名,釋之。二十五年,又以薦召至。太祖曰:"今非用孝孺時。"除漢中教授,日與諸生講學不倦。蜀獻王聞其賢,聘爲世子師。每見,陳説道德。王尊以殊禮,名其讀書之廬曰:"正學"。及惠帝即位,召爲翰林侍講,明年遷侍講學士,國家大政事輒咨之。帝好讀書,每有疑即召使講解。臨朝奏事,臣僚面議可否,或命孝孺就扆前批答。時修《太祖實録》及《類要》諸書,孝孺皆爲總裁。更定官制,孝孺改文學博士。燕兵起,廷議討之,詔檄皆出其手。……成祖發北平,姚廣孝以孝孺爲託,曰:"城下之日,彼必不降,幸勿殺之。殺孝孺,天下讀書種子絶矣。"成祖頷之。至是欲使草詔。召至,悲慟聲徹殿陛。成祖降榻勞曰:"先生毋自苦,予欲法周公輔成王耳。"孝孺曰:"成王安在?"成祖曰:"彼自焚死。"孝孺曰:"何不立成王之子?"成祖曰:"國賴長君。"孝孺曰:"何不立成王之弟?"成祖曰:"此朕家事。"顧左右授筆札,曰:"詔天下,非先生草不可。"孝孺投筆於地,且哭且罵曰:"死即死耳,詔不可草。"成祖怒,命磔諸市。孝孺慨然就死,作絶命詞曰:"天降亂離兮孰知其由,奸臣得計兮謀國用猶。忠臣發憤兮血淚交流,以此殉君兮抑又何求。嗚呼哀哉兮庶不我尤。"時年四十有六。其門人德慶侯廖永忠之孫鏞與其弟銘檢遺骸瘞聚寶門外山上。孝孺有兄孝聞,力學篤行,先孝孺死。弟孝友與孝孺同就戮,亦賦詩一章而死。妻鄭及二子中憲,中愈先自經死,二女投秦淮河死。孝孺工文章,醇深雄邁。每一篇出,海内爭相傳誦。永樂中,藏孝孺文者罪至死。門人王稌潛録爲《侯城集》,故後得行於世……神宗初,有詔褒録建文忠臣,建表忠祠於南京,首徐輝祖,次孝孺云。

《明史·方孝孺傳》

2.《遜志齋集》二十四卷,明方孝孺撰。孝孺有《雜誡》,已著録。是集凡雜著八卷,書三卷,序三卷,記三卷,題跋一卷,贊一卷,祭文、誄、哀辭一卷,行狀傳一卷,碑表、志一卷,古體詩一卷,近體詩一卷。史稱孝孺殉節後,文禁甚嚴,其門人王稌藏其遺稿,宣德後始稍傳播,故其中闕文脱簡頗多。原本凡三十卷、拾遺十卷,乃黄孔昭、謝鐸所編。此本併爲二十四卷,則正德中顧璘守臺州時所重刊也。孝孺學術醇正,而文章乃縱横豪放,頗出入於東坡、龍川之間。蓋其志在於駕軼漢、唐,鋭復三代,故其毅然自命之氣,發揚蹈厲,時露於筆墨之間……惟是燕王篡立之初,齊、黄諸人爲所切齒,即委蛇求活,亦勢不能存。若孝孺則深欲藉其聲名,俾草詔以欺天下,使稍稍遷就,未必不接跡三楊,而致命成仁,遂湛十族而不悔,語其氣節,可謂貫金石、動天地矣。文以人重,則斯集固懸諸日月,不可磨滅之書也。

《四庫全書總目提要·集部·别集類二十三》

(陳竹友)

七十五　醫俗亭記★

説明

本文選自《匏翁家藏集》卷三十一，據《四庫全書》本排印。作者吴寬，字原博，號匏庵，長洲（今江蘇蘇州）人，約生活於十五世紀下半紀。明憲宗成化年間會試、廷試皆得第一，後累官至禮部尚書兼翰林院學士，卒謚文定。據《明史・藝文志》載，《家藏集》凡七十八卷。

余少嬰俗病，湯熨鍼石，咸罔奏功，而年日益久，病日益深，殆由腠理肌膚以達於骨髓，而爲廢人矣。客有過①余，誦蘇長公《竹》詩②，至"士俗不可醫"之句，瞿然驚曰："余病其痼也耶。何長公之詩云爾也③？"既④，自解曰："士俗坐無竹耳⑤，使有竹，安知其俗之不可醫哉？"則求竹以居之。

注釋

① 過：探望。

② 蘇長公：指北宋文學家蘇軾。北宋晁補之《鷄肋集》卷十五《同魯直和普安院壁上蘇公詩》："龍蛇動屋壁，知有長公詩。"長公，長兄之稱。此詩題爲《於潛僧緑筠軒》，全詩爲："可使食無肉，不可居無竹。無肉令人瘦，無竹令人俗。人瘦尚可肥，士俗不可醫。旁人笑此言，似高還似痴。若對此君還大嚼，世間哪有揚州鶴？"

③ "余病"二句：意爲我的病大概很重了吧，爲什麽長公的詩這樣説呢。

④ 既：一會兒。

⑤ 坐：由於。楊樹達《詞詮》卷六："坐，因也。"唐代杜牧《山行》詩："停車坐愛楓林晚，霜葉紅於二月花。"

而家之東偏，隙地僅半畝①，牆角蕭然有竹數十箇②。於是日使僮奴壅且沃之③，以須其盛④。越明年，挺然百餘，其密如簀⑤，而竹盛矣。復自喜曰："余病其起也耶？"因構小亭其中。食飲於是，坐卧於是，嘯歌於是，起而行於是，倚而息於是，傾耳注目，舉手投足，無不在於是。其藉此以醫吾之俗何如耶？吾量之隘俗也⑥，竹之虚心有容足以醫之；吾行之曲俗也，竹之直立不撓足以醫之；吾宅心流而無制⑦，竹之通而節足以醫之；吾待物混而無别，竹之理而析足以醫之。竹之干雲霄而直上⑧，足以醫吾志之卑；竹之歷冰雪而愈茂，足以醫吾節之變。其瀟灑而可愛也，足以醫吾之凝滯，其爲筩、爲簡、爲箭、爲笙簫、爲簠簋也⑨，足以醫吾陋劣而無用。蓋踰年，而吾之病十已去二三矣。久之，安知其體不飄然而輕舉，其意不釋然而無累⑩，其心不充然而有得哉？

注釋

① 僅（jìn 近）：幾乎。《晉書・趙王倫傳》："自興兵六十餘日，戰所殺害僅十萬人。"唐代白居易《初出藍田路作》："潯陽僅四千，始行七十里。"

② 蕭然：冷落的樣子。箇：量詞。用以計算長條形之物，相當於"枚"。《六書故・植物三》引唐本《説文》："箇，竹枚也，今或作个，半竹也。"《史記・貨殖列傳》："竹竿萬个。"唐代司馬貞索隱引《釋名》："竹曰箇，木曰枚。"

③ 壅：用土壤或肥料培在植物根部。

④ 須：等待。

⑤ 簀（zé 責）：用竹子編成的床墊。《説文・竹部》："簀，床棧也。"亦作"第"。《爾雅・釋器》："簀謂之第。"

⑥ 量：器量。

⑦ 宅心：居心。《尚書・康誥》："汝丕遠惟商耇成人，宅心知訓。"注："汝當大遠，求商家耇志成人之道，常以居心，則知訓民。"

⑧ 干：抵觸。

⑨ 筩（tǒng 統）：竹筒。簡：古代用以書寫的狹長竹片。簠簋（fǔguǐ 府鬼）：皆古代祭祀用器。簠用以盛

稻粱，簋用以盛黍稷。

⑩ 累：牽掛。

古之俞跗、秦越人輩，竹奚以讓爲[①]？然而，是竹也，不苦口，不瞑眩[②]，不湔浣腸胃，不漱滌五臟[③]。長公不余秘而授之[④]。余用之，既有功緒矣[⑤]。使人人皆用之，天下庶幾無俗病與？

注釋

① 竹奚以讓爲：爲什麽辭讓竹子呢，亦即爲什麽不使用竹子治病呢？奚，何。讓，辭讓。

② 瞑眩：頭暈目眩。《尚書・説命上》有“若藥弗瞑眩，厥疾弗瘳”句，故云。

③ “不湔浣”二句：《史記・扁鵲倉公列傳》有“湔浣腸胃，漱滌五藏”句，故云。釋見本書《扁鵲傳》。

④ 不余秘：不隱瞞我。

⑤ 功緒：功效。同義詞複用。

明年余將北去京師[①]。京師地不宜竹。余恐去竹日遠而病復作也。既以名其亭，復書此爲記。遲他日歸亭中[②]，願俾病根悉去之，不識是竹尚納我否？

注釋

① 京師：京城。指今北京。

② 遲（zhì 至）：等待。《集韵・志韵》：“遲，待也。”《荀子・修身》：“遲彼止而待我，我行而就之。”唐代楊倞注：“遲，待也。”

譯文

我年輕時患俗病，湯藥、熨焫、針刺、砭石，都没有取得療效，病程日益長久，病情日益深重，大概從腠理肌膚而深入到骨髓，而成爲廢人了。有個賓客探望我，誦讀蘇軾《竹》詩，到“士俗不可醫”句，我心驚地説：“我的病大概很重了吧，爲什麽長公的詩這樣説呢？”一會兒，自己解釋説：“士俗因爲没有竹子吧，如果有竹子，怎麽知道他們的俗病不可醫治呢？”於是尋求竹子來居住。

家居的東面，空地幾乎半畝，牆角冷落地有竹子數十株。於是每日委派童僕培土又澆灌，用來等待它們茂盛。到了第二年，挺拔地有一百多株，它們密密麻麻地如同用竹子編結的床墊，竹子茂盛了。自己又高興地説：“我的病大概要好轉了吧？”於是在竹林中建造小亭。吃飯喝水在這裏，小坐躺卧在這裏，呼嘯歌吟在這裏，起身行走在這裏，倚靠休息在這裏，側着耳朵聽，集中目光看，舉手提足，無不在這裏。我憑藉如此生活來醫治我的俗病怎麽樣呢？我氣量狹隘的俗病，竹子内部空虚有容量能够醫治它；我行爲乖戾的俗病，竹子挺直不彎曲能够醫治它；我居心放縱而没有節制，竹子通徹而有節能够醫治它；我待人混同而没有區别，竹子有紋理有辨析能够醫治它。竹子衝沖雲霄而筆直向上，能够醫治我志向的卑下；竹子經歷嚴冬却更加茂盛，能够醫治我氣節的不貞；竹子瀟灑而且可愛，能够醫治我的拘泥不化；竹子可以製作竹筒、製作竹簡、製作竹箭、製作笙簫、製作祭祀器具，能够醫治我的淺陋無能。大概過了一年，我的病已經消除十分之二三。時間長久，怎麽知道我的身體不飄飄然輕輕騰起，我的思想不疑慮消除而没有牽掛，我的心情不充實而有所收穫呢？

古代的俞跗、秦越人等人爲什麽不用竹子治病呢？雖然如此，但是這種竹子，不使人口苦，不使人頭暈目眩，不洗滌腸胃和五臟。蘇長公不隱瞞我而傳授給我。我使用它，已經有功效了。如果人人都使用它，天下或許没有俗病了吧？

明年我將要北上京城。京城地方不適宜栽種竹子。我擔心離開竹子一天天地遥遠而俗病又要發作。已經命名那個亭子，再書寫這篇文字爲記。等待日後回到亭中，希望病根完全消除，不知道這片竹林還肯接納我嗎？

課文簡析

本文贊美竹之形體、質性與作用，表達了醫治天下俗病的願望。第一段由"嬰俗病"、誦竹詩而引出栽竹之舉。第二段叙述培竹構亭及日居亭中，從八個方面贊美竹子療治俗病之功。第三段表達醫治天下俗病的願望。第四段説明撰寫文章的目的。

參考資料

吳寬，字原博，長洲人，以文、行有聲諸生間。成化八年，會試、廷試皆第一，授修撰，侍孝宗東宫。秩滿，進右諭德。孝宗即位，以舊學遷左庶子，預修憲宗實録，進少詹事兼侍讀學士。弘治八年，擢吏部右侍郎……十六年，進禮部尚書……年七十，數引疾，輒慰留，竟卒於官，贈太子太保，謚文定。授長子奭中書舍人，補次子奂國子生，異數也。寬行履高潔，不爲激矯，而自守以正，於書無不讀，詩文有典則，兼工書法。有田數頃，嘗以周親故之貧者。友人賀恩疾，遷至邸，旦夕視之，恩死，爲衣素一月。

《明史》卷一百八十四《吳寬傳》

（段逸山）

七十六　與薛壽魚書★

説明

本文選自《小倉山房文集》卷十九，據《四部備要》本排印。作者袁枚（公元1716～1789年），字子才，號簡齋，世稱隨園先生，錢塘（今杭州）人，清文學家。乾隆四年進士，選爲翰林院庶吉士，曾任溧水、江浦、沭陽等地知縣，三十三歲辭官退居於南京附近的小倉山自建的隨園至逝世。他與當時壟斷文壇的復古主義有過激烈的論爭，反對盲目崇古。他提出"性靈説"，認爲詩歌應該抒發自己的感情，表現自己的個性。著有《小倉山房詩文集》共八二卷（其中詩三十九卷，文三十五卷，另附外集八卷）和《隨園詩話》等。

談何容易[①]！天生一不朽之人，而其子若孫必欲推而納之於必朽之處[②]，此吾所爲悁悁而悲也[③]。夫所謂不朽者，非必周孔而後不朽也[④]。羿之射[⑤]，秋之弈[⑥]，俞跗之醫，皆可以不朽也。使必待周孔而後可以不朽，則宇宙間安得有此紛紛之周孔哉[⑦]？子之大父一瓢先生[⑧]，醫之不朽者也，高年不禄[⑨]，僕方思輯其梗概，以永其人[⑩]，而不意寄來墓志無一字及醫[⑪]，反託於陳文恭公講學云云[⑫]。嗚呼！自是而一瓢先生不傳矣！朽矣！

夫學在躬行[⑬]，不在講也。聖學莫如仁，先生能以術仁其民[⑭]，使無夭札，是即孔子老安少懷之學也[⑮]。素位而行學[⑯]，孰大於是，而何必捨之以他求？陽明勳業爛然[⑰]，胡世寧笑其多一講學[⑱]；文恭公亦復爲之，於余心猶以爲非。然而，文恭，相公也[⑲]；子之大父，布衣也。相公借布衣以自重，則名高；而布衣挾相公以自尊，則甚陋。今執途之人而問之曰[⑳]：一瓢先生非名醫乎？雖子之仇，無異詞也。又問之曰：一瓢先生其理學乎？雖子之戚，有異詞也。子不以人所共信者傳先人[㉑]，而以人所共疑者傳先人，得毋以"藝成而下"之説爲斤斤乎[㉒]？不知藝即道之有行者也。精求之，何藝非道？貌襲之[㉓]，道藝兩失。燕噲、子之何嘗不託堯舜以鳴高[㉔]，而卒爲梓匠輪輿所笑[㉕]。醫之爲藝，尤非易言，神農始之，黄帝昌之，周公使冢宰領之[㉖]，其道通於神聖。今天下醫絶矣[㉗]，惟講學一流轉未絶者[㉘]，何也？醫之效立見，故名醫百無一人；學之講無稽，故村儒舉目皆是[㉙]。子不尊先人於百無一人之上，而反賤之於舉目皆是之中，過矣！即或衰年無俚[㉚]，有此附會，則亦當牽連書之，而不可盡没有所由來[㉛]。僕昔疾病，性命危篤，爾時雖十周、程、張、朱何益[㉜]？而先生獨能以一刀圭活之[㉝]，僕所以心折而信以爲不朽之人也[㉞]。慮此外必有異案良方，可以拯人，可以壽世者，輯而傳焉，當高出語録陳言萬萬[㉟]。而乃諱而不宣，甘捨神奇以就臭腐[㊱]，在理學中未必增一僞席，而方伎中轉失一真人矣。豈不悖哉[37]！豈不惜哉！

注釋

① 談何容易：謂談話議論豈可輕易。意謂薛雪子孫對薛雪的評價不可輕率。何容，猶言豈可。《漢書·東方朔傳》："吴王曰：'可以談矣，寡人將竦意而覽焉。'（非有）先生曰：'於戲！可乎哉？可乎哉？談何容易！'"《文選》東方朔《非有先生論》李善注："言談説之道何容輕易乎！"西漢·桓寬《鹽鐵論·鹽鐵箴石》："賈生有言曰：'懇言則辭淺而不入，深言則逆耳而失指，故曰談何容易。'"

② 若：其。

③ 悁悁（yuān yuān 冤冤）：憂悶的樣子。

④ 周孔：指周公、孔子。

⑤ 羿（yì 藝）：后羿，善射。古代對羿的傳説有三。第一，夏有窮氏之國君，因夏民以代夏政。以不修民事，爲家臣寒浞所殺。見《左傳·襄公四年》。第二，唐堯時十日並出，草木枯焦，羿射落九日。其妻姮娥，奔月爲月神。見《楚辭·天問》、《淮南子·本經訓》等。第三，帝嚳的射師。見《説文》。

⑥ 秋：弈秋，善弈（下棋）。《孟子·告子上》："弈秋，通國之善弈者也。"

⑦ 宇宙：指時間和空間。《淮南子·齊俗》："往古來今謂之宙，四方上下謂之宇。"紛紛：衆多貌。

⑧ 大父：祖父。一瓢：薛雪的號。

⑨ 不禄：古時士死的諱稱。《禮記·曲禮下》："天子死曰崩……大夫曰卒，士曰不禄。"孔穎達注："不禄，不終其禄也。"

⑩ 永：使……不朽。使動用法。

⑪ 墓志：放在墓中刻有死者傳記的石刻。此指墓志文稿。

⑫ 陳文恭：陳宏謀，字汝咨，清代廣西臨桂人。累官東閣大學士，兼工部尚書，曾爲蘇省巡撫，卒謚文恭。早年治宋代周敦頤、程顥、程頤、張載、朱熹五子之學，著有《培遠堂文集》。

⑬ 躬行：親身實踐。《論語·述而》："子曰：'文，莫吾猶人也，躬行君子，則吾未之有得。'"宋·陸游《劍南詩稿·冬夜讀書示子聿》："紙上得來終覺淺，絶知此事要躬行。"

⑭ 仁：仁愛。動詞。

⑮ 老安少懷：《論語·公冶長》："老者安之，朋友信之，少者懷之。"安，安寧。懷，歸向。皆使動用法。

⑯ 素位：安於素常所處的地位。

⑰ 陽明：王守仁，字伯安，曾築室於故鄉餘姚（今屬浙江）陽明洞中，世稱陽明先生。明代哲學家、教育家，官至南京兵部尚書，卒謚文成。著作由其門人輯成《王文成公全集》。他創立的陽明學派影響很大，并遠傳日本。爛然：光彩的樣子。

⑱ 胡世寧：字永清，明代仁和（今浙江餘杭）人，弘治年間進士，官至南京兵部尚書，卒謚端敏，著有《胡端敏奏議》。多：只；只是。《論語·子張》："人雖欲自絶，其何傷於日月乎？多見其不知量也。"

⑲ 相公：丞相。明代廢丞相職，清代因之。陳宏謀所任東閣大學士爲文臣最高官職，位同前代之丞相，故云。

⑳ 今：猶若。如果。途之人：路人。指一般人。

㉑ 傳（zhàn 賺）：爲……立傳。爲動用法。

㉒ 藝成而下：謂技藝取得成就而居下位。《禮記·樂記下》："是故德成而上，藝成而下，行成而先，事成而後。"孔穎達疏："藝成而下者，言樂師商祝之等藝術成就而在下也。"斤斤：拘謹的樣子。此謂拘泥。

㉓ 襲：仿效。

㉔ 燕（yān 烟）噲：燕王噲。戰國時燕國國君，公元前320～318年在位，在位的第三年把君位讓給相國子之。鳴高：表示清高。

㉕ 梓匠輪輿：梓人、匠人、輪人、輿人。梓人造樂器懸架、飲器、箭靶等。匠人營宫室、城郭、溝洫。輪人造車輪。輿人製車箱。這裏泛指工匠。

㉖ 冢宰：周代官名，爲六卿之首。又稱大宰。

㉗ 絶：缺乏。《吕氏春秋·季春》："振乏絶。"高誘注："行而無資曰乏；居而無資曰絶。振，救。"

㉘ 轉：反而。

㉙ 村儒：指才學淺陋的文人。

㉚ 無俚：無聊。

㉛ 没：湮没。

㉜ 周程張朱：周指周敦頤，北宋理學家。程，指程顥、程頤兄弟，兩人同學於周敦頤，北宋理學的奠基人，世稱“二程”。張指張載，北宋哲學家。朱指朱熹，南宋哲學家和教育家。

㉝ 刀圭：古時量取藥末的用具。陶弘景《名醫别録》：“凡散藥有云刀圭者，十分方寸匕之一，準如梧桐子大也。”此借代藥物。一説，此指醫術。

㉞ 心折：佩服。

㉟ 語録：指二程與朱熹等人的《語録》。

㊱ “甘捨”句：《莊子·知北游》：“萬物一也，是其所美者爲神奇，其所惡者爲臭腐；臭腐復化爲神奇，神奇復化爲臭腐，故曰通天下一氣耳。”神奇，此指薛雪的醫術。臭腐，此指程朱等理學。

㊲ 悖(bèi 倍)：謬誤。《荀子·王霸》：“不能治近，又務治遠；不能察明，又務見幽；不能當一，又務正百；是悖者也。”

譯文

談話議論豈可輕易！天生一個不朽的人，可是他的子孫却一定要把他推到必然腐朽的地方去，這是我憂悶悲傷的原因啊！所謂不朽的人，并不一定是周公、孔子那樣的人然後才不朽。後羿的箭法，弈秋的棋藝，俞跗的醫術，都可以不朽。如果一定要等待像周公、孔子那樣的人然後才可以不朽，那麼宇宙間哪有這麼多的周公、孔子呢？您的祖父一瓢先生，是不朽的醫家，高壽去世，我正想輯録他主要的醫學成就，以便使他長存不朽，却没想到您寄來的墓志銘没有一字談及他的醫術，反而假托陳文恭先生講學等。唉！自此而一瓢先生不傳揚了！磨滅了！

學問貴在身體力行，不在空談。最高明的學問没有什麼比得上仁學，先生能用醫術愛他的民衆，使他們不因疾病而早喪，這就是孔子的老年人要使他們安寧、青年人要使他們懷歸的學問。不居官位却能奉行仁學，還有什麼比這更偉大，又何必舍棄此而追求其他呢？王陽明的功勛偉業光華燦爛，胡世寧譏笑他衹是一味講學；陳文恭先生又從事講學，在我心裏還認爲他是不對的。雖然這樣，但是陳文恭是高官，您的祖父是平民。高官借百姓來抬高自己，名聲就高雅；可是百姓依仗高官來抬舉自己，就很卑下了。如果你隨意拉住過路人問他們説：一瓢先生不是名醫嗎？即使您的仇人，也不會有不同的看法。又問他們説：一瓢先生他是理學家嗎？即使您的親戚也有不同的意見。您不用人們共同相信的醫學成就爲先人立傳，却用人們共同懷疑的理學空言爲先人立傳，莫不是被“藝成而下”的説法拘泥了吧？不知道技藝就是仁道的具體體現。精心地探索它，哪種技藝不是仁道？如果表面仿效它，仁道技藝都會失去。燕噲、子之何嘗不假托堯、舜禪讓來顯示自己高尚，但結果被工匠耻笑。醫學作爲一門技藝，更是不可輕易談論。神農氏首創它，黄帝使它昌盛，周公派冢宰統管它，它的理論通達到神聖的境地。現在天下名醫絶乏，唯獨講學一流反而不絶乏，爲什麼呢？醫生的治療效驗是立即顯現的，所以名醫一百個中没有一個；理學的空談無從查考，所以才學淺陋的文人比比皆是。您不把先人放在百無一人的名醫之上加以尊崇，却將他擺到比比皆是的村學究中予以輕賤，實在是重大的錯誤啊！即使他晚年精神無所寄托，有過這方面的牽强附會，那麼也衹應當附帶寫它，而不可以全部湮没他那有根基的醫術。從前我患病，性命垂危，此時即使有許多像周、程、張、朱這樣的理學家，又有什麼益處呢？但是先生唯獨能用少許藥物救活了我，這是我佩服而且確實地認爲他是不朽之人的原因。料想此外他一定有可以救人并使世人長壽的奇特醫案和高明醫方，把它們編輯并使之傳播，其價值一定超過語録陳言萬萬倍。你竟然回避而不加宣揚，甘願舍棄神奇的醫學而依附於腐朽的理學，在理學中未必能增加一個非法竊據的席位，而在醫學中反而失去一位真才實學的醫家。難道不謬誤嗎！難道不痛惜嗎！

課文簡析

薛雪（公元1681～1770年），字生白，晚號一瓢，又號掃葉老人，江蘇吴縣（蘇州）人，清代著名的醫學家。性情孤傲，不求聞達，與袁枚交往甚深。著有《醫經原旨》、《温熱條辨》、《薛氏醫案》等，對濕熱的辨證、治法，有獨特建樹。薛雪逝世後，他的孫子薛壽魚寫就墓志寄袁枚。袁枚看墓志把不朽的名醫薛雪"推而納之"於必朽的理學之列，而竟"無一字及醫"，悲憤之情難抑，而與薛壽魚此信。這是文章的第一段，説明寫信的緣由。第二段，針對薛壽魚重理學輕醫道的認識，以"學在躬行，不在講"立論，闡發了道藝的關係，説明"拯人"、"壽世"的醫道當"高出語録陳言萬萬"。語言簡潔剛勁，論説精辟周詳，作者對故友的無限敬慕懷念之思、内心激憤不平之情溢於言表，實爲一篇文情並茂的佳作。

參考資料

1. 袁枚……乾隆四年成進士，選庶吉士，改知縣江南，歷溧水、江浦，沭陽，調劇江寧……枚不以吏能自喜，既而引疾家居。再起發陝西，丁父憂歸，遂陳請養母。卜築江寧小倉山，號隨園，嘉飾池館，自是優游其中者五十年。時出游佳山水，終不復仕。盡其才以爲文辭詩論，名流造請無虚日。……論詩主抒寫性靈，他人意所欲出，不達者悉爲達之。士多效其體。著《隨園集》凡三十餘種。上自公卿，下至市井負販，皆知其名。海外琉球有來求其書者。

《清史稿・袁枚傳》

2.（薛）雪，字生白，自號一瓢。少學詩於同郡葉燮。乾隆初，舉鴻博，未遇。工畫蘭，善拳勇，博學多通，於醫時有獨見。斷人生死不爽，療治多異迹。生平與（葉）桂不相能，自名所居曰"掃葉莊"，然每見桂處方而善，未嘗不擊節也。著《醫經原旨》，於《靈》、《素》奥旨，具有發揮。世傳《濕温篇》，爲學者所宗，或曰非雪作。其醫案與桂及繆遵義合刻。

《清史稿・薛雪傳》

（陳竹友）

七十七　《馬王堆漢墓醫書》三則

説明

本文選自《馬王堆漢墓帛書（肆）》，據文物出版社1985年整理本排印。1973年長沙馬王堆三號漢墓出土一批醫學帛書和簡牘。原無書名和篇名，整理者據其内容，分别名爲《足臂十一脈灸經》、《陰陽十一脈灸經》甲本與乙本、《脈法》、《陰陽脈死候》、《五十二病方》、《却穀食氣》、《〈導引圖〉題記》、《養生方》、《雜療方》、《胎産書》、《十問》、《合陰陽》、《雜禁方》、《天下至道談》。這是現存最早的中醫學文獻，爲研究我國古代醫藥學提供了極其寶貴的資料。

（一）

少陰脈繫於内腂外廉①，穿腨②，出胎中央③，上穿脊之（上）廉④，繫於腎，夾舌。是動則病⑤：喝喝如喘⑥，坐而起，則目瞙如毋見⑦，心如縣⑧，病飢，氣不足，善怒，心腸⑨，恐人將捕之，不欲食，面黭如灺色⑩，欬則有血，此爲骨厥，是少陰之脈主治。其所産病⑪：舌坼⑫，嗌乾，上氣⑬，噎，嗌中甬⑭，癉⑮，耆卧⑯，欬，音⑰，爲十病。少陰之脈，久則强食産肉⑱，緩帶⑲，被髮⑳，大杖㉑，重履而步㉒，久幾息㉓，則病已矣。

注釋

① 内腂：内踝骨。腂，“踝”的異體字。外廉：外側。廉，側。《儀禮·鄉飲酒禮》：“設席於堂廉東上。”東漢鄭玄注：“側邊曰廉。”

② 腨(chuàn 串)：小腿肚。

③ 胳：同“胠”。腋下肋上部分。清桂馥《札樸·温經·脅》：“胠即胳，腋下也。”

④ 上：原缺一字。據同書《足臂十一脈灸經·足少陰脈》“循脊内上廉”之文補。

⑤ 是動則病：指本經經脈受外邪的引動(侵犯)而發生的疾病。

⑥ 喝喝：象聲詞。摹嘶啞聲。

⑦ 瞙如：模糊不清的樣子。《玉篇·目部》：“瞙，《字統》云：目不明。”

⑧ 心如縣：心像懸絶似的不安寧。

⑨ 腸：當作“惕”。恐懼。

⑩ 黭(yán 掩)：同“黤”。陰黑。《六書故·天文下》：“黤，陰黑也，亦作黭。”唐代柳宗元《夢歸賦》：“類曛黄之黭漠兮，欲周流而無所極。”灺(xiè 謝)：燈燭餘燼。東漢桓譚《新論·祛蔽》：“余見其旁有麻燭，而灺垂一尺所。”亦作“炧”。《集韵·禡韵》：“炧，燭餘。或從也。”

⑪ 所産病：指與本經經脈相連的臟腑所産生的病變。

⑫ 坼(chè 徹)：裂開。

⑬ 上氣：氣逆而上。

⑭ 甬：同“痛”。

⑮ 癉：通“疸”，黄疸病。清代朱駿聲《説文通訓定聲·乾部》“癉，假借爲疸。”《素問·玉機真藏論》：“發癉，腹中熱，煩心出黄。”唐代王冰注：“脾之爲病，善發黄癉，故發癉也。”

⑯ 耆：同“嗜”。清代徐灝《説文解字注箋·老部》：“耆，耆從旨，即有嗜義，故古字以耆爲嗜，後乃加口旁耳。”《莊子·齊物論》：“鴟鴉耆鼠。”唐代陸德明《經典釋文》：“耆，市志反，字或作嗜。”

⑰ 音：同“喑”。失音。

⑱ 久：同“灸”。《睡虎地秦墓竹簡·封診式·賊死》：“其腹有久故瘢二所。”强食：增强食欲。産肉：生長肌肉。

⑲ 緩帶：放鬆衣帶。緩，放鬆。用如動詞。

⑳ 被：同“披”。

㉑ 大杖：用大的拐杖。

㉒ 重(chóng 蟲)履：穿着重鞋(睡鞋外面套着鞋子)。履，鞋子。步：緩行。

㉓ 幾息：一會兒。幾，希少。息，呼吸。乙本作“希息”。

(二)

凡三陽①，天氣殹②，其病唯折骨列膚一死③。凡三陰④，地氣殹，死脈殹，(其)病而亂⑤，則不過十日而死。三陰腐臧煉腸而主殺⑥。(病凡)五死⑦：脣反人盈⑧，則肉先死；(齒長而垢，髮無潤澤)⑨，則骨先死；面黑，目環視斜⑩，則氣先死；汗出如絲，傅而不流⑪，則血先死；舌陷橐卷⑫，則筋先死。五者扁有⑬，則不活矣。

注釋

① 三陽：指三陽脈。

② 殹：助詞。用於句尾，相當於“也”。清代朱珔《説文假借義證》：“殹、也一聲之轉。”

③ 列：同“裂”。《説文·刀部》：“列，分解也。”《荀子·哀公問》：“兩驂列兩服入廐。”唐代楊倞注：“列與裂同。”

④ 三陰：指三陰脈。

⑤ 其：原缺一字。據文意補，指代三陰脈。馬王堆漢墓出土帛書《足臂十一脈灸經·足厥陰脈》：“三陰之病亂，不過十日死。”

⑥ 臧：同“臟”。《字匯補・臣部》：“臧，與臟同。”清代徐灝《説文解字注箋・臣部》：“臧，臟腑字古亦作臧。”《漢書・王吉傳》：“吸新吐故以練臧。”唐代顏師古注：“臧，五臧也。”煉腸：腐蝕腸子。煉，同“爛”。《集韵・换韵》：“爛，《説文》：‘孰也。’或從柬。”

⑦ 病凡：原缺二字。據文意補。

⑧ 唇反：唇外翻。人盈：人中腫滿。《靈樞・經脈篇》和《甲乙經》卷二第一均作“人中滿”。

⑨ “齒長”二句：原缺五字以上。據《靈樞》和《甲乙經》文意補。《靈樞・經脈篇》：“齒長而垢，髮無澤；髮無澤，則骨先死。”《甲乙經》卷二第一：“齒長而垢，髮無潤澤；無潤澤者，骨先死。”

⑩ 目環視斜：眼珠轉動，視綫旁斜。環，旋轉。

⑪ 傅：通“敷”。

⑫ 舌陷橐（tuó 駝）卷：《靈樞・經脈篇》和《甲乙經》卷二第一均作“舌卷卵縮”。卵，睾丸。

⑬ 扁：通“遍”。普遍。《莊子・知北游》：“扁然萬物自古以固存。”成玄英注：“扁然，遍生之貌也。”《荀子・修身》：“扁善之度，以治氣養生，則後彭祖。”清代王念孫《讀書雜志》：“扁讀爲遍。”

（三）

巢塞直者①，殺狗，取其脬②，以穿籥③，入直中，炊之④，引出⑤，徐以刀劙去其巢⑥，冶黄黔而婁傅之⑦。人州出不可入者⑧，以膏膏出者⑨，而到縣其人⑩，以寒水戔其心腹⑪，入矣。血痔⑫，以弱孰煮一牡鼠⑬，以氣熨⑭。

注釋

① 巢塞直：漏管布滿直腸下部。巢，指漏管。塞，充滿。直，同“脜”，指直腸下部。

② 脬（pāo 抛）：膀胱。

③ 籥（yuè 月）：竹管。

④ 炊之：吹脹狗的膀胱。炊，通“吹”。清代朱駿聲《説文通訓定聲・隨部》：“炊，假借爲吹。”《荀子・仲尼》：“是以位尊則必危，任重則必廢，擅寵則必辱，可立而待也，可炊而僓也。”唐代楊倞注：“炊與吹同，僓當爲僵，言可以氣吹之而僵仆。”

⑤ 引出：指把直腸下端患部引出。

⑥ 劙（lí 離）：用刀切割。

⑦ 冶：此作“研碎”解。黄黔：即指黄芩。婁傅：多次敷藥。婁，通“屢”，多次。《集韵・遇韵》：“屢，或作婁。”清代段玉裁《説文解字注・女部》：“婁，婁之義又爲數也。此正如窗牖、麗廔之多孔也，而轉其音爲力住切。俗乃加尸旁爲屢字。古有婁無屢也。”

⑧ 人州出：指脱肛。州，指肛門。《爾雅・釋畜》：“白州驠。”晋代郭璞注：“州，竅。”宋代邢昺疏：“謂馬之白尻者，名驠。”

⑨ 以膏膏（gào 告）出者：用油脂塗在脱於肛外的直腸上。前“膏”爲名詞，後“膏”爲動詞。出者，指脱於肛外的直腸。

⑩ 到縣：倒掛。到，同“倒”，顛倒。清代潘奕雋《説文解字通正》：“《太玄經》‘顛衣到裳’，是到正字，倒新字。”《墨子・經下》：“臨鑑而立，景到。”清代孫詒讓《墨子閒詁》：“畢云：‘即今影倒字。’”縣，同“懸”。

⑪ 戔：同“濺”。

⑫ 血痔：以出血爲主證的痔瘡，多見於内痔。

⑬ 弱：同“溺”。小便。孰：同“熟”。牡（mǔ 母）鼠：雄老鼠。牡，雄性動物。

⑭ 氣：此指熟煮牡鼠所得的熱氣。

課文簡析

第一則選自《陰陽十一脈灸經》甲本。文章論述少陰脈的循行路綫、主病病候和治法等，内容與《靈樞・經脈篇》中的足少陰經相仿，但較簡單，從中可以看出二者之間的淵源關係。第二則係《陰陽脈死候》的全文。文章認爲三陽脈屬天氣，主外主生，唯有一死；三陰脈屬地氣，主内主殺，多死，并詳述三陰脈“五死”的具體症狀。《靈樞》也有“五死”的記述，但已滲入五行生克的内容，這證明《陰陽脈死候》要早於《靈樞》。第三則選自《五十二病方》。文章記述對直腸瘻管施行巧妙割治療法的具體過程。這些都反映了我國古代高超的醫術水平。

參考資料

《足臂十一脈灸經》和《陰陽十一脈灸經》，全面論述了人體十一條經脈的循行走向、所主疾病和灸法，這是我國最早論述經脈學説的文獻……《脈法》和《陰陽脈死候》，是最早關於脈學、診斷學的文獻，但殘損嚴重，難以窺其全貌……《五十二病方》是我國迄今發現的最早醫方書。全書現存一萬餘字，共分五十二題，每題都是治療一類疾病的方法，少則一方、二方，多者二十餘方，現存醫方總數 283 個，估計原數應在 300 個以上，有少部分已殘缺了……《却穀食氣》是目前所能見到的最早專門論述氣功導引的文獻之一，惜其殘損太甚。《導引圖》是我國現存最早的導引圖譜……《胎産書》專論有關胎産的宜忌，内容涉及求子、養胎及産後處理等，類似古醫書《産經》，是我國迄今發現的專論婦産科的最早文獻……帛書《養生方》、《雜療方》的主體，以及竹簡《十問》、《合陰陽》、《天下至道談》等，其性質皆屬古代房中類著作，同《漢書・藝文志》所載及爾後傳世的各類房中著作，大約有着淵源關係。

周一謀等《馬王堆醫書考注・前言》

（段逸山）

七十八 《黄帝内經》兩篇★

説明

本文第一篇選自《黄帝内經・素問》，據人民衛生出版社 1956 年影印明代顧從德翻刻宋本排印。第二篇選自《靈樞經》，據人民衛生出版社 1956 年影印明代趙府居敬堂刊本排印。《黄帝内經》是我國現存最早的一部具有係統醫學理論的中醫典籍，它内容豐富，影響深遠，是中醫學術理論的淵藪，歷來被奉爲中醫經典。全書以上古黄帝與臣子岐伯、伯高、少俞、雷公等人互相問答討論的形式寫成，其内容主要討論醫藥針灸，還廣泛涉及天文、地理、曆算、氣象、生物、農藝、哲學、音律等方面的知識。關於其成書年代及作者，據後世衆多學者考證，認爲此書“非一時之書”，亦非出於一人之手，它是在戰國末期到東漢這個歷史階段，由幾代醫學家次第編撰而成。傳世的《黄帝内經》包括《素問》與《靈樞》兩大部分，各有九卷八十一篇。《素問》係統地闡述了人與自然、形與神的關係，以及人體的構造和功能，疾病的病因病機，診斷和防治疾病的原則等内容，奠定了我國醫學理論的基礎。《靈樞》的體裁與《素問》相類，它更具體、集中地闡述了人體經絡、腧穴理論及針刺、艾灸治病的内容，總結了先秦至兩漢的經絡學説、腧穴學説，及針灸治病的方法與原理，奠定了針灸學理論的基礎。《素問》與《靈樞》的學術思想同出一源，不少内容兩書併見，互爲補充。

（一）《素問・寶命全形論》

黄帝問曰：“天覆地載，萬物悉備，莫貴於人。人以天地之氣生，四時之法成①。君王衆庶，盡欲全形②，形之疾病，莫知其情，留淫日深③，著於骨髓④，心私慮之。余欲針除其疾病，爲之奈何？”岐伯對曰：“夫鹽之味鹹者，其氣令器津泄⑤；絃絶者⑥，其音嘶敗；木敷者⑦，其葉發⑧；病深者，其聲噦⑨。人有此三者，是謂壞府⑩。毒藥無治⑪，短針無取⑫。此皆絶皮傷肉⑬，血氣争黑⑭。”

帝曰：“余念其痛，心爲之亂惑，反甚其病，不可更代⑮。百姓聞之，以爲殘賊⑯。爲之奈何？”岐伯曰：“夫人生于地，懸命于天⑰，天地合氣，命之曰人。人能應四時者，天地爲之父母⑱。知萬物者，謂之天子。天有陰陽，人有十二節⑲；天有寒暑，人有虚實。能經天地陰陽之化者⑳，不失四時；知十二節之理者，聖智不能欺也㉑；能存八動之變㉒，五勝更立㉓；能達虚實之數者㉔，獨出獨入㉕，呿吟至微㉖，秋毫在目。”

帝曰："人生有形，不離陰陽。天地合氣，别爲九野[27]，分爲四時，月有小大，日有短長，萬物並至，不可勝量[28]。虚實呿吟，敢問其方[29]？"岐伯曰："木得金而伐，火得水而滅，土得木而達[30]，金得火而缺，水得土而絶，萬物盡然，不可勝竭[31]。故針有懸布天下者五，黔首共餘食，莫知之也[32]。一曰治神，二曰知養身，三曰知毒藥爲真[33]，四曰制砭石小大[34]，五曰知府藏血氣之診。五法俱立，各有所先[35]。今末世之刺也[36]，虚者實之，滿者泄之，此皆衆工所共知也。若夫法天則地，隨應而動，和之者若響[37]，隨之者若影。道無鬼神，獨來獨往[38]。"

帝曰："願聞其道。"岐伯曰："凡刺之真[39]，必先治神，五藏已定，九候已備，後乃存針[40]。衆脈不見，衆凶弗聞[41]，外内相得，無以形先[42]，可玩往來[43]，乃施於人。人有虚實，五虚勿近，五實勿遠[44]，至其當發，間不容瞚。手動若務，針耀而匀[45]，静意視義，觀適之變[46]，是謂冥冥[47]，莫知其形。見其烏烏，見其稷稷[48]，從見其飛，不知其誰[49]？伏如横弩，起如發機[50]。

帝曰："何如而虚？何如而實？"岐伯曰："刺虚者須其實，刺實者須其虚[51]。經氣已至，慎守勿失，深淺在志，遠近若一[52]。如臨深淵，手如握虎[53]，神無營於衆物[54]。"

注釋

① 四時之法成：（順應）四季變化的規律而成長。法，自然界客觀規律。

② "君王"二句：唐・王冰注："貴賤雖殊，然其寶命一矣。"衆庶，百姓。全形，保全身體。

③ 留淫：停留蔓延。

④ 著（zhuó 濁）：同"着"。附着。

⑤ 令器津泄：使器皿滲出水來。津泄，水分滲出。此謂鹹水外滲。

⑥ 絃絶：弦斷。絃，"弦"的異體字。絶，斷。《説文・糸部》："絶，斷絲也。"段玉裁注："斷之則爲二，是曰絶。"

⑦ 敷：《太素・知針石》作"陳"。陳，陳舊。清・于鬯《香草續校書・内經》："敷與陳義本相通。《漢書・宣帝紀》顔注引應劭云：'敷，陳也。'《韋玄成傳》注云：'陳，敷也。'"日本丹波元堅《素問紹識》云："按陳古文，作敶。故訛作敷字。"

⑧ 發：通"廢"。清・朱駿聲《説文通訓定聲・泰部》："發，叚借爲廢。"《莊子・列禦寇》："先生既來，曾不發藥乎？"唐・陸德明《經典釋文》："發，司馬本作廢。"郭慶藩《莊子集釋》："發、廢，古同聲通用字。"廢，指草木枝葉彫零。《文選・江文通雜體詩》唐・李善注："凡草木枝葉彫傷謂之廢。"

⑨ 噦：王冰注："謂聲濁惡也。肺藏惡血，故如是。"

⑩ "人有"二句：《太素・知鍼石》唐・楊上善注："言欲識病徵者，須知其候。鹽之在於器中，津洩於外，見津而知鹽之有鹹也；聲嘶，知琴瑟之弦將絶；葉落者，知陳木之已蠹。舉此三物衰壞之徵，以比聲噦識病深之候也。人有聲噦同三譬者，謂是府壞之候也。府者，中府，謂五藏也。壞者，則聲噦也。中府壞者，病之深也。"

⑪ 毒藥：泛指祛邪治病的藥物。

⑫ 短針：短小的針。此泛指治病的針具。

⑬ 絶：此謂損傷。

⑭ 血氣争黑：意爲人體血氣交瘁，膚色晦暗。王冰注："以惡血久與肺氣交争，故當血見而色黑也。"又《太素・知針石》"黑"作"異"。今人郭靄春（《黄帝内經素問校注》）云："似當作'矣'……'異'、'矣'聲誤。'矣'語末助詞，'血氣争矣'，言血氣不相得。"

⑮ 更代：替代。更，更替。

⑯ 殘賊：殘暴狠毒。

⑰ 懸命於天：人的生命繫於上天。懸，繫。

⑱ "人能"二句：意爲人若能順應四季陰陽變化，天地間的陰精陽氣就能養育人類。

⑲ 十二節：指人體左右兩側肩、肘、腕、髖、膝、踝十二處大關節。《太素・知針石》楊上善注："天有十二時，分爲陰陽，子午之左爲陽，子午之右爲陰，人之左手足六大節爲陽，右手足六大節爲陰，此爲一合也。"

清·高世栻云:“人身手足十二骨節之氣,開闔運行,一如天晝開夜闔之陰陽也。”又,《靈樞·海論》:“十二經脈者,内屬於府藏,外絡於肢節。”明·馬蒔《黄帝内經素問注證發微》云:“人有十二經脈之節。”

⑳ 經:效法。名詞具有動詞功能。《左傳·宣公十二年》:“兼弱攻昧,武之善經也。”晉·杜預注:“經,法也。”

㉑ 欺:超越。《太素·知針石》楊上善注:“欺,加也。”《禮記·檀弓上》鄭玄注:“加,猶踰也。”唐·杜牧《張好好詩》:“飄然集仙客,諷賦欺相如。”元·馬致遠《薦福碑》:“相公文章欺董仲舒,詩才過李太白。”

㉒ 存:省察。《爾雅·釋詁》:“存,察也。”八動之變:王冰注:“謂八節之風變動。”《太素·知針石》楊上善注:“八動,八節之氣也。”又《靈樞·九鍼論》:“八者,風也。風者,人之股肱八節也。”

㉓ 五勝更立:五行之氣相勝,或衰或旺,循環更替主時。五勝,謂五行之氣相勝。

㉔ 達:通達。數:規律。《荀子·天論》:“所志於四時者,已其見數之可以事者矣。”唐·楊倞注:“數謂春作、夏長、秋斂、冬藏,必然之數也。”

㉕ 獨出獨入:指獨立的見解與行動。

㉖ 呿(qū 區)吟:泛指人噓氣、呵欠、嘆息、呻吟之聲。王冰注:“呿謂欠呿,吟謂吟嘆。”《太素·知針石》楊上善注:“呿謂齒出氣。”清·張志聰《黄帝内經素問集注》云:“呿,卧聲,口張而不合,氣之虚也;呻吟之聲,氣之實也。”

㉗ 九野:九州地域。據《尚書·禹貢》所載,古代中國設置冀州、豫州、雍州、揚州、兖州、徐州、梁州、青州、荆州等九個州。又《爾雅·釋地》亦載九州,無青州、梁州,有幽州、營州。

㉘ “萬物”二句:意爲自然界萬物并存於世上,它們的陰陽消長變化是不可能一一進行估量的。勝,盡。

㉙ 方:道。《易·繫辭上》:“方以類聚,物以群分。”孔穎達疏:“方,道也。”

㉚ 達:貫穿。王冰注:“達,通也。”《太素·知針石》楊上善注:“始土剋水,得水(按當爲木)通易。”又,日本丹波元堅《素問紹識》云:“達當作奪,聲之誤也。”又,清·于鬯云:“《説文·辵部》:‘達,行不相遇也。’則達之本義,竟是不通之謂。……上文云木得金而伐,火得金而滅,下文云金得木而缺,水得土而絶。達字與伐、滅、缺、絶等字同一韵,義亦一類。”

㉛ 竭:通“揭”。揭舉。王冰訓“竭盡”。

㉜ “黔首”二句:爲插入語。意爲百姓都衹知飽食終日,而不知陰陽的道理、針刺的妙處。黔首,百姓。《史記·秦始皇本紀》:“更名民曰黔首。”顧觀光《素問校勘記》:“然祭義已云明命鬼神以爲黔首,則其名不始於秦矣。”共,皆。餘食,飽食。宋·林億《新校正》引全元起本“餘”作“飽”。章太炎認爲“餘”是“飽”的訛字,《章太炎醫論·論素問靈樞》云:“觀飽字之誤爲餘,則知本依古文作饌,故識者知爲飽,不識者誤爲餘。是知《素問》作於周末,在始皇并天下前矣。”

㉝ 爲:通“僞”。清·王念孫《廣雅疏證·釋詁三》:“爲、僞,古同聲同義。”

㉞ 砭石:上古治病用的石針。此泛指治病的針具。林億《新校正》:“按全元起云:‘砭石者,是古外治之法。有三名:一鍼石,二砭石,三鑱石,其實一也。古來未能鑄鐵,故用石爲針。”

㉟ “五法”二句:意爲五種方法確立之後,選擇運用時還當根據病情需要有所先後。

㊱ 末世:後世。此指近世。

㊲ 和(hè 賀):順應。響:回聲。

㊳ “道無”二句:意爲醫道並不神秘,衹要掌握規律,針法就能運用自如。獨來獨往,謂針法高超,出神入化。明·馬蒔云:“獨往獨來,此乃用針之法,可謂至神,實非衆人所能知。”

㊴ 真:正。正法。

㊵ 存針:存意於針刺之法。馬蒔云:“蓋惟神氣既肅,而後可以專心治鍼也。”

㊶ “衆脈”二句:意爲醫生進針時須全神貫注,盡管周圍衆目睽睽却視若不見,衆口喧鬧却聽而不聞。脈,當作“脈(mò 莫)”。《玉篇·目部》:“脈,相視也。”《廣雅·釋詁一》:“脈,視也。”近人孫鼎宜《内經章句》曰:“脈,應從目。《爾雅》:‘脈,視也。’凶,古通訩,聚訟之聲也。針,醫之神,不可營於衆物,故十目視之而如不見,衆口敖敖而如無聞也。”

㊷ “外内”二句:意爲外表的證候應與内在的病機相符,不能把形體外表的證候作爲診斷治療的首要

依據。

㊸ 玩:研究。往來:指人體經脈氣血循環往來的情况。

㊹ “五虛”二句:意爲對虛證病人不可即用瀉法;對實證病人不可遲緩不瀉。《太素·知鍼石》:“五,謂皮、肉、脈、筋、骨也。此五皆虛,勿近寫之;此五皆實,勿遠而不寫。”日本森立之《素問考注》云:“遠近者,謂遲速也。《九針十二原篇》云:‘刺之微在速遲。’此言五藏之氣虛者,針之勿用近速之刺法;五藏之氣實者,針之勿用遠遲之刺法。五藏必有虛實,針法必有補寫也。”

㊺ “手動”二句:意爲運用針刺手法要專心致志,針具要光潔,上下勻稱。若,而。務,專一。耀,光潔明亮。一説耀通“摇”。

㊻ “静意”二句:意爲静心觀察進針後氣至的情况以及所調適經脈的經氣變化。

㊼ 冥冥:渺茫而無形象的狀態。《淮南子·精神訓》:“古未有天地之時,惟象無形,窈窈冥冥,芒芠漠閔,澒濛鴻洞,莫知其門。”漢·高誘注:“皆未成形之氣也……皆無形之象,故曰莫知其門也。”此謂針刺得氣後經脈氣血的細微變化幾乎無迹可尋。王冰注:“冥冥,言血氣變化之不可見也。”又《素問·八正神明論》:“觀其冥冥者,言形氣榮衛之不形於外,而工獨知之……視之無形,嘗之無味,故謂冥冥,若神髣髴。”

㊽ “見其”二句:意爲針刺得氣,醫生持針的手下會感覺到經氣的到來。烏烏、稷稷,形容其氣有如飛鳥之往來。王冰注:“烏烏,嘆其氣至;稷稷,嗟其已應。”森立之云:“王注可從,蓋烏烏者,即後文所云伏如橫弩是也,言針下有氣至烏烏然,微動未發起也。烏烏猶蝹蝹也。《廣雅》云:‘蝹蝹,動也。’稷稷者,後文所云起如發機是也。言針下氣應,其貌稷稷,嚴利而有力勢也。”

㊾ “從見”二句:意爲一般醫生衹感覺到經氣往來如鳥之飛,却不明其原因。或疑“從”當作“徒”,形近而訛。説見清·于鬯《香草續校書》。

㊿ “伏如”二句:意爲在留針候氣之時,要像張弓待發般地屏息以待;當經氣到來之時,當如撥機發箭似地迅疾神速。横當作“彍”,《濟生拔萃》卷二《竇太師流注指要賦》引“横”作“彍”。《廣雅·釋詁一》:“彍,張也。”彍弩即張弓。機,弓弩上的發射機關。《書·太甲上》:“若虞機張”,孔傳:“機,弩牙也。”

51 “刺虛”二句:意爲針刺虛證,要待經氣實(陽氣至,針下熱)才出針;針刺實證,要待經氣虛(陰氣至,針下凉)才出針。須,待。《素問·鍼解篇》云:“刺實須其虛者,留鍼,陰氣隆至,(針下寒),乃去針也。刺虛須其實者,陽氣隆至,針下熱,乃去鍼也。”顧觀光《素問校勘記》:“二句誤倒。當依《針解》乙轉。實字與下文失一物韵。”

52 “深淺”二句:意爲針刺的程度或深或淺,在於醫生根據病情靈活掌握。針刺的穴位有遠有近,而留針候氣的道理是一致的。明·吴崑:“穴在四支者爲遠,穴在腹背者爲近,取氣一也。”(《素問吴注》)

53 握虎:《針解》曰:“手如握虎者,欲其壯也。”王冰注:“壯,謂持針堅定也。”日本森立之云:“握虎二字,於義不通,虎固非可握持之物。考虎即琥之古字。《説文》:‘琥,發兵瑞玉,爲虎文。’握虎者,謂持發兵之瑞玉符,爲謹嚴之極也。”

54 營:通“熒”。惑亂。《淮南子·本經》:“目不營於色,耳不淫於聲。”高誘注:“營,惑。”《針解》曰:“神無營於衆物者,静志觀病人,無左右視也。”

譯文

黄帝問道:“天在上覆蓋着,地在下載負着,天地之間萬物完全具備,没有什麽比人更寶貴的了。人依賴天地的精氣而生存,順應四季陰陽變化的規律而成長。無論是君王還是百姓,都希望能保全自己的形體健康。但是形體發生疾病,没有人能覺察病情,致使病邪在體内停留蔓延,日益深入,附着於骨髓,我内心暗自憂慮。我想用針刺的方法來祛除他們的疾病,對此怎么辦呢?”岐伯回答説:“比如鹽的味道是鹹的,鹽鹹的特性能使器皿滲出水來;琴弦斷絶之時,發出的聲音嘶啞刺耳;樹木陳腐,樹葉自然彫零飄落。人病情深重,發出的聲音如同呃逆之聲。人出現類似以上三種情况,這叫作臟腑敗壞,用藥物已無法治療,用針灸也無法取效。因爲此時病人皮膚肌肉已經損傷敗壞,體内血氣交瘁,膚色晦暗發黑。”

黄帝説:“我掛念病人的痛苦,内心爲此煩亂不安,反而加重他的病情,我又不能以身替代。百姓們聽説後，會認爲我殘暴不仁。對此怎么辦呢？”岐伯説：“人的形體生成於地，人的生命懸系於天，天地之氣感應和合，便命名他們爲人。人如果能順應四季陰陽變化，那麽天地的陽氣陰精就能養育人類。能通曉萬物變化規律的人，可稱之爲‘天之子’。自然界有陰陽之分，人有左右手足共十二處大關節；自然界有寒暑的變化，人有虚實的消長。能够效法天地陰陽變化的人，就不會違背四季變化的規律；通曉十二經脈原理的人，即使是聖人智者也不能超越。能够洞察八節之風的變動，五行之氣的相勝，能够通達人體虚實變化道理的人，就能具有獨立的見解和行動，即使是極細微的呼吸、吟嘆之聲，一絲一毫都歷歷在目。”

黄帝説：“人出生就有形體，形體離不開陰陽的變化。天地陰陽之氣相合，在地域上分爲九州，在時令上分爲四季，月份有小有大，白晝有短有長，萬物并存於世上，它們的陰陽消長變化不可能一一進行估量，如何根據細微的聲音徵兆來判斷人體的虚實，請問其道。”岐伯説：“木受金克就折伐，火受水克就熄滅，土受木克就通透，金受火克就缺損，水受土克就絶流，萬物都是這樣，不可窮盡。用針灸治病有五個問題當公布於天下，黎民百姓都只知吃飽肚子，没有人瞭解這些道理。第一是調治精神，第二是懂得養生，第三是辨識藥物的真假，第四是裁定針具的大小尺寸，第五是懂得臟腑氣血的診斷。這五個原則確立之後，選擇運用時還當根據需要有所先後。近代的醫生運用針刺方法，虚證用補法，實證用瀉法，這些皆是一般醫生都知曉的道理。如果能够效法天地陰陽消長的規律，隨機應變地運用各種治法，那麽就能取得如響應聲、如影隨形的療效。醫道并不神秘，衹要掌握規律，針法就能運用自如。”

黄帝説：“希望聽你講一講針刺的方法。”岐伯説：“大凡針刺的正法，首先必須安定神志，五臟的氣血已安定，三部九候的脈搏已平和，然後才能存意於針刺，盡管周圍衆目睽睽却視而不見，衆口喧鬧却聽而不聞。外表的症狀須與内在的病機相符，不能把外表的症候作爲診斷的首要依據，要體驗研究人體經脈氣血循環往來的情况，才能給病人施用針刺療法。病人有虚證、有實證，對虚證病人不可即用瀉法，對實證病人不可遲緩不瀉，到了應當進針的時候，應迅速下針，刻不容緩。運針手法要專一，針具要光潔，上下勻稱，静心觀察進針後氣至的情況以及經氣的變化，針刺得氣後的細微變化叫做冥冥，不能察覺其具體形態。醫生手下會感覺到經氣如飛鳥之往來，一般醫生只感覺到經氣往來如鳥之飛，却不知其原因。留針有如張弓待發，起針有如撥機發箭。”

黄帝問：“如何針刺虚證？如何針刺實證？”岐伯説：“針刺虚證要等到經氣實才出針，針刺實證要等到經氣虚才出針。經氣已到來，當謹慎運針，不失時機，針刺的程度或深或淺，全在于醫生根據病情靈活掌握，針刺的穴位有遠有近，而留針候氣的道理是一致的。醫生在針刺時如同面臨深淵，猶如手握虎符，精神不能被外界事物擾亂。”

(二)《靈樞·外揣》

黄帝曰：“余聞九針九篇[①]，余親授其調[②]，頗得其意[③]。夫九針者，始於一而終於九[④]，然未得其要道也。夫九針者，小之則無内，大之則無外[⑤]，深不可爲下[⑥]，高不可爲蓋[⑦]，恍惚無窮，流溢無極[⑧]。余知其合於天道、人事、四時之變也。然余願雜之毫毛[⑨]，渾束爲一[⑩]，可乎？”岐伯曰：“明乎哉問也！非獨針道焉，夫治國亦然。”黄帝曰：“余願聞針道，非國事也。”岐伯曰：“夫治國者，夫惟道焉[⑪]。非道，何可小大深淺雜合而爲一乎[⑫]？”

黄帝曰：“願卒聞之。”岐伯曰：“日與月焉，水與鏡焉，鼓與響焉。夫日月之明，不失其影；水鏡之察，不失其形；鼓響之應，不後其聲[⑬]。動摇則應和，盡得其情[⑭]。”黄帝曰：“窘乎哉[⑮]！昭昭之明不可蔽。其不可蔽，不失陰陽也。合而察之，切而驗之，見而得之[⑯]，若清水明鏡之不失其形也。五音不彰，五色不明，五藏波蕩[⑰]。若是則内外相襲[⑱]，若鼓之應桴[⑲]，響之應聲，影之似形。故遠者，司外揣内；近者，司内揣外[20]。是謂陰陽之極，天地之蓋。請藏之靈蘭之室[21]，弗敢使泄也。”

注釋

① 九篇：《太素・知要道》楊上善注：“九篇，謂《九針》章别即爲篇，非是一部總有九篇也。”據此，九篇當指九卷。

② 授：《太素・知要道》作“受”。古代“授”、“受”二字通用。《周禮・天官・司儀》：“登，再拜授幣。”鄭玄注：“授，當爲受”。調：《太素・知要道》楊上善注：“調，謂一同指歸。”張介賓《類經・鍼刺類》云：“調，法度也。”清・顧觀光《靈樞校勘記》認爲“調”當作“詞”（《靈樞校勘記》）。調，猶辭。《文選・顔廷年〈秋胡〉》：“義心多苦調，密比金玉聲。”李善注：“調，猶辭也。”

③ 頗：稍。

④ “始於”句：意爲九針的理論和法則綿密細微又宏富廣博。此句原出《靈樞・九針十二原》。明・張介賓云：“始於一終於九者，盡天地之大數也。”

⑤ “小之”二句：意爲九針的理論既精微無極，又廣闊無際。

⑥ 下：底。

⑦ 蓋：頂。

⑧ “恍惚”二句：意類同“小之”二句。恍惚，似有若無，此指極細微。《素問・靈蘭秘典論》：“恍惚之數，生於毫氂。”

⑨ 雜：混合，参合。《國語・鄭語》：“故先王以土與金木水火雜。”毫毛：猶毫氂。楊上善曰：“余知針理與道，變似萬端，而願参之同毫氂之細，渾之若衆妙之一也。”

⑩ 渾束：全部約束。渾，全。

⑪ “夫治國”二句：意謂治國、治身都要依循於道。《太素・知要道》楊上善注：“理國，安人也；針道，存身也。安人之與存身，非道不成，故通兩者渾然爲一也。兩者通道，故身國俱理耳。”

⑫ 小大淺深：《太素・知要道》楊上善注：“夫積小成大，故小大不可異也；益淺爲深，故深淺不可殊也。針道者，即小與淺也；理國者，即大與深也。所以通爲一，即針道理國得其妙也。”

⑬ “夫日月”六句：以日月照物現影，水鏡鑒物現形，擊鼓響聲回應等常例，説明自然界各種事物之間具有密切的有機聯係。失，遺漏；遺棄。不後：同時。《太素・知要道》楊上善注：“不後者，同時者也。”

⑭ “動摇”二句：意爲一事物發生變化，即會引起另一事物産生反應。明白此理，則用針之道就全部掌握了。

⑮ 窘：透徹。明・馬蒔《黄帝内經素問發微》云：“窘，窮也。”

⑯ “合而”三句：意爲用切診查驗脈象，用望診察得色侯，再將脈象、色候参合起來考察。

⑰ “五音”三句：意爲若病者語音低沉不清，面色晦暗不明，即表明其體内臟器發生了病變。明・張介賓《類經・針刺類》云：“五音五色現於外，因藏氣而彰明也；五藏之氣藏於内，因形聲而發露也。外之不彰、不明者，知内之波蕩也。”

⑱ 襲：應和。

⑲ 桴：鼓槌。

⑳ “故遠”四句：意爲從外部而言，診察外表證候，即可測知體内臟腑的情况；從内部而言，察知内臟的情况，就可推測外在的證候表現。司，通“伺”，窺察。《漢書・灌夫傳》：“太后亦已使人候司。”揣，估量；忖度。《廣韵・紙韵》：“揣，度也。”《六書統》：“凡稱量忖度，皆曰揣。”

㉑ 靈蘭之室：又稱“靈臺蘭室”，傳説中黄帝藏書之所。《素問・氣交變大論》王冰注：“靈蘭室，黄帝之書府也。”《太素・五節刺》楊上善注：“靈蘭之室，黄帝藏書之府，今之蘭臺。”

譯文

黄帝説：“我聽説過九針九篇，我曾親身領受過它的内容，稍稍掌握了其中的旨義。九針的理論細微而又廣博，然而還未掌握它的要旨。九針的理論細微到了没有内核可分，廣闊到了没有外圍可包，深邃没有底，高聳没有頂，細微無窮，變化無極。我知道九針的理論與自然規律、人體情況、四季氣候的變化相應合。然而我希望把這種理論與病人細微的症狀相參合，全部歸納爲一體，可以嗎?”岐伯説:“問得真明晰啊！不衹是針刺的道理啊，治理國家的道理也是這樣。”黄帝説:“我希望聽聽針刺的規律，不是國事。”岐伯説:“治國只能遵循規律，如果没有規律，怎麽能够把細微而廣闊、深邃淺顯的内容歸合爲一體呢?”

黄帝説:“希望全面聽聽這個規律。”岐伯説:“這就好比日與月，水與鏡，擊鼓與回音。日、月的明耀，不遺漏萬物的影子;水、鏡的照察，不遺漏萬物的形態;擊鼓回音的應和，不落後於鼓聲。一事物發生變化，即引起别的事物應和，明白這個道理就完全掌握了針刺的規律。”黄帝説:“玄奥精深啊！昭昭的明耀不可遮蔽。它不可遮蔽，是因爲没有脱離自然界陰陽變化的規律。用切診檢驗脈象，用望診察視色候，將脈象、色候參合起來審察，就像清水、明鏡不遺漏萬物的形態一樣。如果病人語聲沉悶不清，面色晦滯不明，就表明五臟發生了病變。如此看來，人體内部的病變與外表的症候相應和，就如同鼓聲應和槌擊，回音應和聲響，影子相似物形。所以從外部而言，診察外表證候，即可測知體内臟腑的情況;從内部而言，察知内臟的情況，就可推測外在的證候表現。這就叫作天地陰陽的最高規律。請允許我把它藏於靈蘭之室，不敢使它泄露。”

課文簡析

首篇篇名中的“寶”通“保”。寶命，即保護生命。全形，即健全形體。本篇主要論述人體氣血虚實與自然界陰陽五行變化的密切關係。指出人類要保護自己的生命和形體，必須遵循自然界陰陽五行的客觀規律養生健體、防治疾病。此外，還具體論述了針刺的原則和行針的要求。次篇因文中有“司外揣内，司内揣外”句而名篇。本篇以類比的方法，説明自然界各種事物之間都具有密切聯繫，人體的情況也是如此，内部臟腑的情況與外部聲、色、脈的變化息息相關。着重指出“司外揣内，司内揣外”是臨床診治疾病的要旨。

參考資料

1.《黄帝素問》，原本殘闕，王冰採《陰陽大論》以補之。其書云出上古，固未必然，然亦必周秦間人傳述舊聞，著之竹帛。

《四庫全書簡明目録》卷十一《黄帝素問》條

2.《素問》書出於戰國之末，氣象可見。若是三皇五帝典墳，文章自别。其氣運處極淺近。

《河南二程全書》卷一十八《伊川先生語録》劉元承手編

3.《内經・素問》，世稱黄帝、岐伯問答之書。及觀其旨意，殆非一時之言;其所撰述，亦非一人之手。劉向指爲韓諸公子所著，程子謂出於戰國之末。而其大略，正如《禮記》之萃於漢儒，而與孔子、子思之言併傳也。

元・戴良《九靈山房集》卷二十七《滄洲翁傳》

4. 黄帝作《内經》，史册載之，而其書不傳。不知何代明夫醫理者托爲君臣問答之辭，撰《素問》、《靈樞》二經傳於世，想亦聞陳言於古老，敷衍成之。雖文多敗闕，實萬古不磨之作。

清・薛雪《醫經原旨・緒言》

5.(《素問》)其中言黔首，又言藏氣法時，曰夜半，曰平旦，曰日出，曰日中，曰日昳，曰下晡，不言十二支，當是秦人作。又有言歲甲子，言寅時，則又漢後人作。故其中所言有古近之分，未可一概論也。

清・姚際恒《古今僞書考》

6. 王冰謂此書即《漢志》、《黄帝内經》十八卷之九也。或謂好事者於皇甫謐所集《内經》、《倉公論》中抄出之，名爲古書也。未知孰是?”

宋・晁公武《郡齋讀書志・後志》卷二《靈樞經》條

7. 哲宗時，臣寮言竊見高麗獻到書内有《黄帝針經》九卷。據《素問》序稱，《漢書・藝文志》:《黄帝内經》十八卷。《素問》與此書各九卷，乃合本數。此書久經兵火，亡失幾盡，偶存於東夷。今此來獻，篇帙具存，不可不宣布海内，使學者誦習。伏望朝廷詳酌，下尚書工部雕刻印板，送國子監依例摹印施行。所貴濟衆之功，溥及天下。有旨：令秘書省選奏通曉醫書官三兩員校對，及令本省詳定訖，依所申施行。

宋·江少虞《皇朝類苑》卷三十一《藏書之府》

8.《靈樞》不傳久矣，世莫能究……僕本庸昧，自髫迄壯，潜心斯道，頗涉其理。輒不自揣，參對諸書，再行校正家藏舊本《靈樞》九卷，共八十一篇，增修《音釋》，附於卷末，勒爲二十四卷，庶使好生之人，開卷易明，了無差別。

南宋·史崧《靈樞》叙

9.《内經·靈樞》，漢、隋、唐《藝文志》皆不録。隋有《針經》九卷，唐有《靈寶注黄帝九靈經》十二卷而已。或謂王冰以《九靈》更名爲《靈樞》，又謂《九靈》尤詳於針，故皇甫謐名之爲《針經》，即《隋志》：《針經》九卷……紹興初，史崧併是書爲十二卷，而復其舊，較之他本頗善。學者當與《素問》併觀，蓋其旨意互相發明故也。

元·戴良《九靈山房集》卷二十七《滄洲翁傳》

10.宋《藝文志》又載《黄帝九虚内經》五卷，考(林)億等《素問》、《甲乙》等注所引《九虚》文，今併見本經中，乃知《九虚》者，乃此經之别本，僅存五卷，非其全帙也。要之，曰《靈樞》，曰《九靈》，曰《九虚》，出黄冠所稱，而《九卷》、《針經》，乃爲舊題也。

[日本]丹波元簡《靈樞識·綜概》

11.《素問》這一部書，是戰國時代的許多醫學家將以前歷代口耳相傳的經驗滙集做出的書面總結。後來又攙入了西漢醫學家和東漢醫學家的作品。它的最早的著作時代大概是公元前四世紀，最晚的著作時代大概是公元二世紀，其中也有個别的公元三世紀以後的作品攙入在内。這是一集體勞動的成果……《靈樞》和《素問》一樣，不是成於一人之手，也不是成於一個時代的。它的著作時代也有早晚之分，早期的部分是戰國時代的作品，其中某些篇可能比《素問》某些篇還早些；晚期的部分，其中有西漢的作品，也有東漢的作品。最早的著作時代大概是公元前三世紀，最晚的著作時代大概是公元一世紀。

龍伯堅《黄帝内經概論》第四章

(張如青)

七十九　《難經》二則

説明

本文選自《難經》，據上海科學技術出版社1961年4月出版張山雷編纂的《難經匯注箋正》排印，標題另加。《難經》作者無考，舊題戰國秦越人(扁鵲)撰，據近人考證爲東漢時人所作。本書是一部以問難(問答)體形式解釋醫學理論問題的著作。全書共討論81個問題，故也稱《八十一難》、《黄帝八十一難經》。所討論的問題，按内容分有脈學、經絡、臟腑、疾病、俞穴、針刺六類。大多爲闡述《内經》的要旨，在部分内容上有所發展或與《内經》學説有相異之處。例如，在診斷方面提出了"獨取寸口"之説，在經絡方面提出并論述了奇經八脈的生理、病理機制，在臟腑方面提出了"左者爲腎，右者爲命門"的説法，爲後世命門學説之濫觴。其他部分也有不少有意義的論述。有的學者認爲，這些發展的内容或相異處可能是在《内經》之外的别家學派所傳，此説有一定的道理。全書内容豐富，文字簡要，雖篇幅不多，却爲歷代醫家所重視，與《内經》并稱爲醫學經典。

論損至脈的病證和治法

十四難曰：脈有損至[①]，何謂也？

然[②]。至之脈，一呼再至曰平[③]，三至曰離經[④]，四至曰奪精[⑤]，五至曰死[⑥]，六至曰命絶[⑦]。此至之脈也。何謂損？一呼一至曰離經，再呼一至曰奪精，三呼一至曰死，四呼一至曰命絶。此損之脈也。至脈從下上[⑧]，損脈從上下[⑨]也。

損脈之爲病奈何[⑩]？

然。一損損於皮毛，皮聚而毛落[⑪]；二損損於血脈，血脈虚少，不能榮於五臟六腑[⑫]；三損損於肌肉，肌肉消瘦，飲食不能爲肌膚[13]；四損損於筋，筋緩不能自收持[14]；五損損於骨，骨痿不能起於床[15]。反此者[16]，至於收病也[17]。從上下者，骨痿不能起於床者死[18]；從下上者，皮聚而毛落者死[19]

治損之法奈何？

然。損其肺者，益其氣[20]；損其心者，調其營衛[21]；損其脾者，調其飲食，適其寒温[22]；損其肝者，緩其中[23]；損其腎者，益其精。此治損之法也。

脈有一呼再至，一吸再至；有一呼三至，一吸三至；有一呼四至，一吸四至；有一呼五至，一吸五至；有一呼六至，一吸六至；有一呼一至，一吸一至；有再呼一至，再吸一至；有呼吸再至[24]。脈來如此[25]，何以别知其病也[26]？

然。脈來一呼再至，一吸再至，不大不小曰平[27]。

一呼三至，一吸三至，爲適得病[28]——前大後小[29]，即頭痛目眩[30]；前小後大，即胸滿短氣[31]。

一呼四至，一吸四至，病欲甚[32]——脈浮大者，苦煩滿；沉細者，腹中痛；滑者傷熱[33]；濇者中霧露[34]。

一呼五至，一吸五至，其人當困[35]——沉細夜加[36]，浮大晝加；不大不小，雖困可治；其有大小者爲難治。

一呼六至，一吸六至，爲死脈也[37]——沉細夜死，浮大晝死。

一呼一至，一吸一至，名曰損。人雖能行，猶當著床[38]。所以然者[39]，血氣皆不足故也。

再呼一至，再吸一至，呼吸再至，名曰無魂[40]。無魂者，當死也。人雖能行，名曰行尸[41]。

上部有脈[42]，下部無脈，其人當吐[43]，不吐者死[44]。

上部無脈，下部有脈，雖困無能爲害。所以然者，譬如人之有尺[45]，樹之有根，枝葉雖枯槁，根本將自生[46]；脈有根本，人有元氣，故知不死。

注釋

① 損至：脈搏的遲速。損，減損，引申指"遲"；至，來，引申指"數"。

② 然：表示應答的副詞。

③ 一呼再至：一次呼氣脈搏跳動兩次。按後文云："脈來一呼再至，一吸再至，不大不小曰平。"故"一呼再至"隱含着"一吸再至"之意。本節下文所謂"一呼"也都同時暗指"一吸"有相同的脈搏數。平：指正常的脈象。

④ 離經：超出常度。經，常也，此指正常範圍。

⑤ 奪精：精氣脱失。奪，通"脱"。醫經中"奪汗"、"奪血"等多同此義。

⑥ 死：重危。按古人所説的"死"，有時與今人用法有程度差别，把重危難挽、預後不良的病情也稱爲"死"。

⑦ 命絶：生命終結。

⑧ 從下上：據下文，"從下上"是指從腎向肺傳變。腎居下，屬下焦，故以"下"稱之；肺居上，屬上焦，故以"上"稱之。

⑨ 從上下：從肺向腎傳變。

⑩ 爲病：發病；表現出的病證。奈何：怎麽樣。

⑪ 皮聚而毛落：皮膚皺縮而毛髮脱落。按肺主皮毛，故"一損"應下文"損於肺"。

⑫ 榮：營養。按心主血脈，故"二損"應下文"損於心"。

⑬ 爲：充養。按脾主肌肉，故"三損"應下文"損於脾"。

⑭ 緩：弛緩。收持：收引和持物。按肝主筋，故"四損"應下文"損於肝"。

⑮ 痿：痿弱無力。按腎主骨，故"五損"應下文"損于腎"。

⑯ 反此者：與此相反的情況。即一至損於骨、二至損於筋……有人認爲此三字爲衍文。

⑰“至於收病”句：吕廣注：“收，取也。”滑壽《難經本義》注：“至于收病也，當作‘至脈之病也’。”于義較長。

⑱“骨痿”句：本句意指損脈之病五損傳至腎則預後不良。

⑲“皮聚”句：本句意指至脈之病五至傳至肺則預後不良。

⑳ 益：補益。

㉑ 調：調和。營衛：在此指氣血。

㉒ 適：使飲食衣着寒温適宜。“適”用作使動詞。

㉓ 緩其中：用甘味的藥物緩中柔肝。《素問・藏氣法時論》：“肝苦急，急則甘以緩之。”

㉔ 有呼吸再至：滑壽《難經本義》注：“其曰‘呼吸再至’，即‘一呼一至，一吸一至’之謂，疑衍文也。”徐靈胎《難經經釋》注：“此五字疑衍。”《古本難經闡注》作“有呼吸不至”。陳頤壽批語曰：“有呼吸不至，今作‘再至’。徐洄溪《經釋》言此五字疑衍。余始讀古本至此，亦疑其無此情理。蓋呼吸再至，即一呼一至，一吸一至之損脈，故嫌重出，而呼吸不至，則是無脈可言，何須談及。其後細玩下文所答，於再呼一至、再吸一至後，即繼以上部、下部脈之有無，則知所謂呼吸不至，乃實指此，固非三部全無，而徐説非矣。”

㉕ 如此：像這樣。

㉖ 何以：以何，根據什麼。介詞賓語前置。別知：辨別。

㉗ 不大不小：指脈搏强弱適中均勻。

㉘ 適得病：開始得病。適，開始。

㉙ 前大後小：指脈象寸大尺小。前，指寸部脈；後，指尺部脈。

㉚ 目眩：眼花。

㉛ 胸滿：即胸懣，也即胸悶。滿，同“懣”，後世作“悶”。同此，下文“煩滿”即“煩懣”、“煩悶”。

㉜ 病欲甚：病熱將要加重。甚，加重。

㉝ 傷熱：傷於熱邪。熱，熱邪。

㉞ 中霧露：傷於寒濕之邪。《傷寒論》卷一：“凡有觸冒霜露，體中寒即病者，謂之傷寒也。”

㉟ 困：病情危重。

㊱ 加：加重。

㊲ 死脈：死證的脈象。

㊳ 猶當著(zhuó)床：仍然會卧床不起。著，“着”的本字。附着。

㊴ 然：這樣。

㊵ 無魂：指已經喪失精神意識。

㊶ 行尸：謂生機已絶，必死無疑。雖尚能行走，實已類似死尸。

㊷ 上部：指寸部。下句“下部”指尺部。

㊸ 當吐：應當有吐證。由於上部有脈，下部無脈，試判定爲上部壅實之證，上部壅實者應有吐證，吐後則下部脈自現。

㊹ 不吐者死：不見吐證，則其下部無脈乃是元氣衰竭之象，故屬於死脈。

㊺ 譬如：此二字義不相屬，疑有錯簡，應在“樹之有根”上。滑壽亦有此見。尺：尺脈。

㊻ 根本：本源。

論廣義傷寒

五十八難曰：傷寒有幾①？其脈有變不②？

然。傷寒有五，有中風③，有傷寒④，有濕温⑤，有熱病⑥，有温病⑦。其所苦各不同：中風之脈，陽浮而滑⑧，陰濡而弱⑨；濕温之脈，陽浮而弱，陰小而急；傷寒之脈，陰陽俱盛而緊澀；熱病之脈，陰陽俱浮，浮之而滑⑩，沉之散澀⑪；温病之脈，行在諸經⑫，不知何經之動也⑬，各隨其經所在而取之⑭。

傷寒有汗出而愈⑮，下之而死者⑯；有汗出而死，下之而愈者：何也？

然。陽虛陰盛[17]，汗出而愈，下之即死；陽盛陰虛，汗出而死，下之而愈。

寒熱之病[18]，候之如何也[19]？

然。皮寒熱者[20]，皮不可近席[21]，毛髮焦，鼻槁[22]，不得汗；肌寒熱者，皮膚痛，脣舌槁，無汗；骨寒熱者，病無所安[23]，汗注不休[24]，齒本槁痛[25]。

注釋

① 傷寒：此指廣義傷寒，即外感時病的總稱。《素問・熱論》："今夫熱病者，皆傷寒之類也。"

② 變：滑壽《難經本義》云："變當作辨，謂分別其脈也。"其説可參。不：同"否"。或本即作"否"。

③ 中（zhòng）風：外感風邪直傷肌腠所致的病候。此中風證即《傷寒論》中之桂枝湯證。

④ 傷寒：指狹義傷寒，即寒邪客於太陽之表所致的病候。即《傷寒論》中之麻黄湯證。

⑤ 濕温：濕邪與温熱之邪交合所致的病候。徐靈胎謂即《傷寒論・辨痓濕暍脈證第四》中之"濕"病。

⑥ 熱病：感受温熱之邪所致的病候。多發於夏季。一説爲冬傷於寒，伏氣致病。

⑦ 温病：冬感寒邪至春而發的温熱病。《素問・熱論》："凡病傷寒而成温者，先夏至日者爲病温，後夏至日者爲病暑。"亦有其他不同解釋。按以上五者，金代紀天錫《難經注》云："汗出惡風者，謂之傷風；無汗惡風者，謂之傷寒；一身盡疼，不可轉側者，謂之濕温；冬傷於寒，至夏而發者，謂之熱病；非其時而有其氣，一歲之中，病多相似者，謂之温病。"

⑧ 陽：寸部脈。

⑨ 陰：尺部脈。濡：張山雷《難經匯注箋正》："濡讀爲耎（同軟），古人所言脈濡之濡，多爲耎字之隸變，非濡瀊、濡滯之濡。"其説可參。

⑩ 浮之：浮取、輕按。

⑪ 沉之：沉取、重按。

⑫ 行在諸經：指病邪可散行於各條經脈。

⑬ "不知何經"句：不能定知何經之脈搏動。

⑭ "各隨"句：謂審察病屬何經而按取其脈。

⑮ 汗出：用發汗法使之出汗。

⑯ 下之：用瀉下法使其瀉下。

⑰ 陽虛陰盛：表陽氣虛，裏陰氣盛。下句"陽盛陰虛"與此相反。

⑱ 寒熱之病：徐靈胎等認爲，以下所論寒熱，屬於雜病之寒熱，與前文傷寒不屬一類，因而徐靈胎認爲"越人以類而旁及之"，張山雷則認爲"此亦淺人妄爲附入"。但也有人認爲，本段仍承接上文，皮寒熱即仲景所謂太陽之表，肌寒熱即仲景所謂邪在半表半裏，骨寒熱即仲景所謂正陽陽明裏證（清・丁錦《古本難經闡注》）。

⑲ 候之：診得證候。

⑳ 皮寒熱：以下文字本於《靈樞・寒熱病第二十一》，略有出入。見"參考資料"。

㉑ 近席：謂難於卧床。席，代指卧床。《靈樞》作"附席"。

㉒ 槁：乾枯。《靈樞》作"槁腊"。

㉓ 病無所安：言周身無有安適處。

㉔ 汗注不休：汗流不止。注，流注。休，止。

㉕ 齒本：齒根。據《靈樞》，此處應有齒未槁（可治）和齒已槁（死不治）兩種情况，《難經》單取其一，似屬脱漏。徐靈胎責之云："今竟云齒本槁痛，則骨寒熱止有死證而無生證矣，此等乃生死關係，豈可脱落疏漏如此？"

課文簡析

本課爲兩則選文。第一則選自第十四難。本則圍繞五個問題展開論述。其一，損脈與至脈在診法上的區别。其二，損脈爲病由上而下有五種病位、五種證候，至脈與之相反。其三，指出五種虛損脈的治療法則。其四，以至脈爲主，結合脈之大小，分析相應的病情和病程長短、預後吉凶。其五，指出脈診中尺部脈搏的重要性。第二則選自五十八難。本則圍繞三個問題展開論述。其一，説明廣義傷寒包括的五種病候，并詳細分析各自的脈象，以便臨床鑒別。其二，以狹義傷寒爲例，説明陰陽表裏虚實證候使用汗、下兩種治療方法分别産生的後果。其三，説明寒熱證在於人身有皮毛、肌肉、骨三個層次的差别，舉出各層次的主要證情。

参考資料

1.《黄帝八十一難經》者，斯乃秦越人之所作也。越人受桑君之秘術，遂洞明醫道，至能徹視藏府，刳腸剔心。以其與軒轅時扁鵲相類，乃號之爲扁鵲。又家於盧國，因命之曰盧醫。世或以盧、扁爲二人者，斯實謬矣。按黄帝有《内經》二帙，帙各九卷，而其義幽賾，殆難窮覽，越人乃採摘英華，抄撮精要，二部經内凡八十一章，勒成卷軸，伸演其旨，探微索隱，傳示後昆。名爲《八十一難》，以其理越深遠，非卒易了故也。

楊玄操《難經注解・序》

2.《難經》非經也。以《靈》、《素》之微言奥旨引端未發者，設爲問答之語，俾暢厥義也。古人書篇，名義非可苟稱。"難"者辨論之謂，天下豈有以"難"名爲經者？故知《難經》非經也。

徐靈胎《難經經釋・序》

3. 平者，適得其常之謂。離經，離其常經也。奪精，精氣已奪也。死者，言其必至於死。《素問・平人氣象論》云："人一呼脈一動，一吸脈一動，曰少氣；人一呼脈三動（按：經文原文此處有"一吸脈三動"五字）而躁，尺熱曰病温，尺不熱、脈滑曰病風，脈濇曰痹。人一呼脈四動以上曰死。脈絶不至曰死。乍疏乍數曰死。"蓋損不過一呼一動，數不過四動以上。若損至於四呼一至，至至於一呼六至，恐天下未必有此脈也。

徐靈胎《難經經釋》十四難注

4. 皮寒熱者，不可附席，毛髮焦，鼻槁臘，不得汗，取三陽之絡以補手太陰。肌寒熱者，肌痛，毛髮焦而唇槁腊，不得汗，取三陽於下，以去其血者，補足太陰，以出其汗。骨寒熱者，病無所安，汗注不休，齒未槁，取其少陰於陰股之絡，齒已槁，死不治。

《靈樞・寒熱病》

（沈澍農）

八十　《傷寒論》二則

説明

本文選自《注解傷寒論》，據人民衛生出版社影印明代趙開美刻《仲景全書・注解傷寒論》本排印，篇名另加。作者張仲景，名機，漢末南陽人。《後漢書》無傳。北宋林億等校定《傷寒論》序云："張仲景《漢書》無傳。見《名醫録》云：南陽人，名機，仲景乃其字也。舉孝廉，官至長沙太守。始受術於同郡張伯祖，時人言識用精微過其師。"又張仲景《傷寒雜病論》自序云："余宗族素多，向余二百，建安紀年以來，猶未十稔，其死亡者三分有二，傷寒十居其七。"由此二序可略知其生平梗概。張仲景原著名爲《傷寒雜病論》，晉王叔和得其中傷寒部分，整理編次爲《傷寒論》；現在通行的版本是宋代林億等人奉旨校定、金成無己加注的《注解傷寒論》。另外《仲景全書》中還收入了影刻宋本《傷寒論》，爲《傷寒論》的最佳版本。

《傷寒論》創立了"六經辨證"的理論體系，奠定了中醫"辨證論治"臨床理論的基礎，全書397法，113方，理法方藥相結合，一改在其以前中醫治療以辨病爲主、以經驗方爲主的原始醫學色彩較濃的早期面貌，爲中醫學的發展作出了不可磨滅的貢獻。因此，張仲景被後世醫家尊爲"醫聖"，《傷寒論》被奉爲"方書之祖"和中醫四大經典著作之一。《傷寒論》對中醫學理論研究和臨床實踐的指導作用一直延續到今天，其珍貴價值不言而喻。

（一）虚盛之治相背千里

夫陽盛陰虚①，汗之則死②，下之則愈；陽虚陰盛，汗之則愈，下之則死。夫如是③，則神丹安可以誤發④，甘遂何可以妄攻⑤？虚盛之治⑥，相背千里；吉凶之機⑦，應若影響⑧，豈容易哉？况桂枝下咽[9]，陽盛則斃[10]；承氣入胃[11]，陰盛以亡[12]。死生之要[13]，在乎須臾[14]；視身之盡[15]，不暇計日[16]。此陰陽虚實之交錯，其候至微[17]；發汗吐下之相反，其禍至速[18]。而醫術淺狹[19]，懵然不知病源[20]，爲治乃誤[21]，使病者殞没[22]，自謂其分[23]。至今冤魂塞於冥路[24]，死尸盈於曠野。仁者鑒此[25]，豈不痛歟？

注釋

① 陽盛陰虚：陽熱盛實，陰津虚虧。

② 汗之：使之發汗。汗，名詞用作使動詞。下句"下之"用法同此。

③ 如是：像這樣。是，此。

④ 神丹：古代的一種發汗藥劑。安：怎麼。

⑤ 甘遂：一種峻下逐水藥物。

⑥ 虚盛之治：虚證與實證的治療方法。虚，虚證；盛，實證。

⑦ 吉凶之機：吉證與凶證的預後。機：機轉，引申指疾病的預後。

⑧ 應若影響：回應如影隨形，如聲響應。影，陰影。響，回聲。

⑨ 桂枝：指桂枝湯。《傷寒論》中用治表虚寒證的名方。

⑩ 陽盛：指上文所説陽盛陰虚之證。下句"陰實"則指上文所説陽虚陰盛之證。

⑪ 承氣：《傷寒論》中用治里實熱證的名方。有大、小、調胃承氣湯之分。

⑫ 以亡：就會死亡。以，順承連詞，與對句中"則"用法相同。

⑬ 死生之要：死與生的關鍵。要，關鍵。

⑭ 須臾：頃刻。

⑮ 視身之盡：眼看着病人死亡。盡，指死亡。

⑯ 不暇計日：不待計算日期。不暇，等不及。熱病通常有一定的病程，可以大致上以日計算病程發展階段。"不暇計日"則是説病情發展特别迅速，病人在很短時間里死亡。

⑰ 其候至微：指陰陽虚實相錯雜的病情症候表現(上的差别)是極其微小的。候，證候。

⑱ 其禍至速：指汗下吐三法錯用之後，禍殃(病人死亡)將立即來到。

⑲ 醫術淺狹：指醫術淺薄、知識狹窄的醫生。

⑳ 懵(méng 萌)然：無知的樣子。病源：疾病根源。

㉑ 爲治：施治。

㉒ 殞(yǔn 允)没(mò)：死亡。《三國志·蜀志·先主備傳》："歷年未效，常恐殞没。"死亡義的"没"後世也作"歿"。

㉓ 自謂其分：認爲這是病人命中注定。分，天命。

㉔ 冤魂：因誤治而枉死的鬼魂。冥路：通往陰間的道路。冥，陰間。

㉕ 仁者：善良之人。鑒此：看到這些。鑒，古器皿，在鏡子發明之前，古人盛水於鑒用於照影。

(二)桂枝湯方

太陽中風[1]，陽浮而陰弱[2]，陽浮者，熱自發[3]；陰弱者，汗自出[4]。嗇嗇惡寒[5]，淅淅惡風[6]，翕翕發熱[7]。鼻鳴乾嘔者[8]，桂枝湯主之。

桂枝湯方：

桂枝叁兩、去皮，味辛、熱[9]　芍藥叁兩，味苦酸、微寒　甘草貳兩、炙，味甘、平　生薑叁兩、切，味辛、温　大棗拾貳枚，擘[10]味甘、温

右伍味[11]，㕮咀三味[12]，以水柒升，微火煮取叁升，去滓，適寒温服壹升[13]。服已須臾[14]，啜熱稀粥壹升餘[15]，以助藥力[16]。温覆令壹時許[17]，遍身漐漐[18]，微似有汗者，益佳[19]。不可令如水流灕[20]，病必不除[21]。若壹服汗出病差[22]，停後服，不必盡劑[23]。若不汗，更服依前法。又不汗，後服小促其間[24]。半日許，令叁服盡。若病重者，壹日壹夜服，周時觀之[25]。服壹劑盡，病

證猶在者，更作服㉖。若汗不出者，乃服至貳叁劑。禁生冷、粘滑、肉、面、五辛、酒、酪、臭惡等物㉗。

注釋

① 太陽中風：太陽經感受風邪。中，感受。《太平聖惠方》卷八"風"下有"脈"字，蓋以下言太陽中風之脈象。

② 陽浮而陰弱：寸口脈浮取見浮脈，沉取見弱脈。陽，浮取。陰，沉取。所以見此脈象，成無己注云："陽以候衛，陰以候榮。陽脈浮者，衛中風也；陰脈弱者，榮氣弱也。"

③ 熱自發：熱象自行發出。這是"陽浮"脈所對應的證候。自，自行。本處"自"義較虚，故"熱自發"一般直接譯爲"發熱"。

④ 汗自出：汗液自行排出（謂不經服藥或取暖發汗）。這是"陰弱"脈所對應的證候。

⑤ 嗇嗇（sè 色）：惡寒貌。按古醫書中表惡寒貌的摹狀詞還有：洒洒、洗洗、淅淅、灑灑、洒淅、洗淅、濇濇、色色、敕色、敕嗇、赤色等，皆音近義通。

⑥ 淅淅：與"嗇嗇惡寒"句互文，爲惡風惡寒之貌。"嗇嗇惡寒"與"淅淅惡風"并無意義或程度的差别。

⑦ 翕翕（xī xī 吸吸）：熱盛貌。成無己注："翕翕者，熇熇然而熱也。"

⑧ 鼻鳴：鼻塞而呼吸鳴響。成無己注："鼻鳴乾嘔者，風擁而氣逆也。"

⑨ 桂枝：桂樹之枝皮。《證類本草·桂》引唐本注曰："今按桂有二種，桂皮稍不同。若菌桂老皮堅板無肉，全不堪用。其小枝薄卷及二三重者，或名菌桂，或名筒桂。其牡桂嫩枝皮名爲肉桂，亦名桂枝。其老者名木桂，亦名大桂"。味辛熱：此三字影宋本《傷寒論》無。以下各藥藥性并無。

⑩ 擘（bò）：分剖。

⑪ 右：以上。原本豎排，從右往左寫，故稱上文爲"右"。

⑫ 㕮咀：搗碎。詳見參考資料。三味：原無，據影宋本《傷寒論》補。"三味"指藥名下未附炮制法的桂枝、芍藥、甘草。

⑬ 適：調適。使動詞。

⑭ 已：完畢。

⑮ 啜（chuò 綽）：吃。

⑯ 以：用來。

⑰ 温覆：蓋上暖和的被覆。一時許：一個時辰（合今兩小時）左右。許，約詞，左右。

⑱ 漐漐（zhé 折）：小汗濕潤貌。《注解傷寒論·釋音》："漐，直立切，汗出貌。"

⑲ 微似有汗：汗出而微，似有似無。《醫宗金鑒·訂正傷寒論注》："又妙在温覆令一時許，漐漐微似有汗，是授人以微汗之法也。"益：更。

⑳ 流漓：汗大出貌。同"淋灕"，連綿詞。

㉑ 病必不除：言如果汗出如水流漓則病必定不能除去，承上句省略了假設條件。

㉒ 差（chài）：同"瘥"。病愈。

㉓ 盡劑：服完全劑。前文謂"煮取三升"，先"服一升"，尚餘兩升，服完則爲"盡劑"。

㉔ 小促其間：稍微縮短服藥的間隔時間。"促"字後原有"役"字，應是"促"的形誤字校勘時未删去，今據影宋本删。

㉕ 周時：一日一夜十二時。

㉖ 更作服：再製作一劑服用。

㉗ 五辛：五種辛味的蔬菜。指葱、薤、韭、蒜、興蕖。句中泛指有刺激味的蔬菜。酪：牛、羊、馬等動物乳煉製成的食品。一説當釋爲醋。

課文簡析

本課爲兩則選文。第一則選自《傷寒論》卷二《傷寒例第三》。本則强調外感病陰陽虚實交錯，其候至微，爲治易誤，進而在後文中告誡醫者應審慎從事。

第二則選自《傷寒論》卷二《辨太陽病脈證并治法上第五》。本則論述關於太陽中風證的分論与桂枝湯方劑。方劑的第一部分記述了桂枝湯方適用的主要證候群，第二部分爲方劑的藥物組成，第三部分爲"節度"，即有關本方使用的各種注意事項，在《傷寒論》後文中稱爲"藥法"。本方的方劑結構和節度法在古代方書中具有代表性。

參考資料

1. 仲景名機，見林億所引唐甘伯宗《名醫録》，稱仲景爲南陽人。《太平御覽》七百二十二引《何顒别傳》稱："同郡張仲景，總角造顒。顒謂曰：'君用思精而韵不高，後將爲良醫。'卒如其言。"按何顒見《後漢書·黨錮傳》，與荀爽同輩，確爲仲景之先進。顒乃南陽襄鄉人，而仲景爲其同郡，與《名醫録》合。世傳仲景於建安時爲長沙太守，然考之范氏《後漢書》、陳氏《三國志》，則建安中之長沙太守，未嘗有張機其人。而范書《劉表傳》稱，建安三年，長沙太守張羡，率零陵、桂陽二郡畔表。陳志《劉表傳》云，表圍之，連年不下，羡病死，長沙復立其子懌，表遂攻并懌。雖羡之死史不詳其在何年，而據《傷寒論自序》，則成書之時，必在建安十年以内、五年以外無疑。劉表卒於建安之十三年，則張羡之卒，及劉表之攻并長沙，亦必在建安十年左右，恰與仲景自言"建安十年以來，未及十稔"契合。是以近見郭象升允叔氏《張仲景姓名事迹考》一篇，謂羡即仲景。蓋一人而二名。羡之爲言慕也(郭氏自注：《文選·思玄賦》："羡上都之赫戲兮"，舊注："羡，慕也。")，景亦訓慕(郭氏自注：《後漢書·劉愷傳》："景化前修，有伯夷之節"，注："景，猶慕也。")。則名羡而字仲景，於義允協。又謂：范書《劉表傳》李注、陳志《劉表傳》裴注皆引《英雄記》，稱張羡南陽人。則籍貫、官職及時間，皆與仲景在在符合。羡即仲景何疑？壽頤謂郭氏此説確有可信。原文考證，極精且博(見《太原醫學雜志》第二十九、三十兩期)。然仲景著《傷寒論》之時，正當劉表來攻，連年不下之日，其書成於戎馬倉黄之中。而未幾仲師且即得病以卒。其子雖曾爲長沙人擁戴，嗣位太守，不久即爲劉表攻破，存亡尚不可知，則仲師手定之《傷寒論》一書，行世猶未廣被，或者且有散亂缺佚之虞，所以西晉之時，太醫令王叔和即有重爲編次之事。可知叔和所見，必爲散亂之書。否則建安十稔，下逮西晉，曾幾何時，叔和亦奚必多此一舉？以此推之，而仲景即是張羡，尤其理之可信者矣。

張山雷《難經匯注箋正》

2. "㕮咀"一詞，古來解釋頗多，蓋"㕮"字書原無，始出於醫書，故釋者多出於忖度。最早的解釋出於陶弘景《本草經集注·序録》，《序録》中云："凡湯酒膏藥，舊方皆云㕮咀者，謂稱畢擣之如大豆者，又使吹去細末，此於事殊不允。藥有易碎、難碎，多末、少末，稱兩則不復均。今皆細切之，較略令如㕮咀者，差得無末，而粒片調，於藥力同出，無生熟也。"陶氏從加工效果出發，認爲應該以刀細切；而在其叙述中則反映出，"舊方"的要求是擣成碎末狀。這是有關"㕮咀"操作的最早實録，其去仲景年代未遠，應該認爲是較爲可信的。其後有慧琳《一切經音義》釋曰："謂以物拍碎也。"亦大致相近。

關於"㕮咀"一詞的含義，唐代蘇敬釋爲"商量斟酌之也"，《説文》釋"咀"爲"含味也"，亦有人由此釋"㕮咀"爲含味之義。但最流行的説法是咀嚼之引申。如李杲曰："㕮咀，古制也。古無鐵刃，以口㕮細含如麻豆煎之，今人以刀細剉爾。"張介賓注《靈樞》曰："古人以口嚼藥，碎如豆粒而用之。後世雖用刀切，而猶稱㕮咀者，其義本此。"

近現代，人們繼續探討"㕮咀"一詞，提出了各自的看法。

一種看法，認爲"㕮咀"原來就是切碎、擣碎義。在馬王堆醫書、武威漢簡中，"㕮咀"寫作"父且"，郭沫若、唐蘭認爲字當通"斧俎"，故義爲擣碎。

另一種看法，與李杲、張介賓看法相近。并爲"㕮咀"探源，認爲"㕮咀"就是《説文》中的"哺咀"(《説文》："哺，哺咀也。")。最先提出此説的大約是日本的山田業廣，他在《傷寒論札記》中説："㕮即哺字，古父、甫通用，後人不知爲一字矣。"今人楊逢彬作了更深入的論述。

有關這兩種看法可以參看：①《㕮咀考辨》(田樹仁，《醫古文知識》1992年第1期)；②《㕮咀探源》(楊逢彬《醫古文知識》1993年第1期)；③《就㕮咀一詞答楊逢彬先生》(田樹仁《醫古文知識》1995年第1期)。

(沈澍農綜述)

(沈澍農)

八十一　《金匱要略》二則

説明

本文選自明代趙開美刻《仲景全書·金匱要略方論》，篇名另加。作者張仲景，介紹見上篇。《金匱要略》原爲《傷寒雜病論》中的雜病部分，傷寒部分經王叔和整理編次後獨立成書；雜病部分也因此而獨立。現在通行的版本是宋代林億等人奉旨校定的。編定時書名爲《金匱要略方論》，現一般通稱爲《金匱要略》。本書共三卷，凡二十五篇，内容包括内、外、婦等科，記載了262個方劑。是論述雜病的早期專著，對研究中醫理論和臨床實踐具有重要的參考價值。

(一) 病　由　説

夫人禀五常①，因風氣而生長②。風氣雖能生萬物，亦能害萬物。如水能浮舟，亦能覆舟。若五藏元真通暢③，人即安和④。客氣邪風⑤，中人多死⑥。千般疢難⑦，不越三條：一者，經絡受邪入臟腑，爲内所因也⑧；二者，四肢九竅血脈相傳⑨，壅塞不通⑩，爲外皮膚所中也⑪；三者，房室、金刃、蟲獸所傷⑫。以此詳之⑬，病由都盡⑭。

若人能養慎⑮，不令邪風干忤經絡⑯；適中經絡⑰，未流傳臟腑，即醫治之；四肢纔覺重滯⑱，即導引吐納⑲，針灸膏摩⑳，勿令九竅閉塞；更能無犯王法㉑、禽獸災傷；房室勿令竭乏；服食節其冷熱、苦酸辛甘㉒，不遺形體有衰㉓，病則無由入其腠理㉔。腠者，是三焦通會元真之處㉕，爲血氣所注；理者，是皮膚臟腑之文理也㉖。

注釋

① 禀：禀受。五常：五行。

② 因：依靠；憑藉。風氣：代指自然界的氣候。

③ 元真：真元之氣。此指五臟的精氣。

④ 安和：平安不生病。

⑤ 客氣：不合時令的不正常之氣。邪風：虚邪賊風。

⑥ 中：侵害。按本句"中人多死"係舉其嚴重者而言；且對應上句，隱含着在"五臟元真不通暢"基礎上中"客氣邪風"之意。

⑦ 疢(chèn 趁)難：疾病。疢，本指熱病，引申爲通病之稱。

⑧ 爲内所因：是由内部生成的疾病。

⑨ 九竅：頭部七竅加前後二陰。

⑩ 壅塞：壅滯阻塞。

⑪ 爲外皮膚所中：是體表皮膚遭受的病邪。

⑫ 房室：性生活。金刃：兵器等金屬器具。此指刀槍之傷。

⑬ 詳：推求。《玉篇》："詳，審也。"

⑭ 病由：病因。都：概括。盡：完全。

⑮ 養慎：慎重攝養。

⑯ 干忤(wǔ 武)：觸犯。干，犯。忤，逆。

⑰ 適：剛剛。

⑱ 重滯：重着呆滯，活動不適之貌。

⑲ 導引吐納：體操氣功一類防病保健之法。自我按摩、活動肢體的方法稱爲"導引"；以調整呼吸爲主并輔以肢體運動的方法稱爲"吐納"。

⑳ 膏摩：用藥膏摩擦體表一定部位的外治療法。膏，名詞用爲狀語。

㉑ 王法：即"國法"。

㉒ 服食：飲食。《靈樞·師傳》："食飲衣服，亦欲適寒温。"一説"服"指衣服，"食"指飲食，則"服食"并指衣着飲食。但後文云"節其冷熱苦酸辛甘"，而"衣着"固無"苦酸辛甘"可言，故解爲"飲食"較好。又按：本節至此并列六層，都是預防疾病的要領。

㉓ 遺：遺留。在此作"造成"講。

㉔ 無由：無從。由，從。

㉕ 三焦：中醫臟器名。解釋不一。句中指人體胸腹上、中、下三部諸臟腑。

㉖ 文理：紋理。文，同"紋"。

(二) 救自縊死方

救自縊死①，旦至暮②，雖已冷③，必可治；暮至旦，小難也④，恐此當言陰氣甚故也⑤。然夏時夜短於晝，又熱，猶應可治。又云：心下若微温者，一日以上，猶可治之。方⑥：

徐徐抱解⑦，不得截繩⑧。上下安被卧之⑨。一人以脚踏其兩肩⑩，手少挽其髮⑪，常弦弦⑫，勿縱之⑬；一人以手按據胸上⑭，數動之⑮；一人摩捋臂脛⑯，屈伸之⑰。若已殭，但漸漸强屈之⑱，并按其腹。如此一炊頃⑲，氣從口出，呼吸眼開，而猶引按莫置⑳，亦勿苦勞之㉑。須臾㉒，可少桂湯及粥清含與之㉓，令濡喉㉔；漸漸能咽，及稍止㉕。若向令兩人以管吹其兩耳㉖，深好㉗。此法最善，無不活也。

注釋

① 自縊：上吊自殺。

② 旦：早晨。暮：傍晚。

③ 冷：指自縊者身體已冷。

④ 小難：一本作"少難"，即"稍難"。

⑤ "恐此"句：本句解釋"暮至旦小難也"的機理。又《諸病源候論·自縊死候》本處爲："此謂其晝則陽盛，其氣易通；夜則陰盛，其氣難通。"則解釋了兩方面的情况。

⑥ 方：治療方法。按此爲古代方書中"方"的基本義。將"方"理解爲藥物組合是晚近的狹義用法。

⑦ 徐徐抱解：慢慢地抱住自縊者，解開繩結。

⑧ 不得截繩：不可遽然斷開繩索。《自縊死候》解釋其中機理云："此言氣已壅閉，繩忽暴斷，其氣雖通，而奔迸運悶。故則氣不能還，即不得復生。"

⑨ 上下安被：即下以棉被爲墊，上以棉被爲蓋。

⑩ 踏：在此應是"蹬踏"之意。指操作者坐在自縊者頭頂方位，伸兩腿，脚蹬其兩肩。

⑪ 挽：牽拉。

⑫ 弦弦：拉緊貌。

⑬ 縱：放鬆。按以上操作可使自縊者張開口，配合以下的按胸動作，使自縊者實現被動式呼吸。

⑭ 按據："據"亦"按"，同義複用。《禮·玉藻》："君賜，稽首據掌致諸地。"疏："覆左手按於右手之上也。"

⑮ 數(shuò 朔)：頻繁。

⑯ 摩捋(luó)：按摩。捋，握持着來回撫摩。脛：小腿。

⑰ 屈伸之：謂屈伸自縊者的上下肢體。

⑱ 但：衹能。

⑲ 一炊頃：燒一頓飯的時間。頃，短時間。

⑳ 引按莫置：牽引按摩不要停止。置，擱置。在此爲"停止"的意思。

㉑ 勿勞苦之：不使自縊者勞累。

㉒ 須臾：片刻。

㉓ 桂湯：可能是一味桂皮煎成的藥湯。《外臺秘要》卷二十八《自縊死方》作"桂心湯"。粥清：米粥湯。含與之：含在嘴里喂給自縊者。一本"與"字在"桂湯"前。則無含喂之義。

㉔ 濡：濕潤。

㉕ 及：《外臺秘要》作“乃”，可從。

㉖ 向：先前。“若向”二字《外臺秘要》作“兼”，義爲“同時”，亦可通。

㉗ 罙：“深”的本字，甚。

課文簡析

本課爲兩則選文。第一則選自該書《藏府經絡先後病脈證第一》。作爲全書首篇，該篇具有全書總綱的意義。選文部分係對病因學説的綱領性説明，對後世中醫病因學説有重要影響。第二則選自該書《雜療第二十三》。該篇多爲應急治療的內容。選文部分記述自縊死急救的理論和方法。後世多種醫方書中有關自縊死搶救的方法基本上都遵循本文的原則。其中對於人工呼吸的描述是人工呼吸術的最早記載。

參考資料

1. 六淫，天之常氣，冒之則先自經絡流入，內合於藏府，爲外所因；

七情，人之常性，動之則先自藏府鬱發，外形於肢體，爲內所因；

其如飲食飢飽、呼叫傷氣、盡神度量、疲極筋力、陰陽違逆，乃至虎狼毒蟲、金瘡踒折，疰忤附著、畏壓縊溺等，有背常理，爲不內外因。

《金匱》有言：千般疢難，不越三條。以此詳之，病源都盡。

陳無擇《三因極一病證方論・三因論》

2. 肘後葛氏療自縊死，心下尚微温，久猶可活。方：

徐徐抱解其繩，不得斷之，懸其髮，令足去地五寸許，塞兩鼻孔，以蘆管內其口中至咽，令人噓之。有頃，其腹中礱礱轉，或是通氣也。其舉手撈人，當益堅捉持，更遞噓之。若活了能語，乃可置。若不得懸髮，可中分髮，兩手牽之。

《外臺秘要方》卷二十八《自縊死方一十五首》

3. 人有不得志者，多生忿恨，往往自縊。以繩繫頸自懸挂致死，呼爲自縊。若覺早，雖已死，徐徐捧下，其陰陽經絡雖暴壅閉，而藏府真氣故有未盡，所以猶可救療。故有得活者。若見其懸挂，便忽遽斷其繩，舊云則不可治。此言氣已壅閉，繩忽暴斷，其氣雖通，而奔迸運悶，故則氣不能還，即不得復生。

《諸病源候論》卷二十三《自縊死候》

4. 治自縊死方：凡救自縊死者，極須按定其心，勿截繩，徐徐抱解之。心下尚温者，以氍毹覆口鼻，兩人吹其兩耳。

又方：强卧，以物塞兩耳，竹筒內口中，使兩人痛吹之。塞口傍，無令氣得出。半日，死人即噫，噫即勿吹也。

孫思邈《千金要方》卷二十五《卒死第一》

(沈澍農)

八十二　《雷公炮炙論》六則★

説明

本文輯自1957年人民衛生出版社影印晦明軒金刊本《重修政和經史證類備用本草》。作者雷斅（xiào效），南朝宋藥學家，生活在公元五世紀。曾著《炮炙論》三卷，記載藥物的炮、炙、炒、煅、曝、露等製藥法17種，述藥凡300種，已具備水製、火製、水火共製等古代製藥的基本原則，是我國最早的製藥專著。原書雖佚，但其內容散見於歷代本草，《證類本草》收録多達240餘種，現有輯本多種。

(一) 白　礬

凡使，須以瓷瓶盛，於火中煅，令內外通赤，用鉗揭起蓋，旋安石蜂窠於赤瓶子中[①]，燒蜂窠盡爲度。將鉗夾出，放冷，敲碎，入鉢中，研如粉。後於屋下掘一坑，可深五寸②，却以紙裹③，留坑中一宿，取出，再研。每修事十兩④，用石蜂窠六兩，盡爲度。

又云：凡使，要光明如水精⑤，酸、鹹、澀味全者，研如粉，於瓷瓶中盛。其瓶盛得三升以來⑥，以六一泥泥⑦於火畔，炙之令乾。置研了白礬於瓶内⑧，用五方草、紫背天葵二味自然汁各一鎰⑨，旋旋添白礬於中⑩，下火逼令藥汁乾，用蓋子并瓶口⑪，更以泥泥，上下，用火一百斤煅⑫，從巳至未⑬，去火，取白礬瓶出，放冷，敲破，取白礬。若經大火一煅，色如銀，自然伏火⑭，銖絫不失⑮。搗細，研如輕粉⑯，方用之。

注釋

① 旋：立即。石蜂窠：蜂窠的一種。《本草綱目》卷三十九《露蜂房・集解》引雷斆曰："蜂房有四件……二名石蜂窠，只在人家屋上，大小如拳，色蒼黑，内有青色蜂二十一個，或衹十四個，其蓋是石垢，其粘處是七姑木汁，其隔是竹蛀也。"

② 可：大約。

③ 却：再。

④ 修事：炮製。

⑤ 水精：即水晶。《本草綱目》卷八《水精・釋名》："瑩澈晶光，如水之精英，會意也。《山海經》謂之水玉，《廣雅》謂之石英。"

⑥ 以來：左右。《太平廣記》卷四引《仙傳拾遺・張安》："即提一水瓶，可受二斗以來，空中無物，置於庭中。"

⑦ 六一泥：道家煉丹時用以封爐的一種泥。用牡蠣、赤石脂、滑石、胡粉等配製而成。一説即蚯蚓泥。《本草綱目》卷七《蚯蚓泥・釋名》："蚓螻、六一泥。"又同篇《附方》："咽喉骨哽。五月五日午時韭畦中，面東勿語，取蚯蚓泥收之。每用少許，搽喉外，其骨自消。名六一泥。"

⑧ 了：畢。

⑨ 五方草：馬齒莧的全草。《本草綱目》卷二十七《馬齒莧・釋名》："其葉比并如馬齒，而性滑利似莧，故名……又名五方草，亦五行之義。"亦名馬莧、馬齒草、馬齒菜、馬齒龍芽、五行草、長命草、九頭獅子草等。紫背天葵：即天葵。又名菟葵。清代趙學敏《本草綱目拾遺・菟葵》："瀕湖於《釋名》下引《圖經》云，菟葵即天葵，而於《集解》中又不載《圖經》所云形狀，而獨取鄭氏《通志》。按此即紫背天葵也。其葉分三歧，如三葉酸草而大。有根，根下有子。年深者其子大如指，俗呼千年老鼠屎，以其形黑皮粗如鼠屎狀也。故《外丹本草》曰雷丸草，以其根下有子如雷丸也。此則全非葵類，不過有葵之名而已。"自然汁：搗鮮藥所取之汁而未曾攙入他水者。鎰（yì逸）：古代重量單位，一般重二十兩或二十四兩，但據雷斆《論合藥分劑料理法則》爲十二兩。

⑩ 旋旋：緩緩。

⑪ 并：合上。

⑫ 火：指木炭。

⑬ 巳：時辰名。九至十一時。未：時辰名。十三至十五時。

⑭ 伏火：謂降除石藥中的火毒之氣。

⑮ 銖絫：古代重量單位。《漢書・律曆志》：顔師古注："十黍爲絫，十絫爲銖。"此喻極細小的分量。絫，後作"累"。

⑯ 輕粉：汞粉。因輕粉由汞、白礬等升煉而成，故稱。汞即水銀，故又稱水銀粉。亦稱峭粉、膩粉。説見《本草綱目》卷九《水銀粉》。

譯文

凡是使用白礬，必須以瓷瓶盛，在火中煅燒，使它裏外完全赤紅，用鉗子揭起瓶蓋，立即把石蜂窠放在燒紅的瓶子裏，以把蜂窠燒盡作爲標準。用鉗子把它夾出，放冷後敲碎，倒入鉢中。研磨成像粉末狀。然後在房屋地下挖掘一個土坑，大約五寸深，再用紙包裹，放在土坑中一晚，取出後再次研磨。每次炮制白礬十兩，用石蜂窠六兩，以燒盡作爲標準。

又説：凡是使用白礬，要用明亮得像水晶一樣，酸、鹹、澀味具備的，研磨成像粉末狀，盛在瓷瓶中。所用瓶子要能盛三升左右，用六一泥塗抹，在火旁燒灼它使它乾燥。再把研磨好的白礬放在瓶内，用五方草、紫背天葵兩味的自然汁各一鎰，慢慢地把白礬添加在裏面，用火把使藥汁烘乾，用蓋子合上瓶口，再用泥塗抹，前後用一百斤木炭煅燒，從九時到十五時，除去柴火，把白礬瓶取出，放冷後敲破瓶子，取出白礬。如果經過大火一燒，白礬的顔色如銀，自然降除火毒之氣，絲毫不失。把白礬搗細，研磨成像汞粉一樣，處方時用它。

（二）代　赭

凡使，不計多少，用臘水細研盡①，重重飛過②，水面上有赤色如薄雲者去之。然後用細茶脚湯煮之③，一伏時了④，取出，又研一萬匝⑤，方入。用净鐵鐺一口著火⑥，得鐺熱底赤，即下白蠟一兩於鐺底，逡巡間便投新汲水冲之於中⑦，沸一二千度了⑧，如此放冷，取出使之。

注釋

① 臘水：冬雪化成的水。

② 重重（chóng chóng 崇崇）：一遍又一遍。飛：謂用水飛法。即將研過的藥粉放入水中攪拌，把漂浮細粉的混液取出，除去水分，使藥粉乾燥，再加細研。清代張驥輯本《雷公炮炙論・十七法集釋》："飛者，研藥物爲細末，置水中，以漂其浮於水面之粗屑也。石類藥多用，如飛丹、飛滑石之類。"

③ 細茶：即茶。明代高濂《遵生八箋》卷十一《茶泉類》："人有好以花拌茶者，此用平等細茶拌之，庶茶味不減，花香盈頰。"明代萬表《萬氏家抄濟世良方・茶柏散》："治諸般喉症：細茶三錢（清明前者佳），黄柏三錢，薄荷葉三錢，硼砂（煅）二錢。上各研極細，取净末和勻，加冰片三分，吹之。"脚：殘渣。

④ 一伏時：一晝夜。

⑤ 匝：遍。環繞一周叫一匝。

⑥ 鐺（chēng 撑）：平底的鐵鍋。

⑦ 逡（qūn 囷）巡：片刻。新汲水：剛打上來的井泉水。

⑧ 度：次。量詞。

譯文

凡是使用代赭，不管多少，用雪水細細研磨細碎，一遍遍地水飛過，把水面上像薄雲一樣漂浮的紅色物除去。然後用茶汁煮熬它，一晝夜後取出，再研磨一萬遍，方才放入鍋中。用一口乾净的平底鐵鍋着火，等到鍋熱底紅，立即把一兩白蠟放在鍋底，一會兒便把剛打上來的井泉水冲到鍋中，燒沸一二千次後，再同樣放冷，取出使用。

（三）昌　蒲

凡使，勿用泥昌、夏昌①。其二件相似，如竹根鞭②，形黑氣穢，味腥，不堪用。凡使，採石上生者，根條嫩黄緊硬，節稠，長一寸有九節者，是真也③。採得後，用銅刀刮上黄黑硬節皮一重了④，用嫩桑枝條相拌蒸，出，暴乾⑤，去桑條，剉用⑥。

注釋

① 泥昌夏昌：即泥菖蒲、夏菖蒲。二者與石菖蒲品種有别。昌，通"菖"。《本草綱目》卷十九《菖蒲・集解》謂菖蒲共五種，即泥菖蒲、水菖蒲、錢蒲及兩種石菖蒲。

② 竹根鞭：即竹鞭。某些竹類的根狀莖横卧地下，時日一久，節上有芽和不定根。

③ "長一寸"二句：古代文獻記載菖蒲以一寸有九節者爲良（見《本草綱目・菖蒲・集解》所引），《滇南本草》還直接名之爲九節菖蒲，處方也多寫作九節菖蒲，但如今華北一帶所用九節菖蒲的原植物，係毛茛科阿爾泰銀蓮花（菊形雙瓶梅）的根莖，科屬功用均不同，應注意區别。

④ 一重（chóng 崇）：一層。

⑤ 暴(pù):同"曝"。曬乾。

⑥ 剉:"銼"的異體字。

譯文

凡是使用菖蒲,不要用泥菖蒲、夏菖蒲。那兩種菖蒲相似,如同竹鞭,色黑,氣惡,味腥,不能用。凡是使用菖蒲,要採割生長在石塊上,根條嫩黄緊硬,莖節稠密,一寸長并有九個莖節的,是真的。採割後,用銅刀刮除上面一層黄黑硬節皮後,用柔嫩的桑枝條相互攪拌蒸煮,取出後曬乾,去除桑條,切碎後使用。

(四) 附　　子

凡使,先須細認,勿誤用[①]。夫修事十兩,於文武火中炮[②],令皴坼者去之[③]。用刀刮上孕子[④],并去底尖,微細劈破。於屋下平地上掘一坑,可深一尺,安於中一宿,至明取出,焙乾用[⑤]。夫欲炮者,灰火勿用雜木火,祇用柳木最妙。若陰製使[⑥],即生去尖皮底了,薄切,用東流水并黑豆浸五日夜[⑦⑧],然後漉出,於日中曒,令乾用[⑨]。凡使,須陰制,去皮尖了,每十兩用生烏豆五兩,東流水六升。

注釋

① 以下略去有關附子與烏喙、天雄、側子、木鱉子形態差異的内容145字。

② 文武火:文火與武火。文火的火力小而緩,武火的火力大而猛。

③ 皴坼(cūn chè 村徹):裂開。同義詞複用。

④ 孕子:指附生的小塊根。

⑤ 焙:用微火烘烤。明代宋應星《天工開物·佳兵·消石》:"凡取消制藥,少者用新瓦焙,多者用土釜焙。"

⑥ 陰製:指不經過炮法加工的製附子法。

⑦ 東流水:指江河溪澗中的流水。

⑧ 黑豆:指黑大豆,亦稱烏豆。《本草綱目》卷二十四《大豆·集解》:"大豆有黑、白、黄、褐、青、斑數色:黑者名烏豆,可入藥……"前人認爲黑大豆水浸附子,可減少或解除附子的毒性。説見同卷《黑大豆·主治》。

⑨ 曒:"曬"的俗體字。

譯文

凡是使用附子,首先必須仔細認清,不要用錯。炮製十兩附子,在文火、武火中炮製,把裂開的去除。用刀刮除上面附生的小塊根,并且去除底部和尖部,細細地劈破。在房屋下面的平地上挖掘一個土坑,大約一尺深,把附子放在裏面一個夜晚,到第二天取出,焙乾後使用。要炮製附子,柴禾不要用雜木,祇用柳木最好。如果不用炮法加工而製附子使用,就在加工前去除附子的尖部、表皮和底部後,薄薄地切,用江河溪澗中的流水連同黑豆一起浸泡五晝夜,然後漉過。在陽光中曬,使它乾燥後使用。凡是使用附子,都必須不用炮法加工,去除表皮和尖部後,每十兩用五兩生烏豆、六升江河溪澗中的流水。

(五) 枳　　殼

凡使,勿使枳實,緣性效不同[①]。若使枳殼,取辛、苦、腥,并有隟油[②],能消一切瘡[③]。要塵久年深者爲上[④]。用時先去瓤[⑤],以麩炒過。待麩焦黑遂出,用布拭上焦黑,然後單搗如粉用。

注釋

① 性效不同:因枳實具有較强的破氣作用,能消積除痞,而枳殼破氣作用較緩,能行氣除脹。《本草綱目》卷三十六《枳·釋名》引寇宗奭曰:"枳實、枳殼一物也。小則其性酷而速,大則其性詳而緩。故張仲景治傷寒倉卒之病,承氣湯中用枳實,皆取其疏通、決泄、破結實之義,他方但導敗風壅之氣,可常服者,故用

枳殼,其義如此。"

② 隟:同"隙"。指果皮上的微孔。

③ 瘰(wán 頑):痹證。

④ 塵久:長久。塵,久。

⑤ 去瓤:明代陳嘉謨《本草蒙筌》有"去瓤者免脹"之説。瓤,指枳實中包着種子和瓣的果肉。

譯文

凡是使用枳殼,不要用枳實,因爲性能效用不同。如果使用枳殼,取辛、苦、腥味,并有微孔油汁的,能够消除一切痹證。要年代長久的爲上品。使用時先去除果肉,用麩皮炒過。等到麩皮焦黑便取出,用布揩除上面的焦黑,然後單獨搗碎成像粉末一樣的使用。

(六) 鱉　甲

凡使,要緑色、九肋、多裙、重七兩者爲上[①]。治氣、破塊、消癥、定心藥中用之。每箇鱉甲,以六一泥固濟瓶子底了[②],乾,於大火以物搘於中[③],與頭醋下火煎之,盡三升醋爲度,乃去裙并肋骨了,方炙乾,然入藥中用。又治勞、去熱藥中用,依前泥,用童子小便煮,晝夜盡小便一斗二升爲度。後去裙留骨,於石上搥[④],石臼中搗成粉了,以鷄肶皮裹之[⑤],取東流水三兩斗,盆盛,閣於盆上一宿,至明任用,力有萬倍也。

注釋

① 裙:鱉甲邊緣的肉質部分。

② 瓿(fǒu 否):瓦質罐。

③ 搘(zhī 支):支撑。

④ 搥:"捶"的異體字。

⑤ 肶(pí 皮):同"膍"。肫。

譯文

凡是使用鱉甲,要緑色、九肋、邊緣多肉質、重七兩的爲上品。在治氣、破塊、消癥、定心藥中使用鱉甲。每個鱉甲,用六一泥固封瓦質罐底部後,等到乾燥,用物支撑在大火上,與頭醋一起下火煎熬,以煎完三升醋作爲標準,於是去除邊緣肉質與肋骨後,方才炙乾.如此放入藥中使用。又在治勞、去熱藥中使用,依然用原來的六一泥,用童子小便煮,以晝夜煮盡小便一斗二升作爲標準。然後去除邊緣肉質,留下骨質,放在石塊上捶,在石臼中搗,成粉狀後,用鷄肫皮包裹它,取二三斗江河溪澗中的流水,用盆子盛,擱在盆上一個夜晚,到第二天任意使用,有萬倍的效力。

課文簡析

第一則説明白礬火煅的兩種具體操作方法,即一種配以石蜂窠,另一和入馬齒莧、天葵的汁液。第二則介紹代赭采用水飛等法的炮製過程。第三則概述菖蒲火蒸日曬的製作方法,并明示菖蒲的品類及其優劣。第四則指出附子有火製與水製兩種,并概述其製作方法。第五則點明枳殼與枳實性效不同,并簡述枳殼的作用及其製法。第六則詳解鱉甲煎炙與水浸的兩種方法及其不同功用。這些都是古人在與疾病作斗争的實踐中積累起來的寶貴經驗,反映我國藥物學在一千五百多年前就已達到相當高的科學水平。經後世不斷改進和提高,其中許多製法至今仍被采用。

參考資料

1.《雷公炮製藥性解》六卷,舊本題明李中梓撰。凡金石部三十三種,果部十八種,穀部十一種,草部九十六種,木部五十七種,人部十種,禽獸部十八種,蟲魚部二十六種。每味之下各有論案。其稱雷公云者,蓋採《炮炙論》之文,别附於末。考宋《雷斅炮炙論》三卷,自元以來,久無專行之本,惟李時珍《本草綱目》載之差詳。是編所採，猶未全備，不得冒雷公之名。又《江南通志》載中梓所著書，有《傷寒括要》、《内經知要》、《本草通原》、《醫宗必讀》、《頤生微論》，凡五種，獨無是書。卷首有太醫院訂正，姑蘇文喜堂鐫補字，亦坊刻炫俗之陋習，殆庸妄書賈隨意裒集，因中梓有醫名，故托之耳。

清代紀昀等《四庫全書總目提要・子部十五・醫家類存目》

2. 同一方也，而炮製當否，利鈍迥别。大約薑製者宜發散，鹽製者走腎而軟堅，醋製者注肝而止痛，童便製者去劣性而降下，米泔製者去燥性而和中，乳製者潤枯生血，蜜製者甘緩益之，陳壁土製者竊真氣驟補中焦，麥麸皮製者抑酷性不傷上膈，烏豆湯、甘草湯漬曝者并解毒平和，羊酥油、豬脂油塗燒者皆滲骨易碎。凡去瓤者除脹，抽心者除煩。此類甚多，亦不可不知也。

清・阮葵生《茶餘客話》下卷十五

（段逸山）

八十三　醫須通本草論

説明

本文選自敦煌本殘卷《本草經集注・序録》，篇名另加，據日本龍谷大學所藏原卷複印件排印，并用《重修政和經史證類備用本草》、《本草綱目》傳本《序録》進行了對校。作者陶弘景（公元456～536年），字通明，自號華陽隱居，謚號貞白先生，丹陽秣陵（今江蘇南京）人，南朝齊梁時期的思想家、醫藥學家。生平詳見本書《陶弘景傳》。醫學著作有《本草經集注》、《陶氏效驗方》、《補闕肘後百一方》、《太清草木集要》等。《本草經集注》由《序録》一卷和藥物六卷兩部分組成（亦有將後六卷編爲中、下兩卷的三卷本，本《序録》即是爲三卷本所作）。《序録》載《神農本草經》序文13條加以闡釋，并附有合藥節度、諸病通用藥等内容。藥物部分係整理《神農本草經》，并增收魏晉名醫用藥記載（又單稱《名醫别録》）合并成書，共載藥730種。該書首創以玉石、草木、蟲獸、果、菜、米食、有名無實等爲部類的藥物自然屬性分類法，對本草學的發展有較大影響。原書已佚，其内容爲《新修本草》、《證類本草》等歷代本草書籍收載。1899年在敦煌石窟中發現該書唐以前手抄本殘卷，所存爲《本草經集注》卷第一，全卷除前缺數行外，序録部分基本完整，較好地保存了陶著原貌。今有尚志鈞輯複本。

案今藥之所主[①]，各止説病之一名[②]。假令中風[③]，中風乃數十種，傷寒診候亦有廿餘條[④]。更復就中求其例類[⑤]，大歸終以本性爲根宗[⑥]，然後配合諸證[⑦]，以命藥耳[⑧]。病生之變[⑨]，不可一概言之[⑩]。所以醫方千卷，猶未理盡[⑪]。

春秋以前及和、緩之書蔑聞[⑫]。道經略載扁鵲數法[⑬]，其用藥猶是本草家意[⑭]。至漢淳于意及華陀等方[⑮]，今之所存者，亦皆備藥性；張仲景一部[⑯]，最爲衆方之祖宗[⑰]，又悉依本草，但其善診脈、明氣候[⑱]，以消息之耳[⑲]。至於刳腸剖臆、刮骨續筋之法[⑳]，乃别術所得[㉑]，非神農家事[㉒]。

自晉世已來[㉓]，有張苗、宫泰、劉德、史脱、靳邵、趙泉、李子豫等一代良醫[㉔]；其貴勝阮德如、張茂先、裴逸民、皇甫士安及江左葛稚川、蔡謨、殷淵源諸名人等[㉕]，并亦研精藥術[㉖]。宋有羊欣、王微、胡洽、秦承祖[㉗]；齊有尚書褚澄、徐文伯嗣伯群從兄弟[㉘]，治病亦十愈其九。凡此諸人，各有所撰用方。觀其指趣[㉙]，莫非本草者。或時用别藥[㉚]，亦修其性度[㉛]，非相逾越[㉜]。范汪百餘卷及葛洪《肘後》[㉝]，其中有細碎單行徑用者[㉞]，所謂出於阿卷[㉟]，是或田舍試驗之法[㊱]，殊域異識之術[㊲]。如藕皮散血，起於庖人[㊳]；牽牛逐水，近出野老[㊴]；餅店蒜齏，乃下蛇之藥[㊵]；路邊地菘，爲金瘡所秘[㊶]。此蓋天地間物，莫不爲天地間用。觸遇則會[㊷]，非其主對矣[㊸]。

今庸醫處治，皆恥看本草[㊹]，或倚約舊方[㊺]，或聞人傳説，或遇其所憶，便攬筆疏之[㊻]，俄然戴面[47]，以此表奇[48]。其畏惡相反[49]，故自冥昧[50]；而藥類違僻[51]，分兩參差[52]，亦不以爲疑。脱偶而值差[53]，則自信方驗[54]。若旬月未瘳[55]，則言病源深結[56]，了不反求諸己[57]，詳思得失，虚構聲稱[58]，多納金帛[59]。非唯在顯宜責[60]，固將居幽貽譴矣[61]。其五經四部[62]，軍國禮服[63]，若詳用乖越者[64]，正於事迹非宜爾[65]。至於湯藥，一物有謬，便性命及之[66]。千乘之君[67]，百金之長[68]，何可不深思戒慎耶[69]！

注釋

① 案：查考，今習用“按”。今：指作者所處的時代。所三：主治的病證。

② 止：衹。

③ 假令：假如。

④ 診候：猶證候。《政和本草》正作“證候”。《素問·風論》：“願聞其診及其病能。”王冰注：“診，謂可言之證。”

⑤ 更復：進一步。同義複用。就中：從中。例類：類别。

⑥ 大歸：重要原則。終：終歸。按“大歸終”三字《政和本草》作“大體歸其始終”，意略近。本性：指疾病的本質。根宗：根本。

⑦ 配合：結合。

⑧ 命藥：用藥。《政和本草》作“合藥”。

⑨ 病生之變：疾病的變化。《政和本草》作“病之變狀”。

⑩ 一概：不加區别地。

⑪ 未理盡：猶未盡理，没有把道理全説清。《政和本草》作“未盡其理”。

⑫ 春秋：史學上指東周平王至敬王二百餘年的時期。和緩：春秋時期秦國兩位名醫。蔑：無。

⑬ 道經：指道家著作。扁鵲：詳見本書《扁鵲傳》。

⑭ 猶：仍然。意：意旨。

⑮ 淳于意：詳見本書《倉公傳》。華他：即華佗。“他”同“佗”，《政和本草》正作“佗”。詳見本書《華佗傳》。

⑯ 張仲景一部：指東漢名醫張仲景的《傷寒雜病論》。

⑰ 衆方：此指方劑書籍。祖宗：開端。

⑱ 氣候：指氣色證候。

⑲ 消息：斟酌。謂靈活處理。

⑳ 續：連接。

㉑ 别術：指本草之外的另外一套醫術專長。得：能。

㉒ 神農家：即本草家。相傳神農嘗百草而有本草之學，所以用神農稱代本草。

㉓ 晉世：晉代。已：同“以”。

㉔ 張苗：晉人。張杲《醫説》卷一：“張苗，不知何郡人，雅好醫術，善消息診處，爲時所重。”　宫泰：《醫説》卷一：“宫泰，不知何郡人……善診諸疾，療上氣尤異。制三物散方，治喘嗽上氣，甚有異效。世所貴焉。”　劉德：晉人。《醫説》卷一：“劉德，彭城人也。少以醫方自達……工治衆疾，於虚勞不足尤見精通，療之隨手而愈……官至太醫院校尉。”　史脱：《醫説》卷一：“史脱，不知何郡人……以醫精專，拯療工奇，拜太醫校尉。治黄疸最爲高手。”　靳邵：《醫説》卷一：“靳邵，不知何許人也。性聰敏，有才術，本草經方，誦覽無不通究。裁方治療，意出衆見。創置五石散、礜石散方，晉朝士大夫無不服餌，獲異效焉。”　趙泉：三國吴醫家。《醫説》卷一：“趙泉，不知何許人，好醫方，拯救無倦，善療衆疾，於瘧尤工，爲時嘆服。”《三國志·吴書·顧雍傳》載：“初(雍)病微時，權令醫趙泉視之，拜其少子濟爲騎都尉。雍聞，悲曰：‘泉善别死生，吾必不起，故上欲及吾目見濟拜也’。”　李子豫：《醫説》卷一：“李子豫，晉時不知何郡人也。少善醫方，當代稱其通靈。許永爲豫州刺史，其弟患心腹堅痛十餘年，殆死……子豫入視曰：‘鬼病也。’遂於其箱出八毒赤丸與服，須臾，腹中雷鳴膨轉，大利數行，遂差。今八毒丸方是也。”

㉕ 貴勝：有地位權勢的貴族名流。阮德如：《醫説》卷一：“阮侃，字德如，陳留尉氏人也。……游心方

技，無不通會，於本草經方、療治之法尤所耽尚。官至河内(今河南省沁陽一帶)太守。"　張茂先：《醫説》卷一："張華，字茂先，范陽方城人也……精於經方本草，診論工奇，理療多效。"代表著有《博物志》。裴逸民：《晉書·裴頠傳》："頠通博多聞，兼明醫術。""逸民"乃其字。《晉書·律曆志》并載其"以爲醫方民命所急，而稱量不與古同，爲害特重"，提議"宜因此改治權衡"。　皇甫士安：詳見本書《皇甫謐傳》。江左：江東。指蕪湖、南京以東的長江南岸地區。葛稚川：詳見本書《葛洪傳》。　蔡謨：《醫説》卷一："蔡謨，字道明，不知何許人也(按《古今醫統》謂"東晉陳留考城人")。素以儒道自達……性有道風，耽尚醫術，嘗覽本草經方，手不釋卷。"　殷淵源：《政和本草》作"商仲堪"，《本草綱目》作"殷仲堪"，後者是。《晉書》本傳："殷仲堪，陳郡(今河南淮陽)人也……躬學醫術，究其精妙。"著有《荆州要方》。

㉖ 研精：即"精研"，深入研究。

㉗ 宋：指南朝劉宋王朝。羊欣：《宋書》本傳："羊欣，字敬元，泰山南城人也……善醫術，撰藥方十卷。"　王微：《宋書》本傳載："王微，字景玄，琅琊沂人……醫部頗曉，和藥尤信本草。"著有《服食方》。《政和本草》、《本草綱目》并作"元微"。　胡洽：原名胡道洽，因避齊太祖蕭道成諱而改。著有《百病方》二卷，載《隋書·經籍志》。《醫説》卷一："胡洽道士，不知何許人……以拯救爲事，醫術知名。"　秦承祖：南朝劉宋人，《醫説》卷一："秦承祖，不知何郡人也……精於方藥，不問貴賤皆治療之，當時稱之爲上手。""秦"下原有"有"字，涉下句衍，本節凡人名皆用全稱，且其籍貫爲"南朝劉宋"而非"秦"，并據《政和本草》、《本草綱目》删。

㉘ 齊：指南朝蕭齊王朝。褚澄：《南齊書·褚淵傳》："淵弟澄，善醫術，建元中爲吴郡太守。"著有《雜藥方》二十卷。　徐文伯嗣伯：徐文伯和徐嗣伯，并爲當時名醫。文伯字德秀，著有《療婦人瘕方》。嗣伯字叔昭，著有《徐嗣伯落年方》(《隋書·經籍志》有同名書三卷，《醫心方》卷十有"落手方"，《隋書·經籍志》又有"徐大山《墮年方》二卷"，《日本國見在書目録》則有徐太山《隨手方》一卷，這幾種書名有相似關係。今人馬繼興認爲徐大山可能是徐嗣伯的别名，而書名則應是"隨手方"，因字形或音義之傳誤致改他名。)等。群從兄弟：本指族中兄弟子侄輩，此指堂兄弟。

㉙ 指趣：亦作"旨趣"。意趣。

㉚ 或：有的(人)，指上述"諸人"中的某些人。時：有時。别藥：指在《神農本草經》以外的藥物。

㉛ 修：研究。《政和本草》、《本草綱目》作"循"，義較長。性度：藥性和用法。度，節度，即方藥用法。

㉜ 非相逾越：指這些"别藥"的用法并不超越本草學的法度。

㉝ 范汪：字元平，西晉人，《晉書》有傳。著有《范汪方》(又名《雜藥方》、《范東陽方》)一百七十六卷。肘後：即《肘後備急方》。

㉞ 細碎：指普通、不起眼的藥物。單行：單用。徑用：指直接采來使用的，不合本草學炮製加工規範的用藥法。《政和本草》作"經用"，常用之義。

㉟ 阿(ē)卷(quán 權)：山曲處。泛指山間。阿，山陵。《詩·大雅·卷阿》："有卷者阿，飄風自南。"

㊱ 是：此。按《政和本草》無以上"所謂出於阿卷是"七字。或：有的。田舍：農家。

㊲ 殊域：異域。《政和本草》"殊"字前有"或"字。異識：别種學識。

㊳ 庖人：厨師。相傳藕皮具有散血功能是厨師發現的。《政和本草·藕》引陶隱居云："宋帝時太官作血衉，庖人削藕皮誤落血中，遂皆散不凝。醫乃用藕療血，多效也。""庖"原作"疱"，據《政和本草》改。

㊴ 近：近時；近世。野老：老農。《政和本草·牽牛子》引陶隱居云："此藥始出田野人牽牛易藥，故以名之。"

㊵ 下蛇：去蟲。蒜齏去蟲之事詳見本書《華佗傳》。又"店"原作"痁"，據《政和本草》改。

㊶ 金瘡：亦作"金創"，兵器等金屬器具造成的創傷。所：助詞，同對句的"之"。秘："秘藥"。

㊷ 觸遇則會：在日常接觸中發現和領悟。會，理解。在此指發現、領悟。

㊸ 非其主對：不是本草書中已經記載的符合藥性的主治功能。主對，主治病證。

矣：此字下删節158字，爲：顔光禄亦云："詮三品藥性，以本草爲主。"道經、仙方、服食、斷谷，延年、卻老，乃至飛丹轉石之奇，雲騰雨化之妙，莫不以藥導爲先。用藥之理，又一同本草，但制御之途，小異世法。猶如粱肉，主於濟命，華夷禽鳥，皆共仰資。其爲生理則同，其爲性靈則異耳。大略所用不多，遠至二十餘物,或單行數種,便至大益。是其深練歲積,即本草所云久服之效,不如世人微覺便止,故能臻其所極,以致遐年,豈但充體愈疾而已哉?

㊹ 耻看本草:認爲看本草書可耻。耻,此爲意動義。

㊺ 倚約:依守。

㊻ 攬:握。疏:分條記述。句中指開處方。

㊼ 俄然戴面:高高地仰着頭。形容得意的樣子。俄,通"峨",高昂。

㊽ 表奇:表示奇特不凡。

㊾ 畏惡相反:指中藥理論中藥物間的相畏、相惡、相反等作用。

㊿ 故自冥昧:本來就暗昧無知。故,通"固",本來。冥昧,暗昧無知的樣子。"冥",《政和本草》作"寡",謂見聞狹窄,亦通。

51 藥類違僻:藥物功能相互錯亂抵觸不合藥理。違僻,邪僻不正。《左傳·昭公二十年》:"動作違辟,從欲厭私。""違辟"同"違僻"。

52 参差:不一致。聯綿詞。

53 脱:如果。清劉淇《助字辨略》:"脱,或辭,猶倘也。"《政和本草》"脱"下有"或"字,爲同義複用。值:碰上。差(chài):同"瘥",病愈。

54 驗:靈驗。王充《論衡·須頌》:"今方劑之書在竹帛,若言'已驗'、'嘗試',人争刻寫,以爲珍秘。"又此下原衍"若自信方驗"五字,據《政和本草》删。

55 旬月:謂或十日或一月,兩詞連用,表約數。瘳:病愈。

56 深結:猶言根深柢固。

57 了:全然。反求諸己:反過來從自己的診斷治療上找原因。諸,之於,兼詞。

58 聲稱:聲名。

59 納:受納。金帛:泛指金錢財物。

60 顯:明,與下句"幽"相對,指陽世。

61 固:實在。將:應當。居幽貽譴:生活到陰世(死去)也要給以譴責。幽,陰間,陰世。貽,致送,引申爲"給以"。

62 五經:指《詩》、《書》、《禮》、《易》、《春秋》五部儒家經典。四部:我國古代圖書分類名稱。晉代始分爲甲乙丙丁四部,亦即後來的經史子集四部。此泛指各類書籍。

63 禮服:禮儀制度。服,居喪之禮。

64 詳用:審察應用。《玉篇》:"詳,審也。"乖越:違背常理。

65 正:止。意爲"衹"。《政和本草》即作"止"。此上《政和本草》有"猶可矣"三字。事迹:事實。非宜:不相合宜。

66 及:關聯。

67 千乘(shèng 勝)之君:大國之君。千乘,千輛兵車。古時四匹馬拉一輛車爲一乘,諸侯大國地方百里,出車千乘。

68 百金之長:指高官。百金,言薪俸高。

69 何可:怎麽能。《政和本草》無"可"字。戒慎:警惕慎重。耶:此下省略 339 字。爲:許世子侍藥不嘗,招弑君之辱;季孫饋藥,仲尼未達,知藥之不可輕信也。晉時有一才情人,欲刊正《周易》及諸方書,先與祖納共論。祖云:"辯釋經典,縱有异同,不足以傷風教;方藥小小不達,便(疑通"變")壽韋(疑逌"爲")夭。所由則後人受弊不少,何可輕以裁斷?"祖公此言,可謂仁識,足爲水鏡。《論語》云:"人而無恒,不可以作巫、醫。"明此二法,不得以權飾妄造。所以"醫不三世,不服其藥"。又云"九折肱乃成良醫"。蓋謂學功須深故也。復患今承籍者,多恃炫名價,亦不能精心研解,虚傳聲美,聞風競往;自有新學該明,而名稱未播,貴勝以爲始習,多不信用,委命虚名,諒可惜也。京邑諸人,皆尚聲譽,不取實録。余祖世以來,務敦方藥,本有《范汪》一部,斟酌詳用,多獲其效。内護家門,旁及親族。其有虚心告請者,不限貴賤,皆摩踵救之。凡所救活,數百千人。自余投纓宅嶺,猶不忘此。日夜玩味,恒覺欣欣。今撰此三卷,并《效驗方》五卷,又

《補闕葛氏肘後》三卷，蓋欲永嗣善業，令諸子侄弗敢失墜。可以輔身濟物者，孰復是先？

課文簡析

本文係對《本經》序言中“夫大病之主”一節（見“參考資料”）所作注文，闡述醫師必須精通本草的觀點。選文分爲三段。第一段即第一小節。本段指出，不應簡單地將藥物主治與病名相挂鈎，一個病名可以分成若干證型，只有抓住疾病的本質，結合辨證，才能正確地用藥治療。第二段即第二、第三小節。本段回顧漢以前和晉以來歷代名醫處方用藥悉有法度，都是依循本草學規範的，這是醫學的主流。其有單方治病，只是際遇所爲也。第三段即第四小節。本段針砭庸醫不通本草，學識淺陋，僥幸治愈則盲目自信，治療不驗則推卸責任。并以醫事與世俗事相比較，指出應當把醫事放在最重要的位置上。

參考資料

1. 夫大病之主，有中風、傷寒、寒熱、温瘧、中惡、霍亂、大腹（原作“腸”，據《政和本草》改）水腫、腸澼下利、大小便不通、賁豚、上氣、咳逆、歐吐、黄疸、消渴、留飲、癖食、堅積、癥瘕、驚耶（邪）、癲癇、鬼注、喉痹、齒痛、耳聾、目盲、金創、踒折、癰腫、惡瘡、痔瘻、癭瘤，男子五勞七傷，虚乏羸瘦，女子帶下，崩中、血閉、陰蝕、蟲蛇蠱毒所傷。此者大略宗兆。其間變動枝葉，各依端緒以取之。（此下注文的開頭有“本説如此”四字，係陶氏各段注文開頭的習用語，課文中省略。）

《本經》原文

2. 陶弘景字通明，幼有異操，終身不娶。得葛洪《神仙傳》，晝夜研尋，便有養生之志。謂人曰：“仰青雲，覩白日，不爲遠矣！”以茅山爲金陵華陽之天，乃中山立館，自號華陽陶隱居。人間書札以隱居代名。特愛松風，庭館皆植松。每聞其響，欣然爲樂。梁武帝手敕招之，不出，惟畫兩牛，一牛散放水草之間，一牛著金籠頭，有人執鞭以杖驅之。

宋・孔平仲《續世説》卷八

3. 丹陽陶弘景，幼而惠，博通經史。讀葛洪《神仙傳》，更有志於養生。每仰視青雲白日，不以爲遠。初爲宜都王侍讀，後遷奉朝請。永明中，謝職隱茅山。山是金陵洞穴，周迴一百五十里，名曰華陽洞天。有三茅司命之府，故時號茅山。由是自稱華陽隱居。人間書疏，皆以此代名。亦士安之玄朴晏、稚川之抱朴也。惟愛林泉，尤好著述。縉紳士庶稟道伏膺，承流向風，千里而至。先生嘗曰：“我讀外書未滿萬卷，以内書兼之，乃當小出耳。”齊高祖問之曰：“山中何所有？”弘景賦詩以答之，詞曰：“山中何所有？嶺上多白雲。只可自怡悦，不堪持寄君。”高祖賞之。

宋・李昉《太平廣記》卷二百二

（沈澍農）

八十四　大 醫 精 誠★

説明

本文選自《備急千金要方》卷一，據1955年人民衛生出版社影印宋刊本。作者孫思邈（公元581～682年），京兆華原（今陕西耀縣）人，唐代著名醫學家。生平見本書《孫思邈傳》。一生著述很多，主要有《備急千金要方》與《千金翼方》各三十卷傳世。《備急千金要方》簡稱《千金要方》或《千金方》，以爲“人命至重，有貴千金，一方濟之，德逾於此”，故以爲名。全書分232門，記述了醫德規範、臨床須知、婦、兒、内、外各科病證及解毒、急救、食治、養生、平脈、針灸、導引等内容，載方論五千三百首。保存了唐代以前許多醫學文獻資料，可謂集唐代以前醫藥學之大成，爲我國現存最早的一部臨床實用百科全書，先後傳入朝鮮、日本等國。

張湛曰[①]：“夫經方之難精[②]，由來尚矣[③]。”今病有内同而外異[④]，亦有内異而外同，故五藏六腑之盈虚，血脈榮衛之通塞[⑤]，固非耳目之所察，必先診候以審之[⑥]。而寸口關尺[⑦]，有浮沉絃緊之亂[⑧]；俞穴流注[⑨]，有高下淺深之差；肌膚筋骨，有厚薄剛柔之異。唯用心精微者，始可與言於兹矣⑩。今以至精至微之事⑪，求之於至麤至淺之思⑫，其不殆哉⑬？若盈而益之⑭，虚而損之，通而徹之⑮，塞而壅之，寒而冷之⑯，熱而溫之，是重加其疾⑰。而望其生⑱，吾見其死矣。故醫方卜筮⑲，藝能之難精者也⑳。既非神授，何以得其幽微？世有愚者，讀方三年㉑，便謂天下無病可治；及治病三年，乃知天下無方可用。故學者必須博極醫源，精勤不倦，不得道聽途説㉒，而言醫道已了㉓，深自誤哉！

凡大醫治病㉔，必當安神定志，無欲無求，先發大慈惻隱之心㉕，誓願普救含靈之苦㉖。若有疾厄來求救者㉗，不得問其貴賤貧富，長幼妍蚩㉘，怨親善友㉙，華夷智愚㉚，普同一等，皆如至親之想，亦不得瞻前顧後㉛，自慮吉凶，護惜身命。見彼苦惱，若己有之，深心悽愴㉜，勿避嶮巇、晝夜、寒暑、飢渴、疲勞㉝，一心赴救，無作工夫形迹之心㉞。如此可爲蒼生大醫㉟，反此則是含靈巨賊。自古名賢治病，多用生命以濟危急㊱，雖曰賤畜貴人㊲，至於愛命，人畜一也㊳。損彼益己，物情同患㊴，況於人乎㊵！夫殺生求生㊶，去生更遠㊷。吾今此方所以不用生命爲藥者㊸，良由此也。其蝱蟲、水蛭之屬㊹，市有先死者，則市而用之㊺，不在此例。只如鷄卵一物，以其混沌未分㊻，必有大段要急之處㊼，不得已隱忍而用之㊽。能不用者，斯爲大哲㊾，亦所不及也㊿。其有患瘡痍、下痢，臭穢不可瞻視，人所惡見者，但發慚愧悽憐憂恤之意[51]，不得起一念蔕芥之心[52]，是吾之志也。

夫大醫之體[53]，欲得澄神内視[54]，望之儼然[55]，寬裕汪汪[56]，不皎不昧[57]。省病診疾[58]，至意深心[59]；詳察形候，纖毫勿失；處判針藥[60]，無得參差[61]。雖曰病宜速救，要須臨事不惑。唯當審諦覃思[62]，不得於性命之上，率爾自逞俊快[63]，邀射名譽[64]，甚不仁矣！又到病家，縱綺羅滿目[65]，勿左右顧眄[66]，絲竹湊耳[67]，無得似有所娱，珍羞迭薦[68]，食如無味，醽醁兼陳[69]，看有若無。所以爾者[70]，夫壹人向隅，滿堂不樂[71]，而況病人苦楚，不離斯須。而醫者安然懽娱[72]，傲然自得，兹乃人神之所共耻，至人之所不爲[73]。斯蓋醫之本意也。

夫爲醫之法[74]，不得多語調笑，談謔諠譁[75]，道説是非，議論人物，衒燿聲名[76]，訾毁諸醫[77]，自矜己德[78]，偶然治差一病[79]，則昂頭戴面[80]，而有自許之貌[81]，謂天下無雙，此醫人之膏肓也[82]。

老君曰[83]："人行陽德[84]，人自報之；人行陰德[85]，鬼神報之。人行陽惡，人自報之；人行陰惡，鬼神害之。"尋此貳途[86]，陰陽報施[87]，豈誣也哉[88]？所以醫人不得恃己所長[89]，專心經略財物[90]，但作救苦之心[91]，於冥運道中[92]，自感多福者耳[93]。又不得以彼富貴，處以珍貴之藥，令彼難求，自衒功能，諒非忠恕之道[94]。志存救濟[95]，故亦曲碎論之[96]，學者不可恥言之鄙俚也[97]。

注釋

① 張湛：字處度，高平（今山東金鄉）人，東晉學者。撰有《養生要集》十卷、《延生秘録》十二卷，均佚。今有《列子注》傳世。

② 經方：《漢書・藝文志・方技》載"經方十一家"。後世一般指《傷寒雜病論》等著作中的醫方。此泛指醫道。

③ 由來：從發生到現在。尚：久遠。《吕氏春秋・古樂》："故樂之所由來者尚矣。"高誘注："尚，久也。"

④ 今：語首助詞，無義。

⑤ 榮衛：《素問・痹論》："榮者，水穀之精氣也……衛者，水穀之悍氣也。"榮，通"營"。指營氣。

⑥ 審：細究。

⑦ 寸口關尺：寸口又名氣口、脈口，爲診脈部位，屬手太陰肺經。寸口脈分寸關尺三部。掌後高骨（橈骨莖突）處爲關，因爲陰陽出入，以此爲界，故名；關前爲寸，亦名寸口，因爲關至掌後横紋處爲一寸，故名；關後爲尺，因爲關至尺澤爲一尺，故名。《脈經》："從魚際至高骨，卻行一寸，其中名曰寸口。從寸至尺，名

曰尺澤，故曰尺寸。寸後尺前名曰關。陽出陰入，以關爲界。"

⑧ 浮沉絃緊：皆脈象名。絃，"弦"的異體字。《脈經·脈形狀指下秘訣》："浮脈，舉之有餘，按之不足。沉脈，舉之不足，按之有餘。弦脈，舉之無有，按之如弓弦狀。緊脈，數如切繩狀。"

⑨ 俞(shù 恕)穴：即腧穴，俞，通"腧"。或稱孔穴、穴道，爲人體臟腑經絡氣血輸注出入之處。流注：謂經絡氣血運行灌注。《靈樞·九針十二原》："所出爲井，所溜爲滎，所注爲腧，所行爲經，所入爲合。"

⑩ 玆：此。

⑪ 今：若；如果。以：此處用法同"於"，對於。

⑫ 於：此處用法同"以"，用。麤："粗"的異體字。

⑬ 其：猶豈。殆：危險。

⑭ 盈而益之：猶實而補之，謂本爲實證却用補法。盈，滿，謂實證。

⑮ 通而徹之：猶利而瀉之，謂本爲瀉下之證却用通利之法。徹，通，使動用法，謂瀉下。

⑯ 寒而冷之：謂本爲寒證却用寒涼之藥而使之更寒。冷，使動用法。

⑰ 是：此。指代上述六種誤治法。

⑱ 而：通"爾"，你。指代上述六種誤治之醫。與下文"吾"對舉。一説作轉折連詞。

⑲ 卜筮(shì 誓)：占卜。用燒灼龜甲判斷吉凶叫卜，用蓍草算卦判斷吉凶叫筮。《尚書·洪範》："擇建立卜筮人。"傳："龜曰卜，蓍曰筮。"

⑳ "藝能"句：謂難以精通的技能。定語後置。藝能，技能。

㉑ 方：指方書。

㉒ 道聽途説：謂無根據的傳聞。途，一作"塗"，義同。《論語·陽貨》："道聽而塗説，德之弃也。"邢昺疏："言聞之於道路，則於道路傳而説之，必多謬妄。"

㉓ 了：窮盡。

㉔ 大醫：指品德高尚、技術精湛的醫生。

㉕ 大慈：佛教用語。謂心腸極其慈善。龍樹菩薩《大智度論》卷二十七："大慈與一切衆生樂，大悲撥一切衆生苦。"惻隱：憐憫。《孟子·公孫丑上》："今人乍見孺子將入於井，皆有怵惕惻隱之心。"朱熹注："惻，傷之切也。隱，痛之深也。"

㉖ 普救：佛教用語，猶普度，謂廣施法力，解救衆生。含靈：指人類。人爲萬物之靈長，故曰含靈。《晉書·桓玄傳》："夫帝王者，功高宇内，道濟含靈。"

㉗ 疾厄：疾苦。厄，困苦。

㉘ 妍蚩(yán chī 研痴)：美丑。妍，姣美。蚩，同"媸"，丑陋。

㉙ 怨親：謂怨恨的、親近的。善友：謂交往一般的、過從密切的。

㉚ 華夷：中外。華指漢族，指中國。夷指異族，指外域。《左傳·定公十年》："裔不謀夏，夷不亂華。"孔穎達疏："中國有禮儀之大，故稱夏；有服章之美，謂之華。華夏一也。"

㉛ 瞻前顧後：謂畏首畏尾，猶豫不決。

㉜ 深心：内心。悽愴：悲凄。《楚辭·九歌》："中憯惻之悽愴兮，長太息以增欷。"

㉝ 嶮巇(xiǎn xì 險戲)：艱險崎嶇。嶮，"險"的異體字。

㉞ 無：通"毋"。不可。作：産生。功夫：同"工夫"。時間。這裏謂耽擱時間。形迹：客套。此謂婉轉推托。《游仙窟》："親則不謝，謝則不親，幸張郎莫爲形迹。"白居易寄楊六詩："亦有新往還，相見多形迹。"亦作"行則"、"刑迹"。見蔣禮鴻《敦煌變文字義通釋》。

㉟ 蒼生：本指草木。《尚書·益稷》："帝光天之下，至於海隅蒼生。"孔穎達疏："旁至四海之隅蒼蒼然生草木之處，皆是帝德所及。"借指百姓。《晉書·謝安傳》："安石不肯出，將如蒼生何？"

㊱ 生命：指有生命的動物。濟：救助。

㊲ 賤畜貴人：認爲牲畜低賤，認爲人類尊貴。"賤"、"貴"皆形容詞的意動用法。

㊳ 一：同一。

㊴ 物情同患：生物之情，共同厭恨。

㊵ 况於人乎:《醫心方》引作"况聖人乎"。

㊶ 殺生求生:用殺害動物的生命的方法,來挽救人的生命。

㊷ 去生更遠:離開生命之理更遠。去,離開。佛教禁殺生,以爲殺生損陽壽,故云去生更遠。

㊸ 此方:指《千金要方》的方劑。

㊹ 其:若。假設連詞。蝱(méng 萌)蟲:即虻蟲。蝱,"虻"的異體字。

㊺ 市:購買。用作動詞。

㊻ 混沌:古人指天地未分時的一團元氣狀態。《周易·乾鑿度》:"太易者,未見氣也。太初者,氣之始也。太始者,形之似也。太素者,質之始也。氣似質具而未相離,謂之混沌。"亦作"渾沌"、"渾淪"。這裏指鷄雛未成形以前時的狀態。

㊼ 大段:重要。與下文"要急"同義複用。唐·張固《幽閑鼓吹》:"後有大段事,勿與少年郎議之。"

㊽ 隱忍:勉力含忍。

㊾ 大哲:有大智慧者。即才能識見超越尋常的人。

㊿ "能不用"三句:謂大哲不用鷄卵,而自己偶爾用之,故云"不及"。

51 慙:"慚"的異體字。

52 一念:指極短促的時間。宋,釋僧法雲《翻譯名義集·時分篇》:"一念中有九十刹那。"這裏指些微、極少。蔕芥:即"蒂芥",又作"芥蒂"。細小的梗塞物。比喻不值得介意的事。《漢書·賈誼傳》:"細故蔕芥,何足以疑!"蒂芥之心,猶今之"介意"。《後漢書·孔融傳》:"往聞二君有執法之平以爲小介。"注:"介,猶蔕芥。"

53 體:風範。

54 澄神:神志清淨,心無雜念。内視:目不外觀。《史記·商君列傳》:"反聽之謂聰,内視之謂明,自勝之謂强。"

55 望之儼然:看起來很莊嚴。《論語·子張》:"君子有三變:望之儼然,即之也溫,聽其言也厲。"

56 寬裕汪汪:氣度寬宏之狀。裕,衣物饒寬也。包衆容物謂之裕。汪汪,水深廣貌。這里狀心胸之寬廣。

57 不皎不昧:謂不亢不卑。皎,明亮,引申爲傲慢。昧,昏暗,這裏謂卑微。或謂既不鋒芒畢露,也不態度曖昧。

58 省(xǐng 醒):察看。

59 至意深心:謂用心專一。

60 處判針藥:處方用藥,判定針穴。

61 参差(cēn cī 疵):不齊貌。《詩經·周南·關雎》:"参差荇菜,左右流之。"這裏引申爲差錯。

62 審諦:全面審察。西漢,伏勝《尚書大傳·略説》:"言其能行天道,舉錯審諦也。"審,周密。諦,審察。覃(tán 談)思:深思。《後漢書·侯瑾傳》:"覃思著述。"唐·李賢注"覃,靜也。"亦作"潭思"。

63 率爾:輕率貌。爾,然。《論語·先進》:"子路率爾而對。"俊:才華出衆。這裏指醫技出衆。

64 邀射:追求。邀,求也。凡戲爭能取中皆曰射,亦追求之意。二者同義復用。

65 綺羅:這裏指代穿着綾羅綢緞的人。綺,文繒也;羅,帛之美者。

66 顧眄(miǎn 免):左顧右眄。環視曰顧,斜睨曰眄。《漢書·序傳上》:"是故魯連飛一矢而蹶千金,虞卿以顧眄而損相印也。"

67 絲竹:指代音樂。絲,謂弦樂;竹,謂管樂。湊耳:匯集於耳中。

68 珍羞:即"珍饈",珍奇食品。迭薦:交替進獻。

69 醽醁(líng lù 靈録):美酒。《抱朴子·知止》:"密宴繼集,醽醁不撤。"亦作"醁醽"、"綠酃"、"酃淥"、"酃酒"等。北魏·酈道元《水經注》卷三九耒水:"酃縣有酃湖,湖中有洲,洲上居民,彼人資以給釀酒甚美,謂之酃酒。歲常貢之。"《文選·七命》:"乃有荆南烏程。"李善注引南朝劉宋·盛弘之《荆州記》:"淥水出豫章康樂縣,其間烏程鄉有酒官,取水爲酒,酒極甘美,與湘東酃湖酒,年常獻之,世稱酃淥酒。"兼陳:一并陳列。

⑩ 爾：如此。

⑪ "壹人"二句：西漢·劉向《説苑·貴德》："今有滿堂飲酒者，有一人獨索然向隅而泣，則一堂之人皆不樂矣。"一人向隅，滿堂不樂，這是人之常情，作下面"况病人苦楚，不離斯須，而醫者安然歡娛，傲然自得"進層之陪襯。言一人向隅，同飲者尚且爲之不樂；何况病人苦楚在側，醫者安得歡娛？斯須，片刻。

⑫ 懽娱：歡樂。懽，"歡"的異體字。

⑬ 至人：指道德境界最高的人。《莊子·逍遥游》："至人無己，神人無功，聖人無名。"《素問·上古天真論》："中古之時，有至人者，淳德全道，和於陰陽，調於四時。"王冰注："全其至道，故曰至人。然至人以此淳樸之德，全彼妙用之道。"楊上善注："積精全神，能至於德，故曰至人。"

⑭ 法：標準。

⑮ 談謔(xuè 血)：談笑。謔，開玩笑。諠譁：即"喧嘩"，大聲説笑吵鬧。

⑯ 衒燿：夸耀。燿，"耀"的異體字。

⑰ 訾(zǐ 紫)毁：非議。同義詞複用。

⑱ 矜(jīn 今)：自負賢能，引申爲自誇。

⑲ 差：同"瘥"。病愈。揚雄《方言》："差，愈也。南楚病愈者謂之差。"

⑳ 戴面：仰面。

㉑ 許：贊許。

㉒ 膏肓：膏，謂心下膏；肓，謂肓膜。病至於此，難以治愈。因指難治之病。又喻難以去除的惡劣習氣。南朝宋·劉義慶《世説新語·儉嗇》："王戎儉嗇。"注引王隱《晉書》："戎性至儉，不能自奉養，財不出外，天下人謂之膏肓之疾。"

㉓ 老君：即老子。姓李，名耳，字伯陽，謚曰聃，春秋時思想家，道家學派的創始人。《後漢書·孔融傳》："融曰：'然。先君孔子與君先人李老君同德比義，而相師友。'"唐代乾封元年上老子尊號"玄元皇帝"，武后改曰"老君"。俗稱"老君"，或"太上老君"。

㉔ 陽德：明中之德，指公開的有德於人。

㉕ 陰德：暗中之德，指在人不知的情况下有德於人。

㉖ 尋此貳途：探尋陰陽兩途。

㉗ 陰陽報施：明中暗中的施行與報應。指上文所講明中施德，則有人報答；暗中施德，則有鬼神報之。明中施惡，則有人報復；暗中施惡，則有鬼神報應。不論明中暗中，所施與所得到的報應，是完全一致的。

㉘ 豈誣也哉：難道是誣罔不實的嗎？誣，以無爲有。《禮記·表記》："故其受禄不誣。"注："於事不信曰誣。"

㉙ 恃：仗恃。

㊵ 經略：謀取。

㊶ 但：衹能。

㊷ 冥運道中：謂陰間世界的路途上。

㊸ 自感多福：自然會感到很多福祐。

㊹ 諒：確實。一説謂料想。忠恕之道：儒家的一種倫理思想。忠，謂竭誠待人。恕，謂推己及人。《論語·里仁》："曾子曰：夫子之道，忠恕而已矣。"朱熹注："盡己之謂忠，推己之謂恕。"

㊺ 志存救濟：立志救人濟世。濟，助。

㊻ 曲碎：瑣碎。

㊼ 恥：以之爲耻。意動用法。鄙俚：粗俗。邊邑曰鄙，國之下邑曰俚。

譯文

張湛説："醫術難以精通，由來很久了。"疾病當中有内裏本質相同然而外現證候相异的，也有内裏本質不同然而外現證候相同的，所以五臟六腑的虚與實，血脉營衛的通或塞，本來不是耳朵眼睛所能辨察的，必須先診察脉候來判定它。可是寸口的脉象，有浮脉、沉脉、弦脉、緊脉的輾轉相混淆；穴位的氣血流注，有高低深淺的差别；皮肉筋骨，有厚薄堅軟的不同。衹有用心精細的人，才可以同他談論到這些。如果將這最精微的事情，用最粗淺的思想去探求它，怎能不危險呢？如果是實證却補益他，虚證却損耗他，泄瀉證却使他通利，閉塞證却使他壅阻，寒證却使他冷，熱證却使他温，這是加重他的疾病，你希望他活，我却見他必死無疑。所以醫學與占卜，是難以精通的技藝。既然不是神仙傳授，怎麽能掌握它的幽深精微的道理呢？社會上有些愚蠢的人，讀了三年醫書，就説天下没有什麽可供他治療的疾病了；等到治了三年病，才知道天下没有足够的醫方可供使用。所以學醫的人，一定要廣泛地窮盡醫學的本源，專心勤奮，毫不懈怠，不能聽到幾句道路傳聞，就説醫學已經全部掌握，這是非常貽誤自己的啊！

凡是大醫家治病，一定要安定神志，没有什麽私欲和希求，首先産生慈善憐憫的心腸，立誓普遍救助民衆的疾苦。如果有因疾苦來求救治的人，不能管他地位高低，家境貧富，年齡長幼，相貌美丑，關係親疏，華人夷人，智者愚者，都應普遍一視同仁，都像最親密的人一樣看待，也不能畏首畏尾，憂慮個人的得失，憐惜自己的身家性命。看到病人的痛苦煩惱，就好像病在自己身上一樣，内心悲凄，不回避艱險、黑夜、嚴寒、酷暑、飢渴、疲勞，全心全意地前去解救，不要産生婉言推托，延誤時間的念頭。像這樣便可以作人民的大醫家，與此相反的便是生靈的大賊。自古名醫治病，多用活物來救助危急的病人，雖説這是以牲畜爲賤，以人類爲貴，至於愛惜自己的生命，人類和牲畜是一樣的。損害它的生命來補益自己的生命，生物的情理都感到厭恨，何况是人呢？殺害生命來求得生存，背離生存之道更遠。我現在這部《千金要方》之所以不用活物作藥，實在是由於這個緣故。如虻蟲、水蛭一類，街市上有原先已死的，就買來使用，不屬這條禁例。衹是像鷄蛋這一種東西，因爲它一團混沌，尚未成形，一定在重大危急關頭，迫不得已方才忍心地使用它。能够不使用的人，才是大智之人，也是我所趕不上的。如有患瘡瘍、泄痢，又髒又臭，不堪入目，人們所厭惡看到的病人，衹能萌發羞愧、悲傷、同情、憐恤的心思，不能産生一點介意的心情，這就是我的志願。

大醫家的風範，要能澄清神志，目不旁視，看上去莊重嚴肅，氣度寬宏，不亢不卑。查問疾病，盡心盡意，察看證候，絲毫不誤，處方治療，不能差錯。雖然説疾病應當盡快治療，重要的是應當遇事毫不慌亂。衹應詳細觀察，深心思考，不能在人命關天的大事上，輕率地炫耀自己的醫術出衆，動作快捷，追求名譽，這是很不人道的啊！再者，到了病人家中，即使滿眼都是綾羅綢緞，也不要左顧右盼，音樂凑集耳中，也不能好像有所喜歡，美食佳肴更迭進獻，吃起來如同没有味道一樣，各種美酒同時擺上來，看這些美酒的存在如同不存在一樣。這樣做的原因，是因爲如果有一人面對牆角哭泣，滿屋飲酒作樂的人都會爲之不樂，更何况是病人的痛苦，片刻不離！如果醫生在這種情况下却心安理得地尋歡作樂，高傲地自鳴得意，這是天神和人類共同認爲可耻的，高尚的人所不做的舉動。這大概是作爲仁術的醫的本來含義啊。

行醫的原則，不能多説話，開玩笑，大聲吵鬧，説長道短，議論他人，炫耀自己的名聲，誹謗别的醫生，誇耀自己的德行，偶爾治愈一個病，就昂頭仰面，大有自我欣賞的神態，認爲自己是天下第一，這是醫生的品行上的不治之證啊。

老君説："人做明着的善事，人們會自己去報答他；人做暗中的善事，鬼神會報答他。人做明着的惡事，人們會自己去報復他；人做暗中的惡事，鬼神會加害他。"探討一下這兩條路，明裏暗中善施善報惡施惡報，難道是騙人的嗎？因此醫生不能仗恃自己的特長，一心謀求財物，衹能起拯救苦難的念頭，在陰間路途上自會感到多福了。再者，不能因爲病人富貴，就開一些珍貴的藥物，使他難以求得，以此來炫耀自己的本事，實在不是仁愛之道。我心存救世濟民，所以也就瑣碎地談論到這些，學習的人不可認爲我講得粗俗而感到耻辱啊。

課文簡析

本文中心思想是論述醫德修養必須注重“精”、“誠”二字。“精”就是醫技精湛，精益求精。作者認爲醫道是“至精至微之事”，告誡醫生必須“博極醫源，精勤不倦”。“誠”就是醫德高尚，待人以誠。作者認爲作爲一個醫生應當“先發大慈惻隱之心，誓願普救含靈之苦”，對待病人應當“普同一等，皆如至親之想”，“見彼苦惱，若己有之”不怕累，不怕髒，一心赴救，一切爲病人着想，不容摻雜私心。文中一些誡殺生等思想，不足爲訓。第一段，即第一個自然段，從病理現象的多變，説明醫道的深奥，强調“唯用心精微者，始可與言於玆”，講一個“精”字；第二段，包括第二至第五自然段，論述了作爲醫生的基本要求。首先，大醫之心，待人要忠誠，誓願普救含靈之苦；其次，大醫之體，治病要謹慎，言行要穩重，切忌在病人身上自逞俊快，不顧病人痛苦而安然歡娱；其三，大醫之法，言行須慎重，同行應互尊，切忌訾毁諸醫，自矜己德，恃己所長，專心經略財物。總之講一個“誠”字。

參考資料

1. 吾幼遭風冷，屢造醫門，湯藥之資罄盡家産，所以青衿之歲高尚玆典，白首之年未嘗釋卷。至於切脈診候，采藥合和，服餌節度，將息避慎，一事長於己者，不遠千里服膺取决。至於弱冠，頗覺有悟。是以親鄰中外有疾厄者，多所濟益。在身之患，斷絶醫門。故知方藥本草不可不學。吾見諸方部帙浩博，忽遇倉卒，求檢至難，比得方訖，疾已不救矣。嗚呼！痛夭枉之幽厄，惜墮學之昏愚，乃博采群經，删裁繁重，務在簡易，以爲《備急千金要方》一部，凡三十卷。雖不能究盡病源，但使留意於斯者，亦思過半矣。以爲人命至重，有貴千金，一方濟之，德逾於此，故以爲名也。未可傳於士族，庶以貽厥私門。

孫思邈《備急千金要方・序》

2. 後之留意於方術者，苟知藥而不知灸，未足以盡治療之體，知灸而不知針，未足以極表裏之變。如能兼是聖賢之藴者，豈名醫之良乎！有唐真人孫思邈者，乃其人也。以上智之材，抱康時之志，當太宗治平之際，思所以左乃後庇民之事，以爲上醫之道，真聖人之政而王官之一守也。而乃祖述農、黄之旨，發明岐、摯之學，經掇扁鵲之難，方采倉公之禁，仲景黄素，元化緑袟，葛仙翁之必效，胡居士之經驗，張苗之藥對，叔和之脈法，皇甫謐之三部，陶隱居之百一，自餘郭玉、範汪、僧坦、阮炳，上極文字之初，下迄有隋之世，或經或方，無不采摭。集諸家之所秘要，去衆説之所未至，成書一部，總三十卷，目録一通。臟腑之論，針艾之法，脈證之辨，食治之宜，始婦人而次嬰孺，先脚氣而後中風，傷寒、癰疽、消渴、水腫、七竅之疴，五石之毒、備急之方、養性之術，總篇二百三十二門，合方論五千三百首，莫不十全可驗，四種兼包。厚德過於千金，遺法傳於百代，使二聖二賢之美不墜於地，而世之人得以階前近而至遠，上識於三皇之奥者，孫真人善述之功也。

《備急千金要方》林億等序

3.《唐書・隱逸傳》稱其少時，周洛州刺使獨孤信稱爲聖童，及長，隱居太白山。隋文帝輔政，以國子博士徵，不起。則思邈生於周，入隋已長。然盧照鄰《病梨樹賦序》稱癸酉歲於長安見思邈，自云開皇辛酉歲生，今年九十二，則思邈生於隋朝。照鄰乃思邈之弟子，記其師言，必不妄。惟以《隋書》考之，開皇紀號凡二十年，止於庚申，次年辛酉，已改元仁壽，與史殊不相符。又由唐高宗咸亨四年癸酉，上推九十二年，爲開皇二年壬寅，實非辛酉，干支亦不相應。然自癸酉上推九十三年，正得開皇元年辛丑。蓋《照鄰集》傳寫訛異，以辛丑爲辛酉，以九十三爲九十二也。史又稱思邈卒於永淳元年，年百餘歲。自是年上推至開皇辛丑，正一百二年，數亦相合。則生於後周，隱居不仕之説，爲史誤審矣。

《四庫全書總目提要・子部・醫家類一》

（邵冠勇）

八十五　《素問》注文四則★

説明

本文選自《黄帝内經素問》，據1956年人民衛生出版社影印明代顧從德翻刻宋本，并參考守山閣刊本。作者王冰，介紹見本書《〈黄帝内經素問注〉序》。

(一)

《四氣調神大論》："所以聖人春夏養陽，秋冬養陰，以從其根。"

陽氣根於陰，陰氣根於陽。無陰則陽無以生，無陽則陰無以化。全陰則陽氣不極，全陽則陰氣不窮①。春食凉，夏食寒，以養於陽；秋食温，冬食熱，以養於陰。滋苗者，必固其根；伐下者，必枯其上②。故以斯調節，從順其根③。二氣常存，蓋由根固。百刻曉暮④，食亦宜然。

注釋

① "陽氣根於陰"六句：言陰陽二氣互根互用的關係，二者相互依存，任何一方都不能脱離另一方而獨立存在。《素問·陰陽應象大論》："陰在内，陽之守也；陽在外，陰之使也。"即是從陰陽互根互用的理論，高度地概括了機體的物質與物質之間、功能與功能之間、物質與功能之間的相互依存關係。根，寄寓。化，化生。

② "滋苗者"四句：從苗與根的關係進一步説明陰陽二氣的相互依存關係。滋，滋潤。

③ 從順其根：此謂順從養生規律，即順從四時陰陽。根，根本。經文曰："夫四時陰陽者，萬物之根本也。"

④ 百刻曉暮：晝夜晨昏。百刻，古代用漏壺計時，一晝夜水下百刻，故以百刻指晝夜。北宋沈括《夢溪筆談》卷七《象數》："余以理求之：冬至日行速，天運已朞，而日已過表，故百刻而有餘；夏至日行遲，天運未朞，而日已至表，故不及百刻。"

譯文

《四氣調神大論》："所以掌握養生之道的人，在春季、夏季保養陽氣，在秋季、冬季保養陰氣，用來順應養生的規律。"

陽氣寄寓於陰，陰氣寄寓於陽。没有陰氣，陽氣就不能化生；没有陽氣，陰氣也不能化生。保全陰氣，陽氣就不會窮盡；保全陽氣，陰氣也不會窮盡。春季吃凉食，夏季吃寒食，用來保養陽氣；秋季吃温食，冬季吃熱食，用來保養陰氣。好比滋潤禾苗的，必定培固它的根部；根部戕傷的植物，它的禾苗必定枯萎。所以按照這個方法調節，順從養生的規律。陰陽二氣始終保存，都是由於固守養生的規律。晝夜晨昏，飲食也應當如此。

(二)

《六微旨大論》："故曰：無形無患。此之謂也。"

夫喜於遂①，悦於色，畏於難，懼於禍，外惡風寒暑濕，内繁飢飽愛欲②，皆以形無所隱，故常嬰患累於人間也③。若便想慕滋蔓④，嗜欲無厭⑤，外附權門，内豐情僞⑥，則動以牢網⑦，坐招燔焫⑧，欲思釋縛，其可得乎？是以身爲患階爾⑨。《老子》曰："吾所以有大患者，爲吾有身；及吾無身，吾有何患⑩？"此之謂也。夫身形與太虚釋然消散，復未知生化之氣爲有而聚耶？爲無而滅乎？

注釋

① 遂：順。

② 繁：多。

③ 嬰：遭受。

④ 滋蔓：滋生蔓延。亦作“孳蔓”。

⑤ 厭：同“饜”。滿足。

⑥ 情僞：猶情弊。弄虛作假。《管子·七法》：“言實之士不進，則國之情僞不竭於上。”

⑦ 以：有。清代吳昌瑩《經詞衍釋》卷一：“《唐韵正》‘有’古讀若‘以’，故‘以’與‘有’多同義。”引例如《戰國策·楚策》：“今楚雖小，絶長續短，猶以數千里，豈特百里哉！”

⑧ 燔焫(fán ruò 凡若)：燒灼。同義詞複用。

⑨ 階：憑借。

⑩ “吾所以”四句：語出《老子》第十三章。及，如果。無身，晉代王弼注爲“歸之自然”。

譯文

《六微旨大論》：“所以説：没有身形便没有禍患。就是講這個道理。”

對於順心高興，對於女色喜愛，對於困難害怕，對於禍患憂慮，身外畏懼風寒暑濕，體内頻多飢飽愛欲，都是由於身形不能擺脱，所以經常在人間遭受禍患牽累。如果思慕滋生蔓延，嗜好物欲不能滿足，外附權豪勢要，内多弄虛作假，就常遭名利的牢網，頻受愛欲的燒灼，要想擺脱束縛，怎麽可能呢？因此身體成爲禍患的憑借。《老子》説：“我有大患的原因，是因爲我有身形；如果我能歸於自然，我有什麽禍患？”就是講這個道理。身形與自然完全地溶爲一體，又不知生化之氣是由於身形存在而聚集呢，還是由於歸於自然而消亡呢？

（三）

《至真要大論》：“故《大要》曰[①]：謹守病機[②]，各司其屬[③]。有者求之，無者求之，盛者責之[④]，虚者責之，必先五勝，踈其血氣，令其調達，而致和平。此之謂也。”

深乎，聖人之言！理宜然也。有無求之[⑤]，虚盛責之[⑥]，言悉由也[⑦]。夫如大寒而甚，熱之不熱，是無火也[⑧]；熱來復去，晝見夜伏，夜發晝止，時節而動，是無火也[⑨]。當助其心[⑩]。又如大熱而甚，寒之不寒，是無水也[⑪]；熱動復止，倏忽往來，時動時止，是無水也[⑫]。當助其腎[⑬]。内格嘔逆，食不得入，是有火也[⑭]；病嘔而吐，食久反出，是無火也。暴速注下，食不及化，是無水也[⑮]；溏泄而久，止發無恒，是無火也[⑯]。故心盛則生熱，腎盛則生寒，腎虚則寒動於中，心虚則熱收於内。又熱不得寒，是無水也[⑰]；寒不得熱，是無火也[⑱]。夫寒之不寒，責其無水；熱之不熱，責其無火。熱之不久，責心之虚；寒之不久，責腎之少。有者寫之，無者補之，虚者補之，盛者瀉之。適其中外[⑲]，踈其壅塞[⑳]，令上下無礙，氣血通調，則寒熱自和，陰陽調達矣。是以方有治熱以寒，寒之而水食不入[㉑]；攻寒以熱，熱之而昏躁以生[㉒]。此則氣不踈通，壅而爲是也。紀於水火[㉓]，餘氣可知。故曰有者求之，無者求之，盛者責之，虚者責之，令氣通調。妙之道也。五勝，謂五行更勝也[㉔]，先以五行寒暑溫涼濕、酸鹹甘辛苦相勝爲法也。

注釋

① 大要：古代醫書名。已佚。

② 病機：指疾病的病因、病位及疾病過程中變化的要理。即指《至真要大論》上文所云病機十九條。

③ 屬：此指病機的屬性。

④ 責：推求。

⑤ 有無求之：即上文之“有者求之，無者求之”。此謂推求病機之屬熱屬寒。

⑥ 虚盛責之：即上文之“盛者責之，虚者責之”。此謂推求病機之屬實屬虚。

⑦ 由：此指病機。

⑧ “大寒而甚”十二字：意爲用溫熱藥治療寒證，但寒象不去，是由於陽虚不能溫養。

⑨ “熱來復去”五句：意爲用溫熱藥治療寒證，但熱象來而復去，寒象仍然不時出現，也是由於陽虚

所致。

⑩ 助其心：此謂温陽補火。因爲上述兩種寒象，係陽虚陰盛，陽氣過損所致。

⑪ “大熱而甚”十二字：意爲用寒凉藥治療熱證，但熱象不去，是由於陰虚不能滋養。

⑫ “熱動復止”四句：意爲用寒凉藥治療熱證，但熱象仍然不時出現，也是由於陰虚所致。

⑬ 助其腎：此謂滋補腎陰。因爲上述兩種熱象，係陰虚陽亢，陰液過損所致。

⑭ “内格”三句：意爲胃氣上逆，因而食不得下，是由於胃有邪熱。内格，病證名，表現爲食入不下或食入即吐。語出《素問・四氣調神大論》。

⑮ “暴速”三句：意爲暴泄注下，完穀不化，是由於寒邪直中腸胃。注下，病證名，腹瀉如水之噴射。無，清代錢熙祚（即守山閣主）疑作“有”。

⑯ 火：本作“水”，據守山閣本改。

⑰ 水：本作“火”，據守山閣本改。顧觀光《素問校勘記》：“火水二字互誤，當依《類經》改。”

⑱ 火：本作“水”，據守山閣本改。

⑲ 適其中外：本作“居其中間”，據守山閣本改。顧觀光《素問校勘記》：“當依《類經》作‘適其中外，疏其壅塞’。”中外，指表裏。

⑳ 其：本作“者”，據守山閣本改。

㉑ “寒之”句：意爲服用寒藥過度，傷敗胃氣，因而不思飲食。

㉒ “熱之”句：意爲服用熱藥過度，耗傷津液，因而昏蒙煩躁。

㉓ 紀於水火：意爲診斷病證宜以辨别寒熱爲準則。紀，準則，用如動詞。

㉔ 更：交替。

譯文

《至真要大論》：“所以《大要》説：謹慎地掌握病機，察别疾病的各自屬性。熱證推求它的病機，寒證推求它的病機，實證推求它的病機，虚證推求它的病機，必定先考慮五行交替相勝的問題，疏通病人的血氣，使它調和通達，而達到平和。就是講這個道理。”

聖人的話含義深遠啊！道理應當如此。熱證、寒證推求它的病機，虚證、實證推求它的病機，講的都是病機。譬如用熱藥治療寒證，但寒象不去，是由於陽虚的緣故；用熱藥治療寒證，但熱象來而復去，寒象仍不時出現，也是由於陽虚的緣故。對此寒證應當温陽補火。又譬如用寒藥治療熱證，但熱象不退，是由於陰虚的緣故；用寒藥治療熱證，但寒象來而復去，熱象仍不時出現，也是由於陰虚的緣故。對此熱證應當滋補腎陰。胃氣上逆，食不得下，是由於胃有熱邪的緣故；患嘔吐證，食久反出，是由於胃有寒邪的緣故。暴泄注下，完穀不化，是由於寒邪直中腸胃的緣故；溏泄時久，休作無常，也是由於寒邪直中腸胃的緣故。所以心火旺盛就造成熱象，腎水旺盛就造成寒象，腎水虚衰，寒就在體内發動，心火虚衰，熱就在體内收斂。再説，衹熱不寒，是由於陰虚的緣故；衹寒不熱，是由於陽虚的緣故。用寒藥治療熱證，但熱象不退，應當推求它陰虚的病機；用熱藥治療寒證，但寒象不退，應當推求它陽虚的病機。用熱藥治療寒證，寒象去而復來，應當推求心火虚衰的病機；用寒藥治療熱證，熱象去而復來，應當推求腎水虚衰的病機。熱者寒之，寒者熱之，虚者補之，實者瀉之。調適病人的表裏，疏通病人的壅閉，使他全身没有阻滯，氣血通暢調達，那麽自然寒熱平和，陰陽調燮暢達了。因此方劑有用寒藥治療熱證，但服用寒藥過度，就會傷敗胃氣，因而不思飲食；用熱藥治療寒證，但服用熱藥過度，就會耗傷津液，因而昏蒙煩躁。這些都是由於氣機不能暢通，壅閉造成的病證。診斷病證應當以辨别寒熱爲準則，其餘的證象也就可以推知了。所以説熱證推求它的病機，寒證推求它的病機，實證推求它的病機，虚證推求它的病機，使氣機通暢調達。這是治療疾病的巧妙方法。五勝，是説五行交替相勝，先把五行寒暑温凉濕、酸鹹甘辛苦相勝作爲法則。

（四）

《至真要大論》："諸寒之而熱者取之陰①，熱之而寒者取之陽②，所謂求其屬也③。"

言益火之源，以消陰翳④，壯水之主，以制陽光⑤，故曰求其屬也。夫粗工褊淺，學未精深，以熱攻寒，以寒療熱。治熱未已，而冷疾已生；攻寒日深，而熱病更起。熱起而中寒尚在，寒生而外熱不除；欲攻寒則懼熱不前，欲療熱則畏寒又止。進退交戰⑥，危亟已臻⑦。豈知藏府之源，有寒熱温涼之主哉⑧？取心者不必齊以熱，取腎者不必齊以寒，但益心之陽，寒亦通行，强腎之陰，熱之猶可⑨。觀斯之故，或治熱以熱，治寒以寒，萬舉萬全，孰知其意⑩，思方智極⑪，理盡辭窮。嗚呼，人之死者豈謂命，不謂方士愚昧而殺之耶⑫？

注釋

① "寒之"句：意爲用寒藥而熱象仍在，應當滋補腎陰。

② "熱之"句：意爲用熱藥而寒象仍在，應當温養心陽。

③ 屬：此指病證的屬性。即屬陰（如"寒之"句）或屬陽（如"熱之"句）。

④ "益火"二句：意爲用温養心陽法消除陰寒之氣。火，指心陽。陰翳（yì 意），指陰寒之氣。

⑤ "壯水"二句：意爲用滋補腎陰法抑制陽亢之象。水，指腎陰。陽光，此指陰虚所致虚火内熱。

⑥ 進退：指上文"欲攻寒"、"欲療熱"。交：俱。《小爾雅・廣言》："交，俱也。"《玉篇・交部》："交，共也。"戰：害怕。《爾雅・釋詁下》："戰，懼也。"

⑦ 危亟（jí 及）：危急。亟，急。臻：達到。

⑧ 主：此謂主治。

⑨ "取心者"六句：意爲温養陽氣不必全用熱藥，祇要扶助心陽，裏寒即化；滋補陰液不必全用寒藥，祇要扶助腎陰，虚熱自退。"益心之陽，寒亦通行"上承"取心者不必齊以熱"，"强腎之陰，熱之猶可"上承"取腎者不必齊以寒"。齊，全部。

⑩ 孰：同"熟"。深入。

⑪ 方：周全。

⑫ 方士：指醫師。

譯文

《至真要大論》："用寒藥而熱象仍在的各種病證，應當滋補腎陰，用熱藥而寒象仍在的各種病證，應當温養心陽，這講的是推求病證的屬性。"

經文是説用温養心陽法來消除陰寒之氣，用滋補腎陰法來抑制陽亢之象，所以説是推求病證的屬性。粗疏的醫生狹隘淺薄，醫道不精深，祇知道用熱藥治療寒證，用寒藥治療熱證。治療熱證還未停止，寒象就已經出現；治療寒證時日長久，熱象便接着到來。熱象到來但内寒依然存在，寒象出現但外熱未曾消除；想治療寒證，但擔心熱象而不敢用藥，想治療熱證，但擔心寒象而停止用藥。寒熱互相搏結，危急的狀況已經出現。哪裏知道臟腑的病源，有寒熱温涼的不同主治呢？温養陽氣不必全用熱藥，祇要扶助心陽，裏寒也會消除；滋補陰液不必全用寒藥，祇要扶助腎陰，虚熱自然消除。分析其中的原因，有時用熱藥治療熱證，有時用寒藥治療寒證，治療就會取得效果，深入地了解其中的道理，思慮全面，含義深遠。啊，人們死亡的原因難道説是天命，而不認爲是醫生愚昧而殺害病人嗎？

課文簡析

第一則闡述陰陽二氣互根互用的關係，即陽之所生依乎陰，陰之所化賴乎陽，并説明春夏秋冬與晝夜晨昏皆應順從陰陽的規律。第二則從内外兩個方面點明致病之因，并指出唯能無欲無求方可無患，反映了作者的道家思想。第三則探討病機的寒熱虚實，認爲無論正治反治，都應當透過疾病的表象，辨明病機之所在，從而使氣血疏通，陰陽調適。第四則論説病證的陰陽屬性，根據《至真要大論》"諸寒之而熱者取之陰，熱之而寒者取之陽"的論點，提煉出"益火之源，以消陰翳，壯水之主，以制陽光"這一精辟治則，并對不明此理而導致嚴重後果的粗工加以批評。

參考資料

1.《素問》在唐有王啓玄之注，爲注釋之開山，注内有補經文所未及者，可謂有功先聖。

清代汪昂《素問靈樞類纂約注・序》

2.（王冰）所注排抉隱奥，多所發明。其稱"大熱而甚，寒之不寒，是無水也；大寒而甚，熱之不熱，是無火也。無火者不必去水，宜益火之源，以消陰翳；無水者不必去火，宜壯水之主，以鎮陽光"，遂開明代薛己諸人探本命門之一法，其亦深於醫理者矣。

清代紀昀等《四庫全書總目提要・子部十三・醫家類一》

（段逸山）

八十六　《夢溪筆談》五則

説明

本文選自《夢溪筆談》，據上海古籍出版社 1987 年《夢溪筆談校正》本排印。作者沈括，介紹見本書《良方・自序》"説明"。《夢溪筆談》共三十卷，包括《補筆談》三卷、《續筆談》一卷，因寫於夢溪園而得名。書分故事、辯證、樂律、象數、人事、官政、機智、藝文、書畫、技藝、器用、神奇、異事、謬誤、譏謔、雜志、藥議十七目，内容涉及天文、數學、物理、化學、生物、地質、地理、氣象、醫學、工程技術、文學、史事、音樂和美術等，總結了我國古代特别是北宋時期自然科學的光輝成就，詳細記載了勞動人民在科學技術上的卓越貢獻，闡述了作者在自然科學領域的諸多創造性的見解，給後人留下了一份寶貴的遺産，歷來受到國内外學者的重視。

（一）

古人藏書辟蠹用芸①。芸，香草也，今人謂之七里香者是也。葉類豌豆，作小叢生，其葉極芬香，秋後葉間微白如粉污②，辟蠹殊驗。南人採置席下③，能去蚤虱。予判昭文館時④，曾得數株於潞公家⑤，移植秘閣後⑥，今不復有存者。香草之類，大率多異名⑦：所謂蘭蓀⑧，蓀，即今菖蒲是也；蕙⑨，今零陵香是也；茝⑩，今白芷是也。

注釋

① 芸：香草名。亦稱芸香。多年生草本，有强烈氣味，可除蠹殺蟲，全草也可用爲通經、驅風藥。

② 污：沾污。

③ 南人：南方人。

④ 判：猶言兼職。唐、宋官制，以大兼小，即以高官兼較低職的官稱"判"。昭文館：掌管圖書經籍的館閣之一。

⑤ 潞公：即文彦博（公元 1006～1097 年），字寬夫，汾州介休（今屬山西）人，北宋大臣，前後任職約五十年，封潞國公。

⑥ 秘閣：歷代王朝宫中收藏珍貴圖書之處。

⑦ 大率（shuài 帥）：大抵。

⑧ 蘭蓀：菖蒲的别稱。亦稱白菖蒲。多年生水生草本，有香氣。其根狀莖可作藥用，爲芳香健胃劑。

⑨ 蕙：香草名。亦稱蕙草、熏草，俗名佩蘭。多年生草本，有奇香。全草可入藥。湖南零陵所産最爲著名，故又名零陵香。

⑩ 茝（zhǐ 止）：即白芷。多年生草本，有香氣，根可入藥，功用祛風解表，散濕止痛，消腫排膿。

（二）

王文正太尉氣羸多病①，真宗面賜藥酒一注瓶②，令空腹飲之，可以和氣血，辟外邪。文正飲之，大覺安健，因對稱謝。上曰：“此蘇合香酒也[③]。每一斗酒，以蘇合香丸一兩同煮[④]，極能調五臟，卻腹中諸疾[⑤]。每冒寒夙興[⑥]，則飲一杯。”因各出數榼賜近臣[⑦]。自此臣庶之家皆仿爲之[⑧]，蘇合香丸盛行於時。此方本出《廣濟方》[⑨]，謂之白术丸[⑩]，後人亦編入《千金》、《外臺》，治疾有殊效。予於《良方》叙之甚詳，然昔人未知用之。錢文僖公集《篋中方·蘇合香丸》注云[⑪]：“此藥本出禁中[⑫]，祥符中嘗賜近臣[⑬]。”即謂此也。

注釋

① 王文正：即王旦(公元957～1017年)，字子明，大名辛縣(今屬山東)人，北宋大臣，卒謚文正。太尉：此是對武官的尊稱。

② 真宗：指宋真宗趙恒，公元997～1022年在位。注瓶：酒注子。

③ 蘇合香酒：蘇合香丸和酒合製而成的藥酒。

④ 蘇合香丸：用蘇合香油與其他藥物配製而成的丸藥，具有通竅理氣、開鬱辟穢的功用。

⑤ 卻：驅除。

⑥ 夙(sù素)：早。興：起。

⑦ 榼(kē科)：古代盛酒或貯水的器具。

⑧ 庶：民衆。

⑨ 廣濟方：唐玄宗開元十一年(公元723年)頒布的醫方書。

⑩ 白术(zhú竹)丸：因蘇合香丸中含有白术，故稱。

⑪ 錢文僖：即錢惟演，字希聖，臨安(今屬浙江)人，吴越王錢俶之子，北宋詩人，官至工部尚書，後因事免職，卒謚文僖。篋中方：書名。原書已佚，其方散見於《本草綱目》。

⑫ 禁中：宫中。

⑬ 祥符：宋真宗年號，公元1008～1016年。

(三)

湯、散、丸各有所宜。古方用湯最多，用丸、散者殊少。煮散[①]，古方無用者，唯近世人爲之。大體欲達五臟四肢者莫如湯，欲留膈胃中者莫如散，久而後散者莫如丸。又無毒者宜湯，小毒者宜散，大毒者須用丸。又欲速者用湯，稍緩者用散，甚緩者用丸。此其大概也。近世用湯者全少，應湯皆用煮散[②]。大率湯劑氣勢完壯，力與丸、散倍蓰[③]。煮散者一啜不過三五錢極矣，比功較力，豈敵湯勢[④]？然湯既力大，則不宜有失消息[⑤]。用之全在良工，難可以定論拘也。

注釋

① 煮散：藥物加工的方法之一。即散劑加水煮湯，去渣服用。

② 應湯：謂應當用湯劑。《良方》“應湯”後有“者”字。

③ 倍蓰(xǐ徙)：謂增加幾倍。蓰，五倍。

④ 敵：抵得上。

⑤ 消息：斟酌。

(四)

古法採草藥多在二月、八月，此殊未當。但二月草已芽[①]，八月苗未枯，採掇者易辨識耳，在藥則未爲良時。大率用根者，若有宿根[②]，須取無莖葉時採，則津澤皆歸其根。欲驗之，但取蘆菔、地黄輩觀[③]：無苗時採，則實而沉；有苗時採，則虚而浮。其無宿根者，即候苗成而未有花時採，則根生已足而又未衰。如今之紫草[④]，未花時採[⑤]，則根色鮮澤，花過而採，則根色黯惡[⑥]，此其效也。用葉者，取葉初長足時；用芽者，自從本説；用花者，取花初敷時[⑦]；用實者，成實時採。皆不可限以時月。

緣地氣有早晚[⑧]，天時有愆伏[⑨]。如平地三月花者，深山則四月花。白樂天《游大林寺》

詩云[⑩]："人間四月芳菲盡[⑪]，山寺桃花始盛開。"蓋常理也。此地勢高下之不同也。如筀竹笋[⑫]，有二月生者，有三四月生者，有五月方生者，謂之晚筀；稻有七月熟者，有八九月熟者，謂之晚稻。一物同一畦之間[⑬]，自有早晚。此物性之不同也。嶺嶠微草[⑭]，淩冬不凋[⑮]；并汾喬木[⑯]，望秋先隕[⑰]。諸越則桃李冬實[⑱]，朔漠則桃李夏榮[⑲]。此地氣之不同也。一畝之稼，則糞漑者先芽[⑳]；一丘之禾，則後種者晚實。此人力之不同也。豈可一切拘以定月哉？

注釋

① 芽：此謂發芽。

② 宿根：隔年生長的根。

③ 蘆菔(fú 扶)：即蘿蔔。子可入藥。地黄：其根爲生地，清熱凉血藥。輩：類。

④ 紫草：根可入藥，爲清熱凉血藥。

⑤ 花：此謂開花。

⑥ 黯(àn 暗)惡：顏色灰暗。

⑦ 敷：開放。

⑧ 緣：因爲。土氣：指地氣。

⑨ 愆(qiān 千)伏：氣候失常。冬天不冷稱愆陽，夏季不熱叫伏陰。

⑩ 白樂天：唐代著名詩人白居易，字樂天。《游大林寺》後兩句是："長恨春歸無覓處，不知轉入此中來。"

⑪ 芳菲：花草。

⑫ 筀(guì 桂)：竹名。

⑬ 畦(qí 其)：田園中分成的小區。

⑭ 嶺嶠：五嶺的别稱。此指位於江西、湖南、廣東、廣西等地邊境的大庾、騎田、都龐、萌者、越城五嶺。

⑮ 淩：越過。

⑯ 并汾：并州和汾州。在今山西的太原與臨汾一帶。此泛指我國北方。

⑰ 望：接近。隕：墜落。

⑱ 諸越：猶百越。江、浙、閩、粤之地，皆爲越族所居，故稱百越。此泛指我國南方。

⑲ 朔漠：北方沙漠地帶。此泛指我國北方。朔，北方。榮：開花。

⑳ 糞：此謂施肥。

(五)

藥有用根，或用莖葉，雖是一物，性或不同，苟未深達其理，未可妄用。如仙靈脾[①]，《本草》用葉，南人卻用根；赤箭[②]，《本草》用根，今人反用苗。如此未知性果同否？如古人遠志用根[③]，則其苗謂之小草；澤漆之根，乃是大戟[④]；馬兜鈴之根，乃是獨行[⑤]。其主療各别。推此而言，其根苗蓋有不可通者。如巴豆能利人[⑥]，唯其殼能止之；甜瓜蒂能吐人[⑦]，唯其肉能解之；坐拏能懵人[⑧]，食其心則醒；楝根皮瀉人[⑨]，枝皮則吐人；邕州所貢藍藥[⑩]，即藍蛇之首[⑪]，能殺人，藍蛇之尾能解藥[⑫]；鳥獸之肉皆補血，其毛角鱗鬣皆破血[⑬]；鷹鸇食鳥獸之肉[⑭]，雖筋骨皆化，而獨不能化毛。如此之類甚多，悉是一物而性理相反如此。山茱萸能補骨髓者[⑮]，取其核温澀能秘精氣[⑯]，精氣不泄，乃所以補骨髓。今人或削取肉用，而棄其核，大非古人之意。如此皆近穿鑿[⑰]。若用《本草》中主療，衹當依本説；或别有主療改用根莖者，自從别方。

注釋

① 仙靈脾：即淫羊藿。助陽藥。

② 赤箭：即天麻。平肝息風藥。

③ 遠志：養心安神藥。

④ “澤漆”二句：澤漆與大戟是兩種不同的植物，藥用功效亦有别。澤漆爲利水滲濕藥，大戟爲峻下逐水藥。

⑤ “馬兜鈴”二句：馬兜鈴爲止咳平喘藥，其根又名青木香。

⑥ 巴豆：峻下逐水藥。利人：使人瀉下。

⑦ 甜瓜蒂：涌吐藥。吐人：使人涌吐。

⑧ 坐拿：據《本草綱目》卷十七載，坐拿草産於江西永豐等地，辛熱有毒，爲生金祛風藥。懵（měng 猛）人：使人昏迷。

⑨ 楝（liàn 練）：楝樹。亦稱苦楝。産於四川等地，又稱川楝。其果實川楝子爲理氣藥。

⑩ 邕（yōng 擁）州：今廣西壯族自治區南寧市。貢：進獻。古代指把物品獻給天子。《廣雅・釋言》：“貢，獻也。”

⑪ 藍蛇：相傳爲廣西一帶所産的一種毒蛇。

⑫ 解藥：此謂解除藍蛇之首毒性的藥。

⑬ 鬣（liè 獵）：獸頸上的長毛。

⑭ 鸇（zhān 沾）：猛禽的一種。

⑮ 山茱萸：爲收斂藥。

⑯ 秘：閉藏。

⑰ 穿鑿：牽强附會。

課文簡析

第一則選自《辯證》。記載芸香的形態，强調其所具辟蠹去蚤虱的功用，并指出香草之類多有異名。第二則選自《人事》。記載蘇合香酒的配伍與功用以及蘇合香丸盛行的原因與出處。後三則均選自《藥議》。第三則從藥物作用於人體的部位、藥物毒性的大小有無、藥物發揮作用的時間等方面，説明湯、散、丸各有其所宜，應根據具體病情選用，并指出湯劑比散劑、丸劑力大，使用時尤應注意。第四則指出採藥不可拘限於固定的時間，而應當根據藥用的部分以及地勢的高下、物性的特點、地理的位置、栽種的情況等條件而靈活掌握，否定專在二月、八月採藥的舊説，具有樸素的辯證思想。通俗流暢的語言和排偶手法的運用，使文章簡潔而生動。第五則通過諸多藥例，説明雖然同屬一物，但由於部位不同，其性能就有差異，療效也便有别，具體運用時應有科學依據，而不能牽强附會。

參考資料

予退處林下，深居絶過從，思平日與客言者，時紀一事於筆，若有所晤言。蕭然移日，所與談者，唯筆硯而已，謂之筆談。聖謨國政及事近宫省，皆不敢私紀。至於系當日士大夫毁譽者，雖善亦不欲書，非止不言人惡而已。所録山間木蔭，率意談噱，不係人之利害者，下至閭巷之言，靡所不有，亦有得於傳聞者。其間不能無缺，謬以之爲言則甚卑，以予爲無意於言可也。

沈括《夢溪筆談・序》

（段逸山）

八十七　驚　風

説明

本文選自《小兒藥證直訣》卷上，據清光緒十七年（公元 1891 年）周學海互校本排印。作者錢乙（公元 1032～1113 年），字仲陽，祖籍錢塘（今浙江杭州），曾祖時北遷，定居鄆州（今山東東平），宋代著名兒科學家。父錢穎，善醫，精於針灸。錢乙三歲時母亡，其父棄家東游海上不返。姑父吕氏哀而收乙爲養子，吕氏業醫，乙自幼從之學，於醫書無所不覽，精通本草，尤擅兒科，爲方不偏執一家，不拘泥古法，時出新意，而卒與古法相合。神宗元豐年間（公元

1078～1085年)奉詔至京師,治愈長公主之女疾,授翰林醫學。次年又以黄土湯治愈皇子瘈瘲之疾,擢爲太醫丞,賜紫衣金魚。其事詳見本書《錢仲陽傳》。錢氏生前著有《傷寒論指微》五卷、《嬰孺論》百篇、《小兒方》八卷,均佚。其門人閻孝忠廣收錢氏方論及其臨證心得治驗,整理成《小兒藥證直訣》。此書是我國現存最早的、具有系統理論的兒科專著,對後世兒科學乃至整個中醫學術理論影響甚大,至今爲學者所重。全書分爲三卷:上卷論述小兒脈證診療;中卷記録錢氏二十三則兒科驗案;下卷羅列兒科諸驗方。

急　驚

因聞大聲或大驚而發搐①,發過則如故,此無陰也②,當下,利驚圓主之③。

小兒急驚者④,本因熱生於心,身熱,面赤,引飲,口中氣熱,大小便黄赤,劇則搐也。蓋熱甚則風生⑤,風屬肝⑥,此陽盛陰虚也,故利驚圓主之,以除其痰熱。不可與巴豆及温藥大下之⑦,恐蓄虚熱不消也。小兒熱痰客於心胃,因聞聲非常⑧,則動而驚搐矣。若熱極,雖不因聞聲及驚,亦自發搐。

注釋

① 搐:驚風八候(搐、搦、掣、顫、反、引、竄、視)之一。以四肢伸縮抽動,伴十指開合,兩手握拳爲特徵。

② 此無陰:謂這種情況没有屬陰證的,皆屬陽證。

③ 利驚圓:方劑名。《小兒藥證直訣》方。由青黛、輕粉、牽牛末、天竺黄組成,白麵糊圓,薄荷湯下。圓,即丸。爲避宋欽宗趙桓之嫌名而改。

④ 急驚:病證名。驚風的一種證型。以發病急驟,且具有驚、風、痰、熱四證爲特徵。明·丁鳳《醫方集宜》曰:"急驚之證,其發猛惡,忽然牙關緊急,壯熱涎潮,竄視反張,抽搦搖頭,口中熱氣,頰赤唇紅,紋青脈數,小便濇黄。蓋因内有積熱,外受風寒,心受熱而積驚,肝生風而發搐,以致痰涎壅塞,口噤無知。"

⑤ 熱甚則風生:意爲熱邪熾盛,燔灼肝經而致風證。風,指"内風"或"肝風"中的實證,一般具有震顫、眩暈、抽搐等症。

⑥ 風屬肝:意爲風證的出現多與肝臟的病變相關。《素問·至真要大論》有"諸風掉眩,皆屬於肝"之説。

⑦ 巴豆:攻下藥,辛、熱,大毒。温藥:與巴豆功效相類的温熱攻下藥。如硫黄、續隨子等。

⑧ 聞聲非常:聽到異常的聲音。

慢　驚

因病後,或吐瀉,脾胃虚損,遍身冷,口鼻氣出亦冷,手足時瘈瘲①,昏睡,睡露睛,此無陽也②,栝蔞湯主之③。

凡急、慢驚④,陰陽異證⑤,切宜辨而治之。急驚合凉瀉⑥,慢驚合温補。世間俗方多不分别,誤小兒甚多。又小兒傷於風冷,病吐瀉,醫謂脾虚⑦,以温補之,不已;復以凉藥治之,又不已;謂之本傷風,醫亂攻之,因脾氣即虚⑧,内不能散⑨,外不能解⑩。至十餘日,其證多睡,露睛,身温。風在脾胃,故大便不聚而爲瀉⑪。當去脾間風,風退則利止,宣風散主之⑫,後用史君子圓補其胃⑬。亦有諸吐利久不差者,脾虚生風而成慢驚⑭。

注釋

① 瘈瘲(chì zòng赤縱):病證名。又作"瘛瘲"或"瘲瘲"。俗稱抽風,是小兒驚風的一種證狀,表現爲手足伸縮交替,抽動不已。《傷寒明理論》卷三:"瘈者筋脈急也,瘲者筋脈緩也;急者則引而縮,緩者則縱而伸。或縮或伸,動而不止者,名曰瘈瘲。"

② 此無陽:謂這種情況没有屬陽證的,皆屬陰證。

③ 栝蔞湯:方劑名。《小兒藥證直訣》方。由栝蔞根、白甘遂組成,炒焦研末,煎麝香薄荷湯調下。主治小兒脾虚慢驚。

④ 慢驚:病證名。又名天吊風。多見於大病、久病之後,亦有因小兒體弱,一病就成慢驚者。臨床以發

病緩慢，無熱，面色淡白或青，神疲嗜睡，睡則露睛，緩緩抽搐，時發時止爲主證。

⑤ 陰陽異證：謂急驚、慢驚有陰證、陽證之不同。急驚屬陽證。

⑥ 合：應當。

⑦ 脾虚：病證名。指脾氣虚或脾陰不足。可見嘔吐、泄瀉等證。但驚風初起的吐瀉，多由食厥引起，而非由脾虚所致，故不當温補。

⑧ 因：於是。

⑨ 内不能散：謂不能祛散内風。

⑩ 外不能解：謂不能清解外熱。

⑪ 不聚：不成形。

⑫ 宣風散：方劑名。《小兒藥證直訣》方。由檳榔、陳皮、甘草、牽牛子組成，蜜湯調服。

⑬ 史君子圓：方劑名。《小兒藥證直訣》方。由厚樸、炙甘草、訶子肉、青黛、陳皮、史君子組成，米飲化。

⑭ 脾虚生風：指脾虚引起内風的病機與證候。多由吐瀉或藥餌損脾所致。證見手足微有抽搐，伴肢體逆冷，口鼻氣微，昏睡露睛等。

課文簡析

宋以前，驚風多淆同於癲癇。本文首創"驚風"專名，并分爲"急驚"、"慢驚"兩類，分别詳述其病因病機，臨床證狀及方藥治療。更將兩類驚風進行鑒别診斷，認爲急驚屬陽證，其證狀表現爲熱爲實；慢驚屬陰證，其證狀表現爲寒爲虚。治療上，急驚當以凉瀉爲主，慢驚當以温補爲主。

參考資料

1. 余平生刻意方藥，察脈按證雖有定法，而探源應變，自謂妙出意表。蓋脈難以消息求，證不可言語取者，襁褓之嬰，孩提之童，尤甚焉！故專一爲業，垂四十年。因緣遭遇，供奉禁掖，累有薄效，誤被恩寵。然小兒之疾，陰陽癇爲最大，而醫所罩思，經有備論。至於斑疹之候，蔑然危惡，與驚搐、傷寒、二癇大同而用藥甚異，投劑小差，悖謬難理，而醫者恬不爲慮。比得告歸里中，廣川及之出方一帙示予，予開卷而驚嘆曰："是予平昔之所究心者，而予乃不言傳而得之。"予深嘉及之少年藝術之精，而有愜素所願以授人者，於是輒書卷尾焉。時元祐癸酉拾月丙申日。翰林醫官太醫丞賜紫金魚袋錢乙題。

宋・錢乙《小兒藥證直訣》後序

2. 醫之爲藝誠難矣，而治小兒爲尤難。自六歲以下，黄帝不載其説，始有《顱顖經》，以占壽夭死生之候。則小兒之病，雖黄帝猶難之，其難一也。脈法雖曰八至爲和平，十至爲有病，然小兒脈微難見，醫爲持脈，又多驚啼，而不得其審，其難二也。脈既難憑，必資外證。而其骨氣未成，形聲未正，悲啼喜笑，變態不常，其難三也。問而知之，醫之工也。而小兒多未能言，言也未足取信，其難四也。臟腑柔弱，易虚易實，易寒易熱，又所用多犀、珠、龍、麝，醫苟難辨，何以已疾？其難五也。種種隱奥，其難固多。余嘗致思於此，又目見庸醫妄施方藥而殺之者，十常四五，良可哀也！蓋小兒治法，散在諸書，又多出於近世臆説，汗漫難據，求其要妙，豈易得哉？太醫丞錢乙，字仲陽，汶上人。其治小兒，該括古今，又多自得，著名於時。其法簡易精審，如指諸掌。先子治平中登第，調須城尉識之。余五六歲時，病驚疳癖瘕，屢至危殆，皆仲陽拯之良愈。是時仲陽年尚少，不肯輕傳其書。余家所傳者，才十餘方耳！大觀初，余筮仕汝海，而仲陽老矣。於親友間始得説證數十條。後六年，又得雜方，蓋晚年所得益妙。比於京師，復見别本。然旋著旋傳，皆雜亂，初無紀律，互有得失，因得參校焉。其先後則次之，重複則削之，譌謬則正之，俚語則易之。上卷脈證治法，中卷記嘗所治病，下卷諸方，而書以全。於是古今治小兒之法，不可以加矣。余念博愛者，仁者之用心，幼幼者，聖人之遺訓，此惠可不廣耶！將傳之好事者，使幼者免横夭之苦，老者無哭子之悲，此余之志也。因以明仲陽之術於無窮焉。宣教郎大梁閻季忠序。

《小兒藥證直訣・原序》

3. 臣等謹按：《小兒藥證直訣》三卷，宋大梁閻季忠所編錢乙方論也。乙，字仲陽，東平人，官至太醫院丞，事迹具《宋史・方技傳》。乙在宣和間，以巫方氏《顱顖經》治小兒，甚著於時。故季忠集其舊法，以爲此書。上卷論證，中卷爲醫案，下卷爲方。陳振孫《書録解題》，馬端臨《文獻通考》並著録。明以來舊本久佚，惟雜見諸家醫書中。今從《永樂大典》内掇拾排纂，得論證四十七條，醫案二十三條，方一百一十有四，各以類編，仍爲三卷。又得閻季忠《序》一篇，劉跂所作《錢仲陽傳》一篇，並冠簡端，條理秩然，幾還其舊，疑當時全部收入，故無大佚脱也。小兒經方，千古罕見，自乙始别爲專門，而其書亦爲幼科之鼻祖。後人得其緒論，往往有回生之功。如六味丸方，本後漢張機《金匱要略》所載崔氏八味丸方，乙以爲小兒純陽，無煩益火，除去肉桂、附子二味，以爲幼科補劑。明薛己承用其方，遂爲直補真陰之聖藥。其斟酌通變，動契精微，亦可以概見矣。閻季忠，《永樂大典》作閻孝忠，然《書録解題》及《通考》皆作孝忠，疑《永樂大典》爲傳寫之譌，今改從諸家作季。劉跂，字斯立，東平人，摯之子也。有《學易集》，别著録所撰乙《傳》與《宋史·方技傳》略同，蓋《宋史》即據此《傳》爲藍本云。乾隆四十五年十一月恭校上。總纂官内閣學士臣紀昀　光録寺卿臣陸錫熊　纂修官翰林院編修臣王嘉會

武英殿聚珍本《小兒藥證直訣》提要

4. 學海初讀武英殿聚珍本《小兒藥證直訣》一書，仰見天子撫育至德，被及萌芽，豈第宣聖少懷之義。而當日諸臣搜采之勤，亦可謂能上體皇仁，而不遺餘力者矣。急將付梓，以廣其傳，庶幾薄海呱呱脱於夭枉，亦儒生窮居草野，宣布德意，上酬高厚之一端也。旋復於書肆得所爲仿宋刻者，其次第顛異，而後附有閻季忠《小兒方》，董汲《斑疹方》各一卷。夫當諸臣搜采之日，天下藏書之家莫不争獻秘笈，卒未得是書真本，而今乃復現於世，豈非古人精氣有不可磨滅者歟？是書原刻閻名作孝忠，真訣作直訣，今未敢易也。聚珍本往往有閻氏方論誤入錢書者，今依宋本，則各得其所矣。其藥味分量間有不同，今各注於本方之末。至《薛氏醫案》本已爲薛氏所亂，不足引證云。光緒十七年辛卯長夏内閣中書周學海謹記

清·周學海互校本《小兒藥證直訣》序

（張如青）

八十八　按　摩★

説明

本文選自《聖濟總録》卷四，據1962年人民衛生出版社排印本。《聖濟總録》二百卷，宋徽宗時朝廷拿出内府所收藏的禁方秘論，又詔集海内名醫獻方，纂集而成。上下凡二百餘卷，始終幾二百萬言，收方二萬餘首。逐病分門，門各有方；據經立論，論皆有統。首之以風痰之變動，終之以神仙之服餌，至於俞穴、經絡、祝由、符禁，無不悉備，集北宋以前醫藥之大成。書始成於政和年間，汴京破後，隨内府圖籍北行，南宋未有此本，故宋志不載。元大德四年，集賢學士焦惠校序，稱"始成於政和，重刊於大定"。今時所傳爲清朝乾隆五十三年震澤汪鳴珂校刻本，其友程勛多方訪覓，尚缺一百九十五、一百九十九、二百三卷。

可按可摩，時兼而用[①]，通謂之按摩。按之弗摩，摩之弗按。按止以手，摩或兼以藥[②]。曰按曰摩，適所用也[③]。《血氣形志論》曰[④]："形數驚恐，經絡不通，病生於不仁，治之以按摩[⑤]。"此按摩之通謂也[⑥]。《陰陽應象論》曰[⑦]："其慓悍者，按而收之[⑧]。"《通評虚實論》曰[⑨]："癰不知所，按之不應，乍來乍已[⑩]。"此按不兼於摩也。華佗曰[⑪]："傷寒始得一日在皮膚，當膏摩火灸即愈[⑫]。"此摩不兼於按，必資之藥也[⑬]。世之論按摩，不知析而治之[⑭]，乃合導引而解之。夫不知析而治之，固已疎矣[⑮]；又合以導引，益見其不思也[⑯]。

大抵按摩法，每以開達、抑遏爲義[⑰]。開達則壅蔽者以之發散[⑱]，抑遏則慓悍者有所歸宿[⑲]。是故按一法也，有施於病之相傳者[⑳]，有施於痛而痛止者，有施於痛而無益者，有按之而痛甚者，有按之而快然者[㉑]，槩得陳之[㉒]。風寒客於人，毫毛畢直，皮膚閉而爲熱[㉓]，或痹不仁而腫痛[㉔]，既傳於肝，脅痛出食，斯可按也[㉕]。肝傳之脾，名曰脾風，發癉，腹中熱，煩心出黄，斯可按也[㉖]。脾傳之腎，名曰疝瘕，少腹寃熱而痛，出白，一名爲蠱，斯可按也[㉗]。前所謂施於病之相傳有如此者。寒氣客於脈外，則脈寒，寒則縮踡，縮踡則脈絡急，外引小絡，卒然

爲痛，又與熱氣相薄，則脈滿而痛，脈滿而痛，不可按也㉘。寒氣客於腸胃之間、膜原之下，血不得散，小絡引急，是痛也，按之則血氣散而痛止㉙。迨夫客於俠脊之脈，其藏深矣，按不能及，故按之爲無益也㉚。風雨傷人，自皮膚入於大經脈，血氣與邪并客於分腠間，其脈堅大，若可按也，然按之則痛甚㉛。寒濕中人，皮膚不收，肌肉堅緊，榮血泣，衛氣除，此爲虚也，虚則聶辟氣乏，惟按之則氣足以温之，快然而不痛㉜。前所謂按之痛止、按之無益、按之痛甚、按之快然，有如此者。夫可按不可按若是，則摩之所施，亦可以理推矣㉝。

養生法：凡小有不安，必按摩挼捺㉞，令百節通利，邪氣得泄。然則，按摩有資於外㉟，豈小補哉？摩之别法，必與藥俱㊱，蓋欲浹於肌膚㊲，而其勢駃利㊳。若瘰傷寒以白膏摩體㊴，手當千遍，藥力乃行。則摩之用藥，又不可不知也。

注釋

① 時：有時。

② 兼以藥：謂摩的時候同時使用藥膏。

③ 適：適應。所用：指施治的疾病。

④ 血氣形志：《素問》卷七第二十四篇篇名。

⑤ “形數”四句：謂人體屢次受到驚恐，氣并神散，經絡不通，則生肢體木麻不覺的疾病，治療的方法是按摩。形，謂形體。數，屢次。不仁：麻木；失去知覺。《素問・血氣形志》“按摩”下尚有“醪藥”。王冰注：“驚則脈氣并，恐則神不收，脈并神游，故經絡不通而爲不仁之病矣。夫按摩者，所以開通閉塞，導引陰陽”。醪藥者，所以養正祛邪，調中理氣。故方之爲用，宜以此焉。醪藥，謂酒藥也。不仁，謂不應其用，則瘰痹矣。”

⑥ 通謂：通稱。

⑦ 陰陽應象論：即《陰陽應象大論》，《素問》卷二第五篇篇名。

⑧ “其慓”二句：謂對那迅疾猛烈的邪氣，應當用按法收斂它。慓（piāo 飄）悍，迅疾猛烈。王冰注：“慓，疾也。悍，利也。氣候疾利，則按之使收斂也。”

⑨ 通評虚實論：《素問》卷八第二十八篇篇名。

⑩ “癰不”三句：謂臃腫不知其處，用按法按之手下無反應，忽來忽止。所，處所。乍，忽然。已，止。王冰注：“但覺似有癰疽之候，不的知發在何處，故按之不應手也。乍來乍已，言不定痛一處也。”

⑪ 華佗曰：引文見《外臺秘要》卷一。

⑫ “傷寒”二句：謂傷寒開始得病第一天，邪在皮膚，應當使用兼用藥膏的摩法或火灸便可治愈。

⑬ 資：借助。用作動詞。資之藥，謂助之以藥膏。

⑭ 析：分開。治：研究。

⑮ 疎：“疏”的異體字。粗疏。

⑯ 益：更加。不思：不加思索。

⑰ 開達：開通暢達。王冰注：“夫按摩者，所以開通閉塞，引導陰陽”。抑遏：壓抑遏制。

⑱ 壅蔽：壅塞蔽阻。以之：因此。

⑲ 歸宿：謂病邪收斂。

⑳ 相傳：謂病邪的傳變。如下文“風寒客於人”“傳於肝”，“肝傳之脾”，“脾傳之腎”等。

㉑ 快然：痛快。

㉒ 槩：“概”的異體字。一概。陳：陳述。

㉓ “風寒”三句：《素問・玉機真藏論》：“是故風者百病之長也，今風寒客於人，使人毫毛畢直，皮膚閉而爲熱，當是之時，可汗而發也。”。客，侵入。毫毛畢直：汗毛全都直立。

㉔ “或痹”句：《素問・玉機真藏論》：“或痹不仁腫痛，當是之時，可湯熨及火灸刺而去之。”

㉕ “既傳”三句：《素問・玉機真藏論》：“弗治，病入舍於肺，名曰肺痹，發咳上氣。弗治，肺即傳而行之肝，病名曰肝痹，一名曰厥，脅痛出食，當是之時，可按若刺耳。”王冰注：“肝厥陰脈從少腹屬肝絡膽，上貫鬲

布脅肋，循喉嚨之後，上入頏顙，故脅痛。而食入腹則出，故曰出食。”脅痛出食，脅肋疼痛，嘔吐食物。斯：此。

㉖“肝傳”六句：《素問·玉機真藏論》：“弗治，肝傳之脾，病名曰脾風，發癉，腹中熱，煩心出黄，當此之時，可按可藥可浴。”王冰注：“脾之爲病，善發黄癉，故發癉也。脾太陰脈入腹屬脾絡胃，上鬲俠咽喉連舌本散舌下；其支别者復從胃别上鬲注心中，故腹中熱而心煩，出黄色於便瀉之所也。”脾風，脾受風邪之症。癉，黄癉。出黄，大小便色黄。

㉗“脾傳”六句：《素問·玉機真藏論》：“弗治，脾傳之腎，病名曰疝瘕，少腹冤熱而痛，出白，一名曰蠱，當此之時，可按可藥。”王冰注：“腎少陰脈，自股内後廉貫脊屬腎絡膀胱。故少腹冤熱而痛，溲出白液也。冤熱内結，消鑠脂肉，如蟲之食，日内損削，故一名蠱。”疝（shàn 訕）瘕（jiǎ 假），風邪入裏化熱所致病症。冤熱，鬱熱。段玉裁《説文解字注》：“冤之言鬱。”出白，小便白濁。蠱（gǔ 鼓），《説文》：“蠱，腹中蟲也。”此指疝瘕。

㉘“寒氣客於脈外”十句：《素問·舉痛論》：“寒氣客於脈外則脈寒，脈寒則縮踡，縮踡則脈絀急，絀急則外引小絡，故猝然而痛，得炅則痛立止，因重中於寒，則痛久矣。”王冰注：“脈左右環，故得寒則縮踡而絀急，縮踡絀急則衛氣不得通流，故外引於小絡脈也。衛氣不入，寒内薄之，脈急不縱，故痛生矣。得熱則衛氣復行，寒氣退辟，故痛止。炅，熱也。止，已也。”縮踡，收縮蜷曲。急，謂拘急。薄，通“搏”。

㉙“寒氣客於腸胃”六句：《素問·舉痛論》：“寒氣客於腸胃之間，膜原之下，血不得散，小絡急引故痛，按之則血氣散，故按之痛止。”王冰注：“膜，謂鬲間之膜。原爲鬲肓之原。血不得散，謂鬲肓之中小絡脈内血也。絡滿則急，故牽引而痛生也。手按之，則寒氣散，小絡緩，故痛止。”膜原，膈膜之原系。

㉚“迫夫”四句：《素問·舉痛論》：“寒客於俠脊之脈，則深按之不能及，故按之無益也。”王冰注：“俠脊之脈者，當中督脈也，次兩旁足太陽脈也。督脈者循脊裏，太陽者貫膂筋，故深按之不能及也。若按當中則膂節曲，按兩旁則膂筋蹙合，曲與蹙合，皆衛氣不得行過，寒氣益聚而内畜，故按之無益。”

㉛“風雨”六句：《素問·調經論》：“風雨之傷人也，先客於皮膚，傳入於孫絡，孫絡滿則傳入於絡脈，絡脈滿則輸於大經脈，血氣與邪并客於分腠之間，其脈堅大，故曰實。實者外堅充實，不可按也，按之則痛。”

㉜“寒濕”九句：《素問·調經論》：“寒濕之中人也，皮膚不收，肌肉堅緊，榮血泣，衛氣去，故曰虚。虚者聶辟氣不足，按之則氣足以温之，故快然而不痛。”王冰注：“聶，謂聶皺。辟，謂辟叠也。”新校正曰：“《甲乙經》作‘攝辟’，《太素》作‘懾辟’。”吴昆注：“聶，皺也。辟，叠也。言皮膚皺叠也。”張琦《素問釋義》：“聶辟，怯弱恐懼之意。此言生於陽者，有虚實之不同。”不收，不能收斂。全元起曰：“不收，不仁也。”泣，澀；滯澀不利。聶辟，謂屈曲，形容氣短之狀。

㉝以理推：以此道理類推。此衹論述按法之用，摩法之用可以據此理類推而得。

㉞挼（nuó 挪）捺（nà 納）：揉搓按壓。《説文》：“挼，推也，一曰：兩手相切摩也。”《玉篇》：“捺，搦也。”《廣韵》：“捺，手按。”徐珂《大受堂札記》：“按摩爲醫術之一，按捺或撫摩人之身體，調節筋肉之緩急，以助血液循環。”

㉟有資於外：從外部對身體有幫助。資，助。外，指身體外部。謂在體外施手法，與内服相對。

㊱俱：同時施用。

㊲浹（jiā 夾）：通透。

㊳駃：同“快”。

㊴瘵：“療”的異體字。

譯文

可以單用按法，也可以單用摩法，有時兩法并用，通稱它爲按摩。按的時候不摩，摩的時候不按。按法衹用手，摩法有時兼用藥。是用按法還是用摩法，隨所適用的病證而用。《素問·血氣形志》説：“形體多次受驚恐，經絡不通暢，疾病出現麻木没知覺，用按摩法治它。”這裏是通稱按摩。《素問·陰陽應象大論》説：“那疾猛之氣，按住收斂它。”《素問·通評虚實論》説：“癰生不知其處，按它也不應手，忽然來忽然止。”這些是衹按法不兼有摩法。華佗説：

“傷寒始得一日在皮膚，當膏摩火灸即愈。”這是摩法不兼有按法，必須借助於藥膏。世上講按摩的人，不知道分開來研究，却和導引合起來解釋。不知道分開來研究，本來已經是够粗疏的了；又和導引合起來，更加看出他的不加思索了。

大體上按摩法常用“開通”、“抑制”作解釋。開通就壅遏閉塞的疾病因此得以發散，抑制就疾猛悍利的邪氣有歸宿的地方。因此按法這一種方法，有用在相傳變的疾病的，有用在疼痛之病疼痛止住的，有用在疼痛之病却無效的，有按後疼痛更重的，有按後痛快的，都是能解釋的。風寒之邪侵襲人體，使人體毫毛竪起，皮膚毛孔閉密因而發熱，有的是麻痹没知覺、腫痛，病邪傳到肝臟，便脅部疼痛，嘔吐食物，這是可以用按法的。肝臟之邪傳於脾臟，稱爲脾風，發熱，腹中有熱，心中煩躁，大小便色黄，這是可以按的。脾臟之邪傳給腎臟，稱爲疝瘕，小腹部有鬱熱而且疼痛，小便白濁，又名蠱證，這是可以按的。前邊説的“有用在相傳變的疾病的”，有如同以上這些情况。寒邪客居在經脈之外，便經脈寒冷，經脈寒冷便收縮蜷曲，收縮蜷曲便絡脈緊急向外牽引小絡，突然間作痛，又和熱氣相搏，就經脈脹滿而疼痛，經脈脹滿而疼痛，是可以按的。寒邪客居在腸胃中間、膜原的下邊，血液不能疏散，小絡牽引緊急，這種疼痛，按以後就血氣疏散，疼痛停止。等到邪氣客居在夾脊兩旁的經脈，它的隱藏很深了，按法不能觸及它，所以按是無效的。風雨之邪傷害人體，從皮膚進入大經脈，血氣和邪氣同客居在分肉腠理中間，它的脈象堅而且大，好像是可以按的，但是按它便疼痛加重。寒濕之邪侵入人體，皮膚麻木不覺，肌肉堅硬緊急，營血澀滯，衛氣消除，這是虛證，虛就氣短。衹有按則氣足而温暖，所以痛快而不再疼痛。前邊所講的“按後疼痛止住的”、“按後無效的”、“按後疼痛加重的”、“按後痛快的”，有如同以上這些情况。可以用按法和不可以用按法便如此複雜，那麽摩法的所施用，也就可以用這個道理來類推了。

《養生法》説：“凡是稍微有些不舒服，一定要按摩揉搓，使身體所有關節通暢，邪氣能够疏泄。”如此説來，按法摩法能從外部有助於人體，難道是小的補益嗎？摩法的另一種方法，必須和藥膏同用，大概是希望浸潤皮膚肌肉，因而它的效力快捷。例如治療傷寒用白膏摩身體，手法應當摩千遍，藥力才通行。如此摩法的使用藥膏，又是不能不了解的。

課文簡析

本文系統地論述了具有悠久歷史的按摩療法的特點、治病機理、適應病症及其重大意義，是一篇關於按摩的重要文獻。第一段，首先指出“按”與“摩”是兩種方法，可以兼而用之，也可以分而用之；第二段，指出按摩療法治病的機理在於“開達”與“抑遏”，及其適應病症；第三段，指出按摩療法的重要意義，以及加藥膏摩的特點。

參考資料

1. 朕憫大道之鬱滯，流俗之積習，斯民之沉痼，庸醫之妄作，學非精博，識非悟解，五行之數，六氣之化，莫索其隱，莫擬其遠。曰寒曰熱，曰寒熱之相搏，差之毫釐，失以千里。而有餘者益之，不足者損之，率意用法，草石雜進，夭枉者半，可勝嘆哉？萬機之餘，著書四十二章，發明《内經》之妙，曰《聖濟經》。其意精微，其旨邁遠，其所言在理，所以探天下之至賾。又詔天下以方術來上，并御府所藏頒之，爲補遺一卷，治法一卷，卷凡二百，方幾二萬，以病分門，門各有論，而序統附焉，首之以風痰之變動，終之以神仙之服餌，詳至於俞穴、經絡、祝由、符禁，無不悉備，名之曰《政和聖濟總録》。其所載在事所以右天下之至神，蓋聖人之馭世，本在於上，末在於下。無見於上，則治之道不立；無見於下，則治之具不行。經之所言者，道也，醫得之而窮神；《總録》之所載者，具也，醫用之而已疾。漢張仲景作《傷寒論》而雜之以方，唐孫思邈作《千金方》而繼之以翼，以謂不如是則世莫能用其術。然之二人者，游於方術之内者也，彼超然獨見於方術之外，下顧岐伯之流而與之議，始可謂知道。朕作《總録》於以急世用而救民疾，亦斯道之筌蹄云耳。天下後世，亦致思於忘筌蹄而自得者，俯仰之間，頻笑之度，御五行之數，運六氣之化，以相天地，以育萬物，至於反營魂而起當生者，豈細事哉？蓋將有來者焉。

《宋徽宗御制聖濟總録·序》

2. 僈大道將遂於湮微，故《聖濟總録》由是而作焉。上下凡二百餘卷，始終幾二百萬言，逐病分門，門各有方；據經立論，論皆有統。蓋將使讀之者觀論以求病，因方以命藥，則世無不識之病，病無妄投之藥。惟法有逆從，治有先後，在乎智者擇其所當，從其所宜而已。究而言之，實醫經之會要，學者之指南，生民之司命也。惜其成書於政和，重刊於大定，既綿歷百年之久，不能無三豕之訛。今主上神極御天，修節制度，治具畢張，以謂是書所載雖先聖之緒餘，其所以康濟斯民，亦致治之一助也。乃詔江浙行省刊於有司，布之天下。其或繆戾，隨加厘正。復降德音，俾下臣爲之序。大德四年二月一日。集賢學士嘉議大夫典瑞少監臣焦養直謹序

《聖濟總録·焦養直序》

3.《聖濟總録纂要》二十六卷，宋政和中奉敕編，國朝程林删定。林字雲來，休寧人。初徽宗御制《聖濟經》十卷四十二章，又詔集海内名醫，出御府所藏禁方秘論，纂輯成編，凡二百卷。其書久而失脱，林購求殘帙，凡得三本，互相補苴，尚闕一百七十三至一百七十七卷，不可復見。以其繁重難行，乃撮其指要，重爲纂輯，門類悉依其舊。所闕小兒方五卷，則倩其友項睿補之。乃冠以徽宗原序、大德四年集賢學士焦惠校上序，及校刊諸臣銜名。考晁、陳二氏書目，但有徽宗《聖濟經》，不載是書。觀焦惠序稱"始成於政和，重刊於大定"，殆汴京破後隨内府圖籍北行，南渡諸人未睹其本歟？今未見其全書，然宋代宗尚醫學，搜羅至富，就所採録古來專門授受之方，尚可以見其大略。其每類冠論一篇，亦皆詞簡而理明，均足以資考訂。

《四庫全書總目提要·子部·醫家類一》

4. 徽宗政和年間，御撰《聖濟經》十篇，凡四十二章，以達道、正紀、孕元、立本、制字、命物名篇，祖述内素，旁援老氏，書成頒於兩學。辟雍生吳禔爲之解義……大觀中，詔庫部郎中陳師文等校正和劑局方，又出御府所藏禁方秘論，集海内名醫，撰集《聖濟總録》，卷二百，方二萬，御撰序引。汴京破後，隨内府圖籍北行，南宋未有此本，故宋志不載。元大德四年，集賢學士焦惠校序，稱始成於政和，重刊於大定。今時所傳爲國朝乾隆五十三年震澤汪鳴珂校刻，其友程勛多方訪覓，尚缺一百九十五、一百九十九、二百三卷。前有江蘇學政沈初、光禄卿王鳴盛序。論同《病源》，方同《千金》《外臺》，惟改换面目，不注出處，致蔑經方之舊。

曹禾《醫學讀書志》

（邵冠勇）

八十九　桂枝湯方論

説明

本文選自《傷寒明理論·傷寒論方》，據《四庫醫學叢書》本。作者成無己（約公元1063～1156年），聊攝（今山東聊城）人，宋代醫家。他出生在世醫之家，深通醫理，學問淵博。著作有《注解傷寒論》十卷，《傷寒明理論》三卷，《論方》一卷。其《注解傷寒論》是現存最早的一部《傷寒論》全注本，至今爲學習張仲景《傷寒論》的必讀書。其《傷寒明理論》論述諸證奥義，辨其表里虚實陰陽死生，自"發熱"至"勞復"凡五十篇，深得張仲景之旨趣，是研究《傷寒論》的重要參考資料。《論方》凡二十篇，於君臣佐使之義，闡發尤明。是一部重要的方論之作。

《經》曰[①]："桂枝本爲解肌[②]，若其人脉浮緊，發熱，汗不出者，不可與也。常須識此[③]，勿令誤也。"

蓋桂枝湯本專主太陽中風[④]，其於腠理致密[⑤]，榮衛邪實[⑥]，津液禁固[⑦]，寒邪所勝者，則桂枝湯不能發散。必也皮膚疏湊[⑧]，又自汗，風邪干於衛氣者[⑨]，乃可投之也。仲景以解肌爲輕，以發汗爲重，是以發汗吐下後，身疼不休者，必與桂枝湯，而不與麻黄湯者[⑩]，以麻黄湯專於發汗，其發汗吐下後，津液内耗，雖有表邪，而只可解肌，故須桂枝湯小和之也[⑪]。

桂味辛熱，用以爲君[⑫]。必謂"桂猶圭也，宣道諸藥，爲之先聘[⑬]"，是猶"辛甘發散爲陽"

之意⑭。蓋發散風邪，必以辛爲主，故桂枝所以爲君也。芍藥味苦酸微寒，甘草味甘平；二物用以爲臣佐者⑮，《内經》所謂“風淫所勝，平以辛，佐以苦，以甘緩之，以酸收之”⑯，是以芍藥爲臣而甘草爲佐也。生薑味辛温，大棗味甘温；二物爲使者⑰，《内經》所謂“風淫於内，以甘緩之，以辛散之⑱”，是以薑棗爲使者也。薑棗味辛甘，固能發散⑲，而此又不特專於發散之用。以脾主爲胃行其津液⑳，薑棗之用，專行脾之津液而和榮衛者也。麻黄湯所以不用薑棗者，謂專於發汗，則不待行化而津液得通矣㉑。用諸方者，請熟究之。

注釋

① 經：指《傷寒論》。引文見《傷寒論·辨太陽病脈證并治法上第五》。成無己注：“脈浮，發熱，汗出惡風者，中風也，可與桂枝湯解肌；脈浮緊，發熱，不汗出者，傷寒也，可與麻黄湯。常須識此，勿妄治也。”

② 桂枝：指桂枝湯，《傷寒論》中方劑。其組成爲：桂枝、芍藥、甘草、生薑、大棗五味。解肌：解除肌表之邪。一種對外感證初起有汗者的治法。

③ 識（zhì 志）：記住。

④ 主：主治。太陽中風：太陽經感受風邪，主證爲頭痛惡風，發熱汗出，脈浮緩等，屬表虚證。

⑤ 腠理：肌膚紋理。《素問·舉痛論》：“寒則腠理閉。”王冰注：“腠，謂津液滲泄之所。理，謂文理逢會之中。”《金匱要略·藏府經略先後病脈證》：“腠者，是三焦會通元真之處，爲血氣所注；理者，是皮膚臟腑之文理也。”

⑥ 榮衛：即“營衛”，謂營氣與衛氣。兩氣同出一源，皆爲水穀精氣所化。其清者行於脈中，營養周身，爲營氣；其濁者行於脈外，捍衛軀體，爲衛氣。《靈樞·邪客》：“營氣者，泌其津液，注之於脈，化以爲血，以榮四末，内注五藏六府，以應刻數焉。衛氣者，出其悍氣之慓疾，而先行於四末分肉皮膚之間而不休者也。”此謂營分、衛分，指體表。

⑦ 津液：泛指體液及其代泄物。《素問·靈蘭秘典論》：“膀胱者，州都之官，津液藏焉。”《靈樞·決氣》：“腠理發泄，汗出溱溱，是謂津。”

⑧ 必：必定。

⑨ 干：干犯。

⑩ 麻黄湯：《傷寒論》中方劑。其組方爲麻黄、桂枝、甘草、杏仁四味。

⑪ 小：稍微。和：調和。謂調和營衛，解除病邪。

⑫ 君：方劑配伍中治療主證，起主要作用的藥物。《素問·至真要大論》：“主病之謂君。”

⑬ “桂猶圭也”十二字：語出陸佃《埤雅》。桂，桂樹，其枝皮入藥，謂之桂枝，其氣味辛甘，大熱。李時珍《本草綱目·桂》：“按范成大《桂海志》云：‘凡木葉心皆一縱理，獨桂有兩道如圭形，故字從圭。’陸佃《埤雅》云：‘桂猶圭也，宣導百藥，爲之先聘通使，如執圭之使也。’”圭，諸侯朝聘禮儀所執之玉制禮器，上尖下方。《禮記·聘義》：“以圭璋聘，重禮也。”道，通“導”。先聘，即執圭先行之使者。聘，指古代各諸侯國之間使者往來訪問。或因“宣道諸藥，爲之先聘”之説，而謂桂枝衹堪作使藥，不得作君藥，故下文辨之。

⑭ “辛甘發散”句：“辛味、甘味的藥物，有發散的作用，屬於陽性。語出《素問·至真要大論》。言桂枝的宣導諸藥，爲之先聘，正是説的其辛甘發散的作用，并非説它在組方時衹可作使藥，不能作君藥。

⑮ 臣佐：臣爲協助主藥或加强主藥功效的藥物，佐爲協助主藥治療兼證或抑制主藥毒性和峻烈之性或是反佐的藥物。《素問·至真要大論》：“佐君之謂臣。”

⑯ “風淫所勝”十八字：語出《素問·至真要大論》，略有出入。經文原作：“風淫所勝，平以辛涼，佐以苦甘，以甘緩之，以酸瀉之。”王冰注：“厥陰之氣，未爲盛熱，故曰涼藥平之。”風爲厥陰之氣，五行屬木，五臟應肝，四時應春，故未爲盛熱，以涼藥平之。

⑰ 使：方劑中引導諸藥直達病所或調和諸藥的藥物。《素問·至真要大論》：“應臣之謂使。”

⑱ “風淫於内”十二字：語出《素問·至真要大論》。經文原作：“風淫於内，治以辛涼，佐以苦，以甘緩之，以辛散之。”王冰注：“風性喜温而惡清，故治以涼，是以勝氣治之也。佐以苦，隨其所利也。木苦急，則以甘緩之。苦抑，則以辛散之。《藏氣法時論》曰：肝苦急，急食甘以緩之。肝欲散，急食辛以散之。此之謂也。”

⑲ 固:本來。

⑳ "脾主爲胃"八字:語出《素問・厥論》。脾主運化,五味入口,藏於胃,脾爲之行其精氣,故云。

㉑ 化:運化。

課文簡析

本文對《傷寒論》桂枝湯方的適應證及其配伍關係從理論上加以論述。第一段闡明桂枝湯主解肌,適用於太陽中風皮膚疏湊、自汗者及汗下吐後身痛不休者;第二段闡明桂枝湯以桂枝爲君,芍藥、甘草爲臣佐,生薑、大棗爲使,即《内經》風淫所勝,平以辛,佐以苦,以甘緩之,以酸收之之義。

參考資料

1. 成無己,聊攝人,家世儒醫,性識明敏,記問該博。撰述《傷寒》義,皆前人未經道者,指在定體分形析證,若同而異者明之,似是而非者辨之。古今言傷寒者,祖張仲景,但因其證而用之,初未有發明其意義,成無己博極研精,深造自得,本《難》《素》《靈樞》諸書,以發明其奥,因仲景方論,以辨析其理,極表裹虛實陰陽死生之説,究藥病輕重去取加減之意,真得長沙公之旨趣。所著《傷寒論》十卷,《明理論》三卷,《論方》一卷,大行於世。

《注解傷寒論・醫林列傳》

2. 漢張長沙感往昔之淪喪,傷橫夭之莫救,撰爲《傷寒論》一十卷,三百九十七法,一百一十三方,爲醫門之規繩,治病之宗本。然自漢逮今,千有餘年,惟王叔和得其旨趣,後人皆不得其門而入,是以其間少於注釋,闕於講義。自宋以來,名醫間有著述者,如龐安常作《卒病論》,朱肱作《活人書》,韓祇和作《微旨》,王實作《證治》,雖皆互有闡明之義,然而未能盡張長沙之深意。聊攝成公,家世儒醫,性識明敏,記問該博。撰述《傷寒》義,皆前人未經道者,指在定體分形析證,若同而異者明之,似是而非者辨之。釋戰栗有内外之診,論煩躁有陰陽之别。譫語鄭聲,令虛實之灼知;四逆與厥,使淺深之類明。始於發熱,終於勞復,凡五十篇,目之曰《明理論》,所謂真得長沙公之旨趣者也。使習醫之流,讀其書而知其理,識其證而别其病,胸次了然而無惑,顧不博哉!余家醫業五十載,究旨窮經,自幼迄老,凡古今醫書,無不涉獵。觀此書義理燦然,不能默默,因序其略。歲在壬戌八月望日錦屏山嚴器之序。

《傷寒明理論》嚴器之序

3. 無已所作《明理論》凡五十篇,《論方》一卷,凡二十方,於君臣佐使之義,闡發尤明。嚴器之序稱無已撰述《傷寒》義,皆前人未經道者……其推挹甚重。張孝忠跋亦稱無已此二集,自北而南,先以紹熙庚戌得《傷寒論注》十卷於醫士王光廷家,後守荆門,又於襄陽訪得《明理》《論方》四卷,因爲刊板於郴山。則在當時固已深重其書矣。

《四庫全書總目提要・子部・醫家類》

(邵冠勇)

九十　病　機　論★

説明

本文節選自《素問病機氣宜保命集》卷上,據《醫統正脈全書》本,校以《四庫醫學叢書》本。作者一説是劉完素,一説是張元素,姑從前説。劉完素(公元 1120～1200 年),字守真,别號宗真子,又號通元處士,河間(今屬河北)人,金代著名醫學家,爲金元四大家之一。自幼聰慧,耽嗜醫書。對《素問》一書,朝夕研讀,遂洞達醫術。金章宗三次徵聘,不就,賜號高尚先生。以爲疾病多屬火熱,用藥好用寒凉,以降心火益腎水爲主,認爲"土爲萬物之本,水爲萬物之原","瀉火清熱,即所以保水土;滋水培土,則所以制火熱"。是寒凉派的倡導者。平生著述頗多,重要的有《素問玄機原病式》、《黄帝素問宣明論方》、《素問病機氣宜保命集》、《素問要旨論》、《傷寒直格方》、《三消論》、《傷寒標本心法類萃》、《傷寒醫鑒》等。《素問病機氣宜保命集》凡上中下三卷，上卷爲醫論九篇，中、下卷皆爲疾病證治。《病機論》是上卷九篇醫論之一，其内容是就《素問·至真要大論》中所論病機十九條逐條進行發揮，并增加"諸澀枯涸，乾勁皴揭，皆屬於燥"一條。本文節選其中屬於火熱者九條。

"諸熱瞀瘛，皆屬於火①。"熱氣勝②，則濁亂昏昧也。瞀，視乃昏也。《經》所謂"病筋脈相引而急名曰瘛"者③，故俗謂之"搐"是也④。熱勝風搏⑤，併於經絡⑥，故風主動而不寧⑦。風火相乘⑧，是以熱瞀瘛而生矣。治法祛風滌熱之劑，折其火勢⑨，熱瘛可立愈。若妄加灼火⑩，或飲以發表之藥，則取死不旋踵⑪。

"諸禁鼓慄，如喪神守，皆屬於火⑫。"禁慄驚惑，如喪神守，悸動怔忪⑬，皆熱之内作⑭，故治當以制火⑮，制其神守⑯，血榮而愈也⑰。

"諸逆衝上，皆屬於火⑱。"衝，攻也。火氣炎上⑲，故作嘔涌，溢食不下也⑳

"諸脹腹大，皆屬於熱㉑。"肺主於氣，貴乎通暢㉒。若熱甚則鬱於内，故肺脹而腹大。是以火主長而高茂㉓。形現彰顯㉔，升明舒榮㉕，皆腫之象也㉖。熱去則見白利也㉗。

"諸躁狂越，皆屬於火㉘。"火實則四肢實而能登高也㉙。故"四肢者，諸陽之本㉚"。《經》所謂"陰不勝陽，則脈流薄疾，病乃狂㉛"，是以"陽盛則使人妄言罵詈，不避親疏㉜"，神明之亂也。故上善若水㉝，下愚若火，此之謂也。治之以補陰瀉陽，奪其食則病已㉞。

"諸病有聲，鼓之如鼓，皆屬於熱㉟。"腹脹大而鼓之有聲如鼓者，熱氣甚則然也。《經》所謂"熱勝則腫㊱，此之類也。是以熱氣内鬱，不散而聚，所以叩之如鼓也。諸腹脹大，皆爲裹證。何以明之？仲景曰："少陰病腹脹，不大便者，急下之，宜大承氣湯㊲。"所謂"土堅勝水則乾，急與大承氣湯下之，以救腎水㊳"。故知無寒，其熱明矣。

"諸病胕腫，疼酸驚駭，皆屬於火㊴。"胕腫，熱勝内，則陽氣滯故也㊵。疼酸，由火實制金㊶，不能平木㊷，則木王而爲酸㊸。酸者，肝之味也㊹。故《經》所謂"二陽一陰發病，主驚駭㊺"。王注曰："肝主驚。"然肝主之，原其本也㊻。自心火甚則善驚㊼，所以驚則心動而不寧也。故火衰木平㊽，治之本也㊾。

"諸轉反戾，水液渾濁，皆屬於熱㊿。"熱氣燥爍於筋[51]，故筋轉而痛，應風，屬於肝也[52]。甚則吐不止。暍熱之氣[53]，加之以泄，濕勝也。若三氣雜[54]，乃爲霍亂[55]。故仲景曰："嘔吐而利，名爲霍亂[56]。"故有乾霍亂，有濕霍亂。得其吐利，邪氣得出，名曰濕霍亂也，十存八九；若不得吐利，揮霍撩亂[57]，邪無由出，名曰乾霍亂，十無一生。二者皆以冒暑中熱[58]，飲食不節，寒熱氣不調，清濁相干[59]，陰陽乖隔[60]，則爲此病。若妄言寒者，大悞矣[61]。故熱則小便渾而不清，寒則潔而不濁。故井水煎湯沸，則自然渾濁也。

"諸嘔吐酸，暴注下迫，皆屬於熱[62]。"流而不腐，動而不蠹[63]。故吐嘔酸者，胃鬲熱甚[64]，則鬱滯於氣，物不化而爲酸也。酸者，肝木之味。或言吐酸爲寒者，誤也。暴注者，是注泄也[65]，乃腸胃熱而傳化失常。《經》所謂"清氣在下，則生飧泄[66]。下迫者，後重裹急[67]，窘迫急痛也。火性急速，而能燥物故也[68]。俗云虛坐努責而痛也[69]。

注釋

① "諸熱"二句：衆多發熱、昏悶、抽搐，大都屬於火邪。王冰注："火象徵。"諸，衆多，各種。瞀（mào冒），昏悶。瘛（chì翅），抽搐。

② 勝：通"盛"。《素問·逆調論》："獨勝而止。"王冰注："勝者，盛也。"

③ "病筋"句：《素問·玉機真藏論》："腎傳之心，病筋脈相引而急，病名曰瘛。"王冰注："腎不足則水不生，水不生則筋燥急，故相引也。陰氣内弱，陽氣外燔，筋脈受熱而自跳掣，故名曰瘛。"

④ 搐：抽搐。《小兒衛生總微論·已發搐》："肝主風，心主火，風火相加，發而爲搐。"

⑤ 熱勝風搏：熱邪熾盛，與風邪交争。搏，交争。

⑥ 併：合并。《素問・生氣通天論》："脈流薄疾，并乃狂。"王冰注："并，謂盛實也。"

⑦ "故風"句：《素問・陰陽應象大論》："風勝則動。"王冰注："風勝則庶物皆摇，故爲動。"《素問・六元正紀大論》："故風盛則動。"王冰注："動不寕也。"寕，"寧"的異體字。

⑧ 相乘：相凌。

⑨ 折：抑制。治病五法之一，如病熱極重者，以大寒之劑折其焰而救其急。《素問・六元正紀大論》："水鬱折之。"王冰注："折，謂抑之，制其冲逆也。"

⑩ 灼火：指艾灸之類。

⑪ 死不旋踵：轉身之間，便會死去。謂死之速。踵，脚後跟。

⑫ "諸禁"三句：衆多口噤鼓頷戰栗，神不守舍，大都是屬於火邪。王冰注："熱之内作。"禁，通"噤"。《類經・病機》注："禁，噤也，寒厥咬牙曰噤。"鼓，謂鼓頷；上下牙齒相碰撞。鼓，用作動詞。鼓動；敲擊。《素問・瘧論》："寒栗鼓頷。"王冰注："鼓，謂振動。"慄，"栗"的異體字。戰栗。如喪神守，神不守舍，謂神志不寧。

⑬ 悸動：因驚怖而心跳加快。怔忪（zhēng zhōng 爭忠）：指心跳劇烈的一種病證。《素問玄機原病式・冒昧躁擾》："心中躁動，謂之怔忪。"

⑭ 内作：有邪熱於内，故發諸證。作，發作。

⑮ 制火：制止火熱。《素問・至真要大論》："甚者制之。"王冰注："制，謂制止。"

⑯ 制其神守：控制其神志。

⑰ 榮：通"營"。營運。

⑱ "諸逆"二句：衆多逆氣上攻，大都屬於火邪。王冰注："炎上之性用也。"逆衝上，氣逆上攻。逆，不順。衝，攻。《聖濟總録》："病人肺氣凡有不調，又遇寒熱邪氣，傷於其經，則氣逆不下，故令氣上。"

⑲ 火氣炎上：火焰的本性是向上行。《尚書・洪範》："火曰炎上。"孔安國傳："言其自然之常性。"

⑳ 溢食不下：涌吐食物，不能下咽。《素問・六元正紀大論》："少陽所至爲喉痹耳鳴嘔涌。"王冰注："涌，謂溢食不下也。"是"溢食不下"，乃"涌"子之義訓。

㉑ "諸脹"二句：衆多肺脹腹大，大都屬於熱邪。王冰注："熱鬱於内，肺脹所生。"腹大，《素問・至真要大論》："熱淫所勝……少腹中痛腹大。"王冰注："腹大，謂心氣不足也。"

㉒ 乎：猶於。

㉓ 火主長：於五行火爲夏，夏主長。《獨斷》："夏爲太陽，其氣長養。"高茂：高大茂盛。《素問・四氣調神大論》："夏三月，此爲蕃秀。"王冰注："秀，茂也，盛也。"

㉔ 形現彰顯：外形顯現出彰著顯明。

㉕ 升明舒榮：生長盛大，舒展榮華。

㉖ 腫之象：腫脹的表象。

㉗ 白利：一本作"自利"。

㉘ "諸躁"二句：衆多躁動不安，瘋狂，超越常度，大都屬於火熱之邪。王冰注："熱盛於胃，及四末也。"躁，煩躁不寧。狂，狂亂。越，失其常度。

㉙ "火實"句：火邪盛實，則四肢盛實，因而能夠登高超越常度。"火"，一本作"胃"。

㉚ "四肢"七字：《素問・陽明脈解》："四支者，諸陽之本也，陽盛則四支實，實則能登高也。"王冰注："陽受氣於四支，故四支爲諸陽之本也。"

㉛ "陰不"十二字：《素問・生氣通天論》："陰不勝其陽，則脈流薄疾，并乃狂。"王冰注："薄疾，謂極虚而急數也。并，謂盛實也。狂，謂狂走或妄攀登也。陽并於四支則狂。《陽明脈解》曰：四支者諸陽之本也，陽盛則四支實，實則能登高而歌也。熱盛於身，故棄衣欲走也。夫如是者，皆爲陰不勝其陽也。"病，《素問》本作"并"。謂盛實也。

㉜ "陽盛"十三字：《素問・陽明脈解》："陽盛則使人妄言駡詈，不避親疏而不欲食，不欲食故妄走也。"王冰注："足陽明胃脈，下膈屬胃絡脾。足太陰脾脈，入腹屬脾絡胃，上膈俠咽連舌本，散舌下，故病如是。"

詈，罵。親疏，義偏在“疏”。不避親疏，謂不知回避外人。

㉝ 上善若水：語出《老子》第八章。其下文曰：“水善利萬物而不爭，處衆人之所惡，故幾於道也。”水性至柔，處下不争，最接近大道。

㉞ 奪其食：謂瀉下宿食。《素問・至真要大論》：“暴者奪之。”王冰注：“奪，謂奪其盛氣也。”已：愈。

㉟ “諸病有聲”三句：腹脹而有聲，敲擊如同敲鼓一様，爲陽氣所逆，故屬於熱。王冰注：“謂有聲也。”鼓之如鼓，“鼓之”之“鼓”，用作動詞，敲擊。

㊱ 熱勝則腫：見《素問・陰陽應象大論》。王冰注：“熱甚則陽氣内鬱，故洪腫暴作，甚則榮氣逆於肉理，聚爲癰膿之腫。”

㊲ “少陰”四句：見《傷寒論・辨少陰病脈證并治》。成無己注：“此少陰入府也。六七日，少陰之邪入府之時。陽明内熱壅甚，腹滿，不大便也。陽明病，土勝腎水則乾。急與大承氣湯下之，以救腎水。”

㊳ “土堅”十八字：見《傷寒論・辨少陰病脈證并治》成無己注。土堅勝水，成注本作“土勝腎水”。土，脾土，與陽明胃爲表裏。謂胃中實熱，則脾土勝而克腎水。

㊴ “諸病胕腫”三句：衆多浮腫、痠疼、驚駭，大都屬於火熱之邪。王冰注：“熱氣多也。”胕腫，浮腫。《素問・至真要大論》：“傳爲胕腫。”王冰注：“胕，謂皮肉俱腫，按之陷下，泥而不起也。如是之證，皆火氣所生也。”疼酸，筋骨酸楚疼痛。驚駭，驚恐。

㊵ 滯：滯留不流通。

㊶ 火實制金：心火熾盛，耗傷肺金。

㊷ 不能平木：肺金受制，不能制約肝木。

㊸ “木王”句：肝木過盛而作酸。王（wàng 旺），通“旺”。

㊹ “酸者”二句：於五行五方五臟配五味，肝配東方木，其味酸。《素問・金匱真言論》：“東方青色，入通於肝，開竅於目，藏精於肝，其病發驚駭，其味酸。”

㊺ “二陽”九字：陽明經厥陰經發病主見驚駭等證。《素問・陰陽别論》：“二陽一陰發病，主驚駭背痛，善噫善欠，名曰風厥。”王冰注：“二陽，謂陽明大腸及胃之脈也……一陰，謂厥陰心主及肝之脈也。心主之脈，起於胸中，出屬心。經云：心病膺背肩胛間。又在氣爲噫，故背痛善噫。心氣不足，則腎氣乘之，肝主驚駭，故驚駭善欠。”

㊻ 原其本：推求它的本源。

㊼ “自心”句：言驚駭雖本於肝，亦與心有關。心火自盛便發驚駭，所以驚駭時就會心跳不寧。

㊽ 火衰木平：使心火減弱，使肝木得平。

㊾ 治之本：治療的根本大法。

㊿ “諸轉”三句：衆多轉筋，身體反曲，小便混濁，大都屬於熱邪。王冰注：“反戾，筋轉也。水液，小便也。”轉與反戾皆謂拘攣。轉，指筋轉。戾，爲曲戾。《説文》：“戾者，身曲戾也。”水液，小便。

51 燥爍：乾燥燒爍。爍，通“鑠”。

52 “筋轉”十字：筋於五行五臟五方屬東方肝木。《素問・陰陽應象大論》：“東方生風，風生木，木生酸，酸生肝，肝生筋，筋生心，肝主目。”

53 暍（yē 耶）：中暑。《金匱要略》：“太陽中熱者，暍是也。”

54 三氣雜：指風、熱、濕三氣。

55 霍亂：病症名。以其現證揮霍撩亂，故名。

56 “嘔吐”二句：見《傷寒論・辨霍亂病脈證并治》。成無己注：“三焦者，水穀之道路。邪在上焦，則吐而不利。邪在下焦，則利而不吐。邪在中焦，則既吐且利。以飲食不節，寒熱不調，清濁相干，陰陽乖隔，遂成霍亂。輕者止曰吐利，重者揮霍撩亂，名霍亂也。”

57 揮霍撩亂：揮霍之間，便成撩亂。揮霍，疾速貌。撩亂，同“繚亂”。紛亂貌。

58 冒暑中熱：感冒暑熱之邪。中（zhòng 衆），感受。

59 清濁相干：腸胃之間，清濁相犯。

60 陰陽乖隔：三焦之中，陰陽不和。

⑥1 悞:"誤"的異體字。

⑥2 "諸嘔"三句:衆多吐酸水,猝然注泄,裹急後重,大都屬於熱邪。吐酸,吐酸水。王冰注:"酸,酸水及沫也。"暴注,猝然注泄。下迫,急欲泄下而又排便滯塞。

⑥3 "流而"二句:流動的不腐敗,轉動的不生蛀蟲。《吕氏春秋·盡數》:"流水不腐,户樞不螻,動也。"螻,《意林》引作"蠹"。

⑥4 胃鬲:胃脘與隔膜。鬲,通"膈"。《素問·至真要大論》:"胃鬲如寒。"王冰注:"胃鬲,謂胃脘之上,及大鬲之下,風寒氣生也。"

⑥5 注泄:下利如注水之狀,故名注泄,或名水泄。

⑥6 "清氣"八字:熱氣在下,便生完穀不化的泄瀉。見《素問·陰陽應象大論》。飧泄,完穀不化的泄痢,又名水穀痢。《素問·氣交變大論》:"民病飧泄食減。"王冰注:"飧泄,謂食不化而下出也。"《聖濟總録纂要·泄痢門》:"夕食謂之飧。以食難化者,尤在於夕,故食不化而泄出則謂之飧泄。此俗所謂水穀痢也"。

⑥7 後重裹急:或稱"裹急後重",腹中急迫,肛門遲重,欲便不出。又名大瘕泄。《難經·五十七難》:"大瘕泄者,裹急後重,數至圊而不能便。"楊玄操注:"後,言大便處疼重也。"丁德用注:"裹急者,腸中痛。後重者,腰以上沉重也。"

⑥8 燥物:乾燥萬物。《周易·説卦》:"熯萬物者,莫熯乎火。"孔穎達疏:"乾燥萬物者,莫熯乎離,離象火也。"

⑥9 虚坐弩責:登廁努爭而難以排便。弩,通"努",用力。

譯文

"衆多發熱、昏悶、抽搐,大都屬於火邪。"熱氣充盛,就令人混濁惑亂昏花。瞀是看東西昏花。《内經》上説的"患經脈相牽引而急痛,病名叫瘛"的,所以民間稱它"抽搐"的就是這病。熱氣盛,風相搏,合并在經絡,所以風表現爲動摇不安寧,風邪與火邪交加,因此發熱、昏悶、抽搐便産生了。治療大法是用祛除風邪、蕩滌熱邪的方劑,挫敗那火邪的來勢,發熱與抽搐便可以立刻痊愈。如果亂加艾灸,或者是服用發表的藥劑,那就會死亡在轉瞬之間。

"衆多噤栗、鼓頷、戰慄、神不守舍,大都屬於火邪。"口噤戰慄,驚悸惑亂,神不守舍,心悸跳動怔忪,都是熱邪内動所致,所以治療應當來制服火邪,控制他的神志,血氣得以營運便病愈了。

"衆多氣逆上衝,大都屬於火邪。""衝"是"攻"的意思。火氣的性質是火焰上騰,所以發作嘔噦涌吐,食物上溢而不下咽。

"衆多脹滿、腹部脹大,大都屬於熱邪。"肺臟主管一身之氣,貴在流通暢達。如果熱邪太甚,就會鬱結在内,所以肺部脹滿,腹部脹大。這是因爲火主管生長,萬物高大茂盛,形體彰著顯赫,上升光明,舒展榮華,都是腫的象徵。熱邪除去就會出現白利。

"衆多躁動不安、狂亂、超越常度,大都屬於火邪。"火氣邪實就四肢盛實能够登上高處。所以四肢是諸陽的根本。《内經》上講的"陰氣不勝陽氣,就會血脈流動急迫,邪気盛實就會狂亂。"因此"陽邪太盛就使人言語狂妄謾罵,不知回避外人",這是因爲神志惑亂的緣故。所以説"上等智者好像水,下等愚人好像火",就是説的這個意思。治療這病用補益陰氣瀉下陽實的方法,瀉下他的宿食就會病愈。

"衆多有聲音的病,敲起來好像鼓一樣,大都屬於熱邪。"腹部脹大敲起來有聲音好像鼓聲一樣,熱氣太甚就如此。《内經》所説的"熱氣盛就腫脹",就是這一類。這是因爲熱氣鬱結在裹,不能疏散而積聚,因此扣擊起來好像鼓一樣。各種腹部脹大,都是裹證。用什麼證明它呢?張仲景説:"少陰病患有腹部脹滿,不拉大便的,急速使他瀉下,適宜用大承氣湯。"就是所説的"土克水就乾涸,急速給以大承氣湯使他瀉下,用以挽救腎水"。因此知道此病没有寒邪,它的性質屬熱邪是很明白的了。

"衆多患浮腫、酸楚、疼痛、心驚害怕,大都屬於火邪。"浮腫是由於内裏熱邪過盛,便陽氣鬱滯的緣故。酸楚疼痛是由於心火太盛制服肺金,肺金受制便不能平定肝木,就會肝木旺盛而作酸楚。酸味是肝木的味。所以《内經》所講的"陽明厥陰兩經發生病變,主心驚害怕"。王冰注解説:"肝主驚駭。"然而説肝主驚駭是推原他的原本。由心火太盛便好驚駭,因此驚駭便心跳動不寧。所以使心火衰減,使肝木得平定,這是治療的根本大法。

"衆多轉筋反曲、小便渾濁,大都屬於熱邪。"熱邪乾燥熏爍筋脈,所以轉筋疼痛,與風相應,屬於肝木。嚴重的便嘔吐不停。暑熱的邪氣,再加上泄瀉,這是濕邪太盛。如果風邪、熱邪、濕邪三種邪氣雜合而至,就成爲霍亂。所以張仲景説:"又嘔吐又泄瀉,名叫霍亂。"所以有乾霍亂,有濕霍亂。能上吐下瀉的,病邪能排出,名叫濕霍亂,存活的有十分之八九;如果不能上吐下瀉,揮霍之間,便成撩亂,病邪無法排出,名叫乾霍亂,十個也没有一個存活的。這兩種都因爲感受暑熱病邪,飲食没有節制,寒熱之氣不能調和,清濁二氣相干犯,陰陽相乖戾隔絶,便成這種病。如果荒誕地説它是寒證,那就大錯了。所以熱證便小便渾濁不清,寒證則小便澄清不渾濁。所以井水燒滚開就自然而然的渾濁了。

"衆多嘔吐、吐酸水、猝然注泄、後重裏急,大都屬於熱邪。"流水不腐敗,轉動的門軸不生蛀蟲。所以嘔吐、吐酸水的,是由於胃脘膈膜間熱邪太盛,使氣鬱結停滯,食物不能消化,因而作酸。酸味是屬於肝木的味。有的説口吐酸水爲寒證,這是錯誤的。暴注就是注泄,是由於腸胃有熱邪,因而使傳導消化失常。就是《内經》所講"熱邪在下,便發生完穀不化的泄瀉"。下迫就是後重裏急,緊迫疼痛。這是由於火的性質急速,而且能够乾燥物體的緣故。就是俗話説的擺出虚坐的姿式努力排便而且疼痛。

課文簡析

本文集中闡發《内經》病機十九條中火、熱兩種致病因素爲病的機理。第一段,闡明諸熱瞀瘛屬於火的機理;第二段,闡明口噤鼓栗如喪神守屬於火的機理;第三段,闡明諸逆衝上屬於火的機理;第四段,闡明諸脹腹大屬於熱的機理;第五段,闡明煩躁狂越屬於火的機理;第六段,闡明諸病有聲屬於熱的機理;第七段,闡明諸病浮腫疼酸驚駭屬於火的機理;第八段,闡明諸轉反戾水液渾濁屬於熱的機理;第九段,闡明諸嘔吐酸暴注下迫屬於熱的機理。

參考資料

1. 劉完素,字守真,河間人,嘗遇異人陳先生,以酒飲守真,大醉,及寤,洞達醫術,若有授之者。乃撰《運氣要旨論》、《精要宣明論》。慮庸醫或出妄説,又著《素問元機原病式》,特舉二百八十八字,注二萬餘言。然好用涼劑,以降心火,益腎水爲主,自號通元處士云。

《金史本傳》

2. 元素之與完素,雖設爲奇夢異人,以神其授受,實聞乙(錢乙)之風而興起焉者。

虞摶《醫學正傳·或問》

3.《保命集》三卷,金張元素撰。元素,字潔古,易州人。八歲應童子舉,二十七試進士,以犯廟諱下第,乃去而學醫。精通其術,因抒所心得,述爲此書。凡分三十二門,首原道、原脈、攝生、陰陽諸論,次乃處方用藥,次第加減,君臣佐使之法,於醫理精微,闡發極爲深至。其書初罕傳播,金末楊威始得其本刊行之,而題爲河間劉完素所著。明初寧王權重刊,亦沿其誤。并僞撰完素序文詞調於卷首以附會之。至李時珍作《本草綱目》始糾其謬而定爲出於元素之手。於序例中辨之甚明。考李廉《醫史》稱完素嘗病傷寒八日頭痛脈緊,嘔逆不食,元素往候,令服某藥。完素大服,如其言遂愈。元素自此顯名。是其造詣深邃,足以自成一家，原不必托完素以爲重。今特爲改正。其僞托之序，亦并從删削焉。

《四庫全書總目提要·子部·醫家類二》

4. 完素字守真，自號通元處士，大揚醫道於大定明昌間……其性矜伐，工自譽。尊仲景爲亞聖，又以爲未備聖人之道。推朱肱爲博辨，又以爲未知陰陽之理。意欲度越古人。蓋當時典籍散亡，醫皆市儈。完素一出，士大夫咸翕然從風，因開七百餘年偏執寒涼之弊。餘書文義淺率，疑多僞托。《病機氣宜保命集》，係張元素撰，謬誤始末，詳元素下……元素字潔古，八歲應童子舉，二十七試進士，犯廟諱下第。遂攻醫。《保命集》，首列原道等總論十，次病論二十三，闡發深至。《病機》一篇，亦如《原病式》例，用《至真要大論》爲綱，而援證精博，文氣滂沛，斷非守真所能。楊威直爲河間遺書，僞序付梓，明初寧王權重刻亦踵其誤。李時珍《本草綱目序例》始糾其謬而復其真。

曹禾《醫學讀書志》

5. 綜上歸納，火熱二者占十條，已過總數之半。經云：在天爲熱，在地爲火。二者之氣，異名同類。豈千般疢難，大半可以火熱治之，而浪用寒耶？此對於本文，不能無懷疑者也。六氣爲風寒暑濕燥火，今僅風寒濕火熱五項，而遺燥暑二項。燥爲火之餘氣，暑爲熱之變態，雖可屬於火熱，但考發病，決不能與火熱同例。其缺漏遺簡，亦使對於本文不能無懷疑者也。坐此，十九條雖多可信之處，終不能使後人無異議……研究病機之最深者，亦推崇病機之最力者，當推劉守真氏。嘗以十九條衍爲《原病式》二卷，分五運主病、六氣爲病兩大綱，闡發至盡。唯探其原，則以火熱爲歸，以完成其寒涼之一派。

秦伯未《内經病機十九條之研究》

（邵冠勇）

九十一　製　方　法

説明

本文選自《醫學啓源》卷下，據1978年人民衛生出版社點校本。作者張元素，字潔古，易州（今河北易縣）人，金代醫家，是易水學派的開山祖。張氏十分講究藥性及處方規則，倡導“運氣不齊，古今異軌，古方新病，不相能”之説，不拘古方，自製新方，處方用藥，自成家法。曾治愈劉完素的疾病，聲名大噪，不在劉下。李杲、王好古皆其門下弟子。《王幃忠文集》云：“張潔古、劉守真、張子和、李明之四人者作，醫道於是乎中興。”著作有《珍珠囊》、《醫學啓源》、《臟腑標本藥式》等。

夫藥有寒、熱、温、涼之性，有酸、苦、辛、鹹、甘、淡之味，各有所能，不可不通也。夫藥之氣味不必同[①]，同氣之物，其味皆鹹，其氣皆寒之類是也[②]。凡同氣之物，必有諸味；同味之物，必有諸氣；互相氣味，各有厚薄，性用不等[③]。製方者必須明其用矣[④]。《經》曰[⑤]：“味爲陰，味厚爲純陰，味薄爲陰中之陽；氣爲陽，氣厚爲純陽，氣薄爲陽中之陰[⑥]。然，味厚則泄，薄則通；氣厚則發熱，氣薄則發泄[⑦]。”又曰[⑧]：“辛甘發散爲陽[⑨]，酸苦涌泄爲陰[⑩]，鹹味涌泄爲陰[⑪]，淡味滲泄爲陽[⑫]。”凡此之味，各有所能。然，辛能散結潤燥[⑬]，苦能燥濕堅軟[⑭]，鹹能軟堅[⑮]，酸能收緩[⑯]，甘能緩急[⑰]，淡能利竅。故《經》曰[⑱]：“肝苦急，急食甘以緩之[⑲]；心苦緩，急食酸以收之[⑳]；脾苦濕，急食苦以燥之[㉑]；肺苦氣上逆，急食苦以泄之[㉒]；腎苦燥，急食辛以潤之，開腠理，致津液，通氣也[㉓]。肝欲散，急食辛以散之[㉔]，以辛補之，以酸瀉之[㉕]；心欲軟，急食鹹以軟之[㉖]，以鹹補之，以甘瀉之[㉗]；脾欲緩，急食甘以緩之[㉘]，以甘補之，以苦瀉之[㉙]；肺欲收，急食酸以收之[㉚]，以酸補之，以辛瀉之[㉛]；腎欲堅，急食苦以堅之[㉜]，以苦補之，以鹹瀉之[㉝]。”凡此者，是明其氣味之用也。若用其味，必明其味之可否；若用其氣，必明其氣之所宜[㉞]。識其病之標本臟腑，寒熱虚實，微甚緩急[㉟]，而用其藥之氣味，隨其證而制其方也。是故方用君臣佐使[㊱]，輕重[㊲]，緩急大小[㊳]，反正逆從之制也[㊴]。主病者爲君，佐君者爲臣，應臣者爲使㊵，此隨病之所宜，而又贊成方而用之。君一臣二，奇之制也㊶；君二臣四，耦之制也㊷。去咽喉近者奇之㊸，遠者耦之㊹。汗者不奇，下者不耦㊺。補上治上制以緩㊻，緩則氣味薄；補下治下制以急㊼，急則氣味厚。薄則少服而頻服㊽，厚則多服而頓服㊾。又當明五氣之鬱：木鬱達之㊿，謂吐令調達也；火鬱發之(51)，謂汗令其疏散也；土鬱奪之(52)，謂下無壅滯也；金鬱泄之(53)，謂解表利小便也；水鬱折之(54)，謂折其逆也。凡此五者，乃治病之要。

注釋

① “藥之”七字：言同氣的不一定同味，同味的不一定同氣。

② “同氣之物”三句：對前句中“同”字的注釋。是説藥物性味并非“味皆鹹者，其氣皆寒”之類，故曰“藥之氣味不必同”。

③ “互相氣味”三句：藥物的氣與其味之間的關係錯綜複雜，氣味相同的藥物又各有厚薄的不同，其作用也不盡相同。如石膏、沙參皆爲味甘性寒，然而石膏味薄氣厚，以寒爲主，其性爲降，功用爲清熱；沙參則味厚氣薄，以甘爲主，其性爲升，功用爲養陰。性用，指藥物的性能和功用，包括升降浮沉、補瀉、歸經等。

④ 用：指藥物的功能性用。

⑤ 經：指《黄帝内經》。引文見《素問·陰陽應象大論》，文字略有出入。

⑥ “味爲陰”六句：藥物的性質分氣與味兩方面。其氣屬陽，其味屬陰。《素問·陰陽應象大論》：“陽爲氣，陰爲味。”王冰注：“氣惟散布，故陽爲之；味曰從形，故陰爲之。”劉完素曰：“寒熱温涼四氣生於天，酸苦辛鹹甘淡六味成乎地。是以有形爲味，無形爲氣。氣爲陽，味爲陰。”陰陽中又分陰陽。王冰注：“陽爲氣，氣厚者爲純陽；陰爲味，味厚者爲純陰。故味薄者爲陰中之陽，氣薄者爲陽中之陰。”

⑦ “味厚則泄”四句：王冰注：“陰氣潤下，故味厚則泄利；陽氣炎上，故氣厚則發熱。味薄爲陰少，故通泄；氣薄則陽少，故汗出。發泄，謂汗出也。”

⑧ 又曰：謂《内經》中又説。引文見《素問·至真要大論》。

⑨ “辛甘”句：辛味、甘味的藥物具有發散作用，屬於陽性。

⑩ “酸苦”句：酸味、苦味的藥物有催吐導泄作用，屬於陰性。王冰注：“涌，吐也。泄，利也。”以上兩句又見《陰陽應象大論》，王冰注：“非惟氣味分正陰陽，然辛甘酸苦之中，復有陰陽之殊氣爾。何者？辛散甘緩，故發散爲陽；酸收苦泄，故涌泄爲陰。”

⑪ “鹹味”句：鹹味藥物能催吐潤下，也屬於陰性。

⑫ “淡味”句：淡味藥物能滲濕利小便，也屬於陽性。王冰注：“滲泄，小便也。言水液自回腸泌別汁，滲入膀胱之中，自胞氣化之而爲溺，以泄出也。”

⑬ 潤燥：使乾燥者潤澤。潤，使動用法。

⑭ 燥濕：使濕者乾燥。燥，使動用法。堅軟：使軟者堅硬。堅，使動用法。

⑮ 軟堅：使堅硬者柔軟。軟，使動用法。

⑯ 收緩：使弛緩者收斂。收，使動用法。

⑰ 緩急：使拘急者弛緩。緩，使動用法。

⑱ 經：指《素問·藏氣法時論》。引文略有出入。

⑲ “肝苦”二句：肝患苦拘急，趕快食用甘味之藥使之緩和。王冰注：“甘性緩和。”新校正云：“按全元起云：肝苦急，是其氣有餘。”

⑳ “心苦”二句：心患苦弛緩，趕快食用酸味之藥使之收斂。王冰注：“酸性收斂。”新校正云：“按全元起本云：心苦緩，是心氣虚。”

㉑ “脾苦”二句：脾患苦濕邪，趕快食用苦味之藥使之乾燥。王冰注：“苦性干燥。”

㉒ “肺苦”二句：肺患苦氣上逆，趕快食用苦味之藥使之宣泄。王冰注：“苦性宣泄，故肺用之。”新校正云：“按全元起云：肺氣上逆，是其氣有餘。”

㉓ “腎苦”五句：腎患苦乾燥，趕快食用辛味之藥使之津潤。以腠理開發，津液通達，則氣得以通。王冰注：“辛性浸潤也。然腠理開，津液達，則肺氣下流，腎與肺通，故云通氣也。”

㉔“肝欲”二句：肝喜條達，要求疏散，趕快食用辛味之藥使它疏散。王冰注：“以藏氣常散，故以辛發散也。《陰陽應象大論》曰：辛甘發散爲陽也。《平人氣象論》曰：藏真散於肝。言其常發散也。”

㉕“以辛”二句：肝喜條達而欲散，辛味能散，故以辛補肝。肝惡收斂而苦急，酸味能收斂，故以酸瀉肝。王冰注：“辛味散故補，酸味收故瀉。”五味之與五臟，順其性者爲補，逆其性者爲瀉，下同。

㉖“心欲”二句：心要求柔軟，而鹹味能軟堅，故趕快食用鹹味之藥使它柔軟。王冰注：“以藏氣好軟，故以鹹柔軟之。《平人氣象論》曰：藏真通於心。言其常欲柔軟也。”

㉗“以鹹”二句：心欲軟而苦緩，故鹹味爲補，甘味爲瀉。王冰注：“鹹補，取其柔軟。甘瀉，取其舒緩。”

㉘“脾欲”二句：脾要求和緩，而甘味能緩急，故趕快食用甘味之藥使它和緩。王冰注：“甘性和緩，順其緩也。”

㉙“以甘”二句：脾欲緩而惡急，故甘味爲補，苦味爲瀉。王冰注：“苦瀉，取其堅燥。甘補，取其安緩。”

㉚“肺欲”二句：肺要求收斂，而酸味能收緩，故趕快食用酸味之藥使它收斂。王冰注：“以酸性收斂故也。”

㉛“以酸”二句：肺欲收而苦緩，故酸味爲補，辛味爲瀉。王冰注：“酸收斂，故補。辛發散，故瀉。”

㉜“腎欲”二句：腎要求堅固，而苦味能堅軟，故趕快食用苦味之藥使它堅固。王冰注：“以苦性堅燥故也。”

㉝“以苦”二句：腎欲堅而惡軟，故苦味爲補，咸味爲瀉。王冰注：“苦補，取其堅也。鹹瀉，取其軟也。軟，濕土制也，故用瀉之。”

㉞所宜：指所適宜的病證。

㉟標本：病因爲本，症狀爲標；先病爲本，後病爲標；在内者爲本，在外者爲標。《素問・標本病傳論》：“知標本者，萬舉萬當，不知標本，是謂妄行。”微甚：猶輕重。指輕證重證。

㊱君臣佐使：指方劑中藥物的配伍。主藥爲君，治療主證，起主導作用的藥物；輔藥爲臣，輔助主藥，加强主藥功效的藥物；佐助者爲佐，協助主藥治療兼證或抑制主藥毒性及反佐的藥物；引藥爲使，引導諸藥直達病所，或調和諸藥發揮作用。《素問・至真要大論》：“主病之謂君，佐君之謂臣，應臣之謂使，非上下三品之謂也。”王冰注：“上藥爲君，中藥爲臣，下藥爲佐使，所以異善惡之名位，服餌之道，當從此爲法。治病之道，不必皆然，以主病者爲君，佐君者爲臣，應臣之用者爲使，皆所以贊戎方用也。”

㊲輕重：指輕劑、重劑。《本草綱目・序例・十劑》：“徐之才曰：藥有宣、通、補、瀉、輕、重、滑、澀、燥、濕十種，是藥之大體。”又曰：“輕劑，之才曰：輕可去實，麻黄、葛根之屬是也……重劑，之才曰：重可去怯，磁石、鐵粉之屬是也。”

㊳緩急大小：指緩方、急方、大方、小方。據《本草綱目・序例・七方》，岐伯曰：君一臣二佐九，制之大也。君一臣三佐五，制之中也。君一臣二，制之小也。張從正曰：大方有二：有君一臣三佐九之大方，病有兼證而邪不一，不可一二味治之者宜之；有分兩大而頓服之大方，肝腎及下部之病道遠者宜之。又曰：小方有二：有一君二臣之小方，病無兼證，邪氣專一，可一二味治之者宜之；又分兩少而頻服之小方，心肺及在上之病者宜之，徐徐細呷是也。又岐伯曰：補上治上制以緩，補下治下制以急；急則氣味厚，緩則氣味薄，適其至所。張從正曰：緩方有五：有甘以緩之之方，甘草、糖、蜜之屬是也，病在胸膈，取其留戀也。有丸以緩之之方，比之湯散，其行遲慢也。有品件衆多之緩方，藥衆則遞相拘制，不得各馳其性也。有無毒治病之緩方，無毒則性純功緩也。有氣味俱薄之緩方，氣味薄則長於補上治上，比之其下，藥力已衰矣。又曰：急方有四：有急病急攻之急方，中風關格之病是也。有湯散蕩滌之急方，下咽宜散而行速也。有毒藥之急方，毒藥能上涌下泄以奪病勢也。有氣味俱厚之急方，氣味俱厚，直趨於下而力不衰也。

㊴反正逆從：指反治、正治、逆治、從治。正治即逆治，反治即從治。《素問・至真要大論》：“微者逆之，甚者從之。”王冰注：“夫病之微小者，猶人火也，遇草而焫，得木而燔，可以濕伏，可以水滅，故逆其性氣以折之攻之。病之大甚者，猶龍火也，得濕而焰，遇水而燔，不知其性，以水濕折之，適足以光焰詣天，物窮方止矣。識其性者，反常之理，以火逐之，則燔灼自消，焰光撲滅。然逆之，謂以寒攻熱，以熱攻寒。從之，謂攻以寒熱，雖從其性，用不必皆同，是以下文曰：逆者正治，從者反治，從多從少，觀其事也。此之謂乎。”制：制度。

㊵ 贊成方：幫助其組成方劑。王冰注："以主病者爲君，佐君者爲臣，應臣之用者爲使，皆所以贊成方用也。"

㊶ 奇：奇方，藥味成單數。《素問・至真要大論》："君一臣二，奇之制也；君二臣四，偶之制也；君二臣三，奇之制也；君二臣六，偶之制也。"王冰注："奇，謂古之單方。偶，謂古之複方也。單複一制皆有大小，故奇方云君一臣二，君二臣三，偶方云君二臣四，君二臣六也。病有大小，氣有遠近，治有輕重所宜，故云制也。"

㊷ 耦方：藥味成雙數。耦，通"偶"。

㊸ "去咽喉"句：距離喉嚨近的疾病，用奇方治療。奇之，使其方奇。《素問・至真要大論》："近者奇之，遠者偶之。"

㊹ 遠者耦之：距離喉嚨遠的疾病，用偶方治療。耦之，使其方耦。

㊺ "汗者"二句：發汗不用奇方，瀉下不用偶方。《素問・至真要大論》："汗者不以奇，下者不以偶。"王冰注："汗藥不以偶方，氣不足以外發泄。下藥不以奇制，藥毒攻而致過。"

㊻ "補上"二句：治療上部的疾病，要用緩方。《素問・至真要大論》："補上治上制以緩。"王冰注："治上補上，方迅急則止不住而迫下。"

㊼ "補下"二句：治療下部的疾病，要用急方。《素問・至真要大論》："補下治下制以急。"王冰注："治下補下，方緩慢則滋道路而力又微。"

㊽ 頻服：將藥分次頻頻服下。

㊾ 頓服：將藥一次服完。

㊿ 木鬱達之：肝氣鬱結，要疏泄使之條達。《素問・六元正紀大論》："木鬱達之。"王冰注："達，謂吐之，令其條達也。"

(51) 火鬱發之：熱邪内伏，要發汗使之散發。《素問・六元正紀大論》："火鬱發之。"王冰注："發，謂發汗，令其疏散也。"

(52) 土鬱奪之：濕邪内阻，要瀉下使無壅滯。《素問・六元正紀大論》："土鬱奪之。"王冰注："奪，謂下之，令無壅礙也。"

(53) 金鬱泄之：肺氣不利，要宣通使之通利。《素問・六元正紀大論》："金鬱泄之。"王冰注："泄，謂滲泄之，解表利小溲也。"

(54) 水鬱折之：水氣鬱滯，要摧折其泛濫之勢。《素問・六元正紀大論》："水鬱折之。"王冰注："折，謂抑之，制其冲逆也。"

課文簡析

本文闡明《黄帝内經素問》中關於藥物氣味與方劑組成的理論。闡明藥有寒熱温凉四氣與酸苦辛甘鹹淡六味，各有所能；方劑配伍有君臣佐使之分，其類型有輕重奇偶緩急大小反正逆從之别，各有其宜，醫者當識其病而用其藥，"隨其證而制其方"。最後闡明五鬱的治療大法。

參考資料

1. 張元素，字潔古，易州人。八歲試童子舉，三十七試經義進士，犯廟諱下第。乃去學醫，無所知名。夜夢有人用大斧長鑿，鑿心開竅，納書數卷於其中，自是洞微其術。河間劉完素病傷寒八日，頭痛脈緊，嘔逆不食，不知所爲。元素往候，完素面壁不顧。元素曰："何見待之卑如此哉？"既爲診脈，謂之曰："病脈云云。"曰："然。""初服某藥用某味乎？"曰："然。"元素曰："子誤矣！某味性寒下降，走太陰，陽亡汗不能出。今脈如此，當服某藥則效矣。"完素大服，如其言遂愈。元素自此顯名。元素治病，不用古方，其説曰："運氣不齊，古今異軌；古方新病，不相能也。"自爲家法云。

《金史・張元素傳》

2. 先生張元素，字潔古，易水人也。八歲試童經，二十七歲經義登科，犯章廟諱黜落。於是怠仕進，遂潛心於醫學二十餘年，雖記誦廣博，然治人之術，不出人右。其夜夢人持柯斧長鑿，鑿心開竅，納書數卷於其中，見其題曰《内經主治備要》，駭然驚悟，覺心痛，祇爲凶事也，不敢語人。自是心目洞徹，便爲傳道軒岐，指揮秦越也。河間劉守真醫名冠世，視之蔑如也。異日守真病傷寒八日誤下證，頭痛脈緊，嘔逆不食，門人侍病，未知所爲，請潔古診之，至則守真面壁不顧也。潔古曰："何視我直如此卑也？"診其脈，論之曰："病脈爾，乃初下某藥犯某藥味乎？"曰："然。"潔古曰："差之甚也！"守真遽然起曰："何謂也？"曰："某藥味寒，下降，走太陰，陽亡汗不徹故也。今脈如此，當以某藥服之。"守真首肯，大服其能，一服而愈。自是名滿天下。潔古治病，不用古方，但云："古方新病，甚不相宜，反以害人。"每自從病處方，刻期見效，藥下如攫，當時目之曰神醫。暇日輯集《素問》五運六氣、《内經》治要、《本草》藥性，名曰《醫學啓源》，以教門生，及有《醫方》三十卷傳於世，壬辰遺失，存者惟《醫學啓源》。真定李明之，門下高弟也，請予爲序，故書之。蘭泉老人張吉甫序。

《醫學啓源》張吉甫序

（邵冠勇）

九十二　藥性賦

説明

本文節選自《藥性賦》，據1960年人民衛生出版社鉛印本排印。《藥性賦》約問世於宋、元之間，作者已不可考。有人認爲是金元時李杲的作品。《藥性賦》按藥物特性分爲寒、熱、温、凉四部分，共論述藥物248種。因用韵文撰成，文字通俗簡易，便於初學醫者誦讀、記憶，故數百年來廣爲流傳，是學習中藥的良好的入門讀物。後世出現的《藥性歌訣》一類通俗讀物，都曾仿效此書，并在此書的基礎上增删修訂而成。

寒性藥

諸藥賦性[①]，此類最寒。犀角解乎心熱[②]，羚羊清乎肺肝[③]。澤瀉利水通淋而補陰不足[④]，海藻散癭破氣而治疝何難[⑤]？聞之菊花能明目而清頭風[⑥]，射干療咽閉而消癰毒[⑦]。薏苡理脚氣而除風濕[⑧]，藕節消瘀血而吐衄。瓜蔞子下氣潤肺喘兮[⑨]，又且寬中[⑩]；車前子止瀉利小便兮，尤能明目。又聞治虚煩除噦嘔[⑪]，須用竹茹；通秘結導瘀血，必資大黄[⑫]。宣黄連治冷熱之痢[⑬]，又厚腸胃而止瀉[⑭]；淫羊藿療風寒之痹，且補陰虚而助陽。茅根止血與吐衄[⑮]，石葦通淋於小腸[⑯]。熟地黄補血且療虚損，生地黄宣血更醫眼瘡[⑰]。赤芍藥破血而療腹疼，煩熱亦解；白芍藥補虚而生新血，退熱尤良。

注釋

① 賦性：天賦的性能，即自然的性能。

② 乎：句中語氣詞。心熱：心經熱邪。

③ 羚羊：全名羚羊角。有平肝熄風，清熱鎮驚的功效。肺肝：指肺、肝二經的熱邪。

④ 淋：淋證。凡尿頻、尿急、排尿障礙或澀痛、淋瀝不斷的證候，統稱"淋證"。補陰不足：補陰虚。

⑤ 癭：又稱"癭瘤"、"癭氣"。相當於今之缺碘性甲狀腺腫大。氣：此指痰凝氣滯。疝：中醫古病名。泛指體腔内容物向外突出的病證。

⑥ 頭風：中醫病證名。指經久不愈，時作時止的頭痛。

⑦ 咽閉：中醫病證名。又稱"喉閉"。指咽喉腫起，喉道閉阻。

⑧ 理：治。脚氣：中醫病證名。因外感濕邪風毒，或飲食厚味所傷，積濕生熱，流注腿脚，而致腿脚麻木、酸痛、軟弱、腫脹等症。

⑨ 肺喘：此指肺燥而喘。兮：賦體文中常用的語氣詞。

⑩ 寬中：即寬胸。

⑪ 虚煩：中醫證名。指因虚而致煩熱者。多由傷寒汗、吐、下後，邪熱乘虚客胸中，或病後餘熱留戀，或津涸、血虚、腎虧、痰飲、虚勞等所致。常伴煩悶不寐，口乾咽燥等症。噦（yuě）嘔：乾嘔。

⑫ 資：借助。

⑬ 宣黄連：即黄連。宋・蘇頌《圖經本草》："黄連以宣城九節堅重者爲勝。"以致後世有宣黄連之名。

⑭ 厚腸胃：使腸胃增厚，功能加强。厚，形容詞具有使動功能。

⑮ "茅根"七字：意謂茅根擅止血證中的吐血及衄血。與：同"於"。衄：鼻出血。又可泛指非外傷性所致的頭部諸竅及肌表出血。

⑯ 通淋於小腸：清小腸之濕熱而通淋。中醫理論認爲，心移熱於小腸是導致淋症的一個重要原因。

⑰ 宣血：散血。生地有凉血散血之功。

熱性藥

藥有温熱，又當審詳[①]。欲温中以蓽茇[②]，用發散以生薑。五味子止嗽痰，且滋腎水[③]；膃肭臍療痨瘵[④]，更壯元陽[⑤]。豈知鹿茸生精血，腰脊崩漏之均補；虎骨壯筋骨，寒濕毒風之并祛。檀香定霍亂，而心氣之痛愈；鹿角秘精髓[⑥]，而腰脊之疼除。消腫益血於米醋[⑦]，下氣散寒於紫蘇。藊豆助脾，則酒有行藥破結之用[⑧]；麝香開竅，則葱爲通中發汗之需[⑨]。嘗觀五靈脂治崩漏，理血氣之刺疼；麒麟竭止血出[⑩]，療金瘡之傷折[⑪]。麋茸壯陽以助腎，當歸補虚而養血。烏賊骨止帶下，且除崩漏目翳[⑫]；鹿角膠住血崩，能補虚羸勞絶[⑬]。白花蛇治癱瘓，除風癢之癬疹[⑭]；烏梢蛇療不仁[⑮]，去瘡瘍之風熱。

注釋

① 審詳：辨察詳盡。

② 温中：温補中焦。

③ 滋：滋養。腎水：腎陰。

④ 膃肭（wà nà 哇納）臍：又名海狗腎。哺乳動物海豹（一名海狗）科膃肭獸的陰莖和睾丸。痨瘵：又稱"肺痨"。相當於今之肺結核病。

⑤ 元陽：即腎陽。亦指命門火。

⑥ 秘：固秘。

⑦ 於：同"以"，用。下句"於"同此。

⑧ "藊豆"二句：意謂藊豆有健脾之功，用酒相輔可收行藥破結之效。助脾：益氣健脾。行藥：引導藥力至身體各部位。

⑨ "麝香"二句：意謂麝香功擅開竅，輔以葱白則可加强通陽發汗開竅之功。通中：即指通陽。

⑩ 麒麟竭：血竭的别名。

⑪ 傷折：跌打損傷，筋傷骨折。

⑫ 目翳（yì 易）：黑睛部有雲翳障蔽，影響視力的病患。相當於今之白内障。烏賊骨治目翳係外用。

⑬ 勞絶：嚴重的勞損。

⑭ 風癢之癬疹：呈游走性瘙癢的皮癬、皮疹等皮膚病。

⑮ 不仁：指肌膚麻木不仁。

温性藥

温藥總括[①]，醫家素諳[②]。木香理乎氣滯，半夏主於濕痰。蒼朮治目盲，燥脾，去濕宜用；蘿蔔去膨脹[③]，下氣，制麵尤堪[④]。誠以紫菀治嗽[⑤]，防風祛風。蒼耳子透腦涕止[⑥]，威靈仙宣風氣通；細辛去頭風，止嗽而療齒痛，艾葉治崩漏[⑦]，安胎而醫痢紅[⑧]。羌活明目驅風[⑨]，除濕毒腫痛[⑩]；白芷止崩治腫，療痔漏瘡癰[⑪]。嘗聞款冬花潤肺，去痰嗽以定喘；肉豆蔻温中，止霍亂而助脾[⑫]。撫芎走經絡之痛[⑬]，何首烏治瘡疥之資[⑭]。薑黄能下氣，破惡血之積；防己宜消腫，去風濕之施[⑮]。

注釋

① 總括：總合概括。此指梗概。

② 諳：熟悉。

③ 膨脹：指腹部氣脹。

④ 制麵：蘿蔔能消除麥麵之毒。《本草綱目》曰："萊菔功同蕪菁，然力猛更出其右，斷下方亦用其根，燒熟入藥，尤能制麵毒。昔有婆羅門僧東來，見食麥麵者，驚云：此大熱，何以食之？又見食中有蘆菔，乃云：賴有此解其性。"制：制服消除。

⑤ 誠：確實。

⑥ 透腦：指藥性可滲透腦部。

⑦ 崩漏：中醫病證名。又稱"崩中漏下"。崩，指不在經期突然陰道大量出血，來勢急驟，出血如注；漏，指出血量少，淋瀝不止，或經期血來，量少而持續不止。二者常易互相轉化，故臨床不易截然分開，多以崩漏并稱。

⑧ 痢紅：即紅痢。又稱"赤痢"。此處"紅"字因作韵脚而後置。此紅痢實指便血，艾葉能温經止血。

⑨ 明目：羌活明目是因祛風濕而達到的效果。

⑩ 濕毒：濕邪鬱久成毒。

⑪ 痔漏：痔瘡、肛漏的合稱。肛漏又作"肛瘻"。明·方賢《奇效良方》卷五十一："初生肛戍瘟，不破者曰痔，破潰而出膿血、黄水，浸淫淋漓而久不止者曰瘻也。"

⑫ 霍亂：指劇烈吐瀉的病症。助脾：此指温暖脾胃，助脾健運。

⑬ 撫芎：芎藭的别名。《本草綱目》曰："其出關中者，呼京芎；亦曰西芎；出蜀者，爲川芎；出天臺者，爲臺芎；出江南者爲撫芎，皆因地而名也。"走：去

⑭ 資：資助。此指"輔助之品"。何首烏非主治瘡疥之藥，用以治瘡疥，乃取其有解毒之功能。

⑮ 施：用。

平性藥

詳論藥品，平和性存[①]。以硇砂而去積[②]，用龍齒以安魂[③]。青皮快膈除膨脹[④]，且利脾胃；芡實益精治白濁[⑤]，兼補真元[⑥]。原夫木賊草去目翳，崩漏亦醫；花蕊石治金瘡，血行則却[⑦]。決明和肝氣，治眼之劑；天麻主頭眩[⑧]，祛風之藥。甘草和諸藥而解百毒，蓋以性平[⑨]；石斛平胃氣而補腎虚，更醫脚弱[⑩]。然而鱉甲治勞瘧[⑪]，兼破癥瘕[⑫]；龜甲堅筋骨，更療崩疾。烏梅主便血瘧痢之用[⑬]，竹瀝治中風聲音之失[⑭]。

注釋

① "詳論藥品"二句：原作"詳論藥性，平和性在"，失韵。據《雷公藥性賦》改。

② 硇（náo 撓）砂：又名"北庭沙"。有紫（紅）、白二種。前者稱紫硇砂或紅硇砂；後者稱白硇砂。均有消積破瘀，祛痰軟堅之功。

③ 龍齒：古代大型哺乳動物如象類、犀牛類、三趾馬等的牙齒化石。有鎮驚安神除煩之功。安魂：即安神。

④ 快膈：使胸膈寬舒暢快。快，形容詞使動用法。

⑤ 白濁：又稱"溺濁"、"尿濁"、"便濁"。中醫病證名。指小便渾濁色白爲主症的疾患。《理虚元鑒·白濁白淫論》："初出莖中痛而濃濁如膏，謂之白濁。"

⑥ 真元：即腎陽，又稱"元陽"。

⑦ 血行：指血妄行，即出血。却：退却。此爲"停止"。

⑧ 主：治。

⑨ 蓋以：因爲。

⑩ 脚弱：指脚膝軟弱無力之症。

⑪ 勞瘧：瘧疾日久而體虚，或體虚而患瘧疾，均稱勞瘧。

⑫ 癥瘕：中醫病證名。指腹腔内結聚成塊的一類疾病。一般以堅硬不移，痛有定處的爲癥；聚散無常，痛無定處的爲瘕。

⑬ 瘧痢：瘧疾的危重變證之一。

⑭ 聲音之失：即失音。竹瀝清熱消痰，能治痰熱引起的中風口噤不語。

課文簡析

本文從《藥性賦》"寒"、"熱"、"温"、"平"四部分中各選三韵。共論述了七十四種藥物的主治功效。采用韵文體裁，語言簡樸扼要，讀來朗朗上口，便於習醫者記誦和運用。應當指出的是，受體裁的限制，文中所述藥物主治，僅僅是一二個主要方面，其他功效不可能面面俱到。

參考資料

1. 藥性賦，原書不著撰人。據一般考證大約是金元時代的作品，是一本歷來中醫初學中藥的啓蒙書。它的内容，就是把 248 種常用中藥就其藥性分成寒、熱、温、平四類，用韵語編成賦體，以便於初學者誦記……

《藥性賦白話解》内容提要

2. 是以黄蘗瘡用，兜鈴嗽醫。地骨皮有退熱除蒸之效；薄荷葉宜消風清腫之施。寬中下氣，枳殼緩而枳實速也；療肌解表，乾葛先而柴胡次之。百部治肺熱，咳嗽可止；梔子凉心腎，鼻衄最宜。玄參治結熱毒癰，清利咽膈；升麻消風熱腫毒，發散瘡痍。嘗聞膩粉抑肺而斂肛門；金箔鎮心而安魂魄。茵陳主黄疸而利水；瞿麥治熱淋之有血。朴硝通大腸，破血而止痰癖；石膏治頭痛，解肌而消煩渴。前胡除内外之痰實；滑石利六腑之濇結。天門冬止嗽，補血涸而潤肝心；麥門冬清心，解煩渴而除肺熱……若乃消腫滿逐水於牽牛；除毒熱殺蟲於貫衆。金鈴子治疝氣而補精血；萱草根治五淋而消乳腫。側柏葉治血山崩漏之疾；香附子理氣血婦人之用。地膚子利膀胱，可洗皮膚之風；山豆根解熱毒，能止咽喉之痛。白蘚皮去風治筋弱，而療足頑痹；旋覆花明目治頭風，而消痰嗽壅。又况荆芥穗清頭目便血，疏風散瘡之用；瓜蔞根療黄疸毒癰，消渴解痰之憂。地榆療崩漏，止血止痢；昆布破疝氣，散癭散瘤。療傷寒、解虚煩，淡竹葉之功倍；除結氣、破瘀血，牡丹皮之用同。知母止嗽而骨蒸退；牡蠣濇精而虚汗收。貝母清痰止咳嗽而利心肺；桔梗開肺利胸膈而治咽喉。若夫黄芩治諸熱，兼主五淋；槐花治腸風，亦醫痔痢。常山理痰結而治温瘧；葶藶瀉肺喘而通水氣。此六十六種藥性之寒者也。又當考圖經以博其所治，觀夫方書以參其所用焉，其庶幾矣。

《藥性賦・寒性》

（張如青）

九十三　汗下吐三法該盡治病詮★

説明

本文選自《儒門事親》卷二，據明代嘉靖辛丑年（公元 1641 年）步月樓刊本。作者張從正（約公元 1156～1228 年），字子和，號戴人。睢州考城（今河南蘭考）人，金代著名醫學家，爲金元四大家之一。他繼承《内經》、《傷寒》理論，歸納其治療大法，并吸收劉完素"火熱致病"的學術思想，倡導"祛邪所以扶正"之論，提出汗、下、吐三法，力主攻下，爲攻下派的倡導者。金宣宗興定（公元 1217～1221 年）年間曾徵爲太醫，不久辭去。與麻知幾、常仲明等講論醫學，麻知幾記述成文，輯爲《儒門事親》一書，凡十五卷。書中主要記述了張氏運用汗下吐三法的理論和經驗，并附有二百多則治療驗案，其中不乏精辟的論述與創見。該書將病證分爲風、寒、暑、濕、火、燥六大門類，以執簡馭繁，又加内傷、外傷、内積、外積四類，而賅其餘，統稱"十形"。内容比較豐富，識見有其獨到之處，在臨床上仍有參考價值。所以名《儒門事親》者，乃是"醫家奥旨，非儒不能明；爲人子者，不可不知醫"的意思。

人身不過表裏①，氣血不過虚實②。表實者裏必虚，裏實者表必虚，經實者絡必虚③，絡實者經必虚，病之常也④。良工之治病⑤，先治其實，後治其虚，亦有不治其虚時。粗工之治病⑥，或治其虚⑦，或治其實，有時而幸中，有時而不中。謬工之治病⑧，實實虚虚⑨，其誤人之迹常著，故可得而罪也[10]。惟庸工之治病[11]，純補其虚[12]，不敢治其實，舉世皆曰平穩，誤人而不見其迹。渠亦不自省其過[13]，雖終老而不悔[14]，且曰："吾用補藥也，何罪焉?"病人亦曰："彼以補藥補我，彼何罪焉?"雖死而亦不知覺。夫粗工之與謬工，非不誤人，惟庸工誤人最深，如鯀湮洪水[15]，不知五行之道。

夫補者人所喜，攻者人所惡，醫者與其逆病人之心而不見用，不若順病人之心而獲利也[16]，豈復計病者之死生乎？嗚呼！世無真實[17]，誰能别之？今予著此吐汗下三法之詮[18]，所以該治病之法也[19]，庶幾來者有所憑藉耳[20]。

夫病之一物[21]，非人身素有之也[22]。或自外而入，或自内而生，皆邪氣也。邪氣加諸身[23]，速攻之可也，速去之可也，攬而留之[24]，可乎[25]？雖愚夫愚婦，皆知其不可也。及其聞攻則不悦[26]，聞補則樂之。今之醫者曰："當先固其元氣，元氣實，邪自去。"世間如此妄人，何其多也[27]！

夫邪之中人，輕則傳久而自盡，頗甚則傳久而難已[28]，更甚則暴死。若先論固其元氣[29]，以補劑補之，真氣未勝[30]，而邪已交馳横騖而不可制矣[31]。惟脈脱、下虚、無邪、無積之人[32]，始可議補[33]；其餘有邪積之人而議補者，皆鯀湮洪水之徒也。

今予論吐、汗、下三法，先論攻其邪，邪去而元氣自復也。况予所論之三法，識練日久[34]，至精至熟，有得無失，所以敢爲來者言也。

天之六氣，風、暑、火、濕、燥、寒；地之六氣，霧、露、雨、雹、氷、泥[35]；人之六味，酸、苦、甘、辛、鹹、淡。故天邪發病，多在乎上；地邪發病，多在乎下；人邪發病，多在乎中。此爲發病之三也。處之者三，出之者亦三也[36]。諸風寒之邪，結搏皮膚之間[37]，藏於經絡之内，留而不去，或發疼痛走注[38]，麻痹不仁[39]，及四肢腫癢拘攣[40]，可汗而出之[41]；風痰宿食[42]，在膈或上脘[43]，可涌而出之；寒濕固冷[44]，熱客下焦[45]，在下之邪，可泄而出之。《内經》散論諸病[46]，非一狀也；流言治法[47]，非一階也[48]。《至真要大論》等數篇言運氣所生諸病，各斷以酸苦甘辛鹹淡以總括之[49]。其言補，時見一二；然其補，非今之所謂補也，文具於《補論》條下[50]，如辛補肝，鹹補心，甘補腎，酸補脾，苦補肺[51]。若此之補，乃所以發腠理，致津液，通血氣。至其統論諸藥[52]，則曰：辛甘淡三味爲陽，酸苦鹹三味爲陰。辛甘發散，淡滲泄，酸苦鹹涌泄。發散者歸於汗，涌者歸於吐，泄者歸於下。滲爲解表，歸於汗；泄爲利小溲，歸於下。殊不言補[53]。乃知聖人止有三法，無第四法也。

然則，聖人不言補乎？曰：蓋汗下吐，以若草木治病者也[54]。補者，以穀肉果菜養口體者也[55]。夫穀肉果菜之屬[56]，猶君之德教也[57]；汗下吐之屬，猶君之刑罰也。故曰：德教，興平之粱肉[58]；刑罰，治亂之藥石。若人無病，粱肉而已；及其有病，當先誅伐有過[59]。病之去也，粱肉補之，如世已治矣[60]，刑措而不用[61]。豈可以藥石爲補哉[62]？必欲去大病大瘵[63]，非吐汗下末由也已[64]。

然今之醫者，不得盡汗下吐法[65]，各立門牆[66]，誰肯屈已之高而一問哉？且予之三法，能兼衆法，用藥之時，有按有蹻[67]，有揃有導[68]，有減有增，有續有止。今之醫者，不得予之法，皆仰面傲笑曰[69]："吐者，瓜蒂而已矣；汗者，麻黄、升麻而已矣；下者，巴豆、牽牛、朴硝、大黄、甘遂、芫花而已矣[70]。"既不得其術，從而誣之，予固難與之苦辯，故作此詮。

所謂三法可以兼衆法者，如引涎、漉涎、嚏氣、追淚[71]，凡上行者，皆吐法也；炙、蒸、熏、渫、洗、熨、烙、針刺、砭射、導引、按摩[72]，凡解表者，皆汗法也；催生下乳、磨積逐水、破經泄氣[73]，凡下行者，皆下法也。以余之法，所以該衆法也。然予亦未嘗以此三法，遂棄衆法，各相其病之所宜而用之[74]。以十分率之[75]，此三法居其八九[76]，而衆法所當纔一二也[77]。

或言《内經》多論針而少論藥者[78]，蓋聖人欲明經絡。豈知鍼之理，即所謂藥之理。即今著吐汗下三篇，各條藥之輕重寒温於左[79]。仍於三法之外，别著《原補》一篇[80]，使不預三法[81]。恐後之醫者泥於補[82]，故置之三篇之末，使用藥者知吐中有汗，下中有補[83]，止有三法。《内經》曰："知其要者，一言而終[84]。"是之謂也[85]！

注釋

① 過：外乎。表裏：表指肌表，裏指臟腑。

② 虚實：虚謂正氣虚弱，實謂邪氣盛實。《素問·通評虚實論》："邪氣盛則實，精氣奪則虚。"

③ "表實"四句：言邪氣實是因，正氣虚是果。正氣所以虚，是由於邪氣盛造成的。直行幹脈謂之經，其部位在深層；横行枝脈謂之絡，其部位在淺表。

④ 常：一般規律。

⑤ 良工：即良醫，高明的醫生。古代稱醫生爲治病工。

⑥ 粗工：醫術粗疏的醫生。

⑦ "或治"四句："有時而幸中"承"或治其實"，"有時而不中"承"或治其虚"，是謂分承。意爲有時補其虚，便不能治愈；有時攻其邪，便僥幸治愈。或，有時。

⑧ 謬工：施治謬誤的醫生。

⑨ 實實虚虚：使實證更實，使虚證更虚。前一"實"、"虚"，爲形容詞使動用法。後一"實"、"虚"，分别指實證、虚證。通常治病，攻其實，補其虚，此則補其實，攻其虚，故謂之謬工。《難經·十二難》："陽絶補陰，陰絶補陽，是謂實實虚虚，損不足益有餘。"

⑩ 罪：譴責。用如動詞。

⑪ 庸工：醫術平庸的醫生。

⑫ 純：皆。

⑬ 渠：他。第三人稱代詞。此指庸工。省（xǐng 醒）：反省。

⑭ 雖：即使。終老：到老。《論衡·無形》："終老至死。"

⑮ 鲧（gǔn 滚）湮（yīn 陰）洪水：鲧堵塞洪水。鲧，夏禹之父。原始時代部落首領，封崇伯。奉唐堯之命治水，運用堵塞的方法，築堤堵水，九年未平，被虞舜殺死羽山。《尚書·洪範》："箕子乃言曰：我聞在昔，鲧堙洪水，汨陳其五行，帝乃震怒，不畀洪範九疇，彝倫攸斁，鲧則殛死。禹乃嗣興，天乃錫禹洪範九疇，彝倫攸叙。"傳曰："堙，塞。汨，亂也。治水失道，亂陳其五行。"《山海經·海内經》："洪水滔滔，鲧竊帝之息壤以堙洪水，不待帝命。帝令祝融殺鲧於羽郊。鲧復生禹，帝乃命禹卒布土以定九州。"湮，通"堙"，堵塞。

⑯ "醫者"二句：與其……不若，選擇複句中的關聯詞。表示要是那樣，還不如這樣。

⑰ 真實：指具有真才實學的人。

⑱ 詮：解釋。這裏用作名詞，指解釋性的文章。

⑲ 該：概括。

⑳ 庶幾：表示希望。

㉑ 之：這。

㉒ 素：一向。

㉓ 諸：於。介詞。《儀禮·鄉射》："每一人獻，則薦諸其席。"鄭玄注："諸，於。"

㉔ 攬：持。

㉕ 可乎：原作"可也"，據《四庫全書》本改。

㉖ 及：等到。其：指"愚夫愚婦"。

㉗ 何其：多麽。多帶有不以爲然的口氣。

㉘ 頗：稍微。已：愈。

㉙ 固：固護。用作動詞。

㉚ 真氣：由藏於腎之元氣、吸自自然界之大氣與飲食水穀之氣結合而成，維持全身組織器官生理功能

的基本物質與活動能力。後世亦泛稱爲元氣。《靈樞·刺節真邪》:"真氣着,所受於天,與穀氣并而充身者也。"散布於全身經絡之中,故又謂之經氣。《素問·離合真邪論》:"真氣者,經氣也。"勝:充實。

㉛ 交馳横鶩(wù務):交相馳騁,横暴狂奔。謂邪氣盛實擴散。鶩,亂跑。制:控制。

㉜ 脈脱:血脈虚脱。謂脈息微弱將絶。

㉝ 始:方才。

㉞ 識練:舊本校曰:"識作諳。"諳練,熟習。

㉟ 氷:"冰"的異體字。

㊱ "處之"二句:居處之地有三處,即上、中、下三部。逐出之路也有三條,即下文在表之病,可汗而出之;在上之病,可涌而出之;在下之病,可泄而出之。處,居止。出,使動用法。逐出。

㊲ 結搏:謂邪氣結聚,與正氣交争。

㊳ 走注:或作"走疰"。即風痹,或稱行痹。其證現游走性疼痛,故名。《金匱要略》:"食白米粥,勿食生蒼耳,成走疰。"

㊴ 不仁:謂肢體喪失感覺或感覺遲鈍。《後漢書·班超傳》:"兩手不仁。"注:"不仁,手足痿痹貌。"

㊵ 拘攣:肢體牽引拘急,活動不能自如。《素問·繆刺論》:"邪客於足太陽之洛,令人拘攣背急,引脅而痛。"

㊶ 汗而出之:用發汗之法使之出於體外。汗,作"出"的狀語。下文"涌"、"泄"的用法同此。

㊷ 風痰:痰證的一種。謂素有痰疾,因感受風邪或因風熱怫鬱而發。説見元·王珪《養生主論》。宿食:飲食停積於胃腸的病證。

㊸ 脘(wǎn碗):胃腔。

㊹ 固冷:即痼冷。指真陽不足,陰寒之邪久伏體内所致病證。

㊺ 客:留止。用如動詞。

㊻ 散:分别。

㊼ 流:水流動。引申爲分别。又,舊本校曰:"流,作氿。"氿,"泛"的異體字。泛言,亦猶"散論"。

㊽ 階:途徑。《左傳·襄公二十四年》:"懼而思降,乃得其階。"杜預注:"階,猶道也。"

㊾ "至真"二句:是説《素問·至真要大論》等幾篇講五運六氣所造成的疾病時,分别處以酸、苦、甘、辛、鹹、淡六味,用此來概括其治法。各,分别。斷,區分。

㊿ 具:記載。補論:《儒門事親》卷三篇名。其論補曰:"予請爲言補之法:大抵有餘者損之,不足者補之,是則補之義也。陽有餘而陰不足,則當損陽而補陰;陰有餘而陽不足,則當損陰而補陽。熱則芒硝、大黄,損陽而補陰也;寒則乾姜、附子,損陰而補陽也。豈可以熱藥而云補乎哉?而寒藥亦有補之義也。《經》云:因其盛而減之,因其衰而彰之。此之謂也。"

(51) "辛補肝"五句:謂辛味之藥可以補助肝之功能。因爲"肝欲散",辛味之藥能發散。其餘類推。《素問·至真要大論》:"木位之主,其瀉以酸,其補以辛。火位之主,其瀉以甘,其補以咸。土位之主,其瀉以苦,其補以甘。金位之主,其瀉以辛,其補以酸。水位之主,其瀉以鹹,其補以苦。厥陰之客,以辛補之,以酸瀉之,以甘緩之。少陰之客,以鹹補之,以甘瀉之,以鹹收之。太陰之客,以甘補之,以苦瀉之,以甘緩之。少陽之客,以鹹補之,以甘瀉之,以鹹軟之。陽明之客,以酸補之,以辛瀉之,以苦泄之。太陽之客,以苦補之,以咸瀉之,以苦堅之,以辛潤之。開發腠理,致津液通氣也。"《素問·藏氣法時論》:"肝苦急,急食甘以緩之……心苦緩,急食酸以收之……脾苦濕,急食苦以燥之。……肺苦氣上逆,急食苦以泄之。……腎苦燥,急食辛以潤之,開腠理,致津液,通氣也……肝欲散,急食辛以潤之,用辛補之,酸瀉之……心欲軟,急食鹹以軟之,用鹹補之,甘瀉之……脾欲緩,急食甘以緩之,用苦瀉之,甘補之……肺欲收,急食酸以收之,用酸補之,辛瀉之……腎欲堅,急食苦以堅之,用苦補之,鹹瀉之……辛散,酸收,甘緩,苦堅,鹹耎。"然而張氏雖引《素問·至真要大論》等篇,其"甘補腎,酸補脾,苦補肺"三句,實與經文不符。《素問》本作甘補脾,酸補肺,苦補腎。蓋《素問》以五臟之所欲爲補,張氏乃誤以爲五行相克者爲補,故云。

(52) 至:至於。統:概括。以下七句,本《素問·至真要大論》:"辛甘發散爲陽,酸苦涌泄爲陰,鹹味涌泄爲陰,淡味滲泄爲陽。六者或收或散,或緩或急,或燥或潤,或耎或堅,以所利而行之,調其氣使平也。"

㊸ 殊：完全。《廣雅・釋詁》："殊，絶也。"

㊹ 若：此。近指代詞。清・王引之《經傳釋詞》卷七："若，猶此也。"草木：指藥物。一説，舊本校曰："按：'若'一字疑當作'金石'二字。"

㊺ "補者"二句：《素問・藏氣法時論》："毒藥攻邪，五穀爲養，五果爲助，五畜爲益，五菜爲充，氣味合而服之，以補精益氣。"口體：偏義爲"體"。

㊻ 屬：類。

㊼ 德教：道德教化。

㊽ 興平：猶升平，昌盛太平。粱肉：細米肥肉。指富有營養的食品。

㊾ 過：罪過。引申爲病邪。《素問・五藏生成論》："咳嗽上氣，厥在胸中，過在手陽明、太陰。"明・馬蒔注："過者，病也。凡《内經》以人之有病，如人之有過誤，故稱之爲過。"

㊿ 治：安定。"亂"的反義詞。《吕氏春秋・振亂》："賞不善而罰善，欲民之治也，不亦難乎？"

(61) 刑措而不用：謂刑罰棄置而不施用。措：擱置。

(62) "豈可"句：怎麽可以認爲藥石是補呢？以……爲……，義爲"認爲……是……"，或"把……當作……"。

(63) 瘵（zhài 債）：疾病。《説文》："瘵，病也。"《一切經音譯》："今江東呼病皆曰瘵。"

(64) 末由：無從。《論語・子罕》："雖欲從之，末由也已。"疏曰："末，無也。"末原誤作"未"，據《四庫全書》本改。已：同"矣"。

(65) 盡：窮盡。

(66) 門牆：指師門。《論語・子張》："夫子之牆數仞，不得其門而入，不見宗廟之美、百官之富。"

(67) 按：按摩。蹻（qiāo 敲）：運動腿脚。《素問・異法方宜論》："其治宜導引按蹻。"王冰注："按，謂抑按皮肉。蹻，謂捷舉手足。"

(68) 揃（jiǎn 剪）：揃搣。即按摩。古代的一種養生方法。《説文》："揃，搣也。"清・段玉裁注："《莊子》：'眦搣可以休老。'本亦作揃搣。揃搣者，道家修養之法，故《莊》云'可以休老'。"又《説文》"搣"字段注云："《廣韵》、《玉篇》皆云：'搣者，摩也。'"導：導引。古代的一種養生方法。謂呼吸吐納，屈伸手足，使血氣流通。

(69) 傲笑：嘲笑。

(70) "吐者"三句：因瓜蒂是常用催吐藥，麻黄、升麻爲常用發汗藥，巴豆、牽牛爲常用瀉下藥，故云。

(71) 引涎（xián 弦）：使唾液流出。涎，唾液。漉（lù 禄）涎：使唾液滲出。漉，滲出。嚏氣：將藥物吸入鼻孔取嚏，以通氣開竅。追淚：將藥物㗜入鼻孔以取淚。追，逐出。

(72) 炙：《本草綱目》所引無"炙"字，《醫統正脈》本作"灸"。蒸：用煮藥的熱氣蒸患處。熏：用藥氣熏患處。渫（xiè 屑）：用藥洗滌，除去污穢。熨：藥物加熱後，用布包熨患處。烙：用磚等燒熱烙患處。砭射：用砭石等磨刮患處。導引：《素問・異法方宜論》："其治宜導引按蹻。"王冰注："導引，謂摇筋骨，動支節。"

(73) 催生：用藥物催促産婦分娩。下乳：即催乳，促使産婦下奶。磨積：消除積滯。逐水：攻逐水飲。破經：通經行血。泄氣：宣泄肺氣。

(74) "各相"句：分别依據那疾病的所宜來運用。相（xiàng 象），觀察。

(75) 率（lǜ 律）：比例。用作動詞。

(76) 居其八九：佔據十分中的八九分。

(77) 衆法：其他方法。

(78) 或：有人。

(79) 條：條列。用作動詞。左：後面。古書豎行，自右而左，故謂後爲左。

(80) 原補：即《儒門事親》卷二的《推原補法利害非輕説》。該篇居《凡在上者皆可吐式》、《凡在表者皆可汗式》、《凡在下者皆可下式》三篇之後，故下云"置之三篇之末"。

(81) 預：通"與"。參與。

(82) 泥：拘泥。

⑧③ 下中有補：《儒門事親·推原補法利害非輕説》："余用補法則不然。取其氣之偏盛者，其不盛者自平矣。醫之道，損有餘乃所以補不足也。余嘗曰：吐中自有汗，下中自有補，豈不信然？"

⑧④ 一言：一句話。引文見《素問·六元正紀大論》。

⑧⑤ 是之謂：謂是。説這個道理。賓語前置。

譯文

人的身體不外乎表和裏，氣血不外乎虛和實。體表邪實的内裏必定虚，内裏邪實的體表必定虚，經脈邪實的絡脈必定虚，絡脈邪實的經脈必定虚，這是疾病的一般規律。良醫治病的時候，首先治療病人的邪實，然後再治療他的虚弱，也有不治療他的虚弱的時候。粗淺醫生治療疾病的時候，有時治療病人的虚弱，有時治療病人的邪實，所以有時僥幸治對證了，有時便治不對證。荒謬醫生治療疾病的時候，使實證更實，使虚證更虚，他貽誤疾人的形迹常常顯著，所以可以抓住證據怪罪他們。衹有庸醫治療疾病的時候，純粹補益病人的虚弱，不敢攻治病人的邪實，全社會的人都説他平和穩當，貽誤病人却不顯出他的形迹。他們也不自己反省他們的過失，即使老死也不知悔改，而且説："我運用補養藥物，有什麽罪過呢？"病人也説："他用補養藥物補養我，他有什麽罪過？"即使被治死也不知道醒悟。粗疏醫生和荒謬醫生不是不貽誤病人，唯獨庸醫貽誤病人最嚴重，如同鯀堵塞洪水，不懂得五行的道理。

補法是人們所喜歡的，攻法是人們所厭惡的，醫生與其違背病人的心意因而不被聘用，倒不如順着病人的心意從而獲得利益，哪裏還計較病人的死活呢？唉！社會上没有真才實學的人，誰能辨别他們呢？現在我撰寫這篇吐法、汗法、下法三種方法的詮釋，就是用來概括治療疾病的方法，希望後來學醫的人有所依據罷了。

疾病這種東西，不是人的身體上本來就有的，有的是從外部侵入的，有的是從内裏滋生的，都是邪氣。邪氣强加於人體，迅速攻治它是可以的，迅速除去它是可以的，挽留它，是可以的嗎？即使是愚笨的男女，也知道那是不可以的。然而等到他們聽到攻法就不高興，聽到補法便喜歡它。現在的醫生都説："應當首先固護他的元氣，元氣充實，病邪自然離去。"社會上像這樣愚妄的人，是何等的多啊！

邪氣侵入人體，如果輕淺就會流傳時間長了自行消失，如果比較嚴重就會流傳時間長了難以治愈，更加嚴重的就會猝然死亡。如果講首先固護他的元氣，用補益的方藥補益他，那麽元氣尚未充實，而邪氣却已經交相馳騁横暴狂奔不能控制了。衹有血脈虚脱，下元虧虚，没有實邪，没有積聚的病人，才可以考慮補法；其他對有實邪，有積聚的病人，却考慮用補法的，都是像鯀堵塞洪水一類的人。

現在我論述吐法、汗法、下法三種治療方法，首先論述攻治病人的邪氣，邪氣離去了，元氣自然恢復。况且我所論述的三種方法，熟練的時間很久了，最精當，最純熟，衹有成功，没有失敗，因此才敢對後來人講。

天的六種氣，是風、暑、火、濕、燥、寒；地的六種氣，是霧、露、雨、雹、冰、泥；人的六種味，是酸、苦、甘、辛、鹹、淡。因此天的六氣之邪造成的疾病，大多在於人體上部；地的六氣之邪造成的疾病，大多在於人體的下部；人的六味之邪造成的疾病，大多在於人體中部。這是造成疾病的三種情况。寄居疾病的部位有三處，驅除疾病的道路也有三條。各種風寒類病邪，鬱結在皮膚當中，躲藏在經絡裏邊，停留不去，有的造成游走性疼痛，或者木麻不覺，以及四肢腫脹發癢痙攣的，可以用發汗法來驅除它。風痰宿食一類病邪，在膈膜之間，或者是上脘部位的，可以用涌吐法來驅除它。寒濕固冷一類病邪，或者是熱邪客居下焦，凡是在下部的病邪，可以用瀉下法來驅除它。《内經》當中散在各處論述疾病，不衹一種情况；隨處所講治法,也不祇一條路子。《素問・至真要大論》等幾篇講五運六氣所造成的各種疾病,分別判處酸、苦、甘、辛、鹹、淡,用這六味概括其治法。其中講到補的,有時見到一兩處;但是那裏所講的補,不是現在所説的補,這方面的論述詳見《補論》一篇,例如辛味補肝,鹹味補心,甘味補腎,酸味補脾,苦味補肺。像這樣的補,乃是用來開發腠理,滋生津液,疏通氣血。等到總起來論述各種藥物的時候,則説:辛味、甘味、淡味三味屬於陽性,酸味、苦味、鹹味三味屬於陰性。辛味、甘味的作用是發散,淡味的作用是滲泄,酸味、苦味、咸味三味的作用是涌泄。發散歸於汗法,涌歸於吐法,泄歸於下法,滲是解表,歸於汗法,泄是利小便,歸於下法。絶不講補法。才知道聖人祇有三種治法,没有第四種治法啊。

那么,聖人就不講補了嗎?我們説:汗法、下法、吐法,是用草木治病的方法。補法,是用穀物、肉類、水果、蔬菜營養身體的方法。穀物、肉類、水果、蔬菜之類,好比是國君的道德教化;汗法、下法、吐法之類,好比是國君的刑罰。所以説:道德教化是和平興盛世代的穀物肉類,刑罰是治理亂世的藥物砭石。如果人們没有疾病,祇需糧食肉類罷了;等他有了疾病,便應當首先攻伐有罪過的病邪。疾病去掉以後,便用糧食肉類補養他。這好比社會已經太平了,刑罰便擱置起來不用了。哪能把藥物砭石當作是補呢?一定要除去大的疾病,除非吐法、汗法、下法,没有别的辦法可以治愈。

但是現在的醫生不能全部了解汗法、下法、吐法,各自設立門户,有誰肯屈尊前來問一問啊?况且我的三種治法,能概括多種方法,使用藥物的同時,又有按蹻,有導引,有增減,有續止。現在的醫生,既不掌握我的治病方法,却都昂着臉高傲的恥笑説:"吐法麽,瓜蒂罷了;汗法麽,麻黄、升麻罷了;下法麽,巴豆、牽牛、朴硝、大黄、甘遂、芫花罷了。"既然不掌握我的醫術,又進而誣蔑我,我固然很難和他們苦苦争辯,所以撰寫了這篇解釋性文章。

所説的三種治法可以兼有衆多治法,例如引涎、漉涎、取嚏、追淚,凡是往上走的,都算是吐法;例如艾灸、熏蒸、湯洗、熨烙、針刺、砭射、導引、按摩,凡是可以解表的,都算是汗法;例如催生、下奶、磨積、逐水、破經、泄氣,凡是往下走的,都算是下法。這便是我的三法可以概括衆多治法的原因。但是我也不曾因爲有這三種治法,便拋棄其他治法。各看病人疾病所適宜來采用它。拿十分作比例,這三種治法能占八九分,其他治法所占才一二分。

有人説《内經》中大多是論述針刺,很少論述藥物的原因,是因爲聖人要闡明經絡。豈不知用針的道理就是所説的用藥的道理。現在作《吐法》、《汗法》、《下法》三篇,各自開列藥物的劑量輕重和藥性寒温於下。另外作《原補》一篇,使它不參與三法之中。怕的是後來的醫生拘泥於補法,所以把它放在三篇的末後,讓使用藥物的人知道吐法中包含着汗法,下法中包含着補法,祇有三種方法。《内經》説:"懂得其中要領的,一句話便説盡了。"正是説的這個道理。

課文簡析

本文的中心思想在於駁斥當時庸醫濫用補法的風習,闡明"祛邪所以扶正"的醫療思想與汗下吐三法的理論根據。第一段,包括第一、二自然段,説明人體虚實是相對的,有實方有虚,醫之工拙,全在攻實還是補虚;而世俗是喜補畏攻,庸醫圖利媚俗,而世人莫辨,故作三法之詮,以明治病之法;第二段,包括第三、四、五自然段,説明病本邪氣,理當速攻,而庸醫却倡"先固元氣"之説,謬以爲"元氣實,邪自去",每致邪氣交馳横騖而不可治,故作者提出"先攻其邪"之論,認爲"邪去而元氣自復",駁斥庸醫謬論,提出汗下吐三法攻邪之論。第三段,包括第六、七自然段,説明汗下吐三法的理論根據,《内經》祇有三法,祇可以粱肉爲補,不可以藥石爲補。第四段,包括八、九、十自然段,指出世醫對三法的誤解,説明三法的豐富内容,并說明針藥一理，交代出在《儒門事親》中汗、下、吐三篇及《原補》等的編排情况與其原因，總而言之“止有三法”。

參考資料

1. 張從正，字子和，睢州考城人。精於醫，貫穿難素之學，其法宗劉守真，用藥多寒涼，然起疾救死多取效。古醫書有汗下吐法，亦有不當汗者汗之則死，不當下者下之則死，不當吐者吐之則死，各有經絡脈理，世傳黄帝、岐伯所爲書也。從正用之最精，號“張子和汗下吐法”。妄肩淺術習其方劑，不知察脈原病，往往殺人，此庸醫所以失其傳之過也。其所著有“六門三法”之目存於世云。

《金史・方伎傳》

2. 張子和，睢州考城人，初名從正。精於醫，貫穿難素之學，歷歷在口。其法宗劉守真完素，藥多寒涼，然起疾救死，多取效，士大夫稱焉。爲人放誕無威儀，頗讀書，作詩，嗜酒。久居陳，游余先子門，後召入太醫院，旋告去隱，然名重東州。麻知幾九疇與之善，使子和論説其術，因爲文之。有“六門三法”之目，將行於世，會子和、知幾相繼死。迄今其書存焉。

金・劉祁《歸潛志》卷六

3. 宛丘張子和，興定中召補太醫，居無何，求去，蓋非好也。於是退而與麻徵君知幾、常公仲明輩日游㶏上，相與講明奥義，辨析至理，一法一論，其大義皆子和發之，至於博之於文，則征君所不辭焉。議者咸謂非宛丘之術，不足以稱征君之文；非徵君之文，不足以弘宛丘之術。所以世稱二絶。

《儒門事親》張頤齋序

4. 是書也，戴人張子和專爲事親者著，議論淵微，調攝有法，其術與東垣、丹溪并傳。名書之義，蓋以醫家之義非儒不能明，藥品酒食非孝不能備也。故曰：爲人子者，不可不知醫。

《重刊儒門事親》邵輔序

5. 從正與麻知己、常仲明輩講求醫理，輯爲是書。劉祁《歸潛録》稱：“麻知幾九疇與之善，使子和論説其術，因爲之文。”則此書實知幾所記也。其例有説有辨，有記有解，有誡有箴，有詮有式，有斷有論，有疏有述，有衍有訣，有十形三療，有六門三法，名目頗煩碎，而大旨主於用攻。其曰“儒門事親”者，以爲惟儒者能明其理，而事親者當知醫也。從正宗河間劉守真，用藥多寒涼，其汗吐下三法，當時已多異議，故書中辨謗之處爲多。丹溪朱震亨亦議其偏，後人遂并其書置之。然病情萬狀，各有所宜，當攻不攻與當補不補，厥弊維均。偏執其法固非，竟斥其法亦非也。惟中間負氣求勝，不免過激，欲矯庸醫恃補之失，或至於過直。又傳其學者不知察脈虚實、論病久暫，概以峻利施治，遂致爲世所藉口，要之未明從正本意耳。

《四庫全書總目提要・子部・醫學類》

（邵冠勇）

九十四　標　幽　賦

說明

本文選自《普濟方》卷四百零九，據 1959 年人民衛生出版社本排印。作者竇默（公元 1196～1280 年），字子聲，初名傑，字漢卿，廣平肥鄉（今屬湖北）人，是元代著名的針灸學家。竇氏生逢戰亂，元兵伐金時被俘，脱歸遂南走，遇醫者王翁，妻以女，使醫業；後轉客蔡州，遇名醫李浩，授以銅人針法。北歸後，與姚樞、許衡講習理學；繼還肥鄉，以經術教授，由此聞名。元世祖即位後，授以太子太傅、翰林侍講學士，加昭文館大學士，累贈太師，封魏國公，謚文正。卒年八十五。著有《針經指南》、《標幽賦》等，原書已佚，有關内容保存在《針灸四書》中。

拯救之法，妙用者針①。察歲時於天道②，定形氣於予心③。春夏瘦而刺淺，秋冬肥而刺深④。不窮經絡陰陽⑤，多逢刺禁⑥；既論藏府虚實，須向經尋⑦。

原夫起自中焦⑧，水初下漏⑨。太陰爲始⑩，至厥陰而方終⑪；穴出雲門⑫，抵期門而最後[13]。正經十二[14]，别絡走三百餘支[15]，正側仰伏[16]，氣血有六百餘候[17]。手足三陽，手走頭而頭走足；手足三陰，足走腹而胸走手。

要識迎隨，須明逆順[18]。况乎陰陽氣血，多少爲最[19]。厥陰太陽[20]，少氣多血；太陰少陰[21]，少血多氣；而又氣多血少者，少陽之分[22]；氣盛血多者，陽明之位[23]。先詳多少之宜，次察應至之氣[24]。輕滑慢而未來，沉澀緊而已至[25]。既至也，量寒熱而留疾[26]，未至也，據虚實而候氣[27]。氣之至也，如魚吞鈎餌之浮沉；氣未至也，似燕處幽堂之深邃[28]。氣速至而速效，氣遲至而不治。

觀夫九針之法[29]，毫針最微。七星上應[30]，衆穴主持[31]。本形金也[32]，有蠲邪扶正之道；短長水也[33]，有决凝開滯之機[34]。定刺象木，或斜或正[35]，口藏比火[36]，進陽補羸。循機捫而可塞以象土[37]，實應五行而可知。然是一寸六分[38]，包含妙理；雖細擬於毫髮[39]，同貫多岐[40]。可平五臟之寒熱，能調六腑之虚實[41]。拘攣閉塞[42]，遣八邪而去矣[43]，寒熱痛痺，開四關而已之[44]。凡刺者，使本神朝而後入[45]，既刺也，使本神定而氣隨。神不朝而勿刺，神已定而可施。定脚處[46]，取氣血爲主意[47]；下手處，調水木是根基[48]。天地人三才也，涌泉同璇璣百會[49]；上中下三部也，大包與天樞地機[50]。陽蹻陽維并督帶[51]，主肩背腰腿在表之病；陰蹻陰維任衝脈[52]，去心腹脅肋在裏之疑[53]。二陵二蹻二交[54]，似續而交五大[55]，兩間兩商兩井[56]，相依而别兩支[57]。

大抵取穴之法[58]，必有分寸。先審自意，次觀肉分。或伸屈而得之，或平直而安定[59]。在陽部筋骨之側，陷下爲真；在陰分郄膕之間，動脈相應[60]。取五穴用一穴而必端[61]，取三經用一經而可正[62]。頭部與肩部詳分，督脈與任脈易定。明標與本，論刺淺刺深之經；住痛移疼[63]，取相交相貫之逕[64]。豈不聞臟腑病，而求門海俞募之微[65]，經絡滯，而求原别交會之道[66]？更窮四根三結[67]，依標本而刺無不痊；但用八法五門[68]，分主客而針無不效[69]。八脈始終連八會[70]，本是紀綱；十二經絡十二原[71]，是爲樞要。一日取六十六穴之法[72]，方見幽微；一時取一十二經之原，始知要妙。

原夫補瀉之法，非呼吸而在手指[73]；速效之功，要交正而識本經[74]。交經繆刺[75]，左有病而右畔取；瀉絡遠針，頭有病而脚上針。巨刺與繆刺各異[76]，微針與妙刺相通[77]。觀部分而知經絡之虚實，視沉浮而辨臟腑之寒温[78]。

且夫先令針耀[79]，而慮針損；次藏口内，而欲針温。目無外視，手如握虎；心無内慕[80]，如待貴人。左手重而多按[81]，欲令氣散[82]；右手輕而徐入[83]，不痛之因。空心恐怯[84]，直立側而多暈；背目沉掐[85]，坐卧平而没昏。

推於十干十變[86]，知孔穴之開闔[87]；論其五行五臟，察日時之旺衰。伏如横弩[88]，應若發機[89]。陰交陽别而定血暈，陰蹻陽維而下胎衣。痺厥偏枯，迎隨俾經絡接續；漏崩帶下，温補使氣血依歸。静以久留，停針待之。必準者，取照海治喉中之閉塞；端的處[90]，用大鍾治心内之呆癡[91]。

大抵疼痛實瀉[92]，癢麻虚補。體重節痛而俞居[93]，心下痞滿而井主[94]。心脹咽痛，針太衝而必除[95]；脾冷胃疼，瀉公孫而立愈[96]。胸滿腹痛刺内關[97]，脅痛肋疼刺飛虎[98]。筋攣骨痛而補魂門[99]，體熱勞嗽而瀉魄户[100]。頭風頭痛，刺申脈與金門[101]，眼癢眼疼，瀉光明於地五[102]。瀉陰郄止盜汗[103]，治小兒骨蒸[104]刺偏歷利小便[105]，醫大人水蠱[106]。中風環跳而宜刺[107]，虚損天樞而可取[108]。

由是午前卯後[109]，太陰生而疾温[110]；離左酉南[111]，月朔死而速冷[112]。循捫彈努[113]，留吸母而堅長[114]，爪下伸提[115]，疾呼子而嘘短[116]。動退空歇[117]，迎奪右而瀉凉[118]；推内進搓[119]，隨濟左而補暖[120]。

慎之！大患危疾，色脈不順而莫針[121]，寒熱風陰，飢飽醉勞而切忌[122]。望不補而晦不瀉[123]，弦不奪而朔不濟[124]。精其心而窮其法，無灸艾而壞其皮；正其理而求其原[125]，免投針而失其位[126]。避灸處而加四肢[127]，四十有九；禁刺處而除六俞[128]，二十有二。

抑又聞高皇抱疾未瘥[129]，李氏刺巨闕而得甦[130]；太子暴死爲厥，越人針維會而復醒[131]。肩井曲池，甄權刺臂痛而復射[132]；懸鍾環跳，華佗刺躄足而立行[133]。秋夫針腰俞而鬼起沉痾[134]；王纂針交俞而妖精立出[135]。取肝俞與命門[136]，使瞽士視秋毫之末[137]；刺少陽與交别[138]，俾聾夫聽夏蚋之聲[139]。

嗟夫！去聖逾遠，此道漸墜[140]。或不得意而散其學[141]，或愆其能而犯禁忌[142]。愚庸智淺，難契於玄言[143]；至道淵深，得之者有幾？偶述斯言，不敢示諸明達者焉，庶幾乎童蒙之心啟。

注釋

① “拯救”二句：楊繼洲注：“劫病之功，莫捷於針灸。”妙用：奇妙的作用。唐・韋續《墨藪・書論》：“妙用玄通，鄰於神化。”

② “察歲時”句：《素問・八正神明論》：“凡刺之法，必候日月星辰，四時八正之氣，氣定乃刺之。”歲時，四季不同的氣候。天道，此指自然界的變化規律。

③ 形氣：指形體的肥瘦、正氣的虚實。《素問・三部九候論》：“必先度其形之肥瘦，以調其氣之虚實，實則寫之，虚則補之，必先去其血脈，而後調之。”予，我。此指醫生。

④ “春夏”二句：《靈樞・終始》：“春氣在毛，夏氣在皮膚，秋氣在分肉，冬氣在筋骨。刺此病者，各以其時爲齊。故刺肥人者，以秋冬之齊，刺瘦人者，以春夏之齊。”瘦、肥，指患者的形體。淺、深，指進針的寸度。

⑤ 窮：深入研究。

⑥ 逢：遇。此有“犯”的意思。刺禁：針刺禁忌。

⑦ “既論”二句：楊繼洲注：“欲知臟腑之虚實，必先診其脈之盛衰，既知脈之盛衰，又必辨其經脈之上下。”既，猶而。《楚辭・九章》：“羌中道而回畔兮，反既有此他志。”經，指經脈。尋，求。

⑧ 原：推求。

⑨ 漏：漏壺。古代的一種滴水計時器。又名“漏刻”、“刻漏”、“壺漏”。《説文解字》：“漏，以銅受水，刻節，晝夜百刻。”

⑩ 太陰：手太陰肺經。

⑪ 厥陰：足厥陰肝經。

⑫ 雲門：手太陰肺經穴位，在鎖骨肩峰前下方陷中。

⑬ 期門：足厥陰肝經穴位，在乳下第六肋間隙。

⑭ 正經：即十二經脈。它們隸屬於十二臟腑，爲經絡系統的主體。

⑮ 别絡：分絡。由正經分出的網絡全身的分支。三百餘支：《素問・調經論》：“夫十二經脈者，皆絡三百六十五節。”

⑯ 正側仰伏：言經絡布滿於人體的正面、背面和側面。仰，即正面。《銅人腧穴針灸圖經・序》：“定偃側於人形。”偃，仰也。

⑰ 候：指氣血循行的孔穴。

⑱ “要識”二句：迎即針尖逆經氣運行的方向，是瀉法。隨即針尖順經氣運行的方向，是補法。《靈樞・終始》：“瀉者迎之，補者隨之，知迎和隨，氣可令和。”

⑲ 最：最重要。

⑳ 厥陰：手厥陰心包經，足厥陰肝經。太陽：手太陽小腸經，足太陽膀胱經。

㉑ 太陰：手太陰肺經，足太陰脾經。少陰：手少陰心經，足少陰腎經。

㉒ 少陽：手少陽三焦經，足少陽膽經。分：部分；部位。下文“位”義同此。

㉓ 陽明：手陽明大腸經，足陽明胃經。

㉔ 氣：針感。

㉕"輕滑"二句：言針感輕浮、滑虚、慢遲的是真氣未到，針感沉重、澀滯、緊實的是正氣已至。楊繼洲注："輕浮、滑虚、慢遲，入針之後值此三者，乃真氣之未到；沉重、澀滯、緊實，入針之後值此三者，是正氣之已來。"

㉖ 量：估量。寒熱：寒證、熱證。留：久留針。言刺熱證而欲使其寒，應久留而徐出。疾：速出針。言刺寒證而欲使其熱，當暫留而快出。

㉗"未至"二句：言尚未出現針感時，應根據證候的虚實，以不同的針法，候引針氣。虚則推内進搓，以補其氣。實則循捫彈努，以引其氣。候氣，針刺無感應時，應停針候氣至穴再行補瀉。

㉘ 燕處：猶閑處。幽室：深幽的内室。邃（suì 碎）：深遠。

㉙ 九針之法：九針的形制。《靈樞・九針十二原》："九針之名，各不同形：一曰鑱針，長一寸六分；二曰員針，長一寸六分；三曰鍉針，長三寸半；四曰鋒針，長一寸六分；五曰鈹針，長四寸，廣二分半；六曰員利針，長一寸六分；七曰毫針，長三寸六分；八曰長針，長七寸；九曰大針，長四寸。"

㉚ 七星：人之七竅。《靈樞・九針論》："七者，星也。星者，人之七竅。"即把天空的七星來比擬人面部的七竅。因兩者均在上，故相應。有云"七"是虚數，比擬人體周身孔竅如天空中的星辰。

㉛ 衆穴主持：言全身衆多穴位都可使用毫針。

㉜ 本形金也：言針是由金屬制成的。本形，指針。楊繼洲注："本形，言針也。針本出于金，古人以砭石，今人以鐵代之。"元・王國瑞注："本形，言針之爲物也。"即指針的本質。

㉝ 短長水也：言九針的長短不一猶如坎卦（水）的卦象☵一樣。有云，此言針之長短如水之大小。王國瑞注："水有開山穿石之力，以潤下爲功。針之短長深淺，如水之用也。"楊繼洲注："此言針有長短，猶水之長短；人之氣血凝滯而不通，猶水之凝滯而不通也。水之不通，決之使流於湖海；氣血不通，針之使周於經脈，故言針應水也。"

㉞ 機：機巧。

㉟"定刺"二句：進針如樹枝有斜有正的不同。楊繼洲注："此言木有斜正，而用針亦有或斜或正之不同。"王國瑞注："針刺可曲可直可斜可正，猶木之曲直也。"

㊱ 口藏比火：用口含針，使針温似火。

㊲"循機"句：意謂順着氣血運行的通道按摩，針畢即閉其穴，好比用土填塞。機，事物變化之所由。此指氣血往來的通道。

㊳ 一寸六分：有的版本作"三寸六分"。指毫針的長度。明・吴崑注："一寸六分，毫針之度也。"

㊴ 擬：類似。

㊵ 岐：同"歧"，岔道。此指氣血往來的道路。

㊶"可平"二句：言針能調治五臟六腑的寒熱虚實。屬互備的修辭手法。楊繼洲注："平，治也。調，理也。言針能調治臟腑之疾，有寒則温之，熱則清之，虚則補之，實則瀉之。"王國瑞注："臟腑要分表裏、虚實、寒熱，針法在斯矣。"

㊷ 拘攣：筋脈拘束。閉塞：氣血不通。

㊸ 遣：驅除。八邪：爲左右手背五指縫間八個穴位。

㊹ 四關：指肘、膝關節。或作四肢肘、膝關節以下的五俞穴。王國瑞注："四關者，兩手兩足，刺之而已矣，正所謂六十六穴之中也。"又一説，吴崑注："四關，乃十二經别走之絡，爲陰陽表裏交通隘塞之地，在於四末，如往來之關隘，故曰四關。"

㊺ 本神：指患者精神。楊繼洲注："凡用針者，必使患者精神已朝，而後方可入針。"另，王國瑞注："神者，脈也。脈息見於穴下，氣至可刺之。"吴崑注："本神，主宰本經元神也。"

㊻ 定脚處：指下針之時。下文"下手處"義同。

㊼ 主意：猶主旨。下文"根基"義同。

㊽ 水木：指補瀉手法。楊繼州注："水者母也，木者子也，是水能生木也。是故濟母裨其不足，奪子平其有餘，此言用針，必先認子母相生之義。舉水木而不及土金火者，省文也。"吴崑認爲"水木"是指腎脾。吴

注:“水謂腎,土謂脾。腎水不虧者,如樹之有根;脾土不敗者,如室之有基。雖枝葉披離,垣牆頹敗,猶能建立。假令腎虧脾敗,是無根基,不足以施針治也。”《類經附翼》“水木”爲“水火”。所謂“水火”,是指陰陽。《素問·陰陽應象大論》:“水火者,陰陽之徵兆也。”

㊾“天地人”二句:王國瑞注:“百會在頂,應天,主乎氣。涌泉在足底,應地,主乎精。璇璣在胸,應人,主乎神。得之則生,失之則亡。應乎三才者也。”

㊿“上中下”二句:楊繼洲注:“大包二穴在乳後,爲上部;天樞二穴在臍旁,爲中部;地機二穴在足胻,爲下部,是謂三部也。”

51 陽蹻:即申脈穴。《素問·氣穴論》:“陰陽蹻四穴。”王冰注:“陽蹻穴是謂申脈。”申脈,出《甲乙經》,屬足太陽經,位於足外踝下緣之中點凹陷處。陽維:楊繼洲注爲外關。外關,經穴名,出《靈樞·經脈》,屬手少陽三焦經,位於前臂伸側,腕背横紋上二寸,尺、橈骨之間。督:楊繼洲注爲後溪。後溪,經穴名,出《靈樞·本輸》,屬手太陽小腸經,位於掌尺側緣,第五掌骨小頭後下方凹陷處。帶:楊繼洲注爲臨泣。臨泣,這裏指足臨泣,經穴名,出《靈樞·本輸》,屬足少陽膽經,位於足背部,當第四、五跖骨結合部前方凹陷處。

52 陰蹻:即照海穴。《素問·氣穴論》:“陰陽蹻四穴。”王冰注:“陰蹻穴……謂照海。”照海,出《甲乙經》,屬足少陰腎經,位於足跟内側,内踝尖直下一寸處。陰維:楊繼洲注爲内關。内關,經穴名,出《靈樞·經脈》,屬手厥陰心包經,位於前臂曲側,腕横紋上二寸處。任:楊繼洲注爲列缺。列缺,經穴名,出《靈樞·經脈》,屬太陰肺經,位於橈骨莖突上方,距腕横紋一寸五分處。衝:楊繼洲注爲公孫。公孫,經穴名,出《靈樞·經脈》,屬足太陰脾經,位於足内側緣,當第一跖骨底前下方的凹陷處。

53 疑:指病,與上文“病”對舉。楊繼洲注:“疑者,疾也。”王國瑞注同。

54 二陵:陰陵泉、陽陵泉兩穴。出《靈樞·本輸》。陰陵泉屬足太陰脾經,位於小腿内側,脛骨内踝下緣,當脛骨内側緣和腓腸肌之間的凹陷處。陽陵泉屬足少陽膽經,位於小腿外側,腓骨小頭前下方凹陷處。二蹻:陰蹻、陽兩穴。二交:陰交、陽交兩穴。出《甲乙經》。陰交别名少關、横户,屬任脈,位於正中綫上,臍下一寸處。陽交别名别陽、足窌,屬足少陽膽經,位於小腿外側,外踝上七寸,腓骨後外緣稍後方之凹陷處。

55 五大:五體。即兩手足和頭。楊繼洲注:“五大者,五體也。言此六穴,遞相交接於兩手兩足并頭也。”吴崑也注“五大”爲“五體”。而《扁鵲神應針灸玉龍經》“五大”爲“五太”,王國瑞注:“五太者相接,太衝、太白、太溪、太鐘、太陵。”《類經圖翼》也爲“五太”。

56 兩間:二間、三間兩穴。出《靈樞·本輸》。屬手陽明大腸經。二間别名間谷,位於食指根部橈側,掌指關節前方凹陷赤白肉際處。三間别名少谷,位於掌背第二掌骨橈側,當掌指關節後方凹陷處。兩商:少商、商陽兩穴。出《靈樞·本輸》。少商屬手太陰肺經,位於拇指末節橈側,距指甲根角一分處。商陽屬手陽明大腸經,位於食指末節橈側,距指甲根角一分處。兩井:天井、肩井兩穴。天井出於《靈樞·本輸》。屬手少陽三焦經,位於肘尖(尺骨鷹嘴)上方一寸許凹陷處,屈肘取穴。肩井出《甲乙經》,别名髆井,屬足少陽膽經,位於肩上,當大椎穴與肩峰連綫的中點處。

57 兩支:指兩上肢。支,同“肢”。從楊繼洲,吴崑注。而王國瑞認爲“兩肢當作四肢”。注:“商丘、商陽、二間、三間、天井、肩井,相依乎手足四肢也。上下、左右、前後、内外,交平而百病可治也。”

58 大抵:《扁鵲神應針灸玉龍經》和《針方六集》“大抵”作“足”。《類經圖翼》無“大抵”二字。

59 平直:卧位,坐位。安定:指(穴位)固定。

60“在陽部”四句:楊繼洲注:“陽部者,諸陽之經也,如合谷、三里、陽陵泉等穴,必取俠骨側指陷中爲真也。陰分者,諸陰之經也,如手心、脚内、肚腹等穴,必以筋骨郄膕動脈應指,乃爲真穴也。”膕(guó 國),膝彎。

61“取五穴”句:點取五穴之中而用其一穴,就必定準確。端,正確。

62“取三經”句:認定三條經脈之中而用其一條經脈,就可以正確無誤。

63 住痛移疼:止痛去疼。

64 相交:指陰經陽經相交。相貫:指經脈貫通交會。逕:“徑”的異體字。道路。

65 門海:指以“門”與“海”命名的穴位。計有:肺經雲門,胃經梁門、滑肉門、關門,脾經箕門、衝門,心經神門,膀胱經風門、魂門、金門、殷門、盲門,腎經幽門,心包經郄門,三焦經液門、耳門,膽經京門、肝經章門、期門，督脈命門、啞門，任脈石門，共二十二穴；脾經血海，心經少海，小腸經小海，腎經照海，任脈氣海，共五穴。"門"表示精氣出入的門户，"海"表示脈氣歸聚的處所，因此上述衆多門、海穴，多是主治臟腑疾患的穴位。俞：同"腧"。穴位。《素問・氣府論》："五藏之俞各五，六府之俞各六。"皆精氣輸注之處。募：楊繼洲注："募者，臟腑之募，肺募中府，心募巨闕，肝募期門，脾募章門，腎募京門，胃募中脘，膽募日月，大腸募天樞，小腸募關元，三焦募石門，膀胱募中極。"皆精氣聚集之處。

⑯ 原：楊繼洲注："原者，十二經之原也……夫十二原者，膽原丘墟，肝原太衝，小腸原腕骨，心原神門，胃原衝陽，脾原太白，大腸原合谷，肺原太淵，膀胱原京骨，腎原太溪，三焦原陽池，包絡原大陵。"皆是本經精氣聚會之所。別：指十五別絡。交：指兩經或數經的相交穴，如陰交、陽交、三陰交之類。會：指八會穴，即臟、腑、氣、血、筋、脈、骨髓的聚會之所。《難經・四十五難》："《經》言八會者，何也？然：府會太倉，藏會季脅，筋會陽陵泉，髓會絶骨，血會鬲俞，骨會大杼，脈會太淵，氣會三焦外一筋直兩乳内也。"

⑰ 四根三結：四根，經氣起源之處。因經氣皆根於四肢之末，故稱四根。三結，經氣結聚之處。因經氣皆結於頭、胸、腹，故稱三結。吴崑注："緒經根於四末，謂之四根；結於面部、胸部、腹部，謂之三結。"楊繼洲注："又云：四根者，耳根、鼻根、乳根、脚根也。三結者，胸結、肢結、便結也。"

⑱ 八法：用針八法。具體説法不一。王國瑞注："用針八法者，迎隨一也，轉針二也，指法三也，針投四也，虚實五也，陰陽六也，提按七也，呼吸八也。"楊繼洲注唯"六動摇"與"陰陽六也"不同。吴崑注："八法，公孫、内關、臨泣、外關、後溪、申脈、列缺、照海，八穴之法。"五門：楊繼洲注："五門者，天干配合，分於五也。甲與己合，乙與庚合之類是也。"王國瑞注："五門者，井、滎、俞、經、合也。"吴崑同此説，并進一步注曰："五者爲經氣所出入，若門户焉，故曰五門。"

⑲ 主客：指主氣、客邪。一説指經孔穴和兼施孔穴。吴崑注："主客無定位，但當經孔穴謂之主，配合兼施孔穴謂之客。"

⑳ 八脈：奇經八脈。八會：楊繼洲注："八會者，即上文血會膈俞等是也。"

㉑ 十二原：指五臟及膏、肓的十二個原穴。

㉒ 六十六穴之法：即子午流注法。言經絡一日之内，歷行十二經穴，周於全身，陽注腑三十六穴，陰注臟三十穴，共六十六穴。針者視需要認取一穴而用，方是高手。

㉓ "原夫"二句：吴崑注："呼吸之法，古人補瀉恒用之。補者呼盡納針，候吸引針；瀉者吸盡納針，候呼引針，此呼吸道也。然所以爲補者，不在呼吸之間，而在乎手指動、推、納也。"吴注是當公允的。本句歷來注家分歧在對"非"字的解釋。王國瑞注："用此如神，故不再執呼吸也。"與吴注雷同，把"非"訓爲"不"。楊繼洲注："此言補瀉之法，非但呼吸，而在乎手之指法也。"把"非"訓爲"非但"，缺例證，恐非。

㉔ 本經：指受病之經。楊繼洲注："本經者，受病之經。如心之病，必取小腸之穴兼之，餘仿此。"

㉕ 交經繆刺：出《素問・繆刺論》。指一側病而刺另一側經絡的交叉刺法。繆，交錯之形。楊繼洲注："繆刺者，刺絡脈也。右痛而刺左，左痛而刺右，此乃交經繆刺之理也。"

㉖ 巨刺：指一側病而刺另一側經脈的交叉刺法，用以治療經脈的病變。《靈樞・官針》："巨刺者，左取右，右取左。"

㉗ 微針：亦稱小針，即毫針。妙刺：巧妙的刺法。

㉘ 沉浮：指脈象。一説指針氣緩急。

㉙ 耀：光亮。

㉚ 内慕：心中惦念他事。

㉛ 左手：壓手。

㉜ 氣散：吴崑注："欲令本經真氣散去，不至傷損。"

㉝ 右手：刺手。即持針之手。徐：遲緩。

㉞ 空心：空腹。《素問・刺禁論》："無刺大饑人。"王冰注："氣不足也。"

㉟ 背目沉掐：背着病人的目光重按。

㊱ 十干十變：視時日隨之而變。《靈樞・衛氣行》："謹候其時，病可與期，失時反候者，百病不治。"干，干支記時法。此指時日。

⑰ 開闔:《靈龜八法》稱:得時謂之開,失時謂之闔。闔,闭也。

⑱ 伏如横弩:見《〈黄帝内經〉兩篇》注。

⑲ 應若發機:見《〈黄帝内經〉兩篇》注。

⑳ 端的處:猶言重要之處。

㉑ 大鍾:經穴名。出《靈樞·經脈》。屬足少陰腎經。位於足跟内側,跟腱内側緣與跟骨的交角處。

㉒ 疼痛實瀉:意爲疼痛是實證,要用瀉法。吴崑注:"諸疼痛者,爲邪氣實,法宜瀉。"下句仿此。

㉓ 俞居:謂主刺俞穴。俞,五腧穴中的俞穴。居,當,任,此謂主刺。下句"主"同義。

㉔ 井:五腧穴中的井穴。出《靈樞·九針十二原》。十二經各有一個井穴,即少商(肺)、商陽(大腸)、厲兑(胃)、隱白(脾)、少衝(心)、少澤(小腸)、至陰(膀胱)、涌泉(腎)、中衝(心包)、關衝(三焦)、竅陰(膽)、大敦(肝)。

㉕ 太衝:經穴名。出《靈樞·本輸》。屬足厥陰肝經。位於足背第一跖骨間隙之中點處。

㉖ 公孫:經穴名。出《靈樞·經脈》。屬足太陰脾經。位於足内側緣,當第一跖骨底前下方之凹陷處。

㉗ 内關:經穴名。出《靈樞·經脈》。屬手厥陰心包絡經。位於前臂屈側,腕横紋上二寸處,橈側腕屈肌腱與掌長肌腱之間。

㉘ 飛虎:支溝穴的别名。支溝出《靈樞·本輸》。屬手少陽三焦經,位於腕背側横紋上三寸,尺橈骨之間。

㉙ 魂門:經穴名。出《甲乙經》。屬足太陽膀胱經。位於背部,當第九胸椎棘突下旁開三寸處。

⑩⓪ 魄户:經穴名。出《甲乙經》。屬足太陽膀胱經。位於背部,當第三胸椎棘突下旁開三寸處。

⑩① 申脈:經穴名。出《甲乙經》。《素問·氣穴論》稱陽蹻。屬足太陽膀胱經。位於足外踝下緣之中點凹陷處。金門:經穴名。出《甲乙經》。别名關梁。屬足太陽膀胱經。位於足外側緣,外踝前下方,當第五跖骨粗隆後上方之凹陷處。

⑩② 光明:經穴名。出《靈樞·經脈》。屬足少陽膽經。位於小腿前外側,外踝上五寸,腓骨前緣處。於:與。并列連詞。地五:地五會穴。出《甲乙經》。屬足少陽膽經。位於足背部,當第四、五跖骨之間,俠溪穴上一寸處。

⑩③ 陰郄:經穴名。出《甲乙經》。屬手少陰心經。位於前臂掌側,當尺側腕屈肌腱橈側緣,腕横紋上五分處。

⑩④ 骨蒸:陰虚勞瘵的一種症狀。多見於結核性病變。

⑩⑤ 偏歷:經穴名。出《靈樞·經脈》。屬手陽明大腸經。位於前臂背面橈側,當陽溪穴與曲池穴連綫上,距陽溪穴上三寸處。

⑩⑥ 水蠱:病名。即水鼓。因水毒氣結聚體内所致。症見腹漸脹大,動摇有聲。

⑩⑦ 環跳:經穴名。出《甲乙經》。屬足少陽膽經。位於股骨大轉子最高點與骶管裂孔連綫的中外三分之一交點處。

⑩⑧ 天樞:經穴名。出《甲乙經》。别名長溪、谷門。屬足陽明胃經。位於臍中旁開二寸處。

⑩⑨ 午前卯後:指辰、巳兩個時辰,即七至十一時。午,午時,十一至十三時。卯,卯時,五至七時。用上半月相比,故下文云"太陰生"。

⑪⓪ 太陰生:言陰曆每月初一開始,月亮由缺至半至圓。太陰,月亮。日月對舉,日稱太陽,月稱太陰。《説文·月部》:"月,闕也,太陰之精。"疾温:速補。

⑪① 離左酉南:言午時之左、酉時之南,即未、申兩個時辰,十三時至十七時。離,八卦之一,屬火,位居南方,分配地支爲午,所離即指午時。以十二地支中的午、未、申、酉的方位來説,午在南方,未、申位西南方,酉處西方,由午左轉,經未、申而至酉,亦即午之左是未,酉之南爲申,故以"離左酉南"稱未、申兩時。

⑪② 月朔死:言陰曆每月十五以後,月亮由圓至半至缺。月朔,月亮。速冷:速瀉。

⑪③ 循捫彈努:皆屬補法。彈努,同"彈怒",謂以指彈穴,使脈絡脹滿。努,王國瑞引作"弩"。《針灸指南》作"怒"。《針灸大成》作"努"。吴崑注:"以指循環於孔穴之上謂之循,即而摩之謂之捫,以指重搏孔穴謂之彈,孔穴赤起謂之努。"

⑭“留吸”句：虚則補其母的手法。吴崑注：“静置其針謂之留，患人氣入謂之吸，生我經穴謂之母，肉着於針謂之堅，潤息而永謂之長。”

⑮ 爪下伸提：吴崑注：“以甲掐取孔穴謂之爪，針隨而入謂之下，引出豆許謂之伸，針起肉隨謂之提。”

⑯“疾呼”句：吴崑注：“急出其針謂之疾，患人呵氣謂之呼，所生經穴謂之子，肉不着針謂之虚，聲微氣劣謂之短。”以上九者，皆爲瀉實的手法。

⑰ 動退空歇：謂將刺入的針捻動後向上提起，稍作停留，再行提插。動退，謂將針捻動而退。空歇，謂停針。

⑱“迎奪”句：謂逆經氣運行的方向，將針右旋，是爲瀉其子的手法。

⑲ 推内進搓：謂將針推入後緩緩搓轉。

⑳“隨濟左”句：謂將經氣運行的方向，將針左旋，是謂補其母的手法。

㉑ 色脈不順：謂病證與脈象不一致。

㉒“飢飽”句：《素問・刺禁論》有“無刺新飽人，無刺大飢人”之説。

㉓ 望：楊繼洲注：“望，每月十五日也。”晦：楊繼洲注：“晦，每月三十日也。”

㉔ 弦：楊繼洲注：“弦有上、下弦。上弦或初七、或初八。下弦或廿二、廿三也。”朔：楊繼洲注：“朔，每月初一日也。”奪，瀉。濟，補。

㉕ 理：指用針之理。原：指疾病之原。

㉖ 位：穴位。

㉗ 四肢：指四肢末梢的井穴。

㉘ 六俞：六腑的腧穴。

㉙ 高皇：疑指元世祖忽必烈。

⑬ 李氏：疑指李元，字善長，曾爲元世祖侍醫。巨闕：經穴名。出《甲乙經》。屬任脈。心之募穴。位於腹正中綫臍上六寸處。

⑬ 太子：春秋時的虢太子。越人：秦越人，即扁鵲。維會：疑指督脈百會穴。扁鵲爲虢太子治病事見本書《扁鵲傳》。

⑬“肩井”二句：《舊唐書・方技列傳》：“隋魯州刺史庫狄嶔苦風患，手不得引弓，諸醫莫能療。權謂曰：‘但將弓箭向垛，一針可以射矣。’針其肩隅一穴，應時即射。”甄權，唐代名醫，尤擅針灸，撰有《脈經》、《針方》、《明堂人形圖》各一卷。肩井，經穴名，出《甲乙經》，别名髆井，屬足少陽膽經，位於肩上，當大椎穴與肩峰連綫的中點處。曲池，經穴名，出《靈樞・本輸》，别名陽澤，屬手陽明大腸經，位於肘窩横紋橈側端與肱骨外上髁連綫的中點，屈肘取穴。

⑬“懸鐘”二句：《三國志・華佗傳》南朝宋・裴松之注引《佗别傳》：“有人病兩脚躄不能行，輿詣佗。佗望見云：‘已飽針灸服藥矣，不復須看脈。’便使解衣，點背數十處，相去或一寸，或五寸，縱邪不相當。言灸此各十壯，灸創愈即行。後灸處夾背一寸，上下行端直均調，如引繩也。”懸鐘，經穴名，出《甲乙經》，别名絶骨，屬足少陽膽經，位於小腿前外側，外踝上三寸，腓骨後緣與腓骨長肌腱之間。躄足，跛足。

⑬“秋夫”句：見《銅人腧穴針灸圖經序》注。

⑬“王纂”句：見《銅人腧穴針灸圖經序》注。

⑬ 肝俞：經穴名，出《靈樞・背腧》。屬足太陽膀胱經。位於背部，當第九胸椎棘突下旁開一寸五分處。命門：兩眼睛明穴部位的别稱。《靈樞・根結》：“太陽根於至陰，結於命門。命門者，目也。”此指睛明穴。睛明出《甲乙經》，别名淚孔，屬足太陽膀胱經，位於眼内眥角上方一分處。

⑬ 瞽：瞎目。秋毫之末：喻極細微之物。鳥獸之毛，至秋更生，細而末鋭，故名。《孟子・梁惠王上》：“明足以察秋毫之末，而不見輿薪，則王許之乎？”

⑬ 少陽：指手少陽三焦經與足少陽膽經上的穴位，如耳門、中渚、陵下等。交别：吴崑注：“交於手少陽者爲内關，别於手少陽者外關；交於足少陽者爲蠡溝，别於足少陽者爲光明。外關與内關平等，光明與蠡溝平等，皆一針可取二穴者也。手、足少陽脈皆入耳，故治耳聾。此亦瀉絡遠針之法。”

⑬ 蚋（ruì 鋭）：蚊類昆蟲。

⑭ 墜(zhuì 綴):衰落。

⑭ 意:旨意。散:鬆懈。

⑭ 愆:失誤。

⑭ 契:符合。

課文簡析

標幽,就是標舉幽深的針刺原理。吴崑曰:"標,榜也,猶表章也;針之爲道.玄微淵奥,故曰幽。"《標幽賦》的内容豐富,叙述針刺與經絡、臟腑、氣血的關係,針刺的基本原理、操作方法、臨床運用和注意事項。第一段,論述針刺須察歲時、定形氣、窮經絡、辨虚實;第二段,叙述十二經脈運行的路綫;第三段,描述氣血多少與針感;第四段,强調微針的作用;第五段,講取穴的方法;第六段,談補瀉的手法;第七段,詮針刺的手法;第八段,分釋針刺的效應;第九段,闡述虚實證的刺法;第十段,論説人體氣血變化與時日的關係;第十一段,例舉針刺之禁忌;第十二段,以史爲證,説明針刺之神異;第十三段,申訴撰寫本賦的目的。全文條理井然,句式匀稱,音律鏗鏘,易於記誦、領會、施用,堪稱針灸歌賦中大手筆之作。

參考資料

1. 竇默,字子聲,初名傑,字漢卿,廣平肥鄉人。幼知讀書,毅然有立志。族祖旺,爲郡功曹,令習吏事,不肯就。會國兵伐金,默爲所俘。同時被俘者三十人,皆見殺,惟默得脱歸其鄉。家破,母獨存,驚怖之餘,母子俱得疾,母竟亡,扶病藁葬。而大兵復至,遂南走渡河,依母黨吴氏。醫者王翁妻以女,使業醫。轉客蔡州,遇名醫李浩,授以銅人針法。金主遷蔡,默恐兵且至,又走德安。孝感令謝憲子以伊洛性理之書授之,默自以爲昔未嘗學,而學自此始。適中書楊惟中奉旨招集儒、道、釋之士,默乃北歸,隱於大名,與姚樞、許衡朝暮講習,至忘寢食。繼還肥鄉,以經術教授,由是知名。世祖在潛邸,遣召之,默變姓名以自悔。使者俾其友人往見,而微服踵其後,默不得已乃拜命。既至,問以治道,默首以三綱五常爲對……一日凡三召與語,奏對皆稱旨,自是敬待加禮,不令暫去左右。世祖問今之明治道者,默薦姚樞,即召用之。俄命皇子真金從默學,賜以玉帶鈎,諭之曰:"此金内府故物,汝老人,佩服爲宜,且使我子見之如見我也。"久之,請南還,命大名、順德各給田宅,有司歲具衣物以爲常。世祖即位,召至上都,問曰:"朕欲求如唐魏徵者,有其人乎?"默對曰:"犯顔諫諍,剛毅不屈,則許衡其人也。深識遠慮,有宰相才,則史天澤其人也。"天澤時宣撫河南,帝即召拜右丞相,以默爲翰林侍講學士……至元十二年,默年八十,公卿皆往賀,帝聞之,拱手曰:"此輩賢者,安得請於上帝,減去數年,留朕左右,共治天下,惜今老矣!"悵然者久之。默既老,不視事,帝數遣中使以珍玩及諸器物往存問焉。十七年,加昭文館大學士,卒,年八十五。訃聞,帝深爲嗟悼,厚加賵賜,皇太子亦賻以鈔二千貫,命有司護送歸葬肥鄉。默爲人樂易,平居未嘗評品人物,與人居,温然儒者也。至論國家大計,而折廷諍,人謂汲黯無以過之……後累贈太師,封魏國公,謚文正。子履,集賢大學士。

《元史·竇默傳》

2.《普濟方》四百二十六卷,明周定王橚撰。橚有《救荒本草》,已著録。是書取古今方劑匯輯成編,橚自訂定,又命教授滕碩、長史劉醇等同考論之……凡一千九百六十論,二千一百七十五類,七百七十八法,六萬一千七百三十九方,二百三十九圖,採摭繁富,編次詳析,自古經方無更賅備於是者。其書搜羅務廣,頗不免重複牴牾……古之專門秘術,實藉此以有傳。

《四庫全書總目·子部·醫家類二》

(陳竹友)

九十五　不治已病治未病論

説明

本文選自《丹溪心法》卷首,據明成化十七年(公元1481年)刻本排印。作者朱震亨(公元1281～1358年),字彦修,婺州義烏(今浙江義烏)人,家居丹溪,故人稱丹溪翁,元代著名醫家，金元四大家之一，爲滋陰派的倡導者。早年從許謙學理學，後從杭州名醫羅知悌學醫。他認真鑽研《黄帝内經》等醫學經典，吸收劉完素、李杲等諸家之長，提出"陽常有餘，陰常不足"和"相火易動"的學説，反對《和劑局方》多用辛燥等傷陰藥物，主張滋陰降火。著作有《格致餘論》、《局方發揮》、《素問糾略》、《本草衍義補遺》等。餘見本書《丹溪翁傳》。《丹溪心法》系明代程允、方廣先後整理編輯而成，全書五卷，分一百門，包括外感、内傷、外證、婦科、幼科等。每一病證之下，先是朱氏原論，次是其門人戴元禮的辯證論述及治療方劑，較全面地反映了朱氏的學術思想和臨床經驗。該書卷前有論六篇，卷後附《故丹溪先生朱公石表辭》和《丹溪翁傳》。程允，字用光，號復春居士，休寧人。方廣，字約之，號古庵，也是休寧人。

與其救療於有疾之後，不若攝養於無疾之先①；蓋疾成而後藥者，徒勞而已。是故已病而不治②，所以爲醫家之法③；未病而先治，所以明攝生之理④。夫如是，則思患而預防之者，何患之有哉？此聖人不治已病治未病之意也。

嘗謂備土以防水也，苟不以閉塞其涓涓之流⑤，則滔天之勢不能遏⑥；備水以防火也，若不以撲滅其熒熒之光⑦，則燎原之焰不能止。其水火既盛，尚不能止遏，况病之已成，豈能治歟？故宜夜卧早起於發陳之春⑧，早起夜卧於蕃秀之夏⑨，以之緩形無怒而遂其志⑩，以之食凉食寒而養其陽⑪，聖人春夏治未病者如此；與鷄俱興於容平之秋⑫，必待日光於閉藏之冬⑬，以之斂神匿志而私其意⑭，以之食温食熱而養其陰⑮，聖人秋冬治未病者如此。

或曰："見肝之病，先實其脾臟之虚，則木邪不能傳⑯；見右頰之赤，先瀉其肺經之熱，則金邪不能盛⑰。此乃治未病之法。今以順四時調養神志而爲治未病者，是何意邪？"蓋保身長全者⑱，所以爲聖人之道；治病十全者，所以爲上工之術⑲。不治已病治未病之説著於《四氣調神大論》，厥有旨哉⑳！昔黄帝與天師難疑答問之書㉑，未嘗不以攝養爲先，始論乎《天真》㉒，次論乎《調神》㉓。既以"法於陰陽"㉔，而繼之以"調於四氣"㉕；既曰"食飲有節"，而又繼之以"起居有常"㉖。諄諄然以養生爲急務者㉗，意欲治未然之病，無使至於已病難圖也㉘。

厥後秦緩達乎此㉙，見晉侯病在膏肓，語之曰："不可爲也。"扁鵲明乎此㉚，視齊侯病至骨髓，斷之曰："不可救也。"噫！惜齊晉之侯不知治未病之理。

注釋

① "與其"二句：與其……不若……，選擇句關聯詞。義爲"要是……不如……"。攝養，保養。先，前。

② 不治：《醫部全録》引作"後治"。

③ 法：法規。

④ 攝生：養生。

⑤ 涓涓：微小水流。《六韜・守土》："涓涓不塞，將爲江河。"

⑥ 滔天：水勢高大。《尚書・益稷》："洪水滔天，浩浩懷山襄陵，下民昏墊。"遏：遏止。

⑦ 熒熒：微小火光。《六韜・守土》："熒熒不救，炎炎奈何？"

⑧ "夜卧早起"句：在萬物發陳的春天要晚睡早起。《素問・四氣調神大論》："春三月，此謂發陳，天地俱生，萬物以榮，夜卧早起，廣步於庭，被髮緩形，以使志生。"王冰注："春陽上升，氣潛發散，生育庶物，陳其姿容，故曰發陳也。"又曰："温氣生，寒氣散，故夜卧早起，廣步於庭。"

⑨ "早起夜卧"句：在萬物茂盛的夏天要早起晚睡。《素問・四氣調神大論》："夏三月，此謂蕃秀，天地氣交，萬物華實，夜卧早起，無厭於日，使志無怒。"王冰注："陽自春生，至夏洪盛，物生以長，故蕃秀也。蕃，茂也，盛也。秀，華也，美也。"

⑩ "緩形無怒"句：在春天要使形體舒緩，來讓志意生發。王冰注："法象也。春氣發生於萬物之首，故

被髪緩形，以使志意發生也。”在夏天不要發怒，使志意順暢。王冰注：“緩陽氣則物化，寬志意則氣泄。物化則華英成秀，氣泄則膚腠宣通。”

⑪“食凉食寒”句：春夏要食用寒凉食物用來保養陽氣。《素問・四氣調神大論》：“所以聖人春夏養陽，秋冬養陰，以從其根。”王冰注：“陽氣根於陰。陰氣根於陽；無陰則陽無以生，無陽則陰無以化；全陰則陽氣不極，全陽則陰氣不窮。春食凉，夏食寒，以養其陽。”

⑫“與鷄俱興”句：在萬物成熟的秋天要早睡早起。《素問・四氣調神大論》：“秋三月，此謂容平，天氣以急，地氣以明，早卧早起，與鷄俱興，使志安寧，以緩秋刑，收斂神氣，使秋氣平，無外其志，使肺氣清。”王冰注：“萬物夏長，華實已成，容狀至秋，平而定也。”又曰：“懼中寒露，故早卧；欲使安寧，故早起。”

⑬“必待日光”句：在萬物潛藏的冬天要太陽出來再起床。《素問・四氣調神大論》：“冬三月，此謂閉藏，水冰地坼，無擾乎陽，早卧晚起，必待日光。”王冰注：“草木凋，蟄蟲去，地户閉塞，陽氣伏藏。”

⑭“斂神匿志”句：秋天要收斂神氣。王冰注：“神蕩則欲熾，欲熾則傷和氣，和氣既傷，則秋氣不平調也，故收斂神氣，使秋氣平也。”冬天要藏匿志意，使志意歸於己身，不使外泄。《素問・四氣調神大論》：“使志若伏若匿，若有私意，若已有得。”王冰注：“皆謂不欲妄出於外，觸冒風寒也。”

⑮“食温食熱”句：秋冬要食用温熱食物用來保養其陰氣。王冰注：“秋食温，冬食熱，以養其陰。”

⑯“見肝之病”三句：因爲肝木克脾土，所以見到肝的疾病，便要首先補脾，以免肝亢侮脾。《難經・七十七難》：“所謂治未病者，見肝之病，則知肝當傳之於脾，故先實其脾氣，無令得受肝之邪，故曰治未病也。”《金匱要略・藏府經絡先後病脈證》：“夫治未病者，見肝之病，知肝傳脾，當先實脾。”

⑰“見右頰之赤”三句：因爲右頰屬肺經，赤爲火之色，右頰赤爲火之色，右頰赤爲火爍肺經之徵，所以見右頰赤，當先瀉肺經之熱，使肺金火熱之邪不能盛。

⑱保身長全：《傷寒論序》：“上以療君親之疾，下以救貧賤之厄，中以保身長全，以養其生。”

⑲“治病十全”二句：治病能十全無失，是上等醫生的技術。《周禮・天官・醫師》：“歲終則稽其醫事，以制其食：十全爲上，十失一次之，十失二次之，十失三次之，十失四爲下。”

⑳厥有旨：是有用意的。厥，其。

㉑天師：指岐伯。《素問・上古天真論》：“乃問於天師。”王冰注：“天師，岐伯也。”《莊子・徐無鬼》：“黄帝再拜稽首稱天師而退。”《十駕齋養心録》卷十九《天師》：“天師之稱，始見於《莊子》。特一時尊敬之詞，非以爲號也。”此天師則指襄城之野的牧馬童子。難（nàn）疑：猶質疑。難，問難。

㉒天真：即《上古天真論》，爲《黄帝内經素問》第一卷第一篇。然王冰之前的全元起本此篇在第九卷。

㉓調神：即《四氣調神大論》，爲《黄帝内經素問》第一卷第二篇。然全元起本在第九卷。

㉔法於陰陽：取法於四時陰陽的變化。《素問・上古天真論》：“上古之人，其知道者，法於陰陽，和於術數。”王冰注：“夫陰陽者，天地之常道，術數者，保生之大倫，故修養者必謹先之”。

㉕調於四氣：隨四時的寒熱温凉來調適自身。《素問・上古天真論》：“和於陰陽，調於四時。”王冰注：“言至人動静，必適中於四時生長收藏之令，參同於寒暑升降之宜。”

㉖“既曰”二句：《素問・上古天真論》：“食飲有節，起居有常，不妄作勞。”王冰注：“食飲者，充虚之滋味，起居者，動止之綱紀，故修養者謹而行之。”

㉗諄諄：不厭倦地。《詩經・大雅・抑》：“誨爾諄諄，聽我藐藐。”朱熹注：“諄諄，詳熟也。”急務：急需做的事務。

㉘難圖：謂難以救治。圖，謀取。

㉙秦緩：春秋時代秦國醫生，名緩。他曾爲晋景公診病。《左傳・成公十年》：“秦伯使醫緩爲之……醫至，曰：疾不可爲也，在肓之上，膏之下，攻之不可，達之不及，藥不至焉，不可爲也。”

㉚扁鵲：見本書《扁鵲傳》。

課文簡析

本文就《素問》“不治已病治未病”的思想加以發揮，説明順應四時氣候的變化，注意飲食起居的規律，可以預防疾病，保障健康。第一段説明聖人不治已病治未病的本意在於“思患而預防之”，以求無患；第二段借防水、防火之例説明防患於未然的重要，所以聖人明言春夏秋冬四時養生之法;第三段辯駁另一種狹義的治未病説;第四段復舉秦緩、扁鵲深明治未病之理,晉平公、齊桓侯不知治未病之理的事例,説明治未病的重要。

參考資料

1. 同郡朱震亨,字彦修,謙之高第弟子也。其清修苦節,絶類古篤行之士,所至人多化之。

《元史·儒學一》

2. 泰定中,丹溪朱先生起江東。先生,許文懿公高第,諱震亨,字彦修,婺之烏傷人。爲元鉅儒,因母病脾,刻志於醫。曰:"醫者,儒家格物致知一事,養親不可缺。"遂遍游江湖,尋師無所遇。還杭,拜羅太無,乃得劉、張、李之學以歸。窮研《素問》之旨,洞參運氣之機,辟《局方》之非宜,悟戴人之攻擊,别陰陽於疑似,辨標本隱微,審察血氣虚實,探究真邪强弱,一循活法,無泥專方,誠醫道之宗工,性命之主宰,而集先賢之大成者也。其徒趙以德、劉叔淵、戴元禮氏,咸能翼其道,遺書傳播有年。景泰中,楊楚玉集其《心法》,刊於陝石。成化初,王季瓛附方重梓於西蜀。志欲廣布海内使家傳人誦,不罹夭枉,其用心仁矣。而楊之集,篇目或有重出而亦有遺,附以他論,使玉石不分。王因之附添諸方,多失本旨。充,江左一愚,夙志於此,每閲是書,實切病焉,輒不自揆,妄意竊取《平治會萃》、《經驗》等方及《玉機微義》、《衛生寶鑒》、《濟生拔萃》、冬垣、河間諸書校之,究尾會首,因證求方。積日既久,復得今中書烏傷王允達先生以丹溪曾孫朱賢家藏的本寄示,合而參考……庶幾丹溪之書,猶涇渭合流,清濁自别,烏鷺同栖,皂白攸分。學者免惑於他歧,疢疚得歸於正治,未知其然否乎?

《丹溪心法》程充序

3. 中古以來,予所取五人;曰孫思邈氏,其言嘗見録於程子;曰張元素氏,曰劉守真氏,曰李杲氏,皆見稱於魯齋許文正公;曰朱震亨氏,實白雲許文懿公高第弟子。斯五人者,皆儒者也,而朱氏實淵源於張、劉、李三君子,尤號集其大成。朱氏每病世之醫者專讀宋之《局方》,執一定之法,以應無窮之疾,譬之儒者,專誦時文,以倖一第,而於聖經賢傳反不究心,乃作《局方發揮》、《格致餘論》等書,深有補於醫道,而方書所傳,則《丹溪心法》若干卷,推脈以求病,因病而治藥,皆已試之方也。

《丹溪心法》程敏政序

4. 震亨,字彦修,金華人。受業於羅知悌,得劉守真之傳。其説謂陽易動,陰易虧,獨重滋陰降火,創爲陽常有餘,陰常不足之論。張介賓等攻之不遺餘力。然震亨意主補益,故諄諄以飲食色欲爲箴。所立補陰諸丸,亦多奇效。孫一奎《醫旨緒餘》云:"丹溪生當承平,見人多酗酒縱欲,精竭火熾,復用剛劑,以至於斃,因爲此救時之説。後人不察,遂以寒涼殺人。此不善學丹溪者也。"其説可謂平允矣。

《四庫全書總目提要·子部·醫家類二》

5. 震亨,字彦修,學者尊爲丹溪翁。師許文正公衡,究道德性命之學,文正患末疾,喻使習醫,翁遂棄舉子業,致力於陳裴二百九十七方,漸悟其非,乃游歷他郡,遇羅知悌。知悌字子敬,號太無先生,宋理宗朝寺人。初劉完素授醫學於荆山浮屠,知悌悉受其傳,又旁通子和、明之二家,翁盡得其秘。歸起文正疾,益推廣意旨,因作相火及陽有餘,陰不足之論,專尚滋陰降火,《心法》首論六篇,分一百門,《金匱鈎玄》分一百三十八類,有方有論,劉氏之學,至翁益彰。然絶去深沉,專趨淺近,執寒涼之結習,滋流弊于三朝,亦可謂功之首、罪之魁也。戴良盛稱其敦孝友之行,得道學之源,重倫常而輕榮利,爲之作傳。明休寧方廣,字約之,號古庵,以醫游河洛間,寓陳留,集《丹溪心法附餘》二十四卷,龐雜不倫,大失丹溪之旨。尚有《脈藥證治》《地理》等書未見。

曹禾《醫學讀書志》

(邵冠勇)

九十六　張仲景傷寒立法考

説明

本文節選自《醫經溯洄集》,據1956年人民衛生出版社影印吴勉學校《醫統正脈》本排印。作者王履(公元1332年～?),字安道,號畸叟,又號抱獨山人,昆山(今江蘇昆山)人,元末明初醫家，同時也是一位知名畫家。他學醫於朱丹溪，入明朝後曾爲秦王府良醫正。《醫經溯洄集》是闡發《黄帝内經》、《難經》、《傷寒論》等醫學經典的論文集，載文凡二十一篇。其中提出一些新的見解，在論述傷寒與温病的區别方面尤有獨到之處，提出治療温病當以除熱爲主的原則，爲後世温病治則中的清熱養陰法奠定了基礎。

讀仲景之書，當求其所以立法之意[①]。苟得其所以立法之意，則知其書足以爲萬世法[②]，而後人莫能加、莫能外矣[③]；苟不得其所以立法之意，則疑信相雜[④]，未免通此而礙彼也[⑤]。嗚呼！自仲景以來，發明其書者[⑥]，不可以數計，然其所以立法之意，竟未聞有表章而示人者[⑦]。豈求之而不得之歟？將相循習而不求歟[⑧]？抑有之而余未之見歟[⑨]？余雖不敏[⑩]，僭請陳之[⑪]。

夫傷於寒，有即病者焉，有不即病者焉。即病者，發於所感之時；不即病者，過時而發於春夏也。即病謂之傷寒，不即病謂之温與暑[⑫]。夫傷寒、温暑，其類雖殊[⑬]，其所受之原[⑭]，則不殊也。由其原之不殊，故一以傷寒而爲稱[⑮]；由其類之殊，故施治不得以相混。以所稱而混其治，宜乎貽禍後人，以歸咎於仲景之法，而委廢其太半也[⑯]。吁[⑰]！使仲景之法果貽禍於後人[⑱]，《傷寒論》不作可也；使仲景之法果不貽禍於後人，《傷寒論》其可一日缺乎[⑲]？後人乃不歸咎於己見之未至，而歸咎於立法之大賢，可謂溺井怨伯益[⑳]，失火怨燧人矣[㉑]！

夫仲景，法之祖也。後人雖移易無窮[㉒]，終莫能越其矩度[㉓]。由莫能越而觀之，則其法其方，果可委廢太半哉？雖然[㉔]，立言垂訓之士猶不免失於此[㉕]，彼碌碌者固無足誚矣[㉖]。夫惟立言垂訓之士有形乎著述之間[㉗]，其碌碌者當趦趄猶預之餘[㉘]，得不靡然從令[㉙]，争先快覩[㉚]，而趍簡略之地乎[㉛]？夫其法其方委廢太半而不知返，日惟簡便是趍[㉜]，此民生所以無籍[㉝]，而仲景之心之所以不能別白矣[㉞]。嗚呼！法也，方也，仲景專爲即病之傷寒設，不兼爲不即病之温暑設也[㉟]。後人能知仲景之書本爲即病者設，不爲不即病者設，則尚恨其法散落[㊱]，所存不多，而莫能禦夫粗工妄治之萬變[㊲]，果可憚煩而或廢之乎[㊳]？是知委廢太半而不覺其非者，由乎不能得其所以立法之意故也。

今人雖以治傷寒法治温暑，亦不過借用耳，非仲景立法之本意也。猶六書假借[㊴]，雖移易無窮，終非造字之初意。夫仲景立法，天下後世之權衡也[㊵]，故可借焉以爲他病用[㊶]，雖然，豈特可借以治温暑而已[㊷]，凡雜病之治，莫不可借也。今人因傷寒之法可借以治温暑，遂謂其法通爲傷寒温暑設[㊸]。吁！此非識流而昧源者歟[㊹]！

注釋

① 所以立法：用來設立法則。所以，用來。立法，設立法度。

② 法：規範。

③ “莫能加”二句：無以復加，莫能例外。加，超過。《太素・陰陽雜説》楊上善注：“加，勝之也。”外，謂超越法度之外。

④ 疑信相雜：半信半疑。雜，摻雜。

⑤ 礙：阻礙。

⑥ 發明：闡發説明。《漢書・劉歆傳》：“初《左氏傳》多古字古言，學者傳訓故而已，及歆治《左氏》，引傳以解經，轉相發明，由是章句義理備焉。”

⑦ 表章：顯揚。《漢書・武帝紀贊》：“卓然罷黜百家，表章六經。”亦作“表彰”。示：使人視；給人看。

⑧ 將：還是。選擇連詞。循習：因循舊習。

⑨ 抑：還是。選擇連詞。未之見：未見之。賓語前置。

⑩ 不敏：猶言不才。自謙之詞。

⑪ 僭(jiàn 箭)：越分。陳：陳述。

⑫ “夫傷於寒”九句：《傷寒論・傷寒例》：“中而即病者，名曰傷寒，不即病者，寒毒藏於肌膚，至春變爲温病，至夏變爲暑病。暑病者，熱極重於温也。是以辛苦之人春夏多温熱病者，皆由冬時觸寒所致，非時行之氣也。”即，立即。感，感受。時，季節。

⑬ 殊：不同。

⑭ 原：指病原。

⑮ 一：一律。稱：名稱。

⑯ “宜乎”三句：言因爲所稱同而混其治，所以“貽禍後人，以歸咎於仲景之法，而委廢其太半也”宜乎！主謂倒裝。貽禍後人，給後人留下禍患。貽，遺留。以，因此。後省代詞“之”。歸咎，歸罪。咎，罪過。委廢，廢棄。委，抛棄。太半，大半。《史記・項羽本紀》：“漢有天下太半，而諸侯皆附之，楚兵罷食盡，此亡楚之時也。”南朝宋，裴駰《集解》引韋昭曰：“凡數三分有二爲太半，一爲少半。”

⑰ 吁（xū 虚）：嘆詞，表驚疑。

⑱ 使：假使。果：果真。

⑲ 其：猶豈。難道。語氣副詞，表反詰。

⑳ 伯益：亦作“伯翳”，亦稱大費，堯舜時人，嬴姓之祖先。爲舜帝掌山澤之官，善治水，曾助禹治水有功。《尚書・舜典》：“汝作朕虞。”朱熹注：“虞，掌山澤之官。”相傳爲井的發明者。《説文・井》：“古者伯益初作井。”

㉑ 燧（suì 遂）人：即燧人氏，相傳他發明鑽木取火，使人熟食。《韓非子・五蠹》：“民食果蓏蚌蛤腥臊惡臭而傷害腹胃，民多疾病。有聖人作，鑽燧取火以化腥臊，而民説之，使王天下，號之曰燧人氏。”

㉒ 移易：改變。同義詞複用。

㉓ 終：終究。矩度：規矩法度。

㉔ 雖然：雖然如此。

㉕ 立言：著書立説。《左傳・襄公二十四年》：“其次有立言，雖久不廢，此之謂不朽。”垂訓：垂留教訓；將知識傳留後世。

㉖ 碌碌：平庸無能。《史記・酷吏列傳》：“九卿碌碌奉其官，救過不贍，何暇論繩墨之外乎？”無足：不值得。誚（qiào 俏）：責備。

㉗ 有形乎：表現於。乎，通“於”。

㉘ 趦趄（zī jū 資苴）：同“趑趄”，亦作“次且”。猶豫不前。《三國志・張裔傳》：“（雍）闓遂趦趄不賓。”猶預：同“猶豫”。

㉙ 得不：能不。靡然：順從貌。《荀子・性惡》：“靡使然也。”楊倞注：“靡，謂相順從也。”

㉚ 争先快覩：即先睹爲快。快，喜悦。覩，“睹”的異體字。

㉛ 趍：同“趨”。趨附。《戰國策・韓策二》：“嚴遂拔劍趍之。”高誘注本作“趨”。

㉜ 日：一天天地。惟簡便是趍：惟趨簡便。賓語前置。

㉝ 無籍：没有依靠。籍，當爲“藉”，古書中多混用。藉，憑借。

㉞ 心：意。謂立法本意。别白：辨别明白。

㉟ 兼：同時。

㊱ 尚：尚且。恨：遺憾。

㊲ 禦：抵擋。

㊳ 憚（dàn 但）：畏懼。

㊴ 六書：古文字學名詞。謂古人歸納出的六種造字條例，即象形、指事、會意、形聲、轉注、假借。假借：六書之一。《説文叙》：“假借者，本無其字，以聲托事，令長是也。”

㊵ 權衡：稱量物體輕重的工具。權，秤錘；衡，秤杆。引申爲標準。《淮南子・本經》：“故謹於權衡準繩，審乎輕重，足以治其境内矣。”高誘注：“權衡，平也。”

㊶ 焉：之。代詞。指仲景所立之法。

㊷ 特：衹是。

㊸ 通：普遍。

㊹ 昧原：不明本源。昧，昏昧。

課文簡析

本文探討張仲景《傷寒論》立法的旨意。指出傷於寒而即病者爲傷寒，傷於寒而不即病者爲温爲暑，兩者病源雖同，而治法有别。《傷寒論》的立法旨意是專爲傷寒設的，非爲温暑而設。後人用以治温暑而不效，非仲景之過。第一段説明探求《傷寒論》立法旨意的重要意義，也是撰寫本文的原因；第二段辨别傷寒與温暑的不同，指出不可因爲通稱傷寒而混其治；第三段指出由於後世不明仲景立法旨意，以致仲景之法大半委廢；第四段指出治傷寒法雖可治温暑，亦只是借用，終非仲景立法本意。

参考資料

1. 王履，字安道，昆山人。學醫於金華朱彦修，盡得其術。嘗謂張仲景《傷寒論》爲諸家祖，後人不能出其範圍。且《素問》云"傷寒爲病熱"，言常不言變，至仲景始分寒熱，然義猶未盡。乃備常與變，作《傷寒立法考》。又謂《陽明病篇》無"目痛"，《少陰篇》言"胸背滿"，不言"痛"，《太陰篇》無"嗌乾"，《厥陰篇》無"囊縮"，必有脱簡。乃取三百九十七法，去其重復者二百三十八條，復增益之，仍爲三百九十七法。極論内外傷經旨異同，并中風中暑辨，名曰《溯洄集》，凡二十一篇。又著《百病鈎玄》二十卷、《醫韵統》一百卷，醫家宗之。履工詩文，兼善繪事。嘗游華山絶頂，作圖四十幅，記四篇，詩一百五十首，爲時所稱。

《明史·方技列傳》

2. 《醫經溯洄集》二卷。元王履撰。履字安道，昆山人，學醫於金華朱震亨，盡得其術。至明初始卒，故《明史》載之《方技傳》中，其實乃元人也。嘗以《傷寒論》陽明篇無目痛，少陽篇言胸背滿不言痛，太陰篇無嗌乾，厥陰篇無囊縮，必有脱簡。乃取三百九十七法，去其重複者二百三十八條，復增益之，仍爲三百九十七法，因極論内外傷經旨異同，并中風中暑之辯，撰爲此書，凡二十一篇。其中闡發明切者，如亢則害承乃制，及四氣所傷，皆前人所未及。他若温病熱病之分、三陰傷寒之辨，以及瀉南補北諸論，尤確有所見。又以《素問》云傷寒爲熱病，言常不言變，至仲景始分寒熱。然義猶未盡，乃備列常與變，作傷寒立法考一篇。李濂《醫史》有履補傳，載其著書始末甚詳。觀其歷數諸家，俱不免有微詞，而内傷餘義兼及東垣，可謂少可而多否者。然其會通研究，洞見本原，於醫道中實能貫徹源流，非漫爲大言以夸世也。

《四庫全書總目提要·子部·醫家類二》

3. 履字安道，朱震亨弟子，工詩善畫，明洪武初始卒。嘗謂《素問》："人傷於寒則爲病熱"，是論病之常。仲景始分寒熱而義猶未盡，又言陽明篇無目痛，少陰篇無胸背痛，太陰無嗌乾，厥陰篇無囊縮，必有脱簡。乃取三百九十七法中有方治者，得二百三十八條，爲二百三十八治，書凡二十一篇，名《醫經溯洄集》。辭雖夸伐，於醫道實有發明，足矯當時結習。明祁門徐春甫云：《鈎玄》《醫統》二書若存，利濟民生匪淺。因撰《古今醫統》一百卷，既仍其名，復仍其卷。意春甫本有二書，但改韵歸類增損而成已作耳。

曹禾《醫學讀書志》

4. 安道爲丹溪入室弟子，所著醫書甚富。是編爲論者十有三，爲辨者六，各考爲説爲議者各一，凡二十一篇，備論傷寒、中風、温病、熱病、外傷、内傷、瀉南補北諸條，俱極闡發親切，洞見本原。其餘諸家方論，自仲景外，雖東垣無少假借，可知其於醫術已三折肱矣。然觀其傷寒三百九十七法辨，欲取仲景之書删復補闕而重訂之，此則尚沿南宋王柏諸人習氣，不可爲訓。

《四部總録·醫藥編》引《鄭堂讀書記》

（邵冠勇）

九十七　諸　醫　論★

説明

本文選自《古今圖書集成·醫部全録》卷五百零二，據人民衛生出版社1962年版排印。作者吕復，字元膺，晚年自號滄洲翁，鄞(今浙江寧波)人，元明之際醫家，生卒年月不詳。自幼喪父，稍長，從師學經，且習詞賦，後因母病，立志於醫，後遇名醫鄭禮之，遂師之，潜心數載，醫名聞於鄉里。吕復學識廣博，除醫之外，對經史、諸子、天文、地理、兵刑、卜筮等，皆精研熟習，能詩善文。曾被薦爲仙居、臨海教諭、臺州教授等職，皆不就。著有《内經或問》、《靈樞經脈箋》、《切脈樞要》、《四時燮理方》、《松風齋雜著稿》等十餘種，皆佚。

扁鵲醫如秦鑑燭物[①]，妍媸不隱，又如奕秋遇敵[②]，著著可法[③]，觀者不能察其神機。倉公醫如輪扁斲輪[④]，得心應手，自不能以巧思語人。張長沙醫如湯武之師[⑤]，無非王道[⑥]，其攻守奇正[⑦]，不以敵之大小皆可制勝。華元化醫如庖丁解牛[⑧]，揮刃而肯綮無礙，其造詣自當有神[⑨]，雖欲師之而不可得[⑩]。

孫思邈醫如康成註書[⑪]，詳於訓詁，其自得之妙[⑫]，未易以示人，味其膏腴[⑬]，可以無飢矣[⑭]。龐安常醫能啟扁鵲之所秘[⑮]，法元化之可法，使天假之年[⑯]，其所就當不在古人下[⑰]。錢仲陽醫如李靖用兵[⑱]，度越縱舍[⑲]，卒與法會，其始以顱顖方著名於時[⑳]，蓋因扁鵲之因時所重[㉑]，而爲之變爾。陳無擇醫如老吏斷案[㉒]，深於鞫讞[㉓]，未免移情就法，自當其任則有餘，使之代治則繁劇。許叔微醫如顧愷寫神[㉔]，神氣有餘，特不出形似之外，可模而不可及。

張易水醫如濂溪之圖太極[㉕]，分陰分陽，而包括理氣[㉖]，其要以古方新病自爲家法[㉗]，或者失察，欲指圖爲極[㉘]，則近乎畫蛇添足矣[㉙]。劉河間醫如橐駝種樹[㉚]，所在全活，但假冰雪以爲春[㉛]，利於松柏而不利於蒲柳[㉜]。張子和醫如老將對敵，或陳兵背水[㉝]，或濟河焚舟[㉞]，置之死地而後生，不善效之，非潰則北矣[㉟]，其六門三法[㊱]，蓋長沙之緒餘矣[㊲]。李東垣醫如絲絃新絙[㊳]，一鼓而竽籟並熄[㊴]，膠柱和之[㊵]，七絃由是而不諧矣[㊶]，無他，希聲之妙[㊷]，非開指所能知也[㊸]。

嚴子禮醫如歐陽詢寫字[㊹]，善守法度而不尚飄逸，學者易於摹倣，終乏漢晉風度[㊺]。張公度醫專法仲景[㊻]，如簡齋賦詩[㊼]，並有少陵氣韻[㊽]。王德膚醫如虞人張羅[㊾]，廣絡原野[㊿]，而脱兔殊多，詭遇獲禽[51]，無足算者耳[52]。

注釋

① 秦鑑：秦始皇宫中的明鏡。相傳秦始皇宫中有一方鏡，能照見人臟腑之疾患、心之邪正。葛洪《西京雜記》卷三："昭華之琯有方鏡，廣四尺，高五尺九寸，表裏有明。人直來照之，影則倒見。以手捫心而來，則見腸胃五臟，歷然無硋。人有疾病在内，則掩心而照之，則知病之所在。又女子有邪心，則膽張心動。秦始皇常以照宫人，膽張心動者，則殺之。"鑑，"鑒"的異體字，鏡子。

② 奕秋：當爲"弈秋"。古代擅長下棋的人。"奕"與"弈"音同形似義異，古書常混用。

③ 著著：每一步棋。著，"着"的本字。

④ 輪扁：春秋時齊國著名的造車匠。名扁，輪爲其所從事的職業。《莊子・天道》："輪扁曰：'臣也，以臣之事觀之。斲輪徐則甘而不固，疾則苦而不入。不徐不疾，得之於手，而應於心，口不能言，有數存焉於其間，臣不能以喻臣之子，臣之子亦不能受之於臣。是以行年七十而老斲輪。'"斲（zhuó 濁）：砍；削。《孟子・梁惠王下》："匠人斲而小之。"

⑤ 張長沙：即張機，字仲景。傳説張仲景曾任長沙太守，故稱之。湯武：商湯和周武王。《易・革》："湯武革命，順乎天而應乎人。"

⑥ 王道：儒家稱以"仁義"治天下，與霸道相對。《孟子・梁惠王上》："養生喪死無憾，王道之始也。"

⑦ 奇正：古代軍事術語。奇謂邀截襲擊，正謂對陣交鋒。《孫子・勢》："戰勢不過奇正，奇正之變，不可勝窮也。"又："奇正相生，如循環之無端，孰能窮之？"此喻張仲景治法之多變。

⑧ 庖丁解牛：《莊子・養生主》："庖丁爲文惠君解牛，手之所觸，肩之所倚，足之所履，膝之所倚，砉然嚮然，奏刀騞然，莫不中肯。"唐・成玄英疏："庖丁，謂掌厨丁役之人，今之供膳是也。亦言：丁，名也。"此喻華佗醫術之精湛。

⑨ 自當：自然應當。

⑩ 師：學習。用如動詞。

⑪ 康成：鄭玄（公元127—200年），字康成，東漢高密（今屬山東）人。是東漢著名的訓詁學家。兼通古、今文，注釋以古文爲宗，也汲取今文的長處。他注過的書有《周易》、《尚書》、《毛詩》、《周禮》、《禮記》、《論語》、《孝經》、《尚書大傳》、《尚書中候》、《乾象曆》等共百萬餘言。

⑫ 自得：自有所得。《孟子·離婁下》："君子深造之以道，欲其自得之也。"

⑬ 膏腴：肥沃富饒。此指孫思邈著作的内容豐富。

⑭ "可以"句：就能够滿足要求了。

⑮ 龐安常：名安時，字安常，北宋醫學家，享年五十八，著有《傷寒總病論》。

⑯ 天假之年：天給予他年歲。即讓他壽命延長。假，給予。《漢書·龔遂傳》："遂乃開倉廪，假貧民。"顔師古注："假，謂給予。"

⑰ 就：成就。

⑱ 錢仲陽：名乙，字仲陽，北宋醫學家，精於兒科，其理論和臨證經驗，經其門人閻孝忠整理爲《小兒藥證直訣》一書。李靖：公元571～649年。本名藥師，唐軍事家，以功封衛國公，著有《李衛公兵法》，原書久佚，清汪宗沂有輯本三卷。

⑲ 度越縱舍：古代軍事術語。度越謂安全越過險要地區，縱舍謂爲全殲而有意放過敵軍。

⑳ 顱顖方：治小兒病的方術。顖，同"囟"，嬰兒頭顱未合縫之處。

㉑ 因時所重：順應當時的社會風尚。扁鵲曾隨着各地風尚的不同而改變其行醫的科别。詳見本書《扁鵲傳》。

㉒ 陳無擇：名言，字無擇，南宋醫家，著有《三因極一病證方論》，將所有疾病歸於内因、外因和不内外三類，有機械牽强，不盡合理，故下文云："未免移情就法"。老吏斷案：謂經驗豐富的官吏判決案件。

㉓ 鞫（jū居）：審訊。讞（yán炎）：議罪。《漢書·景帝紀中》："諸獄疑，若雖文致於法而於人心不厭者，輒讞之。"顔師古注："讞，平議也。"

㉔ 許叔微：字知可，北宋醫學家，著有《類證普濟本事方》、《傷寒百證歌》、《傷寒發微論》、《傷寒九十論》等，對張仲景的辨證論治理論有所發揮，並善於化裁古劑，創製新方。他曾說："讀仲景論不能博通諸醫書，以發明其隱奥，專守一書者，吾未見其能也。"（《類證普濟本事方》）顧愷：顧愷之，字長康，小字虎頭，東晉著名畫家。他繪人物，重在點睛傳神，而又不脱離具體形象。南朝·宋劉義慶《世説新語·巧藝》："顧長康畫人，或數年不點目睛，人問其故。顧曰：'四體妍蚩，本無關於妙處，傳神寫照，正在阿堵中。'"（阿堵，意爲這個、此處。此指眼睛。）寫神：描繪神情。

㉕ 張易水：張元素，字潔古，因其爲易州（今河北易縣）人，而易水源於易州，故稱其爲張易水，金代著名醫學家，著有《醫學啟源》、《珍珠囊》、《臟腑標本藥式》、《藥注難經》等。他善以陰陽理論和運氣學説研究藥理。濂溪：即周敦頤，字茂叔，因曾築室於廬山蓮花峰下小溪上，取營道故居濂溪命名，後人遂又稱其爲濂溪先生，北宋哲學家，著有《太極圖説》、《通書》等。

㉖ 理氣：本是中國哲學的一對基本範疇，"理"指事物的條理或準則，"氣"指一種極細微的物質。宋代理學則以"理"爲宇宙的本體，"氣"爲其現象。天地間先存在理，然後陰陽之氣運行而生萬物。此喻張元素著作中所包含的哲理。

㉗ "古方"八字：《金史·方伎傳》："（元素）平素治病不用古方，其説曰：'運氣不濟，古今異軌，古方新病，不相能也。'自爲家法云。"《後漢書·儒林傳序》："於是點五經博士，各以家法教授。"家法，漢初傳授經學，各家有異，弟子不得改變老師所授，謂之家法。故家法實指一派或一家的學説。

㉘ 指圖爲極：謂把太極圖當作太極。周敦頤的太極圖本是對太極的圖解，太極爲源，太極圖爲流。"指圖爲極"，則混淆了兩者的關係。

㉙ 畫蛇添足：《戰國策·齊策二》："楚有祠者，賜其舍人卮酒。舍人相謂曰：'數人飲之不足，一人飲之有餘；請畫地爲蛇，先成者飲酒。'一人蛇先成，引酒且飲之；乃左手持卮，右手畫蛇，曰：'吾能爲之足。'未成，一人之蛇成，奪其卮曰：'蛇固無足，子安能爲之足！'遂飲其酒。"後因以喻節外生枝，非但無益，反而有害。

㉚ 劉河間：劉完素，字守真，河間（今屬河北）人，故稱之爲劉河間。金代醫學家，爲金元四大家之一，寒凉派的創導人。“槖駝種樹”八字：柳宗元《種樹郭槖駝傳》：“郭槖，不知始何名，病僂，隆然伏行，有類槖駝者，故鄉人號之駝……駝業種樹，凡長安富豪人爲觀遊及賣果者，皆争迎取養。視駝所種樹，或移徙，無不活，且碩茂蚤實以蕃。”槖駝，駱駝，亦作“槖駞”、“槖佗”、“槖它”、“槖佗”，借指駝背的人。

㉛ 冰雪：比喻寒凉藥。春：比喻愈病的藥或恢復生機的手段。

㉜ 松柏：《論語・子罕》：“歲寒然後知松柏之後雕也。”因其耐受嚴寒，用以比喻體質强健者。蒲柳：《晉書・顧悦之傳》：“蒲柳常質，望秋先零。”蒲柳即水楊，因其早零，用以比喻體質衰弱者。

㉝ 陳兵背水：把部隊陳列於背依河流的陣地，以示死戰。《史記・淮陰侯列傳》：“（韓）信乃使萬人先行，出，背水陳……軍皆殊死戰，不可敗。”

㉞ 濟河焚舟：過河以後燒掉渡船，以示不欲生還。《左傳・文公三年》：“秦伯伐晉，濟河焚舟，取王宫及郊。”杜預注：“示必死也。”這裏運用“陳兵背水”、“濟河焚舟”兩則典故，比喻張從正善用攻治之法，使危重病人絶處逢生。

㉟ 北：敗逃。《左傳・桓公九年》：“以戰而北。”杜預注：“北，走也。”

㊱ 六門三法：《儒門事親・三法六門》謂風門、暑門、濕門、火門、燥門、寒門六門。吐、汗、下三法。

㊲ 緒餘：殘餘。《莊子・讓王》：“道之真以治身；其緒餘以爲國家；其土苴以爲天下。”這裏謂張從正的“六門三法”原是張仲景遺存下來的學説。

㊳ 絲：指琴瑟一類的弦樂器。絙（gēng 耕）：緊。此用如動詞，謂旋緊。亦作“緪”。

㊴ 竽籟：泛指美好的樂聲。竽，古代簧管樂器，形似笙而大，管數亦較多。《風俗通義・聲音・竽》：“管三十六簧也，長四尺二寸。今二十三管。”籟，古代的三孔管樂器。《風俗通義・聲音・籟》：“三孔籥也。大者謂之産，小者謂之箹。”一説即爲簫。

㊵ 膠柱：黏住瑟上調節聲音的弦柱。後以“膠柱鼓瑟”或“膠柱調瑟”比喻拘泥不知變通。《史記・趙奢傳》：“趙王因以（趙）括爲將代廉頗。藺相如曰：‘王以名使括，若膠柱而鼓瑟耳。括徒能讀父書傳，不知合變也。”《淮南子・齊俗》：“今握一君之法籍，以非傳代之俗，譬由膠柱而調瑟也。”

㊶ 七絃：琴有七弦，因以七弦代稱琴，此指琴聲。《嵇中散集・酒會詩》：“但當體七弦，寄心在知己。”絃，“弦”的異體字。

㊷ 希聲：極細微的聲音。《老子・第四十一章》：“大器晚成，大音希聲。”此喻李東垣深奥的醫術。

㊸ 開指：初學彈奏樂器的人。此喻初學醫的人。

㊹ 嚴子禮：名用和，字子禮，南宋醫家，著有《濟生方》十卷。歐陽詢：字信本，唐代著名書法家。其書法八體盡能，於平正中見險絶，自成一家，人稱“歐體”。傳世碑帖有《九成宫體泉銘》、《皇甫誕碑》，另有《卜商帖》、《張翰帖》藏於故宫博物館，并編撰《藝文類聚》百卷。

㊺ 漢晉風度：指東漢末年鐘繇，東晉王羲之等著名書法家不拘一格的飄逸風度。

㊻ 張公度：名騤，南宋醫家。

㊼ 簡齋：陳與義，字去非，號簡齋，南宋詩人，著有《簡齋集》、《無往詞》。

㊽ 少陵：即唐代著名詩人杜甫，他因曾居於陜西，自號少陵野老。其《哀江頭》詩云：“少陵野老吞聲哭，春日潛行曲江上。”氣韻：風格和意境。

㊾ 王德膚：名碩，南宋醫家，著有《易簡方》。虞人：掌管山澤的官員。

㊿ 廣絡原野：謂在田野上廣泛籠罩。此喻用藥多而力不專。《普濟本事方》卷三積聚凝滯五噎膈氣：“若用羣隊之藥，分其勢則難取效，許嗣宗所謂譬猶獵不知兔，廣絡原野，冀一人獲之，術亦疎矣。”

(51) 詭遇：謂打獵時不按禮法規定而横射禽獸。《孟子・滕文公下》：“吾爲之範我馳驅，終日不獲一；爲之詭遇，一朝而獲十。”此喻用藥不按法度。

(52) 無足算：謂不值得計算在内。

譯文

扁鵲的醫術如同秦鏡照物，容貌美醜不能隱藏，又如弈秋遇到高手，每一步棋都值得效法，旁觀者不能察覺他的奥妙。倉公的醫術好像輪扁削木造輪，得心應手，自然難以把他靈活高妙的構思告訴他人。張機的醫術仿佛商湯王、周武王的軍隊，所行沒有不是仁義之舉，他攻守變化，不論强弱之敵都能取勝。華佗的醫術宛若庖丁解牛，揮動刀刃而筋骨不能阻礙，他的高超技藝自然是變化莫測，雖然想效法他却不能達到。

孫思邈的醫術恰似鄭玄注解經書，在訓詁方面詳盡無遺，他自有所得的妙處，不輕易地告知别人，如能體會其中的豐富内容，便可滿足了。龐安時的醫術能發掘扁鵲的隱秘内容，效法華佗能被仿效的醫技，假如使他的壽命延長，他成就的事業一定不在古代名醫之下。錢乙的醫術好比李靖用兵，能安全地越過險境，欲擒故縱地全殲敵軍，最終都同兵法相符，他起初憑藉小兒科聞名於世，原來模仿扁鵲順應當時的社會風尚，而因此作些變通罷了。陳言的醫術猶如經驗豐富的官吏判决案件，在審訊定案方面考慮周密，但未免脱離具體情況而遷就法律條文，自行擔當任務便綽綽有餘，讓别人代理就感到繁瑣雜亂。許叔微的醫術恍若顧愷之描繪神情，神氣充盈，衹是不能超脱形似之外，可以仿效却不能達到。

張元素的醫術類似周敦頤畫太極圖，分别陰陽，又包含深刻的哲理，他的宗旨是把古方新病不相符合作爲一家之説，有人失於察辨，要把太極圖當作太極，便同畫蛇添足相差無幾了。劉完素的醫術宛如郭橐駝種樹，處處都能成活，衹是憑藉寒凉藥作爲恢復生機的手段，對於强健的體質有益，而對於虚弱的體質不利。張從正的醫術渾似老將對敵，有時背依河流擺開陣勢，有時過河以後燒掉渡船，把自己擺在必死之地却能絶處逢生，不善於仿效這種做法，就必然潰敗，他的風寒暑濕火燥六門與汗下吐三法原是張仲景遺留下來的學説啊。李東垣的醫術近乎重新更張琴弦的樂器，一旦演奏就使其他美好的樂聲一併止息，要是機械地附和它，琴聲因此就不和諧了，沒有别的原因，李東垣深奥醫術的微妙，不是初學者能夠理解的。

嚴用和的醫術恍如歐陽詢寫字，擅長恪守法度而不亘瀟灑，便於學習的人臨摹，但畢竟缺乏漢晉書法大家不拘一格的風度。張公度的醫術一味模仿張仲景，酷似陳與義作詩，常有杜甫的風格和意境。王德膚的醫術近似掌管山澤的官員張開羅網，在田野上廣泛籠罩，漏網的野兔就很多，不按照禮法規定而擒獲的野獸，是不值得計算在内的啊。

課文簡析

文章廣泛運用成語典故，奇比巧喻，對中國古代十六位醫家的學術造詣做了簡要評説，讓讀者與之有概括認識，對後學者有引路導航的作用。可惜由於文字過於簡略，語焉不詳，欲全面了解者當參閲其他有關文獻。第一段，贊頌了先秦兩漢時期四位醫家醫術之出神入化；第二段，贊譽了唐宋時期五位醫家醫術之自得之妙；第三段，贊揚了金元時期四位醫家醫術之微言大義；第四段，褒貶了南宋時三位醫家醫術之長短曲直。

參考資料

滄洲翁者，姓吕氏，名復，字元膺，晚號滄洲翁。其先河東人也。東萊先生成公與其季忠公自河東徙婺，吏部郎知臺州事諱竇之者，復自婺徙鄞，家焉。大父克德，父居敬，比三世皆早喪。翁幼孤，且甚貧，獨依母氏居。既長，從鄉先生受《尚書》、《周易》，久之棄去，習詞賦；後以母病，復喜攻岐扁術，而恨無其師。一日，遇三衢鄭禮之逆旅中，即知爲醫中毛遂也，每謹事之。鄭亦見翁醇謹無他，頗心愛翁，因呼翁語曰："我有古先禁方及色脈藥論諸書，知人生死，定可治，甚精，我年老，欲具以授公。"翁即避席再拜，盡得其書。受讀可一年所，輒試之有驗，然尚未精也。鄭復教翁日記診籍，考方藥驗否，悉爲參訂，不使毫釐失理。又若干年所積，爲人治病，效無不神。自是鄞之病家及凡寓公過客以病留鄞者，必歸翁，翁皆樂應之……翁之治病，雖若不甚構思，然其鈎取古法，動中肯綮，多類此。其於醫門羣經及古今方論，無不考索其要歸。他若諸醫爲術之精粗，施治之工拙，亦皆品匯區别，無一義之或遺。所考羣經及古方論，語多不録……翁之學問該博，非獨醫門爲然。他如經史傳記、諸子雜家，以及天文、地志、曆筭、兵刑、食貨、卜筮、釋老之書，亦靡不精求熟玩，故其見之言語文字，皆有考據可證，不爲浮葩以炫世。至於爲詩，尤雄健蒼古，有古作者之遺風。嘗以晦迹丘園，薦爲臺州仙居縣儒學教諭，後調臨海及升本郡教授，俱不上。善著書，有《内經或問》、《靈樞經脈箋》、《五色診奇眩》、《切脈樞要》、《運氣圖説》、《養生雜言》、《脈緒脈係圖》、《難經附説》、《四時變理方》、《長沙論》、《傷寒十釋》、《運氣常變釋》、《松風齋雜著稿》，各若干卷，傳學者。爲人恭勤詳緩，與人交，款款常若不自足。狀貌不逾中人，語言如不出諸口，卒然遇之，不知其學之富也。年老無子，而有女四人。生女不生男，人以太倉公方之。

明・戴良《九靈山房集・滄洲翁傳》

(陳竹友)

九十八 《永樂大典》三則

説明

本文選自《永樂大典・醫藥集》，據人民衛生出版社 1986 年版排印。《永樂大典》是解縉、姚廣孝等奉敕編纂，於永樂六年（公元 1408 年）成書，是我國歷史上最浩大的一部類書，全書共 22937 卷（内有目録、凡例 60 卷），11095 册，約三億七千多萬字。原書滙集我國宋元以前主要圖書典籍七、八千種，包括經、史、子、集、佛經、道藏、醫書、方志、平話、戲曲、小説、工技、農藝等各方面的資料。此書編成後，未曾刊印，衹在嘉靖、隆慶年間摹副本一套。正本毁于明亡之際。副本在清雍正年間由皇史宬移存翰林院，乾隆年間清點時，已散佚 2400 多卷，至咸豐年間英法聯軍、光緒年間八國聯軍入侵，更是屢遭焚毁、搶劫、盗賣，現存於世已寥寥可數，祇剩 800 卷左右。其中有 72 卷記載有關醫藥的内容，《永樂大典・醫藥集》是從中輯集而成。

（一）刃 傷 死

刃傷死。本尸某處破傷一處，長闊分寸若干[①]，其傷皮肉齊截，認是刃傷致命身死[②]。凡驗是與不是刀刃快物所傷，傷痕口皮肉有血透膜，肉闊花文出[③]，捻有鮮紅血[④]。死後刀刃割損，乾白無血，捻是清水。勒屠行定[⑤]，驗結罪狀，供證是與不是生前死後傷損。在辜限内死[⑥]，須驗傷處是破傷風灌注致命身死。大刃斧痕，上闊内必狹。大刀痕淺必狹，深則闊。槍刺痕淺則狹，深必透簳[⑦]，其痕帶圓。

尸口眼多開，頭髻寬或亂[⑧]，兩手微握，皮肉多捲凸，若透膜[⑨]，腸臟必出。洗净了，量長闊若干分寸，深若干分寸，或斜或亂，衆指定要害去處致命，其餘則據所傷殺傷。其被人傷，見行凶人用刀物來傷之時，必須争競，用手來遮截[⑩]，手上必有傷損；或有來護者，亦必背上有傷着處。若行凶人於虚怯要害處一刃直致命者[⑪]，死人手上無傷，其瘡必重。若行凶人用刃物斫着腦上頂門、腦角後髪際[⑫]，必須斫斷頭髪，如用剪刀者。若頭頂骨折，即是尖物刺着，須用手捏着其骨損與不損。刀傷處，其痕兩頭尖小，無起手收手輕重[⑬]，或只用竹槍尖竹槍簳[⑭]，看要害處，瘡口多不齊整，其痕於方圓不等。

凡檢被快利物傷死者，須看原著衣衫有無破傷處，隱對痕血點可驗。又如刀戳傷腸肚出者，其被傷處須有刀刃擦劃三兩痕。又一刀所傷，如何却有三兩痕？蓋凡人腸臟盤在左右脇下，是以擦劃着三兩痕。凡檢刀槍刃斫戳，須開説尸在甚處[⑮]，當看其衣上有無血迹，傷處長闊深分寸，透肉不透肉，或腸肚出、膂膜出[⑯]，作致命處，仍檢刃傷衣服穿孔。如被竹槍尖物戳傷致命，便説尖硬物戳傷致死。死後刀刃割傷處更無血花，蓋人死後血脈不行，是以肉色白也。活人被刃殺傷死者，其被刃傷處皮肉緊縮，有血瘢四畔[⑰]。若被肢解者，筋骨皮肉稠黏，受刃處皮縮骨露。死人被割殺，尸首如舊，血不灌瘢，被割皮肉不緊縮，刃盡處無血流，其色白，縱痕下有血，洗檢擦捺，肉内無清血出，即非生前被刃矣。更有截下頭者，活時斬下筋縮入，死後截下項長並不伸縮。

凡檢驗被殺身死，尸首如是尖刃物方説被刺要害，若是齊頭物即不説刺字。如被傷着肚上，兩脇下或臍下，説長闊分寸後，便説斜深透内脂膜，肚腸出有血污，驗是要害被傷割處，致命身死。若是傷着心前脇上，只説斜深透内有血污，驗是要害致命死。如傷着喉下時，説深致頂鎖骨損，兼周圍所割得有方圓不齊去處，食系氣系並斷有血污致命身死⑱。亦可説要害處，如傷着頭面上或太陽穴腦角後、髮際内。如行凶人刃物大，方説骨損。若腦漿出時有血污，亦定作要害處致命身死。如斫或刺着，沿身不拘那裏，若經隔數日身死，便説將養不較致命身死。⑲

凡檢驗被殺傷人，未到尸所，先問原申人曾與不曾收捉得行凶人⑳？是何色目人㉑？使何刃物？曾與不曾收得刃物？如收得，取索看大小，着紙畫樣；如不曾收得，則問刃物在甚處，亦令原申人畫刃物樣。畫訖，令原申人於樣下畫押字。問原申人其行凶人與被殺人是與不是親戚？有無冤讎？㉒凡驗殺傷，先看是與不是刀刃等物及生前死後痕傷。如生前被刃傷，其痕肉凋花文交出。若肉痕齊截，衹是死後假作刃傷痕。肉痕齊截之説，與今之考試程式相違，㉓前論以及之矣。如生刃傷，即有血汁，及所傷痕瘡口皮肉血多花、鮮色，所損透膜即死。若死後用刀刃割傷處，肉色乾白，更無血花也。蓋人死後血脈不行，是以肉色白。

注釋

① 若干：約計之詞。《墨子·天志》中："吾攻國覆軍殺將若干人矣。"

② 認：識别。《後漢書·卓茂傳》："時嘗出行，有人認其馬。"

③ 文：同"紋"。

④ 捻：捏。南朝·梁簡文帝《箏賦》："照瓊環而俯捻，度玉爪而徐牽。"

⑤ 勒屠行定：即勒殺的罪行已定。

⑥ 辜限：古刑律，毆人致傷，着令毆人者在限期内爲傷者治療，其限期稱爲辜限。宋·樓鑰《攻媿集·繳泉州吴淨黨罪案》："以枕背打許應遂額中心一下……傷重，於辜限内身死。"

⑦ 簳（gǎn 赶）：通"杆"。指槍杆。

⑧ 寬：鬆散。

⑨ 膜：指腹膜。

⑩ 遮截：攔擋。

⑪ 虚怯：即膽小怯懦的人。用如名詞。

⑫ 斫（zhuó 酌）：本義是大鋤。引申爲砍、斬。唐·杜甫《短歌行贈王郎司直》："王郎酒酣拔劍斫地歌莫哀。"

⑬ "無起手"句：意謂没有起手輕收手重，或起手重收手輕的情况。

⑭ 斡（wò 沃）：旋轉。

⑮ 開説：陳述。

⑯ 膋（liáo 療）：腸部脂肪。

⑰ 瘢：通"印"，即痕迹。

⑱ 食系：指食道系統。氣系：呼吸道系統。

⑲ 較：明。此爲"好"義。

⑳ 原申人：原申訴人。

㉑ 色目：指身份、家世等。

㉒ 讎：仇敵。《書·微子》："小民方興，相爲敵讎。"

㉓ 考試程式：即當時醫生的考試程序。

（二）攧　死

攧死[①]。本尸某處皮破骨損，深淺長闊各各若干，委是生前墜落崖下或墜坑中[②]，因傷致命身死。自高撲地，看失腳處土痕踪迹高下。凡從樹及屋臨高跌死者，看枝柯挂拐所在[③]，並屋高低、失腳踪迹或土痕高下。及要害處須有抵隱或物擦磕痕瘢[④]。若内損致命痕者，口眼耳鼻内定有血出。若傷重分明，更當子細驗之[⑤]，仍量撲落處高低丈尺。有因争鬬將子跌殺謀執[⑥]，或將子手足捉了，用脚跟於喉下踏死者，若究得始末殺情，可令仵作人以手按其喉[⑦]，必塌，方驗真偽。相打散[⑧]，乘高撲下致死。

壓死。本尸舌出睛凸，耳鼻口内皆有血出，認是生前牆倒屋塌，壓傷致命身死。𡒄壓死[⑨]，𡒄着要害處，尸兩眼𤿭出[⑩]，舌頭出，兩手微握，尸遍身死血凝紫黑色，或鼻有血，或清水出，傷處皆血瘢赤腫，皮膚處四畔赤腫，或骨並筋皮斷折。樹木壓死亦然，要見得所倒樹木斜傷着痕。岩牆壓死[⑪]，其尸若有痕損，驗痕分寸，作堅硬物壓着要害致命，不壓着要害不致死。死後壓即無此狀。若無痕迹，以銀釵物頓口中數刻[⑫]，如黑色則是中藥死[⑬]。凡檢舍屋及牆倒、石頭脱落壓着身死人，其尸沿身虚怯[⑭]，要害之處若有痕損，須説長闊分寸，作堅硬物壓痕，仍看骨損與不損。

注釋

① 攧（diān 顛）：跌，摔。《水滸傳》："張三李四便拜在地上，不肯起來，衹指望和尚來扶他，便要動手。智深見了心裏早疑忌道：這夥人不三不四，又不肯近前來，莫不要攧洒家？"

② 委：確實。梁·慧皎《高僧傳·竺法蘭》："又昔漢武穿昆明池底，得黑灰，以問東方朔。朔云：'不委，可問西域人。'"

③ 拐（guǎi 拐）：《聲譜》："攙物也。"謂刺穿物體。

④ 抵隱：擊中身體隱蔽的部位。抵，擊。

⑤ 子細：也作"仔細"。細心。

⑥ 子：古代對男子的通稱。此指被驗尸者。謀執：猶謀害。

⑦ 仵（wǔ 午）作人：以檢驗死傷、代人殮葬爲業的人。宋·廉布《清尊録·大桶張氏》："鄭（三）以送喪爲業，世所謂仵作行者也。"

⑧ 打散：本爲曲藝雜技。此指打鬧。

⑨ 𡒄：字書無此字。待考。

⑩ 𤿭（duó 奪）：奪。《集韵》："徒活切，音奪，義並同。"

⑪ 岩牆：高大的牆。

⑫ 頓：停留，止息。《史記·淮陰侯傳》："今將軍欲舉倦弊之兵，頓之燕堅城之下，欲戰恐久力不能拔。"

⑬ 中藥：指中毒。

⑭ 沿身：猶周身，全身。

（三）骨 脛 髓 枯

《夷堅志》[①]：張二大夫者，京師醫家[②]，後從臨安[③]，官至翰林醫痊[④]，晚退居吉州[⑤]，啟藥肆[⑥]。技能不甚高，而一意牟利，累貲〔 〕緡[⑦]。屋後小圃，廣袤不能十丈[⑧]，日往縱步。忽垣牆頹仆，正壓右足仆踠折骨破[⑨]，痛不堪忍。

市民范接骨以外科著名[⑩]，亟招之。范視其骨脛中但黑膜存，嘆曰："凡人上自頭，下至足，皆以髓爲主，故能恃以久長。方壯之時或有毀折，苟精體充盈[⑪]，則可施板夾掖傷處[⑫]，乃用外藥塗傅[⑬]，隨其輕重淺深，刻日復舊[⑭]。今大夫髓枯矣，無復可接，是病非吾所能及也。"即舍去。張宛轉榻上[⑮]，呻吟幾半年而死。

注釋

① 夷堅志：宋・洪邁著。取《列子・湯問》"夷堅聞而志之"語爲書名。原書據宋・陳振孫《直齋書録解題》共 520 卷，已多散佚。書中所述多爲神怪故事，但不少遺文軼事，方言民俗，以及録自六朝以來的小説，可供參證。

② 京師：國都。此指宋都開封。

③ 臨安：今杭州市。

④ 翰林：官名。宋代在内侍省下設翰林院，總天文、書藝、圖畫、醫官四局。

⑤ 吉安：今江西吉安市。

⑥ 啟：開。《左傳・襄公二十五年》："門啟而入。"

⑦〔　〕：原文缺數字。緡(mín 民)：成串的錢。舊題晉・王嘉《拾遺記・晉時事》："因墀國獻……玉錢千緡，其形如環。"

⑧ 廣袤：寬廣。東西曰廣，南北曰袤。不能：不到。

⑨ 踠(wǎn 晚)：同"宛"。屈曲。漢・班孟堅(固)《東都賦》："馬踠餘足，士怒未泲(泄)。"注："踠，屈也。"

⑩ 范接骨：即姓范的正骨醫生。

⑪ 精體：即精血。

⑫ 掖：扶持。《詩・陳風・衡門・序》："故作是詩以誘掖其君也。"

⑬ 傅：搽。北齊・顔之推《顔氏家訓・勉學》："梁朝全盛之時，貴遊子弟……無不燻衣剃面，傅粉施朱。"傅粉施朱，搽粉抹紅，謂修飾打扮。朱，胭脂。

⑭ 刻日：限定日期。《宋史・張浚傳》："時金人屯重兵於河南，爲虚聲脅和，有刻日決戰之語。"

⑮ 宛轉：展轉。也作"婉轉"。《莊子・天下》："椎拍輐斷，與物宛轉，舍是與非，苟可以免。"唐・成玄英疏："宛轉，變也。"此指宛曲着身子在床上翻滚。

課文簡析

《刃傷死》和《攧死》選自《永樂大典》卷 914《尸》。《刃傷死》詳細叙述刃傷死者的傷情和驗尸部位和方法。先講刃傷致死與死後被刀刃割損的鑑别；其次，從傷情判斷行凶人與被害者撲鬬情況；再次，被快利物傷死和尖刀物傷致死的不同傷情；最後具體談了檢驗被殺傷人的方法及應注意事項。《攧死》描叙攧死和壓死的不同傷情。《骨脛髓枯》選自《永樂大典》卷 11 077《髓》。具體分析一右足踠折骨破患者，骨脛髓枯不治而死的病例，强調"精體"的作用，反映了當時骨傷科的診治水平。

參考資料

1.《永樂大典》二萬二千八百七十七卷，目録六十卷。(翰林院藏本)

明永樂元年七月奉敕撰，二年十一月奏進，賜名《文獻大成》。總其事者爲翰林院學士兼右春坊大學士解縉，與其事者凡一百四十七人。既而以所纂尚多未備，復命太子少保姚廣孝、刑部侍郎劉季篪與縉同監修，而以翰林學士王景、侍讀學士王達、國子祭酒胡儼、司經局洗馬楊溥、儒士陳濟爲總裁，以翰林侍讀鄒輯……爲副總裁。與其事者凡二千一百六十九人，於永樂五年十一月奏進，改賜名曰《永樂大典》。(案：以上俱見《明實録》)併命復寫一部，鋟諸梓，以永樂七年十月訖工。(案：事見明趙友同存軒集送禮部員外郎劉公復命序)後以工費浩繁而罷。(案：事見《舊京詞林志》)定都北京以後，移貯文樓。(案：文樓即今之宏義閣)嘉靖四十一年，選禮部儒士程道南等一百人重録正副二本，命高拱、張居正校理。(案：事見《明實録》)至隆慶初告成，仍歸原本於南京。(案：事見《舊京詞林志》)其正本貯文淵閣，副本别貯皇史宬。(案：事見春明夢餘録)明祚既傾，南京原本與皇史宬副本並燬。今貯翰林院庫者，即文淵閣正本，僅殘闕二千四百二十二卷。顧炎武《日知録》以爲全部皆佚，蓋傳聞不確之説。書及目録共二萬二千九百三十七卷，與原序原表並合。《明實録》作二萬二千二百一十一卷，《明史・藝文志》作二萬二千九百卷，亦字畫之誤也。考《明實録》載成祖諭解縉等，稱觀《韻府》、《回溪》二書，(案：回溪，謂《回溪史韻》也)事雖有統，而采摘不廣，紀載太略。爾等其如朕意，凡書契以來，經史子集百家之書，至於天文、地志、陰陽、醫卜、僧道、技藝之言，備輯爲一書，無厭浩繁云云。故此書以《洪武正韻》爲綱，全如《韻府》之體，其每字之下，詳列各種書體，亦用顔真卿《韻海鏡源》之例。惟其書割裂龐雜，漫無條理。或以一字一句分韻，或析取一篇、以篇名分韻，或全録一書、以書名分韻，與卷首凡例多不相應，殊乖編纂之體。疑其始亦如《韻府》之體，但每條備具始末，比《韻府》加詳。今每韻前所載事韻，其初稟也。繼以急於成書，遂不暇逐條採掇，而分隸以篇名。既而求竣益迫，更不暇逐篇分析，而分隸以書名。故參差無緒，至於如此。然元以前佚文祕典、世所不傳者，轉賴其全部全篇收入，得以排纂校訂，復見於世。是殆天佑斯文，姑假手於解縉、姚廣孝等俾彙存古籍，以待聖朝之表章，有莫知其然而然者，正不必以潦草追咎矣。今仰蒙指授，裒輯成編者，凡經部六十六種，史部四十一種，子部一百三種，集部一百七十五種，共四千九百四十六卷。菁華已採，糟粕可捐，原可置不復道，然蒐羅編輯，亦不可没有創始之功。故附存其目，併具載成書之始末，俾來者有考焉。

（《四庫全書總目提要》卷一三七）

2.《永樂大典》編成之，在永樂、嘉靖年間先後繕寫了兩部。因爲卷帙過多，工費浩繁，始終没有刻版。萬曆二十二年(公元一五九四)，南京國子監祭酒陸可教曾經建議命巡方御史分别擔任校刻，清朝末年也曾經有人奏請把殘存的幾百册照《圖書集成》式樣影印，但是兩次都没有實行。一九一六年，商務印書館把大典本忠傳印入涵芬樓秘笈，是影印大典零卷的創舉。此後公私藏家也有影印零卷的。總計四十年來國内國外影印的，不滿四十卷。

中華人民共和國成立以來，蘇聯政府分三次贈還我國嘉靖鈔本《永樂大典》六十四册，德意志民主共和國政府贈還我國嘉靖鈔本三册，這四批書都撥交北京圖書館收藏。此外北京大學圖書館、商務印書館董事會和周叔弢先生、趙元方先生又贈給北京圖書館嘉靖鈔本共二十七册。連同北京圖書館舊藏的嘉靖鈔本和歷年徵集到的仿鈔本、攝影本、顯微膠卷、傳鈔本、舊影印本，共有七百十四卷。我們商得北京圖書館的同意，把這七百十四卷影印出版。

我們在付印之前曾經向各方面徵求，從南京圖書館借到仿鈔本二卷，從北京中國書店借到傳鈔本八卷，從私人借到嘉靖鈔本兩卷，加上我局資料室所藏顯微膠卷四卷，就在北京圖書館原有的七百十四卷之外，又增加了十六卷。各卷中有些有缺葉，我們也儘可能訪求他本配補……

中華書局編輯部《永樂大典・影印説明》1960 年九月

3. 明成祖要飭修《永樂大典》，其用意固在籠絡當時士大夫，用以鞏固明室統治。然而《大典》之成，不僅在我國文化史上提供了一部最早最大的百科全書，而且在世界文化史中也是出類拔萃的。

原書編輯體例，存在着一定的缺點，曾遭受後人不少的訾議。但所收集古代重要典籍至七八千種之多，上自先秦，下達明初，這在當時真可説是“包括宇宙之廣大，統會古今之異同”。宋元以前的佚文祕典，多得藉以保存流傳，直到二百六十五年後，清乾隆三十八年(公元一七七三年)，纂修《四庫全書》時，從《大典》中輯出佚書五百多種，原書的貢獻巨大是無可否認的。尤其是照録原箸，不加改易，這比諸清代《四庫全書》，在纂修時任意將古籍竄改删削，更大有上下床之别了。

《永樂大典》編成後，迄今已逾五百五十年。在這期間，我們的國家經過了艱難曲折的歷程，而這部最早最大的百科全書的遭遇，尤足令人感慨而憤恨。

原書編成後，原藏南京文淵閣……明亡之際，文淵閣被焚，正本可能即毁於此時。副本傳至清代，不被重視，雍正年間曾由皇史宬移藏翰林院。乾隆年間纂修《四庫全書》時，已缺二千餘卷。嗣後清政府腐敗，官吏盗竊，又頗散失。光緒二十六年(公元一九〇〇年)帝國主義侵略者八國聯軍侵入北京，大肆破壞與掠奪，《永樂大典》亦遭受浩劫，一部分被焚毁，未毁者幾全被劫走，運往英、美、法、日等國，作爲古董販賣，或入私家庋藏，或入博物院當作點綴品陳列。清代末年，清廷曾將藏存本六十四册移存京師圖書館。清亡後二十餘年雖略有收集，但因日本帝國主義發動侵華戰争，有六十册“移存”於美國，至今尚未收回。

中華人民共和國成立以來，《永樂大典》原本已被收集到二百一十五册，此中蘇聯贈還者六十四册，德意志民主共和國贈還者三册，國内收藏家捐獻者二十三册，具藏北京圖書館。

《永樂大典》郭沫若序 1960 年 9 月中華書局影印本

（陳竹友）

九十九　針灸問答

説明

本文節選自《古今醫統大全》卷七附録，據 1996 年人民衛生出版社校點本排印。本文係編者輯自明代汪機《針灸問對》與高武《針灸聚英》中有關針灸的部分内容，題目另加。編者徐春甫（公元 1520～1596 年），字汝元，號思鶴，又號東皋，新安（今安徽祁門）人，明代醫家。初攻舉子業，後因多病，乃拜師名醫汪宦學醫。博覽醫著，精通内、婦、兒諸科。旅居京都，每以濟人爲急務，求醫者甚衆。後授太醫院醫官。隆慶初（公元 1568 年）參與組織“一體堂宅仁醫會”，并撰寫醫會章程《一體堂宅仁醫會録》，其中“會款”有誠意、明理、格致、審證、講學、辨脈、處方、體仁、忘利、恤貧等二十二項，以明醫德及治療大要。又本《内經》之要，搜求歷代名醫之旨二百餘家，合群書而不遺，析諸方而不紊，類聚條分，集成《古今醫統大全》一百卷，内容包括歷代醫家傳略、《内經》要旨、各家醫論、脈候、運氣、經穴、針灸、臨床各科證治、醫案、驗方、本草、制藥、通用諸方、養生等，是一部很有參考價值的中醫書籍。其中《内經要旨》兩卷、《婦科心鏡》二卷、《幼科匯集》三卷、《痘疹泄祕》一卷、《螽斯廣育》一卷曾單行。另有《醫學未然金鑒》等。他推崇李東垣學説，主張醫家應兼通針灸、藥物，用藥不可拘泥古方，而應據病證輕重，辨證加減藥味等。其學術觀點對後世有一定影響。

或問：經病絡病，治有異乎？

答曰：《經》曰[①]：“夫邪之客於形也[②]，必先舍於皮毛[③]；留而不去，入舍於孫脈[④]；留而不去，入舍於絡脈[⑤]；留而不去，入舍於經脈[⑥]；内連五臟，散於腸胃[⑦]，陰陽俱感，五臟乃傷[⑧]。”此邪之從皮毛而入，極於五臟之次也[⑨]。如此，則治其經焉[⑩]。今邪客於皮毛，入舍於孫絡，留而不去，閉塞不通，不得入於經，流溢於大絡[⑪]，而生奇病也[⑫]。夫邪客於大絡者，左注右，右注左[⑬]，上下左右，與經相干[⑭]，而布於四末[⑮]，其氣無常處，不入於經俞[⑯]，命曰繆刺[⑰]。”

或問：病有在氣分者、在血分者[⑱]，不知針家亦分氣與血否？

答曰：氣分血分之病，針家亦所當知。病在氣分，游行不定[⑲]；病在血分，沉著不移[⑳]。以積塊言之：腹中或上或下，或有或無者，是氣分也；或在兩脅，或在心下，或在臍上下左右，一定不移，以漸而長者[㉑]，是血分也。以病風言之：或左手移於右手，右足移於左足，移動不常者，氣分也；或常在左足，或偏在右手，著而不走者，血分也。凡病莫不皆然。須知在氣分者，上有病下取之，下有病上取之[㉒]，在左取右，在右取左[㉓]；在血分者，隨其血之所在，應病取之[㉔]。苟或血病寫氣[㉕]，氣病寫血，是謂誅伐無過[㉖]，咎將誰歸[㉗]？

或問：《賦》言男子之氣[㉘]，早在上而晚在下；女子之氣，早在下而晚在上。午前爲早，午後爲晚。從腰已上爲上[㉙]，從腰已下爲下。男子早針，氣乃上行，晚針，氣乃下行；女子早針，氣乃下行，晚針，氣乃上行。其説亦有據乎[㉚]？

答曰：男女臟腑經絡，氣血往來，未嘗不同也。今《賦》所言早晚，似涉無稽之説[㉛]，安可以爲法哉[㉜]？

或問：穿穴針入幾分[㉝]，留幾呼之説[㉞]。

答曰：愚以爲初不如是相拘[㉟]。蓋肌肉有淺深，病去有遲速。若肌肉厚實處則可深，淺薄處則宜淺，病去則速出針，病滯則久留針爲可耳。故曰“刺虛者須其實，刺實者須其虛”也[㊱]。

或問：何爲病有一針而愈，有數針始愈？

答曰：蓋病有新故淺深[㊲]，新且淺一針可愈，若深痼者必屢針可去[㊳]。如服藥然，有一二劑病愈，有服至四五十劑而愈者。今用針一次而病不退，則不復針，如之何其取效也[39]？

或問：針形至微，何以能寫有餘，補不足？

答曰：如氣毬然[40]，方其未有氣也[41]，則靨塌不堪蹴踢[42]，及從竅吹之，則氣滿起胖，此"虚則補之"之義也[43]。去其竅之所塞[44]，則氣從竅出，復靨塌矣，此"實則寫之"之義也[45]。

或問：《經》言虚者補之[46]，實者寫之；不虚不實，以經取之。何謂也？

答曰：《經》曰：虚者補其母，母能令子實也；實者瀉其子，子能令母虚也[47]。假令肝病，虚則補厥陰之合——曲泉[48]，實則寫厥陰之滎——行間[49]。不虚不實以經取之者，是正經自病，不中他邪，當自取其經，如井取心滿之類[50]。正經自病，所謂憂愁、思慮則傷心，强力入水則傷腎是也[51]。不虚不實是諸臟不相乘，故云自取其經[52]。

注釋

① 經：指《黄帝内經》。引文見《素問・繆刺論》。

② 客：居。《素問・玉機真藏論》："今寒邪客於人。"王冰注："客，謂客止於人形也。"

③ 舍：居。《素問・瘧論》："此榮氣之所舍也。"王冰注："舍，猶居也。"又："舍於何藏？"王冰注："舍，居止也。"

④ 孫脈：絡脈别出的細小分支。《素問・氣穴論》："願聞孫絡溪谷。"王冰注："孫絡，小絡也，謂絡之支别者。"

⑤ 絡脈：經脈的分支横行如網絡者爲絡脈。《太素・診候之一》楊上善注："絡，謂十五大絡及諸孫絡。"

⑥ 經脈：人體内氣血運行的直行干綫曰經脈。《太素・診候之一》楊上善注："經，謂十二經并八奇經。"

⑦ "内連"二句：十二經脈分别與體内五臟六腑相連屬。

⑧ "陰陽"二句：指陰經和陽經都感受病邪。

⑨ 極：盡。次：次第。

⑩ 治其經：針刺相應的經穴。吴崑曰："治其經，則不用繆刺之法。"

⑪ 流溢：謂孫絡滿溢，流入大絡。大絡：新校正云："按全元起云：大絡，十五絡也。"吴崑曰："大絡者，十二經支注之大絡，《難經》所謂絡脈十五是也。"

⑫ 奇病：異常的病。《素問・繆刺論》王冰注："病在血絡，是謂奇邪。"

⑬ "左注右"二句：左側的流注入右側，右側的流注入左側。注，流注。

⑭ 與經相干：與經脈相聯繫。干，干犯。

⑮ 四末：王冰注："四末，謂四支也。"《左傳・昭公元年》："風淫末疾。"《太素・脈行異同》："夫四末陰陽之會者，此氣之大絡也。"楊上善注："四末，謂四支，身之末也。"

⑯ 經俞：大經脈的腧穴。俞，通"腧"。吴崑曰："經俞，經脈穴俞。"

⑰ 命曰繆刺：名叫繆刺。命，通"名"。《甲乙經》作"名"。繆刺，交錯而刺，病邪在絡脈時使用。《素問・調經論》："身形有痛，九候莫病，則繆刺之。"王冰注："繆刺者，刺絡脈，左痛刺右，右痛刺左。"《素問・繆刺論》："何謂繆刺？"王冰注："繆刺，言所刺之穴，應用如紕繆綱紀也。"吴崑曰："繆刺者，左病刺右，右病刺左，身病刺四肢，繆其病處也。所以行繆刺者，絡病而非經病故也。"

⑱ 氣分：氣之分内。血分：血之分内。

⑲ 游行：游走。

⑳ 沉着不移：沉定附着而不移動。

㉑ 漸而長者：隨時間的推移而逐漸增長的。

㉒ "上有病"二句：上部有病，在下部取穴針刺。

㉓ "在左"二句：病在左側的，刺右側的穴位；病在右側的，刺左側的穴位。

㉔ 應病取之：隨病之所在而刺之。

㉕ 苟或：假如。血病寫氣：血分有病却攻其氣分。寫，通"瀉"。

㉖ 誅伐無過：錯誤地討伐没有罪的。

㉗ 咎將誰歸：過失要歸於誰呢？咎，過失。誰歸，歸誰。賓語前置。

㉘ 賦:指《金針賦》,作者姓名失傳。

㉙ 已:猶以。

㉚ "有據乎"以下删節 74 字。

㉛ 無稽之説:没有根據的説法。《尚書・大禹謨》:"無稽之言勿聽,弗詢之謀勿庸。"注曰:"無考無信驗,不詢專獨,終必無成,故戒勿聽用。"稽,考察。涉:涉及。"涉哉"以下删節 137 字。

㉜ 法:原作"涉"。形似而誤。據汪機《針灸問對》改正。

㉝ 窌(liáo 寥)穴:即孔穴。窌,洞穴。針入幾分:謂進針深度爲同身寸的幾分深。

㉞ 留幾呼:針進之後停留的時間達幾次呼吸。古法以醫生的呼吸次數計時間長短。

㉟ 如是相拘:如此拘泥。

㊱ "刺虚者"十二字:見《素問・寶命全形論》。王冰注:"言要以氣至有效而爲約,不必守息數而爲定法也。"《素問・針解》:"刺實須其虚者,留針陰氣隆至,乃去針也。刺虚須其實者,陽氣隆至,針下熱乃去針也。"須:等待。"虚也"以下删節 296 字。

㊲ 新故淺深:謂得病時間有新病久病之分,疾病部位有淺表與深裏之差。

㊳ 深痼者:深而頑固的疾病。屢針:多次針刺。

㊴ 如之何:怎麼樣。義同"如何"。

㊵ 毬:"球"的異體字。

㊶ 方:當。

㊷ 靨塌(yè tā 夜他):凹下;塌陷。靨,面頰上的酒窩。此引申爲凹陷。塌,下陷。蹴(cù 促)踢:用脚踢。蹴,踐踏。

㊸ 虚則補之:見《素問・三部九候論》等篇。王冰注:"實瀉虚補,此所謂順天之道也。《老子》曰:天之道,損有餘,補不足也。"《素問・針解》:"滿而泄之者,針下寒也,氣虚乃寒也。"

㊹ 所塞:指用來堵塞孔竅的塞子。

㊺ 實則寫之:見《素問・三部九候論》等篇。《素問・針解》:"刺虚則實之者,針下熱也,氣實乃熱也。""義也"以下删節 70 字。

㊻ 經:指《黄帝内經》。引文見《素問・厥論》。王冰注:"不盛不虚,謂邪氣未盛,真氣未虚,如是則以穴俞經法留呼多少而取之。"又見《靈樞・經脈》等篇。楊上善注:"《八十一難》云:不盛不虚,以經取之,是謂正經自病,不中他邪,當自取其經。"

㊼ "虚者"四句:以五行相生之理爲治療之指導。或以五行配五臟,或以五行配井、滎、俞、經、合五俞穴。《難經・六十九難》:"虚者補其母,實者瀉其子。"丁德用注:"此經先立井滎俞經合配象五行,即以十二經中各有子母,遞相生養,然後言用針補瀉之法也。假令足厥陰肝之絡中虚,即補其足厥陰經合,是母也;實則瀉足厥陰經滎,是子也。"楊玄操注:"春得腎脈爲虚邪,是腎虚不能傳氣於肝,故補腎;腎有病則傳之於肝,肝爲腎子,故曰補其母也。春得心脈爲實邪,是心氣盛實,逆來乘肝,故瀉心,心平則肝氣通,肝爲心母,故曰瀉其子也。當經有金木水火土,隨時而取之也。"

㊽ 厥陰之合:足厥陰肝經的合穴。井、滎、腧、經、合,是十二經脈在四肢末端的五個特定穴位。足厥陰肝經的合穴爲曲泉穴。《靈樞・九針十二原》:"所出爲井,所溜爲滎,所注爲腧,所行爲經,所入爲合。"《太素・本輸》楊上善注:"如水出井,以至海爲合,脈出指井,至此合於本藏之氣,故名爲合。"曲泉:《太素・本輸》:"曲泉者,輔骨之下大筋之上也,屈膝而得之,爲合,足厥陰經也。"

㊾ 厥陰之滎:足厥陰肝經的滎穴爲行間穴。《太素・本輸》:"行間者,大指之間也,爲滎。"《靈樞》作"足大指之間"

㊿ 井取心滿:謂足厥陰經的井穴大敦穴治療胸懣。《太素・本輸》楊上善注:"井者,古者以泉源出水之處爲井也,掘地得水之後,仍以本爲名,故曰井也。人之血氣出於四支,故脈出處以爲井也。"滿,通"懣"。煩悶。

51 "所謂"二句:《難經・四十九難》:"經言憂愁思慮則傷心;形寒飲冷則傷肺;恚怒氣逆,上而不下則傷肝;飲食勞倦則傷脾;久坐濕地,强力入水則傷腎。是正經之自病也。"

52 "不虚不實"二句:《難經・六十九難》:"不實不虚以經取之者,是正經自生病,不中他邪也。當自取其經，故言以經取之也。”丁德用注：“如無他邪，即當自取其經，故言以經取之也。”楊玄操注：“不實不虛是諸臟不相乘也，春得弦多及但弦者，皆是肝藏自病也，則自於足厥陰少陽之經而補瀉焉。”

課文簡析

本文以問答的形式論述有關針灸的經病絡病、氣分血分、男女之氣、針刺分寸、疾病深淺、針刺補瀉等問題。第一段論述經病絡病刺法不同；第二段論述病在氣分，病在血分，刺法有異；第三段論述男女氣血往來未嘗不同，男女之氣早晚不同之説不足爲法；第四段論述針刺當視體之肥瘦、病之遲速新故淺深而制異，針入幾分、留幾呼之説不可拘泥；第四段論述針刺補瀉的道理及補瀉取穴的方法。

參考資料

1. 徐春甫，字汝元，汪宦門人，醫家書無所不窺，著有《古今醫統》、《醫學捷徑》。居京邸，求醫甚衆，即貴顯者，不能旦夕致。受太醫院官。

《祁門縣志》

2. 徐君自言其少時喜攻醫術，即古今方書裒輯甚備。即未備，輒又遍歷坊肆間，訪文獻大家求之矣。以是博精諸方技，爲人已病奇驗。行游京師，諸貴人飭輿馬迎君者，踵相屬也。往歲吾鄉侍御少泉郝公疾，予過而問焉。其僕爲予言：“昨朝出無恙，比暮，之客所，與客語未竟，忽自仆地。及持歸，即患左臂不和，又時作眩狀，疾呼弗省也。”予私心危之，屬醫數輩至，治皆弗驗，乃往迎徐君。徐君視諸醫所爲治，則笑曰：“夫茲病鬱也，煩懣而不宣，其發必遽，纏緣於陽絡，爲臂痹；逆攻於上，必作眩。諸君以風治之，左矣。”乃爲清痰發鬱之劑飲之。有頃，少泉公目微瞬，嘘唏服臆，淚淫淫承睫，呼兒以泣。衆驚問其故，有客曰：“少泉公性至孝，即京邸寧獨居，不以攜家，曰：留侍太夫人爾。以故公子卒且數月，不及聞。既聞，意其拊擗忉袒，顧避左右，無以盡哀，則含悲貯慟而止。兼爲太夫人慮，恐以其孫毁，奈何不鬱而爲疾？徐君言是也。”於是，衆皆撟舌相視，奇徐君術爲神。不數日，少泉公愈，乃持徐君所集《醫統》一書示王子。王子曰：“嗟乎！《靈樞》《素問》玄貌矣。上池奇刻青囊金匱之術，載籍所不傳，後學者罕通其説。倉公、陽慶、東垣、仲景諸人，揚鑣分軌，各自名家，顧知其孰爲方書之六經，醫宗之孔孟也？予特善徐君近述遠稽，汎游廣涉，即上下數千年間，聖儒哲匠，絶技殊方，綜考殆盡，可不謂博雅者哉？夫聞見富，故智意充；品騭精，故運用妙。以能決嫌疑，定可治，隨試輒驗，安可謂無所本也？世醫問證而厲針，按方而投匕，猶尚茫然寡效矣，矧夫疾痛幽曖，閉結心曲，有左右所不及知者！而望氣察色，頃刻立斷，即阻垣見物，曷以加焉？然則徐君玄識洞解之妙，固不在方書間，特借方書以爲筌蹄云爾。遂書其卷端歸之。隆慶庚午夏六月望日賜進士出身翰林院編修纂修國史雲中對南王家屏拜書。

《古今醫統》王家屏序

3. 昔者上古之世，洪蒙未鑿，民不夭札。厥後風氣漸開，情竇日啟，疾病生焉。黄帝惻惘，濟以醫藥，而《内經》作矣。後世因之，迨自秦漢唐宋以下，代不乏人。載之簡篇，汗牛充棟。咸以神其術，妙其用，而躋天下後世於仁壽之域者也。春甫家世業儒，恒讀《素問》諸書，頗探索其醫之賾隱。然而義理微茫，精滲錯别，甲可乙否，莫之適從。所以憚浩繁者，撮拾殘言，謂之捷徑。致使本源根核，無所考稽。其不淆聖經而殘民生者幾希。予不自慚愚陋，以平素按《内經》治驗，諸子折中，及搜求歷世聖賢之旨，合群書而不遺，析諸方而不紊，舍非取是，類聚條分，共釐百卷，目曰《古今醫統》。蓋援上古之法，以迨歷世之良，而兼總於今日。統集異同，井然區别，匯成編帙，燦乎可觀。庶幾厭繁者有所歸，趨簡者無少失。一開卷而醫之法制權衡始終本末，如視諸掌。其於養生，不無小補。若謂全書，曰非闕典，則猶俟於賢知者焉。嘉靖丙辰仲冬長至日新安徐春甫序。

《古今醫統·自序》

4. 春甫，字東皋，以醫受知太師成國公朱希忠，官太醫，名其術於公卿間。故首有靈璧侯湯世隆等六人銜名。書分福、壽、康、寧四集，每集十册，以富貴榮華客，清閑自在仙（福集），鵬程九萬里，鶴算八千年（壽集），玉質成飛步，朱顔永駐延（康集），平安無量劫，静默有真玄（寧集）四十字爲號。廣引道藏經錄，養生修煉，及林靈素大成，金書諸目。一卷爲歷代名醫二百七十二人小紀，采摭書籍二百八十二部目録。二卷爲内經要旨十一篇，曰陰陽、攝生、病能、論治、脈候、色診、臟象、經度、運氣、標本、針刺。三卷爲翼醫通考。四卷爲内經脈候。五卷爲運氣易覽。六卷爲經穴發明。七卷爲針灸指南。八卷至七十九卷爲病機治法，凡一百四十二門。八十、八十一爲外科理例。八十二、八十三爲婦科心鏡。八十四爲螽斯廣育。八十五爲胎産須知。八十六、八十七爲老老餘編。八十八至九十爲幼幼類集。九十一爲豆疹泄秘。九十二爲奇病續抄一百三十七候。九十三爲經驗秘方一百八十四道。九十四、九十五爲本草集要。九十六爲本草御荒。九十七爲㓜法備録。九十八爲通用諸方十類，曰藥品、花木、天時、人道、飲食、衣服、起居、器物、鳥獸、雜著。九十九、一百爲養生餘録，以神仙安期生、名臣范蠡等五十二人，亦爲名醫，經史子集注疏小説四十四種，廁於醫籍。甚至以僦貸季爲岐伯之師，少俞爲俞跗之弟，少師爲桐君之爵，太乙爲雷公之號，且名以宋時雷斅之斅，陳藏器唐開元中人，誤爲梁人，日華子大明，宋開寶中人，誤爲陳氏北齊雁門人，《白虎通》壽命一篇，毫不涉醫，乃曰直抉醫家未宣之奥，其紕繆自欺處不勝枚舉。至病機雖祖述《内經》《巢氏》，而治法不本漢唐，惟着意於南宋以下諸子，尤崇信當時胡濙易簡方，蓋前明考據家陋習。好奇務繁，以夸博辨，往往挂一漏萬，根據無稽，第體例甚井，非《萬病回春》、崇崖《尊生》可比。陳念祖欲一概廢之，未免太過矣。

曹禾《醫學讀書志》

（邵冠勇）

一百　《本草綱目》六則★

説明

本文據1993年上海科學技術出版社影印明代萬曆二十四年（公元1596年）金陵初刻本排印。作者李時珍（公元1518～1593年），字東璧，號瀕湖，蘄州（今湖北蘄春）人，明代著名的醫藥學家、偉大的科學家。李氏世代業醫，父李言聞頗有醫名。少時習儒，曾三次參加鄉試不中。後師事顧日岩，苦讀十年，同時受家學熏陶，遂精醫藥。歷時二十七載（公元1552～1578年），三易文稿，著成《本草綱目》52卷。是書爲集歷代本草大成的鴻篇巨製，共載藥1892種，其中新增藥374種，并附方萬餘，分爲16部、62類。藥物的正名後，有選擇地分列釋名、集解、辨疑、正誤、修治、氣味、主治、發明、附方諸項。李時珍一生著書十餘種，現存除《本草綱目》外，還有《瀕湖脈學》和《奇經八脈考》。

（一）香　薷

世醫治暑病，以香薷飲爲首藥①。然暑有乘凉飲冷②，致陽氣爲陰邪所遏，遂病頭痛，發熱惡寒，煩躁口渴，或吐或瀉，或霍亂者，宜用此藥，以發越陽氣，散水和脾。若飲食不節，勞役作喪之人傷暑，大熱大渴，汗泄如雨，煩躁喘促，或瀉或吐者，乃勞倦内傷之證，必用東垣清暑益氣湯、人參白虎湯之類③，以瀉火益元可也，若用香薷之藥，是重虚其表④，而又濟之以熱矣。蓋香薷乃夏月解表之藥⑤，如冬月之用麻黄，氣虚者尤不可多服。而今人不知暑傷元氣，不拘有病無病，槩用代茶⑥，謂能辟暑⑦，真癡前説夢乜⑧。且其性温，不可熱飲，反致吐逆⑨。飲者惟宜冷服，則無拒格之患⑩。

其治水之功果有奇效。一士妻自腰以下胕腫⑪，面目亦腫，喘急欲死，不能伏枕⑫，大便溏泄，小便短少，服藥罔效。時珍診其脈沉而大，沉主水，大主虚，乃病後冒風所致⑬，是名風水也。用《千金》神秘湯加麻黄⑭，一服喘定十之五，再以胃苓湯吞深師薷术丸⑮，二日小便長，腫消十之七，調理數日全安。益見古人方皆有至理，在神而明之，存乎其人而已⑯。

注釋

① 香薷飲：方名。北宋《和劑局方》方。原是散劑，名香薷散，後多用作湯劑。功用發汗解表，祛暑化濕，和中。

② 然：雖然。張相《詩詞曲語辭匯釋》卷一："然，猶雖也。邵雍《感事吟》：'士老林泉誠所願，民填溝壑

諒何辜。然非我事我心惻，珍重羲皇一卷書。'然非我事，言雖非我事也。"又，金朝董解元《西厢記諸宫調》卷八："師言然善，奈處凡浮，遭此屈辱，不能無恨。"

③ 清暑益氣湯：方名。元代李杲《脾胃論》方。功用清暑益氣。人参白虎湯：方名。《金匱要略》方，即白虎加人參湯。功用清解暑熱，益氣生津。

④ 重(chóng 蟲)：加上，表示更進一層。南宋岳珂《桯史・淳熙内禪頌》："蓋帝王之世以詩頌爲一件最緊切事，專設採詩之官以搜求之，重以其時教養有方，人人能文。"

⑤ 蓋：因爲。推原之詞。

⑥ 槩："概"的異體字。一概。

⑦ 辟：除去。《小爾雅・廣言》："辟，除也。"

⑧ 癡前説夢：本謂對痴人説夢話而痴人信以爲真，後謂愚昧之人説妄誕之言。本作"痴人説夢"。北宋釋惠洪《冷齋夜話》卷九："僧伽龍朔(唐高宗李治年號)中游江淮間，其迹甚異。有問之曰：'汝何姓？'答曰：'姓何。'又問之曰：'何國人？'答曰：'何國人。'唐李邕作碑，不曉其言。乃書傳曰：'大師姓何，何國人。'此正所謂對痴人説夢耳。"癡，"痴"的異體字。

⑨ "且其"三句：意爲况且香薷性温，不可熱服，如果熱服，反而導致吐逆。在"反致吐逆"前跳脱與上一句相反的意思。

⑩ 拒格：阻隔。同義詞複用。此即謂上文之吐逆。《靈樞・脈度》："陽氣太盛，則陰氣弗能榮也，故曰格。"

⑪ 胕(fú 扶)腫：腫滿。胕，浮腫。《素問・至真要大論》："諸病胕腫，疼酸驚駭，皆屬於火。"

⑫ 伏枕：謂睡眠。

⑬ 冐："冒"的異體字。冒犯。

⑭ 神秘湯：方名。《千金要方》方。功用順氣安神。

⑮ 胃苓湯：方名。《丹溪心法》方。又名對金飲子。功用健脾和中利濕。深師：南朝宋齊間醫家。亦稱深公。僧人，故又作釋深、釋僧深。善療脚弱脚氣，曾著《僧深藥方》(或作《釋僧深集方》、《深師方》)三十卷，已佚。佚文多保存於《外臺秘要》、《醫心方》等書内。薷术丸：方名。深師方，見《外臺秘要》卷三十。功用利水。

⑯ "神而明之"八字：意爲體察神妙而領悟它，在於運用的人。《周易・繫辭上》："化而裁之存乎變，推而行之存乎通，神而明之，存乎其人。"魏・韓康伯注："體神而明之，不假於象，故存乎其人。"

譯文

社會上醫生治療暑病，把香薷飲作爲首選藥物。雖然暑病有趁凉飲用冷水，導致陽氣被寒邪阻遏，於是患頭痛，發熱惡寒，煩躁口渴，時吐時瀉，或霍亂的，適宜服用這種藥，用來發越陽氣，散水和脾。如果飲食不節、勞累過度的人被暑邪傷害，高熱大渴，汗出如雨，煩躁不安，呼吸急促，時瀉時吐的，是疲乏不堪、腸胃損傷的證候，必須服用李東垣的清暑益氣湯、人參白虎湯之類，用來瀉火益元才行；假使服用香薷這一類藥，是進一步發散病人的陽氣，而又用熱誤補他啊。因爲香薷是夏天解表的藥物，如同冬天使用麻黄，氣虚的人尤其不可多服。但是現在的人不知暑邪傷害元氣，不管有病無病，一概用香薷代替茶水，認爲能够祛除暑熱，真是愚人胡説啊。况且香薷性温，不可熱服，如果熱服，反而導致吐逆。飲用香薷祇應當冷服，就不會造成阻遏的禍患。

香薷治療水腫確實有奇妙的功效。有一個讀書人的妻子從腰部以下浮腫，臉面眼眶也浮腫，呼吸急促難受非常，不能安睡，大便溏泄，小便短少，服藥無效。時珍診察她的脈象沉而且大，脈沉反映水腫，脈大反映虚證，是病後被風邪侵襲造成，這叫做風水。用《千金要方》神秘湯加麻黄，服用一帖氣喘便平定一半，又用胃苓湯吞服深師的薷术丸，兩天内小便清長，水腫消退十分之七，調理幾天後痊愈。從這則病案更能看出古人的方劑都有高深的道理，祇是體察神妙而領悟它,在於運用的人罷了。

(二) 菊

菊春生夏茂,秋花冬實,備受四氣①,飽經露霜,葉枯不落,花槁不零②,味兼甘苦,性禀平和。昔人謂其能除風熱,益肝補陰,蓋不知其得金水之精英尤多③,能益金水二臟也④。補水所以制火,益金所以平木,木平則風息,火降則熱除⑤。用治諸風頭目⑥,其旨深微。黄者入金水陰分,白者入金水陽分,紅者行婦人血分,皆可入藥。神而明之,存乎其人。其苗可蔬,葉可啜,花可餌,根實可藥,囊之可枕⑦,釀之可飲,自本至末,罔不有功。宜乎前賢比之君子,神農列之上品,隱士采入酒斝,騷人餐其落英⑧。費長房言九日飲菊酒,可以辟不祥⑨。《神仙傳》言康風子、朱孺子皆以服菊花成仙⑩。《荆州記》言胡廣久病風羸,飲菊潭水多壽⑪。菊之貴重如此,是豈群芳可伍哉⑫?

注釋

① 四氣:指春、夏、秋、冬四季之氣。

② 零:墜落。

③ "金水"五字:自然界金水二物的精華。因菊秋花冬實,而秋冬屬金水之季,故云。

④ 金水二臟:指肺與腎。

⑤ "補水"四句:此處使用修辭分承手法中的錯承,即下文兩語分别承受上文兩語。應按"補水所以制火,火降則熱除;益金所以平木,木平則風息"來理解。火,指心火。木,指肝木。

⑥ 諸風頭目:指因各種風邪所致頭目疾患。

⑦ 囊:裝入口袋。用作動詞。

⑧ "宜乎"四句:此爲"謂語——主語"句,即"宜乎"是謂語,其餘是主語。"前賢"六字,三國魏·鍾會所撰《菊花賦》有"早植晚發,君子德也"句,故云。"隱士"句,晋代陶淵明作品常言菊與酒,如題爲《飲酒》詩有"采菊東籬下,悠然見南山"句,故云。斝(jiǎ 甲),古代銅制酒器,似爵而較大。"騷人"句,屈原《離騷》有"夕餐秋菊之落英"句,故云。騷人,詩人,指屈原。英,花。

⑨ "費長房"二句:南朝梁·吴均《續齊諧記》:"江南桓景隨費長房游學累年,長房謂曰:'九月九日汝家中當有災,急去,令家人各作絳囊,盛茱萸以繫臂,登高飲菊花酒,此禍可除。'景如言,齊家登山,夕還,見鷄、犬、牛、羊一時暴死。長房聞之,曰:'此可代也。'今世人九日登高飲酒,婦人帶茱萸囊,蓋始於此。"費長房,東漢方士,《後漢書·方術列傳》載其事。九日,指農曆九月初九,亦稱重九、重陽。

⑩ 神仙傳:書名。晋代葛洪撰。康風子、朱孺子未見於該書。唐·李汾《續仙傳》卷上言朱孺子爲三國時人,服餌黄精十餘年,後煮食根形如犬、堅硬如石之枸杞,遂升雲而去。

⑪ "荆州記"二句:據《荆州記》載,胡廣之父患風羸,飲菊水而愈。荆州記,晋代盛弘之撰。胡廣,東漢太尉,封育陽安樂鄉侯。

⑫ 伍:同列。

譯文

菊春天生長,夏天茂盛,秋天開花,冬天結實,完備地禀受四時之氣,充分地經受雨露霜雪。菊葉枯槁却不墜落,菊花萎謝却不凋零,兼有甘苦之味,禀承平和之性。前人説菊能祛除風熱,益肝補陰,大概不知道菊獲取秋冬的精華尤其多,能夠補益肺腎二臟。補益腎水可以制約心火,心火制約,熱邪便祛除;補益肺金可以平定肝木,肝木平定,風邪就止息。用來治療由於各種風邪引起的頭目疾患,其中的道理精深微妙。黄菊滲入肺腎陰分,白菊滲入肺腎陽分,紅菊通調婦女血分,都可以入藥。體察神妙而領悟它,在於運用的人。菊苗能作蔬菜,葉和花都可以吃,根和實都可以做藥,把它裝入口袋能夠枕頭,把它釀成酒漿能夠酌飲,從根到梢,無不有用。古代賢人把它比作君子,神農把它列爲上品,隱士把它采入酒樽,詩人品嘗它的落花,是必然的。費長房説重陽節飲菊花酒,可以避除災禍。《神仙傳》記康風子、朱孺子都由於服食菊花而成仙。《荆州記》載胡廣久患風羸，飲用菊潭水而長壽。菊的貴重像這樣，這難道是衆花可以相提并論的嗎？

(三) 曼 陀 羅 花

曼陀羅生北土，人家亦栽之。春生夏長，獨莖直上，高四五尺，生不旁引①。绿莖碧葉，葉如茄葉。八月開白花，凡六瓣，狀如牽牛花而大，攢花中折②，駢葉外包③，而朝開夜合。結實圓而有丁拐④，中有小子。八月採花，九月採實。

相傳此花笑採釀酒飲，令人笑；舞採釀酒飲，令人舞。予常試之⑤，飲須半酣⑥，更令一人或笑或舞引之，乃驗也。八月採此花，七月採火麻子花⑦，陰乾，等分爲末⑧，熱酒調服三錢，少頃昏昏如醉。割瘡灸火，宜先服此，則不覺苦也。

注釋

① 旁引：向四周伸展。引，伸引。

② 攢(cuán)：聚合。折：明代萬曆三十一年(公元1630年)夏良心所刻“江西本”作“坼”。坼(chè 徹)，分開。

③ 駢(pián)：并列。

④ 丁拐：指果實表面的芒刺。

⑤ 常：通“嘗”。曾經。

⑥ 須：待。

⑦ 火麻：即大麻。見陶弘景《本草經集注》。

⑧ 等分：同等分兩。

譯文

蔓陀羅生長在北方，人們家中也栽種它。春天萌生，夏天長成，單莖直上，高四五尺，主枝長出後不向四旁伸展。绿色的莖，青色的葉，葉像茄子葉。八月開白花，共六瓣，形狀像牽牛花但要大些，花冠聚攏，中間折叠，并列的葉子從外部包裹花冠，早晨開花，夜晚閉合。結成果實圓而有芒刺，當中有小籽。八月採花，九月收摘果實。

相傳這種花笑着採來釀酒酌飲，能使人笑；舞着採來釀酒酌飲，能使人舞。我曾經試驗過，飲酒等到半醉，再讓他人或笑或舞誘導，才有效。八月採摘蔓陀羅花，七月採摘大麻花，陰乾後，把同等分量的這兩種花研成粉末，用熱酒調服三錢，一會兒便昏昏如醉。切開瘡瘍或艾灸時，應先服用這種藥，就不會感覺痛苦了。

(四) 牽 牛 子

牽牛治水氣在肺，喘滿腫脹，下焦欝遏①，腰背脹重，及大腸風祕氣祕②，卓有殊功。但病在血分，及脾胃虚弱而痞滿者③，則不可取快一時，及常服④，暗傷元氣也。一宗室夫人⑤，年幾六十⑥，平生苦腸結病⑦，旬日一行⑧，甚於生産。服養血潤燥藥，則泥膈不快⑨；服硝黄通利藥，則若罔知。如此三十餘年矣。時珍診其人體肥膏粱⑩，而多憂欝，日吐酸痰盌許乃寬⑪，又多火病。此乃三焦之氣壅滯，有升無降，津液皆化爲痰飲，不能下滋腸腑，非血燥比也⑫。潤劑留滯，硝黄徒入血分，不能通氣，俱爲痰阻，故無效也。乃用牽牛末、皂莢膏丸與服⑬，即便通利。自是但覺腸結，一服就順，亦不妨食，且復精爽。蓋牽牛能走氣分，通三焦，氣順則痰飲消，上下通快矣。

注釋

① 欝：“鬱”的異體字。

② 風祕：病證名。因風邪引起的便秘。祕，“秘”的異體字。氣祕：病證名。因氣滯引起的便秘。

③ 痞滿：病證名。胸腹間氣機不舒并伴有脹滿感。

④ 及：如果。

⑤ 宗室：皇族。

⑥ 幾：將近。

⑦ 腸結：病證名。即大便秘結。

⑧ 行（háng 杭）：次。量詞。

⑨ 泥：凝滯。

⑩ 膏梁：即膏粱。此喻皮膚細白。梁，通“粱”。

⑪ 盌：“碗”的異體字。

⑫ 比：類。

⑬ 皂莢膏丸：方名。即皂莢丸。《金匱要略》方。功用開竅逐痰。

譯文

牽牛治療水氣聚肺，氣喘胸悶腫脹，下焦閉結阻遏，腰背脹重，以及大腸風祕氣秘，具有突出的功效。衹是病在血分，以及脾胃虛弱而痞滿的人，就不可貪圖舒適一時.如果常服牽牛，便暗傷元氣。一位皇族夫人，年紀將近六十，平時患大腸秘結，十天大便一次，比分娩還難。服用養血潤燥藥，就凝滯胸膈，感到不舒適；服用芒硝、大黄通利藥，就好像没有反應。像這樣已經三十多年了。時珍診察病人身體肥胖，皮膚細白，又常常憂鬱，每天吐一碗左右酸痰才感到舒暢，又多熱病。這是三焦氣機閉塞，有升無降，津液都變化成爲痰飲，不能向下滋潤腸胃，不是血燥之類。潤燥的藥劑凝滯，芒硝、大黄衹能滲入血分，不能通調氣分，完全被痰飲阻隔，所以没有效果。於是用牽牛末、皂莢丸給她服用，立即大便暢通。從此衹要感到大腸秘結，一服就順暢，也不妨礙飲食，并且又精神爽朗。由於牽牛能夠竄人氣分，通達三焦，氣分順暢，痰飲就被祛除，全身上下便通暢舒適了。

（五）五　倍　子

此木生叢林處者，五六月有小蟲如蟻，食其汁，老則遺種[①]，結小毬於葉間[②]，正如蛅蟖之作雀甕、蠟蟲之作蠟子也[③]。初起甚小，漸漸長堅，其大如拳，或小如菱，形狀圓長不等。初時青緑，久則細黄[④]，綴於枝葉，宛若結成。其殼堅脆，其中空虚，有細蟲如蠛蠓[⑤]。山人霜降前採取[⑥]，蒸殺貨之，否則蟲必穿壞，而殼薄且腐矣。皮工造爲百藥煎[⑦]，以染皂色[⑧]，大爲時用。他樹亦有此蟲毬，不入藥用，木性殊也。

鹽麩子及木葉皆酸鹹寒凉，能除痰飲、咳嗽，生津，止渴，解熱毒、酒毒，治喉痺、下血、血痢諸病。五倍子乃蟲食其津液結成者，故所主治與之同功。其味酸鹹，能斂肺、止血、化痰、止渴、收汗；其氣寒，能散熱毒、瘡腫；其性收[⑨]，能除泄痢、濕爛。

注釋

① 遺種：産子。

② 毬：“球”的異體字。

③ 蛅蟖（zhān sī 占斯）：一種毛蟲，蛓（cì 次）屬。《爾雅・釋蟲》：“蟔，蛅蟖。”晉・郭璞注：“蛓屬也。今青州人呼蛓爲蛅蟖。”蟖，“蟴”的異體字。雀甕：蛅蟴所作窠。又稱蛅蟴房。甕，“瓮”的異體字。蠟蟲：寄生於女貞樹（亦稱蠟樹）上的蟲。蠟子：蠟蟲所作窠。又稱蠟種。

④ 細黄：淡黄。

⑤ 蠛蠓（miè měng 滅猛）：一種飛蟲，似蚋。《爾雅・釋蟲》：“蠓，蠛蠓。”郭璞注：“小蟲似蚋，喜亂飛。”

⑥ 山人：指生活在山區的人。

⑦ 皮工：製造皮革的人。百藥煎：五倍子同茶葉等經過發酵製成的塊狀物，能染色。見《本草綱目》卷三十九《五倍子》所附“百藥煎”。

⑧ 皂：黑色。

⑨ 收：收斂。

譯文

生長在叢林中的五倍子木，五六月間有像螞蟻一樣的小蟲，吮食它的汁液，小蟲成熟了就産子，在葉子上結小球，正像蛅蟴建造雀瓮、蠟蟲建造蠟子。剛建造時很小，逐漸長得堅硬，有的大得如拳頭一樣，有的小得似菱角一般，形狀有圓有長不相同。開始時青绿色，時間一久就變成淡黄色，連接在枝葉上，如同長成一樣。它的外殻堅脆，它的内部空虚，有像蠛蠓一樣的小蟲。生活於山區的人在霜降前採摘，蒸煮後賣掉它，否則蠛蠓必然穿出，損壞外殻，外殻又薄又腐爛。製造皮革的人配制成百藥煎，用來染黑色，廣泛地被當時使用。其他的樹也有這種蟲球，但是不能入藥使用，因爲樹木性質不同。

鹽麩子以及它的木、葉都是味酸鹹、性寒凉，能夠祛除痰飲、咳嗽，生津，止渴，解除熱毒、酒毒，治療喉痹、下血、血痢等病證。五倍子是小蟲吮食鹽麩木的津液而結成的，所以主治的病證與鹽麩木具有同樣的功效。五倍子味酸鹹，能夠斂肺、止血、化痰、止渴、收汗；五倍子氣寒，能夠發散熱毒、瘡腫；五倍子性收斂，能夠消除泄痢、濕爛。

(六) 白　花　蛇

花蛇湖、蜀皆有，今惟以蘄蛇擅名①。然蘄地亦不多得，市肆所貨、官司所取者②，皆自江南興國州諸山中來③。其蛇龍頭虎口，黑質白花，脇有二十四個方勝文④，腹有念珠班⑤，口有四長牙，尾上有一佛指甲⑥，長一二分，腸形如連珠。多在石南藤上食其花葉⑦，人以此尋獲。先撒沙土一把，則蟠而不動⑧，以叉取之。用繩懸起，劙刀破腹去腸物⑨，則反尾洗滌其腹⑩，蓋護創爾。乃以竹支定，屈曲盤起，紮縛炕乾⑪。出蘄地者，雖乾枯而眼光不陷，他處者則否矣。

注釋

① 蘄(qí 奇)：古州名。蘄州。今湖北蘄春南。

② 市肆：集市中店鋪。官司：此指專爲官府采辦物資的機構。

③ 興國州：今湖北陽新。

④ 脇："脅"的異體字。方勝文：斜方格子花紋。方勝，方形的彩勝，古代婦女飾物，用彩綢等制作，由兩個斜方形部分叠合而成。

⑤ 念珠班：佛珠一樣的斑紋。念珠，佛教徒念佛時默記誦經次數的串珠，亦稱佛珠、數珠，又名百八丸，因其通常由一百零八顆珠子組成一串。《舊唐書・李輔國傳》："輔國不茹葷血，常爲僧行，視事之隙，手持念珠。"班，通"斑"。

⑥ 佛指甲：指蘄蛇尾部漸細，末端呈三角形，角質，習稱佛指甲。

⑦ 石南：即石楠，薔薇科植物，亦稱千年紅。

⑧ 蟠(pán 盤)：盤曲而伏。

⑨ 劙(lí 離)刀：此指快刀。劙，分割。《荀子・强國》："剥脱之，砥厲之，則劙盤盂，刎牛馬，忽然耳。"唐代楊倞注："劙，割也。音戾，劙盤盂，刎牛馬，蓋古用試劍者也。"

⑩ 反尾：謂把蛇的尾巴反轉。因上文言'以叉取之"，是刺取蛇之背部，"反尾"則既便於"洗滌其腹"，又可保護蛇背之創口。

⑪ 紮："扎"的異體字。炕：烘烤。

譯文

花蛇兩湖、四川都有，如今衹有蘄蛇獨具盛名。可是蘄地也不常有，市中店鋪賣的、官家采辦物資機構買的花蛇，都是從江南興國州各山中捕來的。這種蛇頭像龍，嘴像虎，黑色底子，白色花紋，脅部有二十四個斜方格子花紋，腹部有佛珠一樣的斑紋，嘴上有四根長牙，尾上有一塊佛指甲，長一二分，腸子的形狀如同連珠。花蛇常在石楠藤上吮食它的花葉，人們據此尋找捕獲。先撒上一把沙土，花蛇就盤曲伏着不動，用叉捕取它。用繩子懸掛花蛇，有快刀剖開腹部，除去腸子，再反轉尾巴，洗滌它的腹部，把尾巴反轉是爲了覆蓋它腹部的創口。接着用竹簽子把它支撑固定，屈曲盤整，捆扎後烘乾。蘄地出産的花蛇，即使乾枯，但是眼珠不凹陷，其他地方出産的花蛇就不是這樣了。

課文簡析

所選六則短文都是李時珍經過實地調查研究或結合自己的醫療實踐而寫成的，從中體現作者注重實際、堅持科學的精神。第一則爲卷十四《香薷》之“發明”。文章指出香薷雖爲解表辟暑之良藥，但元氣虛損者不宜使用，并舉一則案例證明香薷確有化濕祛水的奇效。第二則爲卷十五《菊》之“發明”。文章依據菊的生長特點説明其藥用功效主要在補益肺金與腎水，并旁徵博引，介紹菊可用作蔬、品茗、釀酒、塞枕等多方面。第三則爲卷十七《曼陀羅花》之“集解”、“發明”。文章描繪曼陀羅的形態，記載其採收時間，并以親身體驗，證實曼陀羅花具有麻醉作用。第四則爲卷十八《牽牛子》之“發明”。文章通過臨床實踐和深入研究，認爲濫用牽牛子治血分證會“暗傷元氣”，而慎用牽牛子治氣分證便“卓有殊功”。第五則爲卷三十九《五倍子》之“集解”、“發明”。文章闡述“五倍子乃小蟲所造”的詳細過程及其多方面的功效。第六則爲卷四十三《白花蛇》之“集解”。文章全面記載白花蛇的産地、生活習性及其形態、色澤等特征，并介紹捕捉、清洗、製作的方法。

參考資料

1. 李時珍，字東璧，蘄州人。好讀醫書。醫家本草，自神農所傳止三百六十五種，梁陶弘景所增亦如之，唐蘇恭增一百一十四種，宋劉翰又增一百二十種，至掌禹錫、唐慎微輩先後增補，合一千五百五十八種，時稱大備。然品類既煩，名稱多雜，或一物而析爲二三，或二物而混爲一品。時珍病之，乃窮搜博采，芟煩補闕，歷三十年，閱書八百餘家，稿三易而成書，曰《本草綱目》。增藥三百七十四種，釐爲一十六部，合成五十二卷。首標正名爲綱，餘各附釋爲目；次以集解，詳其出産、形色；又次以氣味、主治、附方。書成，將上之朝，時珍遽卒。未幾，神宗詔修國史，購四方書籍。其子建元以父遺表及是書來獻。天子嘉之，命刊行天下，自是士大夫家有其書。時珍官楚王府奉祀正，子建中，四川蓬溪知縣。

《明史》卷二百九十九《李時珍傳》

2. 湖廣黄州府儒學增廣生員李建元謹奏：爲遵奉明例訪書，進獻本草以備采擇事。臣伏讀禮部儀制司勘合一款，恭請聖明敕儒臣開書局纂修正史，移文中外，凡名家著述，有關國家典章，及紀君臣事迹，他如天文、樂律、醫術、方技諸書，但成一家名言，可以垂於方來者，即訪求解送，以備采入藝文志。如已刻行者，即刷印一部送部；或其家自欲進獻者，聽。奉此。臣故父李時珍，原任楚府奉祀，奉敕進封文林郎、四川蓬溪知縣。生平篤學，刻意纂修。曾著本草一部，甫及刻成，忽值數盡。撰有遺表，令臣代獻。臣切思之：父有遺命而子不遵，何以承先志？父有遺書而子不獻，何以應朝命？矧今修史之時，又值取書之會，臣不揣譾陋，不避斧鉞，謹述故父遺表……我太祖高皇帝首設醫院，重設醫學，沛仁心仁術於九有之中；世宗肅皇帝既刻《醫方選要》，又刻《衛生易簡》，藹仁政仁聲於率土之遠。伏願皇帝陛下體道守成，遵祖繼志，當離明之正位，司考文之大權。留情民瘼，再修司命之書；特詔良臣，著成昭代之典。治身以治天下，書當與日月争光；壽國以壽萬民，臣不與草木同朽。臣不勝冀望屏營之至。臣建元爲此一得之愚，上干九重之覽或準行禮部轉發史館采擇，或行醫院重修，父子銜恩，存歿均戴。臣無任瞻天仰聖之至。

萬曆二十四年十一月一日進呈，十八日奉聖旨：“書留覽，禮部知道。欽此。”

李建元《進〈本草綱目〉疏》

3.《本草綱目》五十二卷……是編取神農以下諸家本草，薈萃成書。複者芟之，闕者補之，訛者糾之。凡二十六部，六十二類，一千八百八十二種。每藥標正名爲綱，附釋名爲目，次以集解、辨疑、正誤，次以氣味、主治、附方。其分部之例，首水火，次土，次金石，次草穀菜果木，次服器，次蟲鱗介禽獸，終之以人。前有圖三卷，又序例二卷，百病主治藥二卷，於陰陽標本、君臣佐使之論最爲詳析。考諸家本草，舊有者一千五百一十八種，時珍所補者又三百七十四種。搜羅群籍，貫串百氏。自謂歲歷三十，書採八百餘家，稿凡三易，然後告成者，非虚語也。其書初刻於萬曆間，王世貞爲之序，其子建元又獻之於朝，有《進疏》一篇冠於卷首。至國朝順治間，錢塘吴毓昌重訂付梓，於是業醫者無不家有一編。《明史・方技傳》極稱之，蓋集草木之大成者，無過於此矣。

清代紀昀等《四庫全書總目提要・子部十四・醫家類二》

（段逸山）

一百零一　諸家得失策★

説明

本文選自《針灸大成》卷三，據1955年人民衛生出版社影印明代萬曆辛丑年（公元1601年）刊本。作者楊濟時（公元1522～1620年），字繼洲，三衢（今浙江衢縣）人，明代著名醫學家。楊濟時幼年攻讀儒書，後來棄儒習醫，其祖父曾纂修集驗方進呈，皇上命刊行天下。家藏醫學秘籍頗多，他悉心研習，寒暑不輟，遂通醫理，而尤精於針灸。自嘉靖三十年後，歷經隆慶、萬曆三朝，四十年間，名滿朝野，歷仕楚王府良醫和太醫院御醫等職。與同僚徐東皋、何鶴松相善，凡遇奇證痼疾，輒相推薦。楊濟時有感於古今針灸書籍異説紛紜，乃參合指歸，匯同考異，撰《玄機秘要》三卷。後又廣求群書，博采衆長，撰爲《衛生針灸玄機秘要》十卷，即今《針灸大成》，或名《針灸大全》、《針灸集成》。今本《針灸大成》一書，卷一爲集録《内經》、《難經》中有關針灸的經文，并加以注釋；卷二、卷三爲針灸歌賦及楊氏考卷；卷四爲針法；卷五爲子午流注及靈龜八法；卷六卷七爲經絡、經穴及經外奇穴；卷八爲諸證治法；卷九爲名醫治法、灸法及楊氏醫案；卷十爲《陳氏小兒按摩經》。本文即楊氏考卷四策中之一策。

問：人之一身，猶之天地。天地之氣，不能以恒順①，而必待於範圍之功②；人身之氣，不能以恒平，而必待於調攝之技③。故其致病也④，既有不同；而其治之，亦不容一律⑤。故藥與針灸，不可缺一者也。然針灸之技，昔之專門者固各有方書，若《素問》⑥、《針灸圖》⑦、《千金方》⑧、《外臺秘要》⑨，與夫補瀉灸刺諸法⑩，以示來世矣。其果何者而爲之原歟⑪？亦豈無得失去取於其間歟⑫？諸生以是名家者⑬，請詳言之。

對曰：天地之道，陰陽而已矣；夫人之身，亦陰陽而已矣。陰陽者，造化之樞紐⑭，人類之根柢也⑮。惟陰陽得其理則氣和，氣和則形亦以之和矣。如其拂而戾焉⑯，則贊助調攝之功自不容已矣⑰。否則，在造化不能爲天地立心⑱，而化工以之而息⑲；在夫人不能爲生民立命⑳，而何以臻壽考無疆之休哉㉑？此固聖人贊化育之一端也㉒，而可以醫家者流而小之耶㉓？

愚嘗觀之《易》曰："大哉乾元！萬物資始㉔。""至哉坤元！萬物資生㉕。"是一元之氣流行於天地之間㉖，一闔一闢㉗，往來不窮，行而爲陰陽，布而爲五行，流而爲四時，而萬物由之以化生㉘。此則天地顯仁藏用之常㉙，固無庸以贊助爲也㉚。然陰陽之理也，不能以無愆㉛，而雨暘寒暑㉜，不能以時若㉝，則範圍之功，不能無待於聖人也。故《易》曰："后以裁成天地之道，輔相天地之宜，以左右民㉞。"此其所以人無夭札㉟，物無疵厲㊱，而以之收立命之功矣。然而吾人同得天地之理以爲理，同得天地之氣以爲氣，則其元氣流行於一身之間，無異於一元之氣流行於天地之間也。夫何喜怒哀樂、心思嗜欲之汩於中㊲，寒暑風雨、温凉燥濕之侵於外？於是有疾在腠理者焉，有疾在血脈者焉，有疾在腸胃者焉。然而疾在腸胃，非藥餌不能以濟㊳；在血脈，非針刺不能以及㊴；在腠理，非熨焫不能以達㊵。是針、灸、藥者，醫家之不可缺一者也。夫何諸家之術惟以藥，而於針、灸則併而棄之，斯何以保其元氣[41]，以收聖人壽民之仁心哉[42]？

然是針與灸也，亦未易言也。孟子曰："離婁之明，不以規矩，不能成方圓；師曠之聰，不以六律，不能正五音[43]。"若古之方書，固離婁之規矩、師曠之六律也。故不遡其原[44]，則無以得古人立法之意；不窮其流，則何以知後世變法之弊？今以古之方書言之，有《素問》、《難經》焉，有《靈樞》、《銅人圖》焉[45]，有《千金方》，有《外臺秘要》焉，有《金蘭循經》[46]，有《針灸雜集》焉[47]。然《靈樞》之圖，或議其太繁而雜[48]；於《金蘭循經》，或嫌其太簡而略[49]；於《千金方》，或詆其不盡《傷寒》之數[50]；於《外臺秘要》，或議其爲醫之弊[51]；於《針灸雜集》，或論其未盡針灸之妙[52]。遡而言之，則惟《素》、《難》爲最要。蓋《素》、《難》者，醫家之鼻祖[53]，濟生之心法[54]，垂之萬世而無弊者也[55]。

夫既由《素》、《難》以遡其原，又由諸家以窮其流。探脈絡，索榮衛，診表裏，虛則補之，實則瀉之，熱則涼之，寒則温之，或通其氣血，或維其真元。以律天時[56]，則春夏刺淺，秋冬刺深也；以襲水土[57]，則濕致高原，熱處風涼也[58]；以取諸人，肥則刺深，瘠則刺淺也。又由是而施之以動摇、進退、搓彈、攝按之法[59]，示之以喜怒、憂懼、思勞、醉飽之忌，窮之以井滎俞經合之源[60]，究之以主客標本之道[61]、迎隨開闔之機[62]。夫然後陰陽和，五氣順[63]，榮衛固，脈絡綏[64]，而凡腠理血脈，四體百骸，一氣流行，而無壅滯痿痹之患矣[65]。不猶聖人之裁成輔相，而一元之氣周流於天地之間乎？先儒曰[66]："吾之心正，則天地之心亦正；吾之氣順，則天地之氣亦順[67]。"此固贊化育之極功也，而愚於醫之灸刺也亦云[68]。

注釋

① 恒順：永遠和順。

② 範圍：規範。《周易·繫辭上》："範圍天地之化而不過。"朱熹注："此聖人至命之事也。範，如鑄金之有模範；圍，匡郭也。天地之化無窮，而聖人爲之規範，不使過於中道，所謂裁成者也。"

③ 調攝：調理攝養。攝，養。《老子》："蓋聞善攝生者。"

④ 致病：指造成疾病的原因。

⑤ 一律：一概。律，指音律。《淮南子·説林訓》："異音者不可聽以一律，異形者不可合於一體。"

⑥ 素問：又稱《黄帝内經素問》，與《靈樞經》合稱《黄帝内經》，爲中國醫學的最古經典。《針灸大成·針道源流》："《素問》十二卷，世傳黄帝岐伯問答之書。及觀其旨，殆非一時之言，而所撰述亦非一人之手。劉向指爲諸韓公子所作，程子謂出戰國之末。而其大略正如《禮記》之萃於漢儒，而與孔子子思之言并傳也。"

⑦ 針灸圖：即《銅人腧穴針灸圖經》，或稱《銅人針灸圖》，宋，王惟一奉敕撰。《針灸大成·針道源流》："《銅人針灸圖》三卷，宋仁宗詔王維德考次針灸之法，鑄銅人爲式，分臟腑十二經，旁注俞穴所會，刻題其名，并爲圖法，并主療之術，刻板傳於世。"

⑧ 千金方：即《備急千金要方》，唐，孫思邈著。《針灸大成·針道源流》："《千金方》三十卷，唐孫思邈所撰。用藥之方，診脈之訣，針灸之穴，禁忌之法，以及導引養生之要，無不周悉。曰'千金'者，以人命至重，有貴千金。"

⑨ 外臺秘要：唐·王燾撰。《針灸大成·針道源流》："《外臺秘要》，唐·王燾在臺閣二十年，久知弘文館，得古方書千百卷，因述諸症候，附以藥方、符禁、灼灸之法，凡一千一百四門。天寶中出守房陵及大寧郡，故名焉。"

⑩ 補瀉：針刺的兩種手法。《素問·骨空論》："不足則補，有餘則瀉。"王冰注："用針之道，必法天常，盛瀉虚補，此其常也。"灸刺：火灸與針刺。

⑪ 果：究竟。《荀子·君道》："果何道而便？"原：源頭。

⑫ 得失：正確與錯誤。去取：去除與吸取。

⑬ 名家：以學有專長而成一家。

⑭ 造化：指大自然。以其創造化育萬物，故名。樞紐：關鍵。

⑮ 根柢：根本。柢，樹根。

⑯ 拂而戾：違背常規。拂，逆，違反。戾，乖戾。

⑰ 已：止。

⑱ 立心：樹立準則。

⑲ 化工：自然的造化者。此指化育萬物的功能。

⑳ 立命：謂修身以順天命。《孟子·盡心上》："夭壽不貳，修身以俟之，所以立命也。"朱熹注："立命，謂全其天之所付，不以人爲害之。"

㉑ 壽考無疆：壽命長久，没有止境。壽，長壽。考，老。休：美善。

㉒ 贊化育：幫助天道造化養育。《中庸章句》："能盡物之性，則可以贊天地之化育。"朱熹注："能盡之者，謂知之無不明而處之無不當也。贊，猶助也。"

㉓ "而可"句：豈能因爲是醫家這一流便小看它嗎？者流，這一流。《漢書·藝文志》："儒家者流。"章太炎云："者流，猶言此流也。"小，輕視。

㉔ "大哉"二句；天德偉大，萬物憑借它而化生。《周易·乾卦》："彖曰：大哉乾元，萬物資始，乃統天。"朱熹注："大哉，嘆辭。元，大也，始也。乾元，天德之大始。故萬物之生，皆資之以爲始也。"大哉乾元，主謂倒裝。乾，指天。元，始。資，憑借。

㉕ "至哉"二句：地德至極，萬物憑借它而生成。《周易·坤卦》："彖曰：至哉坤元，萬物資生，乃順承天。"朱熹注："至，極也，比'大'義差緩。始者，氣之始；生者，形之始。"

㉖ 一元之氣：又稱一元、元氣，古代哲學指産生和構成天地萬物的原始物質。古人認爲在天地萬物尚未形成之前，是一團渾然之氣。《關尹子·二柱》："先想乎一元之氣，具乎一物。"《論衡·談天》："元氣未分，渾沌爲一。"

㉗ 一闔一闢：一合一開。

㉘ "行而"四句：運行而分爲陰陽，布散而成五行，流變而成四時，萬物便從這變化中産生。

㉙ 顯仁藏用：謂大道不遠，顯現資生萬物之仁愛，隱藏百姓不知之日用。《周易·繫辭上》："顯諸仁，藏諸用。"韓康伯注："衣被萬物，故曰顯諸仁；日用而不知，故曰藏諸用。"

㉚ 無庸：無須。庸，用。爲：語氣助詞。

㉛ 愆(qiān 牽)：差錯。指天氣寒暑失調。

㉜ 暘(yáng 陽)：晴天。

㉝ 時若：謂寒暑無過，風雨調順。若，順。《尚書·洪範》："曰休徵：曰肅，時雨若；曰乂，時暘若；曰哲，時燠若；曰謀，時寒若；曰聖，時風若。"孔安國傳："叙美行之驗。君行敬，則時雨順之；君行政治，則時暘順之；君能照哲，則時燠順之；君能謀，則時寒順之；君能通理，則時風順之。"

㉞ "后以"三句：帝王剪裁成就天地的運行，輔助天地之所宜，以此來濟助民衆。《周易·泰卦》："象曰：天地交，泰。后以財成天地之道，輔相天地之宜，以左右民。"朱熹注："財，裁同。相，息亮反。左，音佐。右，音佑。裁成以制其過，輔相以補其不及。"后，帝王。裁成，剪裁成就。輔相，輔助。左右，濟助。用作動詞。

㉟ 夭札：因病早死。《左傳·昭公四年》："癘疾不降，民無夭札。"杜預注："短折爲夭，夭死爲札。"

㊱ 疵厲：指災害。《莊子·逍遥游》："使物不疵厲而年谷熟。"郭慶藩注："疵厲，疾病也。"

㊲ 汩(gǔ 古)：擾亂。《尚書·洪範》："汩陳其五行。"孔安國傳："汩，亂也。"

㊳ "疾在腸胃"十一字：《史記·扁鵲倉公列傳》："其在腸胃，酒醪之所及也。"

㊴ "在血脈"二句：《史記·扁鵲倉公列傳》："在血脈，針石之所及也。"

㊵ "在腠理"二句：《史記·扁鵲倉公列傳》："疾之居腠理也，湯熨之所及也。"熨焫(ruò 若)：藥熨與火灸。焫，燒。

㊶ 斯：則。連詞。

㊷ 壽民：使民衆長壽。壽，使動用法。

㊸“離婁”六句：語出《孟子·離婁上》。漢·趙岐注：“離婁者，古之明目者，蓋以爲黄帝時人也。黄帝亡其玄珠，使離朱索之。離朱，即離婁也。能視，於百步之外，見秋毫之末。然必須規矩乃成方圓……師曠，晉平公之樂大師也。其聽至聰。不用六律不能正五音。六律，陽律太蔟、姑洗、蕤賓、夷則、無射、黄鐘也。五音，宫、商、角、徵、羽也。”

㊹遡：“溯”的異體字。

㊺銅人圖：即《銅人腧穴針灸圖經》。

㊻金蘭循經：即《金蘭循經取穴圖解》，元·忽泰必烈撰。《針灸大成·針道源流》：“《金蘭循經》，元翰林學士忽泰必烈所著，其子光濟銓次。大德癸卯，平江郡文學岩陵邵文龍爲之序。首繪藏府前後二圖，中述手足三陰三陽走屬，繼取十四經絡流注，各爲注釋，列圖於後，傳之北方。自恒山董氏鋟梓吴門，傳者始廣。”

㊼針灸雜集：即《針灸雜説》，元·竇桂芳著。《針灸大成·針道源流》：“《針灸雜説》，建安竇桂芳類次。取《千金》禁忌人神及《離合真邪論》，未能曲盡針灸之妙。”

㊽“然靈樞”二句：《靈樞》之圖，當爲“《銅人》之圖”，蓋由前有“有《靈樞》、《銅人圖》焉”句，連用致誤。《針灸聚英·集用書目》：“《銅人針灸圖》三卷……然其穴比之《内經·本輸》、《骨空》等篇，頗亦繁雜也。”一説：“之”訓作“與”；“圖”指《銅人腧穴針灸圖經》。

㊾“於金蘭”二句：《針灸聚英·集用書目》：“《金蘭循經》……自滑氏注《十四經發揮》，而人始嫌其簡略矣。”

㊿“於千金”二句：《針灸聚英·集用書目》：“《千金方》三十卷，……議者謂其未知傷寒之數。”

51“於外臺”二句：《針灸聚英·集用書目》：“《外臺秘要》……孫兆以燾謂針能殺人，不能起死人，取灸而不取針，譏其爲醫之蔽。”

52“於針灸”二句：《針灸聚英·集用書目》：“《針灸雜説》……未能曲盡針灸之妙。”

53鼻祖：始祖。

54心法：心傳之法。朱熹《中庸章句》：“此篇乃孔門傳授心法，子思恐其久而差也，故筆之於書。”

55垂：流傳。

56律天時：效法四時。《禮記·中庸》：“上律天時。”朱熹注：“律天時者，法其自然之運。”律，效法。

57襲水土：依據地理。《禮記·中庸》：“下襲水土。”朱熹注：“襲水土者，因其一定之理。”襲，因襲，依據。

58“濕致”八字：謂濕病宜送往高燥處，熱病應安置風凉處。《素問·五常政大論》：“地有高下，氣有温凉。高者氣寒，下者氣熱。”王冰注：“地高處則燥，下處則濕，此一方之中小異也。”

59“動摇”八字：八種針刺手法。《針灸聚英》載“十四法”，此摘其八者：動者，如氣不行，將針伸提而已；摇者，凡瀉時欲出針，必須摇動而後出；進者，凡不得氣，男外女内者，及春夏秋冬，各有進退之理；退者，爲補瀉欲出針時，各先退針一豆許，然後卻留針，方可出之；搓者，凡令病人覺熱，向外卧針似搓綫之狀，勿轉太緊。彈者，凡補時用指甲輕彈針，使氣疾行也。攝者，下針時得氣澀滯，隨經絡上用大指甲上下切，其氣血自得通行也。按者，以手按針，無得進退，如按切之狀。楊氏《針灸大成》卷四載“手下八法訣”，其目爲：揣、爪、搓、彈、摇、捫、循、捻。

60“井滎”五字：合稱五腧穴。《靈樞·九針十二原》：“經脈十二，絡脈十五，凡二十七氣以上下。所出爲井，所溜爲滎，所注爲腧，所行爲經，所入爲合。”俞，通“腧”。

61主客標本：本經原穴爲主，與本經相表裏之絡穴爲客，兩穴配合使用。詳《針灸大成·十二經治症主客原絡》。經絡在四肢者爲本，在頭面軀幹者爲標。《靈樞·衛氣》：“能知六經標本者，可以無惑於天下。”

62迎隨開闔：逆着經行方向進針，迎其氣之方來，爲迎；順着經行方向進針，隨其氣之方去，爲隨。《針灸大成·經絡迎隨設爲問答》：“隨而濟之是爲補，迎而奪之是爲瀉。”針刺入皮膚間爲開，刺入肉分爲闔。《針灸大成·經絡迎隨設爲問答》：“針入皮膚間，當陽氣舒發之分，謂之開。針至肉分間，當陰氣封固之分，謂之闔。”

63五氣順：五臟之氣調順。

㉔ 綏：安和。

㉕ 壅滯：壅塞澀滯。痿痹：痿廢痹痛。

㉖ 先儒：前代學者。指宋代理學家朱熹。

㉗ "吾之心"四句：宋元理學認爲天地萬物與我爲一體，所以説我心正，天地之心亦正；我氣順，天地之氣亦順。朱熹《中庸章句》"致中和，天地位焉，萬物育焉。"注："蓋天地萬物，本吾一體。吾之心正，則天地之心亦正矣；吾之氣順，則天地之氣亦順矣。故其效驗至於如此。此學問之極功，聖人之能事，初非有待於外，而修道之教，亦在其中矣。"

㉘ 愚：自我謙稱。亦云：也如此説。

譯文

問題：人的全身，好比是一個小天地。天地之間的氣候，不能够總是和順，一定有待於聖人規範的功用；人身的血氣，也不能够永遠平和，一定有待於人們調養的技巧。所以他們造成疾病的原因，既然有不同；治療的方法，也不容許一樣。從前的專家們固然各自都有醫書，例如《素問》、《銅人腧穴針灸圖經》、《千金要方》、《外臺秘要》，和補法、瀉法、灸法、刺法等各種方法，用來傳示後人。到底哪些是它的源頭呢？難道這中間就没有對的、錯的、可吸取、可捨棄的地方嗎？各位在這方面學有專長的生員，試詳細談談這個問題。

對答：天地間的大道，不過是陰陽罷了；人的全身，也不過是陰陽罷了。陰陽是大自然造就化育萬物的關鍵，是人類的根本。衹要陰陽運行不背離它的常理，就會陰陽之氣和順；陰陽之氣和順，就會形體也因此和順了。如果它的運行違背了常規，那幫助救偏調養身體的努力，便自然是不容許罷休的了。不然的話，那便在造就化育萬物方面不能够幫助天地盡其理，造化萬物的工作因此廢止；在人的養生方面不能够幫助人們盡天性，靠什么達到壽命永久的美境呢？這本來就是聖人幫助大自然化育萬物的一條使命，難道能因爲是屬於醫家之流就小看他嗎？

我曾看到《周易》上説："偉大啊，上天的元氣！萬物憑借你的力量而開始。""偉大啊，大地的元氣！萬物憑借你的力量而滋生。"這是講的一團渾元之氣，流行在天地中間，一合一開，來往不斷，運動起來便分爲陰氣、陽氣，散布在大地上便生爲五行，流動起來便形成四時，萬物就是由此而化育生成的。這是天地顯示其仁愛，隱藏其功用的常規，固然是不用我們去幫助的。然而陰陽的運行不能没有差錯，下雨、晴天、寒凉、暑熱，也不能够完全順應四時，那就人工規範的作用不能不有等待於聖人了。所以《周易》上説："帝王來規範天地的運行，輔助天地的相宜，用來濟助民衆。"這就是人們之所以能够没有夭折早死，穀物没有災害，能因此而收到盡其性命之功勞的原因啊。然而我們人類同是以天地自然之理作爲自身之理，同是以天地自然之氣作爲自身之氣，那麽他的元氣流行在全身中間，和元氣流行在天地之間没有什麽不同。怎奈在内部有喜怒哀樂、思念欲望的擾亂，在外界有寒暑風雨、温凉燥濕的侵襲，於是乎有生在腠理的疾病，有生在血脈的疾病，有生在腸胃的疾病。然而，疾病在腸胃，除非藥物不能治療；在血脈的，除非針刺不能達到；在腠理的，除非藥熨艾灸不能通達。這樣説來，針刺、艾灸、湯藥三者是作爲一個醫生不能缺少一樣的啊。怎奈各家的醫術衹有服用湯藥，對於針刺、艾灸則一并拋棄它，這樣用什麽保護病人的元氣，來實現聖人使人長壽的仁愛的用心呢？

然而這針刺和艾灸，也不是容易講的。孟子説："像離婁那樣的眼力，不用規和矩，也不能做成方和圓；像師曠那樣的聽力，不用六律，也不能調正五音。"像古代的醫學典籍，固然好比是離婁的規矩，師曠的六律啊。所以不追溯它的本源，就無法得到古代賢人設立法度的本意；不窮盡它的末流，從哪裏知道後代變革法度的弊端呢？這裏就拿古代的醫書來談，有《素問》、《難經》在此，有《靈樞經》、《銅人腧穴針灸圖經》在此，有《千金要方》、《外臺秘要》在此，有《金蘭循經取穴圖解》、《針灸雜説》在此。然而對《銅人腧穴針灸圖經》，有人議論它太繁雜；對《金蘭循經取穴圖解》，有人嫌它太簡略；對《千金要方》，有人詆毀它没有盡舉《傷寒論》的内容；對《外臺秘要》，有人議論它是醫家的流弊；對《針灸雜説》，有人説它没有盡載針灸的奥妙。追溯起來説，就衹有《素問》、《難經》是最重要。大概《素問》、《難經》是醫家的始祖，救濟生命的心傳之法，垂留萬代都没有弊端的啊。

既已從《素問》、《難經》追溯了它的源頭，又從各家來窮盡它的末流。探討經絡的終始，研究營衛的通塞，診察表裏的病變。虚證就補，實證就瀉，熱證便使它凉，寒證便使它温，有時疏通病人的血氣，有時維護病人的元氣。效法四時，就春天、夏天進針要淺，秋天、冬天進針要深；依據地理環境，便濕者宜至高原，熱者宜處風凉；根據人體，便肥胖的刺得深，瘠瘦的刺得淺。再根據這些來施用動、摇、進、退、搓、彈、攝、按等手法，告誡喜、怒、憂、懼、思、勞、醉、飽等忌諱，窮盡井、滎、腧、經、合等的本源，探究主、客、標、本的原則和迎、隨、開、合的機關。如此之後才能陰陽調和，五臟氣順，營衛堅固，經絡安和，而且所有的皮膚肌肉紋理，血液流通的大經小絡，四肢全身，元氣暢通流行，而没有壅塞不通的災患。這不如同由於聖人的化裁相成輔助規範，天地間的元氣才能順暢地周流在天地之間嗎？前代學者説："祇要我的心端正，就天地的心也端正；我的氣順暢，就天地的氣也順暢。"這固然是贊助天地化育萬物的極大功業，然而我對於醫學中針灸的功用也如此説。

課文簡析

本文是楊氏考卷中一道策問與對策，即一道考題與答卷，其中心思想是論述針灸的起源與諸家的得失。第一段，提出的問題。第二段，指出人體與天道是相通的，同是陰陽而已。如果陰陽不調，在天地則須聖人的贊助，在人體則須醫家的調攝，故不可小看醫家。第三段，人體與天地，同是一元之氣在流行，由於人體内受喜怒哀樂心思嗜欲的擾亂，外受寒暑風雨温凉燥濕的侵襲，難免生病。病有在腠理，在血脈，在腸胃的不同，因而其治療方法便有用針、用灸、用藥的不同，三法不可偏廢。第四段，針灸學術的源流，惟《素問》《難經》爲醫家之鼻祖。第五段，醫家能明白針灸之源流，掌握針灸諸種技術，臨證因病因時因地而制宜，條理陰陽，使一元之氣周流一身，這便如同聖人贊助天地之功是一樣偉大。

參考資料

1. 楊濟時，字繼洲，浙江衢縣南鄉六都楊村人。幼年學習儒書，後來棄儒而習醫。醫學是他家世代祖傳行業。他祖父曾任太醫院御醫，曾纂修集驗醫方進呈，皇上命刊行天下。家藏醫學秘籍頗多，楊濟時取讀多年，寒暑不輟，很有心得，而尤精于針灸。自嘉靖三十年後，歷經隆慶、萬曆三朝，四十年間名滿朝野。歷任楚王府良醫和太醫院御醫等職。凡遇有奇證痼疾，均與同僚徐東臯、何鶴松相推薦。

陳夢賚《中國歷代名醫傳》

2. 醫關民命，其來尚矣。故古之名醫，率先針砭；而黄岐問難，於此科爲獨詳。精其術者，立起沉疴，見效捷於藥餌。邇來針法絶傳，殊爲可惜。余承乏三晉，值時多事，群小負隅，百姓倒懸。目擊民難，弗克匡濟，由是憤鬱於中，遂成痿痹之疾，醫人接踵，日試丸劑，莫能奏效。乃於都門延名針楊繼洲者，至則三針而愈。隨出家傳秘要以觀，乃知術之有所本也。將付之梓人，猶以諸家未備，復廣求群書，若《神應經》、《古今醫統》、《乾坤生意》、《醫學入門》、《醫經小學》、《針灸節要》、《針灸聚英》、《針灸捷要》、《小兒按摩》，凡有關於針灸者，悉采集之。更考《素問》、《難經》，以爲宗主，針法綱目，備載之矣。且令能匠於太醫院肖刻銅人像，詳著其穴，并刻畫圖，令學者便覽而易知焉。余有憂於時事，愧無寸補，恨蚤年不攻是業，反能濟人利物也，因刻是書，傳播宇内，必有仁人君子，誦而習之，精其術以壽斯民者，是爲序。時萬曆辛丑，巡按山西監察御史燕趙含章趙文炳書。

《針灸大成》趙文炳序

3.《針灸大全》十卷(内府藏本),明楊繼洲編。繼洲萬曆中醫官,里貫未詳。據其刊版於平陽,似即平陽人也。是書前有巡按山西御史趙文炳序,稱文炳得痿痹疾,繼洲針之而愈,因取其家傳《衛生針灸元機秘要》一書,補輯刊刻,易以今名。本朝順治丁酉,平陽府知府李月桂以舊版殘闕,復爲補綴。其書以《素問》《難經》爲主,又肖銅人像,繪圖立説,亦頗詳賅,惟議論過於繁冗。

《四庫全書總目·子部十五·醫學類存目》

(邵冠勇)

一百零二　癰疽治法總論

説明

本文選自《外科正宗》,據 1956 年人民衛生出版社影印明崇禎四年本排印。作者陳實功,明代著名外科學家。作者及其《外科正宗》見本書四十篇《外科正宗·自序》。

癰疽發背怎生醫?不論陰陽先灸之①;不痛灸至痛,疼灸不疼時。内服蟾酥丸一服②,外將神火照三枝③。用膏貼頂上,敷藥四邊圍。氣盛兮,頂自高而突起;血盛兮,根脚束而何疑④?高腫起者,忌用攻利之藥,以傷元氣;平塌漫者⑤,宜投補托之劑,以益其虚。内熱盛者,量其消毒清劑⑥;便秘燥者,必須通利相宜。使臟腑得宣通,俾氣血自流利⑦。十日之間瘡尚堅,必用披針當頭點破⑧;半月之後膿亦少,須將藥筒對頂拔提⑨。有膿血之交粘,必腐肉之易脱。且如斯時,内有膿而不得外發者,以針鈎向正面鈎起頑肉⑩,用刀剪當原頂剪開寸餘;使膿管得通流,庶瘡頭無閉塞⑪。頻將湯洗,切忌風吹。又關節在於斯時⑫,變生出於此候⑬。治當大補,得全收斂之功;切忌寒凉,致取變生之局。蓋瘡全賴脾土,調理必要端詳⑭。冬要温床暖室,夏宜净几明窗。飲食何須戒口⑮,冷硬膩物休餐。

癰疽雖屬外科,用藥即同内傷。脈虚病虚,首尾必行補法⑯;表實裏實,臨時暫用攻方。病要論久新⑰,要法在於寬治猛治⑱;藥必求標本,功莫别於先醫後醫;若一概之攻補,恐兩途之誤用。⑲又説陽變爲陰,内外被寒凉克伐⑳;豈期陰變爲陽㉑,首尾得辛熱扶裝㉒。病分真似,理究陰陽。既有針工之異説㉓,豈無綫藥之品詳㉔。湯散丸丹,要在發而必中;神聖工巧㉕,誠爲學者機關㉖。至於千方百證,難將説盡短長。治在活法㉗,貴在審詳。用之必得其當,醫斯可以稱良㉘。詞雖近於粗鄙,可爲後學提綱。

注釋

① 陰陽:此指陰證和陽證。

② 蟾酥丸:《外科正宗》方。由蟾酥、輕粉、枯礬、寒水石、銅緑、乳香、没藥、膽礬、麝香、雄黄、蝸牛、朱砂等組成。功用解毒消腫、活血定痛。

③ 將:用。唐·白居易《宿藍溪對月》詩:“清影不宜昏,聊將茶代酒。”神火:又稱神燈火。細研硃砂、雄黄、没藥等成末,用紅棉紙卷成七寸長的燃條,潤以麻油點燃着火,這種火叫神燈火。照:近似灸。一般指用神燈火照癰疽,叫神燈照灸法。三枝:三條。枝,量詞。

④ 根脚束:癰疽根部呈收束狀。束,收束。

⑤ 平塌漫:平坦沉陷之意。平漫,平坦廣遠。《宋書·禮志五》:“地域平漫,迷於東西,造立此車(指南車),使常知南北。”

⑥ 量:酌量。

⑦ 俾(bǐ 比):使。

⑧ 披針:即鈹針。九針之一。下端呈寶劍形,兩面有刃,多用於外科,以刺破癰疽,排出膿血。《靈樞·九針十二原》:“鈹針者,末如劍鋒,以取大膿。”

⑨ 藥筒:形似火罐的吸膿器具。拔提:拔毒吸膿。

⑩ 頑肉:堵塞瘡口的腐肉之類。這裏泛指壞死的組織。

⑪ 庶:希望。

⑫ 關節:癰疽出膿的約略期數。陽瘡以十四日爲關;陰瘡以二十一日爲節。如期不出膿者,後必發生變化。

⑬ 變生:變化發生。

⑭ 端詳:仔細慎重。晉・潘岳《楊荆州誄》:"庶獄明慎,刑辟端詳。"

⑮ 戒口:忌口。

⑯ 首尾:從頭至尾。

⑰ 久新:久病新病。

⑱ 寬治:用平劑緩治。猛治:用峻劑急治。

⑲ 兩途:指攻補兩方面。

⑳ 被:遭受。克伐:傷害。

㉑ 期:必定。《左傳・哀公十六年》:"期死,非勇也。"杜預注:"期,必也。"

㉒ 扶裝:扶持助長。

㉓ 針工:指用鈹針等施行手術的技能。

㉔ 綫藥:指用藥綫引流的治療手法。品:品類。詳:繁多。《莊子・天道》:"本在於上,末在於下;要在於主,詳在於臣。"成玄英疏:"詳,繁多也。主道逸而簡要,臣道勞而繁冗。"

㉕ 神聖工巧:此指望、聞、問、切。

㉖ 機關:關鍵。

㉗ 活法:靈活應用治法。

㉘ 斯:才。

課文簡析

本文是一篇歌賦體裁的韻文,總述癰疽的治療方法和原則。作者既能從整體出發,加以全面考慮,又能根據具體情況,作出不同處理;他還主張内外治并重,相互配合補充;提倡手術治療,及時開刀,引流排膿,以免貽誤病情。首段談癰疽的外治方法;次段談癰疽也如同内傷一樣,要求醫生辨證論治,分清本標,内外並重,靈活使用。

參考資料

參見本書第四十篇《外科正宗・自序》。

(黄作陣)

一百零三　病家兩要説★

説明

本文選自《景岳全書》卷三,據1959年上海科技出版社影印岳峙樓本。作者張介賓,見本書《張景岳傳》及《類經・序》説明。作者宗法《黄帝内經》"陰平陽秘,精神乃治"等學術思想,私淑薛立齋,祖述李東垣,反對朱震亨"陽常有餘,陰常不足"之説,提出"陽非有餘,而陰則常不足","人體虛多而實少"等理論,治病以培補元氣,温補肝腎爲主,爲温補派醫學的宗師,對後世有較大影響。《景岳全書》寫就於1624年,凡64卷。書中擇取諸家精要,對辨證論治進行了系統地論述,立論與治法皆有獨到之處,并創制新方兩卷。此書是作者一生臨床經驗的總結,充分地反映了他的學術成就。至今仍不失爲學習醫學的一部重要參考書。

醫不貴於能愈病,而貴於能愈難病;病不貴於能延醫,而貴於能延真醫。夫天下事,我能之,人亦能之,非難事也;天下病,我能愈之,人亦能愈之,非難病也。惟其事之難也,斯非常人之可知;病之難也,斯非常醫所能療。故必有非常之人,而後可爲非常之事;必有非常之醫,而後可療非常之病。第以醫之高下[①],殊有相懸[②]。譬之升高者,上一層有一層之見,而下一層者不得而知之；行遠者，進一步有一步之聞，而近一步者不得而知之。是以錯節盤根，必求利器[3]，《陽春白雪》，和者爲誰[4]？夫如是，是醫之於醫尚不能知，而矧夫非醫者！昧真中之有假，執似是而實非。鼓事外之口吻[5]，發言非難；撓反掌之安危[6]，惑亂最易。使其言而是，則智者所見略同，精切者已算無遺策[7]，固無待其言矣；言而非，則大隳任事之心[8]，見幾者寧袖手自珍[9]，其爲害豈小哉？斯時也，使主者不有定見，能無不被其惑而致誤事者，鮮矣！此浮言之當忌也[10]。

又若病家之要，雖在擇醫，然而擇醫非難也，而難於任醫；任醫非難也，而難於臨事不惑，確有主持[11]，而不致朱紫混淆者之爲更難也[12]。倘不知此，而偏聽浮議[13]，廣集群醫，則騏驥不多得，何非冀北駑群[14]？帷幄有神籌，幾見圯橋傑豎[15]？危急之際，奚堪庸妄之悞投？疑似之秋[16]，豈可紛紜之錯亂？一着之謬[17]，此生付之矣。以故議多者無成，醫多者必敗。多，何以敗也？君子不多也。欲辨此多，誠非易也。然而尤有不易者，則正在知醫一節耳。

夫任醫如任將[18]，皆安危之所關。察之之方，豈無其道？第欲以慎重與否觀其仁，而怯懦者實似之；穎悟與否觀其智，而狡詐者實似之；果敢與否觀其勇，而猛浪者實似之；淺深與否觀其博[19]，而强辯者實似之。執拗者若有定見[20]，誇大者若有奇謀。熟讀幾篇，便見滔滔不竭；道聞數語，謂非鑿鑿有憑[21]？不反者[22]，臨涯已晚；自是者，到老無能。執兩端者[23]，冀自然之天功[24]；廢四診者，猶瞑行之瞎馬[25]。得穩當之名者，有躭閣之悞[26]；昧經權之玅者[27]，無格致之明[28]。有曰專門[29]，決非通達，不明理性[30]，何物聖神[31]？又若以己之心度人之心者，誠接物之要道[32]，其於醫也則不可，謂人己氣血之難符[33]；三人有疑從其二同者，爲決斷之玅方，其於醫也亦不可，謂智愚寡多之非類。凡此之法，何非徵醫之道[34]？而徵醫之難，於斯益見。然必也小大方圓全其才[35]，仁聖工巧全其用[36]，能會精神於相與之際[37]，燭幽隱於玄冥之間者[38]，斯足謂之真醫，而可以當性命之任矣。惟是皮質之難窺[39]，心口之難辨[40]，守中者無言[41]，懷玉者不衒[42]，此知醫之所以爲難也。故非熟察於平時，不足以識其蘊蓄[43]；不傾信於臨事[44]，不足以盡其所長。使必待渴而穿井，鬥而鑄兵[45]，則倉卒之間，何所趨賴[46]？一旦有急，不得已而付之庸劣之手，最非計之得者。子之所慎：齋戰疾[47]。凡吾儕同有性命之慮者[48]，其毋忽於是焉[49]！噫！惟是伯牙常有也，而鍾期不常有[50]；夷吾常有也，而鮑叔不常有[51]。此所以相知之難，自古苦之，誠不足爲今日怪[52]。倘亦有因予言而留意於未然者，又孰非不治已病治未病，不治已亂治未亂之明哲乎[53]！惟好生者略察之[54]！

注釋

① 第：衹是。

② 殊有相懸：謂相差很大。殊，很。相懸，相懸隔。

③ “錯節”二句：遇到樹木枝節交錯樹根盤屈的地方，必須借助於鋭利的刀斧方能砍伐。言外之意是疑難之病，必須良醫方能治愈。以應上文“必有非常之醫，而後可療非常之病”。錯節盤根，亦作“盤根錯節”、“槃根錯節”，喻事物繁難複雜。《魏書・甄深傳》：“今河南郡是陛下天下之堅木，盤根錯節，亂植其中。”《後漢書・虞詡傳》：“不是槃根錯節，何以别利器乎？”

④ “陽春”二句：高雅的樂曲，能唱和的有幾人呢？言外之意是高明的醫術，能理解的寥寥無幾。以應上文“醫之高下，殊有相懸”數句。《陽春白雪》，古代的高雅歌曲。戰國・宋玉《對楚王問》：“客有歌於郢中者，其始曰《下里巴人》，國中屬而和者數千人；其爲《陽阿薤露》，國中屬而和者數百人；其爲《陽春白雪》，國中屬而和者不過數十人；引商刻羽，雜以流徵，國中屬而和者不過數人而已。是以其曲彌高，其和彌寡。”

⑤ “鼓事外”句：掉弄局外人的口舌。鼓，鼓動。事外，局外之人。口吻，口舌。

⑥ “撓反掌”句：擾亂那極容易被擾亂的安危。反掌，“易如反掌”的略語。喻事情極其容易。《漢書・枚乘傳》：“易如反掌，安於泰山。”安危，義偏於“安”。

⑦ 精切者：精細周密的人，指真醫。遺策：失策。《淮南子・主術訓》："萬舉而無遺策矣。"

⑧ 隳（huī 灰）：毁壞。任事：指擔任醫事的醫生。

⑨ 見幾（jī 基）：洞察事物細微徵象。幾，細微的迹象。《周易・系辭下》："幾者，動之微，吉之先見者也。君子見幾而作，不俟終日。"孔穎達疏："言君子既見事之幾微，則須動作而應之，不待終其日，言赴幾之速也。"袖手：縮手於袖中。謂不再過問其事。《晉書・庾敳傳》："參東海王越太傅軍事，轉軍諮祭酒，時越府多儁異，敳在其中，常自袖手。"韓愈《祭柳子厚文》："不善爲斫，血指汗顔；巧匠旁觀，縮手袖間。"自珍：自我珍重；自愛。

⑩ 浮言：指没有事實根據的話。《尚書・盤庚上》："汝曷弗告朕，而胥動以浮言。"孔穎達疏"浮言"爲"浮華之言"。

⑪ 主持：主見。

⑫ 朱紫：朱爲正色，紫爲雜色，兩者近似。以喻正邪、是非、優劣。《論語・陽貨》："惡紫之奪朱也。"何晏集解："朱，正色；紫，間色之好者，惡其邪好而奪正色。"《東觀漢記・宗資傳》："任用善士，朱紫區别。"

⑬ 浮議：流傳而没有根據的議論。唐・陸贄《陸宣公集・請釋趙貴先罪狀》："陛下前意，亘爲善矣，伏惟不爲浮議所移。"

⑭ "騏驥"二句：良馬不可多得，哪個不是劣馬？騏驥，良馬。《莊子・秋水》："騏驥驊騮，一日而馳千里。"這裏借喻高明的醫生。冀北之駑群：借喻不高明的醫生。冀北，冀州的北部。見本書《與崔連州論石鍾乳書》注。駑，劣馬。

⑮ "帷幄"二句：中軍帳中有神機妙算，可是何曾見到張良那樣的傑出人物？借喻良醫不可多得。《史記・留侯世家》："運籌策帷幄中，决勝千里外，子房功也。"帷幄，亘用帳幕。籌，策，計謀。圯（yí 夷）橋：故址在今江蘇睢寧北古下邳城東南小沂水上。《史記・留侯世家》載張良年少時在圯橋遇黄石公，受以《太公兵法》。傑竪：傑出少年。指張良，字子房，漢初大臣，漢高祖劉邦的重要謀士。竪，孺子。

⑯ 疑似之秋：疑難病情，不能决斷之時。秋，時。

⑰ 一着：一步。喻計策或手段。

⑱ "任醫"句：南朝齊・褚澄《褚氏遺書・除疾》："用藥如用兵，用醫如用將。"

⑲ 淺深：義偏於"深"。

⑳ 執拗：固執任性。

㉑ 鑿鑿：確實。

㉒ 不反：謂執迷不悟。反，同"返"。

㉓ 執兩端：抓住兩頭。本指太過與不及兩端，此指處方施治模棱兩可。《禮記・中庸》："執其兩端，用其中於民，其斯以爲舜乎？"鄭玄注："兩端，過與不及也。"

㉔ 天功：即自然之功。很多病可以不治而自然痊愈，此謂天功。

㉕ "瞑行"句：黑夜奔馳的瞎馬。瞑，通"暝"。《世説新語・排調》："盲人騎瞎馬，夜半臨深池。"

㉖ 躭閣：同"耽擱"。躭，"耽"的異體字。閣，通"擱"。

㉗ 經權：經，謂經常；權，謂權變。是一般與特殊的關係。義偏於"權"。謂權宜。具體情况具體對待。玅，"妙"的異體字。

㉘ 格致："格物致知"的略語。謂窮究事物之理而獲得知識。《禮記・大學》："古之欲明明德於天下者先治其國，欲治其國者先齊其家，欲齊其家者先修其身，欲修其身者先正其心，欲正其心者先誠其意，欲誠其意者先致其和，致知在格物。"朱熹注："致，推極也。知，猶識也。推極吾之知識，欲其所知無不盡也。格，至也。物猶事也。窮至事物之理，欲其極處無不到也。"

㉙ 專門：指專科。

㉚ 理性：物理人性。宋代理學的重要範疇之一。程、朱派理學家説："性即理也。"又説："自理而言謂之天，自禀受而言謂之性。"認爲人物之性都是天理的體現。

㉛ 何物聖神：哪一個爲聖明的醫生？何物，哪一個。《晉書・王衍傳》："（王衍）總角嘗造山濤，濤嗟嘆良久，既去，目而送之曰：'何物老嫗，生寧馨兒！然誤天下蒼生者，未必非此人也。'"聖神，即神聖、聖明。

《左傳・昭公二十六年》:"王甚神聖,無惡於諸侯。"

㉜ 接物:與人交際。《漢書・司馬遷傳》:"曩者辱賜書,教以甚於接物,推賢進士爲務。"

㉝ 謂:通"爲"。因爲。《列子・力命》:"亦不以衆人之觀易其情貌,亦不謂衆人之不觀易其情貌。""以""謂"對舉,皆"因爲"之義。

㉞ 徵:考察。

㉟ "小大"句:一定得在心小、膽大、行方、智圓各方面是個全才。小大方圓,指"心小膽大行方智圓",見本書《孫思邈傳》。

㊱ "仁聖"句:望色、聞聲、問病、切脈各方面盡其妙用。仁聖工巧,猶"神聖工巧"。指望、聞、問、切四診。《難經・六十一難》:"望而知之謂之神,聞而知之謂之聖,問而知之謂之工,切脈而知之謂之巧。"

㊲ 會:集中。相與:接觸。指爲人診治疾病。

㊳ 燭:洞察。用作動詞。幽隱:隱微。同義複用。謂疾病在人體内隱微難明。《荀子・正論》:"上幽險,則下漸詐矣。"唐・楊倞注:"幽,隱也。"玄冥:暗昧不明。

㊴ 皮質:皮,謂外表;質,謂實質。此義偏於"質"。指德性。

㊵ 心口:心,謂心中想的;口,謂口中説的。此義偏於"心"。

㊶ 守中:猶守正。篤守正道。

㊷ 懷玉:喻懷有真才。《駱賓王集・鏤鷄子》:"誰知懷玉者,含響未吟晨。"

㊸ 蘊蓄:藏蓄。指胸藏的才能。

㊹ 傾信:完全信任。傾,竭盡。臨事:指臨證。診病之際。

㊺ "渴而"二句:臨渴掘井,臨鬥鑄兵。喻不知事先準備。《素問・四氣調神大論》:"夫病已成而後藥之,亂已成而後治之,譬猶渴而穿井,鬥而鑄錐,不亦晚乎?"兵,兵器;刀劍之類。

㊻ 趨賴:依賴。

㊼ "子之"二句:《論語・述而》:"子之所慎:齋、戰、疾。"邢疏:"將祭,散齋七日,致齋三日。齋之爲言齊也,所以齊不齊也,故戒慎之。《左傳》曰:皆陣曰戰。夫兵凶戰危,不必其勝,重其民命,固當慎之。君子敬身安體。若偶嬰疾病,則慎其藥劑以治之。"齋,古人在祭祀或典禮之前清心潔身,以示莊重的一種儀式。

㊽ 吾儕(chái 柴):我輩。儕,表多數。《左傳・襄公七年》:"吾儕小人皆有闔廬,以避燥濕寒暑。"

㊾ 其:語氣副詞,表祈求,相當於"當"。

㊿ "伯牙"二句:伯牙、鍾期(即鍾子期)皆春秋時人。鍾子期爲善於知音的典型。《吕氏春秋・本味》:"伯牙鼓琴,鍾子期聽之。方鼓琴而志在泰山,鍾子期曰:'善哉乎,鼓琴!巍巍乎若泰山!'少選之間而志在流水,鍾子期又曰:'善哉乎,鼓琴!湯湯乎若流水!'鍾子期死,伯牙破琴絶弦,終身不復鼓琴,以爲世無足復爲鼓琴者。"亦見《列子・湯問》。

(51) "夷吾"二句:夷吾,即管仲,名夷吾,字仲。鮑叔,即鮑叔牙,爲善於知人的典型。皆春秋時齊人。《史記・管晏列傳》:"管仲夷吾者,潁上人也。少時常與鮑叔牙游,鮑叔知其賢……已而鮑叔事齊公子小白,管仲事公子糾。及小白立爲桓公,公子糾死,管仲囚焉。鮑叔遂進管仲。管仲既用,任政於齊,齊桓公以霸,九合諸侯,一匡天下,管仲之謀也。管仲曰:'吾始困時,嘗與鮑叔賈,分財利多自與,鮑叔不以我爲貪,知我貧也。吾嘗與鮑叔謀事而更窮困,鮑叔不以我爲愚,知時有利不利也。吾嘗三仕三見逐於君,鮑叔不以我爲不肖,知我不遭時也。吾嘗三戰三走,鮑叔不以我爲怯,知我有老母也。公子糾敗,召忽死之,吾幽囚受辱,鮑叔不以我爲無耻,知我不羞於小節而耻功名不顯於天下也。生我者父母,知我者鮑子也。'……天下不多管仲之賢而多鮑叔能知人也。"

(52) 怪:罕見。

(53) "不治"二句:《素問・四氣調神大論》:"是故聖人不治已病治未病,不治已亂治未亂,此之謂也。"明哲:猶言明智,謂洞察事理。《尚書・説命上》:"知之曰明哲,明哲實作則。"孔安國傳:"知事則爲明智,明智則能制作法則。"

(54) 好生:愛護生命。《尚書・大禹謨》:"好生之德,洽於民心。"

譯文

醫生不可貴在能够治愈疾病，而可貴在能够治愈難治的疾病；病人不可貴在能够延請醫生，而可貴在能够延請真正的醫生。天底下的事，我能够做到，别人也能够做到，便不是困難的事；天底下的疾病，我能够治愈它，别人也能够治愈它，便不是難治的疾病。祇有那困難的事，才不是平常人所能做到的；祇有那難治的疾病，才不是平常醫生所能治療的。所以一定有非同尋常的人，然後才可以做非同尋常的事；一定有非同尋常的醫生，然後才可以治療非同尋常的疾病。祇是因爲醫生水平的高低，大相懸殊。譬如登高的人一樣，登上高一層的便有高一層的視野，而在下一層的便不能够瞭解；又譬如行遠的人一樣，前進一步便有前進一步的見聞，而在後一步的便不能够知道。因此盤屈的樹根，交錯的枝杈，必定需要鋒利的刀斧；《陽春白雪》這高雅的歌曲，能唱和的是誰呢？像這樣，是醫生對於醫生尚且不能够瞭解，更何况那不是醫生的人們呢！不明白真中有假，堅持着好似對的然而實際上是錯的。鼓動唇吻，説些事不關已的話不困難；擾亂安危，惑亂人心如反掌的容易。假使他的話正確，那麽有智慧的人們見解大體相同，精明的醫生早已謀慮得没有什麽失策，本不須他説了。假若他的話錯誤，就會大大地傷害承擔醫療事務的醫生的心，使能洞察機微的醫生袖手旁觀，自愛自重，這造成的危害難道還小嗎！這時啊，假使主事的人没有一定的主見，能没有不受他迷惑的？不受他迷惑的少啊！這是講的浮泛的話應當禁忌。

又如病家的要事，雖然是在選擇醫生，但是選擇醫生不是困難事，而困難在任用醫生；任用醫生不是困難事，而困難在遇事不慌亂，確實有主張，而不至於是非顛倒，這才是更困難的啊。如果不懂得這個道理，偏聽偏信没根據的浮泛的話，廣泛的延請醫生，那麽千里良馬却不可多得，有哪一個不是冀北的劣馬呢？要中軍帳中有神機妙算，可是何曾遇到張良那樣的傑出人物呢？在生死存亡的關頭，怎能經受得住平庸狂妄的醫生胡亂用藥？遇到疑難病證的時候，怎能容許浮言紛紜的擾亂？一步的錯誤，病人的性命就斷送了。因此議論多的事不成，醫生多的一定失敗。醫生多了爲什麽失敗呢？因爲有真才實學的人不多啊。要想辨别這種衆多，實在不是件容易事。但是尤其不容易的，却正在瞭解醫生這一方面啊。

任用醫生如同任用大將，都是關係到安危的事。考察醫生的方法，難道没有一定的辦法？祇是要用慎重不慎重作標準來觀察他的仁愛，那麽生性怯懦的人實在很像是慎重；要用聰明不聰明來觀察他的才智，那麽狡猾奸詐的人實在很像是聰明；要用果斷不果斷來觀察他的勇氣，那麽魯莽的人實在很像是勇敢；要用學問深淺來觀察他的淵博，那麽能言善辯的人實在很像是淵博。固執的人好似很有主見，誇誇其談的人好似很有奇謀。熟讀幾篇文章，便見口若懸河，滔滔不絶；傳聞隻言片語，就説難道不是確實有據？迷途不知返回的人，面臨懸崖追悔已晚；自以爲是的人，直到老朽無所成就；模棱兩可的人，希望貪天之功據爲已有；廢棄望聞問切的人，猶如黑夜奔馳的瞎馬；得到穩當的名聲的人，有耽擱病家的危害；不明白常變的奥妙的人，没有通過實踐認識事物的精明。有稱專于某一門的，决不是通達的人，不明白物理人性，算得什麽聖達神明呢？再如用自己的心來揣度人家的心，這實在是待人接物的重要原則，但用在考察醫生上面却不可以，因爲人家和自己的血氣難以相符。三個人中間認識不統一便服從其中兩個人相同的意見，這是作出决定的巧妙方法，但用在考察醫生上面也不可以，因爲是智慧還是愚蠢和人數多少是兩回事。所有這些方法，哪一種不是考察醫生的方法？考察醫生的困難，從這裏更可以看出來。但是一定得在心小、膽大、行方、智圓各方面是個全才，望色、聞聲、問病、切脉各方面盡其功用，在給病人看病時能够會集精神，對玄冥莫測的病情能够洞察其隱奥的人，這才足以稱得起是真正的醫生，可以擔當起拯救性命的重任。祇是醫生的品德難以看出，心地難以辨别，篤守正道的不自誇，懷抱真才的不炫耀，這就是瞭解醫生困難的原因啊。所以不在平時仔細觀察，便不能識别他胸中懷藏的才能；不在臨證時完全信任，便不能充分發揮他的專長。假使一定要等口渴了才挖井，打起仗來才打造兵器，那麽緊急之時，依賴什麽人呢？一旦有疾病，不得已的情况下把性命交付庸醫手中，那是最不得計的辦法。孔子所慎重的是齋戒、戰争、疾病三件事。大凡我們這些同是有性命憂患的人，希望對於這件事不要忽視啊。唉！祇是擅長彈琴的伯牙經常有，然而擅長聽琴的鍾子期却不經常有；管仲這樣的人才經常有，善於了解管仲的鮑叔却不經常有。這就是瞭解人的困難，自古以來爲此苦惱，實在是不值得爲現在而感到奇怪的原因啊。倘若也有因爲我的話便在没生病以前留心瞭解醫生的人，有哪一位不是未病先防，未亂先治的明白智慧的人呢！希望愛護性命的人略微辨察這一點！

課文簡析

本文中心思想是告誡病家兩件要事：一是要“忌浮言”，二是要“知真醫”。作爲病家，當性命危急之際，那些没有根據的浮華之言，有百害而無一利，主事者應當有主見，堅決擯棄之，不受其干擾，故浮言當忌。人有病不貴能請多醫，而貴在能請到真醫，以性命付之，故當知真醫。兩者都是爲病家着想的中肯之言。第一段，説明選擇真醫的重要性，指出要擇真醫必須切忌浮言；第二段，説明要臨事不惑，確有主持，任醫專一，不致朱紫混淆；第三段，説明徵醫之難，必須熟察於平時，傾信於臨事。

參考資料

1. 越人張景岳，豪杰士也。先世以軍功起家，食禄千户，世襲指揮使。結髮讀書，不呫呫章句，初學萬人敵，得魚腹八陣不傳之秘，仗策遊俠，往來燕冀間，慨然有封狼胥、勒燕然之想。榆林碣石，鳳城鴨緑，足迹幾遍。投筆棄儒，絶塞失其天險；談兵説劍，壯士遜其顔色。所遇數奇，未嘗俯首求合也，由是落落難偶，浩歌歸里，肆力於軒岐之學，以養其親。遇有危症，世醫拱手，得其一匕，矍然起矣。常出其平生之技，著爲醫學全書，凡六十有四卷。語其徒曰：“醫之用藥猶用兵也，治病如治寇攘。知寇所在，精兵攻之，兵不血刃矣。故所著書，仿佛八陣遺意。古方，經也；新方，權也。經權互用，天下無難事矣。”書既成，限于貲，未及流傳而殁。遺草屬諸外孫林君日蔚。蔚載與南遊，初見賞於方伯魯公，捐貲付梓，板成，北去。得其書者，視爲《肘後》之珍，世罕見之。

《景岳全書》賈棠序

2.《全書》者，博采前人之精義，考驗心得之玄微，以自成一家之書。首《傳忠録》，統論陰陽六氣、先賢可否，凡三卷；次《脈神章》，擇諸家診要精髓，以測病情，凡二卷；著傷寒爲典，雜證爲謨，婦人爲規，小兒爲則，痘疹爲詮，外科爲鈐，凡四十卷。采藥味三百種，人參、附子、熟地、大黄爲藥中四維，更推參、地爲良相，黄、附爲良將，凡二卷。創藥方分八陣，曰補，曰和，曰寒，曰熱，曰固，曰因，曰攻，曰散，名新方八陣，凡四十卷。集古方分八陣，名古方八陣，凡八卷。别輯婦人、小兒、痘疹、外科方，總皆出入古今八陣，以神其用，凡四卷。共六十四卷，名《景岳全書》。是書也，繼往開來，功豈小補哉！

清·林日蔚《景岳全書·紀略》

3.《景岳全書》六十四卷，明張介賓撰。是書首爲《傳忠録》三卷，統論陰陽六氣及前人得失；次《脈神章》三卷，録診家要旨；次爲《傷寒典》、《雜證謨》、《小兒則》、《痘疹詮》、《外科鈐》，凡四十一卷。又《本草正》二卷，采藥味三百種，以人參、附子、熟地、大黄爲藥中四維，更推人參地黄爲良將。次《新方》二卷，《古方》九卷，皆分八陣：曰補，曰和，曰寒，曰熱，曰固，曰因，曰攻，曰散。又别輯《婦人小兒痘疹外科方》四卷終焉。其命名皆沿明末纖佻之習，至以傷寒爲典，雜證爲謨，既僭經名，且不符字義，尤爲乖謬。其持論則謂金元以來河間劉守真立諸病皆屬於火之論，丹溪朱震亨立陽有餘陰不足及陰虚火動之論，後人拘守成方，不能審求虚實，寒凉攻伐，動輒貽害，是以力救其偏。謂人之生氣以陽爲主，難得而宜失者惟陽，既失而難復者亦惟陽。因專以温補爲宗，頗足以糾鹵莽滅裂之弊，於醫術不爲無功。至於沿其説者，不察證候之標本，不究氣血之盛衰，概補概温，謂之王道。不知誤施參桂亦足戕人，則矯枉過直，其失與寒涼攻伐等矣。大抵病情萬變，不主一途，用藥者從病之宜，亦不拘一格。必欲先立一宗旨，以統括諸治，未有不至於偏者。……夫扶陽抑陰，天之道也。然陰之極至於龍戰，陽之極亦至於亢龍。使六陰勝於坤而一陽不生於復，則造化息矣；使六陽勝於乾而一陰不生於姤，則造化亦息矣。《素問》曰："亢則害，承乃制。"聖人立訓，其義至精。知陰陽不可偏重，攻補不可偏廢，庶乎不至除一弊而生一弊也。

《四庫全書總目・子部・醫家類》

4. 妄稱典謨，殊爲乖謬。且持論偏執，工於怒罵，沿薛己真陰真陽之習，斥劉朱寒涼制火之非。雖救當時攻伐之弊，實開後世膩補之愆。且每門首列經文，而論中不提一字，甚爲疏忽。然酒色過度，精血消亡，温養填補，在所必需，其書又未可偏廢。

曹禾《醫學讀書志》

（邵冠勇）

一百零四　不失人情論★

説明

本文選自《醫宗必讀》卷一，據明崇禎十年（公元 1637 年）刊本。作者李中梓（公元 1588～1655 年），字士材，號念莪，華亭（今上海松江）人，明末著名醫學家。少習儒業，淡於仕途，轉而習醫，遂成名家。探源靈素，兼采諸家。不偏不倚，持論公允。他的醫學思想主要是注重脾腎與强調養陽兩方面。他認爲"先天之本在腎"，"後天之本在脾"；他指出："氣血俱要，而補氣在補血之先；陰陽并需，而養陽在滋陰之上。"這些看法對後世頗有影響。一生著述很多，重要的有《内經知要》、《醫宗必讀》、《傷寒括要》、《頤生微論》、《士材三書》等。他的《醫宗必讀》共十卷，成書於 1637 年，大抵收采"先賢名論"，潤色而成。其内容包括醫論、内景圖説、診斷、本草、病機，并有病症的診治和醫案。内容簡明扼要，選方實用，是一部較通俗的醫學普及著作。本文係作者選取張介賓《類經・脈色類》爲"不失人情"句經文所加按語，加工潤色而成。

嘗讀《内經》至《方盛衰論》[①]，而殿之曰"不失人情"[②]，未嘗不瞿然起[③]，喟然嘆軒岐之入人深也[④]！夫不失人情，醫家所甚亟[⑤]，然戞戞乎難之矣[⑥]。大約人情之類有三：一曰病人之情，二曰旁人之情，三曰醫人之情。

所謂病人之情者，五藏各有所偏[⑦]，七情各有所勝[⑧]。陽藏者宜涼[⑨]，陰藏者宜熱；耐毒者緩劑無功[⑩]，不耐毒者峻劑有害[⑪]：此藏氣之不同也[⑫]。動静各有欣厭[⑬]，飲食各有愛憎；性好吉者危言見非，意多憂者慰安云僞[⑭]；未信者忠告難行，善疑者深言則忌[⑮]：此好惡之不同也。富者多任性而禁戒勿遵，貴者多自尊而驕恣悖理：此交際之不同也[⑯]。貧者衣食不周[⑰]，况乎藥餌？賤者焦勞不適[⑱]，懷抱可知[⑲]：此調治之不同也。有良言甫信[⑳]，謬説更新[㉑]，多歧亡羊[㉒]，終成畫餅[㉓]：此無主之爲害也[㉔]。有最畏出奇[㉕]，惟求穩當，車薪杯水[㉖]，難免敗亡。此過甚之爲害也：有境緣不偶[㉗]，營求未遂[㉘]，深情牽挂，良藥難醫。此得失之爲害也：有性急者遭遲病，更醫而致雜投[㉙]；有性緩者遭急病，濡滯而成難挽[㉚]：此緩急之爲害也。有參术沾唇[㉛]，懼補心先痞塞[㉜]；硝黄入口[㉝]，畏攻神即飄揚[㉞]：此成心之爲害也[㉟]。有諱疾不言[㊱]，有隱情難告，甚而故隱病狀，試醫以脈。不知自古神聖[㊲]，未有舍望、聞、問，而獨憑一脈者[㊳]。且如氣口脈盛[㊴]，則知傷食[㊵]。至於何日受傷，所傷何物，豈能以脈知哉？此皆病人之情，不可不察者也。

所謂旁人之情者，或執有據之論[㊶]，而病情未必相符；或興無本之言[㊷]，而醫理何曾夢見？或操是非之柄[㊸]，同我者是之，異己者非之[㊹]，而真是真非莫辨[㊺]；或執膚淺之見，頭痛者救頭，腳痛者救腳，而孰標孰本誰知[46]？或尊貴執言難抗[47]，或密戚偏見難回[48]。又若薦醫，動關生死[49]。有意氣之私厚而薦者[50]，有庸淺之偶效而薦者[51]，有信其利口而薦者[52]，有貪其酬報而薦者[53]。甚至薰蕕不辨[54]，妄肆品評[55]；譽之則跖可爲舜[56]，毁之則鳳可作鴞[57]。致懷奇之士[58]，拂衣而去[59]，使深危之病，坐而待亡[60]。此皆旁人之情，不可不察者也。

所謂醫人之情者，或巧語誑人[61]，或甘言悦聽[62]，或强辯相欺[63]，或危言相恐[64]：此便佞之流也[65]。或結納親知[66]，或修好僮僕[67]，或營求上薦[68]，或不邀自赴：此阿諂之流也[69]。有腹無藏墨[70]，詭言神授[71]；目不識丁[72]，假托秘傳：此欺詐之流也。有望、聞、問、切，漫不關心[73]；枳、朴、歸、芩[74]，到手便撮[75]。妄謂人愚我明，人生我熟：此孟浪之流也[76]。有嫉妒成性，排擠爲事，陽若同心[77]，陰爲浸潤[78]，是非顛倒，朱紫混淆[79]：此讒妒之流也[80]。有貪得無知，輕忽人命。如病在危疑，良醫難必[81]，極其詳慎，猶冀回春[82]；若輩貪功[83]，妄輕投劑[84]，至於敗壞，嫁謗自文[85]：此貪倖之流也[86]。有意見各持，異同不決；曲高者和寡[87]，道高者謗多[88]。一齊之傅幾何？衆楚之咻易亂[89]：此庸淺之流也。有素所相知，苟且圖功[90]；有素不相識，遇延辨證，病家既不識醫，則倏趙倏錢[91]，醫家莫肯任怨，則惟芩惟梗[92]。或延醫衆多，互爲觀望；或利害攸繫[93]，彼此避嫌。惟求免怨，誠然得矣；坐失機宜[94]，誰之咎乎[95]？此由知醫不真，任醫不專也。

凡若此者，孰非人情？而人情之詳，尚多難盡。聖人以不失人情爲戒[96]，欲令學者思之慎之，勿爲陋習所中耳[97]。雖然，必期不失[98]，未免遷就。但遷就既礙於病情，不遷就又礙於人情，有必不可遷就之病情，而復有不得不遷就之人情[99]，且奈之何哉[100]！故曰：戛戛乎難之矣！

注釋

① 方盛衰論：《素問》第八十篇篇名。内容是比較陰陽氣之盛衰。方，比較。

② 殿：後軍爲殿。引申爲“在後”。《論語·雍也》：“孟之反不伐，奔而殿。”何晏集注：“馬曰：殿，在軍後者也。前曰啟，後曰殿。”失：違背。人情：《素問》所謂“人情”，本謂人之病情。而張介賓始泛指人之體質、性格、思想、好惡、惡劣習氣等。《素問·方盛衰論》：“視其大小，合之病能，逆從以得，復知病名，診可十全，不失人情。”張介賓《類經·脈色類》注：“診如上法，庶可十全，其于人情，尤不可失也。愚按：不失人情，爲醫家最一難事，而人情之説有三：一曰病人之情，二曰傍人之情，三曰同道人之情。”

③ 瞿(jù 懼)然：驚視貌。《莊子·徐無鬼》：“子綦瞿然喜曰：‘奚若？’”

④ 喟(kuì 愧)然：嘆聲。《論語·先進》：“夫子喟然嘆曰：‘吾，與點也。’”嘆：贊嘆。軒岐：軒，謂軒轅，即黄帝；岐，謂岐伯，又號天師。因爲《黄帝内經》一書假托黄帝、岐伯等問答的形式成書，世人遂以黄帝、岐伯等爲《黄帝内經》的作者，故云。實則《黄帝内經》成書於戰國至秦漢時代，非出於一時一人之手。入人深：謂看透人心；瞭解人的内心世界很深。

⑤ 亟(jí 及)：迫切。

⑥ 戛戛(jiá jiá 夾夾)：困難貌。韓愈《答李翊書》：“惟陳言之務去，戛戛乎其難哉！”戛，“戛”的異體字。

⑦ 所偏：偏失之處。謂偏盛偏衰，失於和平。

⑧ 七情：指喜、怒、憂、思、悲、恐、驚七種情志。《素問·舉痛論》：“怒則氣上，喜則氣緩，悲則氣消，恐則氣下……驚則氣亂……思則氣結。”宋·陳言《三因極一病證方論·三因論》：“七情者，喜、怒、憂、思、悲、恐、驚是。”

⑨ 陽藏：即“陽臟”。指陽盛體質。下文“陰藏”即“陰臟”，指陰盛體質。

⑩ 緩劑：性味和緩的方劑。

⑪ 峻劑：性味猛烈的方劑。

⑫ 藏氣：即“臟氣”。五臟之氣。指五臟的機能。

⑬ 動静：謂愛動或愛静。欣厭：喜歡和厭惡。

⑭“性好吉”二句：性情喜好吉利的人，對他直言其病，則受非難；性情多憂慮的人，對他説安慰的話，則被説成是虚僞。危言，直言。《論語·憲問》：“邦有道，危言危行。”何晏集解：“包曰：危，厲也。邦有道可以厲言行也。”朱熹注：“危，高峻也。”謂直言病情之危急。見，被。非，非難；責怪。

⑮深言：深切坦率之言。《戰國策·秦策三》：“即使文王疏吕望而弗與深言，是周無天子之德，而文王無與成其王也。”忌：忌諱。

⑯交際：猶際遇。指處境、社會地位。

⑰周：周備。

⑱焦勞：焦慮勞苦。

⑲懷抱：胸襟。

⑳甫：方才。

㉑更新：改换新的主意。

㉒多歧亡羊：又作“歧路亡羊”。喻衆説紛紜，無所適從。《列子·説符》“楊子之鄰人亡羊，既率其黨，又請楊子之豎追之。楊子曰：‘嘻！亡一羊，何追者之衆？’鄰人曰：‘多歧路。’既反，問：‘獲羊乎？’曰：‘亡之矣。’曰：‘奚亡之？’曰：‘歧路之中又有歧焉，吾不知所之，所以反也。’……心都子曰：‘大道以多歧亡羊，學者以多方喪生。’”

㉓畫餅：畫的餅食，不可充饑。喻空有其名，没有實用。《三國志·魏志·盧毓傳》：“選舉莫取有名，名如畫地作餅，不可啖也。”

㉔主：主見。

㉕出奇：産生意外。奇，指意外。

㉖車薪杯水：又作“杯水車薪”。喻火大水少，無濟於事。《孟子·告子上》：“今之爲仁者，猶以一杯水救一車薪之火也。”

㉗不偶：猶數奇。謂命運乖舛，遭遇不順。《漢書·李廣傳》：“以爲李廣數奇。”注：“孟康曰：奇，隻不耦也。師古曰：言廣命隻不耦合也。孟説是矣。數，音所角反。奇，音居宜反。”梁·范筠《咏蓍詩》：“數奇不可偶，性直誰能紆？”

㉘營求：經營謀求。遂：如願。

㉙雜投：雜亂用藥。

㉚濡滯：拖延。《孟子·公孫丑下》：“千里而見王，不遇故去，三宿而後出晝，是何濡滯也？”趙岐注：“濡滯，猶稽也。”朱熹注：“濡滯，遲留也。”

㉛参术：人参、白术。皆温補之藥。

㉜痞(pǐ匹)塞：阻塞。

㉝硝黄：硝石、大黄。皆瀉下之藥。

㉞飄蕩：謂涣散。

㉟成心：偏見。《莊子·齊物論》：“夫隨其成心而師之，誰獨且無師也？”唐·成玄英疏：“夫域情滯著，執一家之偏見者，謂之成心。”

㊱諱：隱瞞。《楚辭·謬諫》：“恐犯忌而於諱。”王逸注：“所隱爲諱。”

㊲神聖：神醫、聖醫。泛指古代高明之醫。《難經·六十一難》：“經言望而知之謂之神，聞而知之謂之聖，問而知之謂之工，切脈而知之謂之巧。”

㊳脈：指脈候。

㊴氣口：即寸口。

㊵傷食：亦稱“食積”。由於飲食不節，脾胃受傷所致。

㊶執：持。

㊷興：猶立。此謂提出見解。

㊸操：掌握。柄：指權柄。

㊹“同我者”二句：與自己意見相同的就認爲他正確，與自己意見不同的就認爲他錯誤。是，認爲……

正確。非，認爲……錯誤。皆意動用法。

㊺“真是”句：真的正確和真的錯誤却没人能辨别。賓語前置。莫，没有人。無指代詞。下文“孰標孰本誰知”句式相同。

㊻“孰標”句：哪是病的標，哪是病的本，有誰能知？孰，哪個。標本，先病爲本，後病爲標。《素問・標本病傳論》：“小大不利治其標，小大利治其本。病發而有餘，本而標之，先治其本，後治其標。病發而不足，標而本之，先治其標，後治其本。”王冰注：“本，先病。標，後病。必謹察之。本而標之，謂有先病復有後病也。以其有餘，故先治其本，後治其標也。標而本之，謂先發輕微緩者，後發重大急者。以其不足，故先治其標，後治其本也。”

㊼尊貴：指地位尊高顯貴的人。執言：固執的言論。

㊽密戚：指關係密切親近的人。回：扭轉。《説文》：“回，轉也。”

㊾動：猶動輒。常常。副詞。

㊿意氣：志趣性格。

51庸淺：指醫術平庸淺陋的醫生。

52利口：能言善辯。《尚書・周官》：“無以利口亂厥官。”孔安國傳：“無以利口辯佞亂其官。”

53貪：原作“食”，形似而訛。據聚文堂本、山淵堂本、三槐堂本改。

54薰蕕（yóu 猶）：香草和臭草；香臭。《左傳・僖公四年》：“一薰一蕕，十年尚猶有臭。”杜預注：“薰，香草；蕕，臭草。”

55妄肆：胡亂放肆。品評：評論。

56跖（zhí 直）：人名。春秋戰國之際人民起義首領，舊時被誣爲“盜跖”。舜：即虞舜。五帝之最後一位。繼唐堯稱帝，傳位于夏禹。歷史上稱爲聖明之君。

57鴞（xiāo 消）：猛禽名。又名猫頭鷹。舊時以爲不祥之惡鳥。

58懷奇之士：身懷奇技的醫生。懷，原作“壞”，形似而訛。據上海衛生出版社排印本改。

59拂衣：猶拂袖。表示决絶、憤怒的動作。《後漢書・楊震傳》：“孔融，魯國男子，明日便當拂衣而去，不復朝矣！”

60坐：徒然。副詞。《文選・樂府・陸士衡長歌行》：“容華夙夜零，體澤坐自捐。”李善注：“無故自捐曰坐也。”

61巧語：花言巧語。誑（kuáng 狂）：欺騙。

62甘言：甜言蜜語。《史記・商君列傳》：“語有之矣，貌言華也，至言實也，苦言藥也，甘言疾也。”悦聽：猶悦耳。此謂迷惑人。

63强辯：能言善辯，把没有理的硬説成有理。相欺：欺騙人。相，此表單向。指一方對另一方有所作爲。下文“相恐”之“相”同此。

64危言：驚懼之言。

65便佞（pián nìng 駢濘）：巧言善辯，阿諛奉迎。《論語・季氏》：“友便辟，友善柔，友便佞，損矣。”何晏集解：“鄭曰：便，辯也。謂佞而辯。”朱熹注：“便佞，謂習於口語而無聞見之實。”

66結納：結交。親知：親友。此指病人的親友。

67修好：建立交情。《左傳・成公九年》：“楚子使公子辰如晉，報鍾儀之使，請修好結成。”此謂“籠絡”。

68上薦：推薦給官高位尊的人。

69阿諂（è chǎn 婀産）：曲意逢迎。阿，迎合。諂，奉承。

70腹無藏墨：喻腹中空空，没有真才實學。

71詭言：詐稱。詭，欺詐。

72目不識丁：兩眼不識一個字。《舊唐書・張弘靖傳》：“今天下無事，汝輩挽得兩石弓，不如識一丁字。”“丁”本爲“个”字，形似而訛。後人因謂不識字爲“目不識丁”。宋・吴曾《能改齋漫録》：“《唐書・張弘靖傳》：‘背挽兩石弓，不如識一丁字。’舊史亦同。竇苹《唐書音訓》云：‘丁，恐當作个。’予嘗以竇説雖當，而無所據。偶讀孔毅父《續世説》引弘靖語曰：‘汝曹能挽兩石弓，不若識一箇字。’乃作此‘箇’字，因知‘个’誤爲‘丁’，無可疑者。”

⑬ 漫：全。

⑭ 枳朴歸芩：枳實、厚朴、當歸、黄芩，爲常用中藥。

⑮ 撮：以手指抓取。原作“攝”，據上海衛生出版社排印本改。

⑯ 孟浪：鹵莽；輕率。

⑰ 陽：表面上。

⑱ 陰：暗地裹。浸潤：讒言。《論語·顔淵》：“浸潤之譖，膚受之愬，不行焉，可謂明也已矣。”何晏集解：“鄭曰：譖人之言，如水之浸潤，漸以成之。”

⑲ 朱紫：朱爲正色，紫爲雜色，兩者近似，容易混淆。喻是非混淆，以假亂真。見本書《病家兩要説》注釋。

⑳ 讒（chán 纏）：説別人的壞話。妒：嫉妒。

㉑ 必：肯定。

㉒ 冀：希望。回春：喻疾病痊癒，恢復健康。

㉓ 若輩：此流。

㉔ 輕：輕率。

㉕ 嫁謗自文：轉嫁謗言，文飾自己。謗，責備之言。文，掩飾。

㉖ 貪倖：貪圖僥倖。

㉗ 曲高者和（hè 賀）寡：歌曲越是高雅，能跟着唱和的人越少。見本書《病家兩要説》注釋。

㉘ “道高”句：道術越是高超，受到的誹謗越多。《商君書·更法》：“有高人之行者，必見非於世；有獨知之慮者，必見毁於民。”

㉙ “一齊”二句：一個齊人的教育之功能有多少？衆多楚人的喧擾很容易擾亂。《孟子·滕文公下》：“有楚大夫於此，欲其子之齊語也……一齊人傅之，衆楚人咻之，雖日撻而求其齊也，不可得矣。”傅，教導。咻（xiū 休），喧擾。成語“一傅衆咻”本此。

⑳ 苟且：姑且。

㉛ 倏（shū 殊）：忽而。趙錢：爲《百家姓》中頭一二姓，故順便舉之，猶言“張三”、“李四”。泛指一般醫生。

㉜ 惟芩惟梗：衹是用黄芩、桔梗之類。謂用藥敷衍。

㉝ 攸繫：相關。攸，所。《詩經·蓼蕭》：“萬福攸同。”鄭玄箋：“攸，所也。”

㉞ 機宜：時機。此指治病的時機。

㉟ 咎（jiù 疚）：罪過。

㊱ 聖人：此指黄帝、岐伯。

㊲ 中（zhòng 衆）：侵蝕。

㊳ 必期：一定要求。期，希求。

㊴ “遷就”四句：《靈樞·師傳》：“且夫王公大人血食之君，驕恣從欲，輕人，而無能禁之，禁之則逆其志，順之則加其疾，便之奈何……岐伯曰：人之情，莫不惡死而樂生，告之以其敗，語之以其善，導之以其所便，開之以其所苦，雖有無道之人，惡有不聽者乎？”遷就，降格相就；曲意迎合。復，又。

㊵ 且：將。奈……何：對……怎么辦。

譯文

每次閲讀《内經》讀到《方盛衰論》篇最後説“不要違背人之常情”，未嘗不是震驚而起，感慨地嘆服黄帝、岐伯瞭解人心太深刻了！不違背人之常情，是醫生很迫切的問題，然而大大的困難啊。大略説來人之常情的類别有三種：第一種是病人的常情，第二種是旁人的常情，第三種是醫生的常情。

所説的病人的常情，五臟各人有各人的偏盛偏虚，七情各人有各人的偏勝。五臟陽氣盛的適宜寒凉方劑，五臟陰氣盛的適宜温熱方劑；耐受藥物毒性的人，使用和緩的方劑便没有功效；不能耐受毒性的人，使用峻猛的藥物便有害：這是各人臟氣的不同。愛動愛静各人有各人的喜好，飲食也各人有各人的愛憎；性情喜歡吉利的人，直説病情就會受到非難；心中多憂慮的人，會把安慰的話當成虚假。没有取得信任的人，對他忠誠告誡難以奉行；好懷疑的人，對深切的話却忌諱：這是各人的愛好憎惡不相同。富裕的人大多任性，因而禁忌誡律不遵守；高貴的人大多妄自尊大，因而驕傲放縱不講道理：這是各人社會地位的不相同。貧窮的人吃飯穿衣都成問題，更何况藥物？勞苦的人憂慮辛勞，不得安適，其情懷可想而知：這是各人調養的不相同。有的人對於醫生的話剛剛相信，别人錯誤的話又使他改變了主意，好像大路多岔路，丢失的羊不知所去，好話也終於成了畫的餅子，不能充飢：這是没有主見造成的危害。有的病人最害怕發生意外，一味貪求穩當，一車柴草着火，用一杯水去救，很難避免失敗死亡：這是過於謹慎造成的危害。有的境遇機緣不利，謀求的事没能實現，内心深深地牽掛着，再好的藥物也難以醫治：這是患得患失造成的危害。有性情急躁的人偏遇上慢性病，屢次更换醫生，造成雜亂用藥；有性情遲緩的人遇上急性病，延誤時間，造成難以挽救：這是性情急躁和遲緩造成的危害。有的人衹要人參、白术一沾嘴唇，由於心裏怕補便感到阻塞；有的人衹要朴硝、大黄喝下去，由於心裏怕攻便神魂飄蕩：這是心裏有成見造成的危害。有的是忌諱疾病而不説，有的是隱曲之情難以開口，更有甚的是故意隱瞞病情，用診脈來試探醫生的本事。豈不知自古代神醫、聖醫以來，從没有捨棄望診、聞診、問診，單獨憑借診脈的。假如寸口脈盛便可以知道是傷食，至於哪一天傷的，傷的什麽食物，難道能從診脈中知道嗎？這些都是病人的常情，不能不明察的。

所説的旁人的常情，有的人堅持有根據的理論，但是病人的實際情况不一定相符合；有的發表没有根基的言論，對於醫理何嘗夢見過？有的人把持着判定是非的權柄，與我的意見相同的便認爲他對，與我的意見不同的便認爲他不對，然而真的對，真的不對，没有人能辨别；有的人堅持浮淺的見解，見有頭痛證狀便治頭痛，見有脚痛證狀便治脚痛，然而哪是病的本，哪是病的標，有誰知道？有的人地位高貴，他堅持的意見醫生很難與他對抗；有的人是病人親密的人，他的偏見醫生很難扭轉。又比如推薦醫生，動不動便關係到病人的死活。有的是因爲私人感情深厚來推薦的，有的是因爲平庸醫生的偶然效驗來推薦的，有的是相信醫生的能説會道來推薦的，有的是因爲貪圖醫生的報酬來推薦的，甚而至於香臭不分，放肆地評論醫生，稱譽一個人時能把盗跖説成虞舜，詆毁一個人時能把鳳凰説成猫頭鷹，以至於使高明的醫生拂袖而去，使危重的病人，坐等死亡。這些都是旁人的常情，不可不明察的。

所説的醫生的常情，有的花言巧語來瞞哄病人，有的甜言蜜語來討好病人，有的能言善辯來欺騙病人，有的危言聳聽來恐嚇病人：這些是耍弄嘴皮的一流醫生。有的結交親友，有的籠絡僕人，有的謀求地位高的人推薦，有的不經邀請自己登門：這是曲意逢迎的一流醫生。有的腹中没有學問，詐稱神仙傳授，不認識一個字，假托祖上秘傳：這些是慣行詐騙的一流醫生。有的對望診、聞診、問診、切脈全不留意，枳實、厚朴、當歸、黄芩隨手便抓，狂妄地説人家愚笨自己聰明，人家手生自己熟練：這些是行事魯莽的一流醫生。有的嫉妒成性，以排擠别人爲能事，表面上好像是志同道合，暗地裏惡語中傷，顛倒是非，真假混淆：這些是嫉賢害能的一流醫生。有的貪圖財物又没有知識，拿着人命當兒戲。如果疾病是危重疑難之證，即使是高明的醫生也很難説有把握，非常詳細謹慎地診治，還有希望治愈。這等人貪圖功利，輕易地胡亂用藥，等到病情惡化，便轉嫁謗言，掩飾自己：這些是貪婪圖僥倖的一流醫生。有的是醫生們各持己見，不能決定，曲調高超的跟着和的便少，道術高超的招來的誹謗也多。一個齊國人教齊語的作用能有多少？衆多楚國人的楚語喧嘩很容易擾亂：這些是平庸淺薄的一流醫生。有的醫生對平素相識的病人，尚能草率地貪圖功效；對平素不相識的病人，遇到請去看病，病家既然不瞭解醫生，便忽而請個姓趙的醫生，忽而請個姓錢的醫生；醫生也不肯落埋怨，就祇是用黄芩、桔梗一類藥物來應付。有的請來的醫生很多，醫生們便互相觀望；有的是醫生之間有利害關係，彼此之間避免嫌疑。祇是追求避免埋怨，確實達到目的了；耽誤了治療的時機，這是誰的罪過呢？這些是因爲瞭解醫生不真切，任用醫生不專一。

凡是像這些情況，哪一條不是人之常情？然而人情的詳細情況，尚有很多難以盡説。聖人用不違背人的常情作爲告誡，是希望學醫的人思考它，慎重對待它，不至於被愚陋的習俗所傷害罷了。雖然如此説，一定要求不違背，便免不了要遷就。但是如果遷就了人情即妨礙病情，不遷就又妨礙人情；有着一定不能遷就的病情，又有着不能不遷就的人情，將怎麽辦呢？所以説：實在是困難啊！

課文簡析

本文借《内經》"不失人情"四字爲題，闡發作爲一個醫生在臨證之際所面臨的種種人情方面的矛盾。這些人情當中，除病人之情中有生理病理方面的外，大都是屬於意識形態的人情，而且是不宜遷就的惡劣習氣。作爲一個醫生應當清醒地看到這些人情現象，妥善地處理這些問題，更要提防這些惡習的侵蝕。第一段，説明不失人情的重要性及其困難。第二段，專門論述病人之情，有藏氣、好惡、交際、調治四個"不同"，及無主、過慎、得失、緩急、成心、隱諱六"爲害"。第三段，專門論述旁人之情，論病時有的持論有據而不符病情，有的出言無本而不知醫理，有的操權柄而是非莫辨，有的見解膚淺而不知標本，有的地位尊貴不可抗争，有的是親戚而有偏見。薦醫時更是有因意氣之私、庸淺偶效、信其利口、貪其酬報、不分薰蕕而薦等爲害。第四段，專門論述醫人之情，有便佞、阿諂、欺詐、孟浪、讒妒、貪倖、庸淺、觀望八種習氣。第五段，告誡後人不要被這些陋習侵蝕，感嘆醫生處於"必不可遷就之病情"與"不可不遷就之人情"之間的困難處境。

參考資料

1. 李中梓，字士材，華亭人。少博學，習岐黄術，凡奇證遇，無不立愈。所著有《士材三書》、《頤生微論》、《醫統》若干卷。

《江南通志》

2. 李中梓，字士材，邑諸生也。有文名，并精醫理，名重一時。時金壇王肯堂宇泰，亦精岐黄術，年八十患脾泄，群醫咸以年高體衰，頻投滋補，病愈劇，乃延李診視。診畢，語王曰："公體肥多痰，愈補則愈滯，當用迅利藥蕩滌之，能勿疑乎？"王曰："當世之醫，惟我二人。君定方，我服藥，又何疑？"遂用八豆霜，下痰涎數升，疾頓愈。

清・毛祥麟《墨餘録》卷二

3. 余究心三十餘年，始知合變，而及門者苦於卓也。曩所著《微論》諸書，未盡玄旨，用是不揣鄙陋，纂爲是編，顔曰《必讀》，爲二三子指南。會友人吴約生偕其弟君如見而俞之曰："裒益得中，化裁盡變。明通者讀之，而無遺珠之恨；初機者讀之，而無望洋之嘆。其可秘之帳中乎？"遂捐貲以付之剞劂，而嘉惠學者以亟讀。余曰："讀書之難，難在輪扁之説齊桓也，不疾不徐，有數存乎其間。余之爲此書也，僅爲渡河之筏耳。若夫循其糟粕，悟其神理，默而存之，存乎心解，余不能喻諸人，人亦不能得之於余。讀是書者，無爲輪扁所笑則幾矣！"友人聞而俞之，而命余弁其首。

《醫宗必讀・自序》

4. 是刻悉本《内經》，凡先賢名論與經旨翼贊者，收采無遺。間有千慮一失，匪敢臆説妄評，咸以經文正其偶誤，具眼者必能鑒也。

《醫宗必讀·凡例》

5. 甲申孟秋晦夜，社友鄭去華季郎（患心腎虚勞吐血）……余議每劑用人參一兩爲君，佐以養血滋腎藥數品，倘得服十餘劑，脈症漸減，庶可治療。彼意以余言爲妄，次日别延……至八月二十五日而歿。嗣後去華抵雲間……因晤名手李士材，談及乃郎前症，謂："廣延救治，獨有敝社蕭友，令余每劑投參一兩，余疑不用。"李曰："此症乃陰陽兩虧，心腎將敗，每劑須參二三兩，方能納氣歸原，引血歸經。蕭固知用參，而僅投一兩，必遲湊效。"去華歸，因以告余，又以李刻《醫宗必讀》一書示余。不謂六合寥廓之内，亦有臭味同氣之士，是先得我心者也。李號士材，諱中梓。其先人官吏科，君亦明經，薄仕而隱於醫。博洽洞曉，具有絶識。閲其所刻僅五册，詞簡而明，法精以詳，允爲當世正法眼。余婆心熱腸，每欲遠訪，參印疑義，而苦爲兵戈梗道，有志未遂，俟之他日耳。其前書當附驥於立齋先生，而凌駕於劉朱之上。余期鳩工重梓。以廣其傳。先爲摘出，以告同患者。

蕭京《軒岐救正論·心腎虚勞吐血》

（邵冠勇）

一百零五　雜　氣　論

説明

本文選自《温疫論》卷下，據1955年人民衛生出版社影印光緒乙未年（公元1895年）文富堂刊本排印，校以《中國醫學大成》本。作者吴有性，字又可，姑蘇（今江蘇吴縣）人，居太湖洞庭山。明末清初著名醫家。明代崇禎十四年（公元1641年），山東、浙江、南北直隸（今江蘇、河北）瘟疫大流行。至五六月益甚，或至闔門傳染。時醫誤以傷寒法治之，未嘗見其不殆，枉死不可勝計。吴有性面對當時情況，深感守古法不合今病，致使病人不死於病，乃死於醫。於是静心窮理，提出癘氣爲病的病因學説，他指出瘟疫爲病，非風非寒，非暑非温，乃天地間别有一種異氣所感。其傳變有九，亦與傷寒的傳經不同。於是格其所感之氣，所入之門，所受之處，及其傳變之體，與平日所用歷驗方法，詳加論述，撰成《温疫論》一書。古無瘟疫專書，自吴有性書出，瘟疫一症，始有繩墨可守，對中醫學的傳染病學具有開創之功，對後世温病學説的發展作出了重要的貢獻。由於時代與科學發展水平的限制，吴氏尚不能測知雜氣爲各種病菌、病毒、病原體，但是他已經認識到在"六氣"之外，尚有各種致病的因素，并且找到了一些傳染病的特性和規律，這便大大超過了前人。《雜氣論》便是其中論述傳染病的各種致病因素的一篇論文。

日月星辰，天之有象可睹[①]；水火土石，地之有形可目[②]；昆蟲草木[③]，動植之物可見[④]；寒熱温涼，四時之氣往來可覺[⑤]。至於山嵐瘴氣[⑥]，嶺南毒霧[⑦]，咸得地之濁氣[⑧]，猶可以察。惟天地之雜氣[⑨]，種種不一，亦猶天之星辰有羅、計、熒惑[⑩]，地之土石有雄、硫、鹵、信[⑪]，草木有野葛、巴豆[⑫]，昆蟲有毒蛇、猛獸。氣交之中[⑬]，萬物各有善惡，是雜氣亦有優劣也[⑭]。然此氣無象可見，況焦聲無臭[⑮]，何能得睹得聞？人惡得而知[⑯]？是氣也，其來無時[⑰]，其着無方[⑱]，衆人觸之者，各隨其氣而爲諸病焉[⑲]。

其爲病也，或時衆人發頤[⑳]，或時衆人頭面浮腫，俗名爲大頭瘟是也[㉑]；或時衆人咽痛，或時音啞，俗名爲蝦蟆瘟是也[㉒]。或時衆人瘧痢，或爲痹氣[㉓]，或爲痘瘡[㉔]，或爲斑疹[㉕]，或爲瘡疥疔腫[㉖]；或時衆人目赤腫痛；或時衆人嘔血暴下[㉗]，俗名爲瓜瓤瘟、探頭瘟是也[㉘]；或時衆人瘿核[㉙]，俗名爲疙瘩瘟是也[㉚]。爲病種種，難以枚舉。大約病遍於一方，延門闔户[㉛]，衆人相同，此時行疫氣[㉜]，即雜氣所鍾[㉝]。爲病種種，是知氣之不一也。蓋當其時，適有某氣專入某臟腑經絡，專發爲某病，故衆人之病相同，非關藏府經絡或爲之證也。不可以年歲四時爲拘，蓋非五運六氣所能定者[34]，是知氣之所至無時也。或發於城市，或發於村落[35]，他處安然無有，是知氣之所着無方也。

疫氣者[36]，亦雜氣中之一，但有甚於他氣，故爲病頗重，因名之癘氣。雖有多寡不同，然無歲不有[37]。至於瓜瓤瘟、疙瘩瘟，緩者朝發夕死[38]，急者頃刻而亡，此又諸疫之最重者。幸而百十年來罕有之[39]，不可以常疫并論也[40]。至於發頤、咽痛、目赤、斑疹之類，其時村落中偶有一二人，所患者雖不與衆人等，然考其證，甚合某年某處衆人所患之病，纖悉相同[41]，治法無異。此即常年之雜氣[42]，但目今所鍾不厚[43]，所患者希少耳[44]。此又不可以衆人無有[45]，斷爲非雜氣也。

雜氣爲病最多，然舉世皆誤認爲六氣[46]。假如誤認爲風者[47]，如大麻風、鶴膝風、痛風、歷節風、老人中風、腸風、癘風之類[48]，概用風藥，未嘗一效，實非風也，皆雜氣爲病耳[49]。又誤認爲火者[50]，如疔瘡、發背、癰疽、流注、流火、丹毒[51]，與夫發斑、痘疹之類[52]，以爲痛癢瘡瘍，皆屬心火，投芩、連、知、檗[53]，未嘗一效[54]，實非火也，亦雜氣之所爲耳。至於誤認爲暑者[55]，如霍亂、吐瀉、瘧痢、暴注、腹痛、絞腸痧之類[56]，皆誤認爲暑，作暑證治之，未嘗一效，與暑何與焉[57]！

至於一切雜證無因而生者[58]，并皆雜氣所成。蓋因諸氣來而不知，感而不覺，惟向風、寒、暑、濕所見之氣求之[59]，既已錯認病源，未免誤投他藥。劉河間作《原病式》[60]，蓋祖五運六氣[61]，百病皆原於風、寒、暑、濕、燥、火[62]，無出此六氣爲病者。實不知雜氣爲病，更多於六氣。六氣有限，現在可測[63]；雜氣無窮，茫然不可測[64]。專務風、寒、暑、濕、燥、火[65]，不言雜氣，豈能包括天下之病歟？

注釋

① “日月”二句：即“日月星辰者，天之有象可睹者也”。象，現象。

② 形：謂形體。目：看。用如動詞。

③ 昆蟲：泛指一切動物。昆，衆。蟲，動物之總稱。徐灝《説文解字注》：“蟲者，動物之通名。”

④ 動植之物：即動物植物。

⑤ 往來：指寒暑來與去。

⑥ 山嵐（lán 蘭）：山林中的霧氣。瘴氣：南方山林間由濕熱蒸鬱而生的令人致病的毒氣。

⑦ 嶺南：五嶺以南地區。五嶺即江西、湖南、廣東、廣西等省邊境的大庾嶺、騎田嶺、都龐嶺、萌渚嶺和越城嶺。毒霧：有毒的霧氣。

⑧ 咸：皆。副詞。得：謂得之於。猶來自。濁氣：惡濁之氣。

⑨ 天地之雜氣：指天地間通常六氣之外的其他雜亂之氣。這些雜氣也有優劣之分，有的是不致病的，有的是致病的。致病的雜氣包含現代所説的各種傳染病病源體。

⑩ 羅計：指羅睺（hóu 喉）星和計都星。古代把它們連同日、月與金、木、水、火、土五星合稱九曜（yào 耀）。日月五星均同向而行，惟羅喉、計都兩星相反運行，故常掩襲諸星。熒（yíng 營）惑：指火星。由於火星色紅，熒熒似火，亮度變化，運行複雜，所以古人稱之爲“熒惑”《史記・天官書》：“熒惑爲勃亂、疾、喪、饑、兵。”

⑪ 雄硫硇（lǔ 魯）信：指雄黄、硫磺、鹽硇、信石，皆爲有毒礦物。

⑫ 野葛：即鈎吻，有大毒，入藥。巴豆：巴豆樹成熟種子，含毒性蛋白，有大毒。

⑬ 氣交：指天地之間。天氣下降，地氣上升，二氣交會之處。《素問》有“氣交變大論”，新校正云：“詳此論專明氣交之變，乃五運太過不及，德化政令，災變勝復爲病之事。”

⑭ 是：猶是以。優劣。指不致病者與致病者。

⑮ 臭（xiù 秀）：氣味。

⑯ 惡（wū 烏）：何。疑問代詞。

⑰ 無時:没有一定時間。

⑱ 着(zhuó 濁):附着。無方:没有一定地域。方,區域。

⑲ 諸病:指各種瘟疫病。

⑳ 發頤(yí 夷):發生在頤頷部位的一種化膿性感染,如痄腮之類。

㉑ 大頭瘟:病症名。又稱"大頭風"、"大頭傷寒"。感受風濕時毒而發病,以頭面紅腫,咽喉腫痛爲特徵,重者可見耳聾、口噤、神昏、譫語等危候。《瘟疫論》:"大頭瘟者,其濕熱傷高巔,必多汗氣蒸,初憎寒壯熱,體重頭面腫甚,目不能開,上喘,咽喉不利,舌乾口燥。不速治,十死八九。"是:此。在句中可譯作"就是這種病"。下同。

㉒ 蝦蟆瘟:病症名。又名"捻頸瘟"。頸項腫大,連及頭面,狀如蝦蟆,故名。《瘟疫論》:"捻頸瘟者,喉痹失音,頸大腹脹,如蝦蟆者是也。"

㉓ 痹氣:指外邪侵入經絡和關節,導致肌肉和關節疼痛的一類疾病。

㉔ 痘瘡:俗稱"天花",是一種劇烈的傳染病。

㉕ 斑疹:一種皮膚病變。不高出表皮者爲斑,高出表皮者爲疹。

㉖ 瘡疥:即疥瘡。一種傳染性皮膚病。疔腫:病名。以其堅硬而根深,形如釘狀,故名。

㉗ 嘔血暴下:吐血下痢。

㉘ 瓜瓤瘟:病症名。一種以胸高脅突,嘔血如瓜汁爲特徵的急性傳染病。病勢凶險,死亡極快。《瘟疫論》:"瓜瓤瘟者,胸高脅起,嘔血如汁者是也。"探頭瘟:病症名。以其頸項僵硬,不便屈伸,故名。

㉙ 癭核:脖頸腫大,出現硬塊,包括甲狀腺和淋巴腺腫大之類。

㉚ 疙瘩瘟:病症名。以出現疙瘩爲特徵,故名。《瘟疫論》:"疙瘩瘟者,發塊如瘤,遍身流走,旦發夕死者是也。"

㉛ 延門:一作"沿門"。一家挨一家。闔(hé 合)户:全家。

㉜ 時行疫氣:又稱"時行戾(lì 利)氣"。指流行性疫毒。

㉝ 鍾:凝聚。《左傳・昭公二十一年》:"器以鍾之。"杜預注:"鍾,聚也。"

㉞ 蓋:因爲。五運六氣:簡稱"運氣"。金、木、水、火、土五行的運行爲五運,風、寒、暑、濕、燥、火六氣的變遷爲六氣。古代醫家以五運六氣來推斷氣候的變化與疾病的關係。雷豐《時病論・五運六氣論》:"試以其常而言之,五運者,木、火、土、金、水也,一運主七十二日有奇。六氣者,風、君、相、濕、燥、寒也,一氣司六十日有奇。故五運六氣合行,而終一歲。蓋主運主氣,歲歲皆然;客運客氣,年年更换。"定:確定。

㉟ 村落:村莊。落,人聚集的地方。

㊱ 疫氣:又稱"厲氣"。雜氣之一種。能致瘟疫,故名疫氣。較他氣爲厲,故名厲氣。

㊲ 無歲:没有一年。

㊳ 朝(zhāo 招):早晨。

㊴ 幸而:幸虧。罕:少。

㊵ 以:與。

㊶ 纖(xiān 先)悉相同:完全一致。纖,比喻細微。悉,完全。

㊷ 常年之雜氣:四時流行的傳染性致病邪氣。

㊸ 目今:眼下。厚:深重。

㊹ 希:稀少。

㊺ 以:因。

㊻ "舉世"句:然而全社會上的人都把雜氣爲病,錯誤地當成通常的風、寒、暑、濕、燥、火六種外因致病。舉,全。

㊼ 假如:例如。誤認爲風者:錯誤地認作風病的。

㊽ 大麻風:即麻風病,又名"癘風"。患者須眉毛發脱落,皮膚粗糙,形容異常,有傳染性。鶴膝風:患者足脛萎縮,膝關節腫大,形如鶴膝,故名。痛風:即痛痹。因寒而得,全身關節疼痛,痛有定處。歷節風:簡稱"歷節"。以關節紅腫,疼痛劇烈,痛無定處,遍歷關節,故名。類似急性風濕性關節炎或類風濕性關節

炎。腸風:因疫邪入於腸中所致,大便下血。癘風:即麻風。

㊾ 皆雜氣爲病:都是雜氣所致之病,而非風邪所致之病。

㊿ 誤認爲火者:錯誤地認作火病的。

51 疔瘡:多發於面部及四肢末的疾患。形小根深,其狀如釘,故名。發背:發於背部的疔瘡,故名。癰疽:局部化膿性疾患。大而淺者爲癰,深而惡者爲疽。流注:發於肌肉深部的腫塊,日久成膿瘍,流竄無定,故名。流火:屬於丹毒之類。多發於小腿部。丹毒:一種以患處皮膚紅赤如丹爲特徵的急性皮膚病。

52 發斑豆疹:指皮膚上出現斑點成片,色紅或紫,撫之不礙手,爲發斑。形如豆粒,色紅或紫,高出皮膚之上,撫之礙手,爲豆疹。

53 芩連知檗:指黄芩、黄連、知母、黄檗,皆清熱瀉火之藥。知檗,一本作“梔(zhī 知)柏”。指梔子、黄柏,皆苦寒之品。

54 未嘗一效:言其用藥與病因不符。按:實際上也有見效者,這是因爲芩連知檗等藥有殺菌功用。

55 誤認爲暑者:錯誤地認作暑病的。

56 霍亂:以上吐下瀉,同時并作,揮霍繚亂爲特徵的疾患。吐瀉:上吐下瀉。暴注:急性腹瀉。絞腸沙:又名乾霍亂。證狀是欲吐不吐,欲下不下,腹脹絞痛,煩躁悶亂,甚則面色青白,四肢厥冷。《瘟疫論》:“絞腸瘟者,腸鳴乾嘔,腹痛水泄不通者是也。”

57 與暑何與:和六氣中的暑氣有何相干?極言其病因爲六氣之外的雜氣。與,參與。

58 “至於”二句:即至於一切無因而生的雜證。“無因而生者”爲“雜證”的後置定語。

59 求之:探求病因。

60 劉河間:即劉完素。見本書《病機論》。原病式:即金代劉完素所著《素問玄機原病式》。

61 祖:祖述。用如動詞。

62 原:起因。

63 現在:現實存在。

64 “雜氣無窮”二句:謂雜氣種類繁多,無有窮盡,憑借感官不可測知。

65 務:追求。

課文簡析

本文對急性傳染病的病因學、流行病學及臨床特徵,都作了廣泛深入的論述。文中第一段首先提出天地間在人們可見可知的一般致病因素之外,尚有各種各樣人們無法得睹得聞的雜氣。第二段指出雜氣爲病特點,雜氣具有侵犯某些臟器組織和能引起某些外部感染性疾患的特性,感染的雜氣不同,所得的傳染病也有異;總結出疫病的流行有大流行與散發性之分。第三段論述疫氣爲病,雖有多寡不同,但是年年皆有。第四段指出時醫多把疫氣爲病誤認爲六氣爲病,病源既錯,用藥自然未嘗一效。最後一段推而廣之,一切無因而生的雜證,都是雜氣爲病,雜氣爲病更多於六氣,專務六氣是不能包括天下之病的。這對傳統的病因理論是一個突破。雖然在當時還不可能認識到致病的雜氣就是細菌、原蟲或病毒,但事實上他把微生物方面的若干重要規律及微生物病原體的某些特性,已揭示出來。

參考資料

1. 吴有性,字又可,江南吴縣人,生於明季,居太湖中洞庭山。當崇禎辛巳歲,南北直隸、山東、浙江大疫,醫以傷寒法治之不效。有性推究病源,就所歷驗著《瘟疫論》。謂傷寒自毫竅入,中於脈絡,從表入裏,故其傳經有六,自陽至陰,以次而深;瘟疫自口鼻入,伏於膜原,其邪在不表不裏之間,其傳變有九,或表或裏,各自爲病。有但表而不裏者,有表而再表者,有但裏而不表者,有裏而再裏者,有表裏分傳者,有表裏分傳而再分傳者,有表勝於裏者,有先表後裏者,有先裏後表者。其間有與傷寒相反十一事。又有變證兼證種種不同,并著論制方,一一辨别。古無瘟疫專書,自有性書出,始有發明。

《清史稿·藝術傳》

2. 夫温疫之爲病,非風非寒,非暑非濕,乃天地間别有一種異氣所感。其傳有九,此治疫緊要關節,奈何自古迄今，從未有發明者！仲景雖有《傷寒論》，然其法始自太陽，或傳陽明，或傳少陽，或三陽竟自傳胃，蓋爲外感風寒而設，故其傳法與温疫自是迥別。嗣後論之者紛紛，不止數十家，皆以傷寒爲辭，其於温疫證而甚略之，是以業醫者所記所誦，連篇累牘，俱系傷寒。及其臨證，悉見温疫。求其真傷寒，百無一二。不知屠龍之藝雖成，而無所施，未免指鹿爲馬矣。余初按諸家，咸謂春夏秋皆是温病，而傷寒必在冬時。然歷年較之，温疫四時皆有；及究傷寒，每至嚴冬，雖有頭疼身痛惡寒無汗發熱，總似太陽證，至六七日失治，未嘗傳經，每用發汗之劑，一汗而解，間有不藥亦自愈者，并未嘗因失汗以至發黄、譫語、狂亂、胎刺等證。此皆感冒膚淺之病，非真傷寒也。傷寒感冒，均係風寒，不無輕重之殊，究竟感冒居多，傷寒希少，况温疫與傷寒，感受有霄壤之隔。今鹿馬攸分，益見真傷寒世所絶少。仲景以傷寒爲急病，倉促失治，多致傷生，因立論以濟天下後世，用心可謂仁矣。然傷寒與瘟病，均急病也。以病之少者尚諄諄告世，至於温疫多於傷寒十倍，安忍反置勿論？或謂温疫之證，仲景原别有方書，歷年既久，兵火湮没，即《傷寒論》乃稱散亡之餘。王叔和立方造論，謬稱全書，温疫之論，未必不由散亡也明矣！崇禎辛巳，疫氣流行，山東浙省，南北兩值，患者尤多。至五六月益甚，或至闔門傳染。始發之際，時師誤以傷寒法治之，未嘗見其不殆也。或病家誤聽七日當自愈，不爾十四日必瘳，因而失治，有不及期而死者；或有妄用峻劑，攻補失序而死者；或遇醫家見解不到，心疑膽怯，以急病用緩藥，雖不即受其害，然遷延而致死者；比比皆是。感之輕者，尚獲僥倖；感之重者，更加失治，枉死不可勝計。嗟乎！守古法不合今病，以今病簡古書，原無明論，是以投劑無效。醫者彷徨無措，病者日近危篤。病愈急藥愈亂，不死於病，乃死於醫；不死於醫，乃死於聖經之遺亡也。吁！千載以來，何生民不幸如此！余雖固陋，静心窮理，格其所感之氣，所入之門，所受之處，及其傳變之體，平日所用歷驗方法，詳述於左，以俟高明者正之。時崇禎壬午年仲秋月姑蘇洞庭吴有性書於淡淡齋。

《温疫論・原序》

3. 有性字又可，震澤人。是書成於崇禎壬午，以四時不正之氣，發爲瘟疫，其病與傷寒相似而迥殊，古書未能分别，乃著論以發明之。大抵謂傷寒自毫竅而入，中於脈絡，自表入裏，故其傳經有六，自陽至陰，以次而深；瘟疫自口鼻而入，伏於膜原，其邪在不表不裏之間，其傳變有九，或表或裏，各自爲病，有但表而不裏者，有表而再表者，有但裏而不表者，有裏而再表者，有表裏分傳者，有表裏分傳而再分傳者，有表勝於裏者，有先表而後裏者，有先裏而後表者。其間有與傷寒相反者十一事。又有變證兼證，種種不同。并著論制方，一一辨别。其顯然易見者，則脈在不伏不沉之間，中取之乃見。舌必有胎，初則白，甚則黄，太甚則黑而芒刺也。其謂數百瘟疫之中，乃偶有一傷寒；數百傷寒之中，乃偶有一陰證，未免矯枉過直。然古人以瘟疫爲雜證，醫書往往附見，不立專門，又或誤解《素問》"冬傷於寒，春必病温"之文，妄施治療，有性因崇禎辛巳南北直隸、山東、浙江大疫，以傷寒法治之不效，乃推究病源，參稽醫案，著爲此書，瘟疫一證，始有繩墨可守，亦可謂有功於世矣。其書不重詮次，乃隨筆札録而成，今姑存其舊。其下卷勞復食復條中載安神養血湯，小兒時疫條中載太極丸，并有方無藥。又疫痢兼證一條亦有録而無書，故别爲補遺於末。又正名一篇、傷例正誤一篇、諸家瘟疫正誤一篇，原目不載，蓋成書以後所續入，今亦并録爲一卷，成完書焉。

《四庫全書總目提要・子部・醫家類二》

（邵冠勇）

一百零六　察　　弊★

説明

本文選自《軒岐救正論》卷六，據1983年中醫古籍出版社影印清初刊本。作者蕭京，字萬輿，别號通隱子，閩中晉江（今屬福建）人，明代末年醫學家。自幼體弱，苦攻讀書，嬰疾夢遺，百治莫瘳。後來從父宦游楚慈陽，邀請李時珍的外孫黄州胡慎庵來衙中治療，三月痊愈。於是便從胡慎庵學醫。後來又從父宦游蜀，遍訪名醫請教，沉醉於此二十多年。歸里後，目擊時師治病，昧本從標，枉斃生靈，究其原因，蓋以習醫之人半屬非人，而所學之法全非正法。多爲軒岐之亂臣賊子。深感欲治人之病，必須先治醫之病。於是盡自己之心得，悉靈素之奥蘊，發揮真假脈旨，闡明藥性宜忌，昭揭病機虚實，朗懸醫病兩鑒，撰成《軒岐糾正論》六卷。

卷一爲醫論，卷二爲四診正法，卷三爲藥性微蘊，卷四爲傷寒門醫案，卷五爲雜病門醫案，卷六爲醫鑒、病鑒。本文即《病鑒》中的一篇。

醫爲性命之學，生成之主[1]，道大任鉅。自《唐書》列之方技，而縉紳名士每每不譚[2]。宋太保林億公云[3]：以至精至微之理，而付於至卑至賤之人[4]。求其能起人之疾者鮮矣[5]。故世遞降而術益尠[6]，率多市井亡賴[7]，空門孽秃[8]，略識字畫[9]，素饒利辯者爲之[10]。是人之辱醫，非醫之辱人也。若輩學醫，初祇挾脈訣捷徑、湯頭歌括[11]，不一二帙[12]，乃就業於庸流之竊有虚名者[13]，奉爲明師，教習記誦。稍知浮沉遲數四綱[14]，頗明温涼寒熱各性[15]，遠則一年，近則半載，遂以爲道盡傳矣，詣已超矣[16]。大開鋪肆[17]，高揭榜額[18]，不曰"某某精傳"，則曰"某某心授"，又則曰"世傳神秘"。離經叛道[19]，執方待病，輕淺偶中[20]，自恃神奇[21]。如是情迷壟斷[22]，計熟蠅頭[23]，而攀援之心萌矣[24]。念以爲非奉二三貴人爲我提掇[25]，何由虚聲日播乎？思得當道尊官踐任之後[26]，豈乏延醫[27]？乃預謀之胥役隸卒之流[28]，賄託吹薦[29]。及當道有請，何識賢愚[30]？便信然從之[31]。豈知此輩百凡布置[32]，復密通消息於官衙從僕，備詢何人何證[33]，預得病機，了了心中[34]。及一入診，語言脗合[35]，依病處藥，治或得驗，儔不艷服爲果精良乎[36]？其始也介下役以爲進身[37]，今也奉尊官而爲廣揚[38]。徼有題額[39]，高懸户外。往來見者，承風趨影[40]，亦争傳曰："彼名醫也。"甚至士大夫高慧[41]，不免亦墮彀中[42]，疊見疑難重恙[43]，被其枉夗者多矣[44]。一遇識者燭破肺府[45]，詞遁計拙[46]，破綻方彰[47]。嗚呼！如此兢逐邪流，心如青黑之混，指若鋒刃之險[48]，初亦何事不可度活[49]，乃至輕易冒醫[50]，殺人無算乎[51]！此古今之通弊也[52]。

考昔劉伯温公言曰[53]："杭有賣果者，善藏柑，涉寒暑不潰[54]，出之燁然[55]，玉質而金色[56]。置於市，價十倍，人争鬻之[57]。予買得其一，剖之，如有煙撲口鼻[58]，視其中，則乾若敗絮[59]。予怪而問之曰：'若所市於人者[60]，將以實籩豆、奉祭祀、供賓客乎[61]？將衒外以惑愚瞽也[62]？甚矣哉，爲欺也[63]！'賣者笑曰：'吾業是有年矣[64]。吾業賴是以食我軀[65]。吾售之，人取之，未嘗有言[66]，而獨不足子所乎[67]？世之爲欺者不少矣，而獨我也乎？'"此伯温公憤世嫉邪之言也[68]。今醫者既衒外以售柑矣，而病者可愚瞽而受戮乎[69]？

注釋

① 生成：出生成長。主：主宰。

② "自唐書"二句：宋·高保衡、林億《素問序》："惜乎唐令列之醫學，付之執技之流，而薦紳先生罕言之。"是本謂唐代律令將《素問》列入醫學，縉紳之士便罕言《素問》了。蕭氏引誤作《唐書》將醫學列於方技，縉紳之士便罕言醫學了。

③ 太保：本爲輔佐國君之官，次於太傅。後世多爲大官加銜，并無實職。林億，宋代醫家。官朝散大夫、光禄卿直秘閣。曾奉命校正《嘉祐補注神農本草》、《素問》等醫書。下面引文見其《素問序》。

④ "以至精"二句：《素問序》："奈何以至精至微之道，傳之以至下至淺之人，其不廢絶，爲已幸矣。"蓋本孫思邈《大醫精誠》"今以至精至微之事，求之於至粗至淺之思，其不殆哉？"

⑤ 起：治愈。

⑥ 尠："鮮"的異體字。很少。

⑦ 率：大率。市井：集市。《管子·小匡》："處商必就市井。"注："立市必四方，若造井之制，故曰市井。"《史記·刺客列傳》："政乃市井之人。"正義曰："古者相聚汲水，有物便賣，因成市，故云市井。"亡賴：即"無賴"。指游手好閑，無所聊賴之徒。亡，通"無"。

⑧ 空門：指佛門。孽秃：謂背叛佛門戒律的和尚。

⑨ 字畫：指文字的筆畫。

⑩ 素饒利辯：平素善於利口巧辯的人。饒，富。

⑪ 脈訣捷徑：指有關脈學的通俗讀物。六朝時高陽生曾編《脈訣》一書，流傳甚廣。《軒岐救正論・凡例》："高陽生之《脈訣》，乃殺人之鋒刃；王宗顯之《捷徑》，乃系人之桎梏。"湯頭歌括：指有關方藥的通俗讀物。

⑫ 帙（zhì 秩）：書套。

⑬ 就業：指拜師就學。庸流：竊據虚名的庸庸之輩。

⑭ 浮沉遲數：《脈經・脈形狀指下秘訣》："浮脈，舉之有餘，按之不足。""沉脈，舉之不足，按之有餘。""遲脈，呼吸三至，去來極遲。""數脈，去來急促。"脈形有二十四，此四脈爲脈之四綱。

⑮ 頗：稍微。温涼寒熱：爲藥之四性，或謂之四氣。《本草綱目・神農本草經名例》："藥有酸、鹹、甘、苦、辛五味，又有寒、熱、温、涼四氣。"注云："時珍曰：寇氏之言寒熱温涼是性，香臭腥臊是氣。其説與《禮記》文合。但自《素問》以來，只以氣味言，卒難改易，姑從舊爾。"

⑯ 詣：造詣。超：高超。

⑰ 鋪肆：指藥鋪。

⑱ 揭：舉。此謂懸挂。榜額：匾額。指招牌。

⑲ 離經叛道：違離正經，背叛正道。

⑳ 輕淺偶中：輕淺之疾，偶然治愈。

㉑ 自恃：自負。恃，依仗。

㉒ 情迷壟斷：幻想獨霸一方。壟斷，本指高而不相連的土壟。站在高處，便於觀察，了解行情，謀取高利。後指把市場置於自己掌握之中。《孟子・公孫丑下》："人亦孰不欲富貴，而獨於富貴之中有私龍斷焉。古之爲市也，以其所有，易其所無者，有司者治之耳。有賤丈夫焉，必求龍斷而登之，以左右望而罔市利，人皆以爲賤。"注："龍斷，岡壟之斷而高也。"

㉓ 計熟蠅頭：熟計蠅頭小利。

㉔ 攀援：此謂巴結上層。

㉕ 念：考慮。提掇（duō 多）：提攜。

㉖ 當道：當權者。踐任：上任。

㉗ 乏：缺少。延：請。

㉘ 胥役隸卒：指官府差役。胥，書辦之類小吏。

㉙ 賄託：賄賂請託。

㉚ 賢愚：有才能者與愚笨者。

㉛ 信然：誠實貌。

㉜ 百凡：猶百般。

㉝ 備詢：詳備詢問。備，周備。

㉞ 了了：明白。

㉟ 脗："吻"的異體字。

㊱ 儔（chóu 仇）：誰。艷服：艷慕佩服。艷，羡慕。果：果真。

㊲ 介：借助。進身：自身向上爬的階梯。

㊳ 廣揚：廣泛傳揚。

㊴ 徼（jiāo 交）：乞求。題額：指題寫的匾額。

㊵ 承風趨影：跟着風向走，追着影子跑。猶望風撲影。

㊶ 高慧：高明聰慧。

㊷ 墮彀（gòu 夠）中：落入圈套。彀中，弓矢射程所及的範圍。《莊子・德充符》："游於羿之彀中。"郭象注："弓矢所及爲彀中。"

㊸ 疉見：猶屢見。疉，"叠"的異體字。

㊹ 殀："死"的異體字。

㊺ 燭破肺府：看透其内心。燭，照。用作動詞。

㊻ 詞遁計拙：謂語言支吾，回避實情，計謀拙劣，漏洞百出。

㊼ 破綻：猶漏洞。彰：顯現。

㊽ 指：手指。

㊾ 度活：度日。

㊿ 冒醫：冒充醫生。

51 無算：無數。

52 通弊：通有的弊端。

53 劉伯溫：名基，字伯溫，元末明初人。曾投朱元璋，對明朝的建立有功，封誠意伯，官御史中丞兼太史令。後辭官歸隱。著作有《誠意伯文集》傳世。引文見其《賣柑者言》篇，文字略有出入。

54 涉：經歷。

55 燁(yè 葉)然：光彩照耀貌。

56 玉質：質地如玉。金色：顔色金黄。

57 鬻(yù 玉)：買。

58 煙："烟"的異體字。

59 敗絮：爛棉絮。

60 若：你。市：賣。

61 實籩豆：擺在盤中。實，充實。用作動詞。籩豆，都是古代用來盛食品的器具。籩，通"籩"。

62 將：還是。選擇連詞。衒外：炫耀其外表。衒，"炫"的異體字。愚瞽：傻子與瞎子。瞽，目盲。《莊子・逍遥游》："瞽者無以與乎文章之觀。"陸德明《釋文》："瞽，音古，盲者無目，如鼓皮也。"

63 "甚矣"句：行欺太甚了！主謂倒裝。

64 業是：以此爲職業。業，意動用法。有年：多年。

65 食(sì 四)：養活。

66 有言：有抱怨的話。

67 不足子所：不能使您處滿意。

68 憤世嫉邪：憤恨社會上的不平，疾恨世俗間的邪惡。

69 愚瞽：如同傻子瞎子一般地。名詞作狀語。戮：宰殺。

譯文

醫學是研究生命的學問，是化生成長的主宰，道術偉大，任務艱巨。自從《唐書》把醫經列到方技一類，因而官宦名人便常常是不談它。宋朝太保林億説："把這最精密最細微的醫理，交付給最卑鄙最下賤的人。"尋求能够治愈人們疾病的人少啊。所以社會越往下來醫術越少，大多是街市上一些游手好閑，無所聊賴之徒，或是佛門不守戒律的和尚，略微認識幾個字的，平素善於言辯的人來作醫生。這是人玷辱了醫術，而不是醫術玷辱了人。這一流人學習醫學，開始衹是携帶《脈訣》、《湯頭歌括》不到一兩本書，就讀於那些徒有虚名的庸醫門下，尊他們爲明師，讓他來教自己學習背誦。略微瞭解脈象的浮、沉、遲、數四種綱領，稍微明白藥性的寒、熱、温、凉各種性能，時間長的一年，時間短的半載，於是便認爲醫道全部傳授了，造詣已經高超了！便開設店鋪，高挂匾額，不是寫"某人真傳"，便是寫"某人心授"，再就是寫"祖傳秘方"。背離醫經，違反醫道，拿着成方，等待疾病。輕淺的疾病偶然治愈了，便以神奇自居。像這様一心幻想獨霸一方，計謀慣熟於蠅頭小利，因而攀附援引的心思便萌發了。心想除非是奉承一兩個高貴的人爲我提携，還能憑藉甚麽名聲一天天遠揚呢？心想當權的高官上任之後，難道少了請醫生？於是便預先謀劃到官府衙役身上，賄賂他們，請托他們爲自己吹捧，推薦自己。等到當權的高官要請醫生，哪里識辨甚麽賢能愚笨？便心悦誠服地聽從衙役的推薦。哪裏知道這一流人千方百計地布置，又秘密地和衙役僕從通消息，詳細地詢問是甚麽人得的甚麽病證，預先得知疾病的機要，做到心中明白。等一進去診病，説的與病情相吻合，按照病情處方用藥，治療獲得效驗，這時還有誰不艷慕佩服是真的高明醫生呢？他們開始的時候是借助下層差役作爲往上爬的階梯，到現在則是靠着達官貴人爲他廣爲揚名。求他們題寫匾額，高高地懸挂在門外。來往的人看見便隨風撲影地跟着跑，争相傳頌説："他是個名醫。"甚至於高明聰慧的士大夫，也免不了掉進他的圈套中，屢次見到疑難重病被他們誤治而死的很多了。一旦遇見有見識的人看破他的内心，便語言支吾，黔驢技窮，漏洞百出。唉！像這樣追求邪門外道，内心如同青黑一樣的昏暗，手指如同刀劍一樣的危險，當初幹甚麽職業不可以生活，却非得這么輕易地冒充醫生害人無數啊！這就是古往今來的通有的弊端。

查從前劉伯温先生的話説："杭州有個賣水果的人，善於貯藏柑橘，經過寒冬和酷暑都不潰爛。拿出來依然光彩鮮艷，玉石般的質地，黄金般的色澤。擺到市面上，價格是通常柑橘的十倍，人們争着買。我買到一個，剖開它時如有一股烟霧撲向口鼻，看看它的内裏，却是乾得如同舊棉絮一樣。我很奇怪，就責問他道：'你賣給人們的柑橘，是用來裝滿盤子，供奉神靈，招待賓客呢？還是炫耀其外表，來欺騙傻瓜和瞎子呢？騙人太過分了！'賣水果的笑笑説：'我以這爲職業多年了。我的職業靠着這個來養活我一身，我賣它，人們買它，從没有人説甚麽，却獨獨不能滿足您的要求嗎？社會上行騙的人不少了，難道是獨獨我一人嗎？'"這是劉伯温先生憤恨社會上醜惡現象的話。現在的醫生，已經是炫耀外表來賣柑橘的人，然而生病的人難道可以充當傻瓜瞎子來受宰殺嗎？

課文簡析

本文論述醫學"道大任巨"，然而却難得其人。士人以其爲方技者流而不屑顧及，因而使"至精至微之理，而付於至卑至賤之人"，致使高尚的醫學，淪爲"市井亡賴"度活謀生的技倆。這便是古今的通弊。第一段，指出當時學醫的人不學無術，投機鑽營的種種丑態；第二段，借賣柑者的故事，形象地指出現在的醫生大都是炫其外表的賣柑者，難道病人可以如同傻子瞎子般地受宰割嗎？真可謂"懸諸醫貞邪之鑒，醒病家從違之方"，發人深省。

參考資料

1. 予髫齡弱禀，質鈍志勞，窮獵簡編，苦心誦著，嬰疾夢遺，百治莫瘳。繼因從宦游楚慈陽，邀學博黄州胡慎庵先生於衙齋治之，三月獲痊。先生蓋明醫李瀕湖公甥孫也。因授軒岐秘典，脈旨病機，藥性方法，一一精詳。先生又私淑於立齋者也。嗣入蜀，復參印群賢，頗得肯綮。沉醉於斯，二十餘載矣。歸里後，有請診視者，目擊時師治病，昧本從標，枉斃生靈，莫勝悲怛。此無他，蓋以習醫之人半屬匪人，而所習之法全非正法。經書不識，旁徑樂趨。於是專傷寒者忽於雜病，主脾胃者憚於攻伐，明濕熱者暗乎溫補，或執成方而昧通靈變，或逞臆説而架言出奇，或憑口給而諛諂售奸，罔惜人命，顛倒妄行，不幾爲軒岐之亂臣賊子耶？嗟乎！醫病實多，安能先救醫，得醫病愈，而人之病無不愈也。予因是竭一得之愚，悉靈素之蘊，發揮真假脈旨，闡明藥性宜忌，昭揭病機虚實，朗懸醫病兩鑒，操要五氣，歸本一元。數月運腕，始成篇帙。計卷有六，僅字九萬。低徊久之，而猶訝諸法未備也。會二三同志，偶見而讀之曰："得乎一者可以通乎萬矣，未備云乎？"令余亟梓，以救世之醫病兩家。復捐貲鳩鋟，將欲以公天下，嘉惠學者，而乃不覆瓿棄之。予維是書之作也，闡農黄之奥義，抒自苦念；糾時師之謬妄，激自熱腸。萬一寸管招尤，致使正道難明，謗吠日騰，將柰之何？韓退之先生云："其或閑居修史，不有人禍，必有天刑。"昔越人，世稱神醫，不免爲同官李醯嫉殺。東垣云："就令著述不已，精力衰耗，書成而死，不愈於無益而生乎？"故從古豪傑作用往往以身殉道，倘斯論可售，挽斯世於壽域，而余戇拙無似，何惜一已之知罪乎？後之君子抑亦諒余之所以爲救爲正也歟？

《軒岐救正論·自序》

2. 無何使君歿，賢公子以行壯示。行狀言使君楚蜀宦績，皆余曩耳所稔聆，目所稔睹者。晤譚之頃，稜稜者公子貌也，表表者公子才華也，亹亹而玉麈風生者公子懸河之辯也。因諮當世之務，重如軍國禮樂，慎如錢穀刑書，宣陳利害，洞中機宜，慷慨有大略。余勸公子："何不圖科第進取功名？"公子曰："吾久已懷術隱矣！"遂别。未幾以所著《軒岐救正論》示，展卷讀之，三不置，而頓覺有悟，個中妙解陰陽水火，直探靈素玄機，往往奇正相生，經權互用。洵予耳所未聆目所未睹之奇書也。予於此有以窺是父是子於仕隱之際，分殊而道則同也。

《軒岐救正論》王範序

3. 一、是編之作也，以"糾正"稱，因痛念乎晚近醫流，昧靈素之大義，守一家之偏法，執迷《脈訣》，樂趨捷徑，忘本從標，棄繁就簡，致今邪説縱横，竟使正道淪没，枉害生靈，狂瀾莫挽，是何以異於棄周孔而冒楊墨哉！哀此無知，急唤回頭。

一、是編以"救"言者，非專救人之病，乃先救醫之病也。以一醫而治千萬人，不過千萬人計耳。救一醫便救千萬人，救千萬醫便救天下後世無量恒河沙數人矣。奈何世之醫者，不先自救，祗圖救人，每見其救人者適所以害人耳……

一、拙著醫鑒，乃别醫之貞邪淑慝。又著病鑒，更專爲病者之當慎於自治求治也。懸此兩鑒，摘人隱痛，極知孤撑之鷄肋，難當衆逞之尊拳。獨是糾妄熱腸，糾正苦心，祗知有病人之性命，不知有同類之包荒也。知我罪我，罔暇顧焉。

《軒岐救正論·凡例》

（邵冠勇）

一百零七　秋　燥　論★

説明

本文選自《醫門法律》卷四，據明代崇禎十六年刊本，校以《四庫醫學叢書》本。作者喻昌（公元1585～1664年），字嘉言，晚號西昌老人。新建（今江西南昌）人，明末清初醫學家。崇禎年間，以選貢入都，終無所就，遂專務於醫。往來靖安間，後又寓常熟，所至皆以醫術著名。與嘉定王東皋、婁東胡周鼒相友善。他認爲《傷寒論》乃劫火之餘，其篇目先後差錯，王叔和附以己意，編集成書，失仲景本意。林億、成無已亦因過信王叔和，往往以王叔和緯翼之詞，混編爲仲景之書。唯方有執著《傷寒條辨》，削去王叔和序例；大得尊經之旨，而不達立言之旨者尚多。他於是重定《傷寒論》，著《尚論張仲景傷寒論》八卷，而《傷寒論》之編次，爲之一變。世人省其文曰《尚論篇》。喻昌又著《醫門法律》六卷。"法者，治療之術，運用之機；律者，明著醫者所失而刊定其罪，如折獄。"所謂"法"，就是辨證論治的法則；所謂"律"，就是治療易犯的錯誤與應注意的禁例。全書分風寒暑濕燥火六氣及諸雜證等門，每門先冠以論，其次爲法，其次爲律。論理透徹，多有創見。《秋燥論》便是"傷燥門"的一篇論。另有《寓意草》一卷，皆其所治醫案，反復推論，務闡明審證用藥之所以然。《四庫提要》謂其極有發明，足資開悟。

喻昌曰：燥之與濕，有霄壤之殊①。燥者，天之氣也；濕者，地之氣也。水流濕，火就燥②，各從其類③，此勝彼負④，兩不相謀⑤。春月地氣動而濕勝⑥，斯草木暢茂⑦；秋月天氣肅而燥勝⑧，斯草木黄落。故春分以後之濕，秋分以後之燥，各司其政⑨。今指秋月之燥爲濕，是必指夏月之熱爲寒然後可。奈何《内經》病機一十九條獨遺燥氣⑩？他凡秋傷於燥，皆謂秋傷於濕。歷代諸賢，隨文作解，弗察其訛。昌特正之。

大意謂春傷於風，夏傷於暑，長夏傷於濕，秋傷於燥，冬傷於寒，覺六氣配四時之旨，與五運不相背戾⑪，而千古之大疑始一抉也⑫。然則，秋燥可無論乎？夫秋不遽燥也⑬。大熱之後，繼以凉生，凉生而熱解，漸至大凉，而燥令乃行焉。《經》謂"陽明所至，始爲燥，終爲凉"

者[14]，亦誤文也。豈有新秋月華露湛[15]，星潤淵澄[16]，天香遍野[17]，萬寶垂實[18]，歸之燥政，迨至山空月小[19]，水落石出[20]，天降繁霜，地凝白鹵[21]，一往堅急勁切之化[22]，反謂涼生，不謂燥乎？或者疑燥從火化，故先燥而後涼[23]，此非理也。深乎！深乎！上古《脈要》曰[24]："春不沉，夏不弦，秋不數，冬不濇，是謂四塞[25]。"謂脈之從四時者，不循序漸進，則四塞而不通也。所以春、夏、秋、冬孟月之脈[26]，仍循冬、春、夏、秋季月之常，不改其度。俟二分二至以後[27]，始轉而從本令之王氣[28]，乃爲平人順脈也。故天道春不分不温，夏不至不熱，自然之運，悠久無疆。使在人之脈[29]，方春即以弦應[30]，方夏即以數應，躁促所加[31]，不三時而歲度終矣[32]，其能長世乎[33]？即是推之，秋月之所以忌數脈者，以其新秋爲燥所勝，故忌之也[34]。若不病之人，新秋而脈帶微數，乃天真之脈[35]。何反忌之耶？且夫始爲燥，終爲涼，涼已即當寒矣，何至十月而反温耶？涼已反温，失時之序，天道不幾頓乎[36]？不知十月之温，不從涼轉，正從燥生。蓋金位之下，火氣承之[37]，以故初冬常温，其脈之應，仍從乎金之濇耳。由濇而沉，其濇也，爲生水之金[38]；其沉也，即爲水中之金矣[39]。珠輝玉映，傷燥云乎哉！

然新秋之涼，方以却暑也[40]，而夏月所受暑邪，即從涼發。《經》云："當暑汗不出者，秋成風瘧[41]。"舉一瘧，而凡當風取涼，以水灌汗，迺至不復汗而傷其内者，病發皆當如瘧之例治之矣。其内傷生冷成滯下者，并可從瘧而比例矣[42]。以其原來皆暑濕之邪，外内所主雖不同，同從秋風發之耳。若夫深秋燥金主病，則大異焉。《經》曰："燥勝則乾[43]。"夫乾之爲害，非遽赤地千里也。有乾於外而皮膚皴揭者，有乾於内而精血枯涸者，有乾於津液而榮衛氣衰、肉爍而皮著於骨者[44]，隨其大經小絡所屬上下中外前後，各爲病所。燥之所勝，亦云熯矣[45]。至所傷則更厲。燥金所傷，本摧肝木[46]，甚則自戕肺金。蓋肺金主氣，而治節行焉[47]。此惟土生之金[48]，堅剛不撓，故能生殺自由，紀綱不紊。若病起於秋而傷其燥，金受火刑[49]，化剛爲柔，方圓且隨型埴[50]，欲仍清肅之舊[51]，其可得耶？《經》謂"欬不止而出白血者死[52]"。白血，謂色淺紅似肉似肺者。非肺金自削，何以有此？試觀草木菁英可掬[53]，一乘金氣，忽焉改容，焦其上首，而燥氣先傷上焦華蓋[54]，豈不明耶？詳此，則病機之"諸氣膹鬱，皆屬於肺"、"諸痿喘嘔，皆屬於上"二條[55]，明指燥病言矣。《生氣通天論》謂"秋傷於燥，上逆而咳，發爲痿厥[56]"，燥病之要，一言而終，與病機二條，適相脗合。衹以誤傳"傷燥"爲"傷濕"，解者競指燥病爲濕病，遂至經旨不明。今一論之，而燥病之機，了無餘義矣[57]。其"左胠脅痛，不能轉側，嗌乾面塵，身無膏澤，足外反熱，腰痛，驚駭，筋攣，丈夫頹疝，婦人少腹痛，目昧眥瘡[58]"，則燥病之本於肝，而散見不一者也。

《内經》燥淫所勝，其主治必以苦温者，用火之氣味而制其勝也[59]。其佐以或酸或辛者，臨病制宜，宜補則佐酸，宜瀉則佐辛也[60]。其下之亦以苦温者，如清甚生寒，留而不去，則不當用寒下，宜以苦温下之。即氣有餘，亦但以辛瀉之，不以寒也[61]。要知金性畏熱，燥復畏寒。有宜用平寒而佐以苦甘者，必以冷熱和平爲方，制乃盡善也[62]。又六氣凡見下承之氣，方制即宜少變。如金位之下，火氣承之，則苦温之屬宜減，恐以火濟火也[63]。即用下，亦當變苦温而從寒下也。此《内經》治燥淫之旨，可贊一辭者也。至於肺氣膹鬱，痿喘嘔欬，皆傷燥之劇病，又非制勝一法所能理也。兹併入燥門，細商良治，學者精心求之，罔不獲矣[64]。若但以潤治燥，不求病情，不適病所[65]，猶未免涉於麄疎耳[66]。

注釋

① 霄壤：天上地下。霄，九霄，指"天"。壤，泉壤，指"地"。

② "水流濕"二句：水向濕處流，火向燥處燒。《周易·乾卦·文言》："同聲相應，同氣相求，如水流濕，火就燥，雲從龍，風從虎，聖人作而萬物睹。本乎天者親上，本乎地者親下，則各從其類也"《荀子·勸學》：

"施薪若一,火就燥也;平地若一,水就濕也。"集解云:"布薪于地均若一,火就燥而焚之。"就,趨向。

③ 從:順。

④ 此勝彼負:謂燥與濕,兩者敵對,燥勝則濕敗,濕勝則燥敗。

⑤ 謀:合。

⑥ "春月"句:春三月地氣發動,因而濕氣盛。《素問·四氣調神大論》:"春三月,此謂發陳,天地俱生,萬物以榮。"王冰注:"天氣温,地氣發,温發相合,故萬物滋榮。"

⑦ 斯:則。

⑧ "秋月"句:秋三月天氣肅殺,因而燥氣盛。《素問·四氣調神大論》:"秋三月,此謂容平,天氣以急,地氣以明。"王冰注:"天氣以急,風聲切也。"肅,勁急;肅殺。

⑨ "各司"句:春風、夏火、秋燥、冬寒,各施行各的政令。司,施行。

⑩ 病機十九條:見《素問·至真要大論》,參考本書《病機論》。遺:遺漏。

⑪ "覺六氣"二句:如此方覺得風寒暑濕燥火六氣配春夏秋冬四時的旨意,和金木水火土五運之氣不違背。《素問·五運行大論》:"西方生燥,燥生金……其政爲勁,其令爲霧露,其變爲肅殺。"王冰注:"陽氣已降,陰氣復生,氣爽風勁,故生燥也。"

⑫ 抉:揭示。

⑬ 遽:急驟。

⑭ "陽明"三句:《素問·六元正紀大論》作"陽明所至爲燥生,終爲涼"。王冰注:"燥化以生,則燥生也。陰在上故終爲涼。"新校正云:"詳此六氣俱先言本化,次言所反之氣,而獨陽明之化言燥生終爲涼,未見所反之氣。再尋上下文,當云'陽明所至爲涼生,終爲燥',方與諸氣之義同貫。蓋以金位之下,火氣承之,故陽明爲清生而終爲燥也。"是宋代林億等新校正已指出其誤。陽明,即陽明燥金,五運六氣學説中六氣之一。六氣爲:少陽南方相火,陽明西方燥金,太陽北方寒水,厥陰東方風木,少陰東南方君火,太陰西南方濕土。

⑮ 月華露湛(zhàn 站):月明露濃。《詩經·湛露》:"湛湛露斯。"鄭玄箋:"湛湛,露茂盛貌。"

⑯ 星潤淵澄:星空清明,淵水澄清。

⑰ 天香:指秋天花草的香氣。

⑱ 萬實垂實:各種草木果實累累。

⑲ 山空月小:由於秋季天高氣爽,顯得山谷空曠,月亮變小。

⑳ 水落石出:山澗水降,露出石頭。

㉑ 白鹵:鹽鹹地上凝結的白色鹵鹹。《素問·六元正紀大論》:"金鬱之發……土凝霜鹵。"王冰注:"土上凝白鹹鹵,狀如霜也。"

㉒ 堅急勁切:堅固急切。《素問·五運行大論》:"其用爲固。"王冰注:"固,堅定也。"《素問·氣交變大論》:"其化緊斂,其政勁切。"王冰注:"勁,鋭也。切,急也。"

㉓ "或者"句:有人懷疑燥是從火變化而來,所以夏爲火,入秋便始爲燥。

㉔ 脈要:古代醫書名,已佚。《素問·至真要大論》中有引用。

㉕ "春不沉"五句:見《素問·至真要大論》。王冰注:"天地四時之氣,閉塞而無所運行也。"四時脈象本爲春曰弦、夏曰數、秋曰澀、冬曰沉。然而四時運行是漸變的,故雖至春初猶有冬之沉象,雖至夏初猶有春之弦象,雖至秋初猶有夏之數象,雖至冬初猶有秋之澀象。不然的話,那便是四時氣不能貫通了。四塞,四時之氣閉塞不通。

㉖ 孟月:一年四時,每時三月。三個月以孟、仲、季爲序,其頭一個月爲孟月。即陰曆之正月、四月、七月、十月四個月。下句"季月"以此類推。

㉗ 俟:等待。二分:二十四節氣中的春分與秋分。二至:夏至與冬至。

㉘ 令:時令。王氣:主令之氣。指春之風,夏之暑,長夏之濕,秋之燥,冬之寒之類。王,通"旺"。

㉙ 使:假使。

㉚ "方春"句:剛剛進入春季,尚未到春分,其脈象便以春季的弦脈相應,而不是仍循冬季之沉脈。方:

剛才。

㉛ 躁促：急躁倉促。

㉜ "不三時"句：不用三個季節，便把一歲的春風、夏暑、秋燥、冬寒都過完了。

㉝ 長世：長久。

㉞ "秋月"三句：秋月之初，本當仍循夏月之數脈，不當忌數脈的。所以忌數脈，因爲是太數之病脈，非微數之常脈。初秋脈所以太數，正爲傷燥所致。這正好證明秋季不當"始爲燥，終爲涼"。

㉟ 天真：謂天然性質。

㊱ 幾：幾乎。頓：停頓。

㊲ "金位"八字：見《素問・六微旨大論》。王冰注："鍛金生熱，則火流金，乘火之上，理無妄也。"《六元正紀大論》："陽明所至爲散落温。"王冰注："散落，金也。温，下承之火氣也。"承，在下接上曰承。

㊳ 生水之金：五行相生，金生水。秋爲金，其脈澀；冬爲水，其脈沉。秋季正在走向冬季而尚未至，故曰生水之金。仍在金位，故脈見澀象。正在生水，故漸趨於沉。

㊴ 水中之金：至初冬，已進於水位；天氣常温，是仍循秋金之常，故其脈仍見澀象。此乃冬季中的秋脈之澀象，故曰水中之金。

㊵ 却：退。

㊶ "當暑"二句：《素問・金匱真言論》作"夏暑汗不出者，秋成風瘧"。王冰注："此正謂以風涼之氣折暑汗也。"謂當暑天納涼太過，以至於汗不能出，到秋季便發風瘧之疾。

㊷ 比例：比照其例類推之。

㊸ 燥勝則乾：見《素問・陰陽應象大論》，又見《素問・六元正紀大論》。

㊹ "有乾"三句：《素問・六元正紀大論》："燥勝則乾。"王冰注："乾於外則皮膚皴拆，乾於内則精血枯涸，乾於氣及津液則肉乾而皮著於骨。"皴揭，皴裂。《素問・六元正紀大論》："陽明所至爲皴揭。"王冰注："身皮麬象。"

㊺ 熯(hàn 汗)：同"暵"。乾燥。《周易・説卦》："燥萬物者莫熯乎火。"

㊻ "燥金"二句：於五行，金克木，故云。

㊼ 治節行焉：《素問・靈蘭秘典論》："肺者，相傅之官，治節出焉。"王冰注："位高非君，故官爲相傅。主行榮衛，故治節由之。"治節，治理的節度。

㊽ 惟：由於。土生之金：指五臟中與秋相對應的正常的肺金。

㊾ 金受火刑：肺金受到火熱的克伐。刑，謂克伐。用作動詞。

㊿ 型埴(zhí 直)：鑄造器物所用的土模。埴，黏土。金屬熔化之後，變爲液體，其形狀之方圓便隨土模而定。

51 仍：因襲。用作動詞。清肅：清涼肅殺。清涼爲秋之德，肺之性。肅殺爲秋之變動。《素問・五運行大論》："西方……其性爲涼，其德爲清，其變肅殺。"王冰注："涼，清也，肺之性也。金以清涼爲德化。"《素問・六元正紀大論》："陽明所至爲清勁。"王冰注："金之化。"舊：原狀。

52 "欬不"九字：見《素問・至真要大論》。王冰注："白血，謂咳出淺紅色血似肉似肺者。"于鬯對於此句經文另有考釋。其《香草續校書》曰："《素問・至真要大論》：'欬不止，而白，血出者死。'鬯按：'而'字疑隸書'面'字之壞文。'欬不止'爲句，'面白'爲句，'血出者死'爲句。舊以'白血'連讀，則血未見有白者矣。王注……亦明知血無白色，故以淺紅色假借之。然淺紅究亦當言紅白，未當但云白也。《咳論》云：'久咳不已，使人多面浮腫。'蓋即此病。面浮腫，則面必白而無血色矣。"白血，蓋謂"肺血"。肺金，其色白。

53 菁(jīng 精)英：精華。可掬：可用兩手承取。謂其豐盛。

54 華蓋：本爲古代車上裝的傘，借指肺臟。《素問・病能論》："肺者藏之蓋也。"王冰注："居高布葉，四藏下之，故言肺者，藏之蓋也。"《素問・經脈別論》："肺朝百脈。"王冰注："肺爲華蓋。"

55 "諸氣"十六字：見《素問・至真要大論》。王冰注："膹，謂膹滿。鬱，謂奔迫也。氣之爲用，金氣同之。上謂上焦心肺氣也。炎熱薄爍，心之氣也；承熱分化，肺之氣也。熱鬱化上，故病屬上焦。"新校正云："詳痿之爲病，似非上病，王注不解所以屬上之由，使後人疑議。今按《痿論》云：五臟使人痿者，'因肺熱葉焦，發爲痿躄。'故云屬於上也。痿又謂肺痿也。"膹（fèn 憤）鬱，滿悶。痿，萎弱無力。

㊻"秋傷"十二字：《素問·生氣通天論》作"秋傷於濕，上逆而咳，發爲痿厥。"王冰注："濕氣内攻於藏府則咳逆，外散於筋脈則痿弱也。《陰陽應象大論》曰：'地之濕氣，感則害皮肉筋脈。'故濕氣之資，發爲痿厥。厥，謂逆氣也。"此處"秋傷於濕"，喻氏認爲當是"秋傷於燥"之誤。

㊼了：完全。

㊽"左胠"三十九字：《素問·至真要大論》："歲陽明在泉……民病喜嘔，嘔有苦，善太息，心脅痛不能反側，甚則嗌乾面塵，身無膏澤，足外反熱。"。王冰注："心脅痛，謂心之旁，脅中痛也。面塵，謂面上如有觸冒塵土之色也。"新校正云："按《甲乙經》病喜嘔，嘔有苦，善太息，心脅痛不能反側，甚則面乾，身無膏澤，足外反熱，爲膽病。嗌乾面塵，爲肝病。蓋陽明在泉之歲，金王克木，故病如是。"《素問·至真要大論》："陽明司天……民病左胠脅痛……不可反側，嗌乾面塵，腰痛，丈夫頹疝，婦人少腹痛，目昧眦，瘍瘡痤癰，蟄蟲來見，病本於肝。"新校正云："蓋陽明司天之歲，金克木，故病如是。"胠（qū 祛），腋下脅上部位。嗌，咽喉。面塵，面部如塵土之色。頹（tuí 頹）疝，陰腫。張介賓："頹疝者，小腹控睾而痛也。"眦，眼角。

㊾"其主"二句：《素問·至真要大論》："燥淫所勝，平以苦溫。"王冰注："制燥之勝，必以苦溫，是以火之氣味也。"制其勝：利用五行生克關係制服病邪。制，制服。

㊿"其佐"四句：《素問·至真要大論》："佐以酸辛。"王冰注："宜補必以酸，宜瀉必以辛。"制宜，根據具體情况，制定相宜措施。

61"其下"八句：《素問·至真要大論》："以苦下之。"王冰注："宜下必以苦……清甚生寒，留而不去，則以苦溫下之。氣有餘，則以辛瀉之。"下，謂瀉下之使不得燥結。

62制，制度。指方藥組成之法度。

63濟：助。

64罔：無。

65適病所：謂藥力到達病處。《素問·至真要大論》："適其至所爲故也。"王冰注："令藥氣至病所爲故，勿太過不及也。"適，到達。

66麄："粗"的異體字。疎："疏"的異體字。

譯文

喻昌説：燥氣和濕氣有着天上地下的差别。燥氣是屬於天的氣，濕氣是屬於地的氣。水流向濕處，火燒向燥處，各自順應它的同類，這邊勝了那邊就敗，兩下裏不會相合。春季三個月地氣發動因而濕氣盛，便草木暢達茂盛；秋季三個月天氣肅殺因而燥氣盛，便草木發黄落葉。所以春分以後的濕氣，秋分以後的燥氣，各管各的時令。現在指着秋天的燥氣説成是濕氣，這便必須指着夏天的熱説成是寒而後才可以成立。怎奈《内經》病機十九條中獨獨遺漏了燥氣，其他凡是秋天傷於燥氣的，都説成是秋天傷於濕氣。歷代衆位賢人，隨着經文作解釋，没有覺察它的訛誤，喻昌我特地糾正它。

大意是説應當是春季傷於風邪，夏季傷於暑邪，長夏傷於濕邪，秋季傷於燥邪，冬季傷於寒邪，這樣才覺得六氣和五行相配的旨意，和五運六氣的理論不相違背，千年以來的大疑惑才得到解決。這樣説來，秋季的燥氣能不討論嗎？秋季并不立即便乾燥。炎熱過後，接着是凉氣産生。凉氣産生以後炎熱解除，逐漸到了大凉，這時燥氣的時令才通行開來。《内經》説的"陽明燥金之氣所到的時候，開始是燥氣，最終是凉氣"，大概是文字錯誤。哪有剛入秋季，月亮光華，露水濃重，星光明朗，淵水澄清，清香滿地，萬物結籽，這些都歸於燥氣的時令，等到山間空闊，天高月小，山洪退落，底石露出，上天降落酷霜，大地凝結白鹹，一派堅勁急切的時令，反而説成是從凉氣産生，而不説是燥氣嗎？有的人懷疑燥氣是從夏季火氣産生的，所以先是燥氣而後是凉氣，這不合乎道理。遠古的《脈要》説得很深刻啊！它説："春季的脈象不帶沉脈之象，夏季的脈象不帶弦脈之象，秋季的脈象不帶數脈之象，冬季的脈象不帶澀脈之象，這叫做四時閉塞不通。”説的是脈象隨從四時的變化，如果不是循着次序逐漸前進，便會四時閉塞而不通。因此春季、夏季、秋季、冬季第一個月份的脈象仍然是依循着冬季、春季、夏季、秋季最後一個月份脈象的常態，不改變它的通常法度。等到春分、秋分、夏至、冬至以後，才轉過來依從本季時令的旺氣，這才是平常人的平順脈象。所以天氣的規律是春季不到春分便不温暖，夏季不到夏至便不炎熱，大自然的運轉悠遠没有盡頭。假使在於人的脈象剛入春季便有弦脈相應，剛入夏季便有數脈相應，如此急促相迫，不用三個季節便過完了一年的時令，這樣難道能長久嗎？按照這個道理推論，秋季忌諱數脈的原因，是因爲剛入秋季爲燥邪所傷，所以忌諱。如果没有病的人，剛入秋季脈象略微帶有數脈之象，則是自然的脈象，爲什麽反而忌諱呢？况且，如果開始是燥氣，最終是凉氣，那麽凉罷了就應當是寒了，爲什麽到了十月份反而温暖呢？凉罷反而温暖，不合時序的運行，天氣的規律不是近乎廢止了嗎？豈不知十月份的温暖不是從凉氣轉生的，正是從燥氣産生的。因爲金氣的位置之下是火氣承接着，因此初冬常常是温暖的，他的脈象的反映，仍然是依從金秋的澀脈。從澀脈漸到沉脈，他的澀脈是反映正在生水的金，他的沉脈是反映已經沉入水底的金了。初秋的珠玉輝映的一派景象，能説是傷於燥氣嗎？

然而初秋的凉氣，正是用來退去暑熱，夏季所感受的暑邪，就乘凉氣而發病。《内經》説：“在暑天汗不得外出，到秋季便生成瘧疾。”舉出瘧疾這一種病，便凡是當風納凉，用凉水澆灌汗，以至不再出汗，因而内裏受傷的，發起病來都應該按照瘧疾例子來類推了。因爲它的病源都是暑濕病邪，内外主病雖然有不相同，但同是由於秋風凉氣發的病。至於秋分以後燥金當令所致疾病就大不相同了。《内經》中説：“燥氣太盛就乾枯。”乾枯所造成的危害，并非立即千里大地光秃秃。而是有外表乾枯皮膚皺縮皴裂的，有内裏乾枯精血乾涸的，有津液乾枯營氣衛氣衰竭肌肉消瘦皮包骨的，隨着所乾枯部位的在大經，在小絡，屬於上，屬於下，屬於中，屬於外，屬於前，屬於後，各成病處。可見燥邪所盛也可以説是够燥烈的了！至於它造成的傷害就更厲害了。燥金所傷害的，本來是摧折肝木，太甚就會自傷肺金。大概是因爲肺金主行營衛之氣，治理節制由此而行，這是由於土所生之金，堅硬剛强不折不撓，所以才能生殺自主，綱紀不亂。如果疾病生在秋季傷於燥邪，那麽金受到火的克伐，就會變剛强爲柔順，自己的或方或圓尚且隨模具而定，想要保持自主肅殺的舊職，能辦得到嗎？《内經》説的“咳嗽不止而吐出白血的是死證”，白血，説的是顔色淺紅好似肉又好似肺的。如果不是肺金自傷，爲甚麽會有這東西呢？試看草木，青翠欲滴，一受金秋肅殺之氣，忽然間改變了容貌，首先焦枯它的上稍，燥氣首先損傷上焦的傘蓋肺臟，難道不是很明白的嗎？明白這一點，那麽病機十九條中的“衆多胸中滿悶，大都屬於肺臟”、“衆多痿廢氣喘嘔逆，大都屬於上焦”兩條，明明地就是指燥病説的。《生氣通天論》説“秋季被燥氣所傷，肺氣上逆咳嗽，發病爲痿廢厥逆”，燥病的機要一句話説盡，和病機兩條正相吻合。衹是因爲錯誤地把“傷於燥氣”誤作“傷於濕氣”，解釋的人便争着把燥病説成是濕病，以至於《内經》的旨意不能明白於天下。現在論述一下，燥病的機要，便完全明白没有其餘之義了。那些“左側脅肋疼痛，不能轉身，咽喉發乾，面色如塵土，身上没光澤，脚的外側反而發熱，腰疼，驚悸，害怕，轉筋，男子頽疝，女子小腹痛，眼睛昏暗，眼角糜爛”等證，則是源於肝的燥病所出現的種種不一的證狀。

《内經》中治療燥邪所傷，它的主治藥物一定要用苦味温性的原因，是用火的氣味來制服燥邪的過盛。它的輔助藥物或者用酸味或者用辛味的原因，是臨床根據疾病具體情况製定相宜措施，適宜補的就以酸味藥物爲佐，適宜瀉的就用辛味藥物爲佐。它的瀉下也用苦味温性藥物的原因，如果清凉藥物瀉下太過便生寒邪，停留不去，便不應當再用寒凉藥物瀉下，適宜用苦味温性藥物瀉下。即使是邪氣有餘，也衹用辛味藥物瀉下，而不用寒凉藥物。要知道金的性質是怕熱，而燥病又怕寒。有適宜用平和寒性藥物用苦味甘味藥物爲佐的，一定要用寒熱和平的藥物組方，配伍才盡善盡美。再者，六氣當中凡是出現它下邊相承接之氣的，方劑配伍就應當稍加變動。例如金氣的下邊是火氣相承接，那麽見到火氣，方劑中苦味温性的藥物便應當減少，怕它用火助火啊。即使用瀉下法，也應當改變苦味温性而用寒凉藥物瀉下。這是《内經》治療燥邪的大旨方面，可以説上一句話的。至於肺氣滿悶奔迫，痿廢氣喘嘔逆咳嗽，都是傷於燥邪的重病，這又不是單憑五行生克一種方法所能治療的。這些都合并到燥邪一門中，詳細商討好的治法，學醫的人細心探求，没有不得到收獲的。如果衹有潤法來治療燥病，不探求病情，不到達病處，還是免不了流於粗疏啊。

課文簡析

本文對六氣中之燥氣的性質、致病特點與治療方法等方面，作了比較系統的論述，使醫者對燥氣能有個全面的認識。第一段，首先指出燥氣與濕氣是完全不同的兩種致病因素，衹因《内經》病機十九條遺漏燥氣一條，人們遂把秋傷於燥説成是秋傷於濕，因而有必要著文糾正。第二段，指明燥氣爲四時中秋令之王氣，然而并非入秋即燥，而是秋分之後始爲燥，立冬之後仍有燥。第三段，指出“燥勝則乾”爲燥邪發病的特徵，而有乾於外、乾於内、乾於津液之不同，傷及肝木，至於肺金自戕，見證更多。第四段，提出燥邪發病的治療以苦温爲主，佐以酸辛，其瀉下亦以苦温或辛，以火克金，而制其勝，見火氣則減苦温而從寒下。

參考資料

1. 喻昌，字嘉言，江西南昌新建人。崇禎中，以選貢入都，卒無所就，遂專務於醫。往來靖安間，後又寓常熟，所至皆以醫術著名。與嘉定王東皋、婁東胡周鼒相友善。昌謂傷寒論乃劫火之餘，其篇目先後差錯，王叔和附以己意，編集成書，失仲景本意。林億、成無己亦因過信叔和，往往以叔和緯翼之詞，混編爲仲景之書。唯方有執著《傷寒條辨》，削去叔和序例，大得尊經之旨，而不達立言之旨者尚多。昌遂重定是書，著《尚論篇》八卷，而《傷寒論》之編次，爲之一變。昌又著《醫門法律》六卷，其分别疑似，既深明毫釐千里之謬，其抉擇瑕疵，并使苟且依違遷延致變者，皆無所遁其情狀。亦可謂思患預防，深得利人之術者矣。又《寓意草》一卷，皆其所治醫案，反復推論，務闡明審證用藥之所以然。《四庫提要》謂其極有發明，足資開悟焉。

《清史稿・藝術傳》

2. 嘉言本姓朱，江西人，明之宗室也。鼎革後諱其姓，加“朱”以獠爲“余”，後又易“禾”以“刖”爲“俞”。向往來牧齋之門，結廬城北之麓。少遇異人，授以秘方，兼善黄白之術。弟子有祈其術者，輒語曰：“我誓以濟世不以私，先師强授我，然尚不免大譴二：一夭殛，一無後。汝願夭殛乎？無後乎？二者必於設誓時願受其一乃可。”弟子聞而懼，不復請。人或疑其托詞以拒，然嘉言實無後。

清・高士奇《牧齋遺事》

3.《醫門法律》十二卷，附《寓意草》四卷，國朝喻昌撰。昌，字嘉言，南昌人。所著有《尚論篇》，發明傷寒之理，已著於録。是編又取風寒暑濕燥火六氣及諸雜證，分門别類，每門先冠以論，次爲法，次爲律。法者，治療之術，運用之機；律者，明著醫之所以失，而刊定其罪，如折獄然。蓋古醫書，惟著病源治法，而多不及施治之失；即有辨明舛誤者，亦僅偶然附論，而不能條條摘其咎。昌此書乃專爲庸醫誤人而作，其分别疑似，既深明毫釐千里之謬，使臨證者不敢輕嘗；其抉摘瑕疵，并使執不寒不熱不補不瀉之方，苟且依違遷延致變者，皆無所遁其情狀。亦可謂思患預防，深得利人之術者矣。後附《寓意草》四卷，皆其所治醫案。首冠論二篇：一曰《先議病後議藥》，一曰《與門人定議病式》；次爲治驗六十二條，皆反復推論，務闡明審證用藥之所以然。較各家醫案但言某病用某藥愈者，亦極有發明，足資開悟焉。

《四庫全書總目提要・子部・醫家類二》

（邵冠勇）

一百零八　補養、發表、攻裏、和解之劑解

説明

本文選自《醫方集解》，從補養、發表、攻裏、和解四類中各選其綜述部分，篇名另加，據1957年上海衛生出版社本排印。作者汪昂（公元1615～約1695年），字訒庵，休寧（今屬安徽）人，清代醫學家。著有《素問靈樞類纂約法》、《本草備要》、《醫方集解》、《湯頭歌訣·自序》。《醫方集解》成書於1682年，共三卷，選録常用方劑七百餘首，按其作用分爲二十一門，每門有綜述，每方列主治、組成，説明所治病證、方義與附方加減等，并采納各家之説，抒以己見，詳加論述，書後附有《急救良方》和《勿藥元詮》，内容較全面，使用也方便，是一部具有重要參考價值的方劑學專著。

補者，補其所不足也。養者，栽培之，將護之，使得生遂條達[①]，而不受戕賊之患也。人之氣禀[②]，罕得其平。有偏於陽而陰不足者，有偏於陰而陽不足者，故必假藥以滋助之，又須優游安舒[③]，假之歲月，使氣血歸於和平，乃能形神俱茂，而疾病不生也。《經》曰[④]："聖人不治已病治未病，不治已亂治未亂。""夫病已成而後藥之，亂已成而後治之，譬猶渴而穿井，鬭而鑄兵，不亦晚乎！"故先補養[⑤]。然補養非旦夕可效，故以丸劑居前，湯劑居後[⑥]。

注釋

① 條達：此謂健康成長。條，生長。達，幼苗出土貌。

② 氣禀：指天賦之氣。

③ 優游：悠閑自得貌。

④ 經：指《内經》。以下兩條引文均見《素問·四氣調神大論》。

⑤ 先補養：謂把補養之劑放在前面。

⑥ "然補養"三句：因丸劑力緩，湯劑力峻，故云。

發者，升之，散之，汗之也。表者，對裏而言也。三陽爲表[①]，三陰爲裏[②]，而太陽爲表之表，陽明爲表之裏，少陽爲半表半裏也。邪之傷人，先中於表，以漸而入於裏。始自太陽，以及陽明、少陽，乃入陰經，由太陰、少陰以及厥陰，六經乃盡也。治病者當及其在表而汗之[③]、散之，使不至於傳經入裏，則病易已矣。若表邪未盡而遽下之，則表邪乘虚入裏；或誤補之[④]，則内邪壅閉不出，變成壞證者多矣[⑤]。《經》曰："善治者治皮毛，其次治肌膚，其次治筋脈，其次治六腑，其次治五臟。治五臟者，半死半生也[⑥]。"

注釋

① 三陽：指太陽、陽明、少陽三條陽經。

② 三陰：指太陰、少陰、厥陰三條陰經。

③ 及：趁着。

④ 或：如果。

⑤ 壞證：指傷寒證因誤治而病情轉壞。亦作"壞病"。

⑥ "善治者"七句：語出《素問·陰陽應象大論》。

邪在表宜汗，邪在裏宜下。人之一身，元氣周流，不能容纖芥之邪[①]。稍有滯礙，則壅塞經絡，隔遏陰陽而爲病矣。或寒或熱，或氣或血，或痰或食，爲證不一。輕則消而導之，重必攻而下之，使垢瘀盡去，而後正氣可復。譬之寇盜不剿，境内終不得安平也。然攻下之劑，須適事爲宜。如邪勝而劑輕[②]，則邪不服[③]，邪輕而劑重，則傷元氣，不可不審也。其攻而不峻者，別見消導門[④]。

注釋

① 孅芥：喻極細微。

② 勝：充盛。

③ 服：制服。

④ 消導門：指《醫方集解》中“消導之劑”一門。

邪在表宜汗，在上宜吐，在裏宜下，若在半表半裏，則從中治，宜和解。故仲景於少陽證，而以汗吐下三者爲戒也①。昔賢云：或熱病脈躁盛而不得汗者②，陽脈之極也，死。然有當和解之證，汗之不得汗，和解之力到，汗自出而解，慎勿錯認作死證也。由是觀之，和解之劑，用於分理陰陽，調和營衛，顧不重歟③？

注釋

① “故仲景”二句：《傷寒論》第264、265條分别有少陽“不可吐下，吐下則悸而驚”與“少陽不可發汗，發汗則譫語”之戒，故云。少陽證，六經病證之一，屬半表半裏證，主證爲口苦、咽乾、目眩、往來寒熱、胸脅滿悶、心煩喜嘔、不欲食、脈弦等。

② 脈躁：脈象急數躁動，表示邪氣内結，病情轉壞。

③ 顧：難道。

課文簡析

作者簡要地解釋補養、發表、攻裏、和解四類方劑的含義，説明它們的作用和適應證，并指出誤用所造成的危害，提示必須據證選方，靈活運用。

參考資料

一、古今方書，至爲繁夥，然於方前第注治某病某病，而未嘗發明受病之因及病在某經某絡也。一方之中，第注用某藥某藥，亦未嘗發明藥之氣味功能，入某經某絡，所以能治某病之故也。方書徒設，庸醫淺術，視之懵如，乃拘執死方以治活病，其不至於誤世殃人者幾希矣……兹仿陳氏（無擇）、吴氏（昆）遺意而擴充之，採輯古方，先詳受病之由，次解用藥之意，而又博採碩論名言，分别宜用、忌用，惟求義朗，不厭詞繁，頗竭苦心，不知有當世好否也。

一、……兹集門分二十有一，正方三百有奇，附方之數過之，雖未足以盡醫療之目，苟能觸類引申，而醫療之大法，用之亦已不窮矣。

一、本集所載，皆中正和平，諸書所共取、人世所常用之方，即間有一二厲劑，亦攻堅瀉熱所必需者，猶然布帛菽粟之味也。至於藥味幽僻，採治艱難，及治奇證怪病者，概不選録。又，方雖出自古人，而非今人所常用者，亦不選録。

一、古人立方，分兩多而藥味寡，譬如勁兵，專走一路，則足以破壘擒王矣。後世無前人之朗識，分兩減而藥味漸多，譬猶廣設攻圍，以庶幾於一遇也。然品類太繁，攻治必雜，能無宜於此而不宜於彼乎？兹集藥過二十味以上者，概不選録。

一、……近世如方中行、喻嘉言、程郊倩輩各著《傷寒論辨》，雖有偏駁，未能盡合經義，然間有一二新義爲從前所未發者，故多録之，不敢重古而略今也。

一、仲景傷寒諸方，爲古今方書之祖，故注釋尤加詳悉，觀者幸勿以其繁而厭之。

一、正方之後，繫以附方，一則篇章省約，一則便於披尋，且以示前人用藥加減之法也。

……

一、醫書浩瀚，泛覽爲難，岐黄之家，尚艱博涉，文墨之士，奚暇旁通？若非篇章簡要，詞理通明，則志士不樂披尋，淺人復難解了。讀方不得其解，治療安所取裁？是用裒合諸家，會集衆説，由博返約，用便搜求，實從前未有之書，亦醫林不可不有之書也。第昂藏書既寡，見聞不多，集中採用，不滿數十家。又恐注釋太繁，觀者易倦，其中篇章漫衍，不能盡録者，不得不稍爲删節，非敢oxed肆，以限於尺幅也。然出自某人某書，必仍存其名集。至於古今相沿之語，相襲之方，不知始自何人，而不可廢者，皆採録之，或文法未暢者，亦僭爲删潤。間有竊附鄙見者，必加“昂按”二字，至每方之正解，有全用昔人者，有出自心裁者，然作述相半，未敢師心自用也。

……

一、集中所分門類，蓋以治病之道當治於未病，故先補養；及既受病，則有汗吐下三法，故次發表、涌吐、攻裹；若表證未除、裹證復急裹，當表裹交治，故次發表攻裹；又有病在半表半裹及在表而不宜汗、在裹而不宜下者，法當和解，故次和解；然人之一身，以氣血爲主，故次理氣理血；若受病之因多本於六淫，故次風寒暑濕燥火；古云百病皆由痰起，故次除痰；若飲食不節，能致積滯，故次消導；又滑則氣脱，故次收澀；蟲能作病，故次殺蟲。至於眼目、癰瘍、婦人，各有專科，然兹集所以便用，故每科略取數方，以備採擇。末附《救急良方》，則以應倉卒時之所需也。再附《勿藥元詮》於卷終，使知謹疾攝生之要，無非欲躋斯世於仁壽而已。

一、本集雖名方解，然而病源脈候、臟腑經絡、藥性治法罔不畢備，誠醫學之全書，岐黄之捷徑也。讀者倘能細心玩索，自有深造逢源之妙；若厭其繁多而倦於披閲，則作者之苦心無以表見於世矣。

……

《醫方集解・凡例》

(段逸山)

一百零九　製方用藥必本升降浮沉之理

説明

本文選自《醫學讀書記》卷下，據光緒戊子年(公元 1888 年)行素草堂刊本排印。作者尤怡(公元？～1749 年)，字在涇，號拙吾，長洲(今江蘇吴縣)人，清代醫家。少時家貧，嘗在寺院賣字爲生，讀書好古，能詩善文，與同里顧秀野、沈歸愚、方東華、李客山交游，相與結社，賦詩寄意。學醫於馬俶，馬喜曰："吾今日得一人，勝千萬人矣！"學有淵源。蓋有出塵之胸襟，乃有濟世之神術，非追名逐利之徒，初名不甚顯。治病多奇中，晚年始享盛名，與葉桂、徐大椿、王子接輝映前後。隱居花溪，著書自得。學宗張仲景，精研《傷寒》，《金匱》，頗有心得。謂後人因王叔和編次錯亂，辯駁改訂，各成一家言，言愈多而理愈晦。乃就六經，各提其綱，於正治法外，又列各經之變治法，著《傷寒貫珠集》八卷。取其平素研讀《金匱》之心得，著《金匱要略心典》三卷，《金匱翼》八卷。《醫學讀書記》三卷，係其讀書臨證心得雜記，并征引古代文獻有關内容，予以辨析、評述、考證，多有發揮。

《易》曰："天道下濟而光明，地道卑而上行[①]。"故上下升降而氣乃和[②]。古人制方用藥，一本升降沉浮之理[③]，不拘寒熱補瀉之迹者[④]，宋元以來，東垣一人而已。

蓋四時之氣，春升夏浮，秋降冬沉，而人身之氣，莫不由之[⑤]然升降沉浮者氣也，其所以升降沉浮者[⑥]，人之中[⑦]，猶天之樞也[⑧]。今人飢飽勞役，損傷中氣，於是當升者不得升，當降者不得降，而發熱、困倦、喘促、痞塞等症見矣[⑨]。夫内傷之熱[⑩]，非寒可清；氣陷之痞[⑪]，非攻可去。惟陰陽一通[⑫]，而寒熱自已[⑬]；上下一交[⑭]，而痞隔都損[⑮]。此東垣之學所以能爲舉其大歟[⑯]？

李瀕湖曰[⑰]：升降浮沉則順之[⑱]，寒熱温涼則逆之[⑲]。故春宜辛温[⑳]，夏宜辛熱[㉑]，長夏宜甘苦辛温[㉒]，秋宜酸温[㉓]，冬宜苦寒[㉔]。愚謂升降浮沉則順之者，所以順天時之氣也；寒熱温涼則逆之者，所以救氣化之過也[㉕]。李氏辛甘酸苦之用是已[㉖]。若春宜温、夏宜熱、冬宜寒之謂[㉗]，是助之也[㉘]。豈逆之謂哉[㉙]！

注釋

① "易曰"二句：見《周易・歉卦》彖辭。謂天之道居高而下濟萬物，日月光明；地之道居卑下而其氣上行，交通于天。地氣上而爲雲，天氣下而爲雨，上下交通，陰陽和順，萬物于是乎生。《周易・歉》："彖曰：歉亨，天道下濟而光明，地道卑而上行。"孔穎達疏："歉亨，天道濟下而光明，地道卑而上行者，釋亨義也。

欲明天地上下交通。抻體在上，故言地道卑而上行也；其地道即上行，天地相對，則天道下濟也。且艮爲陽卦，又爲山，天之高明，今在下體，亦是天道下濟之義也。下濟者，謂降下濟生萬物也。而光明者，謂三光垂耀而顯明也。地道卑而上行者，地體卑柔，而氣上行，交通於天，以生萬物也。"卑，地位低下，與"高"相對。

② 氣：這裏指四時之氣，四時的氣候。和：正常。

③ 一本：完全根據。一，一概。本，根據。升降浮沉：指春升，夏浮，秋降，冬沉。

④ "不拘"句：不拘泥"熱者寒之，寒者熱之，虚者補之，實者瀉之"的成法。不拘，不拘泥，不墨守。迹，前人遺留下來的東西。這裏指成法。《素問・至真要大論》："治諸勝復，寒者熱之，熱者寒之，温者清之，清者温之，散者收之，抑者散之，燥者潤之，急者緩之，堅者軟之，脆者堅之，衰者補之，强者瀉之，各安其氣，必清必静，則病氣衰去，歸其所宗，此治之大體也。"王冰注："太陽氣寒，少陰少陽氣熱，厥陰氣温，陽明氣清，太陰氣濕，有勝復則各倍其氣以調之，故可使平也。"

⑤ 由：隨。

⑥ "所以"句：謂升降浮沉所憑借的。所以，所憑借。

⑦ 中：中央。這裏指脾胃。五臟分主四方、四時，而脾居中央而主四季，主司全身氣血津液的升降浮沉。

⑧ 樞：軸心。天之樞，即天樞星，爲北斗七星之第一星，爲土星。爲天體運轉之軸心。

⑨ 痞塞：胸腹間氣機阻塞不舒的一種自覺證狀。

⑩ 内傷之熱：指内熱。由陰液耗損過度出現的熱性證候。《素問・調經論》："陰虚則内熱奈何？岐伯曰：有所勞倦，形氣衰少，穀氣不盛，上焦不行，下脘不通。胃氣熱，熱氣熏胸中，故内熱。"王冰注："甚用其力，致勞倦也。貪役不食，故穀氣不盛也。"

⑪ 氣陷：即中氣下陷。爲中氣不足的進一步發展。

⑫ 陰陽：指陰陽升降之氣。

⑬ 寒熱自已：發寒發熱之症狀自然消除。已，止。

⑭ 交：相交通。《周易・泰卦》彖辭："天地交而萬物通也，上下交而其志同也。"

⑮ 損：除去。

⑯ 舉其大：抓住要點。舉，擎起。這裏引申爲"抓住"。大，重大。這裏引申爲"要點"。

⑰ 李瀕湖：明代醫藥學家李時珍，號瀕湖。下面引文見李時珍所著《本草綱目》卷一"四時用藥例"。文字有所簡略。

⑱ "升降"句：謂用藥治病時，對四時的升降浮沉要順應它。如下文所説"春宜辛温，夏宜辛熱"之類。藥味有辛、甘、苦、酸、鹹之分，藥性有温、熱、寒、涼之别。凡味屬辛甘，性屬温熱的藥物，大都爲升浮之藥；味屬苦酸鹹，性屬寒涼的藥物，大都爲沉降之品。

⑲ "寒熱"句：謂用藥治病時，對疾病之寒熱温涼要違逆它。如"寒者熱之，熱者寒之"之類。

⑳ 春宜辛温：《本草綱目》原作"故春月宜加辛温之藥，薄荷、荆芥之類，以順春升之氣。"

㉑ 夏宜辛熱：《本草綱目》原作"夏月宜加辛熱之藥，香薷、生姜之類，以順夏浮之氣。"

㉒ "長夏"句：《本草綱目》原作"長夏宜加甘苦辛温之藥，人參、白朮、蒼朮、黄檗之類，以順化成之氣。"

㉓ 秋宜酸苦：《本草綱目》原作"秋月宜加酸温之藥，芍藥、烏梅之類，以順秋降之氣。"

㉔ 冬宜苦寒：《本草綱目》原作"冬月宜加苦寒之藥，黄芩、知母之類，以順冬沉之氣。"

㉕ 氣化：指人體内氣機的運行變化。

㉖ 李氏：指李時珍。辛甘酸苦：指上文所引李時珍言"春宜辛温，夏宜辛熱"中的"辛"、"長夏宜甘苦辛温"中的"甘"，"秋宜酸温"中的"酸"，"冬宜苦寒"中的"苦"等，辛甘爲升浮，宜於春夏，酸苦爲降沉，宜於秋冬，這些都是順之者。已：通"矣"。

㉗ 若：至於。春宜温："春宜辛温"句中除去"辛"。夏宜熱："夏宜辛熱"句中除去"辛"。冬宜寒："冬宜苦寒"句中除去"苦"。其寒熱温涼，不逆四時。按：所引李時珍言，全是爲"升降浮沉則順之"舉例。而"寒熱温涼則逆之"乃治病之常法，故無須舉例論説。此處雖有"寒熱温涼"字，實則亦從"升降浮沉"角度理論，

非謂疾病之"寒熱温涼",所以也是順四時的。如果强調寒熱補瀉,這裹以"寒熱温涼則逆之"之説論之,則非但不逆,反爲助之矣。故下文云云。

㉘ 助之:謂助長四時之氣。

㉙ 豈逆之謂:哪裏是説違逆四時。這是針對上面"寒熱温涼則逆之"句説的。

課文簡析

本文論述升降浮沉的理論對於製方用藥的重要意義。第一段指出古人中惟獨李東垣製方用藥一本升降浮沉之理。第二段升降浮沉是四時之氣的運行規律,人身之氣也不例外。由内傷而致升降失常,則寒之不可以清其熱,瀉之不可以去其痞,惟當調理其氣機方可。第三段指出李時珍"升降浮沉則順之"就是講的這個道理。

參考資料

1. 尤怡,字在涇,江蘇吴縣人。父有田千畝,至怡中落。貧甚,鬻字於佛寺,業醫,人未之異也。好爲詩,與同里顧嗣立、沈德潛游。晚年學益深造,治病多奇中,名始著。性淡榮利,隱於花溪,自號飼鶴山人,著書自得。其注《傷寒論》名曰《貫珠集》,謂後人因王叔和編次錯亂,辯駁改訂,各成一家言,言愈多而理愈晦。乃就六經各提其綱,於正治法之外,太陽有權變法、斡旋法、救逆法、類病法,陽明有明辨法、雜治法,少陽有權變法,太陰有藏病經病法、經藏俱病法,少陰、厥陰有温法、清法。凡病機進退微權,各有法以爲辨,使讀者先得其法,乃能用其方。分證甚晰。於少陰、厥陰温清兩法,尤足破世人之惑。注《金匱要略》名曰《心典》。别撰集諸家方書,雜病治要,足以羽翼仲景者,論其精藴,曰《金匱翼》。又著《醫學讀書記》,於軒岐以下諸家,多有折衷。徐大椿稱爲得古人意。怡著述并篤雅,世以《貫珠集》與柯琴《來蘇集》并重焉。

《清史稿·藝術傳》

2. 文中子云:"醫者,意也;藥者,瀹也。"謂先通其意,而後用藥物以疏瀹之也。善哉言乎!醫理在是矣,而意之通實難。泥一成之見,而欲强人之病以就吾説,其患在固;執好作聰明而不窮究乎古人之成書,是猶兵家之廢陣圖,法吏之廢律令也,其患在不學。由前之説在不能用意,由後之説在誤於用意。夫然,以不學之人與不通之識,而又熾以忮同别兢名利之心,以此用藥,其不致抱薪而救火,持水而投石者,幾何哉!語云:"學書紙費,學醫人費。"蓋爲此也。尤君在涇,讀書好古士也,而肆其力於醫,於軒岐以下諸書,靡昕夕寒暑,穿穴幾遍,而以己意條貫之。其間凡有所得,筆之於書,日月既多,卷帙略定。辨五行之生克,察四時之温嚴,審人事之陰陽虚實,與夫藥性之君臣佐使。凡成書之沿誤者,釐而正之;古人紛紜聚訟者,折而衷之。夫惟多讀古人之書,斯能善用古人之書。不誤於用意,亦不泥於用意,於長沙氏之旨,庶幾得之,可謂通其意矣。抑吾觀太史公之傳扁鵲也云:"長桑君以禁方盡與之,忽然不見。後遂能生死人。"其説近於鬼物,其人不可再得。而其傳淳于意也,謂得禁方於公乘陽慶,傳黄帝扁鵲脈書五色診病。是多讀書而通於意者,扁鵲吾不得而見之矣,得見必淳于意者,斯可矣。尤君之學,不知於古人何如,然多讀書而通以意,是同古人之風而興起者。由此書以治病,當不貽譏於人費也夫!乾隆四年巳未春三月松陵徐大椿靈胎叙。

《醫學讀書記》徐大椿叙

3. 國朝尤氏怡:《傷寒貫珠集》八卷、《金匱心典》三卷、《金匱翼》八卷、《醫學讀書記》二卷續一卷、《静香樓醫案》一卷,右書五種,長洲尤怡撰。怡字在涇,號拙吾。工詩,與顧秀野、沈歸愚爲友,著《北田吟稿》。乾隆間以醫名於世。嘗病方、喻、程三家之書條分未當,因分傷寒三陽治法爲十一門,三百九十四條,方九十道。三陰治法三門,一百十七條,方二十七道。提綱挈領,束繁歸整,爲《貫珠集》。雖踵沿陋習,播亂原文,較之三家,則醇多疵少。其《金匱心典》,尤精簡可宗。又著《金匱翼》,專療雜病,分四十九門,每門各别類次,論治簡而有要,惟每類之末,必有新定之方,意欲度越古人,猶是金元故態。《讀書記》雖無甚精詣,亦可見其用心之勤苦矣。

清·曹禾《醫學讀書志》

(邵冠勇)

一百一十　元氣存亡論★

説明

本文選自《醫學源流論》卷上，據咸豐七年海昌蔣氏衍芬草堂本。作者徐大椿（公元1693～1771年），字靈胎，晚號洄溪老人，吴江（今屬江蘇）人，清代著名醫學家。他性聰敏，喜豪辯。然而厭惡科舉八股文，歲試時題詩於卷後曰："徐郎不是池中物，肯共凡鱗逐隊游。"因此見黜，以布衣終身。他博學多通，喜讀《周易》、老莊之書，於天文、歷算、地理、水利、音律、技擊之術無所不究。以"骨肉數人疾病，連年死亡略盡"，遂專心研究醫學，至醫名滿朝野。乾隆二十五年（公元1760年）應朝廷徵召為大學士蔣溥治病，命太醫院供職，他請求辭歸。20年之後，以中貴人有病，再次徵召他進京。這時他已是79歲高齡，慮未必生還，便其子徐爔帶棺材同去，到京三日而卒。朝廷命其子扶棺歸葬。徐大椿一生著述甚豐，有關五經、水利、詩歌、音律之外，在醫學方面有《徐靈胎醫書三十二種》傳世。《醫學源流論》是其代表作之一，内容分經絡臟腑、脈、病、方藥、治法、書論、古今等七類，收入論文凡九十餘篇，持論多精鑿有據。本文即其書之第一篇。

養生者之言曰①："天下之人，皆可以無死。"斯言妄也②。何則③？人生自免乳哺以後④，始而孩⑤，既而長⑥，既而壯⑦，日勝一日。何以四十以後，飲食奉養如昔，而日且就衰⑧？或者曰："嗜慾戕之也⑨。"則絶嗜慾⑩，可以無死乎？或者曰："勞動賊之也⑪。"則戒勞動，可以無死乎？或者曰："思慮擾之也⑫。"則屏思慮⑬，可以無死乎？果能絶嗜慾⑭，戒勞動，減思慮，免於疾病夭札則有之⑮，其老而眊⑯，眊而死，猶然也⑰。况乎四十以前，未嘗無嗜慾、勞苦、思慮，然而日生日長；四十以後，雖無嗜慾、勞苦、思慮，然而日減日消⑱。此其故何歟？

蓋人之生也⑲，顧夏蟲而却笑⑳，以爲是物之生死㉑，何其促也㉒！而不知我實猶是耳㉓。當其受生之時㉔，已有定分焉㉕。所謂定分者，元氣也。視之不見，求之不得，附於氣血之内，宰乎氣血之先㉖。其成形之時，已有定數。譬如置薪於火，始然尚微㉗，漸久則烈，薪力既盡，而火熄矣。其有久暫之殊者㉘，則薪之堅脆異質也㉙。故終身無病者，待元氣之自盡而死，此所謂終其天年者也㉚。至於疾病之人，若元氣不傷，雖病甚不死；元氣或傷㉛，雖病輕亦死。而其中又有辨焉㉜：有先傷元氣而病者，此不可治者也；有因病而傷元氣者，此不可不預防者也；亦有因誤治而傷及元氣者；亦有元氣雖傷未甚，尚可保全之者。其等不一㉝。故診病決死生者，不視病之輕重，而視元氣之存亡，則百不失一矣㉞。

至所謂元氣者㉟，何所寄耶㊱？五臟有五臟之真精㊲，此元氣之分體者也㊳。而其根本所在，即《道經》所謂"丹田"㊴，《難經》所謂"命門"㊵，《内經》所謂"七節之旁，中有小心㊶"。陰陽闔闢存乎此㊷，呼吸出入係乎此㊸。無火而能令百體皆温㊹，無水而能令五臟皆潤。此中一線未絶㊺，則生氣一線未亡，皆賴此也。

若夫有疾病而保全之法何如㊻？蓋元氣雖自有所在，然實與臟腑相連屬者也㊼。寒熱攻補，不得其道㊽，則實其實而虚其虚㊾，必有一臟大受其害。邪入於中，而精不能續㊿，則元氣無所附而傷矣。故人之一身，無處不宜謹護，而藥不可輕試也。若夫預防之道，惟上工能慮在病前[51]，不使其勢已横而莫救[52]。使元氣克全[53]，則自能託邪於外[54]。若邪盛爲害，則乘元氣未動，與之背城而一決[55]，勿使後事生悔。此神而明之之術也[56]。若欲與造化争權[57]，而令天下之人終不死[58]，則無是理矣[59]。

注釋

① 養生者：治長生不老之術者。《漢書・藝文志》稱之爲“神仙”，屬方技中之一家。

② 妄：荒誕。

③ 何則：爲什麽。劉淇《助字辨略》：“何則、何者，并先設問，後陳其事也。”

④ 免：脱離。

⑤ 孩：孩童。《太素・十二水》：“其少長小大肥瘦。”楊上善注：“初生爲嬰兒，能笑以上爲孩。”

⑥ 既而：之後；後來。長：成年。已冠曰長。《公羊傳・隱公元年》“隱長而卑。”何休注：“長者，已冠也。禮年二十見正而冠。”

⑦ 壯：壯年。《釋名・釋長幼》：“三十曰壯，言丁壯也。”

⑧ 日且就衰：一天天地走近衰弱。日，一天天地。用作狀語。就，走近。

⑨ 嗜慾：嗜好和欲望。慾，“欲”的異體字。《淮南子》：“人之性安而嗜欲亂之。”戕（qiāng 槍）：傷害。

⑩ 絶：斷絶。

⑪ 賊：傷害。

⑫ 擾：侵擾。

⑬ 屏（bǐng 餅）：屏除。

⑭ 果：果真。

⑮ 夭札：短命早死。《左傳・昭公四年》：“民不夭札。”杜預注：“短折曰夭，夭死曰札。”《釋名・釋喪制》：“少壯而死曰夭，如取物中夭折也。”

⑯ 老：老年。楊上善云：“五十以上爲老。”眊（mào 冒）：通“耄”。高齡年老。《禮記・曲禮》：“八十、九十曰耄。”鄭玄注：“耄，昏忘也。”

⑰ 猶然：還是如此。猶，仍舊。然，這樣。

⑱ 消：衰退。

⑲ 蓋：大概。表揣測語氣。

⑳ 顧：回頭看。夏蟲：生活在夏季的昆蟲。《莊子・秋水》：“夏蟲不可以語於冰者，篤於時也。”篤，拘。却：後。

㉑ 是：此。生死：義偏於“生”。偏義複詞。

㉒ 促：短促。

㉓ “而不”句：豈不知我等人類也如同夏蟲一樣的短促。猶，如同。

㉔ 受生：禀受生命。

㉕ 定分：此謂固定的壽限。

㉖ 宰：主宰。

㉗ 然：古“燃”字。

㉘ 久暫之殊：燃燒時間有長久或短暫的不同。殊，差别。

㉙ 堅脆異質：木柴的質地有堅硬或軟脆的不同。

㉚ 終：盡　天年：人的自然壽數。

㉛ 或：如果。

㉜ 辨：分别。

㉝ 等：等級。

㉞ 百不失一：診斷一百病人不會有一個出現失誤。

㉟ 至：至於。

㊱ 何所：何處，什麽地方。寄：依附。

㊲ 真精：精氣。

㊳ 分體：分支。

㊴ 道經：泛指道家經典，如《黄庭經》之類。丹田：丹田有三：下丹田在臍下，中丹田在心下，上丹田在眉

間。此指臍下三寸處的下丹田，是男子精室，女子胞宫所在之處。道家有煉内丹之術，故名丹田。《黄庭經》："丹田之中精氣微。"

㊵ 命門：指右腎。以其爲生命之所從出，故名命門。《難經・三十六難》："兩腎者，非皆腎也。其左者爲腎，右者爲命門。命門者，諸神精之所舍，原氣之所系也。故男子以藏精，女子以系胞。"

㊶ "七節"二句：第七椎骨的兩旁，内有一個小心。語見《素問・刺禁論》。王冰注："小心，謂真心神靈之宫室。"關於小心，有心包絡、命門、膈俞穴三説。此處所指，當與前所説丹田、命門所指相同。

㊷ 闔闢：開合。闢，開啓。闔，關閉。存：依存。

㊸ 係：依附。

㊹ 百體：身體各部分。

㊺ 一線未絶：指元氣一綫不斷。線，"綫"的異體字。絶，斷。

㊻ 若夫：猶至於。更端之辭。《助字辨略》："若夫者，相及而殊上事之辭也。"

㊼ 連屬（zhǔ 主）：連接。屬，連。同義詞複用。

㊽ 道：方法。

㊾ "則實"句：使實證更實，使虚證更虚。前一"實""虚"，均使動用法。

㊿ 精不能續：謂五臟真精不能延續。續，延續。

51 上工：上等醫生。工，指醫生。《周禮・天官・醫師》："歲終稽其醫事，以制其食：十全爲上，十失一次之，十失二次之，十失三次之，十失四爲下。"

52 横：横暴。

53 克全：能夠保全。克，能。

54 託：猶推。

55 背城而一決：背靠城牆，與敵人決一死戰。《左傳・成公二年》："請收合餘燼，背城借一。"杜預注："欲於城下，復借一戰。"

56 神而明之：謂神奇妙用。《周易・繫辭上》："神而明之，存乎其人。"韓康伯注："體神而明之，不假於象，故存乎其人，"孔穎達疏："言人能神此易道而明顯之者，存在於其人。若其人聖，則能神而明之；若其人愚，則不能神而明之。故存於其人，不在易象也。"

57 造化：指大自然。

58 終：猶始終。

59 是：此。

譯文

養生家的理論説："普天下的人都可以不死亡。"這話是虚妄的。爲什么呢？人的一生自從出生哺乳以來，開始是孩提，之後是長大，之後是强壯，一天盛一天。爲什么四十歲以後，飲食供養和從前一樣，人却一天天地走向衰弱？有的人説："這是由於嗜好欲念傷害的緣故。"那麽斷絶嗜好欲念，便可以不死亡嗎？有的人説："這是由於勞動傷害的。"那麽戒除勞動，便可以不死亡嗎？有的人説："這是由於思慮擾亂的。"那麽屏棄思慮，便可以不死亡嗎？如果真的做到斷絶嗜欲，戒除勞動，屏棄思慮，能避免夭折横死是有的，他的由衰老到昏耄，由昏耄到死亡，依然如故。何况四十歲以前也不曾没有嗜欲、勞苦、思慮，然而却一天天地生長，四十歲以後，即使没有嗜欲、勞苦、思慮，然而却一天天地消滅。這裏邊的緣故是什麽呢？

人們活着的時候，回視夏天昆蟲的短命而後笑，認爲這種動物的從生到死，何等短暫啊！豈不知我們人類其實像這種動物一樣罷了。當他坐胎的時候已經有一定的壽數了。所説的一定的壽數，就是所禀受的元氣。看它看不見，求它求不到，它附在氣血裏邊，主宰氣血之前。它在人成形的時候，已經有了一定的氣數。好比把木柴放到火上，開始燃燒的時候火苗還小，漸漸的時間久了火焰就猛烈起來，木柴燒完了，火焰便熄滅了。它的燃燒有時間長短的不同，是因爲木柴的質地有堅硬和鬆軟的不同。所以一生没有疾病的人，等到自身的元氣自然消耗完了便死亡，這就是所説的享盡天年。至於有疾病的人，如果元氣没有受傷，即使病重也不會死亡，如果元氣受傷，即使病輕也會死亡。然而其中又有分别：有的是先損傷了元氣爾後生病的，這是不可以治療的；有的是因爲生病損傷了元氣的，這是不可不預防的；也有因爲錯誤治療而傷到元氣的；也有元氣雖然受傷却不嚴重，還可以保全的。它的等第不是一種。因此診斷疾病判斷病人死活的醫生，不是看疾病是輕是重，而是看元氣是存是亡，就百分之百地没有差錯了。

至於所説的元氣寄托在什麽地方？五臟都有五臟的真精，這些是元氣的分支。元氣的根本所在的地方，就是《道經》所説的"丹田"，《難經》所説的"命門"，《内經》所説的"第七椎的兩旁，中間有個小心"。陰陽開合就存於這裏，呼吸出入繫於這裏；它雖然没有火却能讓全身都温暖，它雖然没有水却能讓五臟都潤澤。衹要這裏一綫不斷，就生命一綫不死，都是依賴這個。

至於生病以後保全的方法是什么？元氣雖然是有它所在的地方，然而實在是和五臟六腑相連接的。治療疾病的時候，或用寒藥，或用熱藥，或用攻法，或用補法，不掌握它的規律，便會使實證更實，使虚證更虚，必定會有某一臟大受傷害。邪氣侵入人體中，五臟真精不能接續而至，元氣便没有地方寄托，因而受到損傷。所以人的全身，没有不應當謹慎護理的地方，藥物不可以輕易試用。至於預防的辦法，衹有上等醫生，才能在生病之前預先考慮到，不使病勢發展到已經横暴而没法挽救的地步。假使元氣能够保全，就自然能够把病邪推托到體外。如果邪氣過盛造成危害，就趁元氣没受傷，和病邪決一死戰，不要拖延造成難以挽回，後悔莫及。這就是掌握其精神靈活運用的辦法。如果要跟造化争權力，讓普天下的人永不死亡，那是没有這個道理的。

課文簡析

本文從不同角度論述元氣對於人的生命的重要作用及如何保全元氣。第一段，欲立先破，首先指出人皆可以無死之説是荒誕的。第二段，指出元氣在受生之時已有定分，壽命的長短，由元氣的多少决定；疾病的生死，由元氣的存亡决定。第三段，指出元氣在人體所寄居的部位與對機體的作用。第四段，指出調攝在於謹護元氣，寒熱攻補不可輕試，治病在於保全元氣，因病制宜當機立斷。

參考資料

1. 徐大椿，原名大業，字靈胎，晚號洄溪，江蘇吴江人，翰林檢討釚孫。生有異禀，長身廣顙，聰强過人。爲諸生勿屑，去而窮經，探究易理，好讀黄老，與陰符家言，凡星經地志，九宫音律，技擊，句卒嬴越之法，靡不通究，尤邃於醫，世多傳其異迹，然大椿自編《醫案》惟剖析虚實寒温，發明治療之法，歸於平實，於神異者僅載一二，其書世多有不具録。乾隆二十四年，大學士蔣溥，病，高宗命徵海内名醫，以薦召入都。大椿奏溥病不可治。上嘉其樸誠，命入太醫院供奉，尋乞歸。後二十年，復詔徵，年已七十九，遂卒於京師，賜金治喪。大椿學博而通，注《神農本草經百種》，以舊注但言其當然，不言其所以然，采掇常用之品，備列經文，推闡主治之義，於諸家中最有啓發之功。注《難經》曰《經釋》，辨其與《靈樞》《素問》説有異同。注《傷寒》曰《類方》，謂醫家刊定《傷寒論》，如治《尚書》者之争《洪範》、《武成》，注《大學》者之争古本、今本，終無定論。不知仲景本論乃救誤之書，當時隨證立方，本無定序。於是削除陰陽六經門目，但使方以類從，證隨方定，使人可案證以求方，而不必循經以求證，一切葛藤盡芟去之。所著《蘭臺軌範》，凡録病論惟取《靈樞》、《難經》、《金匱要略》、《傷寒論》、隋巢元方《病源》、唐孫思邈《千金方》、王燾《外臺秘要》而止。録方亦多取諸書。宋以後方，則采集義可推尋，試多獲效者。去取最爲謹嚴，於疑似出入之間辨别尤悉。其論醫之書曰

《醫學源流論》,分目九十有三……并可取。又《慎疾芻言》爲溺於邪説俗見者痛下針砭,多驚心動魄之語。《醫貫砭》專斥趙獻可温補之弊。諸書并行世。大椿與葉桂同以醫名吴中,而宗旨異。評桂醫案,多所糾正。兼精瘍科,而未著專書。謂世傳《外科正宗》一書,輕用刀針及毒藥,往往害人,詳爲批評。世并奉爲善本。

《清史稿·藝術傳》

2.《醫學源流論》二卷,國朝徐大椿撰。其大綱凡七:曰經絡臟腑,曰脈,曰病,曰藥,曰治法,曰書論,曰古今。分子目九十有三。持論多精鑿有據。如謂病之名有萬,而脈之象不過數十種,是必以望、聞、問三者參之。又如病同人異之辨、兼證兼病之别、亡陰亡陽之分、病有不愈不死有雖愈必死、又有藥誤不即死、藥性有古今變遷、《内經》司天運氣之説不可泥、針灸之法失傳,其説皆可取。而《人參論》一篇,《涉獵醫書論》一篇,尤深切著明。至於有欲救俗醫之弊而矯枉過直者,有求勝古人之心而大言失實者。故其論病,則自岐黄以外,秦越人亦不免詆排;其論方,則自張機《金匱要略》、《傷寒論》之外,孫思邈、劉守真、李杲、朱震亨皆遭駁詰。於醫學中殆同毛奇齡之説經,然其切中庸醫之弊者不可廢也。

《四庫全書總目提要·子部·醫家類》

(邵冠勇)

一百十一　接骨論治

説明

本文選自《傷科補要》卷二,據1955年千頃堂書屋影印嘉慶戊寅年(公元1818年)刊本排印。作者錢秀昌,字松溪,上海(今上海市)人,清代醫家。幼讀醫書,未能心悟。乾隆四十六年(公元1781年)偶折左臂,得時醫楊雨蒼治愈,因從之受業,得授骨折脱臼整復手法,秘傳治傷之方,遂以傷科知名。他嘗輯《醫宗金鑒·正骨心法要旨》之精義,結合平素醫療經驗,撰成《傷科補要》四卷。其卷一爲人體解剖和醫療器械圖説,卷二爲各部損傷治療方法,卷三爲傷科要方歌訣,卷四爲附録各家驗方。内容簡明實用,流傳頗廣。

接骨者,使已斷之骨合攏一處,復歸於舊位也①。凡骨之斷而兩分,或折而陷下,或破而散亂,或歧而旁突②,相其形勢③,徐徐接之④。使斷者復續,陷者復起,碎者復完,突者復平,皆賴乎手法也。或皮肉不破者,骨若全斷,動則轆轆有聲⑤;如骨損未斷,動則無聲。或有零星敗骨在内⑥,動則淅淅之聲⑦,後必潰爛流膿。其骨已無生氣,脱離肌肉,其色必黑,小如米粒,大若指頭。若不摘去,潰爛經年⑧,急宜去净。如其骨尚未離肉,不可生割,恐傷其筋。俟其爛脱⑨,然後去之。

治法:先用代痛散煎湯薰洗⑩,將其斷骨拔直相對,按摩平正如舊。先用布條縛緊,又將糕匣木板修圓綁之⑪,又將布條纏縛,再將杉籬環抱外邊⑫,取其緊勁挺直,使骨縫無離綻脱走之患⑬。内服接骨紫金丹⑭,兼調理用地黄湯⑮。四五日後,放綁復看,如其走失,仍照前法。二三月間,换綁數次,百日可痊。凡人斷臂與斷膊⑯,斷腿與斷骱⑰,綁法相同。治分上下,或用器具,與形體相得⑱,隨機變化可也。或筋斷者,難續。蓋筋因柔軟,全斷則縮於肉里,無用巧之處也⑲。若斷而未全⑳,宜用續筋藥敷之,内服壯筋養血湯可愈㉑。

注釋

① 舊位:原位。

② 歧而旁出:指斷骨側向移位而努突。歧,分岔。

③ 相:診察。

④ 徐徐:緩緩。

⑤ 轆轆:(lùlù 路路):象聲詞,車輪聲。此模擬斷骨相擦之聲。

⑥ 敗骨:指死骨。

⑦ 淅淅(xīxī 西西):象聲詞,細雨聲。此模擬碎骨相磨之聲。

⑧ 經年:歷年。經年累月,喻時間之長。

⑨ 俟(sì 四):等待。

⑩ 代痛散:方劑名。功用麻醉止痛,敷傷處便覺麻木,其痛可止。見《外科補要》卷三。

⑪ 糕匣木板:作點心盒子的木板。輕薄的木板。《外科補要》:"木板者,用極薄杉木板,如有糕匣木板者更妙。用法:先以白布條纏於傷處,至二三重後,將板四圍覆上,又將布纏之。外再用杉籬裹於外也。"

⑫ 杉籬:傷科器具。《外科補要》:"杉籬者,覆逼之器也。量患處之長短闊狹、曲直凸凹之形,以杉木爲之,酌其根數,記清次序,不得紊亂,然後於每根兩頭各鑽一孔,以繩聯貫之,有似於籬,故名焉。裹於杉板之外,取其堅勁,不致斷骨之走動耳。"

⑬ 綻(zhàn 站):裂開。

⑭ 接骨紫金丹:方劑名。功用治一切骨碎損斷,服之能續。見《外科補要》卷三。

⑮ 地黄湯:方劑名。功用治陰虚怯弱,肝腎不足之證。見《外科補要》卷三。

⑯ 膊(bó 博):上肢近肩的部位。

⑰ 骱(héng 横):亦作"胻",踝上的小腿骨,俗名"臁骨"。有兩根,在前者名成骨,又名幹骨,今稱脛骨,其形粗;在後者名輔骨,今稱腓骨,其形細。

⑱ 相得:相合。

⑲ 巧:技巧。這裏指接骨手法。

⑳ 未全:謂未完全斷開。

㉑ 壯筋養血湯:方劑名。功用治傷筋絡。見《外科補要》卷三。

課文簡析

本文主要論述骨折的種種情况,如何診斷及治療方法。第一段論述骨折的臨床表現和診斷方法。第二段論述骨折的治療方法。介紹骨科的傳統醫療器具小夾板、杉籬的用法。

參考資料

1. 錢秀昌,清傷科學家,字松溪,上海人。少讀醫書,因意理淵深,未能心領。乾隆四十六年偶折左臂,得時醫楊雨蒼治愈,因從之受業。後得授骨折脱臼之整復手法,秘傳治傷之方,又參以《醫宗金鑒・正骨心法要旨》,乃以傷科聞名。嘗輯《正骨心法》之精義,結合其平素醫療實踐經驗,撰成《傷科補要》四卷,附以驗方歌訣,并載有楊木接骨法治愈骨折骨不連之經驗。内容簡明實用,流傳頗廣。

《中醫人物詞典》

2. 神農嘗草木,始知醫藥;黄帝咨岐伯,始製《内經》。商周之世,伊尹《湯液》,越人《難經》;漢晉以來,名家林列,内外方書,汗牛充棟。而傷科一法,諸書雖載,略而不詳。迨我朝高宗純皇帝御纂《醫宗金鑒》,無科不備。獨于《正骨》一書,昭垂心法,縷晰條分。近世專家,各執秘録,未及參觀,所以究其微而折其衷者鮮焉。余幼讀醫書,乃其義理淵深,未免望洋之嘆。欲就是科,遍訪名家心傳未獲。辛丑歲偶折左膊,得雨蒼楊夫子施治,不日療痊。因一時之痛苦,觸平昔之衷懷,即受業於楊夫子之門,始得接骨入骱之法,秘傳治傷之方。參以《正骨心法》之要旨,屢試屢驗,乃嘆斯道之神而異也。夫醫雖小道,責任非輕,且是科之關系,尤甚於他科。凡人血氣方剛,鮮知自愛。跌磕損傷,固所不免。甚或一時鬥毆,生死攸關。若斃一人,即傷兩命。傾家破産,孤子寡妻,目擊情形,心實憫之。余故不辭工賤,務窮其奥。不揣固陋,手輯成編。遵《正骨心法》之精義,合平日試驗之真傳,分作三十六則。將經驗之方,渾括爲歌,使學者易於成誦,臨症時了然心目。爰集爲帙,名之曰《傷科補要》。是道也既貴心靈,又藉手敏。高明之士既不屑爲之,膚庸之輩又難知其奥義。余本愚拙,廿載以來,細心窮理,稍得其要,不忍秘笈,欲以公世,未識可補斯道否乎?大清嘉慶戊辰荷月上邑錢秀昌松溪氏自序。

《傷科補要・自序》

(邵冠勇)

一百十二　古今醫書大意

説明

本文選自《友漁齋醫話》第二種《橘旁雜論》，據1948年上海大東書局印行之《中國醫學大成》本排印。作者黄凱鈞（公元1752～1820年），字南熏，號退庵居士，嘉善（今浙江嘉善）人，清代醫家。黄氏少習儒，年十九喪父，乃立志鑽研岐黄。懸壺鄉里四十餘年，遇疑難病證則遍檢方書，療效卓著，頗負聲譽。辨證立論博采諸家之長，治内傷、外感，折衷李東垣、劉河間；療温疫時病，取法吴又可、葉天士；對張景岳“八陣”之方亦能運用自如。著《友漁齋醫話》八卷（1812年），包括《一覽延齡》一卷、《橘旁雜論》兩卷、《上池涓滴》一卷、《肘後偶鈔》兩卷、《證治指要》一卷、《藥籠小品》一卷。論述養生延年、歷代醫書大意、五臟病證、常用藥物、個人臨症醫案，涉及内容頗廣。1935年此書被浙江名醫曹炳章收入叢書《中國醫學大成》第十三集《雜著類乙・醫話叢刊之一》，1948年上海大東書局刊印。

古今醫書，汗牛充棟，何可勝言哉[1]？自上古及周秦、兩漢、魏晉、六朝、唐、宋、元、明至國朝[2]，名賢代出，各自成家，其書不下幾千百種。其中砂混南金[3]，魚目亂珠者，亦復不少。今汰其繁[4]，而檢其要若干種，如三光之麗乎天[5]，五味之益於口，誠不可一日廢焉[6]。每種略疏其大旨[7]，俾人知所采擇，而訪求善本[8]。有欲熟讀者，有欲熟玩者[9]，有欲查閱者，此皆在人神而明之者也[10]。

自上古神農著《本草》，辨草木、金石、蟲魚、禽獸之性，一日而化七十毒[11]。合人之五臟六腑、十二經脈[12]，條晰寒熱升降之治[13]。計藥三百六十五種，分上、中、下三品，是爲方書之祖[14]。黄帝作《素問》，與岐伯、雷公等六臣[15]，更相問難[16]。其言通貫三才[17]，包括萬象，雖張、李、劉、朱諸人[18]，終身鑽仰[19]，竟無能盡其藴奥[20]。唐啓元子王冰注釋[21]，頗爲裨益。《靈樞經》十二卷，是書論針灸之道，俞穴脈絡之曲折[22]，醫者終莫能外[23]，與《素問》通號《内經》[24]。《難經本義》二卷[25]，周秦越人撰，計八十一難[26]，發明《内經》之旨，辭義古奥，猝不能通[27]。元滑壽伯仁所注[28]，較諸家箋釋，則爲明暢。《金匱要略》，漢張機仲景撰，晉王叔和編。世罕傳本，宋王洙始於秘閣録出[29]。凡二十五篇，二百六十二方，爲醫雜症者之祖。國朝徐彬忠可注爲獨善[30]。又有《傷寒論》十卷，亦叔和編次，金成無已注解[31]。後賢以叔和將原文顛倒錯亂，各出已見以成書，如方中行之《前條辨》[32]，程郊倩之《後條辨》[33]，喻嘉言之《尚論篇》[34]，誠爲各有發明，然無互有膠柱之處[35]，莫若無已之原注爲得[36]，總之，講《傷寒》者，各部俱宜探討深究也。《明理論》五十篇[37]，皆無已所撰，以發明仲景意也。《肘後方》八卷[38]，晉葛洪稚川撰。凡分五十三類，但有方而無論，梁陶貞白增修[39]，金楊用道附注[40]。《甲乙經》八卷，晉皇甫謐士安撰。蓋合《鍼經》、《明堂孔穴鍼灸治要》諸書[41]，撮其精要，以成是經，言針灸之法最悉。《脈經》十卷，晉王叔和撰。敍陰陽表裏，辨三部九候，分人迎、氣口、神門[42]，條十二經、二十四氣、奇經八脈[43]，以舉五臟六腑、三焦、四時之痾。若綱在綱[44]，有條不紊。披誦之[45]，足以占外知内[46]，回死别生焉[47]。《褚氏遺書》一卷，南齊褚澄彦道撰[48]。凡十篇，發明氣血陰陽之奥。其論寡婦僧尼之異治，發前人所未發，至宋嘉泰中始有刻本[49]。《巢氏病源》五十卷[50]，隋大業中巢元方等奉敕撰[51]，凡六十七門，一千七百二十條。然但論病源，不載方藥。後賢往往采擇所論以成書，則歷代寶爲圭臬矣[52]。《千金方》三十卷，唐孫真人思邈撰。後因方中多用虻蟲、水蛭，别撰《千金翼方》，以他藥代之，以惜物命。後有混作九十三卷，其爲原書與否，已不可詳。《外臺秘要》四十卷[53]，唐王燾撰。是書作於出守鄴郡時[54]，故曰“外臺”[55]。凡一千一百四門，皆先論後方，古聖專門授受之法，多在其中。惟以鍼法無益而有損，削之不載。又如《普濟本事方》十卷[56]，宋許叔微撰[57]。皆經驗諸方，并紀醫案，故以"本事"爲名。其書屬詞簡雅[58]，僞醫不能甚解[59]，故罕傳習，然多入微之論[60]。

《素問原病式》一卷[61]，金劉完素守真撰[62]。以《素問·至真要大論》所列病機十九條，演爲二百七十七字[63]，立全書綱領，而逐條辯析，其大旨多主於火。又撰《宣明方論》十五卷[64]，其大旨本《素問》及《金匱要略》，而用藥多主寒凉。蓋因天時地氣而施，泥之者非，廢之者亦非也。《病機氣宜》三卷[65]，金張元素撰[66]。其書分三十門，於脈證多所闡明。李濂《醫史》稱劉完素病傷寒[67]，不能自醫，得元素治之乃愈，則其術侔完素矣[68]。《儒門事親》十五卷[69]，金張從正子和撰[70]。其曰《儒門事親》者，以爲儒者能明其理，而事親當知醫也。其法以汗、吐、下三法作諸症。惟宜治六淫外感，不可爲常訓。用之得宜，取效亦捷，在因證而施治之。《内外傷辨惑論》三卷[71]，金李杲東垣撰[72]。發明内傷之症，有類外感，大旨培補脾胃爲主。又撰《蘭室秘藏》六卷[73]，凡二十一門。其歸重於脾胃，極言寒凉峻劑之害，蓋隱挽劉、張二家之流弊也[74]。又《脾胃論》十二卷[75]，申明培補脾土，升陽益胃，與《辨惑論》相輔而行。《醫壘元戎》十二卷[76]，元王好古撰[77]。以十二經爲綱，首傷寒，附雜症，大抵祖仲景之意，參以其師張元素、李杲之法，與朱震亨門徑小異[78]。又撰《此事難知》二卷[79]，皆闡明李杲之緒論，於傷寒證治尤詳。杲《傷寒會要》[80]，久已散佚，惟賴此尚存其梗概。《格致餘論》一卷[81]，元朱震亨丹溪撰。其説以人身陽常有餘，陰常不足，故以補陰爲宗。又撰《局方發揮》一卷[82]，以《和劑局方》多温補燥烈之藥[83]，耗損真陰，乃著此書以辟之[84]。後之分别門户以相攻者，自此爲始。又撰《金匱鈎元》三卷[85]，以補陰爲宗，其以鬱論病[86]，亦開後來無窮之悟[87]。《推求師意》二卷[88]，明戴元禮撰[89]。元禮爲震亨之弟子，既校補震亨《金匱鈎元》，又闡發其未盡之意，以成是書。震亨用黄柏、知母補陰，或過於苦寒，以伐生氣。元禮能調劑其所偏，尤爲善學。

《薛氏醫案》七十八卷[90]，明薛己立齋撰[91]。蓋裒其生平著作[92]，共爲一編。所自著者九種[93]，訂正舊本而附以己説者十五種[94]。考其大旨，以命門爲真陽真陰，而氣血爲陰陽所化。常用者不過十餘方，而隨機加減，變化不窮。後趙獻可作《醫貫》[95]，述己之説，而主持太過[96]，遂至膠柱鼓瑟，非己之本意也。《名醫類案》十二卷[97]，明江瓘撰[98]。其子應宿增補，凡二百五門，所采上自秦越人、淳于意，下至元、明名醫治驗方論，多所辨證，不但以捃拾爲富也[99]。《赤水元珠》三十卷[100]，明孫一揆撰[101]。凡分七十門，每門又各條分縷析，辨别疑義，大旨以明證爲主。故於寒熱虚實表裏氣血八端，言之甚詳。其論古今病症，名實混淆之處，尤爲細密。其醫案亦能發明病源[102]，可取也。又《醫旨緒餘》二卷[103]，以藏府氣血經絡俞穴，推明陰陽五行之理，并論諸家之長短。《證治準繩》一百二十卷[104]，明王肯堂撰[105]。凡五種：雜症、傷寒、瘍科、幼科、女科，附以類方。其擴采繁富，條理分明，考方論者，莫賅洽於是書[106]。《本草綱目》五十二卷[107]，明李時珍瀕湖撰[108]。取諸家本草，删複補漏訂訛，彙爲一編。凡十六部，六十二類，所取諸藥一千八百七十一種，圖三卷，百病主治二卷。考證精博，與《證治準繩》俱爲醫學之淵海[109]。又《奇經八脈考》一卷[110]，以人身十二經脈，醫家所共知，惟陽維、陰維、陽蹻、陰蹻、衝、任、督、帶爲奇經八脈，醫所易忽。因各詳其證治，并附以氣口九道脈圖[111]，闡發《内經》之旨。《廣筆記》四卷[112]，明繆希雍仲醇撰[113]。其大旨以劉完素、朱震亨爲宗，與張介賓同時，而門徑迥異[114]。繆捷變而或以巧失[115]，張持重而或以緩誤[116]，亦互有得失也。又撰《本草經疏》三十卷[117]，分爲十部，每藥皆有發明，故謂之疏。王懋竑作《石膏辨》[118]，頗詆諆之[119]，然亦一家之學也。《類經》三十卷[120]，明張介賓景岳撰[121]。以《素問》、《靈樞》析爲三百九十條，分十二類，釐爲十七卷；又益以《圖翼》十一卷，《附翼》四卷。注釋亦爲通貫詳悉。雖不免割裂古書，而門目分明，易於尋檢，洵爲後學之寶筏也。李杲、羅從謙嘗有是作[122]，不自介賓始。又撰

《景岳全書》六十四卷[123]，大旨以温補爲宗，然執持太過，故傳其説者，功過相半。《温疫論》三篇[124]，補遺一卷，明吴有性又可撰[125]。其説以傷寒中脈絡，因表入裏；瘟疫之氣自口鼻而入，伏於膜原，在不表不裏之間。治法迴異，乃撰此書以辨别之。蓋崇禎辛巳[126]，疫氣蔓延數省[127]，以傷寒法治之多死，因推究而得其病源焉。《痎瘧論疏》一卷[128]，明盧之頤撰[129]。所論證治用藥，分寒熱虚實之辨，至爲詳悉。

《醫門法律》六卷[130]，國朝喻昌嘉言先生撰[131]。大旨爲鍼砭庸醫而作。每門冠以論，次爲法、爲律。法者療病之例，律者糾誤療之失也。所治醫案爲《寓意草》[132]，明審症候，意亦不似他家醫案，但稱治驗，而不言其所以然。其論秋燥一症[133]，超越古今。《傷寒舌鑑》一卷[134]，國朝張登撰[135]。以舌胎辨傷寒證因，以身所閲歷，定爲一百二十圖，頗顯明易見。如國朝張倬《傷寒兼證析義》一卷[136]，王子接晉山《古方選注》三卷[137]，《得宜本草》一卷[138]，魏之琇《名醫類案》六十卷[139]，徐大椿洄溪《本草百種録》一卷[140]、《蘭臺軌範》八卷[141]、《傷寒類方》一卷[142]、《醫學源流論》二卷[143]，皆所表表[144]。業斯道者，咸宜備覽焉。

注釋

① 勝(shēng 生)：盡。

② 六朝：指中國歷史上公元三世紀初至六世紀末這一歷史時期。具體有南北之分：南六朝包括吴、東晉、宋、齊、梁、陳，相繼建都於建康(今南京市)。北六朝包括魏、西晉、北魏、東魏、北齊、北周，均建都於北方。文中指南六朝。國朝：古人對本朝的敬稱。此指清朝。

③ 砂混南金：砂石混雜在銅中。喻良莠混淆。南金，古時指稱南方出産的銅。《尚書·禹貢》揚、荆二州均在南方，"厥貢惟金三品"。

④ 汏：删除。

⑤ 三光：指日、月、星辰。麗：附着。

⑥ 誠：實在。

⑦ 疏：分條陳述。大旨：大意。

⑧ 善本：指經過精校、精刻的完善的版本。

⑨ 熟玩：仔細、周詳地研究。

⑩ 神而明之：意爲用心思考、體察，領悟其中的精神實質。《周易·繫辭上》："神而明之，存乎其人。"

⑪ 化：化解。

⑫ 合：結合。

⑬ 條晰：逐條闡明。

⑭ 方書：此泛指醫藥之書。

⑮ 六臣：指《素問》中與黄帝相互問對，討論醫學的岐伯、雷公、少俞、伯高、鬼臾區、少師六人。

⑯ 問難：詰問辯駁。此意爲討論分析。

⑰ 三才：天、地、人。此指對天、地、人三方面的認識。

⑱ 張李劉朱：指金元四大家張從正、李杲、劉完素、朱震亨。

⑲ 鑽仰：鑽研仰望。《論語·子罕》："仰之彌高，鑽之彌堅。"意爲越是鑽研景仰，越感到其學説高深。

⑳ 藴奥：深奥。同義複詞。此指精深奥妙的道理。

㉑ 啓元子：即啓玄子，唐代醫家王冰的號。本文作者爲避清聖祖玄燁之諱，改"玄"爲"元"。本文下有多處"玄"改"元"，皆是。

㉒ 曲折：指隱微的内容。

㉓ "醫者"句：意爲《靈樞經》論述的針灸經絡的理論方法是醫家必須學習、遵循的，没有人可以例外。

㉔ 通號：總稱。

㉕ 難經本義：元代醫家滑壽爲《難經》所著的釋義。此指《難經》原文。

㉖ 難：問題。

㉗ 猝:倉猝。

㉘ 滑壽:元末明初醫家。字伯仁,號攖寧生,許昌(今河南許昌市)人。除《難經本義》外,還著有《十四經發揮》、《讀素問鈔》。

㉙ 王洙:北宋初官吏。字原叔。應天宋城(今河南商丘)人。任翰林學士時,在宫廷館閣之蠹簡中,發現《傷寒雜病論》節略本《金匱玉函要略方》三卷。上卷辨傷寒,中卷論雜病,下卷載其方。後宋臣校定時,取雜病以下,終於飲食禁忌,凡二十五篇,即傳世之《金匱要略》。

㉚ 徐彬:清代醫家。字忠可。秀水(今浙江嘉興)人。曾著《金匱要略論注》二十五卷,爲後世醫家所重。獨善:特别好。

㉛ 成無己:金代著名醫家。聊攝(今山東聊城)人。著有《注解傷寒論》十卷,爲現存最早的《傷寒論》全注本。此書引據《内經》,旁采衆説,發前賢所未發,啓後學所未識。對後世傷寒學的發展影響很大。

㉜ 方中行:明代醫家。字有執。歙縣(今安徽歙縣)人。認爲王叔和初編《傷寒論》,有所改移;及成無己注解,又多所竄亂。故竭二十餘年之心力,推求仲景原意,調整篇目,重次條文,編成《傷寒論條辨》八卷。《前條辨》,即《傷寒論條辨》。

㉝ 程郊倩:清代醫家。名應旄,字郊倩。新安(今安徽徽州地區)人。他汲取方中行、喻嘉言重編《傷寒論》條文之長,再行歸類條理,闡發己見。撰成《傷寒論後條辨》十五卷。後條辨:即《傷寒論後條辨》。因有方中行《傷寒論條辨》在前,故名。

㉞ 喻嘉言:明末清初著名醫家。名昌,字嘉言,晚號西昌老人。新建(今江西省南昌市)人。其學術多尊方有執,力主《傷寒論》錯簡説,將《傷寒論》條文重行分類歸納,詳論傷寒六經證治,撰《尚論篇》八卷。

㉟ 無:疑爲衍文,涉下而衍。膠柱:成語"膠柱鼓瑟"之省文。喻拘泥不知變通。

㊱ 得:得當。

㊲ 明理論:即《傷寒明理論》。成無己著。此書將《傷寒論》五十個證作比較分析。書末附《方論》一卷,論述《傷寒論》中二十首方劑的方義。

㊳ 肘後方:即《肘後救卒方》,三卷,晉・葛洪撰。至南梁,經陶弘景增補,名爲《補闕肘後百一方》。至金朝,經楊用道增補,名爲《附廣肘後備急方》,共八卷,即今之傳本。書中内容有很多錯訛、闕漏。

㊴ 陶貞白:即陶弘景,南朝齊梁間著名醫藥學家。字通明,號華陽隱居,又號勝力菩薩。曾仕齊,拜左衛殿中將軍。入梁,隱居茅山,時人稱爲"山中宰相",卒謚貞白先生。撰有《本草經集注》、《補闕肘後百一方》、《藥總訣》等書。

㊵ 楊用道:金朝醫家。曾獲遼刻《肘後方》善本,遂將《證類本草》附方摘録分類,附於《肘後方》隨證之下,編成《附廣肘後方》八卷。

㊶ 鍼經:即《靈樞經》。明堂孔穴鍼灸治要:是我國最早的鍼灸專著《黄帝明堂經》在魏晉時的一個傳本。已佚。書中部分内容保留在《鍼灸甲乙經》中。

㊷ 神門:指手少陰心經神門穴處動脈搏動處。

㊸ 條:分列。二十四氣:指二十四脈。氣,脈氣。

㊹ 綱:網上的總繩。

㊺ 披誦:翻閲誦讀。

㊻ 占外知内:診察體表的症狀,就瞭解體内的病變。占,推算,預測。此引申爲診察。

㊼ 回死别生:即"轉危爲安"。回,挽回。别,扭轉。

㊽ 褚澄:南齊醫家。字彦道,陽翟(今河南禹縣)人。曾任吴郡(今江蘇蘇州市)太守,善醫術,著有醫論十篇,世稱《褚氏遺書》。其中對血證及婦科病證治的見解,爲後世醫家所重視。

㊾ 嘉泰:南宋寧宗趙擴的年號(公元 1201～1204 年)。

㊿ 巢氏病源:即《諸病源候論》,作者爲隋・巢元方,故名。

51 大業:隋煬帝楊廣的年號(公元 605～617 年)。

52 寳:珍重。圭臬(niè 涅):準則。圭,古代測量日影以計時的儀器。臬,射箭的靶子。

53 外臺秘要:唐・王燾撰。詳見本書《外臺秘要》序。

㊹ 鄴郡：又稱鄴城、鄴都。故城在今河北臨漳縣。

㊺ 外臺：東漢時州郡刺史的别稱。王燾曾在中央政府任翰林學士，後出任鄴郡刺史二十餘年，撰成此書，故名“外臺”。

㊻ 普濟本事方：又名《類證普濟本事方》或《本事方》。十卷。宋・許叔微撰。書中將疾病分爲二十三類，收録治療方劑三百餘首。方末附有自己的驗案及論述。

㊼ 許叔微：宋代醫家。字知可，真州白沙(今江蘇儀徵縣)人。紹興二年(1132年)進士，曾任集賢院學士，人稱許學士。精於醫，活人不可勝數。精研《傷寒論》，著有《傷寒百證歌》、《傷寒發微論》、《傷寒九十論》，闡發仲景辨證論治思想。晚年將平生經用驗方及醫案，編成《類證普濟本事方》。

㊽ 屬詞：措詞。

㊾ 僞醫：非真懂醫理的醫生。

㊿ 入微：細致而深刻。

(61) 素問原病式：即《素問玄機原病式》。

(62) 劉完素：金代著名醫家。

(63) 演：闡發。

(64) 宣明方論：又稱《宣明論方》、《黄帝素問宣明論方》。將《素問》所載病名與其他疾病分類，每類先引《素問》醫論，再加以引申，并製定處方。

(65) 病機氣宜：即《素問病機氣宜保命集》。詳見本書《病機論》。

(66) 張元素：金代著名醫家。詳見本書《制方法》。《素問病機氣宜保命集》的作者原説是劉完素，自李時珍後説是張元素。詳見本書《病機論》參考資料。

(67) 李濂：明代文學家、醫史學家。醫史：書名。明・李濂著。是我國現存最早醫史人物傳記專著。

(68) 侔：等同。

(69) 儒門事親：金・張從正撰。詳見本書《汗下吐三法該盡治病詮》。

(70) 張從正：金代著名醫家。詳見本書《汗下吐三法該盡治病詮》。

(71) 内外傷辨惑論：金代醫家李杲著。

(72) 李杲：詳見本書《東垣老人傳》。

(73) 蘭室秘藏：綜合性醫書。三卷。金・李杲撰。書中分述飲食勞倦、中滿腹脹、心腹痞、胃脘痛、眼耳鼻、口齒咽喉、婦人、瘡瘍等二十一門病證。其中治療方劑，多爲李氏創製。

(74) 隱挽：暗中補救。劉張二家之流弊：指劉完素偏用寒凉，張從正偏用攻下。

(75) 脾胃論：三卷。金・李杲撰。此書是作者創導脾胃論學説的代表作。書中對於飲食勞倦等引起的脾胃病，創用補中益氣湯、升陽益胃湯等方，具有實效，對後世有較大的影響。

(76) 醫壘元戎：十二卷。元・王好古撰。此書以十二經爲綱，首述傷寒，附以雜證。學術淵源以張仲景爲本，參酌補充張元素、李東垣之治法。書中還記述個人的經驗方。

(77) 王好古：元代著名醫家。

(78) 朱震亨：元代著名醫家。詳見本書《丹溪翁傳》。門徑小異：學術觀點稍有差異。

(79) 此事難知：元・王好古撰。

(80) 傷寒會要：金・李杲撰。原書凡三十餘萬言。今佚。

(81) 格致餘論：醫論著作。元・朱震亨撰。書中載論文四十一篇，着重論述“陽常有餘，陰常不足”的醫理。所發議論多附列治案以驗證。此書是朱氏代表之一。

(82) 局方發揮：元・朱震亨撰。作者針對北宋官修《和劑局方》祇列各方主治證候，不載病原，偏用温辛香燥之劑的弊病，分三十餘個專題對該書的方藥配伍使用原則與辨證論治等問題，以問答體例予以評論。主張戒用温補香燥之法。

(83) 和劑局方：方書名。又稱《太平惠民和劑局方》。十卷。是北宋太醫局所編的成藥處方配本。此書將成藥方劑按病種分爲十四門，凡七百八十八方。均係收録民間的有效方劑。是一部流傳甚廣，影響頗大的臨床方書。

㉞ 辟：駁斥。

㉟ 金匱鈎元：原名《金匱鈎玄》，本文作者爲避清諱而改。此書係綜合性醫書。三卷。元・朱震亨撰，明・戴元禮校補。論述内科、婦科、兒科病證爲主，兼述喉科、外科病證，學術上以補陰爲宗，復以鬱論病，充分反映了朱氏學術經驗。

㊱ 以鬱論病：用氣血鬱結的觀點來論述病因病機。朱震亨認爲"氣血冲和，百病不生；一有怫鬱，百病生焉"，提出臨牀有氣、血、痰、火、濕、食六種鬱證。

㊲ "亦開後"句：意謂啓發後世醫家不斷深入認識疾病本質的領悟能力。

㊳ 推求師意：明・戴元禮撰。戴氏先曾補校其師朱震亨《金匱鈎玄》，以體現師徒之學術觀點。所遺手稿，推求闡發丹溪未竟之意。爲明醫汪機所見，并由汪氏門人陳桷校刊，成《推求師意》二卷。

㊴ 戴元禮：明代醫家。名思恭，字元禮，又作原禮，以字行。婺州浦江（今浙江金華地區）人。詳見本書《戴思恭傳》。

㊵ 薛氏醫案：明・薛己撰。

㊶ 薛己：明代著名醫家。

㊷ 裒（póu 抔）：聚集。

㊸ 所自著者九種：指《薛氏醫案》中薛己所著的《内科摘要》、《外科發揮》、《外科心法》、《外科樞要》、《外科經驗方》、《正體類要》、《口齒類要》、《癘瘍機要》、《女科撮要》等。

㊹ 訂正舊本而附以己説者十五種：指《薛氏醫案》中薛己所注的王綸《明醫雜著》、陳自明《婦人良方大全》及《外科精要》、陳文中《小兒痘疹方論》、錢乙《小兒藥證直訣》、《保嬰金鏡録》；薛己所校的滑壽《難經本義》、倪維德《原機啓微》、陶華《癰疽神秘驗方》、朱震亨《平治薈萃》、馬宗素《傷寒鈐法》、杜清碧《敖氏傷寒金鏡録》；薛鎧所著的《保嬰撮要》；薛鎧所校的徐彦純《本草發揮》、滑壽《十四經發揮》。

㊺ 趙獻可：明代醫家。詳見本書《醫案六則》。醫貫：明・趙獻可撰。六卷。闡述發揮薛己的學術觀點，倡言命門之火是人體之本，强調命門真火、真水的重要性，以六味丸、八味丸通治諸病。全書貫串此理，故名《醫貫》。

㊻ 主持：猶主張。

㊼ 名醫類案：明・江瓘撰。詳見本書《醫案六則》。

㊽ 江瓘：明代醫家。詳見本書《明處士江民瑩墓志銘》。

㊾ 捃拾：拾取。此引申爲搜集。

⑩⓪ 赤水元珠：原名《赤水玄珠》，本文作者爲避清諱而改玄爲元。此書爲明代醫家孫一奎所撰的綜合性醫書。全書分風門、瘟疫門、火熱門等七十門，每門又分列病證，包括内、外、婦、兒各科疾病的辨證治療。

⑩① 孫一奎：明代醫家。字文垣，號東宿，又號生生子。休寧（今屬安徽）人。曾受學於汪機弟子黄古潭。又遍訪名師求教。撰有《赤水玄珠》三十卷、《醫旨緒餘》二卷、《孫文垣醫案》五卷、《痘疹心印》二卷。

⑩② 醫案：指《孫文垣醫案》，又名《孫氏醫案》、《生生子醫案》、《赤水玄珠醫案》。共五卷。卷一、卷二名《三吴醫案》，卷三、卷四名《新都醫案》，卷五名《宜興醫案》。共收録驗案二百五十一例。

⑩③ 醫旨緒餘：明・孫一奎撰。大旨發明太極、陰陽、五行之理，分别臟腑形質。其中有關氣血、三焦、命門之説，時有卓見。

⑩④ 證治準繩：明・王肯堂撰。詳見本書《證治準繩》序。

⑩⑤ 王肯堂：明代著名醫家。詳見本書《證治準繩》序。

⑩⑥ 賅洽：完備。

⑩⑦ 本草綱目：明・李時珍撰。詳見本書《〈本草綱目〉六則》。

⑩⑧ 李時珍：明代著名醫藥學家。詳見本書《〈本草綱目〉六則》。

⑩⑨ 淵海：深淵和大海。喻深廣的内容。

⑪⓪ 奇經八脈考：經脈專書。明・李時珍撰。此書專論奇經八脈，根據歷代文獻，對每條奇經的循行、主病，分别進行整理和説明，并提出個人見解。

⑪① 氣口九道脈圖：指寸口九種脈象的圖形。九道脈：脈象分類之一類。《脈訣》把二十四脈分爲七表、

八裏、九道三類。九道脈即長、短、虚、促、結、代、牢、動、細九種脈。

⑫ 廣筆記：即《先醒齋醫學廣筆記》。此書初名《先醒齋筆記》，後經多次修改補充，改稱今名。

⑬ 繆希雍：明代著名醫藥學家。字仲淳，號慕臺。

⑭ 門徑迥異：學術思想大不相同。因繆氏學宗劉、李，主瀉火滋陰；而張介賓則主温補。

⑮ “捷變”句：意謂治法能迅速應變，但有時却因過於靈活而失誤。

⑯ “持重”句：意謂治法謹慎穩重，但有時却因過於遲緩而貽誤。

⑰ 本草經疏：又名《神農本草經疏》。三十卷。明・繆希雍撰。此書從《證類本草》中選出《神農本草經》藥物 490 種，分别用注疏的形式加以發揮，并各附有主治参互及簡誤二項，考證藥效及處方、宜忌等。

⑱ 王懋竑：清代學者。曾任翰林院編修。詳見本書《論暑略》注釋⑲。石膏辨：詳見本書《論暑略》注釋㉓。

⑲ 詆諆（qī 欺）：詆毁，毁謗。

⑳ 類經：詳見本書《類經》序。

㉑ 張介賓：詳見本書《張景岳傳》。

㉒ 羅從謙：元代醫家。名天益，字謙甫，一字從謙。名醫李杲之弟子。羅氏曾遵師令，將《内經》分經論證而類之以方，三易其稿而成《内經類編》（又名《内經類編試效方》）九卷。今佚。

㉓ 景岳全書：明・張介賓著。詳見本書《病家兩要説》。

㉔ 温疫論：中國現存最早的傳染病專著。明・吴有性撰。此書首次對温疫病因及傳染途徑作詳細闡述，并創造了一些有實用價值的温疫治法及方劑。

㉕ 吴有性：明代著名醫家。字又可。詳見本書《雜氣論》。

㉖ 崇禎辛巳：指明思宗崇禎十四年，即公元 1641 年。

㉗ “疫氣”句：據吴有性《温疫論》自序云：明崇禎辛巳（1641 年），瘟疫大流行，遍及河北、山東、江蘇、浙江等數省。

㉘ 痎瘧論疏：明・盧之頤撰。此書是一部論述，診治瘧疾的專著。

㉙ 盧之頤：明末清初醫藥學家。字子繇，一字繇生，號蘆中人。錢塘（今浙江杭州）人。明代名醫盧復之子。著有《本草乘雅半偈》、《學古診則》、《痎瘧論疏》傳世，又撰《傷寒金鎞疏鈔》、《摩索金匱》，今佚。

㉚ 醫門法律：綜合性醫書。六卷。清・喻昌撰。詳見本書《秋燥論》。

㉛ 喻昌：明末清初著名醫家。字嘉言，晚號西昌老人。詳見本書《秋燥論》。

㉜ 寓意草：醫案著作。清・喻昌撰。首列《先議病後議藥》及《與門人定議病式》醫論二篇，次收内科疑難雜症治案六十二則，其中對病因、病情、辨證、治療論述詳晰，并以層層設問的方式，分析、闡明治案中的關鍵和疑難點。此書在醫案著作中有較大的影響。

㉝ 論秋燥：指《醫門法律》卷四《秋燥論》。詳見本書《秋燥論》。

㉞ 傷寒舌鑑：舌診專著。一卷。清・張登撰。此書在《觀舌心法》基礎上訂誤删繁，参以其父張璐治驗及己所親驗編撰而居。書中載舌圖一百二十幅。

㉟ 張登：清代醫家。字誕先。長洲（今江蘇蘇州）人。名醫張璐之長子。

㊱ 張倬：清代醫家。字飛疇。長洲（今江蘇蘇州）人。名醫張璐之次子。傷寒兼證析義：清・張倬撰。作者認爲，古來傷寒合病并病，止言六經兼證，而不及雜病。故分立中風、虚勞、内傷、宿食、頭風、瀉利、胎産等十七種兼傷寒的雜病，以問答方式剖析之。末附經脈、奇經、運氣、方宜四篇，頗有新見。

㊲ 王子接：清代醫家。字晉三。長洲（今江蘇蘇州）人。習儒之餘，潜心醫術。晚年深得仲景醫書之奥旨，撰《絳雪園古方選注》、《傷寒古方通》、《傷寒方法》等書。名醫葉桂，曾就學其門。古方選注：即《絳雪園古方選注》之簡稱。又名《十三科古方選注》。三卷，清・王子接撰。書中選録古代醫方，按臨床科别進行分類整理，并加注釋、剖析。

㊳ 得宜本草：即《絳雪園得宜本草》之簡稱。又名《得意本草》。清・王子接撰。書中收録古今常用藥物四百五十八種。記述簡明扼要。

㊴ 魏之琇：清代醫家。字玉璜。錢塘（今浙江杭州）人。名醫類案：當爲《續名醫類案》。清・魏之琇

撰。詳見本書《醫案六則》。

⑭⓪ 徐大椿：清代著名醫家。字靈胎，號洄溪老人。本草百種録：即《神農本草經百種録》。一卷。清・徐大椿撰。書中輯録《神農本草經》藥物一百種，加以簡要的注釋，供初學者參考。

⑭① 蘭臺軌範：綜合性醫書。八卷。清・徐大椿撰。卷一通治方；卷二至卷八爲内科雜病、時病、五官、婦、兒科病證證治。全書取材嚴謹，對病名病證、方藥配伍、主治等内容論析簡明扼要。

⑭② 傷寒類方：清・徐大椿編撰。書中將《傷寒論》中一百十三方分爲桂枝湯、麻黄湯、葛根湯、柴胡湯、梔子湯、承氣湯、瀉心湯、白虎湯、五苓散、四逆散、理中湯及雜方共十二類，每類先論主方條文，并以同類方條文附述於後，末載六經脈證及别證、變證。

⑭③ 醫學源流論：清・徐大椿撰。詳見本書《元氣存亡論》。

⑭④ 表表：突出。韓愈《祭柳子厚文》："富貴無能，磨滅誰記？子之自著，表表愈偉。"

課文簡析

本文對上自秦漢，下迄清初各個歷史時期的五十五種醫學著作，扼要進行介紹、評述。所選醫書内容廣泛，包括醫經、針灸、本草、方論、醫論、醫案等，具有一定的代表性。雖然醫書取舍或有欠妥，評介措詞過於簡略，但仍可藉此以窺我國古代醫學文獻之豐富多彩。

參考資料

1. 退庵黄先生，紫霞奇人，碧山快士。讀神農、子儀之書，源九曲而赴海；抱思邈、元方之祕，價千金而未售。寶訣在胸，神奇應手。歲維壬申，東斗告春。嘯侶於聽松之軒，浮白佐窮經之席。飛雨忽來，流烟如水。明月不上，美人天涯。停緑觴兮薄醉，開青囊以授簡。則僕嘗借讀名山，燒燭雨夜。鶗鴂頻更，玄黄無恙。夫三部九候，渺若廣陵之絃；六根五華，舛甚渡河之亥。庸醫司命，草菅生靈。炫異驚奇，忘却本來面目；索隱行詭，大都别具肝腸。未嘗不撫膺痛恨，搥胸太息。知道者尠也，惟公憖焉。經者，繩墨之與規矩也。歷久而不廢；方者，智慧之與神明也，日出而靡窮。擷《靈》《素》之菁華，挹扁倉之芳澤。秋水爲神，春風在抱。贈以甘苦之詞，雄逞滑稽之辨。仁人之言，其利溥哉！苟不惑班孟堅之説，寧爲良醫，則兹爲羊叔子之酒，可餉敵國。於其行世也允之。曲江潘眉題。

《友漁齋醫話・題詞》

2. 醫之爲言意也。俞扁之方，和緩之術，通乎治國，功在活人。斯言雖小，可以喻大。退庵黄先生，希夷養生，淡泊明志。學近乎道，藝通乎神。大還菊泉之旁，小隱橘井之側。凡夫炎帝百草之譜，黄庭六根之書。康伯市上，壺史探奇；扁鵲篋中，鏡經測要。莫不擷我《靈》《素》，洞其神明，以迴膏肓，以達腠理。良醫良相，胥在是矣。請志簡端，以爲嚆矢。甲戌春仲陽湖愚姪劉嗣綰頓首拜題。

《友漁齋醫話》劉嗣綰序

3. 予少多疾。年十九，先君辭世。棄舉業，涉獵岐黄之學。嘗慨世之昧者，非養姦爲盜，即誅伐無過。乃立志爲醫。遇有難治之症，遍繙方論，每至深夜，燭屢見跋，不倦也，必得其要領而後已。如是推原究本，漸所獲。初，母氏年衰欠安，擇藥物所宜，調治奏效，心竊喜悦。至於家人輩，遇有不適，爲之處方，亦多霍然。遐邇延就，歲無虚日。積今垂四十載。雖係偏知，而自問不致誤人。乃著醫話六種，凡人以攝生爲第一，故首輯一覽延齡一卷；集平生見聞有俾於學者，作橘旁雜論二卷；《靈》、《素》、《難經》，爲醫者根柢。然非經年累月，難以窮其奥旨。今以急就之法彙以五臟見症，虚實用藥之宜，亦可領其大意，編上池涓滴一卷；傳云：空言無補，必見諸實事，録肘後偶鈔二卷；治病之法，前人大備。而頭緒紛紜，遽難從事。今以短章包括，直指源流，兼附藥宜，作證治指要一卷；其藥籠小品一卷，間出新意，非止辭簡，而實切於用焉。其知我者，諒不至覆瓿；不知我者，亦任其訕誚耳。前梓《友漁齋詩集》十卷，此刻《醫話》八卷。齋名仍存其舊。時嘉慶十有七年歲次壬申花朝退庵居士黄凱鈞自記。

《友漁齋醫話・自記》

4. (《友漁齋醫話》)清黄凱鈞撰。凱鈞自號退庵居士，嘉善人。書成於嘉慶十七年，炳章初得鈔本，從何氏假録。原書首集，鼠傷下截闕字，以意揣摩述補，得成完書。近復得原刻本，其第一種較鈔本多十九頁，重加補正，更詳且備。是編第一種：一覽延齡一卷。以闡明養生導引諸法，調攝之術。苟能習而行之，得保天年而臻壽康。故列爲第一。第二種：橘旁雜論二卷。辨論歷代醫書大意，讀書諸法，辨證、辨治、辨藥，病後調攝，煑藥之法，皆屬切要之論。第三種：上池涓滴一卷。以闡明五臟情狀，體用喜惡，各臟爲病形狀，調攝五臟及治療藥物。如昔扁鵲遇異人，飲以上池水，能見人之五臟癥結，是編俾識外露何象？內關何臟？雖上池之水無分，而涓滴亦似得矣。第四種：肘後偶鈔二卷。係先生治驗醫案，隨得隨録，不分門類。貴在發揮明白，愈知斯道之圓機。第五種：證治指南一卷。人有三百六十種主病，一種之中，又有歧焉。不知者乃有亡羊之歎。欲得其要旨，一言而終，不外乎表里藏府氣血寒熱虚實十字耳。是編先生歷四十年力學經驗，得成此一斑耳。第六種：藥籠小品一卷。述先生試驗常用藥品三百二十種。辨明性味、效用、主治，皆從實驗心得發明。凡可治病之藥，已應有盡有。非止辭簡而實切於用矣。其別著《友漁齋詩話》十卷，已刊行。《醫話》八卷雖刊印成書，而不多見耳。炳章爰爲重校之。

（張如青）

一百十三　腦　髓　説

説明

本文選自《醫林改錯》上卷，據清道光庚寅年（公元 1830 年）京都隆福寺三槐堂刊本排印。作者王清任（公元 1768～1831 年），一名全任，字勳臣，直隶玉田（今河北玉田縣）人，清代著名醫學家。早年爲邑武庠生，納粟得千總銜。弱冠轉習醫學，後於北京行醫，開知一堂藥鋪。精岐黄術，名噪京師。注重人體臟腑研究，嘗謂："著書不明臟腑，豈不是癡人説夢？治病不明臟腑，何異於盲子夜行！"王氏曾多次赴義冢，臨刑場，親自觀察屍體，察看人體内臟，并作動物解剖，詢訪有實際經驗的人，前後歷經 42 年，終於繪成臟腑全圖，收入所撰《醫林改錯》之中。《醫林改錯》是王氏唯一的傳世之作，於公元 1830 年（王氏逝世前一年）刻版刊行世。全書共兩卷，上卷論述人體臟腑解剖及生理功能，又論述各種瘀血證治；下卷論述諸瘀血症的病源病理及臨床用藥經驗，主論半身不遂等症。因受時代和科學條件限制，此書關於人體解剖的論述存在一些粗陋乃至錯誤之處。

靈機、記性不在心在腦一段①，本不當説，縱然能説，必不能行。欲不説，有許多病，人不知源。思至此，又不得不説。

不但醫書論病②，言靈機發於心，即儒家談道德，言性理③，亦未有不言靈機在心者。因始創之人，不知心在胸中所辦何事。不知咽喉兩傍有氣管兩根④，行至肺管前⑤，歸并一根入心⑥，由心左轉出，過肺入脊，名曰衛總管⑦。前通氣府、精道⑧，後通脊，上通兩肩，中通兩腎，下通兩腿，此管乃存元氣與津液之所。氣之出入，由心所過。心乃出入氣之通路，何能生靈機、貯記性？

靈機、記性在腦者，因飲食生氣血，長肌肉，精汁之清者，化而爲髓，由脊骨上行入腦，名曰腦髓。盛腦者，名曰髓海⑨。其上之骨，名曰天靈蓋⑩。兩耳通腦，所聽之聲歸於腦。腦氣虚，腦縮小，腦氣與耳竅之氣不接，故耳虚聾⑪；耳竅通腦之道路中，若有阻滯，故耳實聾⑫。兩目即腦汁所生，兩目系如綫⑬，長於腦，所見之物歸於腦。瞳人白色⑭，是腦汁下注，名曰腦入目。鼻通於腦，所聞香臭歸于腦。腦受風熱，腦汁從鼻流出，涕濁氣臭，名曰腦漏⑮。

看小兒初生時，腦未全，顖門軟⑯，目不靈動，耳不知聽，鼻不知聞，舌不言。至周歲，腦漸生，顖門漸長，耳稍知聽，目稍有靈動，鼻微知香臭，舌能言一、二字⑰。至三、四歲，腦髓漸滿，顖門長全，耳能聽，目有靈動，鼻知香臭，言語成句。所以小兒無記性者，腦髓未滿；高年無記性者，腦漸空。李時珍曰："腦爲元神之府⑱。"金正希曰⑲："人之記性皆在腦中⑳。"汪訒庵曰㉑："今人每記憶往事，必閉目上瞪而思索之㉒。"腦髓中一時無氣㉓，不但無靈機，必死一時㉔；一刻無氣㉕，必死一刻。

試看癇證[25]，俗名羊羔風，即是元氣一時不能上轉入腦髓，抽時正是活人死腦袋。活人者，腹中有氣，四肢抽搐；死腦袋者，腦髓無氣，耳聾，眼天吊如死[27]。有先喊一聲而後抽者，因腦先無氣，胸中氣不知出人，暴向外出也[28]。正抽時，胸中有漉漉之聲者，因津液在氣管，腦無靈機之氣使津液吐咽，津液逗留在氣管，故有此聲。抽後頭痛昏睡者，氣雖轉入於腦，尚未足也。小兒久病後，元氣虚抽風，大人暴得氣厥[29]，皆是腦中無氣，故病人毫無知識[30]。以此參考，豈不是靈機在腦之證據乎？

注釋

① 靈機：指人腦所具有的管全身知覺、運動、思維活動的功能。記性：指人腦的精神意識、記憶等功能。

② 醫書：此特指《内經》、《難經》等早期中醫經典。《素問·靈蘭秘典論》："心者，君主之官也，神明出焉。"《難經·四十二難》："心……主藏神。"後世醫書多循此説而推演之。

③ 性理：指宋儒的性命理氣之學。

④ 氣管：當指今之頸總動脈。

⑤ 肺管：當指今之氣管。

⑥ 一根：當指今之主動脈。

⑦ 衛總管：當指今之降主動脈。

⑧ 氣府：指腸系膜。《醫林改錯·會厭左氣門右氣門衛總管榮總管氣府血府記》："上一管通氣府，俗名鷄冠油，如倒提雞冠花之狀。氣府乃抱小腸之物。"精道：精液通道。《醫林改錯·會厭左氣門右氣門衛總管榮總管氣府血府記》："下一管大約是通男子之精道，女子之子宫。"

⑨ 髓海：指腦。《靈樞·海論》："腦爲髓之海，其輸上在於其蓋，下在風府。"腦是人髓液匯集之處，故稱。

⑩ 天靈蓋：即顱頂骨。又名腦蓋骨、頭顱蓋、巔頂骨。《本草綱目》卷五十二《天靈蓋·釋名》："時珍曰：人之頭圓如蓋，穹窿象天，泥丸之宫，神靈所集……故有天靈蓋諸名也。"

⑪ 耳虚聾：因腦氣虚引起的耳聾。

⑫ 耳實聾：因腦與耳竅的通道爲病邪阻滯引起的耳聾。

⑬ 目系：眼球内連於腦的脈絡。相當於視神經等。又名眼系、目本。《靈樞·大惑論》："故邪中於項，因逢其身之虚，其人深，則隨眼系以入於腦。入於腦則腦轉，腦轉則引目系急，目系急則目眩以轉矣。"

⑭ 瞳人白色：此指眼球呈白色的部分，相當於球結膜和鞏膜部分。瞳人：即瞳仁。又稱瞳神。

⑮ 腦漏：病名。即鼻淵的俗稱。相當於鼻竇炎、副鼻竇炎等病。《醫醇賸義·腦漏》："腦漏者，鼻如淵泉，涓涓流涕。"

⑯ 顖門：嬰兒的左右頂骨與額骨接合不緊所形成的骨間隙，位於頭頂部前方正中，呈菱形。觸之柔軟。《醫宗金鑒·正骨心法要旨》："嬰兒頂骨未合，軟而跳動之處，名曰顖門。"顖門應在嬰兒半歲至二歲内閉合，過遲或過早閉合均屬病態。

⑰ 舌：此指代口。字：指語詞。

⑱ 腦爲元神之府：意謂腦是主管高級神經機能活動的器官。此句引文見於《本草綱目》第五十二卷《人部》。

⑲ 金正希：名聲，字正希，又字子駿，號赤壁。明代安徽休寧人，崇禎元年（1628 年）進士，授庶吉士，官至兵部右侍郎。弘光元年守績溪，城破，爲清軍所俘，不屈而死。金氏精於西學，爲天主教徒，雖不業醫，却注重從西學中吸取其醫理，"腦主記憶"之論，實自其發蒙。汪昂、王清任等皆宗其説。

⑳ "人之記性"八字：見汪昂《本草備要》卷三《辛夷》條引文。

㉑ 汪訒庵：名昂，字訒庵。安徽休寧人。明末清初醫學家。初習儒，爲明末邑諸生。中年潛心醫學及醫籍整理。雖不以醫爲業，然所纂醫書風行海内，計有《素問靈樞類纂約注》、《本草備要》、《醫方集解》、《湯頭歌訣》等，對後世影響甚大。

㉒ "今人"二句：見《本草備要》卷三《辛夷》條。

㉓ “腦髓”七字：謂短時間的昏厥，不省人事。一時：指一個時辰，即今之兩小時。

㉔ 死：指不省人事。

㉕ 一刻：古代以銅漏計時，一晝夜分爲一百刻。一刻約合今之十五分鐘。

㉖ 癇證：病名。又稱癲癇、羊癇風。是一種發作時常有意識障碍，肌肉痙攣，感覺和行動異常的病證。證見突然昏倒，不省人事，抽搐牽引面目，口吐白沫，喉頭痰鳴，驚掣啼叫，發作後，在短時間内蘇醒如常。

㉗ 天吊：指目睛向上直視，白多黑少的證狀。又稱目上視、瞳子高、戴眼。

㉘ 暴：突然。

㉙ 氣厥：病名。指中氣衰竭，或氣機怫鬱上逆而致的突然昏倒，不省人事，移時蘇醒的病證。又分氣虚、氣實兩種。

㉚ 知識：指知覺和意識。

課文簡析

本文從人體解剖、生理、病理等角度，列舉腦與耳、目、鼻、舌等感覺器官密切關聯的事實，并援引前人有關論述，否認傳統的“靈機在心”説，説明人之靈機在腦。雖因受時代局限，所論有粗疏、牽强之嫌，但早在一百六十多年前就具有如此大膽的創新見解，實屬難能可貴。

參考資料

1. 清代醫學，多重考古。當道光中，始譯泰西醫書。王清任著《醫林改錯》，以中國無解剖之學，宋、元後相傳臟腑諸圖，疑不盡合，於刑人時，考驗有得，參證獸畜，未見西書，而其説與合。光緒中，唐宗海推廣其義，證以《内經》異同，經脈奇經各穴，及營衛經氣，爲西醫所未及。著《中西匯通醫經精義》，欲通其郵而補其缺。兩人之開悟，皆足以啓後者。

《清史稿》卷五百零二

2. 余著《醫林改錯》一書，非治病全書，乃記臟腑之書也。其中當尚有不實不盡之處，後人倘遇機會，親見臟腑，精查增補，抑又幸矣！記臟腑後，兼記數證，不過示人以規矩，令人知外感内傷，傷人何物；有餘不足，是何形狀。至篇中文義多粗淺者，因業醫者學問有淺深也。前後語句多復重者，恐心粗者前後不互證也。如半身不遂内有四十種氣虧之證，小兒抽風門有二十種氣虧之證，如遇雜證，必於六十種内互考參觀，庶免謬誤。望閱是書者，須詳審焉。玉田王清任書。

《醫林改錯·自序》

3. 清任，字勳臣，玉田人。當嘉慶、道光間，西醫之説傳入中國，猶未大昌明，清任素疑古藏府經脈諸説，每有歧異，必期徵諸實驗，以明其誤。曾游灤州，值大疫後，野多孩屍，殘毁之餘，歷驗數十具，得其確形；又於都市觀刑決凌遲重囚，證新死者以測生前之狀態；兼訪諸老於軍中之人，參其聞見，考索數十年，以成是書。所繪藏府，以古説相傳及親見改正者二圖并列，疏其異同，因得人身氣血出入周流之真象，就氣血盈虧通滯以求病源。故其論治不拘舊法，自創新方，悉出特見，主於執簡以馭繁。案中國夙亶人道，毁屍有禁，解剖之事，難以通行。醫家於藏府經絡悉承舊説，即有疑義，各以意推測，不能畫一，益以滋疑。清任勇於考索，特開生面，可稱醫林傑士。

《四庫全書總目提要·醫家類續編》

（張如青）

一百十四　甘　　草

説明

本文節選自《本經疏證》卷二，據1957年上海衛生出版社鉛印本排印。標題另加。作者鄒澍（公元1790～1844年），字潤安，晚號閏庵，江蘇武進（今江蘇常州）人，清代著名醫學家。早年家貧苦讀，通曉天文、地理、詩文。道光元年（公元1821年），詔舉山林隱逸，鄉人議薦其之於朝廷，固辭。潛心醫學，撰《本經疏證》十二卷，取《神農本草經》、《名醫别録》爲經，《傷寒論》、《金匱要略》、《千金要方》、《外臺秘要》爲緯，交互參證，逐味疏解。以經方解釋《本經》藥物主治，以《本經》分析古方配伍運用，共疏證藥物一百七十三味。又撰《本經續疏》六卷，疏藥一百四十二種；《本經序疏要》八卷，按證候分述諸證用藥及服藥宜忌等。三書引證淵博，剖析詳悉，後由門人整理刊行傳世。此外，還曾撰寫《傷寒通解》、《傷寒金匱方解》、《醫理摘抄》、《醫經書目》、《醫書叙録》、《醫經雜説》、《長沙方疏證》、《讀醫經筆記》等書，均未刊行。

（《本經》）甘草味甘，平。（《别録》）無毒。（《本經》）主五臟六腑寒熱邪氣[1]，堅筋骨，長肌肉，倍力[2]，金瘡腫解毒。（《别録》）温中下氣，煩滿短氣，傷臟欬嗽，止渴，通經脈，利血氣，解百藥毒，爲九土之精[3]，安和七十二種石，一千二百種草[4]。（《本草》）久服輕身延年。（《别録》）一名蜜甘，一名美草，一名蜜草，一名蕗草。生河西川谷積沙山及上郡[5]。二月、八月除日採根[6]，暴乾[7]，十日成。（术、乾漆、苦蔘爲之使[8]，惡遠志[9]，反大戟、芫花、甘遂、海藻[10]。）

甘草[11]，春生苗，莖葉悉如槐。高一、二尺，葉端微尖而糙濇，似有白毛。七月開紫花，似柰冬[12]。結實結角[13]，如相思角[14]，作一本生，至熟時，角拆子出[15]，扁如小畢豆，極堅，嚙之不破。根長者至三、四尺，粗細不定。皮赤色，上有横梁[16]，梁下皆細根也。（參《圖經》、《綱目》）

甘草，春苗夏葉，秋花冬實，得四氣之全[17]。其色之黄，味之甘，迥出他黄與甘之上[18]。以是協土德[19]，和衆氣，能無處不到，無邪不祛。此所謂主五臟六腑寒熱邪氣也。土爲萬物母，凡物無論妍媸美惡，莫不生於土；及其敗也，又莫不歸於土，化爲生生之氣[20]。則所謂能解百藥毒，安和七十二種石，千二百種草也。人之氣猶物之氣。和順者，其妍美也；急疾者，其媸惡也。盡化急疾爲和順，經脈自然通調，血氣自然滑利。於是筋骨堅，肌肉長，氣力倍矣。特甘性緩[21]，甘彌甚者，緩亦彌甚[22]，凡一身之氣，因急疾爲患者，能調之；縱弛而阻滯者[23]，非所宜也。

《傷寒論》、《金匱要略》兩書中，凡爲方二百五十；用甘草者，至百二十方。非甘草之主病多，乃諸方必合甘草始能曲當病情也[24]。凡藥之散者，外而不内（麻黄、桂枝、青龍、柴胡、葛根等湯）[25]；攻者，下而不上（如調胃承氣、桃仁承氣、大黄甘草等湯）[26]；温者，燥而不濡（四逆、吴茱萸等湯）[27]；清者，洌而不和（白虎、竹葉、石膏等湯）[28]；雜者，衆而不群（諸瀉心湯、烏梅丸等）[29]；毒者，暴而無制（烏梅湯、大黄蟅蟲丸等）[30]。若無甘草調劑其間，遂其往而不返[31]，以爲行險僥倖之計，不異於破釜沉舟[32]，可勝而不可不勝[33]，詎誠决勝之道耶[34]？

甘草中黄、皮赤，入脾而兼入心。此瀉火之説所由來也[35]。

或謂甘草解毒，恐即是和藥性之一端，雖亦有是理，然其中别有精妙，非和藥性所能盡者[36]。忠可徐氏謂一線之毒[37]，何能殺人？乃假些微毒氣滲入，元氣反爲毒氣作使[38]，至不可療。所謂星星之火，勢極燎原也。雖然[39]，補元氣之物多矣，必取甘草者，則以上文云，凡煮藥飲汁以解毒，雖云救急，不可熱飲。諸毒病得熱更甚，舍甘草其何從？此又一矣。予嘗治一人暑月煩懣[40]，以藥搐鼻不得嚏[41]，悶極。遂取藥四五錢匕服之[42]，煩悶益甚，昏不知人，不能與言。蓋以藥中有生南星、生半夏等物也[43]。予謂南星、半夏之毒，須得薑汁乃解，盛暑煩懣，烏可更服薑汁[44]。勢必以甘草解之。但甘草味極甘，少用則毒氣不解，服至一二錢，即不能更多；因以甘草一斤，蒸露飲之[45]，飲盡而病退。是知孫真人云：甘草解百藥毒，如湯沃雪[46]，不我欺也。

注釋

① 主：主治。

② 倍力：使氣力加倍。

③ 九土：九種地形、土質。《左傳・襄公二十五年》："蔿掩書土田，度山林，鳩藪澤，辨京陵，表淳鹵，數

疆潦，規偃豬，町原防，牧隰臯，井衍沃，量入修賦。”疏：“量其九土浙宜，觀其收入多少，乃凖其所入，修其賦税。”此泛指多種土質。

④“安和”二句：安定調和多種石藥、草藥的副作用。七十二，言種類多。一千二百，極言其多。

⑤河西川谷：黄河以西的河谷地帶。上郡：秦漢時郡名。地在今陝西延安、榆林一帶。

⑥除日：每月的最後一天。

⑦暴：同“曝”，日晒。

⑧苦蔆：即苦参，性苦寒，功能清熱瀉火除濕。“蔆”爲“参”之異體字。使：相使。指兩種以上藥物同用，以一種藥爲主，其餘藥爲輔，以提高其藥效。

⑨悪：相悪。指兩種藥物同用，一種藥能減弱另一種藥的性能。

⑩反：相反。指兩種藥物同用，會産生毒性或副作用。

⑪甘草：以下文字均爲作者疏文。

⑫柰（nài 耐）冬：疑即款冬。款冬花色青紫，舌狀形，甘草花色紫蝶形，有相似處。

⑬角：指果莢。

⑭相思：即相思子，又名相思豆，紅豆。草本木質，葉爲羽狀複葉，果實爲莢，種子大如豌豆，色鮮紅。

⑮拆：疑爲“坼”之形訛，坼，開裂。

⑯横梁：指根皮上的筋條。

⑰四氣：指春、夏、秋、冬四時之氣。

⑱迥出：遠遠超出。

⑲協：合。

⑳生生之氣：化生生命的物質。

㉑特：衹是。

㉒“甘彌甚”二句：意謂甘味越濃的甘草其緩急的功能越强。彌，愈，越。

㉓縱弛而阻滯者：指筋脈肌肉松弛，氣機阻滯的病症。

㉔曲當：盡合。曲，周到。

㉕外而不内：外散而不内斂。

㉖下而不上：下行而不上達。

㉗燥而不濡：干燥而不濕潤。

㉘洌而不和：清冷而不温和。洌，通“冽”，清冷。

㉙衆而不群：繁雜而不統一。

㉚暴而無制：藥性峻猛而無節制。

㉛遂其往而不返：任它一發而不可收拾。

㉜沈：同“沉”。

㉝可勝而不可不勝：只可勝，不可敗。

㉞詎：豈。誠：果真。

㉟以下删節 267 字。

㊱以下删節 50 字。

㊲忠可徐氏：即徐彬，字忠可，清代浙江秀水縣（今浙江嘉興縣）人。早年習舉業，爲諸生。從名醫李中梓、喻昌游，盡得二人之傳。著有《金匱要略論注》、《傷寒一百一十三方發明》，均刻於康熙年間。其説皆本於喻昌。

㊳作使：役使。

㊴雖然：即使如此，但是。

㊵懣（mèn 悶）：同“悶”。

㊶搐：當作“嗇”，二字形近而訛。

㊷錢匕：古代量取藥物的量器，又作度量單位。用漢代五銖錢抄取藥末，以不散落爲度，稱作一錢匕。

㊸ 蓋以：原來因爲。

㊹ 烏：怎麽。

㊺ 蒸露：將藥蒸餾取汁。露，蒸餾出來的藥汁。

㊻ 如湯沃雪：像熱水澆在雪上，喻功效明顯迅速。

課文簡析

本文在《神農本草經》、《名醫别録》記載的基礎上，對甘草的形態、性味、主治及配伍運用作了詳盡的考證和深刻的分析。不僅闡明了《神農本草經》和《名醫别録》的精義，而且結合《傷寒論》、《金匱要略》、《千金要方》等古醫籍的用藥法則，聯繫自己的臨床實踐，進行新的發揮。首段載録《本經》、《别録》原文，次段描繪甘草的莖、葉、花、果莢、子實及根的形態、色澤、質地，三段闡述甘草的性味、主治、功效，四段説明甘草在經方配伍中不可或缺的作用，五、六兩段説明甘草具有瀉火解百藥毒的功效。

參考資料

1. 鄒澍，字潤安，江蘇武進人。有孝行，家貧績學，隱於醫。道光初，詔舉山林隱逸，鄉人議以澍名上，固辭。澍通知天文推步、地理形勢沿革，詩、古文亦卓然成家，不自表襮。所著書，醫家言爲多。《傷寒通解》、《傷寒金匱方解》、《醫理摘要》、《醫經書目》，并不傳。所刊行者，《本經疏證》、《續疏證》、《本經序疏要》。謂明潛江劉氏《本草述》貫串金、元諸家説，反多牽掣，故所注悉本《傷寒》、《金匱》，疏通證明，而以《千金》、《外臺》副之。深究仲景製方精意，成一家之言。

《清史稿》卷五百零二

2. 先生諱澍，字潤安，晚號閏安，姓鄒氏，道鄉先生二十六世孫也。曾祖諱應智，祖諱協鳳，父諱汝奎，代有隱德。前母陳氏，母馬氏，繼母惠氏。先生年十六失恃，哀毀骨立，事父及繼母甚孝。閲六載，又遭繼母喪，哀毁如喪所生。家故貧，艱於就傅，勤苦自勵，於書無所不窺，雖沍寒盛暑，披覽不輟。其於日月之疾徐盈縮，星辰之遲留伏逆，江淮河漢之脈絡條理，南朔東西之阨塞險要，皆能洞悉原委，曉暢機宜。故其發於詩古文詞者卓然可傳。皇上道光元年，詔舉山林隱逸，鄉先輩議以先生名上於朝。先生聞之，寓書建議者曰："某德薄能鮮，長爲鄉人以没世，乃其分耳。若抗迹邱園，釣弋華譽，鄉黨自好者不爲，而子謂我願之乎？"議者遂止。張太守丹邨、程太守芝圃咸引重之，嘗諷之曰："以君之學，出而問世，誰與相頡頏者？薄此不爲，毋乃已甚？"先生曰："某賦性迂緩，跼於展舒，苟膺薦牘，非特失己行，且玷君矣。敢固辭。"嗚呼！比可以觀先生之所守矣。先生隱於醫，藉以事畜。父既没，弟顯又以疾卒，逋負絫千數，一以身任之。娶陳氏，無子，以弟顯之子夢龍爲子。先生生於乾隆五十五年三月二十九日己酉，以道光二十四年八月十六日庚戌卒，年五十有五。所著《明典》五十四卷，《本經疏證》十二卷，《本經續疏》六卷，《本經序疏要》八卷，《傷寒通解》四卷，《傷寒金匱方解》六卷，《醫理摘抄》四卷，《契桅録》四卷，《醫經書目》八卷，《醫書叙録》一卷，《醫經雜説》一卷，《沙溪草堂文集》一卷，《沙溪草堂雜著》一卷，《沙溪草堂詩集》一卷。論曰：先生以積學敦庸行，爲世通儒，獨温温無所試，人多惜之。然即其所就，藏之名山，傳之其人，其所以嘉惠後學者，非淺鮮也。而世徒以醫知先生，豈真知先生者哉？

清·周儀顥《鄒潤安先生傳》

3. 醫道之見於載籍者，《靈樞》、《素問》、《難經》而上，《神農本經》爲最古。諸經所論在審病，《本經》所論在主治，道實相爲表裏。惜其傳授姓氏不可考，人遂以爲漢人所假託。然秦人焚書，醫藥之書不毁，其爲上古所遺無疑。後之繼是書而作者，陶隱居《别録》爲最善，乃宋、金、元以來，著本草書者十數家，其言愈多，其道愈歧；其説愈新，其旨愈晦。則皆求勝於《本經》，求知於《别録》，而失之龐雜蕪穢者也。世醫相沿承用，不知其非；即號稱名醫者，又止講臨證習方書，而於《本經》與《别録》，則以尋常本草書視之，不能參互考訂，疏其文而證其解，故古人用藥之意與藥之所以愈病，其説隱晦淹塞，以至於今，不知一病有一病之方，一方有一方之藥，一藥有一藥之效，不能審藥，何以定方？不能定方，何以治病？此閏庵鄒君所以有《本經疏證》之作也。閏庵籍隸武進，爲鄒道鄉先生後裔。敦行誼，通儒術，而隱於醫，性耽著述，所撰雜文甚多。其爲是書也，以《本經》爲主，以《别録》爲輔，而取《傷寒論》、《金匱要略》、《千金方》、《外臺秘要》與唐本《圖經》，兼取六經、五雅、諸史、《説文》，旁及道經、佛書、《群芳譜》、名人著作，凡有關於論藥者，爲之疏解辨證，或論病之所宜藥，或論藥之所宜病，與夫當用不當之故，務求其精，毋失於麤；務求其真，毋惑於似。反覆校勘，一掃本草諸家龐雜蕪穢之言，而歸於至當，使藥品之美畢彰，而《本經》之旨益著，由是而審證用藥，審藥定方，安有不起之病哉？至於唐以後之書，或引焉，或缺焉，或仍焉，或駁焉，或取之而不盡取焉，要以明《本經》之主治者爲準爾。湯子卿鹺尹與君莫逆交，素工岐黄術，篤嗜此書，欲謀刊布，而以問余，余受其書而讀之，例則箋疏之例，體則辨論之體，思則幽邈之思，識則卓越之識，絶非近世醫書可比，爰乃商諸同志，捐貲集腋以成其事。余素不知醫，余以信湯君者信鄒君，則其書之必傳於後可知也；其他所撰述之文必傳於後亦可知也。則鄒君之藉以不朽者，其在於此歟？抑不僅在於此歟？古歙洪上庠叙。

《本經疏證》清・洪上庠序

（張如青）

一百十五　診病須知四診

説明

本文選自《知醫必辨》，據江蘇科學技術出版社1984年版排印。作者李文榮，字冠仙，丹徒（今江蘇省鎮江市）人，清代醫家，著有《知醫必辨》和《仿寓意草》等。《知醫必辨》收醫論13篇，均爲來自臨證有感而發，對初學醫者有啟示。

診病之法；無過於望聞問切，所謂四診也。此四字無人不知，果得其法，病無不治。而醫多差誤者，口能言之，而心不能得，手不能應也。其中奥妙，本難盡言。然初學診病，果能得其大略，臨症留心，久之純熟，自然觸手成春[①]。

第一曰望。望者，望其色也。凡人五官應乎五臟[②]：目爲肝竅，鼻爲肺竅，耳爲腎竅，口爲脾竅，心開竅於舌，又心寄竅於耳。病在何官，即可知其在何臟矣。又五色配乎五臟，白屬肺，赤屬心，黑屬腎，青屬肝，黄屬脾，面現於色，又可推及五臟矣。面部多屬陽明[③]，左顴屬肝，右顴屬肺。色有不當現而現者，可推而知臟腑之受尅於何臟矣[④]。凡此變化，言不能窮，而總以五行之生尅推之，自然有得。昔扁鵲望齊侯，一望而知病在腠理，又五日而知病在血脈，又五日而知病在腸胃，又五日而知其病皆在髓，精於望矣。今人雖不敢希古神醫，而氣色之現於面者，未嘗不可望而知也。

可見者，除二便外，舌尤緊要，《傷寒舌鑑》三十六舌[⑤]，不盡可信；《醫通》加至一百二十舌[⑥]，大半以苔之裂紋爲辨，似精詳而實多造作。予以爲看舌之道，先看其有苔無苔，舌赤無苔，陰虧已極；兩旁有苔，中心無苔，有似紅溝，亦屬陰虧，薄薄苔痕，平人之舌[⑦]；若舌厚則胃有停滯，白則夾寒，黄則夾熱，板則邪滯未化，腐則邪滯漸化；苔如米粉，邪滯甚亶。在時邪門[⑧]，雖白而乾，可以用下[⑨]。然又必觀其堆積之松緊，緊則爲實，鬆又爲虚，有用補而退者；舌苔焦色，屬熱所致；苔之全黑，火極似水，非下不可，然必審其燥與潤，燥生芒刺，熱重無疑，若淡黑而潤，絶不煩渴，反屬火不歸原，急宜桂附回陽[⑩]；稍進寒凉，則必殞命，此看舌之重在苔也。

至於舌乃心之苗，脾脈連舌本[⑪]，腎脈夾舌本，肝脈繞舌本，舌本紅，屬陰虚内熱；舌尖紅，屬心火；舌本紅腫，或破碎疼痛，屬心脾積熱；舌强屬痰熱；舌卷屬肝氣欲絶；舌不能言，屬腎氣不至。此類由臟而發者居多，全在乎望之詳審，則望舌不誠要哉！

第二曰聞。診病可聞而知者較少，然不可不辨也。外感聲多壯厲，内傷聲多怯弱。聞呼吸而辨其調否，聞鼻息而辨其利否。床帳内有病氣，知其邪之深；床帳内無病氣，知其邪之淺。語言舛錯[⑫]，恐其邪之伏；語言清白，恐僅内之傷。哼聲不止，恐疼痛之難禁；怠惰懶言，恐形神之交憊。此皆聞之不可忽者也。

第三曰問，尤不可不細。問其寒熱與否。問其有汗與否。問其頭疼、身痛與否。問其大解閉否[13]，問其大解之或燥或稀或溏，并問解出之熱否。問其小溲之利否，多否，少否；問其溲色之或白或黄或赤；并問溲出之熱否，臭否，清否，濁否。問其夜尚能寐否。問其飲下之甘否，饑否。問其胸胃之悶否。問腹之痛否，痛而拒按，屬實，輕則消導，重則攻下；雖痛喜按，屬虚，或宜温通，或宜温補。問其口中乾渴否，渴欲飲否，飲欲熱否，飲欲冷否，邪熱作渴，必然欲飲；陰虚内熱，飲不欲冷。問其有汗與否，汗出退熱否；邪從汗解，得汗熱退，或退不浄，再汗即浄；陰虚發熱雖汗不解，屢發其汗，而熱轉甚。此非問不得而知也。

而更有不得不問者，問其人向有舊疾否，或向有肝氣，或向有血症。發散之藥，性屬辛温，太過則肝氣因之而發；消導之藥，性多香燥，太過則吐紅便血之恙因之而發。外感未去，内傷加增，醫者何以處此？况病情甚多，凡有舊疾，必先細細問明，用藥兼顧，早爲監制。問而知之謂之工[14]，不誠然乎！

第四曰切，亦四診中之最要者。學者須將二十七脈細細推敲[15]，《瀕湖脈訣》，熟熟記誦[16]。諸名家論症必論脈，多多考驗。臨症時心平氣静，先以中指按定關脈（掌後高骨，謂之關也），乃齊下前後二指，是爲三部脈。前指按關前，寸部也；後指按關後，尺部也。先浮按，次中按，次重按。每部各浮中沉三診，合爲九候，毋庸以二十七脈來尋病脈，而病人自然出現何脈。大抵浮沉遲數，其象易明；洪微弦滑，亦尚可曉。其餘脈象，初學不易推求；然久熟貫串，自能領會。雖仲景先師，謂心中了了，指下難明，正要人細心領會耳。不然，脈之不知，何能診病耶？

至于何脈主何病，有獨見者，有兼見者，有三四見者：如傷寒脈必浮而兼緊，傷風脈必浮而兼緩；風寒化熱，脈必浮而兼數；由熱生痰，脈必數而兼滑；又如肝病脈必弦，有熱必兼數；犯胃生痰，必弦數而兼滑。凡病可從此類推。至於獨大獨小，獨數獨弦，更可以尋病之所在。

病雖變幻無窮，總不外乎五臟六腑；三部九候，果能無差，自能按經施治。予論雖言大略，而學者從此入門，加以工夫考校[17]，何患醫道之不明！

注釋

① 觸手成春：喻醫生治病療效快捷。

② 應：配合。

③ 陽明：足陽明胃經。此指腸胃道疾病可從面部反映出來。

④ 尅：製約。

⑤ 傷寒舌鑑：清代醫家張登著。

⑥ 醫通：即《張氏醫通》，清代醫家張璐（字石頑）著。

⑦ 平人：正常人。

⑧ 時邪：時邪疫病。即季節性的疾病。其中不少帶有傳染性和流行性。

⑨ 下：攻下的方法。

⑩ 桂附回陽：用肉桂、附子等回陽救逆。

⑪ 舌本：舌根。

⑫ 舛錯：（語言）錯亂而没有倫次。

⑬ 大解：大便。

⑭ “問而”句：語出《難經・六十一難》。

⑮ 二十七脈：指浮、芤、滑、實、弦、緊、洪、大、微、沉、緩、速、澀、遲、伏、濡、弱、長、短、虚、促、急、代、牢、動、細、革等二十七種脈象。推敲：此指“研究”。

⑯ 瀕湖脈訣：明代李時珍著。

⑰ 考校：考查驗證。

課文簡析

文章全面論述望聞問切四診。第一段，强調四診的重要性，“果得其法，病無不治”；第二段（2～4 自然段），詳述望診的運用，講到望舌時，認爲《傷寒舌鑑》三十六種，“不可盡信”，《醫通》一百二十種，“似精詳而實多造作”，主張從臨床實際出發；第三段（5 自然段），講述聞診“不可忽”；第四段（6、7 自然段），叙述問診“尤不可不細”；第五段（8～10 自然段），論説切診，“學者須將二十七脈細細推敲，《瀕湖脈訣》熟熟記誦”；又要重視病人實際的脈象，不能以二十七脈去尋病脈。這些論叙，甚有見地，值得思之慎之。

（陳竹友）

一百十六　論　暑　略

説明

本文選自《潛齋簡效方》醫説部分，據 1911 年《潛齋醫學叢書》本排印。作者王士雄（公元 1808～1868 年），字孟英，號夢隱（一作夢影），别號半痴山人、睡鄉散人、隨息居士、華胥小隱、海昌野雲氏，堂號潛齋、歸硯。鹽官（今浙江海寧縣）人，清代著名温病學家。其曾祖王學權、祖父王國祥、父王升，三代皆爲良醫。士雄十四歲喪父，於金華鹽行佐理鹽務之餘，苦讀醫書。道光十年（公元 1830 年），以醫問世，遠近求治者輻凑於道，屢起沉痾，活人無算。精研醫理，尤深明温病診治。咸豐中，徙居上海，聲名益著，同治七年，因病殁於上海。王氏一生致力於温熱、霍亂之研究，宗崇《内經》、《傷寒》諸經典，廣采葉桂、薛雪諸温病大家之論，悉心考究，卓然有成。生平著作甚富，計有《温熱經緯》、《霍亂論》、《歸硯録》、《潛齋簡效方》、《四科簡效方》、《隨息居飲食譜》、《匯刊經驗方》，刊定祖上遺著《重慶堂隨筆》，評注《女科輯要》、《言醫》、《古今醫案選》等多種，又有同道友好輯其治案成《王氏醫案》，所著大多收入《潛齋醫學叢書》。《潛齋簡效方》一卷，刊於 1853 年，書中輯録民間驗方一百餘首，分爲四十餘類，大多簡便而有實效。卷末附“醫話”若干篇，記述作者的臨症心得體會。

余纂《温熱經緯》一書①，詳辨温熱暑濕之異於正傷寒②，因古人但以寒爲肅殺之氣③，而於暑熱甚略也④。然嚴寒易禦，酷暑難消。熱地如爐，傷人最速。按徐後山《柳崖外編》云⑤：“乾隆甲子五六月間，都城大暑，水至五百文一觔，熱死者無算⑥，九門出櫬⑦，日至千余。”又余師愚《疫疹一得》云⑧：“乾隆戊子、丙午、壬子、癸丑等年，暑疫流行，率用大劑石膏⑨，救全不少。”紀文達公云⑩：“乾隆癸丑，京師大疫，以景岳法治者多死⑪；以又可法治者亦不驗⑫。馮星實姬人⑬，呼吸將絶，桐城醫士投大劑石膏藥，應手而痊⑭。踵其法者⑮，活人無算。”蓋即師愚也。道光間，毘陵莊制亭重刻其書⑯，余已采入《經緯》，而卷帙稍繁，未能授梓⑰。且辨證處方，非精於醫者不可，今附暑疫大略於通俗方書，庶世人咸知暑患之烈⑱，而醫家治疫，亦勿徒守又可之法爲至當也。

若王予中太史《白田集》内謂⑲：“承氣、白虎⑳，孰非爲即病之傷寒設㉑？豈可以治温暑？”噫！太史雖深究於理學，殆未深究於醫學乎㉒？至《石膏辨》云㉓：目擊受石膏之害者甚多㉔，深以繆仲淳、袁體庵爲不可法㉕。是亦書生之見也。夫停食不消，因而致死者多矣，豈可歸罪於五穀，以爲神農、后稷作俑㉖，而令天下人辟穀耶㉗？况物性中和，莫如穀矣，而霍亂痧脹㉘，一口米湯下嚥，即難救治。故一病有一病之宜忌，不可舍病而單以藥之純駁爲良毒也㉙。補偏救弊，隨時而中㉚，貴於醫者之識病耳！先議病，後議藥，中病即是良藥。况石膏無毒，甘淡而寒，善解暑火燥熱無形之氣。凡大熱大渴大汗之證，不能舍此以圖功㉛；若兼胸悶腹脹者，須加辛通開泄之品以佐之。

第讀書以明理[32]，明理以致用[33]，苟食而不化，則粗庸偏謬[34]，貽害無窮，非獨石膏爲然矣[35]。搢紳先生博覽之餘[36]，往往涉獵岐黄家言[37]，或筆之於書[38]，或參贊戚友之病[39]。世人因信其知儒，遂并信其知醫[40]。孰知紙上談兵，誤人不淺！吕晚村是其尤者也[41]，安得如徐洄溪者一一而砭之哉[42]！

注釋

① 温熱經緯：温病學名著，凡五卷。清・王士雄撰於 1852 年。全書以軒岐仲景之文爲經，葉薛諸家之辨爲緯，參詳各家著述，發揮個人見解，是一部對後世有較大影響的温熱病專著。

② 正傷寒：指四季感寒而發的外感病。

③ 肅殺：嚴酷蕭瑟貌。一般用來形容深秋初冬時節草木彫零的氣候。《素問・陰陽應象大論》王冰注："夫傷於四時之氣，皆能爲病。以傷寒爲毒者，最爲殺厲之氣，中而即病，故曰傷寒。"

④ 略：忽略。

⑤ 徐後山《柳崖外編》：其人其著無可考。

⑥ 無算：不可計數。

⑦ 櫬：棺材。

⑧ 余師愚：名霖，常州（今江蘇常州市）人，清代著名醫家。乾隆年間寓居桐城（今安徽桐城縣），以大劑石膏治時疫，獲良效，後數年至京師，又以石膏重劑治流行之暑疫，活人無數。人稱"桐城醫士"。疫疹一得：温病學名著，二卷，清・余霖撰於 1785 年。

⑨ 率：一概。

⑩ 紀文達：即紀昀，字曉嵐。河北獻縣人，清代著名學者，文學家。乾隆進士，官至禮部尚書，協辦大學士，謚文達。曾任四庫全書館總纂官，生平著述收入《紀文達公遺集》，并撰有《閱微草堂筆記》等。

⑪ 景岳：即張介賓。

⑫ 又可：即吳又可。驗：效。

⑬ 馮星實：清乾隆年間人，官鴻臚卿。姬人：妾。

⑭ 應手：隨手。謂迅速。

⑮ 踵：跟隨，引申爲沿襲。

⑯ 毘陵：又作"毗陵"，古地名，即今江蘇武進縣。

⑰ 授梓：交付刻印。

⑱ 庶：希望。

⑲ 王子中：名懋竑，江蘇寶應人，清代學者，康熙進士，曾任翰林院編修，故稱"太史"。王氏推崇程朱理學，著有《朱子年譜》、《白田草堂集》等。白田集：即《白田草堂集》之省稱。

⑳ 承氣白虎：指《傷寒論》中的大、小承氣湯和白虎湯。王予中認爲承氣湯、白虎湯專療傷寒，不能治温熱病。

㉑ 孰：哪一個。即：立即。

㉒ 殆：恐怕。

㉓ 石膏辨：《白田草堂集》中的篇名。王懋竑著。明代醫家繆希雍在所著《本草經疏》中，認爲石膏能解實熱，祛暑氣，散鬱熱，是止渴除煩之要藥，也是治療温疫發斑發疹之要品，主張重用石膏。王懋竑特作《石膏辨》一文，反對此説。然王懋竑并不真正懂得醫學，所以王士雄稱之爲"書生之見"。

㉔ 目擊：親眼目睹。

㉕ 繆仲淳：即繆希雍。見本書一百五十"論五運六氣之謬"。袁體庵：即袁班。江蘇高郵人，明末醫家，著有《證治心傳》一卷，未刊行，後被收入《三三醫書》及《國醫小叢書》。法：效法。

㉖ 神農：傳説古帝名。又稱炎帝、烈山氏。相傳始教民爲耒、耜以興農業。后稷：周的祖先，名棄，號后稷，爲帝舜的農官。作俑：製造殉葬的木偶或泥偶。《孟子・梁惠王上》："仲尼曰：'始作俑者，其無後乎？'"

後稱創始爲作俑，有貶義。

㉗ 辟穀：古代的一種養生方法。漢代時期，一些古人認爲，不吃含有渣滓的東西可以長生。因此探索辟穀的方法，不食穀物，以柏葉、松子、柏子等作代用食品。文中指不食穀物。

㉘ 霍亂：指嚴重吐瀉的病證。多因暑天感濕，或飲食失節所致。據病因與症狀不同，有干霍亂、濕霍亂、暑霍亂、熱霍亂等。痧脹：又稱"痧氣"、"痧穢"。因感觸穢濁不正之氣而出現腹痛、吐瀉等症，多見於夏秋二季。霍亂、痧脹二病發作期間，皆須禁食。

㉙ 純：指藥性純净專一。駁：指藥性混雜不純。良：副作用小的良藥。毒：副作用大的毒藥。

㉚ 隨時而中（zhòng 衆）：意謂用藥時時能切合病情。中：切合。

㉛ 圖功：獲取功效。圖，謀取。

㉜ 第：讓步連詞，縱使。

㉝ 致用：付諸實用。

㉞ 粗庸偏謬：疏陋偏失。

㉟ 非獨：不僅。然：這樣。

㊱ 搢紳先生：指有地位的高官，此處含有嘲諷的意味。搢，插。紳，帶。古代高官服裝，插笏版（朝見君王時所執的手版）於腰帶上，故稱高官爲搢紳。又作"縉紳"。

㊲ 涉獵：謂泛泛閱覽書籍，未作深入研究。岐黄家言：指醫學著作。

㊳ 筆：記録。名詞具有動詞功能。

㊴ 參贊：參與輔助。此謂對診治疾病發表見解。

㊵ 并：同時。

㊶ 吕晚村：名留良，字用晦，號晚村，又號東莊。明末清初思想家、醫學家。崇德（今浙江桐鄉）人。少攻舉子業，爲邑諸生，宗程、朱理學。年三十二，始識名醫高鼓峰，相與論醫，盡得其傳。注重議論證治，辨析脈理，治法偏於温補。作者認爲吕氏由儒轉而習醫，好空談理論，爲典型的紙上談兵者。尤：突出。

㊷ 安得：哪里能。徐洄溪：名大椿，字靈胎，號洄溪老人。清代著名醫家，著作宏富。著有《醫貫砭》、《慎疾芻言》等，批評前代醫家之不足。

課文簡析

本文爲清代名醫余師愚用大劑石膏治療暑疫作辯護，作者根據臨床實際與温病理論，指出一病有一病之宜忌，不可單以藥之純駁以分良毒，中病即是良藥。石膏甘淡而寒、無毒，凡大熱大渴大汗之證，不能舍此以圖功。同時批駁了那些紙上談兵、誤人不淺的書生之見。所論切中時弊，頗爲有力。

參考資料

1. 士雄，字孟英，浙江海寧人。居於杭，世爲醫。士雄讀書礪行，家貧，仍以醫自給。咸豐中，杭州陷，轉徙上海。時吳、越避寇者麕集，疫癘大作，士雄療治，多全活。舊著《霍亂論》，致慎於温補，至是重訂刊行，醫者奉爲圭臬。又著《温熱經緯》，以軒、岐、仲景之文爲經，葉、薛諸家之辨爲緯，大意同章楠注釋。兼采昔賢諸説，擇善而從，勝楠書。所著凡數種，以二者爲精詳。

2.《潛齋醫書五種》二十六卷　清·王士雄撰。士雄，字孟英，一字夢隱，海寧人，生長杭州。道、咸之際，以醫術游吳越間，名甚著。當時吳醫葉桂一派盛行，士雄頗用其説。桂罕傳書，士雄則殫心著述。初有自刊及友人代刊者，凡十種。後有所重訂，輯其精要五種，曰《温熱經緯》五卷、《霍亂論》四卷、《飲食譜》七卷、《醫案》二卷、《醫案續編》八卷，共二十六卷。其《温熱經緯》一書，辨傷寒與温熱之異，温與疫之異，伏氣與外感之異，輯《内經》、仲景之説爲經，葉香巖、陳平伯、薛生白、余師愚四家之説爲緯，逐條自爲之釋，其中凡採近代醫家之説又數十家，爲論温熱集成之書。烏程汪曰楨稱其生平撰著，以此爲首。《霍亂論》乃晚年重訂，採《内經》、仲景及歷代諸家之説爲總義，分熱證、寒證兩類，以定病情，次及治法、醫案、方藥，亦號詳審。《飲食譜》，廣本草之例以及飲食諸品，別其性用，古醫家原與方藥并重，此得其義。《醫案》初名《回春録》，同郡周鑅所輯。《續編》初名《仁術志》，山左張鴻所輯。士雄辨證精細，或議其用藥偏於寒凉……江浙卑濕鬱蒸，病熱多而病寒少，殆亦地氣使然也。葉氏醫派遍於大江南北，其中著書流傳者，以儀徵吳瑭及士雄爲最著，而士雄研古特勤云。

《續修四庫全書總目提要·子部·醫家類》

3. 士雄學識淺陋，所録《簡效方》一卷，皆簡易而有效驗之方也。然見聞不廣，未敢質諸當世，而張孝子養之、蔣君敬堂、連君書樵屢引史搢臣先生"施藥不如施方"之話相勖，遂不揆謭儜，附梓於史魏良方之後，惟四方博雅，咸以利濟爲懷，傳播秘方，諒不悋教，如荷匡余未逮，隨時皆可續登。跂予望之，虚左以俟。癸丑長至日自記。

《潛齋簡效方》自序

4. 百年來以醫術著稱者，首推潛齋王孟英先生。昔年余嘗校印《潛齋醫學叢書六種》，此《簡效方》即其一也。但此書非醫家不備，此方即不能普及，爰爲節去若干條印行，以資利濟，倘存心救世者覆刻廣布，在所不禁，但校對不可忽略耳。癸亥五月，且頑老人識。

《潛齋簡效方》清·且頑老人跋

(張如青)

一百十七　《理瀹駢文》六則

説明

本文選自《理瀹駢文》，據人民衛生出版社 1955 年影印本排印。作者吳師機(公元 1806～1886 年)，原名安業，字尚先，浙江錢塘(今杭州市)人，清代著名的外治法醫家。他幼年隨父吳笏庵僑居揚州，開始學醫。吳師機曾中過舉人，乙未年(公元 1835 年)入都考進士，因病未應試。咸豐三年，吳氏舉家搬遷至泰州東北鄉俞家垛居住。從此，他自研製膏藥爲人治病。由於外治法具有簡、便、驗、廉的特點，深受患者歡迎。著有《外治醫説》，刊成後易名爲《理瀹駢文》。書中介紹了外治法的歷史，論述了外治法的基本理論，傷寒、中風、痹病等多種病證的外治方法，以及外治膏藥的配方與製法，具有很高的實用價值。文章講究駢偶，押韻，用典鋪陳，有較强的可讀性。

(一)

干戈未靖[①]，鄉村尚淹[②]。瞻望北斗，懷想西湖。愁聞庾子《哀賦》[③]，怕覽陶公《歸辭》[④]。案有醫書，庭多藥草。幸晨夕之閑暇，借方技以銷磨[⑤]。地去一二百里，人來五六十船[⑥]。未挹上池之水[⑦]，空懸先天之圖[⑧]。笑孟浪而酬塞[⑨]，愧不良而有名。徒以肺腑無言[⑩]，且託毫毛是視[⑪]。浮沉遲數之不明，汗吐下和之弗問[⑫]。或運以手[⑬]，或點其背[⑭]。膏既分傅，藥還數裹。愛我者見而訝之，忌我者聞而議之[⑮]。然而非蕭敞魯之明醫[⑯]，詎能知病[⑰]？比羊叔子之饋藥[⑱]，要不酖人[⑲]！寄諸遠道，偶同段翳之緘封[⑳]，平以數旬，非必陳珪之縫合[㉑]。時無上工十全，聊作窮鄉一劑。

注釋

① 干戈未靖：指咸豐三年(公元 1853 年)太平天國農民起義軍攻佔南京、揚州，吳師機一家從揚州搬遷至泰州鄉下居住。干戈，古代常用的兩種武器，亦用爲兵器的通稱，此引申指戰爭。靖，安定，平定。《國語·周語下》："自后稷之始基靖民。"韋昭注："靖，安也。"《左傳·僖公九年》："君務靖亂，無勤於行。"

② 淹(yān 烟)：没在水中。此喻淹没在戰亂之中。

③ 庾子哀賦：即庾信《哀江南賦》。庾信(公元 513～581 年)，字子山，南陽新野(今屬河南)人，北周文學家，善詩賦、駢體文，有《庾子山集》。

④ 陶公歸辭：即陶淵明《歸去來兮辭》。陶淵明(公元 365～427 年)，一名潛，字元亮，晉潯陽柴桑(今江西九江西南)人，長於詩文辭賦，有《陶淵明集》。

⑤ 銷磨：意謂消磨時間。

⑥“地去”二句：據作者自述，到他那就診患者，方圓一二百里，每天有五六十船，最多的時候一個月曾治兩萬多人次。

⑦ 挹（yì 憶）：舀取。《詩·小雅·大東》：“維北有斗，不可以挹酒漿。”

⑧ 先天之圖：語見《醫學入門》。喻診脈如觀先天之圖，非心清氣定者不能察。先天之圖，即八卦。

⑨“孟浪”句：梁·簡文帝《勸醫論》：“理疾者衆，必孟浪酬塞。”

⑩ 肺腑無言：諺曰：“臟腑而能語，醫師色如土。”

⑪ 毫毛是視：即視毫毛。是，賓語前置的標志。

⑫“浮沉”二句：意謂看病毋須切脈，也不必講究汗下吐等治病方法。之，賓語前置的標志。

⑬ 運以手：用手按摩。運，運轉，此謂按摩。

⑭ 點其背：在背部點明（貼膏藥的）部位。

⑮ 議：非議。

⑯ 蕭敵魯：蕭敵魯不是醫生，疑爲耶律敵魯之誤。《遼史·耶律敵魯傳》：“耶律敵魯，字撒不椀，精於醫，察形色即知病原，雖不診候，有十全功。”

⑰ 詎：豈。《莊子·齊物論》：“庸詎知吾所謂知之非不知邪？”

⑱“羊叔子”句：羊叔子，名祜（hù 户），晉代南城（今山東費縣）人，以清德聞於世。《晉書·羊祜傳》：“祜與陸抗相對……抗嘗病，祜饋之藥，抗服之無疑心。人多諫抗，抗曰：羊祜豈酖人者？”

⑲ 酖（zhèn 陣）：“鴆”的異體字。毒害。

⑳“段翳”句：段翳，字元章，廣漢新都（今屬四川）人。《後漢書·段翳傳》：“有一生來學積年，自謂略究要術，辭歸鄉里。翳爲合膏藥，并以簡書封於筒中，告生曰：‘有急，發視之。’生到葭萌，與吏爭渡，津吏撾破從者頭。生開筒得書，言到葭萌與吏鬥破頭者，以此膏裹之。生用其言，創者即愈。生嘆服，乃還卒業。”

㉑“平以”二句：意謂用膏藥治病雖然要數十天才能平復，但不必像華佗那樣開刀、縫合。陳珪，暗喻華佗。

（二）

嗟呼！金液徒聞①，玉版空在②。三醫之謁③，誰是神手？一藥之誤，每欲噬臍④。夙披古籍，仰企前修⑤。李元忠研習積年⑥，高若訥兼通諸部⑦。慨此事之難知⑧，覺而方之非是⑨。昌陽、豨苓⑩，欲反韓公之論⑪，楮實、董豆⑫，恨乏廷紹之才⑬，因思合歡蠲忿，萱草忘憂，博物者詎必應病投藥？艾炷灸額，瓜蒂歕鼻⑭，知名者何曾診脈處湯？是以慕元化之術，傳神膏於漢季；不復避韓皋之諱，嫌膏硬於天寒⑮。今夫懾於勢者⑯，必不能盡其意；狃於習者⑰，亦無以得其心。是以郭玉治病，多在貧賤⑱；元素處方，自爲家法⑲。

注釋

① 金液：指金漿玉醴。詳見本書《極言》注。

② 玉版：指《素問·玉版論要》和《靈樞·玉版》篇。

③ 三醫之謁：事見《列子·力命》：“季梁得疾，其子環而泣，季梁令楊朱歌以曉之。其子勿曉，終謁三醫。”三醫，指矯氏衆醫、俞氏良醫、盧氏神醫。

④ 噬（shì 逝）臍：比喻後悔莫及。《左傳·莊公六年》：“若不早圖，後君噬齊。”杜預注：“若嚙腹臍，喻不可及。”齊，通“臍”。

⑤ 前修：前代的賢人。姜亮夫《屈原賦校注》：“前修，謂前世修德之人。”

⑥ 李元忠：北齊趙郡柏人（今河北唐山西）人。據《北齊書·李元忠傳》説，李元忠因母老多病，乃專心醫學，研習數年，遂精於方技。爲人仁恕，見有疾者，不問貴賤，皆爲救療。

⑦ 高若訥：北宋并州榆次（今屬山西省）人，後徙家衛州（今河南汲縣）。《宋史·高若訥傳》：“若訥强學善記，自秦漢以來諸傳記無不該通。因母病遂兼通醫書，雖國醫皆屈伏。”

⑧“慨此事”句：此事之難知，暗含《此事難知》。《此事難知》，元代王好古撰，編集其師李杲的醫學論述，以及有關辨證、治法等内容。此事，指醫學理論之事。

⑨ "而方"句：這是暗用典。《史記·扁鵲倉公列傳》："(公乘陽)慶謂(淳于)意曰：'盡去而方書，非是也。'"而，你。

⑩ 昌陽：即菖蒲，亦名水菖蒲，古人認爲久服可以延年。豨苓：即猪苓，滲利之品。

⑪ "欲反"句：韓公，即韓愈。韓愈《進學解》："訾醫師以昌陽引年，欲進其豨苓也。"意謂作者用膏藥治病。

⑫ 董豆：疑系"甘豆"之誤。參看下條注文。

⑬ "恨乏"句：自恨缺乏吴廷紹的才識。此係作者自謙之詞。廷紹，即吴廷紹，五代南唐醫家。《十國春秋》："吴廷紹爲李昇太醫令。昇因食飴喉中噎，醫莫能爲。廷紹用楮實湯，一服疾良已。馮延已苦腦痛，廷紹密詰厨人，知其平日多食山雞、鷓鴣，投以甘豆湯，亦愈。或叩之，答曰：'噎因甘起，故以楮實湯治之。山雞、鷓鴣皆食烏頭、半夏，故以甘豆湯解其毒也。"

⑭ 瓜蒂歕鼻：用瓜蒂散嗃鼻取嚏。歕，"噴"的異體字。

⑮ "不復"二句：韓皋，字仲聞，唐代人。據説韓皋有疾，請醫診治，醫曰天寒膏硬，皋不悦。因爲寒膏與韓皋同音，醫生冒犯了他的名諱。諱，忌諱。

⑯ 慴：害怕。

⑰ 狃：(niǔ 扭)：習慣。《詩·鄭風·大叔于田》："將叔無狃，戒其傷女。"

⑱ "郭玉"二句：見本書《郭玉傳》。

⑲ "元素"二句：張元素，字潔古，金代著名醫家。《金史·張元素傳》："平素治病不用古方，其説曰：'運氣不齊，古今異軌，古方新病不相能也。'自爲家法云。"

(三)

外治之理，即内治之理；外治之藥，亦即内治之藥，所異者法耳。醫理藥性無二，而法則神奇變幻，上可以發泄造化五行之奥藴[①]，下亦扶危救急層見叠出而不窮[②]。且治在外則無禁制[③]，無窒礙[④]，無牽掣，無沾滯[⑤]。世有博通之醫，當於此見其才[⑥]。

外治必如内治者，先求其本。本者何？明陰陽，識臟腑也。《靈》、《素》而下[⑦]，如《傷寒論》、《金匱》以及諸大家所著，均不可不讀。即喻嘉言、柯韻伯、王晉三諸君所闡發[⑧]，俱有精思，亦不可不細繹[⑨]。今無名師，是即師也[⑩]。通徹之後，諸書皆無形而有用。操縱變化自我[⑪]，雖治在外，無殊治在内也[⑫]。外治之學，所以顛撲不破者此也[⑬]。所以與内治并行，而能補内治之不及者此也。若不考其源流，徒恃一二相傳有效之法[⑭]，自矜捷徑秘訣，而中無所見，設遇疑難之症，古無傳方，其不坐窘者幾何？或知其一未知其二，此雖無失，而彼已陰受其損者有矣[⑮]。諺云："醫得頭痛眼又瞎。"良工要不如是也。

注釋

① 發泄：舒發。《莊子·列禦寇》："水流乎無形，發泄乎太清。"造化：創造化育。此指天地，自然界。奥藴(yùn 醖)：深奥微妙的道理。用如名詞。

② 層見：常見。叠出：重出。

③ 禁制：禁忌。

④ 窒礙：障礙。指行事或議論不可通之處。宋·蘇轍《欒城集·北使還論北邊事劄子五道一》："如無窒礙，乞早賜施行。"

⑤ 沾滯：沾染拘滯。

⑥ 見：同"現"。顯現。

⑦ 靈、素：《靈樞》、《素問》。

⑧ 喻嘉言：名昌，别號西昌老人，新建(今江西南昌)人，清初名醫，著有《醫門法律》等醫書多種。柯韻伯，名琴，號似峰，浙江慈溪人，清初名醫，撰有《傷寒來蘇集》。王晉三：清代醫家，撰有《古方選注》。

⑨ 繹：理絲。意謂尋究事理。

⑩ 是：此。指前人的醫書。

⑪ 自我：在我。自，介詞。

⑫ 殊：不同。《易・繫辭下》："天下同歸而殊塗。"

⑬ 顛撲不破：跌敲不會破碎。意謂言論符合客觀實際，永遠不會被推翻。朱熹《朱子全書・性理三・心》："既能體之而樂，則亦不患不能守。須如此而言，方是顛撲不破，絶滲漏，無病敗耳。"

⑭ 徒恃：僅憑。

⑮ 陰受其損者：暗地裏受誤治之害的人。

（四）

有譏外治爲詭道以欺世者[①]，不知其道即近在人耳目前也。人生唯飲食屬内耳，其餘有益於身者，無非身外物也。夏之箑[②]，冬之裘[③]，不在外者乎？暑則卧簟[④]，寒則圍爐，不在外者乎？而熱者以涼，冷者以暖，隨四時而更變，因是得免於病。不獨此也。諸陽聚於頭[⑤]，一二經脈三百六十五絡，其氣血皆上於面[⑥]，而走空竅[⑦]。面屬陽明胃[⑧]。晨起擦面，非徒爲光澤也，和氣血而升陽益胃也[⑨]；洗眼，滋臟腑之精華以除障也[⑩]；漱齒，堅骨以防蠹也[⑪]；梳髮，疎風散火也[⑫]。飯後摩腹，助脾運免積滯也。臨卧濯足[⑬]，三陰皆起於足指[⑭]，寒又從足心入，濯之所以温陰而祛寒也[⑮]。痛則手揉，癢則爪搔；唾可抹毒，溺可療傷。近取諸身，甚便也，何嘗必須服藥乎？七情之病也[⑯]，看花解悶，聽曲消愁，有勝於服藥者矣。人無日不在外治調攝之中，特習焉不察耳[⑰]。

諺曰："看不見遮一層[⑱]，走不動拖一根[⑲]。"無理之言中有妙理，老人有疾亦不恃藥餌也。又諺曰："瓜熟蒂落。"婦人胎産，始終不服藥者多。至於小兒斷乳、種痘，只傳外治，不聞古有内服之方，時賢亦未有言内服者[⑳]，如以外治爲不然，胡不出一内服之方乎？又《洗寃録》所載五絶救法[㉑]，大都外治起死回生，有功匪淺，蓋服藥者至此技亦窮矣。夫絶症可以外治法救，未絶者更易救也。倘醫家能以其法推之，而體察於人情物理，於無法之中别生妙法，則治諸症莫不可起死回生，豈非人心之大快哉！又何嫌於詭道以欺世乎？

或又謂外治非前賢所尚[㉒]，其法多有未備者。不知醫本無定法，爲外治者，但於病之所從入與其所注，次第分明，識其下手之處。前賢相傳之法，吾固可遵而行之；前人不傳之法，吾亦可變而通之也。

經曰[㉓]：風寒與百病之始生也，必先於皮毛。邪中之則腠理開，開則入於絡脈，絡脈滿則注於經脈[㉔]，經脈滿則入客於臟腑。善治者治皮毛，次肌膚[㉕]，次經脈，次六腑，次五臟。治五臟者半生半死也[㉖]。肺主皮毛者也，皮毛者肺之合也。傷寒初起，邪客於皮毛；頭痛發熱無汗而喘者，古用麻黄湯，治皮毛也，所以發散肺經火鬱[㉗]，使之達於皮毛也。又按肺脈起中焦，絡大腸，肺系屬背[㉘]；凡皮毛病皆入肺，而自背得之尤速。然則用麻黄湯内服，何妨用麻黄湯抹背，或抹中焦兼抹背，爲徑捷而得力。李士材香附擦背[㉙]，其意即如此。此一法也。風寒入肺皆令人咳；肺既絡大腸，又與大腸爲表裏，肺咳不已，往往大腸受之；若照東垣臟腑咳之藥例[㉚]，煎抹中焦，而更用導法[㉛]，從魄門入大腸[㉜]，升氣于肺，表裏可兼治。仲景治白帶，礬石丸導法即如此[㉝]。此亦一法也。臟腑咳皆宜，非止治風寒也。

熟於《内經》經絡，而又融會乎先賢内治處方用藥之理，以之外治皮毛、肌膚、經脈、五臟六腑，隨處皆有神解。一法即千萬法之所生也，是在善悟者[㉞]。

注釋

① 詭道：詭詐之道。《孫子・計篇》："兵者詭道也。"曹操注："兵無常形，以詭詐爲道。"

② 箑（shà 啥）：扇子。《方言》："扇自關而東謂之箑。"

③ 裘（qiú 求）：皮衣。《詩・小雅・都人士》："彼都人士，狐裘黄黄。"

④ 簟（diàn 店）：竹席。《詩・小雅・斯干》："上莞下簟，乃安斯寢。"

⑤ 諸陽：指六條陽經。

⑥ 上：上行。

⑦ 空竅：孔竅。空，通“孔”。

⑧ 陽明胃：足陽明胃經。

⑨ 升陽：升提清陽之氣。益胃：温胃健中，滋養胃陰。

⑩ 障：翳障。

⑪ 蠹：蛀蝕。

⑫ 疎風散火：疏散風邪火氣。

⑬ 濯（zhuó 鐲）：洗去污垢。《詩・大雅・洞酌》：“洞酌彼行潦，挹彼注兹，可以濯罍。”此爲洗。

⑭ 三陰：太陰、少陰、厥陰三條陰經。指，通“趾”。

⑮ 温陰：温暖下肢。陰，此指下肢。

⑯ 七情：喜、怒、憂、思、悲、恐、驚等七種情志變化。

⑰ 習：沿習。

⑱ 遮一層：謂戴眼鏡或使用放大鏡。

⑲ 拖一根：拄拐杖。

⑳ 時賢：指當有名望的醫生。

㉑ 洗寃録：指宋代宋慈的法醫專著《洗寃集録》。五絶：舊指縊死、壓死、溺死、魘死和産乳（臨産時突然暈絶）五種絶症。

㉒ 尚：注重。

㉓ 經：指《内經》。下二句意引自《素問・皮部論》。

㉔ 滿：邪滿。注：傳入。

㉕ 次肌膚：次治肌膚。承上省略動詞“治”。下面三句同此。

㉖ 半生半死：生死各佔半數。意引自《素問・陰陽應象大論》。

㉗ 火鬱：熱邪内伏。

㉘ 肺系：指肺的系屬器官，氣管、喉、鼻等組成的呼吸系統。

㉙ 李士材：即李中梓，明代醫家。

㉚ 東垣：即李東垣，金元四大家之一。

㉛ 導法：用液體藥物灌腸，或用潤滑性的錠劑塞入肛門，以通大便的治療方法。

㉜ 魄門：肛門。

㉝ 礬石丸：《金匱》中的方子。

㉞ 善悟：善於領會。

（五）

醫者，意也；藥者，療也。醫不能活人，雖熟讀《金匱》、《石室》之書[①]，無益也；藥不能中病，雖廣搜橘井杏林之品[②]，無當也。在昔《集驗》之論傷寒[③]，則曰：“傷寒症候難辨，慎勿輕聽人言，妄投湯藥。”《濟衆》之論瘟疫[④]，則曰：“瘟疫不拘於胗，古方今多不驗，弗藥無妨。”又如養葵所著[⑤]，嵩厓所輯[⑥]，謂：夫咳嗽、吐衄未必成瘵也[⑦]，服四物、知柏之類不已，則瘵成矣[⑧]；胸腹痞滿未必成脹也，服山查、神麯之類不已，則脹成矣；面浮胕腫未必成水也[⑨]，服泄氣、滲利之類不已，則水成矣；氣滯痞塞未必成噎也，服青皮、枳殼之類不已，則噎成矣。不獨此也，《千金》云[⑩]：“消渴三忌[⑪]，便不服藥亦可。”漢卿云[⑫]：“痘疹諸症[⑬]，以不服藥爲上。”諺曰：“服藥於未病。”此攝生之旨，甚言病之可以不藥也。又曰：“不治得中醫。”此謹疾之道[⑭]，亦謂醫之多非其治也[⑮]。蓋誠有鑒於良工之難得，而特戒夫毒物之是嘗[⑯]。思其患，以防其危。其心苦而其詞切[⑰]。雖似激焉[⑱]，豈非愛歟？

至於情慾之感，非藥能愈；卒暴之遭，有醫莫及。凡爲衆所知者，不煩言而解已。然而勢不能静待者，亦有情不能漠視者，將聽其因噎而廢食乎？抑任其飲酖以止渴乎[⑲]？欲籌畫乎萬全，聊調停於兩可。夫藥熨本同乎飲汁，而膏摩何減於燔針[20]？矧印金丹而佩癘[21]，熬雞醴而敷鼓[22]。思神聖之所傳，識今古之異制。又若《金匱》之鹽附堪摩[23]，礬漿可浸[24]，則未嘗不外治也。《寶鑒》之茶調且貼[25]，葱豉還敷，則何必其内服也。

注釋

① 石室：指清代陳無擇的《石室秘録》。

② "橘井"句：喻指良藥。橘井，晉・葛洪《神仙傳》記有桂陽人蘇仙公成仙前，告其母，明年有疫，可取橘葉井水，以療疫疾。好事者因傳之。橘井故址即在今郴州蘇仙嶺下。杏林：傳説三國吳董奉隱居匡山（今江西廬山，一説居安徽鳳陽縣杏山），爲人治病不取錢，但使重病愈者植杏五株，輕者一株。積年愈人無數。得杏樹十餘萬株，蔚然成林。以董在此修煉成仙。因稱"董仙杏林"。見《神仙傳》。後遂以"杏林春滿"、"譽滿杏林"等來稱頌醫師的醫術高明。

③ 集驗：指《集驗良方》。

④ 濟衆：指朝鮮康令吉《濟衆新編》。

⑤ 養葵：即趙獻可，字養葵，明代醫生，著有《醫貫》。

⑥ 嵩厓：清代醫生，著有《嵩厓尊生書》。

⑦ 瘵：勞瘵。相當於今之肺結核。

⑧ "服四物"二句：意謂本非瘵病而治成瘵病。四物，即四物湯。知柏，即知母、黄柏。

⑨ 胕：足。

⑩ 千金：即唐代孫思邈的《千金方》。

⑪ 三忌：忌酒、色、鹽。

⑫ 漢卿：即竇默，初名傑，字漢卿，金代針灸學家，著有《針灸指南》、《標幽賦》等。

⑬ 痘疹諸症：指傷寒痘疹、鼠瘡、楊梅瘡等。

⑭ 謹疾：謹慎對待疾病。

⑮ 多非其治：大多没有掌握正確的治療方法。其，那種。

⑯ "特戒"句：特地告誡服那些藥物。之是，是動詞"嘗"賓語前置的標志。夫，複指代詞，那些。毒藥，泛指藥物。

⑰ 心苦：猶苦心，費盡心思。

⑱ 激：偏激。

⑲ 飲酖以止渴：即"飲酖止渴"。比喻不顧嚴重後果，採取有害的辦法解決目前困難。《後漢書・霍諝傳》："譬猶療饑於附子，止渴于酖，未入腸胃，已絶咽喉。"

⑳ 減：次於。

㉑ "印金丹"句：意謂配製金丹戴在身上以防疫癘。金丹本是内服藥，也可佩戴在身上以解除疫癘之氣，當外治藥用。印，爲，引申爲配製。金丹，古代處方名。出自《素問・刺法論》。

㉒ "熬雞醴"句：熬製雞屎醴敷在身上以消鼓脹。

㉓ "金匱"句：指《金匱要略》的頭風摩散方。用大附子一枚（炮），鹽等分，爲末，摩疾。

㉔ 礬漿可浸：指《金匱要略》的礬石湯。用礬石一兩，以漿水一斗五升，煎三五沸，浸脚，治脚氣衝心。

㉕ 寶鑒：指朝鮮許浚《東醫寶鑒》。茶調：指川芎茶調散。方劑名。

（六）

醫之難在不能見臟腑，而人之敢於爲醫者，正恃此皆不見臟腑。然孟浪酬塞[1]，欺人欺己，於心終有不自安者。余非不慕高醫之一劑知[2]，二劑已也。而自問聰明才力萬不及前人。閱歷愈深膽愈小，不得不遁而出[3]。此所謂畫虎不成，不若刻鵠者也[4]；又所謂與爲牛後，不若爲雞口者也[5]。自任如此[6]，故教人亦遂如此也。惟是治分内外，而讀書明理則一。能通其理，則辨症明白，兼知古人處方用藥之意。庶幾用膏薄貼，用藥糁敷[7]，用湯頭煎抹炒熨，無不頭頭是道，應手得心，具有内外一貫之妙。否則依樣畫胡蘆，病藥不相對，或且相反，誤人匪淺。

注釋

① 酬塞：應付搪塞。

② 知：見效。《素問・刺瘧》："先其發時如食頃而刺之，一刺則衰，二刺則知，三刺則已。"

③ 遁：回避。《後漢書・杜林傳》："至於法不能禁，令不能止，上下相遁，爲敝彌深。"

④ "畫虎"二句：意謂既然成不了名醫，不如盡量學得好一些。鵠（hú 胡），天鵝。成語"畫虎類狗"，比喻好高騖遠，脱離實際，以致不倫不類。"刻鵠類騖（wù 務，鴨子）"，比喻能仿效得近似一些。

⑤ "與爲"二句：《戰國策・韓策一》："臣聞鄙諺曰：'寧爲雞口，無爲牛後。'今大王西面交臂而臣事秦，何以異於牛後乎？"牛後，牛肛門。寧做進食的雞口，小而潔；不做出糞的牛後，大而臭。比喻寧可在局面小的地方自主，不願在局面大的地方聽人支配。此喻與其從屬、盲從他人，不如自己在實踐探索創新。

⑥ 任：擔保。《周禮・秋官・大司寇》："使州里任之，則宥而赦之。"

⑦ 糝（sǎn 散）：摻雜。《儀禮・大射》："参七十。"鄭玄注："参，讀爲糝。糝，雜也。"此謂膏上糝雜藥末。

課文簡析

（一）記叙作者運用外治法爲廣大患者治病的情况，盡管"愛我者見而訝之，忌我者聞而議之"，但他矢志不移。

（二）説明"艾柱灸額，瓜蒂歕鼻"早已有之，華佗"神膏"名揚於世；抨擊"懾於勢者"、"狃於習者"之輩；倡導要像郭玉那樣爲貧賤治病，像張元素那樣"自爲家法"。

（三）着重闡明外治醫學的理論。認爲"外治之理，即内治之理；外治之藥，亦即内治之藥，所異者法耳"，外治可與内治并行，且能補内治之不及者；同時提出外治如内治，要在"先求其本"。

（四）駁斥了對外治法的種種非難。吴氏巧妙地以"暑則卧簟，寒則圍爐"等生活現象，擦面、洗眼和漱齒等保健方法，以至婦人胎産、法醫的"五絶救法"，證明外治法在現實生活中廣泛應用，"譏外治爲詭道以欺世者"是多麽荒謬！對於"外治非前賢所尚"的觀點，則明確地説："前賢相傳之法，吾固可遵而行之；前人不傳之法，吾亦可變而通之也。"表現了作者敢於破舊立新的精神。

（五）廣徵博引地論述"病之可以不藥"，因"藥熨本同乎飲汁，而膏摩何減於燔鍼？矧印金丹而佩癘，熬雞醴而敷鼓"；若外治有效就不必内服。

（六）規勸醫者務必"讀書明理"，靈活運用；同時表明作者"不爲牛後，願爲雞口"的勇於探索的精神。

参考資料

1. 間出其所爲《理瀹駢文》示余，受而讀之，見其自《靈》、《素》而下，博採約取，囊括靡遺。

《理瀹駢文》清・許楣序

2. 吾謂其書足比邵子、螽子之數。方今醫學失傳久矣，苟中材以下，貧無所藉，俾習其術以養其生，不至重衣食而輕人命。即使無功而陰受其功者多矣，況施濟有年實有可憑者乎？

《理瀹駢文》清・高橋散人序

3. 彼夫病之久且深者，初請得一紙膏以去，窺其意若不甚釋，然至三四易已脱然。踵門而謝曰："吾謁所謂高手者多矣。此獨不煩飲藥、不待切脈，竊以爲療之難而竟得愈之易也。"告於其所親，來試之果驗焉。所親更告於其所知，來試之而又驗焉。以是信日益多，傳日益廣。凡遠近來者，日或一二百人，或三四百人，皆各以時聚，有舁有負，有扶掖有提携，或倚或蹲，或立或跪，或瞻或望，或呼或叫，或呻或吟，或泣或啼，擁塞於庭，待膏之救，迫甚水火。

《理瀹駢文》清・吴安業序

4. 吴尚先，名樽，字杖仙（據《杭州府志》150 卷藝術欄），又名安業，字師機（據陳邦賢《中國醫學人名志》46 頁），别署潛玉居士（葉勁秋《外治之宗吴尚先》）。清錢塘人。雖出身於知識分子家庭（父清鵬，字笏菴)，而且中過舉人(道光 14 年，公元 1834 年；道光 16 年入都，因病未試，隨父僑居揚州)，但他甘願棄儒業醫。

杭州府志稱：吳氏"曾官内閣中書，事母誠孝，終身不離。中年喪偶不復娶，負經世志，以活人爲務，攻醫，合内外治爲一。光緒九年重游泮水，卒年八十有九。"這是依據杭郡詩三輯一篇許楣的吳安業撰序的，但事實頗有出入。據葉勁秋、耿鑑庭二氏考證："吳氏殁於光緒十二年(1886)八月初六日申時，存年八十有一。子炳恒亦能醫，繼其父志，孫養和亦行醫，作故於淪陷時，年七十餘。鑑庭前曾訪其家，在覲巷中市(存濟藥局故址)，僅餘荒地一坵，破屋數椽而已。民國二十九年春，張鳳博士避亂來滬，欲訪吳氏遺籍並及裔孫，經勁秋轉托鑑庭，就近探求，當獲其遺像一帙，亦既霉損，旋攝取一影(已失)。該像左右上端各有先生自書題識，首題潛玉居士七十三歲小像十字，旁署光緒四年十月自題於净心室。次行復有四言詩及右端題長聯兩副(略)。乙酉九月廿二日後復題，時年八十。"(《外治之宗吳尚先》，載《醫史雜誌》1947 年第一期)查乙酉是光緒十一年(1885)。任應秋氏推斷吳氏生於嘉慶十一年(1806)，死於光緒十二年(1886)，足足活了八十一歲(《通俗中國醫學史話》，1957 年重慶人民出版社)，可證杭州府志之誤。

蔣麟由等《敢想敢做的薄貼專家吳尚先》，載《浙江中醫雜誌》1958 年第 8 期

(陳竹友)

一百十八　《素問》校詁四則★

説明

本文選録晚清四位學者的《素問》校記四則。第一則選自清光緒九年刊本《春在堂全書·讀書餘録》，作者俞樾。第二則選自清光緒五年世澤樓刊本《黄帝内經素問校義》，作者胡澍。第三則選自清光緒二十四年刊本《札迻》，作者孫詒讓。第四則選自 1963 年中華書局《香草續校書》(下册)，作者于鬯。清初，以顧炎武爲首的著名學者一掃晚明"束書不觀，游談無根"的虚浮學風，開創了一代嚴謹樸實的考據學(又稱樸學)。在考據學風的影響下，清代學者對我國古代文獻進行大規模的總結性整理，取得豐碩的成果。隨着整理研究的深入，學者們在研治經、史古籍之餘，將研究範圍擴大到子、集部古籍。作爲子部古籍的《黄帝内經素問》，以其豐富的語言現象，引起清代學者們極大的興趣。自清初的顧炎武、姚際恒，逮乾嘉時期的段玉裁、王念孫，以至晚清的俞樾、孫詒讓等，對《素問》的研治綿延不輟。他們以深厚的文字、音韻、訓詁的功力及嚴謹縝密的治學態度與方法，對《素問》探賾索隱，辨訛正誤，突破前人校注的局限，獲得諸多超軼前人的成果，對近代中醫學術界産生較大的影響。本文所選四則校記，考證嚴密，行文簡樸，校詁信實有據，大致體現了清代學者校釋古籍的風格和方法，對於今天閲讀、整理古醫籍具有一定的啓示和借鑒作用。

(一)

《生氣通天論》："味過於辛，筋脈沮弛[①]，精神乃央。"王注曰[②]："央，久也[③]。辛性潤澤，散養於筋，故令筋緩脈潤，精神長久。何者？辛補肝也。"《新校正》云[④]："按此論味過所傷，難作精神長久之解。央乃殃也。古文通用[⑤]。"樾謹按[⑥]：王注固非，《校正》謂是殃字，義亦未安[⑦]。央者，盡也。《楚辭·離騷》"時亦猶其未央兮"王逸注曰[⑧]"央，盡也。"《九歌》"爛昭昭兮未央"注曰[⑨]："央，已也。"已与盡同義，精神乃央，言精神乃盡也。

注釋

① 沮弛：因濕潤而松懈、弛緩。沮，濕。見本文第二則胡澍校詁。弛，"弛"的異體字。弛通"施"，弛緩。見本文第三則孫詒讓校詁。

② 王：指唐代王冰。

③ 央久也：此注上還有"沮潤也。弛，緩也"六字。此注據《説文》，然用於此處於義未安。

④ 新校正：北宋仁宗嘉祐熙寧年間，國子博士高保衡、光禄卿直秘閣林億等校正醫書局官員奉詔整理《素問》所撰的校勘記。

⑤ 古文：指戰國時期六國文字。

⑥ 樾：本文作者俞樾。（公元 1821～1907 年），字蔭甫，號曲園居士。浙江德清人。清道光三十年進士，曾任翰林院編修、河南學政。俞氏師事乾嘉皖派學者高郵王氏（念孫、引之）父子，研治經、子、小學。晚年主講蘇州紫陽書院和杭州詁經精舍，門生遍布海内。一生著作宏富，皆滙入《春在堂全書》，凡 250 卷。其中《讀書餘録》載有《素問》校記四十餘條。

⑦ 安：穩妥。

⑧ 離騷：《楚辭》篇名。戰國時楚國詩人屈原所作。西漢・劉向將其編入《楚辭》。王逸：東漢南郡宜城人，字叔師。漢安帝元初中爲校書郎。著《楚辭章句》行於世。

⑨ 九歌：《楚辭》篇名。

譯文

《生氣通天論》説："味過於辛，筋脈沮弛，精神乃央。"王冰注釋説："央是久的意思。辛味的特性潤澤，敷散濡養筋脈，故使筋脈疏緩滋潤，精氣神氣長久。什么原因呢？因爲辛味滋補肝臟。"《新校正》説："查考此段是論述辛味過度而造成損傷的問題，難以作精神長久解釋。央就是殃，六國古文字中兩字通用。"俞樾謹按：王冰注釋固然錯誤，《新校正》説是殃字，詞義也不妥貼。央是盡的意思。《楚辭・離騷》："時亦猶其未央兮。"王逸注釋説："央是盡的意思。"《楚辭・九歌》："爛昭昭兮未央。"王逸注道："央是已的意思。"已與盡詞義相同。精神乃央，是説精神乃盡。

（二）

《生氣通天論》："汗出偏沮，使人偏枯。"王注曰："夫人之身常偏汗出而潤溼者[①]，（宋本作溼潤，此從熊本、藏本[②]）久久偏枯，半身不隨[③]。"林校曰[④]："按'沮'，《千金》作'袓'，全元起本作'怚'[⑤]。"澍案[⑥]：王本并注是也。《一切經音義》卷十引《倉頡篇》曰[⑦]："沮，漸也。"《廣雅》曰[⑧]："沮、潤、漸、洳、溼也。"《魏風》[⑨]："彼汾沮洳。"毛傳曰[⑩]："沮洳，其漸洳者。"《王制》[⑪]："山川沮澤。"何氏《隱義》曰[⑫]："沮澤，下溼地也。"是"沮"爲潤溼之象。曩澍在西安縣署[⑬]，見侯官林某[⑭]，每動作飲食，左體汗泄，濡潤透衣，雖冬月猶爾，正如經注所云。則經文本作"沮"字無疑。且"沮"與"枯"爲韻也。孫本作"袓"[⑮]，乃偏旁之譌。《説文》古文示作𥘖，與篆書巜字相似，故"沮"誤爲"袓"[⑯]。全本作"怚"，則全體俱誤矣。"沮"之左畔譌從心，《小雅・采薇》正義引鄭氏《易》注，所謂古書篆作立心，與水相近者也。其右畔譌作"亘"，"亘"與"且"今字亦相近，故合譌而爲"怚"[⑰]。

注釋

① 溼："濕"的異體字。

② "宋本"二句：爲本篇作者的注語。原書以小字雙行夾注的格式插入正文。宋本，指宋刊本《素問》。熊本，指明成化十年熊氏種德堂刻本《素問》。藏本，指明正統道藏本《素問》。

③ 隨：聽使唤。《北史・臨淮王傳》："後遇風患，手足不隨，口不能言。"

④ 林校：即宋・林億等所撰《新校正》。

⑤ 全元起：南朝齊、梁時醫家。曾爲當時存世的《素問》八卷作注，成《素問訓解》，今佚。其書北宋尚存，林億等校注《素問》時曾參考引用。

⑥ 澍：本文作者胡澍，（公元 1825～1872 年），字荄甫，又字甘伯，號石生，安徽績溪人。清咸丰九年舉人。曾任内閣中書、户部郎中。中年多病，改治醫學。得宋本《素問》，悉心校勘，撰《黄帝内經素問校義》一卷，未完而病逝。案：同"按"。

⑦ 一切經音義：書名。唐釋慧琳撰。一百卷。以古代字書詮釋佛經字音字義，共釋佛經一千三百部。

此書又名《衆經音義》。一切經，佛教經書的總稱。倉頡篇：古代字書。秦・李斯等人著。包括李斯《蒼頡篇》、趙高《爰曆篇》、胡毋敬《博學篇》。又合稱《三蒼》。

⑧ 廣雅：古代訓詁專書。三國・魏・張揖著。引文見該書卷一《釋詁》。

⑨ 魏風：《詩經》十五國風之一。

⑩ 毛傳：西漢・毛亨爲《詩經》作的注解。毛氏所注《詩經》又稱《毛詩故訓傳》。

⑪ 王制：《禮記》的篇名。

⑫ 何氏隱義：指南朝梁・何胤所撰《禮記隱義》。

⑬ 曩：往昔。縣署：縣衙門。

⑭ 侯官：旧縣名。即今福建省福州市。

⑮ 孫本：指孫思邈《千金要方》。

⑯ "説文"三句：原書雙行小字夾注，説明"沮"誤爲"祖"的原因。

⑰ "沮之"七句：原書雙行小字夾注，意在説明"沮"譌變爲"恒"的原委。

譯文

《生氣通天論》説："汗出偏沮，使人偏枯。"王冰注釋説："人的身體經常半邊汗出而潤濕的，（宋刊本作濕潤，這裏依從明代熊氏種德堂刻本、明代正統道藏本。）時日長久了發生偏枯病，半身不遂。"林億《新校正》説："考'沮'字，《千金要方》作'祖'，全元起本作'恒'。"胡澍按：王冰本及其注釋正確。《一切經音義》卷十援引《倉頡篇》説："沮是漸的意思。"《廣雅》説："沮、潤、漸、洳，都是濕的意思。"《詩經・魏風》："彼汾沮洳。"毛亨注釋説："沮洳是漸洳的意思。"《禮記・王制》："山川沮澤。"何胤《禮記隱義》説："沮澤是下濕地的意思。"這些都説明"沮"義爲潤濕的樣子。以前我在西安縣署的時候，看到福建侯官人林某，每每在活動、飲食時，左半身體汗出如泄，濕透衣裳，即使是冬季也是如此，正像經文及王冰注文所論述的一樣。那么經文原本作"沮"字是確定無疑的。而且經文中"沮"與"枯"互相押韵。孫思邈《千金要方》作"祖"，是偏旁的訛誤。（《説文解字》中古文示作𥘅，與篆書巛字相似，所以"沮"誤寫作"祖"。）全元起本作"恒"，則整個字體都錯了。（"沮"的左半錯從心旁，《詩經・小雅・采薇》正義援引鄭玄的《易經》注解，説古書中篆文寫的立心，與水相近似。沮的右半訛作"亘"，"亘"與"且"，現今的字體也相近似，所以左右一起合而錯成爲"恒"。）

（三）

《陰陽別論篇第七》："三陽三陰發病，爲偏枯痿易，四支不舉。"注云："易爲變易常用，而痿弱無力也。"又《大奇論篇》："跛易偏枯。"注云①："若血氣變易，爲偏枯也。"案②：易，竝當讀爲"施"③。《湯液醪醴論篇》云："是氣拒於内，而形施於外。""施"亦作"弛"。《生氣通天論篇》云："大筋緛短，小筋弛長。緛短爲拘，弛長爲痿。"又云："筋脈沮弛。"注云："弛，緩也。"《痿論篇》云："宗筋弛縱。"《刺要論篇》云："肝動則春病熱而筋弛。"《皮部論篇》云："熱多則筋弛骨消。"蓋痿跛之病，皆由筋骨解弛④，故云"痿易"、"跛易"。"易"即"弛"也。王如字釋之⑤，非經恉也⑥。《毛詩・何人斯篇》："我心易也。"《釋文》："易，《韓詩》作施。"《爾雅・釋詁》："弛，易也。"《釋文》："弛，本作施。"是易、施、弛古通之證⑦。

注釋

① 注：指唐・王冰注文。下同。

② 案：本篇作者孫詒讓按語，公元1848～1908年，字仲容，號籀廎。浙江瑞安人。清同治舉人，曾官刑部主事，後因疾歸里，悉心研治經、子、小學。撰有《契文舉例》、《周禮正義》、《墨子間詁》、《札迻》等著作。其中《札迻》載有《素問》校記十餘條。

③ 竝："并"的異體字。讀爲：訓詁術語，用來解釋通假字。通假字放在術語之前，本字放在術語之後。

④ 解弛：弛緩。

⑤ 如字：訓詁學術語。多音字，取字的本音本義稱如字。

⑥ 恉："旨"的異體字。

⑦ "毛詩"十二句：援引先秦文獻書證，説明古代"易"、"施"、"弛"三字互通。《毛詩》，即《毛詩故訓傳》。《釋文》，唐・陸德明所撰《經典釋文》。此書是隋以前群經音義總滙。《韓詩》，西漢韓嬰作注的《詩經》傳本。現僅存《韓詩外傳》。

譯文

《陰陽别論》説："三陽三陰發病，爲偏枯痿易，四支不舉。"王冰注釋説："易的意思是變易常用，而痿弱無力。"又《大奇論》："跛易偏枯。"王冰解釋説："如血氣變易，成爲偏枯病。"孫詒讓按：易，都應當讀爲"施"。《湯液醪醴論》説："是氣拒於内，而形施於外。""施"亦寫作"弛"。《生氣通天論》説："大筋緛短，小筋弛長，緛短爲拘，弛長爲痿。"又説："筋脈沮弛。"王冰注釋説：弛是緩的意思。"《痿論》説："宗筋弛縱。"《刺要論》説："肝動則春病熱而筋弛。"《皮部論》説："熱多則筋弛骨消。"因爲痿、跛之類的疾病，都是由於筋骨松懈所引起，所以稱"痿易"、"跛易"。"易"就是"弛"。王冰按本音本義解釋"易"字，不符合經文旨意。(《毛詩・何人斯篇》："我心易也。"《經典釋文》指出："易，《韓詩外傳》作施。"《爾雅・釋詁》："弛，易也。"《經典釋文》指出："弛，本作施。"這些就是易、施、弛三字在古代文獻中通用的證明。)

(四)

《寶命全形論》："木敷者，其葉發。"鬯案[①]：敷與陳義本相通。《漢書・宣帝紀》顔注引應劭云[②]："敷，陳也。"《韋玄成傳》注云："陳，敷也。"敷爲陳布之陳，亦爲久舊之陳。凡一字之有分别義，悉由一義之通轉而得[③]。訓詁之法，頗無泥滯。然則，"木敷者，其葉發"，即林校引《太素》云"木陳者，其葉落"也。木陳，謂木久舊也。《漢書・文帝紀》顔注云"陳，久舊也"是也，則木敷亦若是義矣。發當讀爲廢。《論語・微子篇》陸釋引鄭本[④]，"廢"作"發"。《莊子・列禦寇篇》陸釋引司馬本[⑤]，"發"作"廢"。《文選・江文通雜體詩》李注云[⑥]："凡草木枝葉彫傷謂之廢[⑦]。"此其義也。故其葉發者，其葉廢也。其葉廢，即其葉落矣。王注云："敷，布也。言木氣散布，外榮於所部者，其病當發於肺葉之中。"此説甚戾[⑧]。木既敷榮，何爲病發？《靈樞・五變篇》云："夫木之蚤花先生葉者，遇春霜烈風，則花落而葉痿。"是謂蚤花先生葉。今止一敷字，亦不足以盡此義。且《素問》止言其葉發，不言其葉發病，安得增設而爲是説也[⑨]？林校正謂《太素》三字與此經不同，而注意大異。不知字雖不同，而意實無别也。林言三字不同，陳與敷也，落與發也，其一乃指上文嘶敗之敗字，王本原作嗄。説見俞蔭甫太史《餘録》[⑩]。今浙局本於下文"血氣爭黑"之黑字作異[⑪]，當屬刊誤，不得爲林指三字之一也。

注釋

① 鬯：本文作者于鬯，公元1854～1910年，字醴尊，號香草。江蘇南滙(今屬上海市)人。清末經學家。曾師事晚清著名學者王先謙和張文虎。著有《香草校書》、《香草續校書》。校釋古書頗有發明。《香草續校書》中載有于氏《内經・素問》校記百餘條。

② 顔師古：唐初萬年(今陝西西安市西北)人，名籒，以字行。祖顔之推，父顔思魯，皆爲著名學者。師古少傳家學，精於訓詁，太宗時官中書侍郎，曾奉詔校五經，又注《漢書》。應劭：漢末汝南人，字仲遠。靈帝時曾任泰山太守。博學多識，平生著作凡十一種。現存者有《漢官儀》、《風俗通義》等，顔師古《漢書》注中徵引頗多。

③ 通轉：訓詁學術語。多用於古韵通假，此指字義的轉訓。

④ 陸釋：即陸德明《經典釋文》。鄭本：指東漢鄭玄《論語》注本。

⑤ 司馬本：指晉・司馬彪《莊子》注本。

⑥ 文選：南朝梁・昭明太子萧統編，故又名《昭明文選》。選録先秦至梁的各體詩文，分爲三十七類，凡三十卷。唐顯慶中，李善爲之作注。唐開元六年，吕延濟、劉良、張銑、吕向、李周翰五人共爲之注，世稱《文選五臣注》。南宋後，兩本合刻，稱《六臣注文選》。李：指李善。唐代揚州人，曾任崇賢館學士、蘭臺郎。學問博洽，注《文選》成六十卷。

⑦ 彫："凋"的異體字。

⑧ 戾：違背。此謂違背經文原義。

⑨ "增設"六字：即謂增字爲訓。此乃訓詁之大忌。

⑩ 太史：官名。明清兩代修史事多以翰林任之，故也稱翰林爲太史。因俞樾曾任翰林院編修，故有此稱。餘録：即俞樾所著《讀書餘録》。

⑪ 浙局本：浙江官書局刻本。清同治、光緒年間，在江蘇、浙江、廣東、湖北等省設立官書局，刻版印書，通稱局版或局本。

譯文

《寶命全形論》説："木敷者，其葉發。"于鬯按：敷與陳詞義本來相通。《漢書・宣帝紀》顔師古注解援引應劭的話説："敷就是陳的意思。"《漢書・韋玄成傳》顔師古注解説："陳就是敷的意思。"敷的詞義可以表示陳布的陳，也可表示陳舊的陳。大凡一個字有數種不同的涵義，都是從一個本義上轉訓引申而得來。訓詁的方法，没有一點泥滯。既然這樣，那么"木敷者，其葉發"，就是林億《新校正》援引《太素》所説的"木陳者，其葉落"。木陳是説樹木年久陳舊。《漢書・文帝紀》顔師古注解説"陳義爲久舊"就是這個意思。那麼木敷也如同這個意義了，發應當讀爲廢。《論語・微子篇》陸德明《經典釋文》援引鄭玄注本"廢"作"發"。《莊子・列禦寇篇》陸德明《經典釋義》援引司馬彪注本"發"作"廢"。《文選・江文通雜體詩》李善注釋説："凡是草木枝葉損傷凋零稱作廢。"這就是"廢"的涵義。所以其葉發就是其葉廢。其葉廢就是其葉落。王冰注解説："敷是布的意思。説木氣散布，向外在它分布的部位滋養，疾病當發生在肺葉之中。"這種解説非常違背經文原義。樹木既然敷布榮華，爲何會發病？(《靈樞・五變》云："夫木之蚤花先生葉者，遇春霜烈風，則花落而葉萎。"這是説早開花先生葉。現在只是一個敷字，也不能够透徹説明這個涵義。)而且《素問》只是説其葉發，没有説其葉發病，怎麽能增加字詞來作這種解説呢？林億《新校正》説《太素》中有三個字與《素問》不同，因而注解的意思也大不相同。不知字雖然不同，但是意義其實并無區别。(林億説的三字不同，是指陳與敷，落與發，還有一個是指上文嘶敗的敗字，王冰所注的本子原來作嗄。這個説法見於俞蔭甫太史的《讀書餘録》。現在的浙江官書局刻本在下文"血氣爭黑"的黑字作異字，當屬於刻寫錯誤，不能作爲林億所指的三字中的一個)

課文簡析

本文第一則俞樾校記，以《楚辭》東漢王逸注爲據，詁釋《素問・生氣通天論》"精神乃央"之"央"，義當爲盡，從而糾正了唐・王冰之誤注，補正了宋・林億《新校正》之未善。第二則胡澍校記，從"沮"的詞義、音韵、字形等角度，并結合己所親見之實例，論證王冰本及注作"沮"無誤，而林億《新校正》所引《千金》本作"祖"、全元起本作"恆"，皆爲傳抄中的形近之譌。校記中運用了對校、他校、理校、韻校等方法，并引用大量古文獻例證，詁釋"沮"的詞義，説明"沮"、"祖"、"恆"形近而訛的原因。第三則孫詒讓校記，是將識通假運用於校詁的一個範例。孫氏援《毛詩》、《韓詩》、《爾雅》等古文獻訓詁資料，證明古代"易"、"施"、"弛"三字互爲通假，从而推論《陰陽别論》、《大奇論》之"易"，與《湯液醪醴論》之"施"，《生氣通天論》、《痿論》、《刺要論》、《皮部論》之"弛"均爲通假字，不僅匡正王冰誤注，確詁"痿易"、"跛易"之義，而且對《内經》中存在諸多古文通假，以辨識通假破釋經文詞義等方面，給人以深刻的啓示。其功力之厚，讀書之細，目光之鋭，推理之密，更使人擊節贊嘆。第四則于鬯校記，援《漢書》注及《太素》，證明《寶命全形論》之“敷”，義爲陳舊；又引《經典釋文》、《文選》李善注，論證“發”通“廢”，義爲草木凋零。从而糾正了王冰之誤釋，補正了林億《新校正》之不足。

參考資料

1. 俞樾，字蔭甫，德清人。道光三十年進士，改庶吉士。咸豐二年，散館授編修。五年，簡放河南學政，奏請以鄭公孫僑從祀文廟，聖兄孟皮配享崇德祠，並邀俞允。七年，以御史曹登庸劾試題割裂罷職。樾歸後，僑居蘇州，主講蘇州紫陽、上海求志各書院，而主杭州詁經精舍三十餘年，最久。課士一依阮元成法，游其門者，若戴望、黄以周、朱一新、施補華、王詒壽、馮一梅、吳慶坻、吳承志、袁昶等，咸有聲於時。東南遭赭寇之亂，典籍蕩然，樾總辦浙江書局，建議江、浙、揚、鄂四書局分刻《二十四史》，又於浙局精刻子書二十二種，海内稱爲善本。生平專意著述，先後著書，卷帙繁富，而《羣經平議》、《諸子平議》、《古書疑義舉例》三書，尤能確守家法，有功經籍。其治經以高郵王念孫、王引之父子爲宗。謂治經之道，大要在正句讀，審字義，通古文假借，三者之中，通假借爲尤要……樾湛深經學，律己尤嚴，篤天性，尚廉直，布衣蔬食，海内翕然稱曲園先生。光緒二十八年，以鄉舉重逢，詔復原官，重赴鹿鳴筵宴。三十二年，卒，年八十有六。

《清史稿》卷四百八十二

2. 孫詒讓，字仲容，瑞安人。父衣言，自有傳。詒讓，同治六年舉人，官刑部主事。初讀《漢學師承記》及《皇清經解》，漸窺通儒治經、史、小學家法。謂古子、群經，有三代文字之通假，有秦、漢篆隸之變遷，有魏、晉正草之混淆，有六朝、唐人俗書之流失，有宋、元、明校讎之羼改。匡違捃佚，必有誼據，先成《札迻》十二卷，又著《周禮正義》八十六卷……光緒癸卯，以經濟特科徵，不應。宣統元年，禮制館徵，亦不就。未幾卒，年六十二。

《清史稿》卷四百八十二

3.《漢志》録醫家言，首《黄帝内經》。《隋志》有全元起注《内經》，已佚，不可盡見。今所傳，惟唐王冰注本，章句已非全氏之舊矣，然古字古義尚有存者。明以來傳刻本尤多淆亂，庸師俗工習非成是，莫可究詰。績溪胡君荄甫，精研小學，中年多病，留心方書，得宋本《内經》，用元熊氏本、明道藏本及唐以前載籍勘正之，多所發明……並因刊正文字，達其訓故，别白精審，涣然冰釋。雖於全書尚未卒業，然耑緒已立，必有賡續之者。壽曾嘗論：醫家之有《内經》，博大精深，與儒家之五經同，而無義疏之學，海内學人而知醫者，曷即王冰之注輔以全氏逸義，用治疏法説其聲訓名物，更采《靈樞》、《難經》以下古醫家言，疏通證明，俾軒岐大業昭揭於世，不爲庸師俗工所蔀，則君此書，其先河矣。因讀君書附論及之。光緒辛巳春三月癸亥朔，儀徵劉壽曾識於冶城山館。

清・劉壽曾《黄帝内經素問校義・序》

4. 于鬯，字醴尊，號香草，清江蘇南匯人，生於咸豐四年(一八五四年)，卒於宣統二年(一九一〇年)。登光緒丁酉拔萃科，未仕。曾師事張文虎和鐘文蒸。王先謙是他補廪膳生時座師。與俞樾等有往還。著有《香草校書》六十卷、《香草續校書》二十二卷、《戰國策注》三十三卷(另《序録》一卷、《年表》一卷)、《周易讀異》三卷、《尚書讀異》六卷、《儀禮讀異》二卷等二十多種。

《香草續校書・點校説明》中華書局 1983 年版

5. 校勘是清人治學最有成就的手段。它必須具備文字學、聲音學、故訓學等小學的基本功，然後博覽群籍，才談得上校勘。我對此僅具備一點常識而已，乃盡量搜集前人對兩經校勘的資料，作爲借鑒，輔導我進行研究。如：林億的《新校正》、胡澍的《素問校義》、俞樾的《讀書餘録》、孫詒讓的《札迻》、顧觀光的《素問校勘記》、《靈樞校勘記》、張文虎的《舒藝室續筆》、于鬯的《香草續校書》、馮承熙的《校餘偶識》、江有誥的《先秦韻讀》、沈祖綿的《讀素問臆斷》，以及日人丹波元簡的《素問識》、《靈樞識》等，我都曾充分利用，確是解決了不少問題，收到了事半功倍之效。

任應秋《我的治學門徑和方法》(載《名老中醫之路》第一輯　山東科技出版社，1981 年版)

(張如青)

一百十九　醫案六則★

説明

本文第一則選自《史記·扁鵲倉公列傳》，據1959年中華書局校點本排印。作者司馬遷，介紹見本書《扁鵲傳》。第二則選自《類證普濟本事方·中風肝膽筋骨諸風》，據日本享保二十年（公元1735年）向井八三郎刊本排印。作者許叔微（公元1079～約1154年），字知可，曾任集賢院學士，又稱許學士，真州白沙（今江蘇儀征）人，南宋醫學家。幼年家貧，父母因病遭誤治而雙亡，遂發憤攻讀醫書，對《傷寒論》尤爲精通。著有《傷寒百證歌》三卷、《傷寒發微論》五卷、《傷寒九十論》一卷，於張仲景辨證論治思想多所闡發。善於化裁古方，創製新方。撰著於晚年（約1142年後）的《類證普濟本事方》（簡稱《普濟本事方》）一卷，是許氏平生醫案與驗方的整理總結。該書文辭典雅有法，見解新穎有據，爲後世所重視。第三則選自《古今醫案按·痢》，據光緒癸未（公元1883年）吳江李齡壽藏版排印。編者俞震，字東扶，號惺齋，嘉善（今屬浙江）人，清代雍正、乾隆年間名醫。《古今醫案按》成書於公元1778年，選案謹嚴有當，按語注重論析。第四則選自《醫貫·痢疾論》，據1959年人民衛生出版社互校本排印。《醫貫》作者趙獻可，字養癸，號醫巫閭子，鄞縣（今屬浙江）人，明代著名醫學家。趙氏對命門學説頗多發揮，於古方六味丸、八味丸的運用也多心得。《醫貫》著於公元1617年，共六卷。此外尚撰有婦科專著《邯鄲遺稿》。第五則選自《續名醫類案·吐血》，據1957年人民衛生出版社影印信述堂藏版排印。編者魏之琇（公元1722～1772年），字玉璜，號柳洲，錢塘（今浙江杭州）人，清代醫學家。《續名醫類案》成書於1770年，共六十卷。該書所收内容基本以明代以後爲多，明代以前則收江瓘《名醫類案》所未録者。清代著名醫家王士雄曾輯録此書中的按語和單方，編成《柳洲醫話》（又名《柳洲醫話良方》），并附有發明。第六則選自《薛生白醫案·遺精》，據1925年上海世界書局石印本排印。作者薛雪，介紹見本書《内經知要·序》。

（一）

齊王侍醫遂病[①]，自練五石服之[②]。臣意往過之[③]。遂謂意曰："不肖有病[④]，幸診遂也。"臣意即診之，告曰："公病中熱[⑤]。論曰[⑥]：'中熱不溲者[⑦]，不可服五石。'石之爲藥精悍，公服之不得數溲，亟勿服，色將發臃[⑧]。"遂曰："扁鵲曰：'陰石以治陰病[⑨]，陽石以治陽病。[⑩]'夫藥石者，有陰陽水火之齊[⑪]。故中熱，即爲陰石柔齊治之；中寒，即爲陽石剛齊治之。"臣意曰："公所論遠矣[⑫]。扁鵲雖言若是，然必審診[⑬]，起度量，立規矩，稱權衡，合色脈、表裏、有餘不足、順逆之法，參其人動静與息相應[⑭]，乃可以論。論曰：'陽疾處内、陰形應外者[⑮]，不加悍藥及鑱石。'夫悍藥入中，則邪氣辟矣[⑯]，而宛氣愈深[⑰]。診法曰[⑱]：'二陰應外、一陽接内者[⑲]，不可以剛藥。'剛藥入則動陽，陰病益衰，陽病益著，邪氣流行，爲重困於俞[⑳]，忿發爲疽[㉑]。"意告之後百餘日，果爲疽發乳，上入缺盆[㉒]，死。此謂論之大體也[㉓]，必有經紀[㉔]。拙工有一不習，文理陰陽失矣[㉕]。

注釋

① 侍醫：王侯的保健醫官。遂：人名。

② 練：通"煉"。五石：指丹砂、雄黄、白礬、曾青、磁石。説見《抱朴子·金丹》。

③ 意：即淳于意，西漢名醫。詳見本書《倉公傳》。

④ 不肖：自謙之詞。《戰國策·齊策二》："故（張）儀願乞不肖身而之梁。"

⑤ 中熱：内熱。

⑥ 論：此指古代醫學論著。

⑦ 不溲：小便短少，大便秘結。

⑧ 臃："癰"的異體字。

⑨ 陰石：寒性礦物藥。如石膏、滑石之類。陰病：陰虚。證見内熱。

⑩ 陽石：熱性礦物藥。如鍾乳、硫磺之類。陽病：陽虚。證見形寒。

⑪ 水火：即下文所言柔劑、剛劑。

⑫ 遠（yuàn 願）：乖離。《方言》卷六："伆、邈，離也。楚謂之越，或謂之遠，吴越曰物。"晉代郭璞注："謂乖離也。"《漢書·公孫弘傳》："故法不遠義，則民服而不離；和不遠禮，則民親而不暴。"顔師古注："遠，違也。"此謂差錯大。

⑬ 審：周密。

⑭ 息：脈息。

⑮ "陽疾"八字：裏熱表寒，即真熱假寒。陰形應外，謂寒狀表現於體表。

⑯ 辟（bì 必）：通"襞"。閉阻。唐代司馬貞索隱："辟，猶聚也。"《莊子·田子方》："心困焉而不能知，口辟焉而不能言。"陸德明《釋文》引司馬彪云："辟，卷不開也。"

⑰ 宛氣：鬱氣。宛，通"鬱"，鬱結。同篇："病蟯得之於寒濕，寒濕氣宛篤不發，化爲蟲。"南朝宋裴駰集解："宛，音鬱。"《集韵·迄韵》："惌，心所鬱積也。或作宛，亦省。"《靈樞·九針》："凡用針者，虚則實之，滿則泄之，宛陳則除之，邪勝則虚之。"

⑱ 診法：指古代診斷學著作。

⑲ "二陰"八字：表寒裏熱，即假寒真熱。二陰，少陰經，此指少陰病，多寒。《素問·陰陽類論》："二陰爲裏。"王冰注："二陰，少陰也。"一陽，少陽經，此指少陽病，多熱。《素問·陰陽類論》："一陽者，少陽也。"

⑳ 爲：連詞，表順承關係，相當於"則"、"就"。清代王引之《經傳釋詞》卷二："爲，猶則也。《莊子·寓言》篇曰：'與己同則應，不與己同則反；同於己爲是之，异於己爲非之。'爲，亦則也。"俞：通"腧"。人體的穴位。裴集解引徐廣曰："音始喻反。"《集韻·遇韵》："腧，五臟腧穴，通作俞。"

㉑ 忿發：暴發。

㉒ 缺盆：人體部位名。在兩側前胸壁的上方，鎖骨上緣的凹陷處。唐代司馬貞索隱："按缺盆入乳房上，骨名也。"

㉓ 大體：大法。

㉔ 經紀：條理。

㉕ 文理：指病人的氣色脈理。陰陽：此指隱現、表裏。

譯文

齊王的侍醫遂患病，自己煉制五石服用。我去探望他。遂對我說："不才有病，希望能診治我。"我就爲他診察，告訴他說："您患内熱。古代醫學論著説：'内熱而小便短少、大便秘結的人，不可以服用五石。'礦石的藥性猛烈，您服用五石而二便不暢，趕快不要服用，否則診視您的面色將要造成腫毒。"遂說："扁鵲講：'用寒性礦物藥治療陰虚，用熱性礦物藥治療陽虚。'藥石有寒性柔劑，有熱性剛劑。所以内熱就使用寒性礦物藥、平和的藥劑治療它，内寒就使用熱性礦物藥、剛燥的藥劑治療它。"我說："您論述的道理差錯很大。扁鵲雖然如此講過，可是必定詳細診斷，設立醫學法度，確定治療規範，符合醫治準則，綜合面色、脈象、表裏證候、邪正虚實、病情順險的規律，驗證病人動静與脈息相應變化的情況，方才可以論病。古代醫學論著指出：'裏熱表寒的病證，不能施用猛烈的藥物和針石。'猛烈的藥物進入體内，邪氣就閉阻，鬱氣便更加嚴重。古代診斷學著作指出：'表寒裏熱的病證，不可以使用剛燥的藥物。'剛燥的藥物進入體内就擾動陽氣，表寒證更加衰退，内熱證更加明顯，邪氣傳播，因而困劇在經腧，暴發爲疽。"我告訴他後一百多天，果然在乳房部生疽，向上進入缺盆而死。這是講醫論的大法，必然有一定的規律。平庸的醫生不能全面理解，對病人的氣色脈理與病情的隱現表裏便診斷失誤了。

（二）

世言氣中者①，雖不見於方書，然暴喜傷陽，暴怒傷陰，憂愁不意②，氣多厥逆，往往多得此疾，便覺涎潮昏塞，牙關緊急。若概作中風候，用藥非止不相當，多致殺人。元祐庚午③，母氏親遭此禍，至今飲恨④。母氏平時食素，氣血羸弱，因先子捐館憂惱⑤，忽一日氣厥，牙噤涎潮。有一里醫便作中風⑥，以大通圓三粒下之⑦，大下數行⑧，一夕而去⑨。予常痛恨⑩。每見此症，急化蘇合香圓四五粒⑪，灌之便醒，然後隨其虛實寒熱而調治之，無不愈者。《經》云："無故而瘖，脈不至，不治自已⑫。"謂氣暴逆也，氣復則已。審如是⑬，雖不服藥亦可。

注釋

① 氣中：證候名。中風之屬於氣者。由七情內傷、氣機猝阻所致。

② 不意：不順心。

③ 元祐庚午：公元1090年。元祐，宋哲宋趙煦年號。

④ 飲恨：受屈抱恨，無由申訴。南朝梁・江淹《江文通集》卷一《恨賦》："自古皆有死，莫不飲恨而吞聲。"

⑤ 先子：指已死的父親。捐館：捐弃所居之屋舍。"死"的委婉語。唐代白居易《長慶集》卷二十六《養竹記》："此相國之手植者，自相國捐館，他人假居，繇是筐篚者斬焉，篲箒者刈焉。"亦作"捐館舍"。《戰國策・趙策二》："奉陽君妒，大王不得任事……今奉陽君捐館舍，大王乃今然後得與士民相親。"宋・鮑彪注："禮，婦人死曰捐館舍，蓋亦通稱。"

⑥ 里醫：古時鄉醫。

⑦ 大通圓：方名。《千金要方》治五勞七傷方。圓，丸。爲避宋欽宗趙桓之嫌名，改丸爲圓。

⑧ 行（háng杭）：次。量詞。

⑨ 去："死"的委婉語。

⑩ 痛恨：悲傷怨恨。

⑪ 蘇合香圓：方名。《和劑局方》方。功用開竅辟穢，理氣止痛。

⑫ "無故"三句：《素問・大奇論》："肝脈騖暴，有所驚駭，脈不至，若瘖，不治自已。"清代姚止庵注："不至者，脈體沉伏。喑，不能言也。驚駭之極，則脈伏而口不能言，驚去自已，不必治也。"瘖，"喑"的異體字，啞。

⑬ 審：確實。

譯文

世上講氣中證，雖然在方書上没有看到，但是大喜傷害陽氣，大怒傷害陰氣，憂愁不舒，氣多厥逆，往往會患這種疾病，就感覺唾液潮涌，昏蒙阻塞，牙關緊急。如果一概當作中風的證候，用藥不衹是不相適合，而且常常造成病人死亡。元祐庚午年，母親親身遭受這一禍患，我至今抱恨。母親平時吃素，氣血虛弱，由於先父逝世而憂愁煩惱，牙關緊閉，唾液潮涌。有一個鄉里醫生便當作中風，用三粒大通丸瀉下，大瀉幾次，很快逝世。我經常爲此悲傷怨恨。每次遇到這種病症，急忙融化四五粒蘇合香丸，給病人灌下，病人便蘇醒，然後依據病人的虛實寒熱調理治療，没有不痊愈的。《素問・大奇論》指出："没有原因的喑啞，脈搏一時按切不到，不必治療，自然會痊愈。"是説突然氣逆，氣平復就痊愈。確實像這樣，即使不服藥也可以。

（三）

葉先生名儀①，嘗與丹溪俱從白雲許先生學②。其記病云：

歲癸酉秋八月[③]，予病滯下[④]，痛作，絶不食飲。既而困憊，不能起床，乃以衽席及薦闕其中[⑤]，而聽其自下焉。時朱彦修氏客城中[⑥]，以友生之好[⑦]，日過視予，飲予藥，但日服而病日增。朋游譁然議之[⑧]，彦修弗顧也。浹旬病益甚[⑨]，痰窒咽如絮，呻吟亘晝夜[⑩]。私自虞，與二子訣，二子哭，道路相傳謂予死矣。彦修聞之，曰："吁！此必傳者之妄也。"翌日天甫明，來視予脈，煮小承氣湯飲予。藥下咽，覺所苦者自上下[⑪]，凡一再行，意泠然[⑫]，越日遂進粥，漸愈。

朋游因問彦修治法。答曰："前診氣口脈虚，形雖實而面黄稍白。此由平素與人接言多，多言者中氣虚，又其人務竟已事，恆失之飢而傷於飽，傷於飽，其流爲積[⑬]，積之久爲此證。夫滯下之病，謂宜去其舊而新是圖，而我顧投以參、朮、陳皮、芍藥等補劑十餘貼[⑭]，安得不日以劇？然非此浹旬之補，豈能當此兩貼承氣哉？故先補完胃氣之傷[⑮]，而後去其積，則一旦霍然矣[⑯]。"衆乃斂衽而服[⑰]。

注釋

① 葉儀：字景翰，元明之際金華（今屬浙江）人。受業於許謙，與朱震亨同學，後授徒講學。明太祖曾召授諮議，以老病辭。著有《南陽雜稿》。

② 白雲許先生：即許謙。詳見本書《丹溪翁傳》注釋。

③ 癸酉：此指公元 1333 年。

④ 滯下：古病名。即痢疾。北宋林億等《新校〈備急千金要方〉例》："……古之經方，言多雅奥，以痢爲滯下，以蹶爲脚氣，以淋爲癃，以實爲秘，以天行爲傷寒，以白虎爲歷節，以膈氣爲膏肓，以喘嗽爲咳逆，以强直爲痓，以不語爲癔，以緩縱爲痱，以怔忪爲悸，以痰爲飲，以黄爲癉，諸如此類。"

⑤ 衽（rèn 認）席：床席。衽，"衽"的異體字，床席。遼・釋・行均《龍龕手鏡・衣部》："衽，卧席也。"薦：墊席。《廣雅・釋器》："薦，席也。"清代王念孫疏證："《釋名》云：'薦，所以自薦藉也。'"闕（quē 缺）：空缺。此爲使動義。

⑥ 客：旅居。

⑦ 友生：朋友。此指同學。《詩經・小雅・常棣》："雖有兄弟，不如友生。"

⑧ 朋游：猶朋友。元代王逢《梧溪集》卷三《哭成元章》詩之二："世事餘黄石，朋游半列星。"

⑨ 浹（jiā 佳）旬：一旬。

⑩ 亘（gèn）：持續。

⑪ 自上下：從上而下。

⑫ 泠（líng 零）然：清凉貌。戰國楚宋玉《風賦》："清清泠泠，愈病析酲。"唐代李善注："清清泠泠，清凉之貌也。"唐代常建《西山》詩："泠然夜遂深，白露霑人袂。"

⑬ 流：向壞的方面變化。

⑭ 顧：反而。貼：通"帖"。量詞。

⑮ 完：充足。《韓非子・顯學》："無豐年旁人之利，而獨以完給者，非力則儉也。"

⑯ 一旦：忽然。東漢王充《論衡・辨祟》：'一旦令至，解械徑出。"霍然：消散貌。多用以形容病愈之速。西漢枚乘《七發》："涊然汗出，霍然病已。"

⑰ 斂衽：提起衣襟，表示敬意。《戰國策・楚策一》："一國之衆，見君莫不斂衽而拜，撫委而服。"

譯文

葉先生名儀，曾經同朱丹溪一起跟隨許白雲先生學習。他記録自己的病案説：

癸酉年八月，我患痢疾，疼痛發作，完全不能飲食。不久疲困不堪，不能起床。於是把床席與墊席的當中空缺，聽任糞水自行瀉下。當時朱彦修先生客居城中，由於同學的友情，每天來看望我，給我飲藥，衹是一天天地服藥而病情一天天地加重。朋友們大聲地議論這件事，但是彦修毫無顧忌。十天過後病情更加嚴重，痰液如同棉花一般地窒塞咽喉，晝夜呻吟不止。我私下憂慮，同兩個子女訣別，兩個子女痛哭，路上的人們傳説我已經死了。彦修聽到我的死訊，説："唉！這一定是傳説的人胡言。"第二天天剛亮，彦修來診察我的脈象，煮小承氣湯給我飲服。藥才下咽喉，感覺疾苦自上而下，多次大便後，腹中清涼。隔天就吃粥。逐漸痊愈。

朋友們於是向彦修請教治法。彦修回答説："起初診察氣口脈象虚弱，病人形體雖然結實，但是面色黄而稍白。這是由於平時同人交談多，多説話的人中氣虚衰，加上病人務必要完成已辦的事，經常飢飽無度，被飽食傷害，它變化成爲積食，積食長久就造成這種病證。痢疾這種病證，一般認爲應當去舊圖新，但是我反而用人參、白术、陳皮、芍藥等十多帖補劑給病人服用，怎麽能不一天天地加重？可是没有這十天的補藥，哪里能抵當這兩帖承氣湯呢？所以先補足胃氣的傷敗，然後祛除其積食，就很快痊愈了。"朋友們於是恭敬地信服。

(四)

不肖體素豐，多火善渴①，雖盛寒，床頭必置茗碗②，或一夕盡數甌③，又時苦喘急。質之先生④，爲言此屬鬱火證，常令服茱連丸⑤，無恙也。丁巳之夏⑥，避暑檀州⑦，酷甚，朝夕坐冰盤間⑧，或飲冷香薷湯⑨，自負清暑良劑⑩。孟秋痢大作⑪，初三晝夜下百許次，紅白相雜，絶無渣滓，腹脹悶，絞痛不可言。或謂宜下以大黄。先生弗顧也，竟用參、术、薑、桂漸愈。猶白積不止，服感應丸而痊⑫。後少嘗蟹螯⑬，復瀉下委頓⑭，仍服八味湯及補劑中重加薑、桂而愈⑮。夫一身歷一歲間耳⑯，黄連苦茗，曩不輟口，而今病以純熱瘥⑰。向非先生⑱，或投大黄涼藥下之，不知竟作何狀。又病室孕時⑲，喘逆不眠，用逍遥散立安⑳，又患便血不止，服補中黑薑立斷㉑，不再劑。種種奇妙，未易殫述。噫！先生隔垣見人，何必飲上池水哉㉒？聞之善贈人者以言㉓，其永矢勿諼者亦以言㉔。不肖侏儒未足爲先生重㉕，竊以識明德云爾㉖。

四明弟子徐陽泰頓首書狀㉗

注釋

① 善：多。

② 茗：茶。

③ 甌(ōu 歐)：盆盂類瓦器。

④ 質：詢問。

⑤ 茱連丸：方名。《證治準繩》方茱連散研丸。功用瀉火，降逆止嘔。

⑥ 丁巳：此指公元 1617 年。

⑦ 檀州：地名。今北京密雲。

⑧ 冰盤：内置碎冰，其上擺列藕菱瓜果等食品的盛器，夏季可用以解渴消暑。唐代韓愈《李花》詩之一："冰盤夏薦碧實脆，斥去不御慚其花。"清代孫枝蔚《古别離》詩："别君六月中，冰盤浸碧藕。"

⑨ 香薷湯：方名。《和劑局方》方香薷散水煎取汁。功用發汗解表，祛暑化濕，和中。

⑩ 自負：自恃。

⑪ 孟秋：農曆七月。孟，農曆每季第一個月。

⑫ 感應丸：方名。《和劑局方》方。功用温補脾胃，消積導滯。

⑬ 螯(áo 熬)：節肢動物變形的步足。末端兩歧，開合如鉗。

⑭ 委頓：疲乏困頓。《三國志·高貴鄉公紀》"車駕親率群司，躬行古禮焉"注引《魏名臣奏》："臣老病委頓，無益視聽。"

⑮ 八味湯：方名。《楊氏家藏方》方。功用温補脾腎，順氣固澀。

⑯“一身”六字：謂一身病痛經歷一年。徐陽泰自謂所患自“盛寒”至“嘗蟹螯”之晚秋，故云。

⑰純熱：此指人參、白朮等熱藥。

⑱向：如果。

⑲室：妻子。《禮記·曲禮上》：“三十曰壯，有室。”東漢鄭玄注：“有室，有妻也。妻稱室。”

⑳逍遥散：方名。《方劑局方》方。功用疏肝解鬱，健脾和營。

㉑黑薑：即炮薑。

㉒“先生”二句：事見《史記·扁鵲倉公列傳》。詳見本書《扁鵲傳》。此謂先生您醫術極其高明，不必得到仙人傳授。

㉓“善贈”六字：《荀子·非相》：“贈人以言，重於金石珠玉。”

㉔永矢勿諼（xuān宣）：永遠自誓而不忘記。矢，通“誓”。諼，忘記。《詩經·衛風·考槃》：“獨寐寤言，永矢勿諼。”東漢鄭玄注：“寤，覺；永，長；矢，誓；諼，忘也。”

㉕侏儒：身材特别矮小的人。此用爲自謙之詞。亦作“朱儒”。

㉖明德：美德。《尚書·君陳》：“至治馨香，感于神明。黍稷非馨，明德惟馨。”《史記·五帝本紀》：“天下明德皆自虞帝始。”

㉗頓首：叩頭。表恭敬。

譯文

我身體一向肥胖，多火多渴，即使嚴寒，床頭也必定放置茶碗，有時一個晚上要喝完幾碗，又常患氣喘急促。把這個證候向先生詢問，先生對我説這屬於鬱火證，讓我常服茱連丸，不要憂慮。丁巳年的夏天，我在檀州避暑，熱得厲害，整天坐在冰盆之間，或者飲服冷香薷湯，自恃這是消暑良劑。七月痢疾大發，初三晝夜瀉下百次左右，紅白互相雜亂，完全没有渣滓，腹部脹悶，絞痛難忍。有的醫生認爲應當用大黄瀉下。先生不顧，終於用人參、白朮、乾薑、肉桂使疾病逐漸痊愈。仍然白積不止，服用感應丸而痊愈。後來稍微吃了一點蟹螯，又瀉下，疲乏困頓，仍然服用八味湯及補劑中重加乾薑、肉桂而病愈。我這一病身前後經歷一年之久，黄連苦茶長久不停服用，如今疾病完全用熱藥治愈。如果不是先生，有的醫生用大黄涼藥瀉下，還不知最終變成什麽樣子。此外，我患病的妻子懷孕時，氣喘失眠，服用逍遥散立刻安定，又患便血不止，服用温中的炮薑即刻止瀉，都不必服用兩劑藥。種種妙方奇效，不可一一陳述。啊！先生具有如同扁鵲隔牆見人一般地洞察病情的本領，又爲什麽要像長桑君指導的那樣必定飲用未曾沾及地面的水服藥呢？我聽説善於贈人的人憑借言語，那發誓永遠不忘的人也是憑借言語。我微不足道，不值得被先生器重，衹是私下用來記住先生完美的德性罷了。

四明弟子徐陽泰頓首書狀。

（五）

沈明生治孫子南媳①，賦質瘦薄，脈息遲微，春末患吐紅，以爲脾虚不能攝血，投歸脾數劑而止②。慮後復作，索丸方調理，仍以歸脾料合大造丸數味與之③。復四五日後，偶值一知醫者談及，乃駭曰：“諸見血爲熱，惡可用參、耆、河車温補耶？血雖止，不日當復來矣。”延診，因亟令停服，進以花粉、知母之屬。五六劑後，血忽大來，勢甚危篤。此友遂斂手不治④，以爲熱毒已深，噬臍無及⑤。子南晨詣，愠形於色，咎以輕用河車，而盛稱此友先識，初不言曾服涼藥，且欲責效於師⑥，必愈乃已。沈自訟曰⑦：“既係熱症，何前之温補如鼓應桴⑧，今衹增河車一味，豈遂爲厲如是⑨？且斤許藥中，乾河車僅用五錢，其中地黄、龜板滋陰之藥反居大半，纔服四五日，每服三錢，積而計之，河車不過兩許耳。”遂不復致辨⑩。往診其脈，較前轉微，乃笑曰：“無傷也，仍當大補耳。”其家咸以爲怪，然以爲繫鈴解鈴⑪，姑聽之。因以歸脾料倍用參、耆，一劑而熟睡，再劑而紅止。於是始悟血之復來，由於寒涼速之也⑫。

因嘆曰："醫道實難矣。某固不敢自居識者⑬，然舍症從脈，得之先哲格言，血脱益氣，亦非妄逞臆見。今人胸中每持一勝算⑭，見前人用涼，輒曰：'此寒症也，宜用熱。'見前人用熱，則曰：'此火症也，應用涼。'因攻之不靈，從而投補；因補之不效，隨復用攻。立意翻新，初無定見。安得主人、病人一一精醫察理，而不爲簧鼓動摇哉⑮？在前人，蒙謗之害甚微；在病者，受誤之害甚鉅⑯。此張景岳'不失人情'之論所由作也。"

注釋

① 沈明生：名時譽，華亭（今上海松江）人，明末清初醫家。著有《醫衡》、《醫衡病論》等。

② 歸脾：指歸脾湯。方名。《濟生方》方。功用健脾益氣，補血養心。

③ 大造丸：方名。《景岳全書》方。功用補腎填精，健脾益氣養血。又名河車大造丸。

④ 斂手：縮手，表示不敢有所作爲。《史記·太史公自序》："使諸侯斂手而事秦者，魏冉之功。"

⑤ 噬（shì 士）臍：比喻後悔不及。北齊顔之推《顔氏家訓·省事》："雖得免死，莫不破家，然後噬臍，亦復何及！"亦作"噬齊"。《左傳·莊公六年》："亡鄧國者，必此人也，若不早圖，後君噬齊，其及圖之乎？"噬，咬。

⑥ 責：求。

⑦ 訟：辯解。

⑧ 如鼓應桴：好像鼓桴相應。喻相應。《韓非子·功名》："至治之國，君若桴，臣若鼓。"此喻有效驗。桴，鼓槌。

⑨ 厲：禍害。

⑩ 致：盡。辨：通"辯"。

⑪ 繫鈴解鈴：佛教禪宗語。謂虎項金鈴唯繫者能解。比喻誰作的事有了問題，仍須由誰去解決。明代瞿汝稷《指月録》卷二十三《法燈》："金陵清涼泰欽法燈禪師在衆日，性豪逸，不事事。衆易之，法眼獨契重。眼一日問衆：'虎項金鈴，是誰解得？'衆無對。師適至，眼舉前語問，師曰：'繫者解得。'眼曰'汝輩輕渠不得。'"亦作"解鈴繫鈴"。清代曹雪芹《紅樓夢》卷九十："心病終須心藥治，解鈴還是繫鈴人。"

⑫ 速：招致。《尚書·太甲中》："欲敗度，縱敗禮，以速戾于厥躬。"西漢孔安國注："速，召也。言已放縱情欲，毁敗禮儀法度，以召罪於其身。"

⑬ 某：自稱之詞。

⑭ 勝算：能夠制勝的計謀。

⑮ 簧鼓：簧是笙竽等樂器中有彈性的薄片，吹之則鼓動發聲。喻花言巧語。《詩經·小雅·巧言》："巧言如簧，顔之厚矣。"《莊子·駢拇》："枝於仁者，擢德塞性，以收名聲，使天下簧鼓以奉不及之法，非乎，而曾、史是已。"晋代郭象注："夫曾、史性長於仁耳，而性不長者横復慕之，慕之而仁，仁已僞矣。天下未嘗慕桀、跖，而必慕曾、史，則曾、史之簧鼓天下，使失其真性，甚於桀、跖也。"

⑯ 鉅："巨"的異體字。

譯文

沈明生治療孫子南的妻子。病人身體瘦弱，脈象又遲又微，春末患吐血。沈醫師認爲屬脾虚不能斂聚血液，用幾帖歸脾湯而血止。病人擔心以後再發作，索求丸方調理，沈醫師仍然用幾味歸脾湯加上大造丸給病人。四五天後，病人偶然遇到一個懂得醫道的人談起此事，這個醫生於是驚駭説："各種出血都屬於熱證，怎麽可以用人參、黄芪、河車温補呢？血雖然止住，不久一定又來了。"病人請他診治，他就讓病人立即停止服用，而用花粉、知母之類苦寒藥進服。五六劑後，病人忽然大吐血，病勢非常危重。這位醫生於是縮手不治，認爲熱毒已經深重，來不及救治。孫子南清晨到沈醫師處，怒形於色，責怪沈醫師輕率地使用河車，而大贊這位醫生先知，從不説曾經服用凉藥，并且要向沈醫師責求療效，必定痊愈才肯罷休。沈醫師自我辯解説："既然是熱症，爲什么先前使用的温補藥療效迅捷，現在只增加一味河車，難道就造成如此禍害？再説一斤左右的藥中，乾河車只用五錢，劑中地黄、龜板之類滋陰藥反而佔據大半，才服用四五天，每日服三錢，合起來計算，河車不過一兩左右罷了。"於是不再竭力辯解。前去診察病人的脈象，比以前反而微弱，於是笑道："没有什么妨礙，仍然應當大補。"病人家屬都感到驚奇，可是認爲誰作的事出了問題，仍須由誰去解決，便姑且聽從這個看法。沈醫師因而在歸脾湯中加倍使用人參、黄芪，病人服用一劑便熟睡，服用兩劑血就停止。於是病人家屬方才醒悟又出現吐血，是由於服用寒凉藥造成的。

沈醫師因而嘆道："醫道實在難啊。我本來不敢以知者自居，可是舍症從脈，是從前代著名醫家的格言中得知，血脱補氣，也不是胡亂地炫耀主觀見解。現在的醫生心裏常常抱着一個能夠制勝的計謀，看到前面的醫生用凉藥，便説：'這是寒症，應當用熱藥。'看到前面的醫生用熱藥，就説：'這是熱症，應當用凉藥。'由於攻法不靈，從而用補益藥；因爲補法無效，接着用攻下藥。打定主意新翻花樣，從來没有固定的見解。病人及其家屬怎麽能每一個都通曉醫理，而不被動聽的言語迷惑呢？對前面的醫生來説，蒙受誣言的危害非常輕微；對病人而言，遭受誤治的危害非常巨大。這是張景岳'不失人情'的論文寫作的原因啊。"

（六）

素來擾虧根本，不特病者自嫌，即操醫師之術者，亦跋前疐後之時也①。值風木適旺之候②，病目且黄，已而遺精淋濁，少間則又膝脛腫痛不能行。及來診時，脈象左弦數，右搏而長，面沉紫，而時時作嘔。静思其故，從前紛紛之病，同一邪也，均爲三病，次第纏綿耳③，由上而下，由下而至極下④，因根本久撥之體，復蒸而上爲胃病，是腎胃相關之故也⑤。倘不稍爲戢除一二⑥，但取回陽返本，竊恐劍關苦拒，而陰平非復漢有也⑦。謹擬一法，略效丹溪，未識如何。

注釋

① 跋前疐（zhì 至）後：比喻進退兩難。《詩經・豳風・狼跋》："狼跋其胡，載疐其尾。"西漢毛亨傳："老狼有胡，進則躐其胡，退則跲其尾，進退有難。"跋，踐踏。疐，同"躓"，絆倒。

② "風木"六字：此指春分前後。明末喻昌《醫門法律》卷四《秋燥論》："天道春不分不温。"風木，指春天。

③ 纏綿：糾纏。晉代陶潛《陶淵明集》卷八《祭從弟敬遠文》："余嘗學仕，纏綿人事，流浪無成，懼負素志。"

④ "由上"二句：據上文，"上"指"病目且黄"，"下"指"遺精淋濁"，"極下"指"膝脛腫痛"。

⑤ 腎胃相關：《素問・水熱穴論》："腎者，胃之關也。"明代張介賓注："腎主下焦，開竅於二陰。水穀入胃，清者由前陰而出，濁者由後陰而出。腎氣化則二陰通，腎氣不化則二陰閉，腎氣壯則二陰調，腎氣虚則二陰不禁，故曰'腎者，胃之關也'。"

⑥ 戢（jí 及）：止息。

⑦ "劍關"十一字：據《三國志》之《魏志・鄧艾傳》與《蜀志・姜維傳》，景元四年（公元 263 年），蜀帥姜維固守劍閣，魏鎮西將軍鄧艾自陰平道，經江油、綿竹，直趨成都滅蜀。以此比喻一味治本之不當。劍關，劍閣道，古道路名，爲諸葛亮所築，在今四川劍閣縣東北大小劍山之間，爲川陝間的主要通道。陰平，古道路名，自今甘肅文縣穿越岷山山脈，繞出劍閣之西，直達成都，路雖險阻，但最爲徑捷。

譯文

素來擾動虧損腎陽，不僅病人自嫌，即使醫生對此也是進退兩難啊。時當二月，患眼疾并且色黄，不久遺精淋瀝不清，接着又膝蓋小腿腫痛不能行走。等到來診時，脈象左手弦而且數，右手搏而且長，面色沉紫，時時惡心。冷靜思考其中的緣故，原來的衆多病證，是同一病邪，分成三個病證，依次糾纏不斷，從上部到下部，從下部到最下部，由於腎陽長久擾動虧損，又上升而造成胃病，這是腎胃相關的緣故。如果不稍微祛除一二，只采用回陽返本的治法，我擔心不會取得效果。恭敬地擬定一張方子，大致效仿丹溪，不知如何。

課文簡析

第一則記述倉公診斷齊王侍醫遂“病中熱”，所患係真熱假寒證，勸告不可服用五石，并闡明其危害性。其中引用的“論”、“診法”以及“扁鵲”所云，均是已經亡佚的古代醫學文獻。第二則闡述氣中不同於一般的中風，介紹蘇合香丸療治氣中的效驗。第三則通過患者自述，說明朱震亨以先補後攻之法治愈痢疾，乃洞悉病情之故。文章對診治過程的叙述較爲詳盡，於病因、病機、治則的分析簡明而切要。第四則爲徐陽泰所撰，自述趙獻可辨證精當，治愈其暴痢的過程，以及療治其鬱火及其妻喘逆、便血的效果，并說明撰寫文章的目的。第五則詳述沈明生“舍症從脈”，以“血脱益氣”之法治愈吐血的經過，并對當時醫師“立意翻新，初無定見”所造成的危害發出感嘆。第六則論述不取補本之法，而以攻標之法治療遺精的道理。

參考資料

1.《類證普濟本事方》十卷，宋許叔微撰。叔微，字知可，或曰揚州人，或曰毗陵人，惟曾敏行《獨醒雜志》作真州人，二人同時，當不誤也。紹興二年進士，醫家謂之許學士。宋代詞臣率以學士爲通稱，不知所歷何官也。是書載經驗諸方，兼記醫案，故以“本事”爲名。朱國禎《涌幢小品》載叔微嘗獲鄉薦，春闈不利而歸，舟次平望，夢白衣人勸學醫，遂得盧扁之妙。凡有病者，診候與藥，不取其直。晚歲取平生已試之方，并記其事實，以爲《本事方》，取《本事詩》之例以名之云云，即指此書。然考《獨醒雜志》，叔微雖有夢見神人事，而學醫則在其前，不知國禎何本也。叔微於診治之術最爲精詣，故姚寬《西溪叢語》稱許叔微精於醫，載其論肺蟲上行一條，以爲微論。其書屬詞簡雅，不諧於俗，故明以來不甚傳布。此本從宋槧鈔出，其中凡“丸”字皆作“圓”，猶是漢張機《傷寒論》、《金匱要略》舊例也。

清代紀昀等《四庫全書總目提要・子部十三・醫家類一》

2. 嘉善名醫俞東扶先生震《古今醫案按》十卷，乾隆四十三年自序刊行。其書選擇簡嚴，論說精透，可爲醫林圭臬，惜坊間流傳甚少。道光時重修《嘉興府志》，《方技門》不爲先生立傳，《撰述志》亦不載此書，缺點也。其書甚推尊葉氏，所録治案，多《臨證指南》所未載。

清代陸以湉《冷廬醫話・今書》

3. 醫巫閭子曰：余所重先天之火者，非第火也，人之所以立命也。仙煉之爲丹，釋傳之爲燈，儒明之爲德者，皆是物也。一以貫之也，故命其名曰《醫貫》。

《醫貫》明代薛三省序

4.《續名醫類案》六十卷，國朝魏之琇撰。之琇既校刊江瓘《名醫類案》，病其尚有未備，因續撰此編。雜取近代醫書及史傳、地志、文集、説部之類，分門排纂。大抵明以來事爲多，而古事爲瓘書所遺者亦間爲補苴，故網羅繁富，細大不捐……然采摭既博，變證咸備，實足與江瓘之書互資參考。又所附案語，尤多所發明辨駁，較諸空談醫理，固有實徵虚揣之别焉。

清代紀昀等《四庫全書總目提要・子部十四・醫家類二》

5. 薛生白徵君，文徵明甥也，名雪，字生白，自號一瓢子。生白因母文夫人多病，始究心醫術。其醫與葉香岩齊名，當時號稱葉薛。吾國醫學，自明季以來，學者大半沉醉於薛院使、張景岳之説，喜用温補，所誤甚多。獨生白與香岩大聲疾呼，發明温熱治法，民到於今受其賜……臨證之暇，特將先生醫案分類校訂，并附録香岩案以資對照，使讀薛案者得於薛案外更有所益也。

《薛生白醫案》近代陸士諤序

（段逸山）

一百二十　醫話四則★

説明

本文收録四則醫話：第一則選自《吳醫匯講》卷一《書方宜人共識説》，據乾隆壬子（公元1792年）刊本排印。《吳醫匯講》由清代乾隆年間醫家唐大烈主編。唐大烈，字立山，號笠山，長洲（今江蘇蘇州）人，清代乾隆年間醫家。曾任典獄官，爲獄囚診治疾病。他於1792～1801年間編印《吳醫匯講》，每年一卷，共出11卷，發表了蘇州、無錫、常熟、太倉等地41位醫家96篇文章，内容包括醫論、考證、筆記以及醫著雜評等。該書是我國最早具有期刊性質的醫學作品。《書方宜人共識説》一文作者顧文烜，字雨田，號西疇，一作恭壽，吳縣（今屬江蘇）人，乾隆年間醫家。顧氏在臨床上擅長治療温病，另撰有《顧西疇城南診治》和《顧西疇方案》兩稿。第二則選自《友漁齋醫話》第二種《橘旁雜論・三折肱醫不三世不服其藥辨》，據1937年上海大東書局《中國醫學大成》本排印。作者黄凱鈞，介紹見本書《古今醫書大意》。第三則選自《冷廬醫話》卷二，所據排印本同上。作者陸以湉，字薪安，一字定圃，桐鄉（今屬浙江）人，晚清醫家。陸氏係進士出身，曾任杭州府學教授，廣閲群書，兼通醫學，著有《冷廬雜識》、《冷廬醫話》、《再續名醫類案》等。《冷廬醫話》成書於1858年，共五卷，内容包括醫範、醫鑒、慎疾、保生等，多屬醫史文獻資料，議論精當，涉及面廣，在醫話著作中頗有盛名。第四則選自《對山醫話》卷一，所據排印本同上。作者毛對山，字祥麟，上海人，清末醫家。所著除《對山醫話》外，另有《墨餘録》、《達生篇詳注》等。《對山醫話》成書於1902年，凡四卷，爲醫學心得的隨筆，先在《醫學報》上單篇連載，後匯編成書。醫話是中醫著述的一種體裁，爲醫學小品文。内容廣泛，舉凡讀書心得、臨證體會、學術評論、名物考證、醫家軼事、個人見聞等，皆可成篇。形式多樣，不拘一格，篇幅短小，行文活潑，或夾叙夾議地説理，或扼要生動地述事，往往含義深刻，意味雋永。

（一）

國家徵賦，單曰易知①；良將用兵，法云貴速②。我儕之治病亦然。嘗見一醫方開小草③，市人不知爲遠志之苗，而用甘草之細小者。又有一醫方開蜀漆④，市人不知爲常山之苗，而令加乾漆者。凡此之類，如寫玉竹爲萎蕤⑤，乳香爲薰陸⑥，天麻爲獨摇草⑦，人乳爲蟠桃酒⑧，鴿糞爲左蟠龍⑨，竈心土爲伏龍肝者⑩，不勝枚舉。但方書原有古名，而取用宜乎通俗。若圖立異矜奇⑪，致人眼生不解，危急之際，保無誤事？

又有醫人工於草書者，醫案人或不識，所係尚無輕重⑫，至於藥名，則藥鋪中人豈能盡識草書乎？孟浪者約略撮之而貽誤⑬，小心者往返詢問而羈延。

可否相約同人，凡書方案，字期清爽⑭，藥期共曉？

注釋

① 易知：即易知由單。明清時代交納田賦的單據。單上寫明田地等級、人口多少、應征款項和起交存留等。亦稱由帖、由單。

② 法云貴速：《孫子・九地》："兵之情主速。"

③ 遠志：中藥名。功用安神、祛痰。其苗名小草。古方二名通用，今祇作遠志。《本草綱目》卷十二《遠志》"釋名"："此草服之能益智强志，故有遠志之稱。《世説》載（郝隆譏）謝安云：'處則爲遠志，出則爲小草。'"

④ 蜀漆：常山的嫩枝葉。截瘧作用與常山同。《本草綱目》卷十七《常山、蜀漆》"釋名"："蜀漆乃常山苗，功用相同。"

⑤ 玉竹：萎蕤的别名。功用潤肺、養胃、生津。《本草綱目》卷十二《萎蕤》"釋名"："其葉光瑩而象竹，其

根多節，故有熒及玉竹、地節諸名。"

⑥ 乳香：薰陸香之一種。爲熱帶乳香樹的脂液，外傷科常用藥，功用止痛、活血、生肌。《本草綱目》卷三十四《薰陸香(乳香)》"釋名"："今考〈香譜〉言乳有十餘品，則乳香乃薰陸中似乳頭之一品爾。"

⑦ 獨摇草：天麻的别名。又名赤箭、鬼督郵等。功用息風、定驚。據陶弘景稱，相傳此草"有風不動，無風自摇"，故有獨摇芝、定風草、自動草等别名。

⑧ 人乳：據《本草綱目》卷五十二《乳汁》"釋名"載，乳汁又名奶汁、仙人酒。蟠桃酒之名顯由仙人酒變化而來。治眼目赤痛，有滋補作用。

⑨ 鴿糞：别名左蟠(盤)龍。可用以治瘡疥、殺蟲。《本草綱目》卷四十八《鴿》："屎名左盤龍。野鴿者尤良。其屎皆左盤，故《宣明方》謂之左盤龍也。"

⑩ 竈心土：久經柴禾熏燒的竈底中心之土塊。别名伏龍肝。有收斂作用。

⑪ 立異：標異於衆。矜(jīn今)：誇耀。

⑫ 輕重：義偏於"重"。緊要。

⑬ 孟浪：魯莽。《莊子・齊物論》："夫子以爲孟浪之言，而我以爲妙道之行也。"

⑭ 期：必定。《左傳・哀公十六年》："復言，非信也；期死，非勇也。"晉代杜預注："期，必也。"

譯文

國家征收田賦，税單叫易知由單；良將指揮軍隊，兵法説以速爲貴。我們醫生治病也是這樣。曾經看到一張醫方上開着小草，藥鋪中的人不知道就是遠志的苗，因而用了細小的甘草。又有一張醫方上開着蜀漆，藥鋪中的人不知道就是常山的苗，因而讓病家在藥裏加上乾漆。凡是這類情况，如玉竹寫成萎蕤，乳香寫成薰陸，天麻寫成獨摇草，人乳寫成蟠桃酒，鴿糞寫成左盤龍，竈心土寫成伏龍肝等，不能一一盡舉。盡管方書上原來有古藥名，但是取用時應當通俗。如果追求標新立異，誇耀奇特，使人陌生不解，危急的時候，能保證不誤事嗎？

又有對於草字擅長的醫生，醫案人們有的不識，關係到的問題還不緊要，至於藥名，那麽藥鋪中的人難道都能認識草字嗎？魯莽的人約摸抓藥就造成禍患，謹慎的人來回詢問便延誤時機。能否跟同行互相約定，凡是書寫處方醫案，字迹務必清楚，藥名務必大家都懂？

(二)

《左傳》云："三折肱，知爲良醫也[①]。"從未有人詮及三折肱之意。予謂古之醫者自備藥籠，至病家診治後，向籠取藥，或君臣未配，或輕重失宜，取而復置，置而復取，總以鄭重爲事，此爲三折肱也。

又《禮記》云："醫不三世，不服其藥[②]。"後註者多以世業之謂，非也。醫必父而子，子而孫，如是其業則精，始服其藥，若傳至曾、元[③]，更爲名醫矣。其間賢者不待言，其不肖者若何[④]？因其世業，而安心服其藥，設爲所誤，生死攸關，雖愚者不爲也。况醫道可通仙道，遠數十百年，偶出一豪傑之士，聰明好學，貫微徹幽，然而上世并非醫者，捨是人而必求所謂三世者，有是理乎？凡醫者必讀上古《神農本草》、《黄帝素問靈樞經》及仲景《傷寒論》三世之書，方爲有本之學，從而服藥，庶無誤人。三世者，三世之書也。漢儒謂《神農本草》、《黄帝素問》、《元女脈訣》爲三世之書[⑤]。聊記以質博學之君子[⑥]。

注釋

① "三折肱"七字：語出《左傳・定公十三年》。三，多次。對三折肱的理解，歷來多有不同。一般認爲是多次折斷手臂，就能懂得醫治折臂的方法。後常用以比喻對某事閲歷多，經驗豐富，自能造詣精深。醫書中多以"折肱"比喻豐富的臨證經驗，如明代黄承昊有醫書《折肱漫録》，即取用此義。

② “醫不三世”八字：語出《禮記·曲禮下》。一般對“三世”有兩種理解，一是祖傳三代，另一是三世之書。東漢鄭玄注：“慎物齊也。”唐代孔穎達疏：“擇其父子相承至三世也，是慎物調齊也。又説云：三世者，一曰《黄帝針灸》，二曰《神農本草》，三曰《素女脈訣》，又云《夫子脈訣》。若不習此三世之書，不得服食其藥。”

③ 元：“玄”的避諱字。指玄孫。以自身爲第一代，玄孫則爲第五代。此係避清代康熙皇帝玄曄諱。

④ 不肖：不才。

⑤ “漢儒”二十字：唐代孔穎達爲此句作疏時，曾引用“又説”，謂“三世”爲三世之書。引文詳見本文注②。本文作者或指此“又説”爲漢儒所説。《黄帝針灸》與《素女脈訣》或《夫子脈訣》已亡佚。

⑥ 聊：姑且。質：請評定。

譯文

《左傳》説：“三折肱知爲良醫也。”從來没有人注釋過三折肱的意思。我認爲古代的醫生自己具備藥籠，到病家診斷治療後，朝藥籠取藥，有時君藥臣藥不合，有時劑量輕重失當，取了又放下，放下了又取，總是把鄭重作爲職責，這就是三折肱的意思。

另外，《禮記》説：“醫不三世，不服其藥。”後來注釋的人多認爲是世代相傳的事業的意思，這是錯誤的。醫生必定要父親傳給兒子，兒子傳給孫子，像這樣他的醫道就高明，方才服用他的藥，如果傳到曾孫、玄孫，便更成爲名醫了。其中有才德的子孫不用説，那没有才德的子孫怎麽辦呢？因爲他是世代相傳的事業，就放心地服用他的藥物，如果被他耽誤，生死相關，即使愚蠢的人也不願意。况且醫道可以通達仙道，相隔幾十年、上百年，偶爾出現一位才智出衆的人，聰明好學，通曉精妙的醫道，可是他的上代并不是醫生，便捨棄此人而必定尋求所謂世代相傳的人，有這樣的道理嗎？凡是醫生必要閲讀上古《神農本草》、《黄帝素問靈樞經》以及張仲景《傷寒論》這三世之書，方才是具有根基的學問，從而服用他的藥物，也許不會耽誤病人。三世是三世之書的意思。漢代的經學家説《神農本草》、《黄帝素問》、《玄女脈訣》爲三世之書。姑且記載用來請博學的君子評定。

（三）

太平崔默庵醫多神驗[①]。有一少年新娶，未幾出痘，徧身皆腫，頭面如斗。諸醫束手，延默庵診之。默庵診症，苟不得其情，必相對數日沈思，反覆診視，必得其因而後已。診此少年時，六脈平和，惟稍虚耳，驟不得其故[②]。時因肩輿道遠腹餓[③]，即在病者榻前進食。見病者以手擘目[④]，觀其飲啖，蓋目眶盡腫，不可開合也[⑤]。問：“思食否？”曰：“甚思之，奈爲醫者戒余勿食何？”崔曰：“此症何礙於食？”遂命之食。飲啖甚健，愈不解。

久之，視其室中，牀榻桌椅漆器熏人，忽大悟，曰：“余得之矣！”亟命别遷一室，以螃蟹數觔生搗[⑥]，徧敷其身。不一二日，腫消痘現，則極順之症也[⑦]。蓋其人爲漆所咬[⑧]，他醫皆不識云。

注釋

① 太平：地名。今安徽黄山市黄山區。

② 驟：急切間。清代劉淇《助字辨略》卷四：“驟，猝也。”

③ 肩輿：轎子。亦稱平肩輿。此謂坐轎。清代厲荃《事物異名録》卷十七《轎》：“《稗編》：‘古稱肩輿、腰輿、板輿、兜子，即今轎也。’又《決疑要録》：‘腰輿，以手挽之，别於肩輿。’”

④ 擘（bò 簸）：分開。《廣雅·釋詁一》：“擘，分也。”

⑤ 開合：義偏於“開”。睜開。

⑥ 觔：“斤”的異體字。

⑦ 則：乃。《助字辨略》卷五：“則，乃也。”

⑧ 爲漆所咬：被漆傷害。即對漆的過敏反應。

譯文

太平縣的崔默庵治病多有神奇的效驗。有個年輕人新近娶妻，不久出痘疹，全身都腫，頭面部像斗一樣大。許多醫生没有辦法，就請崔默庵給他診治。崔默庵診治疾病，如果没有掌握病因，總是要面對病人沉思幾天，反復診察，必定要找到病因然後罷休。診察這個年輕人時，六脈正常，只是稍微虚弱一點罷了，一時間不了解病因。當時因爲坐轎遠道而來，腹中飢餓，便在病人的床前吃飯。看到病人用手掰開眼皮，看着自己用飯，因爲眼眶完全浮腫，不能睁開。崔默庵問道："想吃嗎？"病人回答説："非常想吃，但醫生告誡我不要吃，怎麽辦呢？"崔默庵説："這種疾病對飲食有什么妨礙呢？"於是叫他吃飯。病人吃喝很香，崔默庵更加不理解。過了好久，崔默庵觀察病人的居室裏，床鋪桌椅漆的氣味刺激人，突然徹底醒悟，説："我發現病因了！"趕快讓病人另外搬個房間，用幾斤螃蟹活着搗爛，敷遍病人的身體。不到一二天，病人浮腫消退，痘子透現，乃是非常順利的症候。原來那病人被漆氣傷犯，其他醫生都不知道。

（四）

余初讀《靈》、《素》諸書，覺其經義淵深，脈理錯雜，每若望洋意沮[①]。繼復并心壹志，遍覽前賢註釋，有所疑，則鎮日默坐苦思而力索之[②]，乃漸通五運六氣、陰陽應象之理[③]。每調氣度脈，浪決人生死[④]，亦時或有驗。

憶昔避兵鄉里，對巷有吳某晨起方灑掃，忽仆地不語，移時始醒[⑤]。延余診視，仍能起坐接談。按脈則勢急而鋭，真有發如奪索者[⑥]，蓋腎氣敗也，危期當不越宿。遽辭以出，人咸不之信。詎日未昃[⑦]，而氣絶矣。又布商周某偶感微疾，就余診視。余曰："今所患勿藥可愈。惟按心脈獨堅[⑧]，濕痰阻氣，氣有餘即是火，火鬱不散當發癰。"時周腦後生細瘡，累累若貫珠。余曰："君以此無所苦[⑨]，一旦勃發[⑩]，爲害非淺，亟宜慎之。"彼終不爲意。及明春，果以腦後毒發而死。據此，則憑脈決症，似乎如響斯應矣[⑪]。

豈知脈理微茫[⑫]，又有不可臆斷者。余有戚某過余齋，形色困憊，詢知患咳經月[⑬]，行動氣喘，故來求治。診其脈至而不定，如火薪然[⑭]。竊訝其心精已奪，草枯當死[⑮]。戚固寒士，余以不便明言，特贈二金[⑯]，惟令安養，時已秋半。及霜寒木落[⑰]，往探之，而病已痊。細思其故，得毋來診時日已西沉，行急而咳亦甚，因之氣塞脈亂，乃有此象歟？然惟於此而愈不敢自信矣[⑱]。

注釋

① 望洋：仰視貌。喻力不從心，無可奈何。《莊子·秋水》："秋水時至，百川灌河，涇流之大，兩涘渚崖之間，不辨牛馬。於是焉，河伯欣然自喜，以天下之美爲盡在己。順流而東行，至於北海東面而視，不見水端。於是焉，河伯始旋其面目，望洋向若（北海海神名）而嘆。"今成語有"望洋興嘆"。亦作"望羊"、"望陽"等。沮（jǔ 舉）：沮喪。

② 鎮日：猶整天。南宋朱熹《邵武道中》詩："不惜容鬢凋，鎮日長空饑。"

③ 陰陽應象：謂人體臟腑陰陽與四時五行陰陽的現象對應聯繫。清代姚止庵《素問經注集解》釋《素問·陰陽應象大論》篇名曰："天地之道，陰陽而已。人則戴天履地，抱陰負陽。其象與天地相應，故以命篇。"

④ 浪：隨便。

⑤ 移時：過了一個時辰。言很久。《三國志·魏武紀》建安十六年："韓遂請與公相見……於是交馬語移時，不及軍事，但説京都舊故，拊手歡笑。"

⑥ 奪索：爭奪之繩索。喻引長而堅勁之死腎脈。《素問·平人氣象論》："死腎脈來，發如奪索，辟辟如彈石，曰腎死。"王冰注："發如奪索，如蛇之走；辟辟如彈石，言促又堅也。"

⑦ 詎（jù 巨）：至。南朝梁顧野王《玉篇·言部》："詎，至也。"昃（zè 仄）：日西斜。

⑧ 心脈：左手寸脈。

⑨ 以：有。《戰國策・楚策四》："今楚國雖小，絶長續短，猶以數千里，豈特百里哉？"

⑩ 勃：盛貌。《左傳・莊公十一年》："禹、湯罪己，其興也勃焉。"晉・杜預注："勃，盛貌。"

⑪ 如響斯應：如同回聲應和。比喻效驗迅捷。《管子・任法》："下之事上也，如響之應聲也；臣之事主也，如影之從形也。"響，回聲。《玉篇・音部》："響，應聲也。"斯，句中語氣助詞。

⑫ 微茫：隱約模糊。

⑬ 經月：一個月。太陰曆月亮經過一次朔望的標準時間。《周髀算經》下之二："術曰：置經月二十九日九百四十分日之四百九十九。"

⑭ 如火薪然：如同剛燃燒的火炎摇晃不定。《素問・大奇論》："脈見如火薪然，是心精之予奪也，草乾而死。"薪然，《太素》作"新燃"，《甲乙經》作"新然"，"薪"當爲"新"，然，同"燃"。

⑮ 草枯當死：野草乾枯時死亡。即注⑭所引經文"草乾而死"之意。

⑯ 二金：此指白銀二兩。《爾雅・釋器》："白金謂之銀。"

⑰ 木：樹葉。

⑱ 惟：思。《爾雅・釋詁下》："惟，思也。"《詩經・大雅・生民》："載謀載惟，取蕭祭脂。"東漢鄭玄注："惟，思也。"《漢書・鄒陽傳》："願大王留意詳惟之。"唐代顔師古注："惟，思也。"

譯文

我開始閲讀《靈樞》、《素問》各書時，覺得其中的經義淵博深奥，脈象的道理錯綜複雜，常常無可奈何地意氣沮喪。接着又專心一意，廣泛閲讀前代名家的注釋，有疑惑的地方，就整天默默地坐着反復思考，努力地探求它，於是逐漸地通曉五運六氣、陰陽應象的道理。每次調測氣血，揣度脈象，隨意地决斷病人的死生預後，也時常有應驗。

回憶從前在家鄉躲避戰亂，對面巷子有個吳某早晨起身正在灑水掃地，突然倒在地上，不能説話，過了一個時辰方才蘇醒。請我診治，仍然能夠起坐交談。切按他的脈象却來勢急速而且鋭利，真有脈發像爭奪的繩索似的，原來是腎氣敗亡了，死期當不過夜。急忙告辭而出。人們都不相信我的診斷。到太陽還未西斜時，就氣斷了。又有布商周某偶然得了小病，到我處診治。我説："你目前患的病不必用藥便會痊愈。衹是切按心脈特别堅硬，反映濕痰阻塞了氣機，氣有餘就是火，火鬱結不能發散便會生癰。"當時周某腦後生小瘡，接連不斷，像連貫成串的珠子。我説："您以爲這些小瘡没有什麽痛苦，但是一旦嚴重發作，造成的危害不小，應當趕快認真對待它。"他始終不在意。到了第二年春天，果然由於腦後癰毒發作而死去。根據這些病例，那麽依據脈象來决斷病證，似乎像回聲應和一樣地應驗了。

哪里知道脈理隱約模糊，又有不可主觀推斷的情况。我有個親戚某來到我家，形體神色困頓疲憊，詢問得知患咳嗽已有一月，行走活動就氣喘，所以來求治。切按他的脈象，脈至不穩定，如同剛燃燒的火炎摇晃不定。暗中驚訝他的心精已經亡失，法當野草乾枯的時節死亡。這個親戚原是貧寒的讀書人，我因爲不便明説，特意贈送他二兩銀子，衹是叫他好好休養，當時已是中秋時節。等到霜寒葉落時，我去探望他，疾病却已經痊愈。細想其中的緣故，莫不是他來求診時太陽已經西落，走得過急咳嗽就厲害，因此氣塞脈亂，才有這種脈象吧？然而想到這裏就更加不敢自信了。

課文簡析

第一則要求醫生書寫藥方醫案，"字期清爽，藥期共曉"，以免耽誤病情。這一要求至今仍有現實意義。第二則對著名醫學成語"三折肱知爲良醫"和"醫不三世，不服其藥"加以辨析。釋"三折肱"爲鄭重，是作者的一家之言；謂"三世"是三世之書，前人已有其説。第三則説明診治疾病必須周密觀察，用心思考，方能準確把握病因，獲取療效。第四則通過自身經歷，説明脈診是決症的手段之一，但不可作爲唯一的依據而主觀臆斷。

參考資料

醫話之作，創自清季乾嘉之時。其體不拘一格，有摭拾聞記，以自達其意之記録；或記治驗方案，以備後來之考證；或闡發藥理效用，以補本草所未詳；或發明古書精義，以證後賢之訛誤。是皆涉獵之餘，隨筆載述。然言必窮乎理之奥，而不背乎理之中，辭明義顯，雖初學亦易貫通。

曹炳章《中國醫學大成·總目提要》

（段逸山）

一百二十一　《本草綱目》原序★

説明

本文選自人民衛生出版社 1982 年校點本《本草綱目》。作者王世貞（公元 1529～1593 年），字元美，號鳳洲，又號弇州山人，太倉（今屬江蘇）人。明代著名文學家、戲曲理論家，官至南京刑部尚書。早年與李攀龍同為"後七子"領袖，反對文風萎弱、內容貧乏、篇幅冗長的"台閣體"，倡導的文學復古。著有《弇州山人四部稿》一百七十四卷、《弇州山人四部續稿》二百零七卷、《弇山堂别集》一百卷、《弇州史料》一百卷、《藝苑卮言》十二卷等。

紀稱①：望龍光知古劍②，覘寶氣辨明珠③。故萍實商羊④，非天明莫洞⑤。厥後博物稱華⑥，辨字稱康⑦，析寶玉稱倚頓⑧，亦僅僅晨星耳⑨。

楚蘄陽李君東璧⑩，一日過予弇山園謁予⑪，留飲數日。予窺其人，睟然貌也⑫，癯然身也⑬，津津然譚議也⑭，真北斗以南一人⑮。解其裝，無長物⑯，有《本草綱目》數十卷。謂予曰："時珍，荆楚鄙人也⑰。幼多羸疾，質成鈍椎⑱，長耽典籍，若啖蔗飴。遂漁獵羣書⑲，搜羅百氏，凡子、史、經、傳、聲韻、農圃、醫卜、星相、樂府諸家，稍有得處，輒著數言。古有《本草》一書，自炎皇及漢、梁、唐、宋，下迨國朝⑳，注解羣氏舊矣㉑。第其中舛謬差訛遺漏，不可枚數，乃敢奮編摩之志㉒，僭纂述之權㉓。歲歷三十稔，書考八百餘家，稿凡三易。複者芟之，闕者緝之，訛者繩之。舊本一千五百一十八種，今增藥三百七十四種㉔，分爲一十六部，著成五十二卷。雖非集成，亦粗大備，僭名曰《本草綱目》。願乞一言，以托不朽。"

予開卷細玩㉕，每藥標正名爲綱㉖，附釋名爲目㉗，正始也；次以集解、辨疑、正誤㉘，詳其土産形狀也㉙；次以氣味、主治、附方，著其體用也㉚。上自墳典㉛，下及傳奇㉜，凡有相關，靡不備采。如入金谷之園㉝，種色奪目㉞；如登龍君之宫，寶藏悉陳；如對冰壺玉鑒㉟，毛髮可指數也。博而不繁，詳而有要，綜核究竟㊱，直窺淵海㊲。兹豈僅以醫書覯哉㊳？實性理之精微㊴，格物之通典㊵，帝王之秘籙㊶，臣民之重寶也㊷。李君用心嘉惠何勤哉㊸！噫！碔玉莫剖㊹，朱紫相傾㊺，弊也久矣。故辨專車之骨，必俟魯儒㊻；博支機之石，必訪賣卜㊼。予方著《弇州卮言》㊽，恚博古如《丹鉛卮言》後乏人也㊾，何幸覩兹集哉！兹集也，藏之深山石室無當㊿，盍鍥之[51]，以共天下後世味《太玄》如子雲者[52]？

時萬曆歲庚寅春上元日[53]，弇州山人鳳洲王世貞拜撰。

注釋

① 紀：此指記錄往事的典籍。

② "望龍光"句：據《晉書·張華傳》載：張華望見牛斗二星間常有紫氣，雷煥認爲是豫章豐城之劍氣上通於天的緣故。後果從豐城監獄地基中掘得石匣，内有龍泉、太阿雙劍。龍光，寶劍的光芒。

③ "覘（chān 攙）寶氣"句：據唐代蘇鶚《杜陽雜編》卷上載：唐肅宗李亨即位後，國庫中出現神異的光氣，肅宗認爲是自己兒時玄宗所賜上清珠發出的，檢出果然。覘，察看。

④ 萍實：水萍的果實。此物直觸楚昭王所乘之船，唯孔子可識。事見《藝文類聚·草部下》引《孔子家語》。商羊：傳説中的鳥名。常在大雨前屈一足起舞。事見《孔子家語·辯政》。

⑤ 天明：天賦智慧。洞：洞察。

⑥ 華：指西晉張華（公元232～300年）。著有《博物志》十卷，《晉書》本傳稱其"博物洽聞，世無與比"。

⑦ 辨字稱康：善於辨識字義要首推嵇康。事見《藝文類聚》卷七十八引《神仙傳》。

⑧ 倚頓：亦作"猗頓"。春秋時魯國富豪，以能識別珠寶著稱。《淮南子·氾論訓》有載。

⑨ 晨星：喻稀少。此喻人才稀少。

⑩ 楚：指湖北。湖北爲古代楚地，故稱。蘄（qí 奇）陽：今蘄春縣。

⑪ 弇（yǎn 演）山園：園名。在江蘇太倉隆福寺西，爲王世貞所築，廣七十餘畝，内有上弇、中弇、下弇三峰，故名。

⑫ 睟（suì 歲）然：潤澤貌。

⑬ 癯（qú 渠）然：清瘦貌。

⑭ 津津然：興味濃厚的樣子。譚：通"談"。

⑮ 北斗以南：指普天之下。

⑯ 長（zhàng 丈）物：多餘的東西。

⑰ 荆楚：楚國。此指楚地。荆，楚國的別稱，因楚國原建於荆山（今湖北南章西）一帶，故名。

⑱ 鈍椎：愚鈍。

⑲ 漁獵：喻泛覽博涉。

⑳ 國朝：猶本朝。古人稱自己所處朝代爲國朝。

㉑ 舊：久遠。

㉒ 編摩：猶編集。

㉓ 僭（jiàn 薦）：超越本分。

㉔ "三百"六字：據人民衛生出版社劉衡如校勘本，實有三百七十七種。

㉕ 玩：研讀。

㉖ 正名：通用的名稱。

㉗ 釋名：解釋的名稱。

㉘ 集解：彙集各家解釋。

㉙ 土產：產地。

㉚ 體用：性狀與功用。

㉛ 墳典："三墳五典"的省稱。據《尚書》孔安國序説，"三墳"爲伏羲、神農、黄帝的書，"五典"是少昊、顓頊、高辛、唐堯、虞舜的書。此泛指古代重要著作。

㉜ 傳奇：古代短篇小説。此指一般文藝作品。

㉝ 金谷之園：晉代富豪石崇在洛陽金谷澗所築豪華園林名。

㉞ 種色：品種。色，種類。奪目：耀眼。

㉟ 冰壺：盛冰的玉壺。喻晶瑩潔白。玉鑒：鏡的美稱。喻晶瑩剔透。

㊱ 綜核究竟：全面探討，深入研究。

㊲ 淵海：喻内容深廣。

㊳ 覯（gòu 夠）：看見。此謂看待。

㊴ 性理：指宋儒的性命理氣之學。

㊵ 通典：共同的法則。

㊶ 秘籙（lù 録）：罕見珍貴的簿籍。

㊷ 臣民：百姓。

㊸ 用心：存心。嘉惠：對他人所給予恩惠的敬稱。

㊹ 碔（wǔ 武）：似玉之石。

㊺ 朱紫相傾：謂紫色排斥朱色。喻以邪亂正，真僞混淆。古代以朱爲正色，紫爲雜色。傾，排斥。

㊻ “故辨”二句：因此要辨别占滿一車的巨骨，必定要等待孔子。事見《國語·魯語下》。專車之骨，獨佔一車的巨骨。魯儒，指孔子。

㊼ “博支機”二句：要通曉織女的支機石，必定要詢問賣卜的嚴君平。事見《太平御覽》卷八引劉義慶《集林》。博，通曉。支機之石，指織女的墊織機的石塊。賣卜，指漢代嚴君平。

㊽ 卮言：對自己著作的謙稱。

㊾ 恚(huì 會)：怨恨。此謂遺憾。丹鉛卮言：指明代楊慎所著《丹鉛餘錄》、《丹鉛續錄》、《丹鉛摘錄》等考據學著作，其門人將此三書删輯爲《丹鉛總錄》。

㊿ 石室：

51 盍：何不。鍥：刻。此謂刻版印刷。

52 共：同“供”。供給。味：研究體會。太玄：西漢學者揚雄(字子雲)模仿《周易》所作的《太玄經》。

53 “萬曆”五字：公元 1590 年。萬曆，明神宗朱翊鈞的年號。上元日：農曆正月十五。

譯文

古書記載説：望見寶劍的光氣，便知道埋藏古劍的地方；看到珠寶的異氣，就曉得明珠的存在。萍實與商羊，不是聖人便不能深入瞭解。此後，廣泛知曉事物的，應當推舉張華，善於辨識字義的，必定稱説嵇康，擅長剖析寶玉的，自然得數倚頓，衹是這些人才少得好像清晨的星星罷了。

湖北蘄春李東璧，一天到我的弇山園看望我，挽留他飲了幾日酒。我察看他，面貌潤澤，身材清瘦，談吐興趣濃厚，真可算是人間第一。打開他的行裝，沒有多餘的東西，衹有幾十卷《本草綱目》。他對我説：“我李時珍，是楚地淺陋的人，幼年多病，天資愚笨，年長後酷愛古籍，好像吃蔗糖一般。於是廣泛閱讀衆多書籍，搜集各家著作，凡是子、史、經、傳、音韻、果菜、醫學、占卜、星命、相術以及詩、詞、曲等等，稍微有體會的地方，立即寫下幾個字。古代有《神農本草經》一書，從神農的時代到漢、梁、唐、宋，下到本朝，各家注解已經很久了，衹是其中錯誤遺漏的地方數不勝數。於是我冒昧地振作研究的志向，越分地行使編寫的權柄。經過三十年，查核了八百多家書籍，文稿修改了多次。重複的删除它，遺漏的增補它，錯誤的改正它。原本一千五百十八種藥，現在增加三百七十四種藥，分成十六部，編爲五十二卷。雖然並不系統，但是也基本上全面，冒用書名稱為《本草綱目》。希望求得一篇序言，以便使這部著作永不磨滅。”

我翻開書稿仔細研讀，每味藥寫明通用的名稱作爲綱，附上解釋的名稱作爲目，從通用的名稱開始；其次彙集各家的注解、辨别疑似的説法、糾正錯誤的地方，詳述藥物的產地、形狀；又其次是四氣五味、主治的病證、附錄的方劑，闡明藥物的形狀與功效，上自像三墳五典那樣的重要著作，下到如傳奇小説那樣的一般作品，凡是同本草有關的內容，沒有不詳盡採錄的。仿佛進入金谷園，品種耀人眼目；好似登上龍王殿，寶藏完全陳列；猶如面對玉壺玉鏡，連毛髮都能用手指計數。廣博却不繁雜，詳細却有要點，全面探討，深入研究，一直看到深廣無窮的事物。這部著作難道衹能當作一般的醫書看待嗎？實在是有關性命理氣的精深微妙的學問，推究事物原理通用的法典，帝王罕見的簿籍，百姓貴重的寶物啊。李君盡心給人類施加恩惠是多麼殷切啊！唉，石頭與寶玉混在一起沒有人辨别，正色受到雜色排斥，這種弊端已有很長時間了。所以要辨别占滿一車的巨骨，一定要等待孔子；想通曉織女星的支機石，必然要詢問賣卜的嚴君平。我正在撰寫《弇州卮言》，遺憾像《丹鉛卮言》那樣通曉古代事物的作者後繼乏人，現在多麼幸運地看到這部著作啊！這一巨著藏在深山石室裏不合適，爲什麼不刻版印刷，用來供給天下後代研究《太玄經》像揚雄本人一樣的知音呢?

時在萬曆庚寅春正月十五日,弇州山人王世貞恭敬地撰寫。

課文簡析

序文以簡練的語言記述李時珍求序的情景以及作者對《本草綱目》的高度評價。開篇以典雅含蓄的筆觸,慨歎當世博物之士寥若晨星,爲下文讚美李時珍的人品與學識設下伏筆。次段以李時珍口述,扼要説明《本草綱目》的寫作動機、過程和概貌。末段寫對《本草綱目》的觀感,以"性理之精微,格物之通典,帝王之秘籙,臣民之重寶"來媲美其價值。典故、比喻的廣泛的運用,是這篇序文的藝術特色。

參考資料

1. 王世貞,字元美,太倉人,右都御史忬子也。生有異稟,書過目,終身不忘,年十九,舉嘉靖二十六年進士,授刑部主事……世貞始與李攀龍狎主文盟,攀龍歿,獨操柄二十年,才最高,地望最顯,聲華意氣籠蓋海内,一時士大夫及山人、詞客、衲子、羽流,莫不奔走門下,片言褒賞,聲價驟起。其持論,文必秦漢,詩必盛唐。

《明史·王世貞傳》

2.《本草綱目》五十二卷……其書初刻於萬曆間,王世貞爲之序。其子建元又獻之於朝,有《進疏》一篇,冠於卷首。至國朝順治間錢塘吳毓昌重訂付梓,於是業醫者無不家有一編。《明史·方伎傳》極稱之,蓋集本草之大成者,無過於此矣。

《四庫全書總目·子部·醫家類二》

(段逸山)

一百二十二　醫書凡例三則★

説明

凡例是書前説明本書内容或編纂體例的文字。本文第一則節選自人民衛生出版社影印日本江戶醫學影北宋本《備急千金要方·新校備急千金要方例》。編撰者高保衡、孫奇、林億都是北宋醫家,均曾供職於校正醫書局,對《素問》、《千金方》等書進行整理研究,爲古代醫藥學的傳承作出了貢獻。第二則節選自人民衛生出版社 1984 年版點校本《簡明醫彀》。作者孫志宏,字克容,别號臺石,錢塘(今浙江杭州)人,明代醫家。《簡明醫彀》成書於公元 1629 年,是一部綜合性醫書,共八卷,以"其書備而不冗,約而不漏,義類淺顯,人人可解,若射必有彀,故命曰《簡明醫彀》"。第三則選自人民衛生出版社 1994 年版點校本《醫碥》。作者何夢瑶,字報之,號西池,清代官吏、文人兼醫家,廣東南海人。雍正年間進士,旁通百家,在陽朔、遼陽等地爲官。撰著有《醫碥》、《本草韻語》、《神效脚氣秘方》、《婦科良方》、《幼科良方》等。《醫碥》七卷成書於公元 1751 年,論述内科雜病,頗多個人見解。"碥"是上下車馬的脚踏石,作者借此表明願爲習醫者鋪墊。

(一)

《千金方》舊有例數十條,散在諸篇。凡用一法皆宜徧知之,雖素熟其書者,臨事尚慮有所遺失,況倉卒遘疾[①],按證爲治,不能無未達之惑[②];及新加撰次[③],不可無法。今撮集舊凡并新校之意[④],爲例一篇,次於今序之末,庶後之施用者無疑滯焉[⑤]。

凡古方治疾,全用湯法,百十之中,未有一用散者。今世醫工,湯散未辨,宜其多説異端[⑥],承疑傳謬。按湯法㕮咀[⑦],爲各切如麻豆;散法治篩,爲治擇擣篩[⑧]。卒病賊邪[⑨],須湯以蕩滌;長病痼疾,須散以漸漬[⑩]。此古人用湯液煮散之意也。後世醫工惟務力省,一切爲散,遂忘湯法。傳用既久,不知其非,一旦用湯,妄生疑訝[⑪]。殊不知前世用湯,藥劑雖大,而日飲不過三數服，而且方用專一。今人治病，劑料雖薄[12]，而數藥競進，每藥數服。以古較今，豈不今反多乎？又昔人長將藥者[13]，多作煮散法，蓋取其積日之功。故每用一方寸匕爲一服[14]，多不過三方寸匕，然而須以帛裹，煮時微微振動。是古人之意豈須欲多服藥哉？又服丸之法，大率如梧子者二十丸，多不過三十四十丸。及服散者，少則刀圭錢五匕[15]，多則方寸而已[16]。豈服湯特多，煮散、丸散則少乎？是知世人既不知斤兩升合之制[17]，又不知湯液煮散之法。今從舊例，率定以藥二十古兩，水一小斗，煮取令一升五合，去滓[18]，分三服。自餘利湯欲少水而多取數[19]，補湯欲多水而少取數，各依方下别法。

凡古今病名，率多不同，緩急尋檢[20]，常致疑阻，若不判别，何以示衆？且如世人呼陰毒傷寒最爲劇病[21]，嘗深迹其由然[22]，口稱陰毒之名，意指少陰之證，病實陰易之候[23]，命一疾而涉三病[24]，以此爲治，豈不遠而[25]？殊不知陰毒、少陰、陰易自是三候，爲治全别。古有方證，其説甚明，今而混淆，害人最急。又如腸風、藏毒、咳逆、慢驚，遍稽方論，無此名稱。深窮其狀，腸風乃腸痔下血，藏毒乃痢之蠱毒，咳逆者，噦逆之名，慢驚者，陰癇之病。若不知古知今，何以爲人司命？加以古之經方，言多雅奥，以利爲滯下，以遲爲脚氣，以淋爲[26]，以實爲秘，以天行爲傷寒，以白虎爲歷節[27]，以膈氣爲膏肓，以喘嗽爲欬逆，以强直爲痓，以不語爲癔[28]，以緩縱爲痱，以怔忪爲悸[29]，以痰爲飲，以黄爲癉。諸如此類，可不討論？而況病有數候相類，二病同名者哉？宜其視傷寒、中風、熱病、温疫通曰傷寒，膚脹、鼓脹、腸覃、石瘕率爲水氣[30]，療中風專用乎痰藥，指帶下或以爲勞疾，伏梁不辨乎風根[31]，中風不分乎時疾[32]。此今天下醫者之公患也，是以别白而言之。

凡諸方論，咸出前古諸家及唐代名醫，加減爲用，而各有效。今則遍尋諸家，有增損不同者，各顯注於方下，庶後人用之，左右逢其原也[33]。

凡諸方與篇題各不相符者，卒急之際，難於尋檢，今則改其詮次[34]，庶幾歷然易曉[35]。

凡諸方有一方數篇重出，主治不殊者，則去之；各有治療者，則云方見某卷某篇。

凡諸篇類例之體，則論居首，脉次之，大方在前，單方次之，針灸法處末焉。緩急檢之，繁而不雜也。

凡婦人之病，比之男子，十倍難治，所以别立方也。若是四時節氣爲病，虚實冷熱爲患者，故與丈夫同也[36]。其雜病與丈夫同者，散在諸卷。

凡諸卷中用字，文多假借，如乾字作干，屎字作矢，鋭字作兑，其類非一。今則各仍舊文[37]，更不普加改定，亦從古之意也。

凡諸方論，今各檢見所從來及所流派[38]，比欲各加題别[39]，竊爲非醫家之急[40]。今但按文校定，其諸書之名，則隱而不出，以成一家之美焉。

注釋

① 遘：遇到。

② 未達：不明白。

③ 及：至於。新加撰次：指宋代校正對原書編次的調整。

④ 舊凡：原有的凡例。

⑤ 滯：指疑難之處。

⑥ 多説異端：衆説紛紜。異端，各種説法。

⑦ 咀：將藥物切細搗碎，如同咀嚼，稱爲㕮咀。

⑧ 治擇：泛指對藥物的整理挑揀。

⑨ 卒病：指新起之病。

⑩ 漸（jiān 尖）漬：浸潤。謂緩慢地發揮作用。

⑪ 疑訝：疑惑驚奇。

⑫ 劑料：按一定分量與比例配製而成的藥料。

⑬ 將（jiāng 薑）藥：飲服藥物。將，本義爲調養，引申爲服用。

⑭ 方寸匕：古代量取藥末的器具名。其形狀如刀匕，大小爲古代一寸正方，故名。一方寸匕約 2.74 毫升，盛金石藥末約 2 克，草木藥末約 1 克。

⑮ 刀圭：古代量取藥末的器具。一刀圭約等於一方寸匕的十分之一。有人持不同説法，並根據《傷寒論》五苓散方後劑量考證，一刀圭約 0.5 毫升，一方寸匕約 20～40 毫升，可參。錢五匕：指藥末蓋滿五銖錢邊一個字至不散落，爲一錢匕的四分之一，約今之一分四厘，合 0.6 克。

⑯ 方寸：即方寸匕。

⑰ 合（gě 葛）：容量單位。即一升的十分之一。

⑱ 滓垽（yìn 印）渣滓。垽，泥渣。

⑲ 自餘：此外。

⑳ 緩急：偏義於"急"。

㉑ 陰毒：感受疫毒，内蘊咽喉，侵入血分的危重病症。症見面青、身疼、咽喉痛。

㉒ 迹：探求。由然：原委。

㉓ 陰易：病名。傷寒或瘟疫等病後餘熱未淨，由房事而傳於對方，稱爲陰陽易。女傳於男者爲陰易。

㉔ 命：同"名"。命名。

㉕ 遠：不切近實情。此指不切合病情。而：語尾助詞。

㉖ 瘥：同"癃"。排尿困難、小腹脹滿的病證。

㉗ 歷節：病名。又名白虎風、痛風。

㉘ 癔：疑爲"瘖（喑）"的訛字。

㉙ 怔忪（zhōng 忠）：即怔忡（chōng 充）。病名。指心跳劇烈的一種症狀。

㉚ 腸覃：古病名。指女子下腹部有塊狀物，而月經又能按時來潮的病證。多因氣阻血，癖阻而致。石瘕：病名。指女子寒瘀留積胞宫所致瘕塊。率：一概。

㉛ 伏梁：古病名。指多種脘腹部痞滿，並有腫塊突起如梁的疾患。風根：以風爲其根本。《素問・腹中論》："病名伏梁，此風根也。"按，伏梁多因氣血結滯而引起，但要區分其風根。

㉜ 時疾：即時令病。指季節性較强的感染性疾病。

㉝ 左右逢其原：《孟子・離婁下》："資之深，則取之左右逢其原。"原謂學問工夫到家，則觸處皆得益。後泛指做事得心應手。

㉞ 詮次：編排的順序。

㉟ 歷然：清晰貌。

㊱ 故：仍然。丈夫：男子。

㊲ 仍：沿用。

㊳ 所從來：來源。

㊴ 比：本來。

㊵ 爲：認爲。

譯文

《千金方》原有的幾十條凡例，分散在各篇。凡是用到一種方法都應當全面知曉，即使平時熟讀這部書的人，面臨病情尚且擔心有所遺漏失誤，何況倉猝遇到疾病，按照證候進行治療，不能没有不明白的疑惑，至於新加上的編次，不可以没有一定的方法。現在摘錄彙集原有的凡例與重新校訂的意義，撰寫成一篇凡例，編次在現在的序文之後，希望後世施用的人没有疑難之處。

大凡古方治療疾病，全都採用湯劑的治法，百十個當中，没有一個用散劑的。當代醫師，湯劑散劑未能辨別，衆説紛紜是必然的，沿襲傳播疑惑與錯誤。審察湯劑的治法將藥物切細搗碎，是分别切成像麻豆大小；散劑的治法把藥物搗細濾篩，是整理挑揀。新近發生的病邪，必須用湯劑清除；經久難愈的疾病，必須用散劑緩慢地發揮作用。這是古人使用湯液煮散的本意啊。後代醫師衹求省力，一概使用散劑，於是丢棄湯劑。流傳沿用已久，不知其誤，一旦使用湯劑，胡亂産生疑惑驚奇。完全不知前代醫師使用湯劑，藥物劑量雖然較大，但是每日不過三服左右，而且方劑的作用專一。現在的醫師治病，藥物的劑量雖然不大，但是幾種藥物爭着進服，而且每種藥物幾服。拿古代比較現在，難道不是如今反而劑量多嗎？此外，前代醫師對於長期服用藥物的病人，大多採用煮散法，爲的是獲取其多日的功效。所以每次用一方寸匕爲一服，至多不超過三方寸匕，如此，但是必須用布帛包裹，煮散時微微振動。這樣做法，古人的本意難道必須要多服藥嗎？又如服用藥丸的方法，大都如梧桐子大小二十丸，至多不超過三四十丸。至於服用散劑，少則刀圭錢五匕，多則一方寸匕罷了。難道是服用湯劑特别多，煮散、丸散就少嗎？從這裏知道如今醫師既不明斤兩升合的量制，又不曉湯液煮散的方法。如今依照舊例，一概定量用二十古兩藥，一小斗水，把它煮取一升五合，除去渣滓，分成三服。此外通下的湯劑要少加水而多取量，補益的湯劑要多加水而少取量，分别按照方劑下的各自方法。

大凡古今病名，每每多有不同，匆忙時尋查，經常遭致疑難，如果不加以辨别，拿什麽告示衆人？即如世人稱陰毒傷寒最是嚴重的疾病，曾經深入探求其原委，嘴上説陰毒名，意思指少陰證，實際是陰易病，命名一種疾病，却涉及三種病證，憑這樣的命名治療，豈非不切近實情嗎？完全不知道陰毒、少陰、陰易本是三種證候，治療全然不同。古代原有方證，其中解説非常明白，現在如果混淆，禍害病人最爲嚴重。又如腸風、藏毒、咳逆、慢驚，全面考查方論，沒有這些名稱。深入窮盡它們的病狀，腸風是腸痔下血，藏毒是痢的蠱毒，咳逆爲噦逆的病名，慢驚爲陰癇的病名。如果不能知古知今，憑什麽作爲病人的主宰？加上古代的經方，言詞大多高雅深奥，譬如把利稱爲滯下，把蹶稱爲脚氣，把淋稱爲癃，把實稱爲秘，把天行稱爲傷寒，把白虎稱爲歷節，把膈氣稱爲膏肓，把喘嗽稱爲咳逆，把强直稱爲痓，把不語稱爲癔，把緩縱稱爲痱，把怔忡稱爲悸，把痰稱爲飲，把黄稱爲癉。諸如此類，可以不探討論述嗎？何況疾病有幾種證候相互類似，兩種病證同一名稱的呢？如今醫師把傷寒、中風、熱病、温疫全都看作傷寒，把膚脹、鼓脹、腸覃、石瘕全都看作水氣，治療中風專門使用治痰藥物，把帶下有時稱爲勞疾，對伏梁不辨識風根，對中風不分别時疾，是必然的。這些都是如今社會上醫師共同的弊病，我因此辨别清楚來談論它。

大凡各種方論，都是出自唐代與唐代以前名醫，加減運用，而各自有效。現在就廣泛地尋求各家，有增減不同處，分别在方劑下注明，希望後人運用這些方劑，能夠得心應手。

凡是諸種同篇題各不符合的方劑，匆忙之時，難於尋求查檢，現在就改變它並編排順序，希望條理清晰，容易明白。

凡是各種方劑中，有一張方劑在幾篇中重複出現，主治沒有不同，便删除它；各有主治病證的，就注明方劑見某卷某篇。

凡是各篇類例的體裁，就安排論在前，脈在後，大方在前，單方居中，針灸方法處末。匆忙時查檢它們，繁多却不雜亂。

大凡婦人的疾病，與男子相比，難治十倍，所以另外立方。如果是四時節令、虛實寒熱造成的疾病，仍然與男子相同。婦人與男子相同的雜病，分散在各卷。

大凡各卷中用字，字多假借，如乾字寫作干，屎字寫作矢，鋭字寫作兑，其中的類別不一。現在就各自仍然依照原文，不再普遍加以改定，也是順從古字的意思。

大凡各種方論，現在分别查檢發現其來源與分支，本來想各自加上不同的標題，私下認爲並非醫家的重要事情。現在依據文字校定，其來龍去脈的各種書名，便隱藏而不注明，以便成就自成一家的美名。

（二）

是編諸論，首《内經》要旨，次先哲格言，次感受根源①，次本證形狀，次治療方法，次脈理大體。悉從簡徑明白，藥名字眼依俗，欲令覽者易了也。

是編最便宦遊旅客、鄉居僻處及暮夜叵測、迎醫不給者②，簡捷去病，故於微言奥義，惟采切要。

是編於各門各病，備載感受之由，加以警戒之語。尊生君子，預知調攝，可避疾迓壽③。

諸證主方，後附成方，皆前哲造理精妙④，兼以祖傳家秘，參酌用之，無不奏效。至如末附簡方⑤，亦皆選驗無誤，更便無藥者。

傷寒法祖仲景，方兼節菴⑥，及胎産、痘疹、外科⑦，比諸證關係尤重⑧，故特加詳備。

諸病唯嘔證不能納藥，服時欲嘔，預備薑湯兼送，更以炒鹽二包，輪熨喉下至胸，多炒、頻熨即安。

藥品必取真實、新鮮、方産最佳者⑨，依法制度⑩，迺得獲痊。倘低僞黰蛀⑪，或舍貴用賤及制配鹵莽，或遇略知醫者，妄亂加减，皆無效，非方之咎。

治病分寒熱虚實，不可混。須細玩方論，如有疑惑，先配小劑，少服相安，漸加進之，病癒即止，勿多服。若攻利藥，尤不宜過。

是書成後，惟願高明重加訂梓，用廣拯濟⑫，志宏幸甚。

注釋

① 感受：感染遭受。

② 宦遊：出外求官或做官。叵測：不可推測。叵，“不可”的合音詞。給（jǐ 擠）：及。

③ 迓（yà 亞）：迎接。

④ 造理：合乎事理。

⑤ 至如：即使。

⑥ 節菴：明代醫家陶華的號。參見本書《温病條辨·敘》注。

⑦ 及：至於。

⑧ 比：與……相比。

⑨ 方産：産地。

⑩ 制度：製作。

⑪ 低僞：低劣虚假。黰（zhěn 診）：黑貌。此指藥物顔色霉黑。

⑫ 用：以便。廣：擴大。

譯文

這部書各論，首先是《内經》重要的含義，其次是前代名醫可爲法則的言論，其次是感染遭受疾病的根源，其次是本證的形狀，其次是治療方法，其次是脈理大要。完全依從簡明直截清楚，藥名字眼依照俗稱，要使讀者容易明白。

這部書最方便外出求官的旅客、居住在偏僻的地方以及夜間遇到意外疾病來不及聘請醫師的人，簡單快速地祛除疾病，因而對於細微的言論與深奥的含義，衹是採錄確切扼要的内容。

這部書對於各個門類各種疾病，詳盡地載録感染遭受的緣由，加上告誡的話語。尊重生命的君子，預先知道調理攝養，可以避免疾病迎接綿壽。

各種證候的主治方劑，後面附有成方，都是前代名醫合乎事理的精妙運用，加上我祖先傳授家中秘藏，讀者參照斟酌使用，沒有不能取得療效的。即使書末所附簡明的方劑，也都是選擇驗證沒有差錯，如果更换就沒有其他藥物的。

傷寒的治法效法仲景，方劑則兼收陶華，至於胎産、痘疹、外科，同各種證候相比，關係尤其重大，所以特意加以詳盡完備。

在各種病證中，只有嘔證不能服藥，服藥時要嘔吐，預先準備薑湯同時送服，再用兩包炒鹽，輪番熨貼喉下至胸口，多炒、頻熨，病人即可安好。

藥品必定採用真實、新鮮、産地最好的，按照方法製作，方才能夠獲得痊愈。如果藥品低劣虚假，霉黑蟲蛀，或者捨棄貴重藥物使用賤廉藥物，以及製作配伍粗疏，或者遇到稍微懂得醫藥的人胡亂地加減，就都沒有療效，這不是方劑的過錯。

治療疾病要分辨寒熱虚實，不可混淆。必須細細地玩味方論，如果有疑惑，先配製小劑，少量服用，相安無事，逐漸加大劑量進服，疾病痊愈立即停止，不要多服。如果是攻下藥物，尤其不宜過量服用。

這部書寫成後，希望高明的人重新加以修訂刻印，以便擴大拯救病人的範圍，志宏幸運非常。

（三）

一[①]、論證須明其所以然，則所當然者不言而喻。玆集務窮其源，故論證詳而繫方略。如怒、太息等篇，并不繫一方，但明其理，則方在其中。如必欲考古人成法，於《準繩》等書檢求可也[②]。

一、論中所引古人成説，欲令讀者易曉，不無修飾之處，即非古人原文，故多不著其名氏，非掠美也[③]，諒之。

一、議論多出臆見，間與古人牴牾[④]，不避不敏[⑤]，求正有道[⑥]，幸恕狂瞽[⑦]。

一、河間言暑火，乃與仲景論風寒對講[⑧]，丹溪言陰虚，乃與東垣論陽虚對講，皆以補前人所未備，非偏執也。後人動議劉朱偏用寒凉[⑨]，矯以温補，立論過當，遂開酷烈之門。今日桂、附之毒，等於刀鋸。夢瑤目覩時弊，不得不救正其失，初非偏執[⑩]，讀者幸勿以辭害意[⑪]。

一、是集宦遊所作，自粤西而遼左[⑫]，十餘年來，風鷁煙江[⑬]，霜輪沙磧[⑭]，偶有所得，隨付小吏録之[⑮]。以故體裁無定，亦欲改從畫一[⑯]，而多事，倉卒未能也。

一、論中主治諸方，隸别門者[⑰]，注明見某門字樣；其不注者，即本門方。或雖隸别門，而一篇之中重出數見，亦但於首見者注之，餘不復注。

一、方下例繫主治，以著本方之功，即以明用藥之理，知某藥爲某病設也。凡品味龐雜者，必所治之證不一，丹溪所謂雜合之病，須用雜合之藥治之也。本宜備録，以鋟板力絀删之[⑱]，用方者當因病加減，更詳考原方主治爲佳。諸方多從《準繩》録入，按門索之。

一、藥品分兩輕重，古今不同，炮製亦異，當酌宜用之。

一、此書止論雜症，尚有《傷寒論近言》、《婦科輯要》、《幼科輯要》、《痘疹輯要》、《本草韻語》、《針灸吹雲集》等書，俟續刻呈教[⑲]。

一、五卷《四診》，宰思恩時輯以教邑醫者[⑳]，本自爲一書，今附《醫碥》之末，頗多改竄，與舊本歧出[㉑]，當以今刻爲定。

注釋

① 一：用於凡例之類每條的起首，表示凡例之一條。下同。

② 繩：指《證治準繩》，醫學叢書，又名《六科證治準繩》。明代王肯堂撰。

③ 掠美：奪人之美爲己有。

④ 間：間或。牴牾（wǔ午）：抵觸。亦作"抵牾"。

⑤ 不敏：猶不才。

⑥ 有道：指高明的人。

⑦ 狂瞽（gǔ鼓）：愚妄無知。多用作自謙之辭。瞽，眼瞎，引申爲不明事理。

⑧ 對講：相對而言。

⑨ 動：往往。

⑩ 初非：絶無。初，完全。

⑪ 以辭害意：因拘泥於辭義而誤會或曲解作者的原意。語本《孟子·萬章上》。

⑫ 粵西：廣東西部地區。遼左：即遼東。遼河以東地區。今遼寧東部和南部地區。

⑬ 風鷁（yì益）煙江：乘風駛船於煙霧彌漫的江面。比喻旅途艱辛困苦。鷁，鳥名，古代常畫鷁於船首，故以鷁指代船。煙江，煙霧彌漫的江面。

⑭ 霜輪沙磧（qì器）：頂霜駕車於沙漠。比喻旅途艱辛困苦。輪，指代車子。沙磧，沙漠。

⑮ 小吏：職位很低的官員。

⑯ 畫一：一致。

⑰ 隸：隸屬。

⑱ 鋟：雕刻。力絀（chù處）：指財力不足。絀，短缺。

⑲ 呈教：呈上請教。敬詞。

⑳ 宰思恩：任思恩縣官。宰，治理。思恩，地名，今屬廣西。邑：县邑。

㉑ 歧出：旁出。謂不一致。

譯文

一、論述證候必須明白它這樣的原因，那麽必然的結果不言而喻。此集務必窮盡其本源，所以論述證候詳盡而涉及方劑簡略。如怒、太息等篇並不涉及一張方劑，但是闡明它的理論，方劑就隱含在其中，如果必定要考察古人的既定之法，在《證治準繩》等書内檢索探求即可。

一、論述中所引古人定論，要使讀者容易知曉，不是沒有修飾之處，這樣就不是古人原文，所以大多不著錄古人姓名，並非奪人之美爲己有，請諒解這一點。

一、議論大多出於個人的私見，間或同古人抵觸，不回避不才，求正高明的人，希望寬恕我愚妄無知。

一、河間講暑火，是同仲景論風寒相對而言，丹溪講陰虛，是同東垣論陽虛相對而言，都是用來彌補前人不完備之處，並非河間、丹溪片面固執。後人往往非議劉、朱片面使用寒凉，用温補匡正，提出看法過分，於是開啓猛烈的門户。如今肉桂、附子的毒害，等於刀鋸一般。夢瑤親眼看到當世的弊病，不得不糾正其過失，絶無片面固執，希望讀者不要以辭害意。

一、這部書是我外出爲官時所撰著，從粵西到遼東，十多年來，乘風馳船在煙霧彌漫的江面上，頂霜駕車在沙塵翻滾的大漠中，偶然有所心得，隨時交付小吏記錄。因此體裁不能確定，也想修改依從一致，但是事務繁多，匆忙之間未能做到。

一、論述中主治各張方劑，隸屬另外一個門類的，注明見某門的字樣；那些沒有注明的，就是本門類的方劑。有的雖然隸屬另外一個門類，但是在一篇當中重複出現多次見到，也祇是在首先出現處注明它，其餘不再注明。

一、方劑下面按照慣例涉及主治，用來顯示本方的功效，就是用來闡明用藥的道理，知道某種藥物爲某種病證設立。凡是方劑品味繁雜的，必定是治療的病證不衹是一種，這就是丹溪所謂雜合的病證，必須使用雜合的藥物治療它。本來應當全面地載錄，由於雕板財力不足而刪除它，運用方劑的人應當根據病證加減，再詳盡考察原方的主治方爲上策。各張方劑多從《證治準繩》載錄過來，要按照門類檢索它們。

一、藥品分兩輕重，古今不同，炮製也有差別，應當斟酌適宜運用它們。

一、此書衹是論述雜症，還有《傷寒論近言》、《婦科輯要》、《幼科輯要》、《痘疹輯要》、《本草韻語》、《針灸吹雲集》等書，等待繼續刻板呈上請教。

一、第五卷《四診》，是我任思恩縣官時彙輯用來傳授縣邑醫師的，本來自成一書，如今附在《醫碥》之末，有很多改正，同舊本不一致，應當以現在的刻本爲準。

課文簡析

第一則首先説明本凡例係將原來分散在《千金方》各篇的條例與編撰者新加的條例歸併而成。内容涉及湯散丸的服食、古今病名的差異、古方加減的説明、編次的改動、刪削的原則、各篇内容的排列、古字的保存等。第二則説明次序的編排、内容的切要、病因的詳載、選方的療效、病證的重點、藥品的取捨等。第三則所列十條凡例，内容主要是："論證詳而繫方略"，引論"多不著其名氏"，議論"間與古人牴牾"，抨擊温補之弊，説明體裁不一、方劑隸屬關係等。

參考資料

1.《千金方》三十卷，唐處士孫思邈撰，自爲之序，名曰《千金備急要方》。以爲人命至重，有貴千金，一方濟之，德逾於此。其前類例數十條，林億等新纂。

南宋·陳振孫《直齋書錄解題》

2. 不佞宏幼業制舉，長乃專醫，迄今五十餘載，恒以所佩庭訓及所驗心得，視人疾懔懔，勿敢憑臆，勿敢徇俗，一摹古人成法。遂興念纘緒，並酬夙願，搜綱古今群書，反復演互，幾換星霜，始成斯集。卷首先弁一十六篇，乃修德砥行、尊生慎疾之要，及醫藥得失吃緊之綱。其次門類臚方，必溯致病所由與其同異，確有徵信，程古而不私創，博采而不隅執，務宣先人救世之懇衷，彌彰於人心目間。即諳閲之久，而於載藉外別有證悟可補往哲未發者，亦必公諸世，毋敢私秘。其書備而不冗，約而不漏，義類淺顯，人人可解，若射必有彀，故命曰《簡明醫彀》云。人人宜手一冊，晨夕覽繹，以爲未然之防。偶或遘疾，有醫則可據以參同，無醫亦可恃以弭患。既免受誤於邪見，復能默契於名手。捷取守約之益，浸爲淹博之階，可以自利，寧直天涯遊旅之寶函，實亦家居衛生之靈銓也。

節選自明·孫志宏《簡明醫彀·自序》

3. 文以載道，醫雖小道，亦道也，則醫書亦載道之車也。顧其文繁而義晦，讀者卒未易得其指歸，初學苦之。瑤少多病失學，於聖賢大道無所得，雅不欲爲浮靡之辭，以貽虛車誚。因念道之大者以治心，其次以治身。《莊子》曰："哀莫大於心死。"而身死次之。醫所以治身也，身死則心無所寄，固小道中之大者。爰取少日所誦岐黄家言，芟其繁蕪，疏其湮鬱，參以已見，泐爲一書，用以階梯初學。非敢謂是載道之車，欲使升車者藉此以登，如履碥石云耳，姑以"碥"名編。或曰：方今《景岳全書》盛行，桂、附之烈，等於昆岡，子作焦頭爛額客數矣，人咸謂子非醫病，實醫醫，是書出，其時醫之藥石歟？"碥"當作"砭"。予笑而不敢言。乾隆十六年歲次辛未季春望日，南海何夢瑤書於樂只堂。

清·何夢瑤《醫碥·自序》

（段逸山）

一百二十三　方 論 三 則★

説明

方論，又稱“方解”、“醫方考”，是對方劑有關内容進行考證、剖析、述評的文體。内容包括“考其制方之人、命名之義、立方之因與方之用”，尤詳於藥之品味、分兩制度以及類方比較、加減化裁、禁忌、得失等。旨在示人以規矩，授人以活法，大多文詞簡煉，條理清晰。一般認爲“方之有解始於成無己”，其後方論漸豐，研究愈密，或散於醫著，或彙爲專集。本文第一則選自清宣統三年寧波汲綆齋石印本《古今名醫方論》卷四。作者羅美，字澹生，又字東美，號東逸，新安（今安徽黄山市）人，僑居虞山（今江蘇常熟），清代醫家。康熙年間以名儒而兼醫，著有《古今名醫方論》四卷、《古今名醫彙粹》八卷、《内經博議》四卷等。《古今名醫方論》成書於1675年，是一部著名的方論專著。共選輯前人驗方及自訂方一百五十餘首，方末附録自金朝成無己之後二十餘位名醫的有關方論，選方切合實用，議方比較詳盡，對後世影響較大。第二則選自1956年人民衛生出版社影印本《醫宗金鑒》卷一。主持編纂者吴謙，字六吉，安徽歙縣人，清代醫學家。生活於雍正、乾隆年間，供奉内廷，官太醫院院判。《醫宗金鑒》成書於1742年，共十五種，凡九十卷。内容豐富，簡明扼要，尤切合實用，曾用作太醫院教本，對後世具有較大影響。第三則選自上海千頃堂書局印本《成方便讀》卷二。作者張秉成，字兆嘉，江蘇武進人，清代醫家。著有《本草便讀》兩卷、《成方便讀》四卷。《成方便讀》成書於1904年，是一部方劑學專著，彙編古今常用方近三百首，分爲二十一門，每方撰有歌訣，並詳釋方義，便於初學。

（一）

柯韻伯曰：命門之火，乃水中之陽。夫水體本静，而川流不息者，氣之動，火之用也，非指有形者言也。然火少則生氣，火壯則食氣①，故火不可亢，亦不可衰。所云火生土者，即腎家之少火，遊行其間，以息相吹耳②。若命門火衰，少火幾於熄矣③。欲暖脾胃之陽，必先温命門之火。此腎氣丸納桂、附於滋陰劑中，是“藏心於淵，美厥靈根”也④。命門有火，則腎有生氣矣。故不曰“温腎”，而名“腎氣”，斯知腎以氣爲主，腎得氣而土自生也。且形不足者，温之以氣⑤，則脾胃因虚寒而病者固痊⑥，即虚火不歸其部而失血亡陽者，亦納氣而歸封蟄之本矣⑦。

崔氏加減八味丸⑧，以五味之酸收，易附子之辛熱，腎虚而不甚寒者宜之也。《千金方》於八味外，更加玄參之鹹寒，以助熟地而滋腎，加芍藥之酸寒，助丹皮以滋肝，總之爲桂、附加瑣耳⑨。以之壯水則有餘，以之益陽恐不足也。《濟生方》加牛膝、車前以治水腫，倍茯苓以輔地黄、山藥、茱萸，與澤、丹、車、牛等列⑩，隨證加減，允爲得法⑪。益陰腎氣丸，於六味外加當歸、五味、柴胡⑫，以治目暗不見，化裁之妙矣⑬。

注釋

① “火少（shào 紹）”十字：謂陽氣温和正常則使真氣生發，陽氣亢盛則使真氣受損。語本《素問・陰陽應象大論》：“少火生氣，壯火食氣。”壯，謂亢盛。食，通“蝕”，消損。

② 以息相吹：本謂自然界的塵埃等細微物質因風而動。語見《莊子・逍遥遊》：“野馬也，塵埃也，生物以息相吹也。”此指脾胃運化有賴腎之陽氣温煦推動。息，氣息，此指腎之陽氣。

③ 幾：接近。

④ “藏心於淵”八字：原指涵養心性，使道德完美。語見西漢揚雄《太玄・養》。此指寓温陽於滋陰之中，以壯其生化之源。靈根，植物根苗的美稱，此喻生化之源即命門之火。

⑤ “形不足者”八字：語見《素問・陰陽應象大論》。

⑥ 固：固然。

⑦ 封蟄之本：指腎。《素問・六節藏象論》："腎者，主蟄，封藏之本，精之處也。"蟄，潛藏。

⑧ "崔氏"句：《肘後方》方，名見《朱氏集驗方》卷二"八味丸"。因該方組成與《金匱》腎氣丸僅一味藥物之異，爲免混淆，故冠名"崔氏"。

⑨ 瑣：通"鎖"。鎖鏈。

⑩ "濟生方"三句：所述即"加味腎氣丸"。《濟生方》方。功用温腎化氣，利水消腫。《濟生方》又名《嚴氏濟生方》，南宋嚴用和撰。倍，加倍。等列，處於同等地位。

⑪ 允：確實。

⑫ 六味：即"地黄丸"。《小兒藥證直訣》方。功用滋補肝腎。

⑬ 化裁：隨事物的變化而裁決。《易・系辭上》："化而裁之謂之變。"

譯文

柯韻伯説：命門之火是水中之陽。水的形體本來靜止，却川流不息的原因，是氣的運動，火的作用，並非指有形體的水説的。然而陽氣温和正常就使真氣生發，陽氣亢盛就使真氣受損，所以火不可亢盛，也不可衰微。所説火生土的意思，就是腎的少火，在其中運動，來推動脾胃運化。如果命門之火衰微，少火就接近於熄滅了。要想温暖脾胃之陽，必定首先温暖命門之火。腎氣丸把桂枝、附子納入滋陰劑內，這是"涵養心性，使道德完美"的意思。命門有火，腎便有生長之氣。因此不説"温腎"，却稱"腎氣"，這就知道腎把氣作爲主宰，腎有陽氣，脾胃的運化功能便自然産生了。再説形體不足的人，用陽氣温補他，那麽由於脾胃虚寒而患病的人固然痊愈，就是因虚火不能歸守其處而導致失血亡陽的人，也受納陽氣而回歸到腎内。

崔氏加減八味丸，用味酸具有收斂作用的五味子替換味辛性熱的附子，腎氣虚衰却不過寒的人適宜服用。《千金方》在八味外，又加入味鹹性寒的玄參，來輔助熟地滋養腎陰，加入味酸性寒的芍藥，來輔助丹皮滋養肝陰，總之是替桂枝、附子加上鎖鏈啊。用它滋養腎水就有餘，用它補益陽氣恐怕不足。《濟生方》加入牛膝、車前子來治療水腫，倍用茯苓來輔助地黄、山藥、吳茱萸，同澤瀉、丹皮、車前子、牛膝處於同等地位，隨證加減，確實符合治法。益陰腎氣丸在六味外加入當歸、五味子、柴胡，用來治療眼睛昏花不清，這是隨着證候的變化而裁決的妙用啊。

（二）

名曰桂枝湯者，君以桂枝也。桂枝辛温，辛能散邪，温從陽而扶衛；芍藥酸寒，酸能斂汗，寒走陰而益營。桂枝君芍藥[①]，是於發散中寓斂汗之意；芍藥臣桂枝，是於固表中有微汗之道焉。生薑之辛，佐桂枝以解肌表；大棗之甘，佐芍藥以和營裏。甘草甘平，有安内攘外之能[②]，用以調和中氣，即以調和表裏，且以調和諸藥矣。以桂、芍之相須[③]，薑、棗之相得[④]，借甘草之調和陽表陰裏，氣衛血營，并行而不悖[⑤]，是剛柔相濟以爲和也。而精義在"服後須臾啜熱稀粥，以助藥力"，蓋穀氣内充，不但易爲釀汗[⑥]，更使已入之邪不能少留，將來之邪不得復入也。又妙在"温覆令一時許，漐漐微似有汗"[⑦]，是授人以微汗之法也。"不可令如水流離，病必不除"，禁人以不可過汗之意也。此方爲仲景群方之冠，乃解肌、發汗、調和營衛之第一方也。凡中風、傷寒，脉浮弱、汗自出而表不解者，皆得而主之。其他但見一二證即是，不必悉具。

注釋

① 君芍藥：爲芍藥之君。君，用如動詞。下文"臣"用法同此。

② 攘（rǎng 壤）：排除。

③ 相須：兩種性能相類的藥物同用，能互相增强作用。

④ 相得：相互配合。

⑤ “并行”句：語本《禮記・中庸》：“萬物并育而不相害，道并行而不相悖。”後用以表示同時進行或同時存在而不相衝突。

⑥ 釀：造成。

⑦ 漐漐（zhí zhí 執執）：汗浸出不止貌。似：持續。《詩・大雅・江漢》：“無曰予小子，召公是似。”毛傳：“似，嗣。”

譯文

命名爲桂枝湯的原因，是把桂枝作爲君藥。桂枝味辛性温，辛味能夠發散表邪，温性可以從體表輔助衛氣；芍藥味酸性寒，酸味能夠收斂汗液，寒性可以入體内輔助營氣。桂枝爲芍藥之君，這是在發散表邪中寓有收斂汗液的意思；芍藥爲桂枝之臣，這是在固守表陽中寓有微微發汗的方法啊。生薑的辛味，輔佐桂枝來消除表邪；大棗的甘味，輔佐芍藥來調和營氣。甘草味甘辛平，具有安定體内正氣、排除體表邪氣的功效，用它來調和體内正氣，就是來調和表裏，並且來調和各種藥物。憑藉桂枝、芍藥的相須作用，生薑、大棗的相互配合，借助甘草調和陰陽表裏的功用，衛氣與營血同時存在而不相衝突，這是陰陽相互輔助而導致平和啊。精要的含義在於“服用桂枝湯後一會兒喝熱稀粥，用來輔助藥力”，因爲穀氣在體内充實，不但容易導致發汗，更能使已經進入體内不能稍作停留。又妙在“温覆一個時辰左右，微微地持續出汗”，這是傳授人們微微發汗的方法。“不能使病人大汗淋漓，否則疾病必定不能祛除”，這是告誡人們不可過分發汗的意思。這首方劑作爲仲景所有方劑之首要，是解肌、發汗、調和營衛的第一方。大凡中風、傷寒，脈浮弱、汗液自行泄出而表邪不解的證候，都能夠主治。其他衹要出現一二種證候的就是，各種證候不必完全具備。

（三）

【蘇合香丸】治諸中卒暴昏迷[①]，痰壅氣閉，不省人事，以及鬼魅惡氣、時行瘴癘等證[②]。夫“中”之爲病，有中風、中寒、中暑、中濕、中痰、中氣、中食、中惡種種不同[③]，其病狀大都相似。其治法，且無論其何邪所中，務須先辨其閉、脱兩途。其閉者，雖亦見肢厥脈伏，而其兩手必握固，二便必閉塞，口痙不開[④]，兩目直視。此爲邪氣驟加，正氣被遏，不得不用芳香開竅之品以治其標，或蘇合、牛黄、至寶、紫雪之類[⑤]，審其寒熱、别其邪正而擇用之，庶幾經隧通而正氣復[⑥]，然後再治其致病之由、所因之病[⑦]。若脱證，則純屬乎虚，雖病狀亦與諸“中”相似，但手撒、口開、眼合、汗出如珠、小便不禁，全見五絶之候[⑧]。此爲本實先撥[⑨]，故景岳有“非風”之名[⑩]。若一辨其脱證，無論其爲有邪無邪，急以人參、桂、附之品回陽固本，治之尚且不暇，何可再以開泄之藥耗散真氣乎？須待其根本漸固，正氣漸回，然後再察其六淫七情，或内或外而緩調之，則庶乎可也[⑪]。此方匯集諸香以開其閉，而以犀角解其毒，白朮、白蜜匡其正[⑫]，砯砂辟其邪。性偏於香，似乎治邪中氣閉者爲宜耳。

注釋

① 中（zhòng 重）：各類卒中病。中，卒中，病名。此指猝然如死而氣不絶之證。卒（cù 促）暴：突然。

② 鬼魅（mèi 妹）：鬼怪。惡氣：污穢之氣。時行：亦稱“天行”。指流行病。瘴癘：又稱瘴氣、瘴毒。指南方山嵐霧露煙瘴濕熱惡氣。

③ 中氣：又名“氣中”，類中風之一。多由情志因素引起。中惡：病名。舊指中鬼祟邪惡之氣所致。

④ 口痙：即“口噤”。牙關緊閉。

⑤ 蘇合：即蘇合香丸。牛黄：即安宫牛黄丸，《温病條辨》方。功用開竅填精，清熱解毒。至寶：即至寶丹，《太平惠民和劑局方》方。功用開竅安神，清熱解毒。紫雪：即紫雪丹。《太平惠民和劑局方》方。功用

清熱解毒，鎮痙開竅。

⑥ 庶幾：或許。隊：通"隧"。指人體氣血津液等通道。

⑦ 所因之病：指兼證或後遺症。因，隨。

⑧ 五絶：指五臟衰竭，爲心絶、肝絶、脾絶、肺絶、腎絶的合稱。語見《中藏經》卷上。

⑨ 本實先撥：語見《詩・大雅・蕩》。本謂樹根先自斷絶。鄭玄箋："撥，猶絶也。"此指人體元氣先已衰竭。

⑩ 非風：病名，即"類中風"。語見《景岳全書》卷十一。

⑪ 庶乎：猶言庶幾乎。差不多。

⑫ 匡：扶助。

譯文

【蘇合香丸】治療各類卒中突然昏迷，痰液堵塞經氣閉阻，不省人事，以及鬼怪穢氣、天行瘴氣等等證候。"中"造成的病證，有中風、中寒、中暑、中濕、中痰、中氣、中食、中惡種種不同，它們的病狀大都相似。對它們的治療方法，暫且無論病人被什麽邪氣侵襲，務必首先辨别閉、脱兩證。那閉證，雖然也表現爲肢體厥冷，脈象隱伏，但是病人兩手必然緊握，二便一定閉塞，牙關緊閉，不能張開，兩眼發直。這是邪氣突然侵襲，正氣被阻，不得不用芳香開竅的藥物來治療病人的標證，如蘇合香丸、安宫牛黄丸、至寶丹、紫雪丹之類，審察病情的寒熱、辨别病人邪氣正氣的情勢，而選擇運用這些藥物，或許氣血津液通暢，正氣恢復，然後再治療病人致病的原因與其後遺症。如果是脱證，就純粹屬於虚證，雖然症狀同各類卒中相似，但是手掌鬆開，嘴巴張着，眼睛閉合，汗出如同珍珠，小便失禁，完全表現出五絶的證。這是人體元氣先已衰竭，因此張景岳有"非風"的病名。如果一旦辨明是脱證，無論病人是有邪還是無邪，趕緊用人參、肉桂、附子之類藥物回陽固本，治療它尚且來不及，怎麽可以再用開竅泄瀉的藥物耗散病人的正氣呢？必須等待病人的根本逐漸鞏固，正氣逐漸返回，然後再察辨病人六淫七情的情况，或者内治，或者外治，緩緩地調理病人，就差不多可以了。這首方劑彙集各種香氣來開啓病人的閉阻，而用犀角消解病人的穢氣，用白朮、白蜜扶助病人的正氣，用朱砂辟除病人的邪氣。性味偏重於香氣，似乎治療邪氣侵襲正氣閉阻的病證是適宜的。

課文簡析

本文第一則腎氣丸爲《金匱要略》方。文章根據《素問》"少火生氣"的理論，闡明腎氣丸命名的含義及腎氣丸"納桂、附於滋陰劑中"的道理，並對其加减諸方加以簡要的分析比較。第二則桂枝湯爲《傷寒論》方。文章解釋桂枝湯命名的含義，揭示桂枝湯配伍的奥妙，强調桂枝湯"爲仲景群方之冠，乃解肌、發汗、調和營衛之第一方"，並特别指出"服後須臾啜熱稀粥"、"温覆令一時許，漐漐微似有汗"以及"不可令如水流離"的道理，對今人使用桂枝湯頗有啓發。第三則蘇合香丸爲《太平惠民和劑局方》方。文章着重闡明各種"卒中"昏迷有虚實之分、閉脱之異，指出蘇合香丸集諸香於一方，具有温通開竅、引氣化濁的功效，適宜於救治氣機阻塞、神明蒙蔽之閉證。

參考資料

一、漢建安以前，苦於無方，宋元豐以後，《局方》猥賾，蔓延今時，何有根柢，漫無指歸。惟薛立齋先生所用諸方，簡嚴純正，可爲後法，是編多所採録。而《金匱》、《千金》、《外臺》諸書，及潔古、東垣、太無、丹溪方之佳者，咸摘而錄焉。仲景有云：學者能尋余所集，思過半矣。一、有方即有病，自仲景始也；有方更有論，自成無己始也。明代趙以德有《金匱衍義》，於方頗有論。吴氏鶴臯著《醫方考》，近時醫林復有張景岳、趙養葵、喻嘉言、李士材、程郊倩、張路玉、程扶生諸公，各有發明，余喜而得集之矣。然其間或擇焉而未精，語焉而未詳，亦間有不愜於心者，因與素交同人往來探索古作者之意，時時析疑欣賞，得見一斑，即各以分方補論，因而附列增入，少開後學，本非啖名，實未辭續貂之愧云……一、吳氏作《醫方考》，其意未嘗不欲以立方本源開後學之蒙也，究乃拘證論方，譬多疏注以遷就之，仍與諸家類書無别。夫所謂考者，考其制方之人、命名之義、立方之因與方之用，因詳其藥之品味、分兩制度，何病是主治，何病可兼治，何病當增減，何病不可用，使人得見之明、守之固也。乃爾分門分方，第知有證之可尋，徒列方以備員，亦何知有方之神奇變化，考其所用之精妙乎？是編非但論其方之因、方之用，詳其藥性、君臣法制、命名之義而已，必論其内外新久之殊、寒熱虚實之機，更引諸方而比類之，又推本方而互通之，論一病而不爲一病所拘，明一方而得衆病之用，遊於方之中，超乎方之外，全以活法示人，比之方考，稍有一得耳！

節選自清・羅美《古今名醫方論・凡例》

二、桂枝湯，治中風，其脈陽浮而陰弱。陽浮者，熱自發，陰弱者，汗自出。濇濇惡風，淅淅惡寒，噏噏發熱，鼻鳴乾嘔。方：桂枝、芍藥、生薑各三兩，甘草二兩，大棗十二枚。右五味，㕮三物，切薑擘棗，以水七升，煮棗令爛，去滓，乃内諸藥，水少者益之，煮令微沸，得三升，去滓，服一升，日三。小兒以意減之。初服少多，便得汗出者，小闊其間。不得汗者，小促其間，令藥勢相及，汗出，自護如法，特須避風。病若重，宜夜服。若服一劑不解，疾證不變者，當復服之。至有不肯汗出，服兩三劑乃愈。服此藥食頃，飲熱粥以助藥力。

唐・孫思邈《備急千金要方》卷九發汗湯第五

三、習醫者當先明藥性之性味，察方法之異宜，然後運古方治今病，亦猶成方圓者，不可廢規矩，正五音者，不可廢六律。考古今本草一書，不無汗牛充棟，其間不失之繁，即失之隘，求其確切簡明而易讀者，誠爲難覯。歲丁亥，手輯《本草便讀》兩本，已命大兒校對抄錄，使之習誦。因念藥雖出於醫手，方多法於古人。故凡以醫道鳴世者，無不皆以古方爲範圍，而以歎成方之不可不讀也。茲集彙錄古今成方二百餘首，皆爲世所常用、同道所習尚者，編爲歌訣。其方下各加註疏，使讀者知病之所來，方之所自，非敢即以此爲醫家之規矩六律，不過爲初學便於誦讀，使胸中略有成竹，庶可見病思源，不無小補。如爲高者必因丘陵，爲下者必因川澤，讀此兩書者，亦此之謂歟？光緒三十年歲甲辰仲春，武進張秉成兆嘉氏自序於存誠堂。

節選自清・張秉成《成方便讀・自序》

（段逸山）

一百二十四　醫書提要三則★

説明

提要屬於説明文，又稱"題解"、"書錄"、"書目提要"等。書目提要發端於西漢劉向、劉歆父子的《别錄》、《七略》，主旨是"條其篇目，撮其指意"，記載作者事迹，考證版本源流，評價内容得失，説明編寫體例，重點突出，簡明扼要，有助於讀者瞭解該書的概況。第一則選自1956年中華書局影印浙江杭州本《四庫全書總目提要》卷一百零三子部十三醫家類一。該書主持編撰者紀昀（1724～1805年），字曉嵐，又字春帆，晚年自號石雲，卒謚文達，河間（今屬河北）人。乾隆十九年進士，官至禮部尚書、協辦大學士，除主編《四庫全書》外，另有《閱微草堂筆記》二十四卷傳世。《四庫全書總目提要》刊成於乾隆五十五年（1790年），凡二百卷，共分四十四類，附六十六子目，收書目三千四百六十一部，七萬九千三百零九卷（另有"存目"之書六千七百九十三部，九萬三千五百五十一卷）。每書下注明版本，載錄提要，間附案語。提要介紹作者生平，内容大旨，著述淵源，考辨文字增删、篇帙分合、本書得失，評論版本等優劣，書名下注明本書來源。在子部醫家類中，收錄醫書一百九十七部（含存目九十四部，附獸醫書六部），二千五百二十三卷。此外，在子部的法家類、農家類、術數類、譜錄類中都收錄了一些與醫學密切相關的書目。今有中華書局1965年杭州文瀾閣影印本。第二則選自1959年商務印書館本《鄭堂讀書記》卷四十三。作者周中孚（1768～1831年），字信之，號鄭堂，烏程(今浙江湖州人),清代目録學家。嘗與修《經籍纂詁》,著述頗富。擅精目録之學,以《四庫全書總目提要》爲治學門徑,博考諸史《藝文志》、《經籍志》並各家敘録,宗法《四庫提要》,編撰《鄭堂讀書記》,有《正編》七十一卷、《補遺》三十卷。每書撰有提要,説明卷數與所據版本,甄别異同,鈎提旨要,考究流傳。另著有《鄭堂禮記》五卷,以及《逸周書注補正》、《金石識小録》、《詞苑叢話》等。第三則選自山西人民出版社《山右叢書初編》本《萬卷精華樓藏書記》卷八十。作者耿文光(1830～1910年),字斗垣,號蘇溪漁隱,靈石(今山西介休)人,清代目録學家。同治元年舉人。其先世多藏書,並設書肆。嘗四出搜訪善本古籍,積書富達八萬餘卷,築萬卷精華樓以貯之。有《耿氏叢書五種》及藏書目録等行世。《萬卷精華樓藏書記》凡一百四十六卷,成書於1888年,按《四庫全書總目提要》分類,共四部四十五類,每書撰有提要,除照例著録書名、卷數、撰者、版本、原書序跋等外,還採録本書要語,彙集諸家評論。

(一)

《黄帝素問》二十四卷,唐・王冰注。《漢書・藝文志》載《黄帝内經》十八篇,無"素問"之名。後漢張機《傷寒論》引之,始稱《素問》。晋・皇甫謐《甲乙經・序》稱《鍼經》九卷,《素問》九卷,皆爲《内經》,與《漢志》十八篇之數合,則《素問》之名起於漢晋間矣,故《隋書・經籍志》始著録也。然《隋志》所載祇八卷,全元起所注已闕其第七①。冰為寶應中人,乃自謂得舊藏之本,補足此卷。宋・林億等校正,謂《天元紀大論》以下,卷帙獨多,與《素問》餘篇絶不相通②,疑即張機《傷寒論・序》所稱《陰陽大論》之文,冰取以補所亡之卷,理或然也③。其《刺法論》、《本病論》,則冰本亦闕,不能復補矣。冰本頗更其篇次④,然每篇之下,必注全元起本第幾字⑤,猶可考見其舊第⑥。所注排抉隱奥⑦,多所發明。其稱大熱而甚,寒之不寒,是無水也,大寒而甚,熱之不熱,是無火也。無火者不必去水,宜益火之源,以消陰翳,無水者不必去火,宜壯水之主,以鎮陽光⑧,遂開明代薛己諸人探本命門之一法⑨,其亦深於醫理者矣。冰名見《新唐書・宰相世系表》,稱爲京兆府參軍⑩。林億等引《人物志》謂冰爲太僕令⑪,未知孰是。然醫家皆稱王太僕,習讀億書也。其名晁公武《讀書志》作"王砅"⑫,杜甫集有《贈重表侄王砅》詩,亦復相合。然唐宋《志》皆作"冰",而世傳宋槧本亦作"冰"字⑬,或公武因杜詩而誤歟⑭?

注釋

① 全元起:南朝齊梁時期人,曾任侍郎,並注釋《素問》八卷七十篇。全元起注本爲現存文獻所載最早的《素問》注本,可惜亡佚於南北宋之交。《南史・王僧孺傳》載有全元起欲注《素問》事。

② 通:同。元代無名氏《小孫屠》戲文第十一出:"這的是人命事,非通小可。"錢南陽校注:"'通'、'同'音義俱近,可以通用。"

③ 然:或許可能。

④ 颇:皆。

⑤ "必注"句:王冰對全元起本《素問》多有遷改删補,且大都未作説明。"提要"所説不確。

⑥ 第:次序。

⑦ 排:疏通。抉:擇取。

⑧ "其稱"以下十四句:語本《素問・至真要大論》王冰的兩條注文。參見本書《〈素問〉注文四則》第三則。

⑨ 探本:探求根本。

⑩ "冰名"二句:《新唐書》卷七十二中在王氏任職系列中有"冰京兆府參軍"六字,蓋爲同名之人,並非注《素問》的王冰。世系,家族世代相承的系統。京兆,指京畿(jī 機)一帶,今陝西西安以東至華縣之間。參

軍，官名，即參謀軍務，隋唐時兼爲郡官。

⑪ “林億”句：林億等在今本《黄帝内經素問注》王冰序文篇題下云：“按唐《人物志》，冰任唐爲太僕令，年八十餘，以壽終。”考唐代並無以“人物志”爲名的書籍存世。今存《人物志》，爲三國魏・劉劭撰。故林億所指唐《人物志》，疑爲唐・林寶所撰之《元和姓纂》。太僕令，官名，掌輿馬畜牧之事。

⑫ 晁公武：南宋著名藏書家、目錄學家，澶州清豐（今山東巨野）人，字子止，又稱昭德先生。所撰《郡齋讀書志》系私家藏書目錄，按經、史、子、集分爲四十五類。砅：音 lì（力）。

⑬ 槧（qiàn 欠）本：猶刻本。

⑭ 因：沿襲

譯文

《黄帝素問》二十四卷，唐代王冰注。《漢書・藝文志》記載《黄帝内經》十八篇，沒有“素問”的名稱。東漢張機《傷寒論》引用“素問”，開始稱爲《素問》。晋代皇甫謐《甲乙經・序》説《針經》九卷，《素問》九卷，都屬於《内經》，同《漢書・藝文志》十八篇的數目符合，那麽《素問》的名稱是從東漢與晋代之間出現的，所以《隋書・經籍志》方纔著錄。然而《隋書・經籍志》記載的《素問》衹有八卷，全元起注釋的《素問》，已經缺少其中的第七卷。王冰是唐代寶應年間人，竟然自稱發現原來收藏的版本，補充完備第七卷。宋代林億等校正，認爲《天元正紀大論》以下，卷册特别繁多，同《素問》其餘篇目完全不同，懷疑就是張機《傷寒論・序》所説《陰陽大論》的篇文，王冰拿來補充亡佚的卷目，按情理來説，或許可能吧。其中《刺法論》、《本病論》王冰本也遺缺，不能再加補充了。王冰本都更改原書的篇目次序，但是在每篇之下，必定注明全元起本第幾字，還可以查考發現原有的次序。注文疏通擇取經文隱晦奥秘的内容，多有闡發説明之處。他説熱象嚴重的證候，用寒凉藥物治療它，但是熱象不能祛除，這是由於陰虚的緣故，寒象嚴重的證候，用温熱藥物治療它，但是寒象不能祛除，這是由於陽虚的緣故。對於陽虚的證候，不必祛除腎水，而適宜使用温養心陽法來消除陰寒之氣，對於陰虚的證候，不必清降心火，而適宜使用滋補腎陰法來抑制陽亢之象，於是開啓明代薛己等醫家探求命門根本的大法，反映他也是對醫學道理有深入理解的人。王冰的姓名見《新唐書・宰相世系表》，稱爲京兆府參軍。林億等引用《人物志》，説王冰是太僕令，不知道哪種説法正確。然而醫家都稱王太僕，是習慣於閲讀林億書籍的緣故啊。王冰的名字晁公武《郡齋讀書志》作“王砅”，杜甫集有《贈重表侄王砅》詩，也是相符合的。然而唐宋《經籍志》、《藝文志》都寫作“冰”，而世上流傳的宋刻本也寫作“冰”字，或許是晁公武沿襲杜甫詩而導致錯誤吧？

（二）

《醫門法律》，附《寓意草》，國朝喻昌撰。《四庫全書》著録《寓意草》作四卷。嘉言既著《尚論篇》，發揮仲景《傷寒論》之秘，猶恐人之進求《靈》、《素》、《難經》、《甲乙》諸書，文義浩渺，難以精研，用是參究仲景《金匱》之遺[①]，分門析類，定爲是編。其於風寒暑濕燥火六氣及雜證多門，俱能擬議以通元奥[②]，俾觀者爽然心目，合之《尚論篇》，可爲濟川之舟楫，烹魚之釜鬵[③]，故後人以嘉言及薛己、王肯堂、張介賓，上配張、李、劉、朱四家也。書成於順治戊子[④]，自為之序。末附《寓意草》，爲所治醫案，但稱治驗，而不言其所以然者，殊有上下牀之别矣[⑤]。書成於崇禎癸未[⑥]，亦自爲之序。婁東胡卣成周鼒又爲之序[⑦]。

注釋

① 用是：因此。用，因。

② 擬議：揣度議論。

③ 釜鬵（xín）：釜與鬵，皆古代炊具。《詩・檜風・匪風》：“誰能亨魚，溉之釜鬵？”鄭玄箋：“鬵，釜屬。”

④ 書:此指《醫門法律》。戊子:此指公元 1648 年。按,《醫門法律》當成書於順治戊戌(1658 年),疑作者誤記。

⑤ 上下牀:喻高低懸殊。事見《三國志·魏書·陳登傳》。漢末許汜遭亂過下邳,見陳登,陳登輕視許汜,自上大床卧,讓許汜卧小床。後許汜將此事告訴劉備。劉備説:"君求田問舍,言無所采,是元龍(陳登字)所諱也,何緣當與君語?如小人,欲卧百尺樓上,卧君於地,何但上下床之間邪?"

⑥ 書:此指《寓意草》。崇禎癸未:公元 1643 年。

⑦ 婁東:婁,疑指婁縣,今江蘇昆山縣東北。胡卣(yǒu 有)成周鼒(zī 資):不詳。

譯文

《醫門法律》,附錄《寓意草》,本朝喻昌撰著。《四庫全書》著録《寓意草》爲四卷。嘉言已經撰著《尚論篇》,闡發仲景《傷寒論》的奧秘,還恐怕他人進一步推求《靈樞》、《素問》、《難經》、《甲乙經》等書,這些書籍文義廣博微妙,難以精深研究,因此參考探究仲景《金匱要略》的遺留的文字,區分門類,撰寫成這部書。其中對於風寒暑濕燥火六氣以及雜證各種門類,都能夠揣度議論,來通達玄秘,使讀者心中明白,與《尚論篇》相配,可以作爲渡越江河的舟船,煮烹魚鮮的炊具,所以後人把嘉言與薛己、王肯堂、張介賓,向上媲美張子和、李明之、劉守真、朱彥修四家。《醫門法律》撰成於順治戊子,自己給這部書作序。書末附錄《寓意草》,内容是治療的醫案,只是記載稱治療效果,却不説明取得療效的原因,與《醫門法律》相比,實在有如上下床般地高低懸殊。《寓意草》撰成於崇禎癸未,也是自己給這部書作序。婁東胡卣成周鼒又給該書寫序。

(三)

《温疫論類編》,附松峰《説疫》六卷,國朝劉奎撰[①]。原本。此即吴氏之書[②],而重為訂正者也。凡分五類,曰諸論,曰統治,曰雜症,曰撮要,曰正誤。前後有所移易,加以評釋,爲讀吴書之助。《説疫》成於乾隆五十一年[③],前有自序并凡例。凡六門,分爲六卷,曰述古,曰論治,曰雜疫,曰辨疑,曰諸方,曰運氣。松峰所著醫書多未脱稿,今所傳者,惟此二種。醫家文詞多不工,又可書字句亦拙。李士材、汪訒菴、劉松峰等筆墨稍覺可觀[④],因著之疫方多可備用。葱熨法最效,人多忽之,亦見於他書。此説就其經歷者言之[⑤],故於吴氏方論,一概不録。自紓所見[⑥],多中病情,余於是書蓋有取焉。其他如瘟疫,明辨表裏,最清簡而有法[⑦],且多篤論[⑧]。《温病條辨》文法仲景,專尚簡要,歷取諸賢精妙[⑨],參以心得,其方法多本之葉天士,而味則加重。《寒瘟條辨》説呃逆最詳。大抵瘟疫一門,用河間法十不失一,月景岳法爲害最巨。多觀疫書,庶少錯誤。

僅讀傷寒書不足以治瘟疫,不讀傷寒書亦不足以治瘟疫。瘟疫變現雜症之多,幾與傷寒等。吴論中僅有數條,傷寒中之方論,瘟疫中可以裁取而用之者正復不少,然必斟酌盡善而後可。是總在人之學力見解,不獨醫家爲然也。

注釋

① 劉奎:字文甫,號松峰,清代山東諸城縣人。著有《松峰説疫》六卷,《瘟疫論類編》五卷,刊於乾隆年間。二書影響較大,流傳日本等國。

② 吴氏之書:指明代吴又可的《瘟疫論》。

③ "乾隆"六字:即公元 1786 年。

④ 汪訒菴:名昂,字訒菴,清代醫學家,安徽休寧人。著有《醫方集解》、《湯頭歌訣》等。

⑤ 經歷:親身經受。清代趙翼《甌北詩話·查初白詩》:"正惟作詩之多,則其中甘苦曲折無不經歷。"

⑥ 紓(shū 書):抒發。

⑦ 清簡:清新簡練。

⑧ 篤論：確切的評論。

⑨ 歷：多。

譯文

《溫疫論類編》五卷，附錄《松峰説疫》六卷，本朝劉奎撰寫。原刻本。這就是吳又可的《瘟疫論》，而重新加以訂正的書。一共分成五類，叫做諸論，叫做統治，叫做雜症，叫做撮要，叫做正誤。前後有遷移改動之處，加上評論注釋，是閱讀吳又可著作的輔助書籍。《松峰説疫》成書於乾隆五十一年，書前有自序和凡例。一共六個門類，分成六卷，叫做述古，叫做論治，叫做雜疫，叫做辨疑，叫做諸方，叫做運氣。松峰所著醫書多數沒有完成，如今流傳的書籍，衹有這兩種。醫家行文遣詞大多不擅長，又可書籍的字句也粗劣。李士材、汪訒菴、劉松峰等人文字稍微感覺可以一讀，因而編著的温疫方劑大多可以備用。劉松峰認爲葱熨法最有效驗，但是人們大多忽略它，這一治法在其他書中也可以看到。這一説法是從他的親身經受來講的，所以對於吳氏的方論，一概不載錄。自行抒發見解，大多切中病情，因而我對這部書多有採錄。其他如對於瘟疫，能夠清楚地辨别表裏，最是清新簡練而有章法，並且多有確切的評論。《温病條辨》文章效法仲景，專一地崇尚簡明扼要，多取諸多著名醫家精深微妙的內容，把自己的臨證心得參入，他的方劑和治法大多依據葉天士，但是劑量加重。《寒瘟條辨》解説呃逆最爲詳盡。一般來説，瘟疫這一門類，運用劉河間的治法，十個病例當中不會錯失一個，採用張景岳的治法造成的禍害最爲巨大。多閱讀疫證方面的書籍，或許可以減少差誤。

衹讀傷寒書不能治療瘟疫，不讀傷寒書也不能治療瘟疫。瘟疫變化顯現雜症之多，幾乎同傷寒相等。吳又可論述中衹有幾條，傷寒中的方論，可以加減取用來治療瘟疫的正好又不少，但是必定要斟酌完善後方可。這總是在於人們的學力見解，不僅僅醫家是這樣啊。

課文簡析

第一則着重考證《素問》書名的由來，肯定王冰對《素問》編次補綴及其注釋的貢獻，同時涉及《素問》卷次與王冰生平資料等情況。第二則揭示喻昌著《醫門法律》的用意，讚揚該書是“濟川之舟楫，烹魚之釜鬵”，並指出所附《寓意草》的不足。第三則概述《瘟疫論類編》、《説疫》二書的分類情況，稱讚二書不僅文辭可觀，且在瘟疫病的治療方面“自紓己見，多中病情”，並指出可裁取《傷寒論》方療治瘟疫，但須憑藉學力。

參考資料

一、《重廣補注黃帝內經素問》(一函十册)二十四卷。唐王冰注，宋林億、孫奇、高保衡校正，孫兆改誤。前億等進書序，次冰原序。按晁公武《讀書志》、陳振孫《書錄解題》俱稱王冰自號啓玄子，陳氏又稱其爲寶應中人，官太僕令。而王冰之名載於《讀書志》及《文獻通考》者並作“砅”，惟《宋史・藝文志》仍作“冰”字，與此書同。按《集韻》、《韻會》諸書，“砅”並音“砰”，爲水擊出岩聲，與“冰”字音義迥别。據此書作“冰”，則知晁、馬二家之誤也。又按《宋史・藝文志》及晁、陳諸家著錄，皆第稱《黃帝內經素問》二十四卷，而無“重廣補注”之名，則此本定爲明人翻刻時所加名目。且《書錄解題》但稱林億、高保衡承詔校定，並無孫奇之名，亦不言有孫兆改誤之事，今本增入孫奇、孫兆二人，則“重廣補注”之名當即爲此二人所加矣。書中凡遇宋諸廟諱皆從缺筆，蓋僞充宋槧之所爲，然橅刻特精，固翻版之絶佳者。林億於嘉祐中官光祿卿，見元《嘉禾志》。孫奇諸人無考。

清・于敏中《欽定天祿琳琅書目》)

二、《醫門法律》十二卷，核《寓意草》四卷，國朝喻昌撰。昌既著《尚論篇》，發明傷寒之理，又取風、寒、暑、濕、燥、火六氣及諸雜證，分門别類，以成是編。每門先冠以論，次爲法，次爲律。法者，治療之術，運用之機；律者，明著醫之所以失，而判定其罪，如折獄然。蓋古來醫書惟著病源、治法，而多不及施治之失，即有辨明舛誤者，亦僅偶然附論，而不能條條備摘其咎。昌此書乃專爲庸醫誤人而作，其分别疑似，既深明毫釐千里之謬，使臨證者不敢輕嘗，其抉摘瑕疵，並使執不寒不熱不補不瀉之方，苟且依違，遷延致變者，皆無所遁其情狀，亦可謂思患預防，深得利人之術者矣。後附《寓意草》一卷，皆其所治醫案。首冠論二篇，一曰先議病後用藥，一曰及門人定議病證，次爲治驗六十二條，皆反復推論，務闡明審證用藥之所以然，較各家醫案但泛言某病用某藥愈者，亦極有發明，足資開悟焉。

清・紀昀等《四庫全書總目提要・子部十四・醫家類二》

三、宇宙之大，皆氣之所鼓鑄也，而氣之爲氣各殊焉。一陰一陽曰二氣，風、寒、暑、濕、燥、火爲六氣，映明出霄則爲九氣，旋轉乾坤者更有二十四氣。夫氣雖多端，然皆有名可稽，有義可尋也。獨至於温疫，乃天地之厲氣，不得以迹求，未許以數測，其來也，莫識其源，其去也，難竟其所。人感之，近則沿門闔户未之逃，遠則城市鄉遂無克獲免。是病之爲害於人者，莫温疫若也。張長沙《傷寒論》一書，原非爲治瘟疫而設，第人以瘟疫證候有類傷寒，故往往以治傷寒之法治之。即有心知其未穩者，亦不過於麻、桂、青龍等湯中加以凉藥而止，然究之不離乎温散者近是，而終亦未得治瘟疫之肯綮焉。千百年來，貽害非淺。自吴又可先生出，始分傷寒、瘟疫爲兩途，謂瘟邪自口鼻而入，伏乎膜原，不宜汗散，初起用達原飲爲主方，而隨經加減，析理精詳，又佐以十傳治法，神明而變通之，更著爲偉論，厘新方，獨辟蠶叢，力排誤説，則是有《傷寒論》於前，不可無《瘟疫論》於後，洵堪方駕長沙而鼎足盧扁，功垂萬世，當爲又可先生首屈一指矣。余讀是書有年，觀其識見高明，議論精卓，其於治瘟症，誠無間然矣。但嫌其叙次亂雜，前後倒置，不便觀覽，且行文詳略未能合宜，字句多所疵纇，意或當時初脱之稿，未經訂正，故叢脞如此。因命子秉錦分别而類敘之，析爲五卷，曰諸論，曰統治，曰雜症，曰提要，曰正誤，取名《温疫論類編》，更參以管見，加之評釋，删厥繁蕪，補其罅漏，俾後學之誦習，可一日而豁如，作者之心思，可昭然而若揭。雖未能如成、喻等之表章仲景，而亦未可謂非讀《瘟疫論》者之一助也。是爲序。時乾隆五十五年歲次庚戌季夏，劉奎松峰書。

清・劉奎《瘟疫論類編・自序》

（段逸山）

下　編

第一章　工具書

第一節　概　　說

"工欲善其事,必先利其器"。從事任何一項工作都必須憑借一定的工具,方能較順利地達到預期的目的;從事任何一門學科的學習、研究,亦必須借助於工具書。對於中醫藥學專業的學習、研究當然也不例外。瞭解、熟悉各種相關工具書的歷史、現狀、類型和特點,掌握其使用方法,增强利用工具書進行獨立工作的能力,就能够在中醫藥專業的學習、臨證、教學、科研中收到事半功倍的效果。

一、工具書的定義

關於工具書的確切定義,至今尚無統一的說法。東漢許慎《說文解字·叙》云:"博采通人,至於小大,信而有證,稽譔其說。將以理群類,解謬誤,曉學者,達神恉。分别部居,不相襍廁也。"這段話中已包含了工具書的幾個主要特徵:一是資料來源廣泛而可靠;二是正確詮釋詞語;三是正誤釋疑解惑;四是按一定方式編排。現代有關工具書的定義大致有二:一是通俗定義:在學習、研究、工作中可作爲工具書使用的,專供讀者查考字詞涵義、字句出處和各種事實而編纂的圖書。二是科學定義:根據一定的社會需要,廣泛收集某一範圍的知識資料,按一定方式編排,爲人們解决疑難問題和提供某些方面的基本知識或資料綫索,以供人們查檢的特定類型的圖書。

工具書與一般圖書的關係和區别:

	一般圖書	工　具　書
性質	是工具書的原始材料	在一般圖書的基礎上進行選材和重新編排的加工品
功能	供人們閱讀	供人們釋疑解惑查尋資料時使用,一般不供系統閱讀

二、工具書的作用

工具書的作用是多方面的,概括起來有以下幾條:

1. 指點讀書門徑

自古以來,歷代文獻著述浩若烟海。即以中醫藥學著作而論,自秦漢以迄清代,流傳於世的不下萬種。面對如此浩瀚的文獻,如果不借助工具書中的目録,則不得其門而入。唐·毋煚指出:不知目録,則"使學者孤舟泳海,弱羽憑天,銜石填溟,倚杖追日,莫聞名目,豈詳家代?"(《古今書録叙》)清·張之洞認爲讀書治學須有門徑,而門徑之書尤推崇《四庫全書總目提要》。他説："此事宜有師承，然師豈易得？書即師也。今爲諸生指一良師，將《四庫全書總目提要》讀一過，即略知學問門徑矣。"(《輶軒語・讀書須有門徑》)近代學者余嘉錫對此深有體驗，他説："余之略知學問門徑，實受《提要》之賜。"(《四庫提要辨證・序》)中醫藥方面的主要目録書有《醫籍考》、《宋以前醫籍考》和《四部總録醫藥編》等。

2. 解決各類疑難問題

中醫藥古文獻中存在着諸多疑難問題，主要是冷僻、疑難字詞和各種專門名詞術語。解決這些疑難問題，必須查考各種相關的字典、詞典。例如冷僻字，可查《康熙字典》、《漢語大字典》；異體字、俗别字可查《龍龕手鏡》、《增訂碑别字》、《異體字字典》；中醫人名可查《中醫人名辭典》、《中醫人物詞典》；中醫名詞術語可查《中醫大辭典》；中藥可查《中藥大辭典》、《中華本草》等。

3. 提供專業資料綫索及最新科研成果

如欲瞭解《内經》中的某個詞或某條經文，出自《素問》或《靈樞》哪一篇，可查《黄帝内經章句索引》、《素問通檢》、《靈樞通檢》。欲瞭解醫史論文的有關資料，可查《醫學史論文資料索引》。要掌握中醫藥各專業的最近動態及最新科研成果，可查閲《中國中醫藥年鑒》。

4. 匯集專題資料

有的工具書分類匯編專題資料，起到專業資料庫的作用。如《中醫大辭典(試行本)》的各個分册：《中醫基礎理論分册》、《醫史文獻分册》、《中藥分册》、《方劑分册》、《内科分册》、《婦科兒科分册》、《外科骨傷科五官科分册》、《針灸推拿氣功養生分册》。又如《醫學期刊中醫文獻分類目録索引》、《中醫温病文獻目録索引》、《五十年來針灸文獻(中文)索引》，《人參文獻專題索引》等。

由於工具書有以上諸方面的作用，能使人們迅速地解決疑難和獲取有關資料和綫索，可大大節省時間和精力，因此被人們視爲學習、科研的良師益友。晋代郭璞曾説："《爾雅》者……誠九流之津涉，六藝之鈐鍵，學覽者之潭奥，摛翰者之華苑也。"(《爾雅注序》)郭氏所言的"津涉、鈐鍵"，就是渡河的舟橋，開鎖的鑰匙。此雖喻贊《爾雅》，實則可喻贊各類工具書。工具書就好比開啟知識寶庫的鑰匙，和通向學術研究的橋梁。

三、工具書的類型

從功用特點而言，工具書包括以下一些類型：字典、詞典(辭典)、書目、文摘、索引、手册、年鑒、年表、圖録、政書、類書、叢書、百科全書、工具書指南。

字典是解釋字的形體、讀音、意義及其用法的工具書。如《説文解字》、《康熙字典》、《中華大字典》、《漢語大字典》等。詞(辭)典是解釋詞的意義、用法的工具書。如《爾雅》、《辭源》、《辭海》、《漢語大詞典》等。書目是圖書目録的簡稱，又稱"目録"，是記録圖書的名稱、作者、卷數、版本，間或叙及學術源流、圖書流傳、内容評價及收藏單位的工具書。如《醫籍考》、《全國中醫圖書聯合目録》等。文摘就是論文摘要，將論文的主要論點簡明扼要地摘録出來，供讀者閲讀。其特點不僅描述文獻(論文)的外部特徵，而且簡明深入地摘録原文，報道文獻的内部内容。如《中國醫學文摘——中醫》、《中藥研究文獻摘要》等。索引又稱"通檢"、"備檢"、"引得(Index)"，是將一種或多種圖書、報刊中的各種事物名稱(包括字、詞、句、人名、書名、篇名、方名、藥名、病名、主題事類名等)分别摘録，注明出處，編成條目，按一定方式(字序、類序)編排，專供檢索的工具書。如《黄帝内經章句索引》、《中醫經典索引》、《醫學期刊中醫文獻分類目録索引》等。手册又稱"便覽"、"指南"，是匯集一定範圍的需經常查閲的文獻資料，供讀者隨時翻檢的工具書。其特點是主題明確，内容豐富，類例分明，叙述簡要，携帶方便，且常附圖表數據。如《中醫婦科臨床手册》、《中醫兒科臨床手册》、《常用中醫方藥手册》等。年鑒是匯集一年内的各種大事和統計資料，按年度出版，以備參考查檢的工具書。年鑒按性質可分爲兩類：一是綜合性年鑒，所收資料涉及面廣泛，如《中國百科年鍳》；二是專科性年鑒，所收資料僅限於一門學科或專業，如《中國中醫藥年鑒》(原名《中醫年鍳》)、《中國藥學年鑒》等。年表是按年代順序以表格形式編制的查考時間或大事的工具書。如《中國醫史年表》。圖録是用圖象揭示事物形象的工具書。古代本草、針灸、舌診等文獻中都附有圖録。現代較流行的醫學圖録有《中國本草圖鑒》、《舌苔圖譜》、《經穴斷面解剖圖解》等。政書是匯集歷代或某代政治、經濟、軍事、文化制度等資料的工具書。如《通志》、《文獻通考》等。類書是輯録匯編各門類或某一門類資料的工具書。如《古今圖書集成・醫部全録》、《名醫類案》、《醫方類聚》等。叢書是在一個總書名下，把原先單獨刊行的兩部或兩部以上書籍原封不動地匯編在一起的工具書，盡管其體例與其他工具書有差異，但人們習慣上把它也稱作工具書。如《四部叢書》、《醫宗金鑒》、《中國醫學大成》、《三三醫書》等。百科全書是以辭書形式編排的大型工具書。它搜集社會科學和自然科學各科專門術語及重要名詞，分列條目，加以詳細叙述和説明，并附參考書目。醫學百科全書是着重反映醫學各分支學科的重要内容和最新成就的專業參考工具書。如《中國醫學百科全書》是建國以來編纂的規模最大的醫藥衛生工具書，其中包括中醫藥學各科 11 個分册。工具書指南，即介紹某學科工具書内容、特點、用法的工具書。如《中醫文獻檢索實用手册》、《中醫工具書使用法》、《中醫常用工具書手册》、《針灸文獻檢索與利用》等。

四、工具書的基本項目及選擇標準

隨着時代的發展，工具書的數量日益增多。有時同一種類型的工具書出現多種。這些工具書在刊行出版的時間上有古今先後之異，在内容上有多寡深淺之殊，在學術水平上有精疏高低之别，以致初學者在選擇使用工具書時，有霧裏看花，莫能適從之嘆。一部質量較高，内容較完善的工具書，應當有一些基本項目，以下就這些構成工具書的基本項目，談談如何選擇合適的工具書。

1. 編輯時代

這是選用工具書時首先應當注意的問題。一般而言，後出的工具書得以在前人所編的同類工具書的基礎上揚長避短，補遺匡謬，因而其學術水平往往要高於前代。例如 90 年代編纂出版的《中華本草》，無論是内容規模，還是釋文的科學規範，都遠遠超過 30 年代編纂的《中國藥學大辭典》，也大大超過 70 年代編纂出版的《中藥大辭典》。而且查檢、閲讀也更方便，適合現代讀者的要求。但是也有特殊情况，有些工具書雖然成書較早，但仍有其特殊的學術價值。例如古典字典辭書《説文解字》和《爾雅》，盡管成書於漢代，但至今對於漢語文字學、詞匯學的學習和研究仍具有重要的參考價值。此外，在研究、考證醫史人物的生平事迹和著作時，應查考與這些人物同時代的或時代較接近的資料性工具書，而不應選擇與他們時代較遠的工具書。

2. 編輯者

工具書的編輯者可以是個人，也可以是集體。一般來説，某一學科領域内的權威學者主編或某一權威學術機構編纂的工具書質量較高，差錯較少。

3. 凡例

又稱“例言”、“前言”、“編撰大意”、“編寫説明”。列於工具書正文之前，主要説明該書的取材範圍、編撰體例、使用方法等，或者提出查閲工具書正文的預備知識。因此，在使用一部工具書之前，應當首先仔細閲讀該書的凡例。一部缺少凡例的工具書，不是完備的工具書。

4. 資料收録範圍

資料收録範圍反映了一部工具書在學術内容上的廣度，這可以通過閲讀“凡例”或“目録(詞目單)”加以了解。應盡量選擇與自己專業需求比較符合的工具書。有的工具書從書名上即可大致了解其資料收録範圍。如陳邦賢《二十六史醫學資料匯編》、陶御風等《歷代筆記醫事别録》。二書皆從非醫學古籍中搜集醫學資料，前者的收録範圍是歷代史書，後者的收録範圍是歷代文人筆記。另有錢遠銘《經史百家醫録》，其收録範圍除了歷代史書、筆記外，還包括十三經、諸子百家和歷代叢書。

5. 釋文

工具書的釋文反映了該工具書學術内容的深度，是衡量一部工具書學術水平的重要標志。同一類型的工具書，其釋文有詳略之别，優劣之異，使用時應當有所鑒别，擇優汰劣。鑒别方法：隨機抽取同一詞目，比較各本工具書的釋文。這樣的鑒别結果比較準確。例如近年先後出版了三部針灸專業的辭典：安徽中醫學院、上海中醫學院合編的《針灸學辭典》，實用針灸辭典編委會編的《實用針灸辭典》，張大千主編的《針灸學大辭典》。運用隨機抽樣的鑒别法，很快就能得出結果：前兩部辭典釋文具有准確性、概括性、科學性，而後者有不少部分釋文或過簡(寥寥數字)或太繁(長達數千字，相當一篇論文)，或有誤釋。(此外，該書收詞標准失之太濫，大量非針灸專業的語詞皆收入書中，極大地影響了其學術價值。)鑒别釋文優劣，還有一種經驗方法：先檢索若干條自己專業範圍内熟悉的詞目，再根據自己的專業知識評判這些詞目釋文水平的高低。這樣也很快能得出結果。一般而言，一部工具書其他的詞目釋文與這些自己熟悉的詞目釋文其學術水平是大體相當的，因而這種鑒别結果也可作爲選擇工具書的依據。

6. 序跋、書評

工具書的序文有作者自序和他人之序，跋語多爲後人所作。序跋的内容一般是説明工具書的編纂過程，對正文作評價和介紹。所以序跋也可作爲判斷工具書質量優劣的依據之一。但須注意，他人寫的序文跋語難免有溢美之詞，應進行具體分析，并結合工具書的正文内容加以核定。書評是工具書出版後他人對此書所作的評價，一般比較客觀、公允，對書中的優、缺點都能指出。因此，選擇工具書應於平時多注意閲覽有關工具書的書評。

7. 附録

有的工具書前後附有各種圖表、參考書目及輔助的檢索方法，其重要性、實用性往往不亞於正文，使用時不可忽視。一般中醫工具書常附有人名、書名、藥名、方名、穴名等索引，以及拼音、筆畫、四角號碼等檢索法，應充分加以利用，可收到事半功倍之效。有的附録除了有助於檢索外，還將書中有關内容概括地提煉出來，或補充、拓寬該書的内容，這樣的附録具有較高的學術價值。例如，《中國歷代醫家傳録》是一部内容翔實的中醫人名工具書，該書有兩個附録頗具學術性：“歷代醫家師承傳受表”、“醫家别名齋號表”。又如《黄帝内經詞典》的兩個附録：“黄帝内經書目匯考”、“黄帝内經論文索引”，也有學術參考價值。

8. 版本

古代工具書往往有多種版本，一般來説，初刻本和早期刊本較完整地保持原書舊貌，因此古代工具書應選擇刊印較早的或近年影印的初刻本或早期刊本。近現代編撰的工具書，往往在再版時加以修訂增補，所以當選擇新版爲好。

總而言之，根據工具書的性質，一部完善的工具書應當具有以下幾方面的標準：

(1) 在體例上必須具有嚴密的系統性。

如果一部工具書搜集的材料很豐富，但不按一定的標準節選收録，分類編排，就不會有多大的實用價值。一部好的工具書必須有嚴格的體例，而且應該是始終一致的。

(2) 在内容上必須具備"三性"。

① 科學性——提供的資料或對資料的評價必須準確無誤。

② 完整性——所收資料必須是全面的，完備的。既不能缺漏，也不可魚目混珠，濫竽充數。

③ 概括性——從大量原始資料中提煉、概括出言簡意賅精確扼要的内容。概括性主要體現在條目釋文的語言文字上。

第二節　工具書的排檢法

根據漢字的要素，將工具書的文字資料分類編排起來的方法叫做工具書的編排法，也稱檢字法，通稱排檢法。漢字有形、音、義三大要素，與此相應，漢語工具書也有三種排檢法：形序排檢法，音序排檢法，義序排檢法。早在秦漢時期，工具書的編排法就受到重視。西漢時，爲了訓釋先秦儒家經典，誕生了我國第一部詞典——《爾雅》。《爾雅》按詞語意義分類編排，屬義序編排法，它對後世字典辭書的編纂産生很大的影響。可是按義編排的工具書查檢起來很不方便，於是其他編排法開始醞釀。到東漢，我國第一部字典《説文解字》問世。它采用按漢字部首(形符)編排的方法，給檢索帶來了方便。這種部首排檢法是漢語工具書所特有的，它對後世字典辭書的編排具有深遠的影響，後世乃至現代的按部首、筆形、筆畫及號碼編排的工具書，都是在它的基礎上不斷改良、變化而成的。爲了審音辨韻的需要，彌補按意義、部首查檢的不便，到了隋唐時期，産生了按音序編排的工具書——《切韻》和《唐韻》。北宋又有《廣韻》問世。總之，我國的工具書，尤其是字典辭書的排檢方法雖然繁多，但基本上不外乎形序、音序、義序三大類型。

工具書主要排檢法圖示：

- 工具書排檢法
  - 形序
    - 部首排檢法
    - 筆畫排檢法
    - 起筆筆形排檢法
    - 號碼排檢法
  - 音序
    - 拼音字母排檢法
    - 注音字母排檢法
    - 平水韻目排檢法
    - 三十六字母排檢法
  - 義序
    - 學科分類排檢法
    - 主題事類排檢法
    - 時間順序編排法

部首排檢法的應用從古到今，十分廣泛。主要工具書有《説文解字》、《玉篇》、《正字通》、《康熙字典》、《中華大字典》、《辭源》、《辭海》、《聯綿字典》、《説文解字詁林》、《漢語大字典》、《漢語大詞典》、《中國醫籍字典》、《内經詞典》等。采用筆畫排檢法的有《簡明中醫辭典》、《中醫大辭典》、《中藥大辭典》、《中醫人物詞典》、《中醫人名辭典》等。起筆筆形排檢法多與筆畫排檢法合用，主要工具書有《中醫大辭典》、《中醫名言辭典》。《辭海》、《漢語大字典》也附有筆畫筆形檢字表。采用號碼排檢法的除《四角號碼新詞典》、《三角號碼字典》外，很多大型工具書附有四角號碼檢字表或四角號碼檢字索引。例如《辭源》、《辭海》、《佩文韻府》、《中國叢書綜録》、《四部總録・醫藥編》等。采用拼音字母排檢法的都是 20 世紀 50 年代以後編纂的工具書，如《新華字典》、《現代漢語詞典》、《古漢語常用字字典》、《漢語新詞典》等。此外，《辭源》、《辭海》都附有單字漢語拼音索引。按注音字母順序編排的有《詞詮》、《國語字典》等。按平水韻目 106 部編排的有《永樂大典》、《佩文韵府》、《經籍籑詁》、《助字辨略》、《説文通訓定聲》。又有按平水韵目 206 部排列的《廣韻》、《集韻》。按 36 字母(聲紐)順序編排的有《經傳釋詞》、《經詞衍釋》、《古書虚字集釋》、《廣釋詞》等。按科學分類編排的有《中國大百科全書》、《中國醫學百科全書》、《辭海》(分册)、《中醫大辭典》(分册)、《中文醫史論文索引》、《中華本草》等。按主題事類編排的有《爾雅》、《方言》、《釋名》、《廣雅》、《藝文類聚》、《册府元龜》、《太平御覽》、《古今圖書集成・醫部全録》、《醫籍考》、《宋以前醫籍考》、《全國中醫圖書聯合目録》等。按時間順序編排的有《中國歷史紀年表》、《中國歷代年號表》、《近代中西史日對照表》、《中國醫史年表》等。

實際上，大多數工具書除了主用一種排檢法外，還綜合使用多種檢字法，或附有多種檢字表和索引，以最大程度地方便讀者。

以下按形、音、義的順序，分别介紹工具書的排檢法。

一、部首排檢法

部首排檢法是根據漢字形體特點，按漢字的部首來排檢條目的方法。部首是漢字的組成部分。同一偏旁的字歸聚在一起，成爲一部。這一部所共有的那個偏旁列於首位，稱爲部首。按部首排檢漢字，可以從字形上顯現出字義的聯繫，同一部首的漢字大體上同爲一個屬性範疇。例如芍、葵、葛、茜等編在艸部，艸就是這一類字的部首，這一部的字大致上都屬於草本植物範疇或與草本植物有聯繫；疫、瘀、痹、痞等編入疒(nè 訥)部，疒就是這一類字的部首，而這一部的字也大致都屬於疾病、病症範疇或與疾病有關。以上是合體字。漢字中還有大量的獨體字，爲了編排和查檢的方便，有必要將獨體字也人爲地分編成若干部。例如串、中、丫編在"丨"部，丁、七、亍、丌、丈編在"一"部，久、么、乍、乖、丢編在"丿"部。這樣，丨、一、丿也就分别成了該部的部首。

部首排檢法是東漢許慎創造的。他的《説文解字》把漢字分爲 540 部。"方以類聚，物以群分；同條牽屬，共理相屬；襍而不越，據形繫聯。"(許冲《上〈説文解字〉書》)當同一部首的字較多時，許慎就把意義相近的字排列在一起。清・段玉裁釋曰："凡部之先後，以形之相近爲次；凡每部中字之先後，以義之相引爲次。"(《説文解字注・一部小結》)由此可見，部首排檢法從它開創時就是一種以形序爲主結合義序的排檢漢字的方法。

單純用部首排檢法不能完成解決漢字排列順序的問題。到了明代，梅膺祚《字彙》把《説文解字》540 部歸并爲 214 部，部首間的順序與同一部首内各字的順序，按筆畫多少分先後。這樣，許慎部首排檢法遂改進成更爲簡明便利的部首——筆畫排檢法。後世《正字通》、《康熙字典》等皆采用這種排檢法，成爲我國漢語字、詞典的主要排檢方法。下以《康熙字典》爲例進行介紹。

《康熙字典》將所收的 47035 個漢字分爲 214 個部首，又按 12 地支順序，把全書分成子、丑、寅、卯、辰、巳、午、未、申、酉、戌、亥 12 集，每集各分上、中、下三卷。再把 214 個部首按筆畫數從少到多分編入 12 集中。具體分配如下：

子集　一～二畫　一、丨、丿、乙、二、人、儿、入、冫、刀、勹、十、厶、又。

丑集　三畫　口、土、士、夕、大、女。

寅集　三畫　子、宀、寸、小、尸、山、巛、工、己、幺、广、弓、彡、彳。

卯集　四畫　心、戈、户、手、支、文、斤、方。

辰集　四畫　日、月、木、欠、止、歹、殳、比、毛、气。

巳集　四畫　水、火、爪、父、片、牙、牛、犬。

午集　五畫　玄、玉、瓜、瓦、甘、田、疒、白、皮、皿、目、石、示、禾、穴。

未集　六畫　竹、米、糸、网、羊、羽、老、而、耳、肉、臣、至、舌、舟、色。

申集　六畫　艸、虍、虫、血、行、衣、襾。

酉集　七畫　見、角、言、谷、豆、豕、豸、走、貝、足、身、車、辵、邑、酉。

戌集　八～九畫　金、門、高、髟、鬯、鬼、魚、鳥、鹵、鹿、麻、黄、黍、黑、黹、黽、鼎、鼓、鼠、鼻、齊、齒、龍、龜、龠。

有人把以上不同筆畫數的部首分配於 12 集的關係編成歌訣，以便查尋。

一二子中三丑寅，四卯辰巳五午尋，

六在未申七在酉，八九戌部餘亥存。

按照部首排檢法檢字，首先要瞭解該書有哪些部首，熟悉該書部首表及部首次序；其次要分析所查字字形，判别該字所屬部首；再按部首表查檢。如使用《康熙字典》的部首檢字法，除了熟悉該書的部首表外，還需注意以下幾點：

1. 分析字形結構，找出形聲字的形符

形符多表意，又稱意符。漢字部首多數是意符或與意符有聯繫。因此找出字的形符（意符），基本上就找到了字的部首。形聲字的形符在漢字結構中的位置有多種情況，加上獨體字設立部首的起筆、中坐法，漢字部首位置大致有如下 14 種情況：

① 上：如藥、笠、窟、岑。

② 下：如然、忿、裳、貪。

③ 左：如碰、粗、髓、肺。

④ 右：如放、刑、歉、鴿。

⑤ 内：如聞、團、輿、向。

⑥ 外：如固、圍、間、閣。

⑦ 左上：如乳、嗣、荆、聖。

⑧ 左下：如穎、潁、穀、哉。

⑨ 右上：如望、咫、旭、題。

⑩ 右下：如騰、賴、條、夜

⑪ 上下：如褁、襄、褒、袤。

⑫ 左右：如街、衢、辨、瓣。

⑬ 起筆：如丐、乎、乖、主。

⑭ 中坐：吏（口部）、串（丨部）、世（一部）。

需要指出的是，古今各種字典的部首是有差異的，對這種差異需要瞭解。例如《説文解字》分 540 部，《康熙字典》、《中華大字典》、《辭源》均分 214 部，1979 年修訂本《辭海》分爲

250 部,《漢語大字典》、《漢語大詞典》皆分 200 部,《古漢語常用字字典》、《新華字典》分爲 189 部,《現代漢語詞典》分爲 188 部。1983 年中國文字委員會、國家出版局頒布的《漢字同一部首表(草案)》,將漢字部首分爲 201 部。

2. 熟悉部首的變體

部首的變體,就是同一部首在諸字的不同部位時變化爲不同的形體。如果不熟悉部首的變體,在查檢某些字時就會碰到麻煩。仍以《康熙字典》的部首爲例:

阝:在左屬阜部(義與土堆、山嶺有關),如隘、險、隴、陬等。在右歸邑部(義與城鎮有關),如都、郢、鄭、郴等。

爫:歸爪部,如孚、采、覓、乳等。

月:(舊辭書作"⺼"):歸肉部,如肝、脂、胸、膺等。

灬:歸火部,如然、熊、無。

辶:屬辵部,如過、達、透等。

氵、氺:歸水部,如洗、濯、泰、永等。

王:屬玉部,如理、瓊、琳、琊等。

忄、⺗:歸心部,如慚、愧、恭、慕等。

罒、四:屬網部,如羅、罩、罹、罕等。

3. 有些字本身就是部首,不要拆開。

例如豆、色、風、魚、鳥、鼠、韭等。有些本身是部首的合體字,很容易誤拆,如:

音:不在立部或日部。黑:不在火部。

麻:不在广部。黄:不在艸部。

黍:不在禾部。鬯:不在匕部。

鼓:不在支部。鼎:不在目部。

4. 有些不容易看出部首的難檢字,可查"難檢字表"或"筆畫檢字表"、"筆畫索引"。

部首排檢法的優點是:①不知字的讀音即可查檢;②同部首的字排列在一起,可大致了解字的屬性範圍。其缺點是:①部首不易分清;②各種字、詞典具有不同的部首分類法。

二、筆畫排檢法

筆畫檢排法是根據漢字筆畫數順序來排檢詞目的方法。以詞目首字筆畫數爲標準,筆畫數少的在前,多的在後;首字筆畫數相同的再按起筆的筆形歸類。起筆筆形有按"一"、"丨"、"丿"、"丶"、"乛"順序排列的,也有按"丶"、"一"、"丨"、"丿"、"乛"順序排列的,并不完全統一;若首字相同者,則按次字筆畫、筆形排列;次字相同者,則按第三字筆畫、筆形排列;三字以上以此類推。例如《簡明中醫字典》按首字筆畫多寡爲序,少者在前,多者在後,筆畫相同,按起筆筆形、一丨丿乛前後順序排列。《簡明中醫辭典》、《中藥大辭典》也按起筆筆形一丨丿、乛爲序,《中醫大辭典》(1995 年人民衛生出版社出版)的詞目排檢按筆畫、筆順爲序。以首字筆畫由少到多排列。首字筆畫相同者,按第一筆順一丨丿、乛爲序;第一筆順相同,再按第二筆順爲序;首字相同者,以第二筆畫、筆順排序;三字以上詞條據此類推。首字相同的詞目,按單字詞、兩字詞、三字詞……排列。

筆畫排檢法的優點是:檢索方便,容易掌握,不受讀音不准,部首難分的影響。其缺點有三:①字的起筆不易確定。由於漢字形體的變易和書寫筆順不規範,某些字的起筆各人習慣不同。如"艹"部的字,規範起筆是"一",但不少人習慣以"丨"爲起筆。又有人習慣寫舊字形,如寫“争”爲“爭”，第二筆順不同，筆畫數也不同，故難以查檢。②由於新舊字形的變易，有些字的筆畫數數不准。如“渚”字，通常數作 11 畫，但在《康熙字典》、《中華大字典》中，却排列於 12 畫。原來，按舊字形，“者”字在“日”上有一點，作“耂”。又如“瘟”字，一般數得 14 畫，但舊字形作“瘟”，15 畫。因此，對筆畫數不易數準的字，可增加或減少 1～2 筆試查。③漢字中筆畫數和起筆筆形都相同的字很多，查找費時。爲彌補這些缺點，按筆畫排檢的工具書多另輔以部首或拼音檢字法。

三、韻目排檢法

韻目排檢法是我國獨有的“按韻統字”的音序排檢法。每個漢字都有一個聲母和一個韻母，把韻母相同的字編排在一起就是一個韻部。每部選出一個字作標目，再按一定次序排列起來，就叫作“韻目”。古代韻書，大多先分四聲（平、上、去、入），再分韻部。韻部的數目也各不相同。我國現存最早的韻書《廣韻》的編排順序是：首先按平、上、去、入四聲分卷，因平聲字太多，又分作上平聲和下平聲 2 卷，共 5 卷；其次將每卷分爲若干韻部，共有 206 部；然後以每個韻部統轄一組漢字。至南宋淳祐 12 年（公元 1252 年），山西平水人劉淵將《廣韻》206 部歸并爲 106 部，即後世所謂“平水韻”。平水韻是供人們做詩填詞用的，所以又稱“詩韻”。元、明、清三代皆通行，遵爲做詩填詞押韻的依據。明、清兩代的一些工具書皆按平水韻韻目順序進行排檢，例如《佩文韻府》、《經籍籑詁》、《助字辨略》、《説文通訓定聲》等。近人朱起鳳編纂的《辭通》也按平水韻目排檢。

我們今天要查檢《佩文韻府》、《經籍籑詁》這類“按韻統字”的工具書，要準確分清字的四聲，辨別字的韻部實屬不易。爲解決查檢的困難，人們先是采用“搭橋”的方法。即先從《辭源》、《中華大字典》等標有漢字韻部的工具書中，找到待查字所屬的韻部，然後再到《佩文韻府》等書中按聲調、韻部查字。後來，爲了更方便地利用這些以韻目編排的工具書，人們又專門爲它們編制了“四角號碼索引”、“筆畫索引”。如上海古籍出版社 1982 年出版的《辭通》，下册附有四角號碼索引；上海古籍出版社 1983 年出版的《佩文韻府》，第 4 册全册爲四角號碼檢字索引；上海古籍出版社 1989 年出版的《經籍籑詁》，書末附“筆畫索引”和“四角號碼索引”。這樣，繁難的韻目檢字法和搭橋查韻檢字法就失去了存在的價值。

四、拼音字母排檢法

拼音字母排檢法是按《漢語拼音方案》規定的 23 個拉丁字母順序排檢漢字的一種音序排檢法。即根據每個字的拼音，按照漢語拼音字母的順序排列，第一個字母相同，則按第二個字母順序排列，其餘類推。字母完全相同的，再按漢語拼音四聲（ˉ陰平、ˊ陽平、ˇ上聲、ˋ去聲）的順序依次排列。《新華字典》、《現代漢語詞典》、《古漢語常用字字典》就是采用這種排檢法。此外，《辭海》所附“音序檢索表”，也是用這種方法排檢的。拼音字母排檢法的優點是：檢索簡便、迅速，易於掌握，又符合國際化原則。因此這種排檢法在現代工具書中最爲常用。缺點是：①不知所查字的讀音就無法查找，而了解字的讀音，本身就是查工具書的目的。②由於我國方言繁雜，有的方言地區讀者若讀不准字音，往往難以查尋。故用拼音字母排檢法編纂的工具書，一般都需附以部首檢字、筆畫檢字，四角號碼索引作爲輔助檢索方法。

五、主題事類排檢法

主題事類排檢法是在一個主題下將有關内容分成若干類別進行排檢的一種義序排檢

法。如《醫籍考》在"中國古代醫籍"這個主題下，將歷代中醫藥文獻分成 9 類，按醫經、本草、食治、藏象、診法、明堂經脈、方論、史傳、運氣順序排列。又如《歷代筆記醫事別録》在歷代筆記雜著中涉醫資料這個主題下，把有關内容分爲 16 類，按醫事制度、經典訓釋、醫學文獻、醫家人物、醫學通論、内科證治、外科證治、婦科證治、兒科證治、五官科證治、救急、奇疾怪異、方藥雜論、針灸推拿、養生導引、醫林軼聞類排列。這種排檢法的優點是主題突出；不同内容的分類有條不紊，眉目清晰；相關的内容集中，便於參考。缺點是不易檢索，故往往輔以筆畫索引。

六、學科分類排檢法

學科分類排檢法是根據事物的科學系統，將性質相同的資料或資料篇目按一定類别加以編排的一種義序排檢法。這種排檢法在中醫藥工具書中應用十分普遍。如《中國醫學百科全書》根據中醫藥學的科學系統，將所有的中醫藥資料分爲 10 大類，以分册的形式編撰；67 分册《醫史學》，68 分册《中醫基礎理論》，69 分册《中藥學》，70 分册《方劑學》，71 分册《中醫内科學》，72 分册《中醫婦科學》、《中醫兒科學》，73 分册《中醫外科學》、《中醫骨傷科學》，74 分册《中醫眼科學》、《中醫眼鼻咽喉口腔科學》，75 分册《針灸學》，76 分册《推拿學》、《氣功學》。再如《全國中醫圖書聯合目録》根據現存歷代中醫藥文獻的具體内容，按中醫藥學的學科屬性，將 1 萬 2 千多種中醫藥文獻分爲 12 大類，進行編排：醫經、基礎理論、傷寒金匱、診法、針灸按摩、本草、方書、臨證各科、養生、醫案醫話醫論、醫史、綜合性著作。此爲 1 級類目。在每大類下，又根據本類文獻的具體情況，再分 2 級類目。如有必要，2 級類目下再分 3 級細目（詳見本章第三節該書的介紹）。1998 年上海科技出版社出版的《中華本草》精選本是一部典型的用學科分類排檢法編纂的中藥工具書。它將 500 多種常用中藥按自然屬性分爲礦物藥、植物藥、動物藥和人工合成藥 4 大類（1 級類目）。每大類下再按本類藥物的特性分類：其中礦物藥按陽離子分類，植物藥、動物藥按自然屬性分類。例如植物藥又分藻類植物、菌類植物、蕨類植物、裸子植物、被子植物 5 類（2 級類目）。每類植物再按其屬性分科：如蕨類植物下又分石松科、卷柏科、木賊科、鱗毛蕨科、槲蕨科等 9 科；被子植物下分胡桃科、八角科、十字花科等 110 科（3 級類目）。學科分類排檢法的優點是分類科學合理，同性質同屬性的内容集中編排，有利查閲參考。缺點是檢索不便。爲彌補這一缺點，用學科分類排檢法編纂的工具書大都附有各種檢索索引。如《全國中醫圖書聯合目録》附有 4 種索引：書名筆畫索引、書名音序索引、著者姓名筆畫索引、著者姓名音序索引。《中華本草》精選本附篇索引設：①"藥物中文名稱索引"（按藥名首字筆畫筆形排列，爲形序法）。②"藥用植物、動物、礦物學名索引"（按拉丁文字母排列，爲音序法）。③"藥物功效分類索引"（按解表、清熱、祛濕、理氣、消食等中藥功效排列，爲義序法）。

第三節　工具書的使用方法

一、怎樣查檢各類字、詞

1. 查常用字

一般文言常用字可查《古漢語常用字字典》或《常用文言詞詞典》。

《古漢語常用字字典》　《古漢語常用字字典》編寫組編。商務印書館 1979 年出版。本書收録古漢語常用字 3700 多個。每個字條均注音釋義,義項按詞義引申的次序排列:先列本義,再列引申義,假借義、比喻義。對魏晋以後出現的義項,則注明“後起意義”。每個義項後都引古書書證。在一些字條下標有〔注意〕和〔辨〕,〔注意〕指出在詞義的歷史發展中應當注意的地方。〔辨〕主要用於古漢語同義詞或近義詞的辨析。爲加深對古漢語詞義的理解,有的義項後還列舉一些保留此義項的成語、複音詞和熟語。該書酌收成語、複音詞約 2000 多個。附録《難字表》、《古漢語語法簡介》、《我國歷代紀元表》三種。其中《難字表》收 2600 餘字,衹注音釋義,不舉書證,作爲字典正文的補充。檢索:該書按漢語拼音字母次序排列。書前有“漢語拼音音節索引”和“部首檢字表”。

《常用文言詞詞典》陳延嘉編著。吉林文史出版社 1986 年出版。該書收古漢語單音詞 1200 餘條。每條釋詞義,標詞性,例句附現代漢語譯文,對近義詞及古今同形詞進行辨析。釋義注重詞的本義,并分析字形,説明詞義的引申關係。該書按漢語拼音字母順序排列,另附筆畫檢字表。書末附“古今字形表”。

2. 查冷僻字

有些不常用的字,一般字(辭)典不收;或有的字意義較爲特殊,一般字(辭)典没有確解,這時可以查《康熙字典》、《中華大字典》和《漢語大字典》。

《康熙字典》(見本章第四節古代字典辭書選介,此略)

《中華大字典》歐陽溥存等編。中華書局 1915 年出版,1981 年又分上下二册縮印出版。以《康熙字典》爲藍本,收録單字共 48 000 多個,略多於《康熙字典》,在 1990 年《漢語大字典》全書出版以前,一直是我國收録漢字最多的字典。按部首排列,用反切法和直音法注音,分條解釋字義。引書證均注明書籍篇名,以便查核。除正文本字外,兼收籀、古、省、或、俗、訛諸體,并一一辨明。并根據清代王引之《康熙字典考證》,糾正《康熙字典》援引書證錯誤 2000 多條。附“中華大字典檢字”(筆畫檢字)。

《漢語大字典》(八册本)徐中舒主編。湖北辭書出版社、四川辭書出版社 1986 年至 1990 年出版。是一部以解釋漢字形、音、義爲主要任務的大型語文工具書,共收漢字 56000 多個。歷代古籍中大量的生僻字、異體字、俗别字均被收入其中。每個條目包括:字頭、解形、注音、釋義、引證。在繼承前人成果的基礎上,廣泛采納今人新的研究成果,盡可能歷史地、准確地反映漢字形音義的發展。在字形方面,於楷書單字條目下收列能反映該字形體源流演變的甲骨文、金文、小篆、隸書形體,并簡要説明字形結構演變。字音方面,盡可能注出該字的現代讀音,并標注上古韵部,收列中古反切。字義方面,着重收列常用字的常用義,并考釋常用字的特殊義和生僻字的義項,還適當收録複音詞的詞素義。書末附録 10 個表:①上古音字表;②中古音字表;③通假字表;④異體字表;⑤歷代部分字書收字情況簡表;⑥簡化字總表;⑦漢語拼音方案;⑧現代漢語常用字表;⑨普通話異讀詞審音表;⑩國際音標表。檢索:分部首檢字和筆畫檢字兩種。

3. 查通假字、古今字

古書中存在着大量的通假字和古今字,中醫古籍也不例外,這是閱讀和整理古醫籍的一大困難。通過查檢工具書,迅速掌握、識别通假字和古今字,無疑對提高閱讀、研究古醫籍的能力,繼承祖國醫學遺産具有重要意義。爲解决這個問題,可查《古漢語通用字字典》、《中醫古籍通假字古今字例釋》、《漢語大字典》附表③“通假字表”。

《古漢語通用字字典》楊金鼎主編。福建人民出版社 1988 年 5 月出版。搜集上自先秦兩漢(包括新出土的竹簡、帛書),下至清代、近代有關文獻資料,將 4000 多個通假字、古今字、異體字(未經文改會公布的)匯集編纂,每字注音釋義,義項先注明通"×",然後解釋,并舉例句書證,按時代先後排列。特點是:着眼於實用,避開一些學術界有争論的問題,不論通假字、古今字,統稱爲通用字,采取統一的"甲通乙"格式,按部首編排。書末附"部首表"、"新舊字形對照表"、"繁簡字對照表"。檢索:筆畫檢字。

《中醫古籍通假字古今字例釋》方文輝編。科學普及出版社廣州分社 1982 年出版。古醫籍中通借字繁多,且使用方法寬泛,幾乎衹要聲母或韻母相同或相近的皆可通借。但專門的字、詞典對這些資料收集甚少。作者有鑒於此,從歷代古醫籍中收集通借字、古今字共 480 多個,逐一指明通假關係,援引醫書例證并作詳細譯釋。由於本書材料直接選自古醫籍,故對於學習古代中醫文獻,掃除閲讀障礙,有直接的幫助。檢索:筆畫檢字。

4. 查異體字、俗别字

古醫籍,尤其是六朝唐、宋、金、元時期醫籍中存在大量的異體字、俗體字和訛别字。這是中醫古文獻與其他古典文獻的不同之處。日本江户末期學者多紀元堅指出:"(《千金方》中的俗體)皆六朝已來俗字,今皆依舊不敢私改,所以存古也。顔真卿《干禄字書·序》云:'所謂俗者,例皆淺近,唯籍帳、文案、券契、藥方,非涉雅言,用亦無爽。'據此,則醫方相沿多用俗字。蓋有所受之,不必皆出宋時俗寫也。"(《影宋本千金方考異》)異體字、俗别字可查《干禄字書》、《龍龕手鏡》、《宋元以來俗字譜》、《碑别字新編》、《異體字典》、《漢語大字典》附表④"異體字表"。

《干禄字書》 唐·顔元孫編。紫禁城出版社 1990 年影印明拓本。顔元孫,字聿修,唐武后垂拱(公元 685～688 年)初年進士,曾任太子舍人,濠州刺史等職。此書專爲當時官吏書寫公文時辨别字體而作。全書收録了 500 多組當時已通行的俗體字,按平、上、去、入四聲隸字,又以 206 部分韻編排。每字分爲俗、通、正三體(有的只有俗、正或通、正二體),有助於當時辨識字體和書寫規範的建立,對後世研究古今字書及漢語俗字具有一定的參考價值。顔元孫之姪唐代名書法家顔真卿官湖州時,曾親爲書寫刻石。

《龍龕手鏡》 遼·釋行均編。中華書局 1985 年影印高麗本。是遼代幽州僧人行均爲研讀佛經而編撰的一部字書。撰於遼聖宗統和 15 年,相當於宋太宗至道 3 年(公元 977 年)。書凡 4 卷,分 240 部,部首的先後及各部之字均按四聲順序排列。共收字 26430 多個,注文 163170 余字。每字下詳列正體、俗體、古體、今字及或體,并作簡略的音義注釋。輯録六朝至唐、五代時期寫本經卷及其他書籍中大量的俗字、異體。通過此書,可瞭解唐代前後使用俗字的情況,對於閲讀、研究敦煌醫學卷子,六朝至唐宋時期寫本醫書具有重要的參考價值。本書既依傳統部首分部,又據俗體字的實際形體分部。一個俗字有兩個偏旁,則兩個偏旁部首均收此字。這種據形分部法,便於讀者查閲。

《宋元以來俗字譜》 劉復、李家瑞編。中央研究院歷史語言研究所 1930 年出版。文字改革出版社 1957 年新版。本書滙集 12 種宋元刊本戲曲小説中出現的俗字(主要是簡體俗字),共 1600 多個,按部首排列,以楷書爲字頭,分欄注明各書的俗體字。部首相同則以筆畫爲序。對以後簡化字的推行有很大影響。唐宋元時期醫書中也存在不少古代的簡體俗字,查閲此書即可解決。

《碑别字新編》 秦公編輯。文物出版社 1985 年出版。是在羅振鋆《碑别字》、羅振玉《碑别字補》,羅福萇、羅福葆《增訂碑别字》、羅福葆《碑别字續拾》的基礎上改編增訂而成。羅氏《增訂碑别字》收録碑版别字 5000 餘,據四聲按韻部編排;收列歷代碑别字近 13000 個,按筆畫排列。每字的正字爲字頭,别字按朝代先後排列於該字頭下,并注明出處。有助於辨識古文獻中的俗别字。

《異體字字典》　李圃主編。學林出版社 1997 年出版。取材於古今字書、字匯，上自商代甲骨文字著録，下迄當代大型字書，凡 151 種。全書共立字頭（正體）近萬，選收異體字形 5 萬左右。字頭依《説文》字序排列，異體字依時代順序排列。每字頭上有國語羅馬字母注音，下有漢語拼音注音。所收異體字均標明出處。書前有作者“自序”、“漢字異體字論（代前言）”、“引用書參考書目”及“凡例”。書末附“膠東地區俗體字匯録”、“新舊字形對照表”、“漢語拼音方案”和“異體字字頭檢索表”。檢索：筆畫檢索。

附：中醫字、詞典簡介。

20 世紀 80 年代以來，先後有一批古醫籍字、詞典問世。其共同特點是：從若干種（少則 6 種，多則數百種）古醫籍中搜集疑難、生僻字詞或有特殊音義的字詞，予以注音釋義，并援引古醫書例句，注明出處。由於所釋字詞及所引例句均直接摘自古醫籍或古代醫藥文選，故注音釋義緊扣醫籍内容，而無隔靴搔癢之憾。但諸書皆或多或少存在收集字、詞不够全面、系統，注釋體例尚欠規範、嚴密，注音釋義不够標准、精確等缺點。現簡介如下：

《古典醫籍千字釋》　崔仲平編。吉林人民出版社 1981 年出版。從《内經》、《難經》、《神農本草經》、《傷寒論》、《金匱要略》、《温病條辨》6 部中醫經典著作中選録疑難字、詞 1200 個，予以注音釋義，佐以書證。

《古醫籍詞義》　汪巽人、陳竹友編著。福建科學技術出版社 1982 年出版。在普查 40 種歷代著名古醫籍基礎上，搜集、尋繹出具有特殊詞義的單音詞 697 個，予以注音釋義，并援引古醫籍書證。書後附“四十部醫書書目”和主要參考書目。

《簡明中醫字典》　楊華森等編。貴州人民出版社 1985 年出版。從數百種歷代古醫籍中收集生僻字、詞及具有特殊音義的常用字、詞共 4000 多個，予以注音釋義，并佐以書證。書後附“古今度量衡標準參照表”、“干支次序表”、“古醫籍注釋實例”、“中國醫學大事年表”、“古今晝夜時間對照表”等。

《中醫字典》　河南中醫學院編。河南科學技術出版社 1988 年出版。從歷代古醫籍中收集單字（含異體字）3771 個，大多爲古醫籍中的常見字，少量難、僻字，酌收常用叠音詞。中醫名詞術語、成語典故不收。每個字條包括字頭、注音、義項、書證、注釋、譯文。

《中國醫籍字典》　金壽山主編。江西科學技術出版社 1989 年出版。從古醫籍、古字書、古經書中收集有關醫學單字，某些藥物的古稱和别名，以及古醫籍中的部分常用虚詞和中醫專門詞語。共收字目 6100 多條。每條字目均注音、釋義、引舉書證。詞語附列於單字義項後。

《中醫經典字典》　劉世昌等編著。重慶出版社 1990 年出版。收集《素問》、《靈樞》、《難經》、《神農本草經》、《傷寒論》、《金匱要略》6 部漢以前中醫經典著作中的常用字及疑難字近 3000 個，兼收若干複音詞及專業術語，加以注音釋義。

5. 查複音詞

複音詞包括雙音節詞及多音節詞。這一類詞語可查《辭海》、《辭源》、《中文大辭典》、《漢語大詞典》。

《辭海》　舒新城主編。中華書局 1936 年出版。以釋詞爲主，單字 13000 餘個，共收詞語 12 萬餘條。包括古書中的常用詞、詞組、成語典故、典章制度，重要的中外人名、地名、書名，兼收近代自然科學和社會科學的名詞術語，以及現代的新詞、口語、方言、外來語等。是一部既具有字典作用，又具有百科知識性質的綜合性辭書。它沿用《康熙字典》214 部首編排法。注釋單字，先音後義，注音反切與直音并用，釋義追溯字源，對義項的次序作了初步整理。訓釋詞語，簡明扼要，例證皆注明書名、篇名。1958年起，根據國家統一規劃，對《辭海》重新修訂，新《辭海》先後由陳望道、夏徵農主編。由上海辭書出版社於1979年、1989年先後兩次出版。新《辭海》共收單字16534個，詞語12萬餘條。所收詞目，以解决一般讀者的疑難爲主，兼顧各學科的學術體系，并注意吸收近、現代科技領域中的新技術、新學説及新發展。釋義以介紹基本知識爲主，簡明扼要，注意到材料與觀點的統一。它仍采用部首檢字法，但經過調整，設250個部首。因其性質所定，不收古體字和冷僻字，古詞語的收録及古義的徵引也較少。因此閱讀古籍的讀者，還需與新《辭源》、《漢語大詞典》配合使用。本書前有"部首表"與"筆畫查字表"，末附"漢語拼音索引"。1961年以16分册的形式出版試行本；1965年出版上下二册本（即未定稿）；1977年起按學科出版了若干分册（即修訂稿）；1982年又分别出版了《語詞增補本》和《百科增補本》，共增補詞目18000餘條；最新的1999年增訂本《辭海》也即將問世。

《辭源》　陸爾奎、傅運森等主編。商務印書館1915年出版正編，1931年出版續編，1939年出版正續編合印本，1949年出版簡編本。收録單字13000餘個，複合詞10餘萬條，百科兼收。注音用經過改良的反切或直音；釋義結合書證，重在溯源。書末附四角號碼索引。其缺點是引書只出書名，不列篇名；標點只用圓圈，不用新式標點；對一些近、現代的科學詞目誤釋頗多。1958年起，《辭源》開始重新修訂。根據國家統一規劃，《辭源》修訂爲閲讀古籍用的工具書和古代文史研究工作者的參考書。以解決閲讀古籍時關於語詞典故和古代文物典章制度等知識性疑難問題。根據該書的性質、任務，删去舊《辭源》中的現代自然科學、社會科學和應用技術的詞語，增補一些常見的詞目。新《辭源》（修訂本）共4册，廣東、廣西、湖南、河南《辭源》修訂組及商務印書館編輯部編。商務印書館1979年至1983年出版。全書共收單字12890個，複詞84134條。單字下注漢語拼音及注音字母，并加注《廣韻》的反切，標出聲紐。《廣韻》不收的字，采用《集韻》或其他韻書、字書的反切。釋義簡明確切，并注意語詞的來源及語詞在使用過程中的發展演變，所引書證皆注明作者、書名、篇目、卷次。沿用《康熙字典》214部首編排法，每册後各附本册四角號碼索引，第4册末附"單字漢語拼音索引"及"歷代建元表"。

《中文大辭典》（40册）　張其昀監修，林尹、高明主編。臺灣省華岡出版有限公司1973年出版，1976年修訂第二版。共收單字5萬餘個，詞語37萬多條，總計5千萬字，用文言文解釋。特點：收詞詳盡，引書豐富，注重漢字源流，形、音、義的變遷。本"言必徵信"之旨，字詞、例句均注明出處來源。詞條采録以成語、術語、格言、叠字、詩詞曲詞、人名、地名、官名、書名、年號、動植物名、名物制度爲主。其來源以經、史、子、集歷代文獻爲主，參考著名類書、辭典。注音有反切，國語注音，羅馬字母注音。檢索：每册開首均有部首及筆畫檢字表，另有"筆畫總索引"、"部首總索引"、"四角號碼總索引"。

《漢語大詞典》（12卷）　羅竹風主編。上海辭書出版社1990年至1994年出版。是一部大型的歷史性漢語語文辭典。共收詞目約37萬多條。1979年擬定編輯方針爲"古今兼收，源流并重"。1980年修訂爲只收漢語一般語詞，專科詞只收已進入一般語詞範圍内的，以與其他專科辭書相區别。單字以有文獻例證者爲限，無例證的僻字、死字一般不收。釋義着重從語詞的歷史演變過程加以全面闡述。檢索：每卷都有部首檢字表，末卷附録"音序檢索表"和"筆畫檢索表"。

附：《多功能漢語大辭典索引》《漢語大辭典》編纂處、日本禪文化研究所編纂。漢語大辭典出版社 1997 年出版。爲《漢語大辭典》全 12 卷約 346000 條語詞的索引。由二字條目索引、多字條目索引、詞組格式索引三部分組成。含可供檢索條目約 728000 條，不僅可供多角度地檢索《漢語大辭典》條目，還可利用它進行漢語詞匯研究。

6. 查聯綿詞（謰語）

聯綿詞是一種特殊的雙音詞。在讀音上，組成聯綿詞的兩個字或雙聲，或叠韻，或雙聲叠韻；在詞義上，兩字合而表示一義，不可拆開分訓；在字形上，一個聯綿詞可有不同的書寫形式。不熟悉聯綿詞，也會給閱讀古書帶來障礙。廣義的聯綿詞還包括迭音詞（重言）。遇到這類詞語，可查《辭通》、《辭通續編》、《聯綿字典》。

《辭通》 朱起鳳編著。開明書店 1934 年出版。從歷代古籍中收録雙音詞 4 萬餘條。主要從同音異形、音近通假、義同通用、字形訛變等方面研究、解釋古漢語聯綿詞。其編排方法，按每個詞語末一字的平水韻 106 韻部順序編排。將若干音近而書寫形式不同的異文同義詞歸爲一組，先列常用詞，注音釋義，再列其他詞。皆廣引書證，逐一注明出處。或加按語，説明異文同義的各詞間形、音、義的演變。上海古籍出版社 1982 年出版重印本，書後附四角號碼索引和筆畫索引。

《辭通續編》 吴文祺主編。上海古籍出版社 1991 年出版。主編乃《辭通》作者朱起鳳先生之子。完全依照《辭通》的編寫宗旨和編寫體例。按平水韻分部，以經、史、子、集爲序。着重收録、解釋歷代古籍中的聯綿詞、疊音詞及一些複音詞。在《辭通》的基礎上，作了三方面的補正工作：①補充一批新的條目組、新的正條和次條、新的書證和按語。②糾正《辭通》在條目處理引用書證和按語等方面的一些錯誤。③對《辭通》引書未列著者名者，皆補注著者姓名及著者時代（《十三經》除外）。檢索：書前有“檢韻”（韻目檢索），書後有“四角號碼索引”及“筆畫檢字表”。

《聯綿字典》 符定一編著。商務印書館 1943 年出版，中華書局 1954 年再版，1983 年重印。收集唐以前古籍中的聯綿詞、雙音複詞、詞組及部分雙音虚詞。按詞語首字的部首、筆畫編排。每詞用反切注音，列舉古人訓釋，或自加按語説明。此書收集資料豐富，上起三代，下迨六朝，包括經史子集，徵引詳博。引文皆照原書摘録，删節時均標明省略，堪稱解釋聯綿詞的集大成之作。

7. 查虚詞

虚詞在古漢語中具有十分重要的地位。古代學者把虚詞比作人體的筋脈氣血，認爲文章的起承轉合全賴虚詞聯絡運行，否則文章就斷斷續續，意不宣而語不貫。今人閱讀古籍，若忽略虚詞，則不能悉解文意，影響學習效果。虚詞又是不易解釋的，故前人曾有“實字易訓，虚詞難釋”之嘆（清・阮元《經傳釋詞・序》）。虚詞包括單音虚詞、複音虚詞及凝固結構。爲瞭解這類詞的涵義，可查檢清代的《助字辨略》、《經傳釋詞》、《經詞衍釋》；近人所著《詞詮》、《古書虚字集釋》、《文言虚字》；當代的《古漢語虚詞》、《古漢語虚詞手册》、《古漢語虚詞通釋》、《文言複式虚詞》、《文言文虚詞大詞典》、《虚詞詁林》。另有兩部古醫籍虚詞專書：《醫籍文言虚詞手册》、《古醫籍複音虚詞選釋》，也可查閱。以下對各書作簡要介紹。

《助字辨略》 清・劉淇著。初刊本爲清代康熙 50 年（1711 年）盧承琰刊本。中華書局 1954 年據開明書局原版重印。爲現存最早的虚詞專著。全書共收虚字（單音虚詞）476 個，兼釋複音虚詞 530 個，按韻部編排。取材範圍廣泛，從先秦至宋元，凡經傳、史籍、諸子、詩詞、小説、筆記皆收。將全部虚詞分爲重文、省文、助語、斷辭等 30 類；用正訓、反訓、通訓、借訓、互訓、轉訓 6 法來解釋虚詞涵義，在虚詞研究中具有首創性。全書内容豐富、資料翔實，對某些虚詞的辨析推論詳備精當，有爲後出的《經傳釋詞》所未論及者。爲古漢語虚詞研究奠定了基礎。但全書體例尚不够完善、統一，釋義亦有錯誤，這在新版附録的劉毓崧跋和楊樹達跋二文中皆有所論述。該書按韻部四聲編排，新版末附筆畫索引。

《經傳釋詞》　清·王引之著。初刊本爲清代嘉慶24年（1810年）刊本。中華書局1956年重印出版。岳麓書社1984年出版校點本，天頭處刊布黄侃、楊樹達的批語。收録虚詞160個，選自九經三傳及周秦西漢古籍，東漢以後之書一概不録。本書對虚詞的訓詁十分精闢，解説詳備，引證廣博，善於運用通假理論釋義，又推源溯本，説明虚詞演變情况。但因取材範圍過窄，收字數量太少，作爲一本虚字工具書，有較大的局限性。按36聲紐（字母）編排，查檢不便。新版《經傳釋詞》書末附有3種附録：①"語詞誤解以實義"（録自王引之《經義述聞》卷32）；②"王伯申新定助辭辨"（録自章炳麟《太炎文録》續編卷1）；③"《經傳釋詞》正誤"（録自裴學海《古書虚字集釋》附録）。

《經傳釋詞》問世後，又出現幾部補充訂正的著作，如清·孫經世《經傳釋詞補》、《經傳釋詞再補》，清·吴昌瑩《經詞衍義》等，皆爲拾遺補缺之作。中華書局1956年皆出過重印本。

《詞詮》　楊樹達著。商務印書館1928年初版，中華書局1954年出版重印本，1979年再版。收録古籍中常見虚詞530個，首先辨别詞類，其次解釋詞義，最終引舉例證以説明之。其特點是運用現代語法理論對虚詞進行分類、釋義，眉目清晰，具有系統性。缺點是所用語法術語陳舊，分類過於瑣細。按注音字母順序編排，書前有"部首目録"，再版書末附"漢語拼音索引"。

《古書虚字集釋》　裴學海著。商務印書館1934年出版，中華書局1954年重印。作者參考劉淇《助字辨略》，王引之《經傳釋詞》、《經義述聞》，俞樾《群經平議》、《諸子平議》、《古書疑義舉例》，楊樹達《詞詮》之説，從周秦兩漢古書中收采虚字290個，逐字辨析，説明用法。采用諸家之説，又以《經傳釋詞》爲主。此書編撰目的是將"前修及時賢之未及者補之；誤解者正之；是而未盡者申證之"（見該書《自叙》）。書中創見不少，但亦難免穿鑿附會之處。體例仿《經傳釋詞》，仍按36字母編排。本書無索引，好在所收字不多，可按目録檢索。書末有附録3種：①"經傳釋詞正誤"；②"類書引古書多以意改説"；③"本書説解述要"。

《古漢語虚詞》　楊伯峻著。中華書局1981年出版。是在作者《文言虚詞》（中華書局1965年出版）的基礎上增改修訂而成。共收虚詞100多個，不僅講解常見的虚詞用法，而且對一些疑難的，易誤解的虚詞用法也進行分析。一個虚詞有多種意義和用法，也作了明確的交代。以漢語拼音爲序編排，另附筆畫索引，便於檢索。

《古漢語虚詞手册》　韓峥嶸著。吉林人民出版社1984年出版。收録單音虚詞308個，雙音虚詞370個，三音虚詞13個，共計691個。材料大多選自先秦兩漢散文，少數采自魏晉至明清的散文和古代詩歌。每個詞條包括"字（詞）頭與注音"、"義項與解説"、"例句與今譯"、"備考"四部分。其中"備考"主要提示所述虚字的本義或作爲實詞的常用義，以便認識古漢語詞義發展由實到虚的脈絡，分清虚實兩種意義和用法。書末附"古漢語虚字上古聲紐表"、"古漢語虚字上古韻部表"。正文前有"漢語拼音目録"，後附"筆畫索引"。

《古漢語虚詞通釋》　何樂士等編著。北京出版社1985年出版。是在1979年出版的《文字虚詞淺釋》的基礎上修訂增補而成。收録單音虚詞639個（其中包括異體字、通用字90個），複音虚詞和凝固結構565個，共計1204個。按漢語拼音字母順序編排。參考前人和當代學者的虚詞著作，從中比較分析，斟酌取舍，吸收其研究成果。在分析原始資料的基礎上歸納出各個虚詞的特點。每個虚詞，都從"讀音"、"所屬詞類"、"用法"、"譯法"、"例句"、

“譯文”、“附”等幾方面加以説明。“附”中主要介紹與該虚詞同形的實詞,又以按語形式對某些與虚詞相關問題作適當闡述。書末附録“繁簡字對照表”、“本書例句引用古籍書目”(列出作者、版本)。正文前有“漢語拼音目録”,後附“四角號碼檢字表”和“部首檢字表”。

《文言複式虚詞》 楚永安著。中國人民大學出版社1986年出版。古漢語中存在數量可觀的複音虚詞,它們具有與單音虚詞不同的語法結構和用法,且出現於古籍中的頻率頗高。該書即爲幫助讀者理解、掌握文言複式虚詞而作。全書共收録文言複式虚詞1241條,包括①虚詞與虚詞(或實詞)結合而成的複音詞、詞組,及虚詞的連用形式。②虚詞與虚詞(或實詞)相配合而組成的固定結構。單純的複音虚詞(如“須臾”、“嗚呼”等,實屬聯綿詞)則未予收録。在複式虚詞的用法分析和説明上,兼及語法和訓詁,既簡要説明其在句中的語法作用,又指出其相當於現代漢語的某個詞語或結構。每個詞條均指出語法作用、詞類屬性,引舉古書例句,并予以今譯。正文前有“漢語拼音目録”。

《醫籍文言虚詞手册》 賴任南著。福建科學技術出版社1986年出版。是第一部古醫籍虚詞專書。共收古醫籍文言虚詞209個,材料主要選自《素問》、《靈樞》、《難經》、《傷寒論》、《金匱要略》5部中醫經典,少量選自後世古醫書及其他文史類古籍。每個詞條都有詞性、意義、用法、例句、譯文等内容。詞條按筆畫排列。此書内容緊貼古醫籍,但也存在選材面窄,收詞量少,某些詞義項不全,釋文不確等不足之處。正文前有“筆畫目録”,後附“筆畫檢字表”。

《古醫籍複音虚詞選釋》 嚴振海著。上海科學技術出版社1991年出版。是第一部古醫籍複音虚詞專著。從歷代古醫籍及古代醫藥文選中收集400多個常見而重要的複音虚詞和固定結構,按首字筆畫順序排列,每一詞條皆從詞性、意義、用法和今譯等方面進行分析説明,再援引古醫籍例句,并作今譯,以揭示古今漢語對應規律。有的詞條末尾還加按語,對一些有關虚詞的重要問題加以説明,提請讀者注意。正文前有筆畫目録。

《文言文虚詞大辭典》 高樹藩編纂。臺灣東欣文化圖書公司1988年出版。湖北教育出版社1991年重印。收録文言虚詞單詞614個,複詞444個。取例廣泛,詳明精當,并附以白話翻譯;釋義與同根實詞之用法相互印證,義近之詞列“辨正”一欄,申説歧異。評者謂“董理舊時虚詞名著而條貫之,廣聚衆詞晦義雜例而剖析之,正後出而轉精也”。由於本書内容及編纂方式在衆多的文言虚詞中有獨到之處,1988年在臺灣出版後獲次年臺灣中菲文化圖書二等獎。按部首排列,前有“部首筆畫總檢字表”。書末附録6種:①“文言虚詞概説”;②“虚詞實詞簡介表”;③“黎錦熙氏詞類大系”;④“本詞典與《助字辨略》、《經傳衍釋》、《經傳詞補》及《再補》、《經詞衍釋》、《詞詮》、《古書虚字集釋》虚詞内容對照表”;⑤“參考書目舉要”;⑥“編後校記”。

《虚詞詁林》 俞敏監修,謝紀鋒編纂。黑龍江人民出版社1992年出版。共纂集5部虚詞專著及5部論及虚詞之書的内容,(其中《助字辨略》、《經傳釋詞》、《經詞衍釋》、《詞詮》、《古書虚字集釋》5書全録;《經籍籑詁》、《説文解字注》、《廣雅疏證》、《爾雅義疏》、《馬氏文通》5書只録書中涉及虚詞的内容。)以單字爲字頭,共收録639個單音虚詞,每單字下分列10書對該字的訓釋。以《經籍籑詁》爲首,以下按成書年代排列。各家訓釋一律照録,不加按語。本書體例仿丁福保《説文解字詁林》,有“覽一書而十書之説畢現”之功,免去讀者分頭查檢之勞。按漢字筆畫爲序編排,附漢語拼音索引。

8. 查成語典故

《中國成語大辭典》 王濤等編纂。上海辭書出版社1986年出版。從歷代文獻中收録古今漢語成語詞目 18000 條,進行注音釋義。釋義程序:先釋字、詞,再串講成語的字面意義或本義,然後説明成語的用法或引申、比喻義。每條援引書證 1～3 例,輔助説明成語的含義、用法及源流演變,爲讀者提供成語結構形式、語義内容、源流用例等衆多信息,是一部規模較大的綜合參考性的成語工具書。按漢語拼音字母順序排列,前有"詞目首字拼音索引",後附"詞目筆畫索引"。

《古書典故辭典》　杭州大學中文系《古書典故辭典》編寫組編著。江西人民出版社 1984 年出版。收集先秦至明清的經史子集各類古書中的成語典故 5400 餘條。每個條目先釋義,再注明來歷出處,有的還有用典例句。對出典引文中的疑難字句,也作了必要的注音釋義或串講。條目按筆畫筆順次序編排。

《成語典故語源辭典》(原名《成語源》)　陳國弘編纂。臺灣省國弘書局 1979 年初版,1980 年出修正版,1981 年出增訂版。岳麓書社 1988 年重印出版(改簡體字)。從歷代古籍中匯集漢語成語 23000 餘條,每條都用注音字母注音,再解釋涵義,引述出處書證,標明書名篇目,或加附注。對成語典故盡力追根溯源,但仍有不少可知的語源闕如。此外還收録了一些非成語的古詞語。收集成語典故量多,具有參考價值。按部首編排,正文前有"部首表",書末附部首筆畫編排的"條目索引"。

9. 查地名、官職

地名一般可查《辭海》、《辭源》。如欲獲取更詳盡的資料,可查《中國古今地名大辭典》、《中國歷史地圖集》、《中國歷史地名辭典》。

《中國古今地名大辭典》　臧勵和編。上海商務印書館 1931 年初版,1935 年再版,1959 年重印。上海古籍書店 1980 年影印。從歷代疆域地志及其他歷代文獻中匯録各類古今地名,包括省、府、郡、縣、鎮、堡、山川、名城要塞、鐵路港口、名勝古迹、寺觀亭園等 4 萬餘條。古地名注明沿革,今地名注明概况,并解釋古今地名名稱變化及地理位置的變遷。資料甚豐,解釋亦詳,但由於出版年代較早,有些資料已顯陳舊過時,故使用時需加注意。以地名首字筆畫爲序編排,卷首有筆畫檢字表,末附四角號碼地名索引。另附"各縣異名表",供查古今異名用。

《中國歷史地圖集》　譚其驤主編。地圖出版社 1982 年出版。共分 8 册:①原始社會、商、周、春秋戰國時期;②秦、西漢、東漢時期;③三國、西晉時期;④東晉十六國、南北朝時期;⑤隋、唐、五代時期;⑥遼、宋、金時期;⑦元、明時期;⑧清代時期。又按時代分爲 20 個圖組,繪圖 304 幅,反映了我國 1804 年前各個歷史時期的疆界、政區、城邑、山脈、水系等地理況的沿革變遷,使人一目瞭然。每册後有地名索引。另附有"地名首字筆畫檢字表"。

《中國歷史地名辭典》　魏嵩山主編。江西教育出版社 1988 年出版。收録中國歷史地名約 21000 條。舉凡正史與正史地理志、正史以外的各種史籍地志及歷代詩文中叙及的較重要的地名,包括縣以上政區、重要山川島嶼、城鎮堡塞、關津驛站、道路橋梁、工程建築、宫觀園圃、寺廟陵墓、居住及礦冶遺址,均廣爲收録,力求齊全。其次,爲使讀者弄清每一歷史地名的建置沿革與今地所在,編者對大量文獻記載與各種地圖作了深入細致的研究對照,注意吸收最新的文史、地理科研工作者的豐碩成果,使釋文具有科學性、精確性。詞條均按筆畫檢索。書末附"中國歷史年代簡表"、"中國歷史年代紀元表"。

醫學史上,不少醫家曾任官職;歷代醫案、醫話中也載録不少官名。爲了解這些古代官職名,可查《歷代職官表》(有 72 卷本、6 卷本二種)、《中國歷代官制、兵制、科舉制度表釋》、《中國歷代職官詞典》。

《歷代職官表》(72 卷本) 清·永瑢等奉敕主修,紀昀總纂。乾隆 48 年(1783 年)武英殿刊本。後有《四部備要》本、《國學基本叢書》本、《叢書集成》本等。以清代官制爲綱,分宗人府、内閣、吏部、户部、大理寺、翰林院等 67 類目。每一類目下列表,將上古至明代的職官按職掌性質依次排列。從中可一目瞭然地看出清代某官職相當於前代的何官職,同時清晰地反映出歷代設官分職的變化。表後是清代官制的説明及歷代官制沿革的資料羅列及説明。資料詳備,但也存在缺點:①因以清代職官建置爲綱,故有以歷代職官强行比附,生搬硬套之嫌;②卷帙過繁,且無索引。

《歷代職官表》(6 卷本) 清·黄本驥編。道光年間刊本。中華書局上海編輯所重編,中華書局 1965 年出版。編者黄本驥因清代官修《歷代職官表》(72 卷本)内容過繁,乃删去釋文、考證,僅留各官制表及簡略的清代官制説明,仍分 67 類目,縮編爲 6 卷本。但原書舊誤多未訂正,在删、改過程中又增新訛。中華書局 1965 年重編此書,根據歷代原始資料進行校勘整理,正誤補缺,改進表中官名編排法,使其眉目清晰,不相混淆。表前有瞿蜕園撰寫的《歷代官制概述》,論述了秦漢至清代官制的概況及其沿革,勾勒出中國歷代官制的大致輪廓。表後有《歷代官職簡釋》,亦爲瞿蜕園所撰,是對表中所列官名的注釋,可配合《歷代職官表》使用,也可單獨查閱。書末有“歷代職官表及簡釋綜合索引”。

《歷代職官表》記述清代官制,截止於乾隆朝。乾隆以後,尤其是到了清末,由於國内外形勢劇烈變化,官制也發生很大的變動。若需查考清末官制的情況,可檢索錢實甫編纂的兩部工具書:

①《清季重要職官年表》:中華書局 1959 年出版。從此書可瞭解清末重要職官人事任免以及清末中央和地方各種重要職官建置和職掌的大致情形。

②《清季新設職官年表》:中華書局 1961 年出版。從此書可瞭解 1840 年第一次鴉片戰爭以後,清朝政府增設的一些新衙門和新職官。從中可看出清末官制的變遷及清室政權逐步走向洋務化、買辦化的過程。

以上二書可彌補《歷代職官表》之未足。

《中國歷代官制、兵制、科舉制度表釋》 臧雲浦、朱崇業編寫。山東人民出版社 1981 年出版。分“總述”、“表釋”、“釋詞”三大部分。“總述”概述先秦至清代的官制;“表釋”排列歷代職官制度表 20 多種;“釋詞”解釋歷代官制、兵制、科舉制度的有關名詞近千條。是一部通俗、實用的工具書。

《中國歷代職官詞典》 沈起煒、徐光烈編著。上海辭書出版社 1992 年出版。在《辭海》(中國古代史分册)中“歷代職官”部分的詞條的基礎上擴充修訂而成。共收録詞目 3809 條。包括帝王後妃、宰輔執政、臺諫、尚書各部、九卿寺監、文學侍從、宫廷殿中、軍事、宦官、地方政府、東宫官、散官階官、官秩封爵、科舉銓選、少數民族政權、先秦官制雛形、遼元兩代特殊制度、明清民族事務、清末民國新制等十餘類。按詞目首字筆畫數及起筆筆形順序編排。

10. 查年代、歲時

在閲讀中醫古文獻時,經常會遇到一些特殊的年代歲時名稱,如《儒門事親》張頤序:“歲在昭陽單閼陽月晦日”,《重修政和經史證類備用本草》晦明軒本的牌記:“泰和甲子下己酉冬至南日”,《集驗背疽方》李迅序:“慶元歲在柔兆執除臘月中瀚日”等等。這些古代的年代年號、歲時節令的記時方法,初學者比較生疏,難以準確地换算成現今通用的公歷年代時日。此時,可查檢《中國歷史紀年表》、《辭源·歷代建元表》、《中國歷代年號考》、《歲時記時辭典》。

《中國歷史紀年表》 方詩銘編。上海辭書出版社 1980 年出版。是《辭海》末所附《中國歷史紀年表》的修訂本，自公元前 841 年西周共和元年至公元 1949 年 10 月中華人民共和國成立止。按年代先後分爲 15 個紀年表。各表第一欄爲公元紀年，第二欄爲干支紀年，第三欄爲王朝，以下欄目則羅列與某王朝同時的封建割據政權，少數民族政權，以及農民起義政權。後附録 3 種：①（夏、商、周）三代世系表；②辛亥革命期間所用黄帝紀年對照表；③韻目代日表。書末附有"年號索引"。

《辭源・歷代建元表》附録於《辭源》書末。按朝代先後爲序，起於公元前 140 年漢武帝建元元年，至 1911 年清代宣統 3 年。歷代帝王年號，不建元者不録。表分 5 欄：第一欄"朝代或國號"，第二欄"帝王"，第三欄"年號"，第四欄"公元起訖"，第五欄"干支"。

《中國歷代年號表》 李崇智編。中華書局 1981 年出版。匯録中國歷代帝王、農民起義、地方割據和少數民族政權的年號共 800 餘個，按其使用情况列爲 1200 餘條。時間起於西漢武帝建元元年（公元前 140 年），迄於中華人民共和國成立（1949 年）。按歷史朝代分章編排。書末附"年號索引"，按時代先後順序編排。特點是：①可查出歷代重出年號及同代重出年號。②可查出古代起義軍年號、地方割據政權及少數民族政權年號。

《歲時記時辭典》 周一平、沈茶英編著。湖南出版社 1991 年出版。收録中國自古及今流行的有關歲時、節令、年、月、日、時的語匯凡 5000 餘條，徵引的資料來源於歷代經、史、子、集各種文獻，各地風俗志、歲時記，舊時《通書》及當代出版的各種辭書。内容包括中國各族的傳統節日及風俗日，天文歷數專名、宗教齋戒誕忌日、政治特定紀念日、一切記年、季、月、日、時的代名等。按詞目首字筆畫數順序編排，正文前有詞條筆畫目録，書末附 16 表：①六十甲子表；②《爾雅》、《史記》歲陽（天干）對照表；③《爾雅》、《史記》歲陰（地支）對照表；④四季别名表；⑤陰陽十二别名表；⑥月建表；⑦樂律、《易》卦月名對照表；⑧二十四節氣對照表；⑨七十二候表；⑩二十四番花信風、候；⑪韻目代日表；⑫納甲表；⑬古今時刻對照表；⑭十二生肖紀年對照表；⑮辛亥革命期間常用黄帝紀年對照表；⑯全國主要城市解放日期表。

二、怎樣查檢中醫藥專用詞語

1. 查中醫名詞術語

可查《中醫名詞術語選釋》、《簡明中醫辭典》、《中醫詞釋》、《中國醫學大辭典》、《中醫大辭典》。

《中醫名詞術語選釋》 中國中醫研究院、廣州中醫學院合編。人民衛生出版社 1973 年出版。共收中醫常用名詞術語 4285 條（人名、藥名、方名、穴名不收），分爲"陰陽五行"、"藏象"、"經絡腧穴"、"病因病理"、"診法"、"治則方藥"、"針灸療法"、"内兒科病證"、"婦産科病證"、"外傷科病證"、"五官科病證"、"醫史"12 類。書後附"中醫書簡目"、"體表部位名稱圖"、"古今度量衡比較表"及"詞目筆畫索引表"。分類清晰，釋文簡要，是其優點；但收詞較少，釋文時有差誤，乃其不足。

《簡明中醫辭典》 中國中醫研究院、廣州中醫學院主編。人民衛生出版社 1979 年出版。共收中醫基礎、臨床各科、中藥、方劑、針灸、推拿、人物、文獻等專用詞目 12176 條，其中正詞 8103 條，附詞（即别名、衍生詞）4073 條。各條詞目均注明出處。以詞目首字筆畫順序編排，書末附"古今度量衡比較"。爲《中醫大辭典》的簡編。優點：收詞量較多，釋文較規範、準確，是一部實用的中醫詞典；缺點：無分類目録，詞目出處大多無二級書名（即篇名）或卷數。

《中醫詞釋》　徐元貞等編。河南科學技術出版社 1983 年出版。共收集中醫基礎、臨床、人物、文獻、氣功、運氣及與醫籍有關的天文、歷法、樂律等方面正詞、詞組近萬條。針灸、中藥、方劑等方面的詞目未收。選詞重點是清代以前古醫籍中常見者，兼收若干現代已通用的中醫新詞目。各類詞目出處確切又爲原始文獻所記載的，均予載明。以筆畫順序編排，書末附“歷代度量衡折算表”。

若論匯集中醫藥各類專用詞語的大型綜合性工具書，首推早期的《中國醫學大辭典》與近期的《中醫大辭典》。

《中國醫學大辭典》　謝觀編。商務印書館 1921 年出版，1959 年、1995 年重印。是中國第一部具有現代工具書意義的綜合性中醫辭典。從中國古醫籍中搜集詞語，包括病名、藥名、方名、身體、醫家、醫書、醫學 7 大類共 7 萬條（實不足此數），按詞目筆畫順序編排，病名類録源流、治法，其名同實異者，則析多條以清眉目。藥名類録其形態、功用、性質、炮制。方名類録通用方，詳述其出處、功用、組方及臨證加減諸法。身體類集録古今醫籍中有關臟腑、骨肉、經絡、俞穴、脈象、舌苔等詞目。醫家類，凡六朝以前者有見必録，唐以後的擇著名者録之。醫書類共收古醫書（包括日本、朝鮮古醫籍）2000 多種，均標明書名、卷數、作者、年代及內容提要等。用筆畫查檢法，重印時於書末附四角號碼索引。

《中醫大辭典》（試行本）　《中醫大辭典》編輯委員會編。中國中醫研究院、廣州中醫學院主編。人民衛生出版社 1980～1987 年出版。是繼 1921 年出版的《中國醫學大辭典》之後，唯一的一部大型綜合性中醫工具書。全書選收各類中醫詞目共 48000 條。1980 年起以試行本形式分爲 8 個分册陸續出版：①《基礎理論》分册；②《醫史文獻》分册；③《中藥》分册；④《方劑》分册；⑤《内科》分册；⑥《婦科兒科》分册；⑦《外科骨傷科五官科》分册；⑧《針灸推拿氣功養生》分册。各分册既保持相對的獨立性和完整性，又有相互間的聯繫與交叉。各分册皆按詞目首字的筆畫順序編排，皆附有筆畫檢索及漢語拼音索引。

《中醫大辭典》（合編本）　李經緯、鄧鐵濤等主編。人民衛生出版社 1995 年出版。在原 8 大分册的基礎上進行全面修訂，按筆畫筆順編排，合爲一册出版。總詞目共 36300 餘條，總字數達 450 餘萬，插圖 140 幅。原 8 大分册的詞目有 48.6％予以删并、修訂。增補新詞目 2080 條。着重擴大收載文獻範圍，發掘傳統的診療方法，充實氣功、養生、食療及現代中醫術語等方面的內容，增補少數民族醫學的詞條，選詞、釋文、編排更嚴謹、規範，較真實、全面地反映了中醫藥體系的内涵和中醫藥學發展的歷史繼承性，同時又反映了當代中醫藥學的面貌及中西醫結合的狀況，是目前比較權威和全面的中醫藥專科性綜合性辭典。正文前有筆畫檢字表和詞條首字筆畫筆順次序編排的詞條目録。

2. 查中藥名

可查《中國藥學大辭典》、《中藥大辭典》、《中華本草》。

《中國藥學大辭典》　陳存仁等編。世界書局 1935 年出版。人民衛生出版社 1956 年重新修訂出版。從中國歷代醫藥文獻中收録各種藥物，對藥物的解釋，常用者不厭其詳，不常用的則從略。對常用藥物，除按命名的意義、處方用名、古籍别名、外國名詞（有時列原名、學名）、産地、形態、種植、性質、成分、效能、主治、配合應用、用量等依序闡述外，還附有“歷代記述考證”、“國外學説”、“近人學説”和“參考資料”等，内容堪稱詳盡。是中國第一部具有現代工具書意義的中藥辭典，出版後影響較大。但其中錯誤亦復不少，1956 年重新修訂時，發現問題，已在書中修訂的將近 1000 處之多。用筆畫查檢法。

《中藥大辭典》　江蘇新醫學院編。上海科學技術出版社 1977 年出版，1997 年重印。

是自《中國藥學大辭典》以來的第一部大型中藥辭典。共收録中藥5767味，其中包括植物藥4773種，動物藥740種，礦物藥82種，作單味使用的加工制成品172種。全書以每味中藥的正名爲辭目，下列異名、基原、原植(動、礦)物、栽培(飼養)、采集、制法、藥材、成分、藥理、炮制、性味、歸經、功用主治、用法與用量、宜忌、選方、臨床報導、各家論述、備考等，原則上以功用主治爲主，其餘資料不全者從缺。全書以辭目首字筆畫爲序，分上、下二册，另有附編一册，附録：①中藥名稱索引；②藥用植(動、礦)物學名索引；③化學成分中英文名稱對照；④化學成分索引；⑤藥理作用索引；⑥疾病防治索引；⑦成分、藥理、臨床報道參考文獻；⑧古今度量衡對照。

《中華本草》　宋立人總編。上海科學技術出版社待出版。共收藏各類傳統中藥、民間藥物和民族藥物1萬餘種。資料收集範圍涉及古今文獻1萬餘種。其中植物藥、動物藥按自然科屬分類排列，礦物藥按類族分類排列。全書共分34卷，包括總論1卷，各論(藥物)26卷。附録1卷，索引2卷，民族藥專論4卷。其中各論每藥下設正名、異名、釋名、品種考證、來源、原植(動、礦)物、栽培(養殖)、采集加工、藥材産銷、藥材鑒别、化學成分、藥理、炮制、藥性、功能與主治、配伍、用法與用量、禁忌、附方、制劑、現代臨床研究、藥論、史料23個項目。全書繪制插圖16000餘幅。對現存700種古代本草文獻及近萬種藥物進行了全面系統的整理，并融入現代研究的内容與成果，堪稱集傳統藥學之大成并顯示當代科學水平的本草巨典。

《中華本草》精選本(上、下兩册)　國家中醫藥管理局《中華本草》編委會編。上海科學技術出版社1998年出版。是《中華本草》精選簡編本。全書分概論、藥物、索引三部分。上篇概論，概述本草發展史、中藥資源、栽培或養殖、藥物分類、品種、藥材鑒别、炮制、制劑、調劑和藥性理論10個專題的主要研究成果及其發展演變規律和未來研究趨勢。下篇藥物，選集《中華本草》中部分常用中藥凡536種，包括礦物藥、植物藥、動物藥和人工合成藥。藥物分類法與藥物條目設項與《中華本草》基本相同。引用文獻的下限至1993年爲止。書末附篇索引設：①藥物中文名稱索引。按藥名首字筆畫筆形排列。②藥用植、動、礦物學名索引。③藥物功效分類索引。

3. 查方劑名

可查《實用方劑辭典》、《簡明方劑辭典》、《中醫方劑大辭典》。

《實用方劑辭典》　繆正來主編。江蘇科學技術出版社1989年出版。以實用爲宗旨，選集古今名方、效方、驗方共計4867首。收録範圍：綜合自秦漢迄今歷代使用方劑均有選集；横向中醫臨床各科方劑無不涉及。每條方目皆參考古今各家用方體會加以綜合歸納。每條皆列方名、出處、組成、用量、用法、功用、主治與其他(包括藥味加減，毒、副作用，應用宜忌等)。按方名首字筆畫排列，正文前有筆畫目録，書末附録“主要引用參考書目”。

《簡明方劑辭典》　江克明等編著。上海科學技術出版社1989年出版。從歷代著名古醫籍中選收方劑辭目12500餘條(含副目條)。每條辭目具有主方、附方、方名、出處、所治病證、藥物組成、使用方法。大多數辭目加按語，概括功能特點、别名、簡稱、劑型及其他科研資料。正文前有方名筆畫目録。

《中醫方劑大辭典》　彭懷仁主編。人民衛生出版社1993～1997年出版。全書共分11册。從上自秦漢，下迄1986年底的1800餘種古今醫學文獻中收録有方名方劑共9萬餘條，以1911年前的方劑爲收集重點，1911年後的擇優選録。以方名爲辭目，按方名首字筆畫、筆順爲序排列；首字同者，按方名字數多寡排列，少者排前，多者排後；同名方按方源成書年代或創方者生卒年代先後排列。辭目又分正、副，同方異名者，一般以最早出現者爲正辭目，其餘爲副辭目。正辭目下設方源、異名、組成、用法、功用、主治、宜忌、加減、方論選録、臨證舉例、現代研究、備考12項。副辭目僅列名稱與出處，以及與相關正辭目的關係。分11册出版，第1～10册爲正編，每册書前均有本册"方名目録"，按方名筆畫順序編排。第11册爲附編，設:①方名索引;②主治病證索引(按臨床各科病證分類);③古今度量衡對照表;④主要引用書目;⑤勘誤表。

4. 查針灸、氣功術語

一般針灸、氣功術語可查《簡明中醫辭典》和《中醫大辭典》。特殊的可查《針灸學辭典》、《實用針灸學辭典》、《新編針灸大辭典》、《氣功傳統術語辭典》、《中國氣功辭典》、《實用醫學氣功辭典》。

《針灸學辭典》 安徽中醫學院、上海中醫學院編著。上海科學技術出版社1987年出版。共選收針灸學專用辭目2989條，按具體内容分爲基礎理論、腧穴、針灸治法、人物圖書4大類。釋文簡明扼要，均引原始文獻加以説明。書末附録:①辭目分類索引;②十四經穴選方主治内容索引;③人物索引;④圖書索引;⑤穴名拼音索引。

《實用針灸辭典》 《實用針灸辭典》編委會編。知識出版社1990年出版。收録針灸學詞目1581條。選詞範圍包括經絡腧穴、針法、灸法、拔罐法、其他針灸療法、選穴配穴法及275種針灸療效較肯定的病證，24種歷代著名針灸文獻。釋文注重科學性、實用性。書末附"詞目筆畫索引"、"腧穴别名索引"。

《新編針灸大辭典》 程寶書主編。華夏出版社1995年出版。共收有關針灸詞目3666條，插圖841幅，較全面地反映了針灸學的豐富内容。具體内容包括經絡、經穴、奇經、刺灸法、其他針灸法、疾病治療、針灸歌賦、針灸儀器、針灸醫家、針灸醫籍10個方面。徵引古文獻均用簡稱。穴名著録采用WHO總部針灸穴名國際標準化科學組會議審定通過的《標準針灸穴名》和國家技術監督局1990年6月7日批準，1991年1月1日實施的《經穴部位》。按筆畫編排，正文前有筆畫目録，書末附"漢語拼音索引"、"人名索引"、"分類索引"(分經絡、十四經穴、奇穴、針灸法、針灸醫籍、疾病治療、針灸歌賦7類)、"主要參考書目"。

《氣功傳統術語辭典》 陸錦川主編。四川科學技術出版社1988年出版。收録注釋氣功術語4213條，以傳統口傳及書傳用語爲主，以名門大派的秘傳口訣及師承用語爲輔，間收相關的形象實用詩歌口諺及名言警句。詞條按部首偏旁排列，釋義先列正讀，再列别稱，又引述出處、原義、引用義。正文前有"辭目總表"，書末附"筆畫查字表"、"音序檢字表"。

《中國氣功辭典》 吕光榮主編。人民衛生出版社1988年出版。共選收氣功學正、副辭目近6000條，内容包括氣功學基礎理論、名詞術語、功法、專題論述、臟腑經絡、氣功常用經穴、氣功適應症、人物、著作等。所收辭目以儒、釋、道三家文獻爲據，文獻皆爲清末(1911年)以前。按筆畫排列，正文前有"筆畫檢字表"，書末附"分類索引"。書内附載采自古代氣功文獻的插圖。

《實用醫學氣功辭典》 馬濟人編著。上海科學技術出版社1989年出版。收録氣功專用辭目1701條，分爲總類、歷史與人物、傳統理論、術語、功法、著作6類。每條辭目的釋文，包括定義、出處或文獻記載、辭義解釋。按專業分類編排，正文前有"分類辭目表"，後有"辭目筆畫索引"。書末附"十四經絡循行路綫及穴位圖"、"人體體表部位圖"、"三十年來出版的氣功書目"。

5. 查病名

中醫病名一般可查《中醫大辭典》，還可查《古代疾病名候疏義》、《病源辭典》、《中醫疾病證候辭典》、《簡明中醫病名辭典》。

《古代疾病名候疏義》　余岩編著。人民衛生出版社 1953 年出版。從歷代典籍及辭書中收集中醫病名、症候名及症候形容詞進行訓釋。分 6 大部分：《爾雅》病疏、《方言》病疏、《説文解字》病疏、《釋名》病疏、《廣雅》病疏、《十三經》病疏。按時代先後次序編排。辭目釋文先從《釋名》入手，次及《方言》、《爾雅》。書中人名、地名、書名均未加符號標記，查閲時當注意識别。書末附詞目筆劃索引。

《病源辭典》　吴克潜編著。大衆書局 1936 年出版，天津古籍書店 1988 年重新影印出版。從數百種古醫籍中摘録 4000 餘種疾病，每病詳述病源、症候和治法。有歧義者皆一一列述。按病名首字筆畫順序排列，書前附病名筆畫索引，書後附病名檢查表，按疾病性質分爲 43 類排列。内容豐富，對查檢中醫病名，研究中醫病理頗具參考價值。

《中醫疾病證候辭典》　王雨亭編著。人民軍醫出版社 1988 年出版。從 93 部中醫專著中選録中醫證候名和疾病名共 2466 條，其中正詞 1693 條，附詞 773 條，内容包括中醫内、外、婦、兒、五官等科常見證候名及古病名。名詞條均注明出處，并詳述病因病機、病性、病位和病勢，及症狀特征、治則、選方和藥物。

《簡明中醫病名辭典》　馬汴梁主編。人民衛生出版社 1997 年出版。從歷代中醫文獻中收録中醫病名詞目 4000 餘條，内容涉及内科、外科、婦産科、兒科、五官科、骨傷科、男科及性病。每條詞目先注明出處、引文，再作注釋。引書卷帙大者注明卷數或篇章門類。詞目涉及中醫基礎理論等内容者，只取與病名相關的詞義。注釋體例依次爲：病因病機、症狀表現、與現代醫學病名對照、治則治法、選方、用藥。按詞目首字筆劃順序編排，正文前有筆畫目録。

三、怎樣查檢中醫經典詞句出處及詞義

1. 查醫經詞句出處

可查《黄帝内經章句索引》、《中醫經典索引》。

《黄帝内經章句索引》　任應秋主編。人民衛生出版社 1986 年出版。分“原文”與“索引”兩大部分。原文選用人民衛生出版社 1956 年影印明顧從德翻刻宋本《素問》、明趙府居敬堂刊史崧本《靈樞》爲底本，進行點校、斷句、分章，并於每篇、章、節前扼要説明大意。索引部分以句爲單位編排，句中凡有獨立意義的詞亦一一列條，每條目下均注經名、篇次、章、節，有的更注明段。是學習、研究《黄帝内經》的重要檢索工具書。其特點是：可查檢《内經》中任何一個句子及任何一個有獨立意義的詞，可瞭解詞、句所在經、篇、章、節；并可查到詞、句所在的篇章原文，瞭解詞句所處的上下語言環境。全書條目按筆畫編排。書末附録：①破體字對照表；②異體字互見表；③《黄帝内經素問》明顯字句改動對照表；④《靈樞經》明顯字句改動對照表。

《中醫經典索引》　顧植山主編。安徽科學技術出版社 1988 年出版。是《素問》、《靈樞》、《難經》、《傷寒論》、《金匱要略》5 部中醫經典的綜合索引。分“文句”、“語句”兩大部分。5 部典籍的底本，均選用人民衛生出版社出版的通行本。文句截取以句讀爲基礎（有些上下句聯係緊密者，則不加截斷），方劑與方後語不便分割成文句，則集中附編於文句索引之後，方後語中的重要詞語，摘編於語詞部分。語詞包括名詞術語和短句，語詞索引後附録“藥名

索引”、“方名索引”、“穴名索引”。條目按筆畫編排,正文前有“筆畫筆順檢字表”,書末附録:①四角號碼檢字表;②漢語拼音檢字表;③繁體字、異體字、通借字、簡化字對照表;④五種醫經篇目表。

2. 查醫經詞句意義

可查《傷寒論辭典》、《内經詞典》、《黄帝内經詞典》、《實用内經詞句辭典》。

《傷寒論辭典》 劉渡舟主編。解放軍出版社 1988 年出版。是一部集注體專書辭典。以《傷寒論》的全部文字和名詞術語爲研究對象,收録《傷寒論》中的一般文字語詞和專用名詞術語語詞凡 2274 條,其中單字詞目 1035 條,多字詞目 1239 條。每條詞目下設使用次數、注音、釋義、例證、各家論述等項。釋義按專書辭典要求,凡《傷寒論》未用過的義項一概不收。虚詞的釋義先注明詞性。各家論述均引用原著,引文標明作者、書名、卷數(或篇名)。詞目按筆畫編排。正文前有筆畫目録,書末附漢語拼音索引。另附“方劑類詞目索引”、“藥物類詞目索引”、“歷代傷寒論書目”、“辭典引書目録”。

《内經詞典》 張登本、武長春主編。人民衛生出版社 1990 年出版。利用《黄帝内經》電腦數據庫,收録《内經》原文所用全部 2286 個單字、5560 個語詞爲條目,按部首編排。條目分字、詞兩級,每個條目組成包括字目字頻,讀音音韻(包括現代音、中古音、上古音)、詞目詞頻、釋義義項、漢唐及清儒文史訓詁書證、《内經》書證、《内經》注家書證。有的條目還羅列歷代注家的不同見解,以供參考。義項排列以本義、引申義、(包括語境義)、假借義、校勘義爲序。正文前有按部首編排的“内經詞典字目”,書末附“拼音檢字表”及《素問》篇目、《靈樞經》篇目。

《黄帝内經詞典》 郭靄春主編。天津科學技術出版社 1991 年出版。以人民衛生出版社 1963 年出版的《素問》、《靈樞經》爲文字依據。收録其中全部單字和詞語,共計單字 2747 個(含繁體、異體字 608 個),詞條 7178 條(其中單字條 2139 條,複字條 4979 條)。釋文注音釋義悉以《内經》中出現的音義爲限。釋義力求簡明扼要,以切合原書具體語境的涵義爲準;一詞多義,用分項説明;每一義項後酌情援引原書例證一至數條;有訛、衍、倒、脱者,加列校勘義項,標注篇名。正文前有“單字筆畫索引”、“單字音序索引”、“詞目檢索表”,書末附録“黄帝内經書目匯考”、“黄帝内經論文索引”,以供研究《内經》者參考。

《實用内經詞句辭典》 凌耀星主編。上海中醫藥大學出版社 1994 年出版。選録《内經》中與醫學有關的名詞術語、詞組及較常用的句子作爲條目(近 4000 條),加以釋義。所列條目均以顧從德刊本《黄帝内經素問》、趙府居敬堂本《靈樞經》爲藍本。每一條目均有釋義、出處或語境,有些條目還徵引注家意見爲輔佐,難字加注音。條目文字有争議者,酌引校勘文字供參考。釋義求通俗、簡明、曉暢,歷代注家對一詞有不同解釋者,擇要列出。凡徵引注家意見,皆出書名或作者名。條目按筆畫排列,正文前有“漢語拼音索引”、“起首字檢索表”及“目録”,以供檢索。

四、怎樣查檢中醫人物及醫學史事

1. 查中醫人名、字、號、别名、室名

可查《中國醫學人名志》、《中醫人物詞典》、《中醫人名辭典》、《中國歷代醫家傳録》。

《中國醫學人名志》 陳邦賢、嚴菱舟編著。人民衛生出版社 1956 年初版,1983 年重版。從歷代有關文獻中輯録上古、周、秦、兩漢、三國、兩晉、南北朝、隋、唐、五代、宋、遼、金、元、明、清醫學名家 2600 多人,從姓氏、年代、别號、籍貫、住所、師傳、履歷、職官、事迹、著作等方面進行簡介。對所録人名盡量依據原文，標明出處，以備查考。本書以人名姓氏筆畫編排。

《中醫人物詞典》　李經緯主編。上海辭書出版社1988年出版。選收與中醫有關的古今醫史人物共6200多人。上自遠古，下迄近、現代著名已故醫家，兼收部分近、現代港澳地區著名醫家，還收録一些在醫學史上有貢獻的少數民族醫家（近百人）。釋文以淺近文言表述，介紹人物的生卒年（朝代）、字、號、别名、籍貫、履歷、學術思想及醫學成就、著作、授徒門生、習醫親屬等。按人名筆畫數編排，正文前有“辭目表”，書末附“人名、字、號、别名及師徒、後裔索引”，“中醫書名索引”（約6400種）。

《中醫人名辭典》　李雲主編。國際文化出版公司1988年出版。以陳邦賢《中國醫學人名志》爲基礎，廣泛查閱歷代正史、稗史、人物傳記、筆記、書目、地方志、醫史專著、古醫書，從中收録中醫人物共10500餘名，重點是清代以前醫家，現代名醫凡在世者未收。用淺近文言行文，扼要介紹醫家姓名、生卒年、字、號、時代、籍貫、簡歷、著作、師承關係等。每一詞目後均注明資料出處，以便讀者查考；凡女醫家均在姓名後注明“女”字；凡兩名可能爲同一人的，暫按兩人處理，分别加按語説明。詞目按筆畫編排，正文前有“姓氏首字索引”和“目録”，書末附“别名索引”（别名包括字、號、别號、綽號）。

《中國歷代醫家傳録》（上、中、下三册）　何時希編著。人民衛生出版社1991年出版。引據包括正史、通志、類書、醫書、辭書、地方志、傳記、外國有關書籍在内的3000多種圖書，介紹了自上古至清末民初間2萬多位醫家的生活年代、師承脈絡、業之所精、突出醫迹、道德操行等。所録醫家之多，收集資料之豐，均爲前所未有。按姓氏首字筆畫數編排，正文前有“首字檢索”及“目録”，書末附録：①歷代醫家師承傳受表；②歷代醫書存目；③醫家别名齋號表；④引用書目。

古醫籍中的人物别名室號還可查閲《室名别號索引》、《古今人物别名索引》。

《古今人物别名索引》　陳德芸編。廣州嶺南大學1936年印行。上海書店、長春市古籍書店1982年分别重新影印。所收資料，上起遠古，下迄辛亥革命，凡古今人物之别名、原名、字號、謚號、爵里稱謂、齋舍自署、帝王廟號等，一一收集表列，共得70200條，每條後皆注出本名和時代，若同名又同代者，則注其里邑。按筆畫形次排列，書末附筆畫檢字。因此書除輯録别號、室名、筆名外，還將字、號、謚號、爵里稱謂、帝王廟號都包括在内，故比其他同類工具書内容更豐富。

《室名别號索引》　陳乃乾編。丁寧等補編。中華書局1957年出版，1982年第二版。乃匯合作者原編二書《室名索引》（1933年）和《别名索引》（1936年），加以增訂補充而成。比舊本增補了四分之一。收録先秦至清末室名、别號共17000多條。每個室名、别號後注出時代、籍貫和姓名。室名有2字至20餘字的，别號衹收3字以上的（此爲本書之缺陷，因古今人物二字别號的頗多）。按筆畫編排，正文前有字頭檢字，書末有四角號碼檢字。1935年毛春翔編《室名索引拾補》，對陳乃乾《室名索引》增補200餘條，刊於1935年2月《浙江省立圖書館館刊》第四卷。1982年版增訂本中丁寧等的補編獨立編排，增補的字數約近於陳乃乾的原編，體例也相同。原編與補編各自按筆畫編排。

歷史人名還可查《中國人名大辭典》（臧勵和等編。上海商務印書館1921年初版，1958年新印。上海古籍書店1980年影印）、《中國人名大詞典》（歷史人物卷）（廖蓋隆等主編。上海辭書出版社1990年初版）、《古今同姓名大辭典》（彭作楨輯著。北京好望書店1936年初版。上海書店1983年影印）。

2. 查醫學史事

要了解非醫學古書中的中醫藥資料、史事，可查檢《二十六史醫學史料匯編》、《中國醫史年表》、《歷代筆記醫事别録》、《經史百家醫録》等書。

《二十六史醫學史料匯編》 陳邦賢編撰。中醫研究院中國醫史文獻研究所 1982 年印行。是中國歷代 26 種正史(《廿四史》加上《新元史》、《清史稿》)的醫學史料匯編。將醫學史料分爲 10 大類：①醫事制度：下設醫事組織、醫學官職、醫學分科、醫學教育、醫事政令等；②醫學人物；③醫學文獻：下分典籍、著作；④壽命、胎産；⑤養生、衛生；⑥解剖史料、臟腑經絡；⑦疾病：下設傳染病、内科病、外科病、婦科病、兒科病、五官科病等；⑧病因、診斷、治療；⑨藥品：下分植物藥、動物藥、礦物藥、合成藥等；⑩獸醫和獸疫。本書主要供醫史文獻、科學史工作者參考。

《中國醫史年表》 郭靄春編。黑龍江人民出版社 1984 年出版。收録我國遠古時代至 1966 年 1 月的重要醫事活動，包括歷代醫事制度和政令，醫藥發展及對外交流，疾病流行情況，醫學著作的編撰與刊行，醫家的主要活動與生卒等。匯集資料豐富，言簡意賅。每表首列公元紀年，以下依次列建元和干支，記事，每事後附有資料來源，便於讀者查核。共收録醫史人物 858 人，醫事 961 條。書末附"人名索引"和"書名索引"。本書既可根據時間先後順檢，又可從人名、書名索引進行針對性檢索。

《歷代筆記醫事别録》 陶御風等編。天津科學技術出版社 1988 年出版。從 320 種唐、五代、宋、金、元、明、清、民國歷代筆記雜著中輯録醫藥資料，分爲 16 類：①醫事制度；②經典訓釋；③醫學文獻；④醫家人物；⑤醫學通論；⑥内科證治；⑦外科證治；⑧婦科證治；⑨兒科證治；⑩五官科證治；⑪救急；⑫奇疾怪異；⑬方藥雜論；⑭針灸推拿；⑮養生導引；⑯醫林軼聞。每則醫事資料均標明出處(包括朝代、作者姓名、書名篇名、卷次等)，并順序編碼，以便稽考。正文前有分類目録，書末附"引用書目"。

《經史百家醫録》 錢遠銘主編。廣東科學技術出版社 1986 年出版。從 1000 餘種非醫學古書中收録醫藥學資料，搜集範圍上起周秦，下迄明清，包括《十三經》、《廿五史》、歷代叢書、諸子百家、稗官野史、小説筆記、歷代游記等。分 8 大類，大類下又分若干小類：①醫史：下設醫療設備、醫家傳略、序・跋・志、災疫；②醫論：下設陰陽五行、藏象、雜論；③醫話：下分讀書、名人佚事、疾病、雜説、詩賦、醫德；④醫方：下分方論、内科、婦科、兒科、外科、五官科、急症、雜治；⑤藥物：下設總論、金石水土類、草木類、動物類；⑥醫案：下設内科、婦兒科、外傷科、五官科；⑦養生：下分形養、性養、食養、藥養、導引按摩；⑧志異：下分形異、産異、食異、疾異、尸異。每則醫事資料均冠以小標題，并注明原著之朝代、作者、書名、版本、卷次。正文前有分類目録。

五、利用中醫藥書目、索引、年鑒、工具書指南

1. 利用中醫藥書目

書目是圖書目録的簡稱，它按一定的次序編排、著録一批相關的圖書，是一種旨在介紹和報道圖書基本情況的工具書。據不完全統計，我國現存的傳世古醫籍多達近萬種，要學習、研究這些豐富而珍貴的中醫藥學遺産，瞭解它們的學術淵源及書籍的存佚流傳等情況，就必須熟悉、查閲有關的書目。目録的作用：一是提供讀書治學的門徑。它告訴人們古代曾有過一些什么書，要想獲得某種資料應該到哪裏尋找。誠如清代學者王鳴盛所云："目録之學，學中第一要緊事。必從此問途，方能得其門而入。"(《十七史商榷》)二是通過書目的提要

和分類，可瞭解古代中醫學術的淵源流派和發展動態。即古人所謂“辨章學術，考鏡源流”。著録中醫藥著作的書目大致可分爲兩類：一是綜合性書目；二是醫學專門書目。

（1）綜合性書目：將歷代經、史、子、集各種古籍分類編排著録的書目稱綜合性書目。包括歷代史志及公私書目。醫藥學著作往往著録於其中的“方技略”、“子部醫家類”或“子部醫方類”。兹擇其要者介紹如下：

《四庫全書總目提要·醫家類及續編》　李經緯等編校。上海科學技術出版社 1992 年出版。《四庫全書》是清代官修大型叢書。始編於乾隆 37 年（1772 年），纂成於乾隆 47 年（1782 年），歷時 10 載。纂修期間，對收入《四庫全書》中的著録書及未采入的存目書，均由四庫館各科學者分别撰寫内容提要，於 1789 年匯總成册，是書即爲《四庫全書總目（提要）》。由紀昀主編。醫家類由勞樹棠協助紀昀完成，編在《總目》卷 103～104，子部 13、14，共收録醫書 197 部。所收醫書包括醫經、針灸、本草、方書、臨床各科。通以時代爲序，類前有小序，子目後有提要，内容除各書大旨及著作源流外，還列作者之爵里，考本書之得失，辨訂文字之增删，篇帙之分合。近年，王雲五又主持編纂了《續修四庫全書提要》，臺灣商務印書館 1972 年出版。該書是在 30 年代原東方文化事業委員會編纂《續修四庫全書》的基礎上修纂而成。其所收書約爲原《總目》的 3 倍。各書提要按書的性質請各科專家分寫。《續修四庫全書提要》醫家類由夏孫桐主編完成，共收醫書 417 部（其中西醫書 34 種），每子目下都有提要。今人李經緯等將上二書合編爲一，改爲分類編排，同類下以著作年代先後排列，對原文作點校，并徵引《世補齋文集》、《四庫提要辨證》、《醫籍考》等書及近人考證文章，對原文考證失當處附加簡明按語。又附録清·阮元《四庫未收書目》中醫籍提要 10 種。書末附録總的“書名索引”和“著者索引”。

1911 年上海文明書局曾出版《四庫提要醫家類》單行本，即從《四庫全書總目提要》中抽出《子部·醫家類》的内容。

《歷代史志書目著録醫籍匯考》　李茂如等編著。人民衛生出版社 1994 年出版。中國歷代史書中有“藝文志”、“經籍志”，專門著録歷代典籍文獻；此外還有爲數衆多的公私書目（官薄、私録）及筆記、文集，多著録了大量的古代著作。這些史志、書目中均有數量可觀的古代醫籍存焉，然因這些史志、書目皆屬綜合性書目，且種數繁多，欲從中查考古醫籍實屬不易。今人李茂如先生以 20 年之功，搜羅歷代史志（包括各種補志）、公私書目、諸家文集、論著、筆記等文獻資料凡 180 餘種，從中輯録醫藥學書目（包括提要），析爲史志篇、書目篇、廣録篇。首叙資料之時代、撰人、篇卷旨要，以明出典；隨舉其中醫籍著録概況，間附按語説明，務求窮原竟委；次則輯録醫籍著録原文，供學者參考，以“辨章學術，考鏡源流”。凡輯録原文，均注明原編之卷次，以明出處。此書出，則醫學專門書目以外的古醫籍著録資料搜羅殆盡無遺，一書在手，百餘種文獻資料歷歷在目，省却學者爬剔尋檢之勞，誠醫門徵文考獻之津筏。此書不足：没有古醫籍書名索引和作者索引，檢索不便。

《中國善本書提要》　王重民著。上海古籍出版社 1983 年出版。共收録作者親自檢閲過的善本古籍 4200 餘種（另補遺 100 餘種），按經、史、子、集 4 部分類。其中子部醫家類下又分 10 小類：醫經、本草、診法、方論、内科、婦科、兒科、針灸、養生、獸醫，共收録善本醫書 120 餘種。除記述各書的版刻特徵外，還撰寫内容豐富的提要，以介紹版本源流、作者情況及各書研究價值等。書末附“書名索引”、“撰校刊刻人名索引”、“刻工人名索引”、“刻書鋪號索引”，是檢索、研究古醫籍版本、版刻史的重要工具書。

《中國古籍善本書目·子部》　《中國古籍善本書目》編輯委員會編。上海古籍出版社

1994年出版。《中國古籍善本書目》是在國務院古籍整理出版規劃小組的領導和資助下，由以北京圖書館、上海圖書館爲首的該書編委會歷10餘年編纂完成的。收録現存的清代乾隆以前的善本古籍數千部，按經、史、子、集、叢書分册出版。其中子部卷16“醫家類”下又分叢編、醫經、本草、診法、方論（包括傷寒、金匱、諸方、外科、眼科、婦科、兒科）、針灸、養生、史傳共8類，總計988部現存善本古醫書（包括醫學叢書）。每條目包括書名、卷數、朝代、撰人、版本。本書前有目録，書末附：①“中國古籍善本書目藏書單位代表號”；②“中國古籍善本書目藏書單位檢索表”（包括書名編號、藏書單位代號）。

《中國叢書綜録》 上海圖書館編。上海中華書局1959～1962年出版，上海古籍出版社1982～1983年出新一版。是查檢現存古籍用的最大的一部聯合目録。匯集了全國41家主要圖書館所藏的屬於古典文獻的叢書2797種，計收古籍38891種，共分3册出版。第1册“總目”，按類編排，將叢書分爲“匯編”和“類編”兩部分。前有分類目録，列大小類名；後附“全國主要圖書館收藏情况表”、“叢書書名索引”。係叢書分類目録，從中可瞭解叢書的書名、輯撰者、版本、收藏等情况。第2册“子目”，按經、史、子、集4部編排，部下又分類、屬。正文前有分類目録表。醫書在子部醫家類，下分22屬，共1318種。係叢書子目分類目録，從中可瞭解古籍的書名、撰者、版本及所屬叢書等。第3册“索引”，包括“子目書名索引”和“子目著者索引”，按四角號碼排列。又附有“索引字頭筆畫檢字”和“索引字頭拼音檢字”。專供檢索第2册“子目分類目録”使用。因爲我國歷代重要的傳世古籍絶大多數都收入各類叢書中，所以傳世的現存古書大多能在此書中查到。

(2) 醫學專門書目：爲適應專業需要，一些專門醫學目録應運而生，搜羅醫學學科的有關著作，編成書目，以方便學者。以下擇要介紹之。

《醫藏書目》（又名《醫藏目録》） 明·殷仲春編。上海群聯出版社1955年影印明代崇禎刊本。爲現存最早的醫學專門書目。共收録明以前醫書449種（含10部叢書），分爲20函（類），每函均采佛家“如來法藏”的名義命名。每函前冠以小序，説明分類之依據。此書分類命名拘於釋家之言，宗教色彩濃厚，書名重出互見不少，又將《尚書·洪範》、《周易》等列入，但作爲現存最早的醫籍專門目録，仍具有重要的史料價值，仍不失爲研究中醫目録學、分類學的重要參考書。

《醫學讀書志》 清·曹禾編撰。清咸豐元年（1851年）刊《雙梧書屋醫書四種》本。中醫古籍出版社1981年出版排印本。以讀書筆記形式介紹歷代醫著和醫家。共收録醫書487種，介紹作者100餘人。按時代先後爲序，對每位醫家及醫著，先舉史籍記載，次列其著録之異同，再後有一篇總結性的論述，介紹作者生平事迹及師承關係，提示著作内容，兼評其得失及傳刻原委等。

《醫學薪傳》 清·凌曉五編撰。清光緒18年（1892年）《吴興凌氏二種》本。東亞書局1936年收入《新醫學妙諦》出版。共收習常醫書約240種，分爲12類，每一類前冠以小序，扼要介紹該類醫著之特點、作用及學習步驟。爲一部初學醫者之入門書目，有指點門徑之功。

《歷代醫學書目提要》 丁福保編撰。清宣統2年（1910年）文明書局出版。上海醫學書局1918年重新出版。共收歷代醫籍2000餘種，分爲22類。此書所收書目較廣，但提要甚簡，僅録書名、卷數、著者，版本只録其一。

《三三醫書書目提要》 裘慶元編。杭州三三醫社1924年出版。是裘氏所編醫學叢書《三三醫書》的書目提要。收明、清珍貴醫著及少量日本醫家著作共99種。每書均撰提要。

《珍本醫書集成總目》 裘慶元編。上海世界書局 1936 年出版。係裘氏所編醫學叢書《珍本醫書集成》的書目提要。共收明、清珍貴罕見的珍本、孤本、抄本醫著 90 種，分爲 12 類，編爲 14 册，每册前附有本册所收書籍提要。

《中國醫學大成總目提要》 曹炳章編撰。上海大東書局 1936 年出版。《中國醫學大成》是曹炳章所編的一部叢書，擬收歷代醫著 365 種，分 13 集出版，因抗戰爆發，僅出至 128 種中止。該書系 365 種醫書的書目提要，作爲徵訂《中國醫學大成》的宣傳品。全書分 13 類，每類悉以作者年代先後爲序，每種書撰提要一篇以冠其首，叙述作者行略、書籍校刊年代及内容概要。

《皇漢醫學叢書總目》 陳存仁編撰。上海世界書局 1936 年出版。是陳氏所編日本古漢醫叢書《皇漢醫學叢書》的書目提要，共收日本漢醫著作 72 種，分爲 14 類。每種書前皆撰有内容提要，簡略介紹作者、内容梗概，或作簡評。

以上裘、曹、陳三位醫家都是我國近代的醫學藏書家，上述 4 部書目均爲其大型中醫叢書的書目提要，雖未能將其藏書書目悉數刊出，但仍不失爲介紹古醫籍書目提要内容較多的醫學專門書目。

1949 年中華人民共和國成立至 1976 年文革結束，這段時期的中醫書目主要有《四部總録・醫藥編》和《中醫圖書聯合目録》。

《四部總録・醫藥編》 丁福保、周雲青編。上海商務印書館 1955 年出版。文物出版社 1984 年再版重印。《四部總録》是一部專收經、史、子、集四部存世古籍，備載前人序跋、解題的大型書目。1955 年，商務印書館利用已排版的舊紙型，先將其中子部醫家類檢出，名爲《四部總録・醫藥編》單行出版，并由丁氏弟子周雲青補成其事。共收 1929 年以前歷代醫籍 1500 餘種，以其中 450 餘種基本書爲重點。基本書的條件是必須具備提要、書評，并確知有刊本或抄本、稿本存世者。基本書分經脈、專科、雜病、藥學、方劑、醫案、養生、雜録 8 大類，專科類下又分 9 個子目，雜病類下又分 2 個子目。每種均列書名、卷數、作者、題跋、提要、版本。書末附"現存醫學書目總目"、"現存醫學叢書總目"、"《中國醫學大辭典》著録醫學書目"及王重民《善本醫籍經眼録》稿本，另附書名、著者名四角號碼索引。輯録歷代公私書目及清人諸補志中的豐富資料，是中醫古文獻研究的重要參考書和工具書。

《中醫圖書聯合目録》 中醫研究院、北京圖書館編。北京圖書館 1961 年出版。系中國第一部全國性的圖書館中醫圖書聯合目録。收集 1959 年年底以前全國 57 家圖書館館藏及 2 位藏書家收藏的中醫藥圖書共計 7661 種，分爲 18 大類，每大類下又分若干小類，小類中以成書年代先後爲序。每書著録書名、卷數、撰年、著者(字、號、别名)、著述方式、籍貫、版本(包括出版年、出版者、版本類别、收藏者)、收藏館代號。書末附書名、人名索引檢字表，書名、人名索引。

1977 年至今，有多種中醫專門書目問世，兹按出版時間先後介紹之。

《三百種醫籍録》 賈維誠編撰。黑龍江科學技術出版社 1982 年出版。選録自《内經》至清末的古醫籍 344 種。選録原則是：經典醫籍、醫藥學名著，擇其實用價值高，流傳較廣的各學派著述。分爲 12 類，每種書按 4 項介紹：①内容提要：包括撰刊年代、卷數、内容梗概，注意提示學術特點。②作者簡介：包括名氏、籍貫、生平、著述、學術思想。③歷代經籍志藝文志及私家書目著録輯要：介紹各書歷代存目情况。④現存主要版本。書後附"參考書目"、"書名索引"、"撰著者索引"。

《中國醫籍提要》(上、下二册)　《中國醫籍提要》編寫組編。吉林人民出版社 1984 年、1988 年出版。爲 19 所中醫院校 21 位中青年教師集體編撰。共收録 906 種歷代古醫籍，其中間有少量日本、朝鮮的漢醫著作。分基礎理論、臨床各科、綜合、醫史法醫養生 4 大類。每大類下又分幾個層次級别的子目。每條書目包括書名、成書年代、作者、内容要點、學術成就、學術思想、學術淵源、對後世影響、作者生平傳略等内容。書末附“書名索引”、“人名索引”、“參考書目”。

《中國分省醫籍考》(上、下二册)　郭靄春主編。天津科學技術出版社 1984 年、1987 年出版。從全國 3000 餘種地方志中收録先秦至清末醫學書目共 8000 餘種。分省著録，其目的是可從中看出各地區醫家流派和醫學發展情况。每省首列“前言”一篇，綜述該省醫學發展簡况與特色，具有提綱挈領作用。各省醫籍視其内容，分爲醫經(附運氣)、診法、傷寒(附金匱、温病)、本草、針灸(附推拿)、方論(下設内、外、婦、兒、眼、喉等臨床各科)、醫史、醫案、醫話、養生、法醫、獸醫及其他等若干類。每類書目按朝代及作者生存年代次序排列，每種書目下均標明卷數、著者、朝代、來源，并仿王儉《七志》之例，輯録作者之小傳。各省醫籍後都附有參考書目，以便核實。本書從各種地方志中搜集資料豐富，著録醫籍數量堪稱宏富，但因資料全輯自地方志，頗多無從查考，且原書大多亡佚，無法查見原著内容，故初學者宜慎用。下册末附“書名索引”、“人名索引”、“參考書目”。

《中國中醫研究院圖書館館藏中醫綫裝書目》　中國中醫研究院圖書館編。中醫古籍出版社 1986 年出版。收録中醫綫裝書 4500 種，包括歷代版本 7500 種。其中中醫善本圖書 1000 多種，如北宋刻《聖散子方》、元刻《聖濟總録》、《世醫得效方》、《本草衍義》、明代金陵本《本草綱目》均係善本中之精品。除一般刻本外，還有木活字本、銅活字本、刻書底稿、彩繪本、稿本、抄本等。其中歷代名醫學者趙學敏、何書田、何鴻舫、連自華、劉鶚等人的手稿，不僅學術價值高，而且是珍稀文物。此外還有日本、朝鮮的古醫籍和名醫手稿。遵循古籍編目的原則，并吸收現代編目的技術方法，充分利用分析、互見與索引等措施以加强目録的檢索功能。按分類編年的方法編排，分類采用《全國圖書目録》類目表。每條書目由總序號、書名、卷數、年代、著者、版本、索書號、附注等項組成。書目主表前有分類目次，後附録肖龍友、趙燏黄、范行準、黄竹齋、何時希 5 位當代著名中醫藥學家的獻書目録。

《中華古文獻大辭典・醫藥卷》　莊樹藩主編。吉林文史出版社 1990 年出版。收録古醫籍書目上起先秦，下迄清末，共計 2300 多種。醫經、藏象、診法、本草、方書、傷寒、金匱、臨床各科、養生、法醫，無不囊括。收録不少珍善孤本醫書及國外學者研究中醫書目。每辭條述書名卷數、作者傳略、生平履貫、著書緣由、成書年代，文獻特徵、内容概要、版本源流，對學術淵源，學術思想、價值及對後世的影響亦作簡要介紹。按辭目首字筆畫編排，前有詞目筆畫索引，後附録：①國外重要中醫文獻；②著者筆畫索引；③書目分類索引。

《全國中醫圖書館聯合目録》　中國中醫研究院圖書館編，薛清録主編。中醫古籍出版社 1991 年出版。收録全國 113 家圖書館截至 1980 年底館藏的 1949 年建國前出版的中文中醫藥圖書 12124 種。采用分類編年法，以學科分類爲主，兼顧體裁特徵，將古醫籍分爲 12 大類：醫經、基礎理論、醫史、傷寒金匱、診法、針灸按摩、本草、方書、臨證各科、養生、醫案醫話醫論、綜合性著作。每大類下，又分别列出二級與三級子目。每一書目下，有一總序號，次爲書名卷數(包括異名、附録)、著作年代、著者(包括朝代、姓名、字、號、别名、著作方式)、版本(包括出版時間、地點、出版者、版本類别)、藏館代號，如該書曾收入叢書者，則標出叢書名稱。本書前有《全國中醫圖書聯合目録》參加館代號表，書後附 4 種索引：①書名筆畫索引；

②書名音序索引;③著者筆畫索引;④著者音序索引。最後附4表:①甲子表;②歲陽歲陰表;③歷代建都簡表;④歷代帝王名諱表。比原《中醫圖書聯合目録》增加著録書目4000餘種,分類經過改進更趨科學、合理,爲檢索現存中醫著作,進一步整理、研究中醫藥學提供了極爲有利的條件。然美中猶有不足:由於收録期限的制約,一批1949年以後新出土、新發現的重要中醫藥文獻未能録入;此外尚有一些當録而遺漏,著録失誤等情況。

《中醫古籍珍本提要》　余瀛鰲、傅景華主編。收書範圍以中國中醫研究院圖書館館藏珍本古醫籍爲主,兼收全國各圖書館及中醫古籍出版社已出書目,共計1085種。分爲14類:内經難經、傷寒金匱、温病、診法、本草、方書、針灸推拿、臨證各科、養生、綜合性醫書、醫案醫話醫論、醫史、叢書、工具書。每類下以成書年代先後排序,旨在充分揭示中醫古籍發展之歷史,反映中醫學術之淵源,利於讀書治學之需要。每書目下又分3欄:①作者簡介;②内容提要;③主要版本。本書前有全國部分圖書館(113家)代號表。

《中國醫籍通考》(4卷,附索引1册)　嚴世蕓主編。上海中醫藥大學出版社1990～1994年出版。所收書目範圍,上溯出土的古代中醫藥文獻,下迄清末民國初期的醫著,旁及日本、朝鮮的古醫籍,凡歷代史志及近賢所著醫書目録,有載必收,有遺則補。并從有關歷史文集中搜尋世所鮮見的醫籍序跋,舉凡孤本、珍本、抄本均在綱羅之列。共收歷代古醫籍書目9000餘種,分爲4卷19類:第1卷分醫經、傷寒、金匱、藏象、診法、本草、運氣、養生;第2卷分温病、針灸、推拿、方論(1～4);第3卷爲方論(4～6),第4卷分方論(7～9)、醫案醫話、叢書全書、史傳、書目、法醫、房中祝由、補編。每種書列書名(包括别名)、卷數、作者、存佚情況、各種序跋、提要及該書現有主要版本,有的還加簡要按語進行補充説明。各卷前均列有總目録和目録,4卷外又另附索引1册,有書名、作者名兩種筆畫索引。

日本醫家尤其是江户末期醫學考證學派的學者也編撰了不少有價值的醫學書目,其中著名的有以下幾部:

《醫籍考》　〔日〕丹波元胤編撰於1826年(相當清道光6年)。日本東京國本出版社1933年影印。上海中西醫藥研究社1936年據日影印本影印。1936年又被陳存仁收入《皇漢醫學叢書》。人民衛生出版社1956年出版排印本(《聿修堂醫書選》之一),易名爲《中國醫籍考》,1983年出第2版。共80卷,是日本學者編撰的第一部中國醫籍專門目録。共著録自《内經》以下至清代乾嘉之際的古醫籍2876種,分爲醫經、本草、食治、藏象、診法、明堂經脈、方論、史傳、運氣共9類。其編輯體例仿效我國學者朱彝尊的《經義考》,每一書名下,記其卷數、出處(史志、簿録等)、作者,并分别注明其存、佚、闕、未見等情況;又記述作者事迹,有關序跋,各家評述、提要與考證等資料。在一些書目的最後,間附編者的考證性按語,其中常援引其父元簡、其弟元堅及"本邦學者"的觀點。取材豐富,考證翔實,堪稱輯録體醫學書目的力作。盡管囿於歷史條件的局限,存有遺漏失載和存佚失真之處,但至今仍不失爲一部具有重要參考價值的工具書。人民衛生出版社1956年版前有總目録、以及目次,後附書名索引和人名索引。

《經籍訪古志》　〔日〕澀江全善、森立之編於1856年(相當清咸豐6年)。清光緒16年刊本。日本名著出版昭和60年(1985年)出版(《近世漢方醫學書集成》)。此書仿效清代于敏中、彭元瑞《天禄琳琅書目》和張金吾《愛日精廬藏書志》體例,從日本60多家藏書處,收録珍稀中國古籍654種。該書"附言"稱:"書中所收概以元以上爲斷……若明清諸本,必審其絶佳者載之。"該書《補遺》部分多爲醫書,著録宋、元、明、清版醫書157種,間有少量鈔本及日本、朝鮮版古醫書。分爲醫經、本草、明堂經脈、脈書、傷寒、衆疾方論、眼科、外科、婦人、小兒、養生共 11 類。每條書目下均評述該書版本形制、行款,及傳布沿革。對古醫籍的版本研究尤具價值。

《中國醫籍書目》〔日〕黑田源次、岡西爲人編纂。奉天滿洲醫科大學 1931 年出版。臺灣文海出版社有限公司 1971 年重新影印出版。是僞滿洲醫科大學中國醫學研究室所藏漢文中醫藥書籍的目録,共收歷代中日醫家著作 1500 種(其中醫學叢書 56 種),分爲内經、金匱、傷寒(附瘟疫)、中藏、難經、經脈、針灸、巢氏病源、本草(附方藥)、方書、養生、内景明堂、病總(附雜病)、幼科(附痘科、麻疹)、女科、外科(附黴瘡)、眼科、喉科、法醫、獸醫、醫史、博物、叢書、醫學辭匯等類。每種書目包括書名、卷數、册數、版框行款、作者、校者、序跋者、版本、刊印機構、刊印時間。書前有分類目録,書末附書名索引和人名索引。

《續中國醫學書目》〔日〕岡西爲人編纂。滿洲醫科大學 1941 年出版。臺灣文海出版社有限公司 1971 年重新影印出版。是《中國醫學書目》的續編。續收該室入藏的歷代中日醫家所著漢文中醫藥書籍共 1060 種(其中醫學叢書 519 種)。分爲 28 類:内經、金匱、傷寒、瘟疫、難經、脈經、針灸、本草、食經、方書、養生、内景、病總、雜病、幼科、痘科、麻科、女科、外科、眼科、喉科、法醫、獸醫、醫史、醫學辭匯、咒巫、洋方、叢書。每種書目下著録體例同《中國醫學書目》,對一些晚近之書增加“提要”一項,列於序跋者之前。書前有分類總目,書末附:①前書目正誤(包括削除書目、分類的變更、遺漏書目、架藏醫書總數);②書名索引;③人名索引。

《宋以前醫籍考》〔日〕岡西爲人編撰。國立沈陽醫學院 1948 年鉛印本。人民衛生出版社 1958 年出版。收録中國南宋包括(金遼)以前醫學書目 1860 餘種,分爲醫經、内經、難經、五藏、脈經、針灸、本草、食經、經方、仲景、方論、女科、幼科、外科、口齒、眼科、養生、按摩、導引、房中、祝由、月令、獸醫、醫史、醫制共 23 類。每類書按成書年代順序編排,每種書下分别按出典、作者、考證、序跋、版本等項詳細記述該書之出處、卷數、存佚、作者傳略及該書的序、跋、版本。本書資料主要輯自我國歷代史書、醫書、公私書目、方志、博物及筆記小説、野史稗記等共約 400 多種,堪稱賅博。有不少内容比《醫籍考》更全面詳細。對整理、研究宋以前醫學文獻具有重要的參考價值。書末附有“參考書志書目”、“書名索引”、“人名索引”。

在醫學專門書目中,尚有一類屬於醫藥學中某一專門學科的專科書目。這是隨着醫學學科日益深入發展而出現的一種新的目録學著作。此類專科目録,適應某些專科領域工作者的需要,將會有越來越多的品種問世,以下簡要介紹 4 種。

《現存本草書録》 龍伯堅編著。人民衛生出版社 1957 年出版。收録存世的歷代本草文獻書目 278 種,分爲 7 類:①神農本草經(各種輯佚本、注釋本及雜著);②綜合本草;③單味藥本草;④食物本草;⑤炮制;⑥歌詩便讀;⑦雜著。每類書目均按年代先後排列;每種書分述書名、卷數、作者、刊行年代;其中大部分附有説明,簡要介紹各書的内容、特點,并摘録歷代文獻中有關該書的記載。從中可以瞭解我國歷代本草學的發展概況及部分本草書籍的資料來源。

《歷代中藥文獻精華》 尚志鈞等編著。科技文獻出版社 1989 年出版。是一部内容比較豐富、全面的本草學專科書目。全書分爲上、中、下三編。上編“本草概要”,概述我國本草文獻的發展歷史;中編“本草要籍”,重點介紹 77 種(附 14 種)歷代本草名著,分述其命名、作者、成書、卷數、流傳、存佚、版本、内容提要及評價;下編“本草大系”,廣泛收集自漢魏迄清末的見諸各種著録的存、佚本草學文獻,總數達 700 餘種,一般均有簡要介紹。書末附“人名索引”、“書名索引”。

《現存針灸醫籍》（《中國針灸薈萃》第二分册）郭靄春主編。湖南科學技術出版社1985年出版。收録上自先秦，下迄1965年底的現存針灸專科醫籍271種（其中清以前醫著約100種），以及載有針灸内容的綜合性醫籍32種（其中清以前醫籍30種）。分爲針灸專科醫籍和綜合性醫籍兩大部類，每類醫籍按成書年代先後排列，每條書目，除記述書名、卷數、成書年代、作者外、又分序跋、目録（指該書篇目）、提要評價（有歷代書志提要及近現代相關論文）、版本4項，從歷代書志、史籍、方志、筆記及各種相關辭典、書刊、論文的提要評論文字中，廣泛搜集有關資料，撮要鈎玄，系統整理而成。其中序跋和提要評價，對古今各家的觀點論述、分歧一一羅列，翔實而全面，尤具特色。書末附"書名索引"和"編著者索引"。

《中國針灸文獻提要》 王德深編著。人民衛生出版社1996年出版。收録我國出版的現存針灸文獻，上起先秦，下至1989年，凡1044種。其中針灸醫籍679種，針灸工具書與相關工具書54種，針灸期刊與相關期刊311種。其中古代針灸醫籍（包括載有針灸内容的綜合性醫籍）161種，民國時期（1912～1949年）的針灸專著47種，均按醫籍刊行年代先後排列。1949～1989年底出版的針灸專著471種，按内容分爲10類：①通論；②經絡；③穴位；④刺法與灸法；⑤療法；⑥臨床；⑦針麻與針灸機理；⑧針灸文摘；⑨針灸選編；⑩針灸匯編每類著作各按出版時序排列。每種書目分内容提要、作者簡介、版本三項著録。文獻收録來源：中國中醫研究院圖書館、中國中醫研究院針灸研究所圖書館、北京圖書館、上海中醫藥大學圖書館。本書正文前有分類目録，書末附文獻名索引、作者名索引（分别有漢語拼音音序索引及字頭筆畫索引）。

2. 利用中醫藥學的有關索引

索引又稱引得（Index）、通檢、備檢，是將一定範圍的特定信息以詞條形式（如字、詞、句、語段、人名、書名、篇名、刊名、内容主題名等），按一定順序編排，或附於書後，或單獨成册，供人們檢索所需資料的工具。索引以具體的符號、語詞、事物名稱、主題、觀點爲對象，對文獻内容作深入的發掘和全面的揭示，爲檢索者提供詳盡、明細的指導。索引作爲一種記憶工具，幫助人們查考所需的各種特定信息，還可幫助人們快速了解某一領域的概貌，深入發掘研究的内容，縮短研究時間，提高科研工作的效率。

中醫藥文獻的索引按文獻内容可分爲古醫籍索引和中醫藥期刊索引。以下試分述之。

《本草萬方針綫》 清·蔡烈先編。清代乾隆49年（1784年）金閶書業堂刊。是《本草綱目》附方索引。它將《本草綱目》諸味藥物下所附10000多條主治病症名或方名分爲7大類105門：①通治類53門；②上部病類9門；③中部病類8門；④下部病類15門；⑤外科類8門；⑥女科類8門；⑦兒科類4門。每方症下略述症狀、病因病機，再記録見於《本草綱目》的卷、頁。編者在序言中云："（本書）命曰《本草萬方針綫》，蓋因針引綫，萬無一失。雖不敢謂本草功臣，但有本草者不可無此'針綫'。家家有本草，有此針綫，百病千方，頃刻可用，人盡醫矣。"可見該書雖無索引之名，而有索引之實。

此後，人民衛生出版社1957年影印清光緒張氏味古齋刻本《本草綱目》，書末"附方索引表"即根據《本草萬方針綫》改編而成（删去症狀、病因病機的介紹，改用新印書的總頁碼）。另增附"藥名、釋名索引"，凡藥物的正名及别名均指示所在頁、欄、行。

中醫經典著作的語詞、文句索引主要有李今庸《黄帝内經索引》、任應秋《黄帝内經章句索引》、顧植山等《中醫經典索引》。（前面已作介紹，此略）

此外，還有一種不同古醫籍中同源經文對照索引，對學習、研究中醫經典文獻很有實用價值。由於傳世古醫籍中有一些是中醫經典《素問》、《靈樞》的類編，如《針灸甲乙經》（除

《素》、《靈》外，還有《明堂孔穴針灸治要》的内容)、《黄帝内經太素》、《類經》；還有一些古醫籍中大量援引《内經》經文，如《脈經》、《諸病源候論》、《千金要方》等。將這些書中的《内經》經文與現存傳世的《内經》按篇章、段落逐一對照，對《内經》的校勘、注釋、整理研究都具有重要意義。因爲有這種需要，於是經文篇目索引、語段對照索引便應運而生。如：

《〈黄帝内經〉和有關三書篇目考》（《黄帝内經概論》第三篇）　龍伯堅編撰。上海科學技術出版社 1980 年出版。實際上是一部經文篇目對照索引。將《素問》、《靈樞》與《太素》、《甲乙經》、《類經》諸書具有同源經文内容的篇目編排於一處，列成表格，使人一目了然。一編在手，即可以了解同源經文在三書中的卷篇章節。給讀者帶來極大便利。

這種不同古醫籍中同源經文的索引，日本學界稱之爲"對經表"。近年來，日本學者編制了多種此類索引。如筱原孝市《〈黄帝内經太素〉對經表》、《〈甲乙經〉對經表》，小曾户洋《〈素問〉〈靈樞〉:〈太素〉對經表》、《〈素問〉新校正注引〈太素〉和現傳〈太素〉之對比一覽表》，小曾户洋、谷田伸治《〈諸病源候論〉對經表》，小曾户洋、小曾户丈夫《〈脈經〉對經表》等。此類索引對於中醫經典文獻的校勘整理及古醫籍語言文字研究極富價值。

又有一些附録於專書後的方名、藥名索引，其中較爲可觀的有成都中醫學院主編的《傷寒論釋義》(上海科學技術出版社 1964 年出版)，書末所附《〈傷寒論〉方索引》、尚志鈞輯校本《名醫别録》(人民衛生出版社 1986 年出版)書末所附的《〈名醫别録〉藥物索引》、高文鑄校注本《外臺秘要方》(華夏出版社 1993 年出版)書末所附孫中堂編《〈外臺秘要方〉方劑索引》。

近 10 多年來，古醫籍索引在日本得到高度重視，不少學者紛紛投入古醫籍索引的編制，僅《東洋醫學善本叢書》之八《解題・研究・索引》一書就收有 18 種索引，其他單行出版的古醫籍索引還有多種。從索引對象來看，不僅有人名、書名等常見專名，還有單字、詞語，藥名、方名、經穴名；從索引種類而言，不僅有單本書索引，還有二三種書籍的對照索引；從索引層次來看，不僅有古醫籍正文，還涉及古醫籍注文、引文；從索引範圍而言，不僅有經典醫著、歷代醫學名著，還涉及一般古籍中的醫學資料。日本學者編制的古醫籍索引，除前所述之"對經表"外，還有筱原孝市、山道浩子《〈黄帝内經太素〉經穴名索引》、《〈黄帝内經太素〉楊上善注所引書名人名索引》、《〈素問〉割注所引書名人名索引》，筱原孝市、榛葉静江《〈衛生秘要抄〉所引書名人名索引》、《〈醫家千字文注〉所引書名人名索引》，筱原孝市等《〈針灸甲乙經〉經穴名索引》、《〈針灸甲乙經〉割注所引書名人名索引》，筱原孝市《〈醫略抄〉所引書名人名索引》、《〈遐年要抄〉所引書名人名索引》，小曾户洋《〈外臺秘要方〉所引書名人名等索引》、《〈脈經〉藥方藥物名索引》、《〈脈經〉割注所引書名人名索引》，小曾户洋、大上哲廣《〈醫心方〉所引文獻索引》、《〈醫心方〉所引〈千金方〉索引》、《〈外臺秘要方〉所引〈千金方〉、〈千金翼方〉索引》、《〈備急千金要方〉割注引用文獻名索引》、《〈千金翼方〉割注引用文獻名索引》。江村治樹主編的《馬王堆出土醫書字形分類索引》(有糺書房 1989 年印行)、小林建二主編的《素問・靈樞總索引》(日本内經醫學會 1993 年印行)。

中醫藥期刊索引主要揭示期刊、報紙、論文集、會議録中的論文，將這些論文篇目分别摘録，注明出處，按類别或主題、作者、篇名的字順編排，以供讀者查檢論文。以下介紹幾部實用的中醫藥期刊索引。

《國内期刊中醫藥資料索引》　朱俊奎等編。遼寧中醫學院圖書館 1983 年印行。收集 1950～1980 年期間國内公開發行的 139 種醫學期刊、自然科學期刊及部分内部資料中的中醫藥論文篇目近 5 萬條。共分 36 大類，10 分册。各類論文篇目均按發表時間先後編排。每篇文獻著録順序：①題目；②作者；③期刊名；④期、頁數；⑤出版時間。每册前均附"引用期刊一覽表”。本書系統反映了建國以來國内期刊發表的中醫藥學論文資料，爲中醫藥學的醫、教、研工作者瞭解本學科的發展及情報動態，提供方便。

《醫學期刊中醫文獻分類目録索引》(後改爲《國内期刊中醫論文分類目録》)　上海中醫藥大學中醫文獻研究所《中醫年鑒》編委會辦公室編。是爲《中醫年鑒》的編撰作前期准備，自1984年開始按月編輯，主要收集國内40餘種醫學期刊中的中醫藥論文篇目，分爲陰陽五行、運氣、經絡、藏象、病因病機、診斷、治則治法、方劑、中藥、中醫基本理論體系與辨證施治、學説與學派、老中醫學術經驗、醫案醫話、傷寒温病、傳染病、腫瘤、内婦産科、兒科、外科、傷骨科、五官科、針灸、推拿、氣功、養生護理、醫史文獻、中醫教學與科研、行政管理、動態消息、國外中醫等類目，每篇論文著録題目、作者、期刊名稱、發表年代、期次、頁碼。此索引可反映最近發表的中醫藥論文情況。

《醫學史論文資料索引》　中醫研究院中國醫史文獻研究所編，1981年印行。收録1903～1978年出版的期刊630多種，論文資料10200餘條。所收論文資料以中國醫學史和世界醫學史爲主，内容包括醫藥衛生政策法令、醫學通史、斷代史、中醫基礎理論、基礎醫學、專科史、疾病史、醫學人物傳記、醫學著作、藥學史、醫藥學教育、醫藥學機構團體、中外醫學交流、醫藥衛生考古發掘等。全書共分6大類：①總類(包括醫藥衛生政策和醫學通史)；②中國古代醫學史(1840年前)；③中國近代醫學史(1840～1949年)；④中國現代醫學史(1949～1978年)；⑤外國醫學史；⑥其他。各類論文資料均以發表時間先後排列。每條論文資料均著録篇名、著(譯)者、期刊名稱、出版年月、期數。書末附篇名索引、著者索引、引用期刊一覽表。

《黄帝内經論文索引》　魏祥武編。附録於郭靄春主編的《黄帝内經詞典》書末。從本世紀20～80年代的現存80餘種中醫藥雜志中搜集有關《黄帝内經》的論文資料共1600餘篇。將這些論文資料目録按内容分爲5個部分：①探討論述争鳴；②心得體會；③針灸經絡；④釋義校勘考證；⑤教學與其他。每一部分的論文篇目皆按年代爲序。索引末附收集雜志範圍，以供讀者查核。

《中藥研究資料索引》　王筠默編。上海中醫學院1960年印行。收録400種中醫臨床常用中藥的論文資料，共6000餘條。資料來源截止於1959年底幾十年來數十種常見國内外醫藥期刊中發表的有關中藥研究論文。以中藥爲目，凡針對某一中藥的研究論文，無論是生藥鑒定、産地調查、化學分析、藥理研究，還是臨床報道、劑型改良等，均羅列於該中藥題下。每篇論文以作者姓名、論文題目、書刊名稱、卷期頁數、發表時間爲序著録。論文資料以國内報刊發表的原著論文爲主，對用外文發表的論文資料，如已有中文譯文者，亦予選録。以中藥名首字筆畫爲序排列。

成都中醫學院1963年編印的《中藥研究資料索引》，編排體例與本書同，收録論文資料的時間與本書相銜接，實爲本書的續編。它收録了1959年12月至1962年12月醫藥報刊上發表的中藥論文870多篇，包括中藥258種。

《中藥研究文獻摘要》　劉壽山主編。科學出版社1963年出版1920～1961年本；1979年出版1962～1974年本；1986年出版1975～1979年本。對300多種近現代國内外醫藥期刊上發表的中藥研究論文進行了系統而全面的收集整理，三册共收集論文11300餘篇，每篇論文均作了重點摘録、摘譯或簡介。按中藥名首字筆畫順序編排，分爲植物、動物或礦物，栽培或飼養，生藥，化學(含制劑)，藥理或中毒，臨床等類别。收録文獻均按題目、作者、期刊名稱、出版年份、卷期或月號、起止頁順序著録。各册書末均附有：①生物學名索引；②化學成分索引；③物名索引；④臨床病症索引；⑤方劑制劑索引；⑥本書引用期刊表。内容涉及中藥學各分支學科，反映了近現代以來中藥研究的科研成果，是一部内容豐富、編摘質量較高的中藥文獻檢索工具書。

《五十年來針灸文獻(中文)索引》 李善初、陳浩彬編。上海科學技術出版社 1960 年出版。收集 1908～1958 年期間 131 種報刊上有關針灸文獻 2359 篇，共分 3 部分：(1)分類篇目；(2)作者索引；(3)篇名索引。書末附"引用報刊一覽表"。分類目録將所收論文分爲 12 大類：①起源與發展；②理論探討；③經絡和腧穴；④技術操作；⑤治療研究和臨床報告；⑥各種療法介紹；⑦人物記述；⑧學習心得；⑨漫談；⑩醫療器材；⑪書刊評價；⑫雜録。有的大類又分若干小類。每類下著録論文的順序是：篇名、作(譯)者姓名、報刊名稱、卷數期號、出版年月。

本書的續編有《針灸文獻索引》(1959～1965)上海中醫學院醫史博物館 1972 年編印；《針灸針麻題目索引》(1971～1978)王德深等編，中醫研究院針灸研究所 1979 年印行；《針灸針麻文獻題目索引》(1979～1983)，李復峰主編，黑龍江中醫學院 1984 年印行。

《針灸針麻文獻題目索引》(1950～1985) 王德深主編。上海中醫學院出版社 1990 年出版。共收録 1950～1985 年期間 242 種公開發行期刊中有關針灸針麻文獻題目 15680 條。全書分正文和索引兩大部分，正文包括國内、國外兩部分，國内部分分爲 5 大類：①針灸；②針刺麻醉；③針灸針麻作用和機理；④針灸模型；⑤針灸儀器。國外部分則按大洲和國家、地區排列，可供了解國外針灸事業發展概況。書末附作者索引、關鍵詞索引、引用期刊表。

3. 利用中醫藥學的年鑒、百科全書

年鑒是匯集一年内的各種大事和統計資料，按年度出版，以備參考查閲的綜合性工具書。按其性質可分爲兩類：一類是綜合性的，所收資料涉及面廣泛；一類是專科性的，所收資料僅限於一門學科或專業。《中醫年鑒》(後易名爲《中國中醫藥年鑒》)、《中國藥學年鑒》就是專科性年鑒。以下對兩部年鑒作一簡介。

《中醫年鑒》(1983～1988 年) 《中國中醫藥年鑒》(1989～1997 年)上海中醫學院(上海中醫藥大學)主編。人民衛生出版社自 1984 年起至 1998 年每年出版一卷。是一部中國中醫藥學的綜合性專科年鑒，是一部全面反映每年度中醫藥事業發展的基本情况和中醫藥學術動態的資料性工具書。本書的條目與内容，一般以上一年度 12 月底爲限，有些條目綜述了近年來的進展。本書收録的内容主要以公開發表的資料爲依據，分爲 11 個部分：①特載：收録上一年度中醫藥學術界的大事；②概况：簡述上一年度中醫事業發展的情况；③專論：主要是加强中醫藥工作和發展中醫藥學術的論述；④基礎與臨床：收録中醫藥理論的研究成果和臨床治療進展，并附參考文獻供查閲；⑤研究動態：收録用現代科學(包括現代醫學)方法研究中醫藥的内容，介紹不同理論體系的醫藥學之間在學術上相互滲透的動態；⑥老中醫學術經驗：介紹當代著名中醫藥專家的學術專長；⑦醫史文獻：收録醫史與文獻研究的進展和醫史文物的新發現；⑧中醫教育：收録探討中醫教育問題的内容；⑨國外中醫藥動態：收録國外在應用與研究中醫藥方面的新動向；⑩政策與行政管理：收録中醫藥界紀事和中醫機構。1986 年卷《中醫年鑒》類目調整：原"基礎與臨床"分爲"基礎理論"、"中藥與方劑"、"臨床與預防"；原"老中醫學術經驗"改爲"杏林人物"；⑪另增《民族醫藥》。1989 年卷始更名爲《中國中醫藥年鑒》，框架調整：分爲特載、專論、行政管理、學術進展、杏林人物、資料 6 個部分，其中"學術進展"下又分中醫、中藥、醫史文獻、民族醫藥、港澳臺中醫藥、國外中醫藥 6 類。1993 年卷又改"杏林人物"爲"醫藥名人"，另增"大事記"、"機構"。每卷前有目録，後有主題詞分析索引與主題詞字頭筆畫檢索。1992 年卷《中國中醫藥年鑒》書末增附 1983～1992 年卷纍積索引。

《中國藥學年鑒》(1980～1982 年卷),(1983～1984 年卷)《中國藥學年鑒》編輯委員會編。人民衛生出版社 1985 年出版。爲中國第一部年鑒性質的藥學工具書。它較全面、概括地介紹我國一個時期藥學事業的基本情况和主要成就,是一部具有歷史性、綜合性、資料性的參考工具書。本書分 10 個欄目:①建國三十年藥學事業概況;②藥學研究;③藥學教育;④藥物生産與流通;⑤醫院藥學工作;⑥藥政管理;⑦藥學書刊;⑧藥學人物;⑨學會與學術活動;⑩重要藥學記事。1983～1984 年卷增附了臺灣省醫藥事業近况、臺灣省藥學教育和藥劑師考試制度。自 1985 年起,每年出版一卷。

百科全書是以辭書形式編排的大型參考工具書。醫學百科全書是着重於反映醫藥學各分支學科重要内容和最新成就的大型專業參考書。以下簡要介紹建國以來編纂的規模最大的醫藥衛生工具書——《中國醫學百科全書》。

《中國醫學百科全書》《中國醫學百科全書》編輯委員會編。上海科學技術出版社 1987～1992 年出版。是在衛生部領導下,組織全國醫學界主要力量編寫,以供醫藥衛生人員查閲的大型專科性參考工具書。内容包括中醫學、預防醫學、基礎醫學、臨床醫學、軍事醫學及各門分支學科,以疾病防治爲主體,全面而精確地概述中西醫藥科學中的重要内容和最新成就。以簡明扼要、深入淺出的文字介紹醫學基本概念、重要事實、科學論據、技術要點和肯定結論。内容比辭典詳盡,比教材深入,比專著精煉。以知識體系編排,按學科專業分卷,用條目形式編寫。爲適應需要,先按學科或專業出版分卷單行本,然後再加以綜合,出版綜合本。第 67～76 分册的内容爲中外醫學史與中醫學,兹將這 10 個分册的册號、名稱、主編、出版日期列表如下:

册號	名稱	主編	出版日期
67 分册	醫學史	李經緯	1987. 10
68 分册	中醫基礎理論	任應秋	1989. 9
69 分册	中藥學	吴貽穀	1991. 10
70 分册	方劑學	楊醫亞	1988. 5
71 分册	中醫内科學	黄文東	1989. 12
72 分册	中醫婦科學	黄繩武	1992. 9
	中醫兒科學	郭振球	1992. 9
73 分册	中醫外科學	黄耀燊	1992. 9
	中醫骨傷科	蔡　榮	1992. 9
74 分册	中醫眼科學	唐由之	1992. 9
	中醫耳鼻咽喉	王德鑒	1992. 9
	口腔科學		1989. 11
75 分册	針灸學	王雪苔	1992. 9
76 分册	推拿學	丁季峰	1992. 9
	氣功學	林雅穀	

《中國大百科全書·中國傳統醫學》 中國大百科全書出版社 1992 年出版。《中國大百科全書》是我國有史以來最大的百科全書。共包括自然科學、社會科學範疇的 54 個學科卷。其中《中國傳統醫學》學科卷,是涵蓋中醫與各少數民族傳統醫學重要内容的大型專業工具

書。《中國傳統醫學》編輯委員會主任施奠邦。全書正文分10個分支學科:①總論(陳紹武主編);②醫史文獻(李經緯主編);③基礎理論(費開揚主編);④診法(歐陽锜主編);⑤辨證(施奠邦主編);⑥病證(裘沛然主編);⑦治則治法(鄧鐵濤主編);⑧中藥方劑(吴貽穀主編);⑨針灸推拿(王雪苔主編);⑩養生氣功(焦國瑞主編)。共收條目約1100條。正文前有“前言”、“凡例”、“中國傳統醫學”條目分類目録(附彩圖插頁目録),正文後附“中國傳統醫學大事年表(從公元前25世紀的大汶口遺址陶製酒器始,至1989年的中醫藥大事)”、“條目漢字筆畫索引”、“條目外文索引”、“内容索引(拼音)”。

4. 利用中醫藥學的工具書指南

工具書指南,又稱“文獻指南”,即介紹如何利用工具書及其他參考資料的工具書。這類書能迅速而有效地引導讀者利用與本專業相關的各種工具書,查檢有關資料或解決疑難問題。中醫藥學的工具書指南主要有如下幾種:

《怎樣查找中醫文獻》　黄清平編著。湖北科學技術出版社1985年出版。共分6章,前3章簡要論述有關文獻知識和檢索方法;第4章爲中醫藥文獻的檢索,分3部分:①中醫藥圖書;②中醫藥期刊;③中醫藥資料。分别介紹了中醫藥書籍、期刊、論文資料的檢索途徑及檢索工具。第5章介紹國外編制的有關檢索工具,第6章介紹關於利用計算機檢索的幾點設想。特點是:分專題介紹中醫藥文獻的檢索途徑及檢索工具,便於初學者按圖索驥。

《中醫文獻查閱法》　林文超編。福建科學技術出版社1985年出版。以綜合論文集的形式介紹查閱中醫藥文獻的知識與方法。共匯集全國20多位作者所撰27篇有關論文,按内容側重不同分爲5個部分:①查閱中醫藥文獻的一般知識;②中醫藥各科文獻介紹;③中醫藥文獻的檢索;④國内外中醫藥期刊簡介;⑤怎樣撰寫中醫論文(包括臨床論文、畢業論文、文獻綜述)。在選編過程中,注意了各個部分的銜接和避免重複。基本上反映了80年代初期我國中醫藥文獻檢索指南的新資料概況,可供中醫院校的大學生、研究生及從事中醫藥學教學、醫療、科研的工作者參考。

《中醫常用工具書手册》　李經緯等編著。上海科學技術出版社1988年出版。共分7章:第1章中醫工具書概説。介紹中醫工具書的用途、類型、排檢方式和選擇使用;第2~6章介紹中醫藥字詞典、手册、書目、文摘、索引、年鑒、百科全書及資料性醫書、表譜圖録等各類中醫工具書195種(另有列表簡介130種);第7章簡介78種有關整理古典中醫藥文獻的基本用書。書末附録2種:①中醫藥學術專題檢索;②書名筆畫索引。本書是一部較好的中醫工具書指南。

《針灸文獻檢索與利用》　王德深主編。上海中醫學院出版社1991年出版。是針灸專業的文獻指南。共10章:①針灸文獻與檢索的基本知識;②針灸文獻檢索工具概述;③針灸文獻檢索工具的排檢方法;④針灸文獻檢索的方法與步驟;⑤常用針灸文獻檢索工具介紹;⑥與針灸有關的工具書簡介;⑦國外針灸文獻檢索;⑧針灸專題文獻資料檢索;⑨針灸文獻的搜集與整理;⑩撰寫針灸論文的基本要求和方法。另有附篇“推拿按摩氣功養生文獻檢索工具書簡介”。書末附録4種:①歷代度量衡變遷表;②歷代帝諱一覽表;③與針灸相關的中醫期刊一覽表;④針灸穴名國際標準化方案。另附著者名索引(拼音、筆畫)和書刊名索引(拼音、筆畫)。

《中藥文獻檢索與利用》　黄堅主編。中國中醫藥出版社1994年出版。爲全國高等醫藥院校中藥類專業教材,由江西中醫學院等7所院校協作編寫。全書共分15章:①中藥文獻檢索概述;②文獻檢索基本知識;③參考工具書概要;④檢索工具基礎知識簡介;⑤中文中藥文獻檢索工具；⑥～⑩介紹國外(美國、日本、荷蘭等國)的醫藥學檢索工具書；⑪專利文獻檢索；⑫現代化檢索工具；⑬文獻的閱讀與積纍；⑭中藥學術論文的寫作；⑮文獻的開發與利用。每章末均附若干思考題。

《中西醫學文獻檢索與利用》　張令錚主編。上海中醫藥大學出版社 1995 年出版。涉及中醫藥學與西醫學兩方面的文獻檢索和利用，内容廣泛。共分 5 編：①文獻和文獻檢索，是全書的總論；②近代參考工具書及其使用，簡介各種工具書的類型、特點、作用和排檢法，并舉要介紹常用參考工具書；③中醫藥古代文獻及其檢索，重點是古醫籍，詳述中醫書目及有關專題檢索途徑和方法；④近代國内外醫學文獻檢索，重點是期刊，分述中外醫學論文的檢索途徑和方法；⑤文獻的利用，論述文獻的搜集、閱讀、鑒别、綜述撰寫、個人文檔建立等。

《中醫藥文獻檢索》　吉文輝、梁延光主編。上海科學技術出版社 1997 年出版。是全國高等院校文獻檢索與利用課程系列教材之一。由南京中醫藥大學等全國 17 所中醫院校協作編寫。全書共分 10 章：①中醫藥文獻檢索概論；②中醫藥文獻概論；③檢索工具、參考工具書和計算機檢索系統；④文獻檢索程序；⑤中醫藥詞語檢索；⑥中醫藥圖書檢索；⑦中醫藥古代專題資料檢索；⑧中醫藥論文與專利文獻檢索；⑨國外中醫藥學文獻檢索；⑩中醫藥文獻積累與利用。每章末均有若干思考題，以利復習。第 7 章末有 5 種附録：①月份異名表；②公元甲子紀年表；③公元甲子檢查表；④《中國歷史紀年表》舉例；⑤《兩千年中西歷對照表》舉例。

此類文獻指南性質的著作尚有：

《中醫文獻檢索使用手册》　吉文輝編。江蘇科學技術出版社 1986 年出版。

《中醫工具書使用法》　程寶書編。黑龍江科學技術出版社。

《實用中醫文獻學》　秦玉龍編。南開大學出版社 1987 年出版。

《中藥文獻檢索與應用》　施順清編。上海科學技術出版社 1989 年出版。

《外文中醫藥文獻查閱法》　梁延光編。遼寧大學出版社 1989 年出版。

《中醫文獻檢索與利用》　吉文輝主編。南京大學出版社 1992 年出版。

《中醫藥文獻檢索》　嚴季瀾主編。學苑出版社 1995 年出版。

5. 利用中醫藥類書、叢書

我國古代文獻中，有一部分是大部頭的類書(或稱全書、總集)和叢書。由於它們卷帙太多，一般并不要求人們通讀，而只是把它們作爲查檢資料的對象，於是類書和叢書也就具有了工具書性質。人們往往把它們稱作“廣義的工具書”，或“中國古代的百科全書”。在中醫古代文獻中也存在這樣的書籍，它們或輯録大量古代醫學文獻，按内容予以分類編排；或將多種古醫籍匯編成一部，使古文獻不易散佚。瞭解這類書籍并加以利用，有助於按類檢索某一方面的古代醫學資料查考，流傳較少，世所罕見的古醫書。以下從類書與叢書兩方面進行介紹。

類書是按照“分類隸事”的原則，將各種古代文獻中的有關内容輯録、摘抄，再分門别類地加以匯編而成的。這種書籍的一個明顯優點是：便於人們按類尋檢資料和徵引材料。類書起源，可追溯到三國曹魏時王象等編撰的《皇覽》，唐以後類書大批問世。現存著名類書有：唐代徐堅的《初學記》、虞世南的《北堂書鈔》、歐陽詢的《藝文類聚》；宋代李昉等所編的《太平御覽》、《太平廣記》與《文苑英華》、王欽若等所編的《册府元龜》、王應麟的《玉海》與《困學紀聞》、曾慥的《類説》；明代解縉等所輯的《永樂大典》、陳耀文的《天中記》、清代張英等所輯的《淵鑒類涵》、陳夢雷等所編的《古今圖書集成》。它們的體例，除《永樂大典》按韵編排外，都是按事類分成天文、地理、帝王、職官、人事、儀飾、方術等類項，再逐類匯列古文獻材料編纂而成。

歷代著名的醫學類書有《太平聖惠方》、《聖濟總録》、《普濟方》、《類經》、《名醫類案》與《續名醫類案》、《本草綱目萬方類編》、《古今圖書集成・醫部全録》；近代較通行的有蔡陸仙編的《中國醫藥匯海》；國外古代醫學類書主要有日本丹波康賴的《醫心方》，朝鮮俞孝通的《鄉藥集成方》、金禮蒙的《醫方類聚》、許浚的《東醫寶鑒》。

《太平聖惠方》100卷　宋・王懷隱等編集。人民衛生出版社1958年據4種抄本校補排印出版。是宋初國家編纂的重要醫藥文獻。也是一部臨床實用的大型方書。全書共分1670門，收録方劑16834首。内容包括爲醫之準則、診脈法、用藥法、臟腑病、傷寒、内科雜病、外科、婦人病、小兒病、服食食治、針灸等。仿《千金要方》與《外臺秘要》，采用臟腑病證的分類方法和先論後方的編寫體例。每門先引《諸病源候論》相關内容作總論，間亦引述《内經》、《傷寒論》的内容，再匯集治病方藥。載録許多有效方劑和治法，不少是前代文獻已失傳而由此書保存下來。是宋以前醫家驗方及醫論等資料的匯編，對研究宋以前的醫藥學成就具有重要參考價值。

《聖濟總録》200卷　宋・趙佶主編。成書於1117年，人民衛生出版社1962年校補排印出版。是宋代醫方巨著之一，由朝廷組織人員采輯古代醫籍，徵集民間驗方及醫家獻方，并結合官府所藏秘方，整理匯編而成。先列運氣、叙例、治法；次爲臨床各科病證證治，分爲66門，包括内、外、婦、兒、五官、針灸各科及雜治、養生之類，以證帶方，以方附藥，共録方近2萬首。本書内容極其豐富，理論方面，援引《内經》等醫學經典，并結合歷代醫家之論，作進一步闡述；方藥方面，所選皆爲民間驗方及醫家内府之秘方，故療效較可靠，受到後世醫家推崇。是一部具有研究價值的醫方類書。

《普濟方》(原作168卷，清初編《四庫全書》時改編爲426卷)　明・朱橚等編。1406年刊行，人民衛生出版社1958年據《四庫全書》本排校，分10册出版。是我國古代最大的一部醫方類書，廣泛搜集了明初以前歷代醫籍的有關資料。全書共分100多門，録方61739首。内容大致可分爲總論、臟腑身形、諸疾、外科、婦科、兒科、針灸7大部分，所述病證均有論有方；治法亦甚豐富，有湯藥、罨敷、按摩、針灸等。集明以前中醫方劑之大成，在中醫方劑史上佔有重要地位。對中醫臨床治療亦具有重要的參考價值。

《類經》(32卷)　明・張介賓編撰。刊於1624年。人民衛生出版社1957年影印出版。是《黄帝内經》的類編。它將《黄帝内經》中的《素問》、《靈樞》二書内容重新調整歸類，改編而成。分爲攝生、陰陽、藏象、脈色、經絡、標本、氣味、論治、疾病、針刺、運氣、會通12類，每類下又分若干小類，并附注文。因重編原則是"以類相從"，故名《類經》。對《内經》原文作了廣泛深入的研究和闡釋，是學習、研究《黄帝内經》的重要參考書。作者另撰有《類經附翼》4卷和《類經圖翼》11卷，作爲《類經》的補充。兹簡介如下：

《類經附翼》卷1"醫易"，以《周易》理論與醫理相聯繫；卷2"律原"，以古代音律理論與醫理相聯繫；卷3"求正録"，着重闡發作者倡導的養陰理論；卷4"針灸賦"，編集前代醫家多種針灸歌賦。

《類經圖翼》　主要以圖解方式輔助《類經》注文之不足。内容包括運氣和針灸兩部分。其中運氣部分(卷1～2)主要是有關五運六氣學説的論述和圖表；針灸部分(卷3～11)首論經絡俞穴，次載針灸要穴歌及諸證灸法要穴等，廣徵有關資料，頗具參考價值。

《名醫類案》(12卷)　明代江瓘、江應宿父子編集。成書於1552年，後經清代魏之琇重訂刊行。人民衛生出版社 1957 年據清代知不足齋本影印出版。收集明以前歷代名醫驗案、家藏秘方及江氏父子醫案，同時旁采歷代經、史、子、集古籍中的相關資料，按病證分類編纂，共分 205 門。涉及病種廣泛，包括傳染病、内科雜病及外科、婦科、兒科、五官科病等。往往一病之下，匯集數位名醫的 10 多例至數十例醫案，以供鑒别。所載醫案大多有患者姓名、貫裏、體質、症狀、診斷、治則、方藥等項内容。對一些中藥醫案，還附加編者按語，提示本案要點，以供研究、參考。

《續名醫驗案》(36 卷)　清・魏之琇編集。成書於 1770 年，人民衛生出版社 1957 年據清代信述堂藏本影印出版。是《名醫類案》的續編。其編寫體例一如《名醫類案》。分 345 門，除補輯清以前歷代名醫驗案外，還大量增録明清醫家驗案，選案廣泛，案例豐富，分類明晰，尤其對温病醫案記載甚詳，充分反映了各醫學流派的學術經驗。所附按語，多有發揮辯駁之論，可資參考。

《本草綱目萬方類編》(32 卷)　清・曹繩彦編輯。清道光 5 年(1800 年)睦華堂初刊。大東書局 1936 年鉛印出版，更名《古今名醫萬方類編》。根據清代蔡烈先《本草萬方針綫》對《本草綱目》附方的分類及次序，逐條鈔録原文，匯編成書。共分 107 門，録 11713 方。將《本草綱目》所附的全部醫方(包括單方，驗方)，按不同病證加以歸類編排，便於讀者查閲。

《古今圖書集成・醫部全録》　清・陳夢雷、蔣廷錫主編。成書於清雍正 4 年(1726 年)。《古今圖書集成》是我國現存最大的一部類書。原書達 1 萬卷，共有歷象、方輿、明論、博物、理學、經濟 6 個匯編，下又分乾象、歲功、歷法、藝術、禽蟲、草木等 32 典，6109 部。每部先匯考，後總論，有圖表、列傳、藝文、紀事、雜録、外編等項。《醫部全録》是《古今圖書集成》的抽印本，原隸屬"博物匯編・藝術典"下。共 520 卷，約 950 萬字，是我國歷史上最大的一部醫學類書。内容宏富，分類輯録了從《黄帝内經》到清初的 120 餘種醫學文獻。所引文獻，均注明出處，便於查考。人民衛生出版社於 1959 年將此書分爲 8 個部分，12 分册排印出版。兹簡介如下：

① 醫經注釋(第 1、2 册，卷 1～70)：《素問》、《靈樞》、《難經》3 部醫經及注釋。

② 脈法、外診法(第 3 册，卷 71～92)：匯集 34 種有關古醫籍，按内容及時間先後系統論述四診方法。

③ 臟腑身形(第 4、5 册，卷 93～216)：匯集 58 種重要醫著的有關資料，詳細論述臟腑學説、經絡學説、運氣學説及身形學説。

④ 諸疾(第 6、7 册，卷 217～358)：匯集歷代重要古醫籍中有關内科病證的論述，分爲 52 門，按時代先後依次排列。在治療方面，除介紹一般方藥外，還有針灸、氣功、單方等療法，并附醫案。

⑤ 外科(第 8 册，卷 359～380)：内容取材於歷代實用外科醫著，按外科病種類分爲 11 門。治療上，除方藥外亦兼取針灸、單方。

⑥ 婦科(第 9 册，卷 381～400)：内容取材歷代醫學名著及一些少見的婦科專著。按婦科病種類分爲 11 門。

⑦ 兒科(第 10、11 册，卷 401～500)：内容取材於歷代醫學名著及現已罕見的兒科專著。分兩大部分：a. 小兒一般疾病，包括未生胎養、初生護養等 25 門；b. 痘瘆專論，詳述天花、麻疹的診療方法。

⑧ 總論、醫術名流列傳、藝文、紀事、雜録、外編(第 12 册，卷 501～520)：内容取材於古醫籍和非醫學古書中醫學紀事和醫史資料。可作爲研究中國醫學史的參考資料。

通過本書既可系統學習中醫理論,又可方便地查找有關專科專病的文獻資料。故深受醫家重視。

此外,《古今圖書集成》中還有《草木典》320 卷,將植物分爲 70 部;另有《禽獸典》192 卷,將動物分爲 318 部。這兩部大型類書分別記述了各種植物、動物品種的圖説,其中載有大量藥物學資料。

近代有影響的中醫類書是:

《中國醫藥匯海》(24 册) 中華書局 1937 年出版。北京中國書店 1985 年重印。采集我國古今醫家數百人的醫著,分類薈萃編集而成。分爲 7 大編:第 1 編經部,詳載醫經原文,又廣擇注家注釋;第 2 編史部,博采醫藥學史料;第 3 編論説部,分生理、哲理、病理、病症 4 類,皆取各家學説之精要者;第 4 編藥物部;第 5 編方劑部;第 6 編醫案部;第 7 編針灸部。每編又分細目若干類。凡徵引文獻,均注明出處,可供讀者進一步查考。

以上是中國重要的醫學類書。另外還有明代徐春甫編輯的《古今醫統大全》(100 卷),此書體例頗雜亂,既有可單獨成書的醫著之叢合,又有各科病證診治之類分,兼録脈候、運氣、經穴、針灸、醫案、驗方、本草、制藥、養生等内容,故此書既非類書,又非叢書,而是一部大型綜合性醫藥學著作。因此書選輯資料豐富,故具有較高的參考價值。

國外醫學類書主要有以下幾種:

《醫心方》(30 卷) 〔日本〕丹波康賴編撰。成書於 982～984 年。人民衛生出版社 1955 年據日本安政本影印,1996 年重印。是日本古代醫家所編的醫方類書,輯録我國唐以前醫書 200 餘種,分爲 30 卷,各卷内容可大致概括爲:卷 1 序論,總論治病緒原則;卷 2 針灸;卷 3 風病;卷 6 諸痛症等;卷 7 疔腫痔疾;卷 8 脚氣病等;卷 9～14 内科諸病;卷 15～18 外科諸病;卷 19、20 藥物;卷 21～24 婦産科;卷 25 兒科;卷 26、27 養生;卷 28 房中術;卷 29、30 食療。編寫體例大體與《外臺秘要方》相同,皆以病證爲綱,每病先援《諸病源候論》之説述其病源證候,下列晉唐醫書諸方,間附案語。徵引古醫書舊説,皆注明出處。因所引唐以前古醫籍絶大部分今已亡佚,而該書原爲卷子本,時代早,可靠性大,故在中醫藥古文獻的輯佚、校勘方面具有較高的文獻學價值。

《鄉藥集成方》(85 卷) 〔朝鮮〕俞孝通等編撰。成書於 1433 年。中國中醫藥出版社 1997 年出版校注本。郭洪耀等校注。爲現存最早的古代朝鮮官修方書。是朝鮮古代醫官奉命在《鄉藥簡易方》的基礎上增廣補充編撰而成。分 959 門,病源 931 種,載方 10 706 首,附針灸法 1476 條,收録鄉藥本草 630 餘種。其中卷 1～75,介紹内、外、婦、兒、五官、骨傷等臨床各科病證、方藥及其他療法;卷 76～85,專述鄉藥本草,并附藥物炮炙法。本書有論有方,以中國醫書爲經,以朝鮮醫書爲緯,熔中國傳統醫藥與東醫醫藥經驗爲一爐。彌可珍貴的是本書所引 160 種古醫籍中有不少在我國久已散佚,這些文獻資料是中醫古文獻輯佚、校勘的重要依據。

《醫方類聚》(266 卷) 〔朝鮮〕金禮蒙編撰。成書於 1445 年。人民衛生出版社 1981 年分 11 分册出版。爲朝鮮古代醫官所編撰,系收輯我國明代以前 153 種古醫籍及一些非醫學古書中的涉醫内容,分類匯編而成。全書共分 92 門,收録方劑 5 萬餘首。内容包括醫學總論、藏象、診法、傷寒及臨床各科證治。分類詳細,資料極爲豐富。方劑以時代先後分門編入,每方悉載出處。每門除收録論治方藥外,并附食治、禁忌、導引等内容。本書除博引歷代醫家方書外,還旁采古代傳記、雜説及佛經道藏中的涉醫内容,全面反映了明代以前防病治病的醫療方法與經驗。更可貴的是,徵引的近 30 種古醫籍在我國早已亡佚,這些佚書的部分内容全賴該書保存下來。

《東醫寶鑒》(23卷) 〔朝鮮〕許浚等編撰。成書於1613年。中國中醫藥出版社1995年出版校注本。郭靄春等校注。系朝鮮古代醫官選摘我國明以前古醫籍資料予以分類編纂而成。共23卷,分爲5類:①内景篇;②外形篇;③雜病篇;④湯液篇;⑤針灸篇。編者認爲《黄庭經》有内景之文,佚書亦有内外景象之圖,故内景篇下又分精、氣、神、臟腑爲内景4篇;在外形篇下分頭、面、手、足、筋、脈、骨爲外形4篇;在雜病篇下采五運六氣、四象三法、内傷外感諸病證的内容分爲11篇;湯液篇首列湯液序例(相當藥物總論),次分藥物爲15部,列爲3編;最後針灸1篇,論述針灸大法及經絡腧穴。每編下又詳分細目。本書摘録中國古醫籍内容,又經編者化裁,時或參以已見。引文出處多用書名簡稱或以醫家名號代之。内容宏富,編排詳晰而有條理,在朝鮮醫家所撰的漢方醫著中最負盛名,對指導中醫臨床和文獻研究都具有較高的參考價值。

叢書是在一個總書名下,將原來獨立成書的兩種以上書籍匯編在一起的工具書。近人汪辟疆説:“總聚衆書而爲書者,謂之叢書”(《目録學研究》)。《辭海》(1989年版)“叢書”條:“編集多種單獨的著作爲一編并冠以總書名的出版物。”叢書可分爲兩大類:一類是綜合性叢書,如《四庫全書》、《四部叢刊》;一類是專科性叢書,如史學類的有《二十五史補編》,《史學叢書》;醫學類的有《古今醫統正脈全書》、《醫宗金鑒》等。叢書匯聚衆書,網羅宏富,一些流傳較少,不著名的文集雜著、抄本稿本,往往因收入叢書而賴以傳世。清末張之洞云:“叢書最便學者,爲其一部之中,可該群籍,搜殘存佚,爲功尤巨”(《書目答問》卷五)。清末繆荃孫説:“雖云有槧刻而書易傳,然傳書之功,亦惟叢書爲最大”(《積學齋叢書序》)。叢書對於古籍的保存和流傳,起了巨大的作用;又節省讀者查尋書籍資料的時間,予人以極大的方便。現將歷代較重要的中醫藥叢書簡介如下。

《濟生拔萃》(20卷) 元·杜思敬編。刊於1308年。爲現存最早的醫學叢書,共擇要輯録金、元時期醫學著作19種,故書名“拔萃”。其子目爲:《珍珠囊》、《潔古家珍》(以上金·張元素撰);《雲岐子論經絡迎隨補瀉法》、《雲岐子七表八裏九道脈訣論并治法》、《雲岐子保命集論類要》(以上元·張璧撰);《脾胃論》、《蘭室秘藏》、《醫學發明》、《活法機要》(以上元·李杲撰);《此事難知》、《醫壘元戎》、《陰症略例》、《斑論萃英》(以上元·王好古撰);《衛生寶鑒》(元·羅天益撰);《針經節要》(元·杜思敬節輯);《雜類名方》(元·杜思敬撰);《流注指要賦》(金·竇傑撰);《針經摘英集》、《田氏保嬰集》(以上不著撰人)。所輯以金元易水學派醫家著作爲多,可見編者崇尚、取舍之旨。(舊有題《醫學發明》、《活法機要》爲朱震亨撰者,誤。)因本書所收醫籍均爲擇要而録,并非原書完整内容,故參考使用時需加注意。

《古今醫統正脈全書》(205卷) 明·王肯堂輯,吴勉學校刊於1601年。輯録自《内經》起至明歷代醫家的重要醫著共44種,包括《素問》、《針灸甲乙經》、《中藏經》、《脈經》、《難經本義》、《金匱要略方論》、《注解傷寒論》、《脈訣》、《宣明論方》、《儒門事親》、《脾胃論》、《蘭室秘藏》、《醫壘元戎》、《湯液本草》、《丹溪心法》、《局方發揮》、《金匱鈎玄》、《外科精義》、《醫經溯洄集》、《證治要訣》、《傷寒瑣言》等。是古代醫學叢書中較有影響者,并經過校正,是較好的明刊醫籍版本。

《證治準繩》(44卷) 明·王肯堂撰。刊於1602年。又名《六科證治準繩》,包括《雜病證治準繩》、《雜病證治類方》、《傷寒證治準繩》、《瘍醫證治準繩》、《幼科證治準繩》、《女科證治準繩》等。闡述臨床各科證治爲主,論及病種廣泛,每一病證先綜述明以前歷代醫家治驗,後闡明已見,因證論治、立法、處方。采録資料豐富,論述條理分明,是一部較好的個人自撰醫學叢書。

《醫宗金鑒》(90 卷)　清・吴謙主編。刊於 1742 年。是清代乾隆年間由政府組織編寫的大型醫學叢書。采輯自《内經》至清代諸家醫書,“分門聚類,删其駁雜,采其精萃,發其餘藴,補其未備”(本書卷首奏疏),編成醫著 15 種,包括《訂正仲景全書傷寒論注》、《金匱要略注》、《四診心法要訣》、《運氣要訣》、《傷寒心法要訣》、《雜病心法要訣》、《婦科心法要訣》、《幼科雜病心法要訣》、《痘診心法要訣》、《眼科心法要訣》、《刺灸心法要訣》、《正骨心法要旨》、《删補名醫方論》。内容較豐富完備,叙述簡明扼要,切合實用。作爲學習中醫的重要讀物,刊行 200 多年來深受讀者歡迎,流傳頗廣。

清代出現了不少醫家個人編纂的醫學叢書,如:

《馮氏錦囊秘録》(50 卷)　清・馮兆張撰於 1702 年。共有 8 種:《内經纂要》、《雜症大小合參》、《脈訣纂要》、《女科精要》、《外科精要》、《藥按》、《痘疹全集》、《雜症痘疹藥性主治合參》。馮氏擷取各家精要,復參以己見,着重介紹臨床各科。全書内容豐富,收録民間驗方較多。

《沈氏尊生書》　清・沈金鰲撰。刊於 1773 年。共 7 種:《脈象統類》、《諸脈主病詩》、《雜病源流犀燭》、《傷寒論綱目》、《婦科玉尺》、《幼科釋謎》、《要藥分劑》。對醫理、脈診及臨床各科證治均有論述。

《世補齋醫書》　清・陸懋修撰。分正、續集。正集爲陸氏自撰,共 6 種,33 卷,刊於 1884 年。包括《涉醫文集》、《不謝方》、《傷寒論陽明病釋》、《内經運氣病釋》、《内經運氣表》、《内經難字音義》。續集爲陸氏校刊的醫書,共 4 種,25 卷。由其子陸潤庠刊於 1910 年。包括《傅青主女科》、《理虚元鑒》、《王樸莊傷寒論注》、《廣温熱論》。

其他如清・陳修園《南雅堂醫書全集》(16 種)、清・王士雄《潛齋醫學叢書》(12 種)、清・周學海《周氏醫學叢書》(32 種)等,均系醫學叢書之著名者,素爲醫林所重。

民國時期著名醫學叢書有裘慶元《三三醫書》、《珍本醫書集成》,曹炳章《中國醫學大成》,陳存仁《皇漢醫學叢書》(上 4 種詳見本節“中醫書目”部分)。此期個人編撰的醫學叢書較著名的有:

廖平《六譯館醫學叢書》,共 22 種。刊於 1913～1923 年。作者輯録、收集多種古典醫籍或古佚醫書,如《明堂經》、《太素》、《傷寒論》等,并對這些著作的内容進行考釋、整理和評注。

祝味菊《祝氏醫學叢書》,刊於 1931 年。主要闡述對《傷寒論》的新的理解。包括《傷寒新義》、《傷寒方解》、《病理發揮》、《診斷提綱》4 種。

孫鼎宜《孫氏醫學叢書》,刊於 1932 年。包括《傷寒雜病論章句》、《傷寒雜病論讀本》、《難經章句》、《明堂孔穴》、《針灸治要》、《脈經鈔》、《醫家三言》7 種。主要是對《傷寒論》、《難經》等經典的考釋,及從《針灸甲乙經》中輯出《明堂孔穴》、《針灸治要》二書。

惲鐵憔《藥盦醫學叢書》,刊於 1928 年,共 22 種。包括《群經見智録》、《脈學發微》、《生理新語》、《傷寒論研究》、《温病明理》等。作者是中西醫匯通派的重要人物,故書中多有匯通派的觀點。

第四節　古代字典辭書選介

一、《説文解字》

《説文解字》簡稱《説文》,是我國最早的一部字典。作者東漢許慎,字叔重,官至太尉南閣祭酒。他是東漢著名經學家賈逵的弟子，博學經籍，時人稱他“五經無雙許叔重”（見《後漢書·儒林列傳》）。許慎“博問通人”、“遵修舊文”，又“考之於（賈）逵”，著成了《説文解字》。按許慎解釋：“依類象形”謂之“文”，“形聲相益”謂之字，二者總稱爲“書”。故知《説文解字》即爲説解“文”和“字”而作。

《説文解字》共收字 9353 個，重文（異體）1163 個。每個字頭用小篆（少數用古文或籀文）書寫，把不同於小篆的古文、籀文等異體字列爲重文。先説字義，次析字形結構，然後解釋形、義與音的關係。該書首創部首編排法，將形旁相同的字類聚爲一部，以該形旁作部首。全書共分 540 部。這樣就把極其紛繁的漢字，有條有理地聚合起來了。這對於後世字典辭書的編排體制産生了很大的影響。

《説文解字》對每個字兼以形、音、義三方面加以解釋，有時還徵引經傳、郡書、方言及通人之説作爲佐證。

《説文解字》最主要的貢獻是：①創立部首；②確立六書（象形、指事、會意、形聲、轉注、假借）的文字學理論體系；③保存漢以前文字的古音古訓及篆文的寫法系統。根據《説文》，我們可以探究漢字的本源，辨識漢字的形體，瞭解漢字的本義。以《説文》爲橋梁，我們能進一步接近、認識更古老的商、周金文和殷商甲骨文。《説文》關於文字的解説含有豐富的内容，凡古代的社會生活、典章制度、生産知識、科技成就、自然現象等在其中均有反映。因此，《説文》不僅是研究中國文字學的一部基本文獻，也是閲讀古籍必須常備的一部工具書。

《説文》的原本經唐·李陽冰改編，今已不傳。北宋徐鉉、徐鍇兄弟對《説文》作了整理、研究。徐鉉校定的《説文解字》稱大徐本，現傳於世；徐鍇所著《説文解字繫傳》稱小徐本，是現存最早的《説文》注本。清代研究《説文》的著作最多，成就很大，其中最著名的有段玉裁《説文解字注》、桂馥《説文解字義證》、王筠《説文釋例》和《説文句讀》、朱駿聲《説文解字通訓定聲》。段、桂、王、朱四位學者，合稱《説文》四大家。以下對四家分别作一簡介。

段玉裁《説文解字注》段玉裁（1735～1815），字若膺，一字懋堂，江蘇金壇人。歷 31 年撰成《説文解字注》。他對《説文》的主要功績如下：①闡述體例，解釋術語。如“凡言‘從某，某聲’者，謂於六書爲形聲也。”“凡言‘亦聲’者，會意兼形聲也。”“凡言‘讀若’者，皆擬其音也；凡傳注言‘讀爲’者，皆易其字也。”“凡云‘之言’者，皆通其音義以爲訓詁。”“凡云‘古文以爲某’者，此明六書假借以用也；本非某字，古文用之爲某字也。”②發揮義釋，旁徵博引。如《説文·艸部》：“菀，茈菀，出漢中房陵，從艸，宛聲。”段注：“《本草經》作‘紫菀’。古‘紫’通用‘茈’，見上。《唐本草》注曰：‘白菀謂之女菀。’《急就篇》：‘牡蒙甘草菀藜蘆。’師古曰：‘菀謂紫菀、女菀之屬。’《本草》亦曰：‘生房陵山中。’《詩》‘菀彼北林’，‘有菀其柳’，假借爲‘鬱’字。”③糾正謬誤，詳加論證。如《説文·黽部》：“鼂，匽鼂也，讀若朝。揚雄説：匽鼂，蟲也。杜林以爲朝旦，非是。”段注：“考屈原賦‘甲之鼂吾以行’。王逸曰：‘鼂，旦也。’《左傳》‘衛大夫史朝’，《風俗通》作‘史鼂之後爲鼂姓’。《漢書》鼂姓又作晁。是本假借爲朝，本無不合。許云‘非是’，未審也。”段氏在注語中還引證了大量古醫籍的例證。如《説文·疒部》：“痿，痹也。”段注：“按古多痿痹聯言，因痹而痿也。《素問》曰：‘有漸於濕，肌肉濡漬，痹而不仁，發爲肉痿。’”如《説文》：“痙，彊急也。”段注：“《本草經》曰：‘朮主痙疸。’”又如《説文·土部》：“地，元氣初分。輕清昜（陽）爲天；重濁侌（陰）爲地。”段注：“元者，始也。《陰陽大論》曰：‘黄帝問於岐伯曰：‘地之爲下，否乎？岐伯曰：地爲人之下，大虚之中者也。黄帝曰：馮乎？岐伯曰：大氣舉之也。’按地之重濁而包舉乎輕清之氣中，是以不墜。”按此段經文見於今本《素問·五運行大論》。段氏所引《陰陽大論》，或許是其當時所見之另本古醫書。因爲段注引書，從來只引書名,不引篇名。

《説文解字注》堪稱“體大思精”(王筠《説文釋例序》)。但段注有時也流於穿鑿;又由於過於自信,喜憑臆改易原文,因而失之武斷。

桂馥《説文解字義證》 桂馥(1736~1805),字冬卉,號未穀,山東曲阜人。桂氏系金石家,對金文、碑刻、古印均有研究。桂注《説文》,“專臚古籍,不下己意”,旨在徵引群經以證許説,故卷帙浩繁,材料豐富。但其引典不考慮時代變化,且多浮詞;又未徵引其所熟識的金文材料,故未能取得更大的成就。該書之流傳亦遠在段書之後。茲舉例如下:

《説文·羊部》:“羖,夏羊牝曰羖。”桂氏《義證》:“《韓子》:‘叔孫敖相楚,衣羖羊裘。’《史記·秦本紀》:‘吾媵臣百里奚在焉,請以五羖羊皮贖之。’《張奐與崔子貞書》:‘僕以元年到任,有兵二百,馬如羖羊。’《寰宇記》:‘扶南國出金剛,狀如紫石英,以羖羊角扣之,漼然冰釋。’《本草》:‘羖羊角生河西川谷。陶云:此羊角以青羝爲佳,餘不入藥用也。《衍義》云:羖羊出陝西,河東謂之羖䍽羊,尤狠健,毛最長而厚。’……”

王筠《説文釋例》 王筠(1784~1854),字貫山,一字菉友,山東安邱人。王氏積20年之精力,研究、整理《説文》,兼采諸家之長,總結、闡明《説文》的體例,并大膽提出駁正,《説文釋例》中批評許慎有80多處,批評段注達200多處。如其釋《説文》體例時説:“‘同條牽屬,其理相貫’,此謂五百四十部之大體,以義相屬也。又曰‘襍而不越,據形繫聯’,此謂五百四十部之小體,以形相屬也。至於部中字之先後,則先實後虚,先近後遠,諸大部無不然者。其或無虚實遠近之可言,則以訓義美者列於前,惡者列於後,如言、心等部是也。”王氏《説文釋例》對醫經用字亦多有説解,且徵引資料豐富,結論可靠。如“‘痓’,《脈經》卷八校語云:‘痓,一作痙。’《説文》有痙無痓。《急救篇》王氏補注引《説文》曰:‘中寒,體强急也。’《玉篇》:‘痙,渠井切,風强病也。’‘痓,充至切,惡也。’與《廣雅》同,蓋即采自《廣雅》。《廣韻》亦兼收此兩字,音義并同《玉篇》。《集韻》痙下有‘一曰風病’句。案《脈經》云:‘頸項强急’;又云:‘傷寒八九日,風濕相搏,不能自轉側;又云:‘不得屈伸’。與《説文》:‘中寒,體强急’合,與《玉篇》、《集韻》言風亦合。唯《脈經》屢云濕家,則痙病所重在濕,爲《玉篇》諸書所未及。要之,字書可偶舉一端,醫書必當詳悉,亦不害其爲合也。《脈經》當以‘痙’爲正。六朝寫書用草字,因訛爲痓。”

朱駿聲《説文通訓定聲》 朱駿聲(1788~1858),字豐芑,號允倩,江蘇吴縣人,爲著名學者錢大昕的弟子。朱氏博學多才,於學無所弗窺,精於天文、數學,又擅長詞章。所著《説文通訓定聲》,在《説文》的研究、整理方面不迷信古人,多有創新。該書釋字分三個層次:①説文。解説文字形體和意義。如“犬”,許慎説是象形字,引孔子語“視犬之字如畫狗也”。朱氏按:“横視之也。”有時還講解“别義”,即别一本義,以充實許説。②通訓。即分析假借和轉注。他説:“轉注者,體不改造,引意相受,令、長是也;假借者,本無其意,依聲托字,朋、來是也。”因此,朱氏所謂轉注,就是詞義引伸;所謂假借,就是同音通假,包括“重言形况字”、“連語”與“托名幖識字”在内。③定聲。把文字按古韻分類,打亂許慎540部,舍形取聲,在1萬6千多字(《説文》9千餘字,朱氏又增附7千餘字)中,共析得聲符1137個,再依古韻歸并爲18部。

清代以來,研究、注釋《説文解字》的著作層出不窮。欲了解這些著作對《説文》中某個字的解釋和看法,遍檢原書是十分困難的。近人丁福保所編《説文解字詁林》能幫助讀者解决這個問題。

《説文解字詁林》 丁福保等編。該書共66册,分前、後、補、附4編和通檢。上海書局

1928 年出版。1932 年，丁氏又搜集近代有關《説文》研究的著述多種，續出“補遺”16 册。1982 年中華書局重印出版。此書將清代以來 200 多種研究《説文》的著述匯爲一書，名爲“詁林”，洵爲集《説文》注釋之大成的工具書。該書編排體例：在《説文》所收每一單字下，逐項羅列各家著述對該字的説明，計有 11 類：①大徐本及校刊字句之屬；②小徐本及校刊字句之屬；③段注及考訂段注之屬；④桂氏義證及辨訂之屬；⑤王氏句讀、釋例及補遺之屬；⑥朱氏通訓定聲及補遺之屬；⑦雜誌别述之屬；⑧引經引古語之屬；⑨釋某字、某句之屬；⑩金文、甲骨文可爲旁證或補許書之缺者；⑪逸字外編之屬。書前有“引用書目表”、“引用諸書姓氏表”。“通檢”另編一册，按《康熙字典》的部首分編爲 12 集，將所收單字皆寫成楷書，編入所屬各部，下注所在頁數。《説文解字詁林》的價值在於匯集 200 餘種研究注解《説文》的著述於一編，檢一字而諸家的學説、觀點具備，極大地方便了讀者。

二、《爾雅》

《爾雅》是我國最早的一部詞典。約成書於西漢時期。作者已不可考，一般認爲非出於一人之手。《爾雅》二字的涵義，唐・陸德明《經典釋文》云：“爾，近也；雅，正也。言可近而取正也。”《漢書・藝文志》曰：“古文讀應爾雅，故解古今語而可知也。”“爾”爲近，“雅”乃正。《爾雅》由此而得名。

《爾雅》實際上是一種故訓匯編，其目的在於集録先秦古書中的訓詁，以供研讀此類古書的人查考。現在《爾雅》全書共 19 篇：釋詁、釋言、釋訓、釋親、釋宫、釋器、釋樂、釋天、釋地、釋丘、釋山、釋水、釋草、釋土、釋蟲、釋魚、釋鳥、釋獸、釋畜。前 3 篇是一般語詞部分，名詞以外的各類詞語大部集中在這 3 篇中。釋詁多以今語釋古語；釋訓多舉叠音詞、聯綿詞等形容寫貌之詞。後 16 篇是對各種名物的分類解釋，具有百科知識性質。這些專名的釋義是考證我國古代名物制度的重要資料。

《爾雅》的釋詞方法大致可分爲 3 種：①同義對釋。即匯集經傳中的同義詞作爲一條，每條用一個通行詞或今語作注解。這種方法集中在前 3 篇。如“初、哉、首、基、肇、祖、元、胎、俶、落、權輿，始也。”(《釋詁》)“還、復，返也。”(《釋言》)“肅肅、翼翼，恭也。”(《釋訓》)②標明義界。如“父爲考，母爲妣。父之考爲王父，父之妣爲王母。母之考爲外王父，母之妣爲外王母。妻之父爲外舅，妻之母爲外姑。婦稱夫之父曰舅，稱夫之母爲姑。”(《釋親》)“金謂之鏤，木謂之刻，骨謂之切，象謂之磋，玉謂之琢，石謂之磨。”(《釋器》)“穀不熟爲饑，菜不熟爲饉，果不熟爲荒，仍饑爲薦。”(《釋天》)“水注川曰谿，注谿曰谷，注谷曰溝，注溝曰澮，注澮曰瀆。”(《釋水》)③聲訓。如《釋言》：“遇，偶也。”清・郝懿行《爾雅義疏》：“遇、偶俱從禺聲，古音在侯部，是二字聲義同。”此以音近義通詞爲訓。又有合二字之聲爲訓，如《釋器》：“不律謂之筆。”《釋草》：“艾，冰臺。”《爾雅》訓釋詞語的同義關系十分複雜，有的失於混淆，如清代戴震指出：“姑以《釋詁》言之，如臺、朕、賚、畀、卜、陽、予也。臺、朕、陽，當訓予我之予；賚、畀、卜，訓賜予之予，不得錯見一句中。”(《答江慎修先生論小學》)此條“臺、朕、陽”與“賚、畀、卜”之間根本不同義，它們衹是分别與“予”的不同義項同義，而被牽强地錯合在一起。即所謂“一訓兼兩義”，“二義不嫌同條”。這説明《爾雅》的釋義體例還不够嚴謹，故使用時必須謹慎。

《爾雅》注疏今存世的有：晉・郭璞《爾雅注》，宋・邢昺《爾雅疏》，二者合稱《爾雅注疏》，今有《十三經注疏》本。清代注解《爾雅》而有成就者，當推邵晉涵《爾雅正義》和郝懿行《爾雅義疏》。邵氏《正義》着重校正文字、采録古注，對《爾雅注疏》有所補正。但因成書較早，未能運用音韻學方法釋義，故成就不及郝氏。郝氏《義疏》運用“因聲求義”、“音近義通”之法，着重以聲音貫穿訓詁，探求詞源，對《爾雅》作窮源竟委的研究、注釋，故成績超越前人。後王念孫著《〈爾雅〉郝注刊誤》補其缺，亦可參看。

《爾雅》列於《十三經》，在封建社會中影響很大，除有諸多注家外，歷代仿《爾雅》體例，以"雅"命名的訓詁著作亦甚多。如漢代孔鮒的《小爾雅》，東漢末劉熙的《釋名》（又名《逸雅》），魏·張揖的《廣雅》，北宋陸佃的《埤雅》，南宋羅願的《爾雅翼》，明代朱謀㙔的《駢雅》，方以智的《通雅》，清代吴玉搢的《别雅》，洪亮吉的《比雅》，史夢蘭的《疊雅》等，都各具特色。

三、《方言》

《方言》，全稱《輶軒使者絶代語釋别國方言》，是世界上最早的一部地理語言學專著。作者西漢揚雄（公元前53～18），字子雲，成都人，漢代著名學者。上古時代，中國交通不便，以致言語難通。《孟子·滕文公下》就有一齊之傳，衆楚咻之的故事，可見齊楚方言之不同。秦統一天下，"同書文字"，但方言的分歧仍然大量存在。據應劭《風俗通》序，周秦時代每年8月派遣輶軒之使（乘輕便車的使者）到各地采集方言，回來後加以編纂，藏之秘室。秦亡，遂散佚。西漢蜀郡人嚴君平記有1000多字，揚雄的老師林閭翁孺整理3個大綱。在此基礎上，揚雄又經27年的搜集積纍，采集西漢時代黄河流域、長江流域及當時東北部分地區的方言，逐條加以比較和解釋，最終編寫成9000字的《方言》。

《方言》的體例仿《爾雅》，但分類不够系統。今本《方言》共13卷。卷1、2、3、6、7、10、12、13解釋普通語詞；卷4釋服飾；卷5釋器物；卷8釋獸；卷9釋兵器；卷11釋昆蟲。全書共675條，收詞2300餘個，每條先列方言（包括古代與漢代），後用通語（當時通行的普通話）解釋，再逐一注明方言詞區域。例如：

黨、曉、哲：知也。楚謂之黨，或曰曉，齊宋之間謂之哲。（卷一）

殗殜：微也。宋衛之間曰殗。自關而西，秦晉之間，凡病不甚曰殗殜。（卷二）

差、間、知：愈也。南楚病愈者謂之差，或謂之間，或謂之知。知，通語也。或謂之慧，或謂之憭，或謂之瘳，或謂之蠲，或謂之除。（卷三）

《方言》保存了大量古代口頭語匯，爲研究古漢語的學者提供了豐富的語言資料。《方言》的注本有晉·郭璞《方言注》、清·戴震《方言疏證》、錢繹《方言箋疏》、王念孫《方言疏證補》。今人周祖謨《方言校箋》，是集大成的校注本。

四、《釋名》

《釋名》，又名《逸雅》，是我國古代一部語源學詞典。作者東漢末劉熙，字成國，北海（今山東濰坊）人，漢末著名訓詁學家。《釋名》共8卷，27篇，收録先秦兩漢詞語1502條。體例仿《爾雅》。卷1釋天、釋地、釋山、釋水、釋丘、釋道，卷2釋州國、釋形體，卷3釋姿容、釋長幼、釋親屬，卷4釋言語、飲食、采帛、首飾，卷5釋衣服、宫室，卷6釋床帳、釋書契、釋典藝，卷7釋用器、釋樂器、釋兵、釋車、釋船，卷8釋疾病、釋喪制。《釋名》的特點是：大規模地運用了萌芽於先秦、盛行於西漢的聲訓法，根據字、詞的語音來探求事物命名的本源。下舉數例以見其注釋體例：

山夾水曰澗。澗，間也。言在兩山之間也。（釋水）

亭，停也。亦人所停集也。（釋宫室）

疾，疾也。客氣中人急疾也。病，并也。與正氣并在膚體中也。（釋疾病）

眩，縣也。目視動亂，如縣物摇摇然不定也。（釋疾病）

喘，湍也，湍疾也。氣出入湍疾也。（釋疾病）

《釋名》用聲訓來研究詞源，并設法探索音義之間的聯繫，取得了一定的成就，這對訓詁學是一項貢獻。但也難免有穿鑿附會，主觀臆測。《釋名》至清代始有注本，較重要的有畢沅《釋名疏證》、王先謙《釋名疏證補》、成蓉鏡《釋名補正》、吴翊寅《釋名疏證校議》。

五、《廣雅》

《廣雅》，魏・張揖撰。張揖，字稚讓，清河（今河北淮陰）人，魏太和年間博士。《廣雅》篇目悉依《爾雅》，博采漢儒箋注及漢以前字書，大大增廣了《爾雅》内容，故題名曰《廣雅》。張揖《廣雅自叙》云："文同義異，音轉失讀，八方殊語，庶物易名，不在《爾雅》者，詳録品覈，以著於篇。"全書訓詁條目共2343條，所增釋的字詞，或取自先秦舊典，或出自《爾雅》以後漢儒著作，可見《廣雅》的訓詁資料比《爾雅》大大豐富了。例如《廣雅・釋詁》第1條：

古、昔、先、創、方、作、造、朔、萌、芽、本、根、蘖、鼃、𦾔、昌、孟、鼻、業：始也。

此條補收了《爾雅》未收的19個作"始"解的詞。

隋代曹憲爲《廣雅》作音釋4卷，爲避隋煬帝楊廣之諱，改稱《博雅》，曹氏音釋亦名爲《博雅音》。《博雅音》主要是用直音法和反切法注釋《廣雅》中的冷僻字和異讀字。《廣雅》最有名的注本是清・王念孫的《廣雅疏證》。王念孫，字懷祖，號石臞，江蘇高郵人。萃10年之心力，著成此博大精深之作。其《廣雅疏證自序》云："念孫不揆檮昧，爲之疏證，殫精極慮，十年於兹。竊以詁訓之旨，本於聲音。故有聲同字異，聲近義同。雖或類聚羣分，實亦同條共貫。譬如振裘必提其領，舉網必挈其綱。……今則就古音以求古義，引伸觸類，不限形體。苟可以發明前訓，斯淩雜之譏，亦所不辭。其或張君誤采，博考以證其失；先儒各需誤説，參酌而寤其非。以燕石之瑜，補荆璞之瑕，適不知量者之用心云爾。"《廣雅》中收録古醫書、古本草詞匯頗多，但原文較深奥難懂，故需參看《廣雅疏證》。總之，《廣雅》經王念孫疏通整理，其在訓詁學上的價值更高，對研究、注釋古籍的作用更大。

爲《廣雅》作注的還有清・錢大昭《廣雅義疏》，着重疏解文字，其成就遠不如《廣雅疏證》。此外，清代俞樾《廣雅釋詁疏證補遺》、王士濂《廣雅疏證拾遺》、黄海長《廣雅疏證補正》、王樹枏《廣雅補疏》等，都是補正《廣雅疏證》的拾遺補闕之作，可以參閲。

六、《玉篇》

《玉篇》是我國南北朝時期的一部字書。作者南朝梁・顧野王（519～581年），字希馮，吴郡人。梁亡入陳，官至黄門侍郎，廣禄卿兼太學博士。宋・陳彭年等重修，改稱《大廣益會玉篇》。今本《玉篇》全書共收字22561個，分爲542部，部首排列大致以事物分類爲序。釋字以音義爲主。《玉篇》是我國第一部用反切注音的字書。除個别字用直音法外，全書皆用反切注音。清・李汝珍《音鑒》云："梁・顧野王《玉篇》悉用反切，不復用直音。"《玉篇》的體例是：

① 先用反切注音。遇多音字，就用不同的反切。

② 後釋義。一般舉《説文》、《白虎通》等古字書的説解，有的援引古代典籍作書證。

下舉數例以見一斑：

"揲，丈甲切，又時列切，數蓍也。"（《手部》）

"肺，芳吠切，金藏也。《太玄經》云：火藏。肺之言敷也《詩》云：自有肺腸。"（《肉部》）

"肝，居寒切，木藏也。《白虎通》云：肝之爲言扞也。"（《肉部》）

“怕，普駕切，恐怕也。《説文》：匹白切，無爲也。”（《心部》）

《玉篇》對於有些字的分布不合理，故《四庫全書總目提要》云：“《玉篇》字無次序，亦難檢閱。”此書對研究古代音韵及漢字反切極富價值。

七、《廣韻》

《廣韻》全稱《大宋重修廣韻》，北宋初年陳彭年等在隋·陸法言《切韻》、唐·孫愐《唐韻》的基礎上增廣編撰而成，它是我國現存最早最完整的一部古代韻書。全書按四聲分爲5卷，平聲字多，分2卷，上聲、去聲、入聲各1卷。共收字26194個，分爲206個韻部，是一部按韻部排檢的字典。《廣韻》的編纂是爲了文學創作，它以韻部爲綱，以便詩人吟詩時查檢。《廣韻》釋義在前，一般引《説文》解説；注音用反切，是漢字反切的總匯；同音字排在一起，又像現今的《同音字典》。一組組同音字之間用圓圈隔開，稱爲小韻。在一組同音字中的第一字後注明反切，反切後記有數字，表示這一小韻中共有多少個同音字。下舉數例以見其體例：

“精：明也；正也；善也；好也。《説文》曰：擇也。《易》曰：純粹，精也。子盈切。十五。”（《下平聲十四清》）

“醫：醫療也。亦官名，漢太常屬官有太醫令。《續漢書》曰：秩六百石。有藥丞，主藥方。《説文》曰：巫彭初作醫。於其切。五。”（《上平聲七之》）

“藥：《説文》云：治病草。《禮》云：醫不三世，不服其藥。又姓，後漢有南陽太守河内藥崧。以灼切。三十一。”（《入聲十八藥》）

用《廣韻》查字，需要先瞭解字的四聲和韻部，否則很難查檢。近人劉復等所編《十韻匯編》附《廣韻》索引，近人沈兼士所編《廣韻聲系》亦附索引，爲現代讀者查檢《廣韻》提供了方便。新版《辭源》也在字的釋音中注明了《廣韻》的聲部和韻部，可以利用。

《廣韻》不僅在古代韵書中具有重要地位，作爲一部字書，它還保存了不少唐宋時期已經散佚的古代資料，因此它也是一部重要的工具書。

八、《集韻》

《集韻》，宋·丁度等編纂。成書於1039年。本書是《廣韻》的增廣修訂本。全書共10卷，平聲4卷，上、去、入聲各2卷。共收53525字，比《廣韻》多27331字，是我國收字最多的一部韻書。它的收字原則是“務從該廣”，古書上所見的字，包括古體、别體、俗體咸悉收入，且將同一字的各種不同形體排列在一起，故此書又類似異體字字典。字的釋義，“悉本許慎《説文》。慎所不載，則引它書爲解”（《集韻·韻例》）。又大量删削了《廣韻》對姓氏、地名的繁瑣注解和考證。本書無索引，查檢不便。其中錯誤也不少，清·方成珪有《集韻考正》，可資參考。

九、《康熙字典》

《康熙字典》是清代張玉書、陳廷敬奉清聖祖愛新覺羅·玄燁詔令編纂的一部官方字書。本書是仿照明代梅膺祚《字彙》、張自烈《正字通》的體例，又吸納歷代字書、韻書、類書的成果編成的一部大型字典。康熙帝玄燁曾云：“《字彙》失之簡略，《正字通》涉於泛濫”，故要“增《字彙》之闕遺，删《正字通》之繁冗”，命名爲“字典”，“可奉爲常而不易者”（《康熙字典序》）。本書是我國歷史上第一部以“字典”命名的辭書。全書分12集，從子集到亥集，按12地支順序排列，每集又分上、中、下3卷。按部首分214部，收字46964個（據《漢語大字典》湖北收字組重新統計）。書前有“總目”、“檢字”、“辨似”、“等韻”各1卷。書末附“補遺”1卷，補收有音有義的冷僻字；“備考”1卷，收“字不成楷，或音義無徵”的字。

《康熙字典》的注釋體例是：①先注音，後釋義。每個單字下，先列《唐韻》、《廣韻》、《集韻》、《韻會》、《正韻》等古韻書的反切，再訓釋字義，釋義多采用古代字書、經典注疏的訓詁材料，一般不另立説解。②列别音别義，列古音别體。對多音多義字，一一列出别音别義，力求讀音與釋義統一，以音統義，一般都援引古代書證。凡字有古體、古音，則必載録；有重文、别體、俗書、訛字則附在注後。③若對字的音義需加考辨，則用○隔開，并加“按”字標明，下列出按語。

《康熙字典》能通用至今日，主要由於該書具有以下幾個特點：①收字量多。明代《正字通》收字33549個，《康熙字典》要比它多1萬3千餘字。後200年問世的《中華大字典》僅比《康熙字典》多1000餘字。②引證詳盡。古代重要的韻書、字書、辭書的資料搜羅無遺，援引古代典籍書證，箋傳注疏的訓詁材料詳而有要。③不拘泥古説。例如廢除了一些古體字；改動了一些古舊的分部首方法，與《説文》分法不盡相合；將有些字的分部合理化，如“穎”、“熲”、“潁”等字從“頁”部提出，改入“禾”、“火”、“水”部，符合形聲字的原則。④考證性按語反映出編者的學術水平和研究成果。

然而畢竟此書成於衆手，缺點、錯誤也實在不少。清代學者王引之曾著《康熙字典考證》，查出各種錯誤2588條；日本學者渡部温著有《康熙字典考異正誤》，查出錯誤達4700多條，而且很多條與王引之《考證》并不重複。綜合歸納起來，《康熙字典》的缺點、錯誤大致有以下幾方面：

①互相注音，互相釋義，有些字展轉互注，結果還是讀不出準確的字音，解不出確切的詞義；②有時字的釋義過於簡略，有的字通俗用法未加説明；③有的部首分類不合理；④援引古代書證大多數衹列書名，不出篇名，引舉醫書往往僅寫“方書”，不出具體書名。而且所引書證往往不核對原文；（以上①～④爲主要缺點）⑤誤引書名；⑥誤引古籍篇名；⑦引文文字錯訛；⑧引文年代錯誤；⑨引文斷句錯誤；⑩注音錯誤；⑪筆畫誤入。（以上⑤～⑩是主要錯誤，致誤原因主要是：未認真核對書證原文，校勘粗疏。）

今日使用《康熙字典》應當注意：①書中援引古代韻書的反切資料，由於古今音變的關係，許多已不能切出現代漢語拼音的標準音。讀音應以現代新編的字（詞）典爲準。②此書字義的注釋可供參考，但在撰寫論文或注釋古書時不宜直接引用，可利用此書提供的綫索，直接徵引原書的注疏。③對此書所舉的書證，必須嚴格核對原文，方可引用，否則極易致誤。日本丹波元簡《素問識》徑引此書致誤，即是前車之鑒。

《康熙字典》在清代初期有武英殿本和木刻本行世。清末民國初年，許多印書機構、出版社都有影印本、翻印本問世。1963年，中華書局據清末同文書局影印殿本重印，書前有部首頁數索引，書末附王引之《字典考證》，便於讀者查檢、核對。1979年臺北啓業書局印行了高樹藩重修的《新修康熙字典》，修訂的主要項目是：①正内容。將“補遺”、“備考”依部歸入正文。同部首同筆畫數的字，按常用、備用、罕用、同字、殘字分項排列。②訂訛誤。據王引之《字典考證》及日本渡部温《康熙字典考異正誤》的正誤部分加以訂正。③補音讀。增加注音字母、羅馬字拼音、四聲和韻目。④增句讀。對全書作了標點。⑤齊版面。如字頭一律齊頭并列。⑥删增附表。經過修訂，基本達到了使《康熙字典》易檢、易認、易讀、易解的目的，適合現代讀者使用。

十、《經籍籑詁》

《經籍籑詁》是一部古書訓詁資料的匯編。成書於 1798 年。主編阮元（1764～1848 年），字伯元，號蕓臺，江蘇儀徵人。清代乾隆 54 年進士。曾任數省學政，浙江巡撫、兩廣總督。在浙江學政任上，親訂《經籍籑詁》編輯凡例，召請當時著名學者臧鏞堂、臧禮堂、洪頤煊、洪震煊、陳鱣等約 50 人，進行編纂，以臧鏞堂爲總纂，將經、史、子、集四部中，唐以前重要古籍的舊注，及漢、晉以來的各種字書，共 100 餘種，匯集在一起，以單字、單詞爲條目，依照《佩文韻府》106 個韻部，分平、上、去、入編排，每韵一卷。每字爲一條，每條先列字的本義，再列引申義和假借義。衹釋字義，不注音切。如一字數音，則分别列入幾個韻部，并按不同的字義各加解釋。

查檢《經籍籑詁》，需瞭解書中所用幾種符號的意義：①竪綫"|"，代字條冐首的本字。②圓圈"○"，用來隔斷上下兩種不同的解釋。③方框"□"，表示框内所録是書名和篇名。試舉入聲陌韻"脈"字條爲例：

脈 ·又作脈籀文作衇○|理也〔國語周語〕土乃|發注○|者血之府〔素問六節藏象論〕諸|者皆屬於目注〔調經論〕病在一調之血注○夫一者血之府也〔素問脈要精微論〕○脈視也〔漢書楊雄傳上〕集注○脈視貌〔漢書東方朔傳〕集注○脈蜴欺謾之語也〔方言十〕○脈蜴中國相輕易蚩弄之言也〔方言十注〕○南楚以南凡相非議人謂之讁或謂之衇衇又慧也〔方言十〕○衇摘猶譎摘也如醫别人衇知疾之意見事者之稱也〔釋名釋姿容〕。

脈〔説文〕衃血理分袌行體者從𠂢從血脈衃或從肉衇籀文○|者血之府〔素問刺志論〕實血實注○|者神之用〔素問診要經終論〕神變而止注。

以上前一段是正集中收録的，後一般是補遺所收。補遺原附在每卷之末，1936 年世界書局影印本將補遺内容拆散，分隸於卷中各相同的字下，并低一格排列。如此可免讀者翻檢之勞。

《經籍籑詁》將唐以前經傳子史古籍正文中的訓詁及各家注釋盡可能地匯集在一起，這對於研究古代詞語訓詁提供了極大的方便。清代王引之曾評其功用："展一卷而衆字畢備，檢一字而諸訓皆存，尋一訓而原書可識，所謂握六藝之鈐鍵，廓九流之潭奥者矣。"（《經籍籑詁序》）但是，由於此書卷帙浩繁，又成於衆手，難免有校勘疏漏之處；又由於它"有訓必録，不别是非"，就難免收録一些古人的誤注誤訓。阮元對此并不諱言，其手訂該書《凡例》云："此書采輯，雜出衆手，傳寫亦已數過，訛舛之處，或亦不免。凡取用者，宜檢查原書，以期確實。"這是我們今天運用此書時尤應注意的。

（張如青）

第二章

漢　　字

漢字是記録漢民族語言的符號。以漢字體係爲對象，研究漢字的性質、起源、形體演變、六書結構、形義關係、文獻用字現象的學科稱爲文字學或漢語文字學。學習和掌握漢字的基本知識，對於增强閲讀古籍的能力，是十分必要的。根據我們閲讀和研究中醫古籍的實際需要，本章將概述漢字的性質、起源、形體演變，重點討論六書結構，一般性地介紹中醫古籍中的各種用字現象及容易誤讀誤寫的中醫藥常用字情況。

第一節　概　　説

一、漢字的性質

唐代孔穎達在《〈尚書〉序・正義》中説："言者意之聲，書者言之記。是故存言以聲意，立書以記言。""意"指思想感情，"言"指有聲語言，"書"指文字。精確地概括了"思想感情→有聲語言→書面文字"三者之間的關係。就是説，當人類有了某種思想感情需要相互交流的時候，就逐漸産生了有聲語言這種交流工具，又當人類需要把思想感情的交流不局限於當時當地，就逐漸創造了一種記録有聲語言的符號，這就是文字。文字産生之後，語言就突破了時間和空間的局限，它對於發展人類的政治、經濟、文化、科學，對於保存歷史文獻資料，對於豐富人類文化寶庫，都起着極其重大的作用。因此可以説，文字是人類進入文明時代的一個重要標志。

文字記録語言的方式是多種多樣的，就其主要方式來區别文字體係的類型，世界上的文字體係可以劃分兩大類型：一是表意體係文字，一是拼音體係文字。某種文字的性質，是由文字本身的構件所决定的。構件可分爲表意構件、表音構件、記號構件三類。象形字、會意字的意符、形聲字的形符都是表意構件；單純記音字、形聲字的聲符都是表音構件；而既不表意又不表音，只起一種記號作用的就是記號構件。據此來分析漢字，就總體而言，漢字屬於表意體係的文字。不過，由於漢字形體構造的不斷變化和各種形體構造的字在總字量中所佔比重的不斷變化，就造成了漢字在不同書體中所屬的性質，也有所變化。漢字在甲骨文、金文階段，由於象形字和會意字所佔比重大，形聲字只佔百分之二十左右，所以甲骨文、金文屬表意文字；在篆文階段，由於形聲字比重上升到百分之八十左右，所以篆文屬意音文字；隸變以後的漢字形體，某些表意構件和表音構件逐漸喪失了表意和表音作用，逐漸轉化爲記號構件，所以隸變後一些漢字逐漸向記號文字轉變。因此要分析漢字的形義關係，就必須依據隸變以前的古文字階段的各種書體的形體構造。

二、漢字的起源

1. 關於漢字起源的傳説

漢代許慎《〈説文解字〉叙》論述漢字的起源説:“古者庖犧氏之王天下也,仰則觀象於天,俯則觀法於地,視鳥獸之文與地之宜,近取諸身,遠取諸物,於是始作《易》八卦,以垂憲象。及神農氏,結繩爲治而統其事,庶業其繁,飾僞萌生。黄帝之史倉頡,見鳥獸蹏迒之迹,知分理之可相別異也,初造書契。”此段文字,語本《周易·繫辭下》,又見於《〈尚書〉序》等古籍,而許慎劃分和闡述得更加清晰。據此,關於文字起源的傳説有三種,即八卦説,結繩説,倉頡造字説。八卦説:許慎在《〈説文〉序》中,只是説庖犧氏:“始作《易》八卦,以垂憲象”,并未明言“八卦”即爲漢字之始。近代學者劉師培《小學發微》:“大約《易經》六十四卦,爲文字之祖矣。”把漢字的起源與八卦明確地聯係起來。八卦是古代占筮的符號:☰☱☲☳☴☵☶☷,八卦又以兩卦相叠爲六十四重卦。—爲陽爻,代表奇數;--爲陰爻,代表偶數。占筮時,筮者用四十九根蓍草莖(古稱爲算籌)按某種法則進行演算,演算三遍可得一單卦,演算六遍可得一重卦。雖然原始的八卦符號與甲骨文中的數字符號,都來源於用算籌記數的古老方法,但八卦與漢字是兩種性質完全不同的符號係統,漢字不可能起源於八卦。結繩説:結繩是原始氏族普遍採用的一種記事方法,《周易·繫辭下》:“上古結繩而治,後世聖人易之以書契。”近代學者朱宗萊《文字學形義篇》明確總括爲“文字之作,肇始結繩。”結繩記事只能表示事物的大小或數目的多少,以幫助記憶,它本身還不能獨立地完整地記録事情,更不能表示語言的讀音,因此結繩法祇是一種記事法,而不具備文字的性質。然而結繩記事的符號與八卦符號一樣,與甲骨文中的數目符號有些相近。八卦符號與甲骨文中的一二三四五六七八單數符號相近,結繩符號則與甲骨文中的十、二十、三十、四十整數符號相近,甲骨文分別寫作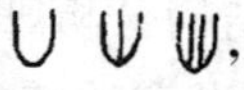,有繩無結,是契刻方便而簡省了筆畫。商周金文分别寫作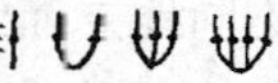,有繩有結。還有間接取形於結繩的漢字,如“世”字,金文作,篆文作,是由“卅”形變而來,《説文》:“世,三十年爲一世。”雖然漢字中的某些數目字形體採用結繩符號,也只能説明結繩記事法對於某些漢字的産生有一定影響,而絶不能得出漢字起源於結繩的結論。倉頡造字説:關於倉頡造字,記載很多。《韓非子·五蠹》:“古者蒼頡之作書也,自環者謂之私,背私謂之公。公私之相背也,乃蒼頡固以知之矣。”《荀子·解蔽》、《吕氏春秋·君守》等皆有記載,這是戰國兩漢時代普遍流行的傳説。如何看待此説呢?我們知道,文字是社會約定俗成的記録語言的符號體係,是古代勞動人民在長期生産和生活過程中逐漸創造的,是集體智慧的結晶,正如魯迅先生所説:“文字在人民間萌芽。”但也不容否定某些個人對文字的創造和整理作過一些特殊貢獻,倉頡曾作過這樣的特殊貢獻,是存在着客觀條件和歷史可能性的。第一,傳説倉頡是黄帝時代的史官,而黄帝是中國古代中原部落聯盟的領袖。當氏族部落還處在分散封閉狀態,氏族之間和部落之間,不會産生文字交流的需要,也不會形成文字的傳播。當社會進入部落聯盟階段,外交和戰争成爲重大的社會活動,部落聯盟議事和行動需要有一種統一的共知的書面交流手段,這就是文字産生的歷史條件。作爲黄帝史官的倉頡,他把群衆創造的各種表意符號搜集起來,並且加工整理成最早的文字,這是合乎情理也合乎歷史條件的事情。第二,從“倉頡”名字考查,很可能是“創契”二字的諧音,“創契”就是創造書契文字。原始社會的人并不像文明社會的人一樣有明確的私名,傳説中上古時代人物的名稱,大抵是後人根據其某種特徵而命名的,其中一個很重要的命名因素就是其人的發明創造的功績。如“有巢氏”是指發明創造房屋的鼻祖,“燧人氏”是指鑽木取火的發明者,“神農氏”是指開創農業的氏族。“倉頡”很可能也是同類性質的名稱,是“創契”二字的諧音,是後人對創造書契文字的古代史官的追稱。肯定倉頡在搜集整理漢字方面的貢獻,并不意味着否定人民群衆對創造文字的根本作用。以上衹是歷史文獻中關於漢字起源的傳説,要真正搞清漢字的起源,還有待於進一步考察客觀的實際資料。

2. 原始陶符與漢字的起源

我國考古工作者,發現了很多原始陶器上的刻畫符號,它是考察漢字起源的重要資料。這些原始陶器上的符號,可分爲兩類:一類是刻符,一類是圖符。刻符出現時代最早而且數量最多的是在陝西關中地區發現的屬於仰韶文化的陶器上,出土地點分布在西安半坡、臨潼姜寨、零口等渭河流域及附近地區。刻符大多刻在陶鉢外口緣上,一個陶器上一般只有一個刻符,它們的形體有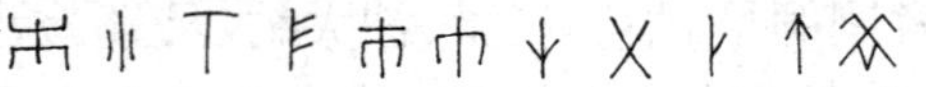等,這些刻符具有明顯的共性,是同一係統的符號。據測定,這些陶器距今已有六七千年的歷史。對於這批陶器刻符的性質,舊有不同的看法。一些專家認爲它們是具有文字性質的符號,并與商周古文字相比附,釋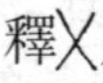爲五,十爲七,爲示,爲矛,爲艸,爲阜等。一些專家認爲這些刻符本身決不是文字,而是對文字産生具有一定影響的符號。它們很有可能是標明制造者,或者標識數目。如果標識數目,也衹相當於結繩記事的記數法,是某些數字的前身,還不能起到記録語言的文字作用。圖符出現在山東莒縣陵陽河等地發現的一些屬於大汶口晚期文化的陶尊上,陶尊上各有一個塗了紅顔色的圖形符號,它們的形體是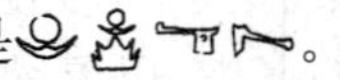。這些陶尊距今約四千五百年至五千年左右。對於這些圖形符號的性質,也有不同看法。多數專家認爲它們是早期漢字,并分别釋爲“炅”(或釋爲“旦”)、“”(“炅”的異體)、“戉”、“斤”。認爲它們的形體跟古漢字形體之間存在着一脈相承的關係,某些符號(如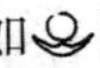)多次出現,並且出現在有一定距離的不同地方,已在一定範圍内通行,具備了交流信息的作用。從符號的結構分析,既有獨體象形符號(如“戉”、“斤”),又有合體會意符號(如“炅”、“”),已具有早期漢字的特點。綜上所述原始陶符與漢字起源的關係,其中以指事爲特徵的數字,可能來源於關中地區仰韶文化的陶器刻符;其中以象形會意爲特徵的漢字主體部分,可能來源於大汶口文化的陶尊圖符,這些圖符就是商氏族祖先的各種族徽符號。

3. 圖畫與漢字的起源

漢字起源於圖畫,這是表意體係文字的共同特點。除了漢字之外,在古代還有古埃及的聖書文和古巴比倫和蘇馬利亞的楔形文,也都是表意文字,同樣源於圖畫。例如,古代蘇馬利亞人把“魚”寫成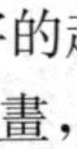,與漢字甲骨文的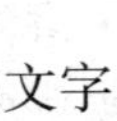,衹是繁簡不同而已。由於聖書文和楔形文造字方法局限於象形和會意,適應不了記録語言交流信息的需要,先後於公元前四五世紀就消亡了。而漢字由於造字方法豐富,結構方式不斷改進和發展,能够適應社會發展的需要,至今還被使用着,並不斷改革和發展。漢字來源於圖畫,但並不等於圖畫,那麽判斷古代圖畫和圖畫文字的依據是什麽呢?唯一的依據就是性質。清代學者陳澧《東塾讀書記》説:“蓋天下事物之象,人目見之,則心有意,意欲達之,則口有聲。意者,象乎事物而構之者也;聲者,象乎意而宣之者也。聲不能傳於異地,留於異時,於是乎書之爲文字。文字者,所以爲意與聲之迹也。”這段話正確地闡明了文字“爲意與聲之迹”的本質,圖畫爲“事物之象,人目見之,則心有意”的本質。也就是説,圖畫表意是靠藝術形象,是具體的直接的;而文字表意是形聲義的結合,是概括的間接的,先通過字形使人們知道它的讀音和所代表的詞,然後再换化爲書面語言表達意義,而這種表達又是概括性的,是圖畫無法抽象做到的。如《甲骨文合集》

10198條卜辭中“隻(獲)虎、鹿卌(四十)、狐百六十、冡(麑)百五十九”,只用十三個字就表達了這次狩獵的全部獵物,準確清楚。如果用圖畫來表達,就得畫出1隻虎,40隻鹿,160隻狐,159隻麑。所以,能够構成語言中的單詞並且與語音相結合記録語言的就是文字;相反,不能構成語言中的單詞並且無須與語音結合而靠藝術形象直接表意的則是圖畫。

從圖畫到文字,必須有一個圖畫的舊質要素逐漸衰亡和文字符號的新質要素逐漸增加的過程,族徽符號是這個過程的典型代表。原始社會是由部落、胞族和氏族構成的,其中最基本的組織是氏族。氏族是由一個共同祖先傳下來的按血緣關係組合起來的團體,這個團體都有自己的專名,這種專名一般都是氏族圖騰的名稱。這種名稱不僅宣之於口,成爲語言中代表這個氏族的詞,而且還常常刻畫於氏族重器(如祭器、旗幟等)上,成爲代表這個氏族的符號,如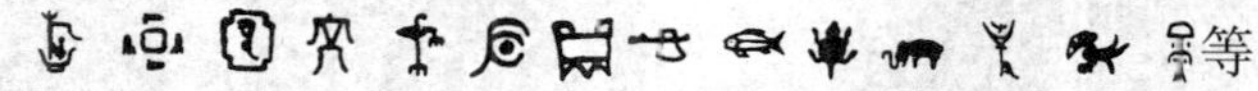等。這些族徽符號有形有音有義,已經具備了文字的基本因素,只要這些族徽符號納入書面語言的句子或簡單詞組,它就是正式的文字了。所以有些專家認爲,族徽符號很可能是表意字産生的一個重要途徑。

4. 文獻的産生與漢字的起源

《尚書・多士》云:“惟殷先人,有册有典,殷革夏命。”意謂殷人先祖已經有了典册,記載了“殷革夏命”的歷史。那麽,商湯之前的夏代,是否已有文字和文獻呢?經考察,《史記》中所記的《夏本紀》和《殷本紀》所述的帝王世係明確清晰,井然有序,並經歷史學家和古文字學家對甲骨文資料的研究,已證明《殷本紀》的世係與甲骨文所反映的世係幾乎完全一致,由此可以相信《夏本紀》係譜的可靠性。如果没有比較原始的夏王朝的譜牒,僅憑傳聞,是根本編造不出如此精密明確的夏代帝王世係的。况且,作爲我國第一個國家形式出現的夏王朝,如果没有文字作爲信息工具,何以維繫一個龐大國家的統治呢?盡管至今還没有大批發現夏代的文字和文獻,但有理由相信,大約在夏王朝建立的時代,即四千年前左右,漢字體系已開始初步形成了。

三、漢字的形體演變

漢字在幾千年的歷史長河中,形體不斷地演變。這種演變包括書體的演變和漢字結構的演變,兩者又交織在一起。這裏以書體演變爲綱,兼顧結構演變。所謂書體,是指甲骨文、金文、篆文、隸書、草書、楷書、簡化字等,其中甲骨文、金文、篆文屬古文字,隸書及其以後的書體屬今文字。下面主要介紹古文字和隸書的情况。

甲骨文是殷商時期刻寫在龜甲和獸骨上的文字。於河南安陽小屯村殷都故址發現的,稱爲“殷墟甲骨”;於陝西岐山周原遺址發現的周人甲骨文,稱爲“周原甲骨”。殷墟甲骨文發現的數量最多,它是商代後期字體的代表。甲骨文記載的内容,主要是關於祭祀、天時、年成、征伐、王事等方面的占卜記録,所以又稱爲“甲骨卜辭”。自1899年發現至今,出土的有字甲骨總計約十五萬片,單字字數約四千五百左右,已認識的字還不到三分之一。甲骨文資料主要收集在《甲骨文合集》、《小屯南地甲骨》、《英國所藏甲骨集》等專著中。甲骨文的形體結構有以下幾個特點:一是具備了漢字的各種造字方法。其中以象形爲基礎,象形和會意爲主,形聲佔百分之二十左右,假借很普遍。象形字如(大)、(目)、(牛)、(象)、(木)、(禾)、(皿)、(矢)。指事字如(上)、(下)、(四)、(末)。會意字如(刖)、(牧)、(祝)、(集)。形聲字如(盂)、(杜)。轉注字如(考)。假借字如(我)。二是形體結構没有定型化。同一個字可以有多種寫法，正寫、反寫、側寫、倒寫。有繁有簡，偏旁可增可省，同類偏旁可互换。如（“令”正寫、反寫），（“龜”正寫、側寫），（“帚”正寫、倒寫），（“鹿”繁體、簡體），（“啓”的偏旁“口”可增可省），（“追”的偏旁“止”、“辵”可互换）。三是存在很多“合文”，没有完全形成一個符號一個音節的形式。如（“十月”左右式）、（“小臣”上下式）、（“十二月”複合式）、（“三報”内含式）、（“五十”逆讀式）。四是綫條瘦硬，筆畫多方折。這是由於甲骨文是用刀在堅硬的甲骨上刻寫造成的，請見上面甲骨文帖。

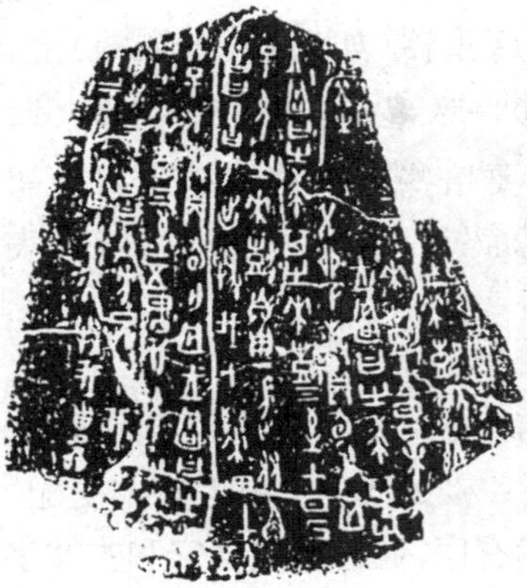
甲骨文

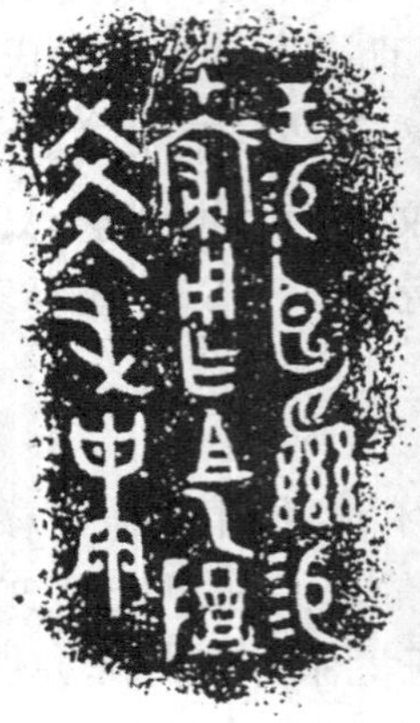
金文

篆文

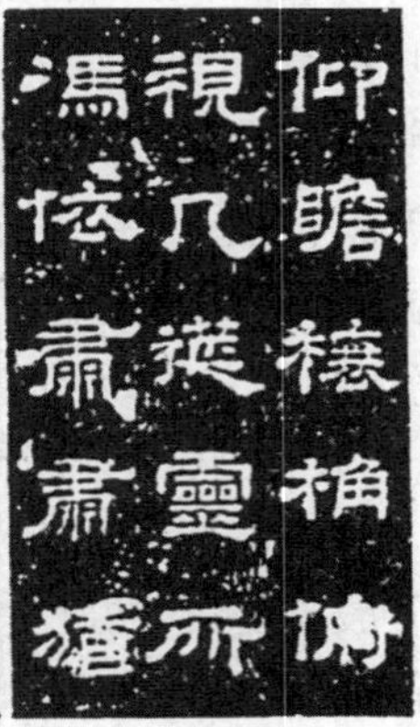
隶书

金文是鑄刻在鐘鼎或其它青銅器上的文字。古人謂銅爲金，故稱“金文”，亦稱“鐘鼎文”。從北宋開始收集至今，青銅器約有萬件，其時代從商代到戰國。金文單字，據容庚先生《金文編》修訂版統計有三千七百七十二字，其中考定二千四百二十字。金文按其性質，可分爲族徽文字和記事銘文兩類。從時間看，殷商金文與甲骨文基本上是同時並存的，而西周時期是以金文爲主。西周銘文一般篇幅較長，最長的是周宣王時期的《毛公鼎》，長達四百九十七字。金文的形體結構有以下幾個特點：一是筆畫粗壯，肥筆多；方折筆畫變成圓筆；字的外型匀稱。這些筆畫特點，是由於金文是先在泥範上刻字，然後澆鑄而造成的。請見金文帖。二是形聲字明顯增加。如“走”部、“言”部、“心”部、“衣”部、“金”部字，在甲骨文中很少甚至没有，而金文中大量出現，並且是形聲結構。三是異體字相對減少，偏旁漸趨定型。如甲骨文的“遘”、“逆”二字，有從“彳”、“止”、“辵”三種偏旁，而西周金文則基本從“辵”。四是“合文”大爲減少。這是由於漢字單音節的性質促成的。

篆文是指春秋戰國時期的秦國和秦統一全國後使用的文字。篆文分爲大篆和小篆。大篆是指春秋戰國時期的秦系文字，以石鼓文和籀文爲代表。石鼓文指唐初在陝西鳳翔縣發現的十塊鼓形石頭上刻寫的文字，原是十首四言詩，全文約六百餘字，年久字損，現能辨認三百多字。字體筆勢圓轉，綫條匀整，大小一致，從字體看，大約在春秋戰國之際。籀文指《史籀篇》中的字體，原書已佚，《説文》中收二百二十三個字。籀文也是戰國時期的秦系文字。小篆是秦國統一全國後的規範文字。秦朝統一前，各侯國文字形體不一，就是當時秦國使用的秦篆也不一致。秦朝建立後，以秦篆爲基礎，制定了標準小篆，這是歷史上第一次大規模的漢字改革，使漢字規範化。小篆形體特點，第一是定型化，廢除了衆多的異體字。第二是漢字的部首規律已經初步形成，由表意走向表音，形聲成爲主要造字方法。第三是徹底綫條化，筆畫精減，綫條匀稱，大小整齊，便於書寫，請見小篆帖。

隸書是漢代通行的字體，又稱"漢隸"。隸書産生於秦代，來源於篆文的草率寫法，即小篆的簡化。秦朝統一全國後，政務文書繁多，徒隸們爲了書寫方便快速，就採用了民間的簡化篆文即俗體，從而演化爲隸書。所以篆文和隸書有很長一段共存時期，篆隸的交替階段，也就是古文今文的交替階段。隸書又分古隸和今隸。古隸指秦隸而言，是不成熟的隸書；今隸指漢隸而言，大約在漢武帝或稍晚到昭帝宣帝時代，隸書才逐漸成熟起來，成爲在正式場合下可以採用的新字體。以東漢的碑刻爲代表的字體，結構平整，布局匀稱，筆畫帶有明顯的"蠶頭雁尾"的書勢。這種隸書是成熟的隸書，稱爲"漢隸"、又稱"八分書"。從篆文演變爲隸書，稱爲"隸變"。隸變是古文今文的分水嶺，是漢字發展史上最重要的一次變革。隸變造成漢字書寫風格和文字結構的極大變化。具體地説：第一，徹底綫條化、符號化、完全革除了漢字的象形性，趨向符號性。第二，形體大爲簡省或訛變。請看下面兩個比較表：

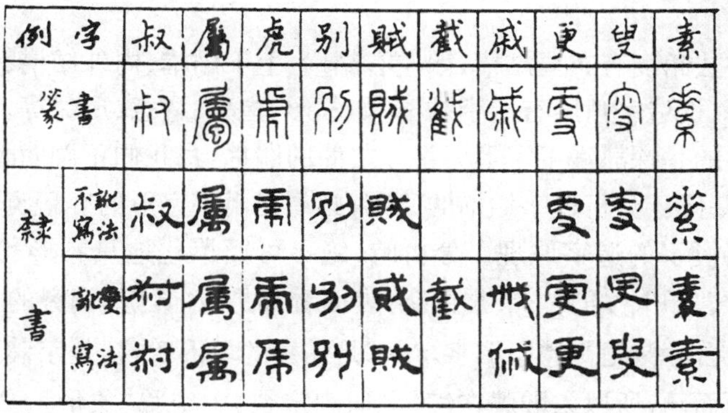

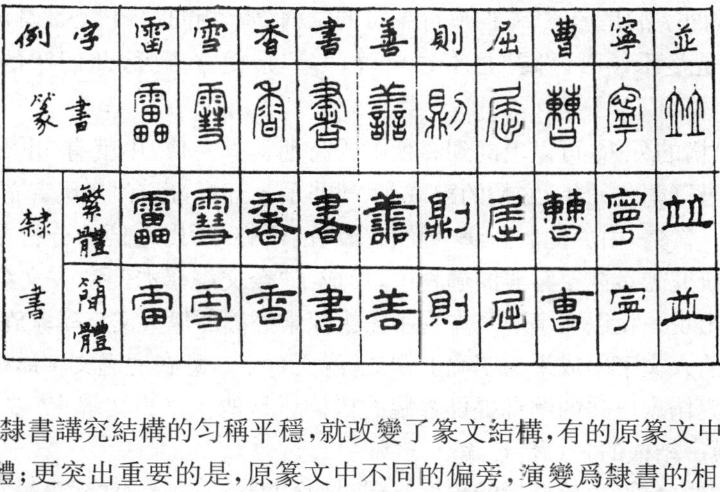

第三，由於隸書講究結構的匀稱平穩，就改變了篆文結構，有的原篆文中相同的偏旁，演變爲不同的形體；更突出重要的是，原篆文中不同的偏旁，演變爲隸書的相同偏旁，偏旁混同，就使篆文中原偏旁的表意功能喪失了。下表中篆文是原來的結構，古隸書提示了混同的綫索，八分書是訛變混同後的寫法，最後是混同的偏旁：

第四，字形呈扁方形，形成了點、横、竪、撇、捺、折、勾等固定筆畫。筆畫有粗有細，提頓明顯，横撇捺的末筆很重且肥長。請見隸書帖。

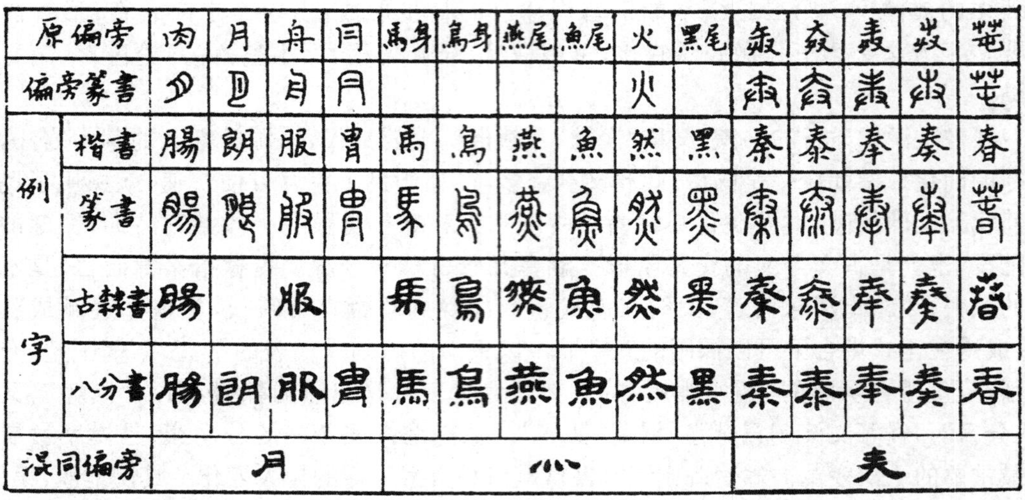

第二節　漢字的結構

漢字結構,從書法角度有布局結構,如左右結構、上下結構、内外結構、偏角結構、左中右結構、上中下結構等;從造字角度有造字結構,如象形、指事、會意、形聲等。我們所介紹和研究的是造字結構,目的是探討漢字字形與字義之間的關係,爲我們正確閱讀中醫藥古籍奠定一個文字學方面的基礎。分析造字結構的原則,必須從漢字字形的客觀實際出發,以古文字爲依據,正確反映出漢字的造字原理。分析時,絶不可簡單化地只看形體的表面現象。例如:“須”、“煩”、“順”、“穎”、“𩒳”、“䇓”幾個字,表面看都是以“頁”爲偏旁的左右結構的字,實則不然。“須”的金文作[illegible],是複體象形字,“彡”是髯鬚的象形筆畫,是字義所在,而“頁”衹是個襯托字,表明人面而已,所以朱駿聲在《説文通訓定聲》中定爲“象形”。“煩”字從頁從火,是會意字。其餘四字都是形聲字,但形符聲符的結構仍不相同:“順”是從頁川聲(見徐鍇《説文繫傳》),“穎”是從禾頃聲,“𩒳”是從須冉聲,“䇓”是從立須聲,此四字的形符聲符都不相同。

關於漢字結構的分析,可以上溯到春秋戰國時期,在《左傳》中就有“止戈爲武”(宣公十二年)、“皿蟲爲蠱”(昭公元年)之類的記載。《韓非子・五蠹》也有“自環者謂之私,背私謂之公”之類的分析。當然,由於他們對漢字没有深入的研究,所以他們的分析並不可靠。到了漢代,在整理和研究先秦儒家經典的過程中,形成了“今文經學派”和“古文經學派”的鬥争,在這種鬥争中,出現一位以文字研究作爲手段來探索經義的偉大文字學家許慎,他用了幾十年時間,在總結前人文字學成果的基礎上撰成《説文解字》,意在通過文字結構的分析闡明文字的本義,以使對儒家經典的闡釋提供客觀的依據。是他在《〈説文解字〉叙》中第一次係統地提出了關於漢字結構的“六書”理論。

對漢字結構的分析,由於概括的角度不同,結論也不一,主要有“六書説”、“三書説”、“四體二用説”。一般以“六書説”爲準,我們也採用“六書説”來進行分析。“六書”之稱,始見《周禮・地官・保氏》,是作爲保氏教授國子的“六藝”之五“五曰六書”提出的,並未具體説明“六書”的性質和内容。其後,東漢鄭衆注《周禮》以爲“六書”指“象形、會意、轉注、處事、假借、諧聲”,班固《漢書・藝文志》以爲“六書”指“象形、象事、象意、象聲、轉注、假借”,許慎《〈説文解字〉叙》中所定“六書”名稱和次序爲指事、象形、形聲、會意、轉注、假借。一般採用《説文》的名稱和《漢志》的次序，即象形、指事、會意、形聲、轉注、假借。下面主要介紹前四種。

一、象　　形

《〈説文〉叙》：“象形者，畫成其物，隨體詰詘，日月是也。”即根據物體的形狀，用彎曲的筆畫構造出那個物體的字形，日、月二字就是這類象形字。日，篆文作，像太陽之形，中間的短橫爲充填符號，表示太陽是個實體；月，篆文作，像月亮常缺之形。按商周金文，日、月作，象形程度更高，不過許慎没有見過。象形字，在《説文》中用“象形”、“象……之形”的術語來表示。象形字一般都是有具體外形的物，因此它所記録的詞通常是名詞。象形字是漢字的基礎，也是研究漢字結構的基礎，所以多舉些例字，並且用古文字字形表明其象形性。象形字是獨體字，但就其形體結構來説，又可分爲“純體象形”和“複體象形”兩類。

1. 純體象形　所謂純體象形，是指字體本身是單純的。例如：

關於人體的：

人　甲文作，金文作，像側身站立的人形。

子　甲文作，金文作，像頭顱未合或大腦袋而兩臂上揚的小兒形。

女　甲文作，金文作，像雙手交叉胸前而跪坐的女人形。

自　甲文作，金文作，像人鼻形。

心　甲文作，金文作，像人心臟形。

又　甲文作，金文作，像人右手形。

止　甲文作，金文作，像人足趾形。

關於動物的：

鳥　甲文作，篆文作，像鳥形。有頭、身、翅、足。

它　甲文作，金文作，像蛇形。

犬　甲文作，金文作，像犬形。

關於植物的：

木　甲文作，金文作，像樹木形。有根、幹、枝。

禾　甲文作，金文作，像禾苗形。禾上結穗而禾末彎曲。

屮　甲文作，金文作，像初生單棵草形。

關於器物的：

衣　甲文作，金文作，像上衣形。上衣爲衣，下衣爲裳。

豆　甲文作，金文作，像高脚食盤形。新石器時代晚期出現，盛行於商周。

鬲　甲文作，篆文作，像三足炊器形。

皿　甲文作，篆文作，像盆器側視形。

册　甲文作，金文作，像編連起來的簡册形。竪畫爲簡片，横畫爲韋編。

斤　甲文作，金文作，像斫木斧形。有曲柄横刃。

行　甲文作，金文作，像縱横交錯的道路形。

關於自然的：

山　甲文作，篆文作，像山峰並立的山形。

水　甲文作，金文作，像流動水形。且有浪花波紋。

云　甲文作，金文作，像卷曲的雲朵形。

有些純體象形字，採取以部分代整體的方法。例如：

牛　甲文作，金文作，像牛頭形，以牛頭代表牛的整體。

羊　甲文作，金文作，像羊頭形，以羊頭代表羊的整體。

還有些象形字所表示的物是一個群體，則所像的形也是由群體構成的。例如：

艸　甲文作，像草叢，二草象徵多草。

茻　篆文作，像大片草叢。草莽的“莽”字初文。

林　甲文作，像叢林。這類象形字不能分析爲會意字，因爲它們不是由意符會合出的新義，而本身就是一個群體之物。

2. 複體象形　所謂複體象形，是指字體中有個象形筆畫，是所像之物，不成字；爲使象形筆畫所表之義更明確，還要依附一個象形字或表義筆畫作襯托。例如：

胃　篆文作“”，上“”像胃形，下以“肉”作襯托。

眉　金文作“”，上“”像眉形，下以“目”作襯托。

果　金文作“”，上“”像果實形，下以“木”作襯托。

血　甲文作“”，戰國陶文作“”，上“”或“”像血滴形，下以“皿”作襯托。古人用血作祭神供品，或歃血盟誓，血必須盛在器皿中。

舌　甲文作“”，戰國陶文作“”，上“”（或蛇歧舌形）像舌形，下以“”作襯托。

尾　甲文作“”，下“”像飾尾形，上以“人”作襯托。

牢　甲文作“”，外“”像養牛羊的欄圈形，内以“牛”作襯托。

州　甲文作“”，内“”像水中陸地（小島）形，外以“川”作襯托。州本“洲”字初文。

殸　甲文作“”，左“”像石制樂磬形，右以手中持槌的“殳”作襯托。殸本“磬”字初文。

象形字中還有一種“象物象事”字，既像有形之物，又以有形之物表示無形之事的意義。例如：

大　甲文作“”，像大人之形，又以之表示大小的“大”。

小　甲文作“”，用三個小點表示大小的“小”。

臣　甲文作“”，像豎目之形，又以之表示怒目豎眼的不順服的奴隸。

交　甲文作“”，像人交脛形，又以之表示交叉義。

爪　甲文作“”，像手向下抓物之形，又以之表示抓的動作。後加手旁作“抓”。

永　甲文作“”，像水脈永流之形，又以之表示永長義。

屰　甲文作“”，像倒着的大人形，又以之表示倒逆義。後加辵旁作“逆”。

高　甲文作“”，像高高的臺觀形，又以之表示高低的“高”。

力　金文作“”，像耕地的農具耒形，又以之表示力量。

克　甲文作“”，像長柄刻刀刻木之形，又以之表示勝任義。

若　甲文作“”，像人跪坐舉雙手梳理頭髮使順之形，又以之表示理順之義。後加口旁作“喏”，又加言旁作“諾”，表示順諾義。

象形字辨析的幾個問題：

一是群體象形字與同意符會意字。群體象形字是象形字中一種構造方式，也是獨體字，只不過表示群體的意義，如“艸”、“林”。而同意符會意字却是會意字中一種構造方式，必須通過兩個意符會合出一個新義，是合體字。如“友”，篆文作“𠬤”，以兩個同方向的手會合出同力合作，而不是表示群體衆手。

二是複體象形字與會意字。複體象形字雖然由兩個構件組成，但其中一個是象形筆畫，不成字，是字義所在，而另一個象形字只起襯托作用，以便使象形筆畫所表意義更明確，仍是獨體字，如“眉”、“胃”。而會意字中的意符都可以單獨成字，兩個（或兩個以上）意符之間是會合關係，而没有襯托與被襯托關係，如“休”、“炙”，會意明確，此不贅述。

三是複體象形字與在象形字上加指事符號的指事字。二者形體中都有一個象形字，那麼區别的關鍵就在於象形字之外的構件的性質了。如果那個構件是象形筆畫，該字就是複體象形字，如“果”的上面“田”是果實的象形筆畫；如果那個構件只是指事符號，不表示任何意義，該字就是指事字，如“本”的下面的一短横，只是標記在樹木根部，指明“本”的字義在樹根，短横本身不表示任何意義，那麽“本”就是指事字。

二、指 事

《〈説文〉叙》：“指事者，視而可識，察而見意，上下是也。”所謂“視而可識”，是説一眼看去就可以認識字的大體意義，但字的準確意義還必須通過仔細觀察才能辨别發現它的意義，這就是“察而見意”。上、下二字就是這類指事字。上，篆文作⊥；下，篆文作⊤。從字形看，“上”“下”都不是某種物象，而是抽象符號；從字義講，“上”、“下”都是表示方位名稱的抽象概念。可見指事字是對於那些不能用筆畫表示形象特徵的事物或抽象概念，祇能用指事符號表示或標明物體部位意義的一種造字方法。指事字，在《説文》中多用“指事”的術語來表示。指事字也是獨體字，就其形體結構來説，又可分爲“純符號指事字”和“在象形字上加指事符號的指事字”兩類。

1. 純符號指事字　所謂純符號，是説它祇是個不表示任何意義的抽象符號。

上　甲文作二，長横爲標準綫，短横在標準綫之上，表示方位上面。

下　甲文作二，長横爲標準綫，短横在標準綫之下，表示方位下面。

丶　《説文》：“有所絶止，丶而識之也。”是古人讀書斷句的符號。在《説文》中既是一個字，又是一個部首。讀 zhǔ（主）。

厶　篆文作厶，《説文》：“姦衺也。《韓非》曰：‘蒼頡作字，自營爲厶。’”段玉裁注：“公私字本如此，今字私行而厶廢矣。私者，禾名也。”“自營爲厶，六書之指事也。”

另外，表示數目的一二三，皆爲積畫法的純符號指事字。

2. 在象形字上加指事符號的指事字　這類指事字的指事符號本身不表義，而指事符號所指部位就是字義所在。例如：

本　篆文作本，木下一短横爲指事符號，在樹根部位，本義指樹根。

末　篆文作末，木上一長横爲指事符號，在樹梢部位，本義指樹梢。

朱　金文作朱，篆文作朱，木中的圓點或長横爲指事符號，在樹幹部位，本義指樹幹。郭沫若《金文叢考》：“‘朱’乃‘株’之初文。與‘本’、‘末’同意……金文於‘木’中作圓點以示其處，乃指事字之一佳例。”

刃　篆文作刃，一點爲指事符號，本義指刀刃。王筠《説文釋例》：“顧刀之爲字，有柄有脊有刃矣。欲别作刃字，不能不從刀，而以、指其處，謂刃在是而已。”

寸　篆文作，短横爲指事符號，在手際下一寸動脈部位，本義指寸口。

亦　甲文作，兩點爲指事符號，在人兩腋下部位，本義指腋部。高鴻縉《中國字例》：“(亦)即古腋字。從大(大即人)，而以八指明其部位，正指其處，故爲指事字，名詞，後世叚借爲副詞，有重覆之意，久而爲借意所專，乃另造腋字。”

象形和指事都是獨體字，下面介紹的會意和形聲是合體字。

三、會　意

《〈説文〉敘》：“會意者，比類合誼，以見指撝，武信是也。”是説將兩個或兩個以上的字類(意符)組合在一起，並把它們的意義會合起來，由此顯現出一個新義，武、信二字就是這類會意字。武，篆文作，止戈爲武，許説有誤，待後分析；信，篆文作，從人從言，會意爲人言誠信。會意字中所含的構字符號都表意義，稱爲意符。會意字，在《説文》中用“從某從某”、“從某某”來表示。根據會意字的會意方式不同，又可分爲“比形會意”和“比意會意”兩類。

1. 比形會意　是指意符之間有結構關係，通過結構關係會出新義。例如：

步　篆文作，從二止(趾)相承，表示行走。作爲量詞，舉足兩次爲步。

友　篆文作，從二又(手)同一指向，同力合作，同志者爲友。

炎　篆文作，從重火而火焰上衝(動詞)。

㹜　篆文作，從二犬而相咬(動詞)。徐灝《説文注箋》：“犬性不喜群，兩犬相遇，往往相齧，故從二犬。”

冓　甲文作，從二魚相遇，本義相遇。後加辵旁作“遘”。

森　甲文作，從三木重叠，表示林木茂盛陰森之貌(形容詞)。姚文思、嚴可均《説文校議》：“森，《一切經音義》引作‘多木長貌也’。”

轟　篆文作，從三車重叠，表示群車出動的轟轟聲(象聲詞)。

以上是同意符比形會意。更多的是異意符比形會意，意符數量多少不一。例如：

休　篆文作，從人依木，本義休息。

企　甲文作，從人、止，本義踮起脚跟。林義光《文源》：“人下有足跡，象舉踵形。”

出　甲文作，從止(趾)走出洞穴口，本義出去。

屚　篆文作，《説文》：“屚，屋穿水下也。從雨在尸下。尸者，屋也。”段玉裁注：“今字作漏，漏行而屚廢矣。”

妾　甲文作，從女頭上有辛(或䇂)，辛或䇂是刺面黥刑的刑具，表示用過黥刑的女奴隸。

毓　甲文作、，金文作、，古文中“毓”、“育”、“后”三字同形，從女從㐬或從母從㐬。從女或母表示産婦；從㐬，上像倒子形，下像胎水滴落。而且“㐬”在“母”的臀部下，會意爲婦女産子。甲金文第二形演變爲“后”，甲金文保留“䜌”，加上“月”，即“育”(形聲字)。

炙　篆文作，從肉在火上，本義爲烤肉。

删　篆文作，從册從刀，用刀刮去簡册上的文字，本義爲删削文字。

利　金文作，從刀割禾，且有碎末飛揚，會義爲鋒利。

以上是兩個異意符比形會意。

盥　篆文作，從臼(雙手向下)在皿水中洗手。本義爲洗手。

寇　金文作，容庚《金文編》："從人從攴在宀下，會意。"在房屋裏，有人以手持棍棒擊打另一個人的頭部，會意爲暴亂。

丞　甲文作，從廾(雙手)從𢪐阱中往上救人。羅振玉《增訂殷虛書契考釋》："象人臽阱中有𢪐之者。𢪐者在下，𢪐者在上……此即許書之丞字，而誼則爲𢪐救之𢪐。"後作"拯"。

棄　甲文作，從(雙手)持其(糞箕)將子(逆生嬰兒)像垃圾一樣拋棄。古人以爲逆生兒不吉祥之兆，故棄之。本義爲拋棄。

竊　篆文作，《説文》："盜自中出曰竊。從穴從米，禼，廿皆聲。廿，古文疾。禼，古文偰。"許説有誤。廿，禼當"萬"字，代表蟲類。竊，當從穴從米從萬，蟲在穴中偷米吃，是個會意字，本義爲盜取。

糞　甲文作，從(雙手)持帚和其("箕"初文)打掃拋棄塵土，三點象徵塵土。本義爲掃除垃圾(動詞)。

以上是三個異意符比形會意。

爨　篆文作，從臼從林從從火，雙手持炊具放在竈上，雙手將柴木放入竈下點燃火，會意爲燒火做飯。

寒　金文作，，第一形從人在宀下中，第二形增加冫，古"冰"字。會意爲寒冷。

以上是四個異意符比形會意。

2. 比意會意　是指通過意符所表示的意義相合而産生新義。例如：

雀　從小隹，本義爲小鳥。

劣　從少力，本義指羸弱少力。

嵩　從山高，用作中岳山名，或指山大而高(形容詞)。

昏　從日氏，氏即氐(低)省，本義爲日落黄昏。

甦　從更生，本義爲復蘇。這個意義起初借蘇草的"蘇"，後造"甦"字，古籍中"蘇"、"甦"並用。

昶　從日永，本義指日長，白天時間長。

歪　從不正，表示歪斜不正。

掰　從兩手分，表示用兩手把物體分開。

在會意字中，比形會意佔多數，比意會意數量少。從時間看，西周春秋以前産生的會意字，絶大多數是比形會意的，戰國秦漢以後比意會意字才逐漸增多，這也反映了漢字象形性逐漸消失，記號性逐漸加强的趨勢。

會意兼聲字，這類會意字從結構上看没有特殊，衹是意符中有一個意符兼表讀音，在《説文》中用"從某從某，某亦聲"的術語來表示。例如：

右　"佑"字初文。從又從口，"又"兼表音。"又"是右手的形象，與"口"會合成"右"，表示手口相助。後來增加"人"旁作"佑"。

左　"佐"字初文。從𠂇從工，"𠂇"兼表音。"𠂇"是左手的形象，與"工"會合成"左"，表示手和工具相佐助。後來增加"人"旁作"佐"。

字　《説文》："字，乳也。從子在宀下，子亦聲。"本義生育。《山海經・中山經》："其上有木焉，名曰黄棘，黄華而員葉，其實如蘭，服之不字。"郭璞注："字，生也。"

監　金文作，從皿、從見，"見"兼表音。本義爲照面影。郭沫若《兩周金文辭大系攷釋》："臨水正容爲監，盛水正容之器亦爲監。"

孝　金文作，從老、從子，“老”兼表音。上像長髮傴僂老人，下像子攙扶之。本義孝敬。

受　甲文作，從從舟，“舟”兼表音。“”是上下兩人之手授受之形，“舟”代表授受的物品。本義授受。

聖　甲文作，金文作，甲文從人上突出大耳形，從口，表示聽覺靈敏。金文在人下增加一横，表示人站在土地上，於是下面成了“壬”(tǐng)，兼表音。

羞　甲文作，金文作，篆文作，甲金文從又持羊，到篆文將“羊”字一竪向下插入“又”中，於是“又”變成“丑”，兼表音。《説文》：“羞，進獻也。從羊，羊所進也；從丑，丑亦聲。”本義進獻祭祀牲物食品。

會意兼聲字的兼表音的意符，如果被改造或替换爲單純的表音符號，而喪失表意作用時，這種會意字就轉化爲形聲字，不再是會意兼聲字了。

分析會意字結構應注意的問題：

一是不要把書體結構當作造字結構來分析。書體結構是漢字書寫的布局結構，是表層的，一看就清楚；造字結構是漢字造字的構造結構，是深層的，不是一看就清楚的。例如“莫”，書體結構是上中下三部分，而造字結構則是從日在中，由兩個意符比形會意，會合出“日暮”的本義。又如“衙”，書體結構是左中右三部分，而造字結構則是從行、言，由兩個意符比意會意，會合出“沿街叫賣”的本義。

二是不要把比形會意當作比意會意來分析。例如“武”，從止、從戈，并且“止”在下，“戈”在上，“止”表示行走，“戈”爲兵器，會意爲出征作戰。于省吾《釋武》：“武從戈、從止，本義爲征伐示威。征伐者必有行，‘止’即示行也。征伐者必以武器，‘戈’即武器也。”但是，許慎在《説文》中却以比意會意來分析，曰：“武，楚莊王曰：夫武，定功戢兵。故止戈爲武。”許氏將“止”没有按它所表示的行走義去分析，而將它當作“止”的詞彙意義制止、停止來理解，停止戈，就是停止征戰，顯然許氏按比意會意來分析“武”，本義大錯。

三是不能根據訛變後的訛體來分析會意字的意符和結構。例如：

具　甲文作，金文同，從(雙手)舉鼎之形。陳夢家《西周銅器斷代》：“具字從鼎，郭沫若所釋：以爲‘古從鼎作之字後多誤爲貝。’字象兩手舉鼎之形，舉、具古音亦相近。”但是《説文》誤析爲“從廾從貝省”。意符“鼎”在篆文就訛變爲“貝”了。另如“則”，金文作；“員”，甲文作；“貞”，金文作，許氏皆按“從貝”誤析。

射　甲文作，從弓、從矢；金文作，從弓、從矢、從又；篆文作，“弓”訛變爲“身”，“又”(手)訛變爲“寸”，則很難分析出張弓射箭的本義。

爲　甲文作，從爪(手)牽象形。古代使役大象從事勞動。但是，許氏《説文》誤析爲“母猴也”。羅振玉《增訂殷虚書契考釋》：“案：(爲)從爪，從象，絶不見母猴之狀，卜辭作手牽象形，……意古者役象以助勞，其事或尚在服牛乘馬以前。”

執　甲文作，金文形近，篆文作，從丮(人伸出雙手)從㚔(手上刑具)，人的雙手被帶上刑具，本義爲逮捕。但是，隸變後“㚔”訛爲“幸”，“丮”訛爲“丸”，則無意可會。

旨　甲文作，商承祚《殷虚文字類編》：“(甲文)從匕、從口，所謂嘗其旨否也。”篆文作，從匕、從甘，用匙盛食物入口品嘗甘味。但是，隸變後“口”或“甘”訛爲“日”，則無意可會。

叟　甲文作，篆文作，從又持火把在屋裏搜尋物。本應寫作“”。但是，隸變後作“”，則失其意。朱駿聲《説文通訓定聲》：“叜，即搜之古文，從又持火屋下索物也。會意”。

暴　篆文作，《説文》："，晞也。從日，從出，從収，從米。"段玉裁注："日出而竦手舉米曬之，合四字會意。"隸變後"米"訛爲"水"，難以會出曝曬義。

四是會意字的意符相同，但結構部位或方式不同，會合的新義可能相同，也可能不同。例如"甛"和"甜"，皆從甘、從舌，左右互換，會意相同，衹是異體字而已。而"杲"和"杳"，皆從日、從木，上下互换，會意不同。"杲"爲日升木上的光明，"杳"爲日落木下的黄昏。

五是會意省形。會意字的幾個意符，由於書體布局的需要或形體趨簡，常常有形體省略一部分的情況。例如"配"，《説文》："配，酒色也。從酉，己聲。"徐鉉等注："己非聲，當從妃省。"吴楚染指："妃、配製字之義相因矣。妃者，女與己爲匹以相對也；配者，置酒成禮以相對而爲匹也。二篆音同義貫，故古多通用。"又如"慶"，甲文作，從心、從鹿；篆文作，從心、從鹿省，從夊。《説文》："慶，行賀人也。從心，從夊，吉禮以鹿皮爲贄，故從鹿省。"是否是省形，最可靠的依據是考察古文字形體，不然的話，容易分析錯誤。如上面分析的"具"，本來是從収從鼎，而許氏誤析爲"從廾從貝省。"

會意字的出現，標志着漢字由象形、指事的表形階段發展到了表意階段，這是漢字造字方法的一大進步。

四、形　聲

《〈説文〉叙》："形聲者，以事爲名，取譬相成，江河是也。""以事爲名"指形符而言，即以事類作爲形符的名稱；"取譬相成"指聲符而言，即選取一個讀音相同相近的作爲聲符比況讀音而合成一個形聲字，江、河二字就是這類形聲字。"江"指長江，"河"指黄河，皆水名，故以"水"爲形符；"江"音如"工"（由於古今音變，今江、工讀音已差别很大），"河"音如"可"，故以"工"、"可"比况"江"、"河"的讀音。形聲字，在《説文》中用"從某，某聲"的術語來表示。

關於形聲字，將重點介紹以下幾個方面：

1. 形聲字的類别

(1) 一形一聲

肝　《説文》："木藏也。從肉，干聲。"

鳩　《説文》："鶻鵃也。從鳥，九聲。"

藥　《説文》："治病艸。從艸，樂聲。"

悲　《説文》："痛也。從心，非聲。"

術　《説文》："邑中道也。從行，术聲。"

問　《説文》："訊也。從口，門聲。"

穎　《説文》："禾末也。從禾，頃聲。"

旗　《説文》："熊旗五游，以象罰星，士卒以爲期。從㫃，其聲。"

(2) 二形一聲

梁　金文作，從水，刃聲，是一形一聲。而篆文作，《説文》："水橋也。從木，從水，刃聲。"二形一聲。

埜　"野"字的《説文》古文。金文作，從林，從土，是會意字；《説文》古文中增加聲符，作，變成形聲字，從林，從土，予聲。"野"的異體字"壄"，繹山碑篆文作，亦形聲字，從田，從土，予聲。埜、壄、古文字的形聲字皆二形一聲，而許氏析爲"從里，予聲"，是將"田"、"土"兩個形符誤合爲"里"。

歸　甲文作，從帚（婦），𠂤聲。金文作，從帚（婦），從辵，𠂤聲。《説文》："歸，女嫁也。從止，從婦省，𠂤聲。𡚱，籀文，省。”李孝定《甲骨文字集釋》：“（金文）大抵從婦，𠂤聲，……或從辵從彳，無單從止者，辵、彳、止，本通用無別。”

簠　《說文》：“黍稷圜器也。從竹，從皿，甫聲。”

㝱　《說文》：“㝱，寐而有覺也。從宀，從疒，夢聲。”段玉裁注：“今字假夢爲之，夢行而㝱廢也。”

（3）省形省聲

省形者：

寐　《說文》：“卧也。從㝱省，未聲。”

星　《說文》：“曐，萬物之精，上爲列星。從晶，生聲。……星，曐或省。”

弒　《說文》：“臣殺君也。……從殺省，式聲。”（以上三個字，篆文已省形）

屈　金文作屈，篆文作屈，《說文》：“屈，無尾也。從尾，出聲。”金文、篆文從尾不省，隸變省形作“屈”。段玉裁注：“屈乃屈之隸變。”

釜　《說文・鬲部》“鬴”的或體，“鬴，鍑屬。釜，鬴或從金，父聲。”篆文作釜，形符“金”不省，隸變後從金省。段玉裁注：“今經典多作釜。”（以上兩個字，篆文未省形，隸變後省形）。

省聲者：

疫　《說文》：“民皆疾也。從疒，役省聲。”

產　《說文》：“生也。從生，彥省聲。”

融　《說文》：“融，炊氣上出也。從鬲，蟲省聲。䰙，籀文融不省。”

豪　《說文》：“㲋”的籀文作“豪”，隸變後作“豪”，高省聲。

茸　《說文》：“艸茸茸皃。從艸，聰省聲。”

省形省聲的原因。主要是漢字書體布局結構的需要和漢字形體趨簡，省略形符或聲符的部分筆畫，以便安排聲符或形符。例如：《說文・老部》的考、孝、耇、壽，都是形符“老”省去筆畫“匕”，以便安排聲符。畿，從田，幾省聲，聲符“幾”省去筆畫“人”，以便安排形符。徽，從系，微省聲，聲符“微”省去筆畫“几”，以便安排形符。省形和省聲，使書體結構勻稱並簡化，但卻影響了形符的表意功能和聲符的表音功能。如“曐”省形作“星”，影響了“晶”表群星的功能。“秋”，《說文》：“秋，禾穀孰也。從禾，𪚮省聲。𥤚，籀文不省。”很難分析出省聲。此外，省形省聲後的字體又常常與另一字字體混同。如“纍”從糸，畾聲，省聲後作“累”；而“絫”字隸變後也作“累”。《說文・厽部》：“絫，增也。”段注：“絫之隸變作累，累行而絫廢。”至於《說文》所分析的省形省聲字，有些不一定可靠，還要考察甲金文而定。如“龍”，甲文作龍，金文作龍，古鉨作龍，篆文作龍，以上可見“龍”的形體演變過程。甲文中平像龍角，冃像龍頭，己像龍身，是古人傳說中一種神異動物的全身形象，是個象形字。金文中龍頭演作冃，古鉨中龍身又演作飞，篆文將龍角、龍頭、龍身分離。許氏誤析爲“從肉，飛之形，童省聲。”以上是關於分析省形省聲字應當注意的幾個問題。

（4）形聲兼會意

痀　《說文》：“曲脊也。從疒，句聲。”“句”兼表曲義。同類的形聲字如“軥”（車軛曲木。從車，句聲）、“朐”（曲肉。從肉，句聲）、“㓚”（曲形鐮刀。從刀，句聲）、“耇”（老人背曲。從老省，句聲）、“岣”（山形曲爲岣嶁。從山，句聲）等。

玦　《說文》：“玉佩也。從玉，夬聲。”古代環形有缺口的佩玉。“夬”兼表缺口義。同類的形聲字如“缺”（器皿破損有缺口。從缶，決省聲）、“窦”（把山穿出缺口成隧道。從穴，決省聲)、"䆐"(義同突。從䆐,決省聲)等。

淺　《說文》:"不深也。從水,戔聲。""戔"兼表小義。同類的形聲字如"虥"(淺毛虎,從虎,戔聲)、"綫"(細長絲縷。從糸,戔聲)、"盞"(淺而小的酒杯。從皿,戔聲)等。

轉　《說文》:"運也。從車,專聲。""膞"兼表旋轉和圓形義。同類的形聲字如"團"(圓團。從口,專聲)、"摶"(用手摶成圓形物。從手,專聲)、"膞"(製陶的工具旋盘。從肉,專聲)等。

另外,古今字中爲本義和引申義所造的增加表意偏旁的今字,如"包"的今字"胞","益"的今字"溢","莫"的今字"暮","然"的今字"燃","藏"的今字"臟","取"的今字"娶",這類今字都是形聲兼會意字。不過,這類形聲字的聲符表意,與會意兼聲字的兼表音的意符,性質不同。以"暮"與"羞"爲例,"暮"的聲符"莫",不依賴形符"日",就可以單獨表示日暮義;而"羞"的兼表音的意符"丑",却不能單獨表示進獻義。

2. 形符聲符的位置

(1) 左形右聲　如江、肺、論、妒、駭、惜。

(2) 右形左聲　如鳩、放、頂、胡、錦、頭。

(3) 上形下聲　如草、篇、宇、空、霜、岑。

(4) 下形上聲　如婆、悲、灸、裳、駕、盆。

(5) 外形内聲　如固、術、裹、厭、閆、病。

(6) 内形外聲　如辯、輿、贏、哀、聞、鳳。

(7) 形居一角　如穎、荆、修、旭、賴、匙。

(8) 聲居一角　如歸、聽、徒、旗、趨、魅。

以上介紹的形聲字的類型和形符聲符的位置,都是關於形聲字的結構,分析形聲字的結構,應當注意和討論以下幾個問題:

一是關於形聲字結構的層次。對於這個問題,專家們認識不一。一種意見認爲形聲字衹有一形一聲,不存在多形多聲;另一種意見認爲一形一聲佔絶大多數,但也有少數多形一聲,至於多聲是不存在的。考察一下專家們意見紛争的例字,可以發現都是後起形聲字,原來的古字都是合體字,或是會意,或是形聲,後來在會意字上增加一個聲符,或在形聲字上又增加一個形符,造出新的形聲字。對於這類形聲,應當確立一個分析結構層次的比較合理的原則標準,是否是這樣:如果原來的古字合體字,還能作爲一個獨立的字存在,那麽它就有資格成爲後起形聲字的形符或聲符;如果原來的古字合體字,不能作爲一個獨立的字存在,那麽它就没有資格成爲後起形聲字的形符或聲符,衹能將它拆開來分析。試以"暮"、"梁"、"寶"三字爲例來分析:暮,是個後起形聲字,古字"莫"是個會意字,從日在茻中,由於"莫"仍然作爲一個獨立字存在,它就有資格成爲"暮"的聲符,無須再分析"莫"的結構,視"暮"爲從日,莫聲的一形一聲。梁,金文是從水、刅聲的一形一聲形聲字,篆文又增加"木"旁作"梁",由於"㳚"已經不是一個獨立的字,《漢語大字典》中都未載,它就没有資格成爲"梁"的聲符,必須將它拆開分析,所以應視"梁"爲從木,從水,刅聲的二形一聲的形聲字。寶,甲文作㝖,是個會意字,從宀下有貝和玉;金文增加聲符"缶"作𡧖,篆文從金文作寶,由於"㝖"已經不是一個獨立的字,它也就没有資格成爲"寶"的形符,必須將它拆開分析,所以應視"寶"爲從宀、從王(玉)從貝,缶聲,是三形一聲。至於聲符,形聲字中衹有一聲,而《說文》中所謂"韰"是從韭,次、𠂢二聲,又是許氏將"欳"誤拆成兩個字。

二是不能把聲符誤當作形符分析。在形聲字中一些經常充當形符的旁偏，在某些字中作聲符時，容易誤認爲形符。如“示”經常作形符，但在“視”、“祁”二字中却作聲符。類似的還有：欽、錦——金聲，非形符；蝕、飾——食聲，非形符；問、聞——門聲，非形符；篤、竺——竹聲，非形符；到——刀聲，非形符；馮——仌聲，非形符；和——禾聲，非形符；哀——衣聲，非形符。

三是不能把書體結構與造字結構相混同。這一點在分析會意字結構注意問題時已經談過，而在形聲字中，由於形符和聲符的位置不固定，此問題尤爲突出。分析時容易出現錯誤的幾種情況：第一種是形符或聲符居於一角者，如：修，從彡，攸聲（脩、條、倏、儵等仿此）。穀，從禾，㱿聲（轂、榖、縠、鷇等仿此）。以上二字是形居一角。旗，從㫃，其聲（旂、旌、旄、旃等仿此）。後，從辵，從聲（徒、徙等仿此）。以上二字是聲居一角。第二種是形符藏在聲符之中，或是聲符藏在形符之中。如：贏，從貝，𣎆聲（嬴、羸、蠃等仿此）。黴，從黑，微省聲（徽仿此）。以上二字是形藏聲中。裹，從衣，里聲（衷、袤、褒等仿此）。術，從行，朮聲（街、衢、衕等仿此）。以上二字是聲藏形中。第三種是形符與聲符穿插交錯在一起，大多是形符插入聲符中，使聲符拆開了。如：隨，從辵，隋聲。游，從㫃，汓聲。第四種是形符或聲符訛變後而不具有規律者。如果訛變後具有規律者，通常不難分析，如“阜”楷化爲左“阝”，“邑”楷化爲右“阝”，“网”楷化爲“四”，“歺”楷化爲“歹”等。如果訛變後不具有這種規律的，就會造成分析的錯誤。如：罕（罕），從网。服（服），從舟。以上二字是形符訛變不具規律。活（活），𠯑聲（括、刮、話、适等仿此），“𠯑”與“舌”相混。寺（寺），之聲，“之”與“土”相混。以上二字是聲符訛變不具規律。

3. 形符表意

形聲字的形符一般來説祇表類屬，而不表示具體意義。如以“疒”作形符的字，都屬於疾病類，瘵、疛、痔、瘻是病名；痛、瘷、瘯、瘀是病狀，瘥、瘳、瘉指病愈。又如以“水”作形符的字，都屬於水類，浙、淮、渭、湘是水名；清、濁、深、淺形容水貌；滲、流、注、潰是水的動詞。形符雖不表示具體意義，但可以根據形符的類屬，進一步推求字詞的本義及引申義。因此，我們多掌握一些形符（包括會意字的意符），對於分析字詞意義是十分有益的。下面介紹一些重要的形符，也就是字典辭書的部首：

冫　讀 bīng（兵）。篆文作仌，像冰凌形。從“冫”的字，與冰凍、寒冷有關。如：冰，本義爲凍結，是動詞。《素問・四氣調神大論》：“水冰地坼。”《素問・五常政大論》：“流水不冰。”《靈樞・刺節真邪》：“寒則地凍水冰。”皆爲本義凍結。引申出寒冷義、凝結義等。後來“冰”替代了單獨字“仌”，作名詞，另造“凝”表示凍結、凝結義。作爲偏旁，仍用“冫”。如凍、清、冷、溧（以上作形聲字的形符）；寒、冬（以上作會意字的意符）。

廾，形變作廾、大、六，讀 gǒng（拱）。篆文作𢪒，從兩手相拱形。從“廾”的字，多與兩手持物有關。如：畀，舉也。從廾，由聲。弈，圍棊也。從廾，亦聲。以上作形聲字的形符。弄，玩也。從廾持玉。兵，械也。從廾持斤。以上作會意字的意符。

宀　讀 mián（棉）。篆文作宀，像房屋形。從“宀”的字，多與房屋有關。如：宇，屋檐，從宀，于聲。宅，住宅，從宀，乇聲。完（完整無缺）、宏（房屋深廣）、宙（房屋棟梁）、宔（古代宗廟中藏神主的石函）、宧（房屋的東北角）。以上作形聲字的形符。安，安居，從女在宀下。宗，祖廟，從宀，從示。宿，甲文作宿，從宀下人卧蓆上過宿睡覺。以上作會意字的意符。

王（玉）　細密、潤澤、白美的玉石，多做飾物或工藝品。如：璧，平圓形而正中有孔，玉邊寬度爲圓孔直徑兩倍的玉器，形似⊙，用作祭祀，朝聘、喪葬時禮器或裝飾品。從王，辟聲。瑜，美玉。從王，俞聲。玲（玉聲）、玭（玉石上的斑點）、珩（玉佩上端的佩件）、珮（衣帶上的佩玉）、理（治玉）。以上作形聲字的形符。琀，古代含在死人口中的玉、貝、珠等。從王，從含，含亦聲。珥，古代的珠玉耳飾。從王，從耳，耳亦聲。琥（玉製虎符），瓏（刻有龍紋的天旱求雨的玉）。以上作會意兼聲字的意符。

彳 讀chì(斥)。從“行”省去右半，“行”像四通道路，所以從“彳”的字，多與行走、道路有關。如：循，順行。從彳，盾聲。徐，慢步行走。從彳，余聲。徑，小路。從彳，巠聲。以上作形聲字的形符。後，行路落在别人之後，從彳幺夊。復，退却。從彳，從日，從夊。隸變作“退”。御，駕馭車馬。從彳，從卸。又作“馭”。以上作會意字的意符。

歹 讀è(餓)。篆文作歺，像剔去肉後的殘骨，隸變作“歹”。從“歹”的字，多與死亡、危險有關。如：殊，死亡。從歹，朱聲。殆，危險。從歹，台聲。殰（胎兒死在腹内）、殤（未至二十歲而死）、殉（以人陪葬）、殊（誅斬）、殃（凶禍）、㱰（瘘病）、殨（畜産疫病）。絶大多數作形聲字的形符，也有少數作會意兼聲字的意符。如：殯，段玉裁《説文》注：“當云：屍在棺，殯於西階賓遇之……屍在棺，故從歺；西階賓之，故從賓。”朱駿聲《説文通訓定聲》：“從歺，從賓，會意，賓亦聲。”

尸 甲文作𡰣，像人屈膝之形。從“尸”的字，多與人屈體、人屈體後突出的臀部、人所穿的鞋有關。如：居，蹲。段注：“從尸，古聲。”後作“踞”。屒，屈體伏貌。從尸，辰聲。以上與屈體有關。屬，交尾連接。從尾（尾即從尸），蜀聲。尻，臀部。從尸，九聲。以上與臀部有關。尼，金文作𡰥，像二人相親昵形。尿、屎等皆從尸會意字。履，踐踏。從尸，從彳，從夊，舟像鞋形，會意字。屨，皮鞋。從履省，婁聲。屩，草鞋。從履省，喬聲。另外，篆文“尸”與房屋形相混，有些從“尸”的字，與房屋有關。如：層，重屋。從尸，曾聲。屋，房屋。《説文》：“屋，……一曰尸象屋形。從至，至，所至止。”屚，房屋漏雨。從雨在尸下，尸者，屋也。會意字。

止 像足趾形。從“止”的字，多與足和行走有關。如：歱，脚後跟。從止，重聲。後作“踵”。歷，經歷。從止，厤聲。躄，人腿瘸而不能行走。前，篆文作歬，從止在舟上前進，會意。武，從戈，從止，出征，會意。步，像人行走時，左、右足一前一後形。

示 甲文作丅、示，代表地祇或神主。從“示”的字，與神靈有關。如：祇，地神。從示，氏聲。祀，祭祀。從示，巳聲。祖，祖廟。甲文、金文作“且”，後加“示”旁。祏，宗廟中藏神主的石匣。從示，石聲。以上作形聲字的形符。社，土地之神。從示、土。祝，祭祀時司祭禮的人。從示，從人跪坐禱告。祭，祭祀。從示，從手持肉。以上作會意字的意符。

貝 貝殼，古以貝爲貨幣。從“貝”的字，多與錢財有關。如：貨，財物總稱。從貝，化聲。賀，以禮物相祝賀。從貝，加聲。資（貨物錢財總稱）、貢（貢獻物品）、買（做買賣）。以上作形聲字的形符。貶，減損。從貝，從乏，乏亦聲。貧，缺少錢財。從貝，從分，分亦聲。以上作會意兼聲字的意符。

頁 讀xié(斜)。甲文像人頭。從“頁”的字，多與人頭有關。如：頒，大頭貌。從頁，分聲。顔，兩眉之間。從頁，彦聲。顛（頭頂）、顙（前額）、頗（頭偏）、頓（以頭叩地）、顧（回頭看）、題（前額）。絶大多數作形聲字的形符，少數作會意字的意符。如：煩，熱頭痛。從頁，從火。頛，頭頸斜。從頁，從耒（耒頭是斜的），耒亦聲。

酉 甲文作酉，像盛酒尊器形。從“酉”的字，多與酒有關。如：釀，釀造酒。從酉，襄聲。

釃，濾酒。從酉，麗聲。醴，甜酒。從西，豊聲。酷，酒味濃厚。從西，告聲。酲（酒醉後的病態）、酬（主人向客人進酒）、醋（客人以酒回敬主人）、酹（以酒灑地表示祭奠）。絶大多數作形聲字的形符，少數作會意字的意符。如：醫，醫生。從西，醫生以酒配合藥物治療，酒用以醫療，使醫學大大前進一步；從殹，乃從㿄省，㿄是病人的病痛叫聲，殹亦聲。配，以不同的酒配製的酒色。從西，從妃省。

隹　讀 zhuī（追）。金文作，《説文》："隹，鳥之短尾總名也。象形。"實則從"隹"的字，多與鳥有關，不一定是短尾鳥。如：雉，山鷄，山鷄皆長尾，尤其雄山鷄尾長且美，常用作裝飾品。從隹，矢聲。離，黄鸝鳥。從隹，離聲。雇，鳥名，鳩的一種。從隹，户聲。雅，楚鳥，烏鴉。從隹，牙聲。絶大多數作形聲字的形符，少數作會意字的意符。如：罹，以籠罩住鳥使不能飛掉。從网、隹。後作"罩"，罹廢。隻，甲文作，從手持隹，擒獲本字，後作獲。讎，二鳥對鳴。從言，從雔，雔亦聲。

阜　讀 fù（副）。甲文作，像山石階形。隸變作左"阝"。從"阜"的字，多與山有關。如：陰，山的北坡。從𨸏，侌聲。陽，山的南坡。從𨸏，昜聲。阿，大土山。從𨸏，可聲。隅，山角處。從𨸏，禺聲。有些與山石建築物有關。如：除、階、陛，皆建築物石階。際，兩牆相交之處。以上作形聲字的形符。又作會意字的意符。如：隙，牆壁裂縫。從𨸏，從𡭴，𡭴亦聲。陸，陸地。從𨸏，從坴，坴亦聲。陟，甲文作，像二足登山之形。降，甲文作，像二足下山之形。皆爲會意字。

邑　讀 yì（意）。甲文作，從囗，從人跪坐形，古代國爲邑。隸變作右"阝"。從"邑"的字，多與國名、城邑有關。如：邦，古代諸侯封國的稱呼。從邑，豐聲。邢，古國名，姬姓。從邑，幵聲。都，古代指先君宗廟的城邑。從邑，者聲。郢，古代楚國都城。從邑，呈聲。絶大多數作形聲字的形符，少數作會意字的意符。如：郵，古代邊境上傳遞文書，供應食宿、車馬的驛站。從邑，從垂（邊陲）。

形符表意應注意的問題：

一是由於形符衹表示類屬，所以類屬意義相近相通的形符可以互换，産生許多異體字。下面介紹幾組相通的形符：冫氵相通，如凌淩、凛澟、冽洌。土阜相通，如坑阬、址阯、堵陼、堤隄。口言欠相通，如呼評、吟訡、喘歂、咳欬、欣訢、歌謌。巾衤糹相通，如幞襆纀、帙袟、被帔。山石阜相通，如峋殉、嶕礁、峽陜、峻陖。彳辵相通，如往迬、征延、徒辻。犬豸相通，如狗豿、貂貂、狸貍。日白火相通，如昀的、皆皆、暖煖、晞烯。骨肉相通，如髕臏、髋腕、骽腿。禾米相通，如稌粽、秈籼、穅糠。疒與病位病性的形符相通，如瘦膄、疱皰、痿㾳、瘁悴。

二是有些字的形符只與類屬有某方面聯繫，并不屬於該類屬。如珊瑚、珍珠，只是色澤如玉。犲、狼，只是形似犬類。驢、駮，只是形似馬的牲畜和猛獸。還有些字的形符與類屬關係不明。如笑，與竹何關？預，與頭何關？騙，與馬何關？皆有待考察。另外，隨着社會的發展，有些形符已失去表意的合理性。如桮（杯）、枕、橋等，已不限於木製或基本不用木製的了。

三是從形符所表意中可以考察出中國古代社會的某些狀況、發展水平及意識形態。如從"辛"的字，可以考察古代殘酷的肉刑法。辛，甲文作，金文作，本是一種有柄的刻刀，剮刀之類工具，常用作黥額的刑具。郭沫若《甲骨文字研究》："蓋古人於異族俘虜或同族中之有罪而不至於死者，每黥其額而奴使之。"如罪過的"罪"，本作"辠"，從辛，從自（鼻），會意，辛作會意字意符。辜，本指重罪，又指磔裂肢體的肉刑。從辛，古聲。辟，金文作，像以刑刀鏟掉罪人肉塊形，以示法律的尊嚴。童，男有罪受黥刑後爲奴。從䇂（同辛），重省聲。妾，甲文作，顯然像女有罪受黥刑後爲女奴。從䇂，從女，會意。又如從“女”的字，古代的幾個大姓都從女，姜、姬、姞、嬴、姚、嬀等，反映了漢族早期是女氏社會形態。從“后”字也可以反映這一形態，“后”是“毓”字形變，作爲女氏社會氏族的族長，必須是生育能力强的。而妄、奸、婪、嬾、媮、媿等字，則反映了過渡到男氏社會形態後，對婦女的歧視、污蔑和壓迫。

4．聲符表音

形聲字的聲符是表示字音類别的，因此同一聲符的形聲字，讀音大致相同或相近。如以“肖”作聲符的消、銷、俏、悄、峭、誚、鞘、硝、宵、霄、逍等，它們的讀音相同或相近。但是，聲符表音又是很複雜的，有以下幾種情況：

一是同一聲符的形聲字，在造字時代的讀音是相同相近的，但由於古今音變，聲符並未隨着語音變化而變化，因此同一聲符的字，現代讀音不盡相同。請看下表：

例字	工	攻	貢	空	邛	虹	紅	缸	杠	江	項
上古韵部	東	東	東	東	東	東	東	東	東	東	東
上古聲紐	見	見	見	溪	群	匣	匣	見	見	見	匣
現代韵母	ong（包括 iong）							ang（包括 iang）			

以“工”作聲符的字，上古音韵部都屬“東”部，聲紐分屬“見”、“溪”、“群”、“匣”，都屬“牙音”（舌根音），所以它們的上古讀音基本相同或十分相近。但是，現代讀音不同了，前七個字韵母爲 ong（包括 iong），後四個字韵母爲 ang（包括 iang）；聲母則分屬“舌根音”和“舌面音”了。又如以“是”作聲符的字，匙（chí）、諟（shì）、湜（shí）、寔（shí）；禔（tí）、提（tí）、堤（dī）、緹（tí）、騠（tí）、醍（tí）、題（tí）、鯷（tí），上古韵部都屬“支”部，聲紐分屬“定”、“禪”，都屬舌音，所以它們的上古讀音基本相同或相近。現代讀音，前四個字相近，後八個字相同或相近。正由於古今音變，使很多形聲字的聲符已失去表音作用。

二是形聲字中有些省聲字，由於聲符筆畫減省，很難看出原聲符。如：疫，役省聲。產，彦省聲。珊，删省聲。夜，亦省聲。㭘，劫省聲。毀，毇省聲。荖，若省聲。疛，肘省聲。鮮，𩻞省聲。渠，榘省聲。厲，蠆省聲。彬，焚省聲。旬，匀省聲。另外，《説文》中有些省聲字，非省聲。如：段，金文作，像手持椎在山崖中捶石之形，會意字。許氏誤析爲“從殳，耑省聲。”奔，金文作，從大，從三止，會意，像人甩開兩臂奔跑，兩足飛快而不易辨清了。許氏誤析爲“從夭，賁省聲”。

三是由於漢字形體幾經演變，有些形聲字的聲符已經看不出來。如：春，篆文作，從艸，從日，屯聲。篆文可看出聲符，但隸變後就不見聲符了。疑，甲文作、，是象形字和會意字，一個老人持杖出行而望天色如何，表示疑惑。金文作，增加聲符“牛”。篆文作，將聲符改爲“子”，“牛”、“子”同屬上古“之”部，可互換。就篆文分析當從矣，從止，子聲。但《説文》錯誤地收入“子”部，析爲“從子止匕，矢聲。”

關於聲符表意問題。聲符是否兼表意，要具體分析，不能一概而論。宋人王聖美提出“右文説”（指左形右聲的聲符概括而言），他認爲：“凡字，其類在左，其義在右。如木類，其左皆從木。所謂右文者，如戔，小也，水之小者曰淺，金之小者曰錢，歺之小者曰殘，貝之小者曰賤，如此之類，皆以戔爲義。”到了清代，“右文説”發展成爲“右文學”，他們認爲同一聲符的字，意義一定相同相近。這種看法是犯了以偏賅全的邏輯錯誤。就以“戔”作聲符的字而論，有些字確實有“小”義，除前面例舉的外，另有戔、綫、盞等。但下面這些字就不具有“小”義，只是單純的表音符號而已：

餞　《説文》：“送去食也。從食，戔聲。”

諓　《説文》：“善言也。從言，戔聲。”

棧　《説文》：“棚也。從木，戔聲。”

隧　《説文》：“水𨸏也。從𨸏，戔聲。”

踐　《説文》：“履也。從足，戔聲。”

獲　《説文》：“齧也。從犬，戔聲。”

又如以“長”作聲符的字，張、脹、帳、粻、漲等，聲符兼“長”義；而粻（米糧）、餦（糕餅），聲符不兼“長”義。以“青”作聲符的字，清、晴、睛、精等，聲符兼“青”義；而請、蜻、腈、聲符不兼“青”義。

5. 形聲字的來源

形聲字在甲骨文中只佔百分之二十左右，在篆文中就發展到百分之八十，而在現代漢字中就佔百分之九十五以上，這就充分顯示了形聲這種造字方法的優越性。前面説過，文字是記録語言的符號，而語言中的詞，有義有音，並且以音作爲物質外殼的。那麽，形聲字有形符表意，有聲符表音，恰恰適應了文字記録語言詞的要求，尤其適應古漢語詞彙是以單音詞爲主的這個特點，所以形聲就逐漸成爲一種最佔優勢的結構形式，從而大量産生。例如，古代阿拉伯有一種撥弦樂器，阿拉伯文稱 ud（音譯烏特），南北朝時傳入我國，它是曲項的，與我國秦代就有的胡地樂器“弦鼗”直項不同，於是人們根據它是弦樂類，選用“玨”作形符，又依照推手引手的手法發出的不同樂聲，選用“比”、“巴”作聲符，就創造了“琵琶”兩個形聲字。又如“烤”字出現很晚，舊的字典詞書均無，是齊白石先生創造的。三十年代初，北京“清真烤肉宛”飯館的掌櫃，請齊白石寫個字號。齊老提筆時，却不知寫哪個“烤”字好，齊老想了一會説：“烤肉要用火，那就用‘火’字旁，加上‘考’字，取其音，不就成了嗎？”於是寫了“清真烤肉宛”五個字。怕有不妥，又注小字一行：“諸書無‘烤’字，應人所請，自我作古。”齊老即根據形聲造字法創造這個字，很快得到人們公認，沿用至今。形聲字數量之多，除了它自身造字能力極强之外，就是其他結構的漢字，爲了適應記録語言中的詞有義有音的特點，也向形聲結構轉化，主要有以下幾種轉化情况：

一是象形會意字附加表音聲符而轉化爲形聲字。有些字起初是象形字和會意字的結構，後來附加上表音聲符，而轉化爲形聲字。例如：自，甲文金文都像鼻形，甲骨卜辭中就有“疾自”（患鼻病）的記載。由於“自”被借用作介詞，後來就在“自”上附加表音的“畀”作聲符，成爲從自畀聲的形聲字“鼻”，以表本義。齒，甲文作，像口中有門齒，後附加表音的“止”作聲符，成爲形聲字。罔，“網”字初文，甲文作，像漁獵的羅網，後附加表音的“亡”作聲符，成爲從网亡聲的形聲字“罔”。以上爲象形字附加表音聲符而轉爲形聲字。另外，鬥，甲文作，像兩個人徒手相打，是會意字，後加表音的“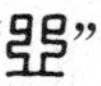”作聲符，成爲從鬥聲的形聲字“鬭”。野，甲文金文作“埜”，從林從土會意，本義爲郊外的土地。《説文》古文增加表音的“予”作聲符，成爲從埜予聲的形聲字“壄”。篆文“野”，從田從土予聲，本是異體字，後來取代“壄”成爲正字。臧，甲文作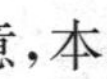，從臣從戈會意，本義爲戰爭中被虜獲作奴隸的人。後加表音的“爿”作聲符，成爲從臣從戈爿聲的形聲字“臧”。前面例舉的“疑”字形變，類此。以上爲會意字附加表音聲符而轉爲形聲字。

二是會意字意符聲化而轉化爲形聲字。有些會意字爲了適應記録語言中的詞是有讀音的這個特點，就將會意字中的某個意符改造或者更换爲聲符。例如：年，甲文作，從禾，從人，本義爲穀物成熟。篆文作，將意符“人”改造爲聲符“千”，成爲形聲字。聖，甲文作，從人上着大耳，從口，會意。最初之義當聽覺敏鋭，引申爲無所不通。金文作，將意符“人”下加一横一點，與口合爲聲符“呈”，成爲形聲字。望，甲文作，從臣，從壬，會意爲人站在土堆上以目遠望。金文作，將意符“臣”更换爲聲符“亡”，并增加一個形符“月”，遠望月，成爲形聲字。闢，金文作，《説文》古文也作，從西周至戰國，“闢”字皆從門，從廾，像以兩手推開左右門扇之形，是會意字。篆文將意符“廾”更换爲聲符“辟”，變成了形聲字。

三是假借字附加表音聲符或表意形符而轉化爲形聲字。在假借字中，有的假借字沿用已久，早已被人們視爲本字，如我、爾、其、乎等代詞和虚詞用字，天干字，地支字等。這類表示假借義的假借字，如果加上表音的聲符，就成爲以假借字爲形符，以後加的聲符爲聲符的形聲字；如果加上表意的形符，就成爲以假借字爲聲符，以後加的形符爲形符的形聲字。例如：午，甲文作，金文作，一説像馭馬繩牽形，一説像“杵”形。假借表示忤逆義，在忤逆義上，如果加上聲符“吾”，就成爲從午吾聲的形聲字“牾”；如果加上形符“心”，就成爲從心午聲的形聲字“忤”；如果加上形符“人”，就成爲從人午聲的形聲字“仵”；如果加上形符“辵”，就成爲從辵午聲的形聲字“迕”。在忤逆義上，牾、忤、仵、迕這幾個形聲字，只是異體字而已。戚，金文作，是從戉（鉞字初文），尗聲的形聲字，本義指斧鉞類兵器。假借表示悲戚義，在悲戚義上，後加表意形符“心”，就成爲從心戚聲的形聲字“慼”。鼎，本是古代的大型炊器，在甲文中就被借作貞卜的“貞”字，甲文作，到金文增加形符“卜”，作，篆文訛爲貞，實則爲從卜鼎聲的形聲字。郭沫若《卜辭通纂考釋》：“古乃假鼎爲貞，後益之以卜而成鼎（貞）字，以鼎爲聲。”

四是象形指事會意字附加表意形符而轉化爲形聲字。這類形聲字是以後加的形符作爲形符，而以原來的象形、指事、會意結構作爲聲符。例如：州，甲文作，像河川中有沙洲形，是象形字。後引申指古代地方行政區劃九州，沙洲義又加形符“水”，成爲從水州聲的形聲字“洲”。它，甲文金文都像蛇形，是象形字。後假借爲其它的“它”，蛇義又加形符“虫”，成爲從虫它聲的形聲字“蛇”。朱，本是個指事字，篆文木中的一長横爲指事符號，在樹幹部位，本義指樹幹。後假借爲朱紅的“朱”，樹幹義又加形符“木”，成爲從木朱聲的形聲字“株”。各，甲文作，從夂、口，夂爲倒“止”，口爲穴居洞口，足趾走向洞口，是會意字，本義爲來到。楊樹達《積微居小學述林》：“‘各’亦‘來’也。”《敔毁》銘文：“王各於成周大廟。”後假借爲各方的“各”，來到義又加形符“彳”，成爲從彳各聲的形聲字“格”。另外，形聲字也可附加形符或更换形符，而成新的形聲字。例如：藏、府，藏是從艸臧聲（臧又是藏的初文），本義爲儲藏；府是從广付聲，本義爲收藏文書檔案的府庫。古人認爲人體的内部器官功能有儲藏精氣作用，所以引申爲人體的臟腑，《内經》中皆用“藏”、“府”。後爲了分擔義項，均加形符“肉”，成爲兩個新的形聲字“臟”、“腑”。

以上所談象形、指事、會意、形聲附加表意形符而成爲形聲字或後起形聲字，是從漢字結構形式方面來闡述的。若從語源學角度而論，則是屬於同源字的分化，即從同一字根分化形成一組形聲字，這是産生後起形聲字的主要來源。例如：皮、被、帔、披，“皮”的本義是剥取獸皮，引申爲被剥落的獸皮、動物的表皮、人的皮膚及各種物體的表皮，由這個字根派生出人就寢時蓋在身上的小“被”，披在肩背上的織物“帔”，披在肩背的動作“披”。冓、遘、構、媾、覯，

“冓”的本義爲兩魚相遇，由這個字根派生出行走相遇的“遘”，木料相交蓋房舍的“構”，兩性性器官相交的“媾”，兩人相遇看見的“覯”。派生的後起形聲字，既然以同一字根爲聲符，自然這個聲符不單純表字音，還兼表字義，這點應當注意。

以上介紹了象形、指事、會意、形聲四種漢字的造字結構，它們都有各自的結構形式。至於轉注和假借，雖然也是兩種造字方法，但却没有獨自的結構形式，《説文》中也没有提出轉注和假借的結構模式。簡單地説，轉注是造同部首同義字的造字法，即《説文》所謂“轉注者，建類一首，同意相受。”如以“火”作部首，創造出“焜”、“燬”、“煤”等記録“火”的同義字。從造字方法説是轉注字，從結構形式説是形聲字。而假借是一種借用記録别詞的同音字，來記録語言中只有這個詞，却没有爲這個詞創造過任何字形，借用過來代記這個詞。换句話説，假借是一種不造新字形的造字法，即《説文》所謂“假借者，本無其字，依聲托事。”如語言中有個第一人稱代詞，讀 wǒ，古人却没有爲這個詞造過字形，於是借用了也讀 wǒ 的記録一種兵器名稱的“我”字來代記。我，甲文作，像長柄帶齒的兵器形，但本義早已消失。李孝定《甲骨文字集釋》：“契文，‘我’象兵器之形……卜辭均假爲施身自謂之詞。”由於假借是借用現成的同音字，那麽這個同音字就可能是象形、指事、會意、形聲中任何一種結構形式。因爲轉注和假借没有獨自的結構形式，本節不作詳細介紹。

第三節　通假字　古今字　繁簡字

中醫藥古籍中的用字現象，與普通古籍中的用字現象一樣，都是很複雜的，成爲我們閲讀古籍的一大障礙。如果不能正確辨識這些用字現象，不僅會影響閲讀，甚至會誤解文意。對於中醫藥古籍用字的誤解，甚者會危及生命的。如清代陸以湉《冷廬醫話補編》中記載明代京城有位名噪一時的醫家，爲病人處方後又追告病人説：“臨煎加錫一塊。”名醫戴元禮恰逢此事，心中疑惑，因爲錫是不能入藥的。元禮叩問其故，這位醫家還鑿鑿有憑地説：“此古方爾。”實際上古方中寫的是“餳”字，“餳”就是糯米煎的糖，是這位醫家不辨“錫”、“餳”二字而致誤。因此，了解中醫藥古籍中的各種用字現象，掌握其基本知識，是至關重要的。

一、通　假　字

所謂通假字，是指本有其字而没寫，却借用寫了一個同音别字，應當寫的字叫“本字”，借寫的字叫“通假字”。通假字臨時代替的意義叫“通假義”。通假字與本字之間意義上没有聯繫，只是同音借寫而已。由於語言文字是約定俗成的，如果某字的借寫已經得到社會公認，并且在很多古籍中都這樣借寫，那麽這個被借寫的字，就是公認的通假字了。標識通假字，一般採用“某，通‘某’”的格式，前面的“某”是通假字，後面的“某”是本字。另外，“本有其字”，是指在同一時代或同一書中，本來已經有記録語言中某詞意義的漢字，而書寫時却没書寫這個字，而借用了記録語言中别詞意義的字。例如：早，本義爲早晨，其基本義和引申義都與時間在先相關。蚤，本義爲跳蚤。但在許多古籍中，常借寫“蚤”代替“早”。《詩·豳風·七月》：“四之日其蚤，獻羔祭韭。”《孟子·離婁下》：“蚤起，施從良人之所之。”《史記·扁鵲傳》：“能使良醫得蚤從事。”《靈樞·五變》：“夫木之蚤花先生葉者。”這些“蚤”字都是通假字，“蚤”所表示的時間“早”義，都是“蚤”的通假義。在現代的字典詞典或古書注釋中，都用“蚤，通‘早’”的格式標明；在古代字典詞典和古代訓詁書中，或明言“假借”，或用“讀爲”術語。段玉裁《説文解字注》：“經傳多叚爲早字。”《廣韻·皓韻》：“蚤，古借爲早暮字。”《太素·順養》：

“夜臥蚤起。”楊上善注：“蚤字，古早字。”又如：屎，甲文中已經有此字，作、，李孝定《甲骨文字集釋》按：“（屎）字正象人遺屎形。”矢，甲文中也有此字，作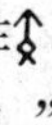，像箭矢形。但古籍中常借寫“矢”代替“屎”。《左傳·文公十八年》：“殺而埋之馬矢之中。”《莊子·人間世》：“夫愛馬者，以筐盛矢。”陸德明釋文：“矢，或作屎，同。”《史記·廉頗藺相如列傳》：“廉將軍雖老，尚善飯，然與臣坐，頃之三遺矢矣。”司馬貞索隱：“矢，一作屎。”《素問·腹中論》：“治之以雞矢醴，一劑知，二劑已。”《傷寒論》214條：“若不大便六七日，恐有燥屎，欲知之法，少與小承氣湯，湯入腹中，轉失氣者，此有燥屎也，乃可攻之。”“失氣”即“矢氣。”同一段文中，既用本字“屎”，又用通假字“矢”。

1. 確定通假的條件與通假的類別

承上所述，判斷通假必須具備以下三個條件：第一，兩字同時並存；第二，兩字古音音同音近；第三，要有足够的證據。古音，是指上古音，即指上古音的韵部和聲母必須相同相近。其中，首先要考察韵部，其次再考察聲母。

依據古音對通假進行分類，可分爲以下四種類別：

一是同音通假。即上古音韵部和聲母完全相同。例如：

厲·癘（月部叠韵，來母雙聲）

《鑒藥》：“厲者造焉而美肥。”厲，本義爲粗磨刀石，引申義有磨、勉勵、剛烈、嚴厲等，於此皆不合。原來借作“癘”，指麻風病之類惡瘡。唐代之前就借“厲”爲“癘”。《史記·刺客列傳》：“豫讓又漆身爲厲，吞炭爲啞。”司馬貞索隱：“厲、癩聲相近，古多假厲爲賴，今之癩字從疒。”

案·按（元部叠韵，影母雙聲）

《扁鵲傳》：“案扤毒熨。”案，本義爲几一類的小桌，引申義有案件、案宗等，於此不合。原來是借“案”爲“按”。清朱駿聲《說文通訓定聲·乾部》：“案，叚借爲按。”“案扤”就是用手按摩。《漢書·王嘉傳》：“使侍醫伍宏等内侍案脈。”顏師古注：“案，謂切診也。”

閑·嫻（元部叠韵，匣母雙聲）

《皇甫謐傳》：“人綱不閑，鳥獸爲群。”閑，本義爲木欄之類遮攔物，引申義有馬厩、防御、閉藏等，於此不合。原來借“閑”爲“嫻”，熟習。清朱駿聲《說文通訓定聲·乾部》：“閑，叚借爲嫻。”《詩·秦風·駟鐵》：“游於北園，四馬既閑。”毛傳：“閑，習也。”

囂·枵（宵部叠韵，曉母雙聲）

《養生論》：“終朝未餐，則囂然思食。”囂，本義爲喧嘩，引申義有囂張、輕狂等，於此不合。原來借“囂”爲“枵”，“枵”本義爲木心中空，引申爲空虚。“囂然”形容腹中空虚的樣子。清代朱珔《說文叚借義證》：“《文選·養生論》‘則囂然思食’注：‘囂然，饑意也。’‘囂’當爲‘枵’之假借。”

財·裁（之部叠韵，從母雙聲）

《〈新修本草〉序》：“功侔造化，恩邁財成。”財，本義爲物資和貨幣的總稱，於此不合。原來借“財”爲“裁”，“裁”本義爲裁衣，引申爲籌謀。“財成”謂籌謀成全。語出《周易·泰卦》，陸德明釋文：“財，荀（爽）作裁。”清代朱駿聲《說文通訓定聲·頤部》：“財，叚借爲裁。”

眊·耄（宵部叠韵，明母雙聲）

《元氣存亡論》：“免於疾病夭札則有之，其老而眊，眊而死，猶然也”。眊，本義爲眼睛昏濁，引申有惑亂等義，於此不合。原來借“眊”爲“耄”，“耄”原指八十歲老人，後泛指年老。《漢書·武帝紀》：“哀夫老眊，孤寡鰥獨。”顏師古注：“眊，古耄字。八十曰耄。耄，老稱也。”

清代朱駿聲《説文通訓定聲·小部》:"眊,叚借爲薹(耄)。"

據規劃教材《醫古文》文選中出現的通假字統計,同音通假佔絶大多數。

二是叠韵通假。即上古音韵部相同,而聲母相近。例如:

服·愊(職部叠韵,并滂旁紐)

《扁鵲傳》:"因嘘唏服臆,魂精泄横。"服,本義爲用暴力强迫人服從,引申義有從事、任用、佩服、事情等,於此不合。原來借"服"爲"愊","愊"爲鬱滿,"服臆"謂心氣鬱結於胸的樣子。《集韻·職韻》:"愊,愊臆,意不泄貌。"服,愊,今音差别很大,但在上古韵部相同,聲母皆雙唇音,十分相近。

爲·僞(歌部叠韵,匣疑旁紐)

《素問·寶命全形論》:"三曰知毒藥爲真"。爲,本義爲使役,引申義皆以動作"做"爲基本義,於此不合。"爲真"反義對舉,借"爲"爲"僞",假。清代朱駿聲《説文通訓定聲·隨部》:"爲,叚借爲僞。"《左傳·成公九年》:"我出師以圍許,爲將改立君者。"陸德明釋文:"爲,本或作僞。"

慈·磁(之部叠韵,從精旁紐)

《〈漢書〉藝文志序及方技略》:"至齊之得,獨慈石取鐵,以物相使。"慈,本義和引申義皆上對下慈愛、仁愛等,於此不合。原來借"慈"爲"磁",磁石。清代吴玉搢《别雅》卷一:"慈石,磁石也。此云慈石,亦以同音故借也。"《管子·地數》:"上有慈石者,其下有銅金。"戴望校正:"慈即磁之借字。"

信·伸(真部叠韵,心審鄰母)

《五十二病方》:"痙者,……身信而不詘。"信,本義爲語言真誠,引申義有品行誠實、信任、憑信等,於此不合。原來借"信"爲"伸",伸展。《集韻·真韻》:"伸,經典作信。"《禮記·儒行》:"竟信其志。"漢代鄭玄注:"信,讀如屈伸之字。"

三是雙聲通假。即上古音聲母相同,而韵部相近。例如:

繇·由(宵幽旁轉,喻母雙聲)

《錢仲陽傳》:"繇此雖偏廢,而氣骨堅悍,如無疾者。"繇,本義爲隨從,於此不合。原來借"繇"爲"由",介詞,從,自。唐代王燾《〈外臺秘要〉序》:"繇是覩奥升堂,皆探其秘要。"繇,亦通"由",從,自。清代朱駿聲《説文通訓定聲·孚部》:"繇,叚借爲由。"

譚·談(侵談旁轉,定母雙聲)

《〈串雅〉序》:"戊寅航海歸,過予譚藝。"譚,本義和引申義爲宏大、連及等,於此不合。原來"譚"借爲"談",談論。《莊子·則陽》:"彭陽見王果曰:'夫子何不譚我於王?'陸德明釋文:"譚,本亦作談。"此字借寫,已經成爲常習。

謂·爲(物歌旁對轉,匣母雙聲)

《病家兩要説》:"又若以已之心度人之心者,誠接物之要道,其於醫也則不可,謂人已氣血之難符。"謂,本義和引申義皆評論、告訴、稱呼等,於此不合。原來借"謂"爲"爲",介詞,表示原因,因爲。清代王引之《經傳釋詞》卷二引王念孫曰:"謂,猶爲也。……《鹽鐵論·憂邊篇》曰:'有一人不得其所,則謂之不樂。'謂之,爲之也。"

而·如(之魚旁轉,日母雙聲)

《〈類經〉序》:"大而陰陽變化,小而草木昆蟲……靡不縷指而臚列焉。"而,本義爲頰毛,但已經常借爲動詞、代詞、虚詞等。此句中借爲動詞"如"。清代王引之《經傳釋詞》卷七:"而,猶若也。若與如古同聲,故而訓爲如,又訓爲若。"

四是音近通假。即上古音韵部相近，聲母也相近。例如：

矢・誓（脂月旁對轉，審禪旁紐）

《醫案六則》："聞之善贈人者以言，其永矢勿諼者亦以言。"矢，本義和引申義於此句中皆不合。原來借"矢"爲"誓"，發誓。"永矢勿諼"語本《詩・衛風・考槃》："永矢弗諼。"鄭玄箋："獨言長自誓以不忘……。"又《詩・鄘風・柏舟》："之死矢靡它。"毛亨傳："矢，誓"。

2. 識別通假字的方法

古音通假既然以上古音相同相近爲原則，那麽識别通假字的方法，當然要依據上古音的韵部和聲母是否相同相近，而意義又没有聯繫。如果上古讀音相同相近，而意義又有聯繫，那很可能是從同一字根孳乳派生出的一組同源字，如：皮、被、帔、披；夬、決、缺、玦；句（勾）、鉤、枸、軥、笱、痀、朐。這三組同源字，分别以"皮"，"夬"、"句"爲字根，以它表示的字義爲中心，加上不同的形符而形成的意義相近或相關的三組同源字，這些同源字從結構角度説都是形聲字。只有上古讀音相同相近，而意義又無聯繫，才能視爲通假字。但是，中醫高校的《醫古文》教材中没有音韵學知識的内容，一般閲讀古籍的人也不可能熟悉上古音情况，那怎麽解決這個問題呢？下面提出一種方法，這種方法衹適用於通假字中的部分情况。

以形聲字中的同聲符爲語音綫索，尋求同聲符而意義無聯繫的形聲字，有可能找到通假字的本字。因爲篆文以前的諧聲字，如果聲符相同，其語音也是相同相近的，如上述例舉的"案"通"按"，同聲符"安"；"旄"通"耄"，同聲符"毛"；"爲"通"僞"；"慈"通"磁"。下面再舉幾例：

葆・保（幽部叠韵，幫母雙聲）

《〈類經〉序》："夫人之大事，莫若死生，能葆其真，合乎天矣。"葆，本義和引申義皆與叢生的草相關，於此不合。通"保"，保養。

莫・膜（鐸部叠韵，明母雙聲）

漢代劉向《説苑・辨物》："俞柎之爲醫也，搦腦髓，束肓莫。"莫，本義爲日暮，引申義有昏暗等，於此不合。通"膜"，胸部與腹部之間的横膈膜。

疾・嫉（質部叠韵，從母雙聲）

《東垣老人傳》："朋儕多疾之，密議一席，使妓戲狎。"疾，本指輕病，後泛指疾病，引申義有禍害、毛病、疾苦等，於此不合。通"嫉"，嫉妒。

以上是通假字作本字的聲符字。

穰・禳（陽部叠韵，日母雙聲）

《扁鵲傳》："太子何病，國中治穰過於衆事？"穰，本義爲禾黍脱粒後的莖穗，引申義有豐收、豐盛等，於此不合。通"禳"，祈禱。

梁・粱（陽部叠韵，來母雙聲）

《素問・通評虚實論》："肥貴人則高梁之疾也。"梁，本義爲橋梁，引申義有屋梁、脊梁等，於此不合。高，通"膏"；梁，通"粱"。"高梁"指肥甘食品。朱駿聲《説文通訓定聲・壯部》："梁，叚借爲粱。"

頭・脰（侯部叠韵，定母雙聲）

《素問・陰陽别論》："三陽在頭。"頭，人首爲頭，於此不合。王冰注："頭谓人迎。"意爲要察别三阳的虚實，可诊視頸部的人迎穴。《说文・内部》："脰，項也。"段玉裁注："假頭爲脰。"《左傳・襄公十八年》："兩矢夾脰。"杜預注："脰，頸也。"

以上是通假字和本字皆同聲符。

由於形聲字佔漢字的絶大多數，那麽以同聲符作爲古音語音的綫索，以破讀通假字，探求本字，便成了識别通假字的重要方法。然而，這種方法衹限於同聲符而諧聲的通假字識别，有一定的局限性。倘若識别字形結構不同的通假字，如上述例舉的“蚤”通“早”，“矢”通“屎”，“厲”通“癩”，“嚻”通“枵”等，此種方法就不適用了。若想真正解決問題，還是要學習一些音韻學知識，尤其是上古音的基本知識和諧音規律。

3. 關於通假的幾個問題討論

一是造字法的假借與用字法的通假。人們通常把假借分爲兩種類型，稱“本無其字”的假借爲造字法的假借，稱“本有其字”的假借爲用字法的通假。它們既有同，又有異。相同點都是借字記詞，相異點是“本無其字”而借和“本有其字”而借。造字法的假借能促使新的形聲字産生，如“其”是簸箕的本字，由於借作代詞、副詞、連詞、助詞等，後爲保存本義，又在“其”上加個形符“竹”，於是産生了一個新的形聲字“箕”。而用字法的通假，只是臨時性借用來代替本字，本字依然使用，所以通假不具有促使新形聲字産生的功能。因此，從性質和功能來看，二者確是有别的。然而“本有其字”是何時代何時期就有這個字，是很難考察清楚的，尤其是當初是“本無其字”的假借，後來爲假借義又造了一個新字，即本字後起的假借，這種情况算是假借呢，還是通假呢？例如：戚，本爲斧形兵器名，借爲親戚的“戚”，并且一直延用到現在，也没有爲親戚的假借義造新字，那麼在親戚義上，“戚”是純粹的假借字。戚，當初還借爲悲戚義，後爲悲戚義新造了個“慼”字，那麼在悲戚義上，“戚”就由本無其字的假借，轉化爲本有其字的通假了。但從歷時的角度，在悲戚義上先借用“戚”，後産生“慼”，又可歸於古今字，這是通假字與古今字的交叉情况，這種情况很多，將在古今字中進一步討論。

二是狹義的通假與廣義的通假。對於通假字的理解，有狹義和廣義兩種説法：狹義認爲通假字與本字之間，意義上没有任何聯繫，是毫不相干的兩個字，如“蚤”通“早”；廣義認爲通假字與本字之間，既包括意義毫無聯繫的，也包括意義有某種聯繫的，衹要兩個字意義不同，各有分工，借用甲字代替乙字，甲字就是通假字。如“輸”通“腧”，《扁鵲傳》中有“因五藏之輸”，《靈樞·九針十二原》中有“所注爲輸”。輸、腧二字，皆從“俞”得義，“俞”的金文作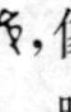，像用鑿木工具刳木造舟，舟是運輸的工具，所以“輸”是運輸，屬車部；“腧”是腧穴，屬肉部。腧穴是經氣注輸處，與輸相通，明代張介賓爲上例注云：“輸，運也。脈注於此而輸於彼，其氣漸盛也。”如果從閲讀實踐的角度出發，廣義的界説才有利於讀者掌握和運用通假來閲讀古籍。因爲一般讀者是不可能十分清楚借字與本字之間是否有詞義的内在聯繫，如果把通假字的界説劃得很窄，那麼讀者遇到這類借用情况時，就不知如何處理了。我們在上述談通假字概念與通假原則時，都曾强調過“通假字與本字之間意義上没有聯繫”，那是從狹義界説來談的，有利於對通假概念的理解。現在從閲讀實踐角度，也就是訓詁角度，還是應當以廣義界説爲宜。《漢語大字典》第八卷《通假字表》中所列通假字，其中就有很多與本字音義相通的。例如下表：

借字	義項	本字	借字	義項	本字
住	駐扎	駐	饗	祭獻;享受	享
寤	醒悟;明曉	悟	關	穿;貫通	貫
息	瘜肉	瘜	沽	買，賣(酒)	酤
郭	外棺	椁			

這些通假字，究其詞義本源，實際是同源詞，均見於王力先生的《同源字典》，只是隨着詞

義的發展和分化,各自有了不同的意義和書寫形式罷了。

三是不會造成閱讀障礙的通假與容易造成閱讀障礙的通假。在通假字中,有一類本有其字的通假,通假字已完全取代了本字,本字或是廢而不用,或是極少用,在人們的心目中,通假字已被認爲是本字了,這種通假字不會影響人們的閱讀。例如:

厭·猒(談部疊韵,影母雙聲)

猒,《説文》:"飽也。"本義爲食飽,引申爲滿足、厭惡等。厭,《説文》:"笮也。"本義爲壓迫。在古籍中,早已借"厭"爲"猒",取代了"猒"的本義和引申義,於是"猒"廢而不用。"厭"的壓迫義,後來造了"壓"字;"厭"的假借義食飽,又造了"饜"字,這都屬於古今字問題了。對於這一連串的通假和古今字,清代徐灝《説文》箋云:"猒者,猒飫本字,引申爲猒足、猒惡之義。俗以厭爲厭惡,别製饜爲饜飫、饜足;又從厭加土爲覆壓字。"如《史記·貨殖列傳》:"原憲不厭糟糠,匿於窮巷。"司馬貞索隱:"饜,飽也。"《〈温病條辨〉叙》:"嗜學不厭,研理務精。"厭,同"饜",滿足。

竭·渴·㵣(月部疊韵,溪群旁紐)

㵣,口渴本字;渴,水涸本字,引申爲盡;竭,負舉本字,引申爲舉。古籍中發生了鏈索通假:竭→渴→㵣,"竭"借爲"渴",表示竭盡義,人們已不認爲是通假字了;"渴"借爲"㵣",表示口渴義,人們也不認爲是通假字了;"㵣"字已廢而不用。如《禮記·大傳》:"序以昭繆,别之以禮義,人道竭矣。"漢代鄭玄注:"竭,盡也。"未以通假訓。《詩·小雅·采薇》:"行道遲遲,載渴載飢。"即認爲口渴字,未注。清代段玉裁在《説文》:"㵣"字下注云:"今則用竭爲水渴字,用渴爲饑㵣字,而㵣字廢矣。"

黨·攩(陽部疊韵,端母雙聲)

黨,不鮮明本字;攩,朋黨本字。古籍中借"黨"爲朋黨字,人們已不認爲是通假字。《説文》:"攩,朋群也。"段玉裁注:"此鄉黨、黨與本字。俗用黨者叚借字也。"朱駿聲通訓定聲:"經傳皆以黨爲之。"

愛·㤅

愛,《説文》:"行貌。"㤅,《説文》:"惠也。""愛"借作"㤅",表示仁愛之義後,不僅"㤅"字廢而不用,"愛"的行貌義也廢弃了,"愛"就成仁愛的本字,没有人認爲它是通假字。朱珔《叚借義證》:"今惠㤅字皆借'愛'字爲之而'㤅'廢,即'愛'之本義亦廢矣。"

以上這類通假字,根本不會造成閱讀的障礙,也不會引起誤讀,衹留給專家去研究就可以了。至於下面這類通假字,容易造成誤解文意,就必須引起注意,以免望文生義。這類情況是:在記録某詞時,或用本字,或用借字,當用借字時,一定要辨識清楚是通假字,以探尋其應當用的本字和意義。如上述例舉的蚤早、矢屎、服箙、穰瀼、財裁、囂枵、謂爲、較皎、莫膜等。

4. 識别通假字的作用與濫用通假的弊害

學習通假字的知識,主要是爲了正確閱讀中醫藥古籍,以避免把通假字依其字形而錯誤理解。如果能識别通假字而讀以本字,就會文通意順。清代學者王引之在《經義述聞》卷三十二《經文假借》條中曾説:"字之聲同聲近者,經傳往往通假。學者以聲求義,破其假借之字而讀以本字,則涣然冰釋;如其假借之字而强爲之釋,則詰籟爲病。"請看下面幾例:

佩·倍(之部疊韵,並母雙聲)

《素問·四氣調神大論》:"道者,聖人行之,愚者佩之。"王冰注:"愚者性守於迷,故佩服而已。"楊上善《太素》注:"愚者得道之章,佩之於衣裳,寶之於名利也。"元代滑壽首先提出:

“佩當作悖。”明代吴崑接受了滑壽的觀點。日本丹波元簡接受滑壽、吴崑觀點，在《素問識》中提出：“佩，背也，古字通用。”清代胡澍《内經素問校義》：“佩讀爲倍。《説文》：‘倍，反也。’《荀子・大略篇》：‘教而不稱，師謂之倍。’楊倞注曰：‘倍者，反逆之名。字或作偝(見《坊記・投壺》)、作背(經典通以背爲倍)。‘聖人行之，愚者佩之’，謂聖人行道，愚者背道也。行與倍，正相反。”王、楊二注，拘泥於“佩”字形體，誤訓爲“佩服”、“佩戴”。滑、吴、丹波氏和胡澍，從聲訓角度，突破“佩”的形體束縛，“悖”、“背”、“倍”皆違背之義。尤其胡澍以《説文》爲據，以書證爲驗，精當可信。

都・渚(魚部叠韵，端母雙聲)

《素問・生氣通天論》：“目盲不可以視，耳閉不可以聽，潰潰乎若壞都，汩汩乎不可止。”楊上善《太素・調陰陽》注：“陽氣煩勞，則精神血氣亂，若國都亡壞，不可止也。”訓國都。元代滑壽《讀素問鈔》：“都猶堤防也。若堤防之崩壞，而所儲之水奔散滂流，莫能以過之矣。”于鬯《香草續校書》：“都字，蓋本作陼。陼、都二字，篆文從𨸏從邑各異，而隸書同作阝，但分別在左右耳，移‘陼’左旁在右，即成‘都’字。然二字并諧者聲，論假借之例……陼如渚者，陼邱，水中高者也。字通作渚。”楊上善、張介賓、高士宗訓爲“國都”、“城郭”，皆望文生訓，於上下文意不合。“國都”崩壞豈能“潰潰乎”、“汩汩乎”？“潰潰乎”形容水流毁壞某物之狀，“汩汩乎”形容水勢急湍之狀，唯滑壽獨具慧眼，訓爲“堤防”，吴崑又指出是比喻之辭。然而，滑、吴二人皆未能從文字角度作出説明。而于鬯則明確從字形和通假兩方面進行了解釋。實際上都通“陼”，“陼”是“渚”的異體字。《爾雅・釋水》：“小洲曰陼。”《釋名・釋水》：“小洲曰渚。”《説文・新附》：“瀦，水所亭也。”可見，都、陼、渚，瀦四字義同，古皆通用。正因“都”有小洲之義，故《素問・靈蘭秘典論》：“膀胱者，州都之官，津液藏焉。”“州都”即“州陼”、“州渚”，形成同義複合詞。由小洲義引申爲堤防，於文意正合。

不明通假是無法通讀中醫藥古籍的，但又不能濫用通假，隨意破字。東漢末劉熙《釋名》一書，是一部用音訓方法推求命名來源的專書，其中就有濫用音訓之處。如“痔，食也，蟲食之也。”他認爲“痔”的名稱，應當從“食”的讀音探求，是蟲咬而成，豈不笑話。

5. 規劃教材《醫古文》通假字舉例

上述舉例中，大多選取規劃教材《醫古文》文選中出現的通假字，下面再舉些例字，供大家參考。引文不出篇名，只注文選序號。

亡・無

“居亡何，左手足攣不能用。”[二]“亡如世鮮知十之才士。”[二十四]“率多市井亡賴，空門孽秃。”[三十五]在記録動詞“有無”意義時，原本“無”、“亡”都是假借字。“無”是舞蹈的本字，“亡”是逃亡的本字。由於“無”久借不還，又爲舞蹈造了“舞”字，人們就認同“無”是有無本字了，“亡”便成了通假字。

趣・促

“王疑且怒，使人十數輩趣之至。”[二]趣，本義疾行；促，催促，此謂强迫。二字今音差别很大，上古音侯屋對轉，清母雙聲。

軼・佚

“摭其軼事志之。”[三]軼，本義後車超越前車；佚，散失。

王・旺

“由是就業益多，神益王矣。”[三]王，常用義爲帝王；旺，旺盛。清代朱駿聲《説文通訓定聲・壯部》：“王，叚借爲暀(旺)。”

縉・搢

“而縉紳學士爭願從游。”[三] 縉，本義爲淺紅的帛；搢，插。清代朱駿聲《説文通訓定聲・坤部》：“縉，叚借爲搢。”

灑・釃

“治病不以湯液醴灑。”[四]灑，謂散水於地；釃，濾酒，此指藥酒。今音差別很大，古音同諧音“麗”。讀 shī(師)。

訣・决

“乃割皮解肌，訣脈結筋。”[四]訣，本謂遠離而相告别；决，謂疏通。

荒・肓

“搦髓腦，揲荒爪幕。”[四]荒，本謂田地荒蕪；肓，膏肓。“幕”亦通假字，通“膜”。

伎・技

“秦太醫令李醯自知伎不如扁鵲也。”[四]伎，本義黨與，常用義爲歌伎舞伎；技，技藝。清代朱駿聲《説文通訓定聲・解部》：“伎，叚假爲技。”

嘗・常

“嘗恨所業未精，有志於學。”[七]“嘗”、“常”作副詞，都是假借，在假借過程中逐漸有了分工，“嘗”借爲曾經義，“常”借爲經常義，如果反用之，則視爲通假字。此處“嘗”視爲“常”的通假字。而“相傳此花笑采釀酒飲，令人笑；舞采釀酒飲，令人舞。予常試之……”[八]“至於遁天倍情，懸解先覺，吾常聞之矣。”[二十二]則視“常”爲“嘗”的通假字。

班・斑

“其蛇龍頭虎口，黑質白花，脇有二十四個方勝文，腹有念珠班。”[八]班，本謂分執瑞玉信物；斑，斑紋。清代段玉裁《説文解字注・文部》：“斑者……又或假班爲之。”

宛・鬱

“夫悍藥入中，則邪氣辟矣，而宛氣愈深。”[九]宛，屈草自覆；鬱，鬱結。《史記・扁鵲倉公列傳》裴駰集解：“宛，音鬱。”今音别，古音元物旁對轉，影母雙聲。

辨・辯

“子南晨詣，愠形於色，咎以輕用河車……遂不復致辨。”[九]辨，辨别；辯，争辯。此謂辯解。

發・廢

“木敷者，其葉發。”[十]發，本謂射發箭矢；廢，棄置，毀壞。此謂樹木枝葉凋零。清代朱駿聲《説文通訓定聲・泰部》：“發，叚借爲廢。”今音别，古音“廢”諧聲“發。”

營・瞢

“如臨深淵，手如握虎，神無營於衆物。”[十]營，本謂圍壘而居；瞢，迷惑，惑亂。郭慶藩《莊子集解》：“營、熒字，古通用，皆瞢之借字也。”清代朱駿聲《説文通訓定聲・鼎部》：“營，叚借爲瞢。”

策・册

“於是建藏書之策。”[十五]策，竹製鞭子；册，簡册。此指“策府”，本應作“册府。”漢代郭璞《穆天子傳》注：“言往古帝王以爲藏書册之府。”

遘・構

“風濕候隙，遘手足之災。”[十八]遘，遇見，相逢；構，構成，造成。《文選・王粲〈七哀詩二首〉之一》李善注：“遘與構同，古字通也。”

苞・包

“至若天道茫茫，運行今古，苞無窮，協惟一。”[二十一]苞，席草，花苞；包，此謂包括，包容。清代段玉裁《説文解字注・艸部》：“苞，叚借爲包裹。”

適・啻

“雖百醫守疾，衆藥聚門，適足多疑，而不能一愈之也。”[二十二]作爲副詞“衹是”、“僅僅”，按《説文》：“啻，語時(詞)，不啻也。”常與否定詞組成詞組，故視“適”爲“啻”的通假字。清代王引之《經傳釋詞》卷九：“啻，字亦作適。家大人曰：《説文》：‘適，從辵，啻聲。’適、啻聲相近，故古字或以適爲啻。”

哉・才

“歲在執徐月之哉生明者也。”[二十二]哉，語助詞，當從戈，才聲。才，古文多省作“十”。借作副詞“才”。《爾雅・釋詁上》：“哉，始也。”

簡・柬

“慎簡群材，官而任之。”[二十六]簡，竹製書簡；柬，選擇。清代朱駿聲《説文通訓定聲・乾部》：“簡，叚借爲柬。”《書・冏命》：“慎簡乃僚。”孔安國傳：“當謹慎簡選汝僚屬。”

險・巖

“頸處險而癭。”[二十七]險，山勢險阻；巖，岩岸。此指山區。

由・猶

“是由桓侯抱將死之疾，而怒扁鵲之先見。”[二十七]由，由來，緣由；猶，猶如，如同。清代劉淇《助字辨略》：“由，與猶通。”

戰・顫

“若夫覩財色而心不戰。”[二十八]戰，戰争；顫，顫抖，發抖。此謂動。清代朱駿聲《説文通訓定聲・乾部》：“戰，叚借爲顫。”

鈞・均

“鈞器齊飲，而或醒或醉者。”[二十八]鈞，量詞，古代三十斤爲一鈞；均，均等，相同。清代段玉裁《説文解字注・金部》：“古多叚鈞爲均。”

遁・循

“幸而得之，則遁焉。”[二十九]遁，遷移；循，流逸。高誘注：“遁，流逸不能自禁也。”陳奇猷校釋：“范耕研曰：‘按，遁與循、巡同。’……從流而下即是循，故知高亦讀遁爲循也。”

癉・疸

“發癉，腹中熱，煩心出黄。”[三十二]癉，勞病；疸，黄疸病。清代朱駿聲《説文通訓定聲・乾部》：“癉，叚借爲疸。”

薄・搏

“寒氣客於脈外……又與熱氣相薄。”[三十二]薄，草木密集叢生處；搏，搏擊。《南史・臧質傳》：“魏軍乃肉薄登城。”

泣・澀

“榮血泣，衛氣除。”[三十二]泣，哭泣；澀，滯澀。《六書故・地理三》：“泣，萓曰：又與澀通。”

二、古　今　字

古今字是指在古今不同時代記録同一個詞所用的不同形體，先用的形體叫古字，後用的形體叫今字,合稱爲古今字。古今字必須着重於時代的先後,而古今又是相對而言的。不同形體,是指結構而言,非指書體。廣義的古今字,當然包括某些異體字在内,如“瘨”是古字,“癲”是今字;“痁”是古字,“痼”是今字。我們要介紹的古今字,是指古字在使用過程中所記録的詞義有所改變,或者所肩負的義項過多,不得不新造今字來記録古字的詞義或者分擔古字衆多義項的某一義項,使文字記録詞的功能更加專職化,細密化,明晰化,這是以字記詞功能的進步。例如:記録日暮義本用“莫”字,由於“莫”借用作否定副詞,借而不還,不得不造“暮”記録日暮義。“包”本來是胞胎用字,後來引申爲包裹、包容、包扎等衆多義項,胞胎本義不顯,後造“胞”記録本義。語言中有個收藏義讀 jǔ,先借用“去”記録,後來爲收藏義新造個“弆”字。我們要介紹的就是這類古今字。古今字,在字典辭書和訓詁著作中常用“某,同‘某’”的格式,前面的“某”是古字,後面的“某”是今字。或者直言“某,‘某’的古字。”

1. 古今字形成的原因

一個漢字除了表示本義外,還表示引申義或假借義,由此形成了一字記詞過多的現象,在古籍中某字究竟是記録的何詞,表示的何義,常常造成混淆。例如《大醫精誠》:“偶然治差一病”,這個“差”字,如果不聯繫上下文,就很難確定是“治錯”呢?還是“治愈”呢?如果寫成“瘥”字,就明確無疑是“治愈”義了。又如“厭”,本義是壓迫,後來借爲“猒”,表示食飽、滿足;又借爲做惡夢;又借爲厭惡。爲了詞義明晰,表示壓迫義加土旁寫作“壓”;表示食飽、滿足義加食旁寫作“饜”;表示惡夢義加鬼旁寫作“魘”。這樣就形成了厭壓、厭饜、厭魘三對古今字。具體來説,形成古今字有以下三種原因:

一是爲本義造今字。其中又分兩種情況,一種是古字被借,後爲古字本義造今字。例如:

然・燃

“然”的本義爲燃燒。如《素問・大奇論》:“脈至如火新然。”後借作代詞、連詞等,本義不顯,另造“燃”。《説文・火部》徐鉉注:“然,今俗别作燃。”

它・蛇

“它”的本義爲蛇。如宋代羅泌《路史・疏仡記・高陽》:“四它衛之。”後假借爲其它的“它”,另加虫旁作“蛇”。《玉篇・它部》:“它,虵也。”

云・雲

“云”的本義爲雲。《正字通・二部》:“云,雲本字。”後假借爲云曰的“云”,另加雨旁作“雲”。今簡化字恢復古體。

或・國

“或”的本義爲邦國,封國。《説文》:“或,邦也。從囗,從戈以守一。一,地也。”段玉裁注:“葢或、國,在周時爲古今字。古文祇有或字。”後假借爲代詞、副詞、連詞等,另加囗旁作“國”。

韋・衛圍違

“韋”甲文金文像二止環繞囗之形象,囗表示城邑,二止表示城外巡衛的兵士。有保衛義、圍繞義、相背義。韋、衛、圍、違,實本一字。後“韋”假借爲皮韋,則保衛義加行旁作“衛”,環繞義加囗旁作“圍”,相背義加辵旁作“違”。

孰・熟

孰,本義生熟的熟,《説文》:“䎎,食飪也。”後借爲疑問代詞誰孰,食物熟義另加火旁作“熟”。段玉裁注:“後人乃分别熟爲生熟,孰爲誰孰矣。曹憲曰:‘顧野王《玉篇》始有熟字。’”

隊・墜

隊，甲文作，一個人從山上墜下，本義爲墜落，如《漢書・枚乘傳》："隊入深淵難以復出。"後假借爲隊列、隊伍，墜落義另加土旁作"墜"。段玉裁《説文解字注》："隊、墜，正俗字。古書多作隊。今則墜行而隊廢矣。"

氣・餼

氣，本義爲贈送人的糧食或飼料。後假借爲雲氣，贈米義加食旁作"餼"。王鳴盛《蛾術編》："案：'气'字隸變，以'氣'代'气'……'气'廢而不用，而'氣'字之本義則專用重文'餼'以當之。"

同類還有右佑、無舞、朱株、萬蠆、罔網、匡筐、新薪、乎呼、須鬚、暴曝、止趾、其箕、縣懸、冰凝、自鼻、亦腋、吕膂、叟搜、爰援、奚媛等。

另一種是古字主要表示引申義，後爲古字本義造今字。例如：

益・溢

益，本義爲水滿外溢流出器皿。後主要用於引申義富饒、增益、利益等，水滿外溢義另加水旁作"溢"。李孝定《甲骨文字集釋》按語："益用爲饒益、增益之義既久，而本義轉晦，遂製溢字。"

要・腰

要，本義爲人體腰部，古文字形像用雙手自臼腰的樣子。《楚辭・離騷》："户服艾以盈要兮，謂幽蘭不可佩。"洪興祖補注："要與腰同。"後主要用於引申義要領、主要、綱要等，腰部義另加肉旁作"腰"。

禽，本義爲動詞捕獲動物。《逸周書・世俘》："武王狩，禽虎二十有二。"後主要用於引申義鳥獸總名，捕獲義另加手旁作"擒"。馬叙倫《六書疏證》："禽，實'擒'之初文。"《正字通・内部》："禽，戰勝執獲曰禽，俗作擒。"

席・蓆

席，本義爲蘆席、竹席等。《説文・巾部》："席，籍也。"後主要用於引申義席位、酒席等，坐卧鋪席義另加艸旁作"蓆"。

厲・礪

厲，本義爲磨刀石。《説文・厂部》："厲，旱石也。"徐鍇繫傳："旱石，麤悍石也。"後主要用於振奮、嚴厲等義，磨石義另加石旁作"礪"。

丞・拯

丞，甲文字形像一個人落在陷阱裏，上面人以手往上救助，本義爲拯救。《文選・揚雄〈羽獵賦〉》："丞民乎農桑。"李善注："《聲類》曰：'丞亦拯字也。'"後主要用於引申義輔佐和官吏名，拯救義另加手旁作"拯"。

族・鏃

族，本義爲箭頭。後主要用於引申義聚合、衆多，又借爲宗族、氏族等，箭頭義另加金旁作"鏃"。

鄉・饗

鄉，甲文作，兩人面對炊器共食，本義爲饗食。共饗食之人當是同氏族或同鄉邑的人，後引申爲鄉邑、祖籍、鄉飲等，後在共食義另加食旁作"饗"。楊寬《古史新探》："'鄉'和'饗'原本是一字……整個字像兩人相向對坐，共食一簋的情况。其本義應爲鄉人共食。""鄉邑的稱'鄉'……實是取義於共食。"

同類還有州洲、原源、閒間、居踞、文紋、互笠、包胞、身娠等。

二是爲引申義造今字。古字的引申義很多，爲其中某一義項另造今字，使今字表義專職化和明晰化。例如：

取・娶

取，本義爲捕獲到野獸或戰俘後割取下左耳以記功。引申爲捕捉、獲得、收取、娶妻等義。取妻義後另加女旁作“娶”，如《詩・豳風・伐柯》：“取妻如何？匪媒不得。”陸德明釋文：“取，亦作娶。”

昏・婚

昏，本義日暮之時。引申爲昏暗、昏憒、昏迷、結婚等義。古時搶婚制下，在黄昏之時搶婚，後婚娶義另加女旁作“婚”。《正字通・女部》：“婚，古作昏。”

爪・抓

爪，甲文作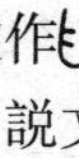，像鳥爪形，本義爲鳥獸的脚趾或趾甲。引申爲人的指甲趾甲、像爪形之物、抓取等義。《説文》：“爪，丮也。”非本義，乃引申義。後抓、掐義另加手旁作“抓”。《史記・扁鵲傳》：“揲荒爪幕。”爪幕，即抓膜，疏理膈膜。《難經・七十八難》：“當刺之時，必先以左手壓按所鍼滎俞之處，彈而努之，爪而下之。”爪，即掐。

齊・劑

齊，甲文作，像禾麥穗上平整齊之貌。引申爲整齊、均等，排列、藥物配伍等義。藥物配伍，既作動詞調配，又作名詞方劑，還作量詞，後另加刀旁作“劑”。《韓非子・定法》：“而醫者，齊藥也。”梁啟雄注：“‘齊藥’即‘和藥’，今語‘配藥’。”《扁鵲傳》：“以八減之齊和煑之。”又《倉公傳》：“躁者有餘病，即飲以消石一齊。”

解・懈

解，本義爲分割牛體。引申爲解剖人體、分割、涣散、心情松懈等義。在懈怠松懈義上另加心旁作“懈”。《素問・示從容論》：“四支解墯，此脾精之不行也。”

寫・瀉

寫，本義爲放置物於屋下。引申爲輸送、傾述、瀉下等義。在瀉下、瀉法義後另加水旁作“瀉”。《素問・至真要大論》：“甚則入腎，竅寫無度。”又《素問・三部九候論》：“實則寫之，虚則補之。”

没・歿

没，本義爲沉没於水。引申爲隱没、埋没、死亡等義。死亡爲没於世，後改換偏旁歹作“歿”。《易・繫辭下》：“包羲氏没，神農氏作。”

知・智

知，本義爲知識。《説文》：“知，詞也。”段玉裁注：“‘詞也’之上當有‘識’字。”引申爲知道、知覺、智慧等義。後在智慧義另加日旁作“智”。清代徐灝《説文解字注箋・矢部》：“知，智慧即知識之引申，故古衹作知。”

同類還有赴訃、景影、斂殮、藏臟、府腑、柴祡、被披、反返、田畋、竟境、説悦、張脹、槊槊等。

另外還有一種情况，古字主要用於表示引申義，又爲另一個引申義造今字。例如：

厲・勵癘

厲，如上所述主要表示引申義，後爲引申義勉勵，另加力旁作“勵”。清代徐灝《説文解字注箋・厂部》：“因磨厲之義，又爲勉厲、激厲之義，别作勵。”《三國志・蜀志・諸葛亮傳》：“親秉旄鉞,以厲三軍。"又爲病疫義另加疒旁作"癘"。《漢書·嚴安傳》:"民不夭厲,和之至也。"顏師古注:"厲,病也。"

同類還有支肢、差瘥、滿懣等。

三是爲假借義造今字。當初語言中某詞没有字,就借用了一個字去表示假借義,後來又爲這個假借義造了本字。當初借用的字和後起本字之間,從歷時角度構成了古今字。例如:

辟·避襞譬躄

辟,本義爲法度。借爲避開義,清代朱駿聲《説文通訓定聲·解部》:"辟,叚借爲避。"如《素問·五常政大論》:"濕氣乃用,燥政乃辟",後爲避開義另加辵旁作"避"。還借爲襞積義,清朱氏云:"辟,叚借爲襞。"如《素問·生氣通天論》:"辟積於夏,使人煎厥。"後爲衣服縐褶、襞積義另加衣旁作"襞"。還借爲譬喻義,清朱氏云:"辟,叚借爲譬。"如《墨子·小取》:"辟也者,舉他物而以明之也。"後爲譬喻義另加言旁作"譬"。還借爲足病不能行,如《荀子·正論》:"不能以辟馬毁輿致遠。"引申爲病,如《素問·氣交變大論》:"筋骨並辟。"後爲足病義另加足旁作"躄"。

齊·臍齋齏

齊,本義禾麥穗上平整齊。借爲肚臍義,清代朱駿聲《説文通訓定聲·履部》:"齊,叚借爲臍。"《素問·腹中論》:"居齊上爲逆,居齊下爲從。"後爲肚臍義另加肉旁作"臍"。還借爲齋戒義,秦漢以前的古籍中多作"齊",漢唐以後多作"齋"。如《禮記·祭義》:"齊三日,乃見其所爲齊者。"後爲齋戒義另加示旁從齊省作"齋"。還借爲細切的醬菜,清朱氏云:"齊,叚借爲齏。"《周禮·天官·醢人》:"以五齊七醢七菹三臡實之。"後爲細切醬菜義另加韭旁從齊省作"齏"。

去·弆

去,本義離開。借爲收藏義,《華佗傳》:"卿今彊健,我欲死,何忍無急去藥,以待不祥?"裴松之注:"古語以藏爲去。"後爲收藏義另加廾旁作"弆"。

與·歟

與,本義黨與(一説給與,一説舉起)。借爲疑問語氣詞,《靈樞·本神》:"天之罪與?人之過乎?"後爲疑問語氣詞另加欠旁作"歟"。《集韻·魚韻》:"與,語辭。通作歟。"

同類還有烏嗚、采彩、表錶、女汝、鬲膈、戚慼等。

2. 古今字的形體關係

大多數的古今字在形體上都有某種聯繫,少數没有聯繫,其形體關係大致有以下幾種情況:

一是增加表意偏旁的古今字。即在古字基礎上增加一個表意偏旁,使其表意專職化,詞義更加明顯,這種古今字形體關係類型佔古今字的絶大多數。上述例字中的然燃、它蛇、云雲、或國、韋衛圍違、孰熟、隊墜、氣餼、益溢、要腰、禽擒、席蓆、丞拯、族鏃、鄉饗、取娶、昏婚、爪抓、齊劑、解懈、知智、厲勵、辟避襞譬躄、齊臍、去弆、與歟等,皆是此類。

另有增加表音偏旁的古今字。這種類型比較少。如自鼻、寍寧等。

二是改换表意偏旁的古今字。這種類型也較多。如上述例字中的没歿、厲癘。再舉幾例:

赴·訃

赴,本義急走,從走,卜聲。引申爲急走報喪。《古烈女傳·仁智·許穆夫人》:"赴告大國。"後改走旁爲言旁作"訃",突出報喪義。

斂·殮

斂，本義收聚，從攴，僉聲。引申爲殯殮，將死者收入棺中。《三國志·吴志·朱據傳》："厚棺斂之。"後改攴旁爲歹旁作"殮"，突出殯殮義。

張·脹

張，本義爲把弓弦綳在弓上，從弓，長聲。引申爲脹滿。《左傳·成公十年》："將食，張，如厠，陷而卒。"杜預注："張，腹滿也。"後改弓旁爲肉旁作"脹"，突出脹滿義。

説·悦

説，《説文》釋本義有二，一爲"説釋"，一爲"談説"。在"説釋"義上，段玉裁注："説釋，即悦懌。説、悦，釋、懌，皆古今字。"《論語·學而》："學而時習之，不亦説乎！"後改言旁爲心旁作"悦"，突出心情愉悦。

同類還有被披、柴祡等。

三是另造字形的古今字。例如：

亦·腋

亦，本義爲腋窩部位，是指事字。《素問·咳論》王冰注："胠，亦脅也。""亦脅"即腋下脅上部位，"亦"用本義。後借爲副詞、語氣詞等，並爲其專用，於是另造形聲字"腋"。

身·娠

身，甲文作，像婦女懷孕腹大之形，象形字。李孝定《甲骨文字集釋》："絜文從人而隆其腹，象人有身之形，當是身之象形初文。許君曰：'象人之身'，其説是也。"本義懷孕。《詩·大雅·大明》："大任有身，生此文王。"毛傳："身，重也。"鄭玄箋："重，謂懷孕也。"後主要用於引申義身體等，於是懷孕義另造形聲字"娠"。

不·柎

不，甲文作，像花萼形，象形字。《通志·六書略一》："不，音跗。象華萼蒂之形。"《詩·小雅·常棣》："常棣之華，鄂不韡韡。"鄭玄箋："不，當作拊。拊，鄂足也。"後借爲否定副詞，日久而爲借義所專，於是另造"柎"字表示本義。

3. 古今字辨析的幾個問題

一是古今字與通假字。古今字着重於産生時代有先有後，是縱時性的；通假字着重於同時代兩字并存，是横時性的。但有一種是古今字與通假字交叉的情况，即上述古今字形成原因中的第三種，爲假借義造今字。當初語言中某詞没有字，而借用一個字，而後又爲假借義造了一個字，這個字是後造的，與古字之間有時代先後之别，從縱時角度是古今字。假借義有了本字之後，書寫時仍用古字，又算是"本有其字"的通假。這種情况，有人着眼於縱時角度，認爲假借義雖然有了後起的本字，但人們書寫時寫了原借用的古字，是出於書寫習慣，并不是故意"本有其字"而不用，當視爲古今字，如與歟之類。我們按此種意見論述。有人着眼於"本有其字"角度，認爲是通假字。所以，先假借，後爲假借義造本字，如上述例舉的"辟·避、躄、譬、甓"之間，既是古今字關係，又是通假字關係。但不能將古今字形成原因中的第一種和第二種，如"然·燃"、"益·溢"、"取·娶"、"寫·瀉"等也視爲"本有其字"的通假字，那是不符合漢字發展的歷史事實的。

二是古今字與同源字。古今字是從縱時角度來考察表示同一詞義的古今不同形體，同源字是同源詞的記録形式，同源字的"源"不是從字形角度而是從詞義角度來説的。然而，古今字與同源字也有交叉現象，凡是由於詞義引申而産生的古今字，不論是爲本義另造今字，還是爲引申義另造今字，它們在詞義上都具有源流關係，也就具有同源字的關係了。如

“益・溢”、“取・娶”之類，既屬於古今字，又屬於同源字。但是，古今字中詞義没有引申關係的，不是同源字。一般來説，通過假借産生的古今字，所記録的詞義之間没有聯繫，不是同源字。本章未設同源字，此不贅述。

4. 規劃教材《醫古文》古今字舉例

含・唅琀

“母鄭安人以暴疾終，既含不瞑。”[三]

莫・暮

“嘉靖己酉莫秋既望撰。”[三・閱讀]

閒・間

“今主君之病與之同，不出三日必閒。”[四]

輸・腧

“一撥見病之應，因五臟之輸，乃割皮解肌。”[四]

咳・孩

“曾不可以告咳嬰之兒。”[四]

厲・礪

“扁鵲乃使弟子子陽厲針砥石。”[四]

齊・劑

“以八減之齊和煑之。”[四]

差・瘥

“病者言‘已到’，應便拔針，病亦行差。”[五]

支・肢

“縣吏尹世苦四支煩。”[五]

藏・臟

“藏氣已絶於内。”[五]

縣・懸

“立吐虵一枚，縣車邊，欲造佗。”[五]

屬・囑

“郡守子知之，屬使勿逐。”[五]

鬲・膈

“佗針鬲，隨手而差。”[五]

周・賙

“或不給者，盡周之。”[七]

見・現

“病者面黑如墨，本證不復見。”[七・閱讀]

練・煉

“齊王侍醫遂病，自練五石服之。”[九]

司・伺

“故遠者，司外揣内；近者，司内揣外。”[十]清代段玉裁《説文解字注・司部》：“古别無‘伺’字，‘司’即‘伺’字。”

厭・饜

"若便想慕滋蔓，嗜欲無厭。"[十一]

孰·熟

"孰知其意，思方智極，理盡辭窮。"[十一]

絫·累

"自然伏火，銖絫不失。"[十三]積累義和量詞，本作絫，後隸變作累，累行而絫廢。

暴·曝

"用嫩桑枝條相拌蒸，出，暴乾。"[十三]

閣·擱

"取東流水三兩斗，盆盛，閣於盆上一宿。"[十三]清代朱駿聲《説文通訓定聲·豫部》："閣，凡止而不行皆謂之閣。"後作"擱"。

没·歿

"昔仲尼没而微言絶。"[十五]

撰·選

"撰用《素問》、《九卷》……。"[十六]在選擇義上爲古今字。《集韻·獮韻》："選，撰也。或從手。"

生·性

"竊以動植形生，因方舛性。"[十八]清代徐灝《説文解字注箋·生部》："生，古性字。書傳往往互用。"

華·花

"華葉遞榮，聲實相副。"[十九]高鴻縉《中國字例》："按字原象形，甲文用爲祭名。秦人或加艸爲意符，遂有華字。及後華借用爲光華意，秦漢人乃另造蕐，蕐見《方言》。六朝人又另造花字。日久而華字爲借意所專，蕐字少用，花字遂獨行。"

奉·俸

"今之游權門、食厚奉者。"[二十三]俸禄義，原作奉。《廣雅·釋詁四》："奉，禄也。"

鐙·燈

"庶幾幽室一鐙，中流一柱。"[二十四]膏鐙，也叫"錠"，原青銅製，故從金。後作燈。《正字通》："鐙，亦作燈，俗作灯。"

矉·顰

"西子之里，惡而矉者。"[二十五]皺眉義，原作矉，後作"顰"。

塗·途

"夫以蕞爾之軀，攻之者非一塗。"[二十七]涂鍇《説文繫傳》："涂，《周禮》書塗路字如此，古無塗字，途，彌俗也。"

三、繁 簡 字

繁簡字，是指繁體字和簡化字。漢字形體趨簡是漢字形體演變的總趨勢，在古文字中就存在繁簡體的不同。例如甲骨文"漁"字，有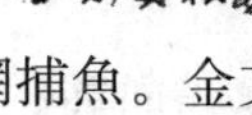，第一形從四魚從水，第二形從魚從水，第三形從手持竿釣魚，第四形從雙手持網捕魚。金文"歸"字，有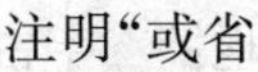，從帚從止從彳自聲，從帚從彳自聲，從帚自聲，帚字代婦。篆文中，許慎在《説文》中注明"或省"等字樣，即是當時民間流行的簡體字。例如"星，曐或省"，"鬮……鬏，篆文省"（即秦篆的簡體），"鼜……

𧓍,古文省"(即今蜂字)。

有些漢字的筆畫繁複,不便書寫掌握,所以一九五六年國務院公佈了《漢字簡化方案》,一九六四年三月文化部、教育部、文改會《關於簡化字的聯合通知》,又作了一些補充規定和局部調整。一九六四年五月公佈的《簡化字總表》共收簡化字 2338 個,這批簡化字是中國大陸日常用字規範化的依據。一九八六年十月十日重新公佈,要求社會各界正確使用規範的簡化字。近年來,國家又三令五申整頓社會上的繁簡混用的錯誤現象。

關於簡化字的簡化方法,對於我們的閱讀實踐並不重要,所以這裏不作介紹。對於我們書寫和閱讀,有以下幾個問題應當注意:

一是簡化規律不能任意類推。簡化字中,有些偏旁可以類推,如"義"簡化爲"义",則"議"、"儀"、"蟻"等都可以類推作"议"、"仪"、"蚁"等。但這種類推是有限的,不能隨意類推。如"練"簡化爲"练","煉"和"揀"也可以類推作"炼"和"拣",而"柬"獨立成字時不得簡化爲"东",以它爲聲符的"闌"、"諫"、"瀾"等,只能簡化爲"阑"、"谏"、"澜"等,不能類推。又如"盧"簡化爲"卢",以"盧"作聲符的字,有些可以類推,如:泸、垆、栌、颅、舻、鲈等。有些却不能類推,作偏旁時應寫作"户",如:芦、庐、炉、驴等。再如"溝"簡化爲"沟",可以類推的是購购、構构;而媾、篝、覯,却不能簡化。這種不能類推,給學習和使用漢字和簡化字帶來很大不便,並導致一些不規範字的産生,此問題有待進一步研究解決。

二是同形字不要誤讀誤解。同形字是指爲兩個不同的詞而造的字形湊巧相同,這種同形字在古文字中就存在。如"帚",甲骨文作,像笤帚形,而甲骨文中"婦"和"歸",也常常寫作"帚"。而簡化字中,有很多字與繁體字同形,容易造成誤讀誤解。如《〈温病條辨〉叙》:"若夫折楊皇荂,听然而笑。""听",讀 yǐn,《説文・口部》:"听,笑貌。"恰與簡化字"听"同形,不能按"聽"誤讀誤解。古籍中常見的"蛆",讀 qù,本義蠅的幼蟲,與"蠟"的簡化字同形。"臘",讀 xī,本義乾肉。《本草衍義・序例中》:"脯臘膎胰,以供滋膳。"引申爲肌肉、肌膚。《靈樞・刺節真邪》:"腊乾嗌燥。"又引申爲皮膚乾燥皴裂。《靈樞・寒熱病》:"髮焦,鼻槁腊。"與"臘"的簡化字同形。"适",讀 kuò,本義急速。與"適"的簡化字同形。"宁",讀 zhù,是"貯"的古字,本義積聚。與"寧"的簡化字同形。

"术",讀 zhú,白术,蒼术。與"術"的簡化字同形。"坏",讀 pī,後作坯,本義爲一重的山丘或土坯。與"壞"的簡化字同形。

三是同音替代字不要誤解。有些本來字形和字義都不同的字,僅僅讀音相同,簡化時由筆畫少的那個字來承擔原先兩個字的記詞功能,由此産生同音替代字。例如:

藥・葯

藥,本義泛指治病藥物;葯,本爲植物名,白芷。《楚辭・九歌・湘夫人》:"辛夷楣兮葯房。"王逸注:"葯,白芷也。""葯房"本指用香草白芷編織的房屋,不能誤解爲"葯店"。

穀・谷

穀,本義泛指禾穀;谷,本義山谷。二字古不通用,今均作"谷"。

後・后

後,本義行在後面;后,表示君王或君王的配偶。二字古不通用,今均作"后"。

僕・仆

僕,本義奴僕;仆,本義頓首,引申爲向前跌倒。《素問・經脈别論》:"度水跌仆。"王冰注:"仆謂身倒也。"二字古不通用,今均作"仆。"

裏・里

裏，本指衣服裏層，引申爲表裏的裏；里，表示鄉里、里程。《靈樞·脹論》："胃之五竅者，閭里門户也。"《素問·繆刺論》："左刺右刺，如行十里頃而已。"二字古不通用，今均作"里"。

幾·几

幾，表示幾多、幾何、幾乎；几，本義桌几。《東垣老人傳》："臨終，平日所著書檢勘卷帙，以類相從，列於几前。"二字古不通用。

薑·姜

薑，本生薑乾薑名；姜，古代姓。二字古不通用，今均作"姜"。

餘·余

餘，表示剩餘，多餘；余，用作第一人稱代詞。二字古不通用，今常用作"余"。

復複覆·复

復，表示往復、恢復；複，本義爲雙層衣，表示重複；覆，覆蓋、傾覆。复，是"復"的古字，古籍中一般不用。簡化均作"复"。但顛覆、覆蓋義仍普遍用"覆"而不用"复"。

另有一些繁簡字，在某義上相通用，而在某義上不通用。如"纔"和"才"，在副詞方才、僅僅義上通用，而在才能義上只用"才"，不用"纔"。關於以上所述注意問題，請參閱《簡化字總表》後面的《説明》部分，以免閱讀古籍時發生誤解。

第四節　異體字與其他異寫字

異體字有狹義和廣義之别。狹義異體字是指音義全同而形體不同的字，廣義異體字是指音義部分相同的異體字。中國文字改革委員會和文化部於一九五五年十二月二十二日聯合發佈的《第一批異體字整理表》，收録異體字 810 組，其中就有少數廣義異體字，如：修脩、剪翦、昆崑、席蓆。修，本義爲修飾；脩，本義爲乾肉。"修"的義項多，"脩"的義項少。二字在束脩、修長、修理等義上可通用，實則通假關係。剪，本義剪齊；翦，本義羽毛初生如剪樣齊。二字在剪齊、修剪等義上可通用，實則通假關係。昆，本義同；崑，山名。原作"昆侖"，後加山旁作"崑"，實則古今字。席，本義爲編織的席子，在席子義上後加艸旁作"蓆"，實則古今字。新編《漢語大字典》附録《異體字表》，收録異體字 11900 組，則是更加廣義的異體字，在主體字下統領的簡化字、古今字、全同異體字、非全同異體字。古籍中通行的字體叫"正體"，其餘叫"異體"，又稱"重文"、"或體"、"俗體"等。本節介紹的是狹義異體字。

異體字的産生，與漢字的創造過程、漢字的造字結構、漢字的形體演變有直接關係。漢字是在不同時代，不同區域，不同人們逐漸創造的，所以爲同一個詞造出不同形體的字，是很自然的事。再加之漢字造字方法豐富，尤其是會意字的意符和形聲字的形符只表類屬，類屬相近的表意偏旁又可以相通互换，聲類相同相近的聲符也可以更换，所以會意字的異體字和大量形聲字異體字就産生了。另外，在漢字形體演變過程中和人們使用漢字過程中，又産生了很多異體字。異體字在甲骨文、金文、篆文中就存在，尤其是隸變之後，古籍中的異體字數量就更多了。如：脈脉衇衂㗊䘑脈䘑、針鍼箴鑯鍼、醫毉。

一、異體字的形體關係及其來源

第一，造字方法不同而形成的異體字。例如：（前字爲正體，後字爲異體。下同）

韭（象形）韮（形聲）鬲（象形）歷（形聲）堆（形聲）𠂤（象形）

泪（會意）淚（形聲）岩（會意）巖（形聲）

昏(會意)昬(形聲)

災(會意)烖(形聲)嵩(會意)崧(形聲)

彝(會意)䕵(形聲)

鬥(會意)鬭(形聲)岳(會意)嶽(形聲)

寍(會意)寧(形聲)

誇(形聲)夸(會意)暗(形聲)晻(會意)

野(形聲)埜(會意)

第二,會意字改換意符而形成的異體字。例如:

明朙　災灾　農辳　葬塟　床牀　比夶

屎菌　躬躳　棄弃　冤寃　吊弔　綿緜

第三,形聲字改換形符聲符及結構位置而形成的異體字。

改換形符者。例如:

唇脣　嘩譁　暖煖　險嶮　糠穅　遍徧

猪豬　粘黏　睹覩　堤隄　歌謌　溪谿

杯盃　焰燄　裙帬　鶏雞　輝煇　迹跡

改換聲符者。例如:

綫線　糧粮　褲袴　蚓螾　俯俛　踪蹤

暗晻　痹痺　啖噉　時旹　啼嗁　煙烟

韵韻　酬醻　鰐鱷　矾礬　瓮甕　吃喫

形符聲符皆改換者。例如:

腿骽　視眡　噫譩　蹟迹　猿蝯　瓮罋

村邨　皓暠　糯稬　褲絝　麩粰　蚊蟁

剩賸　俯頫　臀脾　豚豘　蔗藷　糙糶

省形省聲與不省者。例如:

蚊蟁　蜂蠭　雷靁　累纍　島㠀　法灋

形符聲符變體者。例如:

剿勦　煮煑　慚慙　裙裠　臀臋　罕罕

尪尩　搬擊　以上爲形符變體。

泥狔　峮峮　滾滾　鉤鉤　恒恆　姗姍

柳栁　似佀　以上爲聲符變體。

形符聲符結構位置改變者:例如:

甜甛　翅翄　够夠　和咊　秋烁　鄰隣

氈氊　鵝䳘　以上爲左右位置調換。

胸匈　群羣　峰峯　岭岺　槁槀　吻昒

毗毘　棋棊　以上爲左右結構變上下結構。

脅脇　蟹蠏　幕幙　案桉　嶄嶃　拿拏

裏裡　舅𦥊　以上爲上下結構變左右結構。

第四,隸變不同而形成的異體字。例如:

射躲　春旾　暴曓　享亯　尉尉　報報

並竝　兕𠔉　忽悤　却卻　叙敍　肯肎

蓋葢 咒呪 華蕚 話語 旨旨 亡亾

第五,俗體字形成的異體字

的旳 冰氷 花苍 怪恠 恥耻 舞𦐊

再再 亂乱 世卋 疏踈 命㑹 丢丢

分析異體字,必須注意時代性。如甲骨文中,“毓·后”是異體字,後來篆文中“毓·育”成爲異體,《説文》:“毓,育或從每。”而“后”則分化爲“君后”的“后”。正體和異體也隨時代而變化,如:辻(徒)、躲(射)、痞(痼)、帬(裙)、衺(表)、蟁(蚊)、峯(峰)、竝(並)、挍(搜)、隄(堤)、脣(唇)、語(話)、煖(暖)等,括號外的形體在《説文》中都是正體,後來逐漸變成了異體。以“霊·靈”爲例,《説文·玉部》:“靈,霊或從巫。”“霊”爲正體,“靈”爲異體,但由於經典中多用“靈”,少用“霊”,邵瑛《羣經正字》:“今經典多從或體。”所以《漢語大字典》所附《異體字表》列“靈”爲主體字,“霊”爲異體字。

二、其他異寫字

俗體字,是指那些在民間流行的異體字。上述異體字形體關係及其來源的第五種即是。氷,《字彙·水部》:“氷,俗冰字。”苍,《篇海類編·花木類·艸部》:“苍,音花,義同,俗用。”恠,《正字通·心部》:“恠,俗怪字。”耻,《龍龕手鑒·耳部》:“耻”,“恥”的俗字。𦐊,《宋元以來俗字譜》:“舞”,《通俗小説》、《三國志平話》、《太平樂府》等作“𦐊”。再,《古今韻會舉要·隊韻》:“再,俗作再。”卋,《字彙·十部》:“卋,俗世字。”踈,《廣韻·魚韻》:“疏,俗作踈。”疏,通作疏。㑹,《宋元以來俗字譜》:“命”,《古今雜劇》、《三國志平話》作“㑹”。這些所謂的俗體字,至今還在民間書寫。由於文字的使用是約定俗成的,所以很多俗體字已經登上了大雅之堂,變成了正體字。如“的”是“旳”的俗體,即使在古代經書中,“旳”字都少見了。朱駿聲《説文通訓定聲》:“俗字作的,從白。”邵瑛《羣經正字》:“今經典作的。”乱,《廣韻·换韻》:“亂,俗作乱。”今簡化字即從俗字而來。丢,《正字通·一部》:“丢,俗作丢。”現行規範體即從俗體而定。歷史上有些人還單獨造了一些字,并未流行開來,不能視爲俗體字或異體字。唐代武則天就獨斷造了一些字,《宣和書譜》卷一:“(武氏)增減前人筆畫,自我作古,爲十九字,曰:西(天)、埊(地)……匜(生)。”中醫藥古籍中也有些字,字典辭書上均查不到。如宋代錢乙《小兒藥證直訣》中“皝”字,出現多次,“面色皝白”,“面皝白無精光”,“面皝白色弱”等。我們只能根據“日”、“白”相通,“皝”很可能就是“晄”(晃),那麽“皝白”就是小兒虚證顯現的面色虚白發亮。

訛變字,是指那些由訛字轉成的得到社會公認的字。訛字本來是錯字,這裏是指筆畫結構或增畫減畫的訛字,在古籍上被保存下來,其發展有兩種結果,一種是得到社會公認,稱爲訛變字,另一種没得到社會公認,仍然是訛字。訛變字已經取得了正式文字的資格,成爲異體字。例如:閙,原本是“鬧”的訛字,《説文·鬥部·新附字》:“鬧,不静也。”《正字通·門部》:“閙,鬧字之訛。《説文》載《鬥部》,舊本音同閙,附《門部》非。”由於“閙”字被人們習用,所以簡化字從“閙”,簡化作“闹”。閧,原本是“鬨”的訛字,《説文·鬥部》:“鬨,鬭也。”《古今韻會舉要·送韻》:“閧,毛氏曰,當作鬨。”“閙閧”形容市場上人們鬧鬧鬨鬨打仗鬥毆的樣子,“閙閧”成爲異體字。他如:廉,是“廉”的訛變字。汚、汙,是“污”的訛變字。朶,是“朵”的訛變字。凢,是“凡”的訛變字。亮,是“亮”的訛變字。菊,是“旁”的訛變字。這些訛變字常常流行於民間,所以又可稱爲俗體字。

缺筆字,是指書寫時特意少寫一筆畫的字,是封建社會避諱字之一,也成爲異體字。避諱缺筆之例始於唐代，唐代以前多採用改字避諱法。唐乾封元年贈泰師孔宣公碑中“愚智齊泯”，“泯”作“泜”，此爲唐碑避諱缺筆始見，以避唐太宗李世民“民”字諱，其後缺筆之例漸多，“世”缺筆作“丗”，“葉”缺筆作“萗”。宋代避諱之例最嚴，廟諱就有幾十個字，多爲改字，也有缺筆。如避宋真宗趙恒諱，“恒”缺筆作“恒”。明代避諱條例本寬，萬曆之後漸嚴，多爲改字，少見缺筆。如避明熹宗由校諱，“由”缺末筆作“由”。清代避諱，自康熙帝之漢名玄燁始，雍乾至嚴，改字、析字、缺筆甚多。如“玄”缺末筆作“玄”；避清世宗胤禛諱，“胤”缺末筆作“胤”，宋徐鉉《説文解字》校本經清代陳昌治翻刻，釋文“胤”均作“胤”。爲避清高宗弘曆諱，析字爲“上一字從弓從厶，下一字從厤從日”。孔丘是大聖人，也要避諱，“丘”字缺筆作“丘”。

三、規劃教材《醫古文》異體字舉例

（前字爲異體，後字爲正體）

卻・却（二）保・保（二）闚・窺（二）葢・蓋（三）

梱・閫（三）苐・第（三）廑・僅（三）蹷・蹶（四）

雞・鷄（四）眏・睫（四）旉・敷（五）皃・倪（五）

煖・暖（五）虵・蛇（五）臃・癰（五）猨・猿（五）

黏・粘（五）秏・耗（六）翫・玩（六）侹・侹（六）

皐・皋（六）噏・吸（六）巖・岩（六）穅・糠（六）

懽・歡（七）捄・救（七）僊・仙（七）槩・概（八）

冐・冒（八）袐・秘（八）竒・奇（八）昬・昏（八）

毬・球（八）脇・脅（八）盌・碗（八）欝・鬱（八）

瘖・喑（九）譁・嘩（九）鉅・巨（九）絃・弦（十）

弛・弛（十二）竝・並（十二）恉・旨（十二）剉・銼（十三）

隟・隙（十三）肶・膍（十三）觔・斤（十四）殽・淆（十五）

盪・蕩（十五）惷・蠢（十六）釐・厘（十八）寖・浸（二十）

豎・竪（二十一）缽・鉢（二十一）覩・睹（二十二）玅・妙（二十二）

麤・粗（二十五）腸・腸（二十五）澁・澀（二十五）騃・呆（二十五）

鬻・煮（二十七）煞・殺（二十八）椀・碗（二十八）惰・遁（二十九）

肎・肯（二十九）寃・冤（三十二）寍・寧（三十三）嶮・險（三十四）

慙・慚（三十四）燿・耀（三十四）諠・喧（三十四）譁・嘩（三十四）

恥・耻（三十四）尠・鮮（三十五）疊・叠（三十五）煙・烟（三十五）

𣦸・死（三十五）抝・拗（三十六）躭・耽（三十六）遡・溯（三十七）

熯・暵（三十八）麄・粗（三十八）戞・戛（四十）

以上所列異體字，是據《第一批異體字整理表》和《漢語大字典》附録《異體字表》廣義異體字概念而列出。

第五節　容易誤讀誤寫的中醫藥常用字

漢字讀音和形體的規範化，是我國政府一向重視的。1955 年 12 月 22 日文化部和中國文字改革委員會聯合發佈了《第一批異體字整理表》；1956 年 1 月 28 日國務院通過發佈了《漢字簡化方案》，1964 年 5 月編輯出版了《簡化字總表》；1965 年 1 月文化部和中國文字改革委員會發佈《印刷通用漢字字形表》;1986年國務院提出"逐步消除社會用字混亂的不正常現象"的要求;1988年1月26日國家語言文字工作委員會和國家教委發佈《現代漢語常用字表》;1988年3月25日國家語言文字工作委員會和國家新聞出版署發佈《現代漢語通用字表》。此外,1985年12月27日由國家語委、國家教委和廣播電視部聯合發表了《普通話異讀詞審音表》。以上諸表的發佈,對於漢字讀音和形體的規範化起了重要作用,是我們平日讀音和書寫的法定依據。但是,由於漢字讀音和形體的複雜性,經常會出現誤讀和誤寫現象。尤其中醫藥用字,由於一些人不注意規範化,加之中醫藥一些特殊用字,誤讀和誤寫現象時有發生。下面,我們立足於中醫藥古籍繁體字的閱讀和書寫,并兼顧簡化漢字,對誤閱誤寫情況進行簡要的分析歸類,以提醒大家注意和糾正誤讀誤寫現象。

一、容易誤讀的中醫藥常用字

漢字是形、音、義的結合體,但由於漢字字形本身没有準確的標音,因此誤讀現象經常發生,大體歸納爲以下四種原因和類型:

第一,聲符關係而誤讀。漢字的90%以上是形聲字,形聲字的聲符本來用以表音,同一聲符的形聲字,在造字之初,讀音應當相同或相近,但由於古今音變,有些形聲字的聲符已經失去了表音作用,同一聲符的形聲字,讀音可能差别很大,請參閱形聲字聲符表音部分。有人遇到這類形聲字,或按聲符誤讀,或按同聲符形聲字類推誤讀。分述如下:

按聲符誤讀者。例如:

蒡 牛蒡子,讀bàng(棒)。易誤讀páng(旁)。

瀕 瀕湖脈學,讀bīn(彬)。易誤讀pín(頻)。

髕 髕骨(膝蓋骨),讀bìn(鬢)。易誤讀bīn(賓)。

儕 古文中指同類的人們"吾儕",讀chái(柴)。易誤讀qí(齊)。

瘥 古文中謂病愈"病瘥",讀chài。易誤讀chā(差陰平)或chà(差去聲)。

啻 古文中副詞詞組"不啻",不止,讀chì(翅)。易誤讀dì(帝)。

忡 中醫癥狀"怔忡",心悸,讀chōng(充)。易誤讀zhōng(中)。

怵 怵惕,讀chù(觸)。易誤讀shù(術的簡化字"术")。

蓯 肉蓯蓉,讀cōng(聰)。易誤讀cóng(從)。

瘁 心力交瘁,讀cuì(翠)。易誤讀zú(足)。

篤 篤愛岐黄,病篤,讀dǔ(賭)。易誤讀mǎ(馬)。

咄 古文嘆詞"咄嗟",讀duō(多)。易誤讀chū(出)。

頞 鼻梁,讀è(餓)。易誤讀ān(安)。

腓 腓腸肌,讀féi(肥)。易誤讀fēi(非)或fěi(非上聲)。

苄 地黄别名,《爾雅·釋草》:"苄,地黄。"讀hù(户)。易誤讀xià(下)。

踝 踝骨,讀huái(懷)。易誤讀guǒ(果)。

涸 水乾涸,《素問·氣交變大論》:"少陽三勝,……草萎水涸。"讀hé(河)。易誤讀gù(固)。

艽 秦艽,讀jiāo(交)。易誤讀jiǔ(九)。

酵 酵母,發酵,讀jiào(叫)。易誤讀xiào(孝)。

芤 芤脈,讀kōu(摳)。易誤讀kǒng(孔)。

莨 莨菪,讀làng(浪)。易誤讀liáng(良)。

瘰　瘰癧，讀 luǒ(裸)。易誤讀 lěi(累上聲)

眊　眼睛看不清，讀 mào(帽)。易誤讀 máo(毛)。

懣　煩懣，讀 mèn(焖)。易誤讀 mǎn(滿)。

泌　分泌，泌尿，讀 mì(密)。易誤讀 bì(必)。

齲　齲齒，讀 qǔ(取)。易誤讀 yǔ(禹)。

茸　鹿茸，讀 róng(榮)。易誤讀 ěr(耳)。

娠　妊娠，讀 shēn(身)。易誤讀 chén(辰)。

眚　眼睛生翳，讀 shěng(省上聲)。易誤讀 shēng(生)。

樞　中樞神經。讀 shū(舒)。易誤讀 qū(軀)。

吮　嬰兒吮乳，讀 shǔn。易誤讀 yǔn(允)。

臀　臀部，讀 tún(豚)。易誤讀 diàn(殿)。

痏　瘢痕，讀 wěi(偉)。易誤讀 yǒu(友)。

芎　川芎，讀 xiōng(匈)。易誤讀 gōng(弓)。

眩　目眩，讀 xuàn(楦)。易誤讀 xuán(玄)。

莠　良莠不齊，讀 yǒu(友)。易誤讀 xiù(秀)。

瘵　病，多指癆病，讀 zhài(債)。易誤讀 jì(祭)。

怔　怔忡，讀 zhēng(爭)。易誤讀 zhèng(正去聲)。

蹠　蹠骨，讀 zhí(直)。易誤讀 shù(庶)。

櫛　梳篦總稱。《千金方・月令》："凡衣服、巾、櫛、枕、鏡，不宜與人同之。"讀 zhì(志)。易誤讀 jié(節陽平)。

按同聲符形聲字類推誤讀者。例如：

胞　胞胎，細胞，讀 bāo(包)。不能按"泡"類推誤讀 pāo 或 pào。

悖　違反，讀 bèi(背)。不能按"脖"類推誤讀 bó。

痹　痹證，讀 bì(必)。不能按"脾"類推誤讀 pí。

鴟　鴟鳥，《三國志・華佗傳》："熊經鴟顧。"讀 chī(吃)。不能按"低"類推誤讀 dī。

熾　熱盛，《〈良方〉自序》："有宜熾火，有宜温火者。"讀 chì(赤)。不能按"識"(去聲)類推誤讀 zhì。

痤　痤瘡，讀 cuó(嵯)。不能按"銼"類推誤讀 cuò 或 cuǒ。

肱　肱骨，讀 gōng(工)。不能按"宏"類推誤讀 hóng。

佝　佝僂，讀 gōu(鈎)。不能按"拘"類推誤讀 jū。

枸　枸杞，讀 gǒu(狗)。不能按"鈎"類推誤讀 gōu。

粳　粳米，《金匱要略》有附子粳米湯，讀 jīng(京)。不能按"埂"類推誤讀 gěng。

疽　癰疽，讀 jū(居)。不能按"咀"類推誤讀 jǔ。

刳　剖開，《華佗傳》："當須刳割者。"讀 kū(枯)。不能按"誇"類推誤讀 kuā。

癩　麻風病，惡瘡，讀 lài(賴)。不能按"懶"類推誤讀 lǎn。

虻　虻蟲，讀 méng(萌)。不能按"忙"類推誤讀 máng。

娩　分娩，讀 miǎn(免)。不能按"晚"類推誤讀 wǎn。

蟯　蟯蟲，讀 náo(撓)。不能按"饒"類推誤讀 ráo。

衄　鼻衄，讀 nǜ。不能按"扭"(去聲)類推誤讀 niù。

脬　膀胱，讀 pāo(抛)。不能按"浮"類推誤讀 fú。

怯　膽怯，讀 qiè(妾)。不能按"却"類推誤讀 què。

矧　况且，《鑒藥》："矧常病也。"讀 shěn(審)。不能按"蚓"類推誤讀 yǐn。

湉　《冷廬醫話》作者清代陸以湉，讀 tián(田)。不能按"括"類推誤讀 kuò。

喎　口眼喎斜，讀 wāi(歪)。不能按"窩"類推誤讀 wō。

詣　醫學造詣，讀 yì(意)。不能按"指"類推誤讀 zhǐ。

第二，形近關係而誤讀。有些漢字形體相近，常把這個字錯認爲那個字，讀了别字的音。我們必須注意形體相近字的細微差别，以避免認錯讀錯。例如：

匕　方寸匕，讀 bǐ(比)。與"七"形近，易誤讀 qī。

坼　裂開，水冰地坼，讀 chè(徹)。與"拆"形近，易誤讀 chāi。

瘳　病愈，病瘳，讀 chōu(抽)。與"廖"形近，易誤讀 liào。

杲　金元時期醫家李杲，讀 gǎo(搞)。與"果"形近，易誤讀 guǒ。

肓　膏肓，肓膜，讀 huāng(荒)。與"盲"形近，易誤讀 máng。

菅　植物名，草菅人命，讀 jiān(堅)。與"管"形近，易誤讀 guǎn。

牝　雌性，陰性，《素問·水熱穴論》："腎者，牝藏也。"王冰注："牝，陰也。"《金匱要略》有牝瘧，讀 pìn(聘)。與"牡"形近，易誤讀 mǔ。

恃　依仗，恃能厭事，讀 shì(是)。與"持"形近，易誤讀 chí。

祟　非鬼神作祟，讀 suì(歲)。與"崇"形近，易誤讀 chóng。

荼　荼毒生靈，讀 tú(圖)。與"茶"形近，易誤讀 chá。

淅　淅淅惡風，讀 xī(西)。與"浙"形近，易誤讀 zhè。

第三，多義多音而誤讀。漢字的多義多音是很普遍的，字義不同，讀音常常不同，如果分辨不清，也會産生誤讀。例如：

參　參差不齊，讀 cēn。與參加的"參"(cān)、人參的"參"(shēn)，讀音不同。

創　創傷，金創，讀 chuāng(瘡)。與創造的"創"(chuàng)，讀音不同。

卒　古文"卒然"，突然，讀 cù(促)。與死亡義、終了義的"卒"(zú)，讀音不同。

癉　癉瘧，讀 dān(丹)。過勞而病，讀 dàn(旦)。

膻　膻中，《素問·靈蘭秘典論》王冰注："膻中者，在胷中兩乳間，爲氣之海。"讀 dàn(旦)。易誤讀 tán 或 tǎn。與膻味的"膻"(shān)，讀音更不同。

度　揣度病情，讀 duó(奪)。與度量衡、程度、氣度的"度"(dù)，讀音不同。

阿　阿膠，樊阿，讀 ē。與阿媽的"阿"(ā)，讀音不同。

惡　惡心，讀 ě。惡習，讀 è。古文疑問代詞和嘆詞，讀 wū。憎惡，讀 wù。

和　唱和，和詩，曲高和寡，讀 hè(賀)。與和諧的"和"(hé)、和麵的"和"(huó)、攪拌和藥的"和"(huò)，讀音不同。

期　周，周年，《華佗傳》："此病後三期當發。"讀 jī(雞)。與日期的"期"(qī)，讀音不同。

革　病革，《禮記·檀弓上》："夫子之病革矣。"注："革，急也。"讀 jí(急)。與皮革的"革"(gé)，讀音不同。

校　校訂醫書，讀 jiào(叫)。校尉、學校，讀 xiào。

看　看護病人，讀 kān(刊)。看病、看脈，讀 kàn。

潰　潰瘍，潰爛，讀 kuì(愧)。潰膿，讀 huì。

脈　脈象，讀 mài(賣)。脈脈含情，讀 mò。

内　内針，内穀，内藥，内臼中，讀 nà(納)。與内外的"内"(nèi)，讀音不同。

炮　中藥炮製，讀 páo(袍)。與槍炮的"炮"(pào)，讀音不同。

否　否塞不通，陰陽否隔，讀 pǐ(痞)。與是否的"否"(fǒu)，讀音不同。

奇　《素問·奇病論》，奇邪，奇經八脈，奇恒之腑，讀 qí(臍)。奇方偶方，三百有奇，讀 jī(鷄)。

蕁　蕁麻，讀 qián(前)。蕁麻疹，用於口語，讀 xún(尋)。草藥名，知母，《説文·艸部》："蕁，芜藩也。"讀 tán(談)。

濡　濡脈，肉濡，讀 ruǎn(軟)。與濡濕的"濡"(rú)，讀音不同。

數　數脈，頻數，讀 shuò(碩)。與數學的"數"(shù)，讀音不同。

吐　吐血，嘔吐，從嘴裏湧出者，讀 tù(兔)。吐痰，從嘴裏出來者，讀 tǔ(土)。

熨　熨法，讀 wèi(魏)。與熨燙的"熨"(yùn)，讀音不同。

省　省病，不省人事，讀 xǐng(醒)。與尚書省的"省"(shěng)，讀音不同。

血　血漿，血管，血流，血球，讀 xuè(謔)。用於口語，淌血，讀 xiě(寫)。

鮮　鮮見病證，鮮爲人知，讀 xiǎn(險)。與新鮮的"鮮"(xiān)，讀音不同。

殷　血色殷紅，黑紅色，讀 yān(淹)。與殷勤、殷切的"殷"(yīn)，讀音不同。

飲　使……飲，讀 yìn(印)。與飲水的"飲"(yǐn)，讀音不同。

應　藥物反應，臨證應變，讀 yìng(硬)。與應當的"應"(yīng)，讀音不同。

暈　頭暈，讀 yūn。暈船，暈車，讀 yùn(運)。

長　多餘，剩餘，《〈本草綱目〉原序》："解其裝，無長物。"讀 zhàng(丈)。與長短的"長"(cháng)，讀音不同。

識　多聞博識，記住，讀 zhì(志)。與認識的"識"(shí)，讀音不同。

中　藥中肯綮，中病，中毒，中暑，讀 zhòng(仲)。與中外的"中"(zhōng)，讀音不同。

术　白术，蒼术，讀 zhú(竹)。與"術"的簡化字"术"(shù)，讀音不同。

屬　連屬，徽音累屬，讀 zhǔ(主)。與類屬的"屬"(shǔ)，讀音不同。

第四，異讀關係而誤讀。記録同一個詞(或一個詞中的字)，在過去有幾種不同的讀音，叫作"異讀"。"異讀"造成讀音的混亂，因此普通話審音委員會分批審定了約兩千個詞的規範讀音，發表了《普通話異讀詞三次審音總表初稿》。但是，由於習慣或方言的關係，不合規範的異讀現象時有存在，應當注意規範讀音。例如：

癌　惡性腫瘤，讀 ái(皚)。舊讀 yán(嚴)，不取。

砭　砭石，針砭，讀 biān(編)。不取 biǎn(貶)。

膚　皮膚，讀 fū(敷)。不取 fǔ(府)。

睾　睾丸，讀 gāo(高)。不取 gǎo(搞)。

疾　疾病，讀 jí(急)。不取 jī(鷄)。

頸　頸部，讀 jǐng(井)。不取 jìng(竟)。

痙　痙攣，讀 jìng(净)。不取 jīng(經)。

灸　針灸，讀 jiǔ(久)。不取 jiū(糾)。

胚　胚胎，讀 pēi(呸)。不取 péi(培)。

剖　解剖，讀 pōu。不取 pāo(抛)。

熱　熱療，讀 rè。不取 yè(夜)。

腧　腧穴，讀 shù(樹)。不取 shū(輸)。

瘦　瘦弱，讀 shòu(獸)。以"叟"爲聲符的形聲字，大多讀平舌音，如：搜嗖餿溲颼艘等。

危 病危，讀 wēi(威)。不取 wěi(偉)。

癇 癲癇，讀 xián(弦)。不取 jiān(肩)。

眩 目眩，讀 xuàn(楦)。不取 xuán(玄)。

穴 穴位，讀 xué(學)。不取 xuè(謔)。

瘍 瘡瘍，讀 yáng(楊)。不取 yàng(樣)。

淫 六淫，讀 yín(銀)。不取 yǐn(引)。

脂 脂肪，讀 zhī(之)。不取 zhǐ(止)。

二、容易誤寫的中醫藥常用字

漢字是由一丨丿㇏丶㇀㇇㇄㇃㇁亅等各種筆畫組合而成，字形本身就很複雜，多一畫，少一畫，改一畫，就成了另外一個字。如木、本、末、未、朱，相遞皆一畫之差，就是五個不同的字。因此認錯寫錯漢字，自古迄今，并非罕事，男女老少，人皆有之。古書經過展轉傳抄，歷代翻刻，訛字層出，以訛傳訛。如《三國志・華佗傳》："初，軍吏李成苦欬嗽，晝夜不寤。""寤"當作"寐"，范曄《後漢書・華佗傳》作"寐"。《晉書・皇甫謐傳》："臣以尫弊，迷於道趣。""弊"當作"瘵"。寤寐，屬形近而誤；弊瘵，屬音同而誤。漢字誤寫，雖然帶有普遍性，但不能遷就。越是普遍性的錯誤，越要着力加以糾正，以使漢字書寫規範化。容易誤寫的中醫藥常用字，有兩種類型：形近而誤和音近而誤。

第一，形近而誤。又可分爲幾種情況：

一是整個形體相近而誤寫。例如：

士 士人。與"土"形近，不能混同。

木 樹木。與"水"、"永"形近，不能混同。

日 日期。與"曰"形近，不能混同。

夭 夭亡。與"天"形近，不能混同。

末 藥末。與"未"形近，不能混同。

旦 元旦。與"且"形近，不能混同。

母 母親。與"毌"形近，不能混同。

己已巳 己，自己；已，已經；巳，干支名。三字形近，不能混同。

白臼臼 白，白色；臼，舂米器；臼，叉手。三字形近，不能混同。

戊戉戍戌戎 戊，像斧鉞之形，借作干支名；戉，斧鉞；戍，戍邊；戌，寬刃斧形兵器，借作干支名；戎，兵器。五字形近，不能混同。

二是部分形體相近而誤寫。合體字的組成成分是多種多樣的，其中有許多形體近似的成分，很容易造成書寫錯誤。下面舉些常見的易誤形體成分及例字：

厂广 厚原厓厜厥厭厲；庇序府庖廣廢廬。

冖宀 冠冢軍；宫室客家宿。

冫氵 冰冶洗清凝；沐治洗清没泄泪流。

卩阝 印却即卸衂；邪邨那邯郊郎都郵。

大犬 契奘奥奠奨；狀猒猷獸獻。

弋戈 式忒拭武貳；成戒或威咸臧截戰。

少少 步涉陟；抄杪秒鈔。

卂凡 汛訊迅；帆恐鞏築。

日月目　盰昧昳映昨；肝眛昳眏胙；盰眛眣映眸。

艹⺮　芉茇苡苻苔；竿笈笣符笘。

⺗氺　恭慕添忝；泰暴漆滕。

今令　吟含念岑；冷苓领铃聆玲羚。

印卯　仰抑迎昂；柳鉚聊。

氏氐　祇舐紙；低羝底抵詆砥。

礻衤　社祀祈祠祥祺；衩衽衿袂補褲。

予矛　野預豫；茅蟊鶩。

癶夗　登發澄瞪；祭察蔡擦。

亘且　垣宣桓洹；坦宜相沮。

朿東　刺策棗；剌辣賴。

艮良　痕很狠銀；朗郎廊榔；浪狼娘莨。

臽舀　陷焰諂閻；滔稻蹈韜。

以上爲繁體字形近成分易誤者，以下爲簡化字形近成分易誤者：

仓仓　“侖”簡化爲“仑”，“倉”簡化爲“仓”，充當合體字成分時易誤。如：伦论抡沦纶轮；伧苍沧舱枪抢。

収⺮　“臤”簡化爲“収”，“臥”簡化爲“⺮”；充當合體字成分時易誤。如：坚贤紧竖；监槛鉴览。

户卢　“盧”簡化爲“卢”，但作合體字成分時却分爲“户”、“卢”兩個形體，極易類推誤寫。如：庐炉芦驴沪；颅泸轳鲈胪栌垆。

东东　“東”簡化爲“东”，“柬”作爲偏旁簡化爲“东”，不能混同。如：冻栋胨；栋练炼。

圣圣　“巠”作爲偏旁簡化爲“圣”，“聖”簡化爲“圣”，不能混同。如：茎泾经痉胫径到颈劲，不能將“圣”旁寫作“圣”旁。

以上構字成分，由於形體相近，很容易誤寫，就造成了錯字或别字。清代唐大烈纂輯的《吳醫匯講》中有《讀書十則》，第十則就是《讀書須辨訛字》，其中有這樣一段辨訛：“喻嘉言《秋燥論》曰《生氣通天論》謂‘秋傷於燥’，誤傳‘傷燥’爲‘傷濕’，解者竟指‘燥病’爲‘濕病’，遂至經旨不明。烈按：此一字之訛，而有毫厘千里之謬，讀書中傳寫訛字頗多，讀書者自須具眼。”《靈樞·經脈》：“脾足太陰之脈，起於大指之端，循指内側白肉際，過核骨後，上内踝前廉，上踹内，循脛骨後，交出厥陰之前。”“踹”爲足跟，太陰脈已過内踝上行，豈能又返回足跟？當是“腨”(shuàn)字之誤。《説文·肉部》：“腨，腓腸也。”腓腸肌，即小腿肚子。《吳醫匯講》中江朝宗有辨《上腨内》條，云：“張景岳《類經》及汪訒菴《類纂》、李士材《知要》皆刻從足……而字之從足者皆誤刻也。按從足之‘踹’字，考諸《字彙》、《字典》、《玉篇》皆曰足跟也。脈由大指而上内踝已交於脛，自此上行則在脛中矣，豈有反下入足跟之理哉？若入足跟，當用‘下’字，不當用‘上’字，而云‘下踹内’矣，故知其誤刻從足也。”考《太素》卷八、《經脈》卷六第五、《甲乙》卷二第一上、《素問·陰陽離合論》、《厥論》王冰注引“踹”，并作“腨”。

三是增畫缺畫改畫而誤寫。這種情況，與上述情況是緊密相聯的，也是由於部分形體相近而增減改動筆畫，大多數是錯字。

增多筆畫者：

寫　“寫”簡化爲“写”，繁體上爲“宀”，簡化字上爲“冖”，有人將簡化字上誤寫作“宀”。

賣　“賣”簡化爲“卖”，繁體上爲“士”，簡化字上爲“十”，有人將簡化字上誤寫作“士”。

染 右上爲“九”,經常有人誤寫作“丸”。

寬 “寬”簡化爲“宽”,有人將簡化字下誤寫作“见”。

堯 “堯”簡化爲“尧”,上爲“戈”,有人誤寫作“戈”。

戔 “戔”簡化爲“戋”,中間兩横,有人誤寫三横作“戋”。以“戋”作偏旁的浅践贱饯,經常誤寫。

長 “長”簡化爲“长”,右下只是一捺“㇏”,有人誤寫作“㇏”。

貪 “貪”簡化爲“贪”,上爲“今”,有人誤寫作“令”。

顖 “顖”簡化爲“囟”,有人誤寫作“囱”。

其他如:悲哀,誤寫作“衷”。胃氣,誤寫作“青”。針灸,誤寫作“炙”。賒欠,右爲“佘”,誤寫作“余”。膏肓,誤寫作“盲”。毛茛,誤寫作“莨”。

缺少筆畫者:

梁 右上爲“刅”,誤寫作“刃”。

拜 右爲“𠂢”,誤寫作“手”。

裸 左爲“衤”,誤寫作“礻”。

兔 右下有一點,誤寫作“免”。

拆 右爲“斥”,誤寫作“斤”。

琢 右爲“豖”,誤寫作“豕”。

直 中間三横,誤寫作“直”。

蒸 中間爲“丞”,誤寫作“氶”。

匈 中間爲“凶”,誤寫作“㐅”。

蒙 中間有一短横,常誤缺。

穀 左中有一短横,繁體字書寫時常誤缺。今簡化爲“谷”。

隆 右中有一短横,常誤缺。

峰 右爲“夆”,誤寫作“冬”。

壓 “壓”簡化爲“压”,裏爲“土”,誤寫作“土”。

澀 “澀”簡化爲“涩”,右上爲“刃”,誤寫作“刀”。

獼 “獼”簡化爲“猕”,中間有“弓”,常誤缺。

改變筆畫者:

牙 非“牙”。同類如邪、芽、伢等。

片 非“片”。同類如版、牌、牑、牘等。

切 左爲“七”,非“土”。同類如“竊”的簡化字“窃”、“徹”的簡化字“彻”等。

巴 全封口,非“巴”。同類如爸、把、吧、疤等。

肺 右爲“市”,非“市”。同類如沛、旆、霈等。

妊 右爲“壬”,非“王”。同類如任、紝、飪、衽等。

骨 上爲“冎”,非“冎”。同類如渦、剮、鍋等。

罔 裏下爲“亡”,非“山”。同類如網、惘、蝄、魍等。

事 不作“事”或“事”。

建 左下爲“廴”,非“辶”。同類如廵、延、廷、延等。

雪 下爲“彐”,非“ヨ”。同類如彗、慧、“蕁”的簡化字“荨”等。

姬 右爲“𦣞”,非“臣”。同類如熙、頤、軝等。

瘕　裹爲“叚”，非“段”。同類如假、暇、遐、霞、豭等。

第二，音近而誤。漢字中讀音相同或相近的字非常多，有些形近而誤的别字，同時也是音近而誤，如“竞”與“竟”混，“侯”與“候”混，“辨”與“辩”混等。但很多情况是字形并不近似，只因讀音相同或相近而誤寫。例如：

岐　岐伯，誤寫“歧”。歧，分歧。

歷　“歷”簡化爲“历”，“厲”簡化爲“厉”，兩字易混，從二字的合體字也極易混。如疬沥枥雳；励砺粝蛎。

砂　朱砂，誤寫“沙”。沙，沙土。

栝　栝蔞，誤寫“括”。括，搜括。

膿　“膿”簡化爲“脓”，脓血，誤寫“濃”（浓），濃淡。

眩　目眩，誤寫“弦”。弦，弓弦。

部　百部，誤寫“步”。步，脚步。

黄　黄帝内經，誤寫“皇”。皇，皇帝。

羲　伏羲，誤寫“西”。西，東西。

糜　糜粥，誤寫“靡”。靡，披靡。

燥　乾燥，誤寫“躁”。躁，急躁。

驅　驅使，誤寫“趨”（趋）。趨，趨向。

夾　夾雜，誤寫“加”。加，增加。

刻　刻苦，誤寫“克”。克，克服。

和　一唱一和，誤寫“合”。合，合作。

温　温熱病，誤寫“瘟”。瘟，瘟疫。

任　任勞任怨，誤寫“認”（认）。認，認識。

首　首屈一指，誤寫“手”。手指。

須　須飯後服藥，誤寫“需”。需，需要。

膝　牛膝，誤寫“夕”。夕，夕陽。

硝　芒硝，誤寫“消”。消，消除。

鞠　越鞠丸，誤寫“菊”。菊，菊花。

造成誤字的原因，形近而誤者，主要是平日不留心字的筆畫。有些字只是一筆半筆之差，如未末、己已巳、戊戌戍等。有些構字成分也是一筆半筆之差，如黄芩、茯苓；舌苔、鞭笞；治療、冶煉；發病、祭祀；針刺、剌謬；毛茛、莨菪；簡化字的抢救、抡拳；川楝、栋梁。有些人書寫圖快圖簡而替代，如牛膝，寫成“牛夕”；半夏，寫成“半下”；甚至亂造符號字，如三棱，寫成“三△”等。音同音近而誤者，主要不了解詞語中字的意義。如病歷（历），寫成“病厲（厉）”，不了解“历”、“厉”的繁體字字義差别很大。黄帝内經，寫成“皇帝内經”，是不清楚“黄帝”和“皇帝”是根本不同的兩個稱謂。首屈一指，寫成“手屈一指”，是不知道“首”是首先，屈指計數時首先彎下大拇指，因以“首屈一指”表示第一，居首位。而誤以爲“手”才能“屈”，自然是“手屈一指”了。

如何糾正和避免漢字的誤讀誤寫現象呢？一要提高對漢字規範化的認識。文字規範化代表着一個國家和民族的文化發展水平，也標志着一個人的文化素養高低，絶不可以抱着無所謂的態度。二要克服粗心大意。有些錯别字，不是不會寫，而是粗心造成的。三要養成勤查字典的習慣。凡遇到讀寫不準的字，一定查閱字典，不可臆斷。如果大家都養成認真讀寫漢字的良好習慣，形成社會風尚，那麽誤讀誤寫現象一定能够杜絶。

參考資料

1. 許慎，字叔重，汝南召陵人也。性淳篤，少博學經籍，馬融常推敬之，時人爲之語曰："五經無雙許叔重。"爲郡功曹，舉孝廉，再遷，除洨長。卒於家。初，慎以五經傳説臧否不同，於是撰爲《五經異義》，又作《説文解字》十四篇，皆傳於世。

《後漢書·儒林列傳·許慎》

2. 古者庖羲氏之王天下也，仰則觀象於天，俯則觀法於地，視鳥獸之文與地之宜，近取諸身，遠取諸物，於是始作易八卦，以垂憲象。及神農氏結繩爲治而統其事，庶業其繁，飾僞萌生。黄帝之史倉頡，見鳥獸蹏迒之迹，知分理之可相别異也，初造書契。"百工以乂，萬品以察，蓋取諸夬"，"夬揚於王庭"，言文者宣教明化於王者朝廷，君子所以施禄及下，居德則忌也。倉頡之初作書，蓋依類象形，故謂之文。其後形聲相益，即謂之字。文者，物象之本；字者，言孳乳而浸多也；著於竹帛謂之書，書者，如也。以迄五帝三王之世，改易殊體，封於泰山者七十有二代，靡有同焉。《周禮》：八歲入小學，保氏教國子以六書。一曰指事，指事者，視而可識，察而見意，上下是也。二曰象形，象形者，畫成其物，隨體詰詘，日月是也。三曰形聲，形聲者，以事爲名，取譬相成，江河是也。四曰會意，會意者，比類合誼，以見指撝，武信是也。五曰轉注，轉注者，建類一首，同意相授，考老是也。六曰假借，假借者，本無其字，依聲託事，令長是也……秦始皇帝初兼天下，丞相李斯乃奏同之，罷其不與秦文合者。斯作《倉頡篇》，中車府令趙高作《爰歷篇》，太史令胡毋敬作《博學篇》，皆取史籀大篆，或頗省改，所謂小篆者也。是時秦燒滅經書，滌除舊典，大發隸卒，興役戍，官獄職務繁，初有隸書，以趣約易，而古文由此絶矣……今叙篆文，合以古籀，博采通人，至於小大，信而有證。稽譔其説，將以理羣類，解謬誤，曉學者，達神恉。分别部居，不相雜厠。萬物咸覩，靡不兼載。厥誼不昭，爰明以諭……

漢·許慎《〈説文解字〉叙》

3. 許慎作《説文解字》，創稿於和帝永元十二年（公元 100 年），至安帝建光元年（公元 121 年）九月病中，始遣其子冲進上。從創稿至最後寫定歷時二十二年，爲生平最經心用意之作。成書之後，經過數百年之展轉傳寫，又經唐朝李陽冰之竄改，以致錯誤遺漏，違失本真。宋太宗雍熙三年（公元 986 年）命徐鉉等校定付國子監雕板，始得流傳於世。徐鉉弟鍇亦攻説文之學，作《説文繫傳》。故世稱鉉所校定者爲大徐本，繫傳爲小徐本。徐鉉，字鼎臣，本南唐舊臣，降宋後官至左散騎常侍。其校《説文解字》，除糾正本書脱誤外，又畧有增改。增改之迹，約有五端：一、改易分卷……二、增加標目……三、增加反切。許慎時代尚無反切，故注音僅云"讀若某"而已。徐鉉始據孫愐《唐韵》加注反切於每字之下，但與漢人讀音不符。四、增加注釋……五、增加新附字。凡經典相承及時俗要用之字而本書不載者，皆補録及每部之末，别題曰"新附字"……今許書原本失傳，所見者惟徐鉉等校定之本……清代學者以研究説文爲專門之學，段玉裁、桂馥、嚴可均及近代章太炎諸家均有重要補正。而地下陸續出土之甲骨文金文，尤可考訂許氏原文之失。故古文字學之研究，以後當續有進展，不能盡信前人之説爲定論。惟從事研究者，終當以《説文解字》爲基礎。

中華書局影印清陳昌治刻本《説文解字》殷韵初前言

4.《説文》研究的重要著作

清·段玉裁《説文解字注》三十卷，段注博大精深，創見極多，至今倍受學林稱道，但也有不少武斷之處。清·桂馥《説文解字義證》五十卷，搜羅書證極其宏富，資料性强；又闡釋許書原文，匡訂二徐訛誤，旁舉相關的資料，很有參考價值。清·王筠《説文句讀》三十卷，綜取諸家所釋，簡明精當，且對原文和釋文俱加句讀，最便初學。清·朱駿聲《説文通訓定聲》十八卷（另補遺一卷），頗具特色，收字重新編排，按朱氏古韵十八部歸類，聲符相同者相次，並增補《説文》未收之字；每字義項分爲本義、"轉注"（引申義）、"叚借"（借義）、"别義"、"聲訓"（語源義）。書證豐富，對義項研究很有價值，對了解音義關係也很有幫助。還有單獨研究《説文》六書理論、釋例、部首、字音、古文籀文、引經、假借字、逸字及某字考釋方面的著作，不備述。有關研究《説文》的著作，大抵都收録於丁福保主編輯録的《説文解字詁林》（上海醫學書局，1928 年出版正編，1932 年出版補編，計 82 册。中華書局 1988 年重印），該書不是叢書，而且將有關《説文》各字的校訂、注疏、考釋、考證及有關其他資料集於大徐本各字之下，極便查閲。

5. 古文字學研究的重要著作

清・阮元《積古齋鐘鼎彝器款識》十卷，將出土古文字加以考釋，使古文字研究與文字訓詁和文獻整理結合在一起。清・吴大澂《説文古籀補》十四卷，將金文、石鼓文、古幣文、古璽文、古陶文等古文字資料按《説文》次序編排，並附有考釋，是第一部用出土古文字補充《説文》篆文的著作，對認識漢字原始形態、結構和演變等具有很大的價值。丁佛言仿其體例作《説文古籀補》十四卷，强運開作《説文古籀三補》。此三書都設附録，以收未識之字。容庚《金文編》十四卷，於 1925 年初版，此後於 1939 年、1959 年、1985 年先後增補重版。1985 年版《金文編》正編收已釋字 2420 個，附録收未釋字 1352 個。孫海波《甲骨文編》，於 1934 年初版，1965 年由中國科學院考古研究所增補重版，收單字 4672 字(其中正編 1723 字，合文 370 個，附録未釋字 2949 字)。徐中舒主編《甲骨文字典》(1988 年)，附有釋義和卜辭辭例，體例較完善。李孝定《甲骨文字集釋》十四卷(1965 年)，匯集了海内外有關甲骨文字的考釋，按《説文》部次編輯。周法高主編《金文詁林》十六册，另《附録》一册(1974 年)，匯集了有關金文的考釋。馬叙倫《説文解字六書疏證》三十卷(科學出版社 1956 年影印，上海書店 1985 年縮印)，廣泛吸收近人《説文》和甲骨金文等古文字研究成果，並參以本人的研究心得。

6. 文字學通論的重要著作

朱宗萊《文字學形義篇》(北京大學出版社，1918 年初版)，顧實《中國文字學》(1925 年)，唐蘭《古文字導論》(1934 年)，蔣善國《中國文字之原始及其構造》(1934 年)，馬宗霍《文字學發凡》(1935 年)，戴增元《文字學初步》(1935 年)，傅介石《中國文字學綱要》(1940 年)，楊樹達《中國文字學概要》(1943 年)，唐蘭《中國文字學》(1949 年)，傅東華《漢字》(1957 年初版)，梁東漢《漢字結構及其流變》(1959 年)，蔣善國《漢字形體學》(1959 年)，高亨《文字形義學概論》(1963 年初版)，殷煥先《漢字三論》(1981 年)，經本植《古漢語文字學知識》(1984 年)，楊五銘《文字學》(1986 年)，蔣善國《漢字學》(1987 年)，裘錫圭《文字學概要》(1988 年)，詹鄞鑫《漢字説略》(1991 年)。

(惠　群)

第三章 音韻

“音韻”是漢字聲、韻、調的總稱。辨析漢字聲韻調的發音及類別、研究其古今演變規律的科學稱為音韻學。

我國傳統的音韻學由三個部分組成：古音學、今音學、等韻學。古音學研究的是先秦兩漢時期的語音系統。今音學研究的主要是隋唐宋時期的語音系統。“今音”是對先秦兩漢的語音而言，所以把隋唐時代的語音稱爲今音。其實，“今音”所講的是中古音系統。等韻學是研究漢語發音原理、發音方法和音韻結構的學問。

這裏著重叙述古音和中古音的一些知識。

第一節　爲甚麽要學習音韻學

就大多數人來説，學習音韻學，掌握它的一些基礎知識，是爲了讀懂古書。對從事語言研究的專門工作者來説，學習音韻學，不但是爲了讀懂古書，更重要的是爲了尋找漢語語音的内部規律，指導推廣普通話、漢語規范化、方言調查以及建立漢語史等。

就閱讀古書來説，祇有懂得一些音韻學知識，纔能讀得更深入，有時還可避免發生錯誤。這裏舉一個例子。唐開元十四年(公元726年)，唐玄宗李隆基乙夜(二更時候，約當夜間十時)讀書，每當讀到《尚書·洪範》裏面一段文字，就覺得有的句子别扭：“無偏無頗，遵王之義；無有作好，遵王之道；無有作惡，遵王之路；無偏無黨，王道蕩蕩。”在他看來，既然“好”與“道”，“惡”與“路”，“黨”與“蕩”都押韻，無疑上兩句也應該押韻。可是無論怎麽讀，“頗”也不與“義”相押，他認爲“頗”字一定是錯了。他説：“朕聽政之暇，乙夜觀書，每讀《尚書·洪範》，至無偏無頗，遵王之義，三複兹句，常有所疑，據其下文，并皆協韻，惟頗一字，實則不倫。又周易泰卦中，無平不陂，《釋文》云，陂字亦有頗音。陂之與頗，訓詁無别。其《尚書·洪範》無偏無頗字，宜改為陂。”據此，至今《尚書》十三經本還寫作“無偏無陂”，其實作“頗”字是不誤的。顧炎武《答李子德書》説：《史記·宋世家》引此文作“毋偏毋頗”，《吕氏春秋》引此文也寫作“無偏無頗”，足資驗證。從古音上看，“頗”與“陂”的讀音很相近。清阮元在《尚書·洪範校勘記》裏説得好：“按頗陂皆以皮為聲。《詩》云：彼澤之陂，有蒲與荷，陂與荷爲韻，是陂頗同音也。開元之改，非但不知義字之古音，并不知陂字之古音。”“義”字的古音與“我”字的讀音十分接近。“義”是一個形聲字，從羊我聲。顧炎武在《答李子德書》中説，古人讀“義”爲“我”(ě)，與“頗”字正好押韻。從這裏看出，讀古書懂得一些音韻方面的知識，就不致妄改和錯讀。當然，瞭解音韻的基礎知識，其意義並不僅限於此。顧炎武從中得出一個具有普遍意義的結論：要想讀懂古書，必須考字。爲什麽要考證文字的正誤呢？因爲後人往往臆改古書：“三代六經之音，失其傳也久矣，其文之存於世者，多後人所不能通，以其不能通而輒以今世之音改之，於是有改經之病……古人之音亡，而文亦亡，比尤可嘆者也。”要想把後人妄改的文字糾正過來,必須知聲音。他説:"故愚以爲讀九經自考文始,考文自知音始,以至諸子百家之書,亦莫不然。"顧炎武的這個觀點,對清代學術的發展,産生了很大影響。

研究訓詁、瞭解文字通假現象也必須學習音韻學。訓詁的中心内容是解釋古書的詞義。古書裏的通假字很多。漢·鄭玄説:"其始書之也,倉卒無其字,或以音類比方,假借爲之,趣於近之而已。受之者非一邦之人,其鄉同言異,字同音異,於兹遂生輕重訛謬矣。"(《史記》張守節正義《論音例》)所謂"以音類比方",就是用聲音相近或相同的字去代替,不必一定去寫本字。後代的讀者,如果依照假借字去理解,必然發生錯誤。以《黄帝内經》爲例,此書的大部分文章成於漢代(主要是西漢),其中有許多通假字。唐代王冰是一位屬文典雅、博學多知的學者,他對《内經》所作的注釋,爲《内經》的整理研究奠定了基礎。但是他最大的缺點是:由於不懂古音,因而不能正確解釋假借字,注中出現了許多望文生訓的解釋。比如:"天覆地載,萬物方生,未出地者,命曰陰處,命曰陰中之陰;則出地者,命曰陰中之陽。"(《素問·陰陽離合論》)大意是説:天體上覆,大地托載,由於有了天地,草木方能生長。没有露出地面的草木,叫作陰處,稱爲陰中之陰;剛剛露出地面的草木,叫作陰中之陽。在這段文字裏,唯"則出地者"比較難解,王冰注云:"是則爲陽。"他把"則"訓爲"是則",顯然是錯誤的。"則"是"纔"的假借字。古音"則"(職韻精紐)與"纔"(之韻從紐)雙聲韻近,兩者的古音很接近,所以可以寫"則"以代"纔"。《荀子·勸學篇》"口耳之間則四寸耳","則"亦"纔"之假借。所謂"則出地者"即"纔出地者"。又比如《傷寒論》有一個藥方叫"抵當湯":"水蛭熬　䖟蟲各三十個,去翅足,熬　桃仁二十個,去皮尖　大黄三兩,酒洗"此湯是破血之劑。至於爲什麽稱"抵當湯",諸注家莫得其解。最早爲《傷寒論》作注的金代成無已説:"血畜於下,非大毒快劑,則不能抵當其甚邪,故治畜血,曰抵當湯。"成氏訓"抵當"爲"抵擋"。明·方有執説:"抵當之當,去聲。抵,至也,至當不易之正治也。"方氏訓"抵當"爲"至當"。清人訓釋,非從成氏,則從方氏。明末清初方以智《通雅》亦取成氏之説。但諸説皆誤。考方中有"水蛭"。"水蛭"又名"蛭蝚"。《爾雅·釋蟲》"蛭蝚,至掌。"郭璞注:"未詳。"又考陶宏景《名醫别録》亦云:"水蛭,一名至掌。"《説文》:"蛭蝚,至掌也。"段注:"水蛭,味鹹,一名至掌。是《名醫》謂即水蛭也。"可見"水蛭"又名"至掌"是屢載於經籍的。古音"至"與"抵"雙聲,"掌"與"當"皆從"尚"得聲,所以"蛭掌"又可寫作"抵當"。這裏順便指出,首先説明"抵當"即"蛭掌"者,是日本江户中期的醫學家兼訓詁學家山田正珍。在這個時期,日本醫學界分化出一個流派——"折衷學派",即在古方學派與今方學派的角逐中,走中間路綫的一派。這一派以從事中醫古籍的訓詁考據爲己任,他們取法段玉裁、王念孫、王引之,從而作出了重大成績。總之,研究訓詁和通曉古漢語中的假借,必須學習音韻學。清儒朱駿聲説得很好:"不知假借者,不可與讀古書;不明古音者,不足以識假借。"近代國學大師章太炎先生也有一段十分精辟的論述:"六籍雖遥,文猶可讀。古字或以音通借,隨世相沿,今之聲韻,漸爲訛變。由是董理小學,以韻學爲候人。"又説:"凡治小學,非專辨章形體,要於推尋故言,得其經脈。不明音韻,不知一字數義所由生","雖窮形壽以治《説文》,猶不能得其條理。"(《國故論衡·小學略説》及《與友人論文學書》)。

閲讀和欣賞古代韻文,也需要懂得音韻學的常識。比如《詩經》中的絶大部分篇章,都是韻律和諧的作品(衹有"頌"中某些篇章無韻),但有些詩今天讀起來却不押韻了。

比如《騶虞》:

彼茁者葭,
壹發五豝,
於嗟乎騶虞。

彼茁者蓬，
壹發五豵，
於嗟乎騶虞。

第二章的"虞"與第一章的"虞"遥相押韻，有人不知道這個道理，説一章"虞"音"牙"，下章"虞"音"五紅反"。這種主觀主義的錯誤，歸根到底是由於不明古音造成的。

不但閱讀和欣賞文學作品需要音韻學知識，就是研究中醫古籍，音韻學也是必須具備的基礎知識。唐初學者楊上善曾注釋一部醫書《黄帝内經太素》，他爲書中許多字作了反切釋音。據初步統計，全書反切共二百四十多條。這部分反切材料，對於研究唐初的讀音，是極爲寶貴的。因爲楊上善爲醫書釋音，與隋陸法言作《切韻》不同，楊上善是讓當時的讀者讀出口語的聲音來，而陸法言作《切韻》是要"論南北是非，古今通塞"，包括古今方國之音。研究《太素》中的反切，是整理這部著名醫籍的一項任務。《太素》於南宋在國内已經失傳，清末從日本傳入。此書經日本人長期反復傳抄，反切上下字已有一些訛誤，亦需借助音韻學知識加以校正。又比如，一九七三年馬王堆出土的醫學典籍如《天下至道談》、《養生方》，基本上是有韻之文，《五十二病方》中的祝由詞，均由韻語寫成。《内經》從總體上看，是一部散文體的理論著作，但在散文體中，夾有大量押韻的段落。顧炎武《音學五書・唐韻正》比較全面系統地分析了《靈樞》、《素問》中的入韻字，以及押韻的特點。研究《内經》的音韻是研究《内經》的一個重要課題。

校勘先秦兩漢書籍，非常需要古音學知識。王念孫長於校讐，他運用音韻知識，校正了古書許多錯誤。在《讀書雜志》之《讀淮南子雜志書後》裏，他從六十四個校勘例證中，概括出依照古音發現古書訛誤和進行校勘的十八個條例。這十八個條例，把"入韻之字，或有訛脱，或經妄改，則其韻遂亡"的種種情況，幾乎概括無遺。我們把王氏十八條寫在下面，每條各附一例，從中不但可以看到音韻學對校勘的重要價值，而且還可以學到具體方法，得到許多啓發。

"有因字誤而失其韻者"。《淮南子・兵略訓》："天化育而無形象，地生長而無計量。渾渾沉沉，孰知其藏。"王念孫指出："渾渾沆沆，雙聲也。且沆與象、量、藏爲韻。各本作渾渾沉沉，則既非雙聲，而又失其韻矣。"王氏依韻指出今本沉乃沆之訛，極是。

"有因字脱而失其韻者"。《原道訓》："故矢不若繳，繳不若網，網不若無形之象。"王念孫指出："網與象爲韻，各本'繳不若'下脱去'網'字，則既失其義，而又失其韻矣。"

"有因字倒而失其韻者"。《人間訓》："蠹啄剖梁柱，蟁宜走牛羊"，王念孫指出："梁與羊爲韻，各本作梁柱，則失其韻矣。"據王所校，今本"染柱"兩字當互乙。

"有因句倒而失其韻者"。《修務訓》："禹生於石，契生於卵，史皇産而能書，羿左臂修而善射"。王念孫指出："石與射爲韻，各本禹生於石在契生於卵之上，則失其韻矣。"

"有句倒而又移注文者"。《本經訓》："修爲牆垣，甬道相連，殘高增下，積土爲山，接徑歷遠，直道夷險（高誘注："接，疾也。徑，行也。道之扼者正直之。夷，平也。"），終日馳騖，而無積蹈之患。"王念孫指出："遠與垣、連、山、患爲韻。高注云：道之扼者正直之。夷，平也。接，疾也。徑，行也。傳寫者以直道二句上下互易，則失其韻，而後人又互易注文以從之。《文選・謝惠連秋懷詩》注引《淮南》亦如此，則唐時本已誤矣。"按王氏校正極是。今天讀"險"爲 xiǎn，與"垣"、"連"、"山"、"遠"、"患"押韻，但在先秦兩漢時代，"垣""連"等字在元韻，收尾音爲 n；"險"在談韻，收尾音爲 m，不能與元韻字相押。抄寫者把"接徑歷遠"放到"直道夷險"上面，這段押韻之文中間就失去一韻，破壞了韻律的和諧。王氏根據古人押韻的規律和韻部的知識，指出現行本的錯誤和注文存在的問題，結論是十分可信的。

“有錯簡而失其韻者”。《説山篇》：“山有猛獸，林木爲之不斬；園有螫蟲，藜藿爲之不采；故國有賢臣，折衝千里。此言國有賢臣，則敵國不敢加兵，亦如山之有猛獸，園之有螫蟲也。各本故國有賢臣二句，錯簡在下文形亂則神亂之下，與此相隔甚遠，而脈絡遂不可尋；且里、采爲韻，錯簡在後，則失其韻矣。”

“有改字而失其韻者”。《氾論篇》：“其德生而不辱，予而不奪”。王念孫指出：“殺與奪爲韻，後人改殺爲辱，則失其義，而又失其韻矣。”（按當作“生而不殺”。《素問·四氣調神大論》正寫作“生而勿殺，予而勿奪”。）

“有改字以合韻而實非韻者”。《道應篇》：“正女（汝）形，壹女（汝，下同）視，天和將至。攝女知，正女度，神將來舍，德將來附。若美而道，將爲女居。惷乎若新生之犢，而無求其故。”王念孫認爲，這段文字的“德將來附”從文義和音韻上看均有錯誤，應予改正。他指出：“此以度、舍、居、故爲韻，後人不知舍字之入韻，而改“德將爲”三字為德將來附，以與度爲韻，則下文若美二字，文不成義矣。且古音度在御部，附在候部。附與度非韻也。”他認爲應該改爲“德將爲若美，而道將爲女居”。

“有改字以合韻，而反失其韻者”。《説林篇》：“無鄉之社，易爲肉黍，無國之稷，易爲求福。社黍爲韻，稷福爲韻。後人不識古音，乃改肉黍爲黍肉，以與福爲韻。而不知福字古讀若偪，不與肉爲韻也。”

“有改字而失其韻，又改注文者”。《精神訓》：“五色亂目，使目不明；五聲華耳，使耳不聰；五味亂口，使口爽傷（高誘注：爽，病。病傷滋味也。）；趣舍滑心，使行飛揚。”王念孫指出：“爽傷”當作“厲爽”，注文當作“厲爽，病傷滋味也”。他解釋道：“此是訓厲爲病，訓爽爲傷，爽字古讀若霜，與明、聰、揚爲韻。後人不知，而改厲爽爲爽傷，又改注文之厲爽為爽病。甚矣，其謬也。”

“有改字而失其韻，又删注文者”。《要略》：“《齊俗》者，所以一群生之短修，同九夷之風氣，通古今之論，貫萬物之理。”王念孫指出，原文是一段押韻之文，“風氣”之“氣”，當作“采”，與“理”押韻，而抄者改“采”爲“氣”，遂使此段文字無韻，又將注文删去。王氏説：“一群生之短修，同九夷之風采。高注：風，俗也。采，事也。采與理始爲韻，後人改風采爲風氣，并删去注文，則既失其義，而又失其韻矣。”

“有加字而失其韻者”。《泰族篇》：“至治寬裕，故下不賊；至中復素，故民無匿。賊，害也。言政寬則不爲民害也。匿讀爲慝，謂民無慝也。匿與賊爲韻，後人於賊上加相字，匿下加情字，則既失其義，而又失其韻矣。”

“有句讀誤而又加字以失其韻者”。《要略》曰：“精神者，所以原本人之所由生，而曉悟其形骸九竅，取象於天，合同其血氣，與雷霆風雨，比類其喜怒，與晝宵寒暑。與者，如也。言血氣之相從，如雷霆風雨喜怒之相反，如晝宵寒暑也。暑與雨、怒爲韻，後人不知“與”之訓爲“如”，而讀與雷霆風雨比類爲句，遂於與晝宵寒暑下加并明二字以對之，則既失其句，而又失其韻矣。”

“有既誤且脱而失其韻者”。《泰族篇》：“神農之初作琴也，以歸神杜淫，反其天心；及其衰也，流而不反，淫而好色，至於亡國。淫心爲韻，色國爲韻。各本作神農之初作琴也，以歸神及其淫也，反其天心。錯謬不成文理，又脱去“及其衰也”以下十六字，則既失其義，又失其韻矣。”

“有既誤且倒而失其韻者”。《泰族篇》：“天地所包，陰陽所嘔，雨露所濡，以生萬殊。翡翠瑇瑁,瑶碧玉珠,文采明朗,潤澤若濡,摩而不玩,久而不渝。嘔、濡、殊、珠、濡、渝爲韻。藏本(按:指道藏本)雨露所濡,以生萬殊,誤作雨露所以濡生萬物,瑶碧玉珠,又誤在翡翠瑇瑁之上。則既失其句,而又失其韻矣。”

“有既誤且改而失其韻者”。《覽冥篇》:“田無立禾,路無蒇莎,金積折廉,璧襲無嬴。嬴,璧文也,與禾、莎爲韻。蒇莎誤爲莎蒇,後人又改嬴爲理,則失其韻矣。”

“有既誤而又加字以失其韻者”。《説林篇》:“予溺者金玉,不若尋常之纆。纆,讀若墨,索也。纆與佩、富爲韻(按:此段文字今本作:“龜紐之璽,賢者以爲佩;土壤布在田,能者以爲富;予拯溺者金石,不若尋常之纆索”)。纆誤爲纏,後人又於纏下加索字,則既失其義,而又失其韻矣。”

“有既脱而又加字以失其韻者”。《修務訓》:“蘇援世事,分白黑利害,籌策得失,以觀禍福。設儀立度,可以爲法則。”(莊逵吉刻本)王念孫指出:“分白黑利害”有誤,當作“分别白黑”,因爲“黑與福、則爲韻,分下脱别字,遂不成句。後人又於黑下加利害二字,而以分白黑利害為句,則既失其句,又失其韻矣。”

王念孫概括的依韻校勘古書的十八個條例,對於指導校勘醫學古書,也有極大啓發。下舉兩例説明。《素問·移精變氣論》:“治之要極,無失色脈,用之不惑,治之大則。逆從倒行,標本不得,亡神失國。”極、惑、則、得、國押韻,而第二句作“無失色脈”之“脈”與“極”等韻脚字,不屬於同一個韻部,作“無失脈色”則相押矣。考《太素》“色脈診”一節正作“脈色”。《素問·平人氣象論》:“死脾脈來,鋭堅如烏之喙,如鳥之距,如屋之漏,如水之流。”距、漏、流押韻,而“喙”字不入韻,作“啄”則與其他三句爲連句相押。考《脈經》卷十作“啄”,《千金要方》卷二十八第四亦作“啄”,校語云:“雀啄者,脈來甚數而疾絶,止復頓來也”,則作“啄”於義於韻皆合。

研究同源字更必須具備音韻學的知識。清代乾嘉時期的學者如段玉裁、王念孫等,已涉及同源字的研究。後來如朱駿聲、黄承吉等學者,又作了進一步推闡,劉師培、沈兼士等人亦有許多重要論述。到了章太炎先生作《文始》,王力先生著《同源字典》,把同源字的研究推進到了一個新的階段。他們研究同源字的利器就是古音學。

綜上所述,學習音韻學對於整理古籍、從事語言研究和閲讀古書等,都是十分必要的。

第二節　音韻學的幾個基本概念

爲了學習上的方便,下面介紹幾個最基本最常用的音韻學概念。介紹力求簡明。

一、聲母和韻母

我國研究音韻的學者,通常把漢字字音分爲兩大部分,前一部分叫“聲母”,後一部分(也就是聲母以外的部分)叫“韻母”。比如“巴”,用拼音表示爲 bā,“平”爲 píng,其中的 b 和 p 叫作聲母,其餘的部分叫作韻母。聲母簡稱“聲”,韻母簡稱“韻”。因爲音韻學主要是分析漢字的聲與韻的,所以音韻學也叫聲韻學。

音韻學上的聲母,大致與語音學上的“輔音”相當。例如 ba 這個音節中的 b 是輔音,也稱爲聲母。但是二者也有區别。“聲母”是漢語音韻學上的概念,“輔音”是語音學上的概念。在音韻學中,對於那些没有輔音而衹用元音開頭的字,也承認它們有個聲母,這個聲母在實際上是不存在的,所以叫作“零聲母”。例如“英”(yīng)、“偉”(wěi)、“啊”(ɑ)等,音韻學仍然認爲它們包含着聲母和韻母兩部分。

漢字字音中除聲母以外的部分叫韻母。例如"關"(guān),g是聲母,其餘的是uan,統統叫作韻母。如果細分的話,韻母又可以分爲以下幾種情形,"u"叫韻頭,"a"叫韻腹,"n"叫韻尾。又比如"邊"(biān)"i"是韻頭,"a"是韻腹,"n"是韻尾。有的漢字衹有韻頭、韻腹,没有韻尾,如擴(kuò),掛(guà)。有的漢字衹有韻腹、韻尾,没有韻頭,如東(dōng)。有的漢字衹有韻腹,没有韻頭、韻尾。如破(pò)、拿(ná)。

聲母在音韻學上又稱爲"紐"或"聲紐"。

二、雙聲和叠韻

知道了聲紐和韻母的概念以後,對"雙聲"、"叠韻"就容易理解了。所謂"雙聲",是指兩個聲紐相同的字。例如蜘蛛 zhīzhū,流離 liúlí,威武 wēiwǔ 等等。古人為草木鳥獸命名,喜歡起雙聲之名,如莖藸、鴻薈、唐棣、至掌、鴛鴦之類。所謂叠韻,是指兩個韻母相同的字。例如從容 cóng róng,胡蘆 húlú,等等。這裏應該指出:古人所謂叠韻、押韻,大多數是從韻腹計起,也就是説,衹要韻腹、韻尾相同就認爲是叠韻和押韻,不管韻頭是否相同。

三、五音和七音

我國古代音韻學家很早就有一套分析聲紐的方法,他們根據聲紐的發音部位,分爲喉音、牙音、舌音、齒音、唇音五類。後來宋元等韻學家又加上半舌音、半齒音兩類,共爲七類。傳統音韻學大都用七音或五音分析聲紐。七音舊名與新名的對應關係,參見表一。

漢語音韻學裏的"五音"、"七音",按現代語音學分析,當然有不少不精確不嚴密的地方,比方"半舌音",它實際上是一種邊音。發L的時候,舌的中面翹起,與上顎輕輕接觸,古人體察這個音時,以爲是用舌頭的一半發出來的,所以叫作"半舌音"。又比如"半齒音"r,實際上是一個鼻音加磨擦音。發這個音的時候,有氣流從齒縫中流出的感覺,古人審音不够精密,所以把r稱爲"半齒音"。

舊的名稱雖然不够精確,但是講傳統音韻學的書都沿用這些名稱,用這些舊名分析聲母也有方便之處,所以這些名稱一直保留下來,并且一直應用着。

四、三十六字母

漢字不是拼音文字,一個漢字不代表一個音素(例如"打",用拼音字母記下來是 dǎ。"打"的聲音是由d和a兩個音素構成的。d和a都不能再繼續分析下去。語音學把語音裏最小的單音叫音素),而是代表一個音節。漢字的一個音節,可以是一個音素,如啊 ā,衣 i;可以是兩個音素,如媽 mā、理 lǐ;可以是三個音素,如好 hǎo;或四個音素,如跳 tiào 等。按照道理來説,既然講的是字母,就應該用非元音的音素去表示字母纔對,可是漢字做不到這一點,於是衹好用漢字來代替字母。

由於受到梵文的影響,唐朝末年沙門(和尚)守温制定了三十個聲母。錢大昕《十駕齋養心録》卷五説:"三十六字母,唐以前未有言之者,相傳出於僧守温,温亦唐末沙門也。"宋・鄭樵《通志・七音略》説:"七音之韻,起自西域,流入諸夏……華僧從而定之,以三十六爲之母,重輕清濁,不失其倫。"宋代有人在守温三十字母基礎上,又增加六個字母,構成了傳統音韻學上的三十六字母,通稱守温三十六字母。它代表了宋代的聲母系統,與《切韻》時代的聲母系統和《中原音韻》的聲母系統都有區别。三十六個字母是用三十六個漢字表示的,其實需要的衹是它的聲母部分，不需要它的韻母部分。比如"幫"bāng，衹取其 b，而不取其 ang。當然用别的字代替 b 也無不可，如"布"、"班"等，但從唐末以來相沿都有固定的用字，所以後人也就不用其它字代替三十六個字母了。這三十六個字母是：

見溪群疑，端透定泥，知徹澄孃，幫滂並明，非敷奉微，精清從心邪，照穿床審禪，曉匣影喻，來日。

這是一般采用的次序，比如《四聲等子》、《切韻指南》、《四聲切韻表》等都采用這個次序。我國較早的等韻學著作《韻鏡》則按唇、舌、牙、齒、喉的順序排列。

三十六個字母在漢語音韻學上，具有重要意義。學習音韻，不但要把三十六個字母背下來，還要知道它們的發音部位、發音方法以及它們與現代漢語哪一個聲母相當。下面分别在三十六個字母的下面各舉一些例字，後面注上這個字母相當於現代漢語哪個音，以便加深對三十六個字母的理解和體會。

1. 見 例字 公該江經 古詭姑格過各居九舉吉幾紀家加介(g、j)
2. 溪 例字 空苦欺區 枯科可課刻客孔哭恰契缺確企起豈(k、q)
3. 群 例字 共狂近求 跪櫃局鉅技窘僅詎臼虯(g、k、j、q)
4. 疑 例字 逆牛五魚 牙芽瓦俄我卧月岳艾外元(少數 n，零聲母較多)
5. 端 例字 東鬥弔都 答打多德帝抵蒂督刀刁凋丹旦丁冬(d)
6. 透 例字 土天討聽 他它脱妥忒拓貼鐵替涕突臺通推太(t)
7. 定 例字 大道特塗 奪度跌迭迪狄待代杜弟屯同童亭彤田恬(d、t)
8. 泥 例字 南奈男年 納那乃尼你奴駑女怒淖扭腦孃能寧農念(n)
9. 知 例字 中轉張竹 忠衷長貞傳站涿知致置駐朝肘展鎮桌(zh)
10. 徹 例字 抽畜插超 醜忡寵偵拆褚徹恥笞畜瘳諂暢郴敕怵(ch)
11. 澄 例字 治鄭沉除 擇澤蟄著池踟持逐住柱召丈腸呈仲沖蟲(zh、ch)
12. 孃 例字 濃女粘尼 匿孃(n)
13. 幫 例字 班保布邊 巴並八波剥伯迫鄙筆百閉畢卜布豹包北幫兵(b)
14. 滂 例字 普匹判配 怕坡僕破胖品片噴偏盼剖飄頗撲派抛譬(p)
15. 並 例字 白别貧蒲 拔杷罷爬婆鼻比皮疲脾否被牝盆旁傍憑平(b、p)
16. 明 例字 門目矛猛 麻馬没默墨模彌迷畝牧卯盲面命買賣母眉茂貿(m)
17. 非 例字 方分風富 發法福蝠府腑斧甫付腹非飛缶反粉放封諷沸(f)
18. 敷 例字 豐副芳芬 敷孵孚赴妃肺費斐紛氛妨訪蜂鋒烽仿(f)
19. 奉 例字 馮凡蕃服 乏伐夫扶浮伏婦負復肥凡煩繁犯鳳房奉父吠佛(f)
20. 微 例字 無文亡問 襪巫武舞務侮勿尾未味忘聞萬晚挽曼微(零聲母)
21. 精 例字 子總進箭 匝則作左卒租茲資子姊梓組姐借際祭將津晶(z、j)
22. 清 例字 村倉千親 七戚妻淒崔蔡菜彩猜促粗匆且切妾淺寸詮遷秋(c、q)
23. 從 例字 字存就錢 自雜坐瓷慈磁疵裁絶集寂齊酋情全藏泉(z、c、j、q)
24. 心 例字 三司昔修 撒颯塞索梭斯私思絲死四犀息熄悉惜析洗(s、x)
25. 邪 例字 松祥辭囚 訟頌誦象翔詳席襲詞辭祠泗叙緒遂俗邪(s、x、c、q)
26. 照 例字 之戰酌徵 折者支汁隻止志主召真章扎爪責捉壯斬詐窄莊(zh z)
27. 穿 例字 出稱創初 車扯尺赤叱處昌春唱川穿吹叉楚揣差察策鈔剎(ch c)
28. 床 例字 狀崇食舌 射實示神船順乘述怵撰棧柴寨事鬧茬(zh、ch、sh、z、c、s)
29. 審 例字 詩少庶攝 矢設舍説尸世勢手首身申沈升沙色史省山所刷疏(sh、s)

30. 禪　例字　受十成常　社碩時什拾市豉垂臣盛丞上善誰蜀讎侍邵(ch、sh)

31. 曉　例字　好呼喜休　哈化火喝花呵赫貨血吸希虎吁許詡戲灰旭悔(h、x)

32. 匣　例字　下乎患宏　瑕夏華滑何匣俠洽潰河或完丸後户和合盍(h、x)

33. 影　例字　一安鬱惡　阿鴉亞沃厄窩倚因印烏衣伊邑意醫屋(零聲母)

34. 喻　例字　融余陽爲　曰越云又位衛韋袁禹也耶以易引亦(零聲母)

35. 來　例字　里隆連列　拉立了樂羅獵力路兩亮六吏李辣吝弄牢(l)

36. 日　例字　而入柔人　二惹汝仍忍若日耳儒乳辱肉然軟刃戎(r、er)

我們要瞭解今音某字在三十六字母中屬於哪一字母,這與本人的方音是否保留古聲紐的語音系統有密切關係。由於古今語音的變化,單純憑唇吻去辨析,已不可能完全把古今聲母的對應關係找出來,要借助有關工具書纔能解決。當然,瞭解上述語音對照規律,對於我們掌握古今聲母的對應關係,也是十分必要的。

下附三表:一爲三十六字母發音部位及發音方法表。圓括號内爲漢語拼音,方括號内爲國際音標。一爲三十六字母古今讀音對照表。第三是漢語拼音與國際音標對照表。

表一　三十六字母所代表的聲母,以及它們的發音部位、發音方法表

發音部位 新　名	舊名　發音部位	發音方法	全　清	次　清	全　濁	次　濁
雙唇	唇音	重唇	幫(b)〔p‘〕	滂(p)〔p‘〕	並〔b‘〕	明(m)〔m〕
唇齒		輕唇	非(f)〔f〕	敷〔f‘〕	奉(v)〔v〕	微〔ɱ〕
舌尖中	舌音	舌頭	端(d)〔t〕	透(t)〔t‘〕	定〔d‘〕	泥(n)〔n〕
舌尖前		舌上	知〔ȶ〕	徹〔ȶ‘〕	澄〔ȡ‘〕	孃〔ȵ〕
舌尖前	齒音	齒頭	精(z)〔ts〕 心(s)〔s〕	清(c)〔ts‘〕	從〔dz〕邪〔z〕	
舌面前		正齒	照(j)〔tɕ〕 審(x)〔ɕ〕	穿(q)〔tɕ‘〕	床〔dʑ〕禪〔ʑ〕	
舌根	牙音		見(g)〔k〕	溪(k)〔k‘〕	群〔g〕	疑(ng)〔ŋ〕
			影〔o〕			
舌根	喉音		曉(h)〔x〕		匣〔r〕	
舌面中						喻(y)〔j〕
舌尖中 (半元音)	半舌音					來(l)〔l〕
舌面前	半齒音					日〔neȵʑ〕

説明:本表見《辭海·語言文字分册》

表二　三十六字母古今讀音對照表

字母	原來的音	現在的音	語音分化條件
見	〔k〕	g〔k〕 j〔tɕ〕	開、合 齊、撮
溪	〔k‘〕	k〔k‘〕 q〔tɕ‘〕	開、合 齊、撮

续表

字母	原來的音	現在的音	語音分化條件
群	〔g〕	g〔k〕 k〔k‘〕 j〔tɕ〕 q〔tɕ‘〕	仄聲開、合 平聲開、合 仄聲齊、撮 平聲齊、撮
疑	〔ŋ〕	o〔o〕 n〔n〕	齊、撮 少數
端	〔t〕	d〔t〕	
透	〔t‘〕	t〔t‘〕	
定	〔d〕	d〔t〕 t〔t‘〕	仄聲 平聲
泥	〔n〕	n〔n〕 r〔ʑ〕	少數
知	〔ȶ〕	zh〔tʂ〕	
徹	〔ȶ‘〕	ch〔tʂ‘〕	
澄	〔ȡ〕	zh〔tʂ〕 ch〔tʂ‘〕	仄聲 平聲
孃	〔ȵ〕	n〔n〕 r〔ȵ〕	少數
幫	〔p〕	b〔p〕	
滂	〔p‘〕	p〔p‘〕	
並	〔b〕	b〔p〕 p〔p‘〕	仄聲 平聲
明	〔m〕	m〔m〕	
非	〔f〕	f〔f〕	
敷	〔f‘〕	f〔f〕	
奉	〔v〕	f〔f〕	
微	〔ɱ〕	o〔o〕	
精	〔ts〕	z〔ts〕 j〔tɕ‘〕	開、合 齊、撮
清	〔ts‘〕	c〔ts‘〕 q〔tɕ‘〕	開、合 齊、撮
從	〔dz〕	z〔ts〕 c〔ts‘〕 j〔tɕ〕 q〔tɕ‘〕	仄聲開、合 平聲開、合 仄聲齊撮 平聲齊撮
心	〔s〕	s〔s〕 x〔ɕ〕	開、合 齊、撮
邪	〔z〕	s〔s〕 x〔ɕ〕 c〔ts‘〕 q〔tɕ‘〕	開、合 齊、撮 平聲開、合撮 少數平聲齊

续表

字母	原來的音	現在的音	語音分化條件
照	〔tɕ〕	zh〔tʂ〕 z〔ts〕 c〔ts‘〕	 少數 少數
穿	〔tɕ‘〕	ch〔tʂ‘〕 c〔ts‘〕 sh〔ʂ〕	 少數 少數
床	〔dʑ‘〕	sh〔s〕 zh〔tʂ〕 ch〔tʂ‘〕 z〔ts〕 c〔ts‘〕 s〔s〕	 仄聲 平聲 少數 少數 少數
審	〔ɕ〕	sh〔ʂ〕 s〔s〕	 少數
禪	〔ʑ〕	sh〔s〕 ch〔tʂ‘〕 zh〔tʂ〕	 平聲 少數
曉	〔x〕	h〔x〕 x〔ɕ〕	開、合 齊、撮
匣	〔ɣ〕	h〔x〕 x〔ɕ〕	開、合 齊、撮
影	〔o〕	o〔o〕	
喻	〔j〕	o〔o〕 r〔ʐ〕	少數
來	〔l〕	I〔l〕	
日	〔ŋʑ〕	r〔ʐ〕 o〔o〕	少數 er〔er〕

注：此表見《文字改革》1962 年 2 月號。

表三　漢語拼音與國際音標對照表

一、聲母：

b〔p〕　p〔p′〕　m〔m〕　f〔f〕

d〔t〕　t〔t′〕　n〔n〕　l〔l〕

g〔k〕　k〔k′〕　h〔x〕

j〔tɕ〕　q〔tɕ‘〕　x〔ɕ〕

zh〔tʂ〕　ch〔tʂ‘〕　sh〔ʂ〕　r〔ʅ〕

z〔ts〕　c〔ts′〕　s〔s〕

二、韻母

（一）單韻母

a〔a〕　o〔o〕　e〔ɤ〕　i〔i〕　u〔u〕

ü〔y〕　i〔l〕　i〔ʅ〕*　er〔ər 或 ə〕

（二）复合韻母

ai〔ai〕　ei〔ei〕　ao〔au〕　ou〔ou〕

ia〔ia〕　ie〔iɛ〕　ua〔ua〕　uo〔uo〕

üe〔yɛ〕　iao〔iau〕　iou〔iou〕　uai〔uai〕

uei〔uei〕　ian〔iɛn〕　uan〔uan〕　üan〔yan〕

an〔ai〕　in〔in〕　uen〔nən〕　ün〔yn〕

en〔ən〕　iang〔iaŋ〕　uang〔uaŋ〕　eng〔əŋ〕

ang〔aŋ〕　ueng〔uəŋ〕　ong〔uŋ〕　iong〔iuŋ〕

ing〔iŋ〕

* 拼音字母的 i 代表國際音標中〔i〕〔l〕〔ʅ〕三個韻母，但在使用時不會發生混淆，因為〔l〕衹出現在 zcs 之後；〔ʅ〕衹出現在 zh、ch、sh、r 之後。而〔i〕却不出現在上述七個輔音之後。

第三節　反　切

在反切法發明之前，我國古代常用的釋音方法有譬況法、讀若法、直音法。

據《顏氏家訓·音辭篇》說："鄭玄注六經，高誘解《吕覽》、《淮南》，許慎造《説文》，劉熙制《釋名》，始有譬况假借以證字音耳。"例如劉熙《釋名》："風，兖豫司冀横口合唇言之，風，氾也，其氣博氾而動物也。青徐言風，踧口開唇推氣言之，風，放也，氣放散也。"又比如："天，兖豫司冀以舌腹言之，天，顯也，在上高顯也。青徐以舌頭言之，天，坦也。"《吕氏春秋·慎行篇》："崔杼之子相與私鬨"，注："鬨讀近鴻，緩氣言之。"這些用"横口"、"踧口"、"舌頭"、"舌腹"、"緩氣"等譬况法爲漢字釋音，誠如《顏氏家訓》所説："益使人疑"，人們很難從譬况中瞭解這些字的準確讀音。

與"譬况"法並用的還有讀若法。《説文》常用"讀若"法爲漢字釋音，例如"璡，讀若津"，"珣，讀若苟"。顧炎武《音論》説："漢時人未有反切，故於字之難知者多注云讀若。趙宧光《説文長箋》凡例云："古無反切之法，音聲之道無邊，而同音者甚少，故許氏但有讀若。若者猶言相似而已，可口傳而不可筆傳也。"用讀若法注音，也不能反映漢字的準確讀音。

所謂直音，是用一個同音字（聲韻調均同）去爲另一個字注音。但是直音法有很大局限性，如果没有同音字則不能注音，如果同音字是個冷僻字，注音則起不到作用。

譬况、讀若、直音在注音上既然有許多缺陷，於是人們尋找一種更好的方法爲漢字注音，這就是反切。

一、反切的創始

反切創自何人，學者們的意見尚不一致。顧炎武《音論下·反切之始》引《顏氏家訓》説："孫叔然創《爾雅音義》（顧氏注：按《爾雅注疏》：孫炎字叔然。《三國志》：樂安孫叔然。注云：與晉武帝同名，受學鄭玄之門人，稱東州大儒），是漢末人獨知反語，至於魏世，此事大行。"唐陸德明《經典釋文·叙録》説："古人音書，止爲譬况之説。孫炎始爲反語，魏朝以降漸繁。"唐張守節《史記正義·論音例》："先儒音字，比方爲音。至魏秘書孫炎始作反音，又未甚切。今並依孫反音，以傳後學。"以上三説，均謂反切創於孫炎。但考之古書，此説與事實不盡相符。章太炎《國故論衡上·音理論》説："造反語者，非始孫叔然也。"自注云："案《經典釋文序例》謂漢人不作音，而王肅《周易音》則序例無疑辭，所録肅音月反語者十餘條。尋《魏志》肅傳云：肅不好鄭氏，時樂安孫叔然授學鄭玄之門人。肅集《聖證論》以譏短玄。叔然駁而釋之。假令反語始於叔然，子雍豈肯承用其術乎？又尋漢地理志廣漢郡梓潼下，應劭注："潼水所出，南入墊江。墊音徒浹反。遼東郡沓氏下，應劭注：沓水也，音長答反。是應劭時已有反語，則起於漢末也。"章氏之説極確，即東漢末已有反切之法，至孫炎（三國時人）作《爾雅音義》，反切纔得到進一步應用，所以人們習慣上稱反切始於孫炎，而實際上應始於漢末。

二、反切的方法

反切的方法是用兩個漢字拼出一個音來。具體地説：反切上字衹取它的聲母，不考慮它的韻母和聲調；反切下字衹取它的韻母和聲調，不考慮它的聲母。例如：

冬　都　宗切

dōng　dū + zōng

“都”是反切上字，“宗”是反切下字，這兩個字相拼時，反切上字衹取它的聲母 d，不取它的韻母和聲調；反切下字衹取它的韻母 ōng 和它的聲調，不取聲母 z，這樣，d 與 ōng 結合起來就是“冬”字的正確讀音 dōng。

下面再舉些例子。

政　之盛切　zhi＋shèng→zhèng

條　徒聊切　tú＋liáo→tiáo

田　徒年切　tú＋nián→tián

冀　幾利切　jī＋lì→jì

頓　都困切　dū＋kùn→dùn

怪　古壞切　gǔ＋huài→guài

上面這些例子表明，反切比譬況、讀若和直音等釋音方法都先進，它可以準確地注出任何一個漢字的讀音。在古代，使用反切的人，衹要牢記“上字定聲，下字定韻（包括調）”這個基本原則，就可以很順利地切出正確的讀音來，因此，反切方法又是易學易懂的。

但是，我們今天去讀古人做的反切，有時却不能得出正確的讀音，其根本原因，是因爲古今的語音發生了變化的緣故。舉例來説：

1. 反切下字决定被切字的聲調，有時却與被切字的聲調不一致。比如：反切下字的聲調是陰平聲，而被切字的聲調在今天却讀陽平。

壇　徒乾切。今音 tán，陽平；乾，陰平。

龍　力鍾切。今音 lóng，陽平；鍾，陰平。

祈　渠希切。今音 qí，陽平；希，陰平。

談　徒甘切。今音 tán，陽平；甘，陰平。

倫　盧昆切。今音 lún，陽平；昆，陰平。

徒　同都切。今音 tú，陽平；都，陰平。

房　符方切。今音 fáng，陽平；方，陰平。

有時反切下字是陽平聲，而被反切字的今音却讀陰平。比如：

刊，苦寒切。今音 kān，陰平；寒，陽平。

心，息林切。今音 xīn，陰平；林，陽平。

公，古紅切。今音 gōng，陰平；紅，陽平。

鳩，居求切。今音 jiū，陰平；求，陽平。

刀，都勞切。今音 dāo，陰平；勞，陽平。

推，他回切。今音 tuī，陰平；回，陽平。

輕，去盈切。今音 qīng，陰平；盈，陽平。

對以上的現象如何解釋呢？在宋代以前，平聲還没有分化爲陰平與陽平兩類，也就是説，反切下字與被反切字是同調的；宋代以後，平聲分化爲兩類，所以纔出現了上述現象。

中古時期，平聲分化爲陰平、陽平兩類是有條件的，這個條件决定於聲母的“清”、“濁”。這裏附帶介紹一下“清”、“濁”的概念。聲母按着發音時帶音與不帶音而分爲兩類。凡發輔音時聲帶發生顫動的叫作帶音，傳統音韻學稱之爲“濁音”。凡發輔音時聲帶没有發生顫動的叫不帶音，傳統音韻學稱之爲“清音”。在普通話裏，清音占絶大多數，濁音衹有 m、n、ng、r 等幾個。在古代漢語裏，濁音比較多。三十六字母中的並、奉、定、澄、群、從、邪、床、禪、喻、匣、明、微、泥、孃、來、日等屬於濁音。其餘幫、滂、非、敷、端、透、知、徹、精、清、心、照、穿、審、見、溪、影、曉等屬於清音。

中古音讀濁聲母的平聲字，後來變爲北京話裏的陽平；中古音讀清聲母的平聲字，後來變爲北京話裏的陰平。也就是説，中古聲母的“清”、“濁”决定着平聲今讀的“陰”、“陽”，簡單地説：古清變陰，古濁變陽。

被反切字是讀今音的陰平還是讀陽平，可以從反切上字屬於清音還是濁音中得到啓發。反切上字的聲母是被反切字的聲母，這在上面已經講到，因而，它們的清濁自然也是相同的。如果反切上字屬於中古音的清聲母字，那麽，被反切字的今讀就應該讀陰平；如果反切上字屬於中古音的濁聲母字，那麽被反切字的今讀就應該是陽平。例如上舉諸例的反切上字“徒”、“力”、“渠”、“盧”、“同”、“符”都屬於中古音的濁聲母字，所以被反切字均讀陽平。

有些方言區至今還保留着清聲和濁聲，這些地區的人分辨清濁，和利用清濁與陰陽對應的關係來識别陰聲與陽聲，是比較容易的。北京話裏已經消失了清濁，因此，要辨識反切上字哪個是清音，哪個是濁音，除了硬記，就衹好查閲有關字表。

2. j、q、x 和 g、k、h 的變讀問題 反切上字的聲母和被反切字的聲母一致，但是由於語音發展變化的關係，反切上字的聲母如果是 g、k、h 時，被反切字的聲母有時需要變爲 j、q、x，這種變化是有條件的。先看下面一些例子：

鷄 古奚切 gǔ＋xi→gi 當變爲 ji
契 苦計切 kǔ＋jì→ki 當變爲 qì
奚 胡鷄切 hú＋ji→hi 當變爲 xī
絳 古巷切 gǔ＋xiàng→giàng 當變爲 jiàng
敲 口交切 kǒu＋jiāo→kiāo 當變爲 qiāo
諧 户皆切 hù＋jiē→hiē 當變爲 xié
孝 呼教切 hū＋jiào→hiào 當變爲 xiào
慳 苦閒切 kǔ＋xián→kián 當變爲 qián
涓 古玄切 gǔ＋xuán→guán 當變爲 juán
間 古閒切 gǔ＋xián→giān 當變爲 jiān

爲什麽會有這樣的變化呢？

原來，中古聲母爲 g、k、h 的字，後來語音分化爲兩組，一組仍然發 g、k、h 的讀音；一組則變爲 j、q、x。變化是很有規律的。也就是説，中古讀 g、k、h 的字，如果和它結合在一起的韻母是洪音（所謂洪音，簡單地説是指韻母没有介音 i，也可以説，洪音相當開口呼和合口呼），則仍保留 g、k、h 的聲音；如果和 g、k、h 結合的是細音（簡單地説，細音的韻母裏含有介音 i 或 ü。也可以説細音相當齊齒呼和撮口呼），那麽 g、k、h 就要變爲相應的 j、q、x 聲母。例如上舉諸例的反切上字古（gu）、苦（ku）、胡（hu）、口（kou）、户（hu）、呼（hu）等，它們的韻母都讀洪音，所以它們的聲母仍然是 g、k、h 而没有任何變化。而被反切字的韻母來自反切下字，試看上舉諸例，這些字的韻母都屬於細音，也就是説都有介音 i 或 ü（如玄），當 g、k、h 與含有細音的韻母相拼時，必須改讀爲相應的 j、q、x。

反過來説，當反切上字的聲母爲 j、q、x，而反切下字的韻母是洪音時，被反切字的聲母 j、q、x 要變爲相應的 g、k、h。例如：

歸 舉韋切 jǔ＋wéi→juei 當變爲 guéi（gui）
窺 去隨切 qù＋suí→qui 當變爲 kuī
毁 許委切 xǔ＋wěi→xuěi 當變爲 huěi（hui）

匡　去王切　qù＋wáng→quáng 當變爲 kuāng

3. z、c、s 與 j、q、x 變讀問題　當反切上字的聲母爲 z、c、s，反切下字的韻母是細音的時候，被反切字的聲母就要由 z、c、s 變爲相應的 j、q、x。例如：

醬　子亮切　zǐ＋liàng→ziàng 當變爲 jiàng

青　倉經切　cāng＋jing→cing 當變爲 qīng

詳　似羊切　sì＋yáng→sìang 當變爲 xiáng

薦　在甸切　zài＋diàn→ziàn 當變爲 jiàn

詮　此緣切　cǐ＋yuán→cüán 當變爲 quán

徐　似魚切　sì＋yú→sǘ 當變爲 xú

從上例看出，z、c、s 在今讀裏它們衹能與洪音相拼，如果韻母今讀是洪音的，其聲母則仍然是 z、c、s；如果韻母是細音的字，就要變爲相應的 j、q、x。

反過來説，反切上字的聲母爲 j、q、x，反切下字的韻母是洪音的，被反切字的聲母就要變讀爲相應的 z、c、s。例如：

醉　將遂切　jiāng＋sui→jùi 當變爲 zùi

倉　七岡切　qī＋gāng→qang 當變爲 cāng

桑　息郎切　xī＋láng→xang 當變爲 sāng

由於古今語音的變化，使用古人所作出的反切，有時的確不能得出正確的讀音，其實這不是古人所作的反切有錯誤，也不是"上字定聲，下字定韻"的原則有問題，而是語音演變的結果。漢語語音演變是有規律的，許多音變現象都能够得到解釋。

三、反切的改進

就反切本身的體系來説，它本無可以非難之處。比如反切上字取聲，下字取韻與調，原則是很明確的。但在實際使用時，就可以發現反切有一些明顯的弊端。

第一，反切上字最好不帶韻尾，以免影響拼合，但實際上有許多反切上字是帶韻尾的。例如：

都　當孤切　dāng＋gū→dū（帶韻尾 ng）

西　先稽切　xiān＋jī→xī（帶韻尾 n）

翰　侯旰切　hǒu＋gàn→hàn（帶韻尾 u）

烏　哀都切　ai＋dū→ū（帶韻尾 i）

第二，反切下字最好是用没有輔音開頭的字，但没有輔音開頭的反切下字衹占少數，所以許多反切下字都有輔音，影響反切的順利進行。例如：

海　呼改切　hū＋gǎi→hǎi（聲母 g）

馱　唐佐切　táng＋zuǒ→tuó（聲母 z）

第三，反切上下字用得極其繁雜。即以《廣韻》而言，對於同紐同韻的字，反切用字也頗不一致。《廣韻》反切有 3890 個，（如果連一部分又切又音計算在内，還要多一些），反切上字共用 452 個，下字 1195 個，加在一起 1647 個。要想對反切有深入研究，非得熟記這一千六百多個字不可。

第四，有些韻很窄，一個韻中所收的字很少，因而不能選擇合適的反切用字。例如《廣韻》上聲四十二拯，"拯"字下注："救也助也，無韻切，音蒸，上聲。"

由於反切有上述局限性，所以明清以來的音韻學家對反切作了一些改進。其中以《音韻闡微》一書影響較大。

《音韻闡微》,李光地、王蘭生撰集於清康熙五十四年(公元 1715 年),完成於雍正四年(公元 1726 年)。他們在凡例第一條説:

從來考文之典,不外形聲二端。象形存乎點畫,聲音在於反切。世傳切韻之書,其法繁而取音難,今依本朝字書合聲切法,則用字簡而取音易。如"公"字舊用"古紅切",今擬"姑翁切";"巾"字舊用"居銀切",今擬"基因切";"牽"字舊用"苦堅切",今擬"欺煙切";"肖"字舊用"蘇雕切",今擬"西腰切"。蓋反切上一字定母,下一字定韻。今於上一字擇其能生本音者,下一字擇其能生本韻者,緩讀之爲二字,急讀之即成一音。

從凡例中我們看到,《音韻闡微》主要在以下幾方面作了改進:

1. 盡可能用没有韻尾的字作反切上字,盡可能用以元音開頭的字作反切下字,但是不要絶對化。

2. 反切上字要與被切字同呼。

3. 反切下字要分陰平和陽平。

4. 盡可能作到反切上下字比較固定。

舉例來説:

乾,歌安切(《廣韻》古寒切)

權,渠員切(《廣韻》鉅員切)

團,徒丸切(《廣韻》度官切)

錢,齊延切(《廣韻》昨先切)

舊《辭源》、《辭海》基本上用的是《音韻闡微》的反切。

第四節　廣韻和平水韻

一、《廣韻》

在漢代以前,我國没有韻書。最早的韻書是魏·李登的《聲類》和晉·吕静的《韻集》。唐·封演《聞見記》説:"魏時有李登者,撰《聲類》十卷,凡一萬一千五百二十字。"《魏書·江式傳》也説:"晉世義陽王典祠令任城吕忱,表上《字林》六卷……忱弟静别放(仿)故左校令李登《聲類》之法,作《韻集》五卷。"可惜這兩部書都已亡佚了。

我國現存最完整的古代韻書是《廣韻》。《廣韻》成書於北宋大中祥符元年(公元 1008 年)。《廣韻》是在《唐韻》的基礎上修訂擴充而成的。《唐韻》又是據《切韻》修訂擴充而成的。爲了對《廣韻》的概況有所瞭解,先簡單地介紹《切韻》與《唐韻》。

《切韻》,隋·陸法言撰,原書已佚。據今本《廣韻》卷首所載《切韻》序,對該書撰寫的原因和性質,還可瞭解一個大概。該書序説:

昔開皇初,有儀同劉臻等八人,同詣法言門宿。夜永酒闌,論及音韻。以古今聲調,既自有别,諸家取舍,亦復不同。吴楚則時傷輕淺,燕趙則多傷重濁;秦隴則去聲爲入,梁益則平聲似去。又支、脂、魚、虞,共爲一韻;先、仙、尤、侯,俱論是切。欲廣文路,自可清濁皆通;若賞知音,即須輕重有異。吕静《韻集》、夏侯該《韻略》、陽休之《韻略》、周思言《音韻》、李季節《音譜》、杜臺卿《韻略》等,各有乖互。江東取韻,與河北復殊。因論南北是非,古今通塞。欲更捃選精切,除削疏緩,蕭、顔多所决定。魏著作謂法言曰:"向來論難,疑處悉盡,何不隨口記之，我輩數人，定則定矣。”法言即燭下握筆，略記綱紀，博問英辯，殆得精華。於是更涉余學，兼從薄宦，十數年間，不遑修集。今返初服，私訓諸弟子。凡有文藻，即須明聲韻。屏居山野，交游阻絶。疑惑之所，質問無從。亡者則生死路殊，空懷可作之嘆；存者則貴賤禮隔，以報絶交之旨。遂取諸家音韻，古今字書，以前所記者，定之爲《切韻》五卷。

大意是説，隋文帝開皇(公元 581～589 年)初年，有儀同三司(“儀同三司”，官名，簡稱“儀同”，東漢延平元年設，其儀制與三公同，是爲古代高官。然至隋已僅有官名而無定職，成爲散官)劉臻、外史顔之推、著作郎魏淵、武陽太守盧思道、散騎常侍李若、國子博士蕭該、蜀王諮議參軍辛德源、吏部侍郎薛道衡等八人，同到陸法言家，深夜酒後，談及音韻。他們看到古今語言的音韻、聲調已有不同，而當時所存在的各種韻書，對於音韻和聲調的分辨取舍也不一致。就方言而論，吴楚之音傷於輕淺，燕趙之音過於重濁，秦隴去入無别，梁益平入相混。本來支脂兩韻有别，魚虞二韻當分，可是有的方言已經把之脂混爲一韻，魚虞混爲一韻，至於尤韻與侯韻，先韻與仙韻的不相區别，也有同樣情形。如果爲了適應詩賦的需要，自然清濁可通，定韻可以從寬；若是爲了分析語音，就必須從嚴，需要“剖析毫釐，分别黍累”。陸法言等八人，正是從分析語音的角度上，以音韻專家的眼光來辨析音韻聲調，來編寫這部韻書的。

在討論音韻的時候，他們對音韻學家的著作，進行了分析和批評，於是打算“捃選精切，除削疏緩”，另編一部韻書，既可供作詩賦時選韻，又可供讀書時審音，既要考慮到南北方言的不同，又要照顧到古音。在審音定韻上，國子博士蕭該、外史顔之推起了重要作用，由他們“多所决定”。經過一夜討論，許多重要問題都得到解决，於是，著作郎魏淵對法言説，請你把大家討論的記下來，於是法言在燈下作了記録，形成了《切韻》的原則和大綱。據王國維考證，“開皇初，法言與蕭、顔諸公論韻時，年纔弱冠，而諸公皆顯於梁魏齊周之世，於法言均爲丈人行。其受成書之托，亦即以此。”(《觀堂集林》卷八)俟後，法言爲官十餘年，無暇編纂此書。大約在開皇二十年，皇帝追罪法言之父陸爽(爽已於開皇十一年卒)，罪及法言，竟坐除名。於是失官而返初服，閑居多暇，根據舊日所訂音韻大綱，參考諸家韻書，作《切韻》五卷。

《切韻》的撰寫，主要是爲了給文人寫詩作賦提供一個選擇入韻字的標準，所以《切韻》成書之後，受到社會普遍歡迎，其他韻書漸漸湮没無聞。從唐初至宋初，《切韻》被指定爲科場用韻的標準。顧炎武《音學五書・音論上》説：“平聲五十七韻，上聲五十五韻，去聲六十韻，入聲三十四韻，此唐與宋初人遵用之書。”

唐人對《切韻》作了修訂和增補。比較重要的有唐・王仁煦《刊謬補缺切韻》，他在這一標題下面附有小注：“刊謬者，謂刊正謬誤；補缺者，謂加字及訓。”王仁煦《刊謬補缺切韻》今有故宫博物院影印本，它比較接近陸法言《切韻》原貌。

除王仁煦本之外，尚有唐・孫愐刊定本。今本《廣韻》前面有一篇《陳州司馬孫愐唐韻序》。從序中可以看出《唐韻》的一些主要特點。比如：《唐韻》刊正了《切韻》中的一些漏略與訛誤：“惟陸生《切韻》，盛行於世，然隨珠尚纇，虹玉仍瑕，注有差錯，文復漏誤，若無刊正，何以討論”；增加注釋，使這部韻書起到字典作用：“輒罄謏聞，敢補遺闕，兼習諸書，具爲訓解；州縣名號，亦據今時”；注釋引用的資料頗爲豐富：“三蒼、爾雅、字統、字林、説文、玉篇、石經、聲韻、聲譜、九經、諸子、史、漢、三國志、晉、宋、後魏、周、隋、陳、宋、兩齊書、本草、姓苑、風俗通、古今注、賈執姓氏英賢傳、王僧孺百家譜、周何潔集、文選諸集、孝子傳、輿地志，及武德以來創置迄開元三十年，並列注中。”甚至一些異聞奇説，如：“搜神記、精怪圖、山海經、博物志、四夷傳、大荒經、南越志、西域記、西夷傳、漢纂藥論"等等,也寫進注中。孫愐稱當時的讀者看《唐韻》,甚至"有終日而忘食,有連宵而不寐"者。不過,注中收羅的資料雖然豐富,但畢竟有失蕪雜。《唐韻》對於辨正字形十分重視:"字體從木從才,施殳施支,安氽安禾,并悉具言,庶無紕謬。"孫愐取《周易》、《周禮》冠以"周"字之法,把他刊定的《切韻》改名爲《唐韻》:"名曰《唐韻》,蓋取《周易》、《周禮》之義也。"

孫愐《唐韻》原本已佚,今有殘卷本傳世。

《廣韻》是宋代陳彭年、丘雍等人據前代韻書重新修訂而成,全名《大宋重修廣韻》。全書收字 26194 個。第一次修訂在北宋景德四年(公元 1007 年),第二次修訂在大中祥符元年(公元 1008 年)。這一年正式改名爲《廣韻》。宋・王應麟《玉海》:"景德四年十一月戊寅,崇文院上校定《切韻》五卷,依九經例頒行。大中祥符元年六月五日,改爲《大宋重修廣韻》。三年五月庚子,賜輔臣人一部。"顧炎武《音學五書》之《音論・韻書之始》引宋・李燾云:"隋陸法言撰。唐・郭知玄附益之者,時號《切韻》。天寶末,陳州司馬孫愐以《切韻》爲謬略,復加刊正,別爲《唐韻》之名。大中祥符元年,改賜新名曰《廣韻》。"顧炎武注:"據此,《廣韻》即《唐韻》,但改其名耳。"大中祥符元年牒文也說:"舊本既訛,學者多誤,必豖魚之盡革,乃朱紫以洞分。爰擇儒臣,葉宣精力,校讎增損,質正刊修,綜其綱條,灼然敘列,俾之摹刻,垂於將來。仍特換於新名,庶永昭於成績。宜改爲《大宋重修廣韻》"。

《廣韻》的結構是:按平上去入四聲(又稱調類)分卷。平聲字多,分爲上下兩卷,通常稱爲上平聲、下平聲。上、去、入各爲一卷,共五卷。聲調相同的字,再按韻的不同,分別歸在每個韻類下(中古音的韻部習慣上叫作韻類)。每一個韻類用一個字標目,叫作韻目,如東、冬、鍾、江、支、脂、之、微等等,都是韻目。

同一個韻目下,再把同音字排列在一起,這些字的聲韻調都相同,通常把這些同音字稱爲小韻。小韻與小韻之間,用圓圈隔開。對每個小韻裏的字,《廣韻》都加注釋,解釋它的本義、引申義,而且注意常用義的解釋。在每一個小韻的第一個字的注釋後面,都注上反切,以及同音的字數,表示這一個小韻裏字的讀音相同,一共有若干字。例如下平聲陽韻中的一個小韻:

香 說文作香,芳也。漢書云,尚書郎懷香握蘭。許良切。五。皂稻香。薌谷香。

鄉 鄉黨、釋名曰,萬二千五百家爲鄉。鄉,向也,衆所向也。又姓,出姓苑。

如果一個小韻裏面的某個字還有其他讀音,就在這個字的下面用直音或反切加以注明。例如:下平聲宵韻:遥遠也,行也。余昭切三十六。下面的三十六個字均讀"余昭切"。在這個小韻當中,"銚"和"軺"還有別的讀音,《廣韻》是這樣處理的:

銚 燒器,亦古田器。又姓,後漢衛尉潁川銚期。又徒弔切。

軺 說文,小車也。又音韶

以下從韻類和聲類兩個方面介紹《廣韻》。

1. 二百零六韻

《廣韻》共有 206 韻:上平聲 28 韻,下平聲 29 韻,上聲 55 韻,去聲 60 韻,入聲 34 韻。《廣韻》是《切韻》係韻書中集大成的極重要的著作。音韻學家所說的《廣韻》音系,實際上說的就是《切韻》音系。前人索性把《廣韻》看成是《切韻》或《唐韻》,比如顧炎武的《唐韻正》,陳澧的《切韻攷》,其實說的都是《廣韻》。

《廣韻》是研究上古音的橋梁,對研究現代語音,也具有重要的價值。清代的古音學家根據《廣韻》上推古音,作出了重大貢獻。因此,學習音韻學,應該對《廣韻》有比較深入的瞭解。

《廣韻》以四聲爲綱，韻目爲緯。清人戴震作了一個《廣韻獨用同用四聲表》，説明各韻間的關係，後人又作了少許改動。現列表如下，然後作些説明。

《廣韻獨用同用四聲表》

上平聲	上聲	去聲	入聲
東[1]獨用	董[1]獨用	送[1]獨用	屋[1]獨用
冬[2]鍾同用	湩鶶腫韻等字附見	宋[2]用同用	沃[2]燭同用
鍾[3]	腫[2]	用[3]	燭[3]
江[4]獨用	講[3]獨用	絳[4]獨用	覺[4]獨用
支[5]脂之同用	紙[4]旨止同用	寘[5]至志同用	
脂[6]	旨[5]	至[6]	
之[7]	止[6]	志[7]	
微[8]獨用	尾[7]獨用	未[8]獨用	
魚[9]獨用	語[8]獨用	御[9]獨用	
虞[10]模同用	麌[9]姥同用	遇[10]暮同用	
模[11]	姥[10]	暮[11]	
齊[12]獨用	薺[11]獨用	霽[12]祭同用	
		祭[13]	
		泰[14]獨用	
佳[13]皆同用	蟹[12]駭同用	卦[15]怪夬同用	
皆[14]	駭[13]	怪[16]	
		夬[17]	
灰[15]咍同用	賄[14]海同用	隊[18]代同用	
咍[16]	海[15]	代[19]	

续表

上平聲	上聲	云聲	入聲
		廢20 獨用	
真17 諄臻同用	軫16 准同用	震21 稕同用	質5 術櫛同用
諄18	准17	稕22	術6
臻19	[illegible]齔字附見隱韻	齔字附見焮韻	櫛7
文20 欣同用	吻18 隱獨用	問23 獨用	物8 獨用
欣21	隱19 獨用	焮24 獨用	迄9 獨用
元22 魂痕同用	阮20 混很同用	願25 慁恨同用	月10 没同用
魂23	混21	慁26	没11
痕24	很22	恨27	麧紇等字附見没韻
寒25 桓同用	旱23 緩同用	翰28 换同用	曷12 末同用
桓26	緩24	换29	末13
删27 山同用	潸25 産同用	諫30 襇同用	黠14 鎋同用
山28	産26	襇31	鎋15
先1 仙同用	銑27 獮同用	霰32 綫同用	屑16 薛同用
仙2	獮28	綫33	薛17
蕭3 宵同用	筱29 小同用	嘯34 笑同用	
宵4	小30	笑35	
肴5 獨用	巧31 獨用	效36 獨用	
豪6 獨用	皓32 獨用	號37 獨用	
歌7 戈同用	哿33 果同用	箇38 過同用	
戈8	果34	過39	

续表

上平聲	上聲	去聲	入聲
麻 9 獨用	馬 35 獨用	禡 40 獨用	
陽 10 唐同用	養 36 蕩同用	漾 41 宕同用	藥 18 鐸同用
唐 11	蕩 37	宕 42	鐸 19
庚 12 耕清同用	梗 38 耿静同用	映 43 諍勁同用	陌 20 麥昔同用
耕 13	耿 39	諍 44	麥 21
清 14	静 40	勁 45	昔 22
青 15 獨用	迥 41 獨用	徑 46 獨用	錫 23 獨用
蒸 16 登同用	拯 42 等同用	證 47 嶝同用	職 24 德同用
登 17	等 43	嶝 48	德 25
尤 18 侯幽同用	有 44 厚黝同用	宥 49 候幼同用	
侯 19	厚 45	候 50	
幽 20	黝 46	幼 51	
侵 21 獨用	寑 47 獨用	沁 52 獨用	緝 26 獨用
覃 22 談同用	感 48 敢同用	勘 53 闞同用	合 27 盍同用
談 23	敢 49	闞 54	盍 28
鹽 24 添同用	琰 50 忝同用	豔 55 㮇同用	葉 29 帖同用
添 25	忝 51	㮇 56	帖 30
咸 26 銜同用	豏 52 檻同用	陷 57 鑑同用	洽 31 狎同用
銜 27	檻 53	鑑 58	狎 32
嚴 28 凡同用	儼 54 范同用	釅 59 梵同用	業 33 乏同用
凡 29	范 55	梵 60	乏 34

下面對這個韻目表中的一些問題作些説明。

(1) 每個韻目右上角標注的 1、2、3、4 等號，表示此韻目的排列順序。《廣韻》原書的目録以及每卷韻目的前面，都寫着韻次。這個韻次是相沿下來的，因此人們稱呼每個韻目時，常同時説出它們的韻次，如“1 東”、“2 冬”、“5 支”、“6 脂”、“7 之”等。

(2) 有的韻目下注着“獨用”、“同用”，表示這個韻中的字，在作詩賦時衹允許與本韻中的字相押，或與“同用”韻中的字相押。比如五支下注“脂之同用”，作詩賦時支韻字可以與六脂、七之中的字互相押韻，不算出韻。

合并韻目的原因，據唐封演《聞見記》說："隋陸法言與顔、魏諸公定南北者，撰爲《切韻》，凡一萬二千一百五十八字，以爲臨文楷式。而先仙删山之類，分别爲韻，屬文之士，共苦其苛細。國初，許敬宗等詳議，以其韻窄，湊合而用之。法言所謂欲廣文路，自可清濁皆通者也。"據此可知，現在《廣韻》韻目下面注的"同用"、"獨用"等字樣，當是唐初許敬宗等的原注。清儒段玉裁在《六書音韻表》中說："《廣韻》同用、獨用之注，乃唐初功令。"最初的目的，也無非便於人們臨文選韻。并韻的原則，韻窄（字少）固然是原因之一，但與當時兩韻語音系統相近，也有着密切的關係。

(3) 在唐宋的韻書裏，不同的聲調就被看成是一個獨立的韻，所以共有 206 韻。如果不把聲調計算在内，而是用四聲相配的辦法排列 206 韻，那麽《廣韻》衹有 61 個韻類，即：

1) 東（董送屋）①

2) 冬（宋沃）　3) 鍾（腫用燭）

4) 江（講絳覺）　5) 支（紙寘）

6) 脂（旨至）　7) 之（止志）

8) 微（尾未）　9) 魚（語御）

10) 虞（麌遇）　11) 模（姥暮）

12) 齊（薺霽）　13) 祭②

① 舉平聲以賅其餘，下同。

② 祭泰夬廢四韻衹有去聲，没有平上入三聲與之相配，自成一個系統。

14) 泰　15) 佳（蟹卦）

16) 皆（駭怪）　17) 夬

18) 灰（賄队）　19) 咍（海代）

20) 廢　21) 真（軫震質）

22) 諄（準稕術）　23) 臻（櫛）

24) 文（吻問物）　25) 欣（隱焮迄）

26) 元（阮願月）　27) 魂（混慁没）

28) 痕（很恨）　29) 寒（旱翰曷）

30) 桓（緩换末）　31) 删（潸諫鎋）

32) 山（産襇黠）　33) 先（銑霰屑）

34) 仙（獮綫薛）　35) 蕭（篠嘯）

36) 宵（小笑）　37) 肴（巧效）

38) 豪（皓號）　39) 歌（哿箇）

40) 戈（果過）　41) 麻（馬禡）

42) 陽（養漾藥）　43) 唐（蕩宕鐸）

44) 庚（梗映陌）　45) 耕（耿諍麥）

46) 清（静勁昔）　47) 青（迥徑錫）

48) 蒸（拯證職）　49) 登（等嶝德）

50) 尤（有宥）　51) 侯（厚候）

52) 幽（黝幼）　53) 侵（寑沁緝）

54) 覃（感勘合）　55) 談（敢闞盍）

56）鹽（琰艷葉）　57）添（忝桥帖）

58）咸（豏陷洽）　59）銜（檻鑒狎）

60）嚴（儼釅業）　61）凡（範梵乏）

大多數音韻學家認爲，這61個韻類，並不完全代表當時實際語音。因爲陸法言在自序裏已經講得很清楚："因論南北是非，古今通塞。"近代國學家章炳麟在《國故論衡上》也指出："廣韻所包，兼有古今方國之音。"

（4）《廣韻》的入聲配陽聲，配得十分嚴謹。從六十一個韻類看，屬於陰聲韻的有：

支、脂、之、微、魚、虞、模、齊、祭、泰、佳、皆、夬、灰、咍、廢、蕭、宵、肴、豪、歌、戈、麻、尤、侯、幽

共26個陰聲韻。這些韻都是以元音收尾或者是没有韻尾的。

屬於陽聲韻的，按其收尾音來分，有三種情況：

① 東、冬、鍾、江、陽、唐、庚、耕、清、青、蒸、登——以ng收尾。

② 真、諄、臻、文、欣、元、魂、痕、寒、桓、删、山、先、仙——以n收尾。

③ 侵、覃、談、鹽、添、咸、銜、嚴、凡——以m收尾。

《廣韻》以ng收尾的有12個韻類，以n收尾的有14個韻類，以m收尾的有9個韻類，共35個陽聲韻。總之，這些陽聲韻都用鼻音收尾。《廣韻》時代入聲韻與陽聲韻接近，所以34個入聲韻纔與35個陽聲韻相配（注意：平聲痕韻的入聲字很少，所以没有爲它立一個入聲韻目，而把痕韻的入聲合並到"没"韻中去了。宋鄭樵《七音略》爲痕韻的入聲配了一個"紇"字韻目，則入聲亦恰好爲35個，與陽聲類的數目相同）。

入聲韻與陽聲韻相配，是很有規律的。根據現代語音學分析，與12個收舌根鼻音ng相配的入聲韻有屋、沃、燭、覺、藥、鐸、陌、麥、昔、錫、職、德。這十二個入聲韻都以舌根塞音g收尾，陽聲與入聲的發音部位相同。再看以舌尖鼻音n收尾的14個陽聲韻，與它相配的13個入聲韻（因爲痕韻無入聲，所以少了一個入聲韻）有質、術、櫛、物、迄、月、没、曷、末、鎋、黠、屑、薛，它們都以舌尖塞音d收尾。陽聲與入聲的發音部位也相同。與九個以雙唇鼻音m收尾的陽聲韻相配的入聲韻有緝、合、盍、葉、帖、洽、狎、業、乏，也恰爲九個。這九個入聲韻的收尾音都是雙唇塞音b。總之，入聲韻與陽聲韻相配，形成了一個很整齊的格局：g與ng都是舌根音；d與n都是舌尖音；b與m都是雙唇音。

2. 中古音的聲類

守溫三十六字母，反映的是唐末和宋代的聲母系統，與以《切韻》爲代表的中古音聲母系統有些不同。清末學者陳澧（公元1810年～1882年）首先考證了中古音的聲類。聲類指反切上字的分類，與聲紐的概念不同。他對《廣韻》裏所有的反切進行全面的分析，看有多少類雙聲字，在這個基礎上確定了《切韻》時代有多少聲類。他考查的結果，發現《廣韻》有四十個聲類。

陳澧在《切韻考》裏用繫聯的方法研究中古音的聲類。他認爲，凡是反切上字同用、互用、遞用的，都屬於同一個聲類。他説："陸氏《切韻》之書，存於《廣韻》之内。澧校定《廣韻》切語，確得陸氏體例，乃總而核之，切語上字凡452字，每字又取其切語上字而繫聯之，得四十類，此隋以前雙聲之區域也。"

甚麽是同用、互用、遞用呢？他説："切語上字與所切之字爲雙聲，則切語上字同用者、互用者、遞用者，聲必同類也。同用音，如：冬，都宗切；當，都郎切，同用'都'字也。互用者，如：當，都郎切；都，當孤切，'都'、'當'二字互用也。遞用者，如：冬，都宗切，都，當孤切。冬字用

‘都’字，‘都’字用‘當’字也。今據此繫聯之，爲切語上字四十類。”他把三十六字母中的照、穿、床、審、喻五紐各分爲二，把明紐和微紐合爲一類，共爲四十。

陳澧在《切韻考外篇》裏，對照、穿、床、審四個正齒音，作了深入充分而仔細的考證，他發現，這四個正齒音在《廣韻》裏，從反切上字考查，其實是應該分爲兩類的。一類正齒音衹出現在二等上，另一類正齒音衹出現在三等上。也就是説，照穿床審四個聲母的二等和三等是有嚴格區别的。陳澧這個發現對認識《切韻》聲母系統的真實面貌是非常重要的。我們把他進行的具體考證材料和結論，照引在下面：

之止而　止諸市　章諸良　徵諸盈　諸章魚　煮章與

支章移　職之翼　正之盛　旨職雉　占職廉　脂旨移

此爲照之類〇庄側羊　争側莖　阻側吕　鄒側鳩

簪側吟　側仄阻力《廣韻》切語此七字與上十二字，聲不同類，字母家併爲一類。以上十二字爲三等，此七字爲二等。

昌尺良　尺赤昌石　充昌終　處昌與　叱昌栗　春昌脣

此爲穿之類〇初楚居　楚創舉　創瘡初良　測初力　叉初牙　廁初吏　芻測隅　《廣韻》切語此八字與上七字，聲不同類，字母家併爲一類。以上七字爲三等，此八字爲二等。

床士莊　鋤鉏士魚　豺士皆　崱士力　士仕鉏裡

崇鋤弓　查鉏加　雛仕於　俟床史　助牀據　此爲床之類〇神食鄰　乘食陵　食乘力　實神質　《廣韻》切語此四字與上十二字，聲不同類，字母家併爲一類。以上十二字爲二等，此四字爲三等。

書舒傷魚　傷商式陽　施式支　失式質　矢式視　試式吏　試識賞職　賞書兩　詩書之

釋施隻　始詩止　此爲審之類〇山所閑　疏疎所菹　砂沙所加　生所庚　色所力　數所矩　所疏舉　史疏士　《廣韻》切語此十字與上十四字，聲不同類，字母家併爲一類。以上十四字爲三等，此十字爲二等。（按：兩字共用一個切語的，表示此兩字讀音全同，如砂沙同爲所加切，餘此類推）。

爲了稱説方便，字母家把照系二等字叫作照二、穿二、床二、審二。但由於稱説字母在習慣上都稱一個字，叫“照二”“穿二”等等有些不便，於是從陳澧列舉的二等字中，取每類的第一個字，於是把照二、穿二、床二、審二分别叫作莊、初、床、山。同樣道理，照系三等字也可以叫作照三、穿三、床三、審三，爲了稱説方便，根據陳澧所説的“此爲照之類”、“此爲穿之類”、“此爲審之類”等語，於是把照三、穿三、床三、審三分别叫作照、穿、神、審。

照系二等代表字和三等代表字，在目前選用上仍然存在一些不統一的現象。最初爲它們確立代表字者是黄侃，他在《聲韻通例》中説：“照、穿、床、審須各分二紐，喻紐《廣韻》亦分爲二”，“愚意爲之立名，取《切韻》聲類中字，見韻最先者用之”（《黄侃論學雜著》150、152頁），比如“神”、“莊”、“初”等代表字，就是他首先選用的（《黄侃論學雜著》頁 100 小注）。有的音韻學著作把照系二等分别叫作莊、初、崇、生，把照系三等分别叫作章、昌、船、書。無論使用哪一個字作代表字，其出處都在上面引録的那段陳澧論述中；衹要不把二三等弄混淆，代表字不同，也没有妨礙，不過，總以統一所用代表字爲好。

照系二等和三等，在《廣韻》聲母系統裏，分别得很嚴格。舉例來説，“臻”與“真”、“争”與“徵”，都是照母字，但“臻”是二等字，“真”是三等字，它們的反切上字就不相同。比如：“臻，側詵切”，“真，職鄰切”，這兩個反切上字不能調换。“争，側莖切”，“徵，諸盈切”。“争”是二等字，所以它的反切上字衹能使用照二的“側”字；“徵”是三等字，所以它的反切上字衹能使用照三的"諸"字。這説明把《廣韻》裏的照穿床審分爲二類，是完全正確的。

陳澧《切韻考》把喻紐分爲兩類，也是完全正確的，揭示了切韻聲母系統喻紐的真實面貌。陳澧的考證如下：

余餘予以諸　夷以脂　以羊已　羊與章　弋翼與職　與余吕　營余傾　移弋支　悦弋雪　此爲喻之　類喻羊戍切〇於羽俱　羽雨王矩　雲云王分　王雨方　韋雨非　永於憬　有云久　遠云阮　榮永兵　爲遠支　洧榮美　筠爲贇　《廣韻》切語此十四字與上十二字，聲不同類，字母家併爲一類。以上十二字爲四等，此十四字爲三等。

在三十六字母裏，喻紐三等字和喻紐四等字没有區别，都叫喻母，經陳澧考證，喻紐三四等在《廣韻》裏分得很嚴格，喻紐三等有自己的反切上字，喻紐四等也有自己的反切上字，兩者决不相混。例如：

於　羽俱切　喻三；逾　羊朱切　喻四

尤　羽求切　喻三；遊　以周切　喻四

雨　王矩切　喻三；予　以諸切　喻四

綜上所述，照、穿、床、審四紐分爲兩類，喻紐分爲兩類，陳澧又把明、微合爲一類，與三十六字母相比，增五减一，共爲四十聲類。後來，據黄侃所考，明紐與微紐也應分開，他説："侃以爲，明微應分二類，實得聲類四十一。"(《黄侃論學雜著》頁62～63)。黄侃的主張也是正確的。總之，中古音的聲類，大别爲四十一類（當然還可以分得再細一些，如黄淬伯、白滌洲考定爲四十七類），足以敷用。

現在，我們把《切韻》四十一聲類寫在下面：

牙　音　見　溪　群　疑

舌頭音　端　透　定　泥

舌上音　知　徹　澄　孃

唇　音　幫　滂　並　明　非　敷　奉　微

齒頭音　精　清　從　心　邪

正齒音　莊　初　床　山　照　穿　神　審　禪

喉　音　影　曉　匣　喻(三)喻(四)

半舌音　來

半齒音　日

聲類並不完全等於實際聲母系統中的聲紐，因爲反切上字的分類和反切下字有關，有的反切上字雖分爲兩類，但聲母往往相同。經許多學者研究，四十一聲類還要作一些合並，即非、敷、奉、微要分别合并到幫、滂、並、明中去，喻母三等合并到匣母中去。從四十一聲類中合并了五個聲類，共得三十六個聲母，這就是中古音的聲母系統。它們的名稱是：

牙　音　見　溪　群　疑

舌頭音　端　透　定　泥

舌上音　知　徹　澄　娘

唇　音　幫(非)　滂(敷)　並(奉)　明(微)

齒頭音　精　清　從　心　邪

正齒音　莊　初　床　山　照　穿　神　審　禪

喉　音　影　曉　匣喻(三)　余喻(四)

半舌音　來

半齒音　日

這四十一聲類，對於研究《切韻》聲母系統，並進一步學習上古音，都是十分重要的。我們不但要瞭解它與三十六字母的分合關係，還要熟悉四十一聲類常用反切上字。黃侃指出："反切用字，自孫炎以至《集韻》，似有常檢，望之紛紜錯雜，而展轉求音，每聲類多不過二十餘字（溪母用字至多），少者三四而已（娘母習見不過尼女二字）"（《文字聲韻訓詁筆記》頁105）。現將黃侃先生制訂的四十一聲類常用切語上字表附在下面。

四十一聲類反切上字常用字表

聲類	切　語　上　字
影	於央憶伊依（衣）憂一乙握謁紆挹烏哀煙鷖愛
喻	余（餘予）夷弋翼與營移悅以羊
爲	於羽雨云雲王韋永有遠榮爲洧筠
曉	呼荒虎馨火海呵香朽羲休況許興喜虛
匣	胡乎侯户下黃何
見	居九俱舉規吉紀幾公過各格兼姑佳詭古
溪	康枯牽空謙口楷客恪苦去丘墟袪詰窺羌欽傾起綺起區驅
群	渠强求臣具臼衢其希暨
疑	疑魚牛宜語拟危玉五俄吾研遇虞愚
端	多得德丁都當冬
知	知張猪徵中追陟卓竹
照	之止章徵諸煮支職正旨占脂
透	他託土吐通天臺湯
徹	抽癡楮褚醜恥敕
穿	昌尺赤充處叱春
審	書舒傷商施失矢試式識賞詩釋始
定	徒同特度杜唐堂田陀地
澄	除場池治持遲儜柱丈直宅
神	神乘食實
禪	時殊常嘗蜀市植殖寔署臣是氏視成
泥	奴乃若内嬭那
孃	尼拏女
日	如汝儒人而仍兒耳
來	來盧賴落洛勒力林吕良離裡郎魯練
精	將子資即則借兹醉姊遵祖臧作
莊	莊争阻鄒簪側仄
清	倉蒼親遷取七青采醋粗麤千此雌
初	初楚創瘡測叉廁芻

续表

聲類	切語上字
從	才徂在前藏昨酢疾秦匠慈自情漸
床	床鋤鉏犲崱士仕崇查雛俟助
心	蘇素速桑相悉思司斯私雖辛息須胥先寫
邪	徐祥詳辭似旬寺夕隨
疏	疏疎山沙砂生色數所史
幫	邊布補伯百北博巴卑並鄙必彼兵筆陂畀
非	方封分府甫
滂	滂普匹譬披丕
敷	敷孚妃撫芳峯拂
並	蒲步裴薄白傍部平皮便毗弼婢
奉	房防縛附符苻扶馮浮父
明	莫慕模謨摸母明彌眉綿靡美
微	無巫亡武文望

(見《黄侃論學雜著》頁 299～302)

二、平 水 韻

《廣韻》成書於北宋大中祥符元年(公元 1008 年),由於注釋瑣細,作爲工具書使用,頗多不便。比如一東韻的"東"字下有"又姓"二字,下面羅列姓氏一百七八十字;"公"字"亦姓"下羅列姓氏達千餘字,對於用韻選字,這些注釋均屬贅文。在第一次脩訂《切韻》的時候,據王應麟《玉海》説,戚綸奉敕編了一個簡本。《廣韻》原收 26194 字,戚綸編的簡本衹收 9590 字,名爲《韻略》。《韻略》的分韻也是 206 韻,與《廣韻》相同。它實際上是《廣韻》的簡本。

到了宋景祐四年(公元 1037 年),人們在使用《廣韻》和《韻略》的過程中,發現仍有一些缺點,賈昌朝批評《韻略》"多無訓釋,疑混聲,重疊字",認爲亟需修訂。景祐四年皇帝命令丁度等重修《韻略》,同年完成修訂工作,名爲《禮部韻略》。王應麟《玉海》説:"景祐四年六月丙申,以丁度所脩《禮部韻略》五卷頒行。"

據封演《聞見記·貢舉》説,自唐開元二十四年(公元 736 年)始,貢舉應試等事由禮部管理,官韻之書亦由禮部頒行,此例相沿很久,宋人沿其舊習,在《韻略》兩字前面加上"禮部"兩字,故名《禮部韻略》。

《禮部韻略》頒行以後,頗爲士林所重。清邵長衡《韻略叙例》説:"《禮部韻略》五卷,宋景祐四年詔國子監頒行。《宋史藝文志》載景祐《禮部韻略》五卷,又淳熙監本《禮部韻略》五卷。吾意當時雖有《廣韻》、《集韻》,二書不甚通行。蓋《廣韻》字多,《集韻》苦浩繁也。《禮韻》雖專爲科舉設,而去取實亦不苟。每出入一字,必經兩省看詳,禮部頒下,故又有申明續降諸字。字既簡約,義多雅訓,學士翕然宗之。"

南宋淳祐十二年(公元 1252 年),江北平水劉淵編成一部韻書,名《壬子新刊禮部韻略》。淳祐十二年歲次爲壬子,所以標以"壬子"。大約該書刊於此年,故又名"壬子新刊"。

《壬子新刊禮部韻略》原書已經不存,據元熊忠《古今韻會舉要》卷一韻目之後案語説:

"舊韻上平聲二十八韻,下平聲二十九韻,上聲五十五韻,去聲六十韻,入聲三十四韻(共二百〇六韻)。然舊韻所定,不無可議,如支脂之、佳皆、山删、先仙、覃談,本同一音而誤加釐析;如東冬、魚虞、清青,至隔韻而不相通。近平水劉氏《壬子新刊韻略》,始並通用之類以省重複。上平聲十五韻,下平聲十五韻,上聲三十韻,去聲三十韻,入聲一十七韻(共一百〇七韻)"。《壬子新刊禮部韻略》按照 206 韻韻目下所注的"同用"之語,索性把"同用"合并起來,而成 107 韻,後來,元代陰時夫編纂《韻府群玉》,沿用平水劉淵韻目,又合并了一個韻,成爲 106 韻。這 106 韻成爲作詩押韻的準則,所以又叫"詩韻"。"詩韻"實導源於平水劉淵,所以又叫"平水韻"。總之,"詩韻"也好,"平水韻"也好,指的都是 106 韻。

下面録出 106 韻的韻目,括號中的小字,表示被合并了的韻部。

上平(15 韻)

一東　二冬(鍾)　三江

四支(脂之)　五微　六魚

七虞(模)　八齊　九佳(皆)

十灰(咍)　十一真(諄臻)　十二文(欣)

十三元(魂痕)　十四寒(桓)　十五删(山)

下平(15 韻)

一先(仙)　二蕭(宵)　三肴

四豪　五歌(戈)　六麻

七陽(唐)　八庚(耕清)　九青

十蒸(登)　十一尤(侯幽)　十二侵

十三覃(談)　十四鹽(添嚴)　十五咸(銜凡)

上聲(29 韻)

一董　二腫　三講

四紙(旨止)　五尾　六語

七麌(姥)　八薺　九蟹

十賄(海)　十一軫(準)　十二吻(隱)

十三阮(混很)　十四旱(緩)　十五潸(産)

十六銑(獮)　十七篠(小)　十八巧

十九皓　二十哿(果)　二十一馬

二十二養(蕩)　二十三梗(耿静)　二十四迥(拯等)

二十五有(厚黝)　二十六寢　二十七感(敢)

二十八琰(忝儼)　二十九豏(檻范)

去聲(30 韻)

一送　二宋(用)　三絳

四寘(至志)　五未　六御

七遇　八霽　九泰

十卦(怪夬)　十一隊(代廢)　十二震

十三問(焮)　十四願(慁恨)　十五翰(换)

十六諫(襇)　十七霰(綫)　十八嘯(笑)

十九效　二十號　二十一箇(過)

二十二禡　二十三漾(宕)　二十四敬(諍勁)

二十五徑(證嶝)　二十六宥(候幼)　二十七沁

二十八勘(闞)　二十九艷(桥釅)　三十陷(鑒梵)

入聲(17 韻)

一屋　二沃(濁)　三覺

四質(術櫛)　五物(迄)　六月(没)

七曷(末)　八黠(鎋)　九屑(薛)

十藥(鐸)　十一陌(麥　昔)　十二錫

十三職(德)　十四緝　十五合(盍)

十六葉(帖業)　十七洽(狎乏)

平水韻從宋元以來影響很大,清代一些字書、韻書如《佩文韻府》《經籍纂詁》等均依 106 韻排列,熟悉這 106 個韻部,對於掌握舊體詩詞的押韻狀況和查閱工具書,會有許多幫助。

爲了便於把平水韻韻目與《廣韻》相對照,現按四聲排列,列表如下,为《平水韻廣韻韻目對照表》。

《水平韻廣韻韻目對照表》

平		上		去		入	
平水韻	廣韻	平水韻	廣韻	平水韻	廣韻	平水韻	廣韻
1 東	1 東	1 董	1 董	1 送	1 送	1 屋	1 屋
2 冬	2 冬 3 鍾	2 腫	2 腫	2 宋	2 宋 3 用	2 沃	2 沃 3 燭
3 江	4 江	3 講	3 講	3 絳	4 絳	3 覺	4 覺
4 支	5 支 6 脂 7 之	4 紙	4 紙 5 旨 6 止	4 寘	5 置 6 至 7 志		
5 微	8 微	5 尾	7 尾	5 未	8 未		
6 魚	9 魚	6 語	8 語	6 御	9 御		
7 虞	10 虞 11 模	7 麌	9 麌 10 姥	7 遇	10 遇 11 暮		
8 齊	12 齊	8 薺	11 薺	8 霽	12 霽 13 祭		
				9 泰	14 泰		
9 佳	13 佳 14 皆	9 蟹	12 蟹 13 駭	10 卦	15 卦 16 怪 17 夬		
10 灰	15 灰 16 咍	10 賄	14 賄 15 海	11 隊	18 隊 19 代 20 廢		
11 真	17 真 18 諄 19 臻	11 軫	16 軫 17 準	12 震	21 震 22 稕	4 質	5 質 6 術 7 櫛
12 文	20 文 21 欣	12 吻	18 吻 19 隱	13 問	23 問 24 焮	5 物	8 物 9 迄
13 元	22 元 23 魂 24 痕	13 阮	20 阮 21 混 22 很	14 願	25 願 26 慁 27 恨	6 月	10 月 11 没
14 寒	25 寒 26 桓	14 旱	23 旱 24 緩	15 翰	28 翰 29 換	7 曷	12 曷 13 末
15 删	27 删 28 山	15 潸	25 潸 26 産	16 諫	30 諫 31 襉	8 黠	14 黠 15 鎋
1 先	1 先 2 仙	16 銑	27 銑 28 獮	17 霰	32 霰 33 綫	9 屑	16 屑 17 薛
2 蕭	3 蕭 4 宵	17 篠	29 篠 30 小	18 嘯	34 嘯 35 笑		
3 肴	5 肴	18 巧	31 巧	19 效	36 效		
4 豪	6 豪	19 皓	32 皓	20 號	37 號		

续表

平		上		去		入	
平水韻	廣韻	平水韻	廣韻	平水韻	廣韻	平水韻	廣韻
5歌	7歌8戈	20哿	33哿34果	21箇	38箇39過		
6麻	9麻	21馬	35馬	22禡	40禡		
7陽	10陽11唐	22養	36養37蕩	23漾	41漾42宕	10藥	18藥19鐸
8庚	12庚13耕14清	23梗	38梗39耿40静	24敬	43映44諍45勁	11陌	20陌21麥22昔
9青	15青	24迥	41迥42拯43等	25徑	46徑47證48嶝	12錫	23錫
10蒸	16蒸17登					13職	24職25德
11尤	18尤19侯20幽	25有	44有45厚46黝	26宥	49宥50候51幼		
12侵	21侵	26寢	47寢	27沁	52沁	14緝	26緝
13覃	22覃23談	27感	48感49敢	28勘	53勘54闞	15合	27合28盍
14鹽	24鹽25添26嚴	28儉	50琰51忝52儼	29豔	55豔56㮇57釅	16葉	29葉30帖31業
15咸	27咸28銜29凡	29豏	53豏54檻55范	30陷	58陷59鑒60梵	17洽	32洽33狎34乏

第五節　古　音

漢語語音發展歷史，大致分爲上古音、中古音、近古音和現代音四個時期。上古音主要指先秦兩漢時期的語音，中古音主要指魏晋南北朝隋唐宋時期的語音，近古音主要指元明清時代的語音，現代音以北京音系爲代表。上面着重介紹了中古音的有關知識。但就學習古代漢語來説，懂得上古音的基礎知識更加重要。下面就上古音的一些問題作些簡要説明。

一、上古音的韻部

清·戴震在《聲韻考》卷三説，古音之學，至清代纔昌明起來，但是，研究古音的歷史却很悠久："按古音之説，近日始明。然考之於漢鄭康成箋《毛詩》云：古聲填、寘、塵同。及注他經，言古者聲某某同，古讀某爲某之類，不一而足，是古音之説，漢儒明知之，非後人創議也。"漢末劉熙《釋名》説："車，古者曰'車'，聲如'居'，所以居人也；今曰'車'，聲近'舍'。"鄭玄也注意到古今音的變化。不過，漢代人并没有對語音的變化進行系統的分析研究，衹是注意到了一些個别的孤立的現象。

如果説漢代人的讀音與先秦時代已有一些不同，因而引起了學者的注意，那麽到了六朝時代，語音的變化則更大了，文人們按當時的口語讀《詩》，往往感到不能押韻，因而引起了他們更大的研究興趣。比如《詩·邶風·燕燕》："燕燕於飛，下上其音。之子於歸，遠送於南。瞻望弗及，實勞我心。"按照《詩經》押韻的方式，"音"、"南"、"心"三個字是互相押韻的，可是六朝人讀起來，"南"字與"音"、"心"却不相押了。時人沈重撰《毛詩音》，在"南"字下説："協句，宜乃林反。"他的意思是説，口語"南"本來念"那含切"(nán)，但爲了與"心"、"音"兩字讀得和諧，可以臨時改讀爲"乃林反"。臨時改變某個字的讀音，并没有科學根據，不過是一種主觀猜想罷了。唐朝有一位學者陸德明，他比沈重嚴謹得多，他在《燕燕》"遠送於南"句下，針對沈重之説指出："今謂古人韻緩，不煩改字。"對沈重臨時"協句"變讀的作法提出異議，但是對於爲什麼“不煩改字”，對於“韻緩”的内涵是甚麽，仍然缺乏明確的解釋。

六朝人“協句”之風一開，對後人産生了不少消極影響。比如唐明皇讀《尚書·洪範》“無偏無頗，遵王之義”句，他覺得“頗”與“義”不相押韻，於是詔改“義”爲“陂”。宋·朱熹《詩集傳》用“叶韻”的辦法臨時改變字的讀音更加普遍。同一篇詩裏的兩個“家”字，朱熹認爲一個當讀“谷”，一個當讀“各空切”；同一篇詩裏的兩個“虞”字，朱熹認爲一個當讀“牙”音，一個當讀“五紅切”。這都説明人們對於古音還缺乏正確的認識。

在古音研究上，宋代古音學家吴棫是有一定貢獻的。吴棫(約公元1100年～1154年)字才老，著有《韻補》等書。據清莫友之《韻學源流》説：“其作專書以明之者，自宋吴棫始。後來舛戾無根之説，亦自開之。所著有《毛詩補音》、《楚辭釋音》、《韻補》等，悉爲古音而作。徐蕆爲序曰：自《補音》之書成，然後三百篇始得爲詩。從而考古銘箴誦歌謡諺之類，莫不字順音叶。音韻之正，本諸字之諧聲，有不可易者。如‘霾’爲亡皆切，而當爲陵之切者，因以‘貍’得聲；‘浼’爲每罪切，而當爲美辨切者，因以‘免’得聲。‘有’爲云九切，而賄、痏、洧、鮪皆從‘有’得聲，則當爲羽軌切矣。‘皮’爲蒲麋切，而波、坡、頗、跛皆從皮得聲，則當爲蒲禾切矣。又如‘服’見於《詩》者十有六，皆爲當蒲北切，而無與房六叶者；‘友’見於《詩》者十有一，皆當爲羽軌切，而無與云九叶者。以是類推，雖無他書爲證可也。”此可謂探原之論。

吴棫《韻補》五卷尚存，他就《廣韻》的二百零六韻，注上“古通某”、“古轉聲通某”、“古通某或轉入某”。但他所説的古韻通轉，許多是强加分合的，比如在上平聲注文，殷、元、魂、痕通真，下平聲却注侵通真；上平聲注寒、桓、删、山通先，下平聲却注覃、談、咸、銜通删，鹽、沾、嚴、凡通先，如此等等，錯誤不少。他所引證的書籍，雖然多至五十種，但選書的時限幾乎漫無邊際。莫友芝指出：“所引書五十種中，下逮歐陽修、蘇軾、蘇轍諸作，與張商英之僞《三墳》，旁及《黄庭經》、《道藏》諸歌，故參錯冗雜，牴牾百端”，“然而蓽路藍縷之功，不可没也”。吴才老所説的韻通、韻轉雖然錯誤很多，與古韻部分合的實際情況有很大距離，他的研究還帶有嚴重的主觀性，但在古音學的研究中，他畢竟是一位開拓者，因此，他的開拓之功是不能埋没的。

宋代還有一位古音學家鄭庠，他把古韻分爲六部。鄭氏書已不存，據段玉裁《六書音均表》第一表《今韻古分十七部表》説，鄭氏的六部各包括以下韻目：

第一部：東、冬、江、陽、庚、清、蒸。入聲：屋、沃、覺、藥、陌、錫、職。

第二部：支、微、齊、佳、灰。

第三部：魚、虞、歌、麻。

第四部：真、文、元、寒、删、先。入聲：質、物、月、曷、黠、屑。

第五部：蕭、肴、豪、尤。

第六部：侵、覃、鹽、咸。入聲：緝、合、葉、洽。

段玉裁對鄭庠六部的評價是：“其説合於漢魏及唐之杜甫、韓愈所用，而於周秦未能合也。”

古音之學的研究，從漢至宋垂千餘年，没有較大的進展與突破。直至明末陳第的出現，纔使古音學的研究，出現了一個革命性的變化。

陳第(公元1541年～1617年)，字季立，号一齋，福建連江人。萬曆秀才。著有《毛詩古音考》、《讀詩拙言》、《屈宋古音義》等，其中以《毛詩古音考》最爲重要，影響也最大。他認爲語音不是停滯的，而是在歷史發展過程中有變化的。《毛詩古音考序》中的一段文字，給後來研究古音的人以很大啓發和教益：

蓋時有古今，地有南北，字有更革，音有轉移，亦勢所至必也。故以今之音讀古之作，不免乖刺而不入，於是悉委之叶。夫其果出於叶也，作之非一人，采之非一國，何"母"必讀"米"，非韻"杞"韻"止"則韻"祉"韻"喜"矣；"馬"必讀"姥"(mǔ)，非韻"組"韻"黼"(fǔ)則韻"旅"韻"土"矣；"京"必讀"疆"，非韻"堂"韻"將"則韻"常"韻"王"矣；"福"必韻"偪"(bī)，非韻"食"韻"翼"則韻"德"韻"億"矣。厥類實繁，難以殫舉；其規律之嚴，即《唐韻》不啻。此其故何也？又《左》、《國》、《易》、《象》、《離騷》、《楚辭》、秦碑、漢賦，以至上古歌謠箴銘贊誦，往往韻與《詩》合，實古音之證也。

陳第研究古音的方法很謹嚴，"列本證旁證二條。本證者，《詩》自相證也；旁證者，采之他書也。"由於他具有時地的觀念，科學的研究方法，加以充分的佐證，從而徹底地推翻了叶音說，把古音學的研究，引上了一條正確發展的道路。

鑒於當時科學發展水平，陳第使用直音法標音，如說上古"母"讀如"米"，其實這只是基本相近，並不完全同音，同時他也没有對古韻進行分部，因此，他的古音研究，還不是系統的(象清代古音學家那樣)。

古韻學的研究，到了清代出現了一個繁榮昌盛的局面，音韻學家輩出，古音著作迭見，古韻部的研究達到了很高的水平。清代傑出的古韻學家主要有顧炎武、江永、戴震、段玉裁、錢大昕、孔廣森、王念孫、江有誥等。

顧炎武(公元 1613 年～1682 年)，字寧人，號亭林。他在音韻學上最重要的著作是《音學五書》。他撰著此書，幾乎傾注了畢生的精力。他在《音學五書後叙》中說："予纂輯此書，凡三十年，所過山川亭鄣，無日不以自隨，凡五易稿而手書者三矣。然久客荒壤，於古人之書多所未見，日西方暮，遂以付之梓人。故已登版而刊改者猶至數四"，"其著書之難，而成之之不易如此"。

《音學五書》分爲五部分：①《音論》，分上中下三卷。②《詩本音》，分爲十卷。③《易音》，分爲三卷。④《唐韻正》，分爲二十卷。⑤《古音表》，分上下兩卷。此外，顧亭林古韻著作尚有《韻補正》，改正了吴才老《韻補》的謬誤。

《音論》三卷總論古音，如卷上"韻書之始"很精煉而概括地叙述了古今韻書的流變與發展。卷中"古詩無叶音"肯定了陳第的意見；卷下"反切之始"、"先儒兩聲各義之説不盡然"等，對於攷校反切的歷史與發展，以及研究音義關係，都很有裨益。《四庫全書總目提要》評述《音論》指出："自陳第作《毛詩古音攷》、《屈宋古音義》，而古音之門徑始明。然創辟榛蕪，猶未及研求邃密，至顧炎武乃探討本源，推尋經傳，作《音學五書》以正之，此即其五書之一也"，"皆元元本本，足以訂俗學之訛，蓋五書之綱領也。"又指出："全書持論精博，百餘年來，言韻學者雖愈闡愈密，或出於炎武所論之處，而發明古義，則陳第之後，炎武屹爲正宗"。

《詩本音》是"五書"中很重要的部分。《四庫全書總目提要》對《詩本音》作了公允的評介："其書主陳第《詩》無叶音之説，不與吴棫《補音》爭，而亦全不用棫之例。但即本經所用之音，互相參攷，證以他書，明古音原作是讀，非由遷就，故曰本音。每詩皆全列經文，并注其音於句下。與今韻合者注曰《廣韻》某部，與今韻異者，即注曰古音某。大抵密於陳第而疏於江永，故永作《古韻標準》，駁正此書者頗多，然合者十九，不合者十一。南宋以來，隨意叶讀之謬論，至此始一一廓清，厥功甚鉅。當以永書輔此書，不能以永書廢此書也。"

《唐韻正》雖然意在考證《唐韻》的讀音，但這部書的實質在於以豐富的資料證明《詩經》有本音，不可以隨意叶讀。顧氏在《音學五書後叙》中説："《唐韻正》之攷音詳矣，而不附於經(按《詩經》)，何也？曰文繁也。"因此，欲研究古韻，獲得豐富的感性認識，顧氏《音學五書》是一部必讀之書。

顧氏分古韻爲十部，載於《音學五書》之《古音表》中。他没有爲每個韻部確立名稱，而是依次排列。他所劃分的十部是：

第一部：東、冬、鐘、江。

第二部：支、脂、之、微、齊、佳、皆、灰、咍。本部包括去聲祭泰夬廢，入聲質術櫛職德物迄屑薛月没曷末黠鎋，昔之半，錫之半，麥之半，屋之半。

第三部：魚、虞、模、侯。本部包括入聲屋之半，沃之半，燭、覺之半，藥之半，鐸之半，陌麥之半，昔之半。

第四部：真、諄、臻、文、殷、元、魂、痕、寒、桓、删、山、先、仙。

第五部：蕭、宵、肴、豪、幽。本部還包括入聲屋之半，沃之半，覺之半，藥之半，鐸之半，錫之半。

第六部：歌、戈，麻之半，支之半。

第七部：陽、唐，庚之半。

第八部：耕、清、青，庚之半。

第九部：蒸、登。

第十部：侵、覃、談、鹽、添、咸、銜、嚴、凡。

從以上十個韻部的劃分中可以看出：

1. 其中第二部、第三部、第五部、第十部四個韻部有入聲，也就是説，顧氏認爲上古音的入聲韻應該與陰聲韻相配。而在顧氏以前，《廣韻》、《集韻》等韻書，入聲韻都是與陽聲韻相配的。清代古韻學家都贊成顧氏以入聲韻配陰聲韻的作法，從無異説。盡管有的古韻學家把入聲獨立出來，作爲一個單獨的韻部，但是他們仍然認爲，上古音的入聲韻與陰聲韻接近。

2. 顧氏能够比較精密地離析《廣韻》。他經過認真分析，發現《廣韻》每個韻部裏的字不是不可離析的，他據《詩經》及其他先秦有韻之文互相押韻的情况，和《廣韻》有關韻目中的字相對照，指出某字當屬於古韻哪一個韻部。比如《廣韻》支韻收四百八十餘字，其中"支、枝、卮、萎、紙、觽、衹、伎、疷、提、兒、唲、疵、訾、卑、紕、斯、虒、雌、知、箎、危、衰"等字當歸在第二部，而另一部分字，如移、爲、麼、奇、宜等字當歸在第六部。他雖没有把這四百八十餘字逐個分開，没有具體指出哪個字當入第二部，哪個字當歸第六部，但是他確定了一個總的原則："凡所不載者，即案文字偏旁以類求之"，就可以把"支"韻四百八十餘字劃分爲兩個韻部了。因此，顧氏所舉之例字，很多帶有偏旁性質。江永對這一方法很贊賞，説："以字偏旁别聲音，尤得要領。"

顧炎武離析《廣韻》，表明他已認識到《廣韻》兼包古今之音，因此可以離析；既然兼包古今之音，因此可以據《廣韻》上溯古韻，這都是顧氏創造性的見解。

顧炎武的古韻學研究，爲後人不滿之處是，他認爲衹有古音是純正之音，因此極力要求恢復古音。這是一種倒退的思想。他在《音學五書敘》中説："天之未喪斯文，必有聖人復起，舉今日之音而還之淳古者。"江永批評了顧炎武的復古思想："愚謂此説亦太難，古人之音雖或存方音之中，然今音通行既久，豈能以一隅者概之？""顧氏《音學五書》與愚之《古韻標準》，皆存古考古之書，非能使之復古也。"（《古韻標準例言》）

顧氏所分十部，已爲後來音韻學家所接受并成爲定論的有四部，即第六部（後來多稱爲歌部），第七部（後來多稱爲陽部），第八部（後來多稱爲耕部），第九部（後來多稱爲蒸部）。其他各部顧氏分得不够細密，後來的古韻學家無不是在顧氏的基礎上再加詳的。顧氏實是我國古韻學的奠基人。

在顧氏之後，江永對顧氏的古音學作了繼承和發展。江永(公元1681年～1762年)，字慎修，安徽婺源江灣人，康熙年間秀才。除精通音韻外，還精通經學、天文、樂律，著述很多。音韻方面的著作有《古韻標準》、《四聲切韻表》和《音學辨微》。《古韻標準》是考證古韻分部的著作，後兩種是研究等韻和分析《廣韻》聲類和韻類的著作。在古韻方面，江永在顧炎武十部的基礎上，分爲十三部。他說："細考《音學五書》，亦多滲漏，蓋過信古人韻緩不煩改字之説，於天、田等字皆無音。古音表分十部，離合處尚有未精，其分配入聲多未當，此亦考古之功多，審音之功淺，每與東原嘆惜之。今分平上去三聲皆一三部，入聲八部，實欲彌縫顧氏之書。"江永的古韻十三部，與顧氏十部對照，具有如下特點：(一)真部與元部分爲兩部。顧炎武認爲，從《廣韻》的真韻至仙韻一共十四個韻，在上古時期是一個韻部，現在由江永分爲真部和元部，細密多了。(二)侵部與談部分爲兩部。顧炎武認爲，從《廣韻》的侵韻至凡韻一共九個韻，在上古時期是一個韻部，現亦分爲侵談兩部。(三)顧炎武認爲《廣韻》的幽宵爲一類，江永亦分爲兩類，這樣共得古韻十三部。

江永的十三部雖然比顧炎武的十部細密了許多，但據段玉裁看來，仍然有進一步加密的必要。他在《六書音均表》("均"即"韻"字，《説文》無"韻"字)。第一表裏指出："(十三部)較諸顧氏益密，而仍於三百篇有未合者。今既泛濫《毛詩》，理順節解，因其自然，補三家(按："三家"指鄭庠、顧炎武、江永)部分之未備，釐平入相配之未確，定二百六部爲十七部。"段玉裁的十七部，又較江永的十七部前進了一大步。

段玉裁(公元1735年～1815年)，字若膺，一字懋堂，江蘇金壇人，著述甚多，最著名的是《説文解字注》。在該書的後面，附有《六書音均表》，這是一部十分重要的古音學著作。他的老師戴震(公元1723年～1777年，字東原，安徽休寧人)，對段玉裁古音學成就作了實事求是的很高的評價，認爲段玉裁關於之、支、脂三部分立的學説解决了"千有餘年莫之或省"的難題，"偉其所學之精，好古有灼見卓識"(《六書音均表序》)。

段玉裁也像顧炎武一樣，没有給韻部確立名稱，衹是排以序號，稱第一部、第二部，直至第十七部。這十七部又根據音理，分爲六大類。現據每個韻部的特點，用通用的韻部代表字表示，六類十七部的排列順序和名稱是(表中的1、2、3、4等代表第一部、第二部等等)：

第一類　1之

第二類　2宵　3幽　4侯　5魚

第三類　6蒸　7侵　8談

第四類　9東　10陽　11耕

第五類　12真　13文　14元

第六類　15脂　16支　17歌

段玉裁十七部與江永十三部相比，有以下幾個特點：第一、之、支、脂三部分立。他在《致戴東原書》中説："支佳一部也，脂微齊皆灰一部也，之咍一部也。漢人猶未嘗殽借通用，晋宋而後乃少有出入。迄乎唐之功令，支注脂之同用，佳注皆同用，灰注咍同用，於是古之截然爲三者，罕有知之者。"他之所以認爲之、支、脂在上古音裏當分爲三部，而不能像唐人那樣，在"支"字下注上與脂之兩韻同用——所謂同用，實際上反映出當時的語音，支之脂之音已經無别了；其實這三韻在先秦兩漢甚至稍後一段時間，是有很大區别的，古人根本不加混用。段玉裁説，不但《詩》三百篇的之、脂、支三韻分用劃然，"凡群經有韻之文，及楚騷諸子秦漢六朝詞章所用，皆分别謹嚴。"第二、真文分爲兩部。江永雖然把真文從元中分出，但真文仍爲一韻。段玉裁認爲，這是江永對《詩經》用韻考証未審所致，事實上應該分開。第三，他認爲侯部應該獨立。他在江永分部的基礎上更加邃密，分古韻爲十七部。古韻分部至此，已經成熟了。

段玉裁對古韻學的貢獻，不僅在於比江永多分出几部，還表現在他對十七部的韻母的性質，已經有了深刻的認識。他説："玉裁按：十七部次序出於自然，非有穿鑿。"他對韻部次序的排列，很費一番苦心。雖然他爲不知古韻到底應該念什麽聲音而感到苦悶，但他通過考證《詩》賦等有韻之文，對於韻部之間的聯繫與分合，却心知其意。可參閲《六書音均表·古合韻説》。

段玉裁"同諧聲者必同部"的理論，對古韻學的發展有重要貢獻。當然，這一點不是段玉裁首先提出來的。宋徐蕆在《韻補序》裏就説過這樣的話，後來顧炎武、江永都講過諧聲字的聲旁與韻部有密切的關係，但是，把研究諧聲字作爲研究韻部的一個重要原則提出來，却應歸功於段玉裁。他創製的"古十七部諧聲表"，爲後人研究古音學指出了方法。他在《六書音均表二》中説："六書之有諧聲，文字之所以日滋也。考周秦有韻之文，某聲必在某部，至賾而不可亂。故視其偏旁以何字爲聲，而知其音在某部，易簡而天下之理得也。許叔重作《説文解字》時未有反語，但云某聲某聲，即以爲韻書可也。自音有變轉，同一聲而分散於各部各韻，如一'某'聲，而'某'在厚韻，'媒'、'腜'在灰韻；一'每'聲，而'悔''晦'在隊韻，'敏'在軫韻；'晦'、'痗'在厚韻之類，參差不齊，承學多疑之。要其始，則同諧聲者必同部也。三百篇及周秦之文備矣。輙爲十七部諧聲偏旁表。"

段玉裁以後，孔廣森(公元1752年～1786年)著有《詩聲類》、《詩聲分例》，分古韻爲十八部，主張從東部分出冬部，從侵談中分出合部，又提出陰陽對轉的理論(古人把以鼻音收尾的韻稱作陽聲，把以元音收尾的韻稱作陰聲)，這一理論的提出，促使研究古韻的人注意觀察各部元音的對應關係。

王念孫(公元1744年～1832年)分古韻爲二十一部，江有誥(公元？年～1851年)也分古韻爲二十一部，章太炎分古韻爲二十三部，黄侃分古韻爲二十八部，王力先生早年分古韻二十三部，後來分古韻爲三十部，真所謂"前修未密，後出轉精"。

黄侃(公元1886年～1935年)，字季剛，湖北蘄春人，章太炎弟子。他的音韻學論文，如《音略》、《聲韻略説》、《聲韻通例》、《談添盍帖分四部説》、《廣韻聲勢及對轉表》等，收在《黄侃論學雜著》中。由其侄黄焯教授整理的黄季剛先生關於文字聲韻訓詁講詞，已匯集爲《文字聲韻訓詁筆記》一書，其中關於古音學有許多論述，與上述論文可互相證發。

黄季剛的古韻二十八部繼承了戴震、章太炎等古韻分部，他們都主張入聲獨立，形成陰陽入三聲分立的局面。黄侃在章太炎二十三部的基礎上，增加五部入聲，構成二十八部。他説："古韻部類，自唐以前，未嘗昧也。唐以後，始漸茫然。宋鄭庠肇分古韻爲六部，得其通轉之大界，而古韻究不若是之疏。爰逮清朝，有顧、江、戴、段諸人，畢世勤劬，各有啓悟，而戴君所得爲獨優。本師章君論古韻二十三部，最爲憭然。余復益以戴君所明，成爲二十八部。"(《黄侃論學雜著》87頁)又説："此二十八部之立，皆本昔人，曾未以臆見加入。"(《黄侃論學雜著》90頁)

黄季剛在《文字聲韻訓詁筆記》裏又較詳細地談到古韻二十八部："顧氏繼陳氏之後研究古音，始知就古人文章韻脚以求古韻。於是知今音之分部與古大相逕庭，乃就古人用韻之證，而分古韻爲十部。雖剖析未精，而略具楷模。至江氏《古韻標準》始分之爲十三部。然其病在以聲之洪細、弇侈爲準，亦未爲確也。段懋堂《六書音均表》乃分古韻爲十七部，而韻之分部大定矣。然段氏之誤，又在合質於真。戴東原分鐸、屋、沃、德各爲一部，王懷祖又分泰、至、緝、盍各爲一部，臧鏞堂、劉逢禄復分錫爲一部，章君定爲二十三部，於是古韻之分部幾乎備矣。今就前人之所發明，證之古韻以分合之，得二十八部。"列表於下。

《古韻二十八部》

陰聲	入聲	陽聲
歌弋，顧分	曷通稱泰，王分	寒（元）桓，江分
灰（脂），段分	没隊（術），章分	痕（諄），段分
	屑至，王分	先（真）
齊（支）	錫劉分	青耕，顧分
模（魚）	鐸戴分	唐（陽）
侯段分	屋戴分	東
蕭（幽），江分		
豪（宵）	沃戴分	冬孔分
哈（之），段分	德戴分	登（蒸），顧分
	合（緝），王分	覃（侵）
	帖（盍），王分	添（談），江分

古韻部至段氏大體已定。益以孔、王、章三君之説，戉二十三部，更析八聲五部，成爲二十八部。* "（《文字聲韻訓詁筆記》頁 158～160）

* 黄氏在章太炎二十三部的基礎上增加的是齊（支）、模（魚）、侯、豪（宵）、哈（之）五部的入聲，即錫、鐸、屋、沃、德五部。

從上表中我們看到，陰入陽三聲的搭配是恰當的。郭沫若説此二十八部，"使陰陽二聲之對轉，陽入二聲之收尾，嚴密就范，可謂集古韻之大成"（《金文韻讀補遺序》）。黄侃主張入聲作爲陰陽對轉的樞紐，介於陰陽之間："故當分出入聲，介在陰陽二聲之間，合之共得十類二十八部。"（《文字聲韻訓詁筆記》頁 127）。蕭部當有入聲，而表中無入，這與黄氏堅持古本韻的觀點是有關的。

王力先生在古韻部的研究上，有重要貢獻。他早年把古韻分爲二十三部，主張從脂部分出微部來，使脂微分立；主張把冬部并入侵部。晚年他分古韻爲三十部（或二十九部）。王力先生在《漢語音韻》一書中説："王力晚年也主張陰陽入三分。他把古韻分爲十一類二十九部，即在他早年的二十三部的基礎上，增加之、幽、宵、侯、魚、支六部的入聲，即職、覺、藥、屋、鐸、錫六部。如下：

(1) 1 之部 ə　2 職部 ək　3 蒸部 əŋ
(2) 4 幽部 əu　5 覺部 əuk　——
(3) 6 宵部 ɑu　7 藥部 ɑuk　——
(4) 8 侯部 o　9 屋部 ok　10 東部 oŋ
(5) 11 魚部 ɑ　12 鐸部 ɑk　13 陽部 ɑŋ
(6) 14 支部 e　15 錫部 ek　16 耕部 eŋ
(7) 17 歌部 ɑi　18 月部 ɑt　19 元部 ɑn
(8) 20 脂部 ei　21 質部 et　22 真部 en
(9) 23 微部 əi　24 物部 ət　25 文部 ən

(10) ——　　26 緝部 əp　27 侵部 əm

(11) ——　　28 葉部 ap　29 談部 am

如果從分不從合，把冬侵分立，陰陽入三聲相配可以共有三十部。”(王力:《漢語音韻》頁166)。

古韻分部已經達到“增之無可復增，減之亦不能復減”的階段，我們應該努力掌握音韻學家經過辛勤勞動取得的研究成果，不必花費精力再去重新分合上古韻部。黄季剛指出：“古韻分部之學，迄乎近世，已盡發精蘊。今之治古韻者，規循前人所分之部，以作御古之策可也，固不必更斤斤於分部之學也。”(《文字聲韻訓詁筆記》頁160)王力先生也指出：“古韻二十四部和古韻三十部，這是兩大派的研究的最後結果。”(《漢語音韻》頁166)已不勞後人補苴了。

二、上古音的聲紐

上古音聲紐系統的研究，其成就遠遠不能跟古韻部相比，原因是研究韻部所憑借的材料豐富，而研究上古聲紐所需要的材料較少。黄季剛説：“推求古本音之法，最初爲對比韻文。陳、顧、江之言韻，不過擠韻脚之法。乾嘉以來，亦因此法，然非完全之法也。凡音之成，合聲、韻而成。其在聲中探討者，如錢大昕。由是知古韻與今韻不同，古聲與今聲亦不同。故專言韻以求古音，偏而不備，必知古聲之説，合古韻之説，由今聲以推古聲，而後古音可以知……由陳蘭甫之説，而後古音之學乃粲然大明矣。聲韻之學，首當明其治法，次當知其取證之資。故研究小學之道，不在推理之深，而在求證之備。”(《文字聲韻訓詁筆記》頁143)

他歸納求古韻、古聲有九種方法：(一)説文形聲；(二)《説文》重文；(三)韻文；(四)聲訓；(五)通假；(六)反切；(七)擬音；(八)反切對語；(九)連語。在《聲韻略説》中也講了這幾方面的情况。但專用來證明和研究上古聲紐系統的材料，却没有上述那麽豐富。王力先生説：“關於上古韻部的研究，我們有先秦韻文作爲根據；關於上古聲母的研究，我們就没有這樣優越的條件了。到目前爲止，中國的音韻學家一般祇能根據五種材料來研究上古的聲母：第一，是諧聲偏旁；第二，是聲訓；第三，是讀若；第四，是異文；第五，是異切(不同的反切)。”(《漢語音韻》頁194)

關於上古音的聲紐，錢大昕、章太炎、黄侃、曾運乾等人，都取得了一些很有價值的成果。

錢大昕(公元1728年～1804年)，字曉徵，一字辛楣，號竹汀。乾隆進士，官至少詹事，著述極富。他的古聲紐研究成果，載於《十駕齋養新録》卷五。他首先提出古無輕脣音和重脣音的區别，認爲輕脣音的非、敷、奉、微，當分别歸到重脣幫、滂、並、明四紐中去。他又提出舌音類隔之説不可信的説法，認爲三十六字母中的舌上音知、徹、澄應該分别歸到舌頭音端、透、定中去。他在“古無輕脣音”和“舌音類隔之説不可信”兩條裏，舉出了非常豐富而具有説服力的例子。他的結論是：“凡輕脣之音，古讀皆爲重脣。”“古無舌頭舌上之分。知、徹、澄三母，以今音讀之，與照、穿、床無别也；求之古音，則與端、透、定無異。”他的結論是正確的，已爲音韻學家所接受。

章太炎在《國故論衡·古音娘日紐歸泥説》一文裏説：“古音有舌頭泥紐，其後支别，則舌上有孃紐，半舌半齒有日紐，於古皆泥紐也。”他通過形聲字和讀若論證這個問題。比如“涅”字，《説文》：“涅，黑土在水中者也，從土日聲。”又比如“昵”字，《説文》：“昵，黏也，從黍日聲。”可見在古代日紐歸泥紐。他又舉例説：“任之聲今在日紐，《白虎通德論》《釋名》皆云：男，任也。又曰：南之爲言任也。《淮南天文訓》曰：南吕者，任包大也。是古音任同男、南，本在泥

紐也。"他在《國故論衡·小學略説》裏,列了一個上古聲紐表:

喉音*	見	溪	群	疑	
牙音	曉	匣	影(喻)		
舌音	端(知)	透(徹)	定(澄)	泥(娘日)	來
齒音	照(精)	穿(清)	床(從)	審(心)	禪(邪)
唇音	幫(非)	滂(敷)	並(奉)	明(微)	

*依傳統的說法,見溪群疑應該叫作牙音,影喻曉匣叫作喉音。

章氏孃日歸泥之説也很有道理。

黄侃在古聲紐的研究上,提出了上古音有十九紐之説。他説:"鄒漢勛謂等韻一四等爲古音,此爲發明古聲十九之先導"(《文字聲韻訓詁筆記》頁161,鄒漢勛關於古聲紐的論述,可參考陸宗達、王寧《訓詁方法論》頁99~100),又説:"古聲無舌上、輕唇,錢大昕所證明;無半舌日及舌上孃,本師章氏所證明;定爲十九,侃之説也。"(《黄侃論學雜著》頁62)。"古聲數之定,乃今日事。前者錢竹汀知古無輕唇,古無舌上;吾師章氏知古音娘日二紐歸泥。侃得陳氏之書,始先明今字母照穿紐數之有誤(按:根據陳澧所考,黄侃認爲照、穿、床、審四紐應分爲兩類,即照系二等歸齒音。照系三等歸舌音。三十六字母把照系二、三等籠統地合在一起,不符合《切韻》音系,故云有誤);既已分析,因而進求古聲,本之音理,稽之故籍之通假,無絲毫不合,遂定爲十九。吾師初不謂然,後乃見信;其所著《菿漢微言》,論古聲類,亦改從侃説矣。今列十九之名如下方。"(《黄侃論學雜著》頁69)

喉音 影(喻爲) 曉 匣

牙音 見 溪(群) 疑

舌音 端(知照) 透(徹穿審) 定(澄神禪) 來泥(娘日)

齒音 精(莊) 清(初) 從(床) 心(疏邪)

唇音 幫(非) 滂(敷) 並(奉) 明(微)

黄侃根據陳澧所考,喻紐也分爲兩類,把喻紐三等稱作"爲",把"喻"紐四等仍然叫作"喻"。開始,他把喻三和喻四都歸到影紐裏,後來他接受了曾運乾的意見,把喻四歸到定紐,喻三歸到匣紐。據黄焯教授在《古今聲類通轉表》中説,黄侃晚年已明確表示喻四歸定,喻三歸匣(見《古今聲類通轉表》頁282小注)

關於照系分爲兩類問題,王力先生對此也表示稱許。王力先生説:"照系二等歸精系,這是黄侃的主張。這是很有道理的。照系二等與精系近,三等與知系近(亦即與端系近)。"從諧聲偏旁上看,黄侃這樣處理,能找到許多例證"(《漢語音韻》頁196)。

黄侃的古聲十九紐説,與他的古韻二十八部説一樣,在古音學研究上,有很大影響。黄侃在論證十九紐和二十八部關係時,可能存在一些毛病,但他的研究成果,對上古音的研究,有很大價值。

曾運乾在《喻母古讀考》中,提出了喻三歸匣,喻四歸定的主張,同樣也是很有價值的。

王力先生關於古聲紐的意見是,古代存在三十二個聲紐:

(1) 唇音 1幫(非) 2滂(敷) 3並(奉) 4明(微)

(2) 舌音 5端(知) 6透(徹) 7喻 8定(澄) 9泥(娘) 10來

(3) 齒頭音 (甲)11精 12清 13從 14心 15邪

(乙)16莊 17初 18床 19山

(4) 正齒音　20 照　21 穿　22 神　23 審　24 禪　25　日

(5) 牙音　26 見　27 溪　28 群　29 疑

(6) 喉音　30 曉　31 匣(於)　32 影

三、學習上古音與研究《内經》的關係

學習和熟悉上古音常識,對深入研究《内經》的語言特點、進行校勘,都有很大幫助。

《内經》雖然是一部散文體理論著作,但是,它也像先秦兩漢其他散文著作一樣,在散文中夾有大量押韻的句子與段落。最早注意到這一語言現象并且加以論述和概括的是馮舒。馮舒,明末學者,於崇禎年間著有《詩紀匡謬》一書,他指出:“素問全書,通篇有韻。”當然,他說得有點誇大,并非通篇押韻到底,句句都入韻。說得準確些,可以這麽講:《素問》全書,每篇均有押韻句段。

在馮舒之後,比較系統地研究《内經》音韻的學者是顧炎武。他對《内經》音韻的研究,見《音學五書·唐韻正》中。比如“明”今音“武兵切”(míng),而古音“謨郎切”(miang)。他逐篇考察了《内經》“明”字入韻的情况,發現“明”在絕大多數的篇章中都念 miang。現在把顧炎武考證的材料寫在下面,從中也可以體會和學習他研究《内經》音韻的方法:“《素問·生氣通天論》:陽氣者,若天與日,失其所,則折壽而不彰,故天運當以日光明。(按,重點號係筆者所加,下同)《陰陽應象大論》:“天不足西北,故西北方陰也,而人右耳目不如左明也;地不滿東南,故東南方陽也,而人左手足不如右强也。《六節藏象論》:五氣入鼻,藏入心肺,上使五音修明,音聲能彰。《著至教論》:别而未能明,明而未能彰,足以治群僚,不足至(按今本作“治”)侯王。得受樹天之度,四時陰陽合之,别星辰與日月光,以彰經術,後世益明,上通神農著至教,疑(擬)於二皇。《示從容論》:今夫脈浮大虚者,是胃氣之外絶,去胃外歸陽明也。夫二火不勝三水,是以脈亂而無常也。四支解墮,此脾精之不行也。若夫以爲傷肺者,由失以狂也。不引《比類》,是知不明也。《疏五過論》:診病不審,是謂失常,謹守此治,與經相明。《上經》《下經》,《揆度》《陰陽》,《奇恒》《五中》,决以明堂,審於終始,可以横行。《方盛衰論》:脈動無常,散陰頗陽,脈脱不具,診無常行。診必上下,度民君卿。受師不卒,使術不明。不察逆從,是爲妄行。持雌失雄,棄陰附陽。不知并和,診故不明。傳之後世,反論自章。是以診有大方,坐起有常,出入有行,以轉神明。《靈樞經·終始篇》:凡刺之道,氣調而止,補陰寫陽,音氣益彰,耳目聰明,反此者,血氣不行。《外揣篇》:五音不彰,五色不明,五藏波蕩。《陰陽二十五人篇》:余願得明之,金匱藏之,不敢揚之。《大惑論篇》:是故瞳子黑眼法於陰,白眼亦脈法於陽也,故陰陽合傳而精明也。”

他通過考察《素問》、《靈樞》“明”字入韻情况,明確地指出:“明”字的古音爲“謨郎切”(miang)。當然,他的結論不是僅僅依據《靈樞》、《素問》得出的,他還考察了其他數種古書,發現“明”字入韻情况與《内經》相同。這一分析研究,充分證明《内經》幾乎篇篇都有押韻的句子與段落。對於這一語言現象,直至今天,還缺乏全面而系統的分析研究。

顧炎武在《素問》中,發現“明”字有時也念“武兵切”(ming)的聲音,這種特殊的現象,引起了他的注意:“按明字自《素問·四氣調神大論》秋三月,此謂容平,天氣以急,地氣以明,早卧早起,與鷄俱興,使志安寧,以緩秋刑,收斂神氣,使秋氣平,無外其志,使肺氣清,始雜入平、清等字爲韻。”他認爲“明”字由 miang 音轉至 ming 音是漢代發生的語音變化。在西漢的作品中,“明”尚讀爲 miang;在兩漢之際,特别是到了東漢,“明”字讀爲 míng,已經是個普遍的現象了。顧氏的研究成果,對我們研究《内經》寫成的時代,以至考察某篇的撰寫時代,

都有借鑒價值。

乾嘉時代學者，對《内經》音韻的研究，仍保持濃厚興趣。朱駿聲《説文通訓定聲》沿用顧炎武使用的方法，進一步分析了《内經》用韻情况。

從顧炎武至朱駿聲，他們研究《内經》音韻的目的，是爲古韻部研究服務的，把這部書作爲研究上古韻部的一個重要的材料，還没有從整理和研究《内經》本身的語言特點出發。在乾嘉後期有一位重要的音韻學家，名江有誥，字晋三，著有《音學十書》，他一方面把《内經》作爲有韻之文以考察上古韻部，一方面則根據《内經》押韻的特點校勘《内經》。例如《素問·脈要精微論》："是故持脈有道，虚静爲保。春日浮，如魚之游在波；夏日在膚，泛泛乎萬物有餘；秋日下膚，蟄虫將去；冬日在骨，蟄虫周密，君子居室。故曰：知内者按而紀之，知外者終而始之。"這是一段有韻之文，"道"、"保"、"浮"、"游"相押，"膚"、"餘"、"膚"、"去"相押，"骨"、"密"、"室"相押，"紀"、"始"相押。韻脚一般應該落在句末一個字上（當句末一個字是虚詞時，入韻字則爲虚詞上面一個字，如紀、始），可是"如魚之游在波"之"波"却不能與"道、保、浮"相押，而此句的"游"却是一個入韻字，説明此句原來必作"如魚在波之游"，這是由於傳抄而致誤。江有誥認爲，根據入韻情况，原句作"如魚在波之游"是没有疑義的。又比如《陰陽應象大論》："天地者，萬物之上下也；陰陽者，血氣之男女也；左右者，陰陽之道路也；水火者，陰陽之徵兆也；陰陽者，萬物之能始也。"下、女、路三字互相押韻，徵、始兩字押韻，但"徵"字不在句末，顯然係傳抄致誤，依據《素問》入韻句段的特點分析，原句必作"陰陽之兆徵"無疑。

江有誥的研究方法，對乾嘉以後的學者研究《内經》，産生了明顯影響。胡澍《素問校義》、俞樾《内經辨言》（即《春在堂文集·讀書餘録》中的一段）、孫詒讓《札移》、于鬯《香草續校書》（下）等，大都據古韻以校正倒衍之文。胡澍説："陰陽之徵兆也，本作陰陽之兆徵也。上三句下、女、路爲韻，下二句徵、始爲韻。徵讀如宫商角徵羽之徵。今作徵兆者，後人狃於習見，蔽所希聞而臆改，而不知其與韻不合也。凡古書之倒文叶韻者，多經後人改易而失其讀。"

總而言之，掌握上古音基礎知識不但對解釋《内經》的通假現象有直接指導意義，而且，對於研究《内經》的音韻特點，以及校勘這部醫學經典著作，均有重要意義。

《内經》有的篇章成於戰國之末，有的篇章成於西漢，全書經漢人整理而成。它的用韻特點當然也具有漢韻的特徵，綜合研究《内經》韻部，對於漢代韻部的研究，無疑是很有價值的。還有，自北宋林億提出《素問》"七大論"是漢人作品以後，後之學者大都接受這個觀點，但尚嫌論據不足。如果從古韻上對比"七大論"與其餘詩篇之異同，這也將爲《素問》研究開辟一個新的領域。

關於古韻與校勘的關係，下面再舉一例加以説明：

上古之人，其知道者，法於陰陽，和於術數，起居有常，不妄作勞，故能形與神俱，而盡終其天年，度百歲乃去。（《素問·上古天真論》）。

林億在"作勞"下校勘云："按全元起本云：飲食有常節，起居有常度，不妄不作。《太素》同。"這是一條很有價值的校勘。根據全元起本和《太素》本則全段是押韻之文，數、度、作、俱、去相押（魚韻與侯韻通押，這種現象在漢代很多），若依王冰本讀之，只有"俱"和"去"相押了。近來翻閲《道藏·養性延命録》，這段文字作："上古之人，其知道者，法則陰陽，和於術數（注：房中交接之法），飲食有節，起居有度，不妄動作，故能形與神俱，盡終其天命，壽過百歲。"文字雖有小異，但"不妄動作"一句卻頗有啓發。王冰本作"不妄作勞"，語詞生澀，近於不辭；全元起本、《太素》本作"不妄不作"，有人釋"作"爲"詐"，亦頗迂曲，唯作"不妄動作"，不但文從字順(按,本篇"年半百而動作皆衰",亦言"動作"),而且"作"與"數"、"度"、"俱"、"去"皆押韻,因此明暢可從。

掌握上古音常識,用來研究《内經》和其他醫籍,無疑會對整理研究中醫古籍的工作起到有力的推動作用。

第六節 諧 聲 表

形聲字的偏旁和古韻部有很密切的關係,很早就有人注意到了這種現象。宋徐蕆爲吴才老的《韻補》所作的序説得很清楚:"殊不知音韻之正,本之字之諧聲,有不可易者。如霾爲亡皆切,而當爲陵之切,因其以貍得聲;浼爲每罪切,而當爲美辨切,因其以免得聲。有爲云九切,而賄、痏、洧、鮪,皆以有得聲,則當爲羽軌切矣。皮爲蒲糜切,而波、坡、頗、跛,皆以皮得聲,則當爲蒲和切矣。"顧炎武在《古音表》支部列舉了一些偏旁,如支、卮、兒、此等,他特别申明:"凡所不載者,即按文字偏旁以類求之。"江永對這個觀點進一步加以暢發,他在《古韻標準》裏指出:"以字偏旁别聲音,尤得要領。"孔廣森分析《詩經》的韻部爲十八類,他把《詩經》中入韻字按偏旁分列各部,指出:"蓋文字雖多,類其偏旁,不過數百,而偏旁之見於《詩》者,固已什之八九。苟不知推偏傍以諧衆聲,雖遍列六經諸子之韻語,而字終不能盡也。"至段玉裁更明確地提出:"一聲可諧萬字,萬字而必同部。同聲必同部。"段氏始創諧聲表,爲研究古韻提供了更有利的方法。此後,古韻學家大都根據自己分部的理論,重新制訂諧聲表。江有誥的分部與段玉裁有些不同,所以他也制訂了諧聲表。

前人説"同諧聲者必同部",衹是就絶大多數情況而言。有個别偏旁與從它得聲的諧聲字不在同一個韻部。如"萬"在元部,從"萬"得聲的"邁""厲"却在月部;"兀"在月部,而從"兀"得聲的"元"却在元部。音韻學把這種現象稱爲對轉。

下面參考資料第1爲古韻29部,參考資料第2爲上古聲紐系統。上古音知識的核心體現在上古音韻部和上古音聲紐系統裏。要精熟這兩部分内容,最好作到全部記住它們。這兩部分内容見王力先生的《漢語音韻》一書。

一、參考資料1

1. 之部

㞢聲① 目聲② 絲聲 其聲 𦣞聲③ 里聲 才聲④ 兹聲 來聲 思聲 不聲⑤ 龟聲 某聲 母聲 尤聲 郵聲 丘聲 牛聲 止聲 喜聲 己聲 巳聲 史聲 耳聲 子聲 士聲 宰聲⑥ 采聲 音聲 又聲⑦ 舊聲 久聲 婦聲 負聲 司聲 事聲 佩聲 而聲 臺聲 疑聲

散字:裘

注釋

① 㞢:即之字。蚩寺等字都從㞢得聲,時恃等字又從寺得聲。

② 目:即以字,亦即㠯字。似矣臺等字從目得聲。能字也從目得聲。

③ 𦣞:即頤字,姬熙等字從𦣞得聲。

④ 哉載在從才聲。

⑤ 否丕等字都從不聲。

⑥ 梓從宰聲。

⑦ 右友有灰都從又聲。

2. 職部

戠聲 弋聲[1] 亟聲 塞聲 葡聲[2] 北聲[3] 畐聲 直聲 力聲 食聲[4] 敕聲 息聲 則聲[5] 畟聲 色聲 棘聲[6] 或聲 奭聲 导聲 匿聲 克聲 黑聲 革聲 伏聲 服聲 牧聲 戒聲 異聲[7] 意聲

散字:特螣

注釋

① 弋聲:有忒式。式聲有試。代從弋聲。

② 葡:即具備的備字。

③ 北聲:有背。

④ 食聲:有飾、蝕。

⑤ 賊:從則聲。

⑥ 棘聲:有穡。

⑦ 異聲:有翼。

3. 蒸部

丞聲 徵聲 夌聲 應聲 朋聲 仌聲[1] 黽聲 升聲 朕聲[2] 兢聲 興聲 登聲 曾聲 𠃋聲[3] 弓聲 瞢聲[4] 亙聲[5] 乘聲

注釋

① 仌:即冰字。

② 朕:有勝、騰、滕。

③ 𠃋:即肱字。𠃋聲有弘、雄。

④ 瞢聲:有夢薨。

⑤ 亙聲:有恒。

散字:陾

4. 幽部

幺聲[1] 求聲 九聲 丣聲[2] 卯聲[3] 酉聲 流聲 秋聲 斿聲 攸聲 由聲 翏聲 收聲 州聲 周聲 舟聲[4] 舀聲 孚聲 牟聲 憂聲 囚聲 休聲 叟聲 矛聲 雔聲[5] 壽聲 咎聲 舅聲 叉聲[6] 缶聲[7] 棘聲[8] 牢聲 包聲 裒聲 丑聲 丂聲[9] 韭聲 首聲 手聲 阜聲 卣聲 受聲 秀聲 鳥聲 昊聲 早聲[10] 棗聲 矛聲[11] 午聲[12] 帚聲 牡聲 戊聲 好聲 簋聲 守聲 臭聲 褎聲 售聲 報聲 冃聲[13]

散字:椒

注釋

① 幺聲有幽。

② 丣:即古文酉字。丣聲有劉、留、柳、茆。

③ 卯聲:有昴、聊。

④ 舟聲:有朝。

⑤ 雔聲:有讎。

⑥ 叉:即爪字。叉聲有蚤、騷等。

⑦ 缶聲:有寶。

⑧ 棘聲:有曹。曹原作棘。

⑨ 丂:音苦浩切。丂聲有考、栲、朽、孝。

⑩ 早聲：有皁、草。

⑪ 𤓰：即古文保字。

⑫ 𠂔：聲有鴇。

⑬ 冃：即冒字。月聲有冒。

散字：椒

5. 覺部

尗聲[1]　祝聲　六聲[2]　复聲　宿聲　夙聲　肅聲　畜聲　學聲[3]　毒聲　竹聲[4]　逐聲　匊聲　肉聲[5]　穆聲　告聲　就聲　奧聲

散字：穋(稑)迪滌

注釋

① 尗：即菽字。尗聲有俶、戚、蹙。

② 陸從六聲。

③ 學聲有覺。

④ 竹聲有篤、鞫。鞫本作簐。

⑤ 肉聲有育。

6. 宵部

小聲[1]　朝聲　麃聲　苗聲　要聲　票聲　爻聲　尞聲　勞聲　堯聲　巢聲　䍃聲　夭聲　交聲　高聲[2]　敖聲　毛聲　表聲　刀聲　兆聲　𠁩聲　喿聲　到聲　盜聲　号聲　弔聲　少聲　焦聲

散字：呶

注釋

① 小聲：有肖，肖聲：有消、悄。

② 高聲：有喬，喬聲：有驕等。

7. 藥部

卓聲　丵聲[1]　勺聲[2]　龠聲　弱聲[3]　虐聲　樂聲　翟聲　暴聲　皃聲[4]　雀聲

散字：沃　駮。

注釋

① 丵聲：有鑿。

② 勺聲：有的。

③ 弱聲：有溺。

④ 皃：即貌字。

8. 侯部

侯聲　區聲　句聲　婁聲　禺聲　芻聲　需聲　俞聲　殳聲　朱聲　取聲　豆聲　口聲　后聲　後聲　厚聲　斗聲　主聲　臾聲　侮聲　奏聲　冓聲　扇聲　具聲　付聲　畀聲　壴聲[1]

散字：飫

注釋

① 壴聲：有樹、厨，厨聲：有蹰、橱。

9. 屋部

谷聲　屋聲　蜀聲　賣聲[1]　㱿聲　束聲　鹿聲　族聲　業聲　卜聲　木聲　玉聲　獄聲　辱聲　曲聲　足聲　角聲　豖聲[2]　局聲

注釋

① 賣聲:余六切。賣聲有讀、續等。

② 豖聲:有琢、涿等。

10. 東部

東聲[1] 同聲 丰聲[2] 充聲 公聲 工聲[3] 冢聲 囪聲 從聲 龍聲 容聲 用聲[4] 封聲 凶聲 邕聲[5] 共聲[6] 送聲 雙聲 龐聲

注釋

① 東聲:有童重。童聲有僮等,重聲有鍾、動、衝等。

② 丰聲:有邦、逢等。

③ 工聲:有江,江聲有鴻。

④ 用聲:有庸、誦、勇等。

⑤ 邕聲:有雝,雝即雍字。

⑥ 共聲:有巷。

11. 魚部

魚聲 余聲[1] 与聲[2] 旅聲 者聲[3] 古聲 車聲 疋聲[4] 巨聲 且聲 去聲 於聲[5] 虍聲[6] 父聲[7] 瓜聲 乎聲 壺聲 无聲 圖聲 土聲[8] 女聲[9] 烏聲 叚聲[10] 家聲 巴聲 牙聲[11] 五聲[12] 圉聲 宁聲[13] 卸聲[14] 鼠聲 黍聲 雨聲 午聲 户聲[15] 吕聲 鼓聲 股聲[16] 馬聲 下聲 寡聲 夏聲 吴聲 武聲 羽聲 禹聲 兔聲 素聲 亞聲 羿聲 䀠聲[17]

注釋

① 余聲:有舍,舍聲:有舒。

② 与聲:有舉。

③ 者聲:有書。

④ 疋:即雅字,或云胥字。疋聲:有胥、楚。

⑤ 於:本作亏,亏聲有華。華本作雩。

⑥ 虍聲:有虎虛、盧、虞處等。

⑦ 父聲:有甫,甫聲:有浦等。

⑧ 土聲:有徒。

⑨ 女聲:有奴、如。

⑩ 叚:即假字。叚聲:有瑕、葭等。

⑪ 牙聲:有邪。

⑫ 五聲:有吾,吾聲:有語等。

⑬ 宁:即古貯字。

⑭ 卸聲:有御,御聲:有禦。

⑮ 户聲:有所、顧等。

⑯ 股聲:有羖。

⑰ 䀠:是古瞿字。

12. 鐸部

睪聲 各聲 蒦聲 屰聲[1] 昔聲 舄聲 夕聲 石聲[2] 壑聲 若聲 霍聲 郭聲 百聲 白聲 谷聲[3] 乇聲[4] 尺聲 亦聲[5] 赤聲[6] 炙聲 戟聲 庶聲[7] 乍聲 射聲 莫聲

散字:薄

注釋

① 屰:是古逆字。屰聲:有朔,朔聲:有愬。屰聲:又有咢。咢:即咢字。

② 石聲:有柘、橐。

③ 谷:即臄字。谷聲有郤。

④ 乇聲:有宅、託等。

⑤ 亦聲:有夜、液。

⑥ 赤聲:有赫。

⑦ 庶聲:有度、席等。

13. 陽部

羊聲　量聲　畺聲　昌聲　方聲　章聲　商聲　香聲　襄聲　相聲　向聲　昜聲　亡聲①　長聲　爿聲②　刅聲③　尚聲④　上聲　倉聲　王聲　㞷聲⑤　央聲　桑聲　爽聲　网聲⑥　㒳聲⑦　卬聲　光聲　黃聲　亢聲　庚聲⑧　京聲　羹聲　明聲　並聲　鼓聲　亨聲　兵聲　兄聲⑨　行聲⑩　皀聲⑪　慶聲　丙聲⑫　永聲　競聲

注釋

① 亡聲有良喪。

② 爿音墻。爿聲有將、臧、莊、牀等。

③ 刅即創字。刅字有梁、粱。

④ 尚聲有堂、常等。

⑤ 㞷:音皇。往、匡、狂、皆從　㞷聲。

⑥ 网聲有罔,罔聲有剛、綱等。

⑦ 㒳:即兩字。

⑧ 庚聲有唐、康等。

⑨ 兄聲有貺、況。

⑩ 行聲有衡。

⑪ 皀:音香。皀聲有鄉、卿。

⑫ 更從丙聲,原寫作㪅。

14. 支部

支聲　斯聲　圭聲　巂聲　卑聲　虒聲　氏聲　是聲　此聲　只聲

15. 錫部

益聲　易聲　厄聲　析聲　狊聲①　狄聲　辟聲　帝聲②　脊聲　鬲聲　解聲　朿聲③

注釋

① 狊:古闃切。狊聲有鶪闃。

② 帝聲有揥適謫等。

③ 朿:就是芒刺的刺字。朿聲有刺,又有責。責聲有績、簀等。

16. 耕部

丁聲①　争聲　生聲②　嬴聲　盈聲　𤇾聲　貞聲　壬聲③　殸聲　正聲④　名聲　頃聲⑤　騂聲　巠聲　㗊聲⑥　寍聲　冥聲　平聲　敬聲　鳴聲　甹聲

散字:刑屏

注釋

① 丁聲有成。

② 生聲有青。

③ 壬音挺。壬聲有廷、庭、聽、酲、程等。

④ 正聲有定。

⑤ 頃聲有潁、穎等。

⑥ 𠱠音靈。靈從𠱠聲。

17. 歌部

可聲[①] 左聲 差聲 我聲[②] 沙聲 加聲 皮聲 爲聲 吹聲 离聲 羅聲 那聲 多聲[③] 禾聲 它聲 也聲[④] 瓦聲 咼聲 化聲 罷聲[⑤]

散字:傩

注釋

① 可聲有奇。

② 我聲有义、羲,義聲有儀、議等。

③ 多聲:有侈、哆、移、宜。宜本作宐。

④ 也聲:有地、施、驰、池等。

⑤ 罷聲:有羆。

18. 月部

兑聲[①] 世聲[②] 彗聲[③] 丯聲[④] 萬聲[⑤] 匃聲[⑥] 乂聲 大聲[⑦] 帶聲 外聲 會聲 介聲 祭聲[⑧] 拜聲 貝聲[⑨] 吠聲 喙聲 最聲[⑩] 衛聲 欮聲 戌聲[⑪] 列聲舌聲 昏聲[⑫] 折聲[⑬] 伐聲[⑭] 市聲[⑮] 月聲 戉聲[⑯] 犮聲[⑰] 癶聲[⑱] 末聲 寽聲[⑲] 叕聲[⑳] 韋聲 截聲 桀聲 殺聲 奪聲 皆聲[㉑] 徹聲 設聲

散字:怛

注釋

① 兑聲:有脱、説、閲等。

② 世聲:有泄勩等。

③ 彗聲:有雪,雪即雪字。

④ 丯,音介。丯聲有害,害聲有轄等。

⑤ 萬聲:有厲、邁、蠆等。

⑥ 匃:即丐字。匃聲有曷,曷聲有渴、竭等。

⑦ 大聲:有達,達本作逹。

⑧祭聲:有察。

⑨ 貝聲:有敗。

⑩ 最聲:有撮。

⑪ 戌聲:有歲,有威。

⑫ 昏:音括。昏聲的字隸書都寫作舌旁。昏聲有活、括、恬等,活聲有闊。

⑬ 折聲:有逝、晢、晣。

⑭ 伐聲:有茷。

⑮ 市:音肺。市聲有肺、芾、旆。

⑯ 戉:即鉞字。戉聲有越、鉞。

⑰ 犮聲:有髮、拔等。

⑱ 癶:音撥。癶聲有發,發聲有撥。

⑲ 寽:即捋字。

⑳ 叕:即古綴字。叕聲有掇、惙、輟等。

㉑ 皆:音臬(nie)。薛、櫱、從皆聲。

19. 元部

泉聲[1]　袁聲[2]　亘聲[3]　爰聲　釆聲[4]　樊聲　繁聲　半聲　言聲　干聲　倝聲　吅聲[5]　難聲[6]　安聲　𠬪聲　萈聲[7]　戔聲　元聲[8]　丸聲　專聲　丱聲[9]　厂聲[10]　反聲　官聲　山聲　閒聲　閑聲　睘聲　犬聲[11]　延聲　丹聲[12]　廛聲　連聲　肙聲　虤聲　夗聲　展聲　巽聲　憲聲　柬聲　虔聲　衍聲　焉聲　肩聲　奐聲　亂聲　段聲　曼聲　毌聲[13]　弁聲　羨聲　散聲　見聲　燕聲　鮮聲　㒼聲

注釋

① 泉聲:有原,原聲有嫄、願等。

② 袁聲:有還、環、遠等。

③ 亘聲:有垣、宣等。

④ 釆:是古辨字。釆聲有番,番聲有蕃、燔、藩等。釆聲又有卷,卷本作弮。

⑤ 吅:是古喧字。吅聲有單,單聲有癉、蟬等。

⑥ 難聲:有歎、熯、漢等。

⑦ 萈聲:有寬。

⑧ 元聲:有完,冠。

⑨ 丱:古文卵字。關從丱聲。

⑩ 厂:音呼旱切。彦、顔、鴈都從厂聲。

⑪ 犬聲:有然。

⑫ 丹聲:有旃。

⑬ 毌:即古貫字。

20. 脂部

二聲[1]　匕聲[2]　夷聲　弟聲　几聲　氐聲　犀聲　屖聲[3]　尸聲　厶聲[4]　示聲[5]　矢聲[6]　米聲　齊聲　妻聲　美聲　朩聲　死聲　履聲　豊聲[7]　𠮦聲[8]　皆聲　眉聲　癸聲　伊聲　師聲　豈聲

注釋

① 二聲:有次,次聲有資、茨等。

② 匕聲:有旨,旨聲有指等。匕聲又有比,比聲有妣等。匕聲又有尼,尼聲有泥。

③ 屖聲:有稺,即稚字。

④ 厶:即古私字。

⑤ 示聲:有祁、視。

⑥ 矢聲:有翳。

⑦ 豊聲:有禮、體等。

⑧ 𠮦:即古文爾字。

21. 質部

一聲　七聲　至聲[1]　必聲[2]　疐聲　日聲　乙聲[3]　疾聲　實聲　桼聲　匹聲　吉聲[4]　栗聲　血聲　穴聲　逸聲　㔾聲[5]　抑聲　畢聲　季聲　隶聲[6]　棄聲　替聲[7]　惠聲　戾聲　肆聲　畀聲　四聲　兕聲　利聲

散字:洫屈[8]

注釋

① 至聲:室從至聲。

② 必聲:有瑟、密、毖等。

③ 乙聲:有失,失聲:有秩颬等。

④ 吉聲：有壹，壹聲：有噎、懿等。结從吉聲。

⑤ 卩：即節字。卩聲：有即，即聲：有節，節聲：有櫛。

⑥ 隶聲：有肆。

⑦ 替聲：段玉裁云："替古音鐵。"

⑧ 洫屈：從、季聲以下不屬於王念孫的至部。又王氏至部尚有徹設二字，今從江有浩歸月部。

22. 真部

因聲　臣聲[①]　人聲　信聲　申聲[②]　頻聲[③]　参聲　粦聲　真聲　塵聲　民聲　身聲　旬聲　匀聲　命聲　令聲　千聲[④]　田聲　㶣聲　玄聲　天聲　扁聲　𦘔聲[⑤]　引聲　卂聲[⑥]

散字：矜

注釋

① 臣聲：有堅、贤。

② 申聲：有神、陳、電。

③ 頻聲：有賓。

④ 千聲：有年，年本作秊。

⑤ 𦘔聲：有盡，盡聲：有燼。

⑥ 卂：息晋切。卂聲有訊、迅等。

23. 微部

𠂤聲[①]　隹聲[②]　畾聲[③]　貴聲[④]　虫聲[⑤]　回聲　鬼聲　畏聲　褱聲　韋聲　尾聲　辠聲[⑥]　微聲　非聲　飛聲　几聲　希聲　衣聲[⑦]　水聲　毁聲　妥聲[⑧]　枚聲　威聲　委聲

散字：火

注釋

① 𠂤：是古堆字。𠂤聲有追、歸。

② 隹：音錐。隹聲有崔、唯、鷕、隼等。

③ 畾聲：有雷、累。

④ 貴聲：有遺、匱等。

⑤ 虫：許偉切。虫聲有虺。

⑥ 辠：即罪字。

⑦ 衣聲：有哀。

⑧ 妥聲：有綏。

24. 物部

勿聲　卒聲[①]　𠬛聲[②]　孛聲　聿聲　术聲　出聲　弗聲　郁聲　气聲[③]　旡聲[④]　退聲　内聲　對聲　未聲　胃聲　豙聲[⑤]　位聲　類聲　尉聲

注釋

① 卒聲：有醉萃瘁等。

② 𠬛聲：有没。

③ 气聲：有仡。

④ 旡：居未切。旡聲有既，有愛。愛本作㤅。

⑤ 豙聲：有隊、遂等。

25. 文部

文聲　困聲　分聲　屯聲　㫃聲　辰聲　巾聲　殷聲　𦎫聲[①]　先聲　西聲　門聲[②]

云聲 員聲 焚聲 尹聲[3] 熏聲 斤聲[4] 堇聲 昆聲 孫聲 飧聲 存聲 軍聲[5] 川聲 眔聲[6] 刃聲 允聲 昷聲 豚聲 壼聲[7] 免聲 卉聲[8] 亹聲 昏聲[9] 𠂹聲 典聲 本聲

注釋

① 享:隸書寫作享。享,音純。享聲有錞、犉、敦。

② 門聲:有聞、問。

③ 尹聲:有君,君聲:有群。

④ 斤聲:有旂、祈、頎。

⑤ 軍聲:有煒、翬等。

⑥ 眔聲:有鰥。

⑦ 壼:同閫,不是壺字。

⑧ 卉聲:有奔、濆。

⑨ 昏聲:有緍、痻。

26. 緝部

咠聲 合聲 㚔聲 執聲 立聲 入聲 及聲 邑聲 集聲

散字:軜。

27. 侵部

㝵聲 兂聲[1] 林聲 品聲[2] 罙聲 甚聲 壬聲 心聲 今聲[3] 音聲 彡聲[4] 三聲 南聲 男聲 冘聲[5] 马聲[6] 毚聲 凡聲 臽聲 占聲 覃聲 冬聲 眔聲 宗聲 中聲 蟲聲[7] 戎聲 宮聲[8] 農聲 夅聲 宋聲[9]

散字:貶

注釋

① 兂:是古簪字。兂聲有僭、譖、潛等。

② 品聲:有臨。

③ 今聲:有念、含、金、錦、陰等。今聲又有飲,飲本作歓。

④ 彡:音衫。彡聲有参,参聲有驂。

⑤ 冘:音淫。冘聲有枕、髧、耽。

⑥ 马:乎感切。马聲有函。

⑦ 蟲聲:有融。

⑧ 宮聲:有躳,躳本作躬。躳聲有窮。

⑨ 從、冬、聲到宋聲,顧炎武、江永、戴震、王念孫入東部;孔廣森、江有浩、章炳麟、黃侃入冬部。

28. 葉部

枼聲 業聲 疌聲 涉聲 甲聲

29. 談部

炎聲 甘聲 監聲 詹聲 敢聲[1] 斬聲

注釋

① 敢聲有嚴,嚴聲有巖、儼。

二、參考資料 2

在漢語音韻學中,上古聲母系統的研究比不上上古韻母系統的研究成績來得大,主要原因在於材料比較缺乏。關於上古韻部的研究,我們有先秦韻文作爲根據;關於上古聲母研究,我們就没有這樣優越的條件了。至目前爲止,中國的音韻學家一般只能根據五種材料來研究上古的聲母[①]:第一,是諧聲偏旁;第二,是聲训[②];第三,是讀若[③];第四,是異文;第五,是異切(不同的反切)[④]。

中國音韻學家對於上古聲母的研究,總不外是在守温三十六字母的基礎上,進行一些合并工作。他們總以爲上古的聲母較少。他們用簡單的辦法來處理上古聲母問題是不對的,但是他們所發現的情况有很大的參考價值。

1. 現在先叙述他們的意見,然後加以評論。這些意見是按照时代的先後來安排的。

(1) 古無輕脣音:錢大昕(晓徵)首先提出了古無輕脣音的説法[⑤]。他提出了古讀負如背,古讀附如部,古讀佛如弼,古讀逢如蓬,古讀文如門……等例子。

(2) 古無舌上音:錢大昕同時提出了舌音類隔之説不可信的説法。他以爲古無舌頭舌上之分:古音陟如得,古音直如特,古音竹如篤,古音陳如田,古音枨如棠……等。

(3) 娘日歸泥:章炳麟主張娘日二母在上古都歸泥母[⑥]。從諧聲偏旁看,涅昵皆從日聲,而涅属泥母,昵属娘母(昵音尼質切)。從聲訓上看,《白虎通德論》和《釋名》都説:"男,任也。"男属泥母,任在日母。從異文上看,然又作蘸,而蘸從難聲,應是泥母字。

(4) 照系二等歸精系:這是黄侃的主張[⑦]。這是很有道理的。照系二等與精系近,三等與知系近(亦即與端系近)。從諧聲偏旁看,宗聲有祟,衰聲有簑,疋(胥)聲有疏,芻聲有趨,不勝枚舉。從一字兩讀看,參字既讀倉含切,又讀所今切;數字既讀所矩切、色句切、所角切,又讀趨玉切[⑧],這種例子也不少。

(5) 喻三歸匣:這是曾運乾的研究结果[⑨]。他把喻母三等稱爲於母。他的例子是:古讀營如環,古讀援如换,古讀羽如扈,古讀圍如回,古讀員如魂……等等。

(6) 喻四歸定:這也是曾運乾的主張。他把喻母四等仍稱爲喻母。他的例子是:古讀夷如弟,古讀易如狄,古讀逸如迭,古讀軼如轍(澄母字),古讀遺如隤……等等。

以上所述六点,都是值得參考的[⑩]。應该指出,所謂某字古讀如某,不能認爲完全同音[⑪]。假使完全同音,後代就没有條件發展成爲差别較大的兩个音了。至多衹能認爲在某一方言裏同音,不能认爲在多數方言裏同音。

上述的六種上古聲母,可以概括爲兩種情况:第一種情况是聲母完全一样,衹是韻頭不同(由於韻頭不同,影响到後代聲母的分化)。①輕脣字原是某些韻的合口三等字,與其他呼等有别,但是在上古讀 p,p',b',m;②舌上字原是二三等字,與一四等字的韻頭有别,但是在上古讀 t,t',d',n;③泥娘在《切韻》中本來就是同一聲母,衹是娘母多是三等字;④於母(喻三)在隋代唐初還與匣同母(見上文),匣母衹有一二四等,於母只有三等,所以它們是互相補足的。第二種情况是聲母相似而不相同。①日母在上古可能是讀[ȵ]跟泥母讀[n]很相似。②照系二等在上古可能是[ʧ]等,跟精系的[ts]很相近似。③喻四在上古可能是[d],跟定母的[d']很相近似[⑫]。所謂"日母歸泥"、"喻四歸定"等,這个"歸"字不能看得太死。

2. 現在根據上面所論,初步列出一个上古聲母表,如下:

(1) 脣音

① 幫(非)p　② 滂(敷)p'　③ 并(奉)b'　④ 明(微)m

(2) 舌音

⑤ 端(知)t　⑥ 透(徹)t'　⑦ 喻 d　⑧ 定(澄)d'　⑨ 泥(娘)n　⑩ 來 l

(3) 齒頭音

⑪ 精 ts　⑫ 精 ts'　⑬ 從 dz'　⑭ 心 s　⑮ 邪 z

⑯ 庄 ʧ　⑰ 初 tsʻ　⑱ 床 dʒʻ　⑲ 山 ʧ

（4）正齒音

⑳ 照 tɕ　㉑ 穿 tɕʻ　㉒ 神 dʑʻ　㉓ 审 ɕ　㉔ 禅 ʑ　㉕ 日 ȵ

（5）牙音

㉖ 見 k　㉗ 溪 kʻ　㉘ 群 gʻ　㉙ 疑 ŋ

（6）喉音

㉚ 曉 x　㉛ 匣(於)γ　㉜ 影 o

注釋

① 漢藏系語言的比較研究，對上古漢語聲母系統的研究會有很大的帮助。可惜這方面工作进行的還少，遠没有達到一些滿意的结論。

② 聲训是拿聲母相同或相近的字來解釋字义，如“天，顛也”。

③ “讀若”是一种注音法，如：“衝，讀若動”。

④ 研究上古韻部也可以根據這後四种材料，但因韻文的材料多了，這些材料就處於次要的地位了。

⑤ 見《十駕齋養新録》卷五。

⑥《國故論衡上》有《古音娘日二紐歸泥説》。

⑦ 見於錢玄同《文字學音篇》。

⑧ 此音見於《集韻》。兩讀雖見於後代的韻書，但也反映了上古的音系。

⑨ 見曾氏所著《喻母古讀考》。下面喻四歸定之説也見於同一篇文章。

⑩ 其餘如章炳麟并喻於影，黄侃并於於影，并群於見，并审於透，并禅於定，并邪於心，都是不合理的。

⑪ 在古韻方面，道理也一样。古人説家讀如姑，祇能认爲家姑古音相近，但是不能認爲完全相同。

⑫ 喻四在上古還可能分爲幾類。像羊聲等可能是某种[z]，不一定是[d]。

王力《漢語音韻・上古聲母系統》

（錢超塵）

第四章

詞　義

第一節　概　説

學習醫古文的根本目的，是增强閱讀古代醫書的能力，因而閱讀水平的高低，當視爲衡量醫古文程度的最爲標準的尺度。那么，哪些内容可據以判斷閱讀的素養呢？詞語數量的多寡，句讀能力的强弱，今譯水平的高下，文句意義理解的正誤，乃是測試閱讀素養的主臬。其中尤以詞語爲基礎。累詞而成句，積句乃爲文。句讀、今譯和理解的對象都是文句，而文句是由詞語材料構造的，因而句讀、今譯和理解都必須植根於詞義這片沃土之中。如果詞語數量在胸中寥若晨星，詞語意義於腦内混沌一片，則句讀能力要求增强，今譯水平欲達上乘，文意理解務須正確，便猶如在無本之木上登攀，於乏源之水中遨游一般，其不能登高游遠，自在情理之中。據此而論，詞義實在是學習醫古文最爲首要的問題。

另一方面，在構成語言的三大要素，即語音、語法、詞匯中，詞匯的古今變化最爲迅捷而顯著，包括舊詞舊義的消失，新詞新義的産生，而詞語又是語言組織的基本單位，因此，詞語數量掌握不足，詞語意義模糊不清，一向成爲閱讀古書的主要障礙。據此而言，詞義實在是學習醫古文最爲困難的問題。

從以上論述可以看出，詞義是學習醫古文的重點和難點。本章即從實用的角度出發，來探討有關詞義的一些重要問題。

一般論述詞義，都要探討詞義的演變與引申。

一、詞義的演變

詞義的演變主要在於原因與表現兩個方面。社會的不斷發展進化，人類對自身與外界事物認識的逐步擴展深化，以及在使用詞語時對其意義的日趨限定，是導致詞語意義變化的最重要的原因。而詞義範圍的擴大、縮小與轉移，是詞義演變的最常見的現象。

1. 詞義範圍的擴大

詞義範圍的擴大是詞義演變的主要現象，即在詞的原有意義的基礎上增加若干新的意義。這包括詞的名稱範圍的擴大和指稱範圍的擴大。

例如"皮"本來是指鳥獸的皮膚。《説文・皮部》："剥取獸革者謂之皮。"《周禮・大宗伯》："孤執皮帛。"鄭玄注："皮，虎豹皮。"後來"皮"的意義範圍逐漸擴大，也包括人的皮膚。《素問・皮部論》："邪之始入於皮也，泝然起毫毛，開腠理。"這個"皮"字，便是指人的皮膚的名稱。劉熙《釋名・釋形體》："皮，被也，被覆體也。"也是這個意思。《篇海類編・身體類・皮部》："皮，膚肌表也。"這個解釋反映"皮"的意義範圍又有擴大，可包括植物的表皮，如樹皮、竹皮之類。又進而泛指物體的表層或包裹在外面的東西，如地皮、書皮之類。又進一步抽象化，指表面或表面現象，甚至膚淺地看待事物等。又如“鳥”與“隻”、“雙”，《説文·鳥部》：“鳥，長尾屬總名也。”段玉裁注：“短尾名隹，長尾名鳥。”《説文·隹部》：“隻，鳥一枚也。”《説文·雔部》：“雙，隹二枚也。”鳥的古義是長尾鳥，今義不管長尾鳥或短尾鳥，都稱爲鳥。隻的古義是長尾鳥一枚，雙的古義是短尾鳥兩枚，今義分别爲一與二，它們修飾的名詞就遠不限於鳥了。這是詞的名稱範圍的擴大。

“徐”本謂緩行，《説文·彳部》：“徐，安行也。”《戰國策·趙策四》：“入而徐趨，至而自謝。”其中的“徐”使用的就是這個古義。後來詞義的範圍逐步擴大，不限於行走緩慢，任何緩慢都可用“徐”來表示。如《靈樞·官能》：“語徐而安静。”這是説言語緩慢。《靈樞·口問》：“陰氣疾而陽氣徐。”《素問·脈要精微論》：“來徐去疾，上虚下實，爲惡風也。”王冰注：“亦脈狀也。”《素問·針解》：“疾出針而徐按之。”這三例都是“徐”與“疾”對舉，“疾”謂快速，“徐”自然謂緩慢。第一例説氣行緩慢，第二例説脈行緩慢，第三例説針刺手法緩慢。這是詞的指稱範圍的擴大。

2. 詞義範圍的縮小

詞義範圍的縮小即詞的原有意義的範圍縮小，今義包含在古義之中。這一般都屬於名稱範圍的縮小。

例如“丈夫”本來是成年男子甚至男子的通稱。《穀梁傳·文公十二年》：“男子二十而冠，冠而列丈夫。”《晏子春秋·諫下》：“今齊國丈夫耕，女子織，夜以繼日，不足以奉上。”這是成年男子的通稱。《素問·上古天真論》將“丈夫八歲，腎氣實，髮長齒更”與“女子七歲，腎氣盛，齒更髮長”對舉而論，可知所言“丈夫”當爲男子。《廣雅·釋親》：“男子謂之丈夫。”又：“男，任也。”王念孫疏證：“男子者，言任天地之道而長萬物之義也，故謂之丈夫。”這是男子的通稱。後來“丈夫”的意義範圍縮小爲妻的夫。又如“子”本爲孩子的通稱，包括男孩與女孩。《史記·扁鵲倉公列傳》：“意有五女，隨而泣。意怒，駡曰：‘生子不生男，緩急無可使者！’”淳于意有五個女兒，没有兒子，又説“生子不生男”，這個“子”自然是孩子的通稱。後來“子”的意義縮小爲男孩。

3. 詞義範圍的轉移

詞義範圍的轉移即詞的古今意義所表示的概念内涵不同，今義產生以後，古義不再存在，古今意義之間具有一定的聯繫。其中以平行轉移最爲常見。

例如“走”字，《説文·走部》：“走，趨也。”段玉裁注：“《釋名》曰：‘徐行曰步，疾行曰趨，疾趨曰走。’此析言之，許渾言不别也。今俗謂‘走’徐‘趨’疾者非。”段氏的意思是説，許慎的《説文》把“走”解釋爲“趨”，不加區别，那是渾言，即籠統地稱説，而劉熙在《釋名·釋姿容》中以“疾行”、“疾趨”來區别“趨”、“走”二字的意義，在速度上“走”快於“趨”，那是析言，即區别地稱説。不管許氏的渾言或是劉氏的析言，“走”的古義總是快速行走，相當於今義的“奔跑”。《靈樞·天年》：“人生十歲，五藏始定，血氣已通，其氣在下，故好走；二十歲，血氣始盛，肌肉方長，故好趨；三十歲，五藏大定，肌肉堅固，血脈盛滿，故好步。”説十歲喜“走”，二十歲喜“趨”，三十歲喜“步”，以下講四十歲喜“坐”，六十歲喜“卧”，隨着人體的生長衰老，逐步趨於懶散，可見這個“走”字用的是劉熙“疾趨”即“奔跑”這一古義。後來這一古義消失，轉移爲“徐行”的意思，相當於古代的“步”。而“走”的古義“奔跑”與今義“徐行”之間具有一定的聯繫。又如“脚”字，《説文·肉部》：“脚，脛也。”段玉裁注：“膝下踝上曰脛。”可知“脚”的古義爲小腿。《素問·水熱穴論》：“三陰之所交結於脚也。”這個“脚”字指的就是小腿。古代是用“足”字來表示小腿的意思，如《傷寒論·序》：“按寸不及尺，握手不及足。”後來“脚”從“小腿”義轉爲“足”義。如《千金要方·論風毒狀》：“然此病發，初得先從脚起，因即脛腫。”“脚”與

“脛”對言，“脛”指小腿，“脚”當然是指足。而“脚”的原始義“小腿”與後起義“足”均屬人體接近的部位，自然具有一定的聯繫。

一般來説，詞義範圍的擴大大都是由个别的、具體的意義逐漸演變爲普遍的、抽象的意義，詞義範圍的縮小大都是由普遍的意義逐漸演變爲个别的意義，詞義範圍的轉移大都是由某個意義演變爲與之相聯繫的另一個意義。

二、詞義的引申

詞義的引申涉及詞的本義與引申義、引申的方式與規律等問題。

1. 詞的本義

引申是詞義的基本運動形式，它的立足點與出發點是詞的本義。在一個詞語的衆多義項中，明確了本義，方才有理解其餘引申義的基礎。詞的本義是指該詞產生時所具有的意義，亦即最初的、原始的意義。但是，由於人類語言的歷史遠遠早於文字產生的歷史，漢語與漢字的歷史亦復如此，因而漢字產生以前的語言狀況，包括詞的最初意義，已經無法考察得到。唯其如此，詞義學所論詞的本義，是指文獻語言材料所能證明的最早的意義。

分析詞的本義，對本義和基本義這兩個概念要加以區别。漢字屬於表意體系的文字，造字之初一般都是意寓於形，因而詞的本義是從字形結構上反映出來的意義；而詞的基本義，亦即常用義，是指在詞的義項群中經常使用的意義。本義與基本義有的不同，有的相同。

比如“向”字，《説文·宀部》：“向，北出牖也。從宀，從口。”這是《説文》對“向”的本義的説明與字形的分析。“向”字外部的“宀”，武延切，音 mián，《説文》訓爲“交覆深屋”，即東西與南北相交的深屋。“向”字内部的“口”，并非“口舌”之“口”。段玉裁在《説文》第五篇下“㐭”字中認爲其中的“回”，外面的“口”像屋形，裹面的“口”像窗牖。段氏借此説明“向”字中的“口”也當爲窗牖義。《説文》釋“向”爲“北出牖”。這一解釋與其以前的文獻書證正相符合。《詩經·豳風·七月》：“穹窒熏鼠，塞向墐户。”毛亨傳：“向，北出牖也。”因而“向”的本義是朝北開的窗子，而其常用義却是由本義引申而出的“方向”。這是本義與基本義不同的例子。

又如“付”字，《説文·人部》：“付，予也。從寸持物以對人。”“寸”是“手”的意思，手拿物給人，所以釋爲“予”，即“給予”義。“給予”既是“付”的本義，也是“付”的基本義。這是本義與基本義相同的例子。

詞的本義既然與它的形體密切相關，因而分析漢字的形體結構，便是掌握本義的重要途徑。此處所説漢字的形體結構，是指甲骨文、金文、篆文的形體，因爲這些文字相距漢字產生的時代較近，比較能反映出漢字的本來意義。

許慎的《説文解字》是通過分析篆文的形體來闡述本義的典範之作。例如《刀部》：“刀，兵也。象形。”“刀”字篆文作“𠚣”，屬象形字，像一把刀的形狀，故訓釋爲“兵”，即兵器。《刃部》：“刃，刀堅也。象刀有刃之形。”《金部》：“堅，剛也。”《刀部》：“剛，刀劍刃也。”“刃”字篆文作“𠚥”，屬指事字，在“刀”字上加一點，作爲指事符號，表明所指係刀的鋒利部分，即刀刃，故訓釋爲“堅”，即刀劍之刃。《刀部》：“初，始也。從刀衣，裁衣之始也。”“初”字篆文作“䄳”，屬會意字，“刀”與“衣”意義相加，用刀爲制衣之始，故訓釋爲“始”。《刀部》：“刻，鏤也。從刀亥聲。”“刻”字篆文作“𠛓”，屬形聲字，爲鏤刻之意。

探討詞的本義，一方面要注重分析字形結構，依據它的形體來尋求它的意義，另一方面也要考慮這一本義在文獻語言中有没有根據。如果字形結構所反映的詞義與該詞在古代書面語言中所具有的意義相一致，那麽這一本義就是正確而可信的。反之，本義雖然與字形結構相吻合,但是古代書面語言中缺乏必要的證據,那麼這個本義的正確性便值得懷疑。

2. 本義與引申義的關係

掌握詞的本義對於網絡該詞的義項群具有重要的作用。漢語中的大多數詞都呈現多義性,而多義現象的出現是詞義引申的結果。詞義引申是漢語詞匯學中最爲常見的現象。詞義引申不是主觀願望的產物,而要受到語言約定俗成的制約,否則,隨意引申,便失去其存在價值。詞義引申按照一定的方式進行。本義與引申義、先後引申義之間存在着内在的聯繫,兩個意義之間的某種共同性便是其内在聯繫的橋梁,借助這一橋梁,一個意義就引申爲另一意義。

本義和引申義之間的關係,從疏密程度上來説,主要表現爲直接引申與間接引申兩個方面。從本義引申出來的意義,叫做直接引申義,這一引申便稱爲直接引申;不是由本義引申,而是由前一引申義引申出來的意義,叫做間接引申义,這一引申便稱爲間接引申。

例如"解"字,《説文·角部》:"解,判也。從刀判牛角。"《莊子·養生主》"庖丁解牛"的"解"就是這一本義。由解剖牛這一本義直接引申爲解人體,如《扁鵲傳》"割皮、解肌"的"解"。又引申爲"解開",如《靈樞·九針十二原》:"結雖久,猶可解也。"又引申爲"離散、涣散",如《素問·生氣通天論》:"衛氣散解。"又引申爲"消除、停止",如《素問·評熱病論》:"汗出煩滿不解者,厥也。"此義進而引申爲"痊愈",如《類證活人書·問表證》:"傷風有汗,只與柴胡桂枝湯,或得少汗而解,如無汗自解。"又引申爲"排遣、排除",如《理瀹駢文》:"七情之病也,看花解悶,聽曲消愁,有勝於服藥者矣。"又引申爲"溶解、溶化",如《傷寒論·小建中湯方》:"内飴,更上微火消解。"又引申爲"脱落",如《夢溪筆談·藥議》:"如夏至鹿角解,冬至麋角解。"又引申爲"解釋",如《素問·熱論》:"不知其解,願聞其故。"又引申爲"理解、明白",如《冷廬醫話》卷二:"遂命之食。飲啖甚健,愈不解。"又引申爲"通利、通達",如《靈樞·大惑論》:"故腸胃大則胃氣行留久,皮膚濕,分肉不解則行遲,留於陰也久,其氣不精則欲瞑,故多卧矣。""解"的意義不可屈指,只要抓住本義這個綱,也便綱舉目張,迎刃而解了。

三、引申的基本方式

關於引申的基本方式,可歸納爲輻射式、鏈條式與綜合式三類。

1. 輻射式

所謂輻射式,即以本義爲中心,向不同方向均作直接引申,如同太陽向四周輻射光綫一般。

如以"氣"字爲例。《説文·气部》:"气,雲气也。象形。""气",篆文作"⺈"。段玉裁注:"气氣古今字。自以氣爲雲气字,乃又作餼爲廩氣字矣。气本雲气,引申爲凡气之稱。像雲起之貌。三之者,列多不過三之意也。"《説文·米部》:"氣,饋客之芻米也。從米气聲。"段玉裁注:"今字借氣爲雲氣字,而饔餼乃無作氣者。"從這兩條《説文》與段注可以看出,"气"的本義是"雲氣","氣"的本義是"芻米",後來借"氣"爲"气","氣"便爲"雲氣"義,而"氣"的"芻米"義就由"餼"承擔。現以"氣"(气)"的本義"雲氣",亦即"氣體"爲中心,依據段注"引申爲凡气之稱"的説法,來例析其輻射式引申。

指極細微的物質,是構成世界萬物的本原。如《素問·寶命全形論》:"天地合氣,别爲九野,分爲四時,月有大小,日有短長,萬物并至,不可勝量。"

五運之氣。如《素問·五運行大論》:"先立其年,以知其氣。"

元氣。如《素問·陰陽應象大論》:"壯火之氣衰,少火之氣壯,壯火食氣,氣食少火,壯火散氣,少火生氣。"

人體的正氣。如《素問・評熱病論》:"邪之所湊,其氣必虚。"

邪氣。如《靈樞・九針論》:"陰與陽別,寒與熱争,兩氣相搏,合爲膿癰者也。"

水穀精微之氣。如《靈樞・營衛生會》:"人受氣於穀,穀入於胃,以傳於肺,五藏六府皆以受氣。"

衛氣。如《靈樞・癰疽》:"上焦出氣,以温分肉,而養骨節,通腠理。"

營氣。如《靈樞・癰疽》:"中焦出氣如霧,上注溪谷而滲孫脈,津液和調,變化而赤爲血。"

宗氣。如《靈樞・決氣》:"上焦開發,宣五穀味,熏膚,充身,澤毛,若霧露之漑,是謂氣。"

五臟之氣。如《素問・陰陽應象大論》:"人有五藏化五氣,以生喜怒悲憂恐。"

脈氣。如《靈樞・五色》:"人迎氣大緊以浮者,其病益甚。"

呼吸之氣。如《靈樞・口問》:"氣道約,約則不利,故太息以伸出之。"

矢氣。如《素問・脈解》:"得後與氣則快然如衰。"張隱庵集注:"氣,轉矢氣也。"

神氣。如《靈樞・大惑論》:"獨瞑獨視,安心定氣,久而不解。"

氣候。因自然界氣體發生變化,會對氣候造成影響。如《靈樞・五亂》:"四時者,春夏秋冬,其氣各异。"

節氣。一氣爲十五天。因氣體的變化與時間相關。如《素問・六節藏象論》:"五日謂之候,三候謂之氣。"

氣分。如《温熱論》:"再論氣病有不傳血分而邪留三焦,亦如傷寒中少陽病也。"

藥性。如《素問・至真要大論》:"急則氣味厚,緩則氣味薄。"

針刺的氣感。如《靈樞・九針十二原》:"刺之要,氣至而有效。"

向抽象方面引申,又有氣質、氣勢等意義。如《靈樞・陰陽二十五人》:"火形之人……有氣輕財。"這是"氣質"義。《靈樞・逆順肥瘦》:"無擊逢逢之氣,無擊堂堂之陣。"這是"氣勢"義。

這樣,"氣"的輻射式引申大致如下所示:

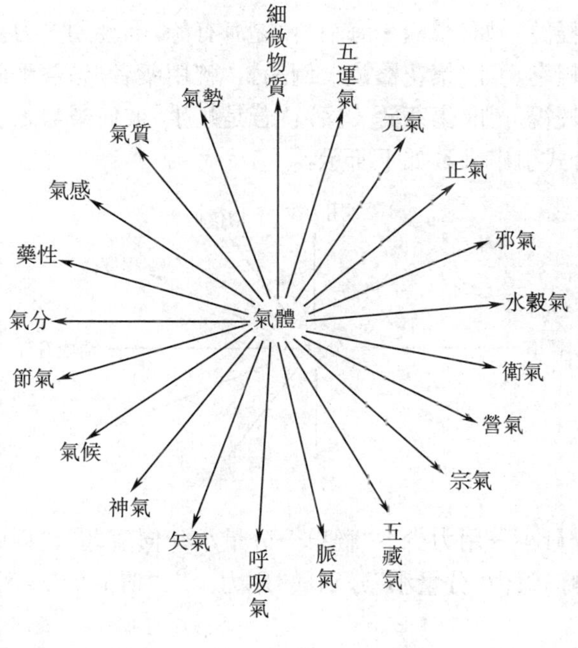

2. 鏈條式

所謂鏈條式,即以本義爲出發點,向同一個方向展轉引申,如同鏈條一樣。

如以“亡”字爲例。《説文・亡部》:“亡,逃也。從入。”段玉裁注:“會意。謂入於彎曲隱蔽之處也。”段氏從分析字形入手,認爲“亡”的本義應當是入於曲折隱蔽之處,亦即隱匿的意思。

由隱匿引申爲出逃。如《不失人情論》:“有良言甫信,謬説更新,多歧亡羊,終成畫餅。”

由出逃引申爲遺失。如《素問》的《刺法論》、《本病論》林億等注:“詳此二篇亡在王注之前。”

由遺失引申爲消亡。如《素問・瘧論》:“真氣得安,邪氣乃亡。”

由消亡引申爲死亡。如《温疫論・雜氣論》:“緩者朝發夕死,急者頃刻而亡。”

這樣,“亡”的鏈條式引申大致如下所示:

隱匿→出逃→遺失→消亡→死亡

3. 綜合式

在詞義運動形式中,單純的輻射式與單純的鏈條式并不常見,較多出現的是輻射,鏈條兩式兼備的引申,可稱之爲綜合式。

如以“輕”字爲例。《説文・車部》:“輕,輕車也。從車巠聲。”段玉裁注:“輕本車名,故字從車。引申爲凡輕重之輕。”可知“輕車”是“輕”的本義,而“輕重”之“輕”,亦即“分量小”是它的直接引申義。《景岳全書》卷四十《總論》:“治標之法,宜精簡輕鋭。”即爲“分量小”之意。其餘諸多引申義可由“分量小”間接引申而來。

由分量小引申爲用力少。如《標幽賦》:“右手輕而徐入。”

由分量小引申爲價值低。如《時病論・醫家嫉妒害人論》:“夫醫以蘇人之困,拯人之危,性命爲重,功利爲輕。”

由分量小引申爲程度淺。如《串雅・序》:“輕淺之症,或可貪天。”

由分量小引申爲藥物性質的清虚升浮。如《温病條辨・治病法論》:“治上焦如羽,非輕不舉。”

由分量小引申爲輕健。如《靈樞・海論》:“髓海有餘,則輕勁多力。”

由分量小引申爲輕率。如《筆花醫鏡・例論》:“輕用藥者,恐益乎此而損乎彼也。”

由分量小引申爲輕視。如《傷寒論・序》:“若是輕生,彼何榮勢之云哉?”

這樣,“輕”的綜合式引申大致如下所示:

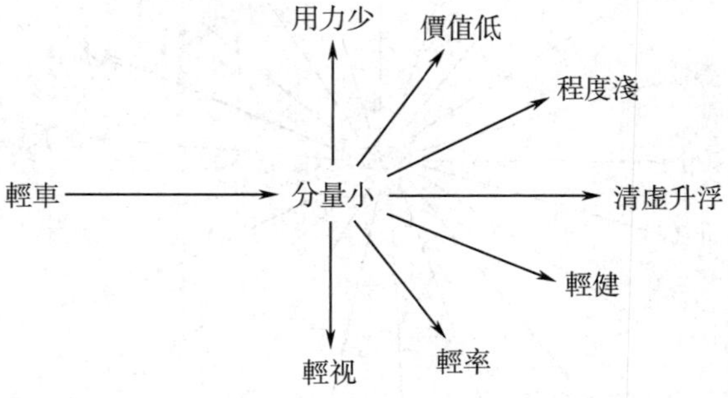

其中由“輕車→分量小→用力少”、“輕車→分量小→價值低”、“輕車→用力少→程度淺”等構成的引申屬於鏈條式;由“分量小”分别與“用力少”、“價值低”、“程度淺”等構成的引申屬於輻射式。

四、引申的一般規律

漢字屬於表意文字的範疇，大多用以描繪物體的形貌及其特征，因而所表達的本義一般都是比較具體的、特定的、實際的。隨着社會的逐步發展，人類對客觀事物的認識不斷深化與交際的日益密切、廣泛而深入，具體的、特定的、實際的意義往往滿足不了人類語言交流的需要，詞義朝着抽象化、一般化乃至虚化的方向引申便成爲必然。其引申的規律，主要表現在以下三個方面。

1. 由具體義到抽象義

例如上文所舉“輕”字，本義“輕車”是個具體的意義，而其所引申的“分量小”、“用力少”、“價值低”、“程度淺”等便屬於抽象義。

又如“節”字，《説文・竹部》：“節，竹約也。從竹，即聲。”段玉裁注：“約，纏束也。竹節如纏束之狀。《吳都賦》曰：‘苞笋抽節。’引申爲節省、節制、節義字，又假借爲符節字。”據《説文》，“節”的本義爲竹的纏束處。這應是個具體的意義。而段氏所指出“節”字的幾個引申義“節省”、“節制”、“節義”都是抽象的意義。除此之外，“節”還可引申爲“節令”、“氣節”、“法度”等，也都屬於抽象義。例如：

《素問・四氣調神大論》：“此春氣之應，養生之道也”王冰注：“立春之節，初五日，東風解凍。”此是“節令”義。

《傷寒論・序》：“降志屈節，欽望巫祝。”此是“氣節”義。

《良方・自序》：“醫誠藝也，方誠善也，用之中節也，而藥或非良，奈何哉?”此是“法度”義。

2. 由特定義到一般義

例如上文所舉“徐”字，本義“安行”是個特定的意義，而引申的結果凡是緩慢的都可用“徐”來表示，這便成爲一般義，如“言語緩慢”、“氣行緩慢”、“脈行緩慢”、“手法緩慢”等。《説文》段玉裁注每每對特定義引申爲一般義加以指出。如《一部》：“天，顛也。”段注：“顛者，人之頂也，以爲凡高之稱；始者，女之初也，以爲凡起之稱。然則，天亦可爲凡顛之稱。”《示部》：“禮，履也。”段注：“履，足所依也，引伸之，凡所依皆曰履。”《王部》：“皇，大也。從自王。自，始也。始王者，三皇，大君也。”段注：“始王天下，是大君也，故號之曰皇，因以爲凡大之稱。”《艸部》：“蕤，艸木華垂貌。”段注：“引伸凡物之垂者皆曰蕤。”

3. 由實詞義到虚詞義

漢字大體先爲實詞義，以後或通過假借，或由於引申，方才具有虚詞義。例如“而”字“然”字，《説文・而部》：“而，須也。象形。段玉裁注：“引伸假借之爲語詞，或在發端，或在句中，或在句末，或可釋爲‘然’，或可釋爲‘如’，或可釋爲‘汝’。”《説文・火部》：“然，燒也。”段玉裁注：“通假爲語詞，訓爲如此，爾之轉語也。”“而”字形似頰毛，故段氏注本以“須”爲其本義，此是實詞義。“然”的本義是“燒”，也是實詞義。後來交際需要有讀音如“而”如“然”的語詞，便借用“而”字與“然”字表示，并且久借不還。

又如“頗”字，《説文・頁部》：“頗，頭偏也。”段玉裁注：“引伸爲凡偏之稱。”《素問・方盛衰論》“脈動無常，散陰頗陽”的“頗”就是“偏”的意思。無論“頭偏”或“偏”都是實詞義。但是“偏”有程度的不同，亦即有大偏、中偏、小偏的區别，於是“頗”就有表程度副詞的用法：偏的程度高即爲“很”義，偏的程度適中即爲“相當”義，偏的程度低即爲“稍微”義。這些都屬於虚詞義。例如：

《串雅·序》:"質其道,頗有奧理,不悖於古,而利於今,與尋常摇鈴求售者迥異。"説其道既"不悖於古",又"利於今",并且同一般的走方醫大不相同,則"頗有奧理"自然是很有奧理了,"頗"意爲"很"。這是表程度高的。

《傷寒論·辨太陽病脈證并治上》第4條:"傷寒一日,太陽受之,脈若静者,爲不傳,頗欲吐,若躁煩,脈數急者,爲傳也。"煩躁欲吐脈數急是病邪向裏傳變的表現,"燥煩"與"脈數急"均未加表示程度的修飾語,則"欲吐"前的"頗"似可視作"相當"。這是表程度適中的。

《傷寒論·辨霍亂病脈證并治》第384條:"下利後,當便硬,硬則能食者愈。今反不能食,到後經中頗能食,復過一經能食,過之一日當愈。"前面講"不能食",後面説"能食"、"當愈",介乎其中的"頗能食"自然是稍能食的意思,這樣才層次分明地反映出疾病痊愈的漸進過程,"頗"意爲"稍微"。這是表程度低的。

第二節　幾種常見的詞語現象

關於詞語的内容,從閱讀古代醫籍的實際出發,應主要掌握多義詞語、古今同形異義詞語、複用詞語、簡略詞語、計數詞語以及中醫特定含義詞語。下面分别予以例析。

一、多義詞語

所謂多義詞語,就是一個詞語具有兩個或兩個以上的義項,出現在不同的言語環境,亦即上下文中,具有各異的意義。不明乎此,就容易出現當用甲義而用乙義、應取丙義而取丁義的張冠李戴的現象。舉例來説,"間"是個多義詞,有很多義項,假定我們遇到以下一些含有"間"("閒"的俗字)字的句子:

(1) 至其當發,間不容瞬。(《素問·寶命全形論》)

(2) 瘧不渴,間日而作。(《靈樞·雜病》)

(3) 其上下左右相應,間不容空。(同上《周痹》)

(4) 黄帝間居。(同上《口問》)

(5) 以色言病之間甚,奈何?(同上《五色》)

(6)(衛氣)晝日行於陽,夜行於陰,常從足少陰之分,間行於五藏六府。(同上《邪客》)

(7) 長桑君亦知扁鵲非常人也,出入十餘年,乃呼扁鵲私坐,間與語曰:"我有禁方,年老,欲傳與公,公毋泄。"(《扁鵲傳》)

(8) 今主君之病與之同,不出三日必間。(同上)

(9) 扁鵲乃使弟子子陽厲針砥石,以取外三陽五會。有間,太子蘇。(同上)

(10) 間實傷身,胎已去矣。(《後漢書·方術列傳》)

(11) 離,謂間其親愛也。(《素問·疏五過論》吴昆注)

(12) 注有未備,間有舛錯。(《類經·序》)

(13) 和陽必用陰藥,與直攻其病有間矣。(葉桂《臨證指南醫案·便秘》)

(14) 離經泥古,厥罪惟均,讀書所貴,得間後可。(《温病條辨》徵保序略)

爲確定上述"間"的意義,可先行羅列"間"的有關義項。

《漢語大字典》第1784頁(四川辭書出版社、湖北辭書出版社1993年版)共列二十七個義項,現不分音讀之異,擇其十一個常用義項,依次排列如下:

① 空隙;縫隙。《莊子·養生主》:"彼節者有間,而刀刃者無厚。"

② 距離。《淮南子·俶真》:"則醜美有間也。"高誘注:"間,遠也。"

③ 間隔。《漢書·韋玄成傳》:"上陳太祖,間歲而祫,其道應天,故福禄永終。"

④ 私下。《韓非子·説難》:"彌子瑕母病,人間往夜告彌子。"

⑤ 離間。《國語·晉語一》:"且夫間父之愛而嘉其貺,有不忠焉。"韋昭注:"間,離也。"

⑥ 更迭;代替。《書·益稷》:"笙鏞以間。"孔安國傳:"間,迭也。"《詩·周頌·桓》:"於昭于天,皇以間之。"毛傳:"間,代也。"

⑦ 病愈。《論語·子罕》:"病間。"何晏集解引孔安國注:"病少差曰間也。"

⑧ 中間;内。《孟子·梁惠王上》:"七八月之間旱,則苗槁也。"漢司馬遷《報任安書》:"文史星曆近乎卜祝之間。"

⑨ 近來。《左傳·成公十六年》:"以君之靈,間蒙甲胄。"杜預注:"間,猶近也。"

⑩ 一會兒。《莊子·大宗師》:"莫然有間,而子桑户死。"陸德明釋文:"間,如字,崔李云:'頃也'。"

⑪ 空閑;清閑。《釋名·釋言語》:"間,簡也,事功簡省也。"《管子·山國軌》:"山田間田。"

接着便可加以比照:

(1) 例的"間"與《漢語大字典》①"空隙"義相關,區别衹是在於前者表示時間上的空隙,後者表示空間上的空隙。"間不容瞬"説明疾病發作之迅捷。《漢語大字典》③所引"間歲"謂隔開一歲,便知(2)例的"間日"謂隔開一日,"間"意爲"隔開"。(3)例的"間"即①"縫隙"義,謂空間距離之短小。(4)例的"間"與⑪"空閑;清閑"義貼近。(5)例的"病之間甚"的"間"與⑦所引"病間"的"間"義似,因"間甚"的"甚"意爲嚴重,則"間"當是輕微義。(6)例的"間"可取⑥"更迭"義。(7)例的"間"與④所引"間往"之"間"用法相仿,意爲"私下"。(8)例的"間"與⑦所引"病間"的"間"義同,謂"病愈"。(9)例與⑩所引并爲"有間",且均表示時間,自然是一會兒的意思。(10)例的"間"與⑨所引"間"用法相似,意爲"近來"。(11)例既言"間其親愛"謂離,則與⑤"離間"義吻合。(12)例的"間"即③"間隔"義的引申義"不連接"、"間或"。(13)例與②所引并爲"有間",且都不表示時間,宜爲距離、差别義。(14)例的"間"指"離經"與"泥古"二者之間,應與⑧"中間"義一致。

再如"尋"也是個多義詞,有"八尺"、"探究"、"尋找"、"連續"、"旋即"等義。如果遇到下列含有"尋"的句子,便可以進行比較分析。

(1) 佗遂下手,所患尋差。(《華佗傳》)

(2) 患乎升勺之利未堅,而鐘石之費相尋。(《極言》)

(3) 貫穿《内經》之言,以尋其指歸。(《丹溪翁傳》)

(4) (花蛇)多在石南藤上食其花葉,人以此尋獲。(《本草綱目》六則)

(5) 運一尋之木,轉萬斛之舟;撥一寸之機,發千鈞之弩。(景日昣《嵩厓尊生書·弁言》)

(1) 例的"所患尋差"是主謂結構,其中"所患"是主語,"差"是謂語,"尋"修飾"差",則必然作狀語,應選用其義項中的"旋即"義。(2)例的"尋"是動詞,"探究"、"尋找"義用於句中并不合適,可取"連續"義。(3)例的"尋其指歸"爲述賓結構,"尋"爲述語,"指歸"意爲意旨,則這一"尋"字當取"探究"義。(4)例的"尋獲"是遞謂式,其對象是花蛇,"獲"是獲得,則"尋"自然應取"尋找"義。(5)例的"一尋",在復句中與"一寸"對舉,在分句内與"萬斛"對舉,且用以修飾"木"(船槳),則"尋"必爲量詞無疑,自可選用其義項中的"八尺"。

又如多義詞“病”：

(1) 人之所病，病疾多。(《扁鵲傳》)

(2) 佗行道，見一人病咽塞。(《華佗傳》)

(3) 脈之難明，古今所病。(蘇軾《東坡全集》卷七十《求醫診脈》)

(4) 今之官政苛虐，敲撲椎繫，惟日不足，我民病此久矣。(《贈賈思誠序》)

(5) 余閲《元史·李杲傳》，頗病其不詳。(李濂《醫史·李杲傳》)

(6) 僕昔疾病，性命危篤。(《與薛壽魚書》)

第(1)至(5)例的六個“病”字都是動詞。(1)例的兩個“病”意爲“擔憂”。(2)例的“病”帶賓語“咽塞”症候，當是“患”義。(3)例的“病”是“爲難”義。(4)例的“此”指代上文“官政苛虐，敲撲椎繫，惟日不足”，“我民”對此自然是怨恨，“病”當是“怨恨”義。(5)例的“病其不詳”，謂責怪《元史·李杲傳》内容不詳，“病”爲“責怪”義。(6)例的“疾病”是述賓結構，“病”爲名詞，意爲“重病”。

二、古今同形異義詞語

所謂古今同形異義詞語，顧名思義，是説在古代漢語和現代漢語中，詞語的字面亦即形體相同，而詞語的意義有異。在漢語演變和運用過程中出現的這類特殊詞語現象，我們應予以特别的重視，不然，由於習慣成自然的原因，很容易衹注意其形同的表層，忽略其義異的内核，從而發生以今釋古的錯誤。詞語的古今同形異義現象，常見於單音的和雙音的，而尤以單音的爲多。

單音的古今同形異義現象，如《類經·序》：“遍索兩經，先求難易，反復更秋，稍得其緒。”其中的“稍”是“逐漸”的意思，而不是今義的“稍微”。孫思邈《千金要方》卷十《勞復》：“熱病及大病之後，多坐此死，不可不慎也。”《不失人情論》：“惟求免怨，誠然得矣；坐失機宜，誰之咎乎？”這兩例中的“坐”，與今語“坐立”之“坐”形體相同，但是意義大不一樣。“坐”在前一句中是“因爲”的意思。在後一句意爲“無故地”。他如“善”今語多作“善良”、“擅長”義，而古書常意爲“多”，如《傷寒論》之“善咳”、“善飲”，即爲多咳、多飲。這種單音的古今同形異義現象，古代漢語的各種讀本一般都要加以辨析，在字典辭書中也可以查閲得到，只要勤於翻檢，不至於產生差錯。雙音的古今同形異義現象，古代漢語的各種讀本往往不加涉及或語焉不詳，在字典内，因超出其範圍而不列入，在辭書中，既難以備載其各種表現，又不便加以比較分析，查檢不便，辨析乏術，因而每易引起誤解。

有關雙音的古今同形異義現象，根據古代醫書中的實例，擇其要者，可以大别爲四種情況：

1. 古今都是雙音詞

今語是雙音詞，古語也是雙音詞，但意義不同。這就要求我們注意不要把古今同形的兩個雙音詞視作同義。例如：

厥陰所至爲和平。(《素問·六元正紀大論》)

“和平”的今義與“戰争”相反，而此例意爲“和緩”。高世栻《素問直解》注：“和平，舒遲也。”

扁鵲雖言若是，然必審診，起度量，立規矩，稱權衡。(醫案六則)

今語“權衡”是動詞，義爲“衡量”，此例却爲名詞，義爲“準則”之類。

人體欲得勞動，但不當使極爾。(《華佗傳》)

“勞動”的今義是人類創造物質或精神財富的活動，也專指體力勞動，古義却爲“活動”、“運動”，此例即是。

馳騁常人之域，故有一切之壽。(《養生論》)

“一切”一語，今義多爲“全部”、“一律”，但此例爲“一時”、“短時”義。

顧無以報，願惠一言，識區區之感焉。(高啓《鳧藻集》卷三《贈醫師何子才序》)

“區區”一語，今多用以表示數量少或不重要的意思，古語雖然也有此義，但也可用作表示自稱的謙詞，本例之“區區”即是。

藏府經絡之曲折。(《類經・序》)

今語“曲折”多義爲“彎曲”，而古語有“原委”義，本例之“曲折”即是此義。

富者多任性而禁戒勿遵，貴者多自尊而驕恣悖理。此交際之不同也。(《不失人情論》)

“交際”一語，今多謂人與人之間的往來，本例則指社會地位。

蘇撫莊公欲開震澤七十二港，以泄太湖下流。(袁枚《小倉山房詩文集》卷三十四《徐靈胎先生傳》)

“下流”一語，今義多爲“不正派”，本例卻爲“下游”義。有時“下流”也有“向下流動”的意義，這就不是雙音詞，而是偏正詞組了，如《素問・陰陽應象大論》“陰味出下竅”王冰注：“味有質，故下流於便寫之竅。”

2. 今語是雙音詞，古語爲兩個單音詞

古語的兩個單音詞祇是偶然運用在句中相鄰的位置上，没有構成詞組，卻湊巧與今語中的一個雙音詞的形體相同。這就要求我們注意不要把古代的兩個單音詞錯誤地當作現代的一個雙音詞。例如：

乘年之衰，逢月之空，失時之和，因爲賊風所傷，是謂三虚。(《靈樞・歲露論》)

“因爲”并非一個雙音連詞，而是没有結構關係的兩個詞。“爲”與下文的“所”構成“爲……所”結構，意爲“被”。

醫經者，原人血脈、經落、骨髓、陰陽、表裏。(《漢書・藝文志》序及方技略)

“原”是動詞，偏正詞組“人血脈、經落、骨髓、陰陽、表裏”爲其賓語，因而“原人”并非“誠實的人”之類的雙音名詞，而是没有結構關係的兩個單音詞。

時方盛行陳師文、裴宗元所定大觀二百九十七方。(《丹溪翁傳》)

“時方”不是相對於“經方”而言的指張仲景以後的醫家所制訂的方劑之意，“時”指“當時”，“方”爲“正在”的意思。

藥性少熱，而陽毒發狂之類，入口即覺清凉，殆不可以常理論也。(虞摶《醫學正傳・或問》)

“可以”和“理論”都不是一個雙音詞，而是没有結構關係的兩個單音詞。“以常理”構成介賓詞組，意爲“按照通常的道理”，作動詞謂語“論”的狀語。

彼驚者何也？病無顯情，而心有默識，誠非常人思慮所能測者。(楊繼洲《針灸大成・頭不多灸策》)

“非常人”并非“非常之人”亦即“不平常的人”之意，“常”與“人”在此構成偏正詞組。可知“非”與“常”是没有結構關係的兩個單音詞，而不是一個雙音詞。

諸瘡原因氣血凝滯而成，切不可純用凉藥。(陳實功《外科正宗・癰疽治法總論》)

“原因”不是一個雙音名詞，“原”是“原來”的意思，“因”意爲“由於”，同“氣血凝滯”構成介賓結構。

當備後事爲要，此終於二十七朝前後足矣。後果至期而歿。（同上《腦疽治驗》）

"終於"并非一個雙音連詞，"終"意爲"死"，"於"同"二十七朝前後"構成介賓結構。"後果"也不是一個雙音名詞，"後"意爲"後來"，"果"是"果然"的意思。

即或衰年無俚，有此附會，則亦當牽連書之，而不可盡没有所由來。（《與薛壽魚書》）

"有所由來"是述賓結構，一起作"没"的賓語，"没有"不是一個雙音動詞。

3. 今語是雙音詞，古語爲詞組

這就要求我們注意不要把古代的由兩個單音詞構成的詞組錯誤地當作一個雙音詞。例如：

寒則皮膚急而腠理閉，暑則皮膚緩而腠理開，賊風邪氣因得以入乎，將必須八正虚邪，乃能傷人乎？（《靈樞·歲露論》）

"必須"不是能願動詞，而是能願詞組，意爲"必須等待"。

元始五年，舉天下通知方術本草者，在所爲駕詔傳遣詣京師。（掌禹錫等《補注神農本草·序》）

"通知"意爲"廣泛知曉"，爲偏正詞組，是狀語和謂語的關係，而不是動詞或名詞。

子和治一婦，久思而不眠，令觸其怒，是夕果困睡，捷於影響。（楊繼洲《針灸大成·醫案》）

今語"影響"一般用作名詞或動詞，在此句中卻是聯合詞組。"影"與"響"都是名詞，分别意爲"影子"和"回聲"。語本《尚書·大禹謨》"如影隨形，如響應聲"。

一老婦年近七旬，背瘡已過半月，形勢全然可畏。（陳實功《外科正宗·癰疽治驗》）

"形勢"并非名詞，而是聯合詞組，謂"形體與病勢"，故下文出"全然"兩字。

又兼多服種子熱藥。（同上《脱疽治驗》）

這一"種子"不是今語"顯花植物所特有的器官，是由完成了受精過程的胚珠發育而成的，通常包括皮、胚和胚乳三部分"（《現代漢語詞典》第 1500 頁，商務印書館 1983 年版）的意思，"種"不讀作 zhǒng，而讀爲 zhòng，"種子"是述賓詞組，意爲"栽種子嗣"。

必需前湯加朮，以發越脾氣。（張璐《張氏醫通》卷三《水腫》）

"脾氣"并非名詞，而是偏正詞組，爲定語和中心語的關係，即"脾之氣"。

立言有裨於世，足爲千古可重而不廢者，必性命之學，經濟之文。（趙濂《醫門補要·自序》

"經濟"不是名詞，而是聯合詞組，謂"經世濟民"，即治理國家，濟助人民。此例中的"性命"也是聯合詞組，語出《周易·乾卦》。

涎爲脾家液，不宜過去。（徐衡之、姚若琴《宋元明清名醫類案·胡慎柔醫案》）

"過去"是偏正詞組，爲狀語和謂語的關係，意爲"過度去除"，而不是時間副詞。

在議及此類現象時，我們還應注意到下述兩個問題：

第一，與現代漢語中的雙音詞同形的古代具有結構關係的兩個單音詞，有時還可構成表示不同意義的相同詞組。例如：

得意　今語"得意"是"沾沾自喜"的意思，如"揚揚得意"，而古語一般構成述賓詞組。如《後漢書·方術列傳》言華佗"爲人性惡，難得意"，其中的"得意"謂"符合心意"。竇《標幽賦》："去聖逾遠，此道漸墜，或不得意而散其學，或愆其能而犯禁忌。"其中的"得意"謂"掌握要旨"。

知識　在現代漢語中,“知識”是名詞,而在古代醫書中,它一般構成聯合詞組。如王清任《醫林改錯·腦髓説》:“小兒久病後元氣虚抽風,大人暴得氣厥,皆是腦中無氣,故病人毫無知識。”這個“知識”是“知覺和意識”的意思,是由兩個名詞構成的聯合詞組。魏之琇《續名醫類案》卷十三《痿》:“(沈士彦)過五八,腿無故而軟,由軟至癱,由癱至攣,卧不起矣,遍寫病狀與知識求醫。”這個“知識”是“知醫識病”的意思,是由兩個動詞構成的聯合詞組,這裏具體指知醫識病之人。

第二,與現代漢語中的雙音詞同形的古代具有結構關係的兩個單音詞,有時還可構成表示不同意義的不同詞組。例如:

運氣　在現代漢語中,“運氣”是個名詞,猶命運,而在古代醫書中,它既可以作聯合詞組,如《素問·氣交變大論》:“運氣相得,則各行其道。”這個“運氣”指“五運六氣”,又可構成述賓詞組,如魏之琇《續名醫類案》卷十一《勞瘵》:“傳青主醫甚神,有苦勞瘵者,教之運氣,不三日而可。”這個“運氣”謂“運轉精氣”,亦即“呼吸吐納”。至於《素問·六元正紀大論》所謂“抑其運氣”、“贊其運氣”之“運氣”是指“五運之氣”,則又爲偏正詞組了。

經理　在現代漢語中,“經理”是個名詞,而在古代醫書中,它既可構成述賓詞組,意爲“探究原理”,如皇甫謐《甲乙經·序》:“其論皆經理識本,非徒診病而已。”又可構成偏正詞組,意爲“經文之理”,如張志聰《傷寒論宗印·自序》:“是以醫之不諳治傷寒者,未可醫名也;即治傷寒,勿究心《傷寒論》者,亦未可醫名也;即能究心《傷寒論》,而膠執義意,不獲變通經理者,究亦未可醫名也。”這裏具體指《傷寒論》之理。

在這一類中,還有兩點需要略加説明。一是與今語雙音詞同形的古代具有結構關係的兩個單音詞,有的正好是組成現代漢語雙音詞的詞素,也就是説,正是這兩個文言單音詞合成了今語的雙音詞,從中可以反映出現代漢語雙音詞形成的歷史軌迹。如上舉的“通知”、“影響”、“形勢”、“性命”、“經濟”、“得意”、“知識”等。二是與今語雙音詞同形的古代具有結構關係的兩個單音詞之所以能構成表示不同意義的相同詞組或不同詞組,實由這兩個單音詞本身具有多義所致。如“得意”之爲“符合心意”和“掌握要旨”,其原因在於“得”具有“符合”與“掌握”的不同義項,“意”包含“心意”與“要旨”的不同意義。又如,由於“經”既有動詞“探究”義,又有名詞“經書”義,因而“經理”一語,既可構成述賓詞組,義爲“探究原理”,又可構成偏正詞組,義爲“經書之理”。

4. 古今都是詞組

今語與古語皆爲詞組,但意義不同,或結構也相異。這就要求我們注意不要把古今同形詞組混同爲一。例如:

年五十,體重,耳目不聰明矣。(《素問·陰陽應象大論》)

“體重”不是偏正詞組“身體的重量”的意思,而是主謂詞組,意爲“身體重滯”。

自古名賢治病,多用生命以濟危急,雖曰賤畜貴人,至於愛命,人畜一也。(《大醫精誠》)

“貴人”不是偏正詞組“尊貴的人”的意思,而是述賓詞組,意爲“認爲人貴重”。

診之脈洪大數而有力,此與肥人相反,如再黑色上延,壞人迅速。(陳實功《外科正宗·脱疽治驗》)

“壞人”不是偏正詞組,而是述賓詞組,意爲“損害人”。

交春虚火倍劇,火氣一升,則周身大汗,神氣駸駸欲脱。(張璐《張氏醫通》卷六《痿痹門》)

“一升”并非數量詞組,而是偏正詞組,爲狀語與謂語的關係,意爲“一旦升騰”。這類詞組同形現象，有時雖然結構相同，但意義不一。例如：

舊經秘述，奥而不售。（王熙《脈經·序》）

三試於鄉，不售。（顧景星《白茅堂集》卷三十八《李時珍傳》）

這兩例中的"不售"雖然都是偏正詞組，屬狀語和謂語的關係，但意義與今之"不賣"相去甚遠，前者謂"不傳播"，後者謂"未考取"。

解其裝，無長物。（《本草綱目》王世貞原序》）

"長物"是偏正詞組，屬定語和中心語的關係，古今相同，但今義爲"長的物體"，本例則義爲"多餘之物"。

吾治其虚，不理其邪，而邪自去。（魏之琇《續名醫類案》卷十三《癱瘓》）

"不理"的古今結構都是偏正詞組，但今義爲"不理睬"，而本例上文言"治其虚"，下文説"理其邪"，"理"與"治"同義對舉，"不理"即謂"不治療"。

除了以上所述常見的古今同形異義現象外，在古代醫書中有時還可見到另外兩種表現：

5. 今語是詞組，古語爲雙音詞

這就要求我們注意不要把古代的一個雙音詞當作詞組。例如：

祇如鷄卵一物，以其混沌未分，必有大段要急之處，不得已隱忍而用之。（《大醫精誠》）

今之醫者，不得盡汗下吐法，各立門牆，誰肯屈己之高而一問哉？（《汗下吐三法該盡治病詮》）

前例的"大段"，今語爲偏正詞組，是定語和中心語的關係，古語卻是個雙音詞，意爲"重要"，與"要急"形成同義複用現象。後例的"門牆"語本《論語·子張》："夫子之牆數仞，不得其門而入，不見宗廟之美、百官之富。"後來據此便構成"門牆"這一雙音詞，用以指"師門"，本例即是此義。"門牆"的"師門"義今語已消失，"門牆"也便成其爲雙音詞，如果連用在一起，一般構成聯合詞組，意爲"門和牆"。

6. 今語是偏義複詞，古語爲詞組

這就要求我們注意不要把古代的一個詞組當作偏義複詞。例如：

參之天地，驗之人物。（皇甫謐《甲乙經·序》）

服後少頃，下體至足微汗，便得熟睡。睡覺，血止喘定，周身柔和，漸可轉側。（張璐《張氏醫通》卷五《吐血》）

"人物"一語，今語一般指"人"，"物"并不具有實際意義，屬於偏義複詞。而古語"人物"常指"人和物"，構成聯合詞組。前例的"人物"與"天地"對舉，"天地"是聯合結構"天和地"，"人物"亦當如是。"睡覺"一語，今語偏義爲"睡"，"覺"没有實際意義。而古語"睡覺"是"睡醒"的意思，構成述補詞組。後例先言"熟睡"，後説"睡覺"，可知"睡覺"當爲"睡醒"之意。

三、複用詞語

由兩個或兩個以上（多見於兩個）詞根（現稱單音詞）合成的詞稱爲複合詞（現稱複用詞語）。複用詞語的實際意義不足以構成該詞語的單音詞意義之總和，也就是説，複義變成了單義，這是複用詞語的特點。按照構成複用詞語的單音詞之間的意義關係，複用詞語一般可分爲三種。

1. 同義複用詞語

所謂同義複用詞語，是指古書中具有相同意義的兩個單音詞連用，其義仍爲其中任何一個單音詞的意義，而不必重複解釋。清代著名語言學家王引之在《經義述聞》卷三十三《通説下》中指出："往往有平列二字上下同義者，解者分爲二義，反失其指。"意思是説，兩字同義複用而不能分爲兩義解釋，正是指的同義複用詞語的問題。例如：

上古之人，其知道者，法於陰陽，和於術數。(《素問・上古天真論》)

頸痛，項不得顧，目泣出，多眵䁾，鼻鼽衄。(皇甫謐《甲乙經》卷七《六經受病發傷寒熱病中》)

《莊子・天道》："有術數存焉。"陸德明《經典釋文》："數，術也。"是知前例的"術"、"數"同義，"術數"爲同義複用詞語。《吕氏春秋・盡數》："處目則爲䁾爲盲。"高誘注："䁾，眵也。"可證後例的"眵"、"䁾"義同，并爲"眼屎"義。

水精四布，五行并行，合於四時五藏陰陽，揆度以爲常也。(《素問・經脈別論》)

又若經文連屬，難以强分。(《類經・序》)

前例的"揆"亦即"度"，意爲"測度"。《詩經・鄘風・定之方中》："揆之以日，作於楚室。"毛亨傳："揆，度也。"後例的"屬"音 zhǔ，謂"連接"、"連續"，與"連"同義。《説文・尾部》："屬，連也。"《廣雅・釋詁二》："屬，續也。"《尚書・禹貢》："涇屬渭汭。"孔穎達疏："屬謂相連屬。"并可證。

男子脈微弱而澀，爲無子，精氣清冷。(王熙《脈經》卷八《平血痹虚勞脈證》)

豈知脈理微茫，又有不可臆斷者。(醫話四則)

"清"亦爲"冷"義。《素問・脈要精微論》"腰足清"，王冰注爲"腰足冷"。《素問・五常政大論》"其候清切"，王冰注："清，大涼也。""大涼"即"冷"。是知前例的"清"與"冷"一義。《詩・小雅・十月之交》："彼月而微，此日而微。"鄭玄箋："微，謂不明也。"而"茫"有"模糊不清"義。是知後例的"微"與"茫"義同。

人之肉苛者，雖近衣絮，猶尚苛也。(《素問・逆調論》)

其所以辨内外、異攻補而互相發明者，一皆祖述《素》、《難》而引申觸類之耳。(虞摶《醫學正傳・序》)

劉淇《助字辨略》卷二："'尚猶'，'猶尚'，并重言也。"重言即同義複用。又，《禮記・檀弓上》："伯魚之母死，期而猶哭。"鄭玄注："猶，尚也。""猶"與"尚"并訓作"仍舊"。這是前一例。《荀子・勸學》："端而言，蝡而動，一可以爲法則。"楊倞注："一，皆也。"可知"一"與"皆"同義，都有"完全"之義。這是後一例。

余昔忝洛州司馬，常三十日灸治十三人，前後差者，數過二百。至如狸頭、獺肝，徒聞曩説，金牙、銅鼻，罕見其能，未若此方扶危拯急。(崔知悌《骨蒸病灸方・自序》)

必若土之出無不可者，則東南之竹箭，雖旁歧揉曲，皆可以貫犀革。(《與崔連州論石鐘乳書》)

劉淇《助字辨略》卷一："至如，猶至于也。"又，楊樹達《詞詮》卷五"至"與"如"條并有"轉接連詞"的用法。可見前例的"至"、"如"同義。《史記・廉頗藺相如列傳》："王必無人，臣願奉璧往。"謂王若無人。"必"之訓"若"，説見吳昌瑩《經詞衍釋・補遺》。可見後例的"必"與"若"均表假設。

用義複用現象具有以下特點：

一是詞性相同。複用的既爲同義詞，那么它們所屬的詞性自應一致。如第一組的"術"與"數"、"眵"與"䁾"并爲名詞，第二組的"揆"與"度"、"連"與"屬"同是動詞，第三組的"清"與"冷"、"微"與"茫"概屬形容詞，第四組的"猶"與"尚"、"一"與"皆"均係副詞，第五組的"至"與

“如”、“必”與“若”全作連詞。

二是臨時組合。同義詞複用一般衹是兩個同義詞并列，凝結得并不緊密，因而呈現出不穩定性。這可從下面三種現象中得到證明：

可顛倒語序。《素問・針解》：“經氣已至，慎守勿失者，勿變更也。”《説文・攴部》：“變，更也。”可見“變更”爲同義詞複用現象。可顛倒成“更變”，如吳尚先《理瀹駢文・與同人析外治疑義》：“熱者以涼，冷者以暖，隨四時而更變。”

可單獨使用。王逸注《楚辭・九章・涉江》“欸秋冬之緒風”：“緒，餘也。”可曉“緒”、“餘”乃同義詞。它們既可複用，釋爲“殘餘”、“剩餘”，如《素問》林億、高保衡序：“在昔黄帝之御極也，以理身緒餘治天下。”《素問・疏五過論》：“凡診者，必知終始，有知餘緒。”又能作爲單音詞獨立使用，同樣可訓作“殘餘”、“剩餘”，如《串雅・序》：“剽竊醫緒，倡爲詭異。”王清任《醫林改錯・臟腑記叙》：“犬食之餘，大約有腸胃者多，有心肝者少。”

可自由組合。如“象”與“若”都有“如同”義，可複用爲“象若”，如張機《金匱要略・水氣病脈證并治》：“胸脅苦滿，象若奔豚。”“象”也與“似”義同，可複用爲“象似”，如《素問・上古天真論》：“其次有賢人者，法則天地，象似日月。”“似”又與“如”同義，可複用爲“如似”，如張機《傷寒論・辨痓濕暍脈證》第120條：“濕家之爲病，一身盡疼，發熱，身色如似熏黄。”

三是存同棄異。有些同義詞在分别使用時，其意義之間存在着細微的差别，而在複用時，則棄其小異而存其大同。如“囊”、“橐”兩詞，析言之，或云“小曰橐，大曰囊”（《詩・大雅・公劉》“于橐于囊，思輯用光”毛傳），或言“無底曰囊，有底曰橐”（《戰國策・秦策一》“負書擔橐”高誘注）；渾言之，則“囊”、“橐”互訓（《説文・橐部》：“橐，囊也。”又，“囊，橐也。”），皆意爲“口袋”。如《劉賓客文集》卷六《鑒藥》：“今夫藏鮮能安榖，府鮮能母氣，徒爲美疢之囊橐耳！”以“囊橐”複用，遂棄其“大”、“小”之别，“無底”、“有底”之異，而存其“口袋”之同，并引申爲“滋生處”。又如“巫”、“覡”，《國語・楚語下》：“在男曰覡，在女曰巫。”複用“巫覡”時，則渾釋作以裝神弄鬼替人祈禱爲職業的人，而不分其男女，如《皇朝文鑒》卷一百二十七龔鼎臣《述醫》：“若富財之人，尚得一巫覡守之。”前有“一”字限制，“巫覡”自然是同義複詞。

四是構成新詞。古代漢語以單音詞爲主，而現代漢語則複音詞占絶對優勢。單音詞向複音詞演變有多種途徑，同義詞複用就是其中的一條主要途徑。有些同義詞因爲經常複用，便由臨時組合而逐步演變爲固定組合，形成新的複音詞，原來具有單獨意義的兩個詞也便成爲構成這個複音詞的詞素。如《傷寒論・序》：“舉世昏迷，莫能覺悟。”“昏”與“迷”、“覺”與“悟”皆爲同義詞。高誘注《吕氏春秋・誣徒》“昏於小利，惑於嗜欲”曰：“昏，迷。”趙岐注《孟子・萬章上》“使先知覺後知”云：“覺，悟也。”并可證。由於“昏迷”、“覺悟”經常連用，後來就逐步演變爲複音詞。

2. 反義複用詞語

所謂反義複用詞語，是指古書中具有相反意義的兩個單音詞連用，構成一個複合詞，這個複合詞的意義不是兩個單音詞意義的總和，而衹是其中一個單音詞的意義。换句話説，構成複合詞的兩個單音詞，其中衹有一個具有實際意義，另一個衹是作爲陪襯，并無實際意義。這類複合詞稱爲偏義複詞。如果不明此類現象，就容易把偏義複詞當作兩個單音詞，誤解單義爲複義，從而使意義贅出。例如：

傷寒六七日，目中不了了，睛不和，無表裏證，大便難，身微熱者，此爲實也，急下之，宜大承氣湯。（張機《傷寒論・辨陽明病脈證并治》第252條）

若疾發結於内，針藥所不能及者，乃令先以酒服麻沸散，既醉無所覺，因刳破腹背，抽割

積聚。(《後漢書·方術列傳》)

前例的“表裏”的“表”具有實際意義,“裏”僅作陪襯。“無表裏證”謂無表證。既無表證,則有裏證,故下文言“此爲實”,而用大承氣湯急下。後例的“腹背”義偏於“腹”。因“疾發結於内”,刳破的是腹,而不是背。這屬於反義名詞複用。

有熱不可大攻之,熱去則寒起止。(王熙《脈經》卷二《平三關病候并治宜》)

所謂腰脊痛不可以俯仰者,三月一振榮華,而萬物一俯而不仰也。(《黄帝内經太素》卷八《經脈病解》)

前例的“起止”義偏於“起”,言熱去而寒起。後例的“俯仰”偏義爲“仰”,這既可依“一”(意爲‘皆’)俯而不仰”之下文可推,又可據楊上善“腰脊痛俯不仰”之注文可知。這屬於反義動詞複用。

咳家,其脈弦,欲行吐藥,當相人强弱而無熱,乃可吐之。(王熙《脈經》卷八《平肺痿肺癰咳逆上氣痰飲脈證》)

皇甫謐之《甲乙》、楊上善之《太素》,亦皆本之於此,而微有異同。(楊繼洲《針灸大成·針道源流》)

久咳常虚,而其人脈弦,自應審察病人體强而無熱,方才可用吐藥。是知前例的“强弱”義偏於“强”。《甲乙經》與《太素》皆依據於《内經》,而小有差異。是知後例的“異同”義偏於“異”。這屬於反義形容詞複用。

在句中出現一對反義詞,需要分清兩種情況,一是如以上所講偏於其中一義,但也有可能是兩個反義詞構成聯合詞組。我們可以比較下列例句:

買舟載往郡中就醫,因慮不能生還而止,姑請一診,以決生死遠近耳,無他望也。(喻昌《寓意草·袁聚東痞塊危證治驗》)

設有人焉,正已奪而邪方盛者,將顧其正而補之乎,抑先其邪而攻之乎?見有不的,則死生系之,此其所以宜慎也。(張介賓《類經》卷十二《病有真假辨》)

中古聖人,專論穀氣盛衰,定人生死,片言已畢。(周揚俊《温熱暑疫全書·自序》)

天地之象分,陰陽之候列,變化之由表,死生之兆彰。(《黄帝内經素問注·序》)

在這四例中,各有“生死”或“死生”一語。前兩例義偏於“死”。第一例言欲往郡中就醫,因慮不能生還而止,姑且就地請醫診斷,以決死期之遠近。第二例既説“見有不的”,自然是“死系之”。後兩例謂“生與死”。第一例講專論穀氣盛,定人生,穀氣衰,定人死。第二例前述“天地”、“陰陽”、“變化”,則後之“死生”宜視作死與生。

集既成,不敢私秘,竟鋟諸木,用廣其傳,不惟可以備衛生家緩急之需,抑以示平日師傳濟生之實意云。(嚴用和《濟生方·自序》)

狗脊,味苦平,主腰背强、關機緩急。(《神農本草經》卷二)

凡診脈,當視其人大小長短及性氣緩急。稱其形性則言,與本性相乖則凶。(孫思邈《千金翼方》卷二十五《診脈大意》)

病勢有輕重,則取之有緩急。若風氣炎盛,膠涎并起,其氣卒難以順之者,當制之以急,非吐之不可;風氣未極,痰涎未并,爲害未深者,當制之以緩,先順其氣而後治其涎也。此亦治痰之大約也。(史堪《指南方·人身無倒上之涎》)

在這四例中,各有“緩急”一語。前兩例義偏於“急”。第一例“緩急之需”意爲“急時之需”。第二例上言“腰背强”,則下文自宜爲“關機急”。後兩例謂“緩與急”。第一例前説或大或小,或長或短,後説或緩或急。第二例云病勢重,則取之急,病勢輕,則取之緩,下文有“制之以急”、“制之以緩”與之對應。

3. 類義複用詞語

所謂類義複用詞語，是指古書中具有相類意義的兩個單音詞連用，構成一個複合詞，這個複合詞的意義衹具有其中一個單音詞的意義。類義複用詞語與反義複用詞語比較接近，差别衹是在於前者是具有同類意義的兩個詞語連用後偏義，後者是具有相反意義的兩個詞語連用後偏義。類義複用詞語多見於名詞。例如：

邪在脾胃，則病肌肉痛。(《靈樞・五邪》)

脾主肌肉，邪在脾，則病肌肉痛。因“脾”而及“胃”，“脾胃”偏義爲“脾”。

營衛稽留於經脈之中，則血泣而不行，不行則衛氣從之而不通。(《靈樞・癰疽》)

“營衛”偏義爲“營”，因營行脈中，衛行脈外，且下文有“衛氣從之而不通”句相應。

士大夫不耐痛癢，必欲除之。(《華佗傳》)

言士大夫不能耐受疾病的痛苦，而必要華佗手術除之。“痛癢”義偏於“痛”。

補者，以穀肉果菜養口體者也。(《汗下吐三法該盡治病詮》)

“穀肉果菜”用以養體，而非養口。“口體”偏義爲“體”。

北風生於冬，病在腎，俞在腰股。(《素問・金匱真言論》)

兹紀予於三旬之外，忽於臀下肛門前骨際皮裹生一小粒，初如綠豆許，不以爲意，及半年而如黄豆矣，又一年而如皂子，復如栗矣……使其日漸長大，則如升如斗，懸掛腰股間，行動不便，豈不竟成廢物乎？(張介賓《景岳全書》卷四十七《瘤贅》)

這兩例各有“腰股”一語，皆爲偏義，但所偏之義不同。前一例，王冰注：“腰爲腎府，股接次之，以氣相連，故兼言也。”據王注，病在腎，而腰爲腎府，自然是“俞在腰”，而不是“俞在股”或“俞在腰與股”。因“股”鄰近腰，故“兼言”之，亦即因“腰”而“兼言”其連類之詞“股”。“腰股”自宜偏義於“腰”。後一例，上文既明言瘤贅生於臀下肛門前骨際皮里，則“懸掛腰股間”的“腰股”應當指“股”，而不會是“腰”或“腰與股”。“腰股”偏義於“股”。

四、簡略詞語

古人出言撰文務求簡要。《禮記・曲禮》有“不辭費”之訓，《論語・衛靈公》立“辭達而已矣”之説，劉知幾《史通・叙事》强調“叙事之工者，以簡要爲主”。簡略在古書中的表現極其廣泛。從簡略的對象來説，有字詞的簡略，有詞組的簡略，有句子的簡略，有段落的簡略；從簡略的方法來説，有承上文、蒙下文的簡略，有對話中的簡略，有一二語帶過式的簡略，有疏略式的簡略，有意合式的簡略，有跳脱式的簡略，有包含式的簡略，等等。以詞語而言，古代醫書中常用的簡略現象主要表現在兩個方面。

1. 簡稱詞語

所謂簡稱詞語，即以簡略的詞語表示所指事物的全稱。在古代醫書中，對人名、書名、篇名、藥名、方名、穴位名等，使用簡稱詞語的較爲常見。例如：

《素問》起於軒黄，《難經》起於秦越。(《金鏡内臺方議》馮士仁序)

西晉王叔氏所著《脈經》，其理淵微，其文古奥。(尤乘《增補診家正眼・自序》)

余制舉之餘，從事於醫……猶馬遷之於文，子美之於詩，平原之於書。(王子接《絳雪園古方選注・自序》)

首例之“軒黄”爲軒轅氏黄帝，“秦越”爲秦越人，即扁鵲。次例的“王叔”係王叔和。末例的“馬遷”乃司馬遷。這是姓、名、字、號的簡稱。

至梁貞白陶景乃以《别録》參其《本經》。（李昉《開寳重訂本草·序》）

葛稚川作《肘後》，孫真人作《千金》，陶隱居作《集驗》，玄晏先生作《甲乙》。（《南陽活人書》張蒧序）

予自弱冠時，讀《左》《國》《史》《漢》，一人一事，必求其詳。（沈金鰲《沈氏尊生書·總序》）

首例的"别録"謂《名醫别録》，"本經"謂《神農本草經》。次例的"肘後"爲《肘後備急方》，"千金"爲《備急千金要方》等，"集驗"爲《集驗方》，"甲乙"爲《黄帝三部針灸甲乙經》。末例的"左"指《春秋左氏傳》，"國"指《國語》，"史"指《史記》，"漢"指《漢書》。這是書名簡稱。又，首例之"陶景"乃陶弘景，則屬人名的簡稱。

别著《原補》一篇，使不預三法。（《汗下吐三法該盡治病詮》）

昔黄帝與天師難疑答問之書，未嘗不以攝養爲先，始論乎《天真》，次論乎《調神》。（朱震亨《丹溪心法》卷前《不治已病治未病論》）

《霍亂》、《易復》、《痓濕暍》、《汗吐下》、計九十三證。（張志聰《傷寒論集注·凡例》）

首例的"原補"爲《儒門事親》中的《推原補法利害非輕説》。次例的"天真"、"調神"分别稱《素問》中的《上古天真論》、《四氣調神大論》。末例的"霍亂"指《辨霍亂病脈證并治》，"易復"指《辨陰陽易差後勞復病脈證并治》，"痓濕暍"指《辨痓濕暍脈證》，"汗吐下"包括現今通行的明代趙開美復刻本中的《辨不可發汗病脈證并治》、《辨可發汗病脈證并治》、《辨發汗後病脈證并治》、《辨不可吐》、《辨可吐》、《辨不可下病脈證并治》、《辨可下病脈證并治》、《辨發汗吐下後病脈證并治》等八篇，皆爲《傷寒論》的篇名。這是篇名簡稱。

如乳石之忌參、术，觸者多死。（沈括《良方·自序》）

不用薑、桂，而用涼血之劑，殆矣。（趙獻可《醫貫·血證論》）

以硝、黄爲前矛，而大便立通；以芩、芍爲後勁，而飲食漸進。（魏之琇《續名醫類案》卷十二《衄血》）

首例的"參、术"指人參、白术。次例的"姜、桂"謂乾薑、桂枝。末例的"硝、黄"指芒硝、大黄，"芩、芍"指黄芩、赤芍。這是藥名簡稱。

第人以瘟疫證候有類傷寒，故往往以治傷寒之法治之，即有心知其未穩者，亦不過於麻、桂、青龍等湯中加以涼藥而止。（劉奎《瘟疫論類編·自序》）

桂葛投，鼓邪出，外疏通，内暢遂。（陳念祖《醫學三字經·痢疾》）

棱赤枯燥者陰爍，都氣六味參麥能平。（嚴燮《醫燈集焰·舌苔賦》）

首例的"麻、桂、青龍"依次指麻黄湯、桂枝湯、大青龍湯與小青龍湯。次例的"桂葛"先後謂桂枝湯與葛根湯。末例的"都氣六味參麥"分别指都氣丸、六味地黄丸與生脈散（因生脈散由人參、麥門冬等藥組成，故此云"參麥"）

原夫絡别支殊，經交錯綜，或溝池溪谷以歧異，或山海丘陵而隙共。（竇默《通玄指要賦》）

二陵二蹺二交，似續而交五大；兩間兩商兩井，相依而别兩支。（同上《標幽賦》）

眼癢眼疼，瀉光明於地五。（同上）

首例的"溝池溪谷"指水溝、風池、太溪、合谷四穴，"山海丘陵"指承山、氣海、丘墟、陰陵泉四穴。次例的"二陵"謂陰陵泉、陽陵泉兩穴，"二蹺"謂陰蹺、陽蹺兩穴，"二交"謂陰交、陽交兩穴，"兩間"謂二間，三間兩穴，"兩商"謂少商、商陽兩穴，"兩井"謂天井、肩井兩穴。末例的"地五"爲地五會穴。這是穴位名簡稱。

2. 略用詞語

所謂略用詞語，是指古書中衹用一個單音詞，其義却包含與之相反或相類的某個單音詞的意義，單義亦即成爲複義。此類現象正好與前面所講的複用詞語相反。例如：

鼻隧以長，以候大腸；脣厚人中長，以候小腸。（《靈樞·師傳》）

該篇上文有“肝者，主爲將，使之候外，欲知堅固，視目小大”、“脾者，主爲衛，使之迎糧，視脣舌好惡，以知吉凶”、“腎者，主爲外，使之遠聽，視耳好惡，以知其性”數句，言目之“小大”、脣舌之“好惡”、耳之“好惡”，皆相反爲語，可知本例之兩“長”字與“厚”字不僅具有它們自身的意義，還分别兼有與之相反的“短”與“薄”的意義。兩“長”字并謂“長短”，“厚”謂“厚薄”。言以鼻隧之長短以及脣之厚薄、人中之長短來分别診候大腸與小腸的强弱。

病九日者，三刺而已；病一月者，十刺而已。多少遠近，以此衰之。（皇甫謐《甲乙經》卷六《内外形診老壯肥瘦病旦慧夜甚大論》）

此例“多少”指刺數之多少，“遠近”指病程之長短。“病九日者，三刺而已”，謂病程短則刺數少；“病一月者，十刺而已”，謂病程長則刺數多。是知“衰”當謂“盛衰”，意謂“增減”。

水澤邊生者，花小瓣單；人家栽者，花大蕊簇：蓋壤瘠使然。（李時珍《本草綱目》卷十五《旋覆花》）

“水澤邊生者，花小瓣單”，其原因是“壤瘠”；“人家栽者，花大蕊簇”，其原因當是“壤肥”。是知“瘠”當謂“瘠肥”。

以上并爲一詞而兼有與其相反之義。

趺陽脈不出，脾不上下，身冷膚硬。（張機《傷寒論·平脈法》第73條）

張志聰《傷寒論集注》：“夫胃爲陽土，脾爲陰土，相爲上下，行於周身，達於肌腠。”而脾氣以上行爲當，胃氣以下行爲順，既然講“不上下”，可知是脾胃不上下，即脾不上、胃不下，因而不能運行周身，通達肌腠，造成身冷膚硬的後果。因此“脾”字不僅具有它自身的意義，還兼有與它相類的“胃”的意義。張志聰出“脾”、“胃”兩字，是爲的注。

陽明病，譫語，有潮熱，反不能食者，胃中必有燥屎五六枚也。（同上《辨陽明病脈證并治》第215條）

“胃”當賅大腸而言，“胃”意爲“腸胃”。

身安卧，卧不便利，耳目不明，是魂損也。（王熙《脈經》卷四《診損至脈》）

“耳目不明”謂耳目不聰明，即耳不聰，目不明，“明”意爲“聰明”。

以上并爲一詞而兼有與其相類之義。

五、表數詞語

在古代醫書中，表數詞語使用得非常廣泛，常用來表示藥味的多寡、劑量的大小、病程的長短、預後的優劣等等，與診斷、治療具有密切的聯係，因而應予以足够的重視。這裏例析序數、乘數、虛數、分數以及比較數的表示法。

1. 表序數

現代漢語通常在數字前加上“第”字，用以表示序數，古書中雖然也有這種用法，如《黄帝内經素問注·序》“第七一卷，師氏藏之”，但并不多見。比較常見的是衹用數字來表示。例如：

一者天，二者地，三者人。（《素問·三部九候論》）

身有五部：伏兔一，腨二，背三，五藏之俞四，項五。（皇甫謐《甲乙經》卷十一《寒氣客於

經絡之中發癰疽風成發厲浸淫》)

中風大法有四:一曰偏枯,二曰風痱,三曰風懿,四曰風痹。(孫思邈《千金要方》卷八《諸風》)

劉師培在《古書疑義舉例補·虛數不可實指之例》中指出:"古籍記事,恒記其後先之次,若飾詞附會,律以一定之時期,則拘泥鮮通。"此類現象在古代醫書中并不罕見,值得引起重視。例如:

其不兩感於寒,更不傳經,不加異氣者,至七日太陽病衰,頭痛少愈也;八日陽明病衰,身熱少歇也;九日少陽病衰,耳聾微聞也;十日太陰病衰,腹減如故,則思飲食;十一日少陰病衰,渴止舌乾,已而嚏也;十二日厥陰病衰,囊縱少腹微下,大氣皆去,病人精神爽慧也。(張機《傷寒論·傷寒例》第 92 條)

這段文字連同上條六經病傳,均取自《素問·熱論》。此條講六經病衰的次序,所以從"七"開始。説首先衰太陽,其次衰陽明,再次衰少陽,接着衰太陰、少陰、厥陰,乃至痊愈,并非確指七日或第七日之類。吴謙等《醫宗金鑒》卷四注:"傷寒一日太陽,二日陽明,三日少陽,乃《内經》言傳經之次第,非必以日數拘也。"明確指出此類數字是表明次第,而不是指日數。

婦人懷胎,一月之時,足厥陰脈養;二月,足少陽脈養;三月,手心主脈養;四月,手少陽脈養;五月,足太陰脈養;六月,足陽明脈養;七月,手太陰脈養;八月,手陽明脈養;九月,足少陰脈養;十月,足太陽脈養。(王熙《脈經》卷九《平妊娠胎動血分水分吐下腹痛證》)

這段文字講孕婦養胎之次序,而非確指一月或第一月之類。與此相仿的論述還見於孫思邈《千金要方》卷二《婦人方上》所引徐之才《養胎法》。該文説妊娠一月"名始胚",二月"名始膏",三月"名始胞",四月"成血脈",五月"成其氣",六月"成其筋",七月"成其骨",八月"成膚革",九月"成皮毛",十月"五藏俱備,六府齊通",也不過是借一至十月的名目敘説受精卵在母體内逐步成長爲成熟胎兒的次序罷了。如果泥定某月必然生成某物,那么妊娠七月即産的嬰兒,則膚革、皮毛未備,五臟不全,六腑不通矣。

2. 表乘數

古代醫書中的乘數表示法,按照乘積出現與否,可分爲兩類。有乘積的易識。例如:

三而三之,合則爲九。(《素問·六節藏象論》)

夫人年七七四十九,經水當斷。(王熙《脈經》卷九《平鬱冒五崩漏下經閉不利腹中諸病證》)

無乘積的相對難辨。例如:

棗栗法:上根者,從初七至四七止;中根者,從初七至八七止;下根者,從初七至十七、十二七止。(孫思邈《千金翼方》卷十三《辟穀》)

"初七"即"一七",爲一乘七,"四七"乃四乘七,"八七"是八乘七,"十七"言十乘七,"十二七"指十二乘七,都表示日數。

故一年之月兩其六,一月之日六其五,一年之氣四其六,一氣之候三其五。總計一年之數,三十六甲而周以天之五,三十子而周以地之六。(張介賓《類經圖翼》卷一《運氣上·氣數統論》)

"兩其六"猶二乘六,"六其五"猶六乘五,"四其六"猶四乘六,"三其五"猶三乘五,"總計一年之數"就是三十六乘五,再加上三十乘六。

3. 表虛數

虛數一般用以表示數目之多,含有誇張的意思,同實際數字往往相距較遠。汪中《述學·釋三九上》指出:"生人之措辭,凡一二所不能盡者,則約之三,以見其多;三之所不能盡者,則約之九,以見其極多。此言語之虚數也。實數可稽也,虚數不可執也。推之十百千萬,莫不皆然。"歸納古代醫書中的實例,虚數的表示法主要有以下幾種。

用"三"、"九"及其倍數。例如:

設令向壁卧,聞師到,不驚起而盻視,若三言三止,脈之咽唾者,此詐病也。(張機《傷寒論·平脈法》第38條)

"三"并非確切的數字,而是一個虚數。"三言三止"就是多次説話多次止住,亦即講話吞吞吐吐,活畫出詐病者的神態。

如陽氣下陷者,用味薄氣輕之品,若柴胡、升麻之類,舉而揚之,使地道左旋,而升於九天之上;陰氣不降者,用感秋氣肅殺爲主,若瞿麥、萹蓄之類,抑而降之,使天道右遷,而入於九地之下。(趙獻可《醫貫·陰陽論》)

天并無九重,地亦無九層。"九天之上"無非講高不可攀,文中指人身的極頂處;"九地之下"不過説深不可測,文中指人身的最低處。

其變狀多端,乃至三十六種、九十九種,而方不皆顯其名也。(巢元方等《諸病源候論·注病諸候·諸注候》)

人一呼則八萬四千毛竅皆闔,一吸則八萬四千毛竅皆開。(《靈樞·五十營》張志聰集注)

前例之下文列注候僅有三十三種,不唯衹及九十九種的三分之一,而且距三十六種尚短三種。"三十六種、九十九種"無非用以形容注病"變狀多端",故曰"方不皆顯其名"。這是用"三"、"九"的倍數形容其多。後例的"八萬四千"取自《佛經》之數,自然是誇張的虚數。這是用"三"的倍數形容其多。

用"十"、"百"、"千"、"萬"等來表示。例如:

紫石英,味甘温,主心腹咳逆、邪氣,補不足,女子風寒在子宫,絶孕十年無子。(《神農本草經·玉石部》)

小便數者,大便必硬,不更衣十日,無所苦也。(張機《傷寒論·辨陽明病脈證并治》第244條)

前例的"十年"謂多年,後例的"十日"謂多日,均用以形容時間之久長。

對於浩繁的數字,則往往概之以百,這在古代醫書中可謂比比皆是,如"百病"、"百方"、"百節"、"百蟲"、"百脈"等。如果認爲用百表示仍嫌不足,便擴大到千、萬等。例如:

右爲末,煉密成劑,杵一千下。(《中藏經·療諸病藥方六十道·安息香丸》)

右爲末,煉密,搜成劑,杵一萬下。(同上《交藤丸》)

"一千"、"一萬"均用以表示數之極多,而總不至於杵時一一計數。

劉師培在《古書疑義舉例補·虚數不可實指之例》中指出:"古人記數,有出以懸揣之詞者,所舉之數,不必與實相符,亦不致大與實違。"古代醫書中也見有此類現象。例如:

婦人六十二種風及腹中血氣刺痛,紅藍花酒主之。(張機《金匱要略·婦人雜病脈證并治》)

"六十二"看似言之鑿鑿的數字,但查無實據,其實是形容婦人風病之多的虚數。對此,古代醫家多有評述。如吴謙等《醫宗金鑒》卷二十三謂:"六十二種風無可考。"魏荔彤《金匱要略方論本義》指出:"此六十二種之風名,不過風之致證多端,爲百病之長耳,不必拘於其文而鑿求之。"曹家達《傷寒金匱發微合刊》也説:"六十二種風,不過合通治之總方，舉多數也。”

4. 表比較數

古代醫書中常有對舉兩個或兩個以上的數字進行比較，或判預後的險夷，或決病勢的進退，或較數量的多寡。所對舉之數雖然不是實數，但由於重點是借此比較，因此不把它歸到虚數一類，而另立比較數一項。例如：

狂言者，是失志，失志者死，此有三死不見一生，雖愈必死。（王熙《脈經》卷三《熱病陰陽交并少陰厥逆陰陽竭盡生死證》）

陰中之陰中者，一生九死；陽中之陽中者，九生一死。（《中藏經·寒熱論》）

前例的“三死”、“一生”自然不能理解爲死三次，活一次，而是通過“三”與“一”的比較，説明死的可能大，生的希望小。後例的“一生九死”與“九生一死”亦是通過“一”與“九”的比較，説明“生”與“死”概率之大小。這是判預後的險夷。

傷寒病，厥五日，熱亦五日，設六日，當復厥，不厥者自愈。厥終不過五日，以熱五日，故知自愈。（張機《傷寒論·辨厥陰病脈證并治》第336條）

傷寒發熱四日，厥反三日，復熱四日，厥少熱多者，其病當愈。四日至七日熱不除者，必便膿血。傷寒厥四日，熱反三日，復厥五日，其病爲進，寒多熱少，陽氣退，故爲進也。（同上第341條）

魏荔彤《傷寒論本義》對前例有注曰：“厥熱各五日，皆設以爲驗之辭，俱不可以日數拘，如算法設爲問答，以明其數，使人得較量其盈虧也。”程應旄《傷寒論後條辨》對後例有注曰：“凡遇此證，不必論其來自三陽，起自三陰，衹論厥與熱之多少。熱多厥少，知爲陽勝，陽勝病當愈；厥多熱少，知爲陰勝，陰勝病日進。”可知這兩例中的“五日”與“六日”、“四日”與“三日”之類，不是指確切的日數，而衹是借此比較寒熱的多少，以定病勢的差劇。這是決病勢的進退。

其所飲之水未經火化，直入膀胱，正謂飲一升溺一升，飲一斗溺一斗。（趙獻可《醫貫·消渴論》）

“飲一升溺一升，飲一斗溺一斗”，意爲飲多少溺多少，用來説明“所飲之水未經火化，直入膀胱”的意思。此例本自張機《金匱要略·消渴小便利淋病脈證并治》“男子消渴，小便反多，以飲一斗，小便一斗，腎氣丸主之”。這類用法在不帶量詞的句子中體現得更爲明顯：

肺消者，飲一溲二，死不治。（《素問·氣厥論》）

此三主者，苟以至公爲嗜好，以衆庶爲耳鼻，上宣下暢，無所凝滯，雖有奸邪，何惡之遂？顧乃偏僻猜忌，執一遺二，以蕕爲薰，椒蘭是弃，由是禍亂交興，宗覆社圮。（方孝孺《遜志齋集》卷六《鼻對》）

前例通過“一”與“二”的比較，説明飲少而溲多。後例的“執一遺二”謂偏信個别邪惡之徒，弃置衆多忠義之士，也是借“一”與“二”的比較，以“一”言少，以“二”言多。

5. 表分數

古代醫書中表示分數的用法屢見不鮮，可歸納爲以下十種：

第一式，母數＋分＋被分的名詞＋之＋子數＋分。這是最完備的格式。例如：

前行陽中，日行一舍，人氣行身一周，復行後周十分身之八分。（《黄帝内經太素》卷十二《五十周》楊上善注）

“十分身之八分”，即十分之八身。

第二式，依前式省後一“分”字，即爲：母數＋分＋被分的名詞＋之＋子數。例如：

丸散云刀圭者，十分方寸匕之一，準如梧桐子大也。(《本草綱目·序列上》引陶弘景《名醫别録·合藥分劑法則》)

"十分方寸匕之一"，即十分之一方寸匕。

第三式，依第一式省母數和前一"分"字，即爲：被分的名詞＋之＋子數＋分。例如：

二分，謂二十七分分之四分也。(《黄帝内經太素》卷十二《營五十周》楊上善注)

"分之四分"，即十分之四分。前一"分"字是天度單位，爲被分的名詞。

第四式，依第二式省"分"字，即爲：母數＋被分的名詞＋之＋子數。例如：

又日行二十分者，十息得二十七分之二十，百息得二百，二百息得四百，二百七十息得五百四十分，以二十七除之，則爲二十分矣。(同上)

"二十七分之二十"，即二十七分之二十分。"二十七分"之"分"是天度單位，屬被分的名詞。

第五式，依第二式省被分的名詞，即爲：母數＋分＋之＋子數。例如：

今以算法約之，桂枝湯取十二分之五……(張機《傷寒論·辨太陽病脈證并治上》"桂枝二麻黄一湯"林億等按)

現代漢語分數表示法多用此式。

第六式，依第二式省"之"字，即爲母數＋分＋被分的名詞＋子數。例如：

白處方：取灌青，其一名灌曾，取如□□鹽廿分斗一，竈黄土十分升一，皆治。(馬王堆漢墓帛書《五十二病方》)

"廿分斗一"，即二十分之一斗："十分升一"，即十分之一升。

第七式，依第三式省"分"字，即爲：被分的名詞＋之＋子數。例如：

上節長一寸四分分之一。(《靈樞·骨度》)

"分之一"，即十分之一分。

第八式，依第四式省被分的名詞，即爲母數＋之＋子數。例如：

用千金神秘湯加麻黄，一服喘定十之五。(李時珍《本草綱目》卷十四《香薷》)

"十之五"，即十分之五。

第九式，依第八式省"之"字，即爲母數＋子數。例如：

檢其平日所服，寒涼者十六，補肝腎者十三。(李中梓《醫宗必讀·痿》)

"十六"，即十分之六；"十三"，即十分之三。

第十式，依第九式省母數，即衹用子數來表示分數。例如：

邪退六七，急宜補之；虚回五六，慎勿再補。(吳有性《温疫論·前後虚實》)

"六七"，即十分之六七；"五六"，即十分之五六。

在理解分數表示法時應注意兩個問題：

一是上述第三、七、十式中被省略的母數衹能是十，而不可能是百、千、萬等整數或其他任何數字。

二是古代醫書中多有在兩個數字之間插進"有"、"無"、"全"、"愈"、"損"、"去"等動詞以表示分數的現象。其中在十位數和個位數之間插入"有"字表示分數的，同插入"有"字表示基數的，在形式上完全一致，要注意加以區分。識别的方法主要是依據上下文的文意。試比較下列兩例：

正月朔日，平旦北風行，民病死者十有三也……終日北風，大病死者十有六。(《靈樞·歲露》)

脈之狀不一，載於《脈經》者二十有四。（朱震亨《格致餘論·澀脈論》）

據文意，前例的“十有三”和“十有六”是對比“平旦北風行”與“終日北風（行）”所造成的“病死者”占“民”中的比率，而不可能是確切的十三和十六。因此，“十有三”即有十分之三，“十有六”即有十分之六。後例既明言載於《脈經》的脈象，則“二十有四”當爲基數二十四無疑。

其次一個識别方法是：在十位數和個位數中間插入“有”字，如果是表示基數，那麼十位數上的數字可以是“十”，也可以是“二十”、“三十”以至“九十”；假使表示分數，那麼十位數上的數字就衹能是“十”。所以，遇到“×有×”式，當前一“×”是“十”以外的十位數時，那麼此式一定是表示基數。

六、中醫特定含義詞語

古代醫書中存在着諸多具有特定含義的詞語，具有中醫專業性詞語的特點，其義項或不爲一般辭書所收載，或雖收録於内，而所用書證仍出自醫書。掌握中醫專業性詞語的特定含義，對於正確理解古代醫書，具有重要的意義。例如：

頭痛巔疾，下虛上實，過在足少陰巨陽，甚則入腎。（《素問·五藏生成篇》）

今余已聞陰陽之要、虛實之理、傾移之過、可治之屬。（《靈樞·病傳》）

故煩懣者食不下則絡脈有過，絡脈有過則血上出，血上出者死。（《史記·扁鵲倉公列傳》）

這三例中的“過”皆非“過失”之“過”，而是指“病”。馬蒔《素問注證發微》注：“過者，病也。凡《内經》以人之有病，如人之有過誤，故稱之曰‘過’。《脈要精微論》：‘故乃可診有過之脈。’此非‘過與不及’之‘過’，亦非‘經過’之‘過’，乃指病而言也。”馬蒔此注，不唯對“過”字予以確詁，并且簡論“過”之爲病的原因。“過”訓作病，在古代醫書中多有所見，僅《素問·五藏生成篇》便出現五次。

以四烏、鰂骨、一藘茹二物并合之，丸以雀卵，大如小豆，以五丸爲後飯，飲以鮑魚汁，利腸中及傷肝也。（《素問·腹中論》）

右五味，以水七升，煮取二升半，去滓，内芒硝，更上火微沸，下火，先食温服五合，日三服，當微利。（張機《傷寒論·辨太陽病脈證并治中》“桃核承氣湯方”）

前例的“後飯”與後例的“先食”均屬比較費解的特殊詞語。王冰注前例曰：“飯後藥先，謂之後飯。”據此，“以五丸爲後飯”即意爲在飯前服五丸。陳修園《傷寒論淺注》注後例説：“先食，言服藥在未食之前也。”可知“後飯”、“先食”意義相仿。

虛者，聶辟氣不足。（《素問·調經論》）

“聶辟”一語，前人多有注釋。王冰注：“聶謂聶皺，辟謂辟疊也。”馬蒔《素問注證發微》注：“乃肌肉僻積之意。”張介賓《類經》注：“凡言語輕小曰聶，足弱不能行曰辟，皆氣不足也。”張志聰《素問集注》注：“聶，‘儡仑’同，辟，積也。”高世栻《素問直解》注：“肌肉皮膚，聶聶然而辟動也。”張琦注：“攝辟，怯弱恐懼之意。”馬、張（介賓、志聰）、高諸氏所解，皆未脱望文生義之弊。王冰、張琦所訓，雖較爲近之，然尚未中鵠。“聶”當同“攝”，“聶辟”即“攝辟”。《甲乙經》卷六《五藏六府虛實大論》正作“攝辟”。“攝辟”爲同義複用詞語。《禮記·士昏禮》：“執皮攝之。”鄭玄注：“攝，猶辟也。”可證。“攝”與“辟”都有“屈曲”義。《楚辭·哀時命》：“衣攝葉以儲與兮。”王逸注：“攝葉儲與，不舒展貌。”《莊子·田子方》：“口辟焉而不能言。”司馬彪注：“辟，卷不開也。”“不舒展”、“卷不開”，皆爲“屈曲”之義。《吕氏春秋·下賢》：“卑爲布衣而不痒攝。"高誘注："攝，猶屈也。"凡物伸則長，屈則短，所以屈叫做"攝辟"，短亦稱爲"攝辟"。《素問》中的這一"聶辟"正是"短"的意思。"聶辟氣不足"猶短氣不足。清代著名訓詁學家王念孫在《廣雅疏證》卷四《釋詁》中訓"聶辟"爲"短"，正引《調經論》本句作證。

汗家重發汗，必恍惚心亂。（張機《傷寒論・辨太陽病脈證并治上》第88條）

陽明之爲病，胃家實是也。（同上《傷寒論・辨陽明病脈證并治》第180條）

不拘風濕氣、楊梅瘡及女人月家病，先用此藥止疼，然後調理。（李時珍《本草綱目》卷二十七《馬齒莧》）

"家"讀平聲，用於名詞後，或指學術流派，如儒家、法家、兵家之類，或指具有某種專長、特征以及從事某種專門活動的人，如辭家、野心家、政治家之類，或指經營某種行業的人家以及具有某種身份的人，如田家、酒家、店家之類；"家"讀輕聲，作助詞，綴於名詞後，表示屬於某一類人，如女兒家、主人家之類。這三例中的"家"雖然都用於名詞後，其意義却超出上述義項之外。首例的"汗家"指素來多出汗的人。陳修園《傷寒論淺注》指出："平素患汗病之人，名以汗家。"此類用法在古代醫書中甚爲常見。"家"不僅可用於名詞後，還可以用於動詞後，都用以表示素來患有某病證的人。如《傷寒論・辨太陽病脈證并治上》第18條："喘家作桂枝湯，加厚朴、杏子佳。"魏荔彤《傷寒論本義》注："凡病人素有喘症，每感外邪，勢必作喘，謂之喘家。"《辨太陽病脈證并治中》第86條："衄家不可發汗。"喻昌《傷寒尚論篇》釋爲"素常失血之人"。他如咳家、瘡家、嘔家、冒家、黄家、飲家、失精家、中寒家等，經常出現在《傷寒論》與《金匱要略》等方書中。次例與末例的"家"作詞綴用，"胃家"即胃，"月家"即指月經。此類用法不見於其他古籍，辭書亦未見收載。

吐利止，而身痛不休者，當消息和解其外，宜桂枝湯小和之。（張機《傷寒論・辨霍亂病脈證并治》第387條）

瘧脈自弦，弦數者多熱，弦遲者多寒。弦小緊者，下之差；弦遲者，可温之；弦緊者，可發汗、針灸也；浮大者，可吐之；弦數者，風發也，以飲食消息止之。（張機《金匱要略・瘧病脈證并治》）

"消息"一語，今義多爲"音信"，而在古代醫書中，既有"斟酌"義，如前一例，方有執《傷寒論條辨》注："消息，猶言斟酌也。"又有"調理"義，如後一例，見吴謙等《醫宗金鑒》注。

腠理閉塞不汗，舌焦，脣槁，咽乾欲飲，不讓美惡也。（《黄帝内經太素》卷二十二《五節刺》）

"讓"是個多義詞，辭書一般收載"責備"、"謙讓"、"退讓"、"邀請"、"拒絕"等義項，但此例的"讓"是"選擇"義。楊上善注："内熱甚渴，故飲不擇美惡也。"《説文・手部》："擇，柬選也。"《爾雅・釋詁》："柬，擇也。"可知《説文》所訓之"柬選"乃同義複用。又，《廣韵・陌韵》："擇，選擇。"可見楊氏所釋"不擇美惡"爲不選擇美惡。

第三節　詞語意義的辨别

有關詞匯問題的積累應當包括兩個方面：一是積累常用詞及其主要義項；另一是積累辨别詞義的方法。人們往往重視前一種積累，而忽略後一種積累。而如果缺乏後一種積累，在閲讀古代醫書的實踐中，尤其是遇到費解的多義詞時，就難免無所適從，以致方枘而圓鑿，這好比百步之距，只是走了五十步，仍然不能達到目的。有鑒於此，我們在記住常用詞及其主要義項時，還應熟悉古漢語詞匯的某些規律，了解前人遣詞造句的一些特點，進而掌握辨别詞義的各種方法,對於增强閲讀能力,就會獲得事半功倍的效果。下面擇要介紹幾種辨別詞義的方法。

一、據上下文意

古代醫書中的詞語普遍存在着多義的現象,這在常用詞語中表現得尤爲突出。這些詞往往在本義之外,有若干引申義,有的還有假借義。此類現象的存在,既説明這些詞語具有豐富的表達能力,又似乎給後人增添了閲讀困難。説它"似乎",是因爲多義現象存在於詞語的静止狀態,亦即儲存狀態中,而當詞語進入句子,處於活動狀態,亦即使用狀態時,它就必然受到上下文意的制約而呈現單義性。因而依據上下文意可作爲辨别詞語意義的一個重要方法。古代訓詁學家稱這種方法爲因文定義。所謂"文"即指上下文,也就是狹義的語言環境。語言環境是使多義詞的詞義單一化的最主要的原因。

我們先舉《吕氏春秋·察傳》中的一則文字來説明這個問題。

宋之丁氏家無井,而出溉汲,常一人居外。及其家穿井,告人曰:"吾穿井得一人。"有聞而傳之者曰:"丁氏家穿井得一人。"國人道之,聞之於宋君。宋君令人問之於丁氏。丁氏對曰:"得一人之使,非得一人於井中也。"

此則主旨雖然屬於强調細察傳聞,但是却從語言方面爲後人提供了一個頗具説服力的例證,即要依據古人的語言習慣和特定的語言環境來理解詞語的意義。前面講丁氏家無井時,常派專人在外汲水,後來家中掘了井,便無須專人在外汲水,這樣就節省了一個人力,因而説"吾穿井得一人"。這個"得一人"自然是"得一人之使"的意思。可是傳説的人却忽略了這一特定的語言環境,竟然説成丁氏掘井掘出了一個人,從而造成傳聞上的錯誤。

依據語言環境辨别詞語意義的方法,就語言環境的範圍來説,可分爲本句、本段和本篇三種。

1. 據本句文意

即按照詞語所在句子的文意來辨别該詞語的意義。例如:

昔人論醫,謂前乎仲景,有法無方,後乎仲景,有方無法,方法具備,惟仲景此書。(方有執《傷寒論條辨·自跋》)

今之醫者,自《脈訣》之外,無所聞見,欲以意見決死生,亦何怪其悖謬也。(《脈經》蔡元定跋)

前例"方法具備"的"方法"并非如今經常使用的一個雙音名詞,而是"方"與"法",亦即方劑和治法,這可從上文"有法無方"、"有方無法"得知。後例上文説"自《脈訣》以外,無所聞見",下文言"亦何怪其悖謬也",可知此類孤陋寡聞、診治謬誤的醫者用以"決死生"的"意見"自然不是一般的見解,而是主觀的看法。

寒暑温涼盛衰之用,其在四維,故陽之動,始於温,盛於暑,陰之動,始於清,盛於寒。(《素問·至真要大論》)

婦人年五十所,一朝而清血,二三日不止。(《脈經》卷九《平帶下絶産無子亡血居經證》)

這兩例各有一個"清"字,其義有别。前例上文説"寒暑温涼",下文言始於"温",盛於"暑",始於"清",盛於"寒",謂寒暑温清,對比二者,則知"始於清"的"清"當義爲涼。後例下文講"二三日不止",可曉"清血"之"清"絶非"清涼"、"清静"、"清潔"之"清",而應當是動詞,"清血"即瀉血。

由是遍索兩經,先求難易,反復更秋,稍得其緒。(《類經·序》)

剽竊醫緒，倡爲詭異。(《串雅·序》)

這兩例各有一個"緒"字，它們的意義也不相同。《說文·糸部》："緒，絲也。"亦即絲頭之意。成匹的絲被截取後，留在織機上的絲稱爲緒。這樣，"緒"便具有兩方面的意義：留在織機上的絲是最早織成的，因而具有"開端"義；成匹的絲既被截取，則留在織機上的自然是殘絲，因而具有"殘餘"義。前例既言全面地探求《靈樞》、《素問》兩部經典，而且反復經過多年，則逐漸掌握的決不會是"殘餘"，而一定是"頭緒"。後例既然是說剽竊的"醫緒"，聲稱爲奇特的醫術，則"緒"就不會是"頭緒"之意，而只能是"殘餘"之意。"醫緒"謂醫學的皮毛知識。

聖人之所以全民生也，五穀爲養，五果爲助，五畜爲益，五菜爲充，而毒藥則以之攻邪。故雖甘草、人參，誤用致害，皆毒藥之類也。(徐大椿《醫學源流論·用藥如用兵論》)

本例的兩個"毒藥"，其義都可從所在句子中加以辨別。前一"毒藥"既然是"以之攻邪"，自然是指祛病之藥。後一"毒藥"既然有"致害"作用，自然是有毒之藥。

揣摩句子内部的邏輯關係，有時可用以判定關聯詞的意義，這也屬於依據本句語境的範疇。

然刻意研精，探微索隱，或識契真要，則目牛無全。(《黄帝内經素問注·序》)

蓋肺金主氣，而治節行焉，此惟土生之金，堅剛不撓，故能生殺自由，紀綱不紊。(《秋燥論》)

前例的"或識契真要，則目牛無全"構成假設複句"或……，則……"，即"如果……，就……"，可知"或"當意爲"如果"。清代吳昌瑩《經詞衍釋》卷三："或，猶如也，若也。('如''若'均有'或'訓，則'或'自可作'如'訓、'若'訓矣。况'或'與'如'，'若'義亦相近。此義《釋詞》不載。)"後例的"惟土生之金，堅剛不撓，故能生殺自由，紀綱不紊"構成因果複句"惟……，故……"，即"由於……，所以……"，可知"惟"當意爲"由於"。清代王引之《經傳釋詞》卷三："惟，猶以也。《書·盤庚》曰：'亦惟女故，以丕從厥志。'"

上述兩例都是關聯詞成對出現，比較容易辨認。有時句中衹出現單個關聯詞，就較難識别。雖然如此，但是也可根據句子内部的邏輯關係來加以推斷。例如：

臣惟頑蒙，備食晉粟，猶識唐人擊壤之樂，宜赴京城，稱壽闕外。(《皇甫謐傳》)

即民瑩以處士之義終，功用未試，其於國事，則尤惓惓。(《明處士江民瑩墓志銘》)

又若以己之心度人之心者，誠接物之要道，其於醫也則不可，謂人己氣血之難符；三人有疑從其二同者，爲決斷之妙方，其於醫也亦不可，謂愚智寡多之非類。(《病家兩要說》)

見病者以手擘目，觀其飲啖，蓋目眶盡腫，不可開合也。(醫話四則)

第一、二例屬於讓轉複句。前例說我雖然頑劣蒙昧，但是盡食晉朝的皇糧……在"備食晉粟"前隱含表轉折的"但是"義，可知"惟"宜爲"雖然"義。《經傳釋詞》卷八："《史記·淮陰侯傳》曰：'信問王曰：大王自料，勇悍仁强，孰與項王？漢王默然良久，曰：不如也。信再拜賀曰：惟信亦爲大王不如也！'《漢書》'惟'作'唯'，字并與'雖'同。"後例謂雖然民瑩以處士的名份壽終，才能本領未嘗試用，但是……在"其於國事"前隱含表轉折的"但是"義，可知"即"宜爲"雖然"義。第三、四例構成因果複句。前例爲兩組因果複句："以己之心……則不可"與"三人有疑……亦不可"都是表示結果，而"謂人己"與"謂愚智"句分别是它們的原因，都是前果後因的因果複句。據此可知兩個"謂"均當通"爲"，是"因爲"之意。後例也是前果後因的因果複句。病者欲"觀其飲啖"，而需"以手擘目"，其原因在於"目眶盡腫"，不能自然睁開。可知"蓋"當爲申說原因之詞，含有"因爲"的意思。

2. 據本段文意

當詞語的意義依據本句文意還難以辨别時，可擴至爲依據所在段落其他句子的文意來加以判定。例如：

黄帝曰："……夫王公大人，血食之君，身體柔脆，肌肉軟弱，血氣剽悍滑利，其刺之徐疾淺深多少，可得而同乎？"岐伯答曰："膏粱菽藿之味何可同也？氣滑即出疾，其氣澀則出遲，氣滑則針小而入淺，氣澀則針大而入深，深則欲留，淺則欲遲。以此觀之，刺布衣者，深以留之，刺大人者，微以徐之，此皆因氣剽悍滑利也。"（《靈樞·根結》）

夏月盛熱，欲着複衣；冬月盛寒，欲裸其身。所以然者，陽微則惡寒，陰弱則發熱。此醫發其汗，使陽氣微，又大下之，令陰氣弱。五月之時，陽氣在表，胃中虚冷，以陽氣内微，不能勝冷，故欲着複衣；十一月之時，陽氣在裏，胃中煩熱，以陰氣内弱，不能勝熱，故欲裸其身。（《傷寒論·辨發汗吐下後病脈證并治》第216條）

以婚姻之故，貶守房陵，量移大寧郡，提攜江上，冒犯蒸暑，自南徂北，既僻且陋，染瘴嬰痾，十有六七。死生契闊，不可問天，賴有經方，僅得存者。神功妙用，固難稱述。（《外臺秘要·序》）

今以古之方書言之，有《素問》、《難經》焉，有《靈樞》、《銅人圖》焉，有《千金方》，有《外臺秘要》焉，有《金蘭循經》，有《針灸雜集》焉。然《靈樞》之圖，或議其太繁而雜；於《金蘭循經》，或嫌其太簡而略；於《千金方》，或詆其不盡《傷寒》之數；於《外臺秘要》，或議其爲醫之蔽；於《針灸雜集》，或論其未盡針灸之妙。溯而言之，則惟《素》、《難》爲最要。蓋《素》、《難》者，醫家之鼻祖，濟生之心法，垂之萬世而無弊者也。（《諸家得失策》）

值風木適旺之候，病目且黄，已而遺精淋濁，少間則又膝脛腫痛不能行。及來診時，脈象左弦數，右搏而長，面沉紫，而時時作嘔。静思其故，從前紛紛之病，同一邪也，均爲三病，次第纏綿耳，由上而下，由下而至極下，因根本久撥之體，復蒸而上爲胃病，是腎胃相關之故也。（醫案六則）

第一例，從岐伯答語"氣滑即出疾，其氣澀則出遲，氣滑則針小而入淺，氣澀則針大而入深"以及"此皆因氣剽悍滑利也"中唯言"氣"，而未及"血"，可以看出，黄帝問語中的"血氣"當偏義爲"氣"。第二例，在一般情况下，"五月"就是五月，"十一月"就是十一月。殆無疑義，但一旦把首句"夏月盛熱，欲着複衣，冬月盛寒，欲裸其身"與本句"五月之時……故欲着複衣；十一月之時……故欲裸其身"加以聯繫，便可看出"五月"指代四、五、六之夏月，"十一月"指代十、十一、十二月之冬月。第三例的"僅"如果按照常義訓作"不過"或"衹是"，則與上下文意不相吻合。上文"染瘴嬰痾，十有六七"，是説家人患病者之多，"死生契闊，不可問天"，是説上天對病患無能爲力，下文"神功妙用，固難稱述"，是贊揚經方的神妙功用，中間的"賴有經方，僅得存者"的"僅"宜爲"才能夠"、"勉强"的意思。《説文·人部》："僅，材能也。"段玉裁注："材，今俗用之字也。"《國語·楚語上》："（楚王之臺）數年乃成，願得諸侯與始升焉，諸侯皆距，無有至者。而後使太宰啓疆請於魯侯，懼之以蜀之役，而僅得以來。"其中的"僅"爲"勉强"之意。第四例的"《靈樞》之圖"四字，就其所在句子而言，是個偏正結構，意爲《靈樞》的圖像，似乎没有什么疑問，但是據史籍所載《靈樞》并無圖像，那么"《靈樞》之圖"究竟如何理解呢？聯繫上句所舉書名，有《素問》、《難經》、《靈樞》、《銅人圖》、《千金方》、《外臺秘要》、《金蘭循經》、《針灸雜集》共八部，本句所排除掉的除"《靈樞》之圖"外，有《金蘭循經》、《千金方》、《外臺秘要》、《針灸雜集》四部，下句又説"惟《素》、《難》爲最要"，接着盛贊《素問》、《難經》之至當而無弊，可見對這八部書，肯定的是兩部，否定的是六部，"《靈樞》之圖"的意思應當是《靈樞》與《銅人圖》。"圖"乃《銅人圖》的簡稱。"之"義爲表并列的連詞"與"，王引之《經傳釋詞》卷九:“之,猶與也……《考工記·梓人》曰:‘必深其爪,出其目,作其鱗之而。’謂作其鱗與而也。而,頰毛也。”吴昌瑩《經詞衍釋》卷九、楊樹達《詞詮》卷五也并有説解。第四例的“上”、“下”、“極下”,從本句中看不出它們所指的具體意義,但據上文“病目且黄,已而遺精淋濁,少間則又膝脛腫痛不能行”,便可知“上”謂目黄,“下”謂遺精,“極下”謂“膝脛腫痛”。

3. 據本篇文意

有時詞語的意義僅僅依據所在句子或段落的文意仍然不易辨别,便可擴至爲依據所在篇目的文句來加以判定。爲避煩冗,特提要説明。如本書《與崔連州論石鐘乳書》,全文的中心論點是“夫言土之出者,固多良而少不可,不謂其咸無不可也”。對於其中的“土”字,是“土壤”義,還是“產地”義,有不同的看法。如果僅就本句而言,似乎兩説都有一定的道理。而聯繫全篇文意,便可看出,當以後者爲準。該文首先指出同一地區的岩石有精粗疏密的差異,則依附其上的鐘乳自然也有優劣的不同,接着採用邏輯中的歸謬法,歷舉出於同一地區的八種物質以及五類人事,説明其不能等量齊觀,最後引證本草著作對丹砂、當歸等六種藥物在形狀、色澤、質地諸方面提出的具體要求,得出結論:“若果土宜乃善,則云生某所,不當又云某者良也。”意爲如果某種物質衹要生長在適宜的土壤中就必定是優質的,那麽本草著作衹應當説某物生長在某個地區,不應當又説某種物質優良了。從上述分析中可以看出,“夫言土之出者”的“土”應指産地,而不是土壤。

此外,有時也可借助文章的體裁來判定詞義,比如醫著自序中某些代詞的意義:

嗚呼!考圖以窮其源,因文以求其義,尚不戾前人之心。後之君子察其勤而正其不逮,是所望也。(《十四經發揮·自序》)

惟願閲是編者,諒予之心,悲予之遇,匡其不逮而惠教之,則幸甚!(費伯雄《醫醇剩義·自序》)

前例上文講自己“考圖以窮其源,因文以求其義”之苦心以及“不戾前人之心”的意願,下文提出“後之君子察其勤而正其不逮”的希望,其中“察其勤而正其不逮”的兩個“其”字應是第一人稱。後例“匡其不逮而惠教之”的“其”與“之”是同上文兩個“予”字避複的第一人稱代詞,意爲匡我不逮而惠教我,所以接着説“幸甚”。“其”與“之”作爲人稱代詞,雖然多充當第三人稱,也可用爲第二人稱,但聯繫到古人撰寫自序崇尚自謙這一點,則這兩例中的“其”與“之”自宜指作者自己。

二、依對舉詞語

古人行文注重修辭,爲了體現文句的匀稱和詞語的變化,用句每每對偶,遣詞往往避複。根據這一特點,即可依據對舉結構來察辨詞語的意義。所謂對舉詞語,是指處於結構相似的上下兩句中同一位置上的詞語。其特點是詞性一致,詞義相同、相反或相類。因此,只要掌握對舉詞語中某一詞語的意義,則與之對舉的另一詞語的意義也就可以據此推知。

1. 同義對舉

即對舉的詞語意義相同。多爲兩句對舉。例如:

工人不能置規而爲圓,去矩而爲方。(《靈樞·逆順肥瘦》)

飲食伺釁,成腸胃之眚;風濕候隙,遘手足之災。(《新修本草》孔志約序)

自雷、岐、倉、緩之作,彭、扁、華、張之起,迨兹厥後,仁賢間出,歲且數千,方逾萬卷,專車之不受,廣厦之不容。(《外臺秘要·序》)

取肝俞與命門,使瞽士視秋毫之末;刺少陽與交别,俾聾夫聽夏蚋之聲。(《標幽賦》)

第一例上句的“置”與下句的“去”同義對舉,因而不是“安置”的“置”,而是“弃置”的“置”。第二例的“釁”與“隙”同義對舉,“釁”也是“隙”的意思。顧野王《玉篇》:“釁,暇隙也。”可證。同理,“眚”與“災”同義對舉,則“眚”亦意爲“災”。“眚”本謂眼睛生翳。《説文·目部》:“眚,目病生翳也。”引申爲日蝕,而古時又以日蝕爲災。《左傳·莊公二十五年》:“非日月之眚不鼓。”杜預注:“眚,猶災也。月侵日爲眚。”是知“眚”、“災”一義。《素問》常以“眚”、“災”兩字互用或複用。如《五常政大論》“眚於一”、“眚於七”、“眚於九”之類,《六元正紀大論》則作“災一宫”、“災七宫”、“災九宫”等。這是“災”、“眚”互用之例。《氣交變大論》:“災眚者,傷之始。”《六元正紀大論》:“災眚時至。”這是“災”、“眚”複用之例。本例之“眚”、“災”并爲“疾病”義。此外“候”與“伺”對舉,“遣”與“成”對舉,是知“候”亦爲“伺”義,“遣”亦即“成”義。第三例的“受”與“容”對舉,是知“受”不是“接受”之“受”,而是“受納”之“受”。第四例,要辨别“取”與“俾”的意義,可以比照它們的對舉詞語。與“取”對應的是“刺”,與“俾”對應的爲“使”,都屬於同義關繫,因而“取”即“刺”(凡言取某經絡穴位時,“取”均義爲“刺”),“俾”即“使”。

以上都是同義實詞對舉。同義虚詞也可對舉。例如:

稽其言有徵,驗之事不忒。(《黄帝内經素問注·序》)

一應耗氣破血之劑,汗吐宣下之法,止可施諸壯實,豈宜用於胎産?(傅山《産後編·産後總論》)

前例的下句不可念成“驗之/事不忒”,而應讀作“驗之事/不忒”,以與上句“稽其言/有徵”一致。“驗之事”猶“驗其事”,“之”猶“其”。《詩·小雅·采緑》:“之子于狩,言韔其弓;之子于釣,言綸之繩。”上謂“韔其弓”,下爲“綸之繩”,“之”亦即“其”。《孟子·公孫丑上》:“廛無夫里之布,則天下之民皆悦而願爲之氓矣。”《周禮·載師》鄭玄注引“爲之氓”作“爲其民”。并可證。後例的“諸”和“於”對舉,“諸”即“於”。《禮記·鄉射》鄭玄注:“諸,於也。”

此外,詞組也可對舉。例如:

三月四月,天氣正方,地氣定發。(《素問·診要經終論》)

八穀,生民之天也,不能明辨其種類;三菘,日用之蔬也,罔克的别其名稱。(李建元《進〈本草綱目〉疏》)

前例的“正方”與“定發”屬同義詞組對舉。《爾雅·釋天》郭璞注:“定,正也。”是“正”、“定”義同。陸德明《經典釋文》卷二十七《莊子音義中·天地》謂“方”本亦作“放”,“放”亦即“發”,是“方”、“發”義同。可知“正方”與“定發”皆是“正發”之意。言三月四月天地之氣正在發動。後例的“罔克的别”與“不能明辨”意義相同。

一般來説,對舉的詞語相同,它們的意義通常也應當相同,不妨舉兩個著名的句例來加以説明:

夫子之爲方也,若以管窺天,以郄視文。(《扁鵲傳》)

夫天布五行,以運萬類;人禀五常,以有五藏。(《傷寒論·序》)

前一例,如果衹是從上句“以管窺天”來看,“以”似乎可以解釋爲“用”,用管子看天,還説得過去,但是下句的“以”不能釋作“用”,用縫隙看圖紋,就過於牽强。下句的“以”當意爲“從”,上句的“以”也應當是這個意思。從管子中看天空,從孔隙内看圖紋,則文從理順。後一例,如果僅僅從上句“以運萬類”來説,“以”好像可以解釋爲“用來”,但是這一解釋對下句便不適用,不能説用來有五藏。“以有五藏”的“以”必定當“而”講,是表順承的連詞“就”的意思,這樣上句的“以”也應當視作順承連詞。

2. 反義對舉

即對舉的詞語意義相反。例如：

寒則腠理閉，氣不行，故氣收矣；炅則腠理開，榮衛通，汗大泄，故氣泄。（《素問・舉痛論》）

捐衆賢之砂礫，掇群才之翠羽。（《外臺秘要・序》）

望不補而晦不瀉，弦不奪而朔不濟。（《標幽賦》）

第一例，上文言"寒則腠理閉"，下文説"炅則腠理開"，一"閉"一"開"，可知"炅"與"寒"正相反對，"炅"當義爲"熱"。同篇"卒然而痛，得炅則痛立止"王冰注："炅，熱也。"可證。第二例，下句謂擷取比喻爲精華的"翠羽"，則上句自然是説弃置比喻爲糟粕的"砂礫"。即從"掇"的"擷取"義，推知"捐"的"弃置"義。第三例的"奪"就當句而言，與"濟"反義對舉，從兩句來説，同"補"反義對舉，則其義自宜爲"瀉"。

補須一方實，深取之，希按其痏，以極出其邪氣；一方虚，淺刺之，以養其脈，疾按其痏，無使邪氣得入。（《黄帝内經太素・三刺》）

凡刺之法，必察其形氣，形肉未脱，少氣而脈又躁。躁厥者，必爲繆刺之，散氣可收，聚氣可希。（《黄帝内經太素・三刺》）

這兩例中各有一個"希"字。由於與"希"對舉之詞的不同，"希"的意義也便有别。前一例的"希"與"疾"對舉，"疾"爲"疾速"義，則"希"爲"緩慢"義。楊上善注："希，遲也。"後一例的"希"與"收"對舉，"收"爲"收聚"義，則"希"爲"耗散"義。楊上善注："希，散也。"言繆刺之益，耗散的正氣能收聚，聚積的邪氣可驅散。

3. 類義對舉

類義對舉包括兩種情况，一是對舉的詞語意義相類似，二是對舉的詞組結構相一致。例如：

先其發時，如食頃而刺之，一刺則衰，二刺則知，三刺則已。（《素問・刺瘧》）

暨炎暉紀物，識藥石之功；雲瑞名官，窮診候之術。（《新修本草・序》）

蓋深知仲景爲立方之祖，的認此方爲治腎之要。（趙獻可《醫貫・張仲景八味丸用澤瀉論》）

每計人生斯世，無百年不盡之身，而有千古不磨之澤。澤一邑，澤九有，遇使然也。（《神農本經會通》滕萬里序）

第一例的"知"并非"知曉"之"知"。揚雄《方言》卷三："差、間、知，愈也。"郭璞注："知，通語也。"言"知"爲病愈的通用語。本例的"知"與"衰"、"已"對舉，乃言一刺、二刺、三刺後取效的程度。第二例的"雲瑞"不是"雲彩呈祥"之類的意思，而是指黄帝。因爲與其對舉的"炎暉"指神農，作主語，所以"雲瑞"也應當是個名詞，作主語，并且意義相類。《左傳・昭公十七年》："昔者黄帝氏以雲紀，故爲雲師而雲名。"杜預注："黄帝受命有雲瑞，故以雲紀事，百官師長，皆以雲爲名號。"第三例的"深"是表程度的副詞，相當於"甚"，"的"訓作"確"，二者并爲副詞，意義相類。第四例的"有"與"邑"對舉，"邑"是名詞，指城市，則"有"决非"有無"之"有"，而應當也是名詞，意爲"州域"，與"邑"意義相類。

這四例屬於前者。

黄帝咨訪岐伯、伯高、少俞之徒，内考五藏六府，外綜經絡血氣色候，參之天地，驗之人物，本性命，窮神極變，而針道生焉。（皇甫謐《甲乙經・序》）

氣血日有所傷，形容漸有所削。（陳實功《外科正宗・痔瘡論》）

或尊貴執言難抗，或密戚偏見難回。(《·不失人情論》)

鈹針以法音，而末如劍鋒者，非所以破癰膿乎？利針以法律，而支似毫毛者，非所以調陰陽乎？(楊繼洲《針灸大成》卷三《穴有奇正策》)

第一例的“人物”與“天地”對舉，“天地”爲聯合結構，則“人物”亦應是聯合結構，指人與物，而不是今義偏於人。第二例的“形容”與“氣血”對舉，“氣血”爲聯合結構，則“形容”亦應是聯合結構，指“形體與容貌”，而不是雙音動詞。第三例的“執言”并非如成語“仗義執言”的“執言”一樣的述賓結構，而是偏正結構，意爲“固執之言”，與同其對舉的“偏見”結構相同。第四例的“法律”不是雙音名詞，而是述賓結構，意爲“效法樂律”，與同其對舉的“法音”結構相同。

這四例屬於後者。

三、循使用慣例

古漢語詞匯在長期運用過程中，逐步形成諸多使用慣例，而由於使用慣例中的詞語有的具有固定的意義。因而依據詞語的使用慣例，也可作爲辨别詞義的方法之一。

1. 詞語搭配慣例

某詞與某詞搭配，便必定具有某義，例如：

(痓者)汗出多，能詘信。(馬王堆出土醫書三則)

養臂指者常詘信。(《褚氏遺書·分體》)

“詘”通“屈”。凡“信”與“屈(詘)”搭配，“信”必通“伸”。

病發而有餘，本而標之，先治其本，後治其標；病發而不足，標而本之，先治其標，後治其本。謹察間甚，以意調之。(《素問·標本病傳論》)

良醫之道，必先診脈處方，次即針灸，内外相扶，病必當愈，何則？湯藥攻其内，針灸攻其外。(孫思邈《千金翼方》卷二十六《取孔穴法》)

前例“間”與“甚”搭配，則“間”必爲“甚”的反義詞，“間甚”謂病之輕重。後例“何”與“則”相配，構成“何則”，“則”一定是助詞，“何則”用以爲起下的設問句。

又如“盍”字，單獨使用時，一般作兼詞“何不”講，如《醫貫·瘧論》：“《經》云：‘夏傷於暑，秋必病瘧。’前人雖備言之，旨殊未暢，盍明示諸？”其中的“盍明示諸”意爲爲什麽不明白地告訴我呢。而當“盍”與“不”連用時，“盍”必定只能作疑問代詞“何”，“盍不”即“何不”，而不能視作“何不不”，如《醫貫·五行論》：“蓋木氣者，乃生生之氣，始於東方。盍不觀之爲政者，首重農事，先祀芒神？芒神者，木氣也。”其中“盍不”意爲“爲什麽不”。他如“陰”與“陽”，同山名搭配，則“陰”指北，“陽”指南，與水名搭配，便方向相反，水南爲陰，水北爲陽。“自”與“非”搭配爲“自非”，則“自”必爲表假設的連詞。“從”作動詞用，其後若是出現主語的尊長一類對象時，意爲“跟從”，出現主語的下屬一類對象時，意爲“帶領”。“亡”同“慮”、“如”、“何”、“狀”、“賴”、“聊”、“謂”等詞語搭配爲“亡慮”、“亡如”、“亡何”、“亡狀”、“亡賴”、“亡聊”、“亡謂”等，“亡”必定通“無”。

固定結構也可歸屬於此類。所謂固定結構，是指兩個或兩個以上的詞語因經常搭配使用而形成的約定俗成的結構形式。由於固定結構一般都具有固定的意義，因而只要熟悉這些固定結構，其義也就因之而出。例如：

使後之習是術者，不致爲庸俗所詆毁。(《串雅·序》)

“爲”與“所”搭配成“爲……所”，一般作“被”解。

湯針既加，婦痛急如欲生者。（《華佗傳》）

“如”與“者”搭配爲“如……者”，一般意爲“像……樣的”。

又如“但……耳”之類：

細脈，小大於微，常有，但細耳。（《脈經》卷一《脈形狀指下秘訣》）

微獨傷寒，特傷寒爲甚爾。（《傷寒準繩·自序》）

天地之間，六合之内，不離於五，人亦應之，非徒一陰一陽而已也。（《靈樞·通天》）

其用心之仁，豈直一邑一郡及後世而已者乎！（《袖珍小兒方》潘琪序）

正以精神未受七情六欲之攻，藏府未經八珍五味之漬，獨有藏氣虚實勝乘之病耳。（王肯堂《幼科證治準繩·自序》）

蓋未讀《内經》，第見《已任編》有是語耳。（陸以湉《冷廬醫話·醫鑒》）

其所學於崔、劉者深，探今原別，有編類文，不止藥方而已。（《古今通變仁壽方》吳澄序）

人生唯飲食屬内耳，其餘有益於身者，無非身外物也。（《理瀹駢文》六則）

夫治民與自治，治彼與治此，治大與治小，治國與治家，未有逆而能治之者也，夫惟順而已矣。（《靈樞·師傳》）

萬病之本，祇此表裏寒熱虚實六者而已。（張介賓《景岳全書》卷二《求本論》）

是時，仲陽年尚少，不肯輕傳其書，余家所傳者，才十餘方耳。（《小兒藥證直訣》閻孝忠序）

蓋醫之精義皆具於書，顧世人習焉不察耳。（王子接《絳雪園古方選注·自序》）

厥後博物稱華，辨字稱康，析賓玉稱倚頓，亦僅僅晨星耳。（《本草綱目》王世貞原序）

上述“但……耳”、“特……爾”、“徒……而已”、“直……而已”、“獨……耳”、“第……耳”、“止……而已”、“唯……耳”、“惟……而已”、“祇……而已”、“才……耳”、“顧……耳”、“僅僅……耳”都是固定結構，其意皆爲“只是……罷了”。

他如：“不亦……乎”總是作“不是……嗎”解；“得無（‘無’或作‘毋’‘非’‘匪’‘莫’‘不’‘勿’等）……乎（或作‘歟’‘哉’等）”搭配，都意爲“莫不是……吧”。

2. 用詞位置慣例

有些詞語出現在某種句式（或句子）的某個位置上，就必定具有某一意義或某種用法，因而詞語所處位置也可作爲辨别其義的一種方法。例如：

汝有此，而不與人共之，不亦同於懷寶迷邦者乎？且汝先子之言具在，顧其忘諸？（蔣示吉《醫宗説約·自序》）

余觀是書所言……發前人所未發，實醫道之根源，而其脈證經藥，又簡而明，切而要，誠渡世之寶筏也。同志者勿忽諸。（《醫師秘籍》申贊皇序）

“諸”處於疑問句的句末，必定作兼詞“之乎”解，如前一例；“諸”處於非疑問句的句末，必定相當於代詞“之”，如後一例。

粗工之與謬工，非不誤人，惟庸工誤人最深。（《汗下吐三法該盡治病詮》）

吞酸之與吐酸，證有三種。（張介賓《景岳全書》卷二十一《吞酸》）

漆之於人，有終日摶漉而無害者，有觸之則瘡爛者，焉知藥之於人，無似此之异者？（沈括《良方·自序》）

由是心之於醫，若口之於刍豢，不能釋也。（方廣《丹溪心法附餘·自序》）

“之”同“於”、“與”連用爲“之於”、“之與”，出現在兩個詞或詞組中，共同組成一個短語時，“之”必爲語中助詞。

又如:"粤"、"夷"用於句首,一般作語首助詞。《傷寒論集注》高士宗序:"粤稽仲賢,生於漢時,去古猶爲未遠。"王肯堂《傷寒準繩·自序》:"夷考陶氏之書,不過剽南陽唾餘,尚未望見易水門牆,而輒詆《傷寒論》爲非全書。"這兩例的"粤"與"夷"即是此種用法。"與"、"爲"用於句尾,一般作表疑問的語氣助詞。繆存濟《傷寒撮要·總論》:"藥以療病,而反傷生,兹非醫不知書之罪與?"陳言《三因極一病證方論·自序》:"現行醫方山積,便可指示,何用方爲?"這兩例的"與"與"爲"即是這種用法。

他如:"云"出現在一段文字或一篇文字之末,便一定是語氣助詞。王引之《經傳釋詞》卷三稱之爲"語已詞",即表示文意已結束的詞。"不"出現在疑問句末,總是同"否",這種用法在《素問》,特别是《難經》中并不少見。"之"與"而"出現在主語和謂語之間,前者是結構助詞,爲取消句子獨立性的標志,而没有實際意義,後者多爲表假設的連詞,含有"如果"義。

四、思詞語組合

當遇到一個難解的單音詞時,還可從由該單音詞組合而成的現代雙音詞與古代成語中加以考察,或許能得到恰當的解釋。

1. 思同義連用

古漢語詞匯以單音詞居主導地位,而現代漢語詞匯以雙音詞佔絶對優勢。古漢語單音詞向現代漢語雙音詞演變有多種途徑,其中重要的一條是通過同義詞複用來實現的,即古漢語中兩個同義的單音詞由於經常複用,而逐步趨於固定,演變爲現代漢語中的一個雙音詞。正因爲漢語發展史上存在着這樣的詞語演變現象,我們在探求古書中某個單音詞在句中的意義時,就應聯想到現代漢語中由該詞作爲詞素的雙音詞,進而以這個雙音詞替换句中的單音詞,如果能與句意吻合,便説明句中的單音詞即是這一雙音詞的意義。這種用被釋詞作爲詞素的雙音詞來解釋單音詞的方法,正是一般辭書中常用的釋義方法。比如《辭海》釋"感(gǎn)"立五個義項:①感覺。②感觸;感慨。③感動。④感染;感受。⑤感謝;感激。(見上海辭書出版社1979年版第3654頁)訓釋詞都是雙音詞,并且全將被釋詞作爲詞素。這一釋義方法在古人的注疏中也普遍運用。如《素問·六節藏象論》:"五運相襲,而皆治之。"王冰注:"襲謂承襲。"以"承襲"訓"襲"。《難經·七十六難》:"當瀉之時,何所置氣?"滑壽《難經本義》:"置,猶弃置之置。"以"弃置"訓"置"。下面再舉一些可以運用此法辨别詞義的實例。

吾幼遭風冷,屢造醫門,湯藥之資,罄盡家産。(孫思邈《備急千金要方·自序》)

針道微,而經絡爲之不明。(滑壽《十四經發揮·自序》)

因命曰《約言》,公之海内,庶幾案頭篋際,可披可攜。(薛己《本草約言·自序》)

取古昔良醫之方七百餘首,揆之於經。(《醫方考·自序》)

晋王叔和羅其成,而次《脈經》九十七篇,囊括似爲詳盡,第支於萬派,讀者苦之。(許兆禎《診翼·自序》)

第一例,"造"的常用義爲"製造"、"建立",用入句内,皆相杆格。現代漢語有雙音詞"造訪",置於文中,則語意顯豁暢通,可知這個"造"字就是"造訪"的意思。第二例,"微"的義項有"細小"、"貧賤"、"幽深"、"隱匿"等,但置於句中都不合適,聯想到現代漢語有"衰微"一詞,把它放入句中,説針道衰微,經絡便因此不明,則文順而意通。第三例的"披"字,如果取其常用的"分散"義,就與上下文意不協。現代漢語有"披閱"一詞。將"披閱"移入句中,則置於案頭可披閱,放進篋際可攜帶,語意順當,因而這個"披"字當爲"披閱"義。第四例,現代漢語有"揆度"一語,正是由"揆"組合而成的雙音詞,置入句中,能講得通,那么"揆"便是"揆度"之義。第五例的"次",常用義有"次序"、"第二"、"質量差"等,都不能用入句中。聯想到現代漢語有"編次"一詞,將其放到句內,説王叔和編次《脈經》九十七篇,則文順意通。據此,這個"次"就是"編次"的意思。

以上"造訪"、"衰微"、"披閲"、"揆度"、"編次"等雙音詞,《現代漢語詞典》均加載録。

2. 思成語古義

前人在運用詞語的過程中,創造了許多固定的短語結構,也就是成語。出現在成語中的詞一般保留了該詞在發展過程中較早時期的意義,而許多成語又沿用不衰,人們耳熟能詳。因此在閲讀古書時,遇有用今義難以説通的詞,不妨聯想由該詞組合的成語,從中了解它的較古的意義,或許這正是所要索求的意義。比如"暴"字,現在多讀作 bào,古音却讀爲 pù,是"曝"的古字,意爲"曬"。《説文・日部》:"暴,晞也。""晞"是"曬乾"的意思。《孟子・告子上》:"雖有天下易生之物也,一日暴之,十日寒之,未有能生者也。""一暴十寒"這一成語便是源自於此。醫書中講到藥物炮炙法時,常有"暴乾"、"日暴"之類,這些"暴"字的意義與"一暴十寒"的"暴"相同,都釋爲"曬"。如本書《雷公炮炙論》六則:"采得後,用銅刀刮上黄黑皮一重了,用嫩桑枝條相拌蒸,出,暴乾,去桑條,銼用。"下面再舉若干句例。

熱氣下於兩股,如湯沃之狀。(《靈樞・百病始生》)

五藏各有聲色臭味,皆可曉知以不?(《難經・三十四難》)

若形似瘧,一日再發者,汗出必解,宜桂枝二麻黄一湯。(《傷寒論・辨太陽病脈證并治上》第 25 條)

斯時也,使主者不有定見,能不被其惑而致誤事者,鮮也。(《病家兩要説》)

性好吉者危言見非,意多憂者慰安云僞。(《不失人情論》)

第一例的"湯"字,并非指常用之菜少水多的菜肴,而是熱水。"湯"的"熱水"這個本義保存在"揚湯止沸"、"赴湯蹈火"、"固若金湯"等成語中。第二例,"臭"通常讀作 chòu,指穢惡的氣味。本例的"臭"應讀爲 xiù,泛指氣息。這個意義保留在"乳臭未乾"、"無聲無臭"、"臭味相投"等成語中。第三例,"再"的常用義爲"更加"。此例的"再"用的是本義"兩次"的意思。"一日再發"謂一天發作兩次。成語"再世交"、"再衰三竭"保留了這個古義。第四例,"鮮"的常用義是"味美"、"新鮮",讀作 xiān,而古書中常假借爲"少",讀爲 xiǎn,本例的"鮮"就是這個用法。此義保存在成語"寡廉鮮耻"中。第五例,"危"現多作"危險"解,但古有"正直"義。此義保存在成語"危言危行"、"正襟危坐"中,本例用的就是這個意義。

他如"比肩接踵"保留了"比"的"緊靠"義,"唯唯諾諾"保留了"唯"的"應答聲"義,"洗心革面"保留了"革"的"更改"義,"耳聞目睹"保留了"聞"的"聽見"義,"少不更事"保留了"更"的"經歷"義,"感激涕零"保留了"涕"的"泪水"義,"堅甲利兵"保留了"兵"的"兵器"義,"康莊大道"保留了"莊"的"道路"義,"走馬觀花"保留了"走"的"奔跑"義,"否極泰來"保留了"否"的"衰微不通"義,"不速之客"保留了"速"的"召請"義,"運斤成風"保留了"斤"的"斧斤"義,"緣木求魚"保留了"緣"的"攀援"義,"巧言令色"保留了"令"的"美善"義,等等。

第四節　語法與詞句意義的關係

語法是語言結構的規律。在漢民族語言的發展過程中,語法較之於語音尤其是詞匯,具有相對的穩定性,古今語法的差異點遠遜於它們的共同處。但是這一差異必須引起我們的重視,因爲它同詞句的意義具有不可分割的聯係。如果説不明古今詞義的變化,容易出現以今釋古的問題，那麽不明古今語法的差異，同樣會引起誤解古書詞句意義的弊端。本節就古今差異較爲明顯且與詞句意義關係密切的語法問題予以例析。

一、語法與詞義的識别

詞的臨時性語法功能是對詞義具有較大影響的語法問題。相對於詞的基本語法功能而言，古書中的某些詞還可按照一定的語言習慣靈活運用，具有臨時性語法功能。這樣該詞的意義也就隨之而變化，以與其所具有的臨時性語法功能相符合。下面例析詞的幾種常見的臨時性語法功能。

1. 名詞的動詞功能

即句中的名詞臨時性具有動詞的功能。例如：

若夫法天則地，隨應而動，和之者若響，隨之者若影。（《黄帝内經》兩篇）

經方者，本草石之寒温。（《漢書·藝文志》序及方技略）

汗多者，温粉粉之。（《金匱要略·痰飲咳嗽病脈證治》）

意欲之適，則使二僕夫輿之。（《錢仲陽傳》）

第一例的“法”和“則”、第二例的“本”、第三例的後一“粉”、第四例的“輿”本來都是名詞，在句中具有動詞功能，分别爲動詞義。“法”和“則”都意爲“效法”，“本”意爲“依據”，“粉”意爲“撲”，“輿”意爲“抬着”。

曾祖贇隨以北，因家於鄆。（《錢仲陽傳》）

不翼以説，其奥難窺。（《類經·序》）

大定初，校籍真定河間，户冠兩路。（《東垣老人傳》）

漉去滓三分之一，將二分日乾，爲末。（《本草綱目》卷十四《假蘇》）

第一例的“家”、第二例的“翼”、第三例的“冠”、第四例的“日”本來都是名詞，在句中具有動詞功能，分别爲動詞義。“家”意爲“安家”，“翼”意爲“輔助”，“冠”意爲“居首位”，“日”意爲“曬”。其共同現象是後面都有補語，如前兩例“家”、“翼”後分别有介詞結構充當的補語“於鄆”、“以説”，第三例“冠”後的“兩路”實際上是介詞結構“於兩路”的意思，也充當補語，第四例“日”後有補語“乾”，表示程度。這是因爲名詞不能受補語補充，而動詞可以受補語補充，所以當名詞在句中受補語補充時，便具有動詞的功能，從而成爲動詞義。

退居里舍，杜門不冠屨。（《錢仲陽傳》）

寧食不鮮羞，衣不裼裘，何可一日而無賈君？（《贈賈思誠序》）

既傷之脾肺，復傷於藥之寒凉，則聲安得不啞，舌安得不胎？（張璐《張氏醫通》卷五《諸血門》）

經之有《難經》，句句皆理，字字皆法。（《類經·序》）

第一例的“冠屨”、第二例的“鮮羞”與“裼裘”、第三例的“胎”、第四例的“理”與“法”本來都是名詞，在句中具有動詞功能，分别爲動詞義。“冠屨”意爲“戴帽穿鞋”，“鮮羞”與“裼裘”分别意爲“吃鮮美的食物”與“穿漂亮的衣服”，“胎”意爲“生苔”，“理”與“法”分别意爲“符合道理”與“符合法則”。其共同現象是都受副詞修飾，如“冠屨”、“鮮羞”、“裼裘”、“胎”前均有“不”，“理”、“法”前均有“皆”。這是因爲名詞不能受副詞修飾，而動詞可以受副詞修飾，所以當名詞在句中受副詞修飾時，便具有動詞的功能，從而成爲動詞義。

三陽經絡皆受其病，而未入於藏者，故可汗而已。（《素問·熱論》）

若當針，亦不過一兩處。（《華佗傳》）

脾脹者，苦噦，四肢煩悶，體重不能衣。(《甲乙經》卷八《五藏六府脹》)

蓋彼無須類，而此欲醒聵指迷，則不容不類，以求便也。(《類經・序》)

第一例的“汗”、第二例的“針”、第三例的“衣”、第四例的前一“類”本來都是名詞，在句中具有動詞功能，分别爲動詞義。“汗”意爲“發汗”，“針”意爲“針刺”，“衣”意爲“穿衣”，“類”意爲“分類”。其共同現象是都同能願動詞組合，如“汗”前有“可”，“針”前有“當”，“衣”前有“能”，“類”前有“須”。這是因爲能願動詞不能同名詞組合，而可以同動詞組合爲能願合成謂語，所以當名詞在句中與能願動詞組合時，便具有動詞的功能，從而成爲動詞義。

經滿而血者，病在胃。(《靈樞・順氣一日分爲四時》)

余歷吳門，泛五湖而東。(《明處士江民瑩墓志銘》)

疸而渴者，其疸難治；疸而不渴者，其疸可治。(《金匱要略・黄疸病脈證并治》)

竅而達中，刻題於側。(《銅人腧穴針灸圖經・序》)

第一例的“血”、第二例的“東”、第三例的一、三兩個“疸”、第四例的“竅”本來都是名詞，在句中具有動詞功能，分别爲動詞義。“血”意爲“出血”，“東”意爲“往東”，“疸”意爲“發黄疸”，“竅”意爲“鑿成孔竅”。其共同現象是都同“而”連接，如前兩例的“血”與“東”前有“而”，後兩例的“疸”與“竅”後有“而”。這是因爲“而”一般不常連接名詞，而多連接動詞，所以當名詞在句中前或後有“而”連接時，便可能具有動詞功能，從而成爲動詞義。

這裏講的是“可能”，因爲也有例外的情况。例如：

夫癰氣之息者，宜以針開除去之；夫氣盛血聚者，宜石而寫之。此所謂同病異治也。(《素問・病能論》)

上文説“宜以針開除去之”，下文講“宜石而寫之”，可知“石”意爲“以石”，作“寫”的狀語，而不是動詞義。

言而微，終日乃復言者，此奪氣也。(《素問・脈要精微論》)

其中“而”是表假設的連詞，用在主語和謂語之間，其前的名詞“言”爲主語，意爲言語，仍是名詞義，而不是動詞義。

此生病，從少腹上冲心而痛。(《素問・骨空論》)

其中“而”連接的是動詞性詞組“從少腹上冲心”，而不是名詞“心”，因而“心”不會具有動詞功能，成爲動詞義。

冬三月，此謂閉藏，水冰地坼，無擾乎陽。(《素問・四氣調神大論》)

菊春生夏長，秋花冬實。(《本草綱目》六則)

開卷檢方，能究愚論，而斟酌自藥焉。(《醫方考・自序》)

陰陽既立，三才位矣。(《類經・序》)

第一例的“冰”、第二例的“花”與“實”、第三例的“藥”、第四例的“位”本來都是名詞，在句中具有動詞功能，分别爲動詞義。“冰”意爲“結冰”，“花”與“實”分别意爲“開花”與“結實”，“藥”意爲“治療”，“位”意爲“確定位置”。其共同現象是雖然不具備上述條件之一，但都在句中充當謂語。這是因爲名詞不能作謂語，而動詞可以作謂語，所以當名詞在句中作謂語時，便具有動詞功能，從而成爲動詞義。

臨時具有動詞功能的名詞，其原有的名詞義與臨時具有的動詞義之間存在着密切的關聯。例如：“法”與“則”意爲“效法”，“家”意爲“安家”，“冠”意爲“居首位”，“冠屨”意爲“戴帽穿鞋”，“鮮羞”與“裼裘”分别意爲“吃鮮美的食物”與“穿漂亮的衣服”，“胎”意爲“生苔”，“理”與“法”分别意爲“符合道理”與“符合法則”，“汗”意爲“發汗”，“衣”意爲“穿衣”，“類”意爲“分類”，“血”意爲“出血”，“東”意爲“往東”，“疸”意爲“發黄疸”，“竅”意爲“鑿成孔竅”，“冰”意爲“結冰”，“花”與“實”分别意爲“開花”與“結實”，“位”意爲“確定位置”等，臨時具有的動詞義是述賓詞組，而原有的名詞義正是該述賓詞組的賓語，也就是説，祇要在這個名詞前加上適當的動詞，使它成爲述賓詞組，便是這個名詞在句中的意義。有的還表現爲動作的主體與動作本身的關係，或是動作的對象與動作本身的關係。如上述“日”意爲“曬”、“針”意爲“針刺”、“藥”意爲“治療”，屬於前者；“粉”意爲“撲”、“輿”意爲“抬着”，屬於後者。此外，“本”意爲“依據”，“翼”意爲“輔助”，則是臨時具有的動詞義由其原有的名詞義生發而來。

2. 形容詞的動詞功能

即句中的形容詞臨時具有動詞的功能。例如：

少陽之人，多陽少陰，經小而絡大，血在中而氣外，實陰而虚陽。(《靈樞·通天》)

聞貴婦人，即爲帶下醫。(《扁鵲傳》)

真氣不榮，則疢動於體，故謹醫砭以救民。(《銅人腧穴針灸圖經·序》)

吾老，欲傳道後世，艱其人奈何？(《東垣老人傳》)

第一例的“實”與“虚”、第二例的“貴”、第三例的“謹”、第四例的“艱”本來都是形容詞，在句中具有動詞功能，分别爲動詞義。“實”與“虚”分别意爲“補”與“瀉”，“貴”意爲“尊重”，“謹”意爲“注重”，“艱”意爲“難尋”。其共同現象是後面都帶賓語，如“實”與“虚”後分别有賓語“陰”與“陽”，“貴”後有賓語“婦人”，“謹”後有賓語“醫砭”，“艱”後有賓語“其人”。這是因爲形容詞不能帶賓語，而祇有動詞可以帶賓語，所以當形容詞在句中帶賓語時，便具有動詞功能，從而成爲動詞義。

3. 名詞的狀語功能

即句中的名詞臨時具有狀語功能，主要用以表示下述意義：

是以古之仙者，爲導引之事，熊經鴟顧，引挽腰體，動諸關節，以求難老。(《華佗傳》)

咸日新其用，大濟蒸人，花葉遞榮，聲實相副。(《黄帝内經素問注·序》)

而又有目醫爲小道，并是書且弁髦置之者，是豈巨慧明眼人歟？(《類經·序》)

又若經文連屬，難以强分，或附見於别門，欲求之而不得，分條索隱，血脈貫矣。(同上)

第一例的“熊”與“鴟”、第二例的“花葉”、第三例的“弁髦”、第四例的“血脈”都是名詞，在句中具有狀語功能。“熊”與“鴟”分别意爲“像熊一樣地”與“像鴟一樣地”，“花葉”意爲“像花葉一樣地”，“弁髦”意爲“像弁髦一樣地”，“血脈”意爲“像血脈一樣地”。這是表示比況，即“像……一樣地”。

寸口脈浮微而澀，法當亡血若汗出。(《金匱要略·瘡癰浸淫病脈證并治》)

死胎枯燥，勢不自生。(《後漢書·方術列傳》)

麻黄皆折去節，令理通，寸斬之；小草、瞿麥五分斬之；細辛、白前三分斬之。(《新修本草》卷一《合藥分劑料理法》)

存其可濟於世者，部居别白，都成一編。(《串雅·序》)

第一例的“法”、第二例的“勢”、第三例的“寸”“五分”“三分”、第四例的“部”都是名詞，在句中具有狀語功能。“法”意爲“按照診法”，“勢”意爲“按照情勢”，“寸”、“五分”與“三分”分别意爲“按照寸”、“按照五分”、“按照三分”，“部”意爲“按照類别”。這是表示依據，即“按照……”

鈞器齊飲，而或醒或罪者，非酒勢之有彼此也。(《極言》)

凡所加字，皆朱書其文。(《黄帝内經素問注·序》)

傷寒始得一日在皮膚，當膏摩火灸即愈。（《按摩》）

諸風寒之邪，結搏皮膚之間，藏於經絡之内，留而不去，或發疼痛走注，麻痹不仁，及四肢腫癢拘攣，可汗而出之。（《汗下吐三法該盡治病詮》）

第一例的"鈞器"、第二例的"朱"、第三例的"膏"與"火"、第四例的"汗"都是名詞，在句中具有狀語功能。"鈞器"意爲"用同等的飲具"，"朱"意爲"用朱砂"，"膏"與"火"分别意爲"用膏"與"用火"，"汗"意爲"用發汗法"。這是表示工具、方式，即"用……"。

其氣積於胸中者，上取之；積於腹中者，下取之。（《靈樞・衛氣失常》）

其精陽氣上走於目而爲睛。（《靈樞・邪氣藏府病形篇》）

不當下而强與下之者，令陰氣弱，陽氣下陷入陰中，則發熱。（成無己《注解傷寒論・辨脈法》）

上以療君親之疾，下以救貧賤之厄，中以保身長全，以養其生。（《傷寒論・序》）

第一例的"上"與"下"分别意爲"從上部"、"從下部"，第二例的"上"意爲"向上"，第三例的後一"下"意爲"向下"，第四例的"上"、"下"與"中"意爲"對上"、"對下"與"對自己"。它們原來都是名詞，在句中具有狀語功能。這是表示趨向，即"從……"、"向……"、"對……"。

西方者，金玉之域，沙石之處，天地之所收引也，其民陵居而多風。（《素問・異法方宜論》）

夫子數言謹奉天道，余聞而藏之，心私異之，不知其所謂也。（《素問・六微旨大論》）

故學者必須博極醫源，精勤不倦，不得道聽途説，而言醫道已了。（《大醫精誠》）

於是諸醫之笑且排者，始皆心服口譽。（《丹溪翁傳》）

第一例的"陵"、第二例的"心"、第三例的"道"與"途"、第四例的"心"與"口"都是名詞，在句中具有狀語功能。"陵"意爲"在山陵"，"心"意爲"在心中"，"道"與"途"都意爲"在路上"，"心"與"口"分别意爲"在心中"與"在嘴上"。這是表示處所，即"在……"。

吕君歿，無嗣，爲之收葬行服，嫁其孤女，歲時祭享，皆與親等。（《錢仲陽傳》）

故各義冢中，破腹露臟之兒，日有百餘。（王清任《醫林改錯・臟腑記叙》）

時朱彦修氏客城中，以友生之好，日過視予，飲予藥，但日服而病日增。（醫案六則）

君王衆庶，盡欲全形，形之疾病，莫知其情，留淫日深，著於骨髓。（《黄帝内經》兩篇）

第一例的"歲"與第二、三、四例的"日"都是名詞，在句中具有狀語功能。"歲"意爲"每年"，第二例與第三例的前一"日"意爲"每日"，第三例的後兩個與第四例的"日"意爲"一日日地"。這是表示時間，即"每……"或"一……地"。

從上可見，名詞出現在謂語之前，如果不是主語，便作狀語。這是因爲按照語序的一般規律，出現在謂語前而又同謂語發生結構關係的，除了主語，便是狀語。還可看出：將上述六種意義中的省略號换上具有狀語功能的名詞，即爲該名詞在句中的意義，如"像……一樣地"中的省略號换上"熊"，成"像熊一樣地"，即爲"熊經鴟顧"中"熊"的意義，"用……"中的省略號换上"膏"，成"用膏"，即爲"當膏摩火灸"中"膏"的意義；具有狀語功能的名詞除了表示比況和時間外，其餘都具有介賓詞組的意義，而這個名詞正是該介賓詞組的賓語，换句話説，衹要在這個名詞前加上適當的介詞，使它成爲介賓詞組，便是這個名詞在句中的意義，如表依據的加"以"(即"按照"義)，表工具、方式的加"用"，表趨向的加"從"、"向"或"對"，表處所的加"在"。

4. 使動功能

在通常情况下，謂語的意義由主語發出，而當充當謂語的詞語的意義不是由主語發出，而是主語使賓語所具有時，該詞語便具有使動功能與使動義。具有使動義的詞稱爲使動詞。例如：

足少陽經脈之本在下，其末在頸咽之間，宜灸之，以起陷下之脈氣。(《靈樞·邪氣藏府病形篇》)

(牡菊)燒灰撒地中，能死蛙黽。(李時珍《本草綱目》卷十五《菊》)

若病結積於内，針藥所不能及，當須刳割者，便飲其麻沸散。(《華佗傳》)

夫人参用之而當，實能補養元氣，拯救危險，然不可謂天下之死人皆能生之也。(徐大椿《醫學源流論·人參論》)

第一例的"起"、第二例的"死"、第三例的"飲"、第四例的"生"都是動詞，在句中具有使動功能，分别爲使動義"使……凸起"、"使……死"、"使(或'給')……飲"、"使……復活"。前兩例的"起"與"死"是不及物動詞，後兩例的"飲"與"生"是及物動詞。

論言天地之動静，神明爲之紀，陰陽之升降，寒暑彰其兆。(《素問·五運行大論》)

咸日新其用，大濟蒸人。(《黄帝内經素問注·序》)

火性急速，而能燥物故也。(《病機論》)

寒熱攻補不得其道，則實其實而虚其虚。(《元氣存亡論》)

第一例的"彰"、第二例的"新"、第三例的"燥"、第四例的前一"實"與"虚"都是形容詞，在句中具有使動功能，分别爲使動義"使……明晰"、"使……更新"、"使……乾燥"、"使……更實"與"使……更虚"。

下之則脹已，汗之則瘡已。(《素問·五常政大論》)

二曰圓針，取法於絮針，筒其身，卵其鋒。(《靈樞·九針論》)

病在表而不在裏，反以寒藥冰其裏。(張從正《儒門事親·攻裏發表寒熱殊途箋》)

人而知乎此焉，則執簡可以御繁，現會可以得要，而按經治疾之餘，尚何疾之有不愈，而不足以仁壽斯民也哉?(楊繼洲《針灸大成·頭不多灸策》)

第一例的"下"與"汗"、第二例的"筒"與"卵"、第三例的"冰"、第四例的"仁壽"都是名詞，在句中具有使動功能，分别爲使動義"使……瀉下"與"使……發汗"、"使……呈圓柱形"與"使……呈卵圓形"、"使……受寒"、"使……長壽"。

從上可見使動功能的三個要點：一是使動詞與其賓語的對譯格式是：使＋賓語＋使動詞。如"生之"即爲：使＋之＋生。二是使動詞與其賓語的關係，在形式上雖爲述賓詞組，實際上却具有較爲複雜的兼語詞組的意義，這是具有使動功能的詞語出現頻率較高的重要原因。如述賓詞組"新其用"具有兼語詞組"使其效用更新"的意義，即"其效用"既是"使"的賓語，又是"更新"的主語，因而"其效用"爲兼語，"使其效用更新"爲兼語詞組。三是動詞、形容詞、名詞可用作爲使動詞。

在通常的情況下，使動詞是容易辨識的，而當出現下述現象時，就可能造成識别上的困難：

其一，不及物動詞的賓語與補語的問題。動詞就其能否帶賓語而言，可分爲及物動詞(又稱他動詞)與不及物動詞(又稱自動詞)。前者可以帶賓語，後者不能帶賓語。不及物動詞如果帶賓語，一般都具有使動義。如上文所言"死蛙黽"中的"死"是不及物動詞，由於它帶賓語，便具有使動義。由此説來，帶賓語(包括不出現的賓語)是不及物動詞具有使動義的標志。對此，看似容易理解，實際却并不盡然。在古代醫書中，介賓詞組充當補語時，往往不出現介詞，而只剩下介詞的賓語來充當補語。這一現象如果直接出現在不及物動詞的後面，就與不及物動詞帶賓語的形式看似相同，而實際却大相徑庭：假如是賓語，不及物動詞便具有使動義；倘若作補語，不及物動詞就只能是一般動詞意義。試比較下面兩例：

夫子之言針甚駿……能殺生人,不能起死者也。(《靈樞·玉版》)

又按肺脈起中焦,絡大腸,肺系屬背。(吴尚先《理瀹駢文》)

前例的"起死者"和後例的"起中焦"都是不及物動詞"起"帶名詞,似乎并無二致,實際却差别甚大:"死者"是"起"的賓語,因而"起"爲使動義,"起死者"即"使死者復活";"中焦"是不出現的介詞"於"或"自"的賓語,不是"起"的賓語,而是"起"的補語,因而"起"爲動詞的一般義,"起中焦"即"從中焦開始"。

不及物動詞後面跟的是賓語,還是不出現介詞的補語,識别的方法是依據賓語與補語的特點,即確定這個所跟的詞,是不及物動詞的主動者,還是對不及物動詞所表示的動作行爲起補充説明的作用。如是前者,就一定當賓語;若係後者,便自然作補語。也可具體加以測試,在這個不及物動詞後補入一個介詞,文意妥貼,就是補語,不然,便爲賓語。

其二,及物動詞雙賓語的問題。及物動詞帶的兩個賓語,如果都是動作行爲的承受者,那麽這個動詞就是一般用法;假使第二個賓語(即遠賓語,又叫直接賓語)是動作行爲的承受者,而第一個賓語(即近賓語,亦稱間接賓語)却是動作行爲的發出者,那麽這個動詞便具有使動義。試比較以下兩例:

君病腸癰,咳之所吐,非從肺來也。與君散兩錢,當吐二升餘膿血訖。(《華佗傳》)

諸治熱病,以飲之寒水,乃刺之。(《素問·刺熱》)

前例的"與君散兩錢","君"和"散兩錢"都是及物動詞"與"這一行爲的承受者,因而"與"是動詞的一般用法。"與君散兩錢"意爲給您兩錢匕末藥。後例的"飲之寒水",雖然也是及物動詞"飲"帶兩個賓語,遠賓語"寒水"是"飲"這一動作的承受者,但是"之"衹在語法意義上是"飲"的近賓語,而在邏輯意義上却是"飲"這一動作的發出者,因而"飲"具有使動義。"飲之寒水"意爲使(讓)病人喝冷水。

從中可以看出,識别帶雙賓語的及物動詞是動詞的一般意義,還是使動義,對遠賓語可置之不理,因爲它總是動作行爲的承受者,如上述兩例中的"散兩錢"與"寒水",而應當分析近賓語是動作行爲的承受者,還是動作行爲的發出者。如果是承受者(如前例的"君"),那麽前面的動詞("與")就是一般意義;假使是發出者,那麽前面的動詞("飲")便是使動義。

其三,使動詞不出現賓語的問題。同及物動詞的一般用法一樣,使動詞的賓語有時也可不出現,不要因此而把不出現賓語的使動詞當作一般動詞。例如:

夫瘧者之寒,湯火不能温也,及其熱,冰水不能寒也。(《素問·瘧論》)

若膈上有寒飲,乾嘔者,不可吐也,當温之,宜四逆湯。(《傷寒論·辨少陰病脈證并治》)

前例的"温"和"冰水不能寒"的"寒"後都承受上文而略去指代"瘧者"的代詞賓語"之"。"温"與"寒"都是使動詞,分别意爲使瘧者温、使瘧者寒。後例的"吐"後蒙受下文略去代詞賓語"之"。"吐"是使動詞,意爲使他吐。

5. 意動功能

當充當謂語的詞語的意義不是由主語發出,而是主語認爲賓語具有該意義或是主語把賓語當作該意義時,該詞語便具有意動功能與意動義。具有意動義的詞稱爲意動詞。具有動詞功能的形容詞、名詞可作意動詞。例如:

其民食魚而嗜鹹,皆安其處,美其食。(《素問·異法方宜論》)

聊以蕩意平心,同死生之域,而無怵惕於胸中。(《漢書·藝文志》序及方技略)

今作郡而送之,是貴城陽太守而賤梁柳,豈中古人之道?(《皇甫謐傳》)

同我者是之,異己者非之。(《不失人情論》)

第一例的“安”與“美”、第二例的“同”、第三例的“貴”與“賤”、第四例的“是”與“非”都是形容詞，在句中具有意動功能，分别爲意動義“認爲……安定”與“認爲……鮮美”、“認爲……相同”、“認爲……尊貴”與“認爲……低賤”、“認爲……正確”與“認爲……錯誤”。可見具有意動功能的形容詞與其賓語的對譯格式是：認爲＋賓語＋形容詞。如“安其處”即爲：認爲＋其處＋安。

余子萬民，養百姓，而收其租税。（《靈樞・九針十二原》）

扁鵲過齊，齊桓侯客之。（《史記・扁鵲倉公列傳》）

前例的“子”與後例的“客”都是名詞，在句中具有意動功能，分别爲意動義“把……當作子”與“把……當作客”。可見具有意動功能的名詞與其賓語的對譯格式是：把＋賓語＋當作＋名詞。如“客之”即爲：把＋之＋當作＋客。

具有意動功能的形容詞、名詞與其賓語的對譯格式也可合而爲一，即：以＋賓語＋爲＋意動詞。如上述“美其食”即“以其食爲美”，“子百姓”即“以百姓爲子”。由於“以……爲……”有兩種對譯法，一是“認爲……”，這就成爲具有意動功能的形容詞與其賓語的對譯格式，二是“把……當作……”，這就成爲具有意動功能的名詞與其賓語的對譯格式。

在例析了使動功能和意動功能之後，對這兩種功能的主要區别加以探討。使動每每表現爲客觀動作行爲的目的、要求、手段、結果，一般是現實或將要成爲現實的，并由於這一動作行爲而改變賓語所表示的現實狀况，具有“使賓語怎麼樣”的意思。意動往往表現爲主觀上的認識、看法，一般不是現實或不可能是現實的，即并不因爲主觀意識而能改變賓語所表示的現實狀况，具有“認爲賓語怎麼樣”、“把賓語當作（或看作）什麼”的意思。如上述“火性急速，而能燥物故也”的“燥物”，物受火烤，自然乾燥，這是現實的，賓語“物”由濕而燥，狀况得以改變。“今作郡而送之，是貴城陽太守而賤梁柳，豈中古人之道”的“貴城陽太守而賤梁柳”，梁柳與城陽太守本是同一人，未任官時是梁柳，作官後爲城陽太守。城陽太守尊貴與否，梁柳低賤與否，并不因爲他人主觀上認爲尊貴便尊貴，也不由於他人主觀上認爲低賤就低賤。

二、語法與句意的理解

語序是對句意具有較大影響的語法問題。現代漢語的語序一般比較固定，如賓語置於謂語之後，構成述賓結構，定語置於中心語之後，構成偏正結構，謂語置於主語之後，構成主謂結構等。而在古代漢語中，除了上述語序外，還可爲了表達的需要，靈活地安排語序，如把賓語置於謂語之前，定語置於中心語之後，謂語置於主語之前。如果不了解古人的這一語言習慣，對句意的理解就會造成困難。

1. “賓語—謂語”語序

爲了强調賓語所表示的意義，賓語可出現於謂語之前。一般有以下幾種常見現象。

其一，充當賓語的疑問代詞置於謂語之前。例如：

脈之屈折出入之處，焉至而出？焉至而止？焉至而徐？焉至而疾？焉至而入？（《靈樞・邪客》）

皮之不存，毛將安附焉？（《傷寒論・序》）

修身篤學，自汝得之，於我何有？（《皇甫謐傳》）

苟或血病瀉氣，氣病瀉血，是謂誅伐無過，咎將誰歸？（徐春甫《古今醫統大全・或問》）

第一例的五個“焉至”不是“怎麼到”的意思，而應當按照“至焉”的語序來理解，意爲“到哪里”。第二例的“安附”不是“怎么依附”的意思，而應當按照“附安”的語序來理解，意爲“依附哪里”。第三例的“何有”、第四例的“誰歸”也應分别按照“有何”、“歸誰”的語序來理解。

其二，否定句中充當賓語的代詞置於謂語之前。例如：

夫損之者，如燈火之消脂，莫之見也，而忽盡矣；益之者，如苗禾之播殖，莫之覺也，而忽茂矣。（《極言》）

其爲醫也，專事乎大觀之方，他皆憒憒，絶弗之省。（宋濂《宋學士全集》卷四十四《贈醫師葛某序》）

如湯沃雪，不我欺也。（鄒澍《本經疏證・甘草》）

愧予年逾八旬，略未見此異證，或世有之而予未之見歟，抑亦見之而予未之識歟？（虞摶《醫學正傳・或問》）

第一例的“莫之見”與“莫之覺”、第二例的“弗之省”、第三例的“不我欺”、第四例的“未之見”與“未之識”，應分别依照“莫見之”與“莫覺之”、“弗省之”、“不欺我”、“未見之”與“未識之”的語序來理解。

其三，用“是”、“之”作爲賓語置於謂語之前的標志。例如：

若還同俗類，名利是務，財色爲心者，幸勿苦事醫藥，徒勞爲療耳。（孫思邈《千金翼方》卷十七《中風》）

苟見枝葉之辭，去本而末是務，輒怒溢顔面，若將浼焉。（《丹溪翁傳》）

《内經》曰：“知其要者，一言而終。”是之謂也。（《汗下吐三法該盡治病詮》）

要之，能勝攻者，方是實證，實證可攻，何慮之有？（張介賓《類經》卷十二《病有真假辨》）

第一例的“名利是務”應按“務名利”的語序來理解，第二例的“末是務”須依“務末”的語序來理解，第三例的“是之謂”當照“謂是”的語序來理解，第四例的“何慮之有”宜據“有何慮”的語序來理解。

有時還可在這種句式前加上一個副詞“唯”（或“惟”、“維”），構成“唯＋賓語＋是（或‘之’）＋謂語”的句式，以表示動作行爲對象的單一性與排他性。如：

唯五穀是見，聲色是耽。（《養生論》）

夫惟病機之察，雖曰既審，而治病之施，亦不可不詳。（《丹溪心法》卷前《審察病機無失氣宜》）

且古之志士，至於耄老，猶且居不求適，維道是奮。（方孝孺《遜志齋集》卷六《鼻對》）

第一例要按“唯見五穀，耽聲色”的語序來理解，第二例的“惟病機之察”應依“惟察病機”的語序來理解，第三例的“維道是奮”須照“維奮道”的語序來理解。

2.“中心語—定語”語序

爲了强調定語所表示的意義，定語可出現於中心語之後，一般有以下兩種現象。

其一，以“者”爲標志而將定語置於中心語之後。例如：

五曰鈹針，取法於劍鋒，廣二分半，長四寸，主大癰膿兩熱爭者也。（《靈樞・九針論》）

事誠有不在書者，肯以三十日暇從我，當相授。（《錢仲陽傳》）

鄉之諸醫泥陳、裴之學者，聞翁言，即大驚而笑且排。（《丹溪翁傳》）

至於一切雜證，無因而生者，并皆雜氣所成。（《雜氣論》）

第一例的“大癰膿兩熱爭者”應理解爲“兩熱爭的大癰膿”，第二例的“事誠有不在書者”當理解爲“確實有不記載在書上的事”，第三例的“諸醫泥陳、裴之學者”要理解爲“拘泥陳師文、裴宗元學説的各位醫生”，第四例的“雜證無因而生者”宜理解爲“不明原因而發生的雜證”。

其二,以“……之……者”爲標志而將定語置於中心語之後,構成“中心語＋之＋定語＋者”的句式。例如:

諸脈之浮而常見者,皆絡脈也。(《靈樞·經脈》)

故醫方卜筮,藝能之難精者也。(《大醫精誠》)

於是諸醫之笑且排者,始皆心服口譽。(《丹溪翁傳》)

凡發熱而咳者,重在表,故小青龍於麻、桂、細辛中加乾薑五味;此往來寒熱而咳者,重在裏,故并去薑、棗之和營衛者。(柯琴《傷寒附翼·少陽方總論》)

第一例的“脈之浮而常見者”應理解爲“浮而常見的脈”,第二例的“藝能之難精者”要理解爲“難以精通的技藝”,第三例的“諸醫之笑且排者”當理解爲“又譏笑又排斥的各位醫生”,第四例的“薑、棗之和營衛者”宜理解爲“調和營衛的乾薑、大棗”。

3.“謂語—主語”語序

爲了强調謂語所表示的意義,謂語可出現於主語之前。例如:

或言久疾之不可取者,非其説也。(《靈樞·九針十二原》)

光乎哉道！明乎哉論！請著之玉版,藏之金匱,署曰《天元紀》。(《素問·天元紀大論》)

宜乎前賢比之君子,神農列之上品,隱士采入酒斝,騷人餐其落英。(《本草綱目》六則)

使必待渴而穿井,鬥而鑄兵,則倉卒之間,何所趨賴?(《病家兩要説》)

第一例的“非其説”應按“其説非”的語序來理解,第二例的“光乎哉道”、“明乎哉論”當分别依“道光乎哉”、“論明乎哉”的語序來理解,第三例宜據“前賢比之君子,神農列之上品,隱士采入酒斝,騷人餐其落英,宜乎”的語序來理解,第四例的“何所趨賴”要照“所趨賴何”的語序來理解。

第五節　修辭與詞句意義的關係

修辭是修飾文辭以增强語言表達效果的一門技術。在文字載體中,修辭的作用幾乎無處不在。即以修辭與詞句意義的關係來説,也是至爲密切的。常有這種現象:對古文中的詞語并不生疏,也能照字面解釋,而把這些解釋貫串起來,却是不知所云。其中主要原因是不熟悉古人的修辭手法。不妨舉一實例來加以説明:

考之往昔,以醫名世者,無出扁鵲和緩之右。觀其望齊侯而退走,辭晉侯而弗治,亦不過按疾在骨髓膏肓而爲之辭。(《活人事證方》葉麟之序)

此例似乎并無難解的詞語,但是如果逐詞串釋,仍難以説清其中的含義。這裏至少運用了三種修辭手法:一是用典。扁鵲的典出自《史記·扁鵲倉公列傳》,醫緩的典見於《左傳·成公十年》。二是分承。望齊侯疾在骨髓而退走的是扁鵲,視晉侯病入膏肓而弗治的是醫緩,因而後三句應理解爲:觀扁鵲望齊侯而退走,亦不過按疾在骨髓而爲之辭;觀醫緩辭晉侯而弗治,亦不過按疾在膏肓而爲之辭。三是複用。據上所述,本例用的是扁鵲與醫緩的典,而并未涉及醫和,因而“和緩”不可視作醫和與醫緩,而是指醫緩,由於和與緩都是秦國的名醫,遂因緩而及和。

以上既説明修辭手法對詞句意義具有不可估量的作用,又反映中醫古籍裏存在着豐富的修辭現象。因而熟悉修辭與詞義句意的關係,對於增强閲讀古代醫著的能力頗有裨益。

一、修辭同詞語意義的關係

修辭同詞語意義的關係主要表現在以下幾個方面：

1. 通過修辭産生新的詞語

在漢語詞匯發展的漫長過程中，詞語的消失與産生不斷進行。新詞出現的一條重要途徑是由修辭開闢的。這主要表現在雙音詞的形成上，例如：

夫色脈與尺之相應也，如桴鼓影響之相應也，不得相失也。（《靈樞・邪氣藏府病形》）

若風既中臟，真氣既脱，惡證既見，禍在反掌，焉能延至十日？（趙獻可《醫貫・中風論》）

徇蒙招尤，目瞑耳聾，則與劉氏所稱，無乃冰炭乎！（張璐《張氏醫通》卷六《諸風門》）

厥後博物稱華，辨字稱康，析賓玉稱倚頓，亦僅僅晨星耳。（《本草綱目》王世貞序）

第一例的“桴鼓”與“影響”本來分别是鼓槌、皮鼓與影子、回聲的意思，是由兩個單音詞所構成的聯合詞組，所以能成爲雙音詞，是由於鼓槌一敲，皮鼓便發出聲音，而在日燭下，影子緊隨物形，在山谷中，回聲緊隨聲音，因而“桴鼓”與“影響”就有“效驗迅捷”之意。第二例的“反掌”本謂反轉手掌，是由兩個單音詞構成的述賓詞組，所以能成爲雙音詞，是因爲它具有“極其容易”這一比喻義。第三例的“冰炭”本謂冰與炭，是由兩個單音詞所構成的聯合詞組，因其具有“截然相反”這一比喻義，從而成爲雙音詞。第四例的“晨星”本爲清晨的星，是由兩個單音詞所構成的偏正詞組，因其具有“稀少”這一比喻義，從而成爲雙音詞。

這是由比喻手法的運用而産生的雙音詞。比喻是借助兩個本質不同的事物間的某種相似點，而用一事物比方另一事物的修辭手法。這是形成雙音詞的最爲常見的現象。

是以皋陶振褐，不仁者遠。（《皇甫謐傳》）

先君子以縫掖稱作者，托於醫以隱。（《名醫類案》江應宿跋）

前例的“振褐”本謂抖動布衣，是個述賓詞組，而抖動布衣的目的是抖掉布衣上的塵土，表示出仕之意，便構成一個新的雙音詞。“縫掖”原是寬袖之衣，是個詞組，而古代儒生之衣多寬袖，因而成爲雙音詞，借代爲“儒生”義。

這是由借代手法的運用而産生的雙音詞。借代是借助兩個不相類似的事物間的某種聯繫，而用一事物替代另一事物的修辭手法。借代大多原爲臨時借用，其中一部分因使用頻繁，而逐步固定下來，成爲新的雙音詞。

初服當更衣；不爾者，盡飲之。若更衣者，勿服之。（《傷寒論・小承氣湯方》）

草創未就，遽爾見背。（《名醫類案》江應宿跋）

前例的“更衣”本謂更换衣服，是個述賓詞組，用以表示“大便”義，而成爲雙音詞。清代方有執《傷寒論條辨》卷四注：“更衣，古人致大便之恭也。”這是因不便直説而産生的避忌詞。後例的“見背”本謂背棄我，也是個述賓詞組，用以表示“死”義，而成爲雙音詞。這是因不忍直説而産生的避忌詞。

這是由委婉手法的運用而産生的雙音詞。委婉是采用含蓄曲折的言詞表達因不便或不忍直接説明的本意的修辭手法。

漕憲北海林夫子爲一代偉人、醫學宗匠，俊立雪程門，三五年間，極蒙提命。（周揚俊《温熱暑疫全書・自序》）

僕年過從心，歷醫五十餘載。（《瘫疽辨疑論》史彌忠序）

“提命”語本《詩・大雅・抑》“匪面命之，言提其耳”，形容教誨殷勤懇切，後來便從中節取“提命”成詞，以表示此意。《論語・爲政》有“七十而從心所欲，不逾矩”語，後來就從中節取“從心”成詞，以表示七十歲的意思。

這是由割裂手法的運用而產生的雙音詞。割裂是截取古書現成語句的一部分以表達本意的修辭手法。

2. 通過修辭產生新的詞義

在漢語詞義演變的漫長過程中，修辭手法對詞義的衍生也起到促進作用。例如：

爲醫誤治，危在呼吸。（張介賓《景岳全書》卷二十二《腫脹》）

邪入郛郭，檳榔、草果可以瀉之。（高世栻《醫學真傳·瘧》）

前例的“呼吸”本謂生物體與外界進行氣體交流，因一呼一吸的時間極其短暫，“呼吸”便產生“頃刻”義。後例的“郛郭”原爲外城，即城內外交界處，而膜原位於人體裏外交界處，二者有相似之處，後因以“郛郭”比喻膜原。這是因比喻手法的運用而產生的新義。

刑法清，而狴犴空矣，則人無死於桎梏之憂。（楊用道《附廣肘後方·序》）

學者苟能依此而詳釋之，舉一反三，引申觸類，自可以入烈山氏之藩蘺而得其妙用。（《本草崇原》王琦跋）

前例的“狴犴”爲傳說中獸名，形似虎，有威力，舊時獄門上繪狴犴作爲標記，因而產生“牢獄”義。後例的“烈山”又名厲山、重山，在湖北隨縣。傳説神農生於烈山的一個石穴內，因而“烈山”便可指代神農。這是因借代手法的運用而產生的新義。

善攝生者，宜暫遠帷幕，各自珍重，保全天和。（朱震亨《格致餘論·陽有餘陰不足論》）

仲淳諱希雍，吾里之古族也，僑居長興，後徙於金壇，老焉，葬在陽陵山中。（《本草單方》錢謙益序）

前例的“帷幕”本謂“帳幕”義，因帳幕之內是性交的場所，便產生“性交”義。後例的“老”原來多謂年歲大，後用作“死”的婉言。這是因委婉手法的運用而產生的新義。

余年十一，連遭家禍，父以時疫，母以氣中，百日之間，并失怙恃。（許叔微《普濟本事方·自序》）

醫孰無意，而淺深由是，枘鑿由是，徑庭由是，而病機之安危倚伏莫不由是。（喻昌《寓意草·自序》）

前例的“怙恃”本爲“憑恃”義，因《詩·小雅·蓼莪》有“無父何怙？無母何恃”語，因而節取“怙恃”表示“父母”義。後例的“倚伏”語本《老子》第五十八章“禍兮福之所倚，福兮禍之所伏”，便節取“倚伏”表示“禍福”義。這是因割裂手法的運用而產生的新義。

3. 通過修辭識別詞語意義

修辭對於詞語意義的識別作用，主要表現在兩個方面。

一是可避免望文生義。

由於修辭表達的關係，有時不能拘泥於一字一詞，以辭害義，而應當透過字面意義去探求它的深層含義。例如：

病人身大熱，反欲得衣者，熱在皮膚，寒在骨髓也；身大寒，反不欲近衣者，寒在皮膚，熱在骨髓也。（《傷寒論·辨太陽病脈證并治》第11條）

子由既抱西河之疾，不能親自校勘。（《學古診則》王琦序）

前例的“皮膚”與“骨髓”便不能按照它的一般意義去理解。這裏使用了修辭中的借代手法，皮膚的所在是體表，骨髓的所在爲體內，所以皮膚指外表，骨髓指內裏。此條前一分句言假熱真寒，後一分句謂假寒真熱。南宋成無己注：“皮膚言淺，骨髓言深；皮膚言外，骨髓言內。身熱欲得近衣者，表熱裏寒也；身寒反不欲近衣者，表寒裏熱也。”此注正確地訓釋了“皮膚”、“骨髓”的修辭意義。後例的“西河之疾”也難以按照字面意義理解。“西河之疾”是《史記·仲尼弟子列傳》中的一則典故：“孔子既没，子夏居西河教授，爲魏文侯師。其子死，哭之失明。”因稱失明爲“西河之疾”。

二是能幫助確定詞義。

熟悉某些修辭手法的特點，對於識别詞語的意義也有裨益。

如修辭中有一種手法叫避複，即以不同的詞語來表示相同的意義。運用這種手法，能使文章生動多姿，以免重複單調。熟悉這一手法，便可借助其中已知的詞語意義，來推求另外的未知詞語的意義。例如：

黄帝問曰："人身非常温也，非常熱也，爲之熱而煩滿者何也？"岐伯對曰："陰氣少而陽氣勝，故熱而煩滿也。"帝曰："人身非衣寒也，中非有寒氣也，寒從中生者何？"（《素問·逆調論》）

頭風頭痛，刺申脈與金門；眼癢眼疼，瀉光明於地五。（《標幽賦》）

前例的兩個“常”爲“裳”的本字，與下文的“衣”同義。《説文·巾部》："裳，下帬衣也。從巾，尚聲。或從衣。"是謂“常”乃“裳”的本字。《説文·衣部》“衣”云："上曰衣，下曰常。"《詩·小雅·斯干》鄭玄箋："裳，晝日衣也。"《禮記·曲禮》孔穎達疏："衣，謂常也。"是知“裳”與“衣”本可通稱。此句上文言“常”，下文言“衣”，二者詞異而意同。可據已知的“衣”義推求未知的“常”義。後例的“光明”與“地五（即地五會穴）”都是穴位名，而光明穴又不從屬於地五會穴，因而“瀉光明於地五”就不好理解。當我們知道其中“與”、“於”避複，“與”爲表并列的連詞，便可確定“於”不會是介詞“對於”的意思，而應當也是表并列的連詞。

又如錯綜是對上下文的名稱、語序加以變换或交錯使用的修辭手法，可分爲錯名和錯序兩類。

變换上下文名稱的稱爲錯名，亦稱兩名錯舉，即上下文當用却不用屬於同一範疇的兩個名稱，而是上文或下文换用屬於另一範疇的同義名稱，從而使上下文所用名稱分屬兩個不同範疇。

得病二三日，脈弱，無太陽柴胡證。（《傷寒論·辨陽明病脈證并治》第251條）

離左酉南，月朔死而速冷。（《標幽賦》）

前例的“無太陽柴胡證”爲没有太陽少陽證，即謂有陽明證。“柴胡”并非指藥名，而是指小柴胡湯，又因爲小柴胡湯是少陽病證的主方，所以這裏實指“少陽”。上文言“太陽”，下文一般應寫作“少陽”，却有意寫成“柴胡”，從而使之與“太陽”錯名。這是因上文的“太陽”而知下文的“柴胡”當爲“少陽”。後例的“離左酉南”指午時後酉時前，即未、申兩個時辰，亦即十三時至十七時。“離”爲八卦之一，屬火，位居南方，分配地支爲午，因而“離”即指午時。下文言“酉”，上文一般宜寫作“午”，却故意寫成“離”，從而使之與“酉”錯名。這是因下文的“酉”而知上文的“離”乃指午時。

交錯上下文的語序稱爲錯序，即把前後詞語的順序故意安排得參差不一，以見文法之多變，語勢之矯健。熟悉這一手法，有助於識别詞與詞之間的結構關係，從而辨明詞義。

刺針必肅，刺腫摇針，經刺勿摇。此刺之道也。（《素問·診要經終論》）

傷寒六七日，無大熱，其人躁煩者，此爲陽去入陰故也。（《傷寒論·辨少陽病脈證并治》第269條）

前例的上文“刺腫”是述賓結構，下文通常應寫作“刺經”，則結構一致，却特意顛倒成“經刺”，從而使之與“刺腫”錯序。從“刺腫”可知“經刺”當義爲“刺經”。後例的下文寫作“入陰”，則上文宜爲“去陽”，却有意倒置成“陽去”，使之與“入陰”錯序。據下文的“入陰”，可知上文“陽去”并非陽氣喪失的意思，而當爲“去陽”，即離表之意。“陽去入陰”即離表入裏。

二、修辭同句子意義的關係

熟悉某些修辭手法的特點，對於句子意義的理解也有切實的幫助。這主要表現在以下幾個方面。

1. 通過修辭理解句子意義的分承

古人行文往往運用分承手法，其特點是：在一個句法結構中，至少有兩個并列的詞組或分句。從表達的形式來看，構成各詞組或分句的起相同語法作用的詞語組合在一起；就表達的内容而論，每一詞組或分句的構成成分自行搭配，即下文數語分别承受上文數語，組成幾套平行的結構，表示幾個不同的意思；以表達的效果而言，既可避文句板滯之弊，又能收言簡意賅之效。例如：

天有四時五行，以生長收藏，以生寒暑燥濕風。（《素問・陰陽應象大論》）

太陽之爲病，脈浮，頭項强痛而惡寒。（《傷寒論・辨太陽病脈證并治上》第1條）

春夏秋冬長夏時，青黄赤白黑隨宜。（《陳念祖《醫學三字經》附録《四診》）

太陽病，醫發汗，遂發熱惡寒，因復下之，心下痞，表裏俱虚，陰陽氣并竭。（《傷寒論・辨太陽病脈證并治下》第153條）

第一例，唐代王冰注：“春生夏長，秋收冬藏，謂四時之生長收藏。冬水寒，夏火暑，秋金燥，春木風，長夏土濕，謂五行之寒暑燥濕風也。”依據王注，此例句子意義的承受關係應爲：天有四時，以生長收藏；天有五行，以生寒暑燥濕風。即下文兩語“以生長收藏”與“以生寒暑燥濕風”依次承受上文兩語“天有四時”與“天有五行”。這屬於順承。第二例的“頭項强痛”并非頭與項都是既僵直又疼痛的意思。下文兩語“强”與“痛”交錯承受上文兩語“頭”與“項”，即“强”緊承“項”，“痛”遥接“頭”，意爲頭痛項强。《傷寒論》同篇下第166條有“病如桂枝證，頭不痛，項不强”句，可證。這屬於錯承。上述兩例都是兩語分承。第三例言五季與五色之相配，應理解爲：春時青隨宜，夏時赤隨宜，秋時白隨宜，冬時黑隨宜，長夏時黄隨宜。此例爲五語分承。以上三例都是兩個層次的簡單分承。第四例則爲三個層次的複雜分承。“發汗”與“下之”兩語屬第一層次，“表虚”與“裏虚”兩語屬第二層次，“陰氣竭”與“陽氣竭”兩語屬第三層次。三個層次的承受次序是：發汗——表虚——陽氣竭，下之——裏虚——陰氣竭。

2. 通過修辭理解句子意義的隅反

《論語・述而》：“舉一隅不以三隅反，則不復也。”此語切要地道出了舉隅的重要性。清末醫家唐大烈在其纂輯的《吴醫匯講》中有《讀書十則》一文，其中一則即題爲《讀書必須隅反》。古人爲何一再强調隅反？清人錢大昕曾有一説：“古人著書，舉一可以反三，故文簡而義無不該。”（見《十駕齋養新録・〈説文〉舉一反三之例》）義既求“無不該”，文又貴“簡”那麽對於相關的事理運用隅反法表述，也便是適宜的作法了。舉隅亦即舉一反三之意，是舉一義或局部之義而兼見他義的修辭手法。與句意有關的舉隅有舉此見彼、舉偏賅全兩類。

舉此見彼即舉此一義而見其相關之義。例如：

開闔不得，寒氣從之，乃生大僂，陷脈爲瘻，留連肉腠。（《素問・生氣通天論》）

是故工之用針者……疾而徐出，邪氣乃出。（《靈樞・官能》）

下利後，脈絶，手足厥冷，晬時脈還，手足温者生，脈不還者死。（《傷寒論・辨厥陰病脈

證并治》第368條）

窮其病矣，外病療内，上病救下。（《褚氏遺書·除疾》）

第一例上文既言“大僂”（“僂”通“瘻”），則下文的“瘻”便應當爲小瘻。此説見於清代于鬯《香草續校書·内經素問一》。（此例中的“開闔不得”謂腠理開閉失時，“陷脈”謂寒氣陷入脈中）。第二例的“疾而徐”不是“出”的狀語，因而“疾而徐出”并非狀謂結構，而是聯合結構，謂疾入而徐出。是舉下文“徐出”而見上文的“疾”當爲疾入。第三例上文既説“脈還，手足温者生”，可知下文“脈不還者死”意爲脈不還，手足不温者死。第四例據“外病療内”，可見内病也可療外，依“上病救下”，得知下病也可救上。《素問·五常政大論》有“病在上，取之下，并在下，取之上”可證。

舉偏賅全即舉局部之義而概括全體之義。例如：

夫四時陰陽者，萬物之根本也。所以聖人春夏養陽，秋冬養陰，以從其根，故與萬物沉浮於生長之門。（《素問·四氣調神大論》）

五味或爽，時味甘辛之節；六氣斯沴，易愆寒燠之宜。（《新修本草·序》）

對前例的“生長”，明代馬蒔有注云：“言生長則概收藏。”這是因爲春夏屬陽，主生主長，秋冬屬陰，宜收宜藏，本是四時的特點。上文既明言“四時陰陽”，又説“春夏養陽，秋冬養陰”，則下文雖然唯言“生長”，就應同時包含“收藏”之意。馬元臺注文中用了一個“概”字，點明了經文隅反的隱奥。後例上言“五味”，則下之“甘辛”自宜遍指甘辛酸苦鹹五味；上舉“六氣”，則下之“寒燠”定是泛述寒温暑濕燥火六氣。

似上述馬氏注釋那樣，古代醫書的注文每有分析舉偏概全手法的議論。如對《金匱要略·婦人妊娠病脈證并治》“懷身七月，太陰當養不養”句，清代醫家張志聰在《侣山堂類辯·金匱要略論》中指出：“類而推之，則知八月有手陽明之當養不養矣。十月之中，各分主養之藏府，而各有當養不養之患。若止以七月論之，是舉一隅不以三隅反也。”按照張氏的指點，經文雖獨舉“懷身七月，太陰當養不養”之一隅，但十月依次養胎之要已全部包含在内。又如《素問·刺熱》論述五臟熱病，肝、脾、肺、腎四臟均未説情志致熱，而唯言“心熱病者，先不樂，數日乃熱”，對此，張隱庵《黄帝内經素問集注》卷五指出：“心志在喜，而恐勝之；先不樂者，爲恐所傷也。夫心爲君主之官，藏熱乃神志之病，故獨舉心藏，以申明五藏之熱，乃五志之爲病也。”據張氏此注，可知經文獨舉心熱病，用以概括其餘四臟之熱亦當各由其情志所致。

3. 通過修辭理解句子意義的互備

互備是上下文各舉一語而其義互相具備的修辭手法。前人對此曾給予衆多的名目。東漢鄭玄稱“互相備”（《禮記·文王世子》注）、“互相挾”（《禮記·玉藻》注）、“互言”（《禮記·雜記上》注），唐代孔穎達言“互見”（《左傳·隱公元年》疏）、“互足”（《左傳·成公二年》疏）、“互舉”（《左傳·昭公六年》疏）、“互相發明”（《左傳·宣公十二年》疏）、“互文相足”（《周易·損》疏），南宋羅大經云“互體”（《鶴林玉露》卷七），清代王引之曰“互文”（《經義述聞》卷四），俞樾名“參互見義”（《古書疑義舉例》卷一），柯琴謂“互文見義”（《傷寒論注·大青龍湯證》）。這一手法運用得當，可在密切關連的上下文中，以簡略的文字形式獲取完整的表達效果。例如：

寒氣入經而稽遲，泣而不行，客於脈外則血少，客於脈中則氣不通，故卒然而痛。（《素問·舉痛論》）

脈得諸芤動微緊，男子失精，女子夢交，桂枝龍骨牡蠣湯主之。（《金匱要略·血痹虚勞病脈證并治》）

前例的兩個“客於”句，上句言“血”，下句言“氣”，而“血”與“氣”的意思上下文并具。正確的理解是：客於脈外則血氣少，客於脈中則血氣不通。《舉痛論》在上述文字後，有“血氣亂”、“血氣散”等語，都是“血氣”連用，也可證明。後例的“男子失精，女子夢交”也屬互備之文。巢元方等《諸病源候論》卷四《虚勞夢泄精候》：“腎虚爲邪所乘，邪客於陰，則夢交接。腎藏精，今腎虚不能制精，因夢感動而泄也。”據此可知，“失精”與“夢交”兼男女而有之。意爲男子、女子夢交，男子、女子失精，或男子夢交、失精，女子夢交、失精。

古代醫書的注文有時對互備也加以分析。如對《素問·生氣通天論》“因於濕，首如裹，濕熱不攘，大筋緛短，小筋弛長”的後兩句，張介賓《景岳全書》卷三十二《痿證》解釋説：“此《内經》言筋病之概，乃舉隅之談，以啟人之自反耳。非謂大筋必無弛長，小筋必無緛短也。”從張氏的這番議論中可以看出，“大筋緛短，小筋弛長”的意思是大筋、小筋或緛短或弛長。張氏此説甚有見地，但所言舉隅則非。這是典型的互備手法：上文舉“大筋”，下文舉“小筋”，而大筋、小筋之義上下文具備，即大筋、小筋緛短，大筋、小筋弛長。又如《傷寒論·辨少陽病脈證并治》第264、265條：“少陽中風，兩耳無所聞，目赤，胸中滿而煩者，不可吐下，吐下則悸而驚。”“傷寒脈弦細，頭痛發熱者，屬少陽。少陽不可發汗，發汗則譫語。”對這兩條經文，清代醫家喻嘉言指出：“少陽傷寒禁發汗，少陽中風禁吐下，二義互舉，其旨益嚴。蓋傷寒之頭痛發熱，宜於發汗者，尚不敢汗，則中風之不可汗，更不待言矣。傷風之胸滿而煩，痰飲上逆，似可吐下者，尚不可吐下，則傷寒之不可吐下，更不待言矣。”（見《尚論篇·少陽全篇》）清代陳修園在分析第265條時也説：“此言少陽自受之寒邪，戒其不可發汗也。漢文辭短意長，讀者當於互文見意。”（見《傷寒論淺注·少陽篇》）根據喻、陳二氏的闡發，張仲景在這兩條中所使用的互備手法已躍然紙上：形式是上條説少陽中風不可吐下，下條言少陽傷寒不可發汗，這是各舉一語；實質爲少陽中風與少陽傷寒皆不可吐下汗，這是意義互相具備。

參考資料

1. 宣六年《公羊傳》：“勇士入其大門，則無人門焉者。”上“門”字實字也，下“門”字則爲守是門者也。襄九年《左傳》：“門其三門。”下“門”字實字也，上“門”字則爲攻是門者矣。此實字而活用者也。《爾雅·釋山》：“大山宮，小山霍。”郭注曰：“宮謂圍繞之宮。”本實字，而用作圍繞之義，則活矣。宣十二年《左傳》：“屈蕩户之。”杜注曰：“户，止也。”户本實字而用作止義，則活矣。又如規矩字皆實字。《國語·周語》：“其母夢神規其臀以墨。”韋注曰：“規，畫也。”此規字活用也。《考工記》：“必矩其陰陽。”鄭注曰：“矩，謂刻識之也。”此矩字活用也。經典中如此者，不可勝舉。

執持於手即謂之手。莊十二年《公羊傳》“手劍而叱之。”《禮記·檀弓篇》“子手弓而可”是也。懷抱於腹即謂之腹。《詩·蓼莪篇》“出入腹我”是也。《史記·司馬相如傳》：“手熊羆，足野羊。”注曰：“手足，謂拍蹹殺之。”手所拍即謂之手，足所蹹即謂之足，古人用字之法也。

……

以女妻人即謂之女，以食飼人即謂之食，古人用字類然；經師口受，恐其疑誤，異其音讀，以示區別，於是何休注《公羊》，有長言、短言之分；高誘注《淮南》，有緩言、急言之別。《詩》：“興雨祁祁，雨我公田。”《釋文》曰：“興雨如字，雨我於付反。”《左傳》：“如百穀之仰膏雨也，若常膏之。”《釋文》曰：“膏雨如字，膏之古報反。”苟知古人有實字活用之例，則皆可以不必矣。

清代俞樾《古書疑義舉例·實字活用例》

2. 法國語言學家房特里耶斯説過：“確定詞的價值的，是上下文。”（《語言論》，法文本，211頁）這句話我們是同意的，因爲他在下文接着説：“盡管詞可能在意義上有各種變態，但是上下文給予該詞獨一無二的價值；盡管詞在人的記憶中積累了一切過去的表象，但是上下文使它擺脱了這些過去的表象而爲它創造一個現在的價值。”（同上）

一詞多義，這是詞匯學中的普遍現象。所謂一詞多義，是指它在詞典中的價值説的；到了一定的上下文裹,一個詞就只有一個獨一無二的意義。在這種情况下,我們可以説,詞義是由上下文確定的。豈但多義詞,即使是獨義詞,在不同的上下文中,它的詞義也會産生不同的色調。我們不能否認:詞在上下文中,才真正體現了它的明確的價值。

但是,跨過真理一步就會變成了謬誤。如果認爲詞到了一定的上下文中才臨時産生一種意義來適應上下文,那就不對了。

一詞多義,無論多到什么程度,總不能認爲詞無定義。何况所謂多義詞也不會像一般人所想象的那樣多,那樣雜亂無章。大家知道,多義詞一般總有一個基本意義,其他意義都從這個基本意義引申而來,而且在同一時代不會有太多的意義。實詞如此,虚詞也如此。例如楊樹達的《詞詮》在“於”字下面羅列了二十個意義,那是用現代漢語去翻譯後所得的幻象,實際上是不會這樣複雜的。更重要的是:一個詞即使有很多的意義,我們也不能説,詞在獨立時没有某種意義,到了一定的上下文裹却能生出這種意義來。

……

古人望文生義的情况較少,因爲他們一般總是遵守故訓的;近人望文生義的情况較多,甚至在字典辭書中也在所不免。例如《辭海》“摧”字下有一個意義是:“猶悲也。司馬光詩:‘空使寸心摧’。”其實“寸心摧”的“摧”也就是“摧折”的比喻用法,不應該另立一個意義。否則就使青年人誤入迷途了。

總之,我們只應該讓上下文來確定一個多義詞的詞義,不應該讓上下文來臨時“决定”詞義。前者可以叫做“因文定義”,後者則是望文生義。二者是大不相同的。因文定義是此詞本有此義,我們不但在這個地方遇着它,而且在别的地方也經常遇着它……

因文定義比較有客觀標凖,各家注釋容易趨於一致;望文生義則各逞臆説,可以弄到“言人人殊”,莫衷一是。因文定義和望文生義是學術觀點方法上的分歧。要劃清二者之間的界限,就要有訓詁學的修養。

王力《訓詁學上的一些問題·詞義是不是由上下文决定的》

3. 詞義的發展變化,大都起初是從一個詞的基本意義上産生出一些次要的語言或附帶的意義,後來這些次要的或附帶的意義逐漸在日常運用的詞語當中固定下來,顯著起來,就成爲這個詞的後起的新意義。例如“手”這個詞,“雙手是勞動器官”,這是它的基本意義;從“勞動器官”産生出“行動”的意義,就有入手、着手的“手”;從“行動”又産生出“親手做”的意思,就有手工、手製、以及手稿、手筆的“手”;從“親手”又産生出“近旁”的意義,就有手頭、手邊的“手”;從“近旁”又産生出“輕便”的意義,就有手册、手折的“手”等。又如“衣”這個詞,穿衣、衣服是它的基本意義;從“穿的衣服”産生出“包在外面的一層皮”這種意義,就有豆衣、笋衣、糖衣的“衣”;從“外皮”又産生出“裹在胎兒外面的膜”這種意義,就有胎衣、衣胞的“衣”;又從“外皮”産生出外表、僞裝的意思,如説:“披着什么外衣”的“衣”等。一個詞的新意義的産生和增進,并不必意味着它的原有基本意義的衰退和廢止,而往往是保持着原有的舊意義來跟後起的一些新意義同時并存、并用。這樣,一個詞就逐漸積累着多種的意義、多種的用法。由此可見詞的多義性,也是由於詞義本身發展變化的自然的結果。

詞義既然就是反映客觀現實的各種事物的概念,所以各個詞在每一種具體運用語言的環境裹,必定有它的明確性,就是各個詞在意義方面所指的一定的事物和概括的一定的範圍。有了這種詞義的明確性,各個詞也就成爲“人們完善的交際工具的語言”的建築材料;但是語言材料的運用,又必須適合着每一種具體的語言環境,所以各個詞又必定在運用的時候有它的靈活性。因爲詞義方面所反映的客觀現實的事物是常常在發生變化當中,而許多種運用語言的具體環境,也常常是彼此有差别的,我們實際運用詞語的方法,也就不能不有多樣性。例如:“扣帽子”的“帽子”,“背了包袱”的“包袱”,“起橋梁作用”的“橋梁”,“骨幹分子”的“骨幹”,“地下工作”的“地下”,“鐵的紀律”的“鐵”,“事情擱淺”的“擱淺”等,這些是采取譬喻的方法來運用詞語的。又如:“大興土木”的“土木”是指建築物的,“絲竹之音”的“絲竹”是指樂器的,“口齒清楚”的“口齒”是指語言的,“筆墨不能形容”的“筆墨”是指文章的,還有“好家伙”的“家伙”,“壞東西”的“東西”,“這裹發生問題”的“問題”,“他要找個對象”的“對象”等,這些又是采取借代的方法來運用詞語的。其他如火急、火速、火熱等的“火”,飛快、飛速、飛躍等的“飛”,還帶有誇張的運用方法的。又如苦幹、苦心、苦功等的“苦”,痛惜、痛愛、痛恨等的“痛”,又是帶有轉借的運用方法的。又如説“好人”,有時是指“懦弱無能”的意思;説“老實”,有時是指“呆笨”的意思;這些又是屬於委婉説法的用詞的例子。又如“好家伙”的“好”,實在是“壞”的意思；“冤家”這個詞，有些地方常用來指“親愛的人”；這些又是屬於反說法的用詞的例子，等等。這些繁多的運用詞語的方法，也自然使得一個詞在實際語言當中產生出多種不同的意義和用法。由此可見，多義詞的發生，也是由於各個詞的運用，爲着適合各種具體的語言環境，有極强的靈活性的緣故。

詞匯的發展變化，是反映社會的發展和需要的。所以“語言，主要是它的詞匯，是處在差不多不斷改變的狀態中。”（斯大林《馬克思主義與語言學問題》中譯本，8頁）“語言的詞匯的變化……（原略）不是用廢除舊的、建設新的那種方法來實現的，而是用新詞去充實現行的詞匯的方法來實現的，這些新詞是由於社會制度改變，由於生產、文化、科學等等發展的結果所產生的。”（同上書，23頁）用新詞、新語來充實現行的詞匯，這是語言裏詞匯變化的一方面。另一方面，還有在現行的各個詞語里，也往往產生出一些後起的新意義、新用法來充實它的原有的意義和用法，使得一個詞可以作爲幾個詞的運用。由於社會制度改變，由於生產、文化、科學等等發展的結果，新事物以及新的情況和形勢層出不窮地發現，在實際語言的詞匯里，勢不能完全用新詞、新語的創造來反映這種客觀現實的發展和需要。所以各個詞語里產生出幾種不同的意義和用法，這樣詞義的分化和積累，也正是代表着詞匯發展和豐富的一個方面，同時也正是反映着社會的發展和需要的。這樣說來，多義詞的發生，最後又應當歸屬於社會的發展和需要這個原因。

總起來說，語言發展的基本規律，詞義本身變化的事實，語言裏詞語運用方法的靈活性和多樣性，以至於社會的發展和需要，都是使得多義詞發生的原因；又詞義的發展及其規律，正是反映客觀事物的相互聯係的發展，所以由它產生出來的一個詞裏多種不同的意義，它們彼此之間必定是有相互的聯係的。

至於多義詞和構詞法的關係，是相反相成的。“一詞多義”的想象，似乎是用來節制新詞、新語的構造，而實際也是助長新詞、新語的產生和語言詞匯的豐富化。所以詞義的分化和新詞的創造，這兩方面在詞匯的發展變化當中，實在有相反相成的關係。

張世禄《多義詞發生的原因》（《語文知識》1956年6月號）

（段逸山）

第五章

今　　譯

第一節　概　　説

一、什么是今譯

今譯就是把古代的文言文翻譯成現代漢語。從譯成現代漢語這個角度來説，它應該具有兩個方面的含義：一是指翻譯成現代漢語的口頭語言，比如我們課堂上常常請學生翻譯某段文言文；二是指翻譯成現代漢語的書面語言，比如將古代某部醫學著作或某篇文章翻譯成白話文。本章所談的"今譯"，主要指後者。

二、今譯的意義和目的

今譯的意義可以從兩方面來看：就讀者來説，今譯成的白話文可以讓更多的人瞭解古代文化，瞭解古代的醫學知識，尤其是對那些從事醫療工作而又不具備很好的文言文功底的醫師來説，更具有顯而易見的作用。現在是一個信息爆炸的時代，也是一個瞬息萬變的社會，人們越來越依賴信息，又越來越跟不上信息時代的脚步。古代中醫著作浩如烟海，博大精深，一般人窮畢生之精力也不能閱讀完這些著作，更何况古代文獻往往文詞古奥，非有很深文言文功力的人，很難保證快捷、準確地從中汲取營養。因此，精確而又有所選擇地翻譯一些古代經典實用的著作，會給人們提供寶貴的可資借鑒的資料，從而滿足人們這方面的需求，可見今譯是有非常重要的價值和意義的。實際上，近年來大量中醫古籍譯著的出現，充分地反映了這種需要。對譯者來説，今譯也具有重要的意義。我們知道，泛泛地閱讀文言文和將其動筆翻譯出來是有很大距離的。有時泛泛閱讀，覺得明白了文章的意思，但等到翻譯的時候，才真正知道，某字某詞的意義，甚至一個句子一個段落的意義不甚瞭然。通過今譯的練習，會促使學習者更深入、更精確地領會書中的字、詞、句、語法、修辭、中心思想、段落大意等。今譯是對古漢語各種知識的綜合測量，是對閱讀水平的最好檢驗，因此，是必不可少的。

今譯的目的也可以從兩方面來説：對讀者來説，今譯是爲了給讀者提供最簡單、最明白、最快捷的信息；對譯者來説，今譯是爲了全面檢驗所學的古漢語知識，也是爲了促進更深入更全面地掌握有關知識，從而達到提高閱讀水平和文字表達水平的目的。

三、今譯與注釋

解決閱讀古書的語言障礙，一般是采用注釋和今譯兩種方式。這兩種形式既各有千秋，又是相輔相成，并行不悖，不可替代的。注釋偏重於字、詞、名物、典章制度、語法修辭的解析，有時也可以串講句子，甚至可以加入考證和校勘，但往往顯得比較瑣碎和零散，難以表現句段之間的邏輯關係和思想内容的連貫性，特別是對初學者和基礎較差的人，更難將全文融會貫通。今譯正好彌補這方面的不足。通過逐字逐句的今譯，不但解釋了詞義，擺脱了古籍原著中的艱深文字，而且文章的語氣、邏輯、連貫性等，也都在譯文中有全面的反映。它可以起到溝通古今，使讀者迅速全面掌握原文思想内容和寫作特點的功效。比如《華佗傳》：

華佗，字元化，沛國譙人也，一名旉。游學徐土，兼通數經。沛相陳珪舉孝廉，太尉黄琬辟，皆不就。

規劃教材注釋了"沛國"、"譙"、"旉"、"游學"、"經"、"沛相"、"太尉"、"辟"等詞，這已經是相當細致的了。但是，如果要一一按照注釋閲讀原文，恐怕讀者會越讀越枯燥。甚至一些同學按照注釋通讀了原文，最後竟然不知所云。若翻譯出來，感覺就會輕松得多。比如本段可譯爲：

華佗，字元化，是沛國譙縣人，又名旉。到徐州一帶去拜師求學，同時精通數種儒家經典著作。沛相陳珪推舉他爲孝廉，太尉黄琬徵召他做官，他都未去就職。

翻譯後讀起來流利、順暢。不過，如果衹讀譯文的話，顯然不能明白什么是"太尉"，什么是"沛相"，"徐土"指的是哪兒等。因此説，今譯與注釋密不可分，又各具特點。

四、今譯的産生與發展

古代的注釋發源甚早，比如《易經》的《十翼》傳説就是孔子所作。但真正大規模整理圖書則是從西漢開始的。東漢・班固的《漢書・藝文志序》叙述了整理圖書的原因和整理的情况(詳見本書《〈漢書・藝文志〉序及方技略》)。

漢朝注經解經可以説盛況空前，大學者如毛亨、毛萇、鄭玄、鄭司農、許慎、趙岐等，著名的著作如《毛詩詁訓傳》、鄭司農《周禮注》、鄭玄《毛詩箋》等，開創了一代學風。

古代注釋雖然很發達，但現代意義上的今譯幾乎可以説是没有的。從翻譯的角度説，古代真正的翻譯工作是從翻譯佛經開始的。佛經的翻譯最早開始於東漢桓帝建和二年(公元148年)，最早的譯者是安息(即波斯)人安世高，他譯了《安般守意經》等三十多部佛經。此後，又有月支國人婁迦讖，他翻譯了十多部佛經，月支派還有一位叫竺法護的人，翻譯了一百七十五部佛經，對佛法的流傳貢獻很大。

上述翻譯僅爲民間私人事業，到了符秦時代，在釋道安主持下設置了譯場，翻譯事業出現了一大進步，成爲有組織的活動。道安自己不懂梵文，惟恐翻譯失真，主張嚴格直譯，因此他主持翻譯的《鞞婆沙》是一字一句翻譯的。道安還請來了天竺(即印度)人鳩摩羅什。鳩摩羅什考證了以前的佛經譯者，批評了翻譯的文體，檢討了翻譯的方法。他一改以前的直譯風格，主張意譯，改正了過去直譯的弱點，并提倡署名。他的譯著有《金剛經》、《法華經》、《維摩經》等。見到他翻譯的《法華經》的人説，他的譯著有"天然西域之語趣"。南北朝時，應梁武帝之聘，一個名叫真諦的印度佛教學者來到中國，翻譯了四十九部經論，對中國佛教思想有較大影響。

從隋代到唐代，我國翻譯事業到了高度發達時期。隋代歷史較短，譯者和譯經不多，其中釋彦琮(俗姓李，趙郡人)，梵文造詣很深。其後最著名的當數唐代佛學大師，翻譯巨星玄奘，他與鳩摩羅什、真諦一起號稱我國翻譯三大家。玄奘在唐太宗貞觀二年(公元628年)去印度求經，十七年後回國。他帶回佛經657部，主持了比過去組織制度更爲健全的譯場，十九年間譯出了75部佛經，共1335卷。他不但把佛經由梵文譯成漢文，而且把老子著作的一部分譯成梵文，成爲第一個把漢文著作向國外介紹的中國人。他不僅是翻譯的實踐者，而且在理論方面也有建樹，他提出的"既須求真，又須喻俗"，意即"忠實、通順"的翻譯標準，直到今天，仍有指導意義。

北宋時代，乾德開寶年間，宋太祖曾派人去印度求經，印度也曾派僧人到中國傳法，宋太祖時，還曾在開封的太平興國寺内興建譯經院，但已遠不如初唐之盛。南宋一直到清，譯經者已寥寥。

從明萬曆年到清代"新學"時期，在佛經翻譯呈現一片衰落景像的同時，却出現了以徐光啟、林紓（琴南）、嚴復（又陵）等爲代表的介紹西歐各國科學、文學、哲學的翻譯家。明・徐光啟和意大利利瑪竇合作，翻譯了歐幾里得的《幾何原本》、《測量法義》等書。清・林紓和他的合作者以口述筆記的方式譯了一百六十多部文學作品，其中最著名的有《巴黎茶花女遺事》、《黑奴吁天録》、《王子復仇記》等。清末新興資産階級啟蒙思想家翻譯的多是西方的政治經濟學説，如赫胥黎（T・H・Huxley）的《天演論》（《Evolution and Ethics and Other Essays》），亞當・斯密（A・Smith）的《原富》（《An Inquiry into the Nature and Cause of the Wealth of Nations》）等。

像翻譯佛經這樣的今譯著作在古代實際上是没有的，如果説有的話，也衹是在古人的文獻整理和注釋中兼有此類内容。這方面的首創者可以上溯到西漢時的司馬遷。司馬遷《史記》中的上古史部分，基本上是對《尚書》等古籍的編譯。例如《史記・五帝本紀》中記述帝堯的一大段文字，是從《尚書・堯典》中引録的。司馬遷爲了方便讀者閱讀，將原文作了改造，把難懂的字句譯成了當時易懂的通俗語言。例如：

《尚書》："……朞三百有六旬有六日，以閏月定四時成歲，允釐百工，庶績咸熙。"

《史記》："……歲三百六十六日，以閏月正四時，信飭百官，衆功皆興。"

司馬遷將原文"允釐百工，庶績咸熙"改换成了"信飭百官，衆功皆興"，從古漢語的角度來看，已經是通俗多了。

除司馬遷外，其他注家在注釋時除了訓釋字、詞外，也常常串講句子，這些串講的句子也可以説是句子的意譯。例如《詩經・草蟲》：

喓喓草蟲，趯趯阜螽。未見君子，憂心忡忡。亦既見止，亦既覯止，我心則降。

孔穎達疏：言喓喓然鳴而相呼者草蟲也，趯趯然躍而從之者阜螽也，以興以禮求女者大夫隨從君子者其妻也。此阜螽乃待草蟲鳴而後從之而與相隨也，以興大夫之妻必待大夫呼己而後從之與俱去也。既已隨從君子行嫁在塗，未見君子之時，父母憂己恐其見棄，己亦恐不當君子，無以寧父母之意，故憂心衝衝然，亦既見君子與之同牢而食，亦既遇君子，與之卧息於寢，知其待己以禮，庶可以安父母，故我心之憂即下降也。

此段串講，不僅串通了文意，揭示了上下文之間的邏輯關係，而且還講清了文章的表現手法。

中醫古籍方面亦無專門譯著，衹有對古籍的分類編輯整理，如晉・皇甫謐的《甲乙經》、隋・楊上善的《太素》，都只是《黄帝内經》的重新編寫，全元起、王冰、張介賓、馬蒔、李中梓等古代醫家也只是在給《内經》作注時或加入一些串講，比如《素問・玉機真藏論》："漿粥入胃，泄注止，則虚者活；身汗得後利，則實者活。"全元起注云："飲粥得入於胃，胃氣和調，其利漸止，胃氣得實，虚者得活。言實者得汗外通，後得便利，自然調平。"

雖然古人在整理注釋文獻時已爲我們提供了大量今譯的寶貴經驗，但總起來説，古代注釋與今譯、改編與今譯往往混在一起，既缺今譯的專門著作，亦無系統之理論。文言文譯成白話文，專門著作的出現，大概是“五·四”以後的事。今譯這種形式的盛行大概始於建國之後，而其理論依據基本上來自於外文翻譯成中文。

五、今譯的標準

如上所述，今譯的基本理論來自於外語的翻譯。隋代釋彥琮就對譯者的道德修養提出過要求，他認爲譯者應該：①誠心愛法，志願益人，不憚久時；②襟抱平恕，器量虚融，不好專執；③耽於道術，澹於名利，不欲高炫。真正提出翻譯標準的是唐代佛學大師玄奘，他提出“既須求真，又須喻俗”，意即“既要忠實原文，又要明白曉暢”。對後代翻譯理論影響最大的當推清朝啟蒙思想家嚴復，他參照古代翻譯佛經的經驗，根據自己翻譯的實踐，在《天演論》（公元1898年出版）卷首的《譯例言》中提出了著名的“信”、“達”、“雅”的翻譯標準。嚴復説：“譯事三難：信、達、雅。求其信，已大難矣！顧信矣，不達，雖譯，猶不譯也，則尚達焉。”“達”與“信”是互相聯繫，不可分割的。因此，他又説：“至原文詞理本深，難於共喻，則當前後引襯，以顯其意，凡此經營，皆所以爲達，爲達即所以爲信也。”他主張的“信”，是指“意義不倍（背）本文”，“達”是指不拘於原文形式，盡一切可能以求原意明顯。不過嚴氏所謂的“雅”，指的是脱離原文而片面追求譯文本身的古雅，他認爲譯文只有采用“漢以前字法句法”，才能登大雅之堂。嚴復自己的翻譯實踐也遵循這一原則，即“與其傷雅，毋寧失真”，結果其譯文不但艱深難懂，且距原文亦有很大距離。可見他的“雅”是不足取的。

值得一提的是，在嚴復出版《天演論》前數年，《馬氏文通》的作者馬建忠已在其《擬投翻譯書院議》（公元1894年）提出了他的“善譯”標準，大致有三條：其一，譯者先要對兩種語言素有研究，熟知彼此的異同；其二，弄清原文的意義、精神和語氣，并把它傳達出來；其三，譯文與原文毫無出入，“譯成之文，適如其所譯”。他的觀點是很有見地的，只可惜他是語法學家，没有搞翻譯工作，他的“善譯”觀點也被人忽略了。

魯迅先生是翻譯工作上理論與實際相結合的典範，他譯過俄國和前蘇聯的許多優秀文學作品，如《毁滅》、《死魂靈》等，通過實踐，總結出許多可資後人借鑒的寶貴經驗，并提出他的翻譯標準：“凡是翻譯，必須兼顧着兩面：一當然力求其易解，一則保存着原作的豐姿。”他針對有人所謂的“與其信而不順，不如順而不信”的錯誤觀點，提出了“寧信而不順”這一原則，他説：“譯得‘信而不順’的，至多不過看不懂，想一想也許能懂；譯得‘順而不信’的，却令人迷誤，怎樣想也不會懂，如果好像已經懂得，那么你正是入了迷途了。”（《二心集·幾條‘順’的翻譯》）以上這些翻譯家的理論，雖然都是針對外文譯成中文而言的，但對文言文譯成白話文無疑也是同樣適用的。因此，現在翻譯界一般公認“信、達、雅”是今譯的原則。

信，即準確，是指忠實於原文的内容，包括思想、感情、風格等，即把原文完整而準確地表達於譯文中，對原文内容盡可能不增不減。

達，即通順，是指用詞正確得體，行文流暢通順，符合現代漢語的表達習慣；避免死摳字句，生搬硬套。

雅，即優美，是指用規範的書面語言表達，盡可能使譯文言詞優美，文辭并茂。

在今譯過程中，最重要的是“信”。準確是今譯的生命，尤其對翻譯中醫古籍來説更是如此，因爲“醫藥爲用，性命所繫”（王叔和《脈經》序》），一旦誤譯且爲人誤信，可能還會給病人造成災禍。例如：

菑川王美人懷子而不乳……飲以莨宕藥一撮，以酒飲之，旋乳。（《倉公傳》）

有人譯爲：菑川王的一個妃子懷孕後不下奶汁……給她一撮莨菪藥，用酒拌服，很快就下奶了。

這段譯文把文中關鍵詞“乳”譯成了“乳汁”，這是非常錯誤的。按《説文・乙部》：“人及鳥生子曰乳。”“乳”是“生育”之意，而譯者却誤譯爲“乳汁”，若照此用藥，豈不給病家造成災禍？其實，“乳”當“生子”講，古籍中是很常見的。王充《論衡・氣壽》：“婦人疏字者子活，數乳者子死。”此句話中“字”、“乳”都是“生子”之意。又如《金匱要略・婦人産後病脈證治》：“婦人乳，中虚，煩亂，嘔逆，安中益氣，竹皮大丸主之。”意思是，婦人産後，中氣虧虚，出現心煩意亂，嘔吐氣逆，應當安中益氣，用竹皮大丸主治。

達，就是要譯得通順，不能依照古代漢語的表達習慣死譯。例如：

虢太子死，扁鵲至虢宫門下，問中庶子喜方者曰：“太子何病，國中治穰過於衆事？”（《扁鵲傳》）

有人譯爲：虢太子死了，扁鵲到了虢國宫門下，問中庶子喜方的人説：“太子什么病，都城中舉辦祛邪的祭祀超過了一切事情？”

這段譯文好像是嚴格按照古文來對譯的，但實際上，“中庶子喜方者”，屬於定語後置的特殊語序，正確譯法應爲：愛好方術的中庶子。“太子何病”，應是“太子病何”，是一個疑問代詞作賓語前置的特殊語序，正確譯法應爲：太子生什么病？由於譯者過分拘泥原文，不但譯文内容有誤，而且文字也不流暢。

“雅”是對翻譯較高的要求，也是對譯者文字表達能力的一種考驗。實際上，“信”、“達”、“雅”三者是密不可分的。如果譯文詰屈聱牙，味同嚼蠟，或者粗俗不堪，也就很難説表達了原文的思想内容和語言風格。因此，語譯時應盡量使譯文優美。例如：

所以醫人不得恃己所長，專心經略財物，但作救苦之心，於冥運道中，自感多福者耳。又不得以彼富貴，處以珍貴之藥，令彼難求，自衒功能，諒非忠恕之道。志存救濟，故亦曲碎論之，學者不可耻言之鄙俚也。（《大醫精誠》）

【譯文一】所以郎中們不要憑借自己的長處，專心賺别人家的錢，只能懷有菩薩心腸，這樣到了陰間地府，也會享福的。又不能因爲病人是大款，開一些昂貴的藥，讓他四處尋找找不到，用這個顯白自己，實在不够忠厚老實。我懷着救人的想法，所以拉拉雜雜地談這些，學醫的人可不要因爲我講得粗俗而感到耻辱啊。

【譯文二】所以醫生不可依仗自己擅長的本領，一心謀求錢財，而只能懷抱拯救苦難的心意，這樣，到了陰間，就會感到多福了。又不能因爲病人富貴，就隨意用珍貴藥物處方，使他難以找尋，借此炫耀自己的功德才能，這實在不是忠恕之道。我懷有救世濟民之心，所以瑣碎地談論這些道理，學醫的人可不要因爲我講得粗俗而感到耻辱啊。

譯文一用了“大款”、“顯白”這些字眼，或媚俗，或生造，而且行文也很囉嗦；譯文二則用詞典雅，語言也很精煉，因此優美多了。

不過，譯文切忌爲了優美而隨意發揮，穿鑿附會。例如：

故主明則下安，以此養生則壽，殁世不殆，以爲天下則大昌。（《素問・靈蘭秘典論》）

有人譯爲：所以要特别重視君主。因爲君主是一身的最高領導，必須善於領導，使臟腑各安其職，則心安而身泰，就能健康長壽。如同治國一樣，若領導英明，用人得當，人民就能安居樂業，國家就能强大昌盛。

這段譯文顯然爲了生動優美而過於穿鑿，任意發揮，竟把“君主是一身的最高領導，必須善於領導”，“若領導英明，用人得當”等現代詞句，悉數加入譯文中，從而違背了原文古樸的風格。

六、今譯的步驟

爲了使譯文真正達到"信、達、雅"的標準，應該遵循以下步驟：

1. 盡可能瞭解原文的寫作背景，包括文章的作者、作者所處的時代、什么條件下寫這本書或這篇文章的、他的寫作動機、目的等。

2. 通讀全文，把握全文的主旨，作者思維的脈落，同時把握作者的寫作風格。

3. 查閱有關工具書，重點解決文中的難字、難句、特殊的語法、古代典章制度、名物等，尤其要仔細查閱推敲那些似是而非的、古今意義微殊的詞。

4. 逐字逐句語譯全文。

5. 將譯好的文章重讀幾遍，對譯文最後加工潤色，推敲用詞當否、標點合適不合適等，最後謄清文稿。

第二節　誤譯、衍譯、漏譯

一、誤　　譯

誤譯是指把原文中的詞、詞組、成語典故、名物等翻譯錯了，不符合原文的思想含義。誤譯有多種原因，我們將它簡單歸爲以下幾類：

1. 因不明詞語意義而誤譯

看不懂古書，或者錯誤理解原文，其中最重要的原因是詞彙問題。例如：

夫邪之中人，輕則傳久而自盡，頗甚則傳久而難已，更甚則暴死。(《汗下吐三法該盡治病詮》)

有人譯爲：邪氣侵襲人身，輕的話傳久了就自己消亡，很厲害的話傳久就難治好，更加厲害就會導致突然死亡。

此處的錯誤在於把"頗"譯成了"很"。實際上，"頗"除"很"以外，還有"稍微"的意思。上文講"輕"，下文説"更甚"，則在程度上夾於其間的"頗甚"自然是"稍甚"之意。"頗"作爲程度副詞，有"稍微"、"相當"及"很、甚"之義，今譯時要注意詞義的多樣性，不要誤把此義當彼義。

將軍以爲不然。佗舍去，婦稍小差。(《華佗傳》)

有人譯爲：將軍認爲不對。華佗走了，這位婦女稍稍小小的轉好了。

此段譯文主要是把"稍"、"少"譯錯，把詞的今義當成古義。按，"稍"，《説文》："出物有漸也。從禾，肖聲。"段玉裁注："凡古言稍稍者，皆漸進之謂。"由此可見，"稍"本指禾逐漸長出之意，引申爲"逐漸"之意。今義只有"稍微"，因此很容易把"稍"當作"稍微"來譯。古代"小"與"少"本爲一字，此處之"小"，實爲"少"。而"少"古代常表"稍微"之義。"稍"的今義是"稍微"，古義多作"逐漸"，"小"的今義爲"大小"之"小"，古代有"稍微"義，今譯時要注意詞義的古今差異，不要誤把今義當古義。

又若以己之心度人之心者，誠接物之要道，其於醫也則不可。(《病家兩要説》)

有人譯爲：又如用自己的心揣測別人的心，確實是待人的重要道路，但這對做醫生的却是不可以的。

此段譯文誤把"道"的抽象義當成了具體義。"道"，《説文・辵部》："所行道也。"段玉裁注："《毛傳》每云：'行，道也。'道者，人所行，故亦謂之行。道之引申爲道理，亦爲引道。"可見

“道”本義爲人行之“道”，至於“技藝”、“道理”、“方法”、“標準”則爲其抽象義，語譯時應多加留意詞的具體義與抽象義。

2. 不明古代的偏義複詞、同形詞、聯綿詞等而誤譯

又有醫人工於草書者，醫案人或不識，所係尚無輕重，至於藥名，則藥鋪中人豈能盡識草書乎？（《醫話四則》）

有人譯爲：又有擅長草書的醫生，寫的醫案有人不認識，關係無足輕重，至於藥名，藥鋪中的人哪里都能認識草書呢？

譯者將“輕重”譯爲“無足輕重”，實際上“輕重”爲偏義複詞，此處義偏於“重”，“所係尚無輕重”，應譯爲“關係尚不重要”。這是誤譯偏義複詞。

其論皆經理識本，非徒診病而已。（《甲乙經・序》）

有人譯爲：他們的理論都涉及根本，不只是論病罷了。

譯文的錯誤是把“經理”二字譯錯了。“經理”二字，此處意爲探究事物的原理。這是誤譯同形詞。

這類特殊詞彙中最易譯錯的當爲“聯綿詞”，稍有不慎，就會出錯。例如《素問・五藏生成篇》：“徇蒙招尤，目冥耳聾。”王冰注：“招，謂掉也，摇掉不定也。尤，甚也。目疾不明，首掉尤甚，謂暴病也。”王冰把“招尤”二字分訓，將“招”釋爲“摇掉不定”，將“尤”釋爲“甚”，就是因爲不懂聯綿詞的緣故。其實，“招尤”即“招摇”，是一迭韵聯綿詞。二字同義，不可分訓。《普濟本事方》卷二、《婦人良方》卷四第四引“招尤”，皆作“招摇”，證明了這一點。

3. 因不明語法而誤譯

（1）古代的虚詞非常豐富，用於不同的上下文中用法就不一樣。試以“之”字爲例：

先生得無誕之乎？何以言太子可生也？（《扁鵲傳》）

有人將“之”對譯爲“他”，其實這個“之”意爲“我”，是自稱代詞。

子之獲是藥幾神乎？誠難遭已。（《鑒藥》）

有人將“之”對譯爲“的”，其實這個“之”用於主謂之間，是結構助詞，起取消句子獨立性的作用，不必對譯。

張鋭戒云：“明日早，且忍飢勿啖一物，俟鋭來爲之計。”（《醫説》卷五）

有人將“之”對譯爲“他”，其實這個“之”當“你”講，是第二人稱代詞。

夫病之一物，輕則傳久而自盡，頗甚則傳久而難已，更甚則暴死。（《汗下吐三法該盡治病詮》）

有人將“之”對譯爲“的”，其實這個“之”含有輕微的指代作用，複指前面的“病”，意爲“這”。

舉世昏迷，不知覺悟，不惜其命，若是輕生，彼何榮勢之云哉？（《傷寒論・序》）

有人將“之”對譯爲“的”，其實這個“之”是結構助詞，爲賓語前置的標志，在此不用翻譯。“彼何榮勢之云”即“云何榮勢”。

稽其言有徵，驗之事不忒。（《黄帝内經素問注・序》）

有人將“之”對譯爲“它”，其實這個“之”與上文的“其”對舉，“之”即“其”。“驗之事”即“驗其事”。

古漢語中虚詞的用法十分靈活，以上“之”字的用法就是一個很好的説明。衹有仔細推敲每一個虚詞的用法，才能避免譯文的錯誤。

（2）詞類活用是指某詞在具體語言環境中臨時具有另一類詞的用法。詞類改變，詞義

自然也會因之而變化。例如：

經之有《難經》，句句皆理，字字皆法。（《類經・序》）

有人將“理”與“法”都按其常義對譯，不知“理”、“法”前都有副詞“皆”修飾，因此，其詞性也由名詞變成動詞，應譯爲：合乎道理，合乎法則。

病方進，則不治其太甚，固守元氣，所以老其師。（《用藥如用兵論》）

有人將“老”對譯爲“衰老”，不知這個“老”是形容詞的使動用法，意爲“使……疲憊”。

活用是古文簡潔生動的有力表現，若不懂活用，很難將原文風貌準確傳達出來。

（3）古代的判斷句、否定句、被動句等與現在表達方式往往不一樣，若不瞭解，自然也會譯錯。例如：

未至，公夢疾爲二豎子，曰：“彼良醫也。懼傷我，焉逃之？”（《左傳・成公十年》）

有人將“彼良醫也”譯爲“那個高明的大夫”，把“彼”當成了指示代詞“那”，用來修飾“良醫”，其實，這是一個判斷句，即“彼，良醫也。”意爲：他是一個高明的大夫。

此二事，雖扁鵲、倉公無以加也。華佗性惡矜技，終以戮死。（《甲乙經・序》）

有人將“終以戮死”譯爲“終究因爲殺戮而死”，而不知此句是一個無被動詞標志的被動句，應譯爲：終究因此被殺死。

4. 因不明修辭而誤譯

修辭的問題往往被人忽略，因此常常犯了錯誤還渾然不覺。例如：

製一方，與服之，乃效。特壽之於木，刻揭於耳目聚集之地，用之者無不效。（《東垣老人傳》）

有人將“耳目”二字照搬不譯，不知此處爲借代的修辭手法，指代人群。

年十四，母鄭安人以暴疾終，既含不瞑。（《明處士江民瑩墓志銘》）

有人將“含”對譯爲“口中含着”，不知古代喪禮，放在死人口中的玉亦稱“含”，因而此處的“含”是“死”的委婉語。

新内勿刺，新刺勿内。（《靈樞・終始》）

有人將“内”對譯爲“納入食物”，不知是“性交”的委婉語。

5. 因不諳文史知識而誤譯

中國有五千年文明史，其中各種典章制度、品類名物、星相曆法、姓氏地名等非常複雜，加之現代人古書讀得少，因此很容易出現錯誤。例如：

我朝治洽學明，名賢輩出，咸知溯原《靈》、《素》，問道長沙。（《温病條辨・叙》）

有人將“問道長沙”譯爲“去長沙問路”，不知相傳張仲景做過長沙太守，故又稱“張長沙”。“問道長沙”意爲向張仲景求教。這是因不明姓名字號而誤譯。

先外祖張景岳公，名介賓，字會卿。先世居四川綿竹縣。明初，以軍功世授紹興衛指揮，卜室郡城會稽之東。（《景岳全書》林日蔚紀略）

有人將“紹興衛指揮”對譯爲“保衛紹興的指揮官”，不知“衛”是明初軍隊的一種編制。京師和各地於要害處設衛所。一郡設所，連郡設衛。大抵五千六百人稱衛，一千一百二十人稱千户所。因此“紹興衛指揮”即“紹興衛的指揮使”。這是因不明官職而誤譯。

彼中民感時行疫癘，俗呼爲大頭天行。醫工遍閱方書，無與對證者。（《東垣老人傳》）

有人不知“大頭天行”是病證名，即大頭瘟、大頭風、大頭傷寒之意，而將其拆開翻譯，不知所云。這是因不明醫學知識而誤譯。

6. 因不明文字的通假、古今而誤譯

讀古書，須先明通假字、古今字，否則，以借字、今字爲譯，難免扞格不通。

蟹與柿，嘗食之而無害也，二物相遇，不旋踵而嘔。（《良方·自序》）

今之處藥，或有惡火者，必日之而後咀，然安知采藏之家不常烘煜哉？（《良方·自序》）

有人把前一例的“嘗”對譯爲“品嚐”，把後一例的“常”對譯爲“經常”，不知此二字互相通假，這在古書中多有其例，如《荀子·天論》：“夫日月之有蝕，風雨之不時，怪星之黨見，是無世而不常有之。”王先謙集解：“《群書治要》‘常’作‘嘗’是也。”《韓非子·外儲說左上》：“主父常游於此。”陳奇猷集釋引太田方曰：“常、嘗通。”這是因不辨字的通假而誤譯。

偶然治差一病，則昂頭戴面，而有自許之貌。（《大醫精誠》）

過當則傷和，是以微其齊也。（《鑒藥》）

有人把前一例的“差”對譯爲“錯”，不知“差”即後來的“瘥”。《説文》：“瘥，瘉也。”徐鍇繫傳：“今人病差字。”徐灝注箋：“猶言痼疾若失也，又言瘥去體也。”揚雄《方言》卷三：“差，愈也。南楚病愈者謂之差。”《廣韵·卦韵》：“差，病除也。”醫書中常作“差”。《傷寒論·陰陽易差病》：“大病差後勞復者，枳實梔子湯主之。”《後漢書·華佗傳》：“操積苦頭風眩，佗針，隨手而差。”“差”即“瘥”之古字。有人把後一例的“齊”對譯爲“齊全”，不知“齊”即後來的“劑”。《説文》：“禾麥吐穗上平也，象形。”段玉裁注：“禾麥隨地之高下爲高下，似不齊而實齊，参差其上者，蓋明其不齊而齊也。引申爲凡齊等之義。”作形容詞爲“齊等”，作動詞爲“調配”，《集韵·霽韵》：“齊，和也。”作名詞則指“調和之物”，中醫中常指藥劑，如《倉公傳》：“躁者有餘熱，即飲以消石之齊。”可見，“劑”即“齊”之後起字。這是因不識字的古今而誤譯。

二、衍　譯

有人脱離原文，憑空杜撰，畫蛇添足，隨意加進原文所没有的内容，這就叫“衍譯”。

佗久遠家思歸，因曰：“當得家書，方欲暫還耳。”到家，辭以妻病，數乞期不反。太祖累書呼，又敕郡縣發遣，佗恃能厭食事，猶不上道。（《華佗傳》）

有人譯爲：華佗離家好幾年了想回家，於是説：“我最近接到了好幾封家信，説我妻子病了，我想暫時回家住幾個月。”到了家，就以妻子病了作爲借口推辭，多次請求延長假期不回來。曹操多次寫信招呼他，又下詔書命令郡縣的官吏遣送他回來。但華佗性格孤傲，憑借才能，不願伺候曹操，好長時間，依然不上路。

此段譯文有許多是譯者想像出來的：①原文只説離家，并未説“離家好幾年”。②原文只説“得到家信”，并未説“接到幾封家信”。③原文没有説信的内容是什么，而譯者却加上“妻子病了”。④原文只説“想暫時回家”，并未説想“住幾個月”。⑤原文只説“敕”，即“命令”之意，并未説“下詔書命令”。按，“敕”，原是自上命下之辭，不專指皇帝命令。清·顧炎武《金石文字記·西嶽華山廟碑》：“勅（敕）者，自上命下之辭，漢時人官長行之掾屬，祖父行之子孫皆曰敕……至南北朝以下，此字則惟朝廷專之。”如《世説新語·政事》：“（陶侃）作荆州時，勅船官悉録鋸木屑，不限多少。”由此可知，當時之“勅”只指“命令”。再則，當時曹操并未稱帝，至其子曹丕始稱帝，追封其廟號爲“太祖”，故稱“太祖”，既然不是皇帝，自然也不當“下詔書”。⑥原文并未説“華佗性格孤傲”，只有皇甫謐《甲乙經·序》中稱“華佗性惡矜技，終以戮死”。⑦原文也未説他“好長時間”，没有上路。

虢君聞之大驚，出見扁鵲於中闕，曰：“竊聞高義之日久矣，然未嘗得拜謁於前也。先生過小國，幸而舉之，偏國寡臣幸甚。有先生則活，無先生則棄捐填溝壑，長終而不得反。”（《扁鵲傳》）

有人譯爲：虢國的君王聽説扁鵲醫道高明，非常驚訝，親自到中闕來會見扁鵲，説道：“久聞大名，但没有機會去您府上拜見您。先生到我們這個小國家來，哀憐太子，并用您神奇的醫術救治他，我這個才德淺薄的小國之主幸運得很。有您，太子就能救活；若没有您，太子就只能英年早逝，棄埋在溝中，永遠死去不能復生了。

此段譯文亦有多處增字衍譯：①“拜謁於前”，是説“到面前拜見”，拜會的地點原文没説，譯者加上“去您府上”，顯係臆測。②“舉之”即“救之”即“救治他”，并未説以什麽樣的醫術救他，“神奇的醫術”是譯者妄加。③“棄捐填溝壑”是“死”的婉辭，再加“英年早逝”，反覺累贅。

三、漏　譯

“漏譯”是指把原文中一些關鍵性的詞語或句子漏掉不譯，或古文簡略，今譯時當補而未予補充。“漏譯”的表現主要有以下三種：

1. 照搬原文，當譯不譯

乃今我里有方士淪跡於醫，厲者造焉而美肥，輒者造焉而善馳，矧常病也？（《鑒藥》）

有人譯爲：如今我的鄉里有個方士隱迹在醫學界，厲者到他那兒就變美長胖，輒者到他那裏就能奔跑，矧一般的病呢？

此譯文有三處漏譯：①“厲者”，“厲”通“癩”，此二字古書常通假，如《莊子・齊物論》：“舉莛與楹，厲與西施恢恑憰怪，道通爲一。”陸德明《釋文》：“厲，如字。李（軌）音賴。司馬彪云：病癩。”《史記・刺客列傳》：“豫讓又漆身爲厲，吞炭爲啞。”司馬貞《索隱》：“厲、賴聲相近，古多假厲爲賴，今之癩字從疒。”“厲者”，當譯爲“長惡瘡的人”。②“輒者”，“輒”謂兩脚連并，不能開步。《穀梁傳・昭公二十年》：“輒者何也？曰：兩足不能相過。齊謂之綦，楚謂之踂，衛謂之輒。”陸德明《釋文》：“輒，本亦作縶。劉兆云：如見絆縶也。”因此，“輒者”可譯爲“有足病的人”。③——“矧”，音 shěn，表遞進關係的連詞，可譯爲“何況”。《爾雅・釋言》：“矧，况也。”郝懿行《義疏》：“矧者，矤之或體也。《説文》云：‘矤，况詞也。從矢，引省聲。’今經典通作矧，不省。”《書・大禹謨》：“至誠感神，矧玆有苗。”孔傳：“矧，况也。”

而世人不察，惟五穀是見，聲色是耽，目惑玄黄，耳務淫哇。（《養生論》）

有人譯爲：但世人不明白這個道理，衹看得到五穀的作用，眼睛被玄黄所迷惑，一味沉溺歌舞女色，耳朵衹追求淫哇。

此段有“玄黄”、“淫哇”兩處漏譯：①“玄黄”，本指黑色與黄色。《易・坤》：“夫玄黄者，天地之雜也，天玄而地黄。”此處是以“玄黄”代指自然界紛雜之顔色。②“淫哇”，淫靡之聲，即放蕩的歌曲。《抱朴子・擢才》：“嶧陽雲和，不爲不御而息唱，以競顯於淫哇。”亦作“淫聲”。《周禮・春官・大司樂》：“凡建國，禁其淫聲，過聲、凶聲、慢聲。”注：“淫聲，若鄭衛也。”又《左傳・昭公元年》：“於是有煩手淫聲，慆堙心耳，乃忘平和，君子弗聽也。”

2. 當譯之詞語、句子，譯文未予反映

縱少覺悟，咸歎恨於所遇之初，而不知慎衆險於未兆。是由桓侯抱將死之疾，而怒扁鵲之先見，以覺痛之日，爲受病之始也。（《養生論》）

有人譯爲：即使有人領悟養生的重要性，也都是在遇到疾病時纔悔恨，却不知在病患未有徵兆時小心地防範各種危險。好比桓侯身染致命的病患，却對扁鵲的先見之明表示憤怒，把覺得疼痛的那一刻，當作生病的開始。

此段譯文有多處漏譯：①“縱少覺悟”，譯者“少”字未譯，“少”當“稍微”講；②“歎恨”，譯者只譯了“恨”未譯“歎”，“歎”在此是“感歎”之意；③“是由”，譯者未譯“是”，“是”爲指示代詞，指代前面所説的作法。

3. 省略成分，當補未補

予然之，之醫所。切脈觀色聆聲，參合而後言曰。（《鑒藥》）

有人譯爲：我認爲他的話很對。就到了醫生住的地方。診脈，觀面色，細聽聲音，綜合考察然後説。

此段原文“切脈”前省略了主語“醫”，若不補充，讀者不知所云，而且語氣也不連貫，因此當補“醫生”二字。

淫生六疾……陰淫寒疾，陽淫熱疾，風淫末疾，雨淫腹疾，晦淫惑疾，明淫心疾。（《左傳·昭公元年》）

有人譯爲：過度就會生六種疾病……陰過度寒病，陽過度熱病，風過度四肢病，雨過度腹部疾病，晚上勞累過度心志迷亂之病，白天思慮過度心力交瘁之病。

此段原文在“陰淫”、“陽淫”、“風淫”、“雨淫”、“晦淫”、“明淫”之後皆承前省略一“生”字，故語譯時應補譯“得”或“生”，否則文句就不通。

還有一些是古人未説，而根據邏輯關係需要補充的。這有兩種情況：一是某些連接詞的省略，一是分句中某些分句的省略。

前者如：

夫仲景，法之祖也。後人雖移易無窮，終莫能越其矩度。（《張仲景傷寒立法考》）

有人譯爲：張仲景，是設立治病之法的創始人。後人雖然變化無窮，終究不能超越他的法則之外。

此譯文語氣欠連貫，關鍵是“終究”二字之前當補“但是”二字表示轉折，但譯者未能補出。

學醫道者，不可不明乎經絡。經絡不明，而欲致夫療病，猶習射而不操弓矢，其不能也決矣。（《褚澄《褚氏遺書·除疾》）

有人譯爲：學醫道的人，不可以不明經絡的道理。經絡不明白，却想從事治病，就好比練習射箭不拿弓箭，是絶對不可能學好醫道的。

此段譯文語氣欠連貫，因爲在“經絡不明”前欠缺“如果”二字，須補上。

後者如：

下利清穀，不可攻表，汗出必脹滿。（《傷寒論·辨厥陰病證并治》第 364 條）

有人譯爲：下利清穀，不可用解表之法，出汗一定肚子脹滿。

譯文不通暢，給人莫名其妙的感覺。因爲原文在“汗出”之前省略了“若攻表”這一分句。本段意思是説：下利清穀之時，不可用解表之法；若用此攻表之法，就會出汗，汗出就會導致腹部脹滿。

以上就誤譯、衍譯、漏譯作了分析和例解，但翻譯中出現錯誤的情況很多，很難都包容進去，希望譯者能舉一反三，盡量避免錯誤的出現。

第三節　今譯的類型和方法

一、今譯的類型

今譯一般分爲直譯和意譯。

1. 直譯

直譯是指盡可能按原文的詞性、詞義、語法結構及邏輯關係一一對譯的今譯方法，它不任意改動詞序和增删文字,忠實地再現原文的思想内容和語言風格。對於古代的散文、科學論文及醫學文獻,最適宜直譯的形式。

夫釋縛脱艱,全真導氣,拯黎元於仁壽,濟羸劣以獲安者,非三聖道,則不能致之矣。(《黄帝内經素問注·序》)

【譯文一】要想治好各種疑難雜證,讓人們真精旺盛,氣機通暢,拯救百姓達到高壽,救助困苦獲得安康,不是三聖的大道理,很難成功。

【譯文二】要想解除疾病的纏繞,脱離痛苦,保全真精,通導元氣,拯救老百姓達到長壽,救助體弱多病的人獲得健康,如果不懂得三聖的大道理,那是不能達到這樣的目的的。

"譯文一"從内容看,基本没有什麽大錯,但譯者脱離原文的字詞,衹是根據大意來翻譯,就不能説很好地傳達了原文的思想。原文中的"釋縛脱艱"、"羸劣"、"致之"等詞都没有譯出來。"譯文二"則按原文的字、詞、順序翻譯,不僅完滿傳達了原文的意思,那些字、詞也都準確表現出來了,因此"譯文二"更合適。

郡守果大怒,令人追捉殺佗。郡守子知之,屬使勿逐。(《華佗傳》)

【譯文一】郡守勃然大怒,馬上就派人去追捕華佗。華佗事先將此事告訴了郡守的兒子,因此,郡守的兒子知道内情,就吩咐使者别去追趕華佗了。

【譯文二】郡守果然十分惱怒,命令人追趕捉拿殺死華佗。郡守的兒子知道内情,囑咐差役不要追趕。

"譯文一"内容也基本正確,但不僅未表現像"果"、"追"、"殺"、"屬"這些詞,而且還添枝加葉,好像譯文更生動豐滿,但帶有想象的成份。"譯文二"則按原文字、詞、順序翻譯,内容準確,語言流暢。

要注意的是,"直譯"不同於"死譯"。由於時代的差異,古今語言也存在相當的不同。若完全按原文一字一字地對譯,那恐怕就會令人看不懂,古人也不明白了。例如:

尅期不愆,布陣有方,此又不可更僕數也。(《月藥如用兵論》)

【譯文一】限定時間,不得拖延,布陣要有方法,這些策略像更换僕人一樣不能數盡的。

【譯文二】限定日期,不得延誤,處方用藥,要有法度,這些問題又是數不勝數的。

"譯文一"機械地逐字對譯,將"布陣有方"直譯爲"布陣要有方法",將"不可更僕數"直譯爲"像更换僕人一樣"。這在表面上是忠實原文,實則未懂原文,機械翻譯,不但意思不明,語言也佶屈聱牙。實際上,"布陣有方"中的"布陣",指大夫"處方用藥"。"不可更僕數",《禮記·儒行》:"遽數之不能終其物,悉數之乃留,更僕未可終也。"鄭玄注:"僕,太僕也。君燕朝則正位,掌擯相;更之者,爲久將倦,使之相代。"由此可見,"僕",指掌儐相之官員,非"僕人"之"僕"。"不可更僕數",是形容事物繁多,數不勝數之意。"譯文二"的翻譯雖然更换了一些詞語,但却是準確的。

2. 意譯

意譯是以傳達原作的思想精神爲目的,不受原文詞序、語法結構限制的今譯方法。它最適合於古代的韵文即詩、詞、歌賦之類的翻譯。如郭沫若的《屈原賦今譯》、余冠英的《詩經選譯》等,都是這方面的代表作。

但意譯同樣要求忠實原文,以"信"爲基礎,而絶非脱離原文的任意發揮。郭沫若先生在屈原《九章》譯文後寫道:"有人説翻譯是創作,這話含有部分的真理。既是譯文而不是注疏,那你就須得使你的譯文也成爲藝術品。不僅要求'信',不僅要求'達',還要求其'雅'。這就是説,原作是詩,你的譯文也應該是詩。爲了達到這個目的,我們應該允許譯者有部分的自由。有時候他不能逐字逐句地硬譯,他可以統攝原意,另鑄新辭。"這段話,對意譯可以說仍具指導意義。

下面是屈原《楚辭·九章·哀郢》中的幾段譯文,可以說是比較好的意譯作品。

【原文】將運舟而下浮兮,上洞庭而下江。去終古之所居兮,今逍遥而來東。羌靈魂之欲歸兮,何須臾而忘反？背夏浦而西思兮,哀故都之日遠。登大墳以遠望兮,聊以舒吾憂心。哀州土之平樂兮,悲江介之遺風。

【譯文】駕運着航船順流而下呵,南邊是洞庭湖北面是長江。我遠離祖先世代所居的故土呵,千里迢迢地漂蕩到東方。靈魂一直在想歸去呵,哪會片刻忘記返故鄉？離開了夏浦總是眷戀地回頭西望呵,爲故都日益遥遠而悲傷。登上大隄我舉目遠望呵,姑且這樣來寬解我的愁腸。爲往日國土的廣闊百姓的安居樂業而哀痛呵,爲水鄉的民俗是那樣的古樸善良而悲愴。

【原文】外承歡之汋約兮,諶荏弱而難持。忠湛湛而願進兮,妬被離而鄣之。堯舜之抗行兮,瞭杳杳而薄天。衆讒人之嫉妬兮,被以不慈之僞名。憎愠惀之脩美兮,好夫人之忼慨。衆踥蹀而日進兮,美超遠而逾邁。

【譯文】小人假飾諂媚之態以討君王的歡寵呵,内心却實在空虚没有堅定的操守。我忠心耿耿地希望進身君前得以效力呵,小人們嫉妒萬分紛紛加以阻攔。堯舜那樣的崇高品行呵,光被四海直迫雲天。群小們深爲妒忌製造讒言呵,給堯舜蒙上了不慈的惡名。君王厭惡品行端美的君子呵,却偏愛那些慣於慷慨陳詞的小人。群小們奔走鑽營日益得到重用呵,善美的忠賢君子却越來越被疏遠。

總之,直譯或意譯,要看原作的體裁。切忌將直譯與死譯等同起來,機械地翻譯。

二、今譯的方法

這裏所談的今譯方法,主要是就直譯而言的。大抵可以用"留、對、换、删、補、移"六個字來概括。兹分述如下：

1. 留

留,是把原文中的某些詞語直接保留在譯文之中。需要"留"的詞語主要有以下幾個方面：

(1) 專有名詞。如書名——《内經》、《傷寒論》、《諸病源候論》、《甲乙經》等;篇名——《上古天真論》、《陰陽應象大論》、《扁鵲倉公列傳》等;人名——扁鵲、張仲景、華佗等;表字——仲景(張機)、明之(李杲)、東壁(李時珍)等;别號——抱朴子(葛洪)、玄晏先生(皇甫謐)、洄溪老人(徐大椿)等;國名——秦、晉、楚等;朝代名——先秦、西漢、魏、唐、宋等;官職名——太尉、相、太僕令、太守等;年號——建安、甘露、萬曆等;謚號——齊桓公(小白)、忠武侯(諸葛亮)、文忠(歐陽修)等;地名——雲間、邯鄲、咸陽等;度量衡名——仞(長度)、斛(容積)、鈞(重量)等;生理解剖名——五臟、六腑、心、肝、脾等;病證名——消渴、痹症、厥證、傷寒、温病等;藥名——大黄、甘草、狗寶、鈎吻等;方劑名——小柴胡湯、桂枝湯、大承氣湯等;穴位名——合谷、百會、氣海等;經絡名——任脈、督脈、陽明經等;典章制度名——科舉、孝廉、進士、舉人等。

(2) 中醫術語:止咳平喘、祛風利濕、生津止渴、凉血止血等。

(3) 古今意義基本相同的詞語。如馬、牛、羊、手、長、短、温熱、正直、忠誠、仁、義、禮、智等。

(4) 常見易明的成語典故。如指鹿爲馬、刻舟求劍、他山之石可以攻玉等。

以上詞語之所以保留,是因爲有的根本没有完全對應之辭。如"太尉"是漢朝掌管兵權的最高長官,若譯爲"軍委主席"、"國防部長"顯然都不合適。又如"醫師",據《周禮》,是掌管醫藥政策法令、調運藥物、考核醫生成績的官員,若譯爲"衛生部長"顯然也是不合適的。又如"進士"不能譯爲"博士","舉人"也不能譯爲"碩士","丞相"不能譯爲"總理","國子監"不能譯作"大學"。有的病症也不可對譯爲現在的病症,如"消渴",不能譯作"糖尿病","痹症"不能譯爲"風濕性關節炎","厥證"不能譯爲"休克"。有的是行業術語,專業人士一看就明白,不需再譯,如斂肺收汗、活血去瘀等。有的古今詞義變化不大,翻譯無此必要,如牛、羊、馬、猪、鷄等。還有些詞言簡意賅,形象生動,若翻譯反而囉嗦累贅,如"刻舟求劍"、"班門弄斧"等。

基本詞一般具有全民性和穩固性,因此《爾雅》、《廣雅》、《方言》等古代辭書對基本詞不僅不加以解釋,而且往往用它們注釋古語詞、方言詞、專門用語等。

另外,今譯與注釋同時是爲讀者服務的,如前所述,它們既相區别,又相補充。有些必須靠今譯的,而有些則是必須通過注釋纔能清楚的,如比較生僻的專有名詞,完全可以靠注釋來解決,而不需今譯來取代它。

2. 對

對,有兩方面的含義:一是指按原文的詞序、結構、句式對應語譯。總體來説,古文的結構與現代白話文的結構是差不多的,比如"郡守子知之"(《華佗傳》)是定語(郡守)——子(主語)——知(謂語)——之(賓語)這樣一個結構,譯成現代漢語,郡守的(定語)兒子(主語)知道(謂語)這件事(賓語),整體結構基本没有變化,因此,今譯時,按照原文對應翻譯是可以的。二是指把原文中的單音節詞組合成以該詞爲詞素的雙音節詞來對應語譯。如將"果"對譯為"果然","追"對譯為"追趕"之類。這是因爲古代漢語以單音節詞爲主,現代漢語則以雙音節詞爲主,試以《詩經・關雎》爲例:

關關 雎鳩 在 河 之 洲 窈窕 淑女 君子 好 逑 參差 荇菜 左 右流 之 窈窕 淑 女 寤 寐 求 之 求 之 不 得 寤 寐 思 服 悠 哉 悠 哉 輾轉 反 側 參差 荇菜 左 右 采 之 窈窕 淑 女 琴 瑟 友之 參差 荇菜 左 右 芼 之 窈窕 淑 女 鐘 鼓 樂 之

這首詩共69個詞,其中複音詞11個,單音詞58個,爲16%:84%。據統計,《紅樓夢》一書多音詞(其中大部分爲雙音詞)與單音詞的比例爲64%:36%,而老舍先生的《駱駝祥子》是70.5%:29.5%。可見,由古到今,漢語詞語的音節不斷由單音節向多音節(主要是雙音節)轉化。

而且,現代漢語的雙音節詞也多是以該單音節詞爲詞素組合起來的。如古代的單音詞"知",可以組合成許多以它爲詞素的雙音節詞,如知道、知曉、知己、知識、知交、知覺、知名、知情、知音等。

現代漢語雙音節詞與古代漢語單音節詞的對應關係,爲我們今譯時採用"對譯"的方法提供了很大的方便。例如:

郡守果大怒,令人追捉殺佗。郡守子知之,屬使勿逐。(《華佗傳》)

【譯文】郡守果然十分惱怒,命令人追趕捉拿殺死華佗。郡守的兒子知道這件事,囑咐差役不要追逐。

譯文不僅保留了原文的詞序、結構、句式、詞性及其功能,而且用對譯的方法把單音節詞譯成了以之爲詞素的雙音節詞，不但含義明確，而且與現代漢語的習慣也不違背。

晉侯夢大厲，被發及地，搏膺而踴，曰："殺余孫，不義。余得請於帝矣！"壞大門及寢門而入。(《左傳·成公十年》)

【譯文】晉侯夢見大惡鬼，頭發披散達到地上，拍打着胸脯并且跳躍着説："(你)殺害我的子孫後代，是不正當的行爲。我已經向天帝請求允許我報仇了。"毁壞了大門和寢宫的門進入。

醫師掌醫之政令，聚毒藥以共醫事。凡邦之有疾病者、疕瘍者造焉，則使醫分而治之。(《周禮·天官·冢宰·醫師》)

【譯文】醫師掌管醫藥的政策法令，徵集藥物來供給醫療工作使用。凡是國内有内科病的人、外科病的人到了這裏，醫師就委派内科或外科醫生分别地治療他們。

3. 换

换，是指把原文中不能或不宜對譯(指用以它作詞素組成現代漢語雙音詞)的古漢語詞，變换成意義相同或相近的現代詞語。需要换譯的情况很多，有的是詞彙方面的，有的是語法方面的，有的是修辭方面的。由於詞在具體句子中具有靈活性的特點，因此今譯時要特别注意。例如：

一撥見病之應，因五藏之輸，乃割皮解肌，訣脈結筋，搦髓腦，揲荒爪幕，湔浣腸胃，漱滌五藏，練精易形。(《扁鵲傳》)

原文中"輸"、"訣"、"荒"、"幕"爲通假字，它們的本字分别爲"腧"、"决"、"肓"、"膜"；"藏"、"爪"爲古今字，今字分别爲"臟"、"抓"。如果以上六字依然按借字、古字來譯，讀者一定會不知所云，故應分别换譯爲"穴道"、"疏通"、"膏肓"、"膈膜"、"五臟"、"疏理"。這是用本字换譯借字，用今字换譯古字。

今余所訪問者真數。(《素問·氣穴論》)

黄帝咨訪岐伯，遵伯高、少俞之徒，内考五藏六府，外綜經絡血氣色候。(《甲乙經·序》)

這兩例的"訪"皆换譯爲"詢問"，這是因爲"訪"的最早含義就是"詢問"。《説文》："訊謀曰訪。"《爾雅·釋詁》："訪，謀也。"《詩經·小雅·皇皇者華》毛傳："咨事之難易爲謀。"《廣韵》、《玉篇》尚未收"拜訪"義，可見"拜訪"之義的出現是較晚的。這是用詞的古義來换譯。

羅名知悌，字子敬……得金劉完素之再傳，而旁通張從正、李杲二家之説。然性褊甚，恃能厭事，難得意。(《丹溪翁傳》)

其中的"褊"應换譯爲"狹隘"，此爲引伸義。其本義爲"衣小"。《説文·衣部》："褊，衣小也。"段玉裁注："引伸爲凡小之稱。"若將文中"性褊"之"褊"譯爲"衣服小"，顯然與上下文不合。這是用詞的引申義來换譯。

志存救濟，故亦曲碎論之。(《大醫精誠》)

年五十，體重，耳目不聰明矣。(《素問·陰陽應象大論》)

前一例的"救濟"不是雙音詞"救助"的意思，而是聯合詞組"救世濟民"之意，後一例的"體重"不是偏正詞組"身體的重量"的意思，而是主謂詞組"身體重滯"之意，它們分别衹是古今形式相同而已。這是對同形詞語的换譯。

聯綿詞又稱連語，其特點有三：一是二字或雙聲，或叠韵，或雙聲叠韵；二是二字不能拆開釋義，字義與字形無關；三是往往有多種書寫形式。古人因不懂聯綿詞，常望文生義，穿鑿附會。如段成式《酉陽雜俎》卷十六："或言狼狽是兩物，狽前足絶短，每行常駕兩狼，失狼則不能動，故言事乖戾者稱狼狽。""狼狽"本是單純詞，不能依字形解詞，古書中又作"狼貝、狼跋"。《後漢書·任光傳》:"狼貝不知所向。"《三國志·蜀書·法正傳》:"當斯之時,進退狼跋。"可見原來并不作"狽",《説文》中亦無"狽"字。又如"葡萄",本爲聯綿詞,李時珍《本草綱目》解釋爲:"可以造酒,人酺飲之則陶然而醉,故有是名。"這種解釋也是錯誤的。例如:

愧情一集,涣然流離。(《養生論》)

詳察形候,纖毫無失;處判針藥,無得參差。(《大醫精誠》)

前一例的"流離"即"淋灕",汗出很多的樣子,不能對譯爲"流動分離",而應看作一個詞换譯。後一例的"參差"本是雙聲聯綿詞,長短不齊之貌,在此意爲"差錯"。這是對聯綿詞的换譯。

叠音詞也多是一種單純詞,古人亦稱"連語",如冉冉、拳拳、斤斤、孜孜、區區等,也不能按字面義來理解。例如:

自前至今,驗者何人,何縣里,主名,得諸見聞,班班可紀。(《丹溪翁傳》)

他人靳靳守古,翁則操縱取舍,而卒與古合。(《丹溪翁傳》)

前一例的"班班"亦作"斑斑",是一個單純詞,與"班"的本義無關。班,《説文》:"班,分瑞玉。從玨,從刀。"朱駿聲《説文通訓定聲》:"從分省,會意,分亦聲。"可見"班班"與"班"無關,應换譯爲"清清楚楚"。後一例的"靳",《説文》:"當膺也。從革,斤聲。""當膺",指服馬當胸的皮革。又作服馬的代稱。《左傳·定公九年》:"吾從子,始驂之靳。"杜預注:"靳,車中馬也。"孔穎達疏:"古人車駕四馬,夾轅二馬謂之服,兩首齊,其外二馬謂之驂,首差退。靳是當胸之皮也,驂馬首,當服馬之胸,胸上有靳。""靳靳",此處意爲"拘泥",不能譯作"當胸馬革"。這是對叠音詞的换譯。

4. 删

删,就是把原文中某些無實義的詞語省略不譯。需要删除的詞語主要是没有實際意義的助詞,包括結構助詞和語氣助詞。

常需删略的結構助詞主要是"之"、"是"。例如:

人之所病,病病多;醫之所病,病道少。(《扁鵲傳》)

"之"字後跟名詞性的結構"所病",在此爲定語的標志,可不譯。此類結構中的"之"一般都可不譯,如"子之所慎,齋戰疾"(《病家兩要説》),"土之所出乃良,無不可者"(《與崔連州論石鍾乳書》)等,其中"之"都可不譯。他如"蘭臺之宫"、"温熱之病"等中的"之",亦爲定語的標志,也不用譯。不過,作定語標志的"之",多數都可譯爲"的",如"古之人",可譯爲"古代的人","學者之心"可譯爲"學者的心理"等。

子之大父一瓢先生,醫之不朽者也。(《與薛壽魚書》)

"醫之不朽者",是定語後置的句子,"不朽者"爲後置定語,"之"是結構助詞,可不譯。

良工之治病,先治其實,後治其虚。(《汗下吐三法該盡治病詮》)

"之"用於主謂之間,爲結構助詞,起取消句子獨立性的作用,不用譯出。

不惜其命,若是輕生,彼何榮勢之云哉?(《傷寒論·序》)

孜孜汲汲,惟名利是務。(《傷寒論·序》)

前一例的"何榮勢之云"即"云何榮勢",後一例的"惟名利是務"即"惟務名利"。這兩例中的"之"和"是"都是賓語前置的標志,屬結構助詞,皆可不譯。

語氣助詞可不譯的有:句首語氣詞,如夫、蓋、夷、粤、曰等;句中語氣詞,者、惟、或、斯等;句末語氣詞如也、焉、哉等。

夫言土之出者,固多良而少不可,不謂其咸無不可也。(《與崔連州論石鍾乳書》)

夷考其間，瑕疵不少。(《李時珍傳》)

粤稽往古，則周有扁鵲之摘《難》。(《類經·序》)

扁鵲者，勃海郡鄭人也。(《扁鵲傳》)

五味或爽，時昧甘辛之節；六氣斯沴，易愆寒燠之宜。(《新修本草·序》)

俾工徒勿誤，學者惟明。(《黄帝内經素問注·序》)

上述各例中加點的詞都是語氣詞，分别用於句首、句中和句尾，均可不譯。

5. 補

補，指補充譯出原文中省略的成份，或根據上下文的邏輯關係，增補一些相應的詞語，以求文意的暢達完整和連貫。

需要補譯的一般有三類：一是有語法省略的，即主語、謂語、賓語等省略；二是有邏輯省略的，如句中的連接詞或複句中的分句省略；三是其他方面需要補譯的。

(1) 根據語法省略來補譯

在一定條件下，幾乎所有語法成份都可省略。爲了使讀者明白，語譯時應將省略的成份補譯出來。

【 】懼非其人，而時有所隱。故第七一卷，師氏藏之。(《黄帝内經素問注·序》)

【 】處蒙後省略了主語"師氏"(師氏是古代主管教育的官員)。

淫生六疾……陰淫【 】寒疾，陽淫【 】熱疾，風淫【 】末疾，雨淫【 】腹疾，晦淫【 】惑疾，明淫【 】心疾。(《左傳·昭公元年》)

【 】處承前省略謂語"生"，譯文應依次補出。

其寒也，不從外【 】，皆自内【 】也。(《素問·厥論》)

【 】處省略"入"和"生"，此因不言自明而省略。

阿從佗求可服食益於人者，佗授【 】以漆葉青黏散。(《華佗傳》)

【 】處省略賓語"之"，當補譯。

令嬖臣美手腕者與女子雜處【 】帷中。(《郭玉傳》)

【 】處省略介詞"於"。當介賓詞組做補語時，其介詞常可省略，譯時當補出。

(2) 根據邏輯省略來補譯

邏輯省略的對象主要是連接詞、語氣詞和分句。

連接詞的省略是指古人常常不用連接詞來表達分句間的關係，而是讓讀者通過閲讀内容去體會。語譯時應補出相應的連接詞，以使上下文更加連貫通暢。

昔淳于公有言：人之所病，病病多；醫之所病，病道少。(《温病條辨·叙》)

"醫之所病"前省略轉折連詞"而"的意思，應補譯"但是"。

秦太醫令李醯自知伎不如扁鵲也，使人刺殺之。(《扁鵲傳》)

"使人"前省略順承連詞的意思，可補譯"於是"。

有先生則活，無先生則棄捐填溝壑，長終而不得反。(《扁鵲傳》)

"有先生"、"無先生"前省略假設連詞的意思，可補譯"如果"。

即使偶愈，亦不知其補之之力，攻之之功也；使其不愈，亦不知其補之爲害，消之爲害也。(《景岳全書·論治篇》)

"補之之力，攻之之功"、"補之爲害，消之爲害"都是選擇複句，語譯時應在"攻之"、"消之"前補上選擇連詞"還是"。

以上是連接詞的邏輯省略。

但方書原有古名，而取用宜乎通俗。若圖立異矜奇，致人眼生不解，危急之際，保無誤事？（《醫話四則》）

"保無誤事"，不是"保證不誤事"，而是反問句，意爲"能保證不誤事嗎?"，語譯時應補充"能……嗎"，若不補出，讀者的理解就可能完全相反。

這是語氣詞的邏輯省略。

分句的省略，指的是省略複句中的分句，這個分句往往與上句意思相反。這種省略會導致上下文意不連貫，給人一種跳脱的感覺，因此又稱之爲"跳脱省略"，語譯時應補出省略的分句。

腦户……不可灸，令人瘖。（《甲乙經・頭直鼻中人髮際一寸循督脈却行至風府凡八穴》）

"不可灸"，與"令人瘖"意不連貫，實際省略了分句"若灸"，故應補出。

（香薷）其性温，不可熱飲，反致吐逆。（《本草綱目・香薷》）

"不可熱飲"怎麼會"反致吐逆"呢？實際上，在"不可熱飲"之後省略了"若熱飲"，語譯時應補出。

（3）根據其他情况而補譯

故非出入，則無以生長壯老已；非升降，則無以生長化收藏。是以升降出入，無器不有。（《素問・六微旨大論》）

前兩句是"互備"，即"故非出入升降，則無以生長壯老已（指人和動物）；非升降出入，則無以生長化收藏（指植物）"。所以最後説："升降出入，無器不有。"在語譯時，前面的"出入"，應補"升降"；後面的"升降"，應補"出入"。

甘草國老，大黄將軍。（《本草經集注・序録》）

這兩句都是暗喻，應在"國老"和"將軍"前均補譯"好像"之類。

華佗性惡矜技，終以戮死。（《甲乙經・序》）

"終以戮死"是無標志的被動句，"戮死"意爲"被戮死"，應補譯被動詞。

三菘，日用之蔬。（《李時珍傳》）

古代判斷句一般不出現判斷詞，今譯時須補上。如此例應譯爲"三菘是日常食用的蔬菜。"

古漢語常以數詞直接修飾名詞來表示物量，直接修飾動詞來表示動量，今譯時應補出量詞。

言久服去三蟲，利五藏，輕體，使人頭不白。（《華佗傳》）

"三蟲"即"三種蟲"，原文無量詞"種"，譯時補出。

（時珍）年十四，補諸生，三試於鄉，不售。（《李時珍傳》）

"三試於鄉"，即"在鄉試中考了三次"，無量詞，今譯時補"次"。

需補譯的情况還有很多，以上僅舉其大概而已。總之，補譯應以不損害原文，又要使原文完整通暢爲原則。

6. 移

移，指移换語序。就是按現代漢語習慣對原文的語序、結構進行相應的調整。需要進行調整的情况主要有以下幾種：

（1）將古漢語中的特殊語序移譯

古漢語的特殊語序主要表現有三種：主謂倒裝、賓語前置、定語後置。遇到這類情况，都需按現代漢語的習慣移譯。

岑岑周體，如痞作焉。(《鑒藥》)

睟然貌也，癯然身也，津津然譚議也。(《本草綱目·原序》)

黄帝曰："一時遇風，同時得病，其病各異，願聞其故。"少俞曰："善乎哉問！"(《靈樞·五變》)

這三例都是主謂倒裝的句子。例一的"岑岑周體"應按照"周體岑岑"的語序移譯；例二的"睟然貌也，癯然身也，津津然譚議也"，應按照"貌睟然也，身癯然也，譚議津津然也"的語序移譯；例三的"善乎哉問"應按照"問善乎哉"的語序移譯。

皮之不存，毛將安附焉？(《傷寒論·序》)

其爲醫，專事乎大觀之方，他皆憒憒，絶弗之省。(宋濂《贈醫師葛某序》)

而世人不察，惟五穀是見，聲色是耽。(《養生論》)

這三例皆屬賓語前置的特殊語序。例一的"毛將安附"應按照"毛將附安"的語序移譯；例二的"絶弗之省"應按照"絶弗省之"的語序移譯；例三的"五穀是見，聲色是耽"應按照"見五穀"、"耽聲色"的語序移譯。

古人好服食者，必生奇疾。(《用藥如用兵論》)

於是諸醫之笑且排者，始皆心服口譽。(《丹溪翁傳》)

這兩例都屬定語後置的句子。例一的"古人好服食者"應按照"好服食者古人"的語序移譯；例二的"諸醫之笑且排者"應按照"笑且排者諸醫"的語序移譯。

(2) 將古代某些慣用的表達結構移譯

到家，辭以妻病，數乞期不反。(《華佗傳》)

夫病多而方少，未有甚於温病者矣。(《温病條辨·叙》)

前一例的"辭以妻病"應按照"以妻病辭"的語序移譯，"以妻病"爲介賓詞組，在句中作補語；後一例的"甚於温病"應按照"於温病甚"的語序移譯，"於温病"表示比較的對象，作補語。這説明介賓詞組作補語時，今譯時應把它調整到謂語前。

歲歷三十稔，書考八百餘家，稿凡三易。(《李時珍傳》)

三試於鄉，不售。(同上)

前一例的"三易"應按"易三"即"修改了三次"的語序移譯，後一例的"三試"應按"試三"即"考了三次"的語序移譯。這説明數詞在句中置於動詞前時，今譯時應調整到動詞之後。

神躁於中，而形喪於外，猶君昏於上，國亂於下也。(《養生論》)

田、種一也，至於樹養不同，則功效相懸。(同上)

前一例的"而"和後一例的"則"都是表順承的連詞，分别出現在主語"形"和"功效"之前，今譯時可把它們移到主語的後面，并都譯爲"就"或"便"。這説明"而"與"則"在句中作順承連詞并且位於主語之前的，今譯時一般要調整到主語之後。

(3) 將具有某些特殊修辭手法的結構移譯

肌膚筋骨，有厚薄剛柔之異。(《大醫精誠》)

補水所以制火，益金所以平木；木平則風息，火降則熱除。(《本草綱目六則》)

前一例下文的"厚薄"、"剛柔"分别承受上文的"肌膚"、"筋骨"，故可按"肌膚有厚薄、筋骨有剛柔之異"來移譯；後一例下文的"木平則風息"承上文"益金所以平木"，下文"火降則熱除"承上文"補水所以制火"，故可按"補水所以制火，火降則熱除；益金所以平木，木平則風息"來移譯。這説明遇有下文兩個詞句分别承受上文兩個詞句的分承現象時，應依據詞句間的意義聯繫來調整語序。

空青，味甘寒，主盲目耳聾。(《神農本草經·玉石部》)

刺針必肅，刺腫摇針，經刺勿摇。此刺之道。(《素問·診要經終論》)

前一例下文言“耳聾”，上文的“盲目”應按照“目盲”移譯；後一例上文言“刺腫”，下文的“經刺”應按照“刺經”移譯。這説明遇有前後詞語的順序參差不一時，應調整爲一致的正常語序。

以上用“留、對、换、删、補、移”六個字概括介紹了今譯的方法，但實際上，今譯是譯者綜合水平的反映，祇有具有扎實的古文功底，對古代語言規律有深刻瞭解，同時又有相當高的駕馭現代漢語表達技巧的人，才能靈活自如地把握翻譯技巧，才能準確無誤地將古人的思想和文章風格傳達出來。因此，要想真正運用好翻譯的技巧，就必須首先打好堅實的古漢語基礎，而不可生搬硬套，削足適履。

第四節　今譯例析

爲了讓讀者更好地掌握今譯的方法，下面選用《李時珍傳》、《鑒藥》二篇文章中的段落進行今譯，試以這二段爲實例，分解“留”、“對”、“换”、“補”、“删”、“移”六字的具體運用。每個横框内的上行大字是原文，下行小字爲譯文，括號内是所採用的今譯方法。

一、《李時珍傳》

李時珍，字東璧，祖某，父言聞，世孝友，以醫爲業。年十四，補諸生，三試於鄉，不售。讀書十年，不出户庭，博學，無所弗觀。善醫，即以醫自居。楚王聞之，聘爲奉祠，掌良醫所事。世子暴厥，立活之。薦于朝，授太醫院判。一歲告歸，著《本草綱目》。

李時珍(留)，字東璧(留)，祖父(對)某(留)，父親(對)名(補)言聞(留)，世代(對)都(補)孝敬(對)父母(補)，友愛(對)兄弟(補)，把(换)醫療(對)作爲(對)職業(對)。十四歲(移、留、换)時(補)，考中了秀才(换)，三次(對)在鄉試中應考(移、换)，都(補)没有考中(换)。從此，埋頭(補)讀書十年(留)，没有(换)出過(對)家門(换)，廣泛地(换)學習(對)，没有不閱讀的書(换)。他(補)擅長(换)醫學(對)，就(换)以(留)醫療爲生(换)。楚王(留)聽説了這些情况(换)，聘請(對)他(補)擔任(换)王府的(補)奉祠(留)，掌管(對)良醫所(留)工作(换)。楚王的(補)嫡長子(换)突然(换)昏厥(對)，李時珍(補)立即(對)救活(對)他(换)。楚王把李時珍(補)推薦(對)到(换)朝廷(對)，朝廷(補)任命(换)他爲(補)太醫院判(留)。一年(换)後(補)請求回鄉(换)，編著(對)《本草綱目》(留)。

二、《鑒藥》

或聞而慶予，且閧言曰：“子之獲是藥幾神乎！誠難遭已。顧醫之態，多嗇術以自貴，遺禍以要財。盍重求之？所至益深矣。”予昧者也，泥通方而狃既效，猜至誠而惑勦説，卒行其言。逮再餌半旬，厥毒果肆，岑岑周體，如痁作焉。悟而走諸醫。醫大吒曰：“吾固知夫子未達也！”促和蠲毒者投之，濱於殆而有喜。異日進和藥，乃復初。

有人(换)聽説(换)此事(補)就(换)祝賀(换)我(换)，并且(對)慫恿(换)説(换)：“您(换)(删)得到的(换)這種(换)藥(留)多麽(换)神奇(對)啊(换)！確實(换)難以(對)遇到(换)的(换)。祇是(换)醫生(對)的習氣(换)，大多(對)保留(换)醫術(對)來(换)擡高自己(對、换、移)，遺留(對)禍患(對)來(换)索取(换)錢財(對)。何不(换)再(换)求取(對)這種藥(换)？達到的療效(换)更加(换)深入(對)了(换)。"我(换)是個(補)愚昧的人(對、换)(删)，拘泥(對)於(補)一般的道理(换)而(留)貪求(换)已經(换)得到的(補)效果(對)，懷疑(换)醫生的(補)極誠(换)之心(補)而(留)被(補)哄言迷惑(對、换、移)，終於(换)照着(補)旁人的話去做了(换、移)。等到(换)又(换)吃藥五天(换)，那藥的(换)毒性(對)果然(對)發作(换)，全身脹痛(换、移)，像瘧疾發作的樣子(對、换)。我(補)醒悟(對)過來(補)就(换)跑(换)到(换)醫生(對)那裏(補)。醫生(對)大怒(换)説："我(换)本來(换)知道(對)您(换)没有明白(换)醫藥的道理(補)啊(换)！"馬上(换)調配(换)解毒的藥物(對、换)給我(换)吃(補)，我才在(補)臨近(换)(删)危險(换)時(補)而(留)又(换)轉危爲安(换)。過幾天(换)服用(换)平和的藥物(對)，才(换)康復如初(對)。

参考資料

1. 郭錫良、何九盈、曹先擢、蔣紹愚著．怎樣學好古代漢語.語文出版社，1986.
2. 張培基、喻雲根編著．英漢翻譯教程．上海外語教育出版社，1983.
3. 錢超塵主編．古代漢語．光明日報出版社．1986.
4. 段逸山主編．醫古文·規劃教材．上海科學技術出版社，1995.
5. 段逸山主編．醫古文自學應考必讀．上海中醫學院出版社，1992.
6. 實用醫古文．段逸山、孫文鍾編著．上海科學技術文獻出版社，1993.
7. 醫古文修辭．王紹曾編著．黑龍江科學技術出版社，1985.

(黄作陣)

第六章

句　讀

古書一般不斷句，要讀者自行斷句，這給讀者增加許多困難。如《後漢書·班昭傳》："《漢書》始出，多未能讀者，馬融伏於閣下，從昭受讀。"試想：像馬融（公元79～166年）這樣有才學的經學家、文學家尚且不能讀同時代人的箸作《漢書》，還得"受讀"於其作者之一的班昭，那麽，一般讀者就可想而知了。於是古人非常重視斷句能力的培養，視明辨句讀爲讀懂古書的起點。《禮記·學記篇》曰："比年入學，中年考校。一年視離經辨志。"鄭玄注："離經，斷句絶也。"孔穎達疏："離經，謂離析經理，使章句斷絶也。"這裏説的"離經"，就是後世講的斷句。漢·高誘《淮南子·序》："自誘之少，從故侍。中同縣盧君，受其句讀。"清·陳世杰《金匱玉函經·序》："歲壬辰，義門何内翰以予初習張書句讀，手抄宋本見授。"（張書，指張仲景的著作。）可見無論儒門醫林都重視學習句讀。

在古醫書中，有些前人做了斷句，有部分建國後進行了整理校注，施予標點符號；但從整體言，大部分尚未加以標點符號，即使已經句讀的，其中值得斟酌之例也屢見不鮮。因爲中醫典籍浩如煙海，内容廣博宏富，涉及學科衆多，句讀不易，破讀難免。再是"今人標點古書，嚴肅認真的是多數，但是馬馬虎虎的也不是没有。即使謹慎從事，有時還難免出錯，掉以輕心就更難説了。"（吕叔湘《語文雜談·整理古籍的第一關》）因此，全面深入研討前賢時達古醫書句讀的經驗和教訓，使之更具理論性、系統性、實用性，這無疑對提高我們古醫書句讀能力和閲讀理解能力，有重要意義。

第一節　概　説

一、句讀的概念

句讀（dòu 逗）是我國前人給古書斷句的標點符號。在一句話語意已完，點在句終右下的叫句；在一句話語意未完而需要停頓的，點在兩字之間以識别的叫讀，合起來叫句讀。唐·天臺沙門湛然《法華文句記》云："凡經文語絶處，謂之句；語未絶而點之，以便誦咏，謂之讀。"宋·毛晃《增韵》言："今秘書校書式，凡句絶則點於字之旁，讀分則微點於字之中間。"明·袁子讓《字學元元》説："句讀，讀音豆。語絶曰句，語未絶點字之中曰讀。"句、讀明確分工是唐宋以後的事，漢代以前句、讀并無明確分工和不同涵義。"讀亦句之異名，句讀原來是複語，如果分開來講，語意已完，可稱爲句，也可稱爲讀；語意未完，可稱爲讀，也可稱爲句。"（洪誠《訓詁學》）

句讀，又稱"句投"、"句度"、"句逗"、"句斷"。東漢·何休《公羊傳解詁·序》云："援引他經，失其句讀。"這是有史以來"始連出句讀二字"的。（袁枚《隨園詩話》）漢·馬融《長笛賦》言："觀法於節奏，察度於句投。"唐·皇甫湜《答李生論文書》曰："讀書未知句度。"清·黄以周《群經説》説:“古離經有二法:一曰句斷,一曰句絶。句斷今謂之句逗,古亦謂之句投,斷與逗、投皆音近字。句斷者,其辭於此中斷而意不絶,句絶則辭意俱絶也。”從上引文,可証句讀與句投、句度、句逗、句斷是同義詞。

實際上古人斷句主要用句號,很少用讀號,所謂句讀,僅起斷句作用,與現代的句號、逗號的用法不全一致。在此特別要説明的是:我們現在講的中醫古書句讀,就是運用現代的標點符號給古醫書標點,而不是古人句讀的概念,兩者千萬不能混爲一談。

二、句讀的類别

句讀的種類有兩種,就是音節的句讀和文法的句讀。音節的句讀,簡稱音讀,即主要依據音節聲氣斷句,不拘於語意是否完整,結構是否符合句讀要求,主要用於韵文的斷句。文法的句讀,又稱意讀,即根據語意進行斷句,它表示一個完整的意義,語法上是一個句子,主要用於散文的斷句。音節的句讀與文法的句讀,兩者有很大不同,前者以音節爲主,後者以語法爲主,可是古人往往統稱之爲句讀,符號也無明顯區别。因此,我們在閱讀古書時,應分清哪些是音節的句讀,哪些是文法的句讀;在給古書標點時,哪裏應該用音節的句讀,哪裏應該用文法的句讀。有關音節的句讀和文法的句讀,近人黄侃有精詳的論述,他説:“文章與語言本同一物。語言而以吟咏出之,則爲詩歌。凡人語言聲度不得過長,過長則不便於喉吻。雖詞義未完,而詞氣不妨稽止,驗之恒習,固有然矣。文以載言,故文中句讀亦有時據詞氣之便而爲節奏,不盡關於文義。至於詩歌,則句度齊同,又本無甚長之句。顔延之譏摯虞《文章流别》以詩有九言爲非,以爲聲度闊緩,不協金石。斯可謂諳製句之原者也。世人或拘執文法,强作分析,以爲意具而後成句,意不具則爲讀。不悟詩之分句,但取聲氣可稽,不問義完與否。如《關雎》首章四句,以文法格之,但兩句耳。‘關關雎鳩’,‘窈窕淑女’,但取爲讀;蓋必合下句而義始完也。今則傳家并稱爲句,故知詩之句徒以聲氣分析之也……詩歌既然,無韵之文亦爾……《左傳》載臧僖伯諫隱公之辭,有曰:鳥獸之肉不登於俎,皮革齒牙骨角毛羽不登於器,則公不射。……此皆累數十名而成一辭,當其發語之時,其稽止之節,固已數矣。要之,以聲氣爲句者,不憭文法必待意具而後成辭,則文恉或至離析;以文法爲句者,不憭聲氣但取協節,則詞言或至失調。或乃曰意完爲句,聲止爲讀,此又混文義聲氣爲一,祇以增其糾紛。今謂句讀二名本無分别,稱句稱讀,隨意而施。以文義言,雖累百名而爲一句,既不治之以口,斯無嫌於冗長,句中不更分讀可也。以聲氣言,字多則不便諷誦,隨其節奏以爲稽止,雖非句而成句可也。學者目治之時,宜知文法之句讀;口治之時,宜知音節之句讀。”(《文心雕龍札記·論句讀有關於音節與關於文法之異》)

文法的句讀方法和理論問題業已解決,現代講的古書句讀,多指文法的句讀;而音節的句讀,則少爲人言,有些被不應有的冷落了,以致對它感到有些生疏,現舉幾例説明之。

人百病,首中風……閉與脱,大不同。(陳修園《醫學三字經》)

豆根治,心火盛,解熱毒,止喉痛。(袁鳳鳴《藥性三字經·山豆根》)

太陽脈緊喘無汗,身痛腰疼必惡寒;麻桂爲君甘杏佐,邪從汗散一時安。(陳修園《傷寒真方歌括·麻黄湯》)

耳鳴鼻衄胸中滿,好把金針此穴尋;但遇癢麻虚即補,如逢疼痛瀉而迎。(楊繼洲《針灸大成·蘭江賦》)

岐、和、彭、緩,騰絶軌於前;李、華、張、吴,振英聲於後。(《新修本草·序》

例1～3係仿中國舊時流行的蒙學課本《三字經》文體而作,爲“三言韵語”,例1“閉與脱大不同”,“與脱”是介賓結構(詞組)做狀語,却在“脱”後把它逗開了;例2“豆根治心火盛”,這是主謂賓結構的句子,却在謂語“治”後把它逗開了。例3“太陽脈緊喘無汗,身痛腰疼必惡寒;麻桂爲君甘杏佐”,按語法結構應該如此句讀:“太陽脈緊,喘,無汗,身痛,腰疼,必惡寒;麻、桂爲君,甘、杏佐,”才對,但因此歌括仿七言絶句文體而作,故以七言爲句而逗。例4第一句,按語法結構應該這樣句讀:“耳鳴、鼻衄、胸中滿”,而由於賦的文體特點是“舖采摛文,體物寫志。”(《文心雕龍·詮賦》)强調聲律對仗,所以在“鳴”、“衄”後各略去頓號。例5是駢體文,它要求對偶工整,於是在主語和謂語之間用逗號逗開。

我們説音節的句讀主要見於韵文,並不是説散文就没有音節的句讀,祇是有主次之分罷了。散文句讀常因詞語太長不便誦讀,而在不悖語法結構的情況下,適當地運用音節的句讀。這不僅没有讓人産生誤解,而且使文章增色不少,讀來琅琅上口。

夫戰國之文能是乎?宋臣高保衡等叙,業已辟之。(《類經·序》)

及乎近代諸家,尤不過順文敷演,而難者仍未能明,精處仍不能發,其何裨之與有?(同上)

慮此之外必有異案良方,可以拯人,可以壽世者,輯而傳焉,當高出語録陳言萬萬。(《與薛壽魚書》)

舉世醫者,皆以飲食失節,勞役所傷,中氣不足當補之證,認作外感風寒,有餘客邪之病,重瀉其表,使榮衛之氣外絶,其死只在旬日之間。(李杲《内外傷辨惑》)

金張子和以吐、汗、下三法,風、寒、暑、濕、火、燥六門,爲醫之關鍵。(趙學敏《串雅·序》)

以上五例均引自散文,都是運用文法的句讀中,又適當運用音節的句讀。例1“宋臣高保衡等叙業已辟之”句,從語法言,結構完整嚴密,之間不應斷開的,但由於主語、謂語前的修飾語較長而採用音節的句讀,在主語“叙”後用了逗號。例2“及乎近代諸家尤不過順文敷演”,結構緊密,本不宜斷開,但由於同上句原因,在主語“諸家”後用了逗號。例3“可以拯人可以壽世”是“異案良方”的後置定語,用“者”做標誌,它與“問中庶子喜方者”(《扁鵲傳》)的句式一樣,定語之間、定語與中心詞之間,以語法言之,是不應逗開的;可是由於後置的定語甚長,而採用音節的句讀之法,在“方”、“人”後用逗號逗開了。例4若嚴格以語法論,此句當如此句讀:“舉世醫者,皆以飲食失節、勞役所傷、中氣不足當補之证認作外感風寒、有餘客邪之病”,可是由於“證”前邊的定語結構複雜,“病”前邊的定語較長,就用音節的句讀方法,在“節”、“傷”、“證”、“寒”之後用逗號逗開。例5謂語“爲”前邊的狀語是由介詞“以”和兩個偏正詞組構成的并列結構的詞組構成介賓結構,其語法結構較長且複雜,而以音節的句讀之法在“法”和“門”之後用逗號逗開。若以文法的句讀言,狀語與中心詞之間一般是不能逗開的。

句讀古書究竟採用何種方法,應根據其不同文體與具體情況靈活運用,不要執一不變,一切以正確表現文章的思想内容、感情色彩,呈現文體特點,易於誦讀爲目的。在施行音節的句讀時,不要隨意割裂文意;在運用文法的句讀時,如修飾、限定的詞語太長,不妨用音節的句讀方法逗開,以便朗讀。

三、句讀的沿革

清·章學誠《丙辰劄記》云:“點句之法,漢以前已有之。”有的學者從近代考古發掘古代遺存的金文、簡册、帛書和石經等物見到一些記有點狀、線狀及鈎狀的符號,推論句讀“萌芽於殷,形成於周秦”。句讀起源於漢章句之學,其論可信。漢以前句讀情况今人已不大清楚。到了唐宋時代，開始用圓點斷句。宋·岳珂《九經三傳沿革例》説："監蜀諸本皆無句讀，惟建本始仿館閣校書式從旁圈點。開卷瞭然，於學者爲便，然亦但句讀經文而已。惟蜀中字本與興國並點注文，益爲周詳。"現存岳氏《相臺五經》，就使用了圈、點兩種符號。清·羅汝懷《緣漪草堂文集》言："唐人已有圈點之法，而宋人則盛行矣。"可證圈點之法唐宋時代使用情況。

古書常見的句讀符號有芝麻號"、"、圓圈號"。"、"黑點號"·"和鈎勒號"𠃊"等數種。其中芝麻號使用的時間最早。東漢·許慎《説文解字》："、，有所絶止，、而識之也。"意爲讀書需要停頓的地方，就用它來做爲標誌。圓圈號和黑點號出現的時間較遲，作用與芝麻號幾乎没有什麽區别。鈎勒號出現也比較早。《説文解字》："𠃊，鈎識也。"段玉裁注："鈎識者，用鈎表識其處也。"清·王筠《説文句讀》認爲𠃊是古人分段時所使用的記號。

明代以後出現加句讀號"。"的醫書，如明初刊的《醫藥集覽》；加句讀號"、"的醫書，如明·孟繼孔的《幼幼集》；加"。"和"、"號，如清·魏荔彤的《傷寒論本義》(雍正甲午刊本)；加"·"號，如清·康熙甲午其順堂刊本《傷寒大白》；加"。"號和"·"號，如清·康熙己亥侶山堂刊本《素問直解》，大字經文用"。"號，小字注文用"·"號，均表句和讀。

總之，自宋以降，特别是清代，句讀的書逐漸增多，但白文仍然佔絶大多數。

古書"、"、"。"、"·"號的運用情況很複雜，分工不明晰，它們一直延用到清末。到了十九世紀末期，西學東漸，人們對我國古籍向無標點符號的弊端日益不滿，對西方的標點符號甚爲賞識。一些有識之士，鋭意改革。1897 年，廣東東莞人王炳耀草擬了"，"、"."等十種符號，但未見通行。1904 年，商務印書館出的《英文漢詁》，最早使用外國的標點符號。1909 年，魯迅和周作人翻譯的《域外小説集》，引進使用了好幾種新式的標點符號。1918 年 5 月，陳望道在《學藝》雜誌發表《標點之革新》，介紹西方十種標點符號。1918 年 5 月起，《新青年》就全用白話文排印并加新式標點，一時風靡全國，不到半年就有四百多種報刊仿效。1919 年錢玄同、馬裕藻、胡適等聯名提出《請頒新式標點符號議案》。1920 年 2 月，由當時教育部正式頒行標點符號 12 種：句號、點號、分號、冒號、問號、驚嘆號、引號、破折號、删節號、夾注號、私名號、書名號。1951 年 9 月，中央人民政府公布了《標點符號用法》，將點號、驚嘆號、删節號、夾注號、私名號，分别改爲逗號、感嘆號、省略號、括號、專名號。同年 10 月政務院發出關於學習《標點符號用法》的指示。1990 年 3 月，國家語言文字工作委員會、新聞出版署修訂發佈《標點符號用法》，增加了間隔號(·)和連接號(—)，使標點符號由原來的 14 種增加到 16 種。至此，我國的標點符號已臻完善，規範化地推廣運用，使之成爲文章的組成部分，而不是可有可無的東西。

我們所説的標點符號，與古人所説的句讀，概念不盡相同。首先是"句"的概念不同，古人所謂句，並不全爲今人的句。例如《病家兩要説》："危急之際，奚堪庸妄之誤投？"這兩個分句合起來才算一句。如果用古代句讀加圓圈，就是兩句。其次，古人句讀只標明各個句子的起訖，而無法標明語氣、句子間語意相連、句子之間的關係。例如《論衡·談天》："且夫天者，氣邪？體也？"選擇問句。若用加圓圈，成"且夫天者。氣邪。體也。"就可能誤解自問自答的句子，無法呈現其語意關係。又如"彼良醫也"，這句若以古書句讀方法斷句，在"也"後加圓圈號或黑點號，衹能表示陳述的語氣。若用標點符號斷句就大不一樣了。在"也"後加"。"號，是陳述句；加"？"號，是疑問句；加"！"號，就是感嘆句。只有標點符號方可標明語句的語感、語氣，呈現句型。

四、句讀的意義

唐・李濟翁《資暇集》説："學識如何觀點書。"元・劉因《静修集》曰："句讀訓詁不可不通，惟當熟讀，不可强解。"明・師道《洪範衍義・後序》云："凡讀書者，必先晝句讀、正文字、辨述作，而後義理可尋。"清・顧亭林《日知録》言："句讀不通，而欲從事於九丘之書，真可謂千載笑端矣。"清・江藩《經解入門》講："説經必先審句讀。"類此精辟言談，深刻地闡述了句讀的非凡意義。它是讀古書、治古書、講古書者必先具備的基本功，是衡量一個人學識水平高低的標誌。例如：

高梁之變，足生大丁，受如持虚。勞汗當風，寒薄爲皶，鬱乃痤。(《素問・生氣通天論》)

這段經文，自王冰而下，均如上句讀，作兩截讀。唐再予《素靈小識》(見《江蘇中醫》1964年4期)認爲如此讀法，文理與音韵，兩者皆不通，應分作三截讀才是。"高梁之變，足生大丁"爲一義，"受如持虚，勞汗當風"爲獨立一義，"寒薄爲皶，鬱乃痤"爲另一義。一截一義，極爲明顯。若在"足生大丁"之後接上"受如持虚"一句，又在"寒薄爲皶"之前加上"勞汗當風"一句，則文氣義理，均欠通順。須知"受如持虚，勞汗當風"爲倒裝句法。意思是在勞而汗出之後，汗孔開張，肌表空疏，此時若受風邪外襲，則如持虚器以受物。《水熱穴論》："勇而勞甚，則腎汗出，腎汗出逢於風……傳爲胕腫。"就是"受如持虚，勞汗當風"的一例。其次，本段經文以丁風爲韵，風字古音孚音切，今音方戎切。風丁爲韻，當讀古音，而不宜讀今音，這從《詩經》中的風字皆讀古音可佐証。

唐再予此種讀法很有見地。再補兩點論據。從醫理論，"高梁之變，足生大丁，受如持虚"是很值得商榷的。宋・竇材在《扁鵲心書・禁戒寒冷》中説："《内經》言膏粱之變，止發癰疽。况膏粱發癰者，百無一二。"足見竇材不同意"高梁之變，足生大丁，受如持虚"的説法，因不符臨床實際，所以把"足生大丁"改爲"止發癰疽"，且"百無一二"，何來"受如持虚"呢"？這是其一。其二，"勞汗當風"、"受如持虚"之所以倒置，目的是爲了丁風押韵，丁凨在《新編詩韵》是同韵部的。再如：

詩以思無邪蔽之禮以毋不敬該之(陳修園《女科要旨・調經》)

陳修園(1753～1823年)是位中醫科普大家，《女科要旨》寫作年代，離今約150年。也就是説，這本書離我們的時間不遠，又是科普著作，文字不深奥；但如何正確句讀，却令人煞費心神。解放後整理出版的，就有幾種破讀了。因文中引了兩個典故，如果不明其出典，就難於正確標點。《論語・爲政》云："《詩》三百，一言以蔽之，曰：思無邪。"《詩》指《詩經》。《禮記・曲禮》曰："毋不敬，儼若思，安定辭，安民哉。"於是乎這句話應該如此讀：《詩》以"思無邪"蔽之，《禮》以"毋不敬"該之。

從上二例，不難領悟，要正確句讀古醫書，除必須具有中醫藥專業知識外，還必須要有一定文字學、語法學、音韵學、修辭學的知識和文史方面的修養。否則，就難於勝任從事。可以説，正確句讀古醫書的水平，取决於對醫用古漢語熟悉、掌握的程度。

"夫醫藥爲用，性命所繫。"(王熙《脈經・序》)醫藥學與人類的健康和生命密切相關。標點古醫書是件極其慎重的事，來不得半點馬虎，若稍不留神，對方藥小小不達，用一小小標點破讀，便可能導致嚴重的後果，使人受弊不少。例如：或氣行血和積少，但虚坐努力，此爲亡血。倍用歸身尾，却以生芍藥，生地黄，桃仁佐之，復以陳皮和之。(朱震亨《金匱鈎玄》，人民衛生出版社1980年版)此條文是説有的痢疾病人，氣已行，血已和，積已少，衹有"虚坐努力"的症狀，這是因爲痢久傷及陰血所致。故下列藥物均爲"亡血"而設，可是其中"倍用歸身尾，却以生芍藥"之讀,令人置疑。"歸",指當歸。歸身養血中守,歸尾破血下流。既然方爲亡血而設,理應以養血藥爲君,何以"倍用歸身尾"呢?再,"却以生芍藥"的"却"又怎講呢?若當表轉折連詞解,於文意不合;當動詞則其謬更甚。若以"尾却"爲讀,即去掉歸尾之意,那麽,就文通義暢了。正確標點:或氣行、血和、積少,但虛坐努力,此爲亡血。倍用歸身,尾却,以生芍藥、生地黄、桃仁佐之,復以陳皮和之。

又例如:發汗後惡寒者,虛故也;不惡寒但熱者,實也,當和胃氣,與調胃承氣湯。(《醫宗金鑑·訂正傷寒論注·太陽中篇》,人民衛生出版社 1973 年版)

此條經文,若照此標點,人們完全可以認爲傷寒"發汗後"不論虛、實,皆可"和胃氣,與調胃承氣湯"。事實不然,且看《醫宗金鑑》注:傷寒發汗,汗出病解,必不惡寒,亦不惡熱,始可爲愈。若發汗後惡寒者,是陽虛也,宜用芍藥甘草附子湯主之。今發汗後不惡寒,但惡熱,則是胃實,故與調胃承氣湯瀉熱以和胃也。在注文中明示:"惡寒者,虛故也"是插叙的修辭手法,目的爲與下文構成寒與熱、虛與實的對比。這是仲景筆法之一。"若發汗後惡寒者,是陽虛也,宜芍藥甘草附子湯主之",而不能"與調胃承氣湯瀉熱以和胃"。正確句讀應是:發汗後(惡寒者,虛故也)不惡寒但熱者,實也,當和胃氣,與調胃承氣湯。如臨症時謬以破血之歸尾爲君藥去治"亡血"之病,用調胃承氣湯去治"陽虛",不亦有盛盛虛虛之誤吧!輕者重加其疾,重者横夭人命。由此言之,古醫書之句讀,焉可忽乎!

總之,古醫書的句讀是非常重要的,準確的句讀是十分不易的。對之一定要慎之又慎,絶不能掉以輕心。魯迅曾言:"標點古書,確是一種小小的難事,往往無從下筆,有許多處,我常疑心即使作者自己來標點,怕也不免遲疑。"(《馬上日記》)又説:"標點古書,往往害得有名的學者出丑。"(《華蓋集續編》)吕叔湘則諄諄告誡人們:"第一,不要小看標點,以爲輕而易舉,一定要謹慎從事。最好是一人標點,再有一人通讀。其次,也是更重要的,是要爲事擇人,要把這工作托付給在文史方面有一定修養的同志。"(《語文雜記·整理古籍的第一關》)

第二節　誤讀的表現和原因

句讀之事,視之若淺近,而實不易。因此古醫書句讀中出現某些誤讀是可理解的。爲了避免蹈前車之轍,提高古醫書的句讀水平,研究古醫書誤讀的表現和原因是很有意義的。現採掇諸書誤讀例句,分門别類,略加分析,以講清句讀,絶非敢自矜明達而妄肆品評,祈諸位明鑒。

一、誤讀的表現

誤讀的表現有多端,如從其表現的形式加以歸類,大約可分爲如下六種。

1. 當讀而不讀

根據語意或語氣應當讀開,但由於文意不明而未加讀,導致誤讀。

【誤】夫嘔者胸滿者吐水者下利者惡寒者腫而冷者不能飲食者虛勞羸瘦者虛勞汗而悸者虛勞而腰痛者虛勞不足者虛勞煩而不眠者自局方之法觀之。寧不認爲寒冷而以熱藥行之乎。(《局方發揮》)

句中 12 個"者"均爲表示停頓的語氣,後面應加逗號,由於標點者不明"者"的作用,當讀而不讀,令人讀之結舌,莫明其妙。

【正】夫嘔者,胸滿者,吐水者,下利者,惡寒者,腫而冷者,不能飲食者,虛勞羸瘦者,虛勞汗而悸者，虚勞而腰痛者，虚勞不足者，虚勞煩而不眠者，自局方之法觀之，寧不認爲寒冷而以熱藥行之乎？

【誤】醫者不明其本。輒以紫霜進食比金白餅之屬。(《儒門事親》)

“輒以紫霜進食比金白餅之屬”怎樣理解呢？筆者就曾遇到有人問其中“食”字是何義。考之方書：“紫霜”，即紫霜丸。“進食”，即進食丸。“比金”，即比金丸。“白餅”，方名。《證治準繩》有記載。它們之間是並列結構，應用頓號讀開。

【正】醫者不明其本，輒以紫霜、進食、比金、白餅之屬。

【誤】茯神湯　治脈虚極。或咳則心痛。喉中介介或腫。(《丹溪心法》)

《素問・咳論》：“心咳之狀，咳則心痛，喉介介如梗狀，甚則咽腫喉痹。”據此，“喉中介介”當獨立成讀。否則，茯神湯原能治四種症就變爲三種了。

【正】茯神湯　治脈虚極，或咳則心痛，喉中介介，或腫。

【誤】丹砂　神農甘。岐伯苦有毒。扁鵲苦。李當之大寒。(《本草綱目》)

此種似是而非的斷句，令人啼笑皆非。試問：神農怎麽是甘的呢？岐伯何苦有毒呢？扁鵲苦甚麽呢？李當之因何大寒呢？意義不通。李時珍引吴普話的原義是説，對丹砂性味，神農認爲是甘，岐伯認爲是苦、有毒，扁鵲認爲是苦，李當之認爲是大寒。

【正】丹砂　神農：甘。岐伯：苦、有毒。扁鵲：苦。李當之：大寒。

【誤】人病疽瘍及傷折者多畏醫施針灸之屬。(《中國醫藥文獻初輯》)

此乃標讀者不明古漢語陳述句的語法特點：用“者”表停頓語氣，在它後面要加逗號。

【正】人病疽瘍及傷折者，多畏醫施針灸之屬。

2. 不當讀而讀

在語意未完、語氣未了之處誤讀，造成“破句”。

【誤】至真要大論等數篇。言運氣所生諸病。各斷以酸苦甘辛鹹淡。以總括之其言補。時見一二。(《儒門事親》)

“數篇”之後不能讀，因它在句做主語。“言”是謂語，敘述句主謂之間語氣不能停頓，語意不能讀開。“以酸苦甘辛鹹淡”是介賓結構做“總括”的狀語，用第二個連詞“以”連接狀語和中心詞，之間不能讀開。“之”是“總括”的賓語，其後面當讀而不讀。

【正】《至真要大論》等數篇言運氣所生諸病，各斷以酸苦甘辛鹹淡以總括之。其言補，時見一二。

【誤】三固者。一者月水閉塞不通其餘二固者。文闕不載。(《諸病源候論》)

巢元方《諸病源候論・帶下三十六疾候》中講“三固”的種類時説，“三固”一是“月水閉塞不通”，其餘二固文獻没有記載。所以“通”字後面當讀開，不然“一者月水閉塞不通其餘二固者”，意不可解。

【正】三固者，一者月水閉塞不通，其餘二固者文闕不載。

【誤】病者小便出血。多因心腎氣結所致。或因憂勞、房室過度。此乃得之虚寒。(《三因極一病證方論》)

“房室、過度”之間的頓號是不當讀而讀，應删去。因它們是主謂詞組，結構十分緊密，若一逗開“房室”與“過度”均文義懸隔，無以訓釋。

【正】病者小便出血，多因心腎氣結所致，或因憂勞、房室過度。此乃得之虚寒。

【誤】蓋其病因。涉於内外不内外。三種。具備。而讀傷寒論者。見有本是霍亂。今是傷寒之説。便謂霍亂即傷寒。殊不知因傷寒而致霍亂。祇是外因一證爾。(《三因極一病

證方論》)

“不内外”後面不當讀,因“三種”乃複指上文“内、外、不内外”的。“三種”後面也不當讀,因“具備”是用來説明“内、外、不内外三種”怎麽樣的,如讀開,其義無着落。“傷寒論”是書名,當加書名號。

【正】蓋其病因,涉於内、外不内外三種具備,而讀《傷寒論》者,見有本是霍亂今是傷寒之説,便謂霍亂即傷寒。殊不知因傷寒致霍亂,衹是外因一證爾。

【誤】仁宗皇帝不豫,詔:“孫兆與驥入侍。”(《中國醫藥文獻初輯》)

宋·蘇軾《東坡志林》記述有一次宋仁宗病了,詔當時名醫孫兆和單驥二人入朝視病,因未治愈,險些被誅,“賴皇太后仁聖,察其非罪,坐廢數年”的事。“詔”後面所用冒號及其引號皆誤讀,因引號内文字非“詔”之原文。“仁宗皇帝”加書名號(該書凡書名都加“﹏”號)之誤,就不待言了。

【正】仁宗皇帝不豫,詔孫兆與驥入侍。

3. 屬上而誤下

從語序言,本應屬上文,却誤讀爲下文,以成病句。

【誤】或曰。小兒亦有半身不遂者。余曰。小兒自周歲至童年。皆有突然患此症者少。(《醫林改錯》)

“皆有突然”與“少”搭配起來,不但是欠當,且情理言也難通;再看“小兒自周歲至童年”孤零孑立,意也扞格。此乃由於“皆有”屬上而誤下讀所致。

【正】或曰:“小兒亦有半身不遂者?”余曰:“小兒自周歲至童年皆有,突然患此症者少。”

【誤】予幼嗜岐黄家言。讀書自靈素難經。而下旁及道藏石室。考穴自銅人内景圖。而下更及太素奇經。(《串雅内編·原序》)

“自……而下”,這是漢語常見表示介賓結構狀語與中心詞關係的語序,狀語與中心詞之間不應讀開。句中兩個“而下”都是屬上而誤下,造成語病。

【正】予幼嗜岐黄家言,讀書自《靈》、《素》、《難經》而下,旁及《道藏》、《石室》;考穴自《銅人内景圖》而下,更及《太素》、《奇經》。

【誤】翁既得見,遂北面再拜,以謁受其所教。(李濂《醫史》)

此爲戴良《丹溪翁傳》描寫朱丹溪拜見羅知悌的情景。“以謁受其所教”,其意頗費解。“以”是連詞;“謁”,是陳述,此有請求賜教之意。“拜以謁”是連動式,之間不能讀開。“以謁”當屬上,其意方順。

【正】翁既得見,遂北面再拜以謁,受其所教。

【誤】省病問疾。務在口給相對。斯須便處湯藥。(《備急千金要方》)

“務在口給相對”之意迂曲不明,實則此段文字均以四字爲句,念之琅琅上口。“相對”屬下誤上,“斯須”屬上誤下。

【正】省病問疾,務在口給;相對斯須,便處湯藥。

【誤】經絡腑。輸陰陽。會通玄冥幽微。變化難極。(《備急千金要方》)

此例前三句之標點,是亂點鴛鴦譜。何謂“經絡腑”?何謂“輸陰陽”呢?其錯誤原因與上例同。“輸”通“腧”,屬上誤下。“會通”是陳述“陰陽”怎樣的,屬上誤下。

【正】經絡腑輸,陰陽會通,玄冥幽微,變化難極。

4. 屬下而誤上

【誤】然診有四在。昔神明相傳。莫不並重。(《四診抉微·序》)

林之翰在序中，先是批評一些醫生衹重視脈診，而忽視望診、聞診、問診。接着説，然而診斷方法有四種，已往高明的醫生相傳，没有不並重的。"在"屬下而誤上，説成"有四在"，令人莫解。

【正】然診有四，在昔神聖相傳，莫不並重。

【誤】常採藥名山，賣於長安市口，不二價，三十年。(《中國醫藥文獻初輯》)

這是明·敬虛子《小隱書》引述《後漢書·逸民列傳》韓康賣藥的故事。"市口"，疑是以今義釋古義之誤。"口"是"不二價"的主語，當屬下而誤上。

【正】常採藥名山，賣於長安市，口不二價三十年。

【誤】故善攝生者。常少思少念少慾少事少語少笑少愁少樂少喜少怒少好少惡行。此十二少者。養性之都契也。(《備急千金要方》)

"少惡行"的"行"當屬下而誤上，原因有二。從此"十二少"看，都是兩個字組成的，若唯獨它三個字，就有欠協調之感。再看下文除"十二多"。"多思則神殆，多念則志散……多好則專迷不理，多惡則憔悴無懽"，也非"惡行"連讀。

【正】故善攝生者，常少思、少念、少慾、少事、少語、少笑、少愁、少樂、少喜、少怒、少好、少惡，行此十二少者，養性之都契也。

5. 破一語爲二

標點時不明語義，把一些專有名詞、成語，或結構不可分的短語，誤讀爲二，致成爲不可理會之詞句。

【誤】天下皆不知曲。禮云。童子不衣裘裳。(《儒門事親》)

《曲禮》是《禮記》的篇名，是專有名詞，之間不能讀開。其上文明載《禮記·曲禮》之語，足以證之。"天下皆不知曲"。難明其義。"禮云"，也不知所云。

【正】天下皆不知《曲禮》云："童子不衣裘裳。"

【誤】能使其民令行，禁止士卒無白刃之難者，非一日之教也，須臾之得也。(《靈樞經白話解》)

"令行禁止"，是成語。意即有令即行，有禁即止。形容對法令雷厲風行。《逸周書·文傳》："令行禁止，王之始也。"成語内的字是絶對不能拆開的。

【正】能使其民令行禁止，士卒無白刃之難者，非一日之教也，須臾之得也。

【誤】右擣汁二升。醋二合。和。空腹。服一盞。(《三因極一病證方論》)

"右"，指葎草。"醋二合"和"和"，以及"空腹"和"服"，都是狀語和中心詞的關係，之間不能讀開；一誤讀，就變成支離破碎，不可理會。

【正】右擣汁二升，醋二合和，空腹服一盞。

【誤】故傅母之徒亦不可不學。常宜繕。寫一本。懷挾隨身，以防不虞也。(《備急千金要方》)

"繕"與"寫"是同義複詞，標點者不明其特點，把不能分開的詞强行分割，使"繕"失去了動作的對象。

【正】故傅母之徒亦不可不學，常宜繕寫一本。懷挾隨身，以防不虞也。

【誤】腹脹是冷氣。客於藏故也。(《諸病源候論》)

"腹脹是冷氣"？其誤明矣。"冷氣"是"客"的主語。"冷氣客於藏故也"是主謂詞組做謂語，對"腹脹"進行判斷，所以"氣"後面不能加讀。

【正】腹脹，是冷氣客於藏故也。

6. 二語誤爲一

原爲兩句話，或並列的句子，或據語意、語音應停頓或逗開，結果却混而爲一。

【誤】毒發而畏苦寒。是有寇不誅。鄉原之仁。烏乎可也。(《幼幼集成》)

“烏乎”，是感嘆詞，是獨立於句子外，單獨成句，應用感嘆號。“可也”，是疑問句，應用問號。兩者不可混而爲一。

【正】毒發而畏苦寒，是有寇不誅，鄉原之仁。烏乎！可也？

【誤】伏諗來者瘡疱之疾。熱耶寒耶。(《儒門事親》)

“熱耶寒耶”，是選擇問句。意謂是熱邪引起的呢？還是寒邪引起的呢？“熱耶”後應用問號，不可與“寒邪”混而爲一。

【正】伏諗來者瘡疱之疾，熱耶？寒耶？

【誤】或曰。千金諸方。治噎膈反胃。未嘗廢薑桂等劑何吾子之多言也。(《局方發揮》)

“未嘗廢薑桂等劑”是一層意思；“何吾子之多言也”是另一層意思。前者是後者問的原因。“劑”後當讀開。

【正】或曰：“《千金》諸方，治噎膈反胃，未曾廢薑桂等劑，何吾子之多言也？”

【誤】凡溺水及服金屑用鴨血灌之，即瘥。(《中國醫藥文獻初集》)

此係清・王士禎《香祖筆記》記述的一條驗方。説凡是溺於水或誤服金屬屑，用鴨血灌之，即可痊愈。“屑”字後應讀開。前指病症，後指方藥，是兩層意思，故當讀開，否則層次不清。

【正】凡溺水及服金屑，用鴨血灌之，即瘥。

【誤】《釋木》：“杞枸檵。”

《釋木》，即《爾雅・釋木》。郭璞注：“今枸杞也。”邵晉涵《正義》云：“《説文》云：‘杞，枸杞也。檵，枸杞也。’”可知“檵”用來訓“杞枸”的。因此，“杞後面要用逗號，不然這三字當怎理解呢？

【正】《釋木》：“杞枸，檵。”

二、誤讀的原因

講誤讀的表現時，側重於表現形式的分析，也涉及一些誤讀的原因。這部分則擬從更深層次剖析產生誤讀的主觀原因。以爲前車之鑒。誤讀之因雖繁，但概而言之不外下述六種。

1. 不曉文理

“文以載道”。若不曉文章的内容及其内在關係、表現手法，甚至以爲句讀是輕而易舉之事，不求甚解，信筆作讀，無不誤事。

【誤】謂其遊食江湖貨藥吮舐。迹類丐挾技劫病貪利恣睢。心又類盗剽竊。醫緒倡爲詭異。(《串雅内編》)

這段是寫國醫對走方醫的詆毁。説他們遊食於江湖，販賣藥物，吮癰舐痔，行爲如乞丐；仗醫術掠取病人財物，貪求錢財不擇手段，心又類盗賊。剽竊醫緒，妄稱掌握詭秘奇異的技術。由於句讀時未通曉文意，弄清其内在關係，結果被標得面目皆非。如“醫緒倡爲詭異”等。

【正】謂其遊食江湖，貨藥吮舐，迹類丐；挾技劫病，貪利恣睢，心又類盗；剽竊醫緒，倡爲詭異。

【誤】顥驚，以實告，張曰：“爾不應欺我，遂索金百兩爲謝。”(《中國醫藥文獻初輯》)

明·陸粲《説聽》:"顧顥的兒子病瘵,請醫生張至和診病。顧有意對張隱瞞身份,又不遵醫及時治療,以致病情惡化。顧非常吃驚,才將實情相告。張聽了非常氣憤地説:"你不應該欺騙我。"遂向顧索金百兩爲謝,否則不與醫治。顥請損止三十。張以藥百帖,病已。句讀時未弄清文意,錯把"遂索金百兩爲謝"這件事當爲張的原話,加入引號。

【正】顥驚,以實告。張曰:"爾不應欺我!"遂索金百兩爲謝。

【誤】仲景見侍中王仲宣時年二十餘,謂曰:"君有疾,四十當眉落,眉落半年而死。"(《針灸甲乙經》)

如此句讀,"年二十餘"是指張仲景還是王仲宣呢?且看下文有:王仲宣"後二十年果眉落,後一百八十七日而死。終如其言。"這證明"年二十餘"是指王仲宣無疑。

【正】仲景見侍中王仲宣,時年二十餘,謂曰:"君有疾,四十當眉落,眉落半年而死。"

【誤】子大瀉,下紅白如痰,升許,腹漸平,目轉動,能開視。(《中國醫藥文獻初輯》)

"升許",一升左右。從文意言,當是用來説明"紅白如痰"的數量的。它前面的逗號應删去。

【正】子大瀉,下紅白如痰升許,腹漸平,目轉動能開視。

【誤】初余究心是書,嘗爲摘要,將以自資,繼而繹之,久久,則言言金石,字字珠璣,竟不知孰可摘而孰可遺。(《類經》)

"初"怎樣,"久"怎樣,這是它的内在關係。由於未究此意,結果點出"久久"這一孤立無所依憑的詞語。

【正】初余究心是書,嘗爲摘要,將以自資;繼而繹之久,久則言言金石,字字珠璣,竟不知孰可摘而孰可遺。

2. 不諳醫理

古書句讀難,古醫書句讀更難。因古醫書不僅具備一般古籍的特點,且獨具中醫學之特色。於是乎不諳熟醫理,就難逃誤讀的劫數。

【誤】治惡瘡,用:蒜泥作餅,瘡上灸;不痛者灸之,痛即止;痛者灸,不痛止。(《中國醫藥文獻初輯》)

此係元·鮮于樞《鈎玄》之文,講用隔蒜灸治惡瘡的方法。但依此句讀,令人致疑。"不痛者灸,痛即止",既"不痛"何來"痛即止"呢?"痛者灸,不痛止","痛者灸"而"痛"不止,那灸有何益呢?其是其非,且看明·楊繼洲《針灸大成·瘡毒門》治癰疽發背方法。"以蒜片貼瘡上灸之,如不疼灸至疼,如疼灸之不疼,愈多愈好。"明·陳實功《外科正宗·癰疽灸法並禁灸瘡穴》:"初灸覺痛,以不痛似癢爲止;初灸不痛,以知痛癢爲住。"足證標點人由於不諳灸法而誤讀,以致面目皆非。

【正】治惡瘡,用蒜泥作餅瘡上灸,不痛灸之痛即止,痛者灸不痛止。

【誤】素問云:"魚鹽之地濱海傍水,民食魚而嗜鹹魚者,使人熱中。"(《中國醫藥文獻初輯》)

此文意引自《素問·異法方宜論》,非原文,加引號是錯的。原文:"故東之域,天地之所始生也。魚鹽之地,海濱傍水,其民食魚而嗜鹹,皆安其處,美其食。魚者使人熱中。""魚者"是"使人熱中"的主語,屬下而誤上。魚性屬火,多食則熱積於中而癰發於外,故曰"魚者使人熱中"。標點者不明此理,於是有此誤。

【正】《素問》云:魚鹽之地,海濱傍水,民食魚而嗜鹹。魚者使人熱中。

【誤】婦人良方云、産後瘡……氣血俱虚。八珍湯。不應。獨參湯。更不宜急加附子。(《傅青主女科》)

如果依此斷句,像似説要獨参湯,不宜加附子。從句子前後語氣考察,“不應”、“更不宜”是來説明加附子的必要性,否則把“急加附子”當爲“更不宜急加附子,”豈不貽誤治病?

【正】《婦人良方》云:“産後瘖……氣血俱虚,八珍湯,不應,獨参湯,更不宜,急加附子。”

【誤】用四君加山藥。引入脾經。單補脾陰。(《慎柔五書》)

“四君”,四君子湯。從醫理及上下文言,它是説“用四君”,加山藥爲引藥;而不是“用四君加山藥(爲)引(藥)”。“加山藥”三字屬下而誤上。

【正】用四君,加山藥引入脾經,單補脾陰。

3. 不識詞義

詞是用來造句的最小意義單位。不識詞義,自然容易曲解其義而誤讀。

【誤】或曰。局方治法。將終不能彷佛。仲景之方耶。(《局方發揮》)

“彷佛”,大概相似。《楚辭》宋玉《九辯》:“顔淫溢而將罷兮,柯彷佛而萎黄。”由於不識“彷佛”之義,故在它的後面誤讀。

【正】或曰:局方治法,將終不能彷佛仲景之方耶?

【誤】或脈沉遲而面少赤。身微熱。鬱冒汗出。而解。必微厥。(《三因極一病證方論》)

“而”連接“汗出”和“解”兩項,事理相因,語意連貫,邏輯意義密切,不能讀開。由於對“而”所表的意義不明,在它前面讀開。

【正】或脈沉遲而面少赤,身微熱,鬱冒汗出而解,必微厥。

【誤】右件白术等五種藥揔。計得汁九斗五升。好糯米一石五斗。上小麥麴八斤。暴乾末之。(《備急千金要方》)

“右件”,指米膏酒。“揔”,是“總”的異體字。標點者不識其字其義,屬下而誤上,以致令人迷惑難解。

【正】右件白术等五種藥,揔計得汁九斗五升,好糯米一石五斗,上小麥麴八斤,暴乾末之。

【誤】並云:“回陽方中絶,不加此陰柔之品,反緩薑附之功。”議論頗透。(《中國醫藥文獻初輯》)

這是清・方濬師《蕉軒隨録》引陳修園在《神農本草經讀》中注人参的話。原文“回陽”上有“而一切”三字。標點者不識“絶”在此是“全然”之義,故屬下而誤上而讀。

【正】並云:“回陽方中,絶不加此陰柔之品,反緩薑、附之功。”議論頗透。

【誤】即今著吐汗下三篇各條。藥之輕重寒温於左。(《儒門事親》)

“各條”,分别條述。由於其義不明,屬下而誤上,使“藥之輕重寒温於左”成爲病句。

【正】即今著吐汗下三篇,各條藥之輕重寒温於左。

4. 不通語法

句子具有一定的語調和語氣,表達説話人的某種感情、目的和要求。不通語法、標點符號時,就無法正確地把握語調的抑揚頓挫,從而不能把其結構和語氣淋灕盡致地呈現出來,以彌補書面語言之不足。

【誤】結胸證者。心下堅滿。按之石。鞕而痛。心鬲高起。手不可近。(《三因極一病證方論》)

“按之石”,不可解;“鞕而痛”,無着落。追其因,由於讀者昧於語法,不懂得“石”是名詞做“鞕”的狀語表比喻,它們之間是定然不可分的,却率爾强斷之,焉有不誤?

【正】結胸證者,心下堅滿,按之石鞕而痛,心鬲高起,手不可近。

【誤】今時之人，年半百而動作皆衰者。時世異乜，人將失之耶？（《黄帝内經素問白話解》）

這例標點有兩處錯誤。第一，“者”後不能用句號，應用逗號。因“者”在句中表停頓語氣，語意不了。第二，“也”後面錯用逗號，當用問號。古漢語常以“也”和“耶”搭配表示選擇問。此乃疏於古漢語語法特點所致。

【正】今時之人，年半百而動作皆衰者，時世異也？人將失之耶？

【誤】第以人心積習已久，訛以傳訛，即决長波，猶虞難滌，使辨之不力，將終無救正日矣。（《類經》）

“即决長波猶虞難滌”，是由“决”、“虞”兩個謂語組成的連動式。連動式的語法特點：是兩個謂語動詞（包括它的賓語）之間語音不能停頓，書面上不能用逗號。而句讀者不曉連動式的特點，遂在“波”後面誤用逗號。

【正】第以人心積習已久，訛以傳訛，即决長波猶虞難滌；使辨之不力，將終無救正日矣。

5. 不明校勘

大凡研讀古書，當文義發生矛盾的時候，首先不能不考慮原文是否有訛誤，這就必須認真校勘。切忌强古書就己意。不明校勘是産生誤讀的重要原因。

【誤】經曰。不欲飲食者，脾不運也。（《金匱方歌括・千金三黄湯》，見三星書店發行《陳修園醫書四十八種》）

筆者在校注此書時，見此句讀，初以“經”可能指《内經》；“不欲飲食者，脾不運也”可能是《内經》原文。查遍《靈樞》、《素問》無此語。細玩同文上有“經日不欲食者”之語，始疑“曰”可能爲“日”之誤。稽考陳修園的《金匱要略淺注》爲“經日不欲飲食”。同文引徐忠可注：“惡寒經日不欲飲食。腎家受邪，不能交心關胃也。”求證《金匱要略》原文爲“經日”。至此，筆者認定“曰”當作“日”。由於句讀時失於校勘，故在‘曰’後斷句，貽誤匪淺。

【正】經日不欲飲食者，脾不運也。

【誤】鹽者勝血，其民皆黑色。疏酒。其民皆爲癰瘍。（《中國醫藥文獻初輯》）

“疏酒”，在文中其義晦澀難明。查校《素問・異法方宜論》：“鹽者勝血，故其民皆黑色疏理，其病皆爲癰瘍，其治宜砭石。”證明“酒”當爲“理”。把“疏酒”獨立成讀，以成天書，實疏於校勘之故也。

【正】鹽者勝血，其民皆黑色疏理，其病皆爲癰瘍。

【誤】有病胸脇支滿者，妨於食，病至則先聞腥臊臭，出清液，先唾血，四支清，目眩，時時前後血，病名爲何？何以得之？（《黄帝内經素問》）

“先聞腥臊臭”，已嫌累贅；“出清液”，又缺主語。經與有關文獻校勘，諸疑冰釋。《全生指迷方》卷二引“臭”作“鼻”。《甲乙經》“液”作“涕”。于鬯則認爲“先唾血”的“先”字當因上文“先”而衍。

【正】有病胸脇支滿者，妨於食，病至則先聞腥臊，鼻出清涕，唾血，四支清，目眩，時時前後血，病名爲何？何以得之？

【誤】蓋當其特適。有某氣專入某藏府經絡。專發爲某病。故衆人之病相同。非關藏府經絡。（《温疫論補註》）

“蓋當其特適”，其義難釋。《温疫論評注》爲“蓋當其時，適某氣專入某藏府經絡”。據此，“特”當爲“時”之誤。“適”屬下而誤上。

【正】蓋當其時，適有某氣專入某藏府經絡，專發爲某病。故衆人之病相同，非關藏府經絡。

【誤】至於相合而知。他藏致疾者。庸可知耶。(《宋以前醫籍考》)

宋·沈括《良方·自序》:"至於相合而之他藏,致他疾者,庸可易知耶?"可證"知"當爲"之"。"他藏",屬上而誤下。

【正】至於相合而之他藏,致疾者,庸可知耶?

6. 不知出典

不知道文章所引用典故,原文出處,是導致引號、書名號等誤用的重要原因。

【誤】伏讀於苫塊之餘,至張長沙"外逐榮勢,内忘身命"之論,因慨然棄舉子業,專事方術。(《温病條辨》)

衆所周知。"外逐榮勢,内忘身命",乃意引自張仲景《傷寒論·序》,並非原文。句讀時未認真考其出處而誤用引號。

【正】伏讀於苫塊之餘,至張長沙外逐榮勢、内忘身命之論,因慨然棄舉子業,專事方術。

【誤】比按倉公傳。其學皆出於素問。論病精微九卷。是原本經脈。其義深奥。不易覽也。(《針灸甲乙經》)

斷句者可能不明"九卷"乃《靈樞》之别名,以爲是數量詞,故屬下而誤上,斷出"論病精微九卷"之句。

【正】比按《倉公傳》,其學皆出於《素問》,論病精微。《九卷》是原本經脈,其義深奥,不易覽也。

【誤】獨取《黄帝》、《扁鵲》之脈書治之。(李濂《醫史》)

此例中"黄帝"、"扁鵲"是人名做定語,非書名,錯用書名號,有失考校。

【正】獨取黄帝、扁鵲之脈書治之。

【誤】諺曰:饒你讀得王叔和,不如我見病證多,頗有可信。(《醫部全録》)

"饒你讀得王叔和,不如我見病證多"是諺語,當加引號,起碼"多"後面要加句號,不然讓人以爲連"頗有可信"也是諺語。

【正】諺曰:"饒你讀得王叔和,不如我見病證多。"頗有可信。

第三節　句讀的方法

有關古書句讀,專家學者已有不少論述,如清·武億《經讀考異》、黄侃《文心雕龍·章句》札記、楊樹達《古書句讀釋例》、吕叔湘《通鑒標點瑣議》和《整理古籍的第一關》等,足資我們研究參考。現據前人句讀的經驗和個人實踐的體會,談談古書句讀的方法,期對整理古醫籍和閱讀古醫書時有所助益。

一、弄清文意

標點符號是文章的有機組成部分,不是可有可無或外加的東西。文意不清,是誘惑人們誤讀的禍首。在標點古書之時,一定要認真地閱讀全文,仔細揣摩其意,弄清詞義、句子特點、篇章結構,而後先易後難細心標逗。千萬不能囫圇吞棗,不求甚解,貿然標之。

【誤】如能食大便秘者内實。宜微疏利之。(《素問病機氣宜保命集》)

此句文字淺近。意謂如果病人能吃,但大便秘結的,是内實,適宜輕微地疏利之。可是由於標點粗心大意,未明文意,即貿然作讀,也不管它是否符合情理,結果點出了"如能食大便秘者内實”這樣的笑話。在“食”後用頓號，在“者”後月逗號讀開即可。

【正】如能食、大便秘者，内實，宜微疏利之。

【誤】夫熱盛非苦酢之物不解也。熱在身中既不時治治之。又不用苦酢之藥。此如救火不以水也。（《備急千金要方》）

這段話也不深奥，由於標點時未琢磨其文義，未抓住“既……又……”的表示遞進的句法關係，結果標點出“熱在身中既不時治治之”這樣難解的句子。“治之”屬下而誤上。

【正】夫熱盛非苦酢之物不解也。熱在身中既不時治，治之又不用苦酢之藥，此如救火不以水也。

【誤】至陶氏之書出，遂居然以杜撰之傷寒，治天下之六氣，不獨仲景之書所未言者，不能發明，並仲景已定之書，盡遭竄易，世俗樂其淺近，相與宗之，而生民之禍亟矣！（《温病條辨》）

此例文字標點錯誤是由於没有弄清文意及内在邏輯關係，一逗到底，眉毛鬍子一把抓。其意謂陶氏之書出，造成三種情况：①以杜撰之傷寒治天下六氣之病；②給仲景之書造成不良影響；③給“生民”帶來惡果。因此，在“氣”、“易”、“矣”後均應用句號。再，“以杜撰之傷寒”是“治”的狀語，之間不能讀開。“仲景之書所未言者”是“不能發明”的主語；“仲景已定之書”是“盡遭竄易”的主語。陳述句主謂之間一般是不能讀開的。再次，“而生民之禍亟矣”是陳述句，不是感歎句，所以只能用句號，不能用感歎號。

【正】至陶氏之書出，遂居然以杜撰之傷寒治天下之六氣。不獨仲景之書所未言者不能發明，並仲景已定之書盡遭竄易。世俗樂其淺近，相與宗之，而生民之禍亟矣。

二、運用語法

辨識句型、掌握句法特點，對正確標點很有益處。如是陳述句，其句末就用句號；是疑問句，其句末就用問號；是感歎句，其句末就用感歎號。如果不識其句型和特點，必然斷錯句。例如“由此言之，焉可忽乎。”（《針灸甲乙經》人衛社，1963 年）是典型的疑問句，以疑問代詞“焉”和語氣助詞“乎”組成“焉……乎”的表疑問的句式，用問號是毋庸置疑的，可是標點者未識其句型而誤用句號。

【誤】夫脈者血之府也。（《黄帝内經素問白話解》）

大凡“者”、“也”搭配的句子，都應在“者”後面用逗號讀開，判斷句尤應如此。古漢判斷句的特點是一般不用判斷係詞，要求主謂之間一定要讀開。

【正】夫脈者，血之府也。

【誤】經所謂土不及則卑陷。卑下也。陷坑也。（《素問病機氣宜保命集》）

“卑下也。陷坑也。”容易被誤解爲兩個並列分句，事實是兩個判斷句，分别對上文“卑”和“陷”進行訓釋，主謂之間要讀開。

【正】經所謂土不及則卑陷。卑，下也。陷，坑也。

【誤】小兒蟲病。凡脾胃怯弱者。多有此證。（《幼幼集成》）

“者”後句號是誤讀。因它在此不是表停頓或提頓語氣，而是與“脾胃怯弱”組成“者”字結構，充當“有”的主語。

【正】小兒蟲病，凡脾胃怯弱者多有此證。

【誤】然産後血虚，腸多乾燥，潤滑正相宜也，何礙之有。（《傅青主女科》）

“何礙之有”，即“有何礙”。是反詰問句，動詞“有”的疑問性詞組賓語“何礙”前置，用

“之”做標誌。當用問號，用句號是把它誤以爲陳述句。

【正】然産後血虚，腸多乾燥，何礙之有？

【誤】扁鵲曰：“血脈治也，而何怪。”（李濂《醫史》）

“而何怪”，即“而怪何”，疑問代詞賓語“何”前置。標點者可能誤把代詞“而”當連詞，又未辨明句型，以致誤用句號。

【正】扁鵲曰：“血脈治也，而何怪？”

【誤】今之士大夫。多爲俗論。先錮其心。雖有正論。不得而入參。（《儒門事親》）

“今之士大夫”是主語，動作行爲的承受者。“爲”介紹動作行爲的主動者“俗論”給動詞“錮”。“錮”帶賓語“其心”。整句是被動句，内部結構十分嚴密，不宜强分。

【正】今之士大夫多爲俗論先錮其心，雖有正論，不得而入參。

【誤】每日以牛肉猪肚甘肥等。煮糜爛與之。（《古今醫案按》）

“以牛肉猪肚甘肥等”，是介賓結構做“煮”的狀語，之間不能讀開。

【正】每日以牛肉、猪肚、甘肥等煮糜爛與之。

【誤】肝中寒者。人迎與關上。脈緊而弦。（《三因極一病證方論》）

“人迎與左關上”是“脈”的定語，定語和中心詞之間不能讀開。由於誤讀，“人迎與左關上”之意懸空，“脈緊而弦”之意無着。

【正】肝中寒者，人迎與左關上脈緊而弦。

三、利用虚詞

古漢語的特點之一，就是文言虚詞的種類多，出現頻率高，靈活性强。但它們不是雜亂無章的，而是有一定規律可尋的。它們在句中相對説有較固定的位置，表示一定語氣、意義和語法作用。如果我們能充分利用這些規律，對句讀幫助甚大。

如常用於語末的虚詞：

也、耳、焉、矣，表陳述的語氣助詞，在它們的後面都可用句號。

哉，乎、歟（與）、耶（邪），表疑問或感歎的語氣助詞，在它們後面可用問號或感歎號。

云、云云、云耳、云爾，常用於篇末助詞，在它們後面都可用句號。

常用於語首的虚詞：

夫、蓋、粤，是用來引起議論或追述原因的。它們後面均不讀，但提示它們前面若有文字，祇能用句號、問號或感歎號。

若夫、且夫、今夫、與夫，議論另一件事時的語首詞，它們後面均不讀。

噫、吁、嗟呼、嗚呼，表感歎的，它們後面都可用感歎號。

常用於分句末的虚詞：

者、也、焉，表停頓語氣，它們後面都可用逗號。

常用於並列分句末的虚詞：

也，焉，表並列關係的停頓，它們後面可用分號或逗號。

常用於句中的虚詞：

也、夫、乎，在句中表舒緩語氣，它們前後都不能讀。

還有有些詞要獨立成讀，如雖然、然則、否則等。

再如能掌握常用連詞、介詞的用法及固定句式：“得毋……乎”、“何以……爲”、“豈……哉”等，那幫助就更大了。

【誤】今夫五藏之有疾也譬猶刺也猶污也猶結也猶閉也刺雖久猶可拔也污雖久猶可雪也結雖久猶可解也閉雖久猶可决也或言久疾之不可取者非其説也(《靈樞·九針十二原》)

“今夫”,後面不能讀。“者”,分句末表停頓語氣,應用逗號。十個“也”,要辨識哪是用分句末的停頓,哪是用於並列分句的停頓,哪是陳述句末,也就分清用逗號分號或句號。結合文意和語法,基本問題就解决了。

【正】今夫五藏之有疾也,譬猶刺也,猶污也,猶結也,猶閉也。刺雖久,猶可拔也;污雖久,猶可雪也;結雖久,猶可解也;閉雖久,猶可决也。或言久疾之不可取者,非其説也。

【誤】然則痰之與病病由痰乎痰由病乎豈非痰必由於虚乎可見天下之實痰無幾而痰之宜伐者亦無幾故治痰者必當温脾强腎以治痰本使根本漸充則痰將不治而自去矣(《景岳全書·論治痰之本》)

“然則”,獨立成讀,它後面用逗號。三個“乎”,均在句末,用問號,因“乎”是純粹表疑問語氣的助詞。兩個“者”,要辨别是表語氣的還是“者”字結構。前者用逗號,後者要當一個詞來對待。“矣”後面加句號。

【正】然則,痰之與病,病由痰乎?痰由病乎?豈非痰必由於虚乎?可見天下實痰無幾,而痰之宜伐者亦無幾。故治痰者,必當先温脾强腎,以治痰本,使根本漸充,則痰將不治而自去矣。

【誤】用藥如用兵補瀉寒熱之間安危之所係也可不慎與雖云目疾非熱不發非寒不止此言夫火之大概耳内有陰虚冷淚昏眇脱陽等證豈可獨言是火而用寒冷也(《審視瑶函·用藥寒熱論》)

“也”,後面當用逗號。“與”,通“歟”,表疑問語氣,用問號。“夫”,在句中表舒緩語氣不能讀。“耳”,表陳述語氣,後面用句號。“豈……也”,是表反詰問句式。“也”後面要用問號。

【正】用藥如用兵。補瀉寒熱之間,安危之所係也,可不慎與?雖云目病非熱不發,非寒不止,此言夫火之大概耳。内有陰虚、冷淚、昏眇、脱陽等證,豈可獨言是火而用寒涼也?

【誤】三子之論河間主乎火東垣主乎氣彦修主於濕反以風爲虚象而大異於昔人矣吁昔人也三子也果孰是歟果孰非歟(《醫經溯洄集·中風辨》)

兩個“乎”,均通“於”,不能讀開。“矣”,後用句號。“吁”,是歎詞,後面用感歎號。兩個“也”,用在並列分句末,用逗號。兩個“歟”後面用問號。

【正】三子之論:河間主乎火,東垣主乎氣,彦修主於濕,反以風爲虚象,而大異於昔人矣。吁!昔人也,三子也,果孰是歟?果孰非歟?

【誤】曰五科皆備焉而獨名證治何也曰以言證治獨詳故也是書出而不知醫不能脈者因證檢書而得治法故也雖然大匠之所取平與直者準繩也其能用準繩者心目明也(《證治準繩·序》)

“焉”,在分句末表停頓語氣,後面用逗號。“何也”,“也”與“何”表疑問語氣,後面用問號。“故也”的“也”表陳述語氣,後面用句號。“不能脈者”是“者”字結構。“雖然”,獨立成讀。後兩個“者”均表停頓語氣,後面用逗號。後兩個“也”原均可用句號,只因兩句所表意思關係緊密,構成複句,故在前“者”後用分號。

【正】曰:五科皆備焉,而獨名證治,何也?曰:以言證治獨詳故也。是書出,而不知醫、不能脈者,因證檢書而得治法故也。雖然,大匠之所取平與直者,準繩也;其能用準繩者,心目明也。

四、注意文體特點

首先要分清是韵文還是散文。是韵文就採用音節的句讀，是散文主要採用語法的句讀。韵文散文的特點模糊，是誘發誤讀的原因之一。

【誤】精神恍惚，額與手背。時出冷汗。音聲鄭重。（《三因極一病證方論》）

這是講陰毒爲病的三種證狀：精神，額與手背、音聲的情況。標點誤用音節句讀，想句式工整，結果點出病句："額與手背"没了謂語，"時出冷汗"缺了主語。它們之間的圈號應去掉。

【正】精神恍惚，額與手背時出冷汗，音聲鄭重。

【誤】立小兒顱顖經。以治壽夭。判疾病死生世相傳授。始有小兒方焉。（《備急千金要方》）

此不是韵文，但詞語結構、字數較均稱，句讀時未注意這特點，混二爲一，有失韵味。

【正】立《小兒顱顖經》，以治壽夭，判疾病死生，世相傳授，始有小兒方焉。

【誤】腦户、顖會及神庭，玉枕、絡却到承靈，顱息、角孫、承泣穴，神道、靈臺、膻中明。水分、神闕、會陰上，横骨、氣衝針莫行，箕門、承筋、手五里，三里絡穴到青靈。（《針灸大成》第140頁　人衛社1973年）

這是七言的《禁針穴歌》，本當七言爲讀，可能是標點者怕讀者不明那是穴名吧！亂用逗號，如此讀之，哪還有七言的歌"味"嗎？

【正】腦户顖會及神庭，玉枕絡却到承靈，顱息角孫承泣穴，神道靈臺膻中明。水分神闕會陰上，横骨氣衝針莫行，箕門承筋手五里，三里絡穴到青靈。

【誤】逆證結痂痂不脱，痂脱痕色白不紅，痘盤光紫或枯黯，氣乏形羸何以生。（《醫宗金鑑》）

此乃《醫宗金鑑》的《結痂落痂逆證》的一首七言歌括。如此句讀大體上説幾乎無可非議；但細研文意，總感未將其語氣、情感從標點充分顯現出來。"氣乏形羸何以生"何義呢？該書自注："氣乏形羸者，謂痘落痂之後，其兒元氣虚乏，形羸難支，將何恃以生也？"可證明"氣乏形羸何以生"是疑句。"何以生"，即以何生？"生"後應用問號。

【正】逆證結痂痂不脱，痂脱痕色白不紅，痘盤光紫或枯黯，氣乏形羸何以生？

五、借助文化知識

【誤】齊高彊曰：三折肱知爲良醫。楚辭曰：九折臂而成醫，言屢嘗而後知也。曲禮曰：醫不三世，不服其藥，言嘗之久而後可信也。（《醫部全録》）

"三折肱知爲良醫"，應加引號，標示它是齊國高彊説的話。"楚辭"是書名，指屈原《九章·惜誦》，當加書名號。"九折臂而成醫"，是引《惜誦》原文，要加引號，"醫"後要用句號；否則，令人誤以爲"言屢嘗而後知也"也是引文。"曲禮"，指《禮記·曲禮下》，是篇名，須用書名號。"醫不三世，不服其藥"係原文，要加引號，"藥"後加句號，不然容易誤謂"言嘗之久而後可信也"也是引文。這是未明確弄清書名及引文出處之故。

【正】齊·高彊曰："三折肱知爲良醫。"《楚辭》曰："九折臂而成醫。"言屢嘗而後知也。《曲禮》曰："醫不三世，不服其藥。"言嘗之久而後可信也。

【誤】竇漢卿爲金太師，善醫，妙於針……著有針經，指南標幽賦，誠爲古今之軌範。（《醫部全録》）

考之醫史，竇漢卿著有《針經指南》和《標幽賦》，並没有著什麽"針經"、"指南標幽賦"的書。此乃疏於醫史，失於考證，缺乏文化常識之所由生。

【正】竇漢卿爲金太師，善醫，妙於針……著有《針經指南》、《標幽賦》，誠爲古今之軌範。

【誤】雷伯宗，名勳以字行，幼讀醫書，尤精於小兒科。（《醫部全録》）

據《建安縣誌》、《中國醫學人名誌》記載，雷伯宗，名勳．明代醫家。標點人不諳醫，又失考校，結果讓人誤爲雷伯宗名“勳以字行”、或名“勳以”字“行”呢？

【正】雷伯宗，名勳，以字行，幼讀醫書，尤精於小兒科。

【誤】雷公曰：臣治疎愈，説意而已。（《黄帝内經素問譯釋》）

此讀據王冰注而誤。王冰注：“雷公言臣之所治，稀得痊愈，請言深意，而已疑心。已，止也，謂得説則疑心乃止。”可見王冰以“臣治疎愈”爲句。孫詒讓《札迻》十一云：“王斷非經意也。此當以‘臣治疎’三字爲句，‘愈説意而已’五字爲句。此愈當讀爲偷。《禮記·表記》鄭注云：‘偷，苟且也。’《史記·秦傳》云：‘臣聞飢人所以飢而不食烏喙者，爲其愈充腹而與餓死同患也。’《戰國策·燕策》愈作偷。《淮南子·人間訓》云：‘焚林而獵，愈多得獸，後必無獸。’《韓非子·難一篇》愈亦作偷。蓋雷公自言：臣之治疾，爲術疎淺，但苟且取説己意而已。王氏失其句讀而曲爲之説，不可通矣。”楊樹達認爲孫説是對的。（見《古書句讀釋例》）王冰注之誤是不明“愈”通“偷”及“偷”之義。這啓示我們，要正確句讀必須具有同音通假和訓詁的知識。若非孫氏深厚的訓詁根柢，就難於發現王注之誤，糾正其誤讀。

【正】雷公曰：臣治疎，愈説意而已。

【誤】陽明病，譫語有潮熱，反不能食者，胃中必有燥屎五六枚也，若能食者，但鞕爾，宜大承氣湯下之。（《醫宗金鑑》）

張璐注：“此以能食、不能食者，辨燥結之微、甚也。潮熱譫語，皆胃中熱甚所致，胃熱則能消穀，今反不能食，此必熱傷胃中津液，氣化不能下行，燥屎逆攻於胃之故，宜大承氣湯急祛亢極之陽，以救垂絶之陰。若能食者，胃中氣化自行，熱邪不盛，津液不致大傷，大便雖硬，不久自行，不必用藥，反傷其氣也。”《醫宗金鑑》注：“陽明病譫語有潮熱，反不能食者，知胃中必有燥屎已結實也，宜大承氣湯下之；若能食，知胃將和，但大便硬耳，當導之，不可下也。”從上兩家注文，已明明白白地告訴人們這條經文當如何理解。但若依上標點却像似告人：陽明病譫語有潮熱，不管能食、不能食，不管是“胃中必有燥屎”或“但鞕爾”，均可用大承氣湯下之。此不大失仲景之旨嗎？産生這種似是而實非的句讀，是源於未深仲景之筆法。“若能食者，便鞕爾”是特爲與“反能食者，胃中必有燥屎五六枚”鑑别診斷而採用插叙的修辭格。如果在插叙語加上括號，成爲注釋語，就文順義明了。

【正】陽明病，譫語有潮熱，反不能食者，胃中必有燥屎五六枚也（若能食者，但鞕爾），宜大承氣湯下之。

第四節　句讀例析

例一：有病腎風者面胕痝然壅害於言可刺不（《素問·評熱病論》）

王冰注：“痝然，腫起貌。壅，謂目下壅如卧蠶形。腎之脈從腎上貫肝鬲，入肺中，循喉嚨，挾舌本，故害於言語。”據此，《黄帝内經白話解》、《醫部全録》讀爲：“有病腎風者，面胕痝然，壅害於言，可刺不？”但《黄帝内經素問》（1978 年版）、《黄帝内經素問譯釋》、《黄帝内經素問校釋》和《内經選讀》（上海科技社 1978 年）等據馬蒔注：“面胕痝然而腫，又害於言者。”張志聰注：“其證則面足痝然而腫。”讀爲：“有病腎風者，面胕痝然壅，害於言，可刺不？”這兩種不同的句讀，皆有所本，其主要分歧在於"壅"字應屬上或屬下。經文是説"有病腎風者"的兩種症狀："面胕痝然而腫"和"害於言"。所以從文意言，"壅"當屬上；若屬下成"壅害於言"，其意艱澀。從語言結構講，"面胕"是主語，"痝然"是"壅"的狀語；狀語與所修飾的中心詞之間一般不宜斷開，故"壅"當屬上。可説前者的句讀是欠妥的，後者句讀是正確的。

例二：陰不勝其陽，則脈流薄疾，并乃狂。(《素問・生氣通天論》)

當代句讀出版的《内經・素問》譯釋、校譯、白話解、教材等均依王冰注而如上句讀，幾乎無庸置疑。王冰注："薄疾，謂極虚而急數也。并，謂盛實也。狂，謂狂走或妄攀登也。陽并於四支則狂。"于鬯對此句讀持有異議。于鬯説："此似當讀薄字句。流薄者，言脈象也。蓋謂脈見流蕩虚薄之象，生疾不一，並合之乃成狂疾也。王注云'薄疾，謂極虚而急數也'，讀疾句，殆非。且急數不當言流，流義與急數之義不協，而并乃狂句不指所并者何事，亦殊不明。王訓并爲盛實，謂陽并於四支則狂，則亦不應但曰并乃狂。至張嘯山先生校疑其脱誤字矣(此據奚方壺所録，未刊入《舒藝室續筆》)。要得其讀法，未必脱也。《腹中論》云：'須其氣并。'疾并與氣并字法可例。彼王注正云：'并，謂并合也。'"

于鬯此注頗爲詳辨。他歷指王冰對"流薄"、"疾"、"并"詞義之誤訓，"并乃狂"爲讀在語法上也講不通，又以《素問・腹中論》的"字法"(構詞的方法)爲證。同時附指出張嘯山疑其文有"脱誤"的説法也不對。于説當公允，其讀如下："陰不勝陽，則脈流薄，疾并乃狂。

例三：陰陽結斜，多陰少陽曰石水，少腹腫。(《素問・陰陽别論》)

如此句讀，當代整理出版《素問》的譯釋、校釋、校注、白話解等，幾異口同聲，有的還引馬蒔注："斜，同邪。"而問題癥結就在對"斜"字意義的訓釋上。周學海《讀醫隨筆》云："陰陽結爲句，謂尺寸皆緊也。斜字爲句，謂脈形低昂，即多陰少陽，關前浮少，關後沈多也。《大奇論》所謂肝腎并沈爲石水是也。此陽虚陰結，後世所謂單腹脹者，故曰少腹腫也。前人每論單腹脹，未嘗指爲石水；注石水者，亦未嘗言即單腹脹。蓋因不知是石水，故立單腹之名耳。石者，堅也，冷也。"

周學海此説，也未訓釋"斜"之確義，僅就醫理説明"斜字爲句"的見解；從《大奇論》引證"石水"即後世所謂單腹脹；單腹脹即石水。可見周學海也認爲"陰陽結斜"句讀是正確的。而于鬯認爲："斜蓋當讀爲除，除斜並諧余聲，例得通借。除者，除去之義。《廣雅・釋詁》云：'除，去也。'據《説文》阜部云：'除，殿陛也。'則除去非除本義，其本字實爲捨。捨諧舍聲，余諧舍省聲，然則，即讀斜爲捨，亦例無不通矣。《説文》手部云：'捨，釋也。'捨釋之義，即除去之義也。斜多陰少陽者，謂除去多陰少陽也。蓋陰陽結，或陰陽均等，或多陽少陰，皆曰石水，惟多陰少陽則不在其科。故曰陰陽結，斜多陰少陽，曰石水，謂除去多陰少陽，凡陰陽結者曰石水也。王注簡略。張嘯山先生《舒藝室續筆》謂斜乃糾之誤。竊疑未然。以斜爲糾之誤，則必以結糾連讀。觀下文二陽結、三陽結、一陰一陽結，皆以結字讀頓，結下更不著字，則此必當讀陰陽結頓，結下不得有糾字明矣。且既言陰陽結糾，又言多陰少陽，則不直言曰多陰少陽結糾，而乃冗叠如是乎？(張志聰《内經素問集注》云：'結斜者，偏結於陰陽之間。'亦望文爲義。)《五藏生成篇》云：'小谿三百五十四名，少十二俞。'此言除多陰少陽，猶彼言少十二俞。句意略有參證。"

于鬯先訓"斜"是"除"的通假字，是"除去"之義，以《廣雅》、《説文》爲證。再以本文"皆以結字讀頓"例爲證，並以《五藏生成篇》參證，再駁張嘯山謂"斜乃糾"之謬、張志聰之望文生訓。訓釋詳明，説理妥貼。依於意當如此讀：陰陽結，斜多陰少陽曰石水，少腹腫。

例四：帝曰：余念其痛，心爲之亂惑反甚，其病不可更代，百姓聞之，以爲殘賊，爲之奈何？

(《素問·寶命全形論》)

此種句讀,自馬蒔、張志聰直至1959年的《醫部全録》、1963年《黄帝内經素問白話解》、1979年《黄帝内經素問》均沿此讀法。于鬯在《香草續校書》提出不同看法:“反甚其病四字當讀爲一句。蓋心既爲之亂惑,則所以治其病者,必多不合,故不惟不能除其病(上文云:余欲針治其疾病),反使其病加甚而不可更代。義本明顯。王注於此簡略,其讀法不可知,而後人率誤讀心爲之亂惑反甚爲句(高世栻並讀心字屬上句,益謬),其病不可更代爲句。原其意,似欲斡旋黄帝之治病必無反使其病加甚之理。殊不知下文云,百姓聞之以爲殘賊,若但病不可更代,何至以爲殘賊乎?以爲殘賊,正爲反甚其病故也。且正惟反甚其病,故欲爲之更代而又不可,苟第心爲之亂惑反甚,亦何至爲更代之説乎?更代者,謂欲以己身代病者之身也。王注於更代義亦略,而後人率解爲更易時月,益誤矣。”

于鬯從文章前後意義,融會貫通,反復論述了“反甚其病”四字當讀爲一句,而讀爲“心爲之亂惑反甚,其病不可更代”是錯的及其致誤之原由。“反甚其病”,反使其病甚。“甚”,形容詞使動用法。此説甚有見地。但此説並非于鬯獨創。《太素·知針石》,即以“反甚其病”爲讀。《類經》亦然。張介賓注:“針石罔效,適甚其病,欲施他治,無法可更,故百姓聞之,必反謂殘賊而害之也。”張注語意明晰,可信。順便説明,對“更代”二字訓釋,宜從張説,于説過於迂曲。1959年《黄帝内經素問譯釋》、1982年《黄帝内經素問校譯》的句讀採用此説:帝曰:余念其痛,心爲之亂惑,反甚其病,不可更代,百姓聞之,以爲殘賊,爲之奈何?

例五:數動一代者,病在陽之脈也,泄及便膿血。諸過者切之,澀者陽氣有餘也,滑者陰氣有餘也。(《素問·脈要精微論》)

現行標點符號出版的《素問》都如上斷句,尤其前三句幾乎千篇一律,似無可厚非,實則大有商榷之處。周學海在《讀醫隨筆》對此發表了自己的觀點,云:“前人多以此三句連讀,殊覺脈證不相屬,而下文諸過者,亦嫌突起而無著也。予以上二句爲一段,以下五字連下文諸過者讀,屬下澀寒熱爲義,其義即通。《評虚實論》所謂陽澼下膿血白沫者,身熱則死,寒則生,脈濇則死,滑則生之義也。……數音促,不音索,舊讀去聲者誤。代之本義爲弱。詳《平人氣象論》。

周學海看法是對的,是從文意言。若從句式看,它們構成三個“……者,……也”的句式。

【正】數動一代者,病在陽之脈也。泄及便膿血諸過者,切之澀者,陽氣有餘也;滑者,陰氣有餘也。

例六:夫自古通天者生之本,本於陰陽。天地之間,六合之内,其氣九州九竅、五藏、十二節,皆通乎天氣也。(《黄帝内經素問》)

《黄帝内經素問譯釋》與之不同的是在“者”和“九州”後面分别加逗號。《黄帝内經素問白話解》和《黄帝内經素問校釋》在“九州”後加頓號。在“者”後加逗號,是誤把“者”字結構當表語氣的助詞,應删去。此句主要分歧是“九州九竅”怎樣讀。周學海説:“自古,猶從來也,言從來所謂通天者。萬物生生之本,莫不本於陰陽,故天地之間,六合之内,其氣充塞九州;而人在氣中,其九竅、五藏、十二節,皆通乎天氣也。天氣即陰陽也。王啓玄以其氣九州九竅爲句,既嫌穿鑿,而吴鶴皋以自古通天者生爲句,之本本於陰陽爲句,無理特甚。”

據周學海之説,“其氣九州九竅”爲句是誤讀,“其氣九州”與“九竅”當讀開。吴鶴皋之誤讀,是不言而喻。但對九州九竅當如何理解?俞樾《讀書餘録·内經素問》:“王注曰:‘外布九州而内應九竅,故云九州九竅也。’樾謹按:九竅與九州初不相應。如王氏説,將耳目口鼻各應一州,能晰言之乎?今按:九竅二字實爲衍文。九州即九竅也。《爾雅·釋獸篇》:‘白州驫。'郭注曰：'州，竅也。'《北山經》：'倫山有獸如麋，其川在尾上。'郭注曰：'川，竅也。'川即州字之誤。是古謂竅爲州。此云九州，不必更言九竅。九竅二字，疑即古注之誤入正文者。味王注云云，似舊有九州、九竅也之說，而王氏申說之如此。此即可推其致誤之由矣。《六節藏象論》與此同誤。"俞樾認爲"九竅"是衍文，即古注之文誤入正文，乃卓識也。依俞說，"九竅"二字加括號，其義即明。

【正】夫自古通天者生之本，本於陰陽。天地之間，六合之内，其氣九州（九竅）、五藏、十二節，皆通乎天氣也。

例七：按尺寸，觀浮沈滑澀而知病所生以治。無過以診則不失矣。（《黄帝内經素問白話解》）

按尺寸，觀浮沈滑澀，而知病之所生。以治無過，以診則不失矣。（《黄帝内經素問校釋》）

對於這段經文，近四五十年來出版的醫書，有多種句讀方法，主要以上兩種爲代表。這兩種句讀可能都有所本。前者是據王冰注而讀，後者是據《太素》和《甲乙經》而讀。這兩種不同的句讀，誰是誰非呢？有待讀者辨析。我們認爲後者是正確的。理由有二：一、其上文是："審清濁而知部分；視喘息，聽聲音，而知所苦；觀權衡規矩，而知病所主"，所以它的下句當讀爲"按尺寸，觀浮沈滑澀，而知病所生"。如此，它們句子才劃一，構成多重複句。若讀爲"按尺寸，觀浮沈滑澀而知病所生以治"，不但文意不順，而且破壞它的句式。二、"所生"是"所"字結構。兩個"以"都是介詞，後面省略了賓語"之"。意謂按這樣治療就不會有錯誤，按這樣診斷就不會有過失。前者誤讀，就是没有把整段文章内容的内在關係弄清楚；再是對文中"所"、"以"的意義和作用没有辨識明白。

例八：粗守形，上守神。神乎神，客在門。未睹其疾，惡知其原。（《針灸甲乙經》）

《針灸甲乙經校釋》標點同此。《靈樞經白話解·九針十二原》在"原"後加問號。對這兩種句讀，均不敢苟同。理由有二：第一、"神乎神"，張志聰注："甚贊其得神之妙。"説明它是感歎的修辭格，不能當實詞解。第二、"客在門，未睹其疾"即"未睹其疾"、"客在門"的倒裝句。目的是爲了"形"、"神"、"門"押韵。形，青韵；神，真韵；門，痕韵。古音青、真、痕三部可以押韵；若它們不倒裝就不協韵。所以正確句讀：粗守形，上守神，神乎神！客在門，未睹其疾，惡知其原？

丹波元簡《靈樞識·九針十二原》注："《小針解》曰：神客者，正邪共會也。據此，則神乎二字句。神客，謂神與客也。"句讀爲"神乎。神客在門。"可謂另一説，可供研究。

例九：病初發歲一發，不治月一發，不治月四五發。名曰癲病。（《黄帝内經素問白話解》）

病初發，歲一發，不治，月一發，不治，月四五發，名曰癲病。（《黄帝内經素問譯釋》）

病初發，歲一發，不治月一發，不治月四五發，名曰癲病。（《黄帝内經素問校釋》）

以上三種不同標點，從整個意思言，都可通，不引起誤解；但都有值得商榷之處。整句話有三層意思，也可説三個並列複句。"病初發，歲一發"，是第一層意思；"不治，月一發"，是第二層意思；"不知，月四五發，是第三層意思。而這三層意思是很緊密的，之間當用分號讀開。

【正】病初發，歲一發；不治，月一發；不治，月四五發。名曰癲病。

綜上可知，古醫書句讀誠非易事。它要求句讀者要具有較廣博的中醫藥知識、文史素養、較扎實的古漢語根基。它是一種非常細緻艱苦、帶有技術性的工作，來不得半點疏忽大意。因此，要不斷提高自己醫用古漢語水平，擴大知識面，多揣摩前人的句讀，多看有關古書句讀的論著，多做練習，就可不斷提高古醫書句讀能力，變難爲易，句讀之難也就不難了。

參考資料

1. 自誘之少，從故侍中同縣盧君，受其句讀。

漢・高誘《淮南子敘》

2. 欲裨殘補闕，損併有無，校練句讀以爲定本，次第均寫，永爲常式。

魏・孫惠蔚《上疏請校補秘書》）

3. 蘇子卿、李少卿之徒，尤工爲五言，句讀文律各異，雅鄭之音亦雜。

唐・元稹《杜君墓志銘》

4. 往往兼以句讀短長爲歌詩之異。

同上《樂府古題序》

5. 愈之爲古文，豈獨取其句讀不類於今者邪？

唐・韓愈《昌黎先生文集・題歐陽生哀辭後》

6. 湛靜澄云："或謂皇甫湜、韓門弟子，而其學流於艱澀怪僻，所謂目瞪口澀，不能分其句讀者也。

清・陳鴻墀《全唐文紀事》卷五十八。

7. 此無見於理而欲以言語句讀爲奇之文也。

宋・張耒《答李推官書》

8. 句讀字自漢有之，韓愈《師説》云："彼童子之師授之書而習其句讀者也。"洪曰讀音豆，其字從言從賣，唯馬融長笛賦云："觀法以節奏，察度於句投。"注曰：句投猶章句也。

宋・孫奕《示兒編》卷十二

9. 樂志云："魏晉之世，有孫氏善彈舊曲，宋織善擊節唱和。"蓋節者，節奏句讀也。擊節猶今節樂拍手及用拍板也，故樂家以拍板爲樂句。

元・李冶《敬齋古今黈》

10. 句讀二字，倒點爲句，中點爲讀。凡人名、地物名，並長句內小句，並從中點。

程端禮《程氏家塾讀書分年日程》卷二

11. 予竊怪世之爲文者，不爲文多騁新奇者，鈎摘隱伏，變更庸常，甚至不可句讀，且曰不詰屈聱牙非古文也。

明・宋濂《文原》

12. 漢何邵公序《公羊傳》，始連出句讀二字。讀字舊無音，當即群經古注所謂"讀若某某人讀"之讀也，馬季長長笛賦又言察度於句投，注云："《説文》訓逗爲止。投與逗古字通，音豆，句之所止也。"然則，句所止爲投，音之出爲讀，古未有以讀爲投者，亦未有以投爲句之半者。自宋而後，通讀爲投，呼以豆音，凡館閣校書旁點爲句，句中點爲讀，而讀遂改爲半句絶之名。

清・袁枚《隨園隨筆》卷二十四

13. 古者，一字爲一言，一句亦爲一言，秦漢以來謂之句。句者，局也。句半而絶之謂之讀，亦謂之投。句者，鈎也，詞終鉤絶之也。投者，鉤也，詞未終而微絶之，俟再酘也。句竟謂之章，章竟謂之篇，章末竟而句竟者，點之爲斷。

清・郝懿行《證俗文》卷八

14. 凡云文者，包絡一切著於竹帛而爲言，故有成句讀文，有不成句讀文。

章太炎《文學總略》

15. 凡所讀無不加標點，義顯義明，有不待論説而自見者。

《宋史・何基傳》

16. 元刻最精，有句讀點抹。因中有闕頁，不敢擅增句讀圈點，鄙見有無皆照元本，而東海必欲一例，竟未刻句讀點抹，惜哉！

清・何焯通志堂經解：《春秋本義》按語

17. 於《論語》、《大學》、《中庸》、《孟子》、《通鑑綱目》，標注點校，尤爲精密。

《宋史・王柏傳》

18. 故以其義不同，章句雜錯而廣異義焉。

漢・王逸《楚辭注・九歌序》

19. 章決句斷，事事可曉。

同上《天問序》

20. 上疏曰："臣聞詩、書、禮、樂，定自孔子。發明章句，始於子夏。"

范曄《後漢書・徐防傳》

（以上主要引自鄭奠、麥梅翹《古漢語語法學資料彙編》）

（陳竹友）

附编一　医古文研究生论文的选题与写作

第一章

概　說

一、醫古文研究生培養情况回顧

1. 開創大業——80 年代的崛起

醫古文研究生培養開始於 1982 年。第一位招收醫古文研究生的導師是上海中醫學院醫古文教研室的袁昂先生。首期招收了兩名研究生，他們於 1983 年 3 月入學就讀；并於 1986 年 3 月先後通過答辯，按期畢業。1983 年的夏天，北京中醫學院錢超塵先生也開始招收研究生。其後，廣州中醫學院、黑龍江中醫學院、遼寧中醫學院、長春中醫學院、湖南中醫學院、浙江中醫學院等院校都陸續招收了醫古文研究生。在這些院校中，有的是醫古文碩士學位點定點單位，也有的是掛靠别的院校招收醫古文研究生的。據作者用調查函調查（少數院校未見回函，因而本文有可能漏缺個别已招收研究生單位），從 80 年代到 90 年代中期，上述 8 所學院先後招收醫古文研究生 40 餘人。指導老師除前述二位外，還有：段逸山（上海）、薛鳳奎（遼寧）、崔仲平（長春）、惠群（黑龍江）、田傳瑶（廣州）、趙輝賢（浙江）、周一謀（湖南）、龍月雲（湖南）。以上各位老師構成了第一代醫古文研究生導師群體。

2. 繼往開來——新生代的成長

90 年代中期開始，醫古文研究生的招收情况有了一定的變化。除了部分老一代導師還繼續招生外，新一代研究生導師也開始出現。其中首先出現的是廣州中醫藥大學的賴文老師。賴文老師原隨田傳瑶先生就讀研究生，於 1987 年畢業并留校執教。1996 年，賴文任碩導招收研究生兩名。成為由醫古文研究生成長爲醫古文碩導的第一人。同年，南京中醫藥大學新增設醫古文碩士點，沈澍農任碩導，并於 1997 年首期招收 1 名研究生。其他參加研究生指導小組的畢業研究生還有不少。總的看來，隨着時代的推移，從 70 年代開始活躍在醫古文講壇上的老一代醫古文學者（包括醫古文碩導）將漸次退出，新一代醫古文學者群已經崛起，而其中由畢業研究生成長起來的醫古文碩士生導師將會漸漸成爲第二代研究生導師群體中的主體。

二、醫古文研究生培養的意義

醫古文培養研究生具有多方面的意義。

1. 學科的新臺階——由普及到提高

醫古文研究生培養標志着醫古文學科邁上了教育的新臺階。

醫古文學科始創於 60 年代初。當時，全國各地的中醫學院紛紛成立，各門現代中醫教材正在草創，因而還很不完善，中醫從業人員和中醫學生的學業在相當程度上依賴於學習者直接閱讀古代醫學典籍；另一方面，當時的中醫學習者一般文化水準還較低，閱讀和理解古文勢必有較大困難。醫古文學科正是在這樣的背景下創建的。其初創的動機就是爲了幫助中醫學業者提高閲讀古醫籍的能力。基於上述背景，早期的醫古文教育大體上屬於普及教育層次。其一版、二版教材基本上是借鑒一些内容與中醫相關或相近的一般古文作爲教學藍本，借此向學習者講授一些古漢語的基本知識。由於中醫是一門有着數千年悠久傳統的古老學術體系，大量的經驗是用古代文言保存在中醫古籍中的，所以不用説，不僅在當時、即使在很多年以後，雖然醫古文教學的内容和教學的方法有所改進，這一層次的教學却還將是必要的。

但是，中醫文章作爲古代科技實用文，雖然總體上也屬於古代漢語文章系統，却又有其自身明顯的特殊性。僅僅借鑒普通古漢語的一般知識，并不能完全解决古醫籍閲讀中的難點。因此，醫古文學科不能衹作一般古漢語知識的普及教育，還要針對自身的特殊性，進行深層次研究，培養高層次人才。適應這樣的需求，才在80年代初，出現了醫古文研究生教育的小小熱潮。醫古文研究生的培養，標志着醫古文教育不再衹是進行普及性培養，而有了新的教育層次。這一教育層次立足於專門人才的培養，着眼於專業研究水準的總體提高，因此，屬於醫古文的高級教育層次。

2. 人才的新源泉——由引進到培育

醫古文研究生培養還標志着醫古文人才培育有了新源泉。

醫古文學科創立後的較長時期，醫古文研究人才，特别是醫古文師資來源，主要從中文或古文獻專業引進。這種引進在早期是必要的，對於醫古文普及教育層次來説也是可以適應的。但是，醫古文學科有其自身的特殊性。這種特殊性概括地説就是：醫古文是要用古漢語方法（為主）解决中醫古籍中的閲讀難點，研究方法和研究目的跨越中文和中醫兩大學科門類，這一特殊性對研究者自身的知識結構提出了特殊要求，即既要精通古漢語，又要對中醫學有相當程度的了解。多年來醫古文學科發展的事實表明，凡在醫古文領域研究有成者，都是以某一方面知識（古漢語或中醫學）爲基礎，再鑽研另一方面的知識，達到了古漢語和中醫學知識兩相兼備，這樣，才能在醫古文研究中得心應手，游刃有餘；反之則較難有深入研究。這樣的特殊知識結構需求在大學本科階段幾乎是無法實現的。醫古文研究生教育恰恰提供了這樣的機會：它不僅是一般意義上本科教育的深化，還可以根據生源（來自中醫或中文）原有知識結構的不同，針對性地進行“補缺”教育，重點彌補學習者知識的薄弱部分，使之建立起從事本專業研究所需要的優化的知識結構。顯然，通過這種培養途徑，可望培養出更適合醫古文專業研究所需要的人才。因此，從人才培養角度看，醫古文研究生的培養明顯優於原有的引進渠道。

3. 學術的新層次——更寬廣更深入

醫古文研究生培養還標志着醫古文學術研究躍上了新層次。

在醫古文學科發展研究生教育之前，醫古文學術研究的主體是醫古文教師中的部分佼佼者。但是，上述知識結構的要求限制了更多的人從事該學科的研究。同時，部分研究能力較强的研究者在從事研究工作時由於還需從事教學工作，又受到了時間的限制。因而，研究面和研究深度都受到一定影響。醫古文研究生的培養爲解决這一矛盾提供了新途徑。導師培養研究生，一方面，教給研究生專門知識和研究方法，指導其完成學業；另一方面，研究生導師往往自己平時積累着若干有價值的却因種種原因未能完成的課題，在指導研究生時將其定爲研究生的論文選題。由此，研究生客觀上成了導師的得力助手，其研究工作成了導師學力的延伸，其研究成果實現了導師希望完成的研究項目。有時，研究生的學術視野較爲開闊，思維較爲活躍，論文選題以自選爲主，這種選題往往尤爲新穎，因而具有特殊價值。由此可見，在醫古文研究生培養後，由於研究人力的增加，研究思路的拓展，醫古文學術研究具備了强有力的發展條件，研究工作可以做得更寬廣、更深入，躍上新的層次。

三、醫古文研究生撰寫論文的意義

醫古文研究生撰寫學術論文(這裏主要指學位畢業論文,下同。但主要方面和一般學術論文也是相通的。所舉論文示例也有一部分爲一般學術論文)具有重要意義。概要地説有三個方面,即:能力檢驗;能力鍛煉;成果反映。

1. 檢驗學習成績,測定研究能力

研究生在一年多的課業學習期間學習了多門課程,接受過多種測驗,卷面成績或高或低,都在一定程度上反映了受測試者的學習水平。但是,卷面成績充其量衹能反映受測試者課堂學習的狀況,而且相當程度上還衹是測定了受測試者對課堂學習的記憶程度,因此,這種測定是不全面的。研究生培養的根本目的是培養學習者的研究能力,這種能力用試卷更是無法測知。而當研究生進入撰寫論文時,他必須調動所掌握的各方面知識(雖然不同論文選題會側重要求某些方面的知識),靈活地運用知識系統,而一些主要靠記憶掌握的知識因爲必要時可以查檢,因而這時倒顯得不很重要。由此可見,撰寫論文的過程,對於研究生對所學知識理解的深度、掌握的靈活程度、學習中形成的研究能力,都是一個很好的測定過程。

2. 進入實際操作,開發研究潛能

論文撰寫是一個系統工程。它包含着發現問題、收集資料、確定選題、研究課題、撰寫成篇、通過答辯等一系列學術活動。因此,所謂寫論文,并不衹是一個書面的"寫"的過程,它的實際意義是一個完整的研究工作,謀篇布局、書面撰寫、修改潤色都只是這個系統工程的一部分。既然論文撰寫的過程就是課題研究過程,那麽,論文撰寫對於研究生培養工作的意義自不待言。

一個人的研究能力不是天生的,必須在實際工作過程中培養。研究生衹有在導師的指導下,在論文撰寫這一完整的研究活動中,通過自己的實際操作,在解決每一個具體的學術難點的過程中,全面地或部分地掌握從進入選題到研究課題、撰寫成篇等學術研究工作的技能,才能逐步形成獨立研究能力,成長爲一個較爲合格的研究生,一個具有較高學術素養的學者。另一方面,科學研究是一種複雜的精神勞動,衹用腦子想,是難於條理化、清晰化的。而論文書寫過程中,研究者將思考用文字符號記録下來,恰恰就是將思維"物化",這一工作可以捕捉住稍縱即逝的思想火花,有助於思維層層展開和反復推敲,使思考更爲深入、縝密、正確,最終較好地完成課題。

3. 反映科研成果,發展中醫學術

研究生畢業論文不是一次課務作業,它反映的是研究生課題研究的成果。既然是課題研究,就應有一定程度的建樹,雖然每個人建樹的水平、高度會各不相同。作爲一名研究生,應該從課題選題開始,就努力有所建樹,并爭取有較高水平的建樹。這樣,才能使自己的畢業論文有較高水準。這樣的畢業論文,就會爲學術界所認可,對中醫學術的發展有所貢獻。同時,也衹有這樣的學術論文,才能使自己在研究生期間就具有較好的學術基礎,有利於今後的學術發展。

四、科研論文與醫古文學位論文的特性

1. 一般科研論文的特點

(1) 科學性

學術論文的科學性特征是由其科學研究的性質决定的。無論是自然科學研究,還是社

會科學研究,其根本任務是揭示和探求客觀事物的規律。學術論文作爲表述科學研究成果的載體,首先應具有科學性。即要根據客觀存在的事實,去求其本身固有的規律。科學性是學術論文所應具備的最基本的特征。

學術論文的科學性,具體表現在:①内容的科學性:内容的科學性,是説學術論文必須有正確的觀點和科學的結論。學術論文的觀點和結論應以客觀實際爲依據,所提出的觀點應符合客觀事物所揭示的相對真理,堅決摒弃反科學的主觀臆斷和一切不符合客觀發展規律的錯誤觀點。因此,研究者必須從實際出發,引出符合科學性的結論。②方法的科學性:科學規律的揭示,依賴於科學的思想方法。任何科學領域的研究,必須依賴於完整、縝密的科研設計,選擇符合科學原理的研究方法。科學的方法不僅幫助人們發現科學的真諦,而且有助於我們在論證表達時,獲得嚴謹而富有邏輯的力量。

(2) 創見性

學術論文是對新知識的探求和新發現的表述,如果學術研究不能創新,人類的文化和科學事業也就停步不前。因此,學術論文要有創見性。這是衡量一篇學術論文價值高低的標準之一。從一定意義上説,創見性是科學研究的靈魂。學術論文要求作者有所發現,有所發明,是一種由未知到求新知的創造,不能人云亦云,更不能"炒冷飯"。

學術論文的創見性體現在:①拓展新的研究領域:不斷開拓是推進科學研究發展的原動力。當作者選擇研究新學科或學科新領域中的課題,提出的觀點往往比較容易體現出創見性特征,研究者的見解一經提出即成爲一家之言而備受重視。因此,研究者應當努力在一定的學科範圍中,尋找别人未曾關注的問題,進行開創性研究,力求填補某一方面的"空白",成爲學術界的"拓荒者",這當然是創見性的最佳體現。②提出新的研究見解:作者對某個課題提出獨到的、新穎的見解,這無疑是創見;而對前人的結論進行完善性的開掘補充,在前人研究的基礎上組合許多因素冶煉出新,也在一定程度上體現出獨創性的品格。③采用新的研究方法:采用新的研究方法,新的測試手段,或者將其他學科領域中的方法引入本學科,解決了本學科中的有意義的問題,獲得了新的結果,這也體現了創見性。科學方法是發現新現象、發現新理論的一種手段。學術研究史有這樣的情况:當一門學科陷入封閉狀態,難以發展時,往往是方法論上的革新推動了研究工作的深入。例如,《黄帝内經》的成書年代問題,已有較多説法,如果引入計算機統計,則可望得出更確切的結論。④運用新的研究材料:科學研究史上,由於新材料的發現導致研究課題重大進展的例子俯拾皆是。如史學研究中,一份家譜、一篇佚稿的發現,就可能導出某些重要的新結論。醫古文研究中,新材料對語詞、文字、文獻的研究也具有重要價值。如趙有臣先生之《〈徐之范墓志銘〉之出土帶來對"徐王"的新見識》(《醫古文知識》1993年第三期)一文,就是基於新發現的材料寫成的。

(3) 理論性

學術論文是對某一學科、某一問題的探討與研究,從實踐中由感性逐步上升爲理性的抽象。在論證過程中,表現出鮮明的理論色彩。

學術論文的理論性表現爲:①建構特定理論框架:學術論文總要解决某些實踐的或理論的課題,但論文的寫作不能滿足於提出經驗性認識,而要建立起具有一定的邏輯關係的理論框架。衹有建構起特定的理論框架或邏輯體系,才是學術論文成立的基點。從思維類型來看,學術論文通常不僅要説明"是什麽",而且要回答"爲什麽"。由此表現出它的理論特性。②使用學科理論術語:學術論文的理論框架是由專門學科的理論術語或者説一系列學術概念構成的。專業術語不是起點綴作用的,而是論點表述與理論分析的必然要求。學科理論術語是學術論文理論性不可缺少的基礎。例如,語言學方面的學術論文,必然用一系列的語言學理論術語來表達其研究的過程和結果。③進行理論分析論證:學術論文不是觀點加材料的簡單組合,因此,學術論文除了運用材料論證外,還要對論證的事物或規律進行理論方面的闡述。對所論命題進行理論分析,用特定的學科理論來進行論證,由此形成令人信服的理論力量。也就是説,學術論文的結論是由抽象的邏輯方法推導而產生的。

(4) 規範性

前述三點主要是對文章内涵方面的規定,規範性則主要是從形式方面所作的要求。學術論文是格式嚴謹的實用文。特别是研究生學位論文,要納入科技檔案管理,更講究格式規範。這些格式規範有的是學術界在實踐的基礎上約定俗成的,有的則是由專門管理機構在約定的基礎上規定的(如國家技術監督局 1987 年頒布了《科學技術報告、學位論文和學術論文的編寫格式》)。主要體現在:①結構規範:無論哪個學科的學位論文,大體結構都應包括:標題;署名;論文摘要(包括中文件和外文翻譯件各一);主體。主體通常又包含三部分:緒論(或引言)——對所論課題既有研究背景及研究者主要研究思路作扼要的表述;主體——表述研究成果的論文主體;結論——總結論文的觀點或對論文作必要的補充説明。②字數規範:學位論文的字數并没有明確的文件規定。但是,學位論文應有較充分的内涵,因此必須有相應的文字量來表述。《國務院學位委員會關於進一步做好碩士學位授予工作的通知》指出:"論文工作必須有一定的工作量,在論文題目確定後,用於論文工作的時間一般應有一學年左右。"這在一定意義上説,也是對文字量的要求。醫古文學科的研究具有文獻性特征,因此論文的信息量主要靠文字來體現。實踐上碩士學位論文一般字數要求在 3 萬字左右。當然,還要言之有物,廢話再多也是没有價值的。③款式規範:隨着科研物質條件的改善,目前論文一般都要求采用電腦打印,用 4 號字體横排格式。印刷幅面過去多爲 16 開本,近年來多采用國際通行的 A4 幅面(210mm×297mm),國家技術監督局標準中提出"宜用 A4 標準大小的白紙"。④論文裝訂時應加裝封面。封面一般分行書寫以下内容:××××(學校或研究院所)碩士(博士)研究生學術論文;論文標題;研究生(姓名);導師(姓名);系所和專業;完成時間與答辯時間;學位授予單位。有的還寫上研究方向、論文字數、答辯委員會主席、評閱人等内容。有的院校印制了可填寫的通用封面,使用比較方便。國家技術監督局設計有標準格式,可仿製使用。⑤考核規範:學位論文是研究生學習狀况評估的主要依據之一,因此國家製定了嚴格的考核規範(後文詳)。研究生必須通過這一考核才能取得相應學位。⑥管理規範:學位論文必須納入教學機構和科研機構的嚴格管理,這與一般學術論文形成明顯差别。管理規範包括:完成時間有嚴格規定,論文考核有嚴格程序,論文歸檔有明確要求。

2. 醫古文論文的自身特點

(1) 學科交叉性

文以載道,中醫古籍之"文"載着中醫理論之"道",而醫古文學科也正是通過研究"文"(文理)明中醫之"道"(醫理)。由此可見,醫古文的學科特征是以古漢語研究方法爲主解决中醫古籍中的閱讀難點,由此表現出古漢語學科和中醫學學科的交叉性。古漢語主要體現在方法方面,但有時也可以成爲研究對象;中醫學方面主要以中醫古籍作爲研究對象,但中醫學基礎理論也常常成爲解决疑難點的工具之一。正因爲如此,醫古文學科的知識系統、對研究者的知識結構的要求、運用的理論術語、研究的思路與方法,都表現出交叉性的學科特點。祇具有其中某一方面的知識,研究中就不能得心應手,有時甚至不能讀懂該學科的論文。因此,必須高度重視醫古文的這一特點。

(2) 外延廣泛性

由於上一特點,隨之而來,醫古文學科又具有了外延的廣泛性。除了中醫古籍語言問題之外,中醫文獻學、古漢語基礎、中醫文化學、醫古文教材教法等内容,都可以成爲研究對象。詳見後文"選題範圍"一節。

(3) 研究文獻性

醫古文學科是基於古代書面語言材料開展的研究,其研究對象、旁證材料都取自古代文獻,基本上不涉及實驗研究,是一種從文獻到文獻的研究工作。因此,在整個研究工作中,佔有文獻資料的"量"和"質"就顯得十分重要。醫古文研究生從就讀開始,就應該特別注重大量閱讀古代文獻,要盡可能選擇好的版本來閱讀。閱讀面要廣,衹有熟讀大量文獻,才能敏鋭地發現問題,比較容易地尋求旁證。

第二章

醫古文研究生論文的選題

一、論文選題的一般原則

研究生論文的選題是非常重要的工作。它是完成學位論文最基礎的也是最根本的環節。選題選得好，可以事半功倍，完成一篇質量較高的學術論文；反之，也可能事倍功半，花了大量力氣，論文質量平平。因此，必須抓好選題這一環。把握好以下原則，可以有助於選好論文題目。

1. 學科範圍原則

研究生總是定位在某一學科領域進行學習、研究的，論文選題必須規定在自己的學科範圍之中。跨越這一範圍，論文做得再好，水平再高，可以說是好論文，却不能稱為好的“學位論文”。醫古文研究範圍較廣，外延較寬，但還是有一定的範圍限制。例如，中醫臨床方面如果不是着眼於語言問題，則就斷然不可作爲醫古文學位論文的選題；即使是中醫基礎理論問題，也不宜一般地選爲醫古文學位論文題目。有的選題，雖然可以認爲屬於本學科外延範圍，但比較勉强，則也不宜采用。像“中醫食療文獻的源流”這個題目，作為中醫文獻學、中醫養生學的論文選題比較合適，而作為醫古文學位論文選題雖非絶對不可，但却不很適宜。

2. 社會價值原則

論文選題應該有社會價值和經濟價值。對於醫古文課題來説，主要是前者。好的醫古文論文選題應該有以下某方面或某幾方面的價值：①對中醫臨床有直接或間接價值；②對中藥應用有直接或間接的指導意義；③有助於對中醫基礎理論的研究；④有助於對中醫古籍的研究與閱讀理解；⑤解決了古代中醫文化的某些疑難問題；⑥爲古漢語研究、文化史研究、大型辭書編撰增添了有價值的資料；⑦爲學科教學提供了有價值的資料。

所謂有社會價值，就是能適應社會的需要，爲社會服務，産生社會效益。没有價值的問題即使難度很大，也不能選爲課題，自然也不能成爲論文選題。

3. 時間限定原則

選題還要考慮完成課題所需時間。好的課題很多，但研究生完成課題的時間却是有限的。研究生學業一般定三年時間，其中一年多是課堂學習。用於課題研究和撰寫論文的時間總共才一年半左右。選題時必須充分考慮時間許可。一般來説，題目的難度和用時的多少基本上是成正比的，所以，考慮用時相宜在一定意義上也就是考慮難度相宜。佔時太多的課題暫時不宜做。如果因題目難度過大，研究與寫作時間不够，可以適當縮小論文範圍。例如，《敦煌醫學卷子語言文字研究》是一個比較大的課題，在研究生學業期間難於進行深入研究。這時，就可先重點研究其中一部分，并以此爲題撰寫論文。這樣，題目就可選擇如：《敦煌本草卷子語言文字研究》、《敦煌醫方卷子語言文字研究》等。不但研究面可以縮小，研究的問題也可以縮小範圍。如《敦煌醫方卷子語言文字研究》還可以縮小為《敦煌醫方卷子詞語研究》、《敦煌醫方卷子文字現象研究》等。反之，佔時太少的題則要斟酌是否題目難度太小，價值不大，并作相應的處理。

4. 創新領先原則

學位論文不是一般的課務作業，切忌人云亦云，缺乏新意。它應該討論新的問題、傳達新的信息、反映新的觀點、提供新的論據，使閱讀者讀此論文後有耳目一新之感。雖然很多論文是在前人基礎上的進一步研究，但一篇成功的論文，至少在整體上應是研究者自己的新發現、新成果，在所涉及的領域中，這篇論文應居學術制高點。没有創新領先意識，衹靠東徵西引、拼凑組裝，是做不出好的論文的。要在自己的研究中創新領先，除了要具備敏鋭的學術眼光，獨特的發現能力，最重要的就是要切實掌握專業知識，具有廣博的學術視野，時刻關注學科前沿動態，了解本學科各分支和相近學科最新研究狀况，從而確保自己提出的是别人尚未注目的問題，研究到别人尚未研究到的深度。當然，學位論文畢竟是具有學習性質的論文，也不必在創新領先方面定位過高。

5. 資料條件原則

資料條件也應充分考慮。完成論文需要的資料主要包括兩個方面：一是作爲研究對象的資料（被研資料），二是作爲背景文獻的資料（參考資料）。這兩方面的資料都是很重要的。能否得到有關資料應是選題時的先决條件。例如，假定論文選題爲《〈黄帝内經〉詞語釋義現代研究之評析》，則應佔有相當數量的資料，至少要調閱幾十年來主要中醫期刊發表的相關文章。在某些課題研究中，不但要得到有關資料，還要得到特定的版本。要研究馬王堆醫學文獻文字詞匯，只佔有現代學者研究的公開出版物，看不到原件或影印照片，自然是不行的。因爲，出版物的文字已經經過學者楷定，雖説一般可信，但畢竟不及原件可靠。參考文獻也是這樣。例如，要研究陶弘景《本草經集注》，不僅要得到敦煌本《本草經集注》的影印件，還要能收集到中國、日本學者有關《本草經集注》較多的相關論文。參考文獻收集不充分，研究工作就很容易出問題。例如，别人已經探討清楚的問題，又作了重複工作，甚至論據不如别人的有力，論述不如别人深透；更有甚者，注意不到别人已經充分論證的新觀點，重複舊觀點，或者提出新的錯誤看法，導致論文的結論全部或局部錯誤。這是應該盡力避免的。

6. 學力志趣原則

醫古文研究的範圍較廣。各個研究生的知識結構不盡相同。一個研究生可能在某一方面較爲擅長，而在另一方面相對較弱；或者在某一方面更感興趣，而在另一方面興趣較少。自然，較感興趣的方面平時會有較多的關注，有較多的積累，這對於完成選題有很大的意義。在選題時，宜根據自己的學力志趣選擇一個較合適的論題，取自己所長，弃自己之短。一般來説，自己較擅長、較有興趣的選題做起來往往比較輕松，反之則可能比較吃力。

7. 導師指導原則

研究生在導師的指導下完成學業，在選題時，也應充分考慮導師的指導意見。一來導師了解本專業的研究總體狀况，有較多的研究經驗，對研究生的學力長短可有中肯的分析，因此可以幫助選擇較優的、利於研究生完成的選題；二來在學科的不同方面，導師的研究致力程度也不可能完全相同，因而也有較熟悉和不甚熟悉之分。某些選題，導師可能已經作過一定程度的思考；而另一些選題，可能導師還較爲陌生。研究生在選題時，就應盡量尊重導師的意見，選擇導師較熟悉的論題，這樣較易得到導師的周密的指導。否則，選擇了導師比較生疏的學科部門，導師難於具體指導，就會給研究生撰寫論文、通過答辯增加很多困難。

8. 課題拓展原則

研究生畢業論文通常是一個人學術事業的起步階段。選擇课題時最好兼顧到以後的學術發展,盡可能選擇拓展餘地較寬的題目。所謂拓展可有幾種情況,主要有:其一,課題本身有較多内容可研究,在研究生學業期間限於時間,衹做了其中一部分,畢業以後可以繼續進行更深或更廣方面的研究,完成其他部分。其二,學業期間完成的是相對獨立的課題,畢業後可借鑒其方法,繼續做相類似的課題。例如課題爲某一部古醫籍研究整理,以後可以再作其他古籍的整理。其三,學業期間完成的是方法論研究,畢業後可以運用所研究的方法從事具體的研究工作。其四,學業期間進行了一些具體研究,畢業後可以結合實踐經驗進行方法學研究。原則地説,課題總是可以拓展的,但有的課題更易於拓展,有的課題拓展餘地較小。在選題時,不妨對日後的學術發展作一總體預想,考慮在畢業論文完成之後還可以進行什麽相關的工作,是否符合本學科的總體發展方向,是否符合今後供職單位對人才的需求。這樣進行選題,有利於個人的全面發展。

二、醫古文研究生選題範圍

1. 語言學研究(詞語、文字、音韵)

醫古文學科研究的中心問題是正確解讀古醫籍,加深對古醫籍的理解,而古醫籍的語言問題則是理解古醫籍的核心。因此,應該也是醫古文研究生選擇課題的首選中心。古醫籍語言問題主要包含詞語問題、文字問題、音韵問題幾個方面。

詞語是構成文章的直接材料。正確理解詞語才能正確理解文章。而古醫籍文章之有别於一般文史類古文,其最大的特點也正在於古醫籍中包含着不少一般古文中不常用的詞語特别是行業專用語。因此,這些詞語是醫古文研究的最重要的對象。北京中醫學院王玉林學位論文《本草綱目釋名研究》,就是專門研究中藥名稱這一詞匯現象的論文。

文字是文章的直接載體。識了字才能讀文。古醫籍中的文字現象比較複雜。其中難度較大的有通借字、俗體字、錯别字等。目前,通借字的研究進行得較多,但還不能説已經徹底,因此仍有不少研究生論文致力於這方面的研究。北京中醫學院黄作陣《馬王堆醫簡帛書通假字研究》、曾鳳《太素通假字研究》就是這一類的論文。俗體字的研究則還没有被足夠重視,而在那些以早期面貌存留至今的價值很高的古醫籍中,俗體字恰恰是影響閲讀最主要的因素之一;即使是後世校正刻印的醫書,俗體字也有改而未盡的,因此應該給予更多的注意。在古醫籍流傳過程中,還出現了一些錯别字,古醫籍中的錯别字比人們已經注意到的要多,因此,也應該給予更多的研究。

語音是語言的物質外殼,音韵學則是研究古代語音系統的學科體系。醫古文學科研究音韵學主要不是研究音韵學本體,而是借助於音韵學知識解决古醫籍閲讀中的疑難問題,如破讀通借字、校正錯别字等。此外也有專門進行古醫書語音系統問題研究的。如北京中醫學院劉英的《素問古韻研究》。

此外,修辭學研究古代文章的表達技巧,醫古文學科研究修辭學可以有助於更好地閲讀理解古代醫籍,因而也是醫古文學科的研究對象。如上海中醫學院顧雪鳴所作的《傷寒論修辭研究》。

其他語言學方面的問題,凡有某種程度的創新,有比較充足的論據,也可以選爲論文題目。

2. 方法學研究

研究學科的治學方法,可以更好地發展學術研究。醫古文學科研究方法學,主要是着眼於借鑒古代漢語界的研究方法，總結古醫籍研究的成功經驗，發現古醫籍研究中方法運用的不足或不當，從而推進醫古文研究。這方面的論文如廣州中醫學院賴文《從于鬯〈素問〉校文看古醫籍校勘論證方法》、長春中醫學院郭秀梅《中醫訓詁術語探源》、北京中醫學院易曉航《注解傷寒論成無已注研究》。

3. 文獻學研究

文獻學研究屬於醫古文研究的外延範圍。它主要着眼於宏觀文獻，研究各種類中醫文獻的源流；也注目於文本校勘這一微觀範疇。中醫文獻研究史也屬於文獻學研究的範圍。如北京中醫學院趙安民《金匱玉函經版本流傳研究》、廣州中醫學院李禾《〈醫宗必讀〉一、二卷點校注記》。

4. 古醫籍整理

通常是選擇某一種古醫籍爲研究對象，進而以該古籍的整理過程中所遇到的實際問題為研究課題，撰寫學術論文。如浙江中醫學院鮑曉東《〈素問病機氣宜保命集〉的整理研究》。

5. 古醫籍文化

研究與古醫籍流傳有關的歷史文化問題。諸如古醫籍著作人、著作地點、著作背景、抄手、刻工、傳抄、刊行、買賣、贈予、流傳範圍（地域）等文化問題。也可以研究和古醫籍内容相關的某些文化問題。如古醫籍反映的古代度量衡、古代物價、古代民俗、古代烹飪、古代文化觀念、古代物理化學在中醫藥學中的運用等問題。還可以研究中醫古籍反映的中外醫藥交流史。如廣州中醫學院向群《明代醫書出版研究》、黑龍江中醫學院李榮《宋代校正醫書局的歷史成就及其特點》，都是這方面的好選題。

6. 醫古文教學

醫古文教學是醫古文學科的重要學術内容。如何有效地利用教學時間、改善教學條件、改革教學方法、優選教學内容和改進測驗手段，如何與中學古漢語教學銜接，怎樣劃定不同層次學員的教學範圍和學習要求，也可以作爲學位論文的重要研究方面。這一研究領域面廣量大，要求研究者對醫古文教學有實際的體會，并對全國各校教學狀況有一定了解，具有較大難度，尚未見到已完成的學位論文。

7. 其他

選擇某些與中醫基礎理論或中醫臨床相關的而又以古醫籍發掘爲重要研究手段的問題。例如通過語言文字的研究，發現某些中藥應用的訛誤、穴位定位的差錯、治則或重要名言的誤解等。還可以通過古醫籍語言實際情況的研究，補正和充實古漢語研究的某些不足或不當。這方面目前也未見有完成的學位論文。再如中醫古籍中的文體研究也可列入選題注意範圍。

三、選擇課題的一般方法

選擇課題是論文寫作的基礎。衹有選好課題，才能進行成功的研究，進而最後完成高質量的論文。因此，必須把握好選擇課題這一環節。研究生階段的課題選擇，可以由導師指定，即由導師代爲選擇。但爲了全面掌握各個研究環節，促進全面成才，研究生應該努力參與選題，和導師一同選擇一個最適合自己的課題。

1. 發現問題

課題的實質是問題。問題不等於課題。有的問題在研究者感到比較生疏，於是提出了“問題”，但這個問題在學術界可能已經解決，因而研究者在進一步了解時就能求得答案，這樣的問題自然不能成爲課題；有的問題在學術界確實還没有找到答案，但研究者進一步查檢資料時發現這一問題深入研究還有較大困難，限於各方面條件，一時還不能開展研究，這樣的問題也不能成爲課題；此外，有的問題雖没有現成答案，通過研究也有希望解决，但這一問題的解决對於學術界、對於社會并没有什么現實的或歷史的價值，則這一問題也不能選爲課題。可見，選擇課題的實質是要選擇有必要而又有可能研究的課題。

雖然問題不都能成爲課題，但課題却總是從問題開始。研究者爲了找到一個合適的課題，就必須注意每一個可能有研究價值的問題，一方面，某個問題也許會擴展、深化而成爲研究課題，另一方面，對每一個問題提出疑點，進行思考，正是研究人員應該具備的素質。選題的能力首先就是發現和考察問題的能力。

問題的實質就是矛盾。客觀世界處處存在着矛盾，當客觀存在的矛盾被主觀意識和發現後，就成了問題。學術領域的矛盾是多方面的。醫古文學科的矛盾主要有：

（1）認識與認識的矛盾

醫古文學術研究的中心表現爲對中醫古籍的解釋。由於認識的角度不同，運用的根據不同，研究的水平不同，對同一事物，人們往往有不同的見解，在對於古醫籍詞語的理解以及對於某些篇章的理解方面這種情况尤爲普遍。學術界的不同理解就是矛盾，一般來説，這些矛盾都有進一步研究解决的必要。積累若干這類資料開展研究，就有希望確定一個課題。學術界的認識矛盾有時表現爲直接争訟。例如，關於“㕮咀”一詞，古來解釋頗多，蓋“㕮”字書原無，始出於醫書，故釋者多出於忖度。主要兩種看法，一種看法認爲，“㕮咀”原來就是切碎、搗碎義。另一種看法認爲，“㕮咀”就是《説文》中的“哺咀”（《説文》：“哺，哺咀也。”）。本義為咀嚼，引申爲切碎。今人田樹仁、楊逢彬在古人和現代學者研究的基礎上補充論據，在三篇論文中分别論述了各自的看法（參看：一、田樹仁《㕮咀考辨》，《醫古文知識》1992 年第 1 期；二、楊逢彬《㕮咀探源》，《醫古文知識》1993 年第 1 期；三、田樹仁《就㕮咀一詞答楊逢彬先生》，《醫古文知識》1995 年第 1 期）。也經常表現在不直接進行論爭的學説之中。例如，對同一篇古文，不同校注本有不同解釋。

有的問題學術界并無爭議，認可了前人或現代人某種既有的説法。研究者本人在研究中形成了新的看法，這也與他人發生了認識與認識的矛盾。抓住這樣的矛盾，就可以提出問題，作深入研究。

認識與認識的矛盾，是醫古文學術研究中最常見的問題，因而應給予特别的注意。

（2）認識與實際的矛盾

由於歷史的演變，某些客觀實際往往不能很清晰地爲人們所了解，加上人們認識客觀實際時受到了看法、立場、能力、條件等因素的影響，主觀認識與客觀實際不相符合的情况是經常發生的，這就形成了認識與實際的矛盾。例如，對於某些古籍的作者、成書年代、版本源流、存佚情況等内容的記載，現今的部分記載不真實（有誤）或不精確（可以更明確而未明確），如果研究者發現了某種與已有記載相抵觸的材料或實證，就可以提出問題，以進一步研究。日本最早的漢方醫籍《醫心方》，《全國中醫圖書聯合目録》載録其有七種版本。沈澍農通過圖書館實際調查，發現七類名目的藏本不少是相同的版本，并進一步查覓日本有關記載，找出了中國登録錯誤的原因。（見《中華醫史雜志》，1997 年第一期第 57 頁）

（3）事實與事實的矛盾

基於同一個原因而產生的事實，理應是相同的；倘若二者互相冲突，則形成了事實與事實的矛盾。事實與事實的矛盾其本質通常也是認識與認識的差异，衹是通過事實之間的矛盾間接地反映出來。例如，日本學者真柳誠注意到：仲景醫方中的桂枝，在《日本藥局方》中規定爲桂皮，《中華人民共和國藥典》中用的是桂的嫩枝（韓國與中國相同）；日本的桂皮在《中華人民共和國藥典》被稱爲“肉桂”，而桂枝在《日本藥局方》中不載。同時，仲景醫方中還有桂、桂心的記載。由此提出了問題：“仲景醫書中的這些桂、桂心都是桂枝呢？還是其他別的藥材呢？如果都是同一種桂枝的話，爲什麽又有用桂、桂心等不同的名稱呢？如果分别是不同藥材的話，那麽，桂枝、桂、桂心三者的區别在哪裏呢？就是説，問題的關鍵，在於仲景書中的桂枝究竟是何種藥物，與桂、桂心到底有什么關係。”帶着這個問題，真柳誠詳細考察了先秦到明清代表性的方藥書籍中有關桂類藥的記載，最後令人信服地提出結論：仲景醫方中的桂類藥本來都是桂心，即桂樹除去栓木層的樹皮，亦即今世中國所稱之肉桂；至宋代，林億等校書時爲了統一仲景書中的桂類藥名，一律改稱“桂枝”，但用藥仍是桂樹之皮；後世將仲景方中的桂枝理解爲桂的嫩枝的全體，不合仲景原意。（見真柳誠《林億等將仲景醫書的桂類藥名改為桂枝》，第8届中醫文獻暨醫古文學術研討會發言稿；又，日本《藥史學雜志》第30卷第2號同題文章；又，日本《東洋醫學》第22至24卷《本草的研究》。）

有的情況下，一個有價值的問題從來沒有人注意過或者深入研究過，這種問題往往構成開拓型或者深化型的課題。這類問題因為種種原因被人們忽略了，所以其矛盾表現爲人的認識滯後於事物的發展。由於沒有發生過討論，沒有過爭鳴或學説間的冲突，其間的矛盾也不太鮮明强烈，因此發現的難度更大些。但一旦抓住，常常能做出一篇好的論文。例如張如青的畢業論文《論清儒對〈黄帝内經〉的研究》就是如此。清代儒家曾經對《黄帝内經》的研究作出過重要的貢獻，其成果也已經開始被現代的研究者所注意。但對清儒研究的發生原因、主要研究方法、研究價值和總體水平等却一直沒有能夠進行較全面的總結。張如青的論文抓住了這個尚未被人們重視的有價值的問題開展研究，取得了有意義的成果。

發現問題的能力是一個研究者最基本的能力。

培養發現問題的能力主要可從兩方面入手。

其一，學會遇事多打幾個問號。

從醫古文的學術研究看，最重要的是在閱讀中調動自己的閱歷和經驗，常常提出懷疑。如對一個判斷或解釋，可以發問：這是正確的嗎？這是完整的嗎？爲什么覺得還不夠正確或完整呢，有否定它的理由嗎？雖然，這種懷疑常常被進一步的查閱所否定，但這種懷疑的態度却仍然是提出問題的基礎，因而不能放弃。如果怕煩偷懶圖省事，輕易地放弃懷疑的權利，或者在有疑點時一查了事，這樣，就近而言，有可能錯過一兩個好課題；往遠看，由於不經常鍛煉自己的懷疑能力，不喜歡质疑，容易滿足，這就有可能喪失作爲一個科研工作者的基本素質——不能主動地發現和提出問題。

其二，學會遇事窮追不舍。

要想發現問題，不但要敢於懷疑，還要善於窮追不舍。例如對某個問題提出了疑點，於是立即進行查證，很快就從一本工具書中找到了答案。作爲研究者，不應簡單地接受。還應該繼續追問：這個答案是正確的嗎？這個答案的依據是什么？用它來回答我的疑問是否可以滿足？這個答案中有沒有新的疑點（與原先的知識積累有無衝突）？如果問題不這樣解釋還可能怎樣解釋？如果問題這樣簡單，我先前爲什麽未能想到呢？等等。

對一個問題進行多方面、多層次的立體的思考，是發現和研究問題的基礎。因此，應該給予充分的注意。

醫古文選題一般始於閱讀（當然，有時候也會始於某種實物的發掘等情況）。相對於選題任務而言，閲讀有兩種狀態。一種是“無向”閲讀，即閲讀者没有明確的題目在心中，屬於一般瀏覽性閲讀；一種是“有向”閲讀，即閲讀者在讀書時已帶有選題或選題方向，屬於定向地審查性閲讀。通常應是由前一種狀態漸漸轉入後一種狀態，即先是“無向”，覽讀中發現了某些問題，繼而定向閲讀某些特定資料，變爲“有向”；但也有時先已“有向”，有在某方面選題的意向，但閲讀中發現該選題意向不當，必須另選，因而回到“無向”閲讀。但最終必須在“有向”閲讀狀態下，才能完成課題。研究者從課業學習開始，就應有意識地考慮選擇課題，帶着選題意識去閲讀。就是説，在日常閲讀中要經常想到自己在學業期間和畢業以後的一段時期以哪一方面的研究爲主要研究面，考慮個人知識結構所長以及所在部門研究總體狀況的需要，有意識地閲讀某些面上的資料，有意識地尋找這個面上的有價值的問題，盡早地由“無向”變爲“有向”。如果導師一開始就給定了意向性課題，也可以帶着意向性課題在閲讀中確定。

2. 提出問題

提出問題是對研究對象、研究任務、研究目標的進一步明確，也是論文選題的基本確定。在發現問題并經過初步查證證實問題的確存在之後，就要恰當地提出問題。以便開展進一步的研究。問題應該提得明確、清晰，針對性强。這樣，有利於對問題開展研究。

一般來説，問題可以用以下四種方法提出。

(1)“是不是”或“是什麽”

這是用概念判斷的方法提出問題。“是”或“不是”能夠判斷主客觀事物的是非、正誤(對不對)、有無(有没有)；“是什麽”則對其作進一步具體而明確的認定。這樣提出問題，一般適用於考證性研究。例如中醫古籍詞語的意義、中藥或病名的名實考證、人物或事件性質的判定等。

(2)“怎麽樣”

這種提問表明了對事物情態的追究。因而，可以用來探求事物的形態、過程、作用等，有助於對以往的客觀事物進行全面把握。在中醫古籍的研究中，例如，某種(類)書籍的形成與流傳過程、對某個人(或某個學術流派、某個學術群體)治學的經驗的評價。

(3)“為什麽”

這種提問表明了對事物原因的探究。可以用來探求重大事件或其他有價值的事件中的本質或規律，從而在較深層次上理解或了解客觀事物。例如，論楊上善、王冰校注醫經的成就，論宋代校書局校正醫書之得失，在概述基本情况之後，主要就是要分析他們取得成績與得失的原因，知其“所以然”，才能便於今天的學者借鑒。

(4)“怎麽辦”

這種提問表明了對事物發展的前瞻。可以用來研究目前正在發展中的事物或處於停滯的事物，對促進其合理發展提出若干可行的方法或措施。例如，“醫古文學科建設的研究”，“深化中醫文獻研究的思路與設想”，作者都要對今後“怎麽辦”提出自己建設性的建議，爲學術界的總體發展提供思路。

一篇論文乃至一個具體的論題，通常并不是衹孤立地運用一種提問方法，而應根據問題的類型和解題的途徑、解題的步驟靈活選擇。例如上述擬題“深化中醫文獻研究的思路與設想”，大致上可考慮擬定這樣的提綱，并進行相應的提問：①中醫文獻研究的現狀如何(怎麽樣)？②得失的評價(是不是、是什麽)；③爲什麽作出這樣的評價(為什麽)？④對今後發展的思考(怎麽辦)。其中每個小問題中還可以交叉提問，例如在“怎麽辦”中，還可以對每一條思路講一講"爲什麽"。

四、課題的確定

學位論文作爲研究生學業過程中最重要的工作之一，必須慎重對待。因此，在問題發現并提出之後，就要進一步確定課題。具體工作主要有兩個方面。

1. 預期研究

預期研究，是全面研究前對選題的又一次審視，是對研究前景的又一次判斷，把握好預期研究這一環節，可以使研究思路更加清晰，使研究成功的几率大大提高。

預期研究中需要重點把握以下環節：

提出哪些問題，怎樣提出？所提出的問題都有足夠的材料支持嗎？

材料搜集狀况如何？還有哪些材料尚未找到，以後的較近時間内能否查到？如果查不到對論文完成有多大影響？

研究方法有無不妥，觀點與材料、旁證的關係是否直接、密切？

整個項目中還有什麽遺漏部分，怎樣補救？

文章的大體結構將怎樣寫？是否需要人工語言即圖表之類的幫助，繪制什麽樣的圖表？一些重要的結論或提法的口徑、角度、分寸此時也應基本擬定。

論文寫成後將具有什麽樣的整體水平，能否"征服"或"取悦"讀者？

總的來説，就是要從文章的先進性、科學性、可讀性、嚴密程度等方面作一嚴格審視，以保證論文一定取得成功。

在預期研究階段，應該大量閱讀現代學者發表的研究論著，擴大學術視野，借鑒成功經驗，學習文章如何謀篇布局，不同内容的文章寫法有何差别。這類研究論著的閱讀，對於研究生的選題來説，也是非常重要的。在此，以筆者所見，推薦若干相關論著供研究生及有興趣的同志選讀參考。

學術著作

錢超塵．中醫古籍訓詁研究．貴州人民出版社，1988.

錢超塵．内經語言研究．北京：人民衛生出版社，1990.

段逸山．中醫文言修辭．上海中醫學院出版社，1987.

李今庸．讀古醫書隨筆．北京：人民衛生出版社，1984.

范行準．中國病史新義．北京：中醫古籍出版社，1989.

胡天雄．素問補識．北京：中國醫藥科技出版社，1991.

高文鑄．外臺秘要方叢考．見《外臺秘要方》．北京：華夏出版社，1993.

張如青、沈澍農，等．中醫文獻學綱要．上海中醫藥大學出版社，1996.

沈澍農．古典中醫與古代語言．見薛公忱等《中醫文化溯源》．南京出版社，1993.

馬伯英．中國醫學文化史．上海人民出版社，1994.

學術論文：（限《醫古文知識》雜志中，前已舉及者不重複）

余志鴻．詞義的兩重性及反向分化．1985，(1).

劉伯阜．古醫籍詞義反訓探因．1987，(1).

王築民．楊上善《太素》注音訓試析．1987，(4).

郭秀梅．《古今醫統大全》版本考．1987，(4).

沈澍農．古醫辭解詁．1988，(1)～1993，(2)隔期連載．

錢超塵．宋代醫籍整理之鳥瞰，1989，(1).

錢超塵．《靈樞》考辨．1990，(1).

高文鑄．略論林億整理《素問》的方法和特點．1990，(3).

鮑曉東．試論《太素》釋音的意義．1991，(1).

段逸山．《素問》王冰注引文的作用及所釋對象．1991，(2).

崔錫章．論《太素》蕭延平校正．1992，(1).

日本・津曲奈穗子．論《素問紹識》所引多紀元胤注．1992，(3).

趙有臣．古醫籍"篡"字考釋．1992，(4).

日本・左合昌美．江户末期考證派的《素問》研究．1993，(2).

沈澍農．《醫心方》閲讀標記研究．1995，(3、4).

2. 開題報告

開題報告即由研究生將所選課題及相關情况向一個專家小組公開報告以聽取意見，這是研究生論文撰寫過程中的一個規定工作。其目的是爲了集思廣益，通過較多同行的評議，對論文的構思肯定長處，找出不足，對全文選題、取材、口徑、結構等提出修正見解，以供導師和研究生參考，完善論文構思，從而幫助研究生更好地完成課題。

開題報告字數可多可少，主要問題講清即可。從結構上看，主要應包括以下内容：

選題解題——本題提出或者説要解決的是什麽樣的問題；

研究背景——本題歷史上或現當代已有的結論或研究狀况如何；

研究方法——本次研究擬采用的研究方法；

研究材料——本次研究在應用材料上有何新穎點；

研究條件——本次研究在研究設備、應用時間、獲取材料途徑等方面有無保證；

預期成果——本次研究將取得何種水平的成功，在哪些方面有所突破。

其他問題——本次研究還有什麽相關問題限於某方面條件未能展開或難以深入。

顯然，開題報告應是預期研究的直接延續，衹有認真進行預期研究，才能寫出好的開題報告。開題報告應在導師和指導小組老師的指導下完成。定稿後打印若干份，分送給同行專家審閲。同行專家由導師邀請，一般七八人或稍多。專家審閲後即舉行開題報告會。

開題報告會通常由導師主持，接着研究生宣讀開題報告。宣讀開題報告不一定原文照讀，文章長的可以適當省略，必要的地方也可加以解釋。宣讀後就由赴會專家發言。專家發言常常會有各自不同的見解，許多見解將對課題研究有重要價值，研究生應該一一詳細記録，以便日後斟酌權衡，决定取舍。

開題報告中如無重大不同意見，則選題即可基本確定，繼續以後的研究。

五、醫古文研究生選題分類與簡析

1. 選題分類

按照上文所説的類别，將我們調查到的醫古文研究生論文選題分類如下（主要根據標題判斷類别，調查時間爲 1997 年）：

(1) 語言學研究

沈澍農　《千金要方》詞語研究（上海）

顧雪鳴　《傷寒論》修辭研究（上海）

韓彦華　《内經》疑難詞語訓詁辨析（黑龍江・在讀）

劉　英　《素問》古韵研究(北京)
王玉林　《本草綱目》釋名研究(北京)
黄作陣　馬王堆醫簡帛書通假字研究(北京)
劉士敬　武威醫簡語言文字研究(北京)
曾　鳳　《太素》通假字研究(北京)
張　勇　《傷寒論》文字研究(遼寧)
王義成　王冰《素問注》的誤訓(長春)
張忠禮　《類經》訓詁成就(長春)
張長城　80年代《内經》訓詁研究綜述(長春)
賀小英　古醫籍量詞研究(廣州)
賈鴻賓　《説文解字》同源字研究(北京)
(2) 方法學研究
張如青　論清儒對《黄帝内經》的研究(上海)
賴　文　從于鬯《素問》校文看古醫籍校勘論證方法(廣州)
楊愛臣　《素問》新校正研究(上海)
王興伊　《素問》王冰注文研究(上海)
郭秀梅　中醫訓詁術語探源(長春)
張其成　日本丹波元簡元胤元堅學術思想研究(北京)
易曉航　《注解傷寒論》成無己注研究(北京)
(3) 文獻學研究
王建新　帛書《脈書》與《五十二病方》之理論及异文對比研究(湖南)
趙安民　《金匱玉函經》版本流傳研究(北京)
陳　力　論阜陽漢簡《萬物》(湖南)
(4) 古醫籍整理
李　禾　《醫宗必讀》一、二卷點校注記(廣州)
宋冶宏　《抱朴子》養生論整理研究(廣州)
肖永芝　《傷寒來蘇集》的整理研究(浙江)
喻勝來　《三元養生参贊書》的整理研究(浙江)
鮑曉東　《素問病機氣宜保命集》的整理研究(浙江)
(5) 古醫籍文化
李　榮　宋代校正醫書局的歷史成就及其特點(黑龍江)
柴鐵劬　《道藏》辟穀學説整理研究(廣州)
向　群　明代醫書出版研究(廣州)
(6) 其他
傅欲曉　《内經》文獻中康復醫學思想和研究(黑龍江)
彭　堅　論倉公(湖南)
譚國俊　略論明代外科的主要成就(湖南)
陳達理　論宋元時期兒科的主要成就(湖南)
聶精保　張仲景和蓋倫的比較研究(湖南)
袁　偉　論中醫理論形成的内在規律(湖南)

姜少灝　論早期藥性理論的初步形成（湖南）

彭宗福　子午流注學説初探（湖南）

顧　星　提插撚轉補瀉手法史略及運針研究（湖南）

賀松其　《吕氏春秋》與《黄帝内經》的預防思想之比較（湖南）

郭志華　中醫心病史之治則探討（湖南）

2. 選題簡析

從以上歸類情況看，已有的醫古文研究生大部分論文選題都是學科特色較强、以解决本學科疑難問題爲指歸的（湖南中醫學院似與醫史聯合招生，故該校研究生選題中有一部分爲中醫史類選題）。若作具體分析，則可看出以下一些特點：

(1) 語言問題，學科基礎

語言問題是醫古文學科的基本問題，解决中醫古籍語言問題，是中醫學對醫古文學科的基本要求。因此，受到了各校醫古文研究者的普遍重視。如上所列，正面開展古醫籍語言問題研究的有13篇，佔有較高比例；其他部分不少選題亦與此密切相關。事實上，作爲學科的基本問題，這方面的選題面也比較廣。以研究内容而言，有文字、詞匯、修辭等；以研究面而言，有先秦、中古、近古醫著，有經典醫著和非經典醫著。其中很多内容還處於幾乎空白的狀况。今後的研究生選題應該繼續以這一方面的研究爲主要關注面，選擇一些新穎獨特的課題開展研究。如賀小英關於古醫籍量詞的研究，不單是對文獻字詞的理解問題，它還在相當程度上影響對古醫籍方藥的運用，因此又具有較高的實用性。

(2) 古籍研究，注重拓展

中醫古籍面廣量大，存留問題還較多。從實際需要出發，研究生論文選題面也比較廣泛。傳統的"經典著作"如《内經》、《傷寒論》繼續被重點研究，前人較為忽略的中古、近古醫著也受到了重視。如《千金要方》、《本草綱目》、《醫宗必讀》、《素問病機氣宜保命集》這些醫著，由於語言相對淺近，閲讀障礙不甚明顯，故歷史上較少專門研究，但事實上這些書籍中也存在着不少疑難點，受到現代研究者的重視是理所當然的。在古今許多學者致力研究之後，經典著作的研究已經是較爲成熟的研究領域，要在這一領域做出較多的新成果難度相對較大，而中、近古醫著由於前人致力較少，研究範圍還很寬廣，加上當代學術界已經不單注目於經典著作的研究，因此，開發更廣泛的研究面，無疑是既有較高價值、又相對容易取得成功的研究途徑。

(3) 新鮮資料，及時研究

地不留寶。從百年前敦煌文物的問世，到近年來我國考古工作者陸續發現的一些在地下埋藏多年的古文獻資料，其中都有一些中醫學古代文獻資料。這些資料具有較高的文獻價值，一些研究生選取這些資料作爲研究對象，無疑是抓住了極具學術價值的研究選題。上列選題中對馬王堆醫簡帛書的研究、對武威漢簡的研究、對阜陽漢簡《萬物》的研究，都屬於這一類型。對於研究者而言，選這一類的研究課題，確有便利之處——屬於開拓性研究，祇要抓住一些有價值的問題展開討論，總能做成比較成功的論文；但也有不利方面——缺少現成資料，研究者倘若因不熟悉而遺漏了某些重要的背景資料，就很可能蘊含着某種程度的失敗因素。特别應注意的是，這些資料都是古人的抄本，研究者如果對古人用字不够熟悉，也很容易發生常識性的"低級錯誤"。例如，我國近年來已經出版了幾種敦煌中醫文獻研究的專著，其中在文字辨識方面錯誤頗多，這一教訓值得吸取。

(4) 舊注、方法，研究深入

中醫文獻前人舊注和相關研究是醫古文學科的寶貴遺産，前人的研究成果和其中的成敗得失、經驗教訓，都是我們應當研究和總結的。上列選題中，這方面的選題也有不少。前人研究主要有兩種形式，一是隨文附注即舊注，一是針對某些篇章、語句、字詞作箋記。以上選題中如對《素問》新校正、《素問》王冰注、《傷寒論》成無已注的研究是針對前一類的，張如青、賴文、張其成等的文章是針對第二類的。王義成的論文是已知唯一專門論述前人錯誤的論文，選題頗有特色。這方面的研究可以幫助我們了解前人的成果，借鑒其成功經驗，因此還可以繼續開展。

(5) 文化研究，光彩耀人

中醫傳統文化的研究相當程度上需基於中醫古籍的研究。因此，醫古文學者可以用己所長，在中醫古籍中發掘文化研究課題，做出精彩的文章。以上列於文化研究的 3 個選題，筆者認爲都是很有特色的。宋代校正醫書局的工作，是中醫古籍發展史中重要的一環，對其歷史成就進行研究，是一件很有意義的事(如果同時還能研究其歷史局限性，也許價值更大。從題目看這方面似未涉及)。明代醫書出版是醫書出版的一個高潮期，對其進行研究，可以更好地把握明代中醫文獻發展的總體情況。這一選題的特別之處還在於很少有人會注意到這一命題，因此是一個"冷題"。像這一類的研究選題真可説是"多多益善"。

(6) 古籍整理，成功之路

浙江中醫學院指導研究生方法別具一格：每個研究生完成一部中醫古籍的整理研究，并在此基礎上撰寫學位論文。這一方法的意義在於：通過一本古籍整理的實踐，研究生可以全方位地接觸到從選題到查找資料、從校勘到注解等古籍研究工作的各個層面，進行實際操作，由此切實掌握古醫籍研究整理的理論與操作技能。因此，這一方法可以爲其他院校所借鑒。一個簡單的道理是：如果一個醫古文研究生在畢業之後，對中醫古籍整理工作還知之甚少，不知道相關理論特別是具體的操作方法，那他恐怕很難爲中醫學術界認可。

第三章

醫古文研究生論文的研究與寫作

一、研 究 課 題

確定課題之後，就要開展對課題的深入研究。研究過程一般從搜集材料開始，繼而分析材料，透徹地分析材料并確定材料與論點的關係後，就可進入擬綱寫作。

1. 搜集資料

問題初步提出以後，就要廣泛搜集相關的資料。而課題確定之後，就要盡快并盡可能詳備地收齊所需材料。如前所説，資料包括研究對象的資料（被研資料）和作爲背景的參考資料兩類。前一類固然不可缺少，後一類也不能稍微忽略。一旦忽略了某一種應具有的資料而未能搜集到，就可能給整個研究工作帶來不可估量的損失。此外，爲了更好地吸收理論營養，開拓研究思路，掌握正確的研究方法，也要適當注意采集具有方法論意義的理論資料。

醫古文研究工作搜集資料大致有以下途徑：

（1）目録提要

在文獻學中，目録與提要通常都是指對古代書籍作概要介紹的專門資料。常見的爲目録專書或提要專書（目録與提要基本點是相同的，但也有某些區别，詳見張如青等《中醫文獻學綱要》第四章與第十章）。利用這些資料，可以"即類求書，因書究學"，進而"辨章學術，考鏡源流"，較爲順利地求得所需的信息。

目録學著作有不同種類。在研究中醫古代學術中，使用較多的目録類著作有：

① 史志目録

指正史中記録典籍書目的專門篇章。在二十五史中，載有史志目録的有《漢書》、《隋書》、《舊唐書》、《新唐書》、《宋史》、《明史》、《清史稿》七部。史志的名稱，《隋書》和《舊唐書》稱"經籍志"，餘者稱"藝文志"（它們都可以簡稱爲"×志"，如"隋志"、"宋志"等）；史志的載書範圍也不相同，明、清"藝文志"衹收本朝書目，餘者兼收前代書目。此外南宋鄭樵《通志》中的《藝文略》、元代馬端臨《文獻通考》中的《經籍考》、明代焦竑之《國史經籍志》，亦具有與正史史志相類的性質。

② 私家目録

私人爲自家藏書編修的目録。其中影響較大或記載中醫書籍較多的如宋代陳振孫《直齋書録解題》、明代范欽《天一閣書目》、明代毛晉《汲古閣珍藏秘本書目》（書目爲其子所修）、清末陸心源《皕宋樓藏書志》、清末楊守敬《日本訪書志》。

③ 醫籍專門目録

專爲中醫古籍編修的目録書。如清代曹禾《醫學讀書志》及《附志》、日本丹波元胤之《中國醫籍考》（原名《醫籍考》）；近代，裘慶元《三三醫書書目提要》、丁福保、周雲青《四部總録·醫藥編》、日本岡西爲人之《宋以前醫籍考》；當代，中醫研究院與北京圖書館聯合編撰的《中醫圖書聯合目録》與《全國中醫圖書聯合目録》、賈維誠《三百種醫籍録》、部分中醫院校教師合編的《中國醫籍提要》、郭藹春主編《中國分省醫籍考》、嚴世蕓主編《中國醫籍通考》、龍伯堅《現存本草書録》、尚志鈞等《歷代中藥文獻精華》、郭藹春《現存針灸醫籍》、高文鑄《黄帝内經書目匯考》(附見於《黄帝内經辭典》)等(後四種爲分科目録)。

(2) 内容索引

將一定範圍的特定信息用詞條形式有序編排以便查檢的系統稱爲索引。索引能有效地指引我們到"哪兒"找"什麽",因此是很有價值的檢索專用資料。目録提要能指引我們使用哪些書籍,而内容索引則進一步指引我們從特定的書籍中獲取所需資料的具體路徑。中醫方面最早的索引是清代蔡烈先所編《萬方針綫》,這是一部爲《本草綱目》附方編制的索引。當代編成的中醫索引有幾種經典著作的索引專書。如湖北中醫學院李今庸《黄帝内經索引》、安徽中醫學院顧植山等《中醫經典索引》等。一些方藥書後附有本書内容索引。如人民衛生出版社出版的《本草綱目拾遺》後附有按筆畫排列的《本草綱目拾遺品名索引》、華夏出版社出版的《外臺秘要方》有全書《方劑索引》等。但總的看來,我國學術界對索引還没有足夠重視,因而編製的中醫古籍索引還不多。相比之下,日本中醫學術界對此項工作十分重視,編成了多種中醫古籍文獻索引,僅筆者見到的就有二十多種。這些索引對學術研究有很高價值。

常見的内容索引有:

① 詞語及單字索引

如《中醫經典索引》所附《語詞索引》、日本内經醫學會編《素問・靈樞總索引》、江村治樹主編《馬王堆出土醫書字形分類索引》。

② 專業名詞索引

如日本篠原孝市、山道浩子合編《〈黄帝内經太素〉經穴名索引》、小曾户洋編《〈脈經〉藥方藥物名索引》。

③ 文句索引

如任應秋主編《黄帝内經章句索引》、河北醫學院編《黄帝内經文句索引》。

④ 語段對照索引(日本稱爲"對經表")

如龍伯堅《黄帝内經概論》所附《黄帝内經和有關三書篇目考》、日本小曾户洋《〈素問〉〈靈樞〉:〈太素〉對經表》。

⑤ 人名及書名索引

如日本篠原孝市、山道浩子合編之《〈黄帝内經太素〉楊上善注所引書名人名考》、小曾户洋《〈外臺秘要方〉所引書名人名等索引》、小曾户洋、大上哲廣合編《〈醫心方〉所引文獻索引》。

索引對於文獻研究價值很大,研究生應盡可能利用索引,方便快捷地獲取研究所需要的信息。如研究對象没有現成的索引資料,不妨自己試編。研究生編制索引的内容可有兩個方面:一是作爲研究對象的古代文獻中的信息索引,二是作爲研究背景的已有研究論著的資料索引。編製索引工作中要把握好三個環節:一是索引標目,即擬定本索引系統標出的查檢對象——查什麽?二是索引路徑,即給讀者指示求得查檢對象在文獻中出處的路綫——在哪裏?三是檢索系統,即選擇檢索對象的排列系統——怎樣查?對此三者進行妥善設計後,就可編製成合用的索引。研究生結合自己課題内容,在檢索資料的同時完成一份索引,可有一舉多得之功效。既是自己課題備檢索引,也可交給導師據此檢查自己資料的檢索情況,發表後更可給其他研究者提供一份實用的專題索引(詳參沈澍農《古醫籍的索引與提要》,《中醫文獻學概要》第十章)。

(3) 論文索引

論文索引是查檢現代學術論文的檢索系統。學術論文反映學術界現有研究狀況,因此也是研究者必不可少的重要資料。查檢論文目録有以下綫索:①期刊目録:期刊是論文發表的主要園地,因此也是檢索的重要方面。查檢期刊文章可以利用期刊的各期目録,更應利用各雜志的年終總目録。總目録通常是按發文的類别編製的,查檢效率較高,應予重視。總目録一般刊登在期刊的每年最後一期或次年第一期的末尾。此外,《醫古文知識》多年來連續收集登載各種中醫雜志發表的醫古文相關論文的索引,這是一種極有價值的專業論文索引。②論著附録:學術論文或著作的末尾一般附有參考文獻,這些被已發表的論著引用的文獻既然受到論著作者的注意并被引用,往往是該學術領域中最重要的文獻資料,因此,研究者應該注意收集這類參考文獻資料,仔細閱讀,發現其中的價值。

此外,有的學科編有專門的學科論文索引,如醫史學的《醫史學論文索引》;近年來又有了貯藏信息量極大的光盤檢索系統。但醫古文資料在這兩種途徑中目前還收列不多。除利用論文索引查檢論文外,還要注意收集會議文集,特别是本學科或相近學科全國性學術會議論文集。全國性學術會議往往聚集許多優秀學者,他們在會議發表的論文常常反映學科的最新動態,因此,研究生應注意收集本學科重要學術會議的論文集,特别是近期學術會議的論文集。某些會議未能編印文集,會議散發的論文資料也應給予注意。

(4) 出版卡片

文摘卡片,是將文章資料用摘要抄録於卡片上,以便收藏與研究的方法。除了自録卡片外,有的學科有專門系統出版的卡片。在醫古文學科,利用價值較大的有中國人民大學編製的古漢語資料卡片。

此外,《中醫文摘》雜志中也有一些醫古文方面的文章摘要,但爲數不多。

2. 記録資料

作爲一個學者,要經常將自己學術上所見或所得記録下來,作爲學術積累或研究材料使用。研究生在進行學術研究、做學位論文的過程中,要收集大量資料,爲了有效地佔有和利用這些資料,更要學會記録資料。

記録資料最常用的方法是記録卡片。即利用市售的專用卡片,自己選擇抄録需要的資料做成的文摘卡片。製作這種卡片需要注意的是:其一,文章抄録要嚴謹,摘引原文不可斷章取義,或誤解原文;如果是意引,即撮抄文章大意,必須在卡片上注明,以免日久後誤以爲是原文。其二,製卡片最好按内容分卡抄録,即一意一卡,同一篇文章中有幾方面意見就應分録幾張卡,這樣,有利於分類研究和查考引用。其三,卡片引文來源務必按引文規範詳細抄列,例如引自書籍,應注明該書作者、出版社、出版時間、所在章節與頁碼,以便引用與核對(如果所引資料源係難以借得者,則務必抄録後立即校對,確保卡片可信)。除了記録内容的卡片,有時還可以做成索引式的卡片,即不記録資料的原文,衹是用主題詞或適當的短語提示原文,而主要是記録下原文的出處,這種記録方法比較省時。當原始資料都在手邊,查用比較方便時,可以采用這種方法。

近年來,電腦的使用已經較爲普及。有的學者設計了一種電腦卡片系統,平時閱讀中分段輸入若干資料,在每段資料開頭標出該段的主題詞,在工作需要時,衹要輸入一定的主題詞,相關卡片段就會一起調出,非常方便。這種系統可以參考利用。

也可以用筆記本記録資料。筆記本記録容量大,但不便分拆使用,因此用以抄寫、記録單一性資料較好。

二、整 理 研 究

整理研究實際上在預期研究階段就已開始了,但預期研究一定程度上帶有主觀性,預期研究階段利用材料往往衹是驗證主觀或直覺的見解,既不夠客觀,也不夠嚴密;加上開題報告會又聽到了專家們的意見,這也要求研究者對原有認識作某種程度的修正。

這一階段的研究應盡可能客觀化。重新全面地審視所有材料,從中歸納出正確的結論。具體做法是:

1. 分析材料的觀點

有了預期研究的基礎,研究者對論文的基本觀點已經大體上心中有數,似乎將材料對號入座就可以大功告成了。實際上,由於預期研究偏於主觀與直覺,爲了研究真正深入,在整理研究階段,還應重新閲讀資料卡片和原始資料,客觀地推求資料本身反映的觀點。通過對卡片和其他資料的一一審視,根據資料的内在聯係,將其分類組排,進一步求得各組卡片的總的觀點,并爲各組卡片建一張封面卡,用凝煉的語言將各組的觀點在封面卡記録下來,這樣得出的各個觀點一般是比較客觀的。以此與預期研究的設想進行對比,原先設想不周到的可以適當彌補,原先某些提法比較勉强的可以適當調整。

2. 確定材料的價值

爲了做好一篇學位論文,研究者往往要收集大量的材料。爲了研究的順利進行,廣泛搜集材料無疑是必要的。但在論文形成過程中,這些材料不可能完全用在論文裏,這就需要對材料進行篩選。篩選,就是對材料進行測定,進行價值評估。對於學術論文來説,典型、新穎的材料是最有價值的材料。

材料應具有典型性。支撑論點的材料并非越多越好,衹有典型的材料,才能有充分的説服力。考察材料是否具有典型性,一要看材料是否體現出事物發展的必然性;二要看材料與觀點是否具有密切的邏輯聯係;三要看材料本身是否精煉。例如,要舉例證明某位前代學者善於用破通借解決語言難題,所舉的例子當然應是破通借的好例:其一,該例確實是用了破通借之法,而不是利用了其他語言學手段;其二,該例肯定是通借字,而不能有其他更好的解釋;其三,這個例子的揭示應該比較明了可信,讓人一看就恍然大悟,而不是將信將疑。

論證某些觀點或見解的論文,通常在各個論點下衹需用兩三個能説明問題的材料就可以了。學位論文因具有"能力檢驗"功能這一特殊性,爲了充分論證,并反映研究者對所研課題掌握的深度、廣度,舉例以多舉爲宜。考證類論文一般要求論據更爲充分,有時需要窮盡舉證。如詞語考證的意義舉證,前人有"例不十,義不立"之説。但即使是這樣的場合,也不是舉例越多越好,同質的材料太多時就没有特別價值了。所謂"窮盡舉證",實際上是要求更嚴密、更充分的證據。所以,那些與論題無關或關係不大的材料要忍痛割愛,把典型的材料凸現出來。

材料應具有新穎性。材料的新穎是形成論文獨創性的一個方面,有時甚至是一篇論文立論的最重要的依據。有的論文(例如語言學方法的總結)理論方面不容易出新,那麽至少材料上要讓人有耳目一新之感。倘若觀點上没有明顯的新鮮感,材料又多是學術界熟知的舊例,則這篇文章讀來肯定是索然無味。因此,我們選取材料時,應該盡可能使用新穎的材料,特别是自己發掘出來的新材料,把新穎的材料凸現出來,并充分發掘新材料的價值,這樣的論文才有學術價值。

3. 建立論點與材料的聯繫

通過各種途徑收集來的材料，提供了撰寫論文的基礎，但原始的、鬆散的材料必須進行分析整理，有機地組織在文章中，才能發揮各部分材料的價值，寫成充滿説服力的論文。就像一位建築師，必須根據建築構思，選取合格、合適的材料，按照一定的建造規範組織、連接它們，才能造就好的建築物。

在論文中，理論結構就是材料的組織關係，研究者應該精心營造文章的理論體系，恰當地表述全文的中心論點和分論點，使它們構成一個周密的網絡。而材料就分列在這網絡之中，既受網絡之統領，又支撐着網絡的系統。材料與材料之間，通過理論的表述，表現出具有邏輯聯係的整體力量，形成一個整體的效果。因此，要合理、適當地安排材料。

有的材料具有兼類使用(即可以用於文章不同方面)的功能，這些材料使用時有其方便之處，但應注意謹慎使用。如果因某處例少而勉强將兼類例用在不典型之處，讓讀者閱讀時覺得用例不當或與論點關係不緊密，則不如不用。

三、構 思 撰 寫

論文的觀點已經列出，各個論點下的支持材料也已分歸到位，則論文的撰寫就水到渠成了。本階段主要由三個工作環節構成。

1. 擬製提綱

論文提綱是論文寫作的藍圖，是整體構思結果的記録。有了提綱這個總設計，行文就能有所依托和規範。而且，學位論文有較大的篇幅和較多的信息量，衹靠頭腦想，很難清晰、周密，因此，編寫提綱的過程也是進一步理順思路、深化認識的過程。在整理材料的過程中，各個論點已經得出，在擬寫提綱時，則要進一步審視各論點之間的關係，選擇合適的表述順序和表達方法，以使其具有最强的邏輯性。

論文提綱是由不同等級的序碼、論點句、材料提示組成的邏輯圖表。按國家技術監督局關於學位論文格式的規定，其具體格式應為：

標題

緒論

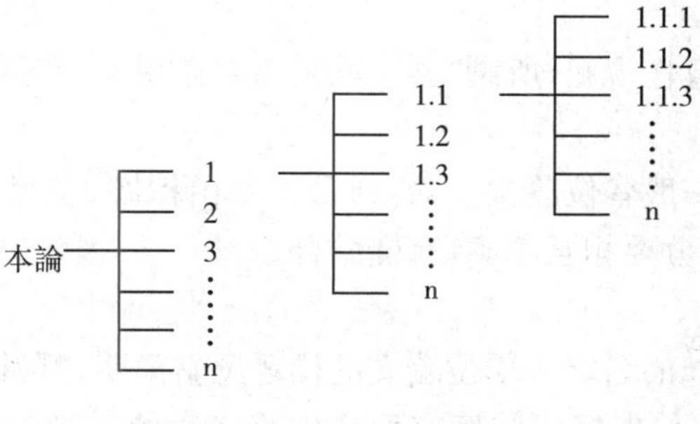

結論

本示意圖中，1、2、3 是圍繞中心論點的大論點，1. 1、1. 2、1. 3 爲“1”的從屬論點，1. 1. 1、1. 1. 2、1. 1. 3 又是“1. 1”的從屬論點。應根據具體論文的需要確定論證層次、論點分項，盡可能使論文層次清楚、條理清晰，有較强的邏輯性和可讀性。但目前使用“一、(一)、1、(1)”四級標示的亦較多。

這裏列舉兩篇論文的綱目供參考(根據發表件整理)：

通行本《素問病機氣宜保命集》句讀、校勘辨誤

浙江中醫學院　鮑曉東

引言

一、句讀方面

1. 未審詞性而致誤

2. 未明詞義而致誤

3. 未詳語法而致誤

4. 失於校勘而致誤

二、校勘方面

1. 訛字

2. 倒文

3. 衍文

4. 脱文

結語

（見《醫古文知識》1991年第三期。按本文可能是作者學位論文的節本）

校勘論證方法初探

廣州中醫學院　賴文

引言

一、直證法

二、遞證法

三、類比法

四、演繹法

五、借證法

六、選言法

七、反證法

結語

（見《醫古文知識》1987年第四期。按本文可能是作者學位論文的節本）

2. 按型寫作

學位論文有一定的寫作規範，所謂“型”，就是指寫作規範。寫作學位論文應該遵從寫作規範。

醫古文學位論文和一般學位論文一樣，通常主要由標題、主體構成。而主體又由緒論、正文、結論組成。各個部分要相互呼應，有機結合。

（1）標題

標題是作者給文章起的名字。學位論文的標題應當簡明、醒目地把文章精神傳達出來。作爲學術界的研究成果，作者擬題時應有意識地將文章的關鍵詞組合在標題中，以方便題録、索引等二次文獻的編製。學術論文標題常見的類型有：一、揭示課題的標題；二、揭示觀點的標題；三、揭示方法的標題。但學位論文以揭示課題的標題居多。因爲學位論文一般都是一個課題的研究成果，包含的信息量較大；就醫古文學位論文而言，一般并不以特殊方法的運用爲課題的主要特徵，所以我們看到的醫古文學位論文差不多都是揭示課題的標題。

此外，學位論文一般都是單行標題，衹在確有必要時才加用副標題。

（2）緒論

緒論又稱引言，是學術論文的導引部分，是學術論文的開頭。一般可以寫下列內容：

① 揭示論題的基本情況和背景

論題提出的理論基礎和學術背景，學術界既有研究狀況。交待背景的目的是襯托出所提問題的歷史和現實意義。

② 説明論題的研究特點

本論題研究目的、研究設想、研究方法和意義，有哪些創新之處，學術價值如何。揭示研究特點，旨在引起讀者的興趣。

③ 揭示正文的精髓

提前揭示正文所論證的中心論點，以便讓讀者在閱讀本論前對全文立意有一個輪廓式的了解。

以上各項，短篇論文根據具體需要寫其中某些内容即可，而學位論文通常應該各項兼有。爲了反映作者的理論素養和學術視野的開闊程度，對論題思考的深度，課題研究成果的可信度，學位論文的緒論部分可以盡量充實，必要時可以單獨成章，充分論述。

（3）正文

正文是論文的核心部分，也是論文的主要篇幅所在。作者在正文部分系統地表述論題中的問題，進行理論分析，推導出自己的見解，從而表達出課題研究成果。通過合乎邏輯的分析推導，引導讀者的思路，使之相信、同意作者的見解。

醫古文學位論文由於課題學科分支的不同，論文的正文部分可有不同的表述格式。大體上可分為"宏"面論述和"微"面論述兩種情況。

所謂宏面論述，是説論文全篇研究的是一個整體性較强的課題，通常文章應建構一個具有特色的理論框架，具有較强的理論色彩。宏面論述的論文當然也需要分析具體材料，但分析這些材料主要是用來支持文章的各個論點，而不是考證材料本身。

所謂微面論述，是説論文全篇研究的是一定的面上若干零散的材料，以對這些材料的各别考論爲目的。微面論述的論文當然離不開理論分析，也可根據一定的理論系統對材料進行分類，但主要是運用理論來分析、考證材料，而不是論證理論本身。

前者如張如青《論清儒對〈黄帝内經〉的研究》、李榮《宋代校正醫書局的歷史成就及其特點》等。這類論文一般是對研究對象系統地提出幾點看法，并就這些看法展開討論，利用理論的推導和材料的例證證實自己的觀點，由此實現文章的總體價值。

後者如沈澍農《〈千金要方〉詞語研究》、曾鳳《〈太素〉通假字研究》等。這類論文旨在解決某一系統中的若干具體問題，就這些具體問題展開討論，理論分析和材料舉證主要體現在各别問題的討論之中；而文章的總體價值也表現在具體問題解決的質和量上。

有的論文既開展宏面研究，也開展微面研究，但一般而言還是有所側重。

正文的寫作中應注意使論文的内部結構具有凝聚力。分論點不能游離於中心論點之外，材料又要爲證明論點服務。中心論點、分論點與材料之間應有適當的關聯、照應。全文絲絲入扣，形成密集型網絡。這樣的文章才會有較强的説服力。至於微面研究的論文，就全文而言，一般没有很强的整體性，其論證過程體現在各個例的討論之中，則寫法上主要是要求个别單元内部的關聯和自身的完整。

（4）結論

結論是文章的收束部分，應在正文的基礎上水到渠成地引出結論。

結論一般寫論證得到的結果。爲了讓讀者更明確地了解作者的思想，在全文論述之後，作者應該用最簡單、清晰的語言分條完整地表述全文的結果。結論的表述與分論點的表述口徑應該完全一致，但可以用不同的表述語言或從不同的角度表述。此外也可以對本論題的遺留問題及解決途徑作一展望。

結論應是本論立論的概括，而不是不厭其煩地複述，要乾净利落。

微面研究的論文没有全文的總觀點，因此可不寫結論而進行必要的討論。在討論中可總結課題研究工作取得的成績，提出遺留的問題、工作中的不足與改進意見、深化研究的設想等。

3. 修改定稿

完成學位論文是一項艱巨的工作，撰寫過程中至少要寫三遍稿：初稿—修改稿—謄清稿。

初稿完成後，進入到修改階段。一篇有份量的論文，一般都經過反復修改。論文作者應該做一個最挑剔的批評家，嚴格審查初稿，對論文進行增删、調整、潤色。修改論文一般步驟如下：

（1）把握學位論文的屬性

學術論文具有科學性、理論性、創見性、規範性特徵，醫古文學位論文又有其自身的特點。在修改論文時應把握好這些特點。檢查學術論文的論點是否準確、新穎，表達是否清楚；論據是否真實、翔實，有説服力，與論點是否配合得當；論證過程是否符合邏輯，論證步驟、順序、段落之間的銜接是否合理。要緊緊圍繞學位論文特徵來調整。

（2）重新認識結構

從結構角度修改論文，着重檢查全文重點是否突出，論點是否顯明，章、節、段之間銜接是否自然，各段安排是否大體匀稱，行文風格是否前後一貫，可視情况作些調整。

（3）潤色語言

學術論文使用的語言是否準確、精煉、生動，直接影響到論文的學術價值。所以，修改論文時，要推敲語言，修改句子，變動句式。最好采用“讀校法”，通過“讀”，可以比較容易地感覺到文章是否通順流暢，有無語病，同時也容易發現文字的差誤。

（4）核對引文

學術論文中引用的引文和數據應該準確無誤，初稿寫成後，要注意核對。醫古文學科有很强的傳統色彩，醫古文研究生應該向老前輩學習，養成嚴謹的治學作風，引用文獻應當慎之又慎。凡引用文獻原則上應都是第一手資料，必要時還要核查不同版本。文章引用的他人表述中涉及引用資料時，也應代爲核查，以防原作者審核不周或排版打印有誤。這不僅是學風的問題，也可避免因引用差誤導致文章重大失誤。如果是意引，即用作者自己的話概括别人的經典言論，也要核對有無誤解，是否概括準確。

（5）定稿謄清

論文寫完後，用鋼筆抄在稿紙上，字迹要工整、規範，用紙要統一。

現在的科研條件較好，因此提倡用電腦寫作，這樣寫作、修改都方便，打印成的文稿也可給人以美感。

4. 其他問題

學位論文的大體構成除文稿主體外，還要附加一些附屬部分，包括前置部分、附録部分、結尾部分。這些附加部分有的是必需的，有的是可選項。爲了論文的完整，作者還要做以下相關的工作：

(1) 製作封面

學位論文作爲單行本裝訂，因而應有封面。封面內容見前述，并可參考國家標準(GB 7713—87)的有關説明。

和封面相應，文末可加裝封底。

(2) 撰寫摘要

學位論文以及某些論文集都有附"摘要"的要求。在一定意義上説，這也是論文撰寫的常規。摘要是對文章內容的簡要介紹，其目的是爲了使閱讀者能用最短的時間了解文章梗概，因此，應短而精，摘要地將論文主要論點及主要方面(如論文的研究方法、研究特色等)揭示給讀者。概要應包含與原論文同等量的主要信息，并且是一篇獨立的短文，可以獨立使用。摘要的字數，國家標準(GB 7713—87)規定："中文摘要一般不宜超過200～300字……學位論文爲了評審……可按要求寫成變异本式的摘要，不受字數規定的限制。"此外，國家標準要求在摘要的左下方，應以顯著字符列出本文的關鍵詞3～8個，以便文獻標引和檢索用。

摘要寫完後，要用外文翻譯一件，附在論文最前面。

(3) 整理目次

爲了方便閱讀，可以爲論文編製一份目次。目次通常裝訂在摘要的後面。

(4) 開列參考文獻

參考文獻是指作者在研究工作中曾經參看過的文獻資料。"參考文獻"這一短語在實際應用中包含着兩方面含義。一是指文中引用的文獻，一是指文中未曾引用但作者參看了其中的理論知識或背景資料。有的文章將前者列爲"引文"來加注(在正文標出相關序碼)，則"參考文獻"衹列出後一方面內容(不在正文標出相關序碼)；有的文章則將兩者都列屬"參考文獻"，統一編排引用序碼。這兩種做法都是可行的。有些文章或書籍作者曾經用作爲重要的參考資料，但文中却没有具體的引用部分，或者反之有較多的引用部分，如果作者希望列入這種資料，則衹能用前一種開列參考文獻的方式。

學位論文爲引文加注出處一般都是文末注，即在文章的引用處標明引用序碼，文末依次用相同序碼標明引文出處。如果在文章的不同處引用同一出處的文獻資料，文末可以合并標注，以節省篇幅。具體做法有三：一是在文章各引用處均注同一序碼，文末也標見該序碼；二是文中用不同序碼，文末按首見序碼標注，其他序碼附在首見碼之後；三是文中用不同序碼，文末按首見碼標注，其他序碼處注明"同×"。此外也有用文中注或章節附注的。文中注又稱夾注，是在引文後用括號直接加注。在使用引文不太多的論文中，適宜用文中注。章節附注，即注在一章一節之後，一般用於書籍的注釋，論文較長注釋較多時也可采用。

注釋應規範化，提供引用文獻的全部重要信息。根據中華人民共和國國家標準GB7714—87《文後參考文獻著録規則》之規定，專著析出的文獻的著録格式是(方括號中爲選擇項)：

析出責任者(按即作者). 析出題名. [析出其他責任者]見：原文獻責任者. 原文獻題名(按即書名). 版本. 出版地：出版者，出版年. 在原文獻中的位置

連續出版物中析出的文獻的著録格式是：

析出責任者. 析出題名. [析出其他責任者]. 原文獻題名，版本. 在原文獻中的位置

注碼有圓圈阿拉伯數字或方括號(或圓括號)阿拉伯數字等格式。

四、通過答辯

答辯，即由專家組成答辯小組，對研究者的論文水平和綜合能力進行當面測試。答辯是論文審查的一種有效形式。研究生畢業論文作爲學位論文，必須通過答辯這一形式。

答辯小組預先審查論文，并在答辯中對論文中論點論據不清楚、不詳細或者不恰當處提出質疑，讓論文作者口頭作一些補充性、深入性的闡釋，由此進一步了解作者立論的成熟性和論據的可靠性。最終寫出評語，給以成績。

在答辯會之前，研究生與導師應做以下準備工作。

1. 一般準備

① 研究生將論文定稿送交導師審閱，審查獲得通過，得到參加答辯的資格；②學校根據導師提議，聘請一至二位與論文有關學科的專家評閱論文。論文評閱人對論文寫出詳細的學術評語，在論文評閱人同意後方可舉行學位論文答辯，如果一名評閱人不同意答辯，可再請一位專家評閱；如有兩位評閱人不同意進行答辯，則答辯不宜進行；③學校根據導師提議聘請答辯委員會專家。碩士學位論文答辯委員會由三至五名專家組成（其中可以包括論文評閱人）。成員中應有外單位專家。并邀請一位專家爲答辯委員會主席。同時還要指定一位秘書做相應的工作；④將研究生學位論文定稿交送答辯委員會各位專家審查（一般可請秘書代送）；⑤秘書在答辯會前收回評閱人評語，匯總成一個總的審查意見。供論文答辯委員會參考。根據有關規定，評閱人姓名和評閱人意見在答辯前不對研究生本人公開，因此，秘書應注意有關工作紀律。

2. 答辯提綱

在以上準備的同時，研究生擬寫自述提綱，作好答辯準備。

由於論文全稿已經事先送交專家審查，加上答辯會的時間有限，會上研究生衹能用自述提綱扼要介紹自己的論文，而不可能宣讀論文全文。因此，擬寫自述提綱是研究生最主要的準備工作。提綱應包括如下內容：①論題研究的目的：介紹自己爲什么選擇這一論題。從事這項研究工作有何學術價值和社會價值。在選題過程中得到哪些專家學者論證肯定。②研究過程：論題選定後，做了哪些資料準備工作，材料主要來源，閱讀了哪些重要論著。③獲得的主要結論：介紹論文的基本觀點，應突出論文的新見解部分。④論文不足處：論題中尚有哪些應解決的遺留問題，因什麼原因未能深入。⑤致謝詞：向對本論題研究和論文撰寫中提供幫助者致意，并請求答辯教師提出意見和幫助。

除了擬寫自述提綱外，作者還要準備答辯資料，即根據論文內容，對可能會被提出的問題作好回答的準備，重新閱讀參考書，做好筆記。

3. 答辯過程

答辯會通常有以下幾個過程：①會議開始：答辯委員會主席宣布答辯會開始，介紹各位答辯委員的姓名、職稱、所在單位和學術專長。②研究生導師或其他有關人員介紹學位論文作者的情況，主要介紹課業學習的情況和成績，也可介紹一些其他相關的情況（如論文作者係未修研究生課程的自學者，則介紹其學習經歷、方式和已達到的學歷水平）。③答辯人報告：答辯人簡要報告學位論文的主要內容，一般不必宣讀論文全文，而按準備好的自述提綱宣讀。④答辯委員會成員提問：每個答辯委員提出一兩個問題，答辯人可以選擇數題作回答。不過最好所有的題都回答，而各題的回答可詳略有別。其他與會人員也可以向研究生提問，如所問的確屬有意義的問題，也應考慮回答。在答辯委員提問時，答辯者應高度集中地聽取提問,并做好記録。⑤答辯人答辯:答辯會臨時休會。答辯人準備一刻鐘至半小時後(答辯人有把握時也可不休會準備而直接回答),回答提出的問題。回答問題時可按提問順序回答,也可先回答主要問題,再回答次要問題。如有些問題暫時難以回答,應實事求是地表述自己的意見。答辯時,應有針對性地回答,口齒清楚,態度誠懇,語言簡潔。⑥答辯委員會作出結論:答辯會臨時休會。全體答辯委員開會,首先聽取答辯委員會秘書宣讀論文評閱人的評閱意見,然後就學術論文水平和作者在答辯過程中回答問題的情況進行討論和評議,給論文和答辯情況作一基本估價。由秘書記録整理。秘書將預先整理的意見和現場整理的意見匯總起來,徵求專家意見作修改,形成最終評語,并給予相應成績。同時,答辯委員會還要就是否授予碩士學位進行表決。經答辯委員會三分之二以上成員同意,方可通過。⑦宣布結果:答辯委員會討論結束後,答辯會繼續進行,答辯委員會主席宣布表決結果并宣讀答辯委員會決議;其後研究生可再次發言,應從容表示接受專家意見并表示感謝。答辯會至此結束。

(沈澍農)

附録

醫古文博士培養概況

【説明】上文是應主編段逸山教授之邀，寫成於上世紀末。文章意在對當時醫古文專業的研究生培養情況做個總結，並對醫古文研究生的培養起到指導作用。十多年過去了，在本書再版之際，主編希望我針對學科現在的發展情況改寫本文。我重讀原文，覺得主體部分現在依然適用，但由於時間流轉，這十多年間，又增加了不少碩士研究生導師，更增加了很多本專業的碩士研究生，重寫時，首先就要補進這一內容，需要對這一部分做調查瞭解，這一時不容易做到；其次，閱讀指導也應補進這十多年新出的書籍和文章，這也需要用時間調查整理。爲此，筆者擬不改動原文，而是另附短文作簡單的專述。基於平時瞭解和定向調查，僅對十多年間醫古文發展的最高教育層次——博士研究生培養的狀況做一概述，以便同行專家學者和相關專業研究生參考。

一、博士生培養的發展

醫古文博士生培養始於上世紀末本世紀初。錢超塵（北京）、段逸山（上海）兩位前輩開啓了醫古文專業培養博士生的序幕。其後，沈澍農（南京）、賴文（廣州）進入了博士生導師的行列。近年，孫文鐘（上海）、王育林（北京）、張如青（上海）也開始培養博士生。迄今為止，已知培養的博士二十多人，另還有近十名博士生在讀。

在此期間，段逸山教授還指導了兩位博士後，均已出站。

博士生以及博士後的培養，標誌着醫古文學科已經具備了高等教育的最高教育序列，在學科發展史上具有重要意義。

二、選 題 分 類

以下首先列出筆者收集到的二十五篇博士論文標題以及兩篇博士後論文標題，根據題意及所見到的部分摘要作一大致分類。

1. 中醫古籍語言文字學研究（6 篇）

王育林　清儒《黄帝内經》音韻訓詁研究（2004，錢超塵）

許振國　《黄帝内經靈樞》音韻研究（2004，錢超塵）

劉慶宇　簡帛病證名研究（2007，段逸山）

彭馨　敦煌醫藥卷子俗字及相關語言文字現象研究（2008，沈澍農）

張繼　基於《外臺秘要方》宋本明本的隋唐醫籍詞語研究（2011，沈澍農）

張瑾　以唐代方書為中心的異文研究（2011，沈澍農）

2. 中醫古籍文獻學研究與整理研究（8 篇）

王興伊　西域方藥文獻研究（2003，段逸山）

黄璐　中醫藥抄本總體研究（2004，段逸山）

王立子　宋本《傷寒論》刊行前《傷寒論》文獻演變簡史(2004,錢超塵)

李載榮(韓國):《本草綱目》文獻研究(2004,錢超塵)

徐濤　敦煌醫藥文獻校録與文字詞彙研究——醫經診法類、本草針灸類卷子(2006,沈澍農)

任宏麗　鄭氏女科抄本研究(2008,段逸山)

袁仁智　敦煌吐魯番醫藥卷子校勘及其文獻研究(2009,沈澍農)

肖紅豔　《肘後方》版本定型化研究(2011,錢超塵)

3. 醫學史與中醫文化類研究(7篇)

郭秀梅(博士後)《千金方》與日本漢方醫學(2004,段逸山)

鄒西禮(博士後)　近代上海的中醫革新運動(2009,段逸山)

沈偉東　民國時期上海中醫藥期刊研究(2009,段逸山)

劉力力　西醫東漸史研究(2010,王育林)

肖梅華　清末上海地區公共衛生意識變遷和中醫參與(2010,孫文鐘)

史馬廣寒　仲景旗幟下的南陽醫學事蹟考略(2011,孫文鐘)

李明　孟河醫派學術思想及醫事、教育活動研究(2011,孫文鐘)

4. 結合臨床的文獻研究(5篇)

童舜華　病證結合論治的文獻研究(2002,段逸山)

周波　上海中醫期刊男科病研究(2010,段逸山)

游江　明清時期中醫學術從温補向寒凉發展的臨床背景(2009,賴文)

向群　《内經》條文的臨床應用與解讀(2006,賴文)

高美鳳　黄芪治療消渴病的藥證文獻與有效成分研究(2008,沈澍農)

5. 其他相關研究(1篇)

蘭鳳利　《黄帝内經》英譯比較研究(2005,段逸山)

三、選題簡析

以上選題反映出目前醫古文博士生學位論文選題的一些基本特點。

1. 語言文字性特徵

醫古文學科研究的核心内容是中醫古籍中的語言文字現象和語言文字規律,語言文字研究是醫古文專業研究不變的中心。因此,醫古文博士在論文選題時,當然會首先關注這一研究方面。在上列六篇論文中,許振國論文研究音韻,彭馨論文研究俗字,劉慶宇、張繼論文分别研究病證名和隋唐醫籍詞語,而王育林和張瑾論文都是方法論層面的研究。

中醫古籍中還有很多疑難詞語有待破解,紛繁的疑難字和相關文字現象也需要進一步研究,因此,這方面的研究還可大有作爲。祇是研究者需要根據自身學力、興趣和資料等條件選擇合適的研究範圍。

2. 文獻學特徵

醫古文學科自身中心定位以語言文字的微觀層面爲主,但這一研究是直接指向中醫古籍的,因此,醫古文學科的研究内容也可以直接表現爲對於某種或某範圍古籍的全方位研究,從而整體地體現出文獻學特徵。具體來説,又表現爲以下幾個方面:

(1)選材的定向性

這類研究在選材上通常選擇一本或一個範圍的中醫藥古籍,針對此對象展開研究。上列八題都是就此類選材研究的。

(2)研究的宏觀性

這類研究比較强調對研究對象的宏觀把握,因而全面關注所研究文獻的產生背景、作者生平、傳承流變等等情況。上列八題中,王興伊、黃璐、徐濤、任宏麗、袁仁智的選題都是關注一部分古籍群體的研究,而王立子、李載榮、肖紅豔的選題則是直接指向一部具體的著作。這種宏觀研究隸屬於文獻學中的目錄、版本研究的層面。這類研究的資料除了存在於古籍內部,還經常分散在多種相關古代文獻資料中,因而需要研究者善於從廣泛的資料中尋求蛛絲馬跡,形成自己的觀點。

(3)研究的全面性

作爲文獻類研究,常常不僅關注文獻的體系性研究,還關注微觀層面的校勘研究。一方面,有些文獻宏觀研究可能總量不足以完成一篇學位論文,因而需要加入文獻本體的校勘研究以補足總量,另一方面,作爲全方位研究,文本校勘本身就應是研究的重要對象,甚至有可能是主要的研究對象。所以,上列八篇論文中,文本校勘研究在徐濤、袁仁智論文中都是重要的組成部分,王興伊、任宏麗的論文也包含着這部分內容。

3. 寬口徑特徵

博士生生源比碩士生生源複雜,常常有多種不同學術背景的生源。這些不同來源的博士生在選題時,往往會結合其學術背景,用其所長,因而就有了較爲豐富多樣的選題。上列第三類選題以中醫學史和相關文化狀況作爲研究對象。這類研究者往往有獨到的目光,因而選題各有風采。例如以上這類的七個題目,僅就關注的對象看,有着眼於時代的,如鄒西禮、劉力力、肖梅華的選題;有着眼於地域的,如郭秀梅、沈偉東、史馬廣寒、李明的選題(當然,鄒西禮的選題同時也有地域的限定);而李明的選題論文同時還是中醫學術流派的研究。

上列第五類蘭鳳利的外語翻譯專題的研究也體現着這樣的特徵。

4. 中醫學特徵

前述選題雖然也都體現出與中醫學的密切關聯,但更多地是通過選擇中醫古籍爲研究對象來體現的,通常並不直接服務於中醫臨床。而本類選題則是在古代文獻中挖掘中醫學術在臨床上的應用價值,因而更能體現出中醫文獻的實用性。上列第四類四個選題都有這樣的特性。

選擇這類題目比較容易得到中醫界的歡迎。但研究和撰寫時應把握好醫古文學科特點與中醫學術的平衡點,不要過於偏向臨床探討,而成爲臨床類論文;應該主要立足於中醫文獻學的基點,在文獻的梳理、發掘、解釋中體現出爲中醫臨床服務的本旨。

以上簡析是大致對應於前面的分類展開的。事實上,由於不少論文的內容並非完全局限於上述分類中,因此同一論文綜合地表現出以上不同特徵的情況也是多見的。

四、其他路徑的醫古文、中醫文獻專業博士

這個話題有點超出了主題,但又是與醫古文學科中博士教育密切相關的。故於此旁及之。

在前述時間段中,除了醫古文學科的教授作爲博士生導師培養了一批博士生外,還有一些醫古文教師爲了自身的發展,在其他相關專業或綜合性大學修習了博士學業。他們的學位論文選題一般都會和自己所在學科或既有研究方向密切相關,對於學科建設同樣有積極意義。但這方面情況更不易收集,在此衹將所瞭解到的幾位與其學位論文標題排列於下:

徐光星，1998，定本《金匱要略》文獻研究（導師姜亮夫、束景南，中國古典文獻）

沈澍農，2004，中醫古籍用字研究（導師黄征，古典文獻學）

黄作陣，2006，近三十年中醫訓詁成就研究（導師嚴季瀾，中醫醫史文獻）

范登脈，2007，《黄帝内經素問》疑難字詞校補（導師吳彌漫，黄帝内經）

李禾，2007，1949年以前嶺南醫家醫案的收集整理及瞢桂附應用狀况的相關研究（導師劉小斌，中内）

其中，沈澍農、范登脈的論文都已正式出版，並産生了一定的學術影響（上述其他博士的論文發表情况未都掌握，故未介紹）。

此外還應該關注到，全國不少中醫文獻學科的博士生論文選題對於醫古文研究生來説，也有重要的借鑒價值。例如：

中國中醫科學院鄭金生教授的博士蘇諾所作論文《古代保健"茶湯"的醫學史研究》（2009），從醫學史的角度研究古代植物性保健飲品（本文以"茶湯"爲總名）發生、發展、演變、作用、養生價值諸方面問題，具有歷史與現實的雙重意義。柳長華教授的博士陳婷所作論文《王叔和〈脈經〉文獻研究》（2009），在繼承前人研究《脈經》的基礎上，運用目録學、版本學、校勘學等文獻學方法，從《脈經》一書性質的再認識、王叔和生平著述考等方面，較爲全面地研究了王叔和與《脈經》一書。提出《脈經》是集魏以前醫學文獻而成的一部著作，是對魏以前醫學文獻進行的一次整理與總結。柳教授的另一博士顧漫論文選題爲《中醫古籍整理與學術傳承》（2007），是對中醫古籍傳承史上各個歷史階段傳承特點的全面研究。

這方面的論文有不少。

近年來，從大漢語、大文獻的觀念出發，綜合性大學古文獻、古漢語專業也有博士生以中醫古籍爲題材做學位論文的。由於這些文史類的研究生古文獻、古漢語學術功底通常較好，學術視野較寬，選題有時會表現出和醫古文自身的學者不同的方面。例如：

北京大學王邦維教授的弟子陳明《印度梵文醫典〈醫理精華〉研究》（1999），將研究視野擴展到了印度傳統醫學。南京師範大學董志翹教授的弟子范崇峰《敦煌醫籍整理及詞彙研究》（2007），在對敦煌醫藥卷做了一些詞語考證和文獻學考證，還以語義場的方式做了一些唐以前醫籍詞彙的研究，很有啓發意義。浙江大學王雲路教授的弟子王前學位論文選題爲《中古醫書語詞研究》，另一弟子郭穎學位論文選題爲《〈諸病源候論〉詞語研究》，都是從漢語史角度對中醫古籍展開的詞語研究。

這些選題和研究成果對醫古文專業學者來説，有很好的啓示和借鑒價值，因此很值得醫古文學界注意。

（沈澍農）

附编二　词语汇释

説明 本《詞語匯釋》共收詞語 2100 餘條。收詞範圍：一是收録六版規劃教材《醫古文》40 篇文選閱讀實踐"詞語注釋"所收全部詞語，并略有增益，以此爲主；二是酌收 40 篇之外本書其他篇目各篇中的詞語，以此爲輔。這些可作爲學習時要求掌握的詞語。

詞語排列以筆畫多少爲序。筆畫相同的按起筆筆形，以横(一)、竪(丨)、撇(丿)、點(丶)、折(乛)爲序。同字頭多字詞語以字數多少爲序。首字相同的以第二字筆畫数、筆形爲序。

每條詞語下，先是釋義，後是書證。書證後用阿碼標出書證所在本書篇序，用加括號阿碼標出規劃教材篇序。

一詞多義的，其義項的排列以在本書中出現先後爲序，用①②③等序號分列。

一 畫

一：①專一。"一於醫致力焉。"13(1)②或。"至於一語一默。"13(1)③完全；一概。"而一斷於經。"13(1)"一本升降沉浮之理。"109

一切：短時。"故有一切之壽。"56(27)

一旦：①一天。"一旦匿姓名。"10(2)②忽然。"則一旦霍然矣。"119(9)

一往：完全歸向。"一往堅急勁切之化。"107(38)

一重：一層。"用銅刀刮上黄黑硬節皮一重了。"82(13)

一隅：謂舉一反三。此喻能由此而識彼。"庶幾一隅。"25(22)

一朝：一旦。"一朝而苟得權勢。"44(17)

一端：一個方面。"此固聖人贊化育之一端也。"101(37)

一伏時：一晝夜。"然後用細茶腳湯煮之，一伏時了。"82(13)

一傅衆咻：一個齊人教齊語，衆多楚人以楚語干擾。喻正確意見被錯誤意見淹没。"一齊之傅幾何？衆楚之咻易亂。"104(40)

二 畫

二分：春分、秋分。"俟二分二至以後。"107(38)

二至：夏至、冬至。"俟二分二至以後。"107(38)

二豎：指病魔。"二豎遁矣。"41(21)

十全：謂所治皆愈。"罕得十全。"46(24)

卜：選擇。"將卜所宜。"16(3)"豈我居不卜鄰。"5(6)

人：通"仁"。"秋採榆人。"24(18)

九原：九泉。"是曰九原。"16(3)

乃：其。"乃精醫者。"35

乃今：而今。"乃今食不過上農。"16(3)

刀圭：①古代量取藥末的用具。十分之一方寸匕為一刀圭。此指藥物。"而先生獨以一刀圭活之。"76(30)②指手術和敷劑。"而外悉諸刀圭之法。"40

了：①明了。"遇物便了。"7②畢。"置研了白礬於瓶内。"82(13)③盡。"而言醫道已了。"84(34)④完全。"了無餘義矣。"107(38)

了了：①清楚明白的樣子。"自逞了了。"34②明白。"了了心中。"106(35)

三 畫

三才：指天、地、人。"三才位矣。"41(21)

三垣：指人體上中下三焦。"三垣治矣。"41(21)

三牲：牛羊豬。亦用鷄魚豬。"三牲之養。"5(6)

三墳:伏羲、神農、黄帝的典籍。“伏羲、神農、黄帝之書,謂之三墳。”26(19)

三折肱:謂多次折斷手臂,就能懂得醫治折臂的方法。“三折肱知爲良醫也。”120(14)

干:①侵犯。“風邪干於衛氣者。”89②參。“干天之木。”57(28)③干犯。“與經相干。”99

干忤:干犯忤逆;觸犯。“不令邪風干忤經略。”81

于于:悠然自得的樣子。“居常于于近人。”16(3)

工:①工匠。“工欲善其事。”35②醫生。“良工之治病。”93(31)③擅長。“又有醫人工於草書者。”120(14)

士人:讀書人。“然本作士人。”4(5)

土:①地域。“游學徐土。”4(5)②産地。“以爲土之所出乃良。”61(25)

土宇:領土。“俾厥土宇,用能康寧。”25(22)

下:認為低下。“亦能以生死下士乎?”16(3)

下迫:急欲瀉下而又排便不暢。“暴注下迫。”90(33)

下帷:閉門讀書。此謂閉門。“遂下帷讀書。”16(3)

大父:祖父。“子之大父一瓢先生。”76(30)

大限:壽數。“不能延其大限也。”57(28)

大段:重要。“必有大段要急之處。”84(34)

大率:大抵。“大率多異名。”86

大較:大略。“此其大較也。”16(3)

大解:大便。“問其大解閉否。”115

大慈:心腸極其慈善。“先發大慈惻隱之心。”84(34)

大辟:殺頭。“獄事莫大於大辟。”33

大醫:醫術道德修養高的醫家。“凡大醫治病。”84(34)

兀然:寂静貌。“兀然若睡而卒。”6

才敏:才思敏捷。“愛思恭才敏。”15

才章富贍:富有才華。“而才章富贍。”6

上池之水:未沾到地面的水。“飲是以上池之水三十日。”1(4)

口吻:口舌。“鼓事外之口吻。”103(36)

口給:口才敏捷。“務在口給。”21(16)

口體:偏義於體。身體。“以穀肉果菜養口體者也。”93(31)

山人:生活在山區的人。“山人霜降前採取。”100(8)

山嵐:山林中的霧氣。“至於山嵐瘴氣。”105

乞骸骨:年老請求退職回鄉的婉辭。“復乞骸骨。”15

凡庶:百姓。“用之凡庶。”24(18)

及:①至於。“及失其宜者。”19(15)②比得上。“更五六而不能及者。”65③如果。“及吾無身。”85(11)“及其有病。”93(31)“及常服,暗傷元氣也。”100(8)④趁。“治病者當及其在表而汗之。”108

亡如:無奈。亡,通“無”。“亡如世鮮知十之才士。”46(24)

亡何:不久。亡,通“無”。“居亡何。”10(2)

亡賴:無賴。亡,通“無”。“率多市井亡賴。”106(35)

之:①到。“彭城夫人夜之廁。”4(5)“惠王之後而蛭出。”54②代詞。我。“不能以起之。”13(1)

尸:主持。“未暇尸之。”25(22)

已:①生命結束。“吾其已夫。”10(2)②句末語氣詞。“君相兩火無論已。”46(24)③同“矣”。“李氏辛甘酸苦之用是已。”109④過。“已聽之則使人聾。”52(29)⑤猶“以”。“從腰已上為上。”99

已已:休止。“不能已已。”7

已而:旋即。“已而有娠。”7

小差:稍愈。“婦稍小差。”4(5)

小道:即小技。“又有目醫爲小道。”41(21)

小大方圓:即“心小膽大行方智圓”的略語。“然必也小大方圓全其才。”103(36)

孑孑然:孤單的樣子。“若孑孑然離群而獨立。”69(26)

四　畫

比:①等到。“比天下大定。”18②類。“且此非十三經之比。”41(21)③類比。“非血燥比也。”100(8)

比比:到處。“比比皆然。”49

比例:①近似的事例。“凡此比例。”24(18)②類推。“并可從瘧而比例矣。”107(38)

切:重視。“即凡志切尊生者。”41(21)

支:同“肢”。“縣吏尹世苦四支煩。”4(5)

云:文末語氣詞。“青黏生豐、沛、彭城及朝歌云。”4(5)

元:①大。“九江之元龜。”61(25)②始。“大哉乾元。”101(37)③“玄”的避諱字。“通其元妙者乎?”45(23)④“玄”的避諱字。此指玄孫。“若傳至曾、元,更爲名醫矣。”120(14)

天:所依靠的。“藥食爲天。”41(21)

天吊:指兩眼向上直視。“眼天吊如死。”113

天功:大功。“冀自然之天功。”103(36)

天年:自然壽數。“此所謂終其天年者也。”110(39)

天真:正常。“乃天真之脈。”107(38)

不仁:麻木不覺。“病生於不仁。”88(32)

不刊:不可改動。“不刊之書也。”24(18)

不肖:①我。自謙之稱。“不肖有病。”2②不才。自謙之詞。“應宿不肖。”38③不才;無能。“其不肖者若何?因其世業,而安心服其藥。”120(14)

不快:有病。“又有一士大夫不快。”4(5)

不具:不備。謂不行。“山卧床不具迎送禮。”18

不皇:同“不遑”。來不及。“今不皇及矣。”32

不偶:命運不好。“有境緣不偶。”104(40)

不起:“死”的婉辭。“卒不起。”16(3)

不豫:帝王有病的諱稱。“太祖不豫。”15

不啻:①不止。“不啻百歲人矣。”8“不啻金篦刮膜。”72②無異於。“不啻詳哉,其言之也!”40

不禄:“死”的婉辭。士死曰不禄。“高年不禄。”76(30)

不較:不成。“便説將養不較。”98

不暇:來不及。“使人奮迅感慨激厲之不暇。”13(1)

不旋踵：來不及轉身。謂時間極短。“則取死不旋踵。”90(33)

木：樹。“及霜寒木落。”120(14)

木訥：質樸不善辭令。“爲人木訥。”6

互文：上下文句中交互出現的同義或近義詞。“或互文以見意。”43

王：①通“旺”。旺盛。“神益王矣。”16(3)②用如動詞。成就王業。“洎周之王。”25(22)

五内：指五臟。“五内洞然。”41(21)

五宫：指五臟。“五宫强矣。”41(21)

友生：①師長稱門生。“不敢愧友生也。”18②朋友。此指同學。“以友生之好。”119(9)

太虚：天空。“夫身形與太虚釋然消散。”85(11)

太極：派生萬物的本原。“無極而太極。”64

尤：①責怪。“今之不務自尤。”74②更加。“尤能明目。”92

止：①語氣詞。“不可曲止也”1(4)②居住。“府吏兒尋、李延共止。”4(5)“洪乃止羅浮山煉丹。”6③衹。“乃知聖人止有三法。93(31)“今止一數字。”118(12)

少：①輕視。“又可以醫師少之哉。”13(1)②稍。“不少嬶嫛。”18

少時：年輕時。“少時爲人舍長。”1(4)

少間：①病情稍微好轉。間，病情好轉。“太祖不豫，少間。”15②不久。“少間則又膝脛腫痛不能行。”119(9)

少選：猶須臾。一會兒。“少選，子宫上。”13(1)

中：①符合。“豈中古人之道？”5(6)②擊中；侵害。“中人多死。”81③中央。這裏指脾胃。“人之中。”109

中外：指表裏。“適其中外。”85(11)

中宿：次夜。“中宿死。”4(5)

中熱：内熱。“公病中熱。”119(9)

中醫：中流的醫生。“常得中醫。”19(15)

中流一柱：如砥柱山屹立於黄河中流。喻不隨波逐流。“庶幾幽室一鐙，中流一柱。”46(24)

内：謂行房事。“蓋得之病後酒且内。”13(1)

内格：古證名。證見食入不下或食入即吐。“内格嘔逆。”85(11)

内視：目不旁視。“欲得澄神内視。”84(34)

内學：謂道家所習神仙導養之學。“玄亦内學。”6

内觀：猶内視。注意力向内集中，排除雜念。“内觀以養神。”13(1)

日：①每天。“日過視予。”119(9)②一天天地。“但日服而病日增。”119(9)

日記：每天記誦。“日記千言。”13(1)

仁：①仁愛。儒家思想的重要内容。“聖學莫如仁。”76(30)②愛護。用如動詞。“先生能以術仁其民。”76(30)

仁壽：長壽。“拯黎元於仁壽。”26(19)

什二三：十分之二三。“曾未得其什二三。”16(3)

化：①生。“無陽則陰無以化。”85(11)②運化。“則不待行化而津液得通矣。”89

今：①若；如果。“今執途之人而問之曰。”76(30)②語首助詞。“今病有内同而外異。”84(34)

今且：如今。“今且老矣。”45(23)

介:①佐助。“介乎壽考。”27(20)②中介。意動用法。謂借助。“其始也介下役以為進身。”106(35)

公:①對人的尊稱。“欲傳與公。”1(4)②父親。“似逢我公。”4(5)③公布。“亟宜出而公之。”46(24)

分:壽分。天定的年份。“況命之修短分定懸天乎!”5(6)“雖修短有分。”53

分腠:肌膚紋理及皮膚肌肉間隙處。“血氣與邪并客於分腠間。”88(32)

分體:分支。“此元氣之分體者也。”110(39)

分鑣:分道揚鑣。鑣,馬勒口。“雖方技分鑣。”24(18)

兮:賦體文中常用語氣詞。“瓜蔞子下氣潤肺喘兮。”92

夭札:遭疫病而早死。“使無夭札”76(30)

夭殃:災禍。“而遺人夭殃。”41(21)

牛醫:治牛病的獸醫。此指走方醫。“乞藥於牛醫。”45(23)

斤斤:拘謹的樣子。此謂拘泥。“得毋以藝成而下之説為斤斤乎?”76(30)

反:①同“返”。此謂恢復。“反之於平。”19(15)②相反。藥物七情之一。“反大戟。”114

反戾:身體反曲。“諸轉反戾。”90(33)

凶:通“訩”。喧鬧之聲。“衆凶弗聞。”78(10)

丹田:指臍下三寸處。“即道經所謂丹田。”110(39)

丹青:繪畫常用之色。指代圖畫。“丹青綺煥。”24(18)

六一泥:即蚯蚓泥。“以六一泥泥。”82(13)

文火:火力小而緩的叫文火。“夫修事十兩,於文武火中炮。”82(13)

文德:美德。“爾有文德。”16(3)

方:①比擬。“方之二木。”57(28)②周全。“思方智極。”85(11)③當。“方其未有氣也。”99

方士:指醫生。“不謂方士愚昧而殺之耶?”85(11)

方外:異域。“吾將為方外游矣。”16(3)

方將:正要。“不誣方將,請俟來哲。”25(22)

方勝:方形的彩勝,由兩個斜方形疊合而成。“脅有二十四個方勝文。”100(8)

心折:衷心折服。“僕所以心折而信以爲不朽之人也。”76(30)

心法:心得之法。“濟生之心法。”101(37)

以:①因為。“以有丹耳。”6②依據。“後世之明堂以此。”27(20)③通“已”。“衆藥篩羅以盡。”63④有。“則動以牢網。”85(11)“君以此無所苦。”120(14)⑤與。“不可以常疫并論也。”105

以來:以上。“其瓶盛得三升以來。”82(13)

以降:猶以後。“長桑以降。”48

以水濟水:喻無益於救治。“以水濟水,竟莫知爲何證而斃。”12(7)

以隙視文:從縫隙中看圖紋。喻所見者不全面。“以隙視文。”1(4)

以管窺天:管中看天。喻所見者少。“若以管窺天。”1(4)

引:①義同“序”。“乃命侍臣爲之序引。”27(20)②伸引。“生不旁引。”100(8)

引飲:大量喝水。“面赤引飲。”87

引輓:伸展。輓,“挽”的異體字。“引輓腰體。”4(5)

水精:即水晶。又稱石英。“凡使,要光明如水精。”82(13)

毋庸:不用。庸,通“用”。“毋庸,復召我。”10(2)

五　畫

刊:雕刻。“刊於湖南憲治。”33

刊削:修訂整理。“遂發憤刊削。”25(22)

刊誤:訓詁學術語。改正錯誤。“當屬刊誤。”118(12)

巧語:花言巧語。“或巧語誑人。”104(40)

功夫:謂耽擱時間。“無作功夫形迹之心。”84(34)

平:通“辨”。辨别。“并平脈辨證。”21(16)

平粹:寧静純粹的情緒。“哀樂殃其平粹。”56(27)

示:①給人看。“竟未聞有表章而示人者。”96②教導。“以示來世矣。”101(37)

去:①通“弆”。收藏。“何忍無急去藥。”4(5)②距離。“去咽喉近者奇之。”91③死的婉辭。“一夕而去。”119(9)

古文:指先秦兩漢古文字。“古文通用。”118(12)

末:四肢。“使病在末。”10(2)

未遑:没有時間顧及。“以藥治藥尚未遑。”17

未幾:不久。“未幾出痘。”120(14)

本:根據。“一本升降沉浮之理。”109

世:“死”的婉辭。“一子早世。”10(2)

甘言:甜言蜜語。“或甘言悦聽。”104(40)

布衣:平民百姓。“子之大父,布衣也。”76(30)

石碣:石碑。“而鑿之於石碣。”12(7)

右:上。“右醫經七家。”19(15)

左:下。“各條藥之輕重寒温於左。”93(31)

左右:①指身邊的人。“桓侯謂左右曰。”1(4)②相助。“存而左右之。”37

左之右之:謂輔助。“左之右之,扶之掖之。”69(26)

可:大約。“可一年所。”2“長可尺所。”4(5)“可深五寸。”82(13)

匝:周遍。“又研一萬匝,方入用。”82(13)

北面:面向北方。“遂北面再拜以謁。”13(1)

叩:問。“求他師而叩之。”13(1)

出:出生。“有老父不知何出。”3

出白:小便白濁。“少腹冤熱而痛,出白。”88(32)

出奇:產生意外。“有最畏出奇。”104(40)

出後:猶出繼。即過繼。“出後叔父。”5(6)

出食:嘔吐食物。“脅痛出食。”88(32)

出處:出世爲官與處家爲民。“謚以爲非聖人孰能兼存出處。”5(6)

出黄:大小便色黄。“煩心出黄。”88(32)

旦:早晨。“旦至暮。”81

目:看。用如動詞。“地之有形可目。”105

目不識丁:兩眼不識一個字。“目不識丁,假托秘傳。”104(40)

目牛無全:喻技藝純熟。“則目牛無全。”26(19)

且:將要。“且死。”68

且如:如果。“且如氣口脈盛。”104(40)

由:①遵循。“至今天下言脈者,由扁鵲也。”1(4)②因由。“以故欲宏覽而無由。”45(23)③因爲。“良由此也。”84(34)④隨。“莫不由之。”109

由堂入室:從堂屋進入内室。喻逐步深入。“由堂入室,具悉本源。”41(21)

甲:代稱。“某子甲。”16(3)

四大:指身體。“四大安矣。”41(21)

四末:謂四肢。“而布於四末。”99

四塞:四時之氣閉塞。“則四塞而不通也。”107(38)

四體:四肢。“大熱發四體中。”69(26)

央:盡。“精神乃央。”118(12)

仕:仕宦。“雖不仕於時,猶仕也。”13(1)

他山之石可以攻玉:謂借助外力輔助自己。“雖然,他山之石,可以功玉。”41(21)

仞:古長度單位。周制八尺爲仞。“航千仞之淵。”61(25)

令名:美名。“爾有令名。”16(3)

孕子:指附生的小根塊。“用刀刮上孕子。”82(13)

乍:忽然。“乍大乍小。”61(25)

矢:通“誓”。“其永矢勿諼者亦以言。”119(9)

失:違背。“不失人情。”104(40)

生:通“性”。“立官者,以全生也。”52(29)

生命:活物。“多用生命以濟危急。”84(34)

生聚:繁殖人口,聚積物資。“判官職在撫治一城生聚。”69(26)

白:禀告。“宗元白。”61(25)

乎:通“於”。“有形乎著述之間。”96

用:①用來。“而用度箴石湯火所施。”19(15)②因此。“俾厥土宇,用能康寧。”25(22)③指藥物的功能性用。“制方者必須明其用矣。”91

汀瀅:小水貌。“不測之淵起於汀瀅。”57(28)

立言:著書立説。“立言有裨於世。”51

立命:謂修身順從天道。“在夫人不能爲生民立命。”101(37)

立異:標異於衆。“若圖立異矜奇。”120(14)

玄黄:泛指自然界的事物。“目惑玄黄。”56(27)

主:①適宜。“主養命以應天。”20②主治。“蓋桂枝湯本專主太陽中風。”89“《本經》主五臟六腑、寒熱邪氣。”114③主宰。“生成之主。”106(35)

主持:主見。“確有主持。”103(36)

市:①買。“往年市之民所。”2“則市而用之。”84(34)②賣。“若所市於人者。”106(35)

穴:穿洞。用如動詞。“思火而燭、穴而牖。”72

永:使之永久。使動用法。“以永其人。”76(30)

必:①必定。“必也皮膚疏湊。”89②決斷。“良醫難必。”104(40)

必若:如果。“必若土之出無不可者。”61(25)

阡:墳墓。“厥有新阡。”16(3)

加:①超過。“又何以加於此乎?”25(22)“王公孰加焉?”72②加封。“加内閣中書以寵之。”18③超過。“而後人莫能加。”96

弁:猶冠。“而弁其端。”40

弁髦:喻無用之物。弁,緇布冠。髦,幼童垂於眉際之髮。“并是書且弁髦置之哉。”41(21)

皮工:製皮革工人。“仍用皮工之法。”13(1)“皮工造爲百藥煎。”100(8)

司:①主管。“維鼻何司。”74②通“伺”。察别。“司外揣内。”78(10)“各司其屬。”85(11)

母:化生。用作動詞。“府鮮能母氣。”60

六 畫

刑:治理。“自家刑國。”25(22)

式:①用。“式爲龜鏡。”26(19)②模型。“復令創鑄銅人爲式。”27(20)

迂:迂曲。“則誕欺怪迂之文彌以益多。”19(15)

芒刺:舌苔隆起如芒刺。“燥生芒刺。”115

吉:每月初一。“歲次甲子黄鐘之吉。”41(21)

寺人:宫中近侍。“宋理宗朝寺人。”13(1)

老宿:學有成就,有名望的醫家。“諸老宿莫能持難。”10(2)

老安少懷:即老者安之,少者懷之。謂使老者安寧,使少者歸向。“是即孔子老安少懷之學也。”76(30)

考:老。“而何以臻壽考無疆之休哉?”101(37)

考竟:在獄中處死。“遂考竟佗。”4(5)

考驗:①考查驗證。“多多考驗。”115②審訊驗實。“考驗首服。”4(5)

西:西行。“乃隨父西。”2

耳目:指代人群。“刻揭於耳目聚集之地。”12(7)

亘:貫串。“呻吟亘晝夜。”119(9)

列宿:二十八宿。“有如列宿高懸。”26(19)

有司:專管某事的官吏。“浙有司下遏糶令。”16(3)“有司强迫。”18

有邦:國家。“裨有邦之治也。”29

有年:多年。“吾業是有年矣。”106(35)

有如:用於誓詞。“有如此木。”16(3)

有間:①一會兒。“有間,太子蘇。”1(4)②有一定時間。“書闕有間。”48

存:①在於。“是則存其人焉爾矣。”38②察。“能存八動之變。”78(10)

成心:成見。“此成心之為害也。”104(40)

百凡:猶百般。“豈知此輩百凡布置。”106(35)

百刻:晝夜。古時漏壺計時,一晝夜水下百刻。“百刻昏曉。”85(11)

百藥煎:五倍子同茶葉等經過發酵製成的塊狀物。“皮工造爲百藥煎。”100(8)

而:①通“爾”。你。第二人稱代詞。“而何怪?”1(4)②代你我二人。“忘而母不瞑邪。”16(3)③通“如”。“大而陰陽變化。”41(21)④尚且。“《難經》而然。”41(21)

死:指危重。“五至曰死。”79

臣:輔藥爲臣,輔助主藥,加强主藥功效的藥物;“是故方用君臣佐使。”91

至:①竟然。“至令役夫舁其床以行。”18②來。脈至的數。“脈之損至。”79③至於。“至其統論諸藥。”93(31)

夷:①夷指四方少數民族。“夷夏有延齡之望。”26(19)②平。“其竅滑以夷。”61(25)

吁:嘆詞。“吁!使仲景之法果貽禍於後人。”96“吁!吾子過哉。”71

吐紅:吐血。“太過則吐紅便血之恙因之而發。”115

吐納:吐故納新。“呼吸吐納。”8

屹然:高聳貌。“余因其屹然立者。”42

同里:同鄉。“同里愚弟汪廷珍謹序。”46(24)

因:①依據。“因氣感之宜。”19(15)②沿襲。“後人因之。”36③順着。“余因其屹然立者。”42④憑借。“皆因其舊俗而習知之。”63⑤於是。“因遂吞之。”54⑥憑借。“因風氣而生長。”81

因仍:因襲。“皆因仍舊文。”32

回:扭轉。“或密戚偏見難回。”104(40)

回春:治愈疾病,恢復健康。“猶冀回春。”104(40)

曲:詳盡。“不可曲止也。”1(4)

曲士:寡聞陋見的人。“曲士或竄其文。”30

曲折:原委。“藏府經略之曲折。”41(21)

曲碎:瑣細。“故亦曲碎論之。”84(34)

曲當:盡合。“乃諸方必合甘草,始能曲當病情也。”114

曲意:竭盡心意。“無不曲意尋訪。”32

曲高和寡:曲調越是高妙,能唱和的越少。“曲高者和寡。”104(40)

曳:拖。“薄蹄而曳者。”61(25)

肉飛骨騰:謂身體輕捷,能騰飛上天。肉、骨,指身體。“若令服食終日,則肉飛骨騰。”57(28)

先:①祖先。“其先世居真定。”12(7)②前。“不若攝養於無疾之先。”95

先子:謂已去世的父親。“因先子捐館憂腦。”119(9)

先世:祖輩。“先世襄城人。”14

迄:到。“迄孝武世。”19(15)

朱紫混淆:朱爲正紅色,紫爲雜色,兩者宜混。“而不致朱紫混淆者之爲更難也。”103(36)

休:善美。“而何以臻壽考無疆之休哉。”101(37)

伍:同列。“是豈群芳可伍哉?”100(8)

伏枕:謂睡眠。“不能伏枕。”100(8)

伏軾:伏車。軾,車前横木。“伏軾而游。”16(3)

伐:誇耀。“不矜不伐。”68

仵作:檢驗死傷的吏役。“重以仵作之欺僞。”33

仰給:依賴。“仰給於君。”12(7)

延:請。“或延醫衆多。”104(40)

自力:盡力。“其次自力服藥。”56(27)

自用:只憑自己主觀意圖行事,不聽勸告。“其自用甚者。”56(27)

自名：自稱。“以士大夫自名者。”9

自如：自由。“卧起自如。”16(3)

自非：如果不是。“自非才高識妙。”21(16)

自居：自待。“而不肯以里閭俗師自居。”17

自負：自恃。“自負清暑良劑。”119(9)

自如常：像原來一樣。“昕曰：自如常。”4(5)

血脈：①義偏於“脈”。指脈象。“血脈治也。”1(4)②義偏於“血”。指血液。“血脈不復歸。”4(5)

向：①從前。“乃悉焚棄向所習舉子業。”13(1)②先前。“向餘二百。”21(16)③接近。“新撰者向數千百卷。”25(22)④如果。“向非先生。”119(9)⑤向來。“問其人向有疾否。”115

向方：趨向正道。“咸知向方。”46(24)

向來：剛才。“向來道邊有賣餅家。”4(5)

向隅：向隅而泣。對着牆角哭泣。“夫壹人向隅，滿堂不樂。”84(34)

囟門：位於額骨與左右頂骨匯合處。“囟門軟。”113

行：①將要。“病亦行差。”4(5)②次。“大下數行。”119(9)

行年：經過的年歲。猶享年。“行年七十有二。”12(7)

行服：服喪。“爲之收葬行服。”10(2)

后：君主。“洪惟我后。”27(20)

全：①順從。“以全天爲故者也。”52(29)②保全。“全陰則陽氣不極。”85(11)

合：①應該。“則聖人不合啟金縢。”25(22)②適宜。“急驚合涼瀉。”87

企：企望。“仰企前修。”117

企踵：踮起脚跟。謂仰慕。“企踵權豪。”21(16)

兆庶：猶萬民。兆，極言其多。“勤哀兆庶。”27(20)

舛：錯亂。“其用藥也無舛。”71

舛錯：指語言錯亂而没有倫次。“語言舛錯。”115

肌：表皮。“其肌廉以微。”61(25)

名家：以學有專長而自成一家。“諸生以是名家者。”101(37)

名宿：素來有名望的人。“延請名宿。”50

多：①常常。“故使多脊痛。”4(5)②稱贊。“則余竊多江民瑩。”16(3)③贊揚。“多賈君之善。”69(26)④衹是。“胡世寧笑其多一講學。”76(30)

多歧亡羊：由於歧路太多，不知羊之所往，因而亡失其羊。此謂衆説紛紜，無所適從。“多歧亡羊，終成畫餅。”104(40)

危言：直言。“性好吉者危言見非。”104(40)

危亟：危急。“危亟已臻。”85(11)

夙：①平素。“夙好養生。”26(19)②素常。“若有夙契者。”39③早。“每冒寒夙興。”86④從前。“夙披古籍。”117

亦：衹是。“亦傳道耳。”12(7)

交：①近。指接觸到的物質嗜好。“交睞相傾。”56(27)②相互。“進退交戰。”85(11)③相交通。“上下一交。”109

交接：行房事。“止宿交接。”4(5)

交際:處境。“此交際之不同也。”104(40)

衣裾:衣袍。此指胎衣。“一婦人産後有物不上如衣裾。”13(1)

亥豕:“亥”字誤作“豕”字。指古籍經傳抄翻刻出現的文字錯誤。“亥豕者有之。”43

州:竅。指肛門。“人州出不可入者。”77

次:次第。“極於五臟之次也。”99

冰谷:薄冰與深谷。喻險境。“危若冰谷。”21(16)

汗牛充棟:言書籍至多。“古今醫書,汗牛充棟。”112

汲汲:①心情急切。“孜孜汲汲,惟名利是務。”21(16)②謂呼吸急促。“汲汲短乏者。”57(28)

宇宙:四方上下爲宇,古往今來曰宙。“神覆乎宇宙。”52(29)

守:①操守。“府尹聞其妙齡有守也。”12(7)②職守。“王官之一守也。”19(15)

守中:篤守正道。“守中者無言。”103(36)

宅心:居心。“吾宅心流而無制。”75

安:①平安。“濟羸劣以獲安者。”26(19)②怎麽。“則神丹安可以誤發?”80③妥帖。“義亦未安。”118(12)

字:詞語。“舌能言一二字。”113

并:兼。“而并有其人。”26(19)

并呑:混亂不清。“篇論并呑。”26(19)

收:①收殮。“曰:收乎?”1(4)②逮捕。“便收送之。”4(5)

收緩:使弛緩者收斂。收,使動用法。“酸能收緩。”91

收視返聽:謂無視無聽。“宜收視返聽於太虚之庭。”69(26)

迅發:敏捷聰明。“假若天機迅發。”26(19)

如:依照。“病發皆當如瘧之例治之矣。”107(38)

好生:愛護生命。“惟好生者略察之。”103(36)

如字:訓詁學術語。讀多音字的本音。“王如字釋之,非經旨也。”118(12)

如鼓應桴:喻效驗迅捷。“何前之温補如鼓應桴。”119(9)

羽翮:鳥翼。“則羽翮參差。”57(28)

羽翼:輔佐。“始可羽翼仲景。”43

七　畫

形:對照。“不以此形彼。”28

弄斧班門:喻在行家面前賣弄本事。“固非敢弄斧班門。”41(21)

均:①同樣。“均是手也。”48②分。“均為三病。”119(9)

杜門:閉門。“杜門不冠屨。”10(2)

杜撰:没有根據的編造。“遂居然以杜撰之傷寒。”46(24)

村儒:指才學淺陋的文人。“故村儒舉目皆是。”76(30)

却:①再。“却乃詳觀方論。”34“却以紙裹。”82(13)②驅除。“却腹中諸疾。”86③退。“方以却暑也。”107(38)④後。“顧夏蟲而却笑。”110(39)

克:①能够。“然吾鄉諸醫鮮克知之者。”13(1)②制約。“可推而知臟腑之受克於何臟矣。”115

志:①記住。“當力學以志吾過。”12(7)②記。“摭其軼事志之。”16(3)

芸:香草名。“古人藏書用芸。”86

走:跑。“望見桓侯而退走。”1(4)

走注:“風痹”的别名,又名行痹。“或發疼痛走注。”93(31)

赤子:指百姓。“赤子涂地。”41(21)

赤地:寸草不生的土地。“非遽赤地千里也。”107(38)

孝友:孝順父母,友愛兄弟。“此言似乎專指孝友之一端而言之者也。”44(17)

吾子:對人相親愛的稱呼。“竊為吾子羞之。”25(22)

車薪杯水:一車柴着火用一杯水去救。喻無濟於事。“車薪杯水,難免敗亡。”104(40)

甫:剛才。“有良言甫信。”104(40)

束手:喻毫無辦法。“諸醫束手。”120(14)

更:①更替。“以更熨兩脅下。”1(4)②經。“反復更秋。”41(21)③交替。“謂五行更勝也。”85(11)

更歷:閱歷。“更歷未深。”33

否:閉塞不通。“否則生寒。”8

豖亥:字形相近而誤。“豖亥多譌。”27(20)

忒:差誤。“驗之事不忒。”26(19)

扶與:扶助。“謂之天扶與之。”59

拒格:阻遏。“則無拒格之患。”100(8)

扫:攪亂。“土者扫之。”52(29)

折:①減弱。“則其利反折。”28②摧挫。五治之一。“折其火勢。”90(33)③謂抑之,制其冲逆。“水鬱折之。”91

折中:謂調和二者,取其中正,無所偏頗。“而折中以素難之旨。”36

折節:屈身。“世之名公卿多折節下之。”13(1)

折楊皇荂:古代通俗樂曲名。“若夫折楊皇荂,听然而笑。”46(24)

抑:或者。選擇連詞。“抑有之而余未之見歟?”96

抑或:或者。“抑或孳孳學古。”38

投:給。“而我顧投以參、术、陳皮、芍藥十餘貼。”119(9)

抗志:堅持平素的志向。“抗志以希古人。”46(24)

㕮咀:謂搗碎。“㕮咀三味。”80

听:張口。“听然而笑。”46(24)

吮舐:吮癰舐痔。“貨藥吮舐。”45(23)

町畦:界域。“私爲町畦。”32

别:①識别。“誰能别之。”93(31)②另。“而别立二名。”26(19)

别白:辨别明白。“部居别白。”45(23)

困:窘迫。“迨試而輒困。”46(24)

見:①被。“適值佗見收。”4(5)“盡不見察。”21(16)②指我。“父兄見出。”5(6)

見幾:事前洞察事物細微迹象。“見幾者寧袖手自珍。”103(36)

里:鄉里。“西子之里。”61(25)

利:使之鋒利。“必先利其器。”35

利口:口齒伶俐。“有信其利口而薦者。”104(40)

利害:禍害。偏義複詞。“則依蓍龜爲陳其利害。”13(1)

利辯:利口巧辯。“素饒利辯者爲之。”106(35)

私:暗自。“心私慮之。”78(10)

私淑:未得親受其教而宗仰其人。“攖寧之與竇、劉,私淑艾者也。”73

每每:常常。“而縉紳名士每每不譚。”106(35)

秀:①出衆。“未嘗不慨然嘆其才秀也。”21(16)②華美。“早起夜卧於蕃秀之夏。”95③精華。“得其秀而最靈。”64

估:商販。此引申為“販賣”。“國人有轉估於饒者。”62

何以:爲什麽。“念何以不效。”15

何如:多少。“其死何如時?”1(4)

何其:多麽。“何其用心細而立法之密歟!”49

何物:哪一個。“何物神聖?”103(36)

何容:豈可。“談何容易!”76(30)

佐:爲協助主藥治療兼證或抑制主藥毒性和峻烈之性或是反佐的藥物。“二物用以爲臣佐者。”89

攸:語中助詞。“上下攸分。”22

但:衹是。“但不當使極爾。”4(5)

佚:通“逸”。“務以自佚。”52(29)

作:興起。“諸侯作而戰伐日行矣。”59

低徊:同“低回”。徘徊。“咸低徊留之。”42

兵:武器。“鬥而鑄兵。”103(36)“聚兵而焚之。”59

兵燹:戰火。燹,野火。“其間幾經兵燹。”43

皂:黑色。“以染皂色。”100(8)

役:事。指編寫《類經》的工作。“是役也。”41(21)

含:古喪禮死者口中含玉。此爲“死”的婉辭。“既含不瞑。”16(3)

含宥:寬容。“宜含宥之。”4(5)

希:通“睎”。仰慕。“抗志以希古人。”46(24)“今人雖不希古神醫。”115

坐:①衹。“坐作驕奢。”55②由於。“士俗坐無竹耳。”75

狂:謂縱情任性或放蕩驕恣。“以此為子,狂。”52(29)

狂越:發狂而超越常度。“諸躁狂越。”90(33)

狃:①習慣。“安故狃近。”36②貪求。“泥通方而狃既效。”60③拘泥。“狃於習者。”117

邸舍:房屋。“爲辟邸舍居之。”11

劬:勞苦。“空自劬兮。”66

删:選取。“今删其要。”19(15)

角:①較量。“非以知藥石、角技能也。”61(25)②植物的莢果。“角拆子出。”114

言:字。“日記千言。”13(1)

亨衢:四通八達的大道。“遂躡亨衢。”25(22)

辛苦:痛苦。“辛苦荼毒。”5(6)

序:依次排列。用作動詞。“以序方技爲四種。”19(15)

況:通“貺”。賜予。“使無德況之人與皇天鬥。”55

汪汪:水廣大貌。此喻胸懷寬廣。"寬裕汪汪。"84(34)

汰:淘汰。"今汰其繁。"112

汩没:埋没。"余既汩没世俗。"67

沃:用水澆。"沃而不滅。"66

没:①通"殁"。死亡。"昔仲尼没而微言絶。"19(15)②湮没。"而不可盡没有所由來。"76(30)

没齒:終身。"没齒不憂。"5(6)

沉:重按。"沉之散澀。"79

沉著:沉定附着。"沉著不移。"99

判:猶言兼職。唐宋官制,以高官兼低職稱判。"予判昭文館時。"86

弟:通"第"。衹是。"弟無橐慮。"62

完:保全。"而其能自完也。"67

宋本:宋代刊本。"宋本作濕潤。"118(12)

宏覽:擴大見識。"以故欲宏覽而無由。"45(23)

究:①盡。"余初究心是書"41(21)②畢竟。"究亦未能精詳。"50

祀:年。"迨四千餘祀矣。"41(21)"傳萬祀而無昧。"24(18)

初:從來。"初不言曾服涼藥。"119(9)"初不聞扁鵲有云'臣能使之起,不能使之復生'乎。"44(17)

罕:少。"幸而百十年來罕有之"105

良:①確實。"良驗。"13(1)"良有益也。"66②很。"見他醫所用藥良是。"15③無毒。"寒熱温平良毒之性。"37

改朔:一個月的時間。朔,農曆初一。"導引改朔。"57(28)

尾閭:傳説爲海水排泄之處。喻消耗之多。"而泄之以尾閭。"56(27)

局:局限。"局於數方。"40

君:方劑配伍中治療主證,起主要作用的藥物。"用以爲君。"89"是故方用君臣佐使。"91

阿卷:山曲處。阿,山陵。"所謂出於阿卷。"83

阿諂:曲意逢迎。"此阿諂之流也。"104(40)

阽:臨近。"而阽死者生。"71

阽危:面臨危險。"母病阽危。"39

阻滯:阻礙。"若有阻滯。"113

壯:①艾灸量詞。"每處不過七八壯。"4(5)②壯年。三十歲曰壯。"既而壯。"110(39)

壯月:農曆八月。"嘉慶十有七年壯月既望。"46(24)

妍蚩:美丑。妍,嬌美。蚩,通"媸"。丑陋。"長幼妍蚩。"84(34)

忍:殘忍。"沓貪而忍者。"61(25)

妙:通"眇"。微小。"年雖童妙。"55

孜孜汲汲:急急忙忙迫不及待的樣子。"孜孜汲汲,惟名利是務。"21(16)

八 畫

玩:玩味;體驗。"可玩往來。"78(10)

表:外。"游乎形骸之表。"5(6)

表表:不同尋常。"皆所表表。"112

表章:顯揚。“竟未聞有表章而示人者。”96

奉:①同“俸”。俸祿。“今之游權門、食厚奉者。”45(23)②助;保佑。“天之所奉也。”54

奉生:養生。“奉生之始矣。”26(19)

武火:火力大而猛的叫武火。“夫修事十兩,於文武火中炮。”82(13)

協:①和諧。“協惟一。”41(21)②合。“以是協土德。”114

坼:裂開。“露下而蚊喙坼。”28“舌坼。”77“令皴坼者去之。”82(13)

林林:衆多的樣子。“何林林乎!”69(26)

板:板結。“板則邪滯未化。”115

刲股:割股肉做羹湯,以治療父母疾病。喻至孝。“季子應乾、季子婦程氏刲股遞進之。”16(3)

苦:患。“太祖苦頭風眩。”4(5)

若:①和。連詞。“唯季若汪中丞。”16(3)②此。“以若草木治病者也。”93(31)③其。“而其子若孫必欲推而納之於必朽之處。”76(30)④順。“不能以時若。”101(37)⑤至於。“若春宜溫。”109

若乃:至於。“若乃分天地至數。”25(22)“若乃分三部九候之殊。”29

若干:多少。約計之詞。“長闊分寸若干。”98

英:花。“騷人餐其落英。”100(8)

苟:①隨便。“又喜玄啓之術不苟止也。”73②如果。“苟不以閉塞其涓涓之流。”95

苟且:姑且。“苟且圖功。”104(40)

苟或:假如。“苟或血病寫氣。”99

苟容:謂苟且容身於世。“不取苟容。”16(3)

苞:通“包”。“苞無窮。”41(21)

茅塞:喻思路閉塞,蒙昧不通。“而使之茅塞如此。”43

幸:①希望。表希望之辭。“幸診遂也。”2②倘或。“幸而庶幾。”9③希望。“亦吴子之幸也。”46(24)

幸中:僥幸治愈。“假兼備以幸中。”17

其:①大概。“清其有道者歟。”9“斯人其可也。”12(7)“其知所以爲天下乎。”59②或許。“其史之妄乎!”11③之。“求之如此其詳。”28④將。表時間。“則病者其何冀焉?”40

其人:指合適的人。“懼非其人。”26(19)

或:①有時。“爲醫或在齊。”1(4)②如果。“元氣或傷。”110(39)

述:遵循。“後世有述焉。”19(15)

兩:并。“此皆兩失其情。”56(27)

兩儀:指陰陽。“兩儀主之。”41(21)

亞:次。“學則亞之。”21(16)

事:①拜師求學。“意得見事之。”2②侍奉。“其事吕君。”10(2)③奉行。“請事斯語。”21(16)

東流水:指江河溪澗中的流水。“用東流水并黑豆浸五六夜。”82(13)

刳:剖開。“當須刳割者。”4(5)

奈之何:對它怎麼樣。“雖司命無奈之何。”1(4)

奔:氣血奔急。“奔而爲喘乏。”8

奇:①認為……奇異。意動用法。“扁鵲獨奇之。”1(4)②整數以外的零數。“爲條二百有奇。”38③奇方,藥味成單數。“君一臣二,奇之制也。”91

奇正:用兵之時,以對陣交鋒爲正,設計邀截襲敵爲奇。“攻守奇正。”36

奇偶:單數偶數。“班其奇偶。”11

來學:猶後學。指後來的學者。“不惟廣裨乎來學。”41(21)

抽:抽搐。“抽時正是活人死腦袋。”113

抽簪:棄官隱退。簪,仕宦所用連冠於髮的簪子。“因疾抽簪。”5(6)

拆隙:裂縫。“而拆隙首顙。”57(28)

抱釁:猶負罪。釁,罪過。“抱釁床蓐。”5(6)

拂:違反。“如其拂而戾焉。”101(37)

拂衣:猶拂袖。表示憤怒。“則拂衣而起。”13(1)

招:箭靶。“共射其一招。”52(29)

披:翻閱。“披會亦難。”26(19)“披圖洞視。”27(20)

妻:嫁給。用如動詞。“以女妻洪。”6

妻子:妻子兒女。“可以此給妻子。”12(7)

歧:分岔。“或歧而旁突。”111

歧貳:分歧。“歧貳畢徹。”41(21)

肯綮:肯爲附骨之肉,綮爲筋肉聚結之處。“揮刀而肯綮無礙。”97

卓:高明。“識貴乎卓。”51

卓卓:超群不凡的樣子。“翁之卓卓如是。”13(1)

長篇累牘:也作“連篇累牘”。形容文辭冗長。“雖長篇累牘。”51

非:責難。“非鬼求利。”68

尚:①崇尚。“余宿尚方術。”21(16)“方無尚也。”37②久遠。“其傳尚矣。”32“由來尚矣。”84(34)③超過。“後之醫者不尚前。”65

味:①研究。“今并味精英。”25(22)②品嘗。“味百藥以辨物。”31

呿吟:泛指人噓氣、呵欠、嘆息聲。“呿吟至微。”78(10)

咀:㕮咀。切碎藥物。“必日之而後咀。”28

咄嗟:嘆詞。“咄嗟嗚呼。”21(16)

咋舌:驚異不敢説話。“聞者咋舌。”18

呼噏:即“呼吸”。此喻時間短促。“救命呼噏。”5(6)

帙:包書套。指代書。“吾見諸方部帙浩博。”22

昕夕:早晚。昕,拂曉。“昕夕弗怠。”35

明時:政治清明的時代。“雖貪明時。”5(6)

明堂:黄帝布政之宫。“乃坐明堂以授之。”27(20)

明德:完美的德性。“竊以識明德云爾。”119(9)

忠恕:忠謂待人忠誠,恕謂推己及人。“諒非忠恕之道。”84(34)

忠信篤敬:忠心、誠信、樸實、有禮。“及長,忠信篤敬。”12(7)

昃:日西斜。“詎日未昃。”120(14)

昆:衆。“昆蟲草木。”105

昌:發揚。“黄帝昌之。”76(30)

易:改變。"練精易形。"1(4)

具:陳述;詳備。"文具於《補論》條下。"93(31)

畀:給予。"莫畀良方。"48

迪:繼承。"迪帝軒之遺烈。"27(20)

迥:遠。"與摇鈴求售者迥異。"45(23)"迥出他黄與甘之上。"114

罔:無。"施治罔效。"50"罔不獲矣。"107(38)

固:固然;本來。"此固高出前代矣。"13(1)"固能發散。"89

果:果真。"使仲景之法果貽禍於後人。"96

和:協調。引申爲正常。"故上下升降而氣乃和。"109

和平:和諧平順。"而致和平。"85(11)

知:①知道。"知所托矣。"12(7)②主持。"久知弘文館圖籍方書等。"25(22)

知十:聞一知十。"亡如世鮮知十之才士。"46(24)

知遇:賞識重用。"以酬公知遇之萬一。"69(26)

知識:知覺和意識。"故病人毫無知識。"113

制:①控制。"用火之氣味制其勝也。"107(38)②制度。"制乃盡善也。"107(38)

委:丢棄。"委糞壤而兼朽。"67

委命:交付性命;以性命相托。"而甘心委命庸醫之手。"34

委情:傾注全心。"下有委情之人。"5(6)

委頓:疲乏困頓。"復瀉下委頓。"119(9)

季:①排行在最後。"遺季公民璞書曰。"16(3)②末期。"明季天下大亂。"18③農曆四時的末一個月。"仍循冬春夏秋季月之常。"107(38)

季世:末代。"季世人知醫尚矣。"37

迭:交替。"珍羞迭薦。"84(34)

乖:謬誤。"毫芒即乖。"3

垂:①接近。"且諸醫所治垂愈。"10(2)"則其思慮垂竭矣。"40②流傳。"垂之萬世而無弊。"36③將近。"患於垂上而力不足。"57(28)

秉:①舉。"秉火燭其下。"10(2)②具有。"秉超悟之哲。"46(24)

使:①方劑中引導諸藥直達病所或調和諸藥的藥物。"二物爲使者。"89"是故方用君臣佐使。"91"术、乾漆、苦蕿為之使。"114②假使。"使仲景之法果貽禍於後人。"96

例:類比。"亦不以一人例衆人。"28

侏儒:身材特别矮小的人。"不肖侏儒未足爲先生重。"119(9)

侈:誇大。用作動詞。"儼然據高座、侈功德矣。"45(23)

依準:依照。"普依準佗療。"4(5)

侔:等同。"功侔造化。"24(18)"而心侔造化。"31"則其術侔完素矣。"112

的:準確。"的無差謬。"49

岱岳:泰山。"且將升岱岳。"26(19)

徂:往。"自南徂北。"25(22)

欣:喜歡。"動静各有欣厭。"104(40)

所:①左右。表約數。"可一年所。"2②處。"則刺其足心各三所。"2③假如。假設連詞,多用於誓詞。"所不夙夜以求無忝者。"16(3)

命:通"名"。"命曰繆刺。"99

命世:猶名世。"而命世奇傑。"26(19)

命門:人生命的根本所在。或指右腎,或指兩腎間動氣。"《難經》所謂命門。"110(39)

舍:居。"必先舍於皮毛。"99

念:想;考慮。"念何以不效。"15"念譴之而不行其罪乎。"54

念珠:佛珠。"腹有念珠班。"100(8)

金石:金石之音清越優美。喻文詞優美。"久則言言金石。"41(21)

金源:金朝的别名。"惟金源劉河間守貞氏者,獨知熱病。"46(24)

採摭:摘取。"採摭群言。"34

受:容納。"專車之不受。"25(22)

狐疑:猶豫不決。"其次狐疑。"56(27)

肶:同"膍"。肫。"以鷄肶皮裹之。"82(13)

朋友:同師同志的人。"固鄉黨朋友之事。"70

朋儕:朋輩。"朋儕頗疾之。"12(7)

朋游:朋友。"朋游嘩然議之。"119(9)

股:大腿部。"循其兩股。"1(4)

服臆:氣鬱滿胸中。服,通"愊"。鬱滿。"因嘘唏服臆。"1(4)

忽忽:悲哀地。"忽忽承睞。"1(4)

咎:過失。"咎將誰歸。"99

周:①救濟。"或不給者,盡周之。"12(7)②遍及。"則周於其四體。"71③周全。"貧者衣食不周。"104(40)

放:放任。"而乃放不加思。"74

於:與。"瀉光明於地五。"94

刻:預計。"如佗所刻。"4(5)

夜分:夜半。"夜分而坐。"56(27)

卒:①終於。"卒可得寐。"4(5)②死亡。"五日卒。"4(5)③通"猝"。突然。"昕卒頭眩墮車。"4(5)④完成。"哀帝復使向子侍中奉車都尉歆卒父業。"19(15)⑤終究。"卒鮮成效。"50

卒官:死於官任上。"年老卒官。"3

卒然:突然。"卒然遭邪風之氣。"21(16)

卒業:完成學業。"既卒業。"14

底藴:事物的底細。"皆能究其底藴。"17

怔忪:指心跳劇烈的一種病證。"悸動怔忪。"90(33)

怵惕:恐懼。"而無怵惕於胸中。"19(15)

怫然:勃然。憤怒貌。"一不得直,則怫然怒。"9

怪:罕見。"誠不足爲今日怪。"103(36)

泄:①利。"酸苦涌泄爲陰。"91②謂滲泄,解表利小溲。"金鬱泄之。"91

沽名:騙取名譽。"盧之沽名者。"61(25)

河海一流泰山一壤:匯成大海的河流之一,構成泰山的塊壤之一。"所謂河海一流,泰山一壤。"41(21)

沾:感染。"然沾此疾。"34

沾濡:濕潤。“沾濡汗出。”4(5)

沮:①潤濕。“汗出偏沮。”118(12)②氣餒。“每若望洋意沮。”120(14)

沮弛:廢弛。“筋脈沮弛。”118(12)

油然:光潤貌。“則油然而清。”61(25)

泱泱:水面廣大浩蕩的樣子。“泱泱乎大觀。”15(3)

沴:①害。“而過則爲沴。”29②淩亂。“六氣斯沴。”24(18)

泠然:清凉貌。“意泠然。”119(9)

沿街持鉢:乞討。一味依賴他人。“然不屑沿街持鉢。”41(21)

注:流注。“左注右,右注左。”99

注下:病證名。證見腹瀉如水注。“暴速注下。”85(11)

注意:注解的含義。“而注意大異。”118(12)

泣:通“澀”。“榮血泣。”88(32)

泥:凝滯。“則泥膈不快。”100(8)

波蕩:發生病理變化。“五藏波蕩。”78(10)

治:①正常。“血脈治也。”1(4)②舉行。“國中治穰過於衆事。”1(4)③整理。“遂治裝出游。”13(1)④政績。“班孟堅贊孝宣之治。”17⑤炮製。“採治時月。”20⑥主;主宰。“藏府治内。”41(21)⑦研究。“不知析而治之。”88(32)

治節:治理調節。“而治節行焉。”107(38)

宗:①本源。“誠可謂至道之宗。”27(19)②尊崇。“相與宗之。”46(24)

宗子:嫡長子。此指同宗兄弟中最長者。“有宗子柏云者。”45(23)

宗室:皇族。“一宗室夫人。”100(8)

定分:固定的天分。指壽限。“當其受生之時已有定分。”110(39)

定省:即“昏定晨省”。謂黄昏爲父母安頓床衽,早晨省問安否。“定省之餘。”39

官:認定。用如動詞。“官其寒熱。”11

宛:通“鬱”。鬱結。“而宛氣愈深。”119(9)

宛若:好像。“宛若結成。”100(8)

空門:佛門。“空門孽禿。”106(35)

券:契據。“積券如山。”9

祈:求。“欲以煉丹以祈遐壽。”6

戾:①違背。“此説甚戾。”118(12)②身體反曲。“諸轉反戾。”90(33)③乖戾;違背。“如其拂而戾焉。”101(37)

肩輿:轎子。此謂坐轎。“時因肩輿道遠腹餓。”120(14)

弦:陰曆每月初七、初八為上弦,二十二、二十三為下弦。“弦不奪而朔不濟。”94

弦弦:拉緊貌。“常弦弦。”81

門牆:門户。“各立門牆。”93(31)

居:①積儲。“居善藥。”9②身處。“然而居朝廷。”9③過了。“居無何。”13(1)④當;任。此謂主治。“體重節痛而俞居。”94

陋:卑下。“而布衣挾相公以自尊,則甚陋。”76(30)

降志:降低志向。“降志曲節。”21(16)

狀:行狀。文體名,用以記述死者生平事迹。“顯季爲狀。”16(3)

戕:①傷害。“病者多以後天戕及先天。17②殘害。“則花實戕氣。”28

始:才。“始皆心服口讋。”13(1)

弩:用機械發射的弓。或稱窩弓。“伏如橫弩。”94

迨:到。“迨今十有七年”12(7)五版作“迄”

孟:農曆四時第一個月。“所以春夏秋冬孟月之脈。”107(38)“孟秋痢大作。”119(9)

孟浪:魯莽。“孟浪者約略撮之而貽誤。”120(14)

沓貪:貪婪。“沓貪而忍者。”61(25)

亟:①急切。“亟宜出而公之。”46(24)②頻繁。“而生民之禍亟矣。”46(24)

承風趨影:跟着風向走,追着影子跑。猶望風撲影,不求實際。“往來見者,承風趨影。”106(35)

九　畫

玷:玉的斑點。喻過失。“斯言之玷。”25(22)

珍羞:珍奇食品。“珍羞迭薦。”84(34)

毒藥:泛指祛邪治病的藥物。“毒藥無治。”78(10)

春秋:年齡。“翁春秋既高。”13(1)

契:符合。“勿約而幽明斯契。”26(19)“頗契其旨。”38“難契於玄言。”94

契闊:①離合。“死生契闊。”25(22)②勤苦。“契闊勞藝。”57(28)

型埴:鑄造器物所用土模。“方圓且隨型埴。”107(38)

貳:怨恨懷疑。“心無怨貳。”57(28)

垣:牆。“視見垣一方人。”1(4)

柯:枝。“柯葉猶存。”57(28)

柄:權柄。“或操是非之柄。”104(40)

相:①指代病人。“相對斯須。”21(16)②助。“以相天地。”31③察看。“各相其病之所宜而用之。”93(31)“相其形勢。”111

相乘:相凌。“風火相乘。”90(33)

相勝:相互克制。“物類相勝。”54

相感:相互感應。“凡物有相感者。”63

相屬:相接連。“相屬於户。”9

故:①通“固”。一定。“故當死。”4(5)②本來。“故知有道者。”8③事。“王室多故。”8“適有故,不時往。”10(2)

故實:足以效法的舊事。“考其故實。”70

封:建築。“皆可以封大社。”61(25)

封執:拘泥。“學者封執多失。”27(20)

草澤醫:即走方醫。“有之,自草澤醫始。”45(23)

茗:茶。“床頭必置茗碗。”119(9)

茫茫:盛多的樣子。“茫茫然朝值衙門。”44(17)

茹:吃。“方當茹冰嚼雪。”74

革:①皮。“皆可以貫犀革。”61(25)②變遷。“雖復年移代革。”26(19)③糾正。“思革其謬。”27(20)

帶下醫:婦科醫生。“即爲帶下醫。”1(4)

要:邀請。“累書要之。”7“乃今要我以平生之言。”15(3)

哉:通“才”。開始。“歲在執徐月之哉生明者也。”25(22)

甚:嚴重。“未有甚於温病者矣。”46(24)

殆:①恐怕。“殆非人也。”1(4)“殆未深究於醫學乎。”116②大概。“殆積血也。”54

研尋:研究探索。“晝夜研尋。”7

研精:深入研究。“并亦研精醫藥。”83

咸:皆。“咸得地之濁氣。”105

勑:同“敕”。皇帝的詔令。“勑中尚而讎對。”29

持生:養生。“謂之不善持生也。”56(27)

挺:量詞。“以皂莢半挺置其中。”63

指歸:主旨。“以尋其指歸。”13(1)

指諸掌:了如指掌。“推之以理,指諸掌矣。”41(21)

按圖索驥:按照圖形尋找良馬。喻不知變通。“惟務按圖索驥。”46(24)

拯溺救焚:救人於水火之中。“譬如拯溺救焚。”46(24)

背戾:違背。“與五運不相背戾。”107(38)

背城而一決:決一死戰。“與之背城而一決。”110(39)

削:刪削。“唐有王太僕之補削。”41(21)

省:看。“山省書。”18

咳嬰:剛會笑的嬰兒。“曾不可以告咳嬰之兒!”1(4)

咤恨:感慨痛恨。“然山深自咤恨。”18

昧:①暗。“不皎不昧”84(34)②昏昧。“此非識流而昧源者歟?”96

眊:①目不明。“賀璋者目病而視眊。”72②通“耄”。八十、九十曰耄。“其老而眊。”110(39)

畎澮:田間水溝。喻少。“或益之以畎澮。”56(27)

則:①如果。“則聖人不合啓金縢。”25(22)②就是。“是則玄啓固有所受之矣”73③語氣助詞。無義。“何則?”110(39)④乃是。“則極順之證也。”120(14)

品評:評論。“妄肆品評。”104(40)

是:正確。“見他醫所用藥良是。”15

曷:怎麽。“曷全乎天地之生。”73

冒沒:同“冒昧”。莽撞。“山西之冒沒輕儳、沓貪而忍者。”61(25)

思過半:謂收益多。“若能尋余所集,思過半矣。”21(16)

迴:運轉。“如迴天下之念。”5(6)

幽闕:指聽力。“幽闕不聰。”61(25)

幽室一鐙:暗室中的一盞燈。“庶幾幽室一鐙。”46(24)

拜:授官。“拜諫議大夫。”8

秋:時。“疑似之秋。”103(36)

笈:竹製的書箱。“彼莫不負笈隨師。”57(28)

重:很。“則重難治也。”1(4)

重重:一遍遍。“重重飛過。”82(13)

重泉:猶九泉。“幽潛重泉。”21(16)

便佞:善以言辭取媚於人。“此便佞之流也。”104(40)
便繁:多次。此指多次供職。“便繁臺閣二十餘載。”25(22)
俠:通“夾”。“迨夫客於俠脊之脈。”88(32)
修:①建。“譬之若修兵者。”52(29)②長。“修涂之累。”57(28)“雖修短有分。”58
修名:端正名分。“或勸諡修名廣交。”5(6)
修好:建立交情。此謂籠絡。“或修好僮僕。”104(40)
修事:炮制。“每修事十兩。”82(13)
修短:長短。“況命之修短分定懸天乎?”5(6)
保:擔保。“保無誤事。”120(14)
促:①急忙;急促。“而促灸其氣海。”13(1)②短促。“以爲是蟲之生死何其促也。”110(39)
俄:不久。“俄以病免。”10(2)
俄頃:頃刻。“解急難於俄頃。”67
信:①確實。“信矣。”13(1)“若妻信病。”4(5)②再宿。“過信而餟能輕。”60“未信宿輒謝去。”69(26)③隨便。“其後予偶以金環於罌腹信手磨之。”63
侵:漸。“病以侵劇。”55
俟:等待。“不俟終日。”8“而必俟夫刺者。”36
俊快:才能出衆,行動快捷。“率爾自逞俊快。”84(34)
追:求。“追術者以小道自溺。”56(27)
徇:①順從。“乃徇張翼等所請。”13(1)②營求。“忘軀徇物。”21(16)
衍:繁多。“正以經文奧衍。”41(21)
衍文:古籍中誤增的文字。“與訛字、衍文。”43
律:效法。“以律天時。”101(37)
後:①落在後面。“王去,暨後。”2②指大便。“惠王之後而蛭出。”54
後天:指後天飲食調養。“此特後天之有形者。”17
剉:“銼”的異體字。“去桑條剉用。”82(13)
卻:“却”的異體字。减輕。“吾藥再瀉肝而不少卻。”10(2)
食:①謂俸禄。“歲終稽考而制其食。”25(22)②養活。“吾業賴是以食吾軀。”106(35)
食事:食禄之事。“佗恃能厭食事。”4(5)
食頃:吃一頓飯時間。“食頃,吐出三升許蟲。”4(5)
爰:句首語氣詞。“爰至久視飛仙。”58
爰是:於是。“爰是錯綜盡蘊。”42
胠:腋下脅上的部位。“左胠脅痛。”107(38)
胕:浮腫。“諸病胕腫。”90(33)
胕腫:腫滿。“一士妻自腰以下胕腫。”100(8)
負:背叛。“吾亦安敢負公哉!”18
急:拘急。“縮踡則脈絡急。”88(32)
盈:滿。“形不盈仞。”31
怱怱:憂慮惶恐的樣子。“怱怱不忍從求。”4(5)
風:風度。“聞有斯人之風者。”70

施:①用。“去風濕之施。”92②通“弛”。緩。“而形施於外。”118(12)

計:謀略。“善計天下者。”59

亭育:養育。“亭育雖繁。”23“資亭育以盡年。”24(18)

弈:圍棋。“博弈音技。”30“秋之弈。”76(30)

度:①估量。“度不能報。”9“而用度箴石湯火所施。”19(15)②次;遍。“沸一二千度了。”82(13)

度越縱舍:古代軍事用語。越過險要地區爲度越,故意放過敵人爲縱舍。此喻臨床治病,靈活施治。“獨度越縱舍,卒與法會。”10(2)

庭:指前額。“明堂闕庭。”21(16)

庠塾:古代地方學校。“居庠塾鄉黨。”9

疢:疾病。“千般疢難。”81

迹:形迹。“迹類丐。”45(23)

恃:仗恃。“佗恃能厭食事。”4(5)

恒:常常。“恒曰。”7

恬淡:清静無爲。“老子用恬淡養生。”53

恤:救濟。“小則拯急恤災。”51

恍惚:細微。“恍惚無窮。”78(10)

恨:遺憾。“但恨器大。”8“嘗恨所業未精。”12(7)“則尚恨其法散落。”96

炷:燈芯。“燈中脂索而炷焦秃。”53

活法:靈活運用治法。“治在活法。”102

活計:生計。此指家裏生活。“吾知汝活計甚難。”12(7)

洎:及。“洎雷公請問其道。”27(20)

洽:和協。“我朝治洽學明。”46(24)

洵:確實。“洵濟世之金丹。”48“洵爲後學之實筏也。”112

前後:前陰後陰。此謂大小便。“將不得前後溲。”10(2)

首服:供認服罪。“考驗首服。”4(5)

宣:謂增强功效。“以相宣攝。”20

室:妻。“又病室孕時。”119(9)

客:①把……當作客人。意動用法。“齊桓侯客之。”1(4)②客卿。“客不公侯。”69(26)③侵襲。“風寒客於人。”88(32)④留止。“熱客下焦。”93(31)⑤居。“夫邪之客於形也。”99⑥客居。“時朱彦修氏客城中。”119(9)

客氣:不合時令之氣。“客氣風邪。”81

穿鑿:牽强附會。“私志穿鑿。”30

姿:通“資”。資質。“有强弱堅脆之姿焉。”53

差:①同“瘥”。病愈。“四五日差。”4(5)②差異。“有高下淺深之差。”84(34)

逆:迎面。“小兒戲門前,逆見。”4(5)

逆占:預先測知。“逆占將來。”6

逆旅:迎接旅客的客舍。“暮抵逆旅。”18

祖:祖述。用如動詞。“蓋祖五運六氣。”105

祖述:師法前人,加以陳述。“更相祖述。”24(18)

祇:①敬奉。“祇文母之慈訓。”27(20)②神。“故祇域醫王。”58

衽:床席。“乃以衽席及薦而闕其中。”119(9)

冠:①行冠禮。成人。“叔父有子既冠。”5(6)②居……首位。用作動詞。“户冠兩路。”12(7)

冠蓋:冠服車乘。指代仕宦之人。“冠蓋相望。”7

既:①不久。“既學針法於東平高洞陽。”14②一會兒。“既,自解曰。”75

既望:陰曆每月十六日。“乾隆己卯十月既望。”45(23)

昬札:夭折。未名而死曰昬,遭疫而死曰札。“以救性命之昬札。”25(22)

屏:①擯棄。“即屏去。”68②除去。“則屏思慮可以無死乎?”110(39)

屏却:屏除。“遂屏却藥餌。”11

退:謂退居在家。“退不能愛身知己。”21(16)

除:授官。“除奉朝請。”7“朝散大夫新除直秘閣湖南提刑。”33

除日:每月的最後一天。“二月八月除日採根。”114

胥:全都。“應心手而胥驗。”29“胥能識證、知脈、辨藥。”45(23)

胥役:官府差役。“乃預謀之胥役隸卒之流。”106(35)

矜:①傲慢。“玉仁愛不矜。”3②誇耀。“不足矜也。”59

矜奇:誇耀奇特。“若圖立異矜奇。”120(14)

怠:怠慢。“清不以怠。”9

飛:謂用水飛法。“重重飛過。”82(13)

紅:血。“春末患吐紅。”119(9)

紀:準則。用如動詞。“紀於水火。”85(11)

紀綱:法度。“察其紀綱之理亂。”59

紈綺:指美女。紈,細絹。綺,有花紋的絲織品。“氣絶於紈綺之間。”57(28)

十　畫

珪璋:朝會時官員所執玉器。“惡用乎珪璋。”16(3)

珠璣:珍珠之類。喻《内經》内容的重要。“字字珠璣。”41(21)

班:區别。“班其奇偶。”11

班班:明顯的樣子。“班班可紀。”13(1)

素位:不居官位。“素位而行學。”76(30)

秦越:秦國與越國。喻相距之遠。“漠然若秦越肥瘠之不相維繫。”69(26)

格:探究。“格於醫道。”25(22)

格言:可以作爲法式的言語。“得之先哲格言。”119(9)

格致:格物致知。謂窮究事物之理而獲得知識。“無格致之明。”103(36)

根:寄寓。“陽氣根於陰。”85(11)

根柢:根本。“人類之根柢也。”101(37)

根荄:根部。荄,草根。“以其根荄不固。”57(28)

耽翫:酷愛。翫,“玩”的異體字。喜愛。“耽翫典籍。”5(6)

都:總。“而都爲一目。”26(19)

索:盡。“則氣索而死。”53

索隱行怪:求隱暗之事,行怪異之道。“索隱行怪,後世有述焉,吾不爲之矣。”19(15)

貢諛:諂媚。“皆是貢諛。”34

華夷:中外。“華夷愚智。”84(34)

華蓋:古代車上的傘蓋。此指肺。“而燥氣先傷上焦華蓋。”107(38)

莫:①没有什麽。“莫若死生。”41(21)②没有人。“故莫能得之。”56(27)

荼毒:此指寒食散的火邪毒害。“辛苦荼毒。”5(6)

莞爾:微笑貌。“介賓莞爾而逝。”17

耄:老。“至於耄老。”74

連蜷:屈曲貌。“一臂連蜷。”23

連類:同類。“引爲連類。”24(18)

連屬:連接。“然實與臟腑相連屬者也。”110(39)

速:招來。“致災速禍。”5(6)

起:闡發。“以起百病之本。”19(15)

殊:完全。“殊不言補。”93(31)

殊域:異域。“殊域異識之術。”83

砥礪:磨刀石。細者爲砥,粗者爲礪。“皆可以爲砥礪。”61(25)

辱:謙辭。猶承蒙。“辱徵引地理證驗多過數百言。”61(25)

夏:謂中原漢族。“夷夏有延齡之望。”26(19)

原:①探究。“原診以知政。”19(15)②探究根源。“原人血脈。”19(15)“原始反終。”64③指病原。“其所受之原。”96④起因。“百病皆原於風、寒、暑、濕、燥、火。”105

逐:①追趕。“屬使勿逐。”4(5)②驅逐。“磨積逐水。”93(31)

挾:依仗。“而布衣挾相公以自尊。”76(30)

捐:除去。“捐衆賢之砂礫。”25(22)

捐館:舍棄所居之屋舍。“死”的婉辭。“因先子捐館憂惱。”119(9)

捐館舍:舍棄所居房舍。“死”的婉辭。“民瑩將捐館舍。”16(3)

挹:汲取。“未挹上池之水。”117

挼捺:揉搓按壓。“必按摩挼捺。”88(32)

挽:拉;引。“與眉共挽一車。”18“手少挽其髮。”81

捃:摘取。“不但以捃拾爲富也。”112

致:①送到。“前以所致石鍾乳非良。”61(25)②盡。“遂不復致辨。”119(9)

匪:通“非”。“擢年匪一。”58

峨:高聳。用作動詞。“儼然峨高冠、竊虚譽矣。”45(23)

峻劑:性味猛烈的方劑。“不耐毒者峻劑有害。”104(40)

財:通“裁”。“恩邁財成。”24(18)

時:①經常。“時下針石。”3 ②通“是”。此。“自時厥後。”24(18)

時或:有時。“時或尋書問義。”6

時師:當世的儒者。“無奈時師心喜置身於時路。”44(17)

眩:眼目昏花。此謂目瞪的樣子。“目眩然而不瞚。”1(4)

蚊負:蚊子負山。喻力微任重。“勉圖蚊負。”41(21)

剛嚴介特:剛毅、嚴肅、獨特不凡。“剛嚴介特。”13(1)

特:衹是。“特以診脈爲名耳。”1(4)

秩:確定職位。用作動詞。“秩其職任。”11

秘密:隱蔽深奥。“辭理秘密。”26(19)

眚:指病患。“成腸胃之眚。”24(18)

氣:指四時氣候。“故上下升降而氣乃和。”109

氣交:指天地之間。“氣交之中。”105

氣陷:即中氣下陷。“氣陷之痞。”109

氣稟:天賦之氣。“人之氣稟。”108

造:①到。“病者日造門。”10(2)“大吏咸造廬請謁。”18②急忙。“或有怨恚而造退。”57(28)

造化:指大自然。“造化之樞紐。”101(37)

乘:凌。“風火相乘。”90(33)

倚約:依守。“或倚約舊方。”83

傾:①拜訪。“將傾四海之士。”16(3)②超過。“名傾淮南諸醫。”30③覆滅。“傳數十王而天下不傾者。”59

傾信:完全相信。“不傾信於臨事。”103(36)

倒瀾:大波瀾傾倒。此喻邪説猖獗。“譬比倒瀾。”42

俶落:開始形成。“五行俶落。”22

倏:忽然。“則倏趙倏錢。”104(40)

倏忽:忽然。“倏忽往來。”85(11)

條:①分條列舉。用作動詞。“向輒條其篇目。”19(15)“各條藥之輕重寒温於左。”93(31)②分條刻寫。用作動詞。“賢者曷爲條玉版?”25(22)

俱:偕同。“必與藥俱。”88(32)

倡:稱説。“倡爲詭異。”45(23)

候:①指變化的徵候。“變化之候列。”26(19)②診視。“候之如何也?”79③外現之證。此指脈候。“必先診候以審之。”84(34)④氣血循行的孔穴。“氣血有六百餘候。”94

俾:使。“俾人知所採擇。”112

倫:次序。“脈大無倫。”13(1)“前後不倫。”26(19)

倍:通“背”。“至於遁天倍情。”25(22)

倍蓰:增加幾倍。五倍爲蓰。“力與丸散倍蓰。”86

倦:①勞倦。“輒抄撮忘倦。”45(23)②厭倦。“老而靡倦。”45(23)

師:按照師禮。“玉少師事高。”3

師資:指授學的依據。“絶彼師資。”26(19)

射利:謀取財利。“徒知射利。”48

躬自:親自。“躬自伐薪以貿紙筆。”6

躬行:①親自實踐。“躬行閲歷。”44(17)②身體力行;親身實踐。“夫學在躬行。”76(30)

臭:①能嗅。“鼻臭矣。”52(29)②氣味。“别臭察微。”74“况無聲無臭。”105

息:①兒女。“妻息長訣。”5(6)②脈息。“參其人動静與息相應。”119(9)

烏:何。“烏乎書?”69(26)

徒:①空。“而徒守其法。”13(1)②衹是。“徒執藥性之純駁以分良毒也。”116

徐徐:慢慢。“徐徐接之。”111

殷:深。“内懷殷憂。”56(27)

殺:少。“豈殺於《十三經》之啟迪民心。”41(21)

倉卒:匆忙。“則倉卒之間。”103(36)

卿:對人表示親熱的稱呼。“卿今彊鍵。”4(5)

狼狽:倉皇。“狼狽往別。”6

脈:通“眽”。視。“衆脈不見。”78(10)

脈白:表露的經脈顔色淺淡。“唇焦脈白。”57(28)

留淫:停留蔓延。“流淫日深。”78(10)

效矉:效仿西施顰眉。喻不善模仿,弄巧成拙。“因敢忘陋效矉。”41(21)

討論:研究評論。“蓋自軒轅帝同岐伯、鬼臾區等六臣互相討論。”41(21)

訖:①完畢。“當吐二升餘膿血訖。”4(5)②終了。“比得方訖。”22

高:尊崇。“高其志節。”7

高慧:高明聰慧。“甚至士大夫高慧。”106(35)

衰年:老年。“即或衰年無俚。”76(30)

旁:廣泛。“而旁通張從正、李杲二家之説。”13(1)“旁究諸家。”36

疴:疾病。“療六氣之疴。”46(24)

病:患。“人之所病。”1(4)

痁:同“阽”。疾甚。“病日痁而遂死也。”55

疾:通“嫉”。妒忌。“朋儕頗疾之。”12(7)

疾厄:疾苦。“若有疾厄來求救者。”84(34)

疰:慢性傳染病。“鬼疰蠱毒以毒藥。”20

悖:①昏庸。“以此爲君,悖。”52(29)②違逆;違背。“小人悖之凶。”64

悟:①領悟。“悟生理之易失。”56(27)②醒悟。“縱少覺悟。”56(27)

悃愊:至誠。“悃愊無譁。”32

悁悁:憂悶貌。“此吾所爲悁悁而悲也。”76(30)

悦:高興。“及其聞攻則不悦。”93(31)

淩:急行。“洪濤淩崖。”57(28)

淩奪:超越混淆。“不相淩奪。”17

酒醪:酒類。指藥用酒劑。“酒醪之所及也。”1(4)

浹:通透。“蓋欲浹於肌膚。”88(32)

浹旬:一旬。“浹旬病益甚。”119(9)

浙局本:浙江官書局刻本。“今浙局本於下文‘血氣争黑’之黑字作異。”118(12)

涉:①涉及。“似涉無稽之説。”99　②經歷。“涉寒暑不潰。”106(35)③流入。“猶不免涉於麄疎耳。”107(38)

消:治病八法之一。包括消散和消導。“復治之以消。”17

消息:①斟酌。“又當消息而用之。”13(1)“以消息之耳。”83“則不宜有失消息。”86②變化。“達其消息。”29

涓涓:微小水流。“苟不以閉塞其涓涓之流。”95

涔涔:淚流不止貌。“淚涔涔下。”18

涂:通“途”。道路。“攻之者非一涂。”56(27)

涂地:猶涂炭。喻災難困苦。“赤子涂地。”41(21)

浮:輕按。“浮之而滑。”79

浮言:没有事實根據的話。“此浮言之當忌也。”103(36)

涣焉:解開消散的樣子。“涣焉無少凝滯於胸臆。”13(1)

涣然:水大的樣子。“涣然流離。”56(27)

浼:玷污。“若將浼焉。”13(1)

流:①流注;運行。“流而為榮衛。”8 ②傳播。“王澤不流。”27(20)③分别。“流言治法。”93(31)④向壞的方面變化。“其流爲積。”119(9)

流連:樂而忘返。“雖身枯於流連之中。”57(28)

流離:猶淋灕。流滴。“涣然流離。”56(27)

流灕:汗大出貌。“不可令如水流灕。”80

涕:淚。“流涕長潸。”1(4)

浪:輕率。“浪决人死生。”120(14)

浸:逐漸。“末年攣痹浸劇。”12(2)“惜其年代浸遠。”24(18)

浸潤:讒言。“陰爲浸潤。”104(40)

涌:吐。“酸苦涌泄爲陰。”91

朔:①北方。“名聞朔南。”73②陰曆每月初一。“弦不奪而朔不濟。”94

粉墨:繪畫顔色。指經穴圖像。“而粉墨易糅。”27(20)

益:逐漸。“益聞道德性命之説。”13(1)“由是就業益多。”16(3)

恙:疾病。“太過則吐紅便血之恙因之而發。”115

家:居住。用作動詞。“余家胥山之陰。”42

宰:主宰。“宰乎氣血之先。”110(39)

案:①根據。“案脈,胎未去也。”4(5)②查考。“著辭不若案形。”27(20)③同“按”。考查。“案今藥之所主。”83④書桌。“案有醫書。”117

容:可。“無容辨。”42

恣睢:無所拘束。“貪利恣睢。”45(23)

羞:食品。“珍羞迭薦。”84(34)

袖手:縮手於袖中。謂不過問其事。“見幾者寧袖手自珍。”103(36)

被:①施加。“惠澤被牛馬。”31“澤被下民而靡窮。”51“澤不被下而取俟。”55 ②遭受。“旋被口語。”39“慘被天刑。”48

冥冥:渺茫而無形象的狀態。“是謂冥冥。”78(10)

冤:通“鬱”。“少腹冤熱而痛。”88(32)

弱:指弱冠之年。“今子當始弱之時。”74

弱齡:弱冠之年。指男子二十歲。“冰弱齡慕道。”26(19)

書:文字。“書缺簡脱。”19(15)

書契:文字。“自有書契以來。”32

屑:①磨碎。“始知翡翠能屑金也。”63 ②研成碎末。用如動詞。“屑而瀹之。”67

陬:角落。“如山野之陬。”37

陳:①陳述。“則依蓍龜爲陳其利害。”13(1)②陳舊的。“遂以推陳致新瀉火之法療之。”13(1)

陳言:陳舊的言論。“當高出語録陳言萬萬。”76(30)

陶:養。“陶六氣之和。”29

陰:①指暗中的。“人施陰德。”84(34)②暗地里。“陰爲浸潤。”104(40)

陰石:寒性礦物藥。“陰石以治陰病。”119(9)

陰翳:指陰寒之氣。“言益火之源,以消陰翳。”85(11)

陰陽應象:謂人體臟腑與陰陽四時五行的對應關係。“乃漸通五運六氣陰陽應象之理。”120(14)

陷:氣血下陷。“陷而爲癃疽。”8

蚩妄:痴愚狂妄。“清,蚩妄人也。”9

務:追求。“專務風、寒、暑、濕、燥、火。”105

務期:一定要。“務期於中病而已矣。”49

能:通“耐”。“形羸不能服藥。”1(4)

剟:通“掇”,摘取。“剟其章章者著之篇。”10(2)

通:完全。“巨細通融。”41(21)

通轉:訓詁學術語。指古韵通轉。“悉由一義之通轉而得。”118(12)

逡巡:片刻。“逡巡間便投新汲水。”82(13)

純:完全。“純補其虚。”93(31)

紛紜:衆多。“豈可紛紜之錯亂。”103(36)

十　一　畫

理致:道理要旨。“豈能探其理致哉?”21(16)

規:謀劃。“不欲規造異巧。”57(28)

規矩:製圓的儀器叫規,製方的儀器叫矩。“固離婁之規矩。”101(37)

規規:淺陋拘泥的樣子。“豈直規規治疾方術已哉?”41(21)

責:①求。“不責其報。”68“且欲責效於師。”119(9)②推求。“盛者責之。”85(11)

梗概:大略。指生平事迹。“僕方思輯其梗概。”76(30)

梱:通“閫”。門坎。“不問梱外事。”16(3)

桴:鼓槌。“若鼓之應桴。”78(10)

梓:印書的木版。“遂相與評騭而授之梓。”46(24)

聆:聽。“切脈觀色聆聲。”60

聊:姑且。“聊記以質博學之君子。”120(14)

敕:朝廷命令曰敕。“又敕郡縣發遣。”4(5)

軟堅:使堅硬者柔軟。軟,使動用法。“鹹能軟堅。”91

酖:同“鴆”。毒害。“要不酖人。”117

執言:固執的言論。“或尊貴執言難抗。”104(40)

執兩端:模棱兩可。“執兩端者,冀自然之天功。”103(36)

乾:天。“躋於乾兮。”66

勘:校訂。“逐條細勘。”43

勒:刻;編。“勒成一家。”24(18)

副:符合。“深副聖懷。”24(18)

菁英:精華。“試觀草木菁英可掬。”107(38)

著:①著名。“乙始以《顱顖方》著山東。”10(2)②顯露;顯示。“著己知來之德。”54 ③附着。“著於骨髓。”78(10)

萃:收集。“有名咸萃。”24(18)

黄髮:人老頭髮變黄。以喻年高。“惡用夫黄髮。”16(3)

焉:①他。“復往拜焉。”13(1)②之。“學焉者寡。”49

曹:①表人稱複數。猶輩。“延醫十餘曹。”16(3)②分科辦事的官署。“分曹而仕。”16(3)

戚:悲哀。“則必戚焉不樂。”72

爽:①敗壞。“而五味或爽。”24(18)②不符合。“名實既爽。”24(18)

雪:昭雪。“遂得雪。”18

頃之:頃刻。“頃之手動。”13(1)

措:①安置。“至於措身失理。”56(27)②擱置。“刑措而不用。”93(31)

捺:按。“洗檢擦捺。”98

推轂:推薦。“則尤推轂民瑩。”16(3)

捭:通“擘”。分開。“捭摩其性理。”28

授:通“受”。“余親授其調。”78(10)

捻:以指搓磨。“捻有鮮紅血。”98

掬:用手捧取。“試觀草木菁英可掬。”107(38)

掖:扶持;助。“蓋亦共掖其高深耳。”41(21)

接:交往。“始出與人接。”18

接言:交談。“此由平素與人接言多。”119(9)

接物:與人交際。“誠接物之要道。”103(36)

探:探取。“宜使人探之。”4(5)

捫:①按住。“吾隔腹捫兒手所在。”11 ②循摸。“循機捫而可塞以象土。”94

掇:摘取。“欲掇其大要。”30

救濟:救世濟民。“志存救濟。”84(34)

堅苦:堅毅。“乃堅苦持氣節。”18

堅軟:使軟者堅硬。堅,使動用法。“苦能燥濕堅軟。”91

虚聲:虚假的聲譽。“何由虚聲日播乎?”106(35)

虚坐努責:登廁努爭而難以排便。“俗云虚坐努責而痛也。”90(33)

處:居止。“處之者三。”93(31)

處所:處處。“漆葉處所而有。”4(5)

常:通“嘗”。曾經。“固非常有德於子才。”70“予常試之。”100(8)

常候:一定季節當令之氣。“而世誤以治常候之温熱。”46(24)

常數:一定的規律。“此天地之常數也。”8

唯:希望。“唯陛下留神垂恕。”5(6)

唯唯:應答之詞。“客曰:‘唯唯。’”25(22)

啖:吃。“啖黄精。”18

啜:喝;吃。“啜熱稀粥壹升餘。”80

帷幄:軍帳。“帷幄有神籌。”103(36)

晤:會見。“晤江右黄君。”48

晦:陰曆每月月底。“望不補而晦不瀉。”94

晞:曬。“晞以朝陽。”56(27)

晥:曬乾。“藏之有晥焙。”28

略:忽略。“而於暑熱甚略也。”116

蛇足:即畫蛇添足。喻多餘的事物。“種種蛇足。”43

敗:弊。“改秦之敗。”19(15)

崩:皇帝死亡的婉辭。“已而太祖崩。”15

崇:崇尚。“崇飾其末。”21(16)

異:認爲奇異。“於是始異斯夢。”66

異同:不同。偏義複詞,義偏在異。“其説異同。”12(7)

異物:指死亡的人。“變爲異物。”21(16)

異操:不尋常的操守。“幼有異操。”7

累:①使受害。“外物以累心不存。”56(27)②負擔。指妻兒。“今僕自淮南擕累而東歸也。”70

患:①憂慮。“至秦患之。”19(15)②厭恨。“物情同患。”84(34)

過:①來到。“舍客長桑君過。”1(4)②拜訪。“臣意往過之。”2“柳爲布衣時過吾。”6(6)“客有過余。”75“余嘗過故陳令同郡杜房。”53③過甚。“病勢已過。”20④過失。此指病邪。“當先誅伐有過。”93(31)

過差:過度。“自役過差。”57(28)

國醫:國内名醫。“爲國醫所不道。”45(23)

移時:過了一會。“移時始醒。”120(14)

移晷:一會兒。晷,日影。“非移晷所臻。”57(28)

動:常常。“動取厥中。”25(22)

動作:發作。“又聞子敬時憒悶動作。”61(25)

笥:竹箱。此指書箱。“藏諸笥者久之。”46(24)

第:次序。“使觀者爛然而有第。”27(20)

偃:仰。“定偃側於人形。”27(20)

偃蹇:①高聳。“未攀偃蹇桂。”23②困頓。“服之使人偃蹇壅鬱。”61(25)

偏:獨。“偏有一溉之功者。”56(27)

假:①憑借。“假兼備以幸中。”17“又必假邪魅之候以爲容。”68②借助。“假藥味之滋。”19(15)“亦天之假也。”26(19)③授予。“使天假之年。”97

假如:例如。“假如誤認爲風者。”105

假貨:借貸。“假貨爲之。”39

皎:明。“不皎不昧。”84(34)

貨:①錢財。“乃多受其貨而不加治。”4(5)②借貸。“假貨爲之。”39③賣。“貨藥吮舐。”45(23)“蒸殺貨之。”100(8)④貨物。“外夷波斯安息之貨。”62

悠悠:疑慮不定。“夫悠悠者既以未效不求。”56(27)

進:①接待。“羅乃進之。”13(1)②謂入世居官位。“而進不能愛人知人。”21(16)

進身:進身之階。謂向上爬的階梯。“其始也介下役以爲進身。”106(35)

得失:偏義在“得”。收獲。“詢謀得失。”26(19)。

從:順。“各從其類。”107(38)

從衡:同“縱横”。指戰國時期諸國之間合縱與連横的錯雜形勢。“戰國從衡。”19(15)

衒:“炫”的異體字。誇耀。“懷玉者不衒。”103(36)

貪天:貪天之功。“或可貪天。”45(23)

貪倖:貪婪僥幸。“此貪倖之流也。”104(40)

悉:①全部。“乃悉取其禁方書盡與扁鵲。”1(4)②詳盡知曉。“中悉人事。”41(21)

脰:頸項。“凡其大耳短脰。”61(25)

脱:如果。“脱偶爾值差。”83

脱然:輕快貌。“君脱然不受謝而去。”30

脬:膀胱。“取其脬。”77

彫胡:菰米。“糅之彫菰。”5(6)

象數:以龜筮問吉凶的占卜術。“象數、星緯。”17

祭享:祭奠。“歲時祭享。”10(2)

旌:識別。“更旌環俊。”5(6)

旋:立刻。“病旋已。”2“旋被口語。”39

旋旋:緩緩。“旋旋添白礬於中。”82(13)

詎:①豈。“詎誠決勝之道耶。”114“詎能知病。”117②至。“詎日未昃。”120(14)

訝:驚訝。“竊訝其心精已奪。”120(14)

許:①處。“當引某許。”4(5)②左右,表約數。“吐出三升許蟲。”4(5)③稱許。“而有自許之貌。”84(34)

訟:辯解。“沈自訟曰。”119(9)

孰:①同“熟”。深入。“孰知其意。”85(11)②哪個。“孰非爲即病之傷寒。”116

孰與:與……相比,哪一種更好?“孰與富貴擾神耗精者乎?”5(6)

毫:指代筆。“偷隙毫端。”41(21)

率:①比例。“以是爲率。”4(5)“以十分率之。”93(31)②大約。“率六旬乃更。”10(2)“率十愈八九。”11“率千百年而得一人。”32③通常。“乃率以方授受。”37“今則率皆相習成風。”44(17)

率由:遵循。“我國家率由此典。”25(22)

率意:隨便。“率意用法。”31

率爾:輕率貌。“率爾自逞俊快。”84(34)

牽連:附帶。“則亦當牽連書之。”76(30)

章章:①顯明的樣子。“掇其章章者著之篇。”10(2)②明美。“萬物章章。”52(29)

竟:果然。“十年竟死。”4(5)

望:陰曆每月月中。“望不補而晦不瀉。”94

望洋:仰視貌。“每若望洋意沮。”120(14)

庶:①或許。“庶可以見病知源。”21(16)②衆。“備庶物之形容。”24(18)“自此臣庶之家皆仿爲之。”86“燮陰陽於庶萌。”73

庶幾:①或許。“庶幾可療也。”13(1)②近似。“幸而庶幾。”9

庸:①豈。“庸可盡哉。”28②用。“不庸著書。”32

庸詎:怎麽。"庸詎知有識者視之不以為繁蕪而置之也。"47

疵厲:災難。"物無疵厲。"101(37)

情迷:幻想。"如是情迷壟斷。"106(35)

情僞:猶情弊。弄虛作假。"内豐情僞。"85(11)

惝怳:亦作"惝恍"。模糊不清。"捫心惝怳。"44(17)

悸動:因驚怖而心跳加劇。"悸動怔忪。"90(33)

惟:①雖然。"臣惟頑蒙。"5(6)②句中語氣詞。表示肯定。"學者惟明。"26(19)③為。"舛謬惟多。"35④思;念。"欽惟國朝念群黎之疾苦。"35"然惟於此而愈不敢自信矣。"120(14)⑤謀慮。"惟日不足。"58⑥希望。"惟好生者略察之!"103(36)⑦由於。"此惟土生之金。"107(38)

惛:通"悶"。"下為匹夫而不惛。"52(29)

惓惓:誠懇的樣子。此謂關心的樣子。"則尤惓惓。"16(3)

焫:燒。"非熨焫不能以達。"101(37)

淋:淋證。"澤瀉利水通淋而補陰不足。"92

淅淅:①惡風寒貌。"淅淅惡風。"80 ②象聲詞,細雨聲。此象碎骨相磨之聲。"動則淅淅之聲。"111

淹:①久。"歲月既淹。"26(19)②淹沒。"鄉村尚淹。"117

淹博:淵博。"倘四方淹博之士不以疏愚忽之。"47

淺深:義偏於"深"。"淺深與否觀其博。"103(36)

淑慝:善惡。淑,善良。慝,邪惡。"故辨淑慝以制治。"27(20)

混沌:天地未分時的狀態。"以其混沌未分。"84(34)

淪:沒落。"感往昔之淪喪。"21(16)

淫哇:淫邪之聲。"耳務淫哇。"56(27)

深洽:精深廣博。"洪博聞深洽。"6

深情:内心深處。"深情牽挂。"104(40)

粗工:技術粗疏的醫生。"夫粗工褊淺。"85(11)

着:①穿着。"山冬夏着一布衣。"18 ②喻計策或手段。"一着之謬。"103(36)③着落。"其着無方。"105

寂:心神安静。"寂然無思慮。"56(27)

宿:星宿。指二十八宿。"有如列宿高懸。"26(19)

密戚:指親近的人。"或密戚偏見難回。"104(40)

渠:他。"渠亦不自省其過。"93(31)

梁:用作動詞。作其梁。"皆可以梁百尺之觀。"61(25)

婆娑:徘徊。"婆娑小室。"23

視:辨别。"夫欲視死别生。"21(16)

啓植:啓發培植。"豈殺於《十三經》之啓植民心。"41(21)

張:①張開。"張而爲虹蜺。"8②顯揚。"天之張道。"55

敢:①敢於。"猶未敢也。"41(21)②冒昧地。"敢妄正先賢之訓?"41(21)

逮:到。"逮今十有八稔。"37

閉門却掃:關閉大門,不掃庭院。謂謝絕應酬。"閉門却掃,未嘗交游。"6

階:①憑借。“是以身爲患階爾。”85(11)②途徑。“非一階也。”93(31)

陽:表面上。“陽若同心。”104(40)

陽石:熱性礦物藥。“陽石以治陽病。”119(9)

陽光:此指陰虛所致虛火内熱。“壯水之主,以制陽光。”85(11)

將:①將養。“好自將愛。”4(5)“將之以神氣。”52 ②大概。“是將不然。”61(25)③還是。選擇連詞。“將特稟其氣耶。”57(28)“將相循習而不求敷。”96“將眩外以惑愚瞽也。”106(35)④請。“將子詣諸?”60 ⑤應當。“固將居幽遺譴矣。”83

習知:熟知。“皆因其舊俗而習知之。”63

參差:差錯。“無得參差。”84(34)

鄉曲:鄉里。“鄉曲有抱沉疴、醫技告窮者。”39

鄉黨:古代地方行政組織。“居庠塾鄉黨。”9(17)“固鄉黨朋友之事。”70

細:淡。“久則細黄。”100(8)

細茶:雨前茶。“然後用細茶腳湯煮之。”82(13)

終日:很久。“終日,扁鵲仰天嘆曰。”1(4)

終老:老死。“雖終老而不悔。”93(31)

紹:繼承。“紹先聖之淵源。”49

紿:欺騙。“而爲欺紿。”22

貫:①貫穿;穿透。“皆可以貫犀革。”61(25)②通。“氣脈之相貫也。”71

十 二 畫

替:廢棄。“簡編虧替。”25(22)

博:古棋類之一。六黑六白,二人相搏。“博弈音技。”30

堪:可。“下氣制面尤堪。”92

塊:孤獨貌。“塊居月餘。”62

塊然:孤獨貌。“塊然枵者。”42

植:使之豎立。“植發冲冠。”56(27)

棲:停留。“愛憎不棲於情。”56(27)

棲遑:奔波不定。“删《書》者其有棲遑乎?”23

極:①疲憊。“但不當使極爾。”4(5)②至;盡。“極於五臟之次也。”99 ③至極;頂點。“動極生静。”64

聒耳:聲音嘈雜擾耳。“聞御馬者歌聲聒耳。”17

軸:病。“月爲千軸。”58

軼事:散失的事迹。軼,通“佚”。失。“摭其軼事志之。”16(3)

散:分别。“《内經》散論諸病。”93(31)

敬諾:遵命。“扁鵲曰:敬諾。”1(4)

欺:超越。“聖智不能欺也。”78(10)

戟:刺激。“戟喉癢肺。”61(25)

朝:①上朝朝見君王。“風雨輒免朝。”15②聚集。“使本神朝而後入。”94③早晨。“緩者朝發夕死。”105

朝市:朝廷和市肆。“習朝市之隱。”16(3)

期:①期望。“期於必得。”6②周年。“此病後三期當發。”4(5)③必定。“豈期陰變爲

陽。"102"字期清爽。"120(14)

斯:①句末語氣詞。"余何人斯。"41(21)②才。"醫斯可以稱良。"102

斯須:片刻。"斯須盡服之。"4(5)

落:人聚集的地方。"或發於村落。"105

賁豚:腎積。證見氣由小腹上冲胸脘及咽喉。"賁豚上氣。"20

覃思:深入思考。"審諦覃思。"84(34)

棼起:猶紛起。紛紛發生。"即家務左右棼起。"16(3)

惡:①丑陋。"惡而矉者。"61(25)②哪里。"惡在其必矼?"65"人惡得而知。"105③相惡。藥物七情之一。"惡遠志。"114

惡聲:不祥之聲。"此惡聲也。"17

裁成:剪裁成就。"后以裁成天地之道。"101(37)

達:謂吐之。"木鬱達之。"91

達士:明達事理之人。"達士可以神解。"31

越日:隔天。"越日遂進粥。"119(9)

戞戞:困難貌。戞,"戛"的異體字。"然戞戞乎難之矣。"104(40)

厥:①其。"厥身已斃。"21(16)②句中語氣詞。"庶厥昭彰聖旨。"26(19)

揲蓍:用手抽點蓍草數目算卦。"猶《易》爲揲蓍求卦之原。"36

提掇:提攜。"念以爲非奉二三貴人爲我提掇。"106(35)

揭:①張貼。"刻揭於耳目聚集之地。"12(7)②舉。此謂高掛。"高揭榜額。"106(35)

揣:揣測。"司外揣内。"78(10)

搜玄:謂掃除深藏的疾病。"九法搜玄。"41(21)

揮霍:疾速貌。"揮霍撩亂。"90(33)

揆:揣度。"揆盈虚於表裏。"29"揆之於經。"37

雅:平素。"梁陶宏景雅好攝生。"24(18)

雅訓:文辭典雅有法。"乃若質行雅訓。"16(3)

喝喝:喘促聲。象聲詞。"喝喝如喘。"77

喟:嘆聲。"喟然嘆軒岐之入人深也。"104(40)

喻:了解。"醫不能喻。"13(1)

喑:啞。"喑聾之徒。"5(6)

嗟:贊嘆。"嗟其容色甚少。"8

幅員:指疆域。"且念幅員之遼邈。"29

晻昧:淹沒。"今其術晻昧。"19(15)

貽:贈送。"以貽諸好事。"23

跋前疐後:喻進退兩難。"亦跋前疐後之時也。"119(9)

戢:止息。"倘不稍爲戢除一二。"119(9)

量:酌量。"量其消毒清劑。"102

景:大。"景式萬代。"27(20)

詈:罵。"陽盛則使人妄言罵詈。"90(33)

貴:尊重。"聞貴婦人。"1(4)

單:單據;通知單。"單曰易知。"120(14)

斝:酒器,似爵而大。“隱士採入酒斝。”100(8)

遇:①接待。“常謹遇之。”1(4)②對待。“遇其人。”9

遇物:遇事。“遇物便了。”7

遏:①抑止。“欲遏病補虛羸者。”20②遏止。“則滔天之勢不能遏。”95

稍:逐漸。“婦稍小差。”4(5)

短期:病危將死之期。“短期未知決診。”21(16)

喬:高。“喬松千尺。”66

等分:同等分量。“等分爲末。”100(8)

策:成編的竹簡。此謂文章。“多教子弟誦短文、構小策。”22

筏:渡河的竹筏。喻必備的工具。“洵爲後學之寶筏也。”112

筆削:修正。此謂整理修正古代醫籍。“永言筆削。”25(22)

犂然:確實的樣子。“犂然可採。”16(3)

無:無論。“人無少長。”57(28)

無似:不肖。“公不以爲無似。”69(26)

無何:不久。“居無何。”13(1)

無良:無善德。“而小人無良。”5(6)

無忝:不愧。“所不夙夜以求無忝者。”16(3)

無狀:無善狀。此指治病沒有功績。“治諸醫侍疾無狀者。”15

無故:没有疾患。“是故雖四支無故。”59

無俚:無聊。“即或衰年無俚。”76(30)

無庸:無須。“固無庸以贊助爲也。”101(37)

無極:宇宙最原始的、無形無象的本體。“無極而太極。”64

無算:①没有固定的數。“飲酒無算。”14②無數。“殺人無算乎!”106(35)“治人無算。”116

無慮:大略。“無慮百數十種。”38“無慮數十家。”16(3)

無賴:没有辦法。“呻吟無賴。”4(5)

傲笑:嘲笑。“皆仰面傲笑曰。”93(31)

備:充當。“皆可以備砥礪。”61(25)

順:通“慎”。慎重。“順而治之。”11

焦:焦慮。“賤者焦勞不適。”104(40)

粵:句首語氣詞。“粵稽往古。”41(21)

遑遑:驚恐不安貌。“蚤夜遑遑。”37

御:抵擋。“而莫能御夫粗工妄治之萬變。”96

復:回答。“姑序以復於子貞氏。”70

須:等待。“以須其盛。”75“刺虛者須其實。”78(10)

須臾:頃刻。“須臾便如醉死。”4(5)“在乎須臾。”80

遁:通“循”。順着。“幸而得之則遁焉。”52(29)

鉅:通“巨”。大。“道大任鉅。”106(35)

鈔:同“抄”。“門下鈔存。”50

鈐:關鍵。此謂握持;掌握。“鈐其要eb。”25(22)

欽:①敬佩。“欽其風素。”7②恭敬。“欽望巫祝。”21(16)

鈞:①通“均”。同等。“鈞器齊飲。”57(28)②古重量單位。三十斤爲鈞。“皆可以勝百鈞。”61(25)

飲恨:受屈抱恨而無由申訴;含恨。“至今飲恨。”119(9)

舒榮:舒展榮華。“升明舒榮。”90(33)

殽亂:混亂。“諸子之言紛然殽亂。”19(15)

翕翕:熱盛貌。“翕翕發熱。”80

翕然:相合一致的樣子。“郡中人士翕然附之。”16(3)

禽:鳥獸總稱。“名五禽之戲。”4(5)

為:①治。“其不可為者。”11②通“謂”。“正謂始興也。”61(25)③被。“以敌而不能者常為用。”65④通“僞”。“三曰知毒藥爲真。”78(10)

爲病:發病;表現出的病證。“損脈之爲病奈何?”79

猶且:還是。“猶且各是師説。”46(24)

猶然:依然如此。“眊而死猶然也。”110(39)

飧泄:完穀不化的泄瀉,又名水穀利。“清氣在下,則生飧泄。”90(33)

腊:①乾肉。此謂乾枯。“肌肉枯腊。”53②皮膚乾燥皴裂。“皮膚枯腊。”57(28)

腴:肥美。“甘且腴兮。”66

勝算:能够制勝的計謀。“今人胸中每持一勝算。”119(9)

貿:换取。“躬自伐薪以貿紙筆。”6

貿貿:昏憒不明的樣子。“病斯世之貿貿也。”46(24)

然:①表示應答的副詞。“然。”79②同“燃”。“如火薪然。”120(14)

詁訓:訓詁。“標格亦資於詁訓。”26(19)

評騭:評定。“遂相與評騭而授之梓。”46(24)

診:①疾病的徵兆。“診發於面。”8 ②徵象。“以正陰陽之變診。”25(22)

診候:猶證候。“傷寒診候亦有廿餘條。”83

詆娸:詆毁。“頗詆娸之。”112

詞遁計拙:言語支吾,計謀拙劣。“詞遁計拙,破綻方彰。”106(35)

詔:①帝王命令。“詔光禄大夫劉向校經傳、諸子、詩賦。”19(15)②教誨。“將使多瘠咸詔。”27(20)

就:①依從。“皆不就。”4(5)②趨向。“火就燥。”107(38)“而日且就衰。”110(39)

裒:聚集。“蓋裒其生平著作。”112

童蒙:昧於事理的幼童。指初學醫的人。“開發童蒙。”26(19)

痞塞:①不通暢。胸腹間氣機阻塞不舒的一種自覺證狀。“痞塞等症見矣。”109②堵塞。“有參术沾脣懼補,心先痞塞。”104(40)

痛恨:悲傷怨恨。“予常痛恨。”119(9)

惻怛:憂傷;傷痛。“其遇病或疾痛惻怛然後中絶。”53

惻隱:憐憫。“先發大慈惻隱之心。”84(34)

愀然:悲傷的樣子。“民瑩愀然曰。”16(3)

惶惑:疑懼貌。“中心惶惑。”34

愉愉:和悦的樣子。“其樂愉愉。”61(25)

勞事:房勞之事。“勿爲勞事。”4(5)

慨:慨嘆。“又慨世之醫者。”17

湊:會集。“絲竹湊耳。”84(34)

湛:濃重。“豈有新秋月華露湛。”107(38)

湮:堵塞。“如鯀湮洪水。”93(31)

湯:開水。“古人方之於冰杯之盛湯。”57(28)

温柔:謂皮膚細嫩。“食之使人榮華温柔。”61(25)

淵藪:草木叢生的沼澤地。喻人或物聚集之地。“蓋士之淵藪也。”16(3)

游行:移動。“游行不定。”99

游魂:游蕩的鬼魂。喻苟延殘喘的無用之人。“蠢若游魂。”21(16)

游學:到遠方拜師學習。“游學徐土。”4(5)

湔浣:洗滌。“湔浣腸胃。”1(4)

滋:養育。“滋苗者,必固其根。”85(11)

滋蔓:滋生蔓延。“若便想慕滋蔓。”85(11)

渾束:全部約束。渾,全。“渾束爲一。”78(10)

曾:竟然。“曾不留神醫藥。”21(16)

尊生:養生。“即凡志切尊生者。”41(21)

孳孳:同“孜孜”。勤勉不懈。“孳孳務修業。”16(3)“豈有餘日孳孳於誦讀者哉?”44(17)

善:多。“多火善渴。”119(9)

寒菹:腌菜。“我食寒菹而得蛭。”54

寓:寄托。“扁鵲寓術於其書。”11

道聽途説:在道上聽來,又在道上説去。指没有根據的話。“不得道聽途説,而言醫道已了。”84(34)

遂:①實現。“深遂夙心。”26(19)“營求未遂。”104(40)②順利。“夫喜於遂。”85(11)

裕然:寬裕自在的樣子。“而裕然自足。”31

裙:指鱉甲邊緣的肉質部分。“凡使,要綠色、九肋、多裙重七兩者爲上。”82(13)

運氣:五運六氣。“故十一曰運氣類。”41(21)

强:强迫。“强之。”18

强辯:能言善辯。“或强辯相欺。”104(40)

尋:①隨即。“所患尋差。”4(5)②探求。“以尋其指歸。”13(1)“尋此二途。”84(34)③不久。“尋游吴越齊楚燕趙間。”38④探究。“若能尋余所集。”21(16)⑤連續不斷。“而鐘石之費相尋。”57(28)⑥古長度單位。八尺爲尋。“尋尺特異。”61(25)

畫策:謀劃。“其畫策何可勝窮。”16(3)

畫餅:畫的餅食。不能充飢。喻虚有其名,没有實用。“終成畫餅。”104(40)

遐壽:長壽。“欲以煉丹以祈遐壽。”6

遐邇:遠近。“不謀而遐邇自同。”26(19)

開合:義偏於“開”。謂睜開。“不可開合也。”120(14)

閑:①通“嫻”。熟悉。“人綱不閑。”5(6)②防御。“杜疾閑邪有吞吐之術。”57(28)

閎廓:知識淵博。“其士閎廓而多材。”16(3)

間:①悄悄地。“間與語曰。”1(4)②病愈。“不出三日必間。”1(4)③偶然。“吴先生間得

李獻吉賦詩若干篇示民瑩。"16(3)

閔:憂慮。"朕甚閔焉。"19(15)

悶若:悶悶然,愚昧的樣子。"悶若無端。"56(27)

疏:疏理説明。"每種略疏其大旨。"112

疏節:大略。指内容。"其粗工則又略知疏節。"46(24)

媕婀:毫無主見地迎合他人之貌。"不少媕婀。"18

皴坼:裂開。"令皴坼者去之。"82(13)

皴揭:皸裂。"有乾於外而皮膚皴揭者。"107(38)

登:成熟。"登稼被壟。"57(28)

發:①開啓。"余發張君之書。"69(26)②通"廢"。草木枝葉凋零。"木敷者,其葉發。"78(10)③謂發汗,令其疏散。"火鬱發之。"91

發明:闡發;闡明。"發明其書者。"96

結:鬱結。"結而爲瘤贅。"8

結納:結交。"或結納親知。"104(40)

緪:緊;急。"李東垣醫如絲絃新緪。"97

給:①豐足。"我家給富。"2"或不給者。"12(7)②供給。"可以此給妻子。"12(7)

絶:①全然。"其用藥絶似劉河間。"73②斷。"涎絶者,其聲嘶敗。"78(10)③謂損傷。"此皆絶皮傷肉。"78(10)

絶命:指死亡。"六至曰絶命。"79

統:概括。"至其統論諸藥。"93(31)

絲竹:猶管弦。指音樂。"絲竹湊耳。"84(34)

幾:隱微。"幾微難識。"58

幾乎:接近於。"則幾乎知道矣。"57(28)

幾何:多少。"一齊之傅幾何。"104(40)

十 三 畫

頑:愚鈍。"而爾頑若不知。"74

遘:通"構"。造成。"遘手足之災。"24(18)

填溝壑:"死"的婉辭。"無先生則棄捐填溝壑。"1(4)

較:明顯。"較而論之。"56(27)

彀:張滿弓弩。"夫彀勁弩者。"57(28)

彀中:弓矢所及范圍。喻圈套。"不免亦墮彀中。"106(35)

靳靳:拘泥的樣子。"他人靳靳守古。"13(1)

戡:平定。"戡黎伐崇。"71

鼓:①敲擊。用作動詞。"鼓之如鼓。"90(33)②鼓動。"鼓事外之脣吻。"103(36)

勤勤:懇切。"故勤勤以云也。"61(25)

蓍龜:占卜。"則依蓍龜爲陳其利害。"13(1)

蓋:①連詞。承接上下,表示原因。"蓋其人爲漆所咬。"120(14)②句首語氣詞。無義。"蓋自叔和而下。"46(24)

墓志:放在墓中載有死者生平事迹的石刻。此指墓志文稿。"而不意寄來墓志無一字及醫。"76(30)

蒼生:百姓。“如此可爲蒼生大醫。”84(34)

蓊然:草木茂盛貌。“望其蓊然陰秀。”42

蒿艾:野草。自喻不才。“并收蒿艾。”5(6)

蒸:謂陽氣上升。“蒸則生熱。”8

蒸人:衆民。蒸,衆。“大濟蒸人。”26(19)

嗇嗇:惡寒貌。“嗇嗇惡寒。”80

禁:口噤;牙關緊閉。“諸禁鼓栗。”90(33)

楚:痛苦。“砭楚而藥苦。”65

聖緒:指聖人的功業。“既闡聖緒。”42

載:①又。“載進學眼科及瘵瘵疾。”35②通“再”。“此余之所以載思而不敢避也。”41(21)

載祀:年代。“然而載祀綿遠。”25(22)

碎文:零亂的文字。“錯簡碎文。”26(19)

碌碌:平庸無能。“彼碌碌者固無足誚矣。”96

感激:感動激發。“謐乃感激。”5(6)

零:零落。“花槁不零。”100(8)

搘:支撐。“以物搘於中。”82(13)

損:①減輕。“更數月而病無損。”65②減損。脈至遲。“脈之損至。”79③減損。這裏引申爲除去。“而痞隔都損。”109

搐:四肢抽動。驚風證候之一。“因聞大聲或大驚而發搐。”87

頓:止息。“天道不幾頓乎?”107(38)

頓服:將藥一次服完。“厚則多服而頓服。”91

與:①交接。“能會精神於相與之際。”103(36)②參與。“與暑何與焉!”105

與奪:謂調制。“節宣勞逸有與奪之要。”57(28)

肆:店鋪。“市肆所貨。”100(8)

貲:“資”的異體字。錢財。“以貲爵萬户。”16(3)

呰:詆毀。“方且怪而呰之。”46(24)

虞:①憂慮。“私自虞。”119(9)②擔心。“即決長波猶虞難滌。”41(21)

業:以……爲職業。意動用法。“吾業是有年矣。”106(35)

當:①方才。“當得家書。”4(5)②匹配。“皆可以當侯王。”61(25)③擔當。“而可以當性命之任矣。”103(36)

當名辨物:按照名稱求取其内容。“然後當名辨物。”46(24)

暘:晴天。“暘雨冰雹”28“而雨暘寒暑。”101(37)

暍:①中暑。“而或獨以暍死者。”57(28)②暑熱。“暍熱之氣。”90(33)

跳梁:頑皮。“顧猶跳梁。”16(3)

賊:傷害。“下螻蟻之莫賊。”67

跡:“迹”的異體字。追踪。用作動詞。“請往跡父。”10(2)

嗣:繼。“嗣出者不下數十餘家。”44(17)

鄙俚:粗俗。“學者不可耻言之鄙俚也。”84(34)

置:①放置。“凡百十柿以一樻楧置其中。”63②免除。“如爲置苦楚。”65

愚:自稱之謙詞。“愚將分藏象、經度等十類。”14

愚瞽:愚蠢瞎眼的人。“將昡外以惑愚瞽也?”106(35)

遣:送回。“必愈而後遣。”11

圓:藥丸。“當下利驚圓主治。”87

稔:年。“猶未十稔。”21(16)

節文:節制修飾。“而爲之節文。”19(15)

節宣:起居。“時其節宣以忠養之。”13(1)

僅:幾乎;將近。“隙地僅半畝。”75

傳:爲之立傳。用作動詞。“子不以人所共信者傳先人。”76(30)

傾:用盡。“然後傾天下之力以救之。”71

微:細微。“其肌廉以微。”61(25)

微義:深奥意旨。“剖析微義。”17

愆:失去。“易愆寒燠之宜。”24(18)

遞:“递”的異體字。“故世遞降而術益尠。”106(35)

鉛翰:筆墨。指代文辭。“鉛翰昭章。”24(18)

愈:超過。“治其心者愈於治其目矣。”72

僉:①衆。“事非僉議。”24(18)②皆。“僉云其板已沒久矣。”44(17)

會:①適逢。“會向卒。”19(15)“會侍御周鶴陽公以按鹺行縣至金壇。”39②領會。“披會亦難。”26(19)③集中。“能會精神於相與之際。”103(36)

會通:融會貫通。“參會張仲景、劉守真、李明之三家而會通之。”14

腠理:肌膚紋理。“其於腠理致密。”89

腸澼:痢疾。“腸澼下利。”20

膃肭臍:藥名。或稱海狗腎。“膃肭臍療癆瘵。”92

腥物:謂生魚肉。“食腥物所為也。”4(5)

腨:小腿肚。“穿腨。”77

腹無藏墨:腹中空空,沒有實學。“有腹無藏墨,詭言神授。”104(40)

腦漏:病名。即鼻淵。“腦汁從鼻流出,涕濁氣臭,名曰腦漏。”113

解弛:松懈。“皆由筋骨解弛。”118(12)

肄:習。“肄業之士。”29

肄業:修習學業。“俾肄業之士。”38

煞:通“殺”。殺傷。“所以煞生。”57(28)

靖:安定。“干戈未靖。”117

試:用。“追試而輒困。”46(24)

詰難:責問。“病家又持方論詰難。”34

誇新鬬異:誇耀新奇,競爭奇異。“不免誇新鬬異。”45(23)

誠:實在;確實。“余誠以前代諸賢註有未備。”41(21)

誕:欺騙。“先生得無誕之乎?”1(4)

詮:解釋。“今余著此吐汗下三法之詮。”93(31)

詭異:猶怪異。“倡爲詭異。”45(23)

詣:①至。“召詣京師。”8“嘗詣舒之桐城。”11“山約同學曹良直等詣通政使。”18②前往。

“未嘗詣取直。”9③造訪。“捐金帛詣之。”12(7)④造詣。“詣已超矣。”106(35)

詢謀:①詢問商議。“如或詢謀。”25(22)②探討。“詢謀得失。”26(19)

該:包括。“而言不能該者。”41(21)“所以該治病之法也。”93(31)

詳:①審。“以此詳之。”81②繁多。“豈無綫藥之品詳。”102

詑:誇耀。“詑爲神授。”45(23)

詡:誇耀。“時里中人甚詡鄉先輩楊西山先生所著《失血大法》。”50

新汲水:剛打上來的井泉水。“便投新汲水冲之。”82(13)

稟:稟受。“夫人稟五常。”81

棄捐:“死”的婉辭。“無先生則棄捐填溝壑。”1(4)

雍容:態度大方,從容不迫。“不暇雍容。”69(26)

意:料想。“意金丹不可得也。”67

意者:或許是。表示測度。“意者使後人自求之歟。”11

意氣:情意。“有意氣之私厚而薦者。”104(40)

廉:潔淨。“其肌廉以微。”61(25)

痴前説夢:在痴人面前説夢話。後謂愚昧之人説妄誕之言。“真痴前説夢也。”100(8)

痿易:痿廢解弛。“爲偏枯痿易。”118(12)

瘁:勞累。“余不憚數十年心瘁。”51

痰:此謂阻於經絡、留於臟腑的痰邪。“以除其痰熱。”87

慊:愜意。“耳聽之必慊。”52(29)

煩懣:煩熱鬱悶。“胸中煩懣。”4(5)

溥:廣大。“其利溥哉。”13(1)

源委:本末。“翁在婺得道學之源委。”13(1)

滔滔:盛多。“滔滔者皆是也。”32

溢:表現。“輒怒溢顔面。”13(1)

溯:推求。“不溯其源。”36

寖:同“浸”。逐漸。“去聖寖遠。”27(20)“寖以奏效。”48

資:①資歷。指地位聲望。“帝以洪資高。”6②借助。“必資之藥也。”88(32)“必資大黄。”92③助。“按摩有資於外。”88(32)

裨益:補益。“頗有裨益。”112

辟:①徵召。“太尉黄琬辟。”4(5)②駁斥。“宋臣高保衡等叙業已辟之。”41(21)③閉阻。“則邪氣辟矣。”119(9)

辟如:猶譬如。辟,通“譬”。譬喻。“辟如滴水之器。”13(1)

辟穀:不食五穀。辟,屏除。“而令天下人辟穀耶?”116

殿:在後。“而殿之曰。”104(40)

愍:哀憐。“大聖神農氏愍黎元之多疾。”22

肅:肅殺。“秋月天氣肅而燥勝。”107(38)

際:會合。“至道之際。”19(15)

隟:同“隙”。指果皮上的微孔。“并有隟油。”82(13)

嫁謗自文:轉嫁謗言,文飾自己。“嫁謗自文。”104(40)

預:①牽涉。“兹經不預。”24(18)②參與。“使不預三法。”93(31)

經:效法。“能經天地陰陽之化者。”78(10)

經月:歷經一個月。“詢知患咳經月。”120(14)

經俞:經脈腧穴。“不入於經俞。”99

經紀:綱紀。“必有經紀。”119(9)

經略:謀取。“專心經略財物。”84(34)

經濟:經世濟民。“經濟之文。”51

絺:細葛布。“御風以絺。”46(24)

綏:安撫。“綏以五弦。”56(27)

十　四　畫

瑣:猥瑣。“瑣及游戲。”45(23)

榜額:匾額。指招牌。“高揭榜額。”106(35)

輒:①每每。“輒應時而效。”3“輒愈。”4(5)②擅自。“不敢輒加竄定。”32③兩足不能相過之病。“輒者造焉而善馳。”60

輕重:義偏於“重”。要緊。“所係尚無輕重。”120(14)

輕粉:汞粉。“研如輕粉方用之。”82(13)

輕儳:輕率。“山西之冒沒輕儳、沓貪而忍者。”61(25)

赫然:盛怒的樣子。“赫然殊觀。”56(27)

斡:旋轉。“或只用竹槍尖竹檐斡。”98

鞅掌:煩勞。“事官鞅掌。”5(6)

嘉穀:豐滿的穀實。“而望嘉穀於旱苗者也。”56(27)

壽:①久。用作動詞。此謂永久保存。“特壽之於木。”12(7)②使之長壽。“可以壽世者。”76(30)

壽考:長壽。考,老。“則和平壽考。”19(15)“介乎壽考。”27(20)。

蔕芥:微小梗阻。指鬱結在胸中的怨恨與不快。“不得起一念蔕芥之心。”84(34)

蔑:無。“春秋以前及和緩之書蔑聞。”83

綦:甚。“余之抉擇自以爲綦慎矣。”47

遭遇:遇到。“若非遭遇神宗之盛。”17

殞没:死亡。“使病者殞没。”80

奪:①謂瀉下。“奪其食則病已。”90(33)②謂下之。“土鬱奪之。”91

奪精:精氣脱失。“四至曰奪精。”79

厲:①通“癘”。災疫。“彼中民感時行疫厲。”12(7)②通“癩”。惡瘡。“厲者造焉而美肥。”60③禍害。“豈遂爲厲如是。”119(9)

厭:①同“饜”。滿足。“嗜欲無厭。”85(11)“嗜學不厭。”46(24)②厭惡。“動静各有欣厭。”104(40)

爾:①你。“何爾魯鈍之甚也。”5(6)②如此。“所以爾者。”84(34)

爾雅:近於雅正。“民瑩屬辭爾雅。”16(3)

摭:①摘取。“摭其軼事志之。”16(3)②檢取。“摭陶氏之乖違。”24(18)

駁:混雜不純。“徒執藥性之純駁以分良毒也。”116

髣髴:又作彷彿、仿佛。謂印象模糊。“九候曾無髣髴。”21(16)

嘗:通“常”。常常。“嘗恨所業未精。”12(7)

裳:下衣。“火燎其裳。”74

嘘唏:抽噎。“因嘘唏服臆。”1(4)

鳴高:表示清高。“燕噲、子之何嘗不托堯舜以鳴高。”76(30)

嗾:慫恿。“遂嗾余爲之重刊。”44(17)

噉:“啖”的異體字。吃。此謂服食。“因以法噉之。”10(2)

噉名:貪名。噉,“啖”的異體字。“其志不過噉名謀食而已。”44(17)

賒:遠。指養生的效應。“交賒相傾。”56(27)

圖:謀取。“無使至於已病難圖也。”95

圖素:圖卷。“繪之圖素。”27(20)

稱:①稱謂。“當世以布衣稱作者。”16(3)②稱譽。“又焉得不稱於當時哉?”62“邑之大夫士咸稱之。”72

毓:養育。“未嘗不以葆精毓神開其心。”13(1)

箕山:古代隱士許由所隱之處。謂退隱。“執志箕山。”5(6)

箋釋:注釋。“較諸家箋釋。”112

僨事:敗事。“從來僨事。”44(17)

鼻祖:始祖。“醫家之鼻祖。”101(37)

銜:含。“曾子銜哀。”56(27)

領:統管。“周公使冢宰領之。”76(30)

貌:外表。“貌襲之。”76(30)

銖累:古代重量單位。十粟為累,十累爲銖。此喻極小的分量。“銖累不失。”82(13)

餌:服食。“聞子敬所餌與此類。”61(25)

餅:湯面。“向來道邊有賣餅家。”4(5)

膊:上肢近肩的部位。“凡人斷臂與斷膊。”111

端:①事情的一個方面。“此言似乎專指孝友中之一端而言之者也。”44(17)②因由。“悶若無端。”56(27)

誣:①欺騙。“不誣方將,請俟來哲。”25(22)“豈誣也哉。”84(34)②輕視。“一溉之益固不可誣也。”56(27)

語:告訴。“若至,語人。”4(5)

誚:責備。“彼碌碌者固無足誚矣。”96

韶衛:舜所作高雅的韶樂與衛國的淫靡之樂。“臣聞韶衛不并奏。”5(6)

彰:彰顯於外。“彰而爲氣色。”8

彰顯:彰著顯明。“形現彰顯。”90(33)

裹:囊括。“無不裹矣。”52(29)

齊:通“劑”。方劑。“取心者不必齊以熱。”85(11)

膏肓:①不治之證。“即病者亦但知膏肓難挽。”46(24)②謂不治之證。此喻難以除去的惡習。“此醫人之膏肓也。”84(34)

廑:“僅”的異體字。“蓋廑有存。”16(3)

廣志遠願:遠大的志向。“不欲廣志遠願。”57(28)

塵:久。“要塵久年深者爲上。”82(13)

瘈瘲:抽風。證見手足抽搐不止。瘈,通“瘛”,筋急攣縮。瘲,筋緩縱伸。“手足時瘈瘥。"87

瘉:"愈"的異體字。輕症。"以瘉爲劇。"19(15)

瘖:"喑"的異體字。啞。"無故而瘖。"119(9)

瘥:①小疫曰瘥。"彌兹札瘥。"29②病愈。"而今病以純熱瘥。"119(9)

適:①剛。"適至。"4(5)"爲適得病。"79②恰巧。"安時之弟子李百全適在傍舍。"11③通"啻"。僅僅。"適足多疑。"25(22)④往。"無舟莫適。"26(19)⑤調適。"適其寒温。"79⑥適應。"適所用也。"88(32)⑦到達。"不適病所。"107(38)

適當:恰逢。"小臣適當其愈。"10(2)

慓悍:迅疾凶猛。"其慓悍者,按而收之。"88(32)

慟:極度悲哀。"慟哭。"18

慘怛:憂傷悲痛。"是形慘怛。"29

燁然:光彩照耀貌。"出之燁然。"106(35)

榮:開花。用如動詞。"春而榮。"67

榮衛:即"營衛",謂營氣與衛氣。"榮衛邪實。"89

膋:腸部脂肪膜。"或腸肚出、膋膜出。"98

熒熒:微小火光。"若不以撲滅其熒熒之光。"95

滯下:即痢疾。"予病滯下。"119(9)

漸:流。"漸江東漸。"16(3)

漫:完全。"漫不關心。"104(40)

漁:打魚。"常漁於涪水。"3

漉:滲出。"引涎漉涎。"93(31)

漉漉:象痰鳴聲。"胸中有漉漉之聲者。"113

演:擴大。"以演其所知。"21(16)

漏:漏壺。古代計時器。"水初下漏。"94

滲泄:利小便。"淡味滲泄為陽。"91

精:通"晶"。"凡使,要光明如水精。"82(13)

精神:指正氣。"精神不能止邪氣。"1(4)

粹:通"萃",匯集。"會而粹之。"33

歉:不足。"寧歉於己。"13(1)

鄭聲:春秋時代鄭國的淫靡之樂。泛指靡靡之音。"此鄭聲所爲亂雅樂也。"43

寬裕:氣度寬宏。"寬裕汪汪。"84(34)

寧:同"乃",竟。"寧能延年却老乎。"53

寤:醒。指疼痛感覺。"人亦不自寤。"4(5)

寢疾:卧病不起。"母王氏寢疾。"12(7)

寢饋:吃住。指吃飯睡覺都不離開。"寢饋於《内經》、仲景之書。"50

養:豢養。謂故意拖延。"小人養我病。"4(5)

褊:心胸狹小。"然性褊甚。"13(1)

褊淺:狹隘淺薄。"夫粗工褊淺。"85(11)

肇:開始。"肇頒四方。"27(20)"肇自軒祖。"29

肇基:開始創立。"三才肇基。"22

肇端:始。“音律象數之肇端。”41(21)

盡:①詳盡闡明。“此聖賢所以精思極論盡其理也。”41(21)②極。“其發明玄秘盡多。”41(21)③完全。“而不可盡沒有所由來。”76(30)

暨:及。“暨炎暉紀物。”24(18)

聞人:有名望的人。“與夫近世聞人家傳。”32

閣:同“擱”。放置。“閣於盆上一宿。”82(13)

隨:通“遂”。“半身不隨。”118(12)

墜:失落。“篇目墜缺。”26(19)

頗:稍微。“頗得其意。”78(10)“頗甚則傳久而難已。”93(31)“頗明温涼寒熱各性。”106(35)

瞀:目不明。“諸熱瞀瘛”90(33)

緒:①端緒。“稍得其緒。”41(21)②殘餘。“剽竊醫緒。”45(23)

綺羅:綾羅綢緞。“縱綺羅滿目。”84(34)

維:①維繫。“或維其真元。”101(37)②想。“則維人身或有虧剥。”53

綜核:聚總考核。“綜核百家。”17

綜練:廣博研究。“兼綜練醫術。”6

綻:裂開。“使骨縫無離綻脱走之患。”111

綴:連接。“綴之為曲屈。”42

十 五 畫

耦:通“偶”。偶方,藥味成雙數。“君二臣四,耦之制也。”91

輦:用人推挽之車。“入則以輦。”52(29)

横:①意外。“横罹人禍。”48②横暴。“不使其勢已横而莫救。”110(39)

横夭:意外早死。“傷横夭之莫救。”21(16)

樞:轉樞。“猶夭之樞也。”109

樞紐:關鍵。“造化之樞紐。”101(37)

標本:病因爲本,症狀爲標;先病爲本,後病爲標;在内者爲本,在外者爲標。“識其病之標本緩急。”91

標格:風範。“標格亦資於詁訓。”26(19)

樗蒲:博戲名。“樗蒲齒名。”6

輮:回轉。“關轂而輮輪者。”61(25)

輟:停止。“猶手不輟卷。”5(6)“著述不輟。”6

醇泊:淳樸恬靜。“神氣以醇泊獨著。”56(27)

醇疵:優劣。“既持方而辨藥石之醇疵。”47

醇醴:厚味之酒。“醇醴發顔。”56(27)

醇懿:淳樸美德。此猶貴體。“懼傷子敬醇懿。”61(25)

覩奥升堂:即升堂睹奥,猶登堂入室。喻造詣日深。覩,“睹”的異體字。室之西南角爲奥。“繇是覩奥升堂。”25(22)

敷:①陳;陳舊。“木敷者,其葉發。”78(10)②放。“取花初敷時。”86

敷揚:猶敷暢。陳述并發揮。“爲之敷揚三家之旨。”13(1)

敷暢:陳述闡發。“敷暢玄言。”26(19)

葳:完備,"葳謀雖屬乎生知。"24(19)
蕞:小的樣子。"夫以蕞爾之軀。"56(27)
蕃:茂盛。"早起夜卧於蕃秀之夏。"95
蕕:臭草。"甚至薰蕕不辨。"104(40)
蒸:鬱結。"氣蒸痰結。"71
漐漐:小汗濕潤貌。"遍身漐漐。"80
暫:短期。"方欲暫還耳。"4(5)
遷:調動官職。"遷諮議參軍。"6
趣:①旨意。"其趣深。"26(19)②逼使。"使人十數輩趣之至。"10(2)
賚:賞賜。"賚金幣。"15
賫:持。"賫百年之壽命。"21(16)
霄壤:天上地下。"有霄壤之殊。"107(38)
撓:擾亂。"撓反掌之安危。"103(36)
撩亂:同"繚亂"。紛亂貌。"揮霍撩亂。"90(33)
撟:翹起。"舌撟然而不下。"1(4)
播:①播種。"運陰陽而播物。"24(18)②傳揚。"何由虚聲日播乎?"106(35)
撰:通"選"。選擇。"撰用《素問》、《九卷》、《八十一難》、《胎臚藥録》。"21(16)
甌:杯。"或一夕盡數甌。"119(9)
斲:砍。"倉公醫如輪扁斲輪。"97"若行凶人用刃物斲着腦上頂門、腦角後髮際。"98
豎:孺子。指少年。"幾見圯橋傑豎?"103(36)
駒隙百年:喻人生短暫。"駒隙百年,誰保無恙?"41(21)
駐車:停車。"駐車,往視。"4(5)
劇談:暢談。"酌酒劇談。"10(2)"猶須劇談。"58
慮:料想。"慮此外必有異案良方。"76(30)
髫齔:童年。"髫齔多病。"38
嘵嘵:爭辯聲。"徒嘵嘵而無用。"71
瞋恚:憤怒。"守瞋恚既甚。"4(5)
瞑:閉目。"目張不得瞑。"10(2)"猶瞑行之瞎馬。"103(36)
賤薄:鄙視。"人每賤薄之。"45(23)
賜告:批準告歸。"復辭疾賜告。"10(2)
踐任:上任。"思得當道尊官踐任之後"106(35)
踞:憑倚。"踞爐而坐。"74
骭:亦作"肵",踝上的小腿骨,俗名"臁骨"。"斷腿與斷骭"。111
數:①屢次。"數乞期不反。"4(5)"形數驚恐。"88(32)②頻繁。"數動之。"81
數數:頻繁。"不欲數數沐浴。"57(28)
影響:喻沒有根據。"不爲影響之談。"50
暴:古"曝"字。曬。"陰乾暴乾。"20"出暴乾。"82(13)
暴注:猝然注泄。"暴注下迫。"90(33)
遺:贈送。"以難中詩遺山。"18"悉曰仙遺。"45(23)
遺生:擺脱生命。謂不要人爲地干擾生命,要聽其自然。"遺生而後身存。"56(27)

遺策:失策。“精切者已算無遺策。”103(36)
稽:①考查。“稽其言有徵。”26(19)②合。“稽節合符。”55③根據。“似涉無稽之説。”99
稼穡:種田。“躬自稼穡。”5(6)
範:用模形鑄造。用作動詞。“範金柔木。”24(18)
範圍:規範。“而必待於範圍之功。”101(37)
箴:規勸。“或有箴其過篤。”5(6)
黎:百姓。“欽惟國朝念群黎之疾苦。”35
黎元:猶黎民。百姓。“拯黎元於仁壽。”26(19)
黎烝:黎民百姓。“保我黎烝。”27(20)
牖:開窗。用如動詞。“思火而燭、穴而牖。”72
德色:自以爲有德於人的表情。“未嘗有德色也。”30
德教:道德教化。“猶君之德教也。”93(31)
徵:驗證。“徵諸日用而最切。”51“何非徵醫之道?”103(36)
衝風:猛烈的風。“是以衝風赴林。”57(28)
質:①質地。“黑質白花。”100(8)②詢問。“質其道。”45(23)“質之先生。”119(9)
盤:古代沐浴器。“朝夕坐冰盤間。”119(9)
盤桓:徘徊。“吟咏盤桓。”7
銷:消耗。“思慮銷其精神。”56(27)
餘:猶飽。“黔首共餘食。”78(10)
膠柱:膠柱鼓瑟,喻拘泥不知變通。“然亦有膠柱之處。”112
請益:請教。“皆欽風請益。”25(22)
諸:之於。“得諸見聞。”13(1)“藏諸笥者久之。”46(24)“邪氣加諸身。”93(31)
諒:①誠實可信。“殆古所謂直諒多聞之益友。”13(1)②確實。“諒非忠恕之道。”84(34)
諄諄:懇切。“諄諄然以養生為急務者。”95
談謔:笑談。“談謔誼譁。”84(34)
褒諭:誇獎并曉喻衆人。“神宗皇帝召見褒諭。”10(2)
熟:仔細。“故非熟察於平時。”103(36)
廟堂:朝廷。“皆可以謀謨於廟堂之上。”61(25)
廢然:怒氣消貌。此謂失望。“乃廢然自反。”50
摩捋:按摩。“一人摩捋臂脛。”81
瘛瘲:手足抽搐。“皇子儀國公病瘛瘲。”10(2)
瘴:痹證。“能消一切瘴。”82(13)
憤世嫉邪:憤恨社會,憎恨邪惡。“此伯温公憤世嫉邪之言也。”106(35)
憚:畏懼。“余不憚數十年心瘁。”51“果可憚煩而或廢之乎?”96
憫:擔憂。“朕憫大道之鬱滯。”31
熯:乾燥。“亦云熯矣。”107(38)
潤燥:使乾燥者潤澤。潤,使動用法。“辛能散結潤燥。”91
澄:澄清。“欲得澄神内視。”84(34)
糅:混雜。“糅之凋胡。”5(6)
寫:①通“瀉”。“有者寫之。”85(11)②描繪。“許叔微醫如顧愷寫形。”97

審:①明悉。"吾察之審矣。"11②審慎;慎重。"審而用之。"11③周密。"然必審診。"119(9)④確實。"審如是。"119(9)

審諦:詳細察看。"審諦覃思。"84(34)

窮:極。"窮貴之人。"34

蒴蒴:心胸狹隘貌。"不亦蒴蒴乎!"9

履:鞋。"譬衣履器物。"53

遲:等待。"遲他日歸亭中。"75

閫外:國門之外。"皆可以鑿凶門,制閫外。"61(25)

閱:經歷。"閱寒暑以同化。"67

閱月:經過一個月。"閱月而盡。"10(2)

練:通"煉"。"自練五石服之。"119(9)

緬:遥遠貌。"余緬尋聖人設教。"22

緩急:①偏義複詞,義偏於急。急事。"緩急無可使者。"2②使拘急者弛緩。緩,使動用法。"甘能緩急。"91

緡:穿銅錢的繩子。此指成串的銅錢。"累貲□緡。"98

緣:因爲。"或緣禁忌而秘於傳。"40"緣性效不同。"82(13)

十　六　畫

樹:立。"别樹篇題。"26(19)

樹養:謂種植管理的方法。"至於樹養不同。"56(27)

樸:質樸。"惜其人樸而少文。"46(24)

機:①機關。"命之曰招蹶之機。"52(29)②弓弩上的機關。"起如發機。"78(10)③轉機。"吉凶之機。"80④機巧。"有決凝開滯之機。"94

機括:關鍵。"幽枉屈申之機括。"33

輻湊:又作"輻輳"。喻聚集。"遂輻輳於道。"13(1)

輻輳:聚集。"輻輳其門。"17

輯:匯集。"僕方思輯其梗概。"76(30)

輸實:竭盡忠誠。"下有輸實之臣。"5(6)

融:融會貫通。"通徹融敏。"68

薦:①進獻。"珍羞迭薦。"84(34)②墊席。"乃以衽席及薦闞其中。"119(9)

薏苡:薏苡仁。"薏苡理脚氣而除風濕。"92

薄:①迫。"日月薄蝕。"8②通"搏"。"又與熱氣相薄。"88(32)

薄疾:急數。薄,迫。"則脈流薄疾。"90(33)

蕭然:冷落的樣子。"牆角蕭然有竹數十箇。"75

殫:①窮盡。"學殫術數。"8②竭盡。"殫其財。"68

歷歷:清晰貌。"歷歷如眼見。"8

霍然:①病愈迅速貌。"莫不應手霍然。"17②消散貌。"則一旦霍然矣。"119(9)

霍亂:病症名。證見揮霍撩亂,故名。"若三氣雜,乃爲霍亂。"90(33)

操觚:執簡。謂寫文章。觚,書寫用的木簡。"操觚隻手。"41(21)

臻:到達。"危亟已臻。"85(11)

舉:①救治。"幸而舉之。"1(4)②生。"舉三子。"16(3)③全。"舉世昏迷。"21(16)"舉無弟子之戚。”32“故村儒舉目皆是。”76(30)④薦舉。“一邑之醫舉十人。”65

頻服:將藥分次頻頻服下。“薄則少服而頻服。”91

駢:并列。“駢葉外包。”100(8)

遽:急促;迅速。“所以遽生。”11

遽爾:突然地。“遽爾見背。”38

噬臍:喻後悔不及。噬,咬。“噬臍無及。”119(9)

嶮巇:艱險崎嶇。“勿避嶮巇。”84(34)

踳駁:錯誤雜亂。“頗或踳駁。”24(18)

踵:①至。“踵叩其秘傳。”47②追隨。引申爲沿用。“踵其法者。”116

踵門:登門。“踵門求診者。”11

縣:①同“懸”。懸掛。“縣車邊。”4(5)②同“懸”。隔。“縣年一紀。”55

骽:“腿”的異體字。“過信而骽能輕。”60

戰:通“顫”。動。“若夫睹財色而心不戰。”57(28)

黔首:百姓。“黔首共餘食。”78(10)

罹:遭受。“横罹人禍。”48

還年:返老還童。“而不知還年之要術。”57(28)

興:起。“子之病其興居之節舛、衣食之齊乖所由至也。”60“每冒寒夙興。”86“與鷄俱興於容平之秋。”95

穅麧:穀糠麥麩。“况臣穅麧。”5(6)

勳業:功業。“陽明勳業爛然。”76(30)

篤:①誠懇。“已而求見愈篤。”13(1)②純一。“在篤其行。”73

篤行:厚道誠實的品行。“其篤行似儒。”10(2)

儔:誰。“儔不豔服爲果精良乎?”106(35)

儕:輩。“我儕之治病亦然”120(14)

邀射:追求。“邀射名譽。”84(34)

徼:①通“邀”。謀求。“雖徼及岐黄之靈。”40②求。“徼有題額。”106(35)

衡:同“横”。“膽衡不下。”10(2)

錯簡:書簡前後次序錯亂。指古籍中文字前後顛倒。“多錯簡。”14“錯簡碎文。”26(19)“錯簡者有之。”43

錯節盤根:樹木的根幹枝節盤屈交錯。喻事物繁難複雜。“是以錯節盤根,必求利器。”103(36)

錢匕:量器。用漢代五銖錢抄取藥末,以不落爲度,爲一錢匕。“遂取藥四五錢匕服之。”114

錫:通“賜”。“後世有子云其憫余勞而錫之斤正焉。”41(21)

鍵:門閂。“日鍵闢。”16(3)

錙銖:古重量單位。四分之一兩爲錙。二十四分之一兩爲銖。“况無錙銖之來。”57(28)

餞:用酒食送行。“人勸謐餞之。”5(6)

邂逅:謂不期而遇。“破奇邪於邂逅。”67

謀:合。“兩不相謀。”107(38)

謀謨:策劃。“皆可以謀謨於廟堂之上。”61(25)

謁病:請求治病。“一時謁病者。”17

謂:通“爲”。“謂人已氣血之難符。”103(36)

謂之:訓詁學術語。叫做。“凡草木枝葉凋傷謂之瘵。”118(12)

謂……何:通“爲……何”、“如……何”。“謂父母遺體何?”16(3)

諼:忘記。“其永矢勿諼者亦以言。”119(9)

諷:用語言暗示。“諷妓强之酒。”12(7)

諳:熟悉。“醫家素諳。”92

諱:①名諱。“諱震亨。”13(1)②回避。“則死未可諱也。”65③忌諱。“有諱疾不言。”104(40)

辨:①分别。“而其中又有辨焉。”110(39)②通“辯”。“遂不復致辨。”119(9)

親:緊密。“使形神相親。”56(27)

親知:親友。“或結納親知。”104(40)

親炙:親自接受教誨。“玄啓之與攖寧,親炙者也。”73

親親:親愛自己的父母雙親。前一“親”字用作動詞。“由親親而兼及於仁民耶?”44(17)

壅:阻塞。“塞而壅之。”84(34)

磨積:消除積滯。“磨積逐水。”93(31)

瘵:病。“必欲去大病大瘵。”93(31)

瘳:病愈。“吾疾其遂瘳矣乎。”13(1)

懌:高興。“翁不懌。”10(2)

燠:熱。“易愆寒燠之宜。”24(18)“一指之寒與燠。”71

燔:焚燒。“乃燔滅文章。”19(15)

燔焫:燒灼。“坐招燔焫。”85(11)

螢光:指車胤囊螢苦讀事。“即壁影螢光,能資志士。”41(21)

瞢:通“熒”。惑亂。“神無瞢於衆物。”78(10)

凝:凝聚。“妙合而凝。”64

凝滯:凝聚而不通。指積聚的疑問。“涣然無少凝滯於胸中。”13(1)

澤物:恩澤萬物。此指救人。“則其洗冤澤物。”33

憲:用如動詞。法。“惟帝時憲。”27(20)

窺管:以管窺天,喻見識狹隘。“所謂窺管而已。”21(16)

殭死:謂死於非命,“令此兒殭死也。”4(5)

壁影:指匡衡鑿壁偷光苦讀事。“即壁影螢光。”41(21)

避席:離席立身,以示敬意。“臣意即避席再拜謁。”2“令尹避席再拜而賀曰。”54

避穀:謂不食五穀。“善避穀導引之法。”7

隱忍:内心忍痛。“不得已隱忍而用之。”84(34)

隱約:隱藏不爲官顯名。“術盛行而身隱約。”10(2)

縉紳:插笏於紳帶。指士大夫、官宦之人。縉,插。紳,束腰大帶。“而縉紳學士爭願從游。”16(3)“退候縉紳。”44(17)“而縉紳名士每每不譚。”106(35)

縛:捆綁。指疾病纏繞。“夫釋縛脱艱。”26(19)

十 七 畫

環周:全面。“義理環周。”26(19)

櫛風沐雨:以風梳髮,以雨洗頭。“蒙霜冒險,櫛風沐雨。”57(28)

檢:偵察。“使人往檢。”4(5)

聰明:聽覺靈敏,視力清楚。“耳目聰明。”4(5)

鞫:審訊。“深於鞫讞。”97

艱:①難得。用作動詞。“艱其人奈何?”12(7)“而艱其人。”36②困苦。“夫釋縛脱艱。”26(19)

轂:車輪中心的圓木,周圍與車輻相接,中有圓孔,以穿車軸。“關轂而輮輪者。”61(25)

藉藉:同“籍籍”。聲名顯赫的樣子。“藉藉稱名家。”16(3)

藉茀令:假如。茀,同“第”。“藉茀令得志。”16(3)

藏:善。“用心不藏。”34“久乃藏兮。”66

藏本:指明代正統道藏本。“此從熊本、藏本。”118(12)

藏用:隱藏於日用之中。“此則天地顯仁藏用之常。”101(37)

藏拙:掩藏自己的拙劣。“借和平以藏拙。”17

藏氣:指五臟之氣。“此藏氣之不同也。”104(40)

薰蕕:香臭。“甚至薰蕕不辨。”104(40)

聲稱:聲譽。“虚構聲稱。”83

聲聞:聲譽。“聲聞頓著。”13(1)

聲隨影附:如響之隨聲,如影之附形。“一時學者咸聲隨影附。”13(1)

罄:盡。“罄盡家産。”22

戴面:仰着臉。“則昂頭戴面。”84(34)

趨賴:依賴。“何所趨賴?”103(36)

擢:提拔。“擢太醫丞。”10(2)“獨擢思恭太醫院使。”15

擬:推測。“莫擬其遠。”31

戲狎:輕浮地開玩笑。狎,親昵不莊重。“使妓戲狎。”12(7)

曒:“曬”的異體字。“於日中曒令乾。”82(13)

瞪:眼睛發楞。“必閉目上瞪而思之。”113

蹈襲:①循常襲故,没有創見。“惡夫蹈襲者之衆也。”17②因襲沿用。“或又蹈襲久而傳之訛。”40

雖然:即使這樣,但是。“雖然,作者爲聖,述者爲明。”46(24)

嬰:①患。“久嬰篤疾。”5(6)②遭受。“嬰非常之疾。”21(16)“故常嬰患累於人間也。”85(11)

簀:用竹子編的床席。“其密如簀。”75

簧鼓:謂動聽的言語。“而不爲簧鼓動摇哉?”119(9)

繁:①擁有衆多。用作動詞。“爲問今之乘華軒、繁徒衛者。”45(23)②多。“内繁饑飽愛欲。”85(11)

優:優厚。“清優主之。”9

徽:美。“徽音累屬。”26(19)

繇:通“由”。“繇是覩奥升堂。”25(22)

斂:①通“殮”。給死者穿衣入棺。“以朱衣黄冠斂。”18②收斂。“以之斂神匿志而私其意。”95

斂手:縮手。“此友遂斂手不治。”119(9)

斂衽:斂起衣襟以表肅敬。“衆乃斂衽而服。”119(9)

邈:遥遠。“仰大聖上智於千古之邈。”41(21)

膾:細切的肉絲。“半身是生魚膾也。”4(5)

臆:胸部。“至於刳腸剖臆。”47

臆見:主觀看法。“亦非妄逞臆見。”119(9)

臆度:憑空想象。“此其臆度無稽。”41(21)

臃:“癰”的異體字。“色將發臃。”119(9)

謨:謀略。“皆可以謀謨於廟堂之上。”61(25)

謝:①衰落。“每至冬謝春歸。”23②辭别。“未信宿輒謝去。”69(26)

齋:清心潔身,以示莊敬的儀式。“子之所慎:齋戰疾。”103(36)

燮:調理。“燮陰陽於庶萌。”73

應:①立即。“病亦應除。”4(5)②效應。“望近而應遠。”56(27)③配合。“凡人五官應乎五臟。”115

應手:隨手。“莫不應手霍然。”17“應手而痊。”116

癉:通“疸”。黄疸。“發癉,腹中熱。”88(32)

燥濕:使濕者乾燥。燥,使動用法。“苦能燥濕堅軟。”91

燭:照。用如動詞。“扁鵲醫如秦鑒燭物。”97

燭破:看破。“一遇識者燭破肺腑。”106(35)

濡:①浸濕。“衣盡濡。”2②軟。“陰濡而弱。”79③濕潤。“令濡喉。”81

濡毫:蘸筆。“猶能研墨濡毫,大書而不一書。”69(26)

濡滯:遲延。“濡滯而成難挽。”104(40)

濟:①渡。“或濟河焚舟。”97②助。“恐其以火濟火也。”107(38)

濟物:助人。“因嘆古君子存心濟物如此其切也。”39

蹇:指劣馬或驢。“乘劣蹇。”48

邃:深。此謂精通。“尤邃本草。”10(2)

彌:①更加。“老而彌篤。”7②止息。“彌兹札瘥。”29

彌章:更加明顯。“所以歷久而彌章也。”51

擘:①分割。“大棗十二枚,擘。”80②分開。“見病者以手擘目。”120(14)

闌:盡。“暑闌秋至。”23

隳:毁壞。“則大隳任事之心。”103(36)

翼:輔助。“不翼以説。”41(21)

總:總括。“歆於是總群書而奏其《七略》。”19(15)

縱弛:松懈。“縱弛而阻滯也。”114

十 八 畫

釐:整理。“釐而正之。”33

釐正:訂正。“罕能釐正。”24(18)

轉:①反而。“惟講學一流轉未絶者,何也?”76(30)②轉筋。“諸轉反戾。”90(33)

轆轆:車輪聲。象聲詞。此象斷骨相擦之聲。“動則轆轆有聲。”111

藝:技藝。此謂技藝高明。“醫誠藝也。”28

藝能：技能。“藝能之難精者也。”84(34)

藥石：藥物。“而不悟藥石殺人。”46(24)

蘊蓄：積蓄。此謂積蓄的才學。“不足以識其蘊蓄。”103(36)

聶辟：謂氣短。“虚則聶辟氣乏。”88(32)

覆載：天覆地載之恩德。“而與天地同其覆載。”31

瞽：目盲。“矧瞽而不睹日月之光。”72

攄：抒發。“攄生平之心得。”46(24)

醫緒：指殘缺不全的醫學知識。“剽竊醫緒。”45(23)

醯：吸飲。“又醯其髓。”69(26)

騏驥：良馬。“則騏驥不多得。”103(36)

曠：①開朗。“曠然無憂患。”56(27)②間隔。“故或曠數郡。”68

瞻前顧後：顧慮重重，猶豫不決。“亦不得瞻前顧後。”84(34)

顓蒙：愚昧。“顓蒙無所知。”39

瞿：驚視貌。“未曾不瞿然起。”104(40)

韙：是。“豈不韙歟？”35

簠簋：皆古代祭祀用器。“爲簠簋也。”75

簣：盛土的竹筐。“非一簣之積。”57(28)

簡：①書簡。“書缺簡脱，”19(15)②選擇。“慎簡群材。”69(26)

簡易：直率。“性簡易。”10(2)

簡慤貞良：一德不懈曰簡，行見中外曰慤，清白守節曰貞，温良好樂曰良。“翁簡慤貞良。”13(1)

歸：趨向。“必歸宋清氏。”9

鎮：鎮守。“湖南帥潮陽劉公鎮拊之暇。”32

鎮日：猶終日。整天。“則鎮日默坐苦思而力索之。”120(14)

鎊：削。“必先鎊屑。”63

鎰：古代重量單位。通常重二十兩或二十四兩。雷氏爲十二兩。“用五方草、紫背天葵二味自然汁各一鎰。”82(13)

龜：①占卜。“則依蓍龜爲陳其利害。”13(1)②烏龜。“九江之元龜。”61(25)

龜鏡：猶龜鑒。喻借鑒。“式爲龜鏡。”26(19)

謹：恭敬。“常謹遇之。”1(4)

謭：淺薄。“弱齡謭陋。”37

謭陋：謂才學淺薄，見識不廣。“以余之謭陋。”47

雜投：雜亂用藥。“更醫而致雜投。”104(40)

離奇：木根盤曲的樣子。“雖離奇液瞞、空中立枯者。”61(25)

離經：超出常度。“三至曰離經。”79

離經叛道：背離正經，違反正道。“離經叛道，執方待病。”106(35)

懵然：無知的樣子。“懵然不知病源。”80

瀆：水溝。“川瀆竭涸。”8

竄：改易。“曲士或竄其文。”30

闔户：全家。“延門闔户。”105

闔闢:開合。“陰陽闔闢存乎此。”110(39)

闕:空缺。使動用法。“乃以衽席及薦而闕其中。”119(9)

闕如:缺而不言。“以闕如爲耻。”46(24)

韞:蘊藏。“庶析其韞。”41(21)

十　九　畫

顛連:困頓不堪。“其視吾民之顛連。”69(26)

難:①質問。“或難其異。”4(5)②問難。“諸老宿莫能持難。”10(2)

難疑:猶質疑。難,問難。“昔黄帝與天師難疑答問之書。”95

麗:附着。“如三光之麗乎天。”112

鏨:鑿刻。“而鏨之於石碣。”12(7)

警敏:機警敏捷。“幼警敏好學。”14

繫:聯系。“漠然若秦越肥瘠之不相維繫。”69(26)

繫鈴解鈴:謂虎頸金鈴唯繫者能解。“然以爲繫鈴解鈴,姑聽之。”119(9)

礪針砥石:研磨針石。“扁鵲乃使弟子子陽礪針砥石。”1(4)

礙:阻礙。“未免通此而礙彼也。”96

願:①希望。“願致之。”10(2)“願季爲狀。”16(3)②志願。“有願曰。”12(7)

騷人:詩人,指屈原。“騷人餐其落英。”100(8)

疇咨:訪求。“疇咨左右而可者。”65

蠅頭:喻小利。“計熟蠅頭。”106(35)

贈:死後追封爵位曰贈。“贈尚書郎終慕公第三子也。”16(3)

蹴蹋:用脚踢。“則靨塌不堪蹴蹋。”99

蹴踘:古代的足球運動。“蹴踘擊毬。”30

簳:通“杆”。指槍杆。“深必透簳。”98

贊:幫助。“猶鬼神幽贊。”26(19)“而又贊成方而用之。”91

贊助:幫助。“則贊助調攝之功自不容已矣。”101(37)

儳:不齊。“山西之冒没輕儳、沓貪而忍者。”61(25)

鏃:箭頭。此謂箭傷。“伯祖子美復傳婦人、正骨、金鏃等科。”35

臘水:冬雪化成的水。“用臘水細研盡。”82(13)

攀援:巴結上層。“而攀援之心萌矣。”106(35)

譚:通“談”。“過予譚藝。”45(23)

識:①通“志”。記住。“多聞博識。”21(16)“常須識此。”89“竊以識明德云爾。”119(9)②通“志”。記。“晴川主人識。”47

羸:瘦弱。“形羸不能服藥。”1(4)

羸劣:瘦弱。“濟羸劣以獲安者。”26(19)

壟斷:獨霸。“如是情迷壟斷。”106(35)

廬:所居房舍。“大吏咸造廬請謁。”18

靡:無。“則靡所不通。”13(1)

靡曼:細理弱肌。“靡曼皓齒。”52(29)

靡然:順從貌。“得不靡然從令。”96

懷玉:喻懷有真才。“懷玉者不衒。”103(36)

懷抱:襟懷。“懷抱可知。”104(40)
爍:①燒灼。“熱則熯爍於筋。”90(33)②通“鑠”。消損。“肉爍而皮著於骨者。”107(38)
闚:“窺”的異體字。閱讀。“於書無不闚。”10(2)
闞:發現。“知必有闞余之謬而隨議其後者。”41(21)
闢:穿。“闢轂而輮輪者。”61(25)
韜:隱藏。“而僅韜之肘後乎?”40
繹:探究。“繼而繹之久。”41(21)
繹騷:擾動。“所在皆繹騷。”69(26)
繡:刺綉。此謂刻印。“俾繡諸梓。”35

二十畫

攖:違反。“能養天之所生而勿攖之。”52(29)
醴泉:甘美的泉水。“潤以醴泉。”56(27)
醴醪:酒類。“醴醪鬻其腸胃。”56(27)
飄揚:謂涣散。“畏攻神即飄揚。”104(40)
蘗:酒曲。“自稱老蘗禪。”18
贍:富足。“饑寒不贍。”5(6)
躁:躁動。“神躁於中。”56(27)
罌:一種小口大腹容器。“余家有一玉罌。”63
懸:傳布。“懸百王而不朽。”24(18)
懸解:謂超越生死之憂慮,使外物束縛之苦得到自然的解脱。“懸解先覺。”25(22)
臚列:一條條陳列。“靡不縷指而臚列焉。”41(21)
釋:解。“夫釋縛脱艱。”26(19)
釋然:消散的樣子。“夫身形與太虚釋然消散。”85(11)
鍾:①當。“然而時鍾鼎峙。”24(18)②凝聚。“即雜氣所鍾。”105
饒:多。“素饒利辯者爲之。”106(35)
籌:策。指計謀。“帷幄有神籌。”103(36)
纂:編輯。“纂《宗鑒》一書。”49
覺悟:醒悟。“縱少覺悟。”56(27)
瀹:①疏導。“服是足以瀹昏煩而鉏蘊結。”60②煮。“乃瀹乃蒸。”66
議:非議。“忌我者聞而議之。”117
競:追逐。“馳競浮華。”21(16)
響:回聲。“響之應聲。”78(10)
響應:如響應聲。“清皆樂然響應。”9
檃括:概括。“皆檃括丹溪之旨。”15

二十一畫

攝:①謂減弱作用。“以相宣攝。”20②代理。“俾攝録事判官。”69(26)
攝養:保養。“不若攝養於無疾之先。”95
權:權變。“味經權之妙者。”103(36)
權衡:準則。“稱權衡。”13(1)
權輿:起始;發端。“蓋死生出入之權輿。”33

躋:升。“躋於乾兮。”66

躍然:欣然。“居中躍然興嘆。”14

曩:①從前。“曩學六元五運。”10(2)②長久。“曩不輟口。”119(9)

囂:通“枵”。飢餓貌。“則囂然思食。”56(27)

儼然:莊嚴貌。“儼然峨高冠、竊虛譽矣。”45(23)“望之儼然。”84(34)

鷄鳴:丑時。相當今1~3時。“鷄鳴至今。”1(4)

鷄聲燈影:指代早晚。“方便時師之不及用功於鷄聲燈影者。”44(17)

懼:憂慮。“大夫皆懼。”1(4)

爛然:光彩的樣子。“陽明勳業爛然。”76(30)

辯:通“辨”。“辯五苦六辛。”19(15)

辯博:廣博。“姑勝務人而誇辯博。”61(25)

顧:①祇是。“顧輕身以希必獲。”16(3)②回視。“顧其方。”45(23)“顧夏蟲而却笑。”110(39)③但。“顧無以報。”70④難道。“顧不重歟?”108⑤反而。“而我顧投以參、术、陳皮、芍藥十餘貼。”119(9)

顧眄:左顧右眄。顧,回視。眄,斜視。“勿左右顧眄。”84(34)

續:連接。“刮骨續筋之法。”83

纏綿:猶綿頓。病久不愈。“次第纏綿耳。”119(9)

屬:①同“囑”。囑咐。“屬使勿逐。”4(5)②宗族關係。“與吳越王有屬。”10(2)③接續。“徽音累屬。”26(19)

屬辭:連綴文辭以成文章。“民瑩屬詞爾雅。”16(3)

二十二畫

攢:聚合。“攢花中折。”100(8)

聽:①聽從。“常不聽。”62②聽任。“而聽其自下焉。”119(9)

囊:裝入口袋。用作動詞。“囊之可枕。”100(8)

驚飆:暴風。“若御驚飆而游行太空。”69(26)

鑒:①借鑒。“鑒藥。”60②鏡子。“扁鵲醫如秦鑒燭物。”97

贖:彌補。“平民受弊而莫贖。”27(20)

體:①此指道德。“體足也。”5(6)②體察。“苟能體堅厚之實。”5(6)③風度。“夫大醫之體。”84(34)

驕恣:驕橫任意。“驕恣不論於理。”1(4)

儻然:意外忽來的樣子。“彼亦儻然而來者耳。”16(3)

讀爲:訓詁術語。用於指出通假字的本字。“發當讀為發。”118(12)

亹亹:勤奮不倦的樣子。“翁教之亹亹忘疲。”13(1)

竊:①私下。“則余竊多江民瑩。”16(3)②竊取。“儼然峨高冠、竊虛譽矣。”45(23)

襲:①沿襲。“襲以成弊。”26(19)“若重規襲矩。”55②仿效。“貌襲之。”76(30)③應和。“若是則內外相襲。”78(10)④依據。“以襲水土。”101(37)

癭:癭氣,或稱大脖子。“海藻散癭破氣而治疝何難。”92

鬻:買。“人爭鬻之。”106(35)

二十三畫

靨塌:凹下;塌陷。“則靨塌不堪蹴踢。”99

魘迷:用畫符噴水之類迷信手段治病。“刳滌魘迷。”45(23)
驗:靈驗。“則自信方驗。”83
顯仁:顯現於仁愛。“此則天地顯仁藏用之常。”101(37)
讎:出售。“輒易讎。”9
籥:竹管。“以穿籥。”77
蠲:免除。“案説蠲痾。”27(20)
變:謂病變。“變動乎形。”8
齏:腌菜。指黄齏菜水。“蒜齏大酢。”4(5)
纖芥:喻極細小。“不能容纖芥之邪。”108
劙:①用刀切開。“徐以刀劙去其巢。”77②切割。“劙刀破腹去腸物。”100(8)

二 十 四 畫

攬:挽。“攬而留之,可乎?”93(31)
醽醁:美酒名。“醽醁兼陳。”84(34)
觀:樓臺。“皆可以梁百尺之觀。”61(25)
蠹:蛀蟲。“動而不蠹。”90(33)
靈根:根本。指氣血生化的基礎。“則靈根亦凋於中矣。”57(28)
靈機:指意識等思維活動。“靈機、記性不在心而在腦一段。”113
驟:①突然。“驟得吐血。”50②急切。“驟不得其故。”120(14)
艷服:艷羡佩服。“儔不艷服爲果精良乎?”106(35)
羈延:延誤時機。“小心者往返詢問而羈延。”120(14)
衢:四通八達的道路。此謂街道。“衢間衆人以爲歡洽處。”12(7)
讓:責備。“讓萬户。”16(3)

二十五畫以上

釁:間隙;縫隙。“飲食伺釁。”24(18)
鑿鑿:確實。“謂非鑿鑿有憑?”103(36)
鑽仰:鑽研仰望。“終身鑽仰。”112
讞:定案。“深於鞫讞。”97
斸:掘取。“火滅處斸之。”10(2)

(邵冠勇)

《中医药学高级丛书·中医外科学》（第2版）

《中医药学高级丛书·中医妇产科学》（第2版）

《中医药学高级丛书·中医儿科学》（第2版）

《中医药学高级丛书·中医眼科学》（第2版）

《中医药学高级丛书·中医耳鼻咽喉口腔科学》（第2版）

《中医药学高级丛书·中医骨伤科学》（上、下册）（第2版）

《中医药学高级丛书·中医急诊学》

《中医药学高级丛书·针灸学》（第2版）

《中医药学高级丛书·针灸治疗学》（第2版）

《中医药学高级丛书·中药炮制学》（第2版）

《中医药学高级丛书·中药药理学》（第2版）